Microbiologia bucal

Microbiologia bucal: microbioma e sua relação com saúde e doença

Editores:

Rodrigo Alex Arthur
Thais de Cássia Negrini
Francisco Montagner

manole

Editora: Alice Barducci
Capa: Ricardo Yoshiaki Nitta Rodrigues
Projeto gráfico e diagramação: HiDesign Estúdio
Ilustrações: HiDesign Estúdio

CIP-BRASIL. CATALOGAÇÃO NA PUBLICAÇÃO
SINDICATO NACIONAL DOS EDITORES DE LIVROS, RJ

M572

Microbiologia bucal : microbioma e sua relação com saúde e doença / editores Rodrigo Alex Arthur, Thais de Cássia Negrini, Francisco Montagner. - 1. ed. - Barueri [SP] : Manole, 2022.

Inclui bibliografia e índice
ISBN 9786555762068

1. Odontologia. 2. Saúde bucal. I. Arthur, Rodrigo Alex. II. Negrini, Thais de Cássia. III. Montagner, Francisco.

21-75066 CDD: 617.6
CDU: 616.314

Camila Donis Hartmann - Bibliotecária - CRB-7/6472

Edição – 2022

Editora Manole Ltda.
Alameda América, 897 – Tamboré
Santana de Parnaíba
06546-215 – SP – Brasil
Tel. (11) 4196-6000
www.manole.com.br | https://atendimento.manole.com.br/

Impresso no Brasil
Printed in Brazil

DEDICATÓRIA

Aos nossos pais, que não mediram esforços para que chegássemos até aqui. Vocês são coautores deste livro e de todas as nossas conquistas pessoais e profissionais. A vocês, devemos tudo o que somos. Nossa eterna gratidão.

Aos nossos irmãos, tios, sobrinhos, afilhados, primos e avós. Pelo amor e convívio, pela admiração por nós, pelo incentivo constante e por fazerem parte de todos os momentos das nossas vidas.

Aos nossos amigos. Vocês sorriram e choraram conosco. Não foi por acaso que vocês entraram nas nossas vidas e permanecem conosco até hoje.

EDITORES

Rodrigo Alex Arthur

Cirurgião-dentista pela Faculdade de Odontologia de Piracicaba, Universidade Estadual de Campinas (FOP/UNICAMP), mestre e doutor em Odontologia – área de concentração Cariologia – pela (FOP/UNICAMP), com estágio de doutorado sanduíche na Universidade de Zurique (Suíça) no Departamento de Microbiologia e Imunologia Oral. Pós-doutorado realizado na Universidade dos EUA no Departamento de Odontologia Preventiva e na Universidade da Pensilvânia no Levy Center for Oral Health, onde atuou em modelagem de biofilmes microbianos e em análises em microscopia confocal de alta resolução. Atuou como Professor Assistente Visitante e como Diretor do Programa de Pesquisa em Biofilmes Bucais na Universidade de Indiana. Atualmente é professor associado do Departamento de Odontologia Preventiva e Social e professor permanente do Programa de Pós-Graduação em Odontologia – área de concentração Clínica Odontológica com ênfase em Cariologia-Dentística – da Universidade Federal do Rio Grande do Sul (UFRGS).

Thais de Cássia Negrini

Cirurgiã-dentista pela Faculdade de Odontologia de Araraquara, Universidade Estadual Paulista "Júlio de Mesquita Filho" (FOAr/UNESP), mestre em Biologia Buco-Dental – área de concentração Microbiologia e Imunologia bucais – pela Faculdade de Odontologia de Piracicaba, Universidade Estadual de Campinas (FOP/UNICAMP) e doutora em Biociências e Biotecnologia aplicadas à Farmácia – área de concentração Imunologia – pela Faculdade de Ciências Farmacêuticas de Araraquara, Universidade Estadual Paulista "Júlio de Mesquita FIlho"(FCFar/UNESP), com estágio de doutorado sanduíche na Universidade de Indiana (EUA) no Departamento de Odontologia Preventiva e no Departamento de Patologia, Medicina e Radiologia Bucais. Pós-doutorados realizados na Universidade Federal do Rio Grande do Sul (UFRGS) no Departamento de Odontologia Preventiva e Social e no Departamento de Odontologia Conservadora, na Universidade da Pensilvânia (Levy Center for Oral Health - EUA) e na FCFAr/UNESP, sempre tendo atuado nas áreas de Microbiologia e Imunologia.

Francisco Montagner

Cirurgião-dentista pela Universidade Federal de Santa Maria (UFSM). Especialista em Endodontia, mestre e doutor em Clínica Odontológica – área de concentração Endodontia – pela Faculdade de Odontologia de Piracicaba, Universidade Estadual de Campinas (FOP/UNICAMP) com estágio de doutorado sanduíche na The Ohio State University (EUA). Atualmente é professor associado do Departamento de Odontologia Conservadora, professor permanente do Programa de Pós-Graduação em Odontologia – área de concentração Clínica Odontológica com ênfase em Endodontia da Universidade Federal do Rio Grande do Sul (UFRGS).

COLABORADORES

Aline Belmok

Bacharel e licenciada pela Universidade de Brasília (UnB). Mestre em Biologia Molecular e doutora em Biologia Molecular pela UnB, com tese relacionada ao cultivo e caracterização de arqueias e bactérias ambientais. Especialista em Vigilância Sanitária pela Pontifícia Universidade Católica de Goiás. Atualmente cursando pós-doutorado com bolsa DTI-A (Conselho Nacional de Desenvolvimento Científico e Tecnológico – CNPq).

Ana Marisa Fusco Almeida

Graduação em Ciências Farmacêuticas pela Universidade de Ribeirão Preto (UNAERP). Mestrado e doutorado no Programa de pós-graduação em Biotecnologia da Universidade Estadual Paulista "Júlio de Mesquita Filho" (UNESP). Pós-doutorado no Laboratório de Micologia Clínica da Faculdade de Ciências Farmacêuticas de Araraquara (FCFar/UNESP). Professora associada de Micologia na FCFar/UNESP. Professora permanente do Programa de Pós-graduação em Biociências e Biotecnologia Aplicadas à Farmácia. Bolsista de produtividade em Pesquisa (Conselho Nacional de Desenvolvimento Científico e Tecnológico – CNPq-2).

Berenice Barbachan e Silva

Cirurgiã-dentista pela Universidade Federal do Rio Grande do Sul (UFRGS). Mestre em Clínica Odontológica com ênfase em Cariologia e doutora em Odontologia com ênfase em Patologia bucal pela UFRGS. Professora associada do Departamento de Odontologia Preventiva e Social da UFRGS.

Brenda Paula Figueiredo de Almeida Gomes

Professora titular, área de Endodontia, Faculdade de Odontologia de Piracicaba, Universidade Estadual de Campinas (FOP/UNICAMP). Cirurgiã-dentista. Especialista e mestre em Endodontia pela Universidade Federal do Rio de Janeiro (UFRJ). Doutora em Odontologia Restauradora pelo University Dental Hospital of Manchester (Inglaterra). Pós-doutorado no Departamento de Biologia Oral na Universidade Estadual de Ohio (EUA) e no Forsyth Institute (EUA).

Camila Schmidt Stolf

Cirurgiã-dentista pela Faculdade de Odontologia de Piracicaba, Universidade Estadual de Campinas (FOP/UNICAMP). Especialista em Periodontia. Mestre em Clínica Odontológica – área de Periodontia (FOP/UNICAMP). Doutoranda em Clínica Odontológica – área de Periodontia (FOP/UNICAMP).

Clarissa Cavalcanti Fatturi Parolo

Cirurgiã-dentista pela Universidade Federal do Rio Grande do Sul (UFRGS). Mestre e doutora em Clínica Odontológica pela UFRGS. Durante o doutorado realizou estágio sanduíche no King's College (Londres), atuando em pesquisas sobre microbiologia bucal. Professora adjunta do Departamento de Odontologia Preventiva e Social e Professora Permanente do Programa de Pós-graduação em Odontologia – área de concentração Clínica Odontológica com ênfase em Cariologia-Dentística – da UFRGS.

Cristiane Duque

Cirurgiã-dentista e doutora em Odontopediatria pela Faculdade de Odontologia de Araraquara, Universidade Estadual Paulista (UNESP), especialista em Odontopediatria pelo Hospital de Anomalias Craniofaciais/Universidade de São Paulo (USP), doutora em Microbiologia pelo Instituto de Biociências e Letras e Ciências Exatas (UNESP/São José do Rio Preto), especialista em Imunologia e Citometria de Fluxo pelo Instituto de Pesquisa em Saúde de São Paulo (IPESSP/SP). Pós-doutorado em Microbiologia na Faculdade de Odontologia de Piracicaba, Universidade Estadual de Campinas (FOP/UNICAMP) com período desenvolvido no Forsyth Institute (EUA). Pós-doutorado em Cultura Celular na Université Laval (Quebec, Canadá) e University of Toronto (Toronto, Canadá). Professora associada da disciplina de Odontopediatria do Departamento de Odontologia Preventiva e Restauradora, Faculdade de Odontologia de Araçatuba – UNESP.

Cynthia Maria Kyaw

Bacharel e Licenciada em Ciências Biológicas pela Universidade de São Paulo (USP). Mestre e doutora em Biologia Molecular pela Universidade de Brasília (UnB). Professora do Departamento de Biologia Celular, Instituto de Biologia, UnB.

Fabrício Mezzomo Collares

Cirurgião-dentista, mestre e doutor em Odontologia pela Universidade Federal do Rio Grande do Sul (UFRGS). Professor associado do Departamento de Odontologia Conservadora e professor permanente do Programa de Pós-graduação em Odontologia – área de concentração Clínica Odontológica com ênfase em Materiais Dentários – e bolsista de produtividade em pesquisa do Conselho Nacional de Desenvolvimento Científico e Tecnológico (CNPq).

Gabriela Martin Bonilha

Cirurgiã-dentista pela Faculdade de Odontologia de Piracicaba, Universidade Estadual de Campinas (FOP/UNICAMP). Especialista em Periodontia. Mestranda em Clínica Odontológica – área de Periodontia (FOP/UNICAMP).

Gustavo Eidt

Cirurgião-dentista pela Universidade de Santa Cruz do Sul (Unisc), mestre e doutorando em Odontologia – área de concentração Clínica Odontológica com ênfase em Cariologia-Dentística – pela Universidade Federal do Rio Grande do Sul (UFRGS).

Heitor Sales de Barros Santos

Cirurgião-dentista pela Universidade Federal do Pará (UFPA), especialista em Prótese Dentária pelo Centro Universitário Ingá, mestre e doutorando em Odontologia – área de concentração Clínica Odontológica com ênfase em Cariologia-Dentística – pela Universidade Federal do Rio Grande do Sul (UFRGS).

Hélvis Enri de Sousa Paz

Cirurgião-dentista pela Universidade Federal do Piauí (UFPI). Especialista em Periodontia, mestre em Clínica Odontológica – área de Periodontia pela Faculdade de Odontologia de Piracicaba, Universidade Estadual de Campinas (FOP/UNICAMP). Doutorando em Clínica Odontológica – área de Periodontia (FOP/UNICAMP).

Iracilda Zeppone Carlos

Professora titular da Faculdade de Ciências Farmacêuticas de Araraquara, Universidade Estadual Paulista "Júlio de Mesquita Filho" (FCFar/UNESP). Graduada em Farmácia-Bioquímica pela UNESP, mestre em Farmácia (Análises Clínicas) pela Universidade de São Paulo (USP) e doutora em Ciências-Bioquímica pela USP. Atua nas áreas de Imunologia e Microbiologia, com ênfase na interação patógeno-célula hospedeira e em aspectos relacionados à prevenção e/ou profilaxia na esporotricose. Coordena pesquisas em estágio avançado para obtenção de um produto vacinal na esporotricose.

Isadora Martini Garcia

Cirurgiã-dentista pela Universidade Federal do Rio Grande do Sul (UFRGS). Mestre em Odontologia – área de Concentração Clínica Odontológica com ênfase em Materiais Dentários – pela UFRGS. Doutoranda em Odontologia pela UFRGS.

Jéssica Alves de Cena

Pedagoga e cirurgiã-dentista pela Universidade de Brasília (UnB). Doutoranda em Odontologia, com ênfase em Microbiologia Oral, na UnB.

João Paulo Bianchi Ximenez

Farmacêutico pelo Centro Universitário Sagrado Coração (Unisagrado). Doutorado em Toxicologia pela Faculdade de Ciências Farmacêuticas de Ribeirão Preto, Universidade de São Paulo (USP), com período sanduíche na University College London. Pós-doutorado na Faculdade de Medicina de Ribeirão Preto (USP) e pós-doutorando da Faculdade de Ciências Farmacêuticas de Ribeirão Preto (USP).

Juliana Campos Junqueira

Cirurgiã-dentista pela Universidade Estadual Paulista Júlio de Mesquita Filho (UNESP). Mestre e doutora em Biopatologia Bucal pela UNESP. Livre-docência em Microbiologia e Imunologia pela UNESP. Professora associada de Microbiologia e Imunologia no Instituto de Ciência e Tecnologia, campus de São José dos Campos (UNESP). Professora permanente do Programa de Pós-Graduação em Ciências Aplicadas à Saúde Bucal. Bolsista de produtividade em pesquisa do Conselho Nacional de Desenvolvimento Científico e Tecnológico (CNPq-1C).

Karen Barea de Paula Duarte

Cirurgiã-dentista na Estratégia de Saúde da Família no município de Osório (RS). Especialista em Endodontia, mestre e doutora em Clínica Odontológica – área de concentração Endodontia – pela Universidade Federal do Rio Grande do Sul (UFRGS).

Karina Sampaio Caiaffa

Cirurgiã-dentista pela Universidade Federal Fluminense (UFF), Instituto de Saúde de Nova Friburgo (ISNF). Especialista, mestre e doutora na área de endodontia e pós-doutorado em Ciência Odontológica – área Saúde Bucal da Criança – pela Faculdade de Odontologia de Araçatuba, Universidade Estadual Paulista Júlio de Mesquita Filho (FOA/UNESP). Doutorado sanduíche na área de Biologia Celular na Faculté de Médecine Dentaire, Université Laval (Québec, Canadá).

Leonardo da Silva Bittencourt

Graduação em Ciências Biológicas pela Pontifícia Universidade Católica do Rio Grande do Sul (PUCRS). Mestrado em Bioquímica Toxicológica pelo Programa de Pós-Graduação em Bioquímica Toxicológica da Universidade Federal de Santa Maria (UFSM) e doutorado pelo Programa de Pós-Graduação em Bioquímica da Universidade Federal do Rio Grande do Sul (UFRGS). Docente do Curso Técnico em Análises Clínicas da Escola Profissionalizante em Saúde no Hospital de Clínicas de Porto Alegre.

Lina Naomi Hashizume

Cirurgiã-dentista pela Faculdade de Odontologia de Piracicaba da Universidade Estadual de Campinas (FOP/UNICAMP), doutora em Odontologia pela Tokyo Medical and Dental University (Tóquio, Japão), professora titular do Departamento de Odontologia Preventiva e Social e professora permanente do Programa de Pós-Graduação em Odontologia – área de concentração Clínica Odontológica com ênfase em Cariologia-Dentística – da Universidade Federal do Rio Grande do Sul (UFRGS).

Luana Severo Alves

Cirurgiã-dentista pela Universidade Federal de Santa Maria (UFSM). Mestre e doutora em Odontologia – área de concentração Clínica Odontológica com ênfase em Cariologia-Dentística – pela Universidade Federal do Rio Grande do Sul (UFRGS). Professora adjunta do Departamento de Odontologia Restauradora da UFSM e professora permanente do Programa de Pós-Graduação em Ciências Odontológicas da UFSM.

Luisa Weber Mercado

Possui curso técnico em Biotecnologia pela antiga Escola Técnica da Universidade Federal do Rio Grande do Sul (UFRGS), atual Instituto Federal do Rio Grande do Sul (IFRS). Graduação em Ciências Biológicas pela UFRGS. Mestre em Microbiologia Agrícola e do Ambiente pelo Programa de Pós-graduação em Microbiologia Agrícola e do Ambiente da UFRGS.

Mabelle de Freitas Monteiro

Cirurgiã-dentista pela Faculdade de Odontologia de Piracicaba da Universidade Estadual de Campinas (FOP/UNICAMP). Especialista em Periodontia, mestre e doutora em Clínica Odontológica, área de Periodontia (FOP/UNICAMP).

Manoela Domingues Martins

Cirurgiã-dentista pela Universidade Federal do Rio Grande do Sul (UFRGS). Doutora em Odontologia – área de concentração Patologia Bucal – pela Universidade de São Paulo (USP) e pós-doutorado na Universidade de Michigan (EUA). Professora associada de Patologia Bucal e Estomatologia da Faculdade de Odontologia da UFRGS. Professora permanente do Programa de Pós-Graduação em Odontologia da UFRGS e do Programa de Estomatopatologia da Faculdade de Odontologia de Piracicaba da Universidade Estadual de Campinas (FOP/UNICAMP). Pesquisadora responsável pelo Wound Healing and Oral Cancer Research Group (WHOC). Bolsista de produtividade em pesquisa do Conselho Nacional de Desenvolvimento Científico e Tecnológico (CNPq-1D).

Marcelo Lazzaron Lamers

Graduado em Odontologia pela Universidade Federal do Rio Grande do Sul (UFRGS) e doutor em Ciências – Biologia Celular e Tecidual – pela Universidade de São Paulo (USP). Realizou estágio sanduíche na University of Virginia (EUA) e pós-doutorado na USP e na University of Virginia. Professor associado no Departamento de Ciências Morfológicas e vice-diretor do Instituto de Ciências Básicas da Saúde da UFRGS, professor permanente do Programa de Pós-graduação em Odontologia e colaborador do Programa de Pós-graduação em Fisiologia da UFRGS. Bolsista de produtividade em pesquisa do Conselho Nacional de Desenvolvimento Científico e Tecnológico (CNPq nível 2).

Maria Eduarda Lisboa Pagnussatti

Cirurgiã-dentista pela Universidade Estadual de Maringá (UEM), mestre e doutoranda em Odontologia – área de concentração em Clínica Odontológica com ênfase em Cariologia-Dentística – pela Universidade Federal do Rio Grande do Sul (UFRGS).

Maria José Soares Mendes Giannini

Graduação em Farmácia-Bioquímica pela Universidade de São Paulo (USP). Mestre em Microbiologia e Imunologia e doutora em Ciências Biológicas (Microbiologia) pela USP. Professora titular de Micologia da Faculdade de Ciências Farmacêuticas, campus de Araraquara, Universidade Estadual Paulista Júlio de Mesquita Filho (UNESP). Coordenadora do Programa de Pós-graduação em Biociências e Biotecnologia Aplicadas à Farmácia. Bolsista de produtividade em pesquisa do Conselho Nacional de Desenvolvimento Científico e Tecnológico (CNPq-1A).

Marisa Maltz

Cirurgiã-dentista pela Universidade Federal do Rio Grande do Sul (UFRGS). Especialista em Odontopediatria e mestre em Odontologia Preventiva e Social pela UFRGS. Doutora em Odontologia pela Universidade de Gotemburgo (Suécia) e pós-doutorado pela Faculdade de Medicina e Odontologia da Universidade Católica de Louvain (Bélgica). Professora titular do Departamento do Odontologia Preventiva e Social e Professora Permanente do Programa de Pós-Graduação em Odontologia – área de concentração Clínica Odontológica com ênfase em Cariologia-Dentística – da UFRGS. Bolsista de produtividade em pesquisa do Conselho Nacional de Desenvolvimento Científico e Tecnológico (CNPq nível 2).

Marlise Inêz Klein

Cirurgiã-dentista pela Faculdade de Odontologia de Piracicaba, Universidade Estadual de Campinas (FOP/UNICAMP). Mestre e doutora em Biologia Buco-Dental, área de Microbiologia e Imunologia, pela FOP/UNICAMP, com estágio de doutorado sanduíche na University of Florida. Pós-doutorado no Eastman Institute for Oral Health, Center for Oral Biology, University of Rochester (EUA). Pesquisadora III da Faculdade de Odontologia de Araraquara, Universidade Estadual Paulista (FOAr/UNESP).

Mary Anne Sampaio de Melo

Cirurgiã-dentista. Mestre e doutora em Odontologia pela Universidade Federal do Ceará (UFC). Professora associada e diretora do Department of General Dentistry da University of Maryland School of Dentistry, Baltimore, EUA.

Nailê Damé-Teixeira

Cirurgiã-dentista pela Universidade de Santa Cruz do Sul (Unisc). Mestre e doutora em Odontologia – área de concentração Clínica Odontológica com ênfase em Cariologia-Dentística – pela Universidade Federal do Rio Grande do Sul (UFRGS). Professora adjunta do Departamento de Odontologia, Faculdade de Ciências da Saúde, Universidade de Brasília (UnB). Atuação como Academy of Medical Sciences Newton International Fellow, de 2021 a 2023, na Universidade de Leeds (Reino Unido).

Pabulo Henrique Rampellotto

Biólogo molecular com experiência em sequenciamento de nova geração, bioinformática, genômica e metagenômica. Doutor pelo Programa de Pós-graduação em Biologia Celular e Molecular da Universidade Federal do Rio Grande do Sul (PPGBCM/UFRGS). Pesquisador de pós-doutorado pelo Programa de Pós-graduação em Genética e Biologia Molecular (PPGBM/UFRGS), desenvolvendo pesquisas no Hospital de Clínicas de Porto Alegre (HCPA).

Pauline Mastella Lang

Cirurgiã-dentista. Graduada em Odontologia pela Universidade Federal de Santa Maria (UFSM). Especialista em Endodontia (Uningá, Passo Fundo). Mestre em Ciências Odontológicas com ênfase em Endodontia (UFSM). Doutora em Odontologia – área de Concentração Clínica Odontológica com ênfase em Endodontia – pela Universidade Federal do Rio Grande do Sul (UFRGS).

Rafael dos Santos Bezerra

Graduado em Biomedicina pela Universidade Paulista (UNIP). Habilitado em Saneamento e Análises Ambientais. Mestre pelo Programa de Pós-graduação em Oncologia Clínica, Células-tronco e Terapia Celular da Faculdade de Medicina de Ribeirão Preto da Universidade de São Paulo (FMRP/USP). Tem experiência na área de Genética, com ênfase em Bioinformática e Microbiologia Clínica.

Regianne Umeko Kamiya

Cirurgiã-dentista pela Faculdade de Odontologia de Araraquara, Universidade Estadual Paulista (FOAr/UNESP). Mestre e doutora em Biologia Buco-Dental, área de Microbiologia e Imunologia, pela Faculdade de Odontologia de Piracicaba, Universidade Estadual de Campinas (FOP/UNICAMP), e pós-doutorado em Microbiologia pela FOP/UNICAMP. Professora associada da Universidade Federal de Alagoas (UFAL).

Renato Corrêa Viana Casarin

Cirurgião-dentista pela Faculdade de Odontologia de Piracicaba, Universidade Estadual de Campinas (FOP/UNICAMP). Especialista em Periodontia, mestre e doutor em Clínica Odontológica, área de Periodontia (FOP/UNICAMP). Professor livre-docente pela Universidade Estadual Paulista Júlio de Mesquita Filho (UNESP), São José dos Campos. Professor associado, área de Periodontia (FOP/UNICAMP).

Rogério de Castilho Jacinto

Cirurgião-dentista pela Faculdade de Odontologia de Araçatuba, Universidade Estadual Paulista Júlio de Mesquita Filho (FOA/UNESP). Especialista em Endodontia (FOA/UNESP). Mestre e doutor em Clínica Odontológica – área de concentração Endodontia – Faculdade de Odontologia de Piracicaba, Universidade Estadual de Campinas (FOP/UNICAMP). Pós-doutorado na Oregon Health and Science University (EUA). Professor associado da FOA/UNESP. Professor Permanente do Programa de Pós-graduação em Ciências da FOA/UNESP.

Sandra Liana Henz

Cirurgiã-dentista pela Universidade Federal do Rio Grande do Sul (UFRGS). Mestre em Microbiologia pela Universidade Federal de Ciências da Saúde de Porto Alegre (UFCSPA) e doutora em Bioquímica pela UFRGS. Especialista em Periodontia pela UFRGS. Pós-doutorado em Periodontia e Microbiologia Oral na Universidade da Carolina do Norte em Chapel Hill (EUA). Professora associada do Departamento de Odontologia Preventiva e Social da UFRGS.

Sarah Kessler Quadros dos Santos

Cirurgiã-dentista. Especialista em Endodontia pela Associação Brasileira de Odontologia – Seção Rio Grande do Sul (ABO-RS). Mestre em Ciências Biológicas, Farmacologia e Terapêutica pela Universidade Federal do Rio Grande do Sul (UFRGS).

Svetoslav Nanev Slavov

Graduado em Ciências Biológicas pela Universidade de Sófia "St. Kliment Ohridski" (Bulgária) e mestre em Virologia pela mesma instituição. Doutor em Virologia Clínica pelo Centro Nacional de Doenças Infecciosas e Parasitárias, Ministério da Saúde (Bulgária). Pós-doutorado pelo Departamento de Clínica Médica da Faculdade de Medicina de Ribeirão Preto da Universidade de São Paulo (FMRP-USP). Pesquisador sênior da Fundação Butantan (SP).

Tamires Timm Maske

Cirurgiã-dentista pela Universidade Federal de Pelotas (UFPel). Mestre e doutora em Odontologia na área de Dentística pela UFPel e PhD em Medical Sciences pela Radboud University (Nijmegen, Países Baixos). Professora adjunta do Departamento de Odontologia Preventiva e Social e professora permanente do Programa de Pós-Graduação em Odontologia – área de concentração Clínica Odontológica com ênfase em Cariologia-Dentística – da Universidade Federal do Rio Grande do Sul (UFRGS).

Vicente Castelo Branco Leitune

Cirurgião-dentista, mestre e doutor em Odontologia pela Universidade Federal do Rio Grande do Sul (UFRGS). Professor adjunto do Departamento de Odontologia Conservadora e professor permanente do Programa de Pós-Graduação em Odontologia – área de concentração Clínica Odontológica Materiais Dentários da UFRGS e bolsista de produtividade em pesquisa do Conselho Nacional de Desenvolvimento Científico e Tecnológico (CNPq).

Wilson Araújo da Silva Junior

Graduado em Ciências Biomédicas pela Universidade Federal do Pará (UFPA) Mestre e doutor em Genética pelo Programa de Pós-Graduação do Departamento de Genética da Faculdade de Medicina de Ribeirão Preto, Universidade de São Paulo (FMRP/USP). Pós-doutorado no Ludwig Institute for Cancer Research at the Memorial Sloan Kettering Cancer Center em Nova York (EUA). Professor associado III do Departamento de Genética da FMRP/USP.

Yuan Liu

Cirurgiã-dentista e mestre em Odontopediatria pela Universidade de Sichuan (China). Doutora em Microbiologia Bucal pela Universidade de Iowa e pela Universidade da Pensilvânia (EUA). É pesquisadora associada no Departamento de Ciências Preventivas e Restauradoras da Faculdade de Medicina Dentária da Universidade da Pensilvânia (EUA).

SUMÁRIO

PREFÁCIO

Pode parecer redundante afirmar que nosso corpo é formado por células humanas. Talvez essa afirmação deixe de constituir obviedade quando lembramos que nosso corpo é constituído por 43% de células humanas e o restante são microrganismos: bactérias, fungos, vírus e arqueias, que compreendem o que chamamos de microbioma humano.

Na realidade, não temos somente um genoma; os genes do nosso microbioma expandem a atividade do nosso próprio genoma. São precisamente estes genomas microbianos que acabam por regular muitos dos processos fisiológicos do ser humano. A compreensão atual sobre a complexa relação entre o corpo humano e seus microrganismos está transformando o conhecimento sobre muitas doenças e alterando sensivelmente o entendimento e o significado do termo "humano".

A visão de que microrganismos são prejudiciais à saúde e que devemos eliminá-los foi progressivamente revista, uma vez que várias de nossas atividades metabólicas dependem da microbiota que nos habita. O estudo do microbioma de pessoas saudáveis e doentes pode abrir perspectivas para a concepção de estratégias inovadoras de controle e tratamento de doenças. Tais perspectivas se descortinam a partir da ideia de que o microbioma é corresponsável por nossa saúde e que a disbiose desse microbioma pode levar ao desenvolvimento de doenças. Acredita-se, por isso, que a presença de doença no paciente possa estar inclusive relacionada à falta de certos microrganismos. Assim, vêm sendo desenvolvidos estudos sobre o controle de doenças pela introdução, no paciente, de grupos específicos de microrganismos.

A maior concentração de microrganismos no corpo humano está em nossos intestinos, porém a segunda maior diversidade microbiana localiza-se na cavidade bucal. Um seleto grupo de pesquisadores brasileiros se reuniu para nos apresentar, em *Microbiologia bucal: microbioma e sua relação com saúde e doença*, o fantástico mundo da relação entre microrganismos, saúde e doença na cavidade bucal. Por se tratar de um livro para alunos de graduação em Odontologia, se inicia, como deve ser, estruturando conceitos básicos indispensáveis ao entendimento do papel que o microbioma bucal desempenha no equilíbrio entre saúde e doença na cavidade bucal. O livro descreve a ecologia da cavidade bucal e o importante papel desempenhado, tanto pela saliva como pelo fluido crevicular gengival, no microbioma da cavidade bucal. Ao discorrer sobre os diferentes biofilmes microbianos, as atividades metabólicas, a biogeografia e as funções dos microbiomas na manutenção da saúde do hospedeiro, os fatores relacionados a possíveis disbioses, suas consequências e maneiras de interferência no processo saúde/doença, o livro deu espaço para que diferentes pesquisadores brasileiros pudessem divulgar o estado da arte nesta importante e desafiadora área de conhecimento.

Quero manifestar minha admiração pelos coordenadores da obra, Rodrigo Alex Arthur, Thais de Cássia Negrini e Francisco Montagner. Rodrigo e Francisco, dois excelentes pesquisadores da Universidade Federal do Rio Grande do Sul, pertencentes à nova geração de professores da UFRGS, ratificam brilhante trajetória marcada por uma intensa produção de conhecimento e criatividade qualificando cada vez mais, nossa Universidade Pública. Thais, amiga querida, atualmente desenvolve seu pós-doutorado na Universidade Estadual Paulista (UNESP) pesquisando, na fronteira do conhecimento, na área de Microbiologia/Imunologia, e contribuiu decisivamente para o sucesso deste livro.

A leitura desta obra, além de proporcionar conhecimentos indispensáveis para o controle e o tratamento das diferentes doenças bucais, será, com toda certeza, muito agradável.

Marisa Maltz

INTRODUÇÃO

Caros estudantes e colegas, convidamos vocês a ingressarem em uma viagem ao "mundo" dos microrganismos que habitam a cavidade bucal.

Desde o final do século XVII, nossos antepassados sabiam que a cavidade bucal é habitada por uma imensidão de microrganismos. Ao observar sob uma lente de aumento o material coletado da superfície de seus dentes, o pesquisador Antonie van Leeuwenhoek (1683) relatou a presença de "animálculos"* vivos no que hoje conhecemos como biofilme dentário. Segundo van Leeuwenhoek, "*o número desses animálculos na superfície dos dentes de um homem é tão grande que acredito que eles excedem o número de homens em um reino*". Cerca de 200 anos depois, o pesquisador e professor Willoughby Dayton Miller (1890) visualizou microrganismos em microscopia e relatou a existência de mais de 100 tipos de bactérias isoladas da cavidade bucal, sugerindo a participação de bactérias no desenvolvimento da cárie dentária. Os avanços científicos e tecnológicos no decorrer do século XX e dessas primeiras duas décadas do século XXI ampliaram nosso conhecimento sobre a cavidade bucal e sobre a participação dos microrganismos no processo saúde-doença desse ambiente. Uma importante base de dados de artigos científicos das ciências da saúde (a *National Library of Medicine*, parte do *National Institutes of Health* – NIH) indica que, desde 1945, foram publicados mais de 82 mil artigos científicos relacionados à microbiologia bucal.

Considerando esse conjunto de evidências, hoje compreendemos com riqueza de detalhes que a cavidade bucal é um ecossistema complexo e altamente diversificado. Muito além da presença de superfícies dentárias e superfícies mucosas constantemente banhadas por saliva, o ambiente bucal abriga uma vasta diversidade de microrganismos, como bactérias, fungos, arqueias, protozoários e vírus. Esses microrganismos estão em constante interação uns com os outros e com seu hospedeiro em uma relação que normalmente é compatível com a saúde bucal. Entretanto, determinados fatores podem promover a transição da microbiota para um estado de disbiose possibilitando o desenvolvimento de doenças, dentre elas, cárie dentária, doenças periodontais e peri-implantares, infecções endodônticas e infecções fúngicas. Evidências têm sugerido que a microbiota da cavidade bucal pode estar envolvida até mesmo no desenvolvimento e progressão do câncer bucal. A inter-relação entre cavidade bucal e doenças sistêmicas está cada vez mais evidente, e a existência de um importante eixo interórgãos, no qual os microrganismos são um importante elo, tem sido sugerida. Assim, a microbiota da cavidade bucal pode ser modulada por condições sistêmicas, e doenças da cavidade bucal também podem contribuir para o desenvolvimento ou a progressão de determinadas doenças sistêmicas.

Dessa forma, é necessário compreender os mecanismos e processos dinâmicos responsáveis pela manutenção de saúde bucal e responsáveis pela transição da condição de saúde para uma condição de doença. Dentre as competências e habilidades que se espera desenvolver no acadêmico de Odontologia, é imprescindível a aplicação do conhecimento sobre as bases biológicas e os fatores etiológicos no reconhecimento das doenças da cavidade bucal de forma a guiar a tomada de decisão e a elaboração do plano de tratamento do paciente. A relação bidirecional entre cavidade bucal e condições sistêmicas faz com que a integração entre profissionais de diferentes áreas e especialidades seja fundamental para que o plano de tratamento contemple todas as necessidades do paciente. Por isso, o ensino da Microbiologia aplicada à cavidade bucal é parte essencial do currículo dos cursos de graduação em Odontologia. O presente livro é um instrumento para que o futuro profissional e o cirurgião-dentista compreendam a importância da microbiota bucal e de sua participação em manifestações locais e sistêmicas. Os capítulos estão organizados da seguinte forma:

O **Capítulo 1** aborda conceitos básicos e avançados relacionados aos principais métodos moleculares empregados na identificação e caracterização da micro-

* Palavra de origem holandesa derivada do latim *animalculum*, que significa "pequeno animal".

biota bucal, introduzindo termos e conceitos que serão utilizados ao longo do livro. O **Capítulo 2** apresentará as propriedades e características básicas da cavidade bucal, bem como condições físicas e ambientais que determinam a colonização desse ambiente por uma grande diversidade de microrganismos. Também explicaremos nesse capítulo o que torna a cavidade bucal distinta de outras regiões do corpo humano. A anatomia das glândulas salivares, a fisiologia da secreção salivar, os fatores que afetam o fluxo e a composição salivar, as funções da saliva, as interações dos componentes salivares com o hospedeiro e com a microbiota da cavidade bucal, assim como o uso da saliva como ferramenta auxiliar no diagnóstico e monitoramento de doenças, serão discutidas no **Capítulo 3**. Conceitos básicos e propriedades gerais dos biofilmes microbianos e sua importância para a área médica/odontológica, bem como o processo de formação dos biofilmes microbianos nas superfícies não descamáveis e descamáveis presentes na cavidade bucal, são apresentados no **Capítulo 4**. O metabolismo dos microrganismos no biofilme e as interações microbianas estão no **Capítulo 5**. O **Capítulo 6** apresentará a composição da microbiota virtualmente encontrada em todos os sítios bucais, assim como daquela presente em cada sítio específico da cavidade bucal. Será discutido nesse capítulo quando e sob quais condições o equilíbrio existente entre os membros das comunidades microbianas e entre essas comunidades e o hospedeiro é rompido e serão mencionados possíveis fatores moduladores desse processo. Fatores que potencialmente modificam a composição da microbiota da cavidade bucal, como modificações fisiológicas (p. ex., erupção dentária, variações hormonais e envelhecimento), condição de saúde sistêmica, fatores genéticos e ambientais, hábitos e estilo de vida, uso de prótese e de aparelho ortodôntico, uso de antimicrobianos, dentre outros, serão apresentados no **Capítulo 7**.

As condições de doença na cavidade bucal serão abordadas nos **Capítulos 8 a 15**. Especificamente, histórico sobre o entendimento do processo saúde-doença na cárie dentária e as recentes mudanças de paradigma relacionadas ao entendimento desse processo, características dos microrganismos cariogênicos, bem como as alterações induzidas por esses microrganismos no biofilme dentário e o estado da arte sobre a participação das comunidades microbianas altamente diversificadas no desenvolvimento da cárie dentária, serão apresentados no **Capítulo 8**. O **Capítulo 9** apresenta o modelo microbiológico atual de colonização bucal relacionado à saúde e às doenças periodontais, além de fatores determinantes do processo de transição saúde-doença. O entendimento dos mecanismos associados à colonização microbiana de implantes dentários, além dos principais aspectos relacionados às comunidades microbianas da região peri-implantar em condições de saúde e doença, serão abordados no **Capítulo 10**. As vias de infecção do sistema de canais radiculares e tecidos periapicais, as estruturas das comunidades microbianas associadas às diferentes condições clínicas e uma abordagem direcionada às novas estratégicas para análise e caracterização da microbiota das infecções endodônticas constam no **Capítulo 11**. Micobioma da cavidade bucal, características gerais dos fungos e doenças associadas, estratégias de manejo das infecções fúngicas e modelos *in vitro e in vivo* para estudo das infecções fúngicas fazem parte do **Capítulo 12**. Histórico sobre o domínio *Archaea* e evidências sobre a presença das arqueias na cavidade bucal estão no **Capítulo 13**. O **Capítulo 14** abordará aspectos básicos da virologia e as principais infecções virais com manifestações na cavidade bucal. Características do câncer e a inter-relação entre microbiota da cavidade bucal e câncer bucal serão discutidas no **Capítulo 15**. O **Capítulo 16** é dedicado à discussão de evidências da inter-relação entre cavidade bucal e algumas doenças dos sistemas gastrointestinal, respiratório e cardiovascular, bem como algumas desordens metabólicas, autoimunes e cognitivas, e os possíveis mecanismos responsáveis por essas associações.

Por fim, algumas estratégias de controle de biofilmes disbióticos e das doenças da cavidade bucal serão apresentadas nos **Capítulos 17** a **21**. Estratégias experimentais biologicamente guiadas e promissoras para o controle dos biofilmes microbianos serão apresentadas no **Capítulo 17**. O **Capítulo 18** abordará as evidências atuais sobre o uso de prebióticos e de probióticos em Odontologia, os desafios envolvidos e as perspectivas futuras de sua aplicação com fins de promoção de saúde bucal. O efeito de antimicrobianos locais e sistêmicos, seus mecanismos de ação e a importância de seu uso racional serão discutidos nos **Capítulos 19** e **20**, respectivamente. Recentes avanços e perspectivas de incorporação de agentes com ação antimicrobiana em materiais restauradores são apresentados no **Capítulo 21**.

Os dois últimos capítulos são dedicados à COVID-19. Como amplamente conhecido pelas comunidades científica e odontológica, a cavidade bucal atua como reservatório do vírus SARS-CoV-2, responsável pela COVID-19, doença que tem dizimado milhões de pessoas ao redor do mundo. A exposição à saliva contaminada está entre as principais rotas de transmissão desse vírus. Apresentamos no **Capítulo 22** seus aspectos gerais, manifestações clínicas mais frequentes, ferramentas de diagnóstico, vacinas e a relação dessa doença com a prática odontológica. Medidas de biossegurança necessárias para uma prática clínica segura, especialmente em tempos de COVID-19, serão discutidas no **Capítulo 23**.

Esperamos que esta viagem seja enriquecedora, esclarecedora, inspiradora e produtiva.

Desejamos uma boa leitura e bons estudos!

Rodrigo Alex Arthur

Thais de Cássia Negrini

Francisco Montagner

"Educar não é ensinar respostas, educar é ensinar a pensar." (Rubem Alves)

AGRADECIMENTOS

Agradecemos primeiro a Deus e a todo campo espiritual, pela presença e incansável proteção, por serem autores dos nossos destinos, guiando-nos sempre pelos melhores caminhos e derramando bençãos sobre nós e sobre aqueles que amamos.

Aos nossos colaboradores, que foram essenciais para que esta obra fosse realizada. Agradecemos pelo tempo dedicado à elaboração dos capítulos e por compartilharem conosco o conhecimento construído ao longo de suas trajetórias.

Aos nossos mestres, a todos aqueles que se dedicaram para nosso crescimento pessoal e profissional e que sempre nos estimularam a superar nossas limitações e a não desistir perante as dificuldades. Vocês despertaram nossa curiosidade, nos ensinaram o respeito ao próximo e à ciência e incentivaram nossa caminhada acadêmica. Hoje, muitos dos nossos mestres são nossos colegas de profissão, e sempre continuarão sendo nossa fonte de inspiração.

Aos nossos alunos, que instigam a nossa qualificação e dedicação, por meio dos constantes questionamentos e reflexões. Vocês foram nossa inspiração desde a concepção até a concretização desta obra.

A todas as Instituições que possibilitaram nossa formação acadêmica, fornecendo infraestrutura e recursos humanos necessários para um ensino de excelência.

Aos órgãos de fomento dos governos Estadual e Federal, agradecemos pelo apoio fornecido às pesquisas científicas que contribuíram para nossa formação acadêmica e que são essenciais para a formação dos mestrandos, doutorandos e pesquisadores, assim como para a qualificação do ensino superior no país.

CAPÍTULO 1

Métodos moleculares para a caracterização da microbiota bucal

- Pabulo Henrique Rampelotto
- Francisco Montagner
- Rodrigo Alex Arthur

✔ PONTOS IMPORTANTES

- Os métodos de cultivo de microrganismos têm limitações para revelar a composição e diversidade real do microbioma bucal, porém eles permitem estudar a fisiologia e a patogenicidade dos microrganismos isolados, bem como sua suscetibilidade aos agentes antimicrobianos.
- A reação em cadeia da enzima polimerase (PCR) amplifica exponencialmente uma sequência específica de nucleotídeos por meio de processos laboratoriais automatizados.
- As modificações introduzidas na técnica clássica de PCR aumentam sua sensibilidade/especificidade, acompanhar a reação de amplificação em tempo real (análises qualiquantitativas) ou mesmo otimizar o diagnóstico de múltiplos genes.
- A metagenômica concentra-se no estudo do conteúdo genômico (DNA) dos microrganismos presentes em uma amostra e pode ser diferenciada em metagenômica direcionada (sequenciamento de um gene-alvo) ou metagenômica shotgun (sequenciamento de todos os genomas).
- A metatranscriptômica estuda a expressão dos genes de microrganismos em uma amostra, utilizando o RNA extraído como base (o qual é convertido em cDNA para sequenciamento). Essa análise funcional é realizada extraindo o RNA da amostra, convertendo-o em cDNA (DNA complementar) por meio de transcrição reversa e sequenciando os fragmentos.
- A culturômica integra métodos de cultura a métodos como espectrometria de massa MALDI-TOF e ao sequenciamento do 16S rRNA para a identificação de espécies de bactérias.
- As medidas de diversidade alfa podem ser vistas como uma estatística resumida de uma única população. As medidas de diversidade beta são uma estimativa de similaridade ou dissimilaridade entre populações (diversidade entre amostras).

INTRODUÇÃO

Por décadas, profissionais da área odontológica aprendem que as doenças bucais mais prevalentes no mundo estão associadas a espécies específicas. A cárie dentária estaria diretamente associada aos estreptococos do grupo *mutans* (especialmente ao *Streptococcus mutans*), às doenças periodontais, ao *Aggregatibacter actinomycetemcomitans* e à *Porphyromonas gingivalis*; o insucesso do tratamento endodôntico, ao *Enterococcus faecalis*. Esse conhecimento tradicional é fruto do estudo dessas doenças usando métodos convencionais, como os meios de cultura ágar-sangue. Atualmente, muitas pesquisas são realizadas para avaliar a virulência dessas espécies. Recentemente, foram introduzidos métodos moleculares que permitiram a identificação de uma variedade de novos táxons relacionados com essas doenças, como *Granulicatella*, *Leptotrichia*, *Rothia* e *Veillonella*. Muitos deles ainda são de difícil cultivo ou permanecem não cultiváveis, considerando-se as técnicas atuais. Portanto, as técnicas moleculares evoluíram a tal ponto que definem as doenças bucais como sendo associadas a uma microbiota ou comunidade microbiana, e não mais a um único patógeno ou a grupos específicos de microrganismos. Por isso, a microbiota associada a doenças bucais pode ser denominada "patobioma bucal". Da mesma maneira, diversos paradigmas relacionados com a microbiologia da cavidade bucal vêm sendo redefinidos ou ampliados tendo em vista essas novas tecnologias, que fornecem uma visão mais abrangente da composição e diversidade da microbiota bucal. Concomitantemente, esses métodos avançados também produzem um verdadeiro "dilúvio" de dados e informações. Acompanhando esse desenvolvimento, foi necessária a introdução de ferramentas computacionais e análises estatísticas cada vez mais sofisticadas. Profissionais da área de bioinformática foram incorporados às equipes de pesquisa para garantir uma análise robusta e precisa que, aliada aos conhecimentos dos profissionais da saúde, garantiu sua interpretação e aplicabilidade clínica na interpretação dos processos de saúde e doença. Neste capítulo, são discutidos conceitos básicos e avançados sobre os principais métodos moleculares empregados na identificação e caracterização da microbiota bucal, introduzindo ao mesmo tempo termos e conceitos que serão utilizados ao longo do livro.

MÉTODOS TRADICIONAIS DE CULTIVO: ORIGENS DA MICROBIOLOGIA BUCAL

Há três séculos, o naturalista holandês Antonie van Leeuwenhoek, considerado o "pai" da microbiologia, foi o primeiro a observar que microrganismos residiam na cavidade bucal usando um microscópio construído por ele mesmo. Ele examinou amostras do que descreve como "substância branca entre os dentes" (que hoje chamamos de "biofilme dentário"), dos próprios dentes e de outras quatro pessoas (incluindo duas que afirmaram nunca ter escovado os dentes), e observou "pequenos animálculos vivos lindamente em movimento" e que o tipo e o número desses diferentes animálculos variavam entre os indivíduos.[1] Em uma carta datada de 17 de setembro de 1683, van Leeuwenhoek descreveu suas observações à Royal Society, sugerindo que "o número desses animálculos* na superfície dos dentes de um homem é tão grande que acredito que eles excedem o número de homens em um reino".[1] Hoje sabemos que esses animálculos* são bactérias e seus desenhos foram os primeiros a ilustrar em os principais tipos morfológicos desses microrganismos, incluindo cocos, bastonetes, vibrião e espirilo.

Quase dois séculos depois, em 1881, o desenvolvimento de um meio de cultura solidificado por Robert Koch foi um importante avanço na microbiologia. Ele desenvolveu uma técnica facilmente reproduzível para cultivar e isolar culturas puras de microrganismos usando gelatina e, eventualmente, ágar. Essa técnica permitiu aos pesquisadores cultivar, identificar, nomear e classificar diferentes microrganismos, incluindo muitos daqueles que causam infecções graves em humanos. Os postulados de Koch para identificar o agente causador de uma determinada doença infecciosa, juntamente com a inovação de seu meio de cultura, também resultaram em um mundo microbiológico dividido entre os microrganismos "cultivados" e "não cultivados".

Nove anos após os desenvolvimentos e formulações inovadoras de Koch, em 1890, o professor de odontologia operatória chamado Willoughby D. Miller, que trabalhou com Koch na Universidade de Berlim, publicou o livro *Os microrganismos da cavidade bucal humana*.[2] Miller relatou o isolamento de mais de 100 tipos de bactérias na boca. Ele também observou e destacou questões microbiológicas que são pertinentes ainda hoje, nomeadamente que numerosas bactérias bucais são resistentes ao cultivo laboratorial. Para Miller, a boca é um sistema aberto, com o número e a variedade de bactérias sendo continuamente modificados por microrganismos do ar, alimentos e bebidas. Em seu livro, Miller também concluiu que os microrganismos causam cárie. De acordo com sua teoria, tal processo era mediado por um microrganismo capaz de produzir ácido e digerir proteína. Surge assim, a "teoria químico-parasitária", segundo a qual espécies bacterianas localizadas nas superfícies dentárias são capazes de contribuir para o desafio ácido sobre as superfícies do esmalte produzindo lesões de cárie. Miller descreveu também a presença de microrganismos em dentes com "pulpite aguda séptica", caracterizando pela primeira vez uma infecção no interior do sistema de canais radiculares. Por todos esses achados e contribuições, Miller é considerado o "pai da microbiologia bucal". Alguns anos depois, o então professor de patologia oral no Missouri Dental College, Greene Vardiman Black, conhecido como G.V. Black, relatou o cultivo e a identificação de bactérias a partir de amostras de dentes com cárie.[3]

Esses trabalhos pioneiros resultaram na identificação de espécies cariogênicas de *Streptococcus* spp., incluindo *Streptococcus mutans*, que foi nomeado por Clarke em 1924. Posteriormente, Fitzgerald e Keyes[4] apontavam que tal espécie desempenhava um papel etiológico na cárie em modelo experimental.

Ao avaliar em amostras obtidas de fluidos provenientes do canal radicular por meio de microscopia de campo escuro, Brown e Rudolph, em 1957,[5] relataram a presença de formas espiraladas e fusiformes, ainda não passíveis de cultivo. No início dos anos 1960, Shovelton[6] observou que muitas coletas microbianas em que não havia crescimento de microrganismos aeróbios apresentavam-se positivas para cultivo com técnicas mais elaboradas. Portanto, em 1974, Sabiston e Gold[7] salientaram ser imprescindível que os microrganismos isolados da cavidade bucal fossem estudados utilizando-se técnicas de anaerobiose, após uma coleta cuidadosa das amostras. Nesse mesmo período, surgiram técnicas que aprimoraram as ferramentas para diagnóstico das infecções anaeróbias: meios de

* Palavra de origem holandesa derivada do latim *animalculum*, que significa pequeno animal.

cultura e emprego de meios pré-reduzidos, meios de transporte mais efetivos, métodos de identificação e condições de armazenamento das coletas.[8,9] Em 1976, Sundqvist[10] caracterizou a microbiota de dentes traumatizados, com necrose pulpar e coroas íntegras. Com todos os cuidados para que se evitasse contaminação externa nas amostras, o autor isolou microrganismos anaeróbios em 90% dos casos, valor nunca antes obtido em estudos empregando cultura de bactérias fastidiosas.

Para Siqueira e Rôças,[11] as principais vantagens da utilização do método de cultivo de microrganismos estão associadas à possibilidade de se estudar a fisiologia e a patogenicidade dos microrganismos isolados, e a sua suscetibilidade aos agentes antimicrobianos.

Os métodos tradicionais de cultivo têm limitações em revelar a diversidade real do microbioma bucal e das doenças associadas. No final do século XIX, Miller[12] comentou sobre sua incapacidade em cultivar todas as bactérias por ele observadas. Essa discrepância entre tamanho e variedade das comunidades microbianas observadas na microscopia e aquelas observadas por meio do cultivo microbiano é conhecida como a "grande anomalia da contagem de placas", o que significa que a cultura microbiológica, em si, é incapaz de caracterizar completamente a quantidade, a diversidade e a complexidade das comunidades microbianas presentes na amostra analisada, como as encontradas em um ambiente tão complexo quanto a cavidade bucal.

O cultivo convencional de microrganismos requer a coleta de uma amostra clínica e sua transferência para um meio apropriado de transporte e armazenamento. Isso é seguido pelo cultivo dos microrganismos em vários meios de cultura no laboratório. Os microrganismos são então isolados e caracterizados por suas morfologias de colônias e testes bioquímicos (**Figura 1**). As espécies incapazes de crescerem nas condições nutricionais e atmosféricas fornecidas são naturalmente negligenciadas.

Por esses métodos tradicionais de cultivo, dentistas e pesquisadores já isolaram, cultivaram, caracterizaram e classificaram aproximadamente 50% das cerca de 700 espécies bacterianas que comumente colonizam a boca. No entanto, os 50% restantes das espécies bacterianas orais identificadas por métodos moleculares (independentes de cultura e que serão descritos a seguir) permanecem resistentes ao cultivo em laboratório. Por isso, um dos maiores desafios que os microbiologistas enfrentam é a dificuldade de elaborar meios de cultura e reproduzir as condições ambientais que favoreçam a recuperação laboratorial das espécies que ainda não foram cultivadas.

Os motivos pelos quais alguns microrganismos não são cultiváveis podem estar relacionados à deficiência no meio de cultivo de um nutriente necessário para seu adequado crescimento, à possibilidade de o meio de cultivo ser tóxico a determinados microrganismos, à dificuldade de simular condições atmosféricas adequadas (em termos de tensão de oxigênio e de gás carbônico) ou mesmo à competição entre esses microrganismos (p. ex., uma bactéria pode competir diretamente com outra, ou ainda, uma bactéria pode produzir substâncias que inibem o crescimento da outra). Além disso, sabemos que um microrganismo pode depender de

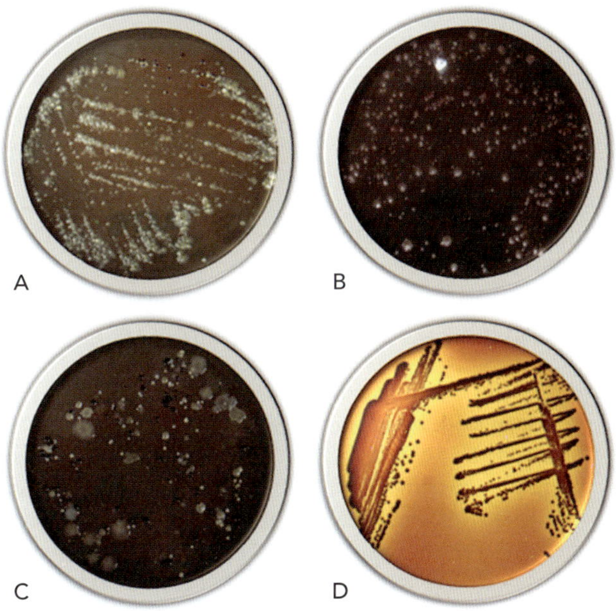

FIGURA 1 Meio de cultura Fastidious Anaerobe Agar (LabM, Bury, Reino Unido) suplementado com 5% sangue de carneiro desfibrinado, vitamina K e hemina. Incubação em cabine de anaerobiose (80% N_2, 10% H_2, 10% CO_2) a 37 °C. Observar que diluições maiores favorecem o isolamento das cepas. Amostra de canal radicular de dente de paciente com abscesso apical agudo: (A) amostra sem diluição; (B) diluição de 100x; (C) diluição de 10.000x; (D) cultura pura de *Prevotella intermedia/nigrescens*. Observar aspectos fenotípicos do isolado: colônias circulares, pequenas, bordo liso, ligeiramente elevadas, cor preta, beta-hemólise.

Fonte: acervo pessoal do Prof. Dr. Francisco Montagner e Profa. Dra. Brenda Paula Figueiredo de Almeida Gomes.

outro para crescimento. Um exemplo é a espécie *Tannerella forsythia* (anteriormente chamada de *Bacteroides forsythus* e *Tannerella forsythensis*), uma bactéria anaeróbica Gram-negativa presente em biofilme subgengival, que necessita de ácido N-acetilmurâmico, um dos componentes essenciais do peptidoglicano que faz parte da parede celular das bactérias. Essa bactéria apresenta uma reduzida taxa de crescimento em meio de cultura não enriquecido, mas seu crescimento é favorecido pelo cultivo com outros microrganismos ou pelo cultivo em um meio enriquecido com ácido N-acetilmurâmico. Muitos dos conceitos atuais relacionados à participação microbiana em doenças bucais são baseados no conhecimento obtido a partir de fragmentos de comunidades microbianas cultivadas em meios artificiais, usando métodos que favorecem apenas o crescimento daqueles microrganismos que sobrevivem ao transporte e às condições de cultivo em ambiente laboratorial.

Ao longo do tempo, as descobertas resultantes do aprimoramento das técnicas para o cultivo de microrganismos foram a base das pesquisas em Odontologia. Entretanto, o desenvolvimento dos métodos moleculares de identificação microbiana expandiu a compreensão sobre o perfil microbiano da cavidade bucal fornecendo subsídios para o entendimento de que o ambiente bucal apresenta uma microbiota bucal altamente complexa e diversificada. Os microrganismos, agora conhecidos apenas por suas assinaturas moleculares (como apresentado nas próximas seções), podem ser responsáveis por várias doenças bucais e sistêmicas. Cabe salientar que as técnicas de sequenciamento de alto rendimento associadas às análises em bioinformática (abordadas mais adiante neste capítulo) permitem a identificação e caracterização de centenas de espécies microbianas não cultiváveis, possibilitando que a dinâmica microbiana da cavidade bucal seja estudada com maior riqueza de detalhes.

A seguir, serão descritos os conceitos básicos aplicados às técnicas moleculares de diagnóstico, compreendendo sua evolução, indicações, limitações e contribuições para a compreensão das comunidades microbianas na boca, em situação de saúde e nas doenças associadas.

ISOLAMENTO DE ÁCIDOS NUCLEICOS

Para que seja realizada a caracterização das comunidades microbianas em amostras provenientes da cavidade bucal por meio de métodos moleculares, o primeiro passo é a obtenção/isolamento dos ácidos nucleicos presentes nessas amostras. Dependendo da técnica a ser empregada, há que se isolar DNA ou RNA microbiano. Assim, o rendimento a ser alcançado nos procedimentos de isolamento de ácidos nucleicos depende do volume da amostra, da concentração inicial de microrganismos e da eficácia fornecida pelo método de extração. Independentemente do protocolo, a extração bem-sucedida e de alta qualidade de ácido nucleico requer ruptura das estruturas celulares, desnaturação de complexos de nucleoproteína, inativação de nucleases e purificação de ácido nucleico.[13] Essas etapas podem ser modificadas de acordo com o tipo de ácido nucleico de interesse e no tipo de amostra biológica.[13]

A primeira etapa para o isolamento dos ácidos nucleicos é a lise celular. Por meio dela, serão liberados os ácidos nucleicos e outras moléculas do interior das células microbianas. A presença de uma matriz extracelular densa nos biofilmes microbianos, de dentina, de estruturas mineralizadas como cálculo dentário, de parede celular espessa (bactérias Gram-positivas e fungos), de células humanas e de tecido (no caso de vírus) podem dificultar esse procedimento. As estratégias para a lise celular são realizadas de forma isolada ou combinada, sendo as mais frequentes a lise química, a lise mecânica, a lise térmica e a lise enzimática. Após a lise celular, os ácidos nucleicos são separados do lisado, que pode conter proteínas, restos celulares, produtos químicos de lise celular e outras impurezas.[14] Esta etapa é normalmente referida como purificação de ácido nucleico.

Há vários métodos para isolamento de ácidos nucleicos. Dentre eles, destacam-se: método do fenol/clorofórmio seguido de precipitação com etanol;[15] métodos que utilizam alterações de temperatura com ou sem o emprego de enzimas;[16] e método de coluna e filtros contendo sílica. Estes últimos estão disponíveis em kits comerciais, desenvolvidos pelos fabricantes conforme o tipo de amostra, o que tende a otimizar e padronizar os protocolos de extração. O armazenamento dos ácidos nucleicos extraídos é feito em baixas temperaturas, para evitar sua degradação. O DNA é estável em temperaturas abaixo de −20 °C, já o RNA necessita de temperatura de −70 °C para ser conservado. Recomenda-se que o isolamento dos ácidos nucleicos, especialmente RNA, seja realizado próximo de seu uso. Mesmo que a extração e purificação dos ácidos nucleicos tenha sido altamente eficiente, a quantidade de material genético obtido ao final do processo ainda é muito pequena. Por isso existe a necessidade de amplificar esse material (ou partes específicas dele) para que análises subsequentes possam ser realizadas. A reação em cadeia da enzima polimerase (descrita abaixo) é uma importante ferramenta para essa finalidade.

FUNDAMENTOS DA REAÇÃO EM CADEIA DA ENZIMA POLIMERASE

A reação em cadeia da enzima polimerase ou *polymerase chain reaction* (PCR) consiste na amplificação *in vitro* de uma sequência específica de nucleotídeos por meio de processos laboratoriais automatizados, permitindo uma amplificação exponencial de ácidos nucleicos.[17,18] Esse protocolo complexo simula as etapas de duplicação de DNA que ocorrem nas células mitóticas.[19] Para isso é necessário que existam condições controladas, em ambiente laboratorial, dependentes do emprego correto de reagentes, com variações de temperaturas executadas de forma precisa. Os componentes necessários para a realização de uma reação de PCR são:[19,20]

a) *Primers* ou oligonucleotídeos: oligonucleotídeos com 15 a 30 bases nitrogenadas (adenina, timina, guanina ou citosina). São sintetizados artificialmente e sua composição é definida pelo próprio pesquisador. O *primer* delimita a região que se tem interesse de amplificar servindo como guia para que as enzimas polimerases formem fitas complementares.
b) Enzimas polimerases: enzimas responsáveis pela adição de nucleotídeos e geração da fita complementar de DNA. A mais conhecida é a Taq DNA-polimerase, que foi isolada da bactéria *Termus aquaticus*, sendo termoestável.
c) Deoxinucleosídeos trifosfatos (dNTPs): os substratos (adenina, guanina, citosina, timina) utilizados pelas polimerases para a síntese da nova sequência de nucleotídeos.
d) Soluções-tampão e sais de magnésio, manganês ou potássio: mantêm força iônica e pH ótimos para a atividade da enzima polimerase.
e) Amostra de ácido nucleico: corresponde a uma alíquota da amostra contendo o ácido nucleico após sua extração.

A reação de amplificação de ácidos nucleicos através de PCR é o resultado de alterações simultâneas e predefinidas de temperaturas que promovem desnaturação, replicação e renaturação do ácido nucleico. Essas alterações de temperatura ocorrem de forma controlada (em ciclos), em um aparelho denominado termociclador, cujas etapas são descritas a seguir[20] (**Figuras 2 e 3**):

a) Desnaturação inicial (ativação da enzima DNA-polimerase e separação das fitas de DNA): nesse momento, a ligação existente entre pares de bases nitrogenadas complementares (responsável pela manutenção da estrutura de dupla fita) é rompida, possibilitando a obtenção de fitas simples de DNA. Esse processo é normalmente realizado com temperatura acima de 90 °C e por até 5 minutos. Isso é necessário para garantir uma completa separação da dupla fita de DNA.
b) Ciclos de alterações na temperatura: o número de ciclos de desnaturação, anelamento e extensão varia de 30 a 50, dependendo do protocolo empregado.
   1. Desnaturação: momento de separação da dupla fita de DNA em duas fitas simples; normalmente realizada a 95 °C por cerca de 30 segundos.
   2. Anelamento: nesse estágio, o *primer* se liga à sua sequência-alvo presente nas fitas simples de DNA. Esse processo ocorre sob temperaturas específicas que são estimadas de acordo com a quantidade e a proporção de bases nitrogenadas presentes no primer. Dessa forma, o termociclador é programado para que essa temperatura ideal seja mantida; normalmente esse processo ocorre por cerca de 30 segundos. No protocolo tradicional de PCR, apenas um único par de *primers* é utilizado, possibilitando que apenas uma única sequência/porção do DNA seja amplificada (p. ex., um gene de interesse em um microrganismo específico).
   3. Extensão: nesse momento, a enzima Taq-DNA polimerase identifica o local onde o *primer* está anelado e inicia o processo de replicação. A temperatura ótima de atuação para essa enzima é de ~72 °C. Esse processo de replicação ocorre a partir da extremidade 3' de cada primer por meio da adição de dNTPs (presentes no meio líquido da reação) complementares à fita que está sendo replicada; normalmente esse processo ocorre durante 60 segundos (tempo médio necessário para replicar fragmento com cerca de 1.000 pb). Ao final do período de extensão, os fragmentos de DNA encontram-se na forma de dupla fita, necessitando serem desnaturados para que a amplificação subsequente seja necessária. Nesse caso, todos os ciclos anteriormente descritos são repetidos. Durante todo esse processo, cada fita de DNA recém-sintetizada serve como molde para a síntese de nova fita de DNA. Isso permite que ocorra um aumento exponencial no número de fragmentos amplificados. Essa é uma das principais vantagens dessa técnica.
   4. Extensão final: uma vez finalizada a termociclagem, uma etapa adicional de extensão é realizada com o objetivo de garantir que todos os fragmentos de DNA sejam completamente replicados.
   5. Alguns protocolos mantêm os tubos de reação de 4 a 15 °C, com o objetivo de armazenar a reação por curto período.

Após a PCR, as amostras são transferidas para géis de agarose ou de poliacrilamida. Esses géis são mantidos no interior de cubas de eletroforese e submetidos a uma corrente elétrica que permite a migração do DNA do polo negativo para o polo positivo. Nesse processo, a taxa de migração dos fragmentos de DNA no gel é dependente do tamanho do fragmento amplificado. Corantes fluorescentes, como o SYBR® Green, podem ser adicionados às amostras para possibilitar a visualização da migração do DNA durante a eletroforese. Em alguns protocolos, ao final da eletroforese o gel de agarose é incubado em solução de brometo de etídio, possibilitando a visualização dos fragmentos de DNA sob luz ultravioleta (**Figuras 3A-D**). Marcadores moleculares (com tamanhos de [pares bases] pb específicos) são também conjuntamente submetidos à eletroforese e servem como referencial e guia para estimar o tamanho do fragmento amplificado.[21] Durante muito tempo, a intensidade da banda correspondente ao fragmento amplificado foi considerada como indicador para estimar a quantidade do microrganismo presente em diferentes amostras. Entretanto, compreendeu-se que essa abordagem não é adequada para esse tipo de estimativa.

As principais vantagens da utilização da técnica de PCR são: permitir a amplificação e detecção de pequenas quantidades de sequências de ácido nucleico em amostras clínicas; apresentar alta sensibilidade, alta especificidade, boa reprodutibilidade e fornecer resultados em algumas

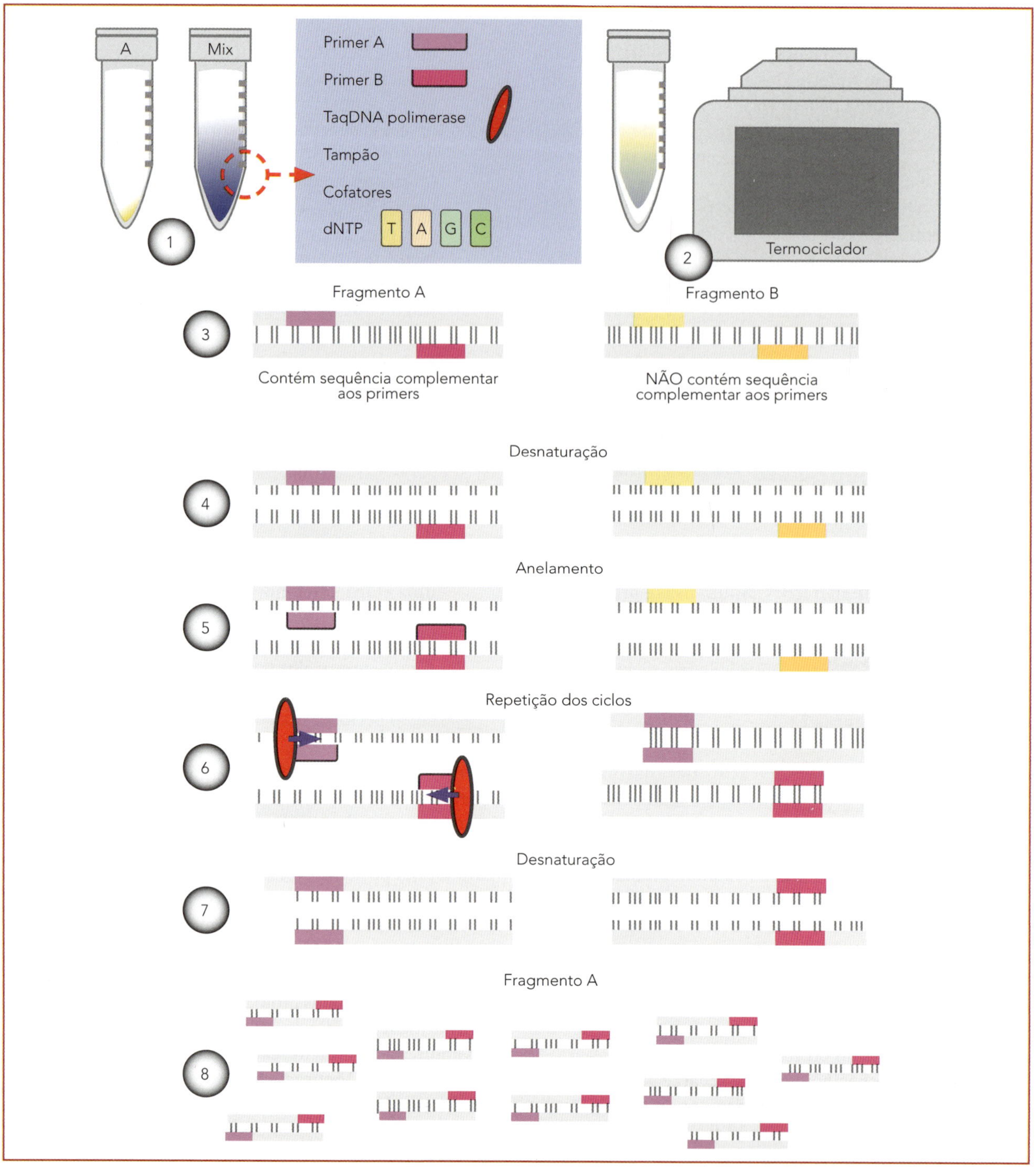

FIGURA 2 Técnica de PCR: 1) amostra (A) e componentes da reação de PCR (mix); 2) termociclador, que promove variações de temperatura; 3) fragmentos de DNA contendo ou não os genes-alvo; 4) desnaturação (separação das fitas); 5) anelamento dos *primers* aos genes-alvo, apenas no fragmento A, que apresenta os genes; 6) extensão: a DNA polimerase adiciona os dDNTP e produz fitas-cópia; 7) nova desnaturação; 8) milhões de cópias são geradas.

Fonte: acervo pessoal dos autores.

horas.[22] Além dessas vantagens, a PCR apresenta uma ampla aplicabilidade para a microbiologia e o estudo de doenças infecciosas. Essa técnica foi o ponto inicial para o desenvolvimento de outras técnicas, que serão descritas a seguir. A principal desvantagem da técnica clássica de PCR é a detecção de uma única sequência-alvo por reação, o que impossibilita o estudo de múltiplos genes e da complexidade das comunidades microbianas da cavidade bucal.

Modificações da técnica clássica de PCR foram propostas, com o intuito de torná-las mais sensíveis/específicas,

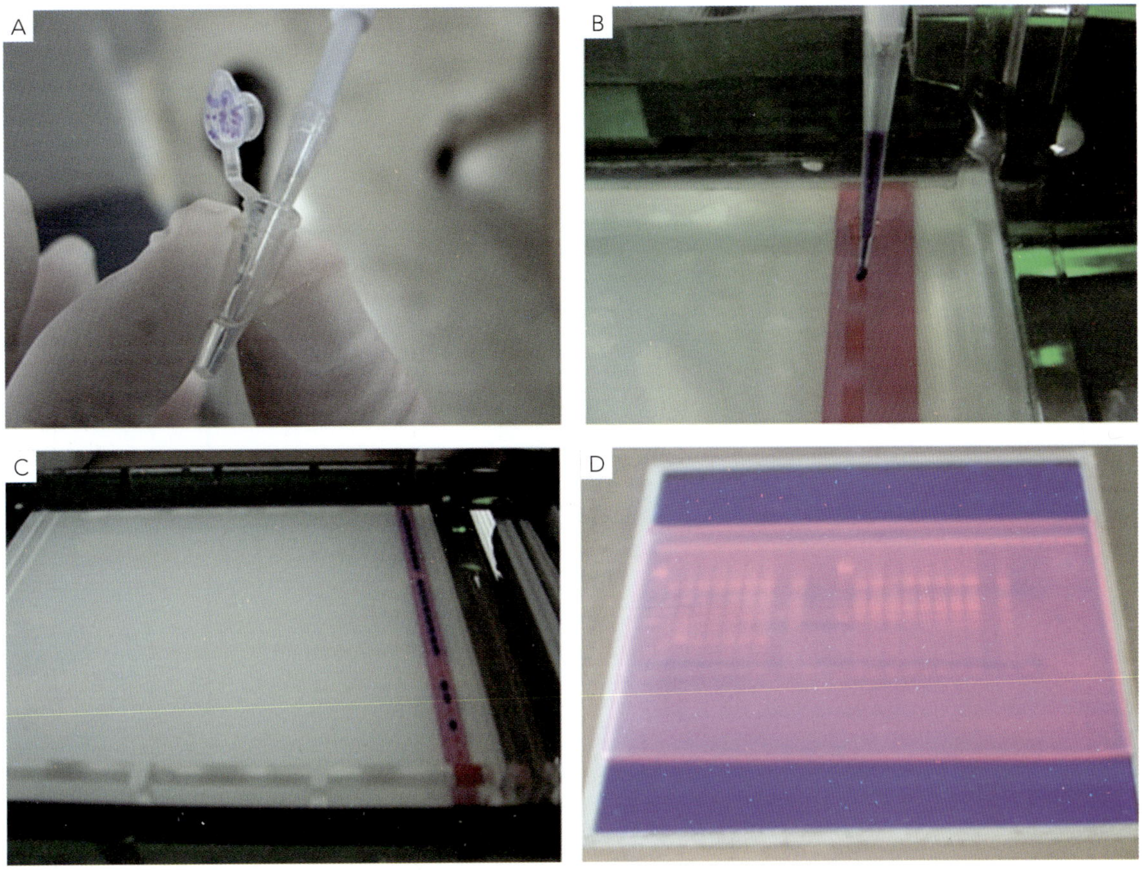

FIGURA 3 Eletroforese em gel de agarose: (A) preparo do produto da PCR; (B) aplicação da alíquota do produto da PCR e corante nos poços produzidos em gel de agarose, imerso em cuba de eletroforese; (C) cuba de eletroforese com gel de agarose imerso; (D) visualização do gel em luz ultravioleta (UV).

Fonte: acervo pessoal do Prof. Dr. Rodrigo Alex Arthur.

permitir acompanhamento da reação de amplificação (análises qualiquantitativas) ou mesmo otimizar o diagnóstico de múltiplos genes.

Na técnica ***nested PCR***, o fragmento de interesse é amplificado em duas etapas. Na primeira etapa, a PCR é realizada com um primeiro par de *primers*. Na segunda etapa, um segundo par de *primers* é utilizado para amplificar uma parte específica dentro da sequência já amplificada. Isso pode aumentar a especificidade da reação.[11]

A **PCR multiplex** utiliza mais de um par de *primers* na mesma reação, possibilitando a amplificação simultânea de diferentes sequências de DNA. Esta técnica pode ser utilizada para amplificar, de modo simultâneo, diferentes sequências-alvo pertencentes a um mesmo microrganismo ou a diferentes microrganismos em uma única reação, tendo potencial para ser utilizada na rotina laboratorial.[11,23] A desvantagem desta adaptação refere-se ao fato de que os *primers* a serem utilizados necessitam ter temperaturas de anelamento semelhantes, o que pode limitar o número de *primers* que podem ser simultaneamente utilizados em cada reação.

A técnica ***reverse transcription PCR*** (RT-PCR) foi desenvolvida para possibilitar a replicação de RNA. Como a técnica de PCR utiliza uma enzima DNA polimerase, o RNA necessita primeiro ser reversamente transcrito em DNA complementar (DNAc) pela ação da enzima transcriptase reversa (RT) e o DNAc é amplificado por PCR.[24]

A técnica **PCR quantitativa em tempo real** (também denominada qPCR ou PCR em tempo real, do inglês *real-time PCR*) é uma das técnicas mais utilizadas atualmente. Também utiliza apenas um único par de *primers* em cada termociclagem. Porém, sondas químicas fluorescentes são adicionadas para monitoramento em tempo real do acúmulo de produtos amplificados em cada ciclo da reação.[11] Isso permite avaliar de forma quantitativa, por exemplo, a diferença de abundância de um determinado microrganismo ou na expressão de um gene específico em diferentes amostras. Duas tecnologias de qPCR destacam-se atualmente, a SYBR® Green real-time PCR e a 5'-nuclease real-time PCR.[25] Na primeira tecnologia, são utilizados nucleotídeos ligados a sondas SYBR® Green para quantificar produtos de PCR. A segunda, chamada de TaqMan™, está fundamentada na atividade 5'-3' exonucleolítica da enzima Taq DNA polimerase, em que a mistura de reação é composta por sondas fluorogênicas formadas pela associação de um oligonucleotídeo com um fluoróforo e um elemento que emite ressonância, denominado *quencher*. A qPCR em tempo real possibilita o

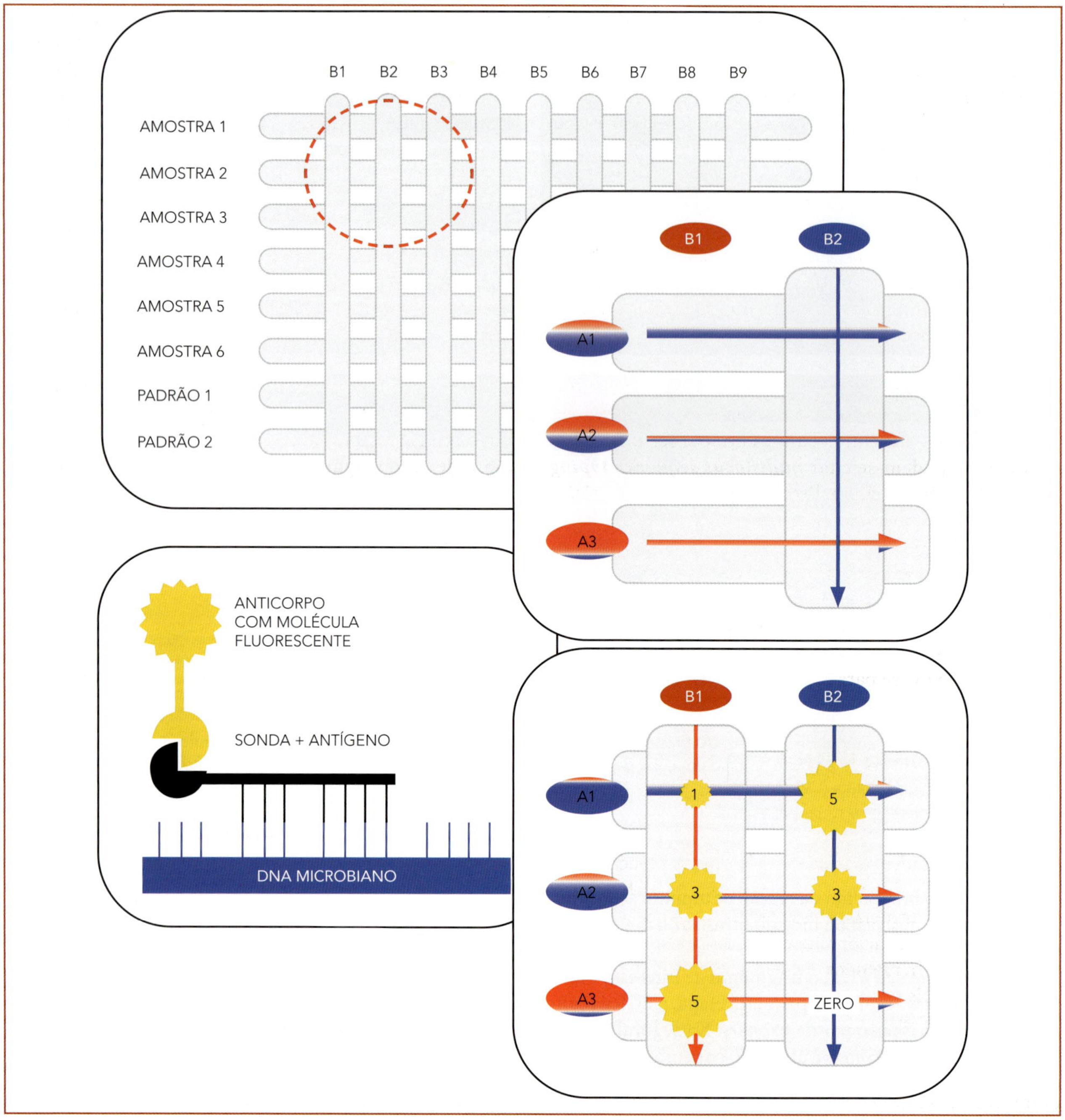

FIGURA 4 Método de hibridização DNA-DNA. (A) Membrana de hibridização de DNA-DNA mostrando a aplicação das sondas de DNA (aqui representadas com a letra B) que se cruzam com amostras e padrões. (B) Ampliação de uma área de hibridização com amostras (A1-A3) apresentando diferentes proporções de DNA das espécies bacterianas (sondas B1e B2). (C) Hibridização da sonda de DNA (contendo um antígeno) ao DNA microbiano, seguida da aplicação de um anticorpo portador de molécula fluorescente. (D) Intensidade de fluorescência que reflete maior ou menor hibridização e consequente concentração (escores 1 a 5) ou ausência de hibridização (escore "zero" para fluorescência).

Fonte: acervo pessoal dos autores.

monitoramento da síntese de produtos de amplificação no decorrer da própria reação e não apenas no final da reação como ocorre na PCR convencional. As principais vantagens da PCR em tempo real são a possibilidade de execução de estudos quantitativos e não apenas qualitativos e a eliminação do risco de contaminação, pois essa reação ocorre em um sistema tubular fechado, não havendo também a necessidade de eletroforese para visualização das amplificações.

O uso de *primers* altamente específicos para um determinado microrganismo pode ser utilizado na PCR. Nesse caso, o *primer* deve ser desenhado para delimitar um gene que é específico de uma determinada espécie microbiana ou a um grupo de microrganismos (exemplo: *primers* para o gene 16S rRNA ou *primers* universais para bactérias). Ao final da PCR e após a eletroforese, a presença de banda de tamanho específico (semelhante ao tamanho do fragmento amplificado) é indicativo da presença do microrganismo na amostra. No caso da PCR multiplex, o número de bandas corresponde ao número de pares de *primers* escolhidos. É possível ainda quantificar o número de cópias do fragmento de ácido nucleico de interesse durante a amplificação (PCR quantitativa em tempo real). Porém, tais métodos permitem detectar apenas um único microrganismo (no caso de usar apenas um par de *primers*) ou um número restrito de determinados microrganismos (no caso da multiplex).

Considerando a necessidade de diferenciar microrganismos pertencentes à mesma espécie no que se refere a diferenças genômicas ou polimorfismos presentes em regiões de interesse, técnicas moleculares podem ser utilizadas. Dentre elas, podem-se citar ***multilocus sequence typing*** (**MLST**)[26] e a técnica da análise de fragmentos de restrição. Essas técnicas também são conhecidas como técnicas de *fingerprinting*. No presente capítulo, abordaremos a técnica de análise dos fragmentos terminais de restrição (tRFLP) como estratégia para caracterização de comunidades microbianas. O conjunto de *primers* a ser empregado na PCR e a seleção da(s) enzima(s) de restrição determinarão a finalidade da técnica de tRFLP, se para análise de diversidade clonal de isolados ou para caracterização de comunidade microbiana.

MÉTODOS MOLECULARES DE ESTUDO DAS COMUNIDADES MICROBIANAS BUCAIS

As comunidades microbianas da cavidade bucal constituem uma rede dinâmica e interconectada de bactérias, fungos, vírus e arqueias. Dessa forma, a compreensão de sua composição e funcionalidade necessita ser realizada de forma ampla, com métodos que não apenas indiquem a presença ou ausência de uma ou poucas espécies nas amostras analisadas, mas que garantam que o maior número possível de seus integrantes possa ser identificado. Apesar do grande avanço promovido pelas técnicas baseadas em PCR, outras técnicas foram desenvolvidas para possibilitar uma caracterização mais ampla dos microrganismos presentes nas amostras clínicas.

Métodos baseados na hibridização de DNA

A hibridização é o anelamento espontâneo e específico de duas fitas simples de DNA que são complementares, formando uma DNA de fita dupla. Com base nessa observação, métodos moleculares baseados em hibridização de DNA foram desenvolvidos para identificação de microrganismos. Essas técnicas utilizam "sondas de DNA", que possuem um isótopo radioativo, fluorescente ou quimioluminescente acoplado à sua estrutura. Essa sonda liga-se a bases complementares em uma fita de DNA-alvo formando uma molécula "híbrida". Esse anelamento da sonda com a molécula-alvo é detectado por meio de um instrumento apropriado ou combinação de reagentes químicos. As sondas usadas no processo de ligação ou anelamento podem ser tanto sondas de DNA completo ou formadas por pequenos fragmentos com sequências de DNA complementares à sequência do DNA-alvo, chamados de oligonucleotídeos curtos (15 a 30 bases nitrogenadas). Os três principais métodos de hibridização utilizados em microbiologia bucal incluem hibridização de DNA-DNA (*checkerboard DNA-DNA hybridization*), hibridização fluorescente *in situ* (*fluorescent in situ hybridization*) e microarranjo de DNA (*DNA microarray*).

No método de **hibridização DNA-DNA** (*checkerboard*), descrito inicialmente em 1994, sondas de DNA marcadas com molécula de digoxina e que representam as espécies-alvo a serem identificadas são imobilizadas em uma membrana de náilon **Figura 4**.[27] Padrões de DNA (soluções com concentrações conhecidas de DNA de espécies já conhecidas) e DNA extraído de amostras clínicas são aplicados em uma matriz, de forma perpendicular, possibilitando a interação destes com as sondas que estão na membrana de náilon. Em seguida, solução contendo anticorpo fluorescente e específico para a molécula de digoxina é aplicada sobre a membrana e a fluorescência produzida é registrada em um filme. A intensidade de fluorescência é então registrada considerando-se a comparação com os padrões de DNA. É possível detectar a presença de espécies e realizar uma quantificação aproximada de sua concentração na amostra. Dentre as vantagens dessa técnica, podem ser citadas:

a) Possibilidade de análise simultânea de 28 amostras em relação a 40 diferentes sondas de DNA.
b) Emprego em estudos que envolvem grande número de amostras.
c) Não há necessidade de amplificação prévia do DNA microbiano por PCR.
d) Rapidez de realização.
e) Baixo custo se comparada a outras técnicas moleculares.

Porém, para uma correta realização da técnica, bactérias cultiváveis são necessárias para fornecer o DNA genômico que é utilizado como padrão para a construção das sondas. Outra limitação desta técnica é o limite de detecção, pois requer a presença de cerca de 10^4 a 10^6 células bacterianas nas amostras analisadas. Inicialmente usado no estudo de doença periodontal,[28] este método tem sido empregado para estudar a microbiota em infecções endodônticas.[29] Adaptações ao método foram propostas com o objetivo de torná-lo mais sensível à detecção dos microrganismos, recebendo o nome de *reverse capture checkerboard DNA-DNA hybridization*, em que é necessário um passo inicial de amplificação prévia do DNA presente nas amostras.[30]

O método de **hibridização fluorescente *in situ*** (FISH), introduzido em 1980, emprega sondas fluorescentes complementares a genes espécie-específicos que se hibridizam ao gene de interesse em células microbianas parcialmente fixadas em uma lâmina. A ligação sonda-microrganismo pode ser visualizada diretamente por meio de microscopia de fluorescência ou combinada com citometria de fluxo. O método pode ser usado para a detecção de bactérias cultiváveis e ainda não cultivadas, para estudo da morfologia, identificação taxonômica e ainda para análise da organização espacial e arquitetura de biofilmes (**Figura 5**).[31] Tal como acontece com todos os métodos moleculares, a técnica FISH continuou a evoluir desde sua implementação e hoje pode ser usada, por exemplo, para investigar a organização espacial de biofilmes complexos graças ao desenvolvimento da rotulagem combinatória e imagem espectral-hibridização fluorescente *in situ* ou CLASI-FISH (do inglês, combinatorial labeling and spectral imaging FISH), que permite análise e observação simultânea de dezenas de táxons microbianos em uma amostra.[32] A aplicação de CLASI-FISH em amostras da cavidade bucal vem proporcionando uma melhor compreensão do papel de estruturas microscópicas e interações entre microrganismos no estabelecimento da biogeografia microbiana bucal.[33] Por meio desta técnica é possível caracterizar as interações íntimas e diretas entre os microrganismos, bem como a localização espacial de táxons específicos em uma determinada comunidade.

O método de **microarranjos** (*microarrays*) consiste em ligar um conjunto de oligonucleotídeos de DNA conhecidos (de 8 a 70 bases), também denominados sondas, a uma lâmina específica formando "microarranjos" de DNA. Os ácidos nucleicos da amostra clínica são isolados, marcados com uma molécula fluorescente (fluoróforo) e hibridizados com o microarranjo fixado na matriz em posições bem definidas. O ácido nucleico alvo pode ser um produto amplificado de um gene de interesse que é marcado direta ou indiretamente durante a PCR, ou pode ser isolado diretamente de uma amostra e marcado com a molécula fluorescente. A hibridização ocorre quando os ácidos nucleicos alvo se ligam às suas sondas oligonucleotídicas complementares presentes na lâmina. Ao ser inserida em um leitor, a lâmina contendo as moléculas de ácido nucleico alvo hibridizado aos microarranjos emitem fluorescência, permitindo a leitura dos resultados[34] (**Figura 6**).

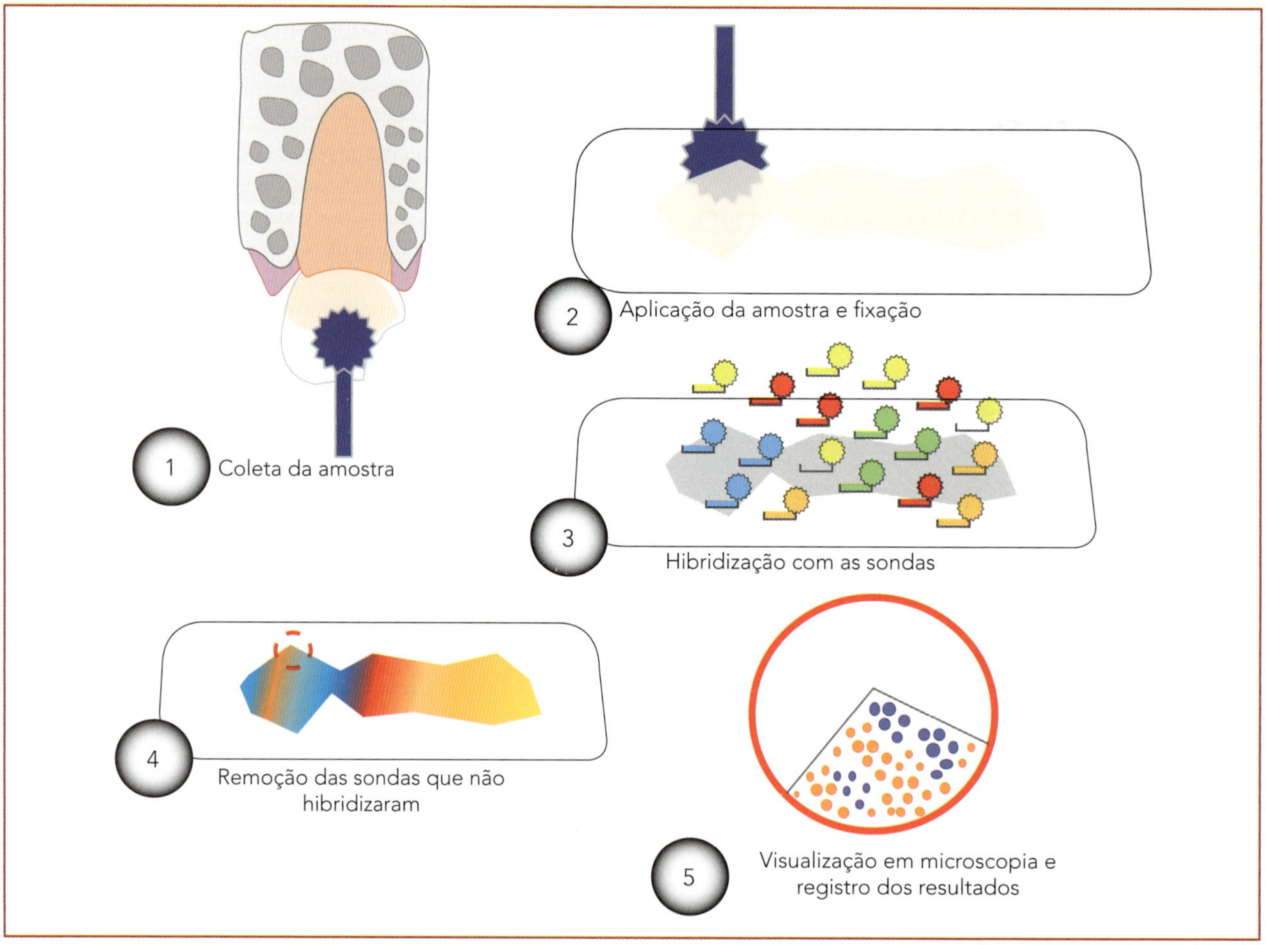

FIGURA 5 Método de hibridização fluorescente *in situ*: 1) coleta da amostra (p. ex., biofilme supragengival); 2) fixação da amostra; 3) hibridização com sondas espécie-específicas; 4) lavagem para remoção do excesso das sondas e remoção das sondas não hibridizadas; 5) detecção da fluorescência por meio de microscopia e registro do resultado. O campo ilustrado sinaliza a presença de microrganismos compatíveis com a sonda azul e a sonda laranja.

Fonte: acervo pessoal dos autores.

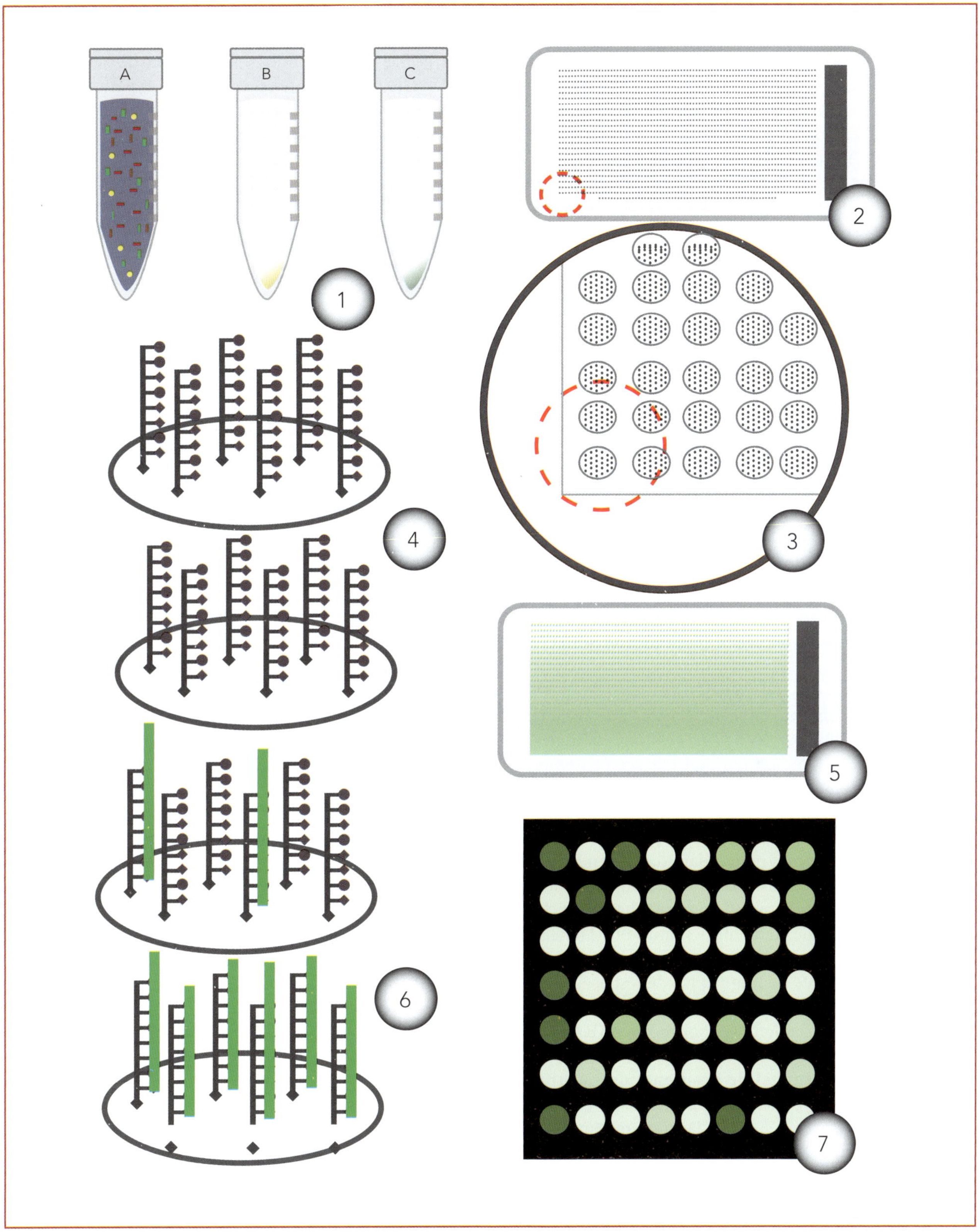

FIGURA 6 Método dos microarranjos: 1) preparo das amostras – amostra clínica (A), isolamento do ácido nucleico (B), marcação com fluoróforo (C); 2) lâmina contendo os microarranjos de sondas; 3) microarranjos de sondas posicionados em áreas específicas; 4) cada microarranjo contém apenas um tipo de sonda para o ácido nucleico alvo, sendo, portanto, específico para a sequência analisada; 5) aplicação da amostra sobre a lâmina; 6) hibridização do ácido nucléico da amostra com a sonda; 7) leitura dos resultados em equipamento específico – diferentes intensidades de fluorescência indicam diferença nas presenças de cada ácido nucleico alvo.

Fonte: acervo pessoal dos autores.

Estudos com microarranjos possibilitaram a descoberta de novos microrganismos associados ao desenvolvimento de doenças, identificação de alvos para novas terapias e caracterização dos fatores que estão associados à formação de biofilme nas superfícies duras e moles da cavidade bucal. Um dos exemplos mais conhecidos é o Human Oral Microbe Identification Microarray (HOMIM[35,36]), que contém 379 sondas em nível de espécie para identificar aproximadamente 290 espécies bacterianas presentes em sítios bucais. O HOMIM tem sido usado em vários estudos de caracterização da microbiota bucal e de microrganismos relacionados a doenças. Uma característica significativa desses tipos de microarranjos é que eles fornecem a assinatura filogenética de um organismo. Portanto, eles podem ser usados em aplicações que detectam simultaneamente patógenos específicos e caracterizam populações microbianas de forma abrangente, como a microbiota residente da cavidade bucal.

Métodos baseados na reação em cadeia da polimerase

Desde sua concepção, em 1985, a reação em cadeia da polimerase (PCR) tornou-se uma técnica central em uma miríade de métodos moleculares. A versatilidade da PCR permitiu que diversas variações fossem desenvolvidas, possibilitando diferentes aplicações, discutidas a seguir.

Técnicas de *fingerprinting*

O primeiro conjunto envolve técnicas que caracterizam perfis microbianos (*DNA fingerprinting*, em inglês), a partir da análise dos produtos de amplificação observados na eletroforese em géis de agarose. Estas técnicas geram amplicons (fragmentos de DNA amplificados) da PCR de vários tamanhos em uma única reação que e são separados em um gel de agarose ou poliacrilamida, dependendo da complexidade genética das comunidades microbianas. As técnicas baseadas em *fingerprinting* mais conhecidas incluem a eletroforese em gel de gradiente desnaturante (DGGE, do inglês *denaturing gradient gel electrophoresis*), o polimorfismo de comprimento de fragmentos de restrição (RFLP, do inglês *restriction fragment length polymorphism*) e a amplificação aleatória de DNA polimórfico (RAPD, do inglês *random amplified polymorphic DNA*).

A **eletroforese em gel de gradiente desnaturante** (DGGE) é um método no qual os produtos da PCR (previamente marcados com substâncias que emitem fluorescência, como brometo de etídio ou nitrato de prata) e de aproximadamente 1.000 pb são submetidos à eletroforese em gel de poliacrilamida sob um gradiente de agente desnaturante (ureia ou formamida) ou de temperatura (nesse caso, chamado de TGGE, do inglês *thermal gradient gel electrophoresis*). Nestas condições, ocorre a separação das moléculas de DNA (de acordo com sua temperatura de desnaturação ou de acordo com a concentração do agente desnaturante) em segmentos denominados *domínios*. Como cada material genético apresenta uma composição específica e única, espera-se que o padrão de desnaturação e de formação de domínios seja específico de cada amostra. Na DGGE, podem ser feitas modificações para aumentar o número de domínios a serem analisados. Uma estratégia é o acoplamento de sequências ricas em guanina e citosina (GC) em um dos *primers* da PCR (*GC clamp*), consequentemente, mais mutações são detectadas por DGGE para diferentes finalidades. Cabe salientar, porém, que sequências com perfis similares de migração no gel e que pertencem a diferentes espécies podem se sobrepor, dificultando sua distinção, comprometendo o detalhado entendimento da comunidade microbiana em estudo. Assim, o DDGE pode ser utilizado como uma análise preliminar que permite que grandes mudanças ou variações na população de uma comunidade microbiana específica sejam adequadamente identificadas[37] (**Figura 7**).

O **polimorfismo de comprimento de fragmentos de restrição** (RFLP) é um método que utiliza enzimas de restrição para detecção de mutações e polimorfismos genéticos.[38,39] As enzimas de restrição são capazes de promover ruptura nas moléculas de DNA. Diferentes tipos de enzimas reconhecem diferentes sítios específicos na sequência do DNA que é clivada somente quando o sítio está presente. Nesta aplicação, o DNA genômico é fragmentado utilizando-se enzimas de restrição resultando em fragmentos de vários tamanhos, os quais são separados por eletroforese em gel de agarose de alta resolução. Posteriormente, os fragmentos de DNA são transferidos a uma membrana de náilon e hibridizados com sondas marcadas que contêm sequências complementares ao lócus gênico a ser estudado. Os fragmentos hibridizados são identificados por autorradiografia ou outro sistema de detecção. Com o advento da PCR e do conhecimento e disponibilidade das sequências de DNA em bancos genômicos, o método passou a ser utilizado no formato de PCR-RFLP, que permite analisar fragmentos de tamanhos menores obtidos a partir da reação de PCR. Entretanto, o RFLP separa somente sequências que apresentam polimorfismo nos sítios de restrição reconhecidos pela enzima de restrição utilizada, portanto, é necessária a escolha prévia cuidadosa de tais enzimas para se obter boa resolução com essa técnica. Uma variação da técnica é o PCR t-RFLP (*terminal restriction fragment polymorphism* ou análise do polimorfismo do fragmento terminal de restrição).[39] Por meio desta técnica, o DNA microbiano isolado de amostras clínicas é amplificado com a utilização de *primers* marcados com fluoróforos específicos em suas extremidades 5' e 3'. O emprego de enzimas de restrição faz com que fragmentos de comprimentos diferentes sejam produzidos. A análise do número, do comprimento e da área de cada pico de fluorescência é realizada por meio de sequenciamento de Sanger (**Figura 8**).

Há um conjunto de técnicas denominadas **perfil de *amplicon* variável múltiplo** (MAAP, do inglês *multiple arbitrary amplicon profiling*).[40] Assim, MAAP é um termo coletivo para as técnicas de PCR que utilizam *primers* que

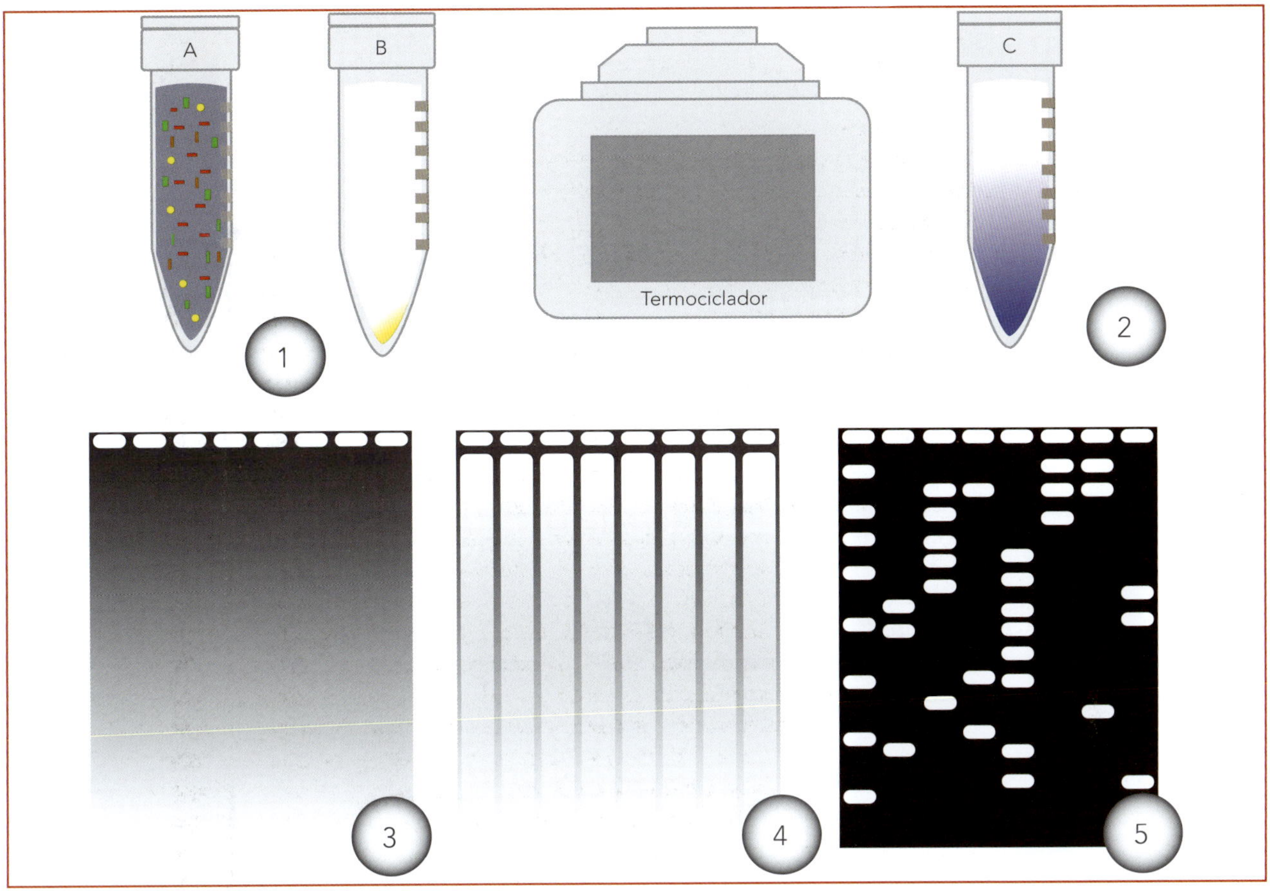

FIGURA 7 Análise PCR-DGGE de comunidades bacterianas: 1) isolamento do ácido nucleico; 2) amplificação por meio de PCR; 3) gel contendo diferentes concentrações de agente desnaturante – na parte superior visualizam-se os poços para aplicação das amostras; 4) amostras aplicadas em gel e submetidas a campo elétrico para migração e separação; 5) leitura do gel, onde cada linha em uma mesma coluna representa um domínio de fragmentos da amostra. Por apresentarem um padrão de domínios distinto, é provável que as amostras analisadas apresentem comunidades microbianas distintas.

Fonte: acervo pessoal dos autores.

promovem amplificação arbitrária do material genético, como DNA polimórfico amplificado ao acaso (RAPD, do inglês *random amplified polymorphic DNA*), PCR iniciada arbitrariamente (AP-PCR, do inglês *arbitrarily primed PCR*) e impressão digital da amplificação do DNA (DAF, do inglês *DNA amplification fingerprinting*). Essas estratégias desenvolvidas de forma independente envolvem o uso de um primer único e pequeno (usualmente de 10 a 15 bases), para amplificar DNA genômico em condições de baixa estringência (baixa especificidade). A temperatura de anelamento do *primer* é menor quando comparada à PCR convencional. Não é necessário o conhecimento prévio da região de ligação do *primer*, por isso esse tipo de PCR não é específico, uma vez que os *primers* não reconhecerão regiões predeterminadas. Quando submetidos à PCR, estes iniciadores arbitrários resultam na amplificação de uma ou mais sequências de DNA, gerando conjuntos de fragmentos que funcionam como marcadores genéticos. As técnicas MAAP têm como alvo *amplicons* múltiplos e arbitrários, mas diferem principalmente no comprimento do *primer*. Por exemplo, AP-PCR usa *primers* de comprimentos comparáveis aos de *primers* de PCR convencional, ao passo que RAPD usa *primers* mais curtos, normalmente 10 nucleotídeos em comprimento, e DAF usa *primers* tão curtos quanto 5 nucleotídeos, mas tipicamente 7 ou 8 nucleotídeos de comprimento.[41] Estas e outras diferenças resultam em perfis de DNA e, consequentemente, de comunidades microbianas distintas que podem ser visualizadas por meio de eletroforese em géis de agarose (**Figura 9**).

Métodos baseados em sequenciamento de alto rendimento

Os sequenciadores de DNA são equipamentos que leem uma amostra de DNA e geram um arquivo eletrônico com símbolos que representam a sequência de bases nitrogenadas — A, C, G, T — presentes na amostra. O sequenciamento de DNA é a determinação da ordem exata em que os nucleotídeos se encontram em uma molécula de DNA. Considerando que existem mais de 750 espécies bacterianas diferentes que compõem o microbioma bucal (além de arqueias, fungos e vírus), a caracterização ampla

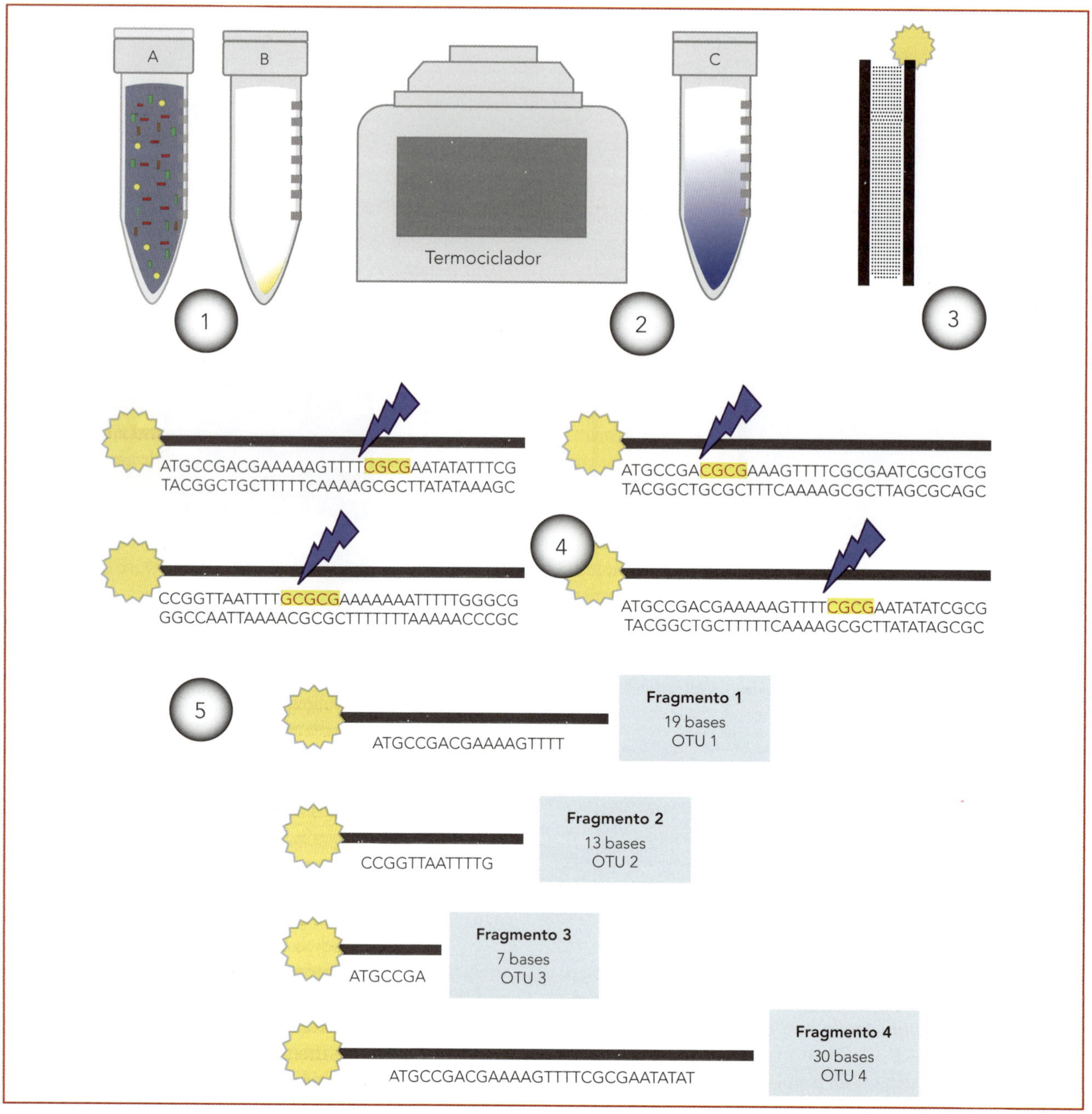

FIGURA 8 Método de PCR-tRFLP: 1) extração do DNA microbiano; 2) reação de PCR com *primers* contendo moléculas fluorescentes; 3) fragmento de DNA bacteriano amplificado com fluoróforos; 4) digestão dos fragmentos com enzimas de restrição (neste caso, a enzima de restrição reconhece a sequência CGCG e rompe as ligações ali presentes); 5) fragmentos terminais, produtos da reação de digestão.

Fonte: acervo pessoal dos autores.

dessas espécies só foi alcançada graças aos métodos baseados em sequenciamento de DNA de alto rendimento (SAR). Nos últimos 15 anos, esses métodos de sequenciamento revolucionaram o panorama da microbiologia, permitindo que projetos de sequenciação em larga escala fossem concluídos em poucos dias (ou horas!) e por um preço acessível. Antes de explicar o que é sequenciamento de alto rendimento, vamos fazer uma breve introdução sobre o sequenciamento de DNA proposto por Sanger, considerado de "primeira geração".

Sequenciamento por terminação de cadeia

O primeiro método popular de sequenciamento de DNA foi o de terminação de cadeia, publicado em 1977 por Frederik Sanger, e tem sido largamente utilizado por centros de pesquisa até hoje.[42] O método de sequenciamento de Sanger é considerado uma tecnologia de "primeira geração", sendo útil e eficaz no sequenciamento de fragmentos de DNA de 500-900 pares de bases.[43] É especificamente utilizado para sequenciar pequenas porções de DNA, como plasmídeos bacterianos ou fragmentos de DNA amplificados

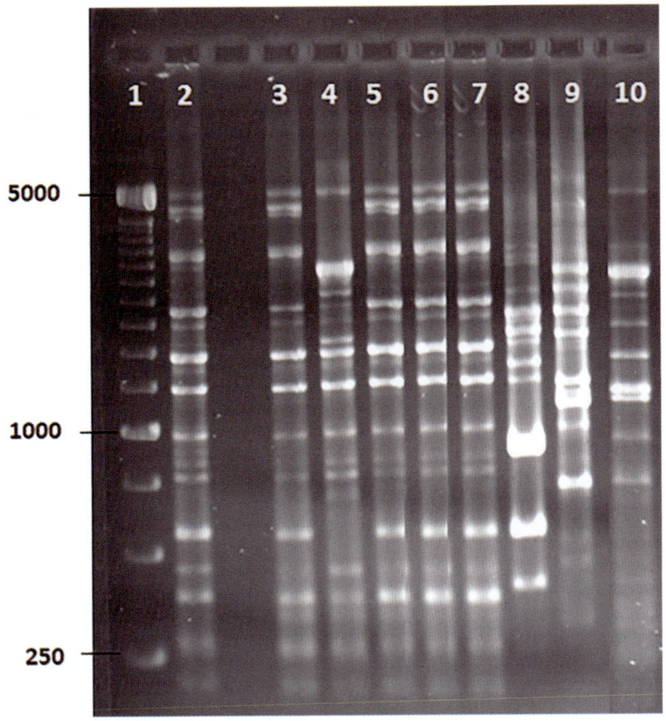

FIGURA 9 Técnica de AP-PCR: fotografia de gel de agarose. Na primeira coluna está o marcador de peso molecular. As demais colunas representam distintas amostras clínicas após isolamento de ácido nucleico e AP-PCR. Cada coluna apresenta um perfil de bandas distinto, o que sugere a presença de diferentes comunidades microbianas (AP-PCR, *primer* OPA-02).

Fonte: acervo pessoal do Prof. Dr. Rodrigo Alex Arthur.

por PCR, com leitura em eletroforese capilar.[44] Em 1986, foi introduzido o primeiro sequenciador automático de DNA (o ABI 370) e, em 1998, o primeiro sequenciador de eletroforese capilar (o ABI 3700).[45] Com a automatização, foi possível realizar grandes projetos de sequenciamento, como o Projeto Genoma Humano completo, porém ao custo de bilhões de dólares e necessitando de grandes centros com dezenas de máquinas de sequenciamento instaladas. Apesar do sucesso no seu uso para o sequenciamento completo do genoma humano, o sequenciamento de Sanger é um método caro e ineficiente para projetos de larga escala. Para tarefas como essa, as novas técnicas de SAR são mais eficientes e de menor custo.

Sequenciamento de alto rendimento

O sequenciamento de nova geração (NGS, do inglês *next generation sequencing*), também chamado de sequenciamento massivo em paralelo (do inglês *massive parallel sequencing*) ou sequenciamento de alto rendimento (do inglês *high-throughput sequencing*) são diferentes termos que dizem respeito a um grupo de diferentes e modernas metodologias de sequenciamento do DNA. Assim, o NGS pode ser caracterizado como um sequenciamento automatizado, paralelo e de alto rendimento.[46] Em 2005, a introdução de tais tecnologias no mercado modificou a forma como pensamos sobre abordagens científicas em pesquisa básica, aplicada e clínica. Essas tecnologias permitem sequenciar o DNA de forma muito mais rápida e barata em comparação com o sequenciamento de Sanger, revolucionando o estudo da genômica e da biologia molecular. Apesar de se diferenciarem consideravelmente entre si, todos os métodos de sequenciamento de alto rendimento se baseiam no processamento paralelo massivo de fragmentos de DNA.[47] Enquanto um sequenciador de eletroforese capilar processa, no máximo, 96 fragmentos de DNA por vez, os sequenciadores de nova geração podem ler até bilhões de fragmentos de DNA simultaneamente. A seguir, serão discutidas as principais plataformas para SAR que surgiram a partir de 2005, conforme a **Tabela 1**.

O método de pirossequenciamento foi introduzido no mercado em meados de 2005, por meio da plataforma 454 Roche. Esta tecnologia causou bastante impacto, pois dispensava a necessidade de clonagem prévia de fragmentos e proporcionava o sequenciamento de milhares de fragmentos de DNA e amostras em paralelo. Todo o DNA presente na amostra era diretamente clivado por *shotgun*, e um PCR em emulsão de moléculas únicas era realizado. Esta metodologia baseia-se no princípio de detecção de luz a partir de um pirofosfato liberado na reação, no momento em que cada nucleotídeo específico é incorporado na molécula de DNA que está sendo sequenciada. Apesar da imensa contribuição, esta plataforma apresenta alta taxa de erros no sequenciamento e foi rapidamente substituída por outros tipos de sequenciadores.

Em 2006, foi lançado o sequenciador Solexa Genome Analyzer pela empresa Solexa, sendo vendido à Illumina no

Tabela 1 Principais plataformas de sequenciamento

Geração	Plataforma	Lançamento
Primeira	3730xl DNA Analyzer (Thermo Fisher Scientific)	1998
Segunda	ABI SOLiD (Life Technologies Corporation)	2007
	454 (Roche)	2005
	Ion PGM™ (Thermo Fisher Scientific)	2011
	Ion Proton™ (Thermo Fisher Scientific)	2012
	Ion S5™ (Thermo Fisher Scientific)	2015
	Ion GeneStudio S5™ (Thermo Fisher Scientific)	2018
	HiSeq (Illumina)	2010
	MiSeq (Illumina)	2011
	NextSeq (Illumina)	2014
	MiniSeq (Illumina)	2016
	NovaSeq (Illumina)	2017
	iSeq 100 (Illumina)	2019
Terceira	Pac-Bio (Pacific Biosciences)	2011
	Oxford Nanopore (Oxford Nanopore Technologies)	2015

mesmo ano. Esta tecnologia baseia-se no *sequenciamento por síntese* de pequenos fragmentos de ácidos nucleicos com determinadores marcados reversivelmente. Após a fragmentação enzimática do DNA genômico, são adicionadas adeninas à extremidade 3' preparando os fragmentos para receberem os adaptadores que se ligarão aos oligonucleotídeos fixados na célula de fluxo (em inglês *flow cell*). Então, é realizada a amplificação em ponte, que consiste em subsequentes PCR em fase sólida que produzem populações clonais para cada fita de DNA ligada à célula de fluxo. O sequenciamento ocorre pela adição de nucleotídeos marcados com fluoróforos (diferentes para cada tipo de nucleotídeo) localizados na região 3', impedindo a incorporação de novos nucleotídeos. Essa fluorescência é captada por uma câmera CCD após sua excitação com laser. Então, o fluoróforo é removido e um novo ciclo começa. Este primeiro sequenciador fazia a leitura dos fragmentos em apenas um sentido e as leituras eram muito pequenas (~35 pb), chegando a 1 Gb por corrida. Posteriormente, foram lançados os equipamentos HiSeq (2010) e MiSeq (2011), que são capazes de fazer leituras *paired-end* e com fragmentos de 100 pb, gerando até 600 Gb por corrida. Assim, a Illumina dominou a maior parte do mercado de NGS.

No sequenciamento usando-se a plataforma Illumina, os fragmentos ligados a adaptadores são distribuídos por *chips* de leitura em que ocorre a amplificação. A amplificação segue uma dinâmica de formação de "pontes" pela ligação dos adaptadores ao *chip*, formando assim os "sítios de leitura". Cada dNTP adicionado emite uma luminosidade específica, que é utilizada na interpretação e construção das sequências. Atualmente as plataformas da Illumina têm sido os métodos de sequenciamento mais utilizados. Por alta acurácia, têm possibilitado grandes sequenciamentos com alta precisão. Mesmo assim, não têm desmerecido outros métodos de sequenciamento, a exemplo do Sanger automatizado, que também é altamente preciso e é utilizado até hoje para pequenos segmentos.

Também em 2006, a Applied Biosystem (após fusão com a Invitrogen em 2008, tornou-se Life Technologies) lançou a plataforma SOLiD (Sequencing by Oligonucleotide Ligation and Detection – sequenciamento pela ligação e detecção de oligonucleotídeos), que, ao contrário das tecnologias descritas até o momento, baseia-se na ação da DNA ligase e não da DNA polimerase, reduzindo a taxa de erro. No entanto, utiliza sequências muito pequenas e a quantidade de dados gerados é inferior à plataforma Illumina, sendo descontinuada no final de 2017. Em 2010, foi lançado também pela Life Technologies o Ion Torrent. Embora seja muito similar ao 454, a incorporação de nucleotídeos não é medida por fluorescência ou luminescência, mas pela mudança de pH resultante da liberação de prótons durante a polimerização, a qual é captada por um *chip* semicondutor, permitindo uma detecção muito mais rápida que as demais tecnologias. O Ion Torrent possui acurácia superior ao 454 da Roche, no entanto a taxa de erro ainda é acentuada, sobretudo em sequências de longa repetição de nucleotídeos. Por exemplo, não há como ter tanta certeza se em uma determinada região de DNA sequenciada há 4, 5, 6 ou mais timidinas em sequência.

Mais recentemente, encontra-se em desenvolvimento uma nova geração de sequenciadores (conhecida como sequenciamento de terceira geração), baseados na ausência de amplificação prévia da amostra e na detecção de uma única molécula longa de DNA. Em 2009, a Helicos BioSciences foi a primeira a desenvolver uma tecnologia de sequenciamento de moléculas únicas, evitando os erros associados à amplificação do DNA. A metodologia era muito similar à da Illumina que, como descrito anteriormente, utiliza terminadores reversíveis fluorescentes. No entanto, por ser um processo longo, caro e com sequências curtas, foi descontinuado em 2012. Em 2011, foi lançado pela Pacific Bioscience o PacBio: sequenciamento por síntese de moléculas únicas em tempo real (SMRT – *single molecule real-time*). As reações ocorrem dentro de câmaras chamadas *zero-mode-waveguides* (ZMW), que permitem a visualização da fluorescência gerada pela incorporação do nucleotídeo marcado. Embora o processo seja rápido e permita o sequenciamento de sequências muito longas (de 3 a 20 kB), a taxa de erro ainda é alta e o equipamento é muito caro, grande e necessita de uma boa infraestrutura.

A Oxford Nanopore Technologies lançou em 2016 uma nova plataforma baseada no sequenciamento através de nanoporos, que permite o sequenciamento do DNA quando este passa através de um poro microscópico em uma membrana, alterando o fluxo de íons. Primeiro, uma proteína cria um poro em uma bicamada lipídica e mantém um "adaptador" em seu interior e outra proteína realiza a desnaturação da molécula de DNA, encaminhando uma fita para o interior do poro. Existe uma diferença no gradiente de íons entre os lados da membrana, criando um fluxo de íons quando o poro é aberto. Este fluxo cria uma corrente que carrega a molécula de DNA pelo poro; no entanto, as bases bloqueiam parcialmente esse fluxo (cada base com um grau diferente). O "adaptador" mantém as bases no lugar até serem identificadas eletronicamente. Existem quatro principais equipamentos disponibilizados pela Oxford Nanopore que diferem principalmente na quantidade de dados gerados: SmidgION, MinION, GridION e PromethION. O mais utilizado até o momento é o MinION, que, além de portátil, oferece o sequenciamento de longas sequências, em tempo real, com alta quantidade de dados gerados, de maneira rápida, com fácil preparação do material e para diversas finalidades. Com aproximadamente 90 g e do tamanho de um telefone celular, funciona através de um cabo USB 3.0 ligado a um computador (*desktop* ou *laptop*), podendo ser usado tanto no laboratório quanto em outros ambientes (regiões polares, montanhas ou em estações espaciais). O grande problema desses sequenciadores nanopore está relacionado a suas altas taxas de erros. Entretanto, esta tecnologia vem evoluindo rapidamente. Em 2020, a Oxford Nanopore revelou uma série de avanços importantes em sua tecnologia de sequenciamento, incluindo melhorias nas *flow cells* de um de seus equipamentos (o PromethION), com acurácia de 99,1%.

Todas estas plataformas desenvolvidas já fazem parte das rotinas de muitos laboratórios e cada uma possui suas vantagens e especificidades. Algumas comparações podem ser feitas, contudo, este é um campo em constante desenvolvimento e aprimoramento, possibilitando cada vez mais a análise de uma maior quantidade de sequências, análise de um número maior de amostras de forma simultânea, maior tamanho de fragmentos passíveis de sequenciamento, melhor qualidade e menor custo por base sequenciada.

ESTRATÉGIAS DE SEQUENCIAMENTO DE ALTO RENDIMENTO

Existem diferenças básicas entre as estratégias de SAR que podem ser requeridas para pesquisa ou diagnóstico clínico. Essas diferenças não estão necessariamente baseadas na plataforma utilizada para realizar o sequenciamento, mas sim nas sequências resultantes do sequenciamento. Portanto, é necessário determinar o objetivo final do sequenciamento antes de se definir a estratégia de SAR. Nos tópicos a seguir, vamos explicar o que é cada tipo de NGS.

Sequenciamento direcionado

O sequenciamento direcionado ou sequenciamento de genes-alvo é uma estratégia de SAR em que apenas um gene ou grupo de genes (neste caso, chamado de painel de genes) de interesse é sequenciado. Genes-alvo ou genes marcadores são genes conservados contendo uma ou mais regiões hipervariáveis, que permitem discriminar entre linhagens microbianas diferentes.[48] Desde a descoberta de seu potencial, genes de rRNA (em particular, o 16S rRNA para bactérias e arqueias e o gene 18S rRNA para eucariotos) são os genes marcadores mais usados para estudos de taxonomia e filogenia microbiana. Para a caracterização de fungos, o principal marcador é o operon ribossomal, que inclui os genes 18S, 5.8S, 28S e as regiões ITS (do inglês, *internal transcribed spacer*).[49]

Independentemente do gene-alvo, a primeira etapa do sequenciamento direcionado é extrair o DNA das amostras. Existem diversos protocolos de extração de DNA, cuja eficiência (tanto em quantidade quanto em qualidade do DNA extraído) depende de diversos fatores, como tipo de amostra, tipo de microrganismo, tipo de armazenamento da amostra, biomassa microbiana e presença de contaminantes.[50] Todos esses fatores que influenciam na quantidade e qualidade do DNA extraído podem influenciar a composição das comunidades microbianas, especialmente quando o DNA extraído é usado para SAR.[51]

Após a etapa de extração de DNA, o gene-alvo (ou painel de genes) é amplificado por PCR. No caso do gene 16S rRNA (composto por cerca de 1.500 pb), existem nove regiões hipervariáveis (V1 a V9) para as quais são usados diferentes conjuntos de *primers* para amplificar uma região específica desse gene-alvo (**Figura 10**).[52] O *amplicon* (produto de PCR gerado) geralmente tem de 150 pb a 600 pb, dependendo da plataforma de sequenciamento de segunda geração que for usada. Neste caso, a região V4 (*primers* 515F–806R, 465 pb) ou V3-V4 (*primers* 341F–805R, 291 pb) são as mais utilizadas. Outra região muito usada em estudos de microbiota bucal é a região V1-V3 (27F-534R, 507 pb), a qual oferece uma alta resolução taxonômica e uma avaliação mais profunda da diversidade populacional da complexa microbiota bucal.[53,54] No caso das plataformas de sequenciamento de terceira geração, todo o gene do 16S rRNA pode ser amplificado e sequenciado.

No caso do gene-alvo de fungos, o operon ribossomal (composto por cerca de 6.000 pb) contém três regiões conservadas (os genes 18S rRNA, 5.8S rRNA e 28S rRNA) e duas regiões hipervariáveis (ITS1 e ITS2) (**Figura 11**).[55] As regiões ITS flanqueiam o gene 5.8S RNA e representam melhor a alta variabilidade entre os níveis taxonômicos dos fungos, mostrando uma discriminação de espécies superior quando comparadas com as outras regiões.[56] Os domínios variáveis localizados nos genes conservados 18S (V1-V9) e 28S rRNA (D1-D12) também podem ser considerados para refinar a identificação taxonômica de fungos, especialmente os domínios D1-D2.[57] Considerando as plataformas de sequenciamento de segunda geração, *primers* que compreendem as regiões ITS, com *amplicons* de 250-600 bp são geralmente usados. No caso das plataformas de sequenciamento de terceira geração, o operon ribossomal inteiro, com cerca de 6.000 pb, pode ser amplificado e sequenciado.

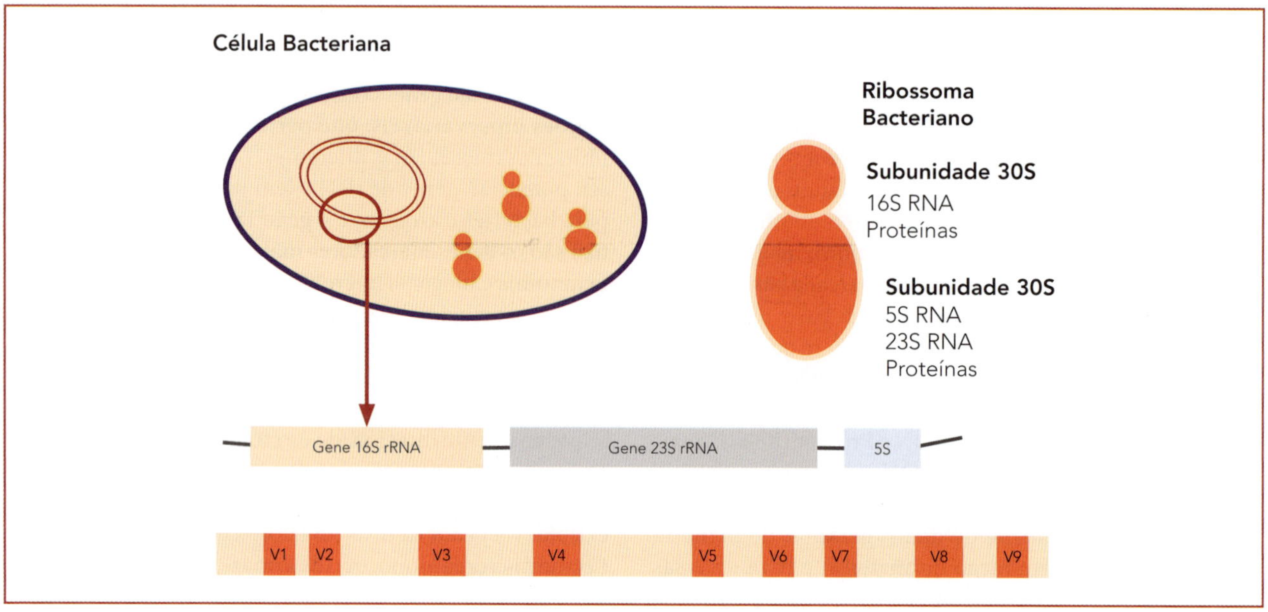

FIGURA 10 Esquema da célula bacteriana, seu cromossomo circular e ribossomos. Estrutura do ribossomo bacteriano, suas subunidades e componentes. Em detalhe, os genes cromossomais que codificam o 16S rRNA, o 23S rRNA e o 5S rRNA. No gene 16S rRNA há nove regiões variáveis (V1 a V9, em alaranjado) e regiões conservadas ou regiões intergênicas (zonas em amarelo).

Fonte: acervo pessoal dos autores.

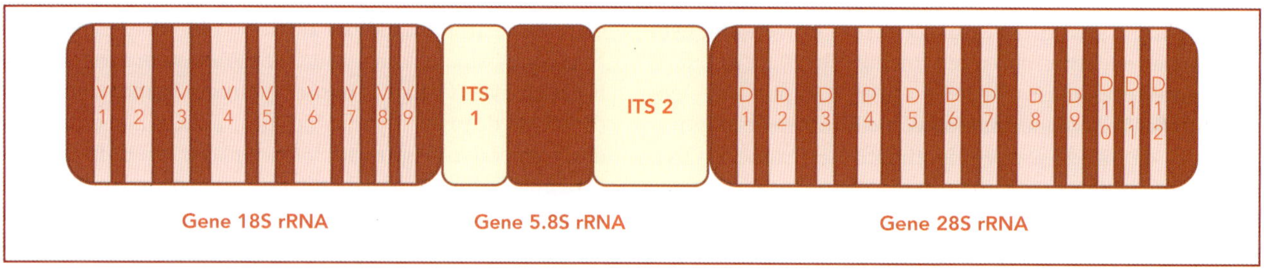

FIGURA 11 Operon ribossômico fúngico: há três regiões conservadas que codificam o rRNA fúngico (18S, 5.8S e 28S rRNA) que contêm domínios variáveis e conservados (em cor laranja). Há duas regiões em amarelo denominadas ITS (Internal Transcribed Spacer ou Espaçador Interno Transcrito).

Fonte: adaptado de Diaz et al. (2017)[55] e D'Andreano et al. (2021)[56].

Após amplificação do gene-alvo, preparo das bibliotecas genômicas e sequenciamento, ocorre a etapa de identificação taxonômica da comunidade microbiana das amostras em estudo, a qual envolve análises de bioinformática e bancos de dados de referência.

Análises de bioinformática

Uma vez sequenciado em uma das plataformas de SAR, o conjunto de sequências do gene-alvo é exportado do sequenciador, em formato FASTQ (um tipo de arquivo em formato de texto para armazenar sequências biológicas e seus correspondentes índices de qualidade), para um computador onde são realizadas as análises de bioinformática. A primeira etapa das análises basicamente consiste em verificar diferentes parâmetros de qualidade das sequências, incluindo trechos que foram mal sequenciados e que apresentam baixa qualidade, sequências com comprimento incorreto, sequências contendo bases ambíguas ou sequências contendo homopolímeros muito longos. Em seguida, as sequências potencialmente quiméricas devem ser identificadas e removidas. Sequências quiméricas podem se formar durante a etapa de PCR, quando duas ou mais sequências se unem e são posteriormente amplificadas como uma só. As quimeras são raras no sequenciamento *shotgun* (discutido na próxima seção), mas são comuns no sequenciamento direcionado em razão da alta semelhança entre as sequências amplificadas do gene-alvo. Vários algoritmos foram desenvolvidos para remover essas quimeras, os quais utilizam diferentes estratégias para identificar e remover tais sequências não biológicas.[58]

Mesmo após essas etapas iniciais de filtragem, sequências incorretas geradas durante a PCR ou sequenciamento podem permanecer levando à identificação errônea de um microrganismo. Para minimizar este efeito, duas estratégias de análises foram desenvolvidas: agrupar as sequências em **unidades taxonômicas operacionais** (OTU, do inglês *operational taxonomic unit*) ou analisá-las como **variantes de sequência de *amplicon*** (ASV, do inglês *amplicon sequence* *variants*). Uma unidade taxonômica operacional é uma definição pragmática para agrupar sequências de DNA de um gene marcador taxonômico por similaridade (geralmente 97% de similaridade, que corresponde ao consenso mais usado para se classificar filogeneticamente uma espécie de bactéria).[59] Em outras palavras, OTU é um termo prático para definir um microrganismo em diferentes níveis taxonômicos por intermédio de um parâmetro arbitrário (como a porcentagem de similaridade das sequências de nucleotídeos), na ausência de sistemas tradicionais de classificação biológica disponíveis para animais e plantas. Desde o surgimento dos métodos NGS, o agrupamento das sequências em OTU tem sido a base dos estudos de caracterização do microbioma, incluindo o microbioma bucal.[60] Entretanto, as OTU estão sujeitas a algumas problemáticas, uma vez que essas unidades podem ser calculadas de diferentes maneiras ao usar algoritmos ou limiares diferentes.

Mais recentemente, métodos que não envolvem agrupamentos (ou clusterizações) de sequências foram desenvolvidos para determinar características exatas chamadas de **variantes de sequência de *amplicon***.[61] Em vez de agrupar as sequências de acordo com um limiar arbitrário, utilizado na formação de OTU, a abordagem por ASV busca encontrar sequências únicas e exatas de um determinado organismo, ou seja, sequências 100% similares. Assim, sendo uma sequência exata, uma determinada sequência deve sempre gerar a mesma ASV, permitindo assim a comparação entre estudos diferentes que utilizam a mesma região-alvo.[62] No entanto, os métodos baseados em ASV têm algumas limitações. Por exemplo, um único genoma pode conter vários ASV que podem diferir em mais de um nucleotídeo, o que pode levar a resultados e interpretações errôneas sobre as comunidades microbianas em estudo. Assim, quando a heterogeneidade genômica é essencial para o estudo, é melhor escolher uma abordagem mais conservadora, como os métodos baseados em OTU.

Uma vez que o conjunto de OTU ou ASV é definido, o próximo passo é atribuir classificação taxonômica a elas. Este processo é feito cruzando-se cada OTU/ASV com um banco de dados de referência, o qual contém sequências nucleotídicas conhecidas de microrganismos classificados (i.e., com taxonomia atribuída).[63] Diferentes métodos de classificação e bancos de dados têm sido desenvolvidos para a atribuição taxonômica dos principais genes marcadores,[64] ou seja, os genes 16S rRNA, 18S RNA e as regiões ITS.

Bancos de dados de referência

O acesso a dados de referência de alta qualidade é crucial para estudos envolvendo genes marcadores. Os bancos de dados de referência estão relacionados a duas funções principais. Em primeiro lugar, eles permitem que os membros das comunidades microbianas sejam identificados pelo mapeamento de sequências de DNA oriundas do sequenciamento, comparando-as às sequências de DNA de organismos conhecidos (que estão depositadas nos bancos de dados de referência). Em segundo lugar, esses bancos de dados fornecem informações de referência para o alinhamento múltiplo de sequências, que é a base de análises filogenéticas e cálculos de biodiversidade.

Os bancos de dados de sequências nucleotídicas mais abrangentes fazem parte da *International Nucleotide Sequence Database Collaboration* (INSDC) e do *National Center for Biotechnology Information* (NCBI). Entretanto, as sequências depositadas nas bases de dados da INSDC geralmente são anotadas (i.e., caracterizadas) pelo autor responsável pelo seu envio, com poucas medidas de controle de qualidade para garantir a precisão da anotação. O NCBI declarou que seus dados não devem ser considerados um recurso oficial para determinação de taxonomia (https://www.ncbi.nlm.nih.gov/Taxonomy/taxonomyhome.html/index.cgi?chapter=howcite). Por isso, diversos bancos de dados especializados em genes-alvo (em especial, 16S rRNA, 18S rRNA e ITS) estão sendo organizados e disponibilizados ao domínio público com o objetivo de fornecer dados de referência de alta qualidade para estudos de microbioma. É importante destacar que a manutenção desses bancos de dados é um processo extremamente trabalhoso, pois requer grande esforço para coletar e manter atualizadas as informações taxonômicas de milhares de microrganismos. Como nosso conhecimento está sendo constantemente ampliado por meio do sequenciamento de novas linhagens e espécies, tal tarefa não é simples, considerando que também é necessário verificar e revisar essas informações de acordo com a filogenia e a classificação mais atual.

Os bancos de dados especializados para os genes-alvo mais usados nos últimos anos em estudos de microbioma são o Greengenes (http://greengenes.secondgenome.com), o RDP (https://rdp.cme.msu.edu/), o SILVA (https://www.arb-silva.de) e o UNITE (https://unite.ut.ee/). Estes bancos de dados de referência são frequentemente integrados aos "*pipelines*" mais comuns para análises de bioinformática de genes marcadores. Mais recentemente, estão disponíveis bancos de dados especializados para estudos do microbioma bucal, como o eHOMD, embora sejam restritos ao gene 16S rRNA. A seguir, será feita uma breve descrição de cada um desses bancos de dados.

O **Greengenes** foi um dos bancos de dados mais populares e amplamente usados. Embora ainda seja usado em alguns estudos recentes (i.e., 2020 e 2021), por ser o banco de dados de referência padrão do *software* QIIME (um dos mais utilizados em análises de bioinformática), ele tem sido atualizado desde maio de 2013, sendo, portanto, uma referência taxonômica que necessita de revisão. Ele fornece taxonomia para bactérias e arqueias com base em árvores filogenéticas inferidas de alinhamento múltiplo de sequências do gene 16S rRNA e mapeamento de outras fontes de taxonomia (principalmente NCBI).

O banco de dados **Ribosomal Database Project** (**RDP**) é baseado em sequências de 16S rRNA para classificação e taxonomia de bactérias e arqueias, bem como sequências de 28S rRNA para fungos. Suas sequências nucleotídicas são oriundas dos bancos de dados da INSDC. As informações sobre a classificação taxonômica para bactérias e arqueias são baseadas nos roteiros taxonômicos da Bergey's Manual Trust e List of Prokaryotic Names with Standing in Nomenclature. As informações taxonômicas para fungos são obtidas a partir de uma classificação dedicada à taxonomia de fungos. A última atualização desse banco de dados foi em 30 de setembro de 2016 (RDP Release 11, Update 5) e sua taxonomia, em 14 de agosto de 2020 (RDP Taxonomy 18).

O **SILVA** fornece conjuntos de sequências de RNA ribossômico (rRNA) alinhadas das subunidades pequenas (16S/18S, SSU) e grandes (23S/28S, LSU), para todos os três domínios da vida (bactérias, arqueias e Eukarya). O conjunto de dados é abrangente, com verificação de qualidade e regularmente atualizado. Em versões anteriores deste banco de dados, sua taxonomia e classificação eram construídas de acordo com o Bergey's Taxonomic Outlines, List of Prokaryotic Names with Standing in Nomenclature e curadoria manual. Desde a versão 138 (de 16 de dezembro de 2019), as taxonomias do Genome Taxonomy Database (https://gtdb.ecogenomic.org/) and UniEuk (https://unieuk.org/) são usadas como recursos adicionais para a curadoria. Em sua versão mais recente (138.1, de agosto de 2020), este banco de dados contém um total de 9.469,124 milhões de sequências. Em relação às subunidades menores (SSU), são 510.508 sequências não redundantes (subconjunto de sequências chamado de SSU Ref NR 99 138.1), das quais 431.329 são Bacteria, 20.389 são Archaea, 58.790 são Eukarya, 39.312 são de organismos cultiváveis e 24.437 são cepas. Em relação às subunidades maiores (LSU), são 95.286 sequências não redundantes (subconjunto de sequências chamado de LSU Ref NR 99 138.1), das quais 77.948 são Bacteria, 991 são Archaea, 16.347 são Eukarya, 8.086 são cultiváveis e 4.704 são cepas.

O **UNITE** é centrado na região ITS do DNA ribossômico de eucariontes com sequências nucleotídicas oriundas da International Nucleotide Sequence Database Collaboration. Todas as sequências de ITS eucarióticas estão agrupadas até o nível de espécie (com graus similaridade entre as sequências nucleotídicas em intervalos de 0,5%) e todas as espécies hipotéticas recebem um DOI (do inglês, *Digital Object Identifier*) para facilitar a comparação de dados de diferentes estudos. Desde sua última atualização (versão 8.3, de 11 de dezembro de 2020), este banco de dados é composto por 2.688,805 sequências de ITS, das quais 120.183 são espécies hipotéticas de fungos com DOI em grau de similaridade de 98,5%.

O **HOMD** é o principal e mais refinado banco de dados de espécies bacterianas presentes no trato aerodigestivo humano, que abrange o trato digestivo e respiratório superior, incluindo a cavidade bucal, a cavidade nasal, faringe, seios da face e esôfago. Este banco de dados foi desenvolvido em resposta à falta de nomenclatura apropriada ou esquema taxonômico para as milhares de sequências de clones de 16S rRNA bucais que estavam sendo geradas no início de 2000 e depositadas no GenBank sem qualquer referência taxonômica. Táxons conhecidos apenas por suas sequências parciais do gene 16S rRNA não podem ser formalmente nomeados, pois a nomenclatura requer crescimento e caracterização fenotípica completa. Dessa forma, um grupo de pesquisadores reconhece a necessidade de um esquema taxonômico provisório baseado em 16S rRNA para nomear e fornecer sequências de referência para táxons ainda não classificados, conhecidos apenas pelas suas sequências de 16S rRNA.

Atualmente, a versão expandida do HOMD, chamada de **eHOMD** (*expanded* HOMD), inclui um total de 775 espécies bacterianas, das quais 57% são oficialmente nomeadas, 13% não são nomeadas mas são cultivadas e 30% são conhecidas apenas como filotipos não cultivados. Para efeito de comparação, esse percentual é substancialmente mais bem caracterizado do que amostras ambientais, nas quais foi estimado que 81% dos gêneros não têm nomes e são essencialmente desconhecidos. Um aspecto importante do eHOMD é que ele apresenta um esquema de nomenclatura provisório para os táxons atualmente sem nome, com base na filogenia da sequência de 16S rRNA, de modo que os dados de cepas, clones e sondas de qualquer laboratório podem ser diretamente associados a um esquema de referência com nome estável.

O eHOMD vincula dados de sequência a informações fenotípicas, filogenéticas, clínicas e bibliográficas. As sequências de genomas de bactérias do trato aerodigestivo determinadas a partir do projeto HOMD, do Projeto Microbioma Humano e de outros projetos de sequenciamento estão sendo adicionadas ao eHOMD à medida que se tornam disponíveis. Um total de 2.074 genomas de microrganismos bucais/nasais, representando 529 táxons (67% de todos os táxons, 95% dos táxons cultivados) estão atualmente disponíveis no eHOMD com anotações (i.e., caracterização dos diferentes componentes do genoma, como genes, elementos regulatórios e elementos repetitivos).

Considerando a grande variabilidade da microbiota bucal, especialmente em relação a diferentes etnias e regiões geográficas, a tendência é que novos bancos de dados especializados surjam para suprir essa necessidade, como é o caso do Chinese Oral Microbiome Database (http://www.sklod.org/ombc). Este banco de dados contém informações de cepas bacterianas da população chinesa, baseadas nas sequências do gene 16S rRNA que foram usadas para definir táxons do microbioma oral dessa população e criar as estruturas taxonômicas do banco de dados.[65] Atualmente, o OMBC inclui informações sobre 289 cepas bacterianas e 720 amostras clínicas da população chinesa, junto com informações clínicas e de laboratório.

Sequenciamento metagenômico ou de genoma completo

O sequenciamento metagenômico, também chamado de sequenciamento *shotgun* ou sequenciamento do genoma completo (do inglês *whole genome sequencing* ou WGS), é um método de sequenciamento de todos os genomas presentes em uma amostra.[66] Esta abordagem consiste em sequenciar diretamente todo o material de ácidos nucleicos presente em uma amostra sem a necessidade de seleção prévia de um gene-alvo. No sequenciamento metagenômico, o DNA é dividido aleatoriamente em vários pequenos fragmentos, que são então sequenciados. Múltiplas sequências com regiões sobrepostas são obtidas e, posteriormente, programas de computador usam as extremidades sobrepostas das sequências para montá-las em uma longa sequência contínua. Este tipo de sequenciamento também amplia o espectro de microrganismos estudados na mesma amostra, pois não é necessário executar reações diferentes para cada domínio (p. ex., um para bactérias e outro para fungos). Além disso, a "matéria não explorada" do microbioma (vírus hospedeiros, fagos e fragmentos de DNA ainda não descritos) também pode ser analisada no mesmo experimento. Complementar à descrição das características ecológicas, a metagenômica permite analisar, ao mesmo tempo, os genes metabólicos e funcionais de bactérias, arqueias, fungos e vírus presentes na comunidade microbiana de cada amostra.[67] Assim, a metagenômica permite caracterizar o perfil taxonômico e o potencial funcional de comunidades microbianas e, em alguns casos, recuperar sequências do genoma completos ou quase completos de determinados microrganismos.[68] Este tipo de sequenciamento é particularmente relevante no estudo de vírus.[69] Como os vírus carecem de um marcador filogenético universal compartilhado (como 16S RNA para bactérias e arqueias, ITS para fungos e RNA 18S para Eukarya), a única maneira de acessar a diversidade genética de uma comunidade viral é por meio da metagenômica.

Análises de bioinformática

Semelhante ao processo de análise de dados obtidos pelo sequenciamento direcionado, a primeira etapa de uma análise de bioinformática envolvendo metagenômica consiste em verificar a qualidade das sequências. A partir de então, todo o fluxo de análises é completamente diferente, iniciando pela montagem dos genomas.[70] A montagem é o processo de reconstrução *in silico* da sequência original do genoma a partir dos fragmentos menores que foram sequenciados. O tamanho desses fragmentos menores vai depender da plataforma de SAR utilizada. Essa montagem dos genomas pode ser feita de novo, juntando-se os fragmentos sequenciados para gerar sequências contíguas, também chamadas de *contigs*.[71] Não há necessidade do uso de um genoma de referência ou de se realizar uma montagem comparativa, na qual genomas previamente sequenciados de organismos relacionados são usados para guiar a montagem. Em seguida, os *contigs* são orientados e posicionados corretamente. Quando um *contig* é conectado a outro, através da sobreposição entre extremidades, forma-se um *supercontig*. A cada *contig* ou *supercontig* alinhado em sua posição final no genoma, dá-se o nome de *scaffold*. Esse processo é conhecido como *scaffolding*, construção de *scaffolds* ou ordenação de *contigs/supercontigs*.[72] Quando a região entre dois contigs for desconhecida, dá-se o nome de *gap*, região tipicamente representada pelo caractere "N". Embora a montagem do genoma de um organismo já seja um processo complexo, esse processo é ainda mais desafiador na metagenômica por ser necessária a montagem simultânea de muitos genomas contidos na amostra analisada.

Os *contigs/scaffolds* obtidos após a montagem podem ser usados diretamente para predição de genes e atribuição funcional ou para o *binning*.[73] *Binning* é o processo de agrupar as sequências ou *contigs* que pertencem ao mesmo táxon biológico (p. ex., gênero, espécie, subespécie). Com o *binning*, é possível obter informações de genomas ainda desconhecidos que são difíceis de identificar por outros métodos e obter informações quanto aos tipos e quantidades de unidades taxonômicas presentes.

Em seguida, ferramentas que combinam vários algoritmos de *binning* são usadas para a curadoria dos *bin* gerados.[74] Uma vez filtrados para contaminação e integridade, os *bins* resultantes são chamados de MAG (do inglês *metagenome-assembled genomes*, ou genomas montados com dados de metagenoma). Após a classificação das sequências em *bins* taxonômicas, o próximo passo é identificar e anotar os genes e elementos reguladores, bem como as chamadas anotações funcionais. A maneira mais comum de identificar a função de um gene é por intermédio de pesquisas por similaridade usando ferramentas clássicas como o BLAST, o algoritmo mais utilizado para comparar informações de sequências biológicas primárias, como sequências de aminoácidos de diferentes proteínas ou nucleotídeos de DNA.[75] No entanto, bancos de dados especializados são usados para refinar as análises de predição funcional. Esses bancos de dados são geralmente mais precisos e frequentemente contêm sequências curadas manualmente. Um exemplo de banco de dados especializado é o CARD (https://card.mcmaster.ca/), para genes de resistência a antibióticos.

METATRANSCRIPTÔMICA

Tanto o sequenciamento direcionado quanto o sequenciamento metagenômico nos permitem determinar quais são os microrganismos que estão presentes em uma determinada amostra, ou seja, nos permitem fazer uma caracterização taxonômica da microbiota por intermédio da análise de seu DNA. Já a técnica de metatranscriptômica, também chamada de RNA-seq, nos permite investigar como esses microrganismos estão atuando dentro de sua comunidade, isto é, sua caracterização funcional por meio da análise do RNA codificado pela população microbiana.[76] Esta análise funcional é realizada extraindo o RNA da amostra, convertendo-o em cDNA (DNA complementar) por meio de transcrição reversa e sequenciando os fragmentos.[77]

Assim, metatranscriptômica é a ciência que estuda a expressão dos genes de microrganismos em uma amostra, ou seja, seu metatranscriptoma. Enquanto a metagenômica concentra-se no estudo do conteúdo genômico e na identificação de quais microrganismos estão presentes dentro de uma comunidade, a metatranscriptômica pode ser utilizada para estudar a diversidade dos genes ativos dentro dessa comunidade, para quantificar seus níveis de expressão e monitorar como esses níveis mudam em diferentes condições.[78] Assim, a vantagem da metatranscriptômica é que ela pode fornecer informações sobre as diferenças nas funções ativas das comunidades microbianas, ou seja, o perfil funcional, que pode ser diferente do perfil taxonômico, uma vez que mudanças no perfil funcional podem ser mais resilientes.

O protocolo usado para realizar uma análise de metatranscriptoma pode variar dependendo do tipo de amostra que precisa ser analisada. Na verdade, muitos protocolos diferentes foram desenvolvidos para estudar o metatranscriptoma de amostras microbianas.[79] Geralmente, as etapas incluem coleta de amostra, extração de RNA (existem diferentes métodos de extração para diferentes tipos de amostras), enriquecimento de RNA, síntese de cDNA, preparação de bibliotecas metatranscriptômicas e sequenciamento, bem como processamento e análise de dados por meio de ferramentas de bioinformática.

CULTURÔMICA

A culturômica é um método que utiliza simultaneamente várias condições de cultura, associadas à espectrometria de massa MALDI-TOF e ao sequenciamento do 16S rRNA para a identificação de espécies de bactérias.[80] As diferentes condições para o cultivo têm como objetivo permitir que todo tipo de bactéria cresça em um dos meios de cultura específicos. Diferentes condições de culturas incluem vários gradientes de temperatura, pressão, oxigênio e disponibilidade de nutrientes específicos. Uma vez que as condições de cultura são reproduzidas e todas as colônias crescem por um período apropriado, a identificação subsequente de espécies bacterianas é realizada por espectrometria de massa (MALDI-TOF, do inglês *matrix-assisted laser desorption-ionization – time of flight*), seguida de sequenciamento do 16S rRNA.

Já se demonstrou que mesmo as chamadas "bactérias fastidiosas" (bactérias que crescem apenas quando nutrientes específicos são incluídos em seu meio) são capazes de crescer em tais condições mistas. Um estudo, por exemplo, demonstrou que o uso de cerca de 200 condições diferentes para cultivo revelou mais de 30 mil colônias de bactérias e, dentre elas, foram isoladas 31 espécies pertencentes a filos muito raros.[81]

Embora a culturômica seja ainda pouco utilizada, seu uso na identificação de novas espécies da cavidade bucal pode ser vantajoso em diferentes aspectos. Tal técnica permite a obtenção de bactérias vivas, nas quais poderiam ser realizadas análises adicionais. A busca por fatores de patogenicidade ou suscetibilidade a antibióticos é apenas uma das aplicações potenciais.

O principal limitante da culturômica é que, da mesma forma que os métodos tradicionais de cultivo descritos anteriormente, se baseia na indução do crescimento bacteriano, o que pode ser um limitante na identificação de bactérias ainda não cultiváveis. Além disso, por ser uma abordagem baseada na indução ao crescimento do maior número de espécies bacterianas presentes na amostra, fica evidente que o resultado analítico só pode ser qualitativo. Nenhuma informação quantitativa pode ser obtida. No entanto, esse aspecto negativo poderia ser minimizado combinando-se a culturômica com a PCR em tempo real.

CONCEITOS BÁSICOS DE MÉTRICAS EM ECOLOGIA MICROBIANA

Diferentes populações microbianas podem ser bem distintas quanto aos tipos e números de espécies que contêm. Por exemplo, enquanto comunidades bacterianas do canal radicular podem apresentar um menor número de espécies, comunidades do biofilme supragengival são compostas por um número imenso delas. Uma maneira de descrever essa diferença é dizer que as comunidades têm estruturas diferentes. A estrutura da comunidade é essencialmente sua composição, incluindo o número de espécies naquela comunidade e seus números relativos. A partir dessa informação, diferentes índices de diversidade podem ser calculados. Esse conceito também pode ser interpretado mais amplamente, para incluir todos os padrões de interação entre as diferentes espécies. Nesta seção, veremos algumas das maneiras pelas quais a estrutura da comunidade pode ser quantificada (medida numericamente). Riqueza, equitatividade, dominância e diversidade são as medidas mais importantes usadas para descrever a composição de uma comunidade de microrganismos.

A **riqueza de espécies** ou **riqueza específica** é o número de espécies diferentes em uma comunidade particular. Se são encontradas 10 espécies em uma comunidade e 100 espécies em outra, a segunda comunidade tem uma riqueza específica muito maior que a primeira. Comunidades com as maiores riquezas específicas tendem a ser encontradas nos biofilmes supragengival e subgengival e no dorso da língua;[82] comunidades com as menores riquezas específicas são encontradas na mucosa bucal, no palato duro e na gengiva queratinizada.[82]

A **equitatividade** refere-se ao padrão de distribuição de indivíduos entre as espécies. O termo é empregado para definir a uniformidade, ou homogeneidade, da distribuição de abundância de espécies em uma comunidade. Enquanto a riqueza de espécies é uma simples contabilização de espécies, a equitatividade quantifica quão iguais as abundâncias das espécies são. Com efeito, reflete o grau de dominância de espécies em uma comunidade.

A **dominância**, como o próprio nome diz, refere-se à dominância em uma ou mais espécies em uma determinada comunidade, hábitat ou região. Em uma comunidade, a equitatividade será baixa quando há poucas espécies altamente dominantes em meio a um grande número de espécies raras. Se não houver espécies altamente dominantes, a equitatividade será maior.

A **diversidade de espécies** ou **diversidade específica** é uma medida da complexidade da comunidade. É uma função do número de espécies diferentes na comunidade (riqueza específica) e de suas abundâncias relativas (uniformidade de espécies). Maior número de espécies e abundâncias mais uniformes resultam em diversidade específica mais alta. Por exemplo:

a) Uma comunidade microbiana com 20 diferentes espécies anaeróbicas teria uma maior diversidade específica que uma comunidade microbiana com somente cinco espécies anaeróbicas (supondo que todas as espécies anaeróbicas tenham abundância uniforme em ambos os casos).
b) Uma comunidade microbiana com 20 diferentes espécies anaeróbicas, com uniformidade nas abundâncias relativas, teria maior diversidade específica que uma comunidade microbiana com o mesmo número de espécies, mas abundâncias muito desiguais (p. ex., com 90% dos táxons anaeróbicos pertencendo a uma única espécie).

A medida mais simples para medir a biodiversidade de uma comunidade microbiana é pela contagem do número de espécies diferentes (i.e., riqueza de espécies), mas a inclusão de outros parâmetros no cálculo produz resultados mais apropriados sobre a real diversidade da microbiota em estudo. Na prática, qual medida de diversidade usar depende do que se deseja enfatizar (riqueza pura ou uma combinação de riqueza e equitatividade), do padrão de abundância relativa dos dados, da comparabilidade com estudos anteriores e da interpretação dos resultados sob diferentes ângulos (i.e., métricas).

Os índices de diversidade são funções matemáticas que combinam riqueza e equitatividade em uma única medida, embora geralmente não de forma explícita.[83] Embora existam muitos outros, os índices de diversidade mais comumente usados para estimar a diversidade dentro de uma amostra, conjuntamente chamados de diversidade alfa, são os índices de diversidade de Shannon e Simpson.[84] Ambos aumentam à medida que a riqueza aumenta, para um determinado padrão de equitatividade, e aumentam à medida que a equitatividade aumenta, para uma dada riqueza, mas nem sempre classificam as comunidades na mesma ordem. A **diversidade de Simpson** é menos sensível à riqueza e mais sensível à equitatividade do que a **diversidade de Shannon**, que, por sua vez, é mais sensível à equitatividade do que uma simples contagem de espécies (riqueza).

Enquanto Shannon e Simpson são índices de diversidade, outras métricas são usadas para estimar a riqueza de espécies dentro de uma comunidade. Dentre eles, os mais comumente usados são Chao1 e ACE. O **estimador de riqueza Chao1** é baseado no conceito de que as espécies raras inferem a maioria das informações sobre o número de espécies ausentes. Como o estimador de riqueza Chao dá mais peso às espécies de baixa abundância, apenas os *singletons* (presentes apenas 1x na amostra) e *doubletons* (presentes 2x na amostra) são usados para estimar o número de espécies ausentes.

O **ACE** é um método para estimar o número de espécies usando a cobertura amostral, que é definida como a soma das probabilidades das espécies observadas. O método ACE divide as frequências observadas em grupos abundantes e raros. As espécies abundantes são aquelas com mais de 10 indivíduos na amostra e as raras, aquelas com menos de 10 indivíduos. Apenas a informação de presença ou ausência de espécies abundantes é considerada no método ACE porque elas seriam descobertas de qualquer maneira. Portanto, as frequências exatas para as espécies abundantes não são exigidas no método ACE. Por outro lado, as frequências exatas para as espécies raras são necessárias porque a estimativa do número de espécies ausentes é baseada inteiramente nessas espécies raras.

Enquanto a **diversidade alfa** é uma medida da diversidade do microbioma aplicável a uma única amostra, a **diversidade beta** é uma medida de similaridade ou dissimilaridade de duas ou mais comunidades microbianas, isto é, duas ou mais amostras. Como na diversidade alfa, existem muitos índices usados para o cálculo da diversidade beta, cada um refletindo diferentes aspectos da heterogeneidade da comunidade.[85] As principais diferenças estão relacionadas a como os índices valorizam a variação das espécies raras e se eles consideram apenas presença/ausência ou incorporam abundância. A **dissimilaridade de Bray-Curtis** é uma medida muito usada que considera o tamanho (abundância geral por amostra) e a forma (abundância de cada taxa) das comunidades; os valores vão de 0 a 1 (0 significa que ambas as amostras compartilham as mesmas espécies exatamente nas mesmas abundâncias; 1 significa que ambas as amostras têm abundâncias de espécies completamente diferentes). Por outro lado, o **índice de Jaccard** é baseado puramente na presença ou ausência de espécies e não inclui informações de abundância (0 significa que ambas as amostras compartilham exatamente as mesmas espécies; 1 significa que ambas as amostras não têm espécies em comum).

Outro índice de diversidade beta muito usado em ecologia microbiana é o **UniFrac**, que mede a quantidade de divergência evolutiva entre as comunidades, ou seja, que usa informação filogenética para comparar populações microbianas.[86] Por isso, esse índice necessita de uma árvore filogenética para ser calculado. A métrica UniFrac pode ser calculada de forma ponderada (*weighted UniFrac*, na versão em inglês) ou não ponderada (*unweighted UniFrac*, na versão em inglês). A versão não ponderada da métrica UniFrac é puramente baseada nas distâncias filogenéticas entre as sequências (assim, não inclui informações de abundância) enquanto na versão ponderada os comprimentos dos ramos filogenéticos são ponderados por abundâncias relativas (i. e., inclui informações da sequência e sua abundância).

Em resumo, as medidas de diversidade alfa (α) podem ser vistas como uma estatística resumida de uma única população (diversidade dentro da amostra), enquanto as medidas de diversidade beta (β) são uma estimativa de similaridade ou dissimilaridade entre populações (diversidade entre amostras), conforme apresentado na **Figura 12**.

A **Figura 13** representa seis amostras clínicas fictícias. Para a adequada compreensão da diversidade em uma amostra, é necessário que os diferentes índices sejam avaliados de forma associada e não isoladamente. Façamos algumas análises:

a) Na amostra A1 e na A2 estão presentes quatro diferentes "OTU". Porém, o número de indivíduos em cada

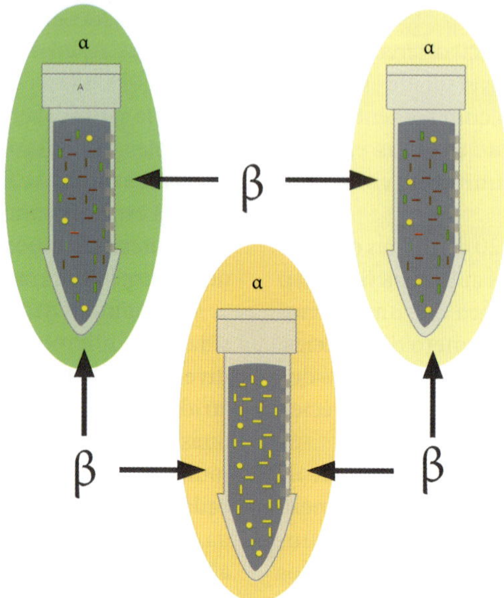

FIGURA 12 Representação esquemática da diversidade alfa (α) e diversidade beta (β) em relação a três amostras hipotéticas.

Fonte: acervo pessoal dos autores.

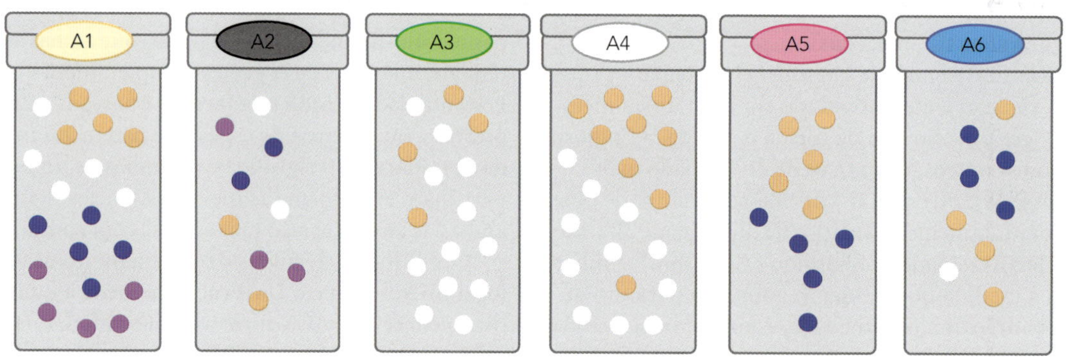

	A1	A2	A3	A4	A5	A6
Riqueza de espécies	4	4	2	2	2	3
Número de indivíduos	20	9	16	20	10	9
Dominância	0,21	0,17	0,60	0,48	0,44	0,33
Diversidade de Simpson	0,79	0,83	0,40	0,52	0,56	0,67
Diversidade de Shannon	1,46	1,53	0,59	0,71	0,74	1,07
Equitabilidade	1,05	1,10	0,86	1,03	1,07	0,98
Chao-1	4	4	2	2	2	3
ACE	4	4	2	2	2	3,51

FIGURA 13 Amostras fictícias pertencentes a três sítios: A, B e C. Há "OTU" pertencentes a grupos "branco", "alaranjado", "azul" e "roxo". No quadro, estão representados as métricas e os índices de diversidade alfa para cada amostra.

Fonte: acervo pessoal dos autores.

amostra é diferente. Os valores de dominância e dos demais índices são próximos.

b) Ao considerar as amostras A2 e A6, observa-se que há um mesmo número de indivíduos que as compõem (n = 9). Enquanto na amostra A2 há representantes das quatro espécies, na amostra A6 há representantes de três espécies. Como em A6 há duas espécies que predominam, a dominância é maior que em A2.
c) As amostras A1 e A4 apresentam o mesmo número de indivíduos (n=20). Porém, a amostra A1 abriga quatro diferentes espécies, enquanto a amostra A4, apenas duas. Observa-se que a amostra A4 tem um valor de dominância numericamente maior que A1, pois há um predomínio de uma das espécies (12 esferas brancas e 8 esferas alaranjadas). Em A1, as quatro espécies estão em um número mais próximo, o que torna o valor de dominância numericamente menor.

As análises de diversidade beta podem ser ilustradas por meio de **dendograma** ou **análises de componentes principais**. Na **Figura 14**, o dendograma ilustra o grau de dissimilaridade entre as amostras por meio de coeficiente de agrupamento, utilizando-se o método UPGMA (do inglês *unweighted pair-group method using arithmetic avarages*) e o cálculo da distância entre as amostras foi determinado por meio do índice de dissimilaridade de Bray-Curtis. O método de agrupamento é considerado adequado quando o coeficiente de correlação cofenética for maior ou igual a 0,70. O coeficiente de correlação cofenética demonstra o grau de deformação provocado pela construção do dendograma, o que poderia gerar um diagrama que apresentaria uma imagem distorcida da realidade dos dados.[87] O gráfico indica que as amostras A3-A4, além de A5-A6, são similares. Conforme representado na **Figura 15**, para a análise de componentes principais empregou-se o método de UPGMA e o índice de diversidade de Bray-Curtis. Observa-se maior proximidade entre as esferas representativas das amostras A3-A4 e A5-A6. As esferas representativas dos grupos A1 e A2 encontram-se mais próximas de A5-A6. Há que se considerar que este gráfico resulta de uma representação bidimensional, com duas coordenadas (eixos x e y) que representam 87,24% da realidade. Poderia ser adicionado um terceiro componente (eixo z), gerando uma imagem tridimensional onde os pontos seriam representados em um espaço que abrangeria as coordenadas 1, 2 e 3.

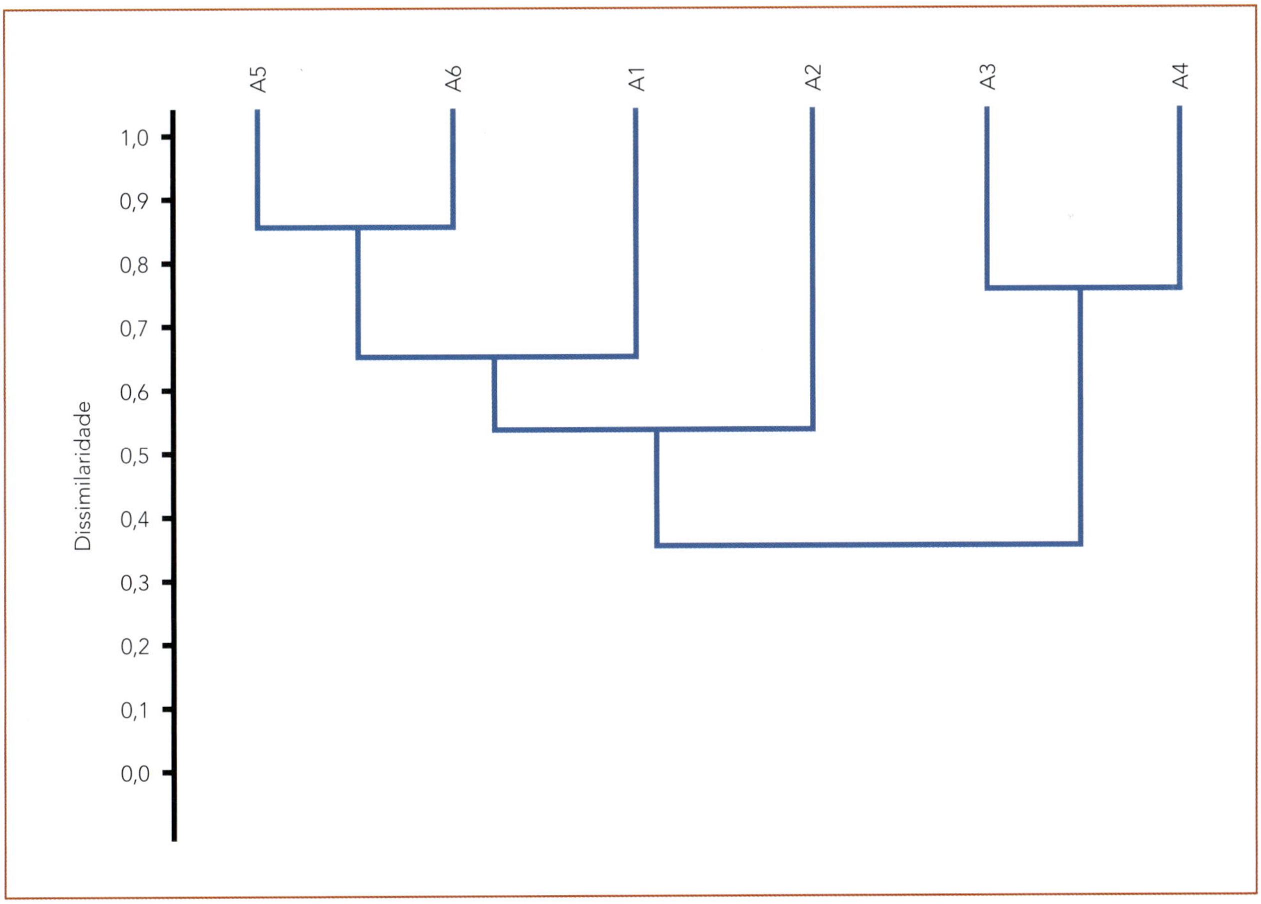

FIGURA 14 Análise de diversidade beta. Dendograma construído considerando-se o algoritmo UPMGA e o índice de Bray-Curtis (coeficiente de correlação cofenética = 0,92). *Software* empregado: Past 4b (Hammer et al., 2001[88]).

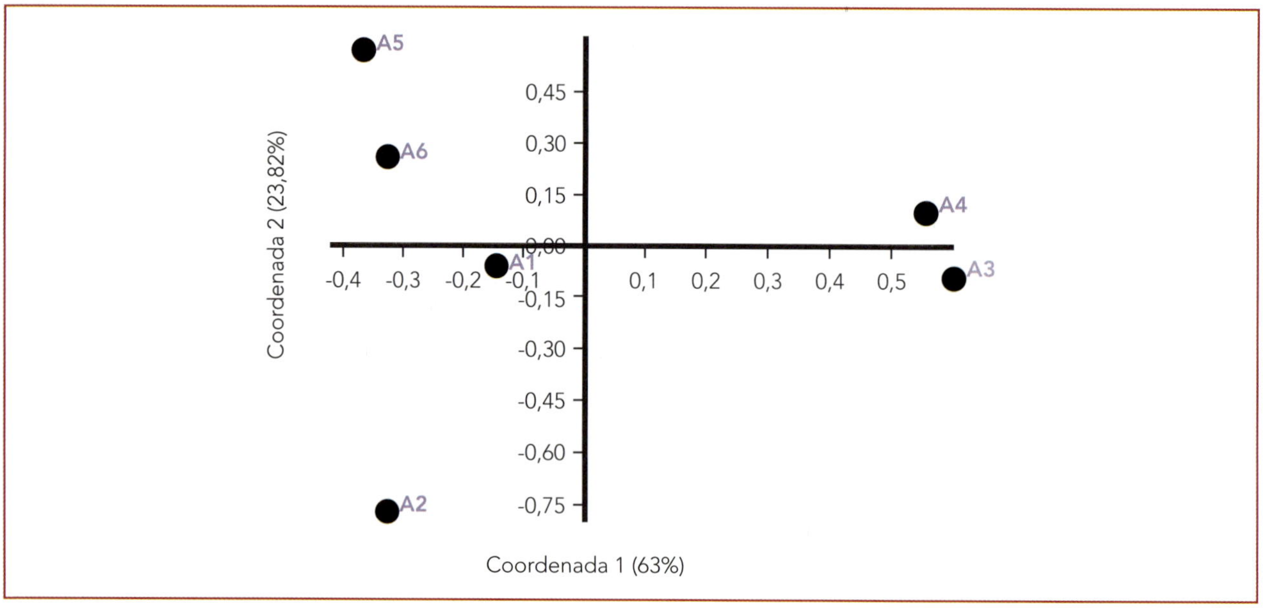

FIGURA 15 Análise de diversidade beta. Gráfico de PCoA construído considerando-se o índice de Bray-Curtis. Software empregado: Past 4b (Hammer et al., 2001[89]).

CONSIDERAÇÕES FINAIS

A partir dos pontos discutidos neste capítulo, é possível afirmar que os dados resultantes da incorporação de métodos moleculares de diagnóstico aos achados obtidos a partir do cultivo de microrganismos garantiu uma compreensão mais completa do microbioma da cavidade bucal. O sequenciamento de alto rendimento produziu um volume expressivo de dados que, por meio de análises em bioinformática, expandiram a compreensão das comunidades microbianas associadas à condição de saúde ou disbiose na cavidade bucal, trazendo avanços sem precedentes à Odontologia. A integração de métodos que abordam vias metabólicas, de forma direta ou indireta, garante que processos fisiológicos e fatores de virulência dos componentes da microbiota bucal sejam conhecidos. Além disso, a incorporação de tais técnicas em pesquisa clínica garante a avaliação de estratégias de intervenção adotadas para o tratamento ou prevenção de doenças na cavidade bucal. Ao compreender os princípios, as limitações e a contribuição de cada técnica, o leitor poderá avaliar as informações científicas de forma mais criteriosa e precisa.

RESUMO

A cavidade bucal é um ecossistema complexo, com microrganismos presentes em seus diferentes nichos, como nas superfícies dentais, no sulco gengival, em materiais restauradores, em bolsas periodontais ou mesmo no interior do sistema de canais radiculares ou suspensos na saliva. O entendimento da composição, diversidade, distribuição e das interações entre os diversos microrganismos que compõem os três domínios dos seres vivos (Bacteria, Eukarya e Archaea) é fundamental para que sejam compreendidos os mecanismos envolvidos na condição de saúde ou de disbiose. Este capítulo aborda conceitos básicos e avançados relacionados com os principais métodos moleculares empregados na identificação e caracterização da microbiota bucal. Informações relacionadas aos métodos de cultivo de microrganismos, isolamento de ácidos nucleicos, reação em cadeia da polimerase, amplificação e hibridização de ácidos nucleicos, sequenciamento de alto rendimento, análises em bioinformática e conceitos introdutórios de ecologia microbiana. A leitura do capítulo favorece a compreensão dos demais capítulos, uma vez que são introduzidos termos e conceitos que serão utilizados ao longo do livro.

QUESTÕES

1. Os métodos de cultivo de microrganismos têm sido empregados há anos para a caracterização das infecções na cavidade bucal. Sobre eles, é incorreto afirmar que:
   a) Permitem o estudo da fisiologia das células bacterianas.
   b) Permitem a ampla caracterização das comunidades microbianas, pois a maioria dos microrganismos é passível de cultivo.
   c) Envolvem a coleta e o transporte de amostras para o laboratório.
   d) Podem ser empregados para o cultivo seletivo de grupos de microrganismos.
   e) São menos sensíveis para a identificação da presença de espécies que ocorrem em baixa abundância.

2. Considerando-se o isolamento de ácidos nucleicos de amostras clínicas, é correto afirmar que:
   a) Apenas os protocolos que envolvem a extração com colunas fornecem quantidade favorável de ácidos nucleicos para os procedimentos posteriores de amplificação por meio de reação em cadeia da polimerase.
   b) Estruturas como cálculo dentário, dentina ou mesmo matriz extracelular de biofilmes não interferem no rendimento dos procedimentos de isolamento de ácidos nucleicos.
   c) Por meio da lise celular, serão liberados os ácidos nucleicos e outras moléculas do interior das células microbianas.
   d) A purificação dos ácidos nucleicos tem como finalidade a remoção de impurezas e ocorre anteriormente à lise celular.
   e) O protocolo de armazenamento de ácidos nucleicos não interfere em seu processo de degradação.

3. Considerando as fases de uma reação de PCR, relacione as colunas:

I – Desnaturação	(a) Ligação do primer à sequência-alvo.
II – Anelamento	(b) Incorporação de dNTPs às fitas, pela DNA polimerase.
III – Extensão	(c) Separação da dupla fita de DNA, por alta temperatura.

   A correta associação entre as colunas está indicada na alternativa:
   a) I-a; II-b; III-c.
   b) I-b; II-a; III-c.
   c) I-c; II-a; III-b.
   d) I-a; II-c; III-b.
   e) I-c; II-b; III-a.

4. Modificações da técnica clássica de PCR foram propostas com diversas finalidades. Assinale a alternativa correta:
   a) O método *nested*-PCR envolve apenas uma amplificação de sequências de ácidos nucleicos.
   b) O método de hibridização DNA-DNA é um método qualiquantitativo de amplificação de ácidos nucleicos que permite a análise simultânea de várias amostras, sendo elaborado para a detecção de várias espécies.
   c) A PCR multiplex utiliza mais de um par de primers na mesma reação, possibilitando a amplificação simultânea de diferentes sequências de DNA.
   d) As técnicas de MLST e de análise de fragmentos de restrição permitem a caracterização de comunidades microbianas complexas.
   e) A técnica de PCR em tempo real não fornece ao pesquisador a possibilidade de acompanhar o processo de quantificação da amplificação à medida que a reação de PCR acontece.

5. Quanto ao sequenciamento de alto rendimento, é incorreto afirmar que:
   a) A escolha da estratégia de SAR depende do objetivo final do pesquisador ao buscar informações provenientes de sua amostra.
   b) O sequenciamento metagenômico não permite o sequenciamento de todos os genomas presentes em uma amostra.
   c) Envolve protocolos com ou sem amplificação de ácidos nucleicos previamente ao sequenciamento.
   d) As análises de bioinformática permitem que os dados obtidos das plataformas de sequenciamento sejam processados, fornecendo as bases para as análises dos resultados.
   e) Os bancos de dados de referência permitem a realização de análises filogenéticas e cálculos de biodiversidade.

Gabarito: 1B; 2C; 3C; 4C; 5B

REFERÊNCIAS

1. Leewenhoeck A. An abstract of a letter from Mr. Anthony Leevvenhoeck at Delft, dated Sep. 17. 1683. Containing some microscopical observations, about animals in the scurf of the teeth, the substance call'd worms in the nose, the cuticula consisting of scales. Philosophical Transactions. 1684;14(159):568-74.
2. Miller W. Micro-organisms of the human mouth. Philadelphia: S.S. White Dental Manufacturing Co.; 1890.
3. Black G. Micro-organisms of the oral cavity. State Dent Soc Trans. 1886;22:180-208.
4. Fitzgerald RJ, Keyes PH. Demonstration of the etiologic role of streptococci in experimental caries in the hamster. J Am Dent Assoc. 1960;61:9-19.
5. Brown LR, Rudolph CE. Isolation and identification of microorganisms from unexposed canals of pulp-involved teeth. Oral Surg Oral Med Oral Pathol. 1957;10(10):1094-9.
6. Shovelton D. Infection in root canals. Brit Dent J. 1960;2:115-8.
7. Sabiston CB, Gold WA. Anaerobic bacteria in oral infections. Oral Surg Oral Med Oral Pathol. 1974;38(2):187-92.
8. Syed SA, Loesche WJ. Efficiency of various growth media in recovering oral bacterial flora from human dental plaque. Appl Microbiol. 1973;26(4):459-65.
9. Ellner PD, Granato PA, May CB. Recovery and identification of anaerobes: a system suitable for the routine clinical laboratory. Appl Microbiol. 1973;26(6):904-13.
10. Sundqvist G. Bacteriological studies of necrotic dental pulps [tese]. Umeå: Department of Oral Microbiology, University of Umeå; 1976.
11. Siqueira JF, Rôças IN. Exploiting molecular methods to explore endodontic infections: Part 1--current molecular technologies for microbiological diagnosis. J Endod. 2005;31(6):411-23.
12. Miller W. An introduction to the study of the bacterio-pathology of the dental pulp. Dent Cosmos. 1894;36:505-27.
13. Mullegama SV, Alberti MO, Au C, Li Y, Toy T, Tomasian V, et al. Nucleic acid extraction from human biological samples. Methods Mol Biol. 2019;1897:359-83.
14. Paul R, Ostermann E, Wei Q. Advances in point-of-care nucleic acid extraction technologies for rapid diagnosis of human and plant diseases. Biosens Bioelectron. 2020;169:112592.
15. Chomczynski P, Sacchi N. Single-step method of RNA isolation by acid guanidinium thiocyanate-phenol-chloroform extraction. Anal Biochem. 1987;162(1):156-9.
16. Smith GL, Socransky SS, Smith CM. Rapid method for the purification of DNA from subgingival microorganisms. Oral Microbiol Immunol. 1989;4(1):47-51.
17. Vosberg HP. The polymerase chain reaction: an improved method for the analysis of nucleic acids. Hum Genet. 1989;83(1):1-15.
18. Mullis KB. The unusual origin of the polymerase chain reaction. Sci Am. 1990;262(4):56-61, 64-5.
19. Waters DLE, Shapter FM. The polymerase chain reaction (PCR): general methods. Methods Mol Biol. 2014;1099:65-75.
20. Louie M, Louie L, Simor AE. The role of DNA amplification technology in the diagnosis of infectious diseases. CMAJ. 2000;163(3):301-9.
21. Westermeier R. Electrophoresis in practice. 4. ed. Weinheim: Wiley; 2004. 406 p.
22. Cuchacovich R. Clinical applications of the polymerase chain reaction: an update. Infect Dis Clin North Am. 2006;20(4):735-58.
23. Markoulatos P, Siafakas N, Moncany M. Multiplex polymerase chain reaction: a practical approach. J Clin Lab Anal. 2002;16(1):47-51.
24. Rio DC. Reverse transcription-polymerase chain reaction. Cold Spring Harb Protoc. 2014;2014(11):1207-16.
25. Singh C, Roy-Chowdhuri S. Quantitative real-time PCR: recent advances. Methods Mol Biol. 2016;1392:161-76.
26. Jolley KA, Maiden MCJ. Using multilocus sequence typing to study bacterial variation: prospects in the genomic era. Future Microbiol. 2014;9(5):623-30.
27. Socransky SS, Smith C, Martin L, Paster BJ, Dewhirst FE, Levin AE. "Checkerboard" DNA-DNA hybridization. BioTechniques. 1994;17(4):788-92.
28. Socransky SS, Haffajee AD, Cugini MA, Smith C, Kent RL. Microbial complexes in subgingival plaque. J Clin Periodontol. 1998;25(2):134-44.
29. Vianna ME, Horz H-P, Conrads G, Feres M, Gomes BPFA. Comparative analysis of endodontic pathogens using checkerboard hybridization in relation to culture. Oral Microbiol Immunol. 2008;23(4):282-90.
30. Rôças IN, Hülsmann M, Siqueira JF. Microorganisms in root canal--treated teeth from a German population. J Endod. 2008;34(8):926-31.
31. Frickmann H, Zautner AE, Moter A, Kikhney J, Hagen RM, Stender H, et al. Fluorescence in situ hybridization (FISH) in the microbiological diagnostic routine laboratory: a review. Crit Rev Microbiol. 2017;43(3):263-93.
32. Valm AM, Mark Welch JL, Borisy GG. CLASI-FISH: principles of combinatorial labeling and spectral imaging. Syst Appl Microbiol. 2012;35(8):496-502.
33. Ferrer MD, Mira A. Oral biofilm architecture at the microbial scale. Trends Microbiol. 2016;24(4):246-8.
34. Bednár M. DNA microarray technology and application. Med Sci Monit. 2000;6(4):796-800.
35. Paster BJ, Dewhirst FE. Molecular microbial diagnosis. Periodontol 2000. 2009;51:38-44.
36. Preza D, Olsen I, Willumsen T, Boches SK, Cotton SL, Grinde B, et al. Microarray analysis of the microflora of root caries in elderly. Eur J Clin Microbiol Infect Dis. 2009;28(5):509-17.
37. Siqueira JF, Rôças IN, Rosado AS. Application of denaturing gradient gel electrophoresis (DGGE) to the analysis of endodontic infections. J Endod. 2005;31(11):775-82.
38. Siqueira JF, Sakamoto M, Rosado AS. Microbial community profiling using terminal restriction fragment length polymorphism (T-RFLP) and denaturing gradient gel electrophoresis (DGGE). Methods Mol Biol. 2017;1537:139-52.
39. Marsh TL. Terminal restriction fragment length polymorphism (T-RFLP): an emerging method for characterizing diversity among homologous populations of amplification products. Curr Opin Microbiol. 1999;2(3):323-7.
40. Caetano-Anollés G. MAAP: a versatile and universal tool for genome analysis. Plant Mol Biol. 1994;25(6):1011-26.
41. Arribas R, Tòrtola S, Welsh J, McClelland M, Peinado MA. Arbitrarily primed PCR and RAPDs. In: Micheli MR, Bova R, org. Fingerprinting methods based on arbitrarily primed PCR [Internet]. Berlin, Heidelberg: Springer; 1997 [citado 9 de agosto de 2021]. p. 47-53. (Springer Lab Manuals). Disponível em: https://doi.org/10.1007/978-3-642-60441-6_8.
42. Heather JM, Chain B. The sequence of sequencers: the history of sequencing DNA. Genomics. 2016;107(1):1-8.
43. Slatko BE, Kieleczawa J, Ju J, Gardner AF, Hendrickson CL, Ausubel FM. "First generation" automated DNA sequencing technology. Curr Protoc Mol Biol. 2011;Chapter 7:Unit7.2.
44. Loman NJ, Pallen MJ. Twenty years of bacterial genome sequencing. Nat Rev Microbiol. 2015;13(12):787-94.
45. McGinn S, Gut IG. DNA sequencing – spanning the generations. N Biotechnol. 2013;30(4):366-72.
46. Zaura E. Next-generation sequencing approaches to understanding the oral microbiome. Adv Dent Res. 2012;24(2):81-5.
47. Di Bella JM, Bao Y, Gloor GB, Burton JP, Reid G. High throughput sequencing methods and analysis for microbiome research. J Microbiol Methods. 2013;95(3):401-14.

48. Gulilat M, Lamb T, Teft WA, Wang J, Dron JS, Robinson JF, et al. Targeted next generation sequencing as a tool for precision medicine. BMC Medical Genomics. 2019;12(1):81.
49. Ghannoum MA, Jurevic RJ, Mukherjee PK, Cui F, Sikaroodi M, Naqvi A, et al. Characterization of the oral fungal microbiome (mycobiome) in healthy individuals. PLoS Pathogens. 2010;6(1):e1000713.
50. Vesty A, Biswas K, Taylor MW, Gear K, Douglas RG. Evaluating the impact of DNA extraction method on the representation of human oral bacterial and fungal communities. PLoS One. 2017;12(1):e0169877.
51. Greathouse KL, Sinha R, Vogtmann E. DNA extraction for human microbiome studies: the issue of standardization. Genome Biol. 2019;20(1):212.
52. Kim H, Kim S, Jung S. Instruction of microbiome taxonomic profiling based on 16S rRNA sequencing. J Microbiol. 2020;58(3):193-205.
53. Moraes LC, Lang PM, Arcanjo RA, Rampelotto PH, Fatturi-Parolo CC, Ferreira MBC, et al. Microbial ecology and predicted metabolic pathways in various oral environments from patients with acute endodontic infections. Int Endod J. 2020;53(12):1603-17.
54. Fukuda K, Ogawa M, Taniguchi H, Saito M. Molecular approaches to studying microbial communities: targeting the 16S ribosomal RNA gene. J UOEH. 2016;38(3):223-32.
55. Diaz PI, Hong B-Y, Dupuy AK, Strausbaugh LD. Mining the oral mycobiome: methods, components, and meaning. Virulence. 2017;8(3):313-23.
56. D'Andreano S, Cuscó A, Francino O. Rapid and real-time identification of fungi up to species level with long amplicon nanopore sequencing from clinical samples. Biol Methods Protoc. 2021;6(1):bpaa026.
57. Tedersoo L, Anslan S, Bahram M, Põlme S, Riit T, Liiv I, et al. Shotgun metagenomes and multiple primer pair-barcode combinations of amplicons reveal biases in metabarcoding analyses of fungi. MycoKeys. 2015;10:1-43.
58. Gao B, Chi L, Zhu Y, Shi X, Tu P, Li B, et al. An introduction to next generation sequencing bioinformatic analysis in gut microbiome studies. Biomolecules. 2021;11(4):530.
59. Bruno F, Marinella M, Santamaria M. e-DNA meta-barcoding: from NGS raw data to taxonomic profiling. Methods Mol Biol. 2015;1269:257-78.
60. Wade WG, Prosdocimi EM. Profiling of oral bacterial communities. J Dent Res. 2020;99(6):621-9.
61. Prodan A, Tremaroli V, Brolin H, Zwinderman AH, Nieuwdorp M, Levin E. Comparing bioinformatic pipelines for microbial 16S rRNA amplicon sequencing. PLoS One. 2020;15(1):e0227434.
62. Allali I, Arnold JW, Roach J, Cadenas MB, Butz N, Hassan HM, et al. A comparison of sequencing platforms and bioinformatics pipelines for compositional analysis of the gut microbiome. BMC Microbiol. 2017;17(1):194.
63. Bharti R, Grimm DG. Current challenges and best-practice protocols for microbiome analysis. Brief Bioinform. 2021;22(1):178-93.
64. Park S-C, Won S. Evaluation of 16S rRNA databases for taxonomic assignments using a mock community. Genomics Inform. 2018;16(4):e24.
65. Xian P, Xuedong Z, Xin X, Yuqing L, Yan L, Jiyao L, et al. The Oral Microbiome Bank of China. Int J Oral Sci. 2018;10(2):16.
66. Xu P, Gunsolley J. Application of metagenomics in understanding oral health and disease. Virulence. 2014;5(3):424-32.
67. Alcaraz LD, Belda-Ferre P, Cabrera-Rubio R, Romero H, Simón-Soro Á, Pignatelli M, et al. Identifying a healthy oral microbiome through metagenomics. Clin Microbiol Infect. 2012;18(s4):54-7.
68. Baker JL, Morton JT, Dinis M, Alvarez R, Tran NC, Knight R, et al. Deep metagenomics examines the oral microbiome during dental caries, revealing novel taxa and co-occurrences with host molecules. Genome Res. 2021;31(1):64-74.
69. Caselli E, Fabbri C, D'Accolti M, Soffritti I, Bassi C, Mazzacane S, et al. Defining the oral microbiome by whole-genome sequencing and resistome analysis: the complexity of the healthy picture. BMC Microbiol. 2020;20(1):120.
70. Ghurye JS, Cepeda-Espinoza V, Pop M. Metagenomic assembly: overview, challenges and applications. Yale J Biol Med. 2016;89(3):353-62.
71. Hiraoka S, Yang C, Iwasaki W. Metagenomics and bioinformatics in microbial ecology: current status and beyond. Microbes Environ. 2016;31(3):204-12.
72. Galloway-Peña J, Hanson B. Tools for analysis of the microbiome. Dig Dis Sci. 2020;65(3):674-85.
73. Almeida OGG, De Martinis ECP. Bioinformatics tools to assess metagenomic data for applied microbiology. Appl Microbiol Biotechnol. 2019;103(1):69-82.
74. Desai N, Antonopoulos D, Gilbert JA, Glass EM, Meyer F. From genomics to metagenomics. Curr Opin Biotechnol. 2012;23(1):72-6.
75. Laudadio I, Fulci V, Palone F, Stronati L, Cucchiara S, Carissimi C. Quantitative assessment of shotgun metagenomics and 16S rDNA amplicon sequencing in the study of human gut microbiome. OMICS. 2018;22(4):248-54.
76. Solbiati J, Frias-Lopez J. Metatranscriptome of the oral microbiome in health and disease. J Dent Res. 2018;97(5):492-500.
77. Marcelino VR, Irinyi L, Eden J-S, Meyer W, Holmes EC, Sorrell TC. Metatranscriptomics as a tool to identify fungal species and subspecies in mixed communities – a proof of concept under laboratory conditions. IMA Fungus. 2019;10(1):12.
78. Bashiardes S, Zilberman-Schapira G, Elinav E. Use of metatranscriptomics in microbiome research. Bioinform Biol Insights. 2016;10:19-25.
79. Shakya M, Lo C-C, Chain PSG. Advances and challenges in metatranscriptomic analysis. Front Genet [Internet]. 2019 [citado 9 de agosto de 2021];0. Disponível em: https://www.frontiersin.org/articles/10.3389/fgene.2019.00904/full
80. Patini R. Culturomics: a new approach for the diagnosis of the oral microbiota. Dent Hypotheses. 2020;11(3):72.
81. Lagier J-C, Dubourg G, Million M, Cadoret F, Bilen M, Fenollar F, et al. Culturing the human microbiota and culturomics. Nat Rev Microbiol. 2018;16:540-50.
82. Moon J-H, Lee J-H. Probing the diversity of healthy oral microbiome with bioinformatics approaches. BMB Rep. 2016;49(12):662-70.
83. Kim B-R, Shin J, Guevarra R, Lee JH, Kim DW, Seol K-H, et al. Deciphering diversity indices for a better understanding of microbial communities. J Microbiol Biotechnol. 2017;27(12):2089-93.
84. Willis AD. Rarefaction, alpha diversity, and statistics. Front Microbiol [Internet]. 2019 [citado 6 de julho de 2021];10. Disponível em: https://www.frontiersin.org/articles/10.3389/fmicb.2019.02407/full
85. Hughes JB, Hellmann JJ, Ricketts TH, Bohannan BJ. Counting the uncountable: statistical approaches to estimating microbial diversity. Appl Environ Microbiol. 2001;67(10):4399-406.
86. Lozupone C, Knight R. UniFrac: a new phylogenetic method for comparing microbial communities. Appl Environ Microbiol. 2005;71(12):8228-35.
87. Vicini L. Análise multivariada da teoria à prática [monografia de especialização]. Santa Maria: UFSM, CCNE; 2005.
88. Hammer O, Harper DAT, Ryan PD. PAST: Paleontological statistics software package for education and data analysis. Paleontologia Electronica. 2001;4:9.

CAPÍTULO 2

Ecologia da cavidade bucal: a cavidade bucal como um ambiente para comunidades microbianas altamente diversificadas

- Rodrigo Alex Arthur
- Cristiane Duque
- Francisco Montagner
- Thais de Cássia Negrini

✔ PONTOS IMPORTANTES

- Diversas características contribuem para que a cavidade bucal seja um ambiente distinto de outras regiões do corpo humano:
  - Presença de diferentes hábitats (superfícies descamáveis e não descamáveis).
  - A cavidade bucal é um sistema aberto de colonização.
  - Apresenta forças seletivas atuando constantemente.
  - Apresenta elevada heterogeneidade espacial.
  - A colonização da cavidade bucal é sítio-específica.
  - Mudanças bruscas em parâmetros físicos.
- A saliva atua como um reservatório de microrganismos que estão em fase planctônica e que irão colonizar/recolonizar os diferentes hábitats presentes na cavidade bucal. O estabelecimento da microbiota da cavidade bucal (até os dois anos de idade) ocorre como resultado da aquisição de microrganismos a partir de diferentes fontes, como por exemplo, o microbioma do trato vaginal da mãe, da pele e da cavidade bucal dos pais/cuidadores, do leite materno, microrganismos provenientes da alimentação, assim como microrganismos transmitidos horizontalmente ao bebê. A diversidade das comunidades microbianas aumenta com o passar do tempo. Os dentes fornecem novos sítios para colonização microbiana, e por isso, a erupção dentária é um dos fatores que mais contribui para o aumento na diversidade de microrganismos da cavidade bucal.

INTRODUÇÃO

A cavidade bucal abriga a segunda maior diversidade microbiana do corpo humano. Um número extremamente elevado de microrganismos (da ordem de 10^6 a 10^8 unidades formadoras de colônia para cada mL de saliva) é encontrado na cavidade bucal. Esses microrganismos estão interagindo uns com os outros e com seu hospedeiro em uma relação que normalmente é harmônica, porém doenças desenvolvem-se na cavidade bucal quando essa harmonia é rompida. Para entendermos esse processo de desenvolvimento de doença, é necessário compreendermos primeiro o "funcionamento" da cavidade bucal como ambiente que suporta o crescimento microbiano, assim como as interações existentes entre os microrganismos e destes com o hospedeiro. Esse conhecimento é fornecido pelo estudo da ecologia da cavidade bucal. Neste capítulo apresentaremos as propriedades e características básicas da cavidade bucal, bem como as condições físicas e ambientais que determinam a colonização desse ambiente por uma grande diversidade de microrganismos.

MICROBIOMA HUMANO E SUA RELAÇÃO COM O HOSPEDEIRO

O corpo humano é formado por cerca de 10^{13} a 10^{14} células[1] e por um número pelo menos igual de células microbianas,[2] embora algumas estimativas indiquem que o número de microrganismos pode ser até cerca de 10 vezes maior do que o número de células. Independentemente da estimativa, fica claro que abrigamos uma imensa quantidade de microrganismos em nosso corpo. Ao conjunto formado por todos os genomas microbianos presentes em determinado hábitat dá-se o nome de **metagenoma**. O termo **microbioma humano**, portanto, refere-se a todos os microrganismos que vivem em associação com o corpo humano.

O ser humano e sua imensa e diversa microbiota têm passado por um processo de **coevolução** e **coadaptação** de forma que o ambiente no qual estamos inseridos, juntamente com nossos hábitos e estilo de vida (alimentação geral, consumo de açúcar, tabagismo etc.) e outros fatores como uso de antimicrobianos, têm continuamente alterado a composição do nosso microbioma.[3,4] Esse processo de coevolução tem resultado em adaptações mútuas e integração funcional, criando uma condição de **codependência** entre hospedeiro e sua microbiota que são benéficas para ambos. Por isso, há um entendimento atual e uma mudança de paradigma de que o hospedeiro e sua microbiota não são entidades autônomas, mas formam uma única entidade denominada **holobionte**.[5] Sendo assim, hospedeiro e microbiota interagem entre si (por meio de interações mutualísticas, comensais ou patogênicas) formando uma intrincada rede biomolecular e organização biológica. Dentro do componente microbiano do holobionte, temos microrganismos transmitidos verticalmente (p. ex., durante o nascimento ou transmitidos de pais/cuidadores para as crianças) ou horizontalmente (p. ex., de uma criança para outra, entre cônjuges, dentre outras possibilidades) ao hospedeiro ou são adquiridos do ambiente. Além disso, os microrganismos podem estar presentes no holobionte de forma constante ou não. Esses microrganismos ainda podem modular ou não o fenótipo (características) do hospedeiro.

O conjunto total dos genomas presente no holobionte (representado pelo genoma do hospedeiro e de sua microbiota) recebe o nome de **hologenoma** (**Figura 1**). Dessa forma, holobionte e hologenoma são entidades resultantes de processos ecológicos, evolutivos e genéticos,[6] e parte significativa do hologenoma é transmitida entre gerações sendo capaz, portanto, de propagar propriedades únicas dos holobiontes.[7] Entende-se também que o microbioma desempenha um papel muito importante na adaptação do holobionte: enquanto o genoma do hospedeiro é altamente conservado e as mudanças genéticas dentro dele ocorrem lentamente, o genoma do microbioma é dinâmico e pode se ajustar rapidamente em resposta à condições ambientais. Por possuir mais mecanismos adaptativos do que o genoma hospedeiro, o genoma microbiano desempenha um papel

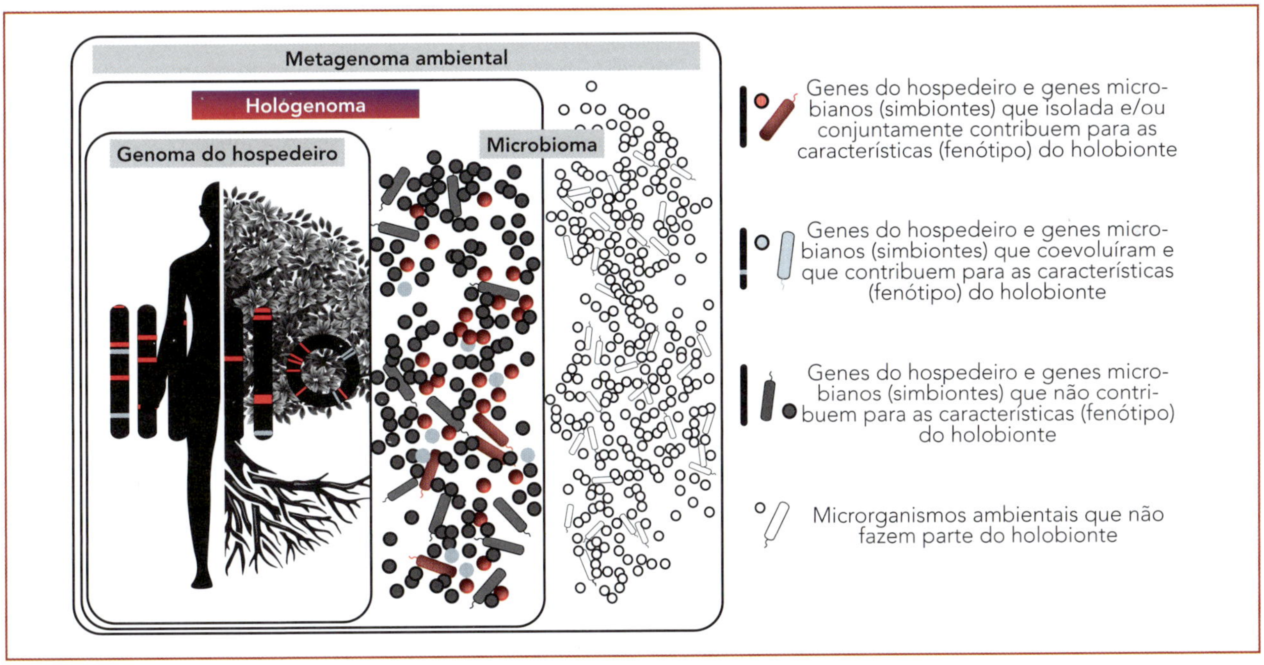

FIGURA 1 Holobiontes são entidades compostas pelo hospedeiro e todos os seus microrganismos simbióticos, incluindo aqueles que contribuem para o fenótipo do holobionte e que coevoluíram com o hospedeiro (cor azul), aqueles que contribuem para o fenótipo do holobionte, mas não coevoluíram com o hospedeiro (cor vermelha), e aqueles que não contribuem de forma alguma para o fenótipo do holobionte (cor cinza). Os microrganismos podem ser transmitidos vertical ou horizontalmente, podem ser adquiridos do ambiente e podem colonizar o hospedeiro de forma constante ou temporária. Portanto, os fenótipos do holobionte podem mudar em função do tempo e do espaço à medida que os microrganismos entram e saem do holobionte. Microrganismos do ambiente não fazem parte do holobionte (cor branca). O hologenoma abrange os genomas do hospedeiro e de todos os seus microrganismos em qualquer ponto do tempo. Holobionte e hologenoma são entidades, enquanto a coevolução ou a evolução das interações hospedeiro-simbionte são processos. O termo "metagenoma" corresponde ao conjunto de genomas presentes em um determinado ambiente.

Fonte: extraída e traduzida de Theis et al., 2016.[6]

fundamental na adaptação e evolução de holobiontes[7] de forma que mudanças rápidas no genoma do microbioma propiciam tempo necessário para que o genoma do hospedeiro possa se adaptar e evoluir.[8]

Cada local do corpo humano, por apresentar diferentes propriedades físicas e biológicas, abriga comunidades microbianas distintas. Dentre esses locais, destacam-se o trato gastrointestinal e a cavidade bucal como aqueles que apresentam a maior diversidade microbiana do corpo humano.[9] Há muito tempo compreendemos que a cavidade bucal é um ambiente microbiologicamente diversificado. As primeiras observações da presença de microrganismos na cavidade bucal foram produzidas por Antonie van Leeuwenhoek. Há mais de 330 anos (em 1683), Leeuwenhoek observou em microscópio rudimentar amostras de biofilme dentário coletadas de sua própria boca e identificou uma diversidade de "animálculos muito pequenos que se moviam".[10] Hoje sabemos que a cavidade bucal é colonizada por bactérias, fungos, arqueias, protozoários e vírus que, em conjunto, formam o microbioma da cavidade bucal.[11] Esse conjunto de microrganismos que estão frequentemente presentes, são frequentemente isolados em um determinado ambiente (p. ex., a cavidade bucal) e que não produzem doença em condições normais é denominado **microbiota residente**. Essa microbiota apresenta uma relação de comensalismo com o hospedeiro e, por isso, é também denominada microbiota comensal.

A microbiota residente não apresenta apenas uma relação passiva com seu hospedeiro. Em decorrência do processo evolutivo, redes de interações simbióticas e antagonísticas foram estabelecidas entre os membros do microbioma de forma a garantir a estabilidade da microbiota e sua relação harmônica com o hospedeiro.[12] Esse convívio harmônico é válido apenas quando os microrganismos permanecem em seu hábitat natural e não são disseminados para outros locais do corpo onde podem levar ao desenvolvimento de doenças. Em linhas gerais, esse convívio harmônico entre microbiota residente e hospedeiro traz alguns benefícios ao hospedeiro, como:[13]

- Contribuição para diferenciação e maturação das membranas mucosas do hospedeiro.
- Manutenção da função de barreira exercida pela pele e mucosa.
- Extração de energia e nutrientes dos alimentos, fornecimento de nutrientes (p. ex., vitamina K) e controle de armazenamento de gordura.
- Desenvolvimento, maturação e regulação do sistema imunológico do hospedeiro e ajuste fino de seu padrão de reação por meio do equilíbrio entre processos pró e anti-inflamatórios.
- Prevenção da invasão e crescimento de microrganismos exógenos e potencialmente patogênicos, promovendo resistência à colonização, o que é fundamental para a estabilidade dos ecossistemas.

O **Quadro 1** apresenta as propriedades da microbiota residente que contribuem para a resistência à colonização da cavidade bucal por microrganismos exógenos.[14]

Quadro 1 Propriedades da microbiota residente

Propriedades	
Competição efetiva por sítios de adesão presentes nas superfícies disponíveis na cavidade bucal	Criação de microambientes que tornam inviável a colonização por microrganismos exógenos*
Competição mais efetiva por nutrientes essenciais e fatores de crescimento	Produção de fatores inibidores ao crescimento de microrganismos exógenos*

* Também denominados microbiota transitória (microrganismos provenientes do meio ambiente e que estão momentânea ou temporariamente presentes na cavidade bucal desde que a microbiota residente da cavidade bucal esteja em equilíbrio).

Considerando a codependência e o equilíbrio natural (homeostase) existente entre hospedeiro e seu microbioma, qualquer desequilíbrio nas interações entre os componentes do microbioma, bem como entre o microbioma e o hospedeiro, pode romper o convívio harmônico entre eles propicionando o desenvolvimento de doenças (como será descrito nos próximos capítulos).[7] O processo pelo qual essa ruptura ocorre é denominado **disbiose** e pode ser induzido por fatores ambientais, comportamentais, condições sistêmicas e internas do próprio hospedeiro, dentre outros. De forma geral, nesse processo de transição ecológica, membros da microbiota residente e que são pouco abundantes em condição de saúde tornam-se mais abundantes. Especificamente nesse processo de transição, determinados microrganismos, denominados **patobiontes**, apresentam características fisiológicas e metabólicas específicas que intensificam o desequilíbrio ecológico possibilitando o desenvolvimento de uma comunidade microbiana com potencial patogênico. Nesse caso, a comunidade microbiana disbiótica cria condições para que surjam doenças da cavidade bucal, como cárie dentária, doenças periodontais e peri-implantares, infecções fúngicas ou lesões malignas em tecido mole (**Figura 2**). Portanto, para compreendermos como as doenças se desenvolvem na cavidade bucal e o papel da microbiota da cavidade bucal na saúde geral dos indivíduos, é preciso entender que a cavidade bucal agrupa distintas comunidades microbianas estruturadas formadas por diferentes grupos de microrganismos que interagem entre si. Conhecer as interações entre esses microrganismos, compreender de que forma as comunidades microbianas interagem com o hospedeiro, compreender os fatores que podem alterar essas interações entre os microrganismos e destes com o hospedeiro é o objeto de estudo da Ecologia Bucal (estudo das inter-relações entre os microrganismos e destes com o ambiente colonizado).

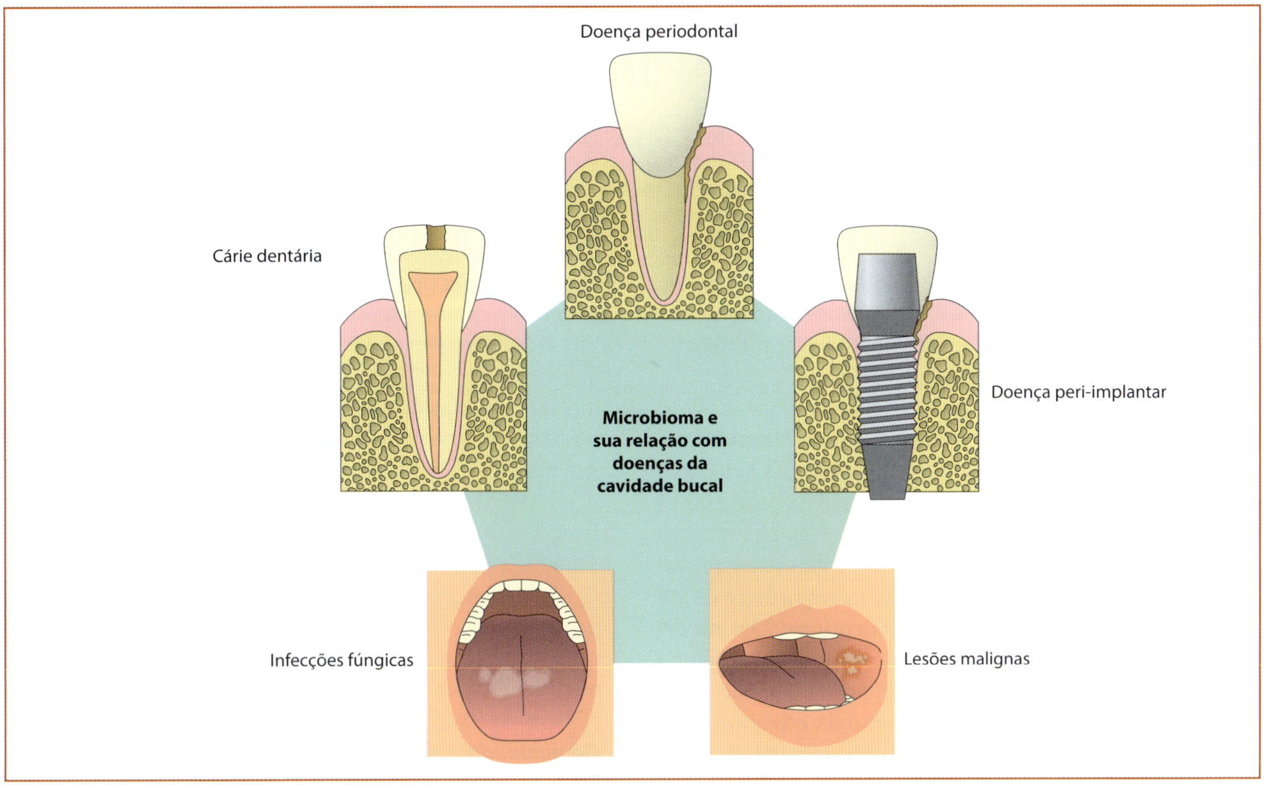

FIGURA 2 Doenças da cavidade bucal associadas ao processo de disbiose.

Fonte: extraída e traduzida de Gao et al., 2018.[15]

> **? CURIOSIDADES**
>
> **O microbioma como uma possível ferramenta para a ciência forense**
>
> As observações de que a composição do microbioma é específica de cada indivíduo têm fomentado discussões sobre uma potencial aplicação do microbioma na identificação humana. Apesar de os estudos nessa área ainda serem muito restritos e o tema ainda ser pouco estudado, parece que há um entendimento de que a análise do microbioma pode ser uma ferramenta promissora para uso em diversos campos da ciência forense.[18,19]

UMA INTRODUÇÃO À ECOLOGIA BUCAL: O QUE TORNA A CAVIDADE BUCAL DISTINTA DE OUTRAS REGIÕES DO CORPO HUMANO?

Alguns termos e conceitos comumentemente utilizados em Ecologia (e que também serão citados no decorrer deste capítulo) estão descritos no **Quadro 2**.

A boca apresenta diferentes hábitats: tecidos moles (mucosa que recobre os lábios, bochecha, palato, língua, assoalho da boca e gengiva), superfícies dentárias, materiais restauradores, próteses, implantes e aparelhos ortodônticos. Esses hábitats são constantemente banhados pela saliva (e também pelo fluido crevicular gengival na proximidade com o sulco gengival). Portanto, quando nos referimos à microbiota da cavidade bucal, estamos considerando as comunidades microbianas que colonizam essas superfícies e aquelas que estão dispersas (em fase planctônica) na saliva. Além disso, a cavidade bucal é o único local do corpo humano no qual tecidos mineralizados (p. ex., dentes) estão naturalmente expostos ao ambiente externo.

A seguir, são descritos os diferentes hábitats disponíveis para colonização microbiana na cavidade bucal:

- Tecidos moles: formados pelo epitélio escamoso estratificado queratinizado (gengiva, língua e palato) e não queratinizado (mucosa jugal, mucosa labial, assoalho da boca). Esses tecidos são naturalmente renovados (descamação tecidual), o que modula a colonização dessas superfícies pelos microrganismos (como será descrito a seguir).
- Dentes: estruturas formadas pelos seguintes tecidos mineralizados: esmalte (porção mais externa), dentina e cemento (que recobre a raiz do dente). Durante o processo de formação dentária, parte da matriz orgânica desses diferentes tecidos é removida e esses tecidos são mineralizados (em diferentes proporções a depender do tecido) de forma que cerca de 95% do peso seco do esmalte dentário é composto por minerais, enquanto dentina e cemento apresentam cerca de 80 e 77%, respectivamente, do peso seco formado por minerais. Cálcio e fosfato são os principais minerais presentes nesses tecidos dentários. Proporcionalmente, o conteúdo orgânico desses tecidos

VOCÊ SABIA?

Entre os anos de 2008 e 2013, um grupo de cientistas dos Estados Unidos, Europa e Ásia se uniu para caracterizar o microbioma presente em diferentes locais do corpo humano com o objetivo de compreender de que forma o microbioma está relacionado com o estado de saúde. Esse trabalho conjunto ficou conhecido como Projeto Microbioma Humano *(Human Microbiome Project)*, no qual o metagenoma de amostras provenientes da cavidade nasal, cavidade bucal, pele, trato gastrointestinal e trato genitourinário, coletadas de trezentos indivíduos adultos e sadios, foi caracterizado em relação á composição microbiana (utilizando sequenciamento de gene 16S-rRNA). Os resultados desse estudo mostram que diversidade e abundância do microbioma são altamente variáveis entre os indivíduos, que cada indivíduo apresenta uma microbiota única e que a composição microbiana varia entre diferentes locais do corpo humano, como cavidade bucal, trato genitourinário, trato gastrointestinal e pele.[9] Ainda, foi observado que nosso microbioma apresenta uma composição única capaz de identificar cada indivíduo como "impressões digitais".[16] Além disso, com base em estudos de microbioma do trato gastrointestinal, entendemos também que nosso microbioma apresenta estabilidade temporal, ou seja, tende a manter-se estável (em termos de composição) ao longo do tempo.[17] Em 2013, o Projeto Microbioma Humano iniciou uma nova fase de estudo cujo objetivo foi compreender especificamente o papel do microbioma no desenvolvimento de determinadas condições, como *diabetes mellitus* tipo 2, doença inflamatória intestinal e parto prematuro. Resultados dessa nova etapa foram recentemente publicados. Informações adicionais sobre o Projeto Microbioma Humano podem ser encontradas no website https://hmpdacc.org/.

também é diferente, sendo correspondente a cerca de 5% do peso seco do esmalte, 20% da dentina e 23% do cemento. O colágeno é o principal componente orgânico da dentina e do cemento. Em indivíduos que não apresentam qualquer comprometimento da estrutura dentária nem dos tecidos de proteção e de suporte do dente (indivíduos sadios), apenas a porção coronária do dente completamente recoberta por esmalte está exposta na cavidade bucal. A dentina coronária só está exposta na cavidade bucal em decorrência da perda do esmalte dentário, que pode ocorrer por processos patológicos, como cárie ou erosão dentária, e a dentina radicular torna-se exposta quando há recessão gengival. Neste último caso, o cemento que recobre a raiz é perdido, expondo a dentina radicular. Diferente dos tecidos moles, as superfícies dentárias não se descamam e isso permite que os microrganismos ali aderidos assim permaneçam por longos períodos. O sulco gengival atua como um hábitat para colonização microbiana de forma que o biofilme microbiano ali formado, estando em equilíbrio com o hospedeiro, é compatível com a saúde periodontal, representada por gengivas clinicamente saudáveis e sem alterações nos tecidos de suporte.

- Materiais restauradores (amálgama de prata, resina composta, cimento de ionômero de vidro, cerâmicas), assim como próteses, implantes e aparelhos ortodônticos também atuam como superfícies para colonização microbiana. De forma semelhante ao descrito para os dentes, essas superfícies também não se descamam, o que possibilita colonização microbiana duradoura. Características específicas de cada material (p. ex., rugosidade de superfície) podem modular a adesão microbiana, favorecendo ou dificultando esse processo de colonização.
- Saliva: a saliva também é considerada um hábitat microbiano. Ela atua como "carreadora" de microrganismos para os demais sítios. Os microrganismos dispersos na saliva são incapazes de manterem-se ali por divisão celular e aqueles que não conseguem aderir às superfícies disponíveis são removidos da cavidade bucal pela deglutição.

Quadro 2 Termos e conceitos relacionados à Ecologia

Ambiente: inclui os microrganismos e os fatores que os rodeiam. O ambiente também compreende relações entre os integrantes dentro de uma população e entre integrantes de diferentes populações.

Comunidade: compreende todas as populações que estão dentro dos limites de um determinado hábitat. Essas populações interagem entre si e com os fatores abióticos/ambientais (temperatura, potencial de oxidação-redução, pH, disponibilidade de nutrientes, dentre outros) presentes no ambiente.

Diversidade: compreende a heterogeneidade de um sistema. Representa a variedade de diferentes microrganismos que em conjunto fazem parte de comunidades microbianas.

Ecologia microbiana: ciência que especificamente estuda a relação entre microrganismos e componentes bióticos e abióticos presentes no ambiente.

Ecosistema: conjunto formado pelos componentes bióticos (comunidade microbiana) e abióticos (fatores ambientais) de um determinado ambiente.

Hábitat: local colonizado por um determinado microrganismo.

Homeostase microbiana: habilidade de resistir a perturbações e preservar a estabilidade em um ambiente em modificação.

Nicho: papel funcional de um microrganismo dentro de um ecosistema. Representa a combinação de hábitat, papel funcional e interações entre os microrganismos que colonizam um determinado local. Em linhas gerais, representa as propriedades biológicas de um microrganismo ou população em uma comunidade microbiana.

População: grupo de microrganismos pertencentes a uma única espécie ou apresentando uma função específica em um determinado hábitat. Exemplo: população de ***Streptococcus mutans*** no biofilme supragengival ou população de microrganismos produtores de ácido lático.

A cavidade bucal é considerada um sistema aberto ao qual a microbiota pode constantemente ter acesso por meio do ar, alimentos, bebidas ou mesmo pelo convívio próximo com pessoas ou animais. Estima-se que entre 100 e 200 espécies bacterianas sejam encontradas na cavidade bucal de um indivíduo sadio,[20, 21] a maioria delas microrganismos comensais (compatíveis com condição de saúde), enquanto microrganismos que apresentam potencial patogênico são pouco abundantes em indivíduos sadios.

Diversas forças seletivas atuam nesse ambiente, às quais os microrganismos devem se adaptar para terem condições de efetivamente colonizar os diferentes hábitats ali presentes, e também às quais o próprio hospedeiro deve se adaptar de forma a permitir uma interação harmônica com a microbiota. Em uma condição compatível com saúde bucal, há um equilíbrio dinâmico entre essas forças seletivas. Podemos didaticamente dividir essas forças seletivas em: fluxo salivar e capacidade de adesão dos microrganismos; dinâmica entre descamação/remoção e recolonização microbiana; e fatores físicos, microbianos e do hospedeiro.[22]

Fluxo salivar e capacidade de adesão

A cavidade bucal é constantemente banhada pela saliva. Cerca de 500 a 600 mL de saliva são produzidos diariamente na cavidade bucal. Tanto o deslocamento da saliva sobre os diferentes hábitats ali presentes quanto a deglutição ou mesmo a movimentação dos tecidos moles (língua, lábio e mucosa jugal) atuam como forças mecânicas que naturalmente removem os microrganismos não aderidos ou fracamente aderidos às superfícies presentes na cavidade bucal. Além disso, a saliva apresenta glicoproteínas capazes de promover aglutinação dos microrganismos dificultando a colonização das superfícies disponíveis (como será abordado no **Capítulo 3**). Em decorrência dessas forças seletivas, os microrganismos evolutivamente desenvolveram mecanismos específicos para possibilitar sua adesão/retenção às superfícies da cavidade bucal ou mesmo aos microrganismos que já se encontram aderidos a elas. Existem basicamente dois mecanismos de retenção: retenção adesiva e retenção não adesiva.

Retenção adesiva

Mecanismos não específicos e mecanismos específicos estão envolvidos no processo de retenção adesiva.

Mecanismos não específicos

De forma geral, a superficie dentária, assim como os microrganismos, apresenta carga elétrica total negativa, o que naturalmente contribui para uma repulsão entre eles. Entretanto, alterações induzidas por dipolos flutuantes presentes em regiões específicas (tanto nos microrganismos quanto nas superfícies disponíveis para colonização) promovem uma atração fraca (denominada força de van der Waals) entre microrganismos e essas superfícies. À medida que a aproximação ocorre, há uma tendência à repulsão, porém pontes de hidrogênio e interações hidrofóbicas, assim como interações eletrostáticas (entre regiões que possuem carga elétrica opostas) contribuem para estabilizar os microrganismos próximos da superfície a ser colonizada. Essas interações são promovidas pelas seguintes estruturas:

- **Glicocálice:** polímero extracelular composto por polissacarídeos ou polipeptídeos que revestem a superfície bacteriana. O glicocálice interage com as superfícies do hospedeiro por meio de interações eletrostáticas do tipo dipolo-dipolo ou pela formação de pontes de hidrogênio.
- **Fímbrias e fibrilas**: as fímbrias são estruturas protéicas filamentosas e alongadas (vários micrômetros) que se projetam da célula bacteriana,[23,24] enquanto as fibrilas são estruturas filamentosas mais curtas que as fímbrias (apresentam cerca de 200 nm). Durante o processo inicial de adesão, os microrganismos podem concentrar compostos positivamente carregados nas fímbrias ou fibrilas para reforçar as forças adesivas.
- **Camada de hidratação:** camada positivamente carregada formada pela aproximação dos íons cálcio presentes na saliva às superfícies do hospedeiro que estão negativamente carregadas (p. ex, superfícies dentárias). Por apresentar uma carga positiva, essa camada promove atração dos microrganismos carregados negativamente.

Todos esses mecanismos não específicos promovem uma retenção fraca e reversível e são incapazes de manter os microrganismos aderidos por muito tempo. Para que o microrganismo consiga permanecer aderido, interações promovidas por mecanismos específicos (descritos a seguir) são necessárias.

Mecanismos específicos

Regiões específicas presentes no glicocálice, nas fímbrias ou nas fibrilas, genericamente classificadas como **adesinas**, promovem uma adesão específica e forte aos receptores presentes na película salivar adquirida (filme proteico e acelular que se adsorve à superfície dentária), aos receptores presentes na película proteica que recobre os tecidos moles, aos receptores presentes nas células epiteliais (**Capítulo 3**) ou mesmo aos receptores presentes na superfície de outros microrganismos (**Capítulo 4**). A ligação da adesina ao seu receptor ocorre a uma curta distância e a atuação dos mecanismos não específicos citados anteriormente é fundamental para viabilizar esse processo.

Actinomyces oris, por exemplo, apresenta fímbrias do tipo 1 (que possibilitam adesão aos receptores presentes nas proteínas ricas em prolina (PRP) ou estaterinas presentes na película salivar adquirida) e do tipo 2 (que promovem adesão a receptores presentes na superfície de células epiteliais ou na superfície de estreptococos). A fímbria Fap-1 (uma glicoproteína rica em serina) de *Streptococcus parasanguinis* e a fibrila CshA de *Streptococcus gordonii* viabilizam a adesão desses microrganismos às glicoproteínas da película salivar adquirida. Especificamente, a fibrila CshA também viabiliza a adesão de *S. gordonii* à fibronectina presente na superfície mucosa e a outros estreptococos. Proteínas da superfície celular microbiana, como SspA/B de *S. gordonii* e de *Streptococcus mitis* possibilitam tanto a adesão à película salivar adquirida quanto ao colágeno dentinário. Essas mesmas proteínas podem atuar como sítios de ancoragem para glicoproteínas salivares que, por sua vez, fornecem receptores para a adesão de outros microrganismos.[25] *Porphyromonas gingivalis* apresenta dois tipos de fímbrias, uma delas, a fímbria longa, é composta por subunidades proteicas nomeadas FimA ou fimbrilina e codificada pelo gene *fim*A e a outra, a fímbria curta (fímbria Mfa), é composta por subunidades proteicas denominadas Mfa e codificada pelo gene *mfa*1. As fímbrias de *P. gingivalis* estão relacionadas à colonização das bolsas periodontais, mediando a aderência bacteriana a uma variedade de moléculas salivares (como PRP e estaterina), além de fibrinogênio, fibronectina, lactoferrina e outras bactérias, como estreptococos e actinomices.[24] Mais detalhes sobre mecanismos específicos de adesão, bem como sobre a importância desses mecanismos no processo de formação dos biofilmes, serão apresentados nos **Capítulos 3** e **4**.

Retenção não adesiva

Diferente dos mecanismos descritos anteriormente, a retenção não adesiva é promovida pela retenção mecânica dos microrganismos em regiões específicas protegendo-os das forças exercidas pelo fluxo salivar, pela deglutição ou pela movimentação dos tecidos moles. Essa retenção é proporcionada, por exemplo, pela presença de sulcos, fissuras, cavidades ou bráquetes ortodônticos nas superfícies dentárias, presença de restaurações ou próteses mal adaptadas, materiais restauradores que apresentem superfície rugosa ou irregular, assim como o sulco gengival, as papilas presentes no dorso da língua e as microvilosidades das superfícies mucosas.

Como o fluxo salivar remove de forma constante os metabólitos presentes na cavidade bucal, a adesão entre os microrganismos é fundamental para manter a proximidade entre eles com possibilidade de interações metabólicas que viabilizam a obtenção de nutrientes para a sobrevivência microbiana (como será descrito no **Capítulo 4**).

Dinâmica entre descamação/remoção e recolonização

As mucosas (gengiva, palato, dorso da língua, mucosa jugal e assoalho da boca) passam por um processo constante e natural de renovação tecidual por meio do qual as camadas superficiais são constantemente removidas (descamação tecidual), o que inevitavelmente remove os microrganismos que ali estão aderidos. Além disso, o constante processo de descamação tecidual interfere na organização tridimensional dos microrganismos, possibilitando que eles se organizem na forma de monocamadas fracamente aderidas a tais superfícies. Contudo, a presença de uma superfície mais rugosa e com elevada concentração de papilas no dorso da língua permite que esse sítio abrigue comunidades microbianas tridimensionalmente distintas organizadas na forma de multicamadas.[26]

A dinâmica de colonização/recolonização microbiana é diferente em superfícies não descamáveis, como dentes, materiais restauradores, próteses, implantes dentários e aparelhos ortodônticos, já que as forças seletivas que ali atuam não são decorrentes da descamação tecidual, mas sim de forças mecânicas promovidas pela mastigação e pelos métodos empregados na higiene bucal (escovação dental e uso de fio dental). Isso significa que, na ausência dessas forças mecânicas, os microrganismos são capazes de se acumular nessas superfícies por um período maior formando estruturas tridimensionais mais complexas. Após a atuação dessas forças, diferentes microrganismos recolonizam essas superfícies juntamente com os microrganismos remanescentes e que não foram removidos.

A efetiva colonização das superfícies da cavidade bucal depende do balanço entre diferentes velocidades de descamação tecidual (para superfícies descamáveis) ou remoção mecânica dos microrganismos (para superfícies não descamáveis) e a velocidade ou habilidade com a qual os diferentes microrganismos se aderem ou recolonizam essas superfícies. Temos, assim, repetidos e contínuos ciclos de colonização e recolonização microbiana. De forma conjunta, esses eventos afetam a densidade e composição microbiana na cavidade bucal.

Fatores físicos, microbianos e do hospedeiro

Temperatura

A temperatura da cavidade bucal é mantida de forma constante (entre 35 °C e 36 °C), permitindo o crescimento de uma ampla variedade de microrganismos. Variações bruscas na temperatura da cavidade bucal (p. ex., durante a alimentação ou ingestão de bebidas) ou aumento na temperatura da bolsa periodontal decorrente do processo inflamatório (podendo atingir valores de até 39 °C) podem induzir modificações fisiológicas e metabólicas nos microrganismos ali presentes.

Disponibilidade de oxigênio e de gás carbônico

O oxigênio atua como aceptor de elétrons e promove oxidação do meio ambiente. Para alguns microrganismos, a sobrevivência depende de condições atmosféricas reduzidas (baixa tensão de oxigênio). Assim, o potencial de oxidação-redução de cada ambiente cria condições adequadas para a sobrevivência de determinados microrganismos. Reações oxidativas promovem a conversão do oxigênio em espécies reativas de oxigênio que, por sua vez, podem exercer efeitos tóxicos sobre determinados microrganismos. Como será discutido no **Capítulo 5**, a atuação de um arsenal enzimático específico pode proteger os microrganismos desses efeitos tóxicos. Por isso, os microrganismos apresentam diferentes espectros de tolerância ao oxigênio. No que diz respeito a essa tolerância, os microrganismos são classificados em *aeróbios* (capazes de tolerar a presença de oxigênio, sendo este elemento indispensável para a sobrevivência), *microaerofílicos* (capazes de tolerar a presença de pequenas concentrações de oxigênio), *anaeróbios facultativos* (capazes de tolerar a presença de oxigênio, mas este elemento não é indispensável para a sobrevivência) ou *anaeróbios obrigatórios/estritos* (não são capazes de tolerar a presença de oxigênio, sendo este elemento tóxico para esses microrganismos). O gás carbônico também pode ser necessário para a sobrevivência de determinados microrganismos (denominados *capnofílicos*). A maioria da microbiota da cavidade bucal é anaerobia facultativa ou obrigatória.

Interações microbianas permitem a coexistência no mesmo hábitat de microrganismos que apresentam diferentes espectros de tolerância ao oxigênio: os aeróbios ou anaeróbios facultativos consomem o oxigênio criando ambientes reduzidos necessários para a sobrevivência de anaeróbios estritos. Ainda, o metabolismo de muitos microrganismos pode produzir compostos redutores que também contribuem para criar condições atmosféricas necessárias para a sobrevivência dos anaerobios estritos. O potencial de oxidação-redução do biofilme dentário se reduz durante sua formação. O processo inflamatório associado à gengivite também promove uma redução no potencial de oxidação-redução do sulco gengival. Muitos processos metabólicos são influenciados pelo potencial de oxidação-redução (como será descrito no **Capítulo 5**).

pH

A saliva apresenta íons fosfato e bicarbonato que são responsáveis pelo controle do pH da cavidade bucal de forma a se manter em valores próximos da neutralidade (**Capítulo 3**). A saliva não estimulada, que banha as superfícies da cavidade bucal na ausência de estímulos químicos ou mecânicos, apresenta um pH em torno de 6,8 a 7,2, o que viabiliza o crescimento de muitos microrganismos. Oscilações no pH ocorrem após metabolização de carboidratos da dieta pelos microrganismos: o ácido lático produzido pela fermentação de açúcares promove redução no pH (tanto da saliva quanto do biofilme dentário) que atua como pressão seletiva viabilizando o crescimento de microrganismos acidotolerantes e reduzindo a competitividade de microrganismos acidossensíveis. Essa modificação microbiológica induzida por sucessivas quedas de pH está diretamente relacionada ao desenvolvimento de cárie dentária (**Capítulo 8**). Como alterações no pH podem comprometer a viabilidade microbiana, muitos microrganismos produzem compostos capazes de reagir com os íons hidrogênio, modulando, assim, a acidificação ambiental (**Capítulo 5**). Por outro lado, o processo inflamatório associado à gengivite/periodontite promove aumento no pH do sulco gengival/bolsa periodontal (de 6,8 para ao redor de 7,5).

Disponibilidade de nutrientes

A predominância de certos nutrientes nos diferentes hábitats determina o(s) tipo(s) de microrganismo(s) capaz(es) de colonização, como microrganismos predominantemente proteolíticos no biofilme subgengival, enquanto a disponibilidade de açúcares fornecidos pela dieta permite que o biofilme supragengival seja colonizado por microrganismos predominantemente sacarolíticos.[14]

Fatores microbianos

Os membros das comunidades microbianas estão em constante interação uns com outros, ora promovendo interações benéficas para todos, ora promovendo interações que podem promover prejuízo a determinados microrganismos. De forma geral, as interações microbianas podem ser classificadas como:

- Interações sinérgicas:
  - Mutualismo: interação que beneficia os microrganismos envolvidos. Um exemplo dessa interação é a cooperação metabólica existente entre os microrganismos na metabolização de macromoléculas salivares (como as glicoproteínas), permitindo que diferentes grupos de microrganismos tenham acesso aos aminoaçúcares e proteínas/aminoácidos resultantes da atividade enzimática coordenada.
  - Comensalismo: interação na qual um microrganismo (denominado comensal) é beneficiado sem que o outro seja afetado. Por exemplo, *Streptococcus* spp. podem produzir ácido lático que é utilizado como fonte de carbono por *Veillonella* spp.
- Interações antagônicas: interação negativa na qual ocorre prejuízo para um ou para ambos os microrganismos envolvidos. Por exemplo, síntese de peróxido de hidrogênio por *Streptococcus sanguinis* pode comprometer a viabilidade de microrganismos que não produzem a enzima catalase. Diversos microrganismos podem produzir substâncias genericamente denominadas bacteriocinas, que apresentam efeito antimicrobiano e são capazes de suprimir o crescimento de microrganismos. Essas são estratégias adotadas pelos microrganismos para se tornarem mais competitivos nas comunidades microbianas.

Essas interações são fundamentais para a manutenção do equilíbrio microbiológico nas comunidades microbianas. Mais detalhes dessas interações serão apresentados nos **Capítulos 4** e **5**. O conhecimento sobre as interações microbianas tem possibilitado que estratégias baseadas na modulação ecológica das comunidades microbianas (em decorrência do uso de prebióticos ou de probióticos) sejam adotadas, com o objetivo tanto de promoção e manutenção de saúde bucal quanto de reestabelecimento do equilíbrio microbiano em casos de doenças já estabelecidas na cavidade bucal. Evidências sobre o uso dessas estratégias em Odontologia serão apresentadas no **Capítulo 18**.

Atuação dos componentes de defesa do hospedeiro

A saliva possui muitas proteínas que apresentam efeito antimicrobiano (como lisozima, lactoferrina, histatinas, dentre outras), assim como imunoglobulinas, peptídeos antimicrobianos e glicoproteínas capazes de promover aglutinação microbiana e remoção dos microrganismos da cavidade bucal (**Capítulo 3**). Esses mecanismos contribuem para a manutenção da estabilidade microbiana e para a manutenção de uma relação harmônica entre a microbiota e o hospedeiro.

CARACTERÍSTICAS GERAIS DA CAVIDADE BUCAL

A cavidade bucal também se caracteriza por apresentar uma expressiva **heterogeneidade espacial**, tanto em termos de topografia anatômica, representada pelos seus diferentes hábitats, quanto pelas diferenças nas condições físicas e ambientais inerentes a cada um desses hábitats. A interação entre aspectos topográficos e ambientais modula o crescimento e desenvolvimento da comunidade microbiana da cavidade bucal, assim como sua composição, estrutura e função. A presença de distintas comunidades microbianas, por sua vez, também aumenta a heterogeneidade espacial. Sendo assim, a cavidade bucal não é um ambiente homogêneo em termos de composição microbiana.

Apesar de existirem diferenças entre diferentes indivíduos,[27] ainda assim é possível estimar um microbioma comum a cada indivíduo, o chamado microbioma central (do inglês, *core microbiome*). Esse microbioma comum será discutido no **Capítulo 6**.

Compreende-se, também, que a colonização microbiana na cavidade bucal é **sítio-específica**. Diferentes hábitats compartilham mesmos gêneros microbianos, mas diferem entre si no que diz respeito à composição microbiana ao nível de espécie. A presença do mecanismo específico de retenção adesiva entre adesina-receptor é a base para essa colonização sítio-específica dos diferentes hábitats presentes na cavidade bucal. Além disso, o processo evolutivo dos microrganismos dentro da cavidade bucal permitiu o desenvolvimento de interações altamente específicas ao nível de espécies microbianas de forma que muitos microrganismos são capazes de colonizarem apenas os sítios nos quais a espécie parceira do processo coevolutivo estiver presente. Isso significa que os diferentes hábitats da cavidade bucal apresentam composição microbiana distinta (**Tabela 1** e **Figura 3**). Assim, o nicho ocupado por um determinado microrganismo em um ambiente tão diverso como a cavidade bucal depende dos membros das comunidades microbianas ali presentes, não sendo possível um determinado microrganismo trocar seu lugar dentro de uma comunidade microbiana com representantes do mesmo gênero microbiano.[28] O **Capítulo 6** apresentará quais são

Tabela 1 Diferentes hábitats da cavidade bucal e suas características[30,31]

Hábitat	Característica
Saliva	Microbiota na fase dispersa (planctônica) Reservatório microbiano Remoção de microrganismos pela deglutição
Lábio, mucosa jugal, palato, gengiva, assoalho bucal	Superfície descamável Colonização microbiana é esparsa Monocamadas de microrganismos Anaeróbios facultativos são predominantes Baixa diversidade microbiana Predominância de *Streptococcus* spp. (*S. mitis, S. oralis, S. constellatus, S. vestibularis*), mas *Prevotella* spp. (*P. melaninogenica*), *Veillonella* spp., *Neisseria* spp., *Actinomyces* spp. e *Haemophilus* spp. também podem ser encontradas
Dorso da língua	Superfície descamável Altamente papilada (retenção mecânica) Colonização mais complexa Multicamadas de microrganismos Anaeróbios estritos e facultativos são predominantes Maior diversidade microbiana Predominância de *Streptococcus* spp. (*S. salivarius* e *S. mitis*). Outros gêneros frequentemente encontrados são *Rothia* spp. (*R. mucilaginosa*), *Actinomyces* spp. (*A. naeslundii, A. odontolyticus*), *Neisseria* spp., *Prevotella* spp. (*P. intermedia, P. melaninogenica*), *Lactobacillus* spp. e *Fusobacterium* spp.
Dentes, materiais restauradores, próteses e implantes dentários	Superfície não descamável Densamente colonizada por microrganismos Estabilidade na colonização microbiana Multicamadas de microrganismos (alta complexidade estrutural e microbiana) Elevada diversidade microbiana Anaeróbios estritos e facultativos são predominantes Composição microbiana depende da localização (se biofilme supragengival ou subgengival), da superfície dentária analisada (proximal, oclusal ou lisa livre), do tipo de material restaurador, prótese ou implante. *Streptococcus* spp., *Actinomyces* spp., *Veillonella* spp., *Fusobacterium* spp., *Prevotella* spp., dentre outros, são os mais abundantes

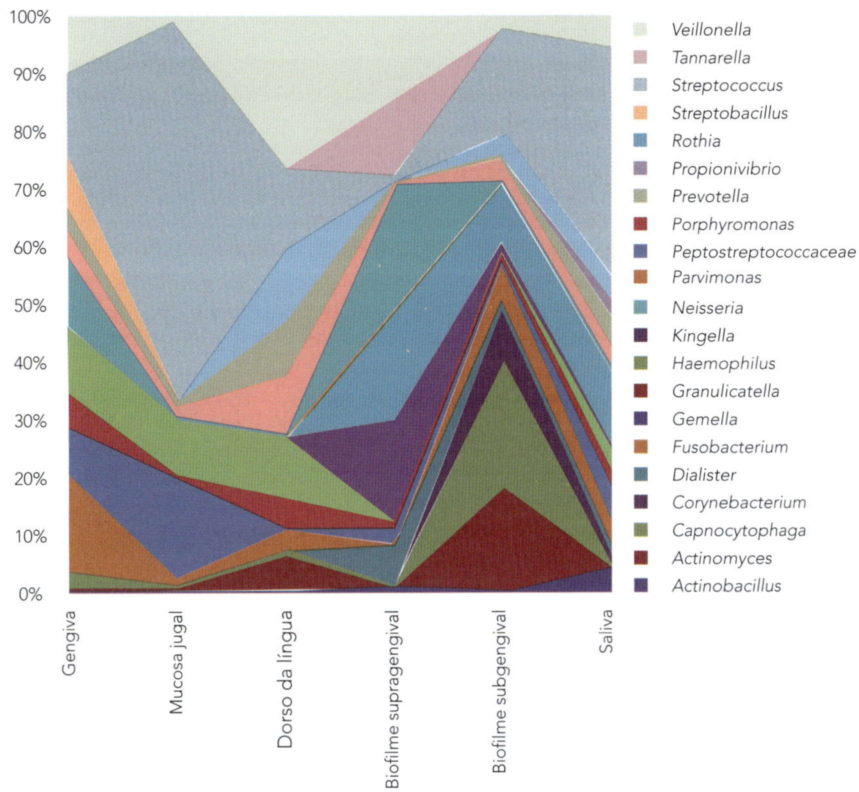

FIGURA 3 Composição microbiana em diferentes hábitats da cavidade bucal.
Fonte: adaptada e traduzida de Gomar-Vercher et al., 2018.[29]

os microrganismos especializados na colonização de cada um dos sítios presentes na cavidade bucal.

Em acréscimo, a composição do microbioma do biofilme supragengival (cujas características e formação serão discutidas no **Capítulo 4**) também varia dependendo do dente, da superfície dentária ou da arcada dentária analisada: *Veillonella* spp. apresenta-se mais abundante em caninos do que em incisivos, pré-molares e molares; o gênero *Streptococcus* spp. é mais abundante nas superfícies vestibulares do que nas superfícies linguais e *Capnocytophaga* spp. e *Aggregatibacter* spp. são mais abundantes em dentes da arcada inferior.[29, 32] Cada superfície dentária apresenta-se como um hábitat específico para colonização microbiana pois fornece condições ambientais e físicas distintas para colonização. Por exemplo, as superfícies proximais (que são aquelas superfícies entre dois dentes adjacentes) e o sulco gengival criam um ambiente com menor potencial de oxidação-redução que favorece o crescimento de microrganismos anaeróbios. Ambas as regiões fornecem maior proteção (do ponto de vista mecânico) aos microrganismos quando comparadas às superfícies lisas livres (como superfícies vestibular e lingual/palatina). A complexa anatomia do sistema de fóssulas e fissuras presentes na superfície oclusal também cria condições específicas que possibilitam o crescimento de determinados grupos de microrganismos, além também de favorecer a colonização microbiana por promoverem retenção mecânica (**Tabela 2**).

Existe uma transferência mútua de microrganismos entre os hábitats da cavidade bucal e da saliva. Dessa forma, além de atuar como um fluido que banha as superfícies presentes na cavidade bucal e de fornecer nutrientes para o metabolismo microbiano, a saliva atua como um reservatório de microrganismos que estão em fase planctônica e que irão colonizar/recolonizar os diferentes hábitats presentes na cavidade bucal. O microbioma presente na saliva apresenta alguma semelhança com o microbioma do dorso da língua e das demais superfícies mucosas, mas uma correlação entre microbioma da saliva e microbioma do biofilme supragengival parece não ser tão evidente: a diversidade microbiana na saliva parece ser maior quando comparada ao biofilme supragengival. Microrganismos relativamente abundantes no biofilme dentário, como *Fusobacterium* spp. e *Veillonella* spp., são pouco abundantes na saliva, enquanto alguns microrganismos muito abundantes na saliva, como *Haemophilus* spp., *Prevotella* spp. e *Rothia* spp., são pouco abundantes nos biofilmes. Estima-se que cada mililitro de saliva contenha aproximadamente 10^9 microrganismos (em unidades formadoras de colônia).

Outra característica da cavidade bucal é a presença de **mudanças bruscas em parâmetros físicos**, como temperatura, pH, osmolaridade e disponibilidade de nutrientes. Os microrganismos que toleram essas alterações apresentam

Tabela 2 Microbiota frequentemente encontrada na superfície dentária e no sulco gengival (em condição compatível com saúde)[33-38]

Sítio	Característica
Superfícies lisas livres	▪ Microrganismos Gram-positivos e Gram-negativos ▪ Anaeróbios facultativos e obrigatórios – *Streptococcus* spp., *Actinomyces* spp., *Corynebacterium* spp., *Veillonella* spp., *Rothia* spp., *Fusobacterium* spp., *Capnocytophaga* spp., *Leptotrichia* spp., *Campylobacter* spp., *Selenomonas* spp., *Gemella* spp. *Haemophilus* spp., *Prevotella* spp., *Neisseria* spp., dentre outros
Superfície oclusal (fóssulas e fissuras)	▪ Microrganismos Gram-positivos ▪ Anaeróbios facultativos – *Streptococcus* spp. (*S. mitis, S. mutans*) são os predominantes, seguidos de *Actinomyces* spp. (*A. naeslundii*), *Veillonella* spp., *Propionibacterium* spp., *Lactobacillus* spp. (*L. casei* e *L. plantarum*) e *Eubacterium* spp., dentre outros
Superfície proximal	▪ Microrganismos Gram-positivos e Gram-negativos ▪ Anaeróbios facultativos e obrigatórios – *Actinomyces* spp. (*A. naeslundii, A. israelli*) e *Streptococcus* spp. (*S. sanguinis, S. mutans, S. salivarius*) são predominantes, seguidos de *Prevotella* spp., *Veillonella* spp., *Neisseria* spp., *Fusobacterium* spp., *Rothia* spp. e *Lactobacillus* spp., dentre outros
Superfície radicular	▪ Microrganismos Gram-positivos e Gram-negativos ▪ Anaeróbios facultativos e obrigatórios – *Streptococcus* spp. (*S. oralis, S. constellatus*), *Prevotella* spp. (*P. intermedia, P. buccae, P. salivae, P. nigrescens*), *Actinomyces* spp. (*A. odontolyticus*), *Granulicatella* spp., *Campylobacter* spp., *Tanerella* spp, *Peptococcus* spp., *Selenomonas* spp., dentre outros
Sulco gengival	▪ Microrganismos Gram-positivos e Gram-negativos ▪ Anaeróbios facultativos e obrigatórios – *Streptococcus* spp. (*S. oralis, S. mitis, S. gordonii, S. intermedius*), *Actinomyces* spp. (*A. odontolyticus, A. naeslundii*), *Veillonella* spp. (*V. parvula*), *Eikenella* spp. (*E. corrodens*), *Campylobacter* spp. (*C. concisus, C. sputigena*) e menor abundância de *Prevotella* spp. (*P. melaninogenica, P. nigrescens*), *Fusobacterium* spp., *Treponema* spp. (*T. denticola*), *Capnocytophaga* spp., dentre outros

vantagem seletiva sobre microrganismos menos tolerantes ou adaptados a tais alterações. Em especial, uma condição específica é a presença de ciclos alternados de disponibilidade e de restrição de nutrientes. A função do microbioma flutua no decorrer do dia na dependência dos ciclos de fartura e de escassez de nutrientes presentes na cavidade bucal. Durante a alimentação (período de fartura), os carboidratos são metabolizados pelos microrganismos sacarolíticos (capazes de utilizar os carboidratos como fonte de energia), resultando na produção de ácidos. Como será visto nos **Capítulos 3, 5** e **8**, diversos mecanismos regulatórios (tanto inerentes ao hospedeiro quanto aos microrganismos) atuam para "proteger" o hospedeiro e sua microbiota dessas alterações bruscas no pH. Além disso, muitos microrganismos são capazes de armazenar o excesso de nutrientes na forma de reserva intracelular. Além disso, rápidas alterações na temperatura e osmolaridade da cavidade bucal ocorrem durante a ingestão de alimentos e de bebidas. Em contrapartida, nos momentos de escassez de nutrientes (período entre as refeições ou período noturno durante o sono), a saliva (especificamente as glicoproteínas salivares) atua como a principal fonte de nutrientes para os microrganismos,[39] o que implica que as comunidades microbianas devem agir de forma integrada e coordenada para obter energia suficiente dos poucos nutrientes disponíveis para manutenção das funções celulares essenciais (**Capítulo 5**). Nesse período de escassez, as reservas intracelulares também podem ser degradadas para obtenção de energia. Isso implica que os microrganismos da cavidade bucal devem se adaptar aos diferentes fluxos de nutrientes. Dessa forma, a variabilidade funcional do microbioma em resposta aos ciclos de fartura e de escassez de nutrientes é fundamental para garantir a estabilidade do microbioma da cavidade bucal.

De forma geral, grande parte dos microrganismos presentes na cavidade bucal é integrante do domínio Bacteria. Dados atuais de identificação taxonômica baseada em sequenciamento do gene 16S-rRNA sugerem que cerca de 96% das bactérias presentes na cavidade bucal de indivíduos sadios pertencem aos filos Firmicutes, Actinobacteria, Proteobacteria, Fusobacteria, Bacteroidetes e Spirochaetes, sendo Firmicutes responsável por 36,7% do total de bactérias, seguido por Bacteroidetes (17,1%) e Proteobacteria (17,1%), Actinobacteria (11,6%), Spirochaetes (7,9%) e Fusobacteria (5,2%). Ao nível de gênero, os mais abundantes são *Granulicatella* spp., *Streptococcus* spp. e *Veillonella* spp. (filo Firmicutes), *Actinomyces* spp., *Atopobium* spp., *Corynebacterium* spp. e *Rothia* spp. (filo Actinobacteria), *Bergeyella* spp., *Capnocytophaga* spp. e *Prevotella* spp. (filo Bacteroidetes), *Campylobacter* spp., *Cardiobacterium* spp., *Haemophilus* spp. e *Neisseria* spp. (filo Proteobacteria).[21,40] Esses dados fazem parte do banco de dados *Human Oral Microbiome Database* (HOMD), que faz parte do *Human Microbiome Project*. Recentemente, esse banco de dados foi expandido (*expanded-Human Oral Microbiome Database*

– e-HOMD) para agrupar dados do microbioma dos tratos digestivo e respiratório superiores (compreendidos pela cavidade bucal, nasofaringe, esôfago e cavidades nasais), o qual é constituído por aproximadamente 772 espécies bacterianas, das quais 70% são cultiváveis e 30% pertencem à classe de microrganismos não cultiváveis.[41] Comparada às comunidades microbianas presentes em outras partes do corpo, a comunidade microbiana da cavidade bucal de indivíduos sadios é considerada estável com o passar do tempo, apesar de ocorrerem flutuações na colonização de microrganismos normalmente pouco abundantes.[42,43] Para saber mais sobre o e-HOMD, acesse o *website* www.homd.org.

Da mesma forma, uma comunidade diversificada (aproximadamente 85 gêneros diferentes) de fungos (denominada micobiota ou micobioma) pode ser encontrada na cavidade bucal como parte da microbiota compatível com saúde. O gênero *Candida* spp. é o mais abundante, seguido de *Cladosporium* spp., *Aureobasidium* spp., *Saccharomyces* spp., *Aspergillus* spp., *Fusarium* spp. e *Cryptococcus* spp.[44,45] Apesar de o micobioma da cavidade bucal ser menos abundante quando comparado ao bacterioma (citado no parágrafo anterior), em condições de imunossupressão por doenças sistêmicas ou tratamentos quimioterápicos, os fungos normalmente atuam como patógenos oportunistas promovendo o desenvolvimento de várias doenças, como será abordado no **Capítulo 12**. As arqueias também estão presentes formando o arqueoma da cavidade bucal de indivíduos sadios. Esses microrganismos constituem, porém, uma parte menor do microbioma da cavidade bucal. Espécies metanogênicas, como *Thermoplasmatales* spp., *Methanobrevibacter* spp., *Methanobacterium* spp., *Methanosarcina* spp. e *Metanosfaera* spp. estão entre as mais prevalentes.[46-48] O **Capítulo 13** discutirá com mais detalhes o papel desempenhado pelas arqueias em algumas doenças da cavidade bucal. Protozoários como *Trichomonas tenax* e *Entamoeba gingivalis* também podem estar presentes na cavidade bucal.[49] A maioria dos vírus presentes na cavidade bucal é de bacteriófagos (vírus que "infectam" bactérias) que apresentam comportamento lisogênico, ou seja, incorporam seu genoma ao genoma bacteriano podendo conferir funções específicas ao microrganismo infectado. Tem sido discutido que essa característica coloca os vírus como "reservatórios" de genes de virulência na cavidade bucal.[50] Muitos vírus presentes na cavidade bucal são frequentemente associados a doenças. Exemplos de vírus são o herpes simplex virus (HSV, agente etiológico das infecções herpéticas), papilomavírus humano (HPV, agente etiológico da papilomatose oral), SARS-CoV-2 (agente etiológico da COVID-19), assim como vírus da imunodeficiência humana (HIV), vírus da hepatite, dentre outros. O **Capítulo 14** apresentará com mais detalhes a caraterização do viroma da cavidade bucal e doenças relacionadas. De forma geral, esses diferentes componentes microbianos da microbiota da cavidade bucal interagem uns com os outros possibilitando que a comunidade microbiana associada a cada sítio da cavidade bucal seja única e com propriedades mais abrangentes e complexas quando comparadas às propriedades inerentes aos grupos de microrganismos que a compõem.

AQUISIÇÃO DA MICROBIOTA BUCAL

Desde o nascimento, o bebê é colonizado por microrganismos. Evidências sugerem que o feto é estéril. Porém durante o parto, o bebê, assim como sua cavidade bucal, torna-se expostos e colonizados por microrganismos que são principalmente provenientes da mãe. O parto, portanto, é um importante momento de transmissão microbiana e de aquisição de microbiota pelo bebê, e o tipo de parto (vaginal ou cesariano) é determinante do tipo de microbiota à qual o bebê estará inicialmente exposto. Enquanto os microbiomas da cavidade bucal, da pele e do trato vaginal das gestantes são distintos entre si e altamente diversificados, os microbiomas da cavidade bucal, da pele e da nasofaringe do bebê logo após o nascimento são semelhantes entre si e a composição desses microbiomas depende do tipo de parto. Nas primeiras horas após o nascimento, bebês que nascem por parto vaginal apresentam microbiota dominada por *Lactobacillus* spp. e *Prevotella* spp., semelhantes àquelas encontradas no trato vaginal da mãe. Já os bebês que nascem via parto cesariano apresentam microbioma predominantemente constituído por microrganismos frequentemente colonizadores de pele, como *Staphylococcus* spp., *Corynebacterium* spp. e *Propionibacterium* spp. Dessa forma, compreende-se que há uma transmissão vertical da microbiota do trato vaginal da mãe para o bebê no momento do parto vaginal ao passo que no parto cesariano a ausência de exposição do bebê ao trato vaginal da mãe possibilita que ele seja colonizado pela microbiota presente na pele, não exclusivamente de origem materna.[51] Consequentemente, o tipo de parto também interfere no estabelecimento inicial do microbioma intestinal dos bebês. Bebês nascidos por parto cesariano apresentam trato gastrointestinal colonizado principalmente por bactérias da pele, com menor número de *Bifidobacterium* spp. e *Bacteroides* spp. e maior frequência de colonização por *Clostridium difficile* em comparação com bebês nascidos por parto vaginal.[52]

No que diz respeito à colonização da cavidade bucal por fungos, apesar dos resultados dos estudos disponíveis serem controversos, parece que há um entendimento de que a frequência de detecção de fungos na cavidade bucal de bebês nascidos por parto vaginal é maior do que na de bebês nascidos via parto cesariano.[53] Essa diferença, porém, parece desaparecer após cerca de 30 dias. De forma geral, o micobioma da cavidade bucal do bebê 1 mês após o nascimento é dominado por fungos do gênero *Candida* spp. (*C. albicans, C. orthopsilosis, C. parapsilosis* e *C. tropicalis*), *Debaromyces* spp. (*D. hansenii* e *D. renaii*) e por *Saccharomyces cerevisiae, Cryptococcus pseudolongus, Cladosporium velox, Hanseniaspora uvarum* e *Issatchenkia orientalis* (também conhecido como *Candida krusei*) e, destes, a abundância de *C. parapsilosis, C. tropicalis, S. cerevisiae, C. orthopsilosis, C. albicans* e *C. velox* parece ser maior.[54] O tipo de parto, no entanto, parece não interferir na composição inicial do micobioma da cavidade bucal.[54]

A colonização inicial da cavidade bucal do bebê também afeta a diversidade de microrganismos em momento posterior da vida. Aos 3 meses de idade, a diversidade microbiana na cavidade bucal nos bebês que nasceram de parto vaginal é maior quando comparada à dos bebês que nasceram de parto cesariano. Cerca de 79 espécies de bactérias foram isoladas da língua, bochecha e rebordos alveolares de bebês que nasceram de parto vaginal enquanto 54 espécies foram isoladas de bebês que nasceram de parto cesariano.[55] De forma geral, 14 espécies foram mais frequentemente detectadas em bebês nascidos de parto vaginal, enquanto 10 espécies foram mais frequentemente detectadas em bebês nascidos por parto cesariano. Dentre essas espécies, 9 foram exclusivamente encontradas em bebês nascidos por parto vaginal enquanto 2 espécies foram encontradas apenas em bebês nascidos de parto cesariano.[55] A descrição dessas espécies está na **Tabela 3**. É importante ressaltar que o significado biológico dessa diferente diversidade microbiana encontrada na cavidade bucal dos bebês em decorrência do tipo de parto ainda é controverso. Estudos de longa duração, ainda necessitam ser conduzidos para avaliar de que forma esse microbioma bucal adquirido no momento do parto contribuirá para a saúde bucal da criança.

O aleitamento materno, além de atuar como fonte nutricional, também se apresenta como uma importante fonte de microrganismos para os bebês. É estimado que o leite materno contenha uma carga microbiana de aproximadamente 10^6 UFC/mL. Cerca de 16 diferentes gêneros bacterianos foram identificados em amostras de leite materno coletadas de 12 mães sadias (sem qualquer problema ou infecções relacionadas à lactação) em diferentes momentos (após 5 dias do parto: leite do tipo colostro; entre 6 a 15 dias após o parto: período de transição; após 15 dias do parto: leite do tipo maduro). Apesar de diferenças na composição microbiana terem sido observadas entre os diferentes momentos de coleta e entre as mães, *Staphylococcus* spp., *Pseudomonas* spp., *Streptococcus* spp. e *Acinetobacter* spp. foram os microrganismos mais abundantes no leite materno. De forma geral, os microrganismos estavam presentes predominantemente na forma de agregados no colostro e na forma de células planctônicas no leite maduro.[56] Além desses microrganismos anteriormente descritos, outros como *Enterococcus* spp., *Lactobacillus* spp., *Bifidobacterium* spp. e *Propionibacterium* spp. também foram identificados no leite materno.[57]

Tabela 3 Espécies bacterianas mais frequentemente detectadas na cavidade bucal de crianças aos 3 meses de idade de acordo com o tipo de parto[55]

Parto vaginal	Parto cesariano
Filo Bacteroidetes	Filo Actinobacteria
Capnocytophaga granulosa¥	*Bifidobacterium animalis**
Capnocytophaga sputigena¥	*Slackia exigua**
Prevotella loescheii¥	
	Filo Firmicutes
Filo Firmicutes	*Gemella haemolysans*
Catonella morbi¥	*Lactobacillus casei*
Eubacterium yurii¥	*Lactobacillus paracasei*
Streptococcus mutans¥	*Lactobacillus rhamnosus*
Streptococcus sanguinis¥	*Streptococcus australis*
	Streptococcus parasanguinis
Filo Fusobacteria	*Veillonella atypica*
Fusobacterium periodonticum	*Veillonella parvula*
Leptotrichia buccalis	
Leptotrichia goodfellowii	
Sneathia sanguinegens	
Filo Proteobacteria	
Cardiobacterium hominis¥	
Haemophilus parainfluenzae	
Filo TM7	
TM7 ssp.¥	

A frequência de detecção das espécies listadas foi estatisticamente diferente entre os tipos de parto. ¥ Encontrado apenas em crianças nascidas por parto vaginal; * Encontrado apenas em crianças nascidas por parto cesariano.

Essa microbiota do leite materno pode ter diversas origens:

a) Por um processo de fluxo retrógrado, o leite pode retornar aos ductos mamários no momento da sucção, o que permitiria sua colonização por microrganismos presentes na cavidade bucal do bebê.
b) Microbiota da pele presente nos mamilos, auréola e na superfície da mama.
c) Existência de uma via denominada intestino-glândulas mamárias que permite a translocação de determinadas bactérias comensais do intestino materno para as glândulas mamárias durante o período final da gestação e durante a lactação.[57,58]

Além do componente bacteriano, fungos também são encontrados no leite materno. A análise de leite materno proveniente de 80 lactantes sugere presença de fungos em todas as amostras analisadas, sendo os filos Basidiomycota e Ascomycota os mais abundantes. No que diz respeito aos gêneros fúngicos, os resultados dos estudos indicam diferenças na proporção de gêneros mais abundantes de acordo com a localização geográfica da lactante, mas, de forma geral, *Malassezia* spp., *Davidiella* spp., *Sistotrema* spp. e *Penicillium* spp. são os gêneros fúngicos formadores do microbioma central do leite materno. É sabido também que a densidade de células fúngicas no leite materno é menor quando comparada ao componente bacteriano. Além disso, existe uma importante rede de interações fúngico-bacterianas no leite materno: o gênero *Malassezia* spp., por exemplo, parece interagir com *Streptococcus* spp., *Rothia* spp., *Pseudomonas* spp., *Gemella* spp., *Corynebacterium* spp., dentre outros, enquanto o gênero *Davidiella* spp. interage com *Acinetobacter* spp. e *Phylobacterium* spp. A origem do componente fúngico do leite materno, porém, ainda é desconhecida, mas as evidências sugerem que esse micobioma central é encontrado em outras partes do corpo humano, como pele, intestino, trato vaginal e fezes.[59]

Como os resultados desses estudos foram obtidos por meio de identificação microbiana baseada no sequenciamento do gene 16S-rRNA e da região compreendida pelos genes 18S e 5.8S rRNA fúngico, é muito provável que microrganismos presentes nos mamilos, auréola e mama durante a coleta do leite, mesmo que não viáveis em virtude de processos de limpeza e desinfecção da mama antes da coleta, também tenham sido erroneamente identificados e atribuídos ao leite materno. De qualquer forma, como os microrganismos presentes no leite materno estão entre os primeiros a terem acesso ao corpo humano, essa microbiota (bacteriana-fúngica) do leite materno desempenha um papel biológico na aquisição e desenvolvimento do microbioma da cavidade bucal e do trato gastrointestinal permitindo maturação do sistema imune do bebê (**Figura 4**).

No momento do nascimento, somente superfícies mucosas, como mucosa jugal, língua, lábios, rebordo alveolar e palato, estão disponíveis para colonização na cavidade bucal do bebê. Os primeiros microrganismos capazes de colonizar esses sítios são denominados **microrganismos/colonizadores pioneiros**. Em sua maioria, esses microrganismos são aeróbios ou anaeróbios facultativos. Bactérias do gênero *Streptococcus* ssp. (em especial *S. mitis*, *S. oralis* e *S. salivarius*), *Lactobacillus* spp., *Haemophilus* spp. e *Neisseria* spp. estão entre os mais abundantes. Há um entendimento de que a produção de proteases por *S. mitis* e *S. oralis* capazes de degradar a imunoglobulina A (IgA) presente no leite materno confere vantagem seletiva para esses microrganismos e permitem a colonização das superfícies mucosas da cavidade bucal do bebê.[25] Em termos ecológicos, o momento do nascimento e os meses subsequentes da vida do bebê apresentam-se como os primeiros eventos promotores de modificações ecológicas na cavidade bucal.

VOCÊ SABIA?

O microbioma inicial do bebê, estabelecido até os dois anos de idade, é fundamental para permitir o desenvolvimento e maturação do sistema imune dessa criança.[62] Importante ressaltar que, apesar de o tipo de parto poder estar relacionado ao desenvolvimento de algumas doenças na infância e adolescência, como asma, desordens sistêmicas do tecido conjuntivo, artrite, deficiências imunológicas, obesidade e alergia a alimentos, entre outras, a causalidade dessa relação ainda não tem sido demonstrada.[60]

VOCÊ SABIA?

Estudos mais recentes têm sugerido que a microbiota do leite materno é compartilhada com outros locais do corpo da mãe. Além de compartilhar cerca de 49% de espécies bacterianas com o trato gastrointestinal, o leite materno também compartilha cerca de 30% de espécies bacterianas com a microbiota da vagina, 28% de espécies com o trato urinário e respiratório e cerca de 21% de espécies com a microbiota da cavidade bucal da mãe.[62] Esse é um dos exemplos que nos mostra a interconectividade entre o microbioma de diversas partes do corpo humano.

VOCÊ SABIA?

Meta-análise de estudos transversais sugere que crianças que receberam aleitamento materno apresentam menor chance de desenvolvimento de cárie na infância quando comparadas às crianças que foram alimentadas com fórmulas lácteas industrializadas durante os primeiros meses de vida.[63]

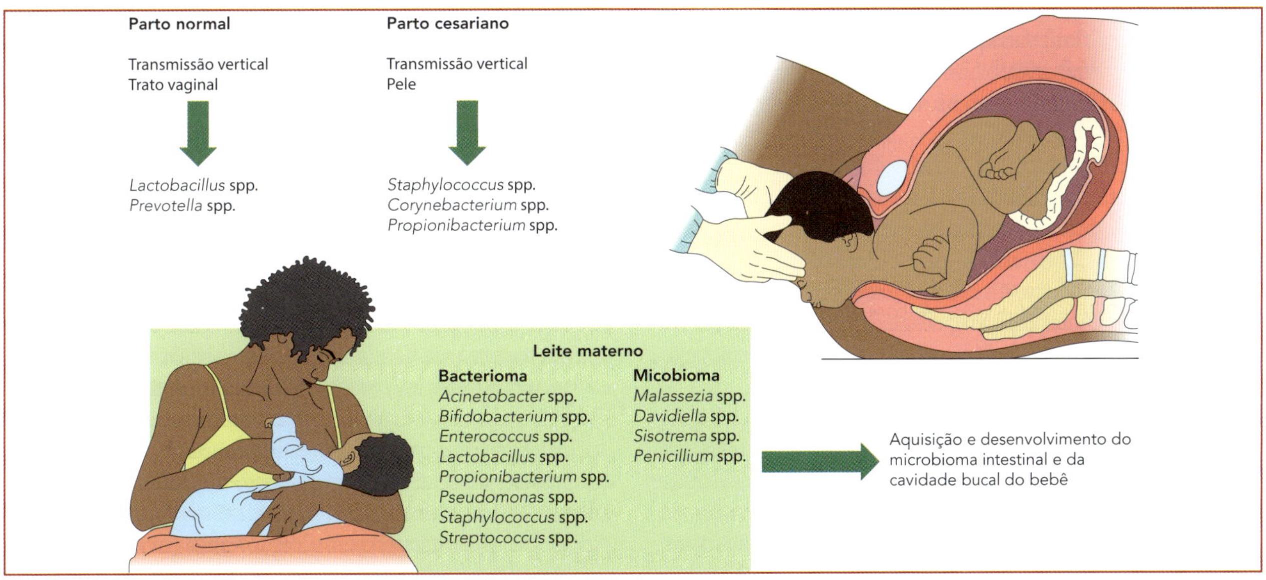

FIGURA 4 Aquisição da microbiota pelo bebê. No parto vaginal há transmissão da microbiota do trato vaginal, enquanto no parto cesariano ocorre transmissão da microbiota presente na pele (podendo ou não ser de origem materna). Além do tipo de parto, o aleitamento materno é uma importante fonte de microrganismos para a cavidade bucal e para o trato gastrointestinal contribuindo para o desenvolvimento do sistema imunológico do bebê.

Fonte: adaptada de Nuriel-Ohayon et al., 2016.[60]

É importante considerar que, uma vez adquirido, o microbioma passará por sucessivos processos seletivos e adaptativos na cavidade bucal em resposta às diferentes condições ambientais presentes nesse ambiente. Como discutido anteriormente neste capítulo, mesmo que a cavidade bucal possua distintos hábitats, o sucesso, ou não, da colonização microbiana é diretamente dependente das características ambientais de cada um desses hábitats (pH, disponibilidade de nutrientes e de oxigênio, ação do fluxo salivar, taxa de descamação das superfícies mucosas, entre outros). Além disso, interações entre os próprios componentes das comunidades microbianas são fundamentais para o estabelecimento do microbioma e para prevenir que microrganismos exógenos colonizem a cavidade bucal.[64,65] O sucesso na colonização também está relacionado à existência de uma tolerância imunológica na cavidade bucal. Células dendríticas presentes nas mucosas da cavidade bucal podem desencadear resposta imune contra microrganismos patogênicos, mas, ao mesmo tempo, inibir a resposta imune contra antígenos expressos pela microbiota residente da cavidade bucal, preservando assim a convivência harmônica adquirida em decorrência da coevolução entre microbioma e hospedeiro.[66]

Dessa forma, a microbiota da cavidade bucal de crianças aos 4 meses de idade é diferente da microbiota presente na cavidade bucal logo após o nascimento. Firmicutes é o filo mais abundante, seguido de Proteobacteria, Actinobacteria, Fusobacteria, Bacteroidetes, Spirochaetes e Synergistetes. Cerca de 260 gêneros bacterianos são encontrados na saliva dessas crianças, sendo *Streptococcus* spp. o mais abundante (aproximadamente 62% das sequências identificadas), seguido de *Veillonella* spp. (15% das sequências identificadas) e de *Neisseria* spp. (5% das sequências identificadas).[67] A **Tabela 4** apresenta os filos e os 20 gêneros mais abundantes na saliva dessas crianças. A composição do microbioma salivar da mãe ou do cuidador da criança tende a ser diferente e mais diversa quando comparada ao microbioma da cavidade bucal da criança. Em linhas gerais, os principais gêneros estatisticamente mais abundantes na saliva da mãe/cuidador foram *Haemophilus* spp., *Oribacterium* spp., *Fusobacterium* spp., *Terrahaemophilus* spp., *Treponema* spp., *Actinomyces* spp., *Campylobacter* spp. e *Filifactor* spp.[67] Isso significa que, apesar de apresentar uma diversidade microbiana menor quando comparada às mães ou aos cuidadores, a cavidade bucal das crianças já apresenta uma microbiota com certa diversidade mesmo antes da erupção dos dentes.

A microbiota bucal da criança é alterada com o tempo e na dependência de fatores externos. Após o nascimento, a cavidade bucal do bebê torna-se exposta ao ambiente, o que permite acesso a uma maior diversidade de microrganismos pela dieta. Além disso, transmissão vertical (entre mãe/cuidadores e bebê) e horizontal (entre bebês, crianças e demais familiares que habitam o mesmo local) de microrganismos também contribui para o estabelecimento da microbiota da cavidade bucal das crianças. Importante ressaltar que há um entendimento atual de que a transmissibilidade microbiana (seja ela vertical ou horizontal), em especial de microrganismos potencialmente cariogênicos, como *Streptococcus mutans*, pouco contribui para o desenvolvimento de cárie dentária na criança. Enquanto muitos profissionais consideram esse evento um fator de risco para o desenvolvimento de cárie nas crianças, o entendimento atual do processo de desenvolvimento de cárie dentária indica que a transmissibilidade microbiana não é fator necessário para desenvolvimento dessa doença. Apesar de a transmissibilidade de microbiota ser inquestionável, a dieta (em especial o consumo frequente de açúcares) é considerada um dos principais fatores relacionados ao desenvolvimento de cárie dentária (como será discutido no **Capítulo 8**).

Tabela 4 Filos e gêneros mais abundantes encontrados na saliva de crianças aos 4 meses de idade[67]

Filo (porcentagem das sequências identificadas)	Gênero (porcentagem das sequências identificadas)	
Firmicutes (82,7%) Proteobacteria (8,3%) Actinobateria (4,0%) Fusobacteria (2,8%) Bacteroidetes (2,2%) Spirochaetes (< 0,002%) Synergistetes (0,0%)	*Streptococcus* spp. *Veillonella* spp. *Neisseria* spp. *Rothia* spp. *Haemophilus* spp. *Gemella* spp. *Granullicatella* spp. *Leptotrichia* spp. *Fusobacterium* spp. *Bergeyella* spp. *Prevotella* spp. *Porphyromonas* spp. *Actinomyces* spp. *Oribacterium* spp. *Campylobacter* spp. *Eubacterium* spp. *Acinetobacter* spp. *Solobacterium* spp. *Bacillus* spp. Moraxellaceae (gênero)	(62,2%) (15,3%) (4,9%) (3,3%) (2,6%) (2,0%) (1,7%) (1,4%) (1,2%) (0,7%) (0,7%) (0,7%) (0,4%) (0,4%) (0,2%) (0,2%) (0,2%) (0,1%) (0,1%) (0,1%)

DINÂMICA DE POPULAÇÕES E SUCESSÃO MICROBIANA NA CAVIDADE BUCAL

A densidade populacional em determinado hábitat é definida como o número de microrganismos por unidade de área ou de volume. Essa densidade populacional depende tanto da taxa de crescimento dos microrganismos quanto da taxa de mortalidade desses microrganismos em um determinado hábitat. Na medida em que as comunidades microbianas vão se desenvolvendo, dá-se início ao processo de **sucessão microbiana**. Por definição, sucessão microbiana representa a sequência de substituição de um ecosistema por outro subsequente em um mesmo hábitat até que o ecosistema mais adaptado seja estabelecido. Esse processo de sucessão pode ser **alogênico** (o que significa que a sucessão ocorre em resposta ao surgimento de novos hábitats, como erupção dentária, inserção de materiais restauradores, próteses, implantes ou aparelhos ortodônticos na cavidade bucal, resultando em diferentes padrões de desenvolvimento das comunidades microbianas) ou **autogênico** (o que significa que a sucessão é induzida diretamente por fatores microbianos). Há duas teorias que podem explicar de que forma a sucessão microbiana (autogênica) ocorre: teoria **merística** (ou reducionista) e teoria **holística**:

- A teoria merística compreende que, embora existam interações entre as espécies microbianas, os microrganismos podem livremente se integrar à comunidade microbiana ou abandoná-la, sendo a competição entre espécies que ocupam um mesmo nicho o principal fator relacionado a esse tipo de sucessão. Dentro dessa perspectiva, na medida em que as populações microbianas vão se desenvolvendo e colonizando os diferentes hábitats e a densidade populacional aumenta, a capacidade do ecosistema em suprir as demandas das populações diminui. Isso poderia ser representado, por exemplo, pela redução na disponibilidade de nutrientes em um determinado ambiente, o que desencadearia maior competição entre os componentes da comunidade microbiana, acarretando uma modificação microbiológica.
- A teoria holística compreende que a comunidade microbiana é um superorganismo. Segundo essa teoria, a sucessão é induzida por modificações no estado físico do hábitat que são induzidas pela própria comunidade microbiana. Segundo essa teoria, populações pioneiras criam condições para que outros microrganismos (populações) colonizem o mesmo hábitat. Como exemplo, diferentes potenciais de óxidação-redução produzidos em decorrência do crescimento microbiano de comunidades pioneiras ou mesmo o desenvolvimento de cadeias alimentares podem criar condições favoráveis para que outras populações também colonizem determinado hábitat.

Embora conceitualmente diferentes, entende-se que ambas as teorias podem explicar o fenômeno de **sucessão microbiana** de forma complementar. Em decorrência desse processo de sucessão microbiana, há um aumento na diversidade e na complexidade das comunidades microbianas, bem como aumento nos nichos.

Podemos constatar todo o processo de sucessão microbiana ocorrendo na cavidade bucal e a influência de determinados fatores, como tipo de parto, duração do aleitamento materno e erupção dentária analisando os resultados do estudo de Dzidic et al.[68] Amostras de saliva foram coletadas de 90 crianças aos 3, 6, 12 e 24 meses e aos 7 anos idade. Foi observado que a diversidade, a riqueza e a densidade microbiana da cavidade bucal aumentam do nascimento até os 7 anos de idade, demonstrando que a complexidade da microbiota da cavidade bucal aumenta com o passar do tempo. Dentre os colonizadores primários, *Streptococcus* spp. foram os microrganismos mais abundantes, apresentando uma abundância relativa de 80% aos 3 meses de idade e cerca de 65% aos 7 anos de idade. A metabolização dos oligossacarídeos presentes no leite materno (ou mesmo nas fórmulas lácteas industrializadas destinadas aos bebês) pelos *Streptococcus* ssp fornece fonte de nutriente (ácido lático) e cria condições para estabelecimento dos outros microrganismos na cavidade bucal, como *Veillonella* spp. A abundância de *Veillonella* spp. e de *Lactobacillus* spp. reduz com o passar do tempo: *Veillonella* spp. apresenta cerca de 2% de abundância relativa aos 7 anos e *Lactobacillus* spp. estão virtualmente ausentes após os 12 meses de idade. Já a abundância de colonizadores secundários, como *Gemella* spp., *Granulicatella* spp., *Haemophilus* spp. e *Rothia* spp., que já são detectados na cavidade bucal aos 3 e 6 meses de idade, aumenta com a idade, especialmente após a erupção dentária, e abundância relativa de *Gemella* spp. e *Granulicatella* spp. varia de 2 a 10%. Por fim, os colonizadores considerados "tardios", como *Abiotrophia* spp., *Actinomyces* spp., *Neisseria* spp., *Porphyromonas* spp. e *Prevotella* spp., tornam-se mais abundantes na cavidade bucal após 12 meses de idade, com abundância relativa não superior a 4%.[68] Esse mesmo estudo mostra que o padrão das comunidades microbianas (em termos de diversidade beta) aos 3 e 6 meses de idade foi diferente entre crianças que nasceram por parto vaginal quando comparadas a crianças nascidas por parto cesariano, porém, após esse período parece que as comunidades microbianas apresentam um padrão semelhante independentemente do tipo de parto, sugerindo que o tipo de parto exerce um efeito de curta duração no microbioma bucal dos bebês.

Já no que diz respeito ao aleitamento materno, observou-se um efeito de longa duração na composição do microbioma: o aleitamento materno até os 12 meses está associado com maior abundância de *Streptococcus* spp. aos 12 meses e de *Veillonella* spp. aos 7 anos de idade, e com menor abundância de *Porphyromonas* spp. aos 12 meses, *Neisseria* spp. aos 24 meses e *Actinomyces* spp. aos 7 anos, quando comparados aos bebês cujo aleitamento materno teve duração inferior a 6 meses. O padrão do microbioma entre os bebês que receberam aleitamento materno até 12 meses de idade foi diferente aos 24 meses e aos 7 anos de idade quando comparados aos bebês cujo aleitamento materno foi inferior a 6 meses.

Esses resultados mostram que a cavidade bucal é colonizada por microrganismos em uma maneira tempo-dependente e que a complexidade aumenta com o passar do tempo como resultado de sucessão microbiana. Diferentes fatores ambientais, como disponibilidade de oxigênio e nutrientes, variações no pH e disponibilidade de sítios para adesão, variam entre os diferentes hábitats da cavidade bucal. Além disso, os diferentes nichos desenvolvidos pelas comunidades microbianas pioneiras permitem a colonização dos mesmos hábitats por outros microrganismos com diferentes características funcionais. O tipo de parto parece exercer um efeito de curta duração na composição do microbioma bucal, enquanto duração do aleitamento materno (exclusivo até os 12 meses ou aleitamento materno interompido antes dos 6 meses de idade) parece exercer um efeito mais duradouro no microbioma da cavidade bucal. Isso significa que aquisição de microrganismos e padrão alimentar nos primeiros meses de vida podem afetar a composição do microbioma bucal em momentos posteriores da vida da criança.

Resultados semelhantes ao estudo mencionado foram observados ao se avaliar o bacterioma da saliva e do biofilme supragengival de crianças aos 12 meses de idade, e compará-lo com amostras coletadas aos 2,5 e 4 anos de idade. Após 2,5 anos, observou-se ao nível de filo uma redução na abundância relativa de Firmicutes e Bacteroidetes na saliva, um aumento na abundância de Actinobacteria acompanhado de uma redução na abundância de Proteobacteria e de Bacteroidetes no biofilme. A abundância dos gêneros *Leptotrichia* spp., *Fusobacterium* spp., *Actinomyces* spp., *Corynebacterium* spp. e *Rothia* spp. aumentou com passar do tempo tanto na saliva quanto no biofilme enquanto a abundância de *Capnocytophaga* spp. e de *Neisseria* spp. diminuiu no biofilme. Em termos de perfil microbiano, três clusters distintos e específicos foram observados em cada um dos tempos analisados, demonstrando a presença de uma modificação microbiológica com o passar do tempo.[69]

É importante destacar que a modificação microbiológica ocorre até que um equilíbrio dinâmico entre hospedeiro, microbiota e as condições ambientais seja atingido, o que resulta em uma **comunidade clímax**. Nesse estágio, as comunidades microbianas permanecem estáveis e em equilíbrio (**homeostasia microbiana**) e em perfeita harmonia com o hospedeiro, mesmo na presença de pequenas perturbações ambientais. Essa estabilidade é compatível com a saúde bucal e é resultado, dentre outros mecanismos, da expulsão de microrganismos exógenos.

MICROBIOMA DA CAVIDADE BUCAL – MUDANDO PARADIGMAS

Quem são e o que estão fazendo?

Como abordado no **Capítulo 1**, a evolução nos métodos de caracterização das comunidades microbianas,

> Diferentemente das superfícies mucosas, nas quais os microrganismos aderidos são frequentemente removidos pelo processo natural de descamação tecidual, os dentes apresentam superfícies não descamáveis, o que permite que a colonização microbiana seja mais estável e resistente às forças mecânicas exercidas pelo fluxo salivar, pela deglutição e pela movimentação fisiológica dos tecidos moles da cavidade bucal. Concomitante à erupção dentária, há formação do sulco gengival que fornece uma nova fonte de nutrientes para os microrganismos via liberação do fluido crevicular gengival. Dessa forma, a adesão de microrganismos às superfícies dentárias permite que eles se organizem na forma de multicamadas envolvidas por matriz extracelular, o que é denominado biofilme. A importância e as características desse processo de formação do biofilme dentário serão discutidas no **Capítulo 4**. Em contrapartida, a perda dos elementos dentários e a instalação de próteses na cavidade bucal também atuam promovendo/modificando a composição do microbioma

especialmente decorrente do desenvolvimento e otimização dos métodos de sequenciamento de material genético, possibilitou uma identificação sem precedentes das comunidades microbianas nos mais diversos hábitats. Hoje se sabe, com certa riqueza de detalhes, quem são os microrganismos presentes nos diferentes hábitats da cavidade bucal, e, com base nesses dados, tem sido possível observar que existe, uma associação potencial entre certos grupos de microrganismos e condições compatíveis com saúde ou doença (como será abordado em outros capítulos deste livro).

Tem sido sugerido que, apesar de diferentes hábitats apresentarem comunidades microbianas taxonomicamente muito diversas entre si, o perfil funcional dessas comunidades pode ser semelhante.[9] Dentro da perspectiva do holobionte (abordada no início deste capítulo), sabe-se que o microbioma está em íntima e constante interação com o hospedeiro. Isso significa que, além de avaliar a diversidade taxonômica das comunidades microbianas, também é necessário avaliar a função dessas comunidades, o que significa investigar *o que* elas estão fazendo.

A função do microbioma pode ser analisada de acordo com as seguintes abordagens:

a) Metatranscriptoma: compreende a análise global dos genes expressos e ativamente transcritos pela comunidade microbiana presente em um determinado hábitat. A partir dessa análise é possível determinar quais genes estão sendo expressos e inferir indiretamente quais são as rotas metabólicas mais ou menos enriquecidas na comunidade. A análise do metatranscriptoma, portanto, é uma "previsão" ou "estimativa" da expressão proteica/funcional da comunidade.
b) Metaproteoma: compreende a análise global das proteínas traduzidas pelos genomas da comunidade microbiana presente em um determinado hábitat. Essa análise indica de forma direta o potencial de funcionamento da comunidade, ou seja, identifica o potencial

de síntese proteica e analisa o conjunto de proteínas e potenciais reações metabólicas catalisadas por enzimas específicas.

c) Metametaboloma: compreende a análise global e direta dos metabólitos produzidos pela comunidade microbiana presente em um determinado hábitat. Permite avaliar o resultado do metabolismo e identificar o que de fato está sendo produzido pela comunidade microbiana.

Como demonstrado, a função das comunidades microbianas pode ser analisada em diferentes níveis hierárquicos. O uso combinado dessas abordagens permite avaliar, de forma dinâmica, como os microrganismos interagem entre si, como esses microrganismos interagem com seu hospedeiro e como respondem às condições ambientais. O metametaboloma permite ainda estimar se os metabólitos produzidos pela comunidade microbiana atuam como fatores moduladores da composição e da função das comunidades microbianas. De forma geral, essas análises também permitem avaliar como as funções do microbioma estão relacionadas aos estágios de saúde e doença do hospedeiro e à transição entre esses estágios. Além disso, possibilitam identificar se padrões metabólicos específicos estão associados à condição de saúde ou de doença (**Figura 5**). O estudo e a compreensão acerca das funções das comunidades microbianas como resultado de uma rede de interação intermicrobiana (também denominado "interatoma") podem contribuir para a descoberta de novas estratégias ecológicas destinadas tanto à ruptura de interações potencialmente relacionadas ao desenvolvimento de doenças quanto à promoção do crescimento de microrganismos associados à condição de saúde. Mais detalhes sobre o metabolismo microbiano e as principais funções desempenhadas pelo microbioma da cavidade bucal em uma condição compatível com a saúde serão apresentados nos **Capítulos 5** e **6**. Funções específicas associadas à disbiose serão discutidas nos capítulos específicos sobre cada uma das doenças da cavidade bucal.

O microbioma da cavidade bucal como um potencial biomarcador de doenças

Uma das principais contribuições fornecidas pelo estudo da Ecologia Bucal é a possibilidade de identificar potenciais

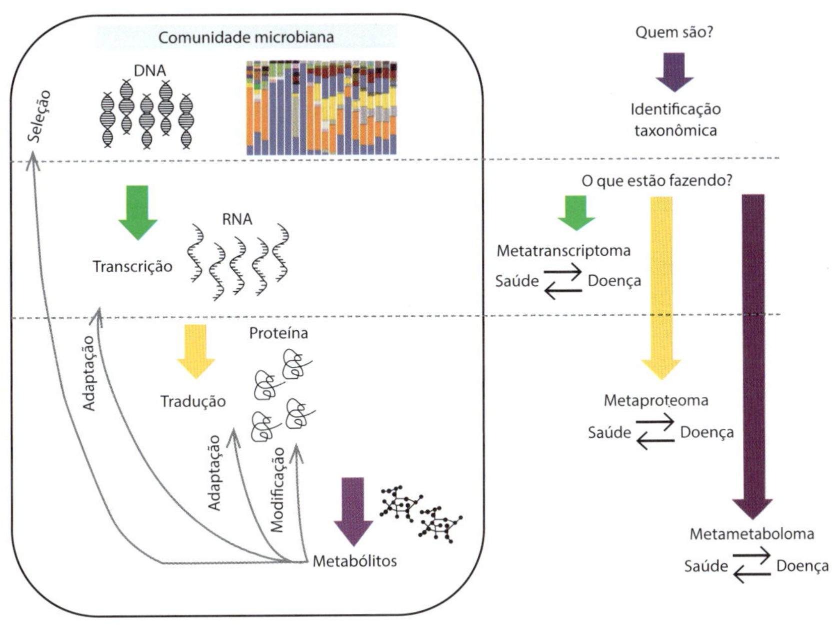

FIGURA 5 Hierarquia nas estratégias de pesquisa das comunidades microbianas. A identificação taxonômica baseada em sequenciamento do DNA (metagenoma) da comunidade microbiana permite determinar quem são os microrganismos ali presentes; a análise do mRNA global da comunidade microbiana permite identificar os genes que estão sendo expressos (metatranscritpoma); a análise do conjunto de proteínas traduzidas pela comunidade (metaproteoma) ou a análise dos metabólitos produzidos pela comunidade (metametaboloma) permitem avaliar o que está sendo feito pela comunidade. Os metabólitos podem promover várias alterações na comunidade microbiana, no que diz respeito à sua composição microbiana (selecionando microrganismos específicos), expressão gênica e tradução proteica (promovendo adaptações nesses dois processos) ou mesmo modificando a atividade enzimática. O estudo do metatranscriptoma, do metaproteoma e do metametaboloma podem auxiliar na compreensão dos mecanismos responsáveis pela transição entre os estágios de saúde e de doença (adaptado de Nyvad et al., 2013[70]).

Fonte: acervo pessoal do Prof. Dr. Rodrigo Alex Arthur.

assinaturas ou biomarcadores microbiológicos ou funcionais associados à condição de doença. Especificamente, o biomarcador deve ser capaz de predizer uma doença ou, quando presente, indicar um maior risco de desenvolvimento de doença. Assim, a identificação de biomarcadores permite a translação do conhecimento acerca do microbioma e sua função para a prática clínica. Dessa forma, dentro de uma abordagem biológica e levando em consideração a elevada organização do holobionte, os biomarcadores podem ser utilizados como alvos terapêuticos específicos para prevenção e controle dessas doenças promovendo melhora na saúde. A longo prazo, espera-se que a identificação de biomarcadores microbiológicos e funcionais possibilite que estratégias sejam implementadas para manipular nossa microbiota com fins de promoção da saúde e de monitoramento de intervenções clínicas.

Muito do que hoje sabemos sobre potenciais biomarcadores microbiológicos e funcionais das comunidades microbianas da cavidade bucal provém de estudos transversais que indicam potenciais associações. Apesar de todos os avanços científicos, a identificação de biomarcadores microbiológicos e funcionais ainda é um grande desafio, principalmente pela grande variabilidade interindividual na composição do microbioma. Nesse sentido, estudos longitudinais de longa duração e com grande número de participantes são necessários para a identificação de causalidade e de assinaturas microbianas válidas e em tempo real.

CONSIDERAÇÕES FINAIS

A cavidade bucal é um ambiente com marcante heterogeneidade espacial. Essa característica possibilita a coexistência de microrganismos que apresentam diferentes exigências nutricionais e ambientais, e isso contribui para o estabelecimento de comunidades microbianas altamente diversificadas. Essa colonização, entretanto, depende da capacidade dos microrganismos em aderir às superfícies disponíveis, evitando ser removidos pela ação do fluxo salivar e de outras forças mecânicas que atuam nesse ambiente. Como relatado neste capítulo, a composição do microbioma da cavidade bucal é relativamente estável ao longo do tempo e o microbioma coexiste harmonicamente com o hospedeiro em uma condição compatível com a saúde. Essa microbiota desempenha importantes papéis na cavidade bucal, trazendo benefícios ao seu hospedeiro. Sob determinadas condições, o equilíbrio entre os membros das comunidades microbianas e entre a comunidade microbiana e o hospedeiro (homeostasia microbiana) é rompido, resultando no desenvolvimento de doenças na cavidade bucal (**Capítulos 8, 9, 10, 11, 12** e **15**). Muitos estudos sugerem que existe uma associação entre cavidade bucal e doenças em outros locais do corpo (**Capítulo 16**). Esses capítulos abordarão os fatores relacionados ao desenvolvimento de doenças específicas e à participação da microbiota bucal em cada um deles.

RESUMO

A cavidade bucal é um ambiente complexo formado por diversos hábitats caracterizados como tecidos moles descamáveis (gengiva, língua, bochecha, assoalho da boca e palatos duro e mole) e por tecidos duros não descamáveis (dentes, materiais restauradores, próteses, implantes e aparelhos ortodônticos). Esses tecidos são constantemente banhados pela saliva e pelo fluido crevicular gengival. Esses diversos hábitats são colonizados por uma grande diversidade de microrganismos, como bactérias, fungos, arqueias, protozoários e vírus, que, em conjunto, formam o microbioma da cavidade bucal.

O parto é um importante momento de transmissão microbiana e de aquisição de microbiota pelo bebê, e o tipo de parto (vaginal ou cesariano) é determinante do tipo de microbiota a qual o bebê estará inicialmente exposto. No momento do nascimento, somente superfícies mucosas estão disponíveis para colonização na cavidade bucal do bebê, como mucosa jugal, língua, lábios, rebordo alveolar e palatos duro e mole. Os primeiros microrganismos capazes de colonizar esses sítios são denominados microrganismos/colonizadores pioneiros. A microbiota bucal da criança é alterada com o tempo e na dependência de fatores externos. Após o nascimento, a cavidade bucal do bebê torna-se exposta ao ambiente, o que permite acesso a uma maior diversidade de microrganismos pela dieta. Além disso, transmissão vertical (entre mãe/cuidadores e bebê) e horizontal (entre bebês, entre crianças e demais familiares que habitam o mesmo local) de microrganismos também contribuem para o estabelecimento da microbiota da cavidade bucal das crianças.

Os microrganismos devem se adaptar a diferentes forças seletivas presentes na cavidade bucal, que incluem fatores tanto físicos quanto microbianos e do hospedeiro para terem condições de efetivamente colonizar os diferentes hábitats ali presentes. Uma expressiva heterogeneidade espacial modula o crescimento e desenvolvimento da comunidade microbiana da cavidade bucal, assim como sua composição, estrutura e função, de forma que a microbiota de cada sítio é específica. Na medida em que as comunidades microbianas vão se desenvolvendo, dá-se início ao processo de sucessão microbiana que promove um aumento na diversidade e na complexidade das comunidades microbianas. Os dentes fornecem novos sítios para colonização microbiana e, por isso, a erupção dentária é um dos fatores que mais contribuem para o aumento na diversidade de microrganismos da cavidade bucal. Em contrapartida, a perda dos elementos dentários e a instalação de próteses na cavidade bucal também atuam promovendo/modificando a composição do microbioma. É importante destacar que a modificação microbiológica ocorre até que um equilíbrio dinâmico entre hospedeiro, microbiota e as condições ambientais seja atingido, o que resulta em uma comunidade clímax que está em perfeita harmonia com o hospedeiro em uma condição compatível com a saúde bucal. A ruptura desse equilíbrio (processo denominado disbiose) predispõe a cavidade bucal ao desenvolvimento de doenças.

QUESTÕES

1. Assinale a sentença incorreta:
   a) Microbioma pode ser definido como o conjunto formado por todos os genomas microbianos presentes em determinado hábitat.
   b) Holobionte é o nome dado às entidades independentes formadas pelo hospedeiro e sua microbiota (ou microbioma).
   c) O processo de coevolução e de coadaptação tem resultado em adaptações mútuas e integração funcional criando uma condição de codependência entre hospedeiro e sua microbiota.
   d) Hologenoma é o nome dado ao conjunto total dos genomas presente no holobionte (representado pelo genoma do hospedeiro e de sua microbiota).

2. Qual das sentenças abaixo não é considerada um benefício decorrente do convívio harmônico entre hospedeiro e sua microbiota residente?
   a) Maturação do sistema imunológico do hospedeiro.
   b) Controle de armazenamento de gordura.
   c) Diferenciação e maturação das membranas mucosas do hospedeiro.
   d) Crescimento de microrganismos exógenos e potencialmente patogênicos.

3. Qual das características abaixo não é atribuída à cavidade bucal?
   a) Presença de diferentes hábitats (superfícies descamáveis e não descamáveis).
   b) A cavidade bucal é um sistema fechado de colonização.
   c) A colonização da cavidade bucal é sítio-específica.
   d) Forças seletivas atuam constantemente na cavidade bucal.
   e) Apresenta elevada heterogeneidade espacial.

4. Assinale a alternativa incorreta:
   a) *Streptococcus* ssp. (em especial *S. mitis, S. oralis* e *S. salivarius*), *Lactobacillus* spp., *Haemophilus* spp. e *Neisseria* spp. estão dentre os colonizadores pioneiros da cavidade bucal.
   b) O momento do nascimento e os meses subsequentes da vida do bebê apresentam-se como os primeiros eventos promotores de modificações ecológicas na cavidade bucal.
   c) O estabelecimento da microbiota da cavidade bucal (até os dois anos de idade) ocorre como resultado da aquisição de microrganismos a partir de diferentes fontes, como o microbioma dos pais/cuidadores (do trato vaginal da mãe e da pele/cavidade bucal), do leite materno e microrganismos provenientes da alimentação, assim como microrganismos horizontalmente transmitidos ao bebê.
   d) Na medida em que as comunidades microbianas vão se desenvolvendo na cavidade bucal, dá-se início ao processo de sucessão microbiana e de redução na diversidade e complexidade das comunidades microbianas.
   e) A modificação microbiológica na cavidade bucal ocorre até que um equilíbrio dinâmico entre hospedeiro, microbiota e as condições ambientais seja atingido, o que resulta em uma comunidade clímax.

Gabarito: 1b, 2d, 3b, 4d

REFERÊNCIAS

1. Bianconi E, Piovesan A, Facchin F, Beraudi A, Casadei R, Frabetti F, et al. An estimation of the number of cells in the human body. Ann Hum Biol. 2013 Nov-Dec;40(6):463-71. doi: 10.3109/03014460.2013.807878. Epub 2013 Jul 5. Erratum in: Ann Hum Biol. 2013 Nov-Dec;40(6):471.
2. Sender R, Fuchs S, Milo R. Are we really vastly outnumbered? Revisiting the ratio of bacterial to host cells in humans. Cell. 2016 Jan 28;164(3):337-40. doi: 10.1016/j.cell.2016.01.013. PMID: 26824647.
3. Dethlefsen L, McFall-Ngai M, Relman DA. An ecological and evolutionary perspective on human-microbe mutualism and disease. Nature. 2007 Oct 18;449(7164):811-8. doi: 10.1038/nature06245. PMID: 17943117.
4. Gillings MR, Paulsen IT, Tetu SG. Ecology and evolution of the human microbiota: fire, farming and antibiotics. Genes (Basel). 2015 Sep 8;6(3):841-57. doi: 10.3390/genes6030841. PMID: 26371047; PMCID: PMC4584332.
5. Bordenstein SR, Theis KR. Host biology in light of the microbiome: ten principles of holobionts and hologenomes. PLoS Biol. 2015 Aug 18;13(8):e1002226. doi: 10.1371/journal.pbio.1002226. PMID: 26284777; PMCID: PMC4540581.
6. Theis KR, Dheilly NM, Klassen JL, Brucker RM, Baines JF, Bosch TC, et al. Getting the hologenome concept right: an eco-evolutionary framework for hosts and their microbiomes. mSystems. 2016 Mar 29;1(2):e00028-16. doi: 10.1128/mSystems.00028-16. PMID: 27822520; PMCID: PMC5069740. http://creativecommons.org/licenses/by/4.0/
7. Rosenberg E, Zilber-Rosenberg I. The hologenome concept of evolution: medical implications. Rambam Maimonides Med J. 2019 Jan 28;10(1):e0005. doi: 10.5041/RMMJ.10359. PMID: 30720424; PMCID: PMC6363370.

8. Rosenberg E, Zilber-Rosenberg I. The hologenome concept of evolution after 10 years. Microbiome. 2018 Apr 25;6(1):78. doi: 10.1186/s40168-018-0457-9. PMID: 29695294; PMCID: PMC5922317.
9. Human Microbiome Project Consortium. Structure, function and diversity of the healthy human microbiome. Nature. 2012 Jun 13;486(7402):207-14. doi: 10.1038/nature11234. PMID: 22699609; PMCID: PMC3564958.
10. Leewenhoeck A. 1684. An Abstract of a Letter from Mr. Anthony Leewenhoeck at Delft, dated Sep. 17. 1683, containing some microscopical observations, about animals in the scurf of the teeth, the substance call'd worms in the nose, the cuticula consisting of scales. Philos Trans R Soc Lond. 14, 568-74.
11. Wade WG. The oral microbiome in health and disease. Pharmacol Res. 2013 Mar;69(1):137-43. doi: 10.1016/j.phrs.2012.11.006. Epub 2012 Nov 28. PMID: 23201354.
12. Kilian M. The oral microbiome – friend or foe? Eur J Oral Sci. 2018 Oct;126 Suppl 1:5-12. doi: 10.1111/eos.12527. PMID: 30178561.
13. Kilian M, Chapple IL, Hannig M, Marsh PD, Meuric V, Pedersen AM, et al. The oral microbiome - an update for oral healthcare professionals. Br Dent J. 2016 Nov 18;221(10):657-66. doi: 10.1038/sj.bdj.2016.865. PMID: 27857087.
14. Marsh PD, Percival RS. The oral microflora – friend or foe? Can we decide? Int Dent J. 2006 Aug;56(4 Suppl 1):233-9. doi: 10.1111/j.1875-595x.2006.tb00107.x. PMID: 16972398. http://creativecommons.org/licenses/by/4.0/
15. Gao L, Xu T, Huang G, Jiang S, Gu Y, Chen F. Oral microbiomes: more and more importance in oral cavity and whole body. Protein Cell. 2018 May;9(5):488-500. doi: 10.1007/s13238-018-0548-1. Epub 2018 May 7. PMID: 29736705; PMCID: PMC5960472.
16. Franzosa EA, Huang K, Meadow JF, Gevers D, Lemon KP, Bohannan BJ, Huttenhower C. Identifying personal microbiomes using metagenomic codes. Proc Natl Acad Sci U S A. 2015 Jun 2;112(22):E2930-8. doi: 10.1073/pnas.1423854112. Epub 2015 May 11. PMID: 25964341; PMCID: PMC4460507.
17. Faith JJ, Guruge JL, Charbonneau M, Subramanian S, Seedorf H, Goodman AL, et al. The long-term stability of the human gut microbiota. Science. 2013 Jul 5;341(6141):1237439. doi: 10.1126/science.1237439. PMID: 23828941; PMCID: PMC3791589.
18. D'Angiolella G, Tozzo P, Gino S, Caenazzo L. Trick or treating in forensics – the challenge of the saliva microbiome: a narrative review. Microorganisms. 2020 Sep 29;8(10):1501. doi: 10.3390/microorganisms8101501. PMID: 33003446; PMCID: PMC7599466.
19. García MG, Pérez-Cárceles MD, Osuna E, Legaz I. Impact of the human microbiome in forensic sciences: a systematic review. Appl Environ Microbiol. 2020 Oct 28;86(22):e01451-20. doi: 10.1128/AEM.01451-20. PMID: 32887714; PMCID: PMC7642070.
20. Dewhirst FE, Chen T, Izard J, Paster BJ, Tanner AC, Yu WH, et al. The human oral microbiome. J Bacteriol. 2010 Oct;192(19):5002-17. doi: 10.1128/JB.00542-10. Epub 2010 Jul 23. PMID: 20656903; PMCID: PMC2944498. http://creativecommons.org/licenses/by/4.0/
21. Griffen AL, Beall CJ, Campbell JH, Firestone ND, Kumar PS, Yang ZK, et al. Distinct and complex bacterial profiles in human periodontitis and health revealed by 16S pyrosequencing. ISME J. 2012 Jun;6(6):1176-85. doi: 10.1038/ismej.2011.191. Epub 2011 Dec 15. PMID: 22170420; PMCID: PMC3358035.
22. Mark Welch JL, Ramírez-Puebla ST, Borisy GG. Oral microbiome geography: micron-scale habitat and niche. Cell Host Microbe. 2020 Aug 12;28(2):160-8. doi: 10.1016/j.chom.2020.07.009. PMID: 32791109; PMCID: PMC7604680.
23. Berne C, Ducret A, Hardy GG, Brun YV. Adhesins involved in attachment to abiotic surfaces by Gram-negative bacteria. Microbiol Spectr. 2015 Aug;3(4):10.1128/microbiolspec.MB-0018-2015. doi: 10.1128/microbiolspec.MB-0018-2015. PMID: 26350310; PMCID: PMC4566860.
24. Enersen M, Nakano K, Amano A. Porphyromonas gingivalis fimbriae. J Oral Microbiol. 2013 May 6;5. doi: 10.3402/jom.v5i0.20265. PMID: 23667717; PMCID: PMC3647041.
25. Jenkinson HF, Lamont RJ. Oral microbial ecology. In: Lamont RJ, Hajishengallis GN, Koo H, Jenkinson HF. Oral microbiology and immunology. 3. ed. Washington: ASM; 2019.
26. Wilbert SA, Mark Welch JL, Borisy GG. Spatial ecology of the human tongue dorsum microbiome. Cell Rep. 2020 Mar 24;30(12):4003-15.e3. doi: 10.1016/j.celrep.2020.02.097. PMID: 32209464; PMCID: PMC7179516.
27. Aas JA, Paster BJ, Stokes LN, Olsen I, Dewhirst FE. Defining the normal bacterial flora of the oral cavity. J Clin Microbiol. 2005 Nov;43(11):5721-32. doi: 10.1128/JCM.43.11.5721-5732.2005. PMID: 16272510; PMCID: PMC1287824.
28. Mark Welch JL, Dewhirst FE, Borisy GG. Biogeography of the oral microbiome: the site-specialist hypothesis. Annu Rev Microbiol. 2019 Sep 8;73:335-58. doi: 10.1146/annurev-micro-090817-062503. Epub 2019 Jun 10. PMID: 31180804; PMCID: PMC7153577.
29. Gomar-Vercher S, Simón-Soro A, Montiel-Company JM, Almerich-Silla JM, Mira A. Stimulated and unstimulated saliva samples have significantly different bacterial profiles. PLoS One. 2018 Jun 1;13(6):e0198021. doi: 10.1371/journal.pone.0198021. PMID: 29856779; PMCID: PMC5983451. http://creativecommons.org/licenses/by/4.0/
30. Arweiler NB, Netuschil L. The oral microbiota. Adv Exp Med Biol. 2016;902:45-60. doi: 10.1007/978-3-319-31248-4_4. PMID: 27161350.
31. Marsh PD, Lewis MAO, Rogers H, Williams DW, Wilson M (eds.). Distribuição, desenvolvimento e benefícios da microbiota bucal. In: Marsh & Martin Microbiologia oral. Rio de Janeiro: Elsevier, 2018.
32. Simón-Soro A, Tomás I, Cabrera-Rubio R, Catalan MD, Nyvad B, Mira A. Microbial geography of the oral cavity. J Dent Res. 2013 Jul;92(7):616-21. doi: 10.1177/0022034513488119. Epub 2013 May 14. PMID: 23674263.
33. Keijser BJ, Zaura E, Huse SM, van der Vossen JM, Schuren FH, Montijn RC, ten Cate JM, Crielaard W. Pyrosequencing analysis of the oral microflora of healthy adults. J Dent Res. 2008 Nov;87(11):1016-20. doi: 10.1177/154405910808701104. PMID: 18946007.
34. Chen L, Qin B, Du M, Zhong H, Xu Q, Li Y, Zhang P, Fan M. Extensive description and comparison of human supra-gingival microbiome in root caries and health. PLoS One. 2015 Feb 6;10(2):e0117064. doi: 10.1371/journal.pone.0117064. PMID: 25658087; PMCID: PMC4319720.
35. Shi W, Tian J, Xu H, Zhou Q, Qin M. Distinctions and associations between the microbiota of saliva and supragingival plaque of permanent and deciduous teeth. PLoS One. 2018 Jul 6;13(7):e0200337. doi: 10.1371/journal.pone.0200337. PMID: 29979786; PMCID: PMC6034885.
36. Marsh PD, Lewis MAO, Rogers H, Williams DW, Wilson M (eds.). Biofilme dental. In: Microbiologia Oral. Grupo Gen, Guanabara Koogan, 6ª edição. 2019b. Capítulo 5.
37. Marsh PD, Lewis MAO, Rogers H, Williams DW, Wilson M. Doenças mediadas pelo biofilme: cárie dentária e doenças periodontais. In: Marsh & Martin Microbiologia oral. Rio de Janeiro: Elsevier, 2018.
38. Simón-Soro A, Mira A. Solving the etiology of dental caries. Trends Microbiol. 2015 Feb;23(2):76-82. doi: 10.1016/j.tim.2014.10.010. Epub 2014 Nov 27. PMID: 25435135.
39. Marsh PD, Do T, Beighton D, Devine DA. Influence of saliva on the oral microbiota. Periodontol 2000. 2016 Feb;70(1):80-92. doi: 10.1111/prd.12098. PMID: 26662484.
40. Bik EM, Long CD, Armitage GC, Loomer P, Emerson J, Mongodin EF, et al. Bacterial diversity in the oral cavity of 10 healthy individuals. ISME J. 2010 Aug;4(8):962-74. doi: 10.1038/ismej.2010.30. Epub 2010 Mar 25. PMID: 20336157; PMCID: PMC2941673.
41. Escapa IF, Chen T, Huang Y, Gajare P, Dewhirst FE, Lemon KP. New insights into human nostril microbiome from the expanded Human Oral Microbiome Database (eHOMD): a resource for the microbiome of the human aerodigestive tract. mSystems. 2018

Dec 4;3(6):e00187-18. doi: 10.1128/mSystems.00187-18. PMID: 30534599; PMCID: PMC6280432.

42. Zhou Y, Gao H, Mihindukulasuriya KA, La Rosa PS, Wylie KM, Vishnivetskaya T, et al. Biogeography of the ecosystems of the healthy human body. Genome Biol. 2013 Jan 14;14(1):R1. doi: 10.1186/gb-2013-14-1-r1. PMID: 23316946; PMCID: PMC4054670.
43. David LA, Materna AC, Friedman J, Campos-Baptista MI, Blackburn MC, Perrotta A, et al. Host lifestyle affects human microbiota on daily timescales. Genome Biol. 2014;15(7):R89. doi: 10.1186/gb-2014-15-7-r89. Erratum in: Genome Biol. 2016;17(1):117. PMID: 25146375; PMCID: PMC4405912.
44. Ghannoum MA, Jurevic RJ, Mukherjee PK, Cui F, Sikaroodi M, Naqvi A, Gillevet PM. Characterization of the oral fungal microbiome (mycobiome) in healthy individuals. PLoS Pathog. 2010 Jan 8;6(1):e1000713. doi: 10.1371/journal.ppat.1000713. PMID: 20072605; PMCID: PMC2795202.
45. Krom BP, Kidwai S, Ten Cate JM. Candida and other fungal species: forgotten players of healthy oral microbiota. J Dent Res. 2014 May;93(5):445-51. doi: 10.1177/0022034514521814. Epub 2014 Jan 31. PMID: 24487378.
46. Lepp PW, Brinig MM, Ouverney CC, Palm K, Armitage GC, Relman DA. Methanogenic Archaea and human periodontal disease. Proc Natl Acad Sci U S A. 2004 Apr 20;101(16):6176-81. doi: 10.1073/pnas.0308766101. Epub 2004 Apr 5. PMID: 15067114; PMCID: PMC395942.
47. Dridi B, Raoult D, Drancourt M. Archaea as emerging organisms in complex human microbiomes. Anaerobe. 2011 Apr;17(2):56-63. doi: 10.1016/j.anaerobe.2011.03.001. Epub 2011 Mar 21. PMID: 21420503.
48. Nguyen-Hieu T, Khelaifia S, Aboudharam G, Drancourt M. Methanogenic archaea in subgingival sites: a review. APMIS. 2013 Jun;121(6):467-77. doi: 10.1111/apm.12015. Epub 2012 Oct 19. PMID: 23078250.
49. Radaic A, Kapila YL. The oralome and its dysbiosis: new insights into oral microbiome-host interactions. Comput Struct Biotechnol J. 2021 Feb 27;19:1335-1360. doi: 10.1016/j.csbj.2021.02.010. PMID: 33777334; PMCID: PMC7960681.
50. Pride DT, Salzman J, Haynes M, Rohwer F, Davis-Long C, White RA 3rd, et al. Evidence of a robust resident bacteriophage population revealed through analysis of the human salivary virome. ISME J. 2012 May;6(5):915-26. doi: 10.1038/ismej.2011.169. Epub 2011 Dec 8. PMID: 22158393; PMCID: PMC3329113.
51. Dominguez-Bello MG, Costello EK, Contreras M, Magris M, Hidalgo G, Fierer N, Knight R. Delivery mode shapes the acquisition and structure of the initial microbiota across multiple body habitats in newborns. Proc Natl Acad Sci U S A. 2010 Jun 29;107(26):11971-5. doi: 10.1073/pnas.1002601107. Epub 2010 Jun 21. PMID: 20566857; PMCID: PMC2900693.
52. Penders J, Thijs C, Vink C, Stelma FF, Snijders B, Kummeling I, van den Brandt PA, Stobberingh EE. Factors influencing the composition of the intestinal microbiota in early infancy. Pediatrics. 2006 Aug;118(2):511-21. doi: 10.1542/peds.2005-2824. PMID: 16882802.
53. Azevedo MJ, Pereira ML, Araujo R, Ramalho C, Zaura E, Sampaio-Maia B. Influence of delivery and feeding mode in oral fungi colonization - a systematic review. Microb Cell. 2020 Jan 7;7(2):36-45. doi: 10.15698/mic2020.02.706. PMID: 32025512; PMCID: PMC6993125.
54. Ward TL, Dominguez-Bello MG, Heisel T, Al-Ghalith G, Knights D, Gale CA. Development of the human mycobiome over the first month of life and across body sites. mSystems. 2018 Mar 6;3(3):e00140-17. doi: 10.1128/mSystems.00140-17. PMID: 29546248; PMCID: PMC5840654.
55. Lif Holgerson P, Harnevik L, Hernell O, Tanner AC, Johansson I. Mode of birth delivery affects oral microbiota in infants. J Dent Res. 2011 Oct;90(10):1183-8. doi: 10.1177/0022034511418973. Epub 2011 Aug 9. PMID: 21828355; PMCID: PMC3173012.
56. Boix-Amorós A, Collado MC, Mira A. Relationship between milk microbiota, bacterial load, macronutrients, and human cells during lactation. Front Microbiol. 2016 Apr 20;7:492. doi: 10.3389/fmicb.2016.00492. PMID: 27148183; PMCID: PMC4837678.
57. Fernández L, Langa S, Martín V, Maldonado A, Jiménez E, Martín R, Rodríguez JM. The human milk microbiota: origin and potential roles in health and disease. Pharmacol Res. 2013 Mar;69(1):1-10. doi: 10.1016/j.phrs.2012.09.001. Epub 2012 Sep 10. PMID: 22974824.
58. Jost T, Lacroix C, Braegger CP, Rochat F, Chassard C. Vertical mother-neonate transfer of maternal gut bacteria via breastfeeding. Environ Microbiol. 2014 Sep;16(9):2891-904. doi: 10.1111/1462-2920.12238. Epub 2013 Sep 3. PMID: 24033881.
59. Boix-Amorós A, Puente-Sánchez F, du Toit E, Linderborg KM, Zhang Y, Yang B, et al. Mycobiome profiles in breast milk from healthy women depend on mode of delivery, geographic location, and interaction with bacteria. Appl Environ Microbiol. 2019 Apr 18;85(9):e02994-18. doi: 10.1128/AEM.02994-18. PMID: 30824446; PMCID: PMC6495746.
60. Nuriel-Ohayon M, Neuman H, Koren O. Microbial changes during pregnancy, birth, and infancy. Front Microbiol. 2016 Jul 14;7:1031. doi: 10.3389/fmicb.2016.01031. PMID: 27471494; PMCID: PMC4943946. http://creativecommons.org/licenses/by/4.0/
61. Tamburini S, Shen N, Wu HC, Clemente JC. The microbiome in early life: implications for health outcomes. Nat Med. 2016 Jul 7;22(7):713-22. doi: 10.1038/nm.4142. PMID: 27387886.
62. Togo A, Dufour JC, Lagier JC, Dubourg G, Raoult D, Million M. Repertoire of human breast and milk microbiota: a systematic review. Future Microbiol. 2019 May;14:623-41. doi: 10.2217/fmb-2018-0317. Epub 2019 Apr 26. PMID: 31025880.
63. Avila WM, Pordeus IA, Paiva SM, Martins CC. Breast and bottle feeding as risk factors for dental caries: a systematic review and meta-analysis. PLoS One. 2015 Nov 18;10(11):e0142922. doi: 10.1371/journal.pone.0142922. PMID: 26579710; PMCID: PMC4651315.
64. Kuramitsu HK, He X, Lux R, Anderson MH, Shi W. Interspecies interactions within oral microbial communities. Microbiol Mol Biol Rev. 2007 Dec;71(4):653-70. doi: 10.1128/MMBR.00024-07. PMID: 18063722; PMCID: PMC2168648.
65. Wright CJ, Burns LH, Jack AA, Back CR, Dutton LC, Nobbs AH, et al. Microbial interactions in building of communities. Mol Oral Microbiol. 2013 Apr;28(2):83-101. doi: 10.1111/omi.12012. Epub 2012 Dec 17. PMID: 23253299; PMCID: PMC3600090.
66. Novak N, Haberstok J, Bieber T, Allam JP. The immune privilege of the oral mucosa. Trends Mol Med. 2008 May;14(5):191-8. doi: 10.1016/j.molmed.2008.03.001. Epub 2008 Apr 7. PMID: 18396104.
67. Cephas KD, Kim J, Mathai RA, Barry KA, Dowd SE, Meline BS, Swanson KS. Comparative analysis of salivary bacterial microbiome diversity in edentulous infants and their mothers or primary care givers using pyrosequencing. PLoS One. 2011;6(8):e23503. doi: 10.1371/journal.pone.0023503. Epub 2011 Aug 10. PMID: 21853142; PMCID: PMC3154475.
68. Dzidic M, Collado MC, Abrahamsson T, Artacho A, Stensson M, Jenmalm MC, Mira A. Oral microbiome development during childhood: an ecological succession influenced by postnatal factors and associated with tooth decay. ISME J. 2018 Sep;12(9):2292-306. doi: 10.1038/s41396-018-0204-z. Epub 2018 Jun 13. PMID: 29899505; PMCID: PMC6092374.
69. Kahharova D, Brandt BW, Buijs MJ, Peters M, Jackson R, Eckert G, et al. Maturation of the oral microbiome in caries-free toddlers: a longitudinal study. J Dent Res. 2020 Feb;99(2):159-67. doi: 10.1177/0022034519889015. Epub 2019 Nov 26. PMID: 31771395; PMCID: PMC6977153.
70. Nyvad B, Crielaard W, Mira A, Takahashi N, Beighton D. Dental caries from a molecular microbiological perspective. Caries Res. 2013;47(2):89-102. doi: 10.1159/000345367. Epub 2012 Nov 30. PMID: 23207320.

CAPÍTULO 3

Saliva e suas interações com o microbioma da cavidade bucal

- Rodrigo Alex Arthur
- Lina Naomi Hashizume
- Sandra Liana Henz

✔ PONTOS IMPORTANTES

- A saliva é um fluido multifuncional. Além de atuar como fonte de nutrientes aos microrganismos da cavidade bucal e de apresentar fatores que contribuem para o reparo tecidual, a saliva contribui para a limpeza da cavidade bucal e formação de um filme condicionante proteico sobre as superfícies descamáveis e não descamáveis, desempenha funções de digestão, gustação, lubrificação e controle de pH além de apresentar função remineralizadora e atividade antimicrobiana. Essas funções são desempenhadas por diversos componentes salivares. A ação conjunta desses diferentes mecanismos, contribuem para manutenção da saúde bucal e para a colonização da cavidade bucal por uma microbiota compatível com saúde.
- Esse fluido é caracterizado por uma redundância de funções já que existem diferentes tipos de glicoproteínas na cavidade bucal que exercem uma mesma função.
- A ação conjunta desses diferentes mecanismos, contribuem para manutenção da saúde bucal e para a colonização da cavidade bucal por uma microbiota compatível com saúde.

INTRODUÇÃO

O termo "saliva" refere-se ao fluido misto (mucoseroso) que está em constante contato com as superfícies mucosas e dentárias, materiais restauradores e próteses presentes na cavidade bucal. Esse fluido é formado pela secreção das glândulas salivares maiores e menores, pelo exsudato do fluido crevicular gengival, por células epiteliais descamadas, por células do sistema imune e por microrganismos. Estima-se que cerca de 500 a 600 mL de saliva sejam produzidos por dia, principalmente pela atividade conjunta das glândulas salivares, havendo também uma pequena contribuição do exsudato do sulco gengival (fluido crevicular gengival). Neste capítulo, apresentaremos a anatomia das glândulas salivares e a fisiologia da secreção salivar, os fatores que afetam o fluxo e a composição salivar, as funções da saliva e as interações dos componentes salivares com o hospedeiro e com a microbiota da cavidade bucal. Por fim, falaremos sobre disfunções das glândulas salivares e sobre o uso da saliva como ferramenta auxiliar no diagnóstico e monitoramento de doenças. Esse conhecimento é fundamental para que o cirurgião-dentista compreenda o importante papel desempenhado por esse fluido na manutenção da saúde da cavidade bucal, e os possíveis problemas decorrentes da hipofunção salivar.

ANATOMIA DAS GLÂNDULAS SALIVARES

De acordo com o tamanho, as glândulas salivares são classificadas em glândulas salivares maiores ou menores. De forma geral, a estrutura anatômica dessas glândulas é bem semelhante: elas são compostas por uma unidade secretora, denominada ácino, e por um sistema de ductos por meio dos quais a saliva produzida pelos ácinos é modificada e secretada na cavidade bucal. A porção acinar é responsável por cerca de 80% da massa glandular. As células acinares e ductais são envolvidas por uma matriz extracelular, células mioepiteliais, miofibroblastos, células de defesa do sistema imune, células endoteliais e fibras nervosas (**Figura 1**). Veremos adiante neste capítulo que as glândulas salivares secretam diferentes tipos de saliva.[1-3]

Glândulas salivares maiores

A cavidade bucal apresenta três pares de glândulas salivares maiores (cada uma delas com distribuição bilateral), sendo elas: glândulas parótidas, submandibulares e sublinguais. Essas glândulas salivares maiores são responsáveis por cerca de 90% da saliva produzida diariamente (**Figura 2**).

Glândulas *parótidas*

São as maiores glândulas salivares presentes na cavidade bucal. Estão bilateralmente localizadas atrás do ramo da mandíbula. A porção acinar é composta por células serosas, o que permite que a saliva secretada pela parótida seja fina, rica em água, em amilase e em proteínas ricas em prolina (secreção aquosa/serosa).

O ducto das glândulas parótidas (denominado ducto de Stensen) é bem desenvolvido e composto por três segmentos contíguos: os ductos intercalados, estriado e excretor. O ducto de Stensen passa pelos músculos masseter e bucinador e desemboca na cavidade bucal na mucosa jugal próximo dos segundos molares superiores. Tanto a porção acinar quanto o ducto são vascularizados pela artéria transversa da face, um ramo da artéria temporal superficial (originada na artéria carótida externa). A inervação é fornecida pelo nervo auriculotemporal (uma ramificação do nervo facial), por fibras pós-ganglionares parassimpáticas (provenientes do gânglio ótico) e por fibras pós-ganglionares simpáticas (provenientes do gânglio cervical superior). Em condições de repouso (isto é, na ausência de qualquer estímulo ao fluxo salivar), essas glândulas são responsáveis por cerca de 25% da saliva total secretada (**Figura 2**).

Glândulas *submandibulares*

Essas glândulas têm um tamanho aproximado de cerca de metade do tamanho das parótidas. Estão bilateralmente localizadas próximo ao ângulo da mandíbula. A porção acinar é formada por células mistas do tipo serosas e mucosas, com predominância de células serosas (secreção aquosa/serosa). A saliva secretada por essa glândula é rica em mucinas, o que a torna mais viscosa quando comparada à saliva produzida pela glândula parótida.

O ducto das glândulas submandibulares (chamado de ducto de Wharton) também é bem desenvolvido e dividido em três segmentos contíguos correspondentes aos encontrados no ducto da glândula parótida. O ducto de Wharton desemboca no assoalho da boca, abaixo da língua juntamente com o frênulo lingual, formando estruturas denominadas carúnculas sublinguais. As glândulas submandibulares são vascularizadas pela artéria facial (um ramo da artéria carótida externa) e inervadas pelo nervo lingual, por fibras pós-ganglionares parassimpáticas (provenientes do glânglio submandibular) e por fibras pós-ganglionares simpáticas

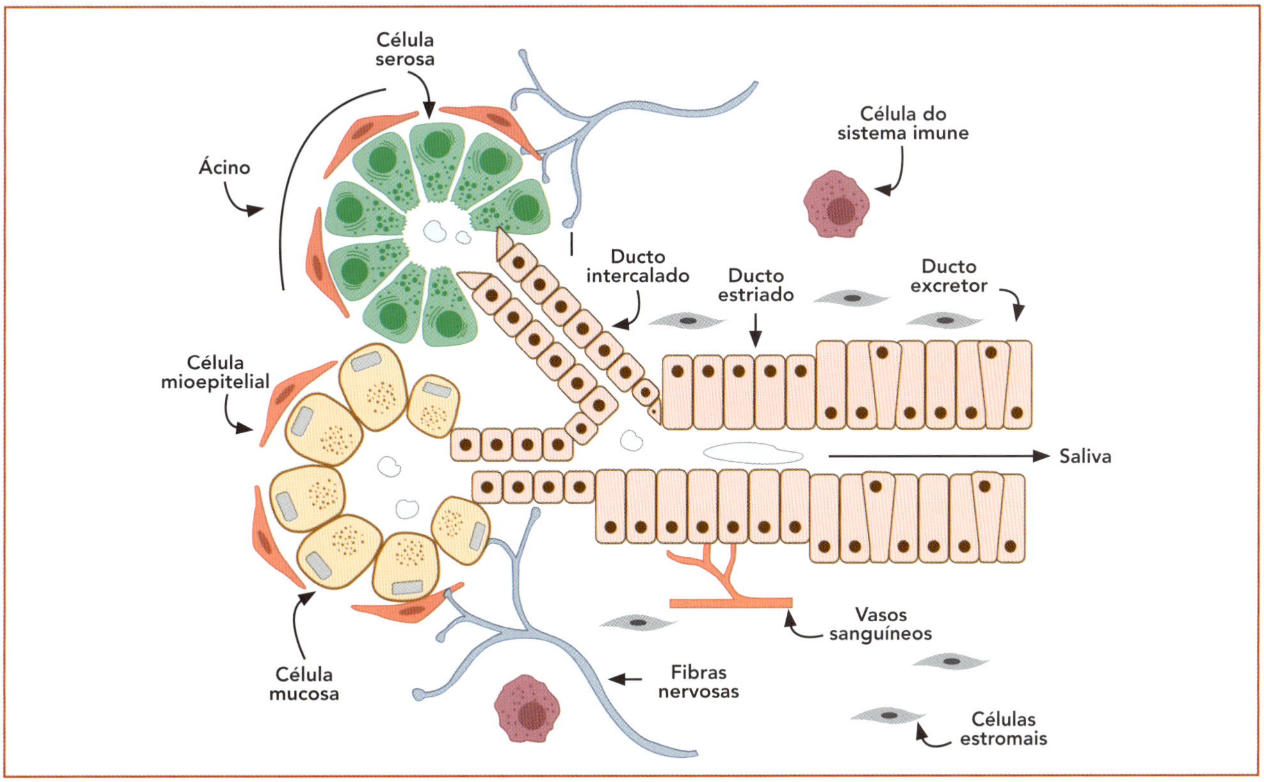

FIGURA 1 Esquema representativo do parênquima das glândulas salivares. O epitélio da glândula salivar é composto por células acinares serosas e mucosas conectadas por uma rede de células ductais e circundadas por células mioepiteliais, do estroma e do sistema imune. O epitélio da glândula é altamente inervado e vascularizado.

Fonte: extraída e traduzida de Rocchi e Emerson, 2020.[4]

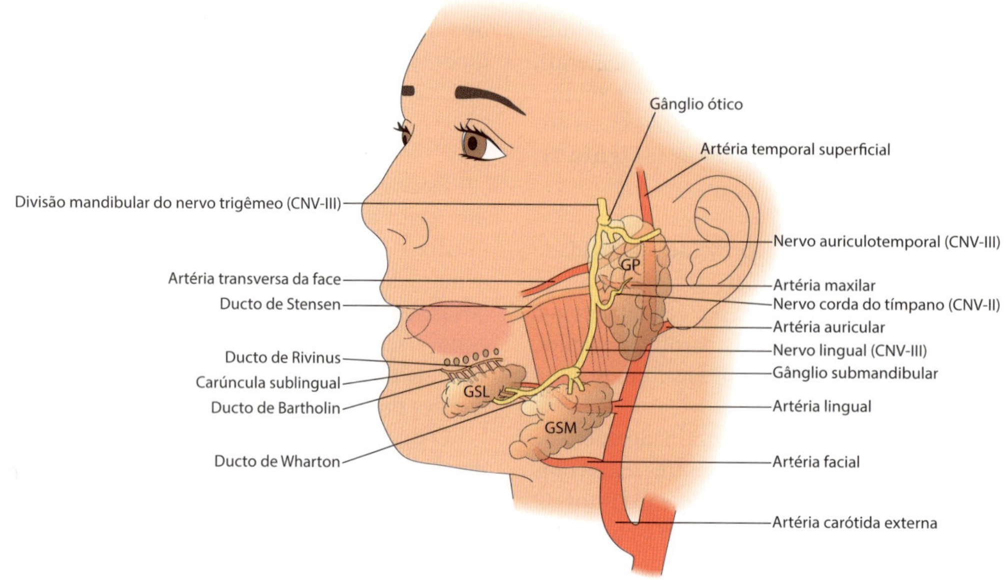

FIGURA 2 Visão geral da anatomia da glândula salivar. As três principais glândulas salivares são GP (glândula parótida), GSM (glândula submandibular) e GSL (glândula sublingual). Os ductos de Stensen e de Wharton são os principais ductos excretores das glândulas parótida e submandibular, respectivamente. O suprimento de sangue para a glândula parótida é fornecido principalmente pela artéria transversa da face e para a glândula submandibular o suprimento sanguíneo é fornecido pela artéria facial. A inervação parassimpática pós-ganglionar surge a partir dos nervos dos gânglios óticos e submandibulares. O gânglio ótico está intimamente associado à divisão mandibular do nervo trigêmeo (CNV-III), e o gânglio submandibular fica próximo ao nervo lingual. Nervos simpáticos pós-ganglionares (não mostrados) surgem a partir do gânglio cervical superior e inervam as glândulas.

Fonte: adaptada de Holmberg et al., 2014.[2]

(provenientes do gânglio cervical superior). Em condições de repouso, cerca de 60% da saliva total é secretada por essas glândulas (**Figura 2**).

Glândulas *sublinguais*

São as menores dentre os três pares de glândulas salivares maiores. Apresentam um tamanho cerca de cinco vezes menor que as glândulas submandibulares. Encontram-se no assoalho da cavidade bucal. A porção acinar é formada por células mistas do tipo serosas e mucosas, com predominância de células mucosas (secreção mucosa), fazendo com que a saliva secretada por essas glândulas seja altamente viscosa. Essas glândulas apresentam ductos menores nos quais os segmentos intercalado e estriado (presentes nas glândulas parótida e submandibular) estão ausentes. Alguns dos ductos (denominados ductos de Rivinus) desembocam por todo o assoalho da boca nas proximidades da base e da lateral da língua, enquanto um ducto principal (chamado de ducto de Bartholin) também desemboca no assoalho da boca junto ao frênulo lingual onde se conecta ao ducto de Wharton nas carúnculas sublinguais. As glândulas sublinguais são vascularizadas pela artéria lingual e inervadas pelo nervo lingual, por fibras pós-ganglionares parassimpáticas (provenientes do gânglio submandibular) e por fibras pós-ganglionares simpáticas (provenientes do gânglio cervical superior). A contribuição dessas glândulas para a secreção da saliva em condições de repouso não é superior a 8% da saliva total secretada (**Figura 2**).

Glândulas salivares menores

Existem centenas de glândulas salivares menores localizadas na submucosa (entre 600 e 1.000).[5] Dentre as representantes, temos as glândulas labiais, palatinas, da mucosa jugal, do palato mole e úvula, sublinguais e linguais. Com exceção das células acinares das glândulas palatinas (que são exclusivamente mucosas) e das glândulas linguais (que são exclusivamente serosas), todas as demais glândulas menores são mistas com secreção mucosa (rica em mucina), de forma que grande parte das proteínas presentes na saliva é fornecida pela secreção dessas glândulas salivares menores (o que confere a essas glândulas o importante papel de contribuir para a lubrificação da cavidade bucal). Os ductos são pequenos e predominantemente formados pelo segmento excretor (os segmentos intercalado e estriado são ausentes). Essas glândulas secretam uma quantidade muito pequena de saliva (menos de 1 uL de saliva por minuto por glândula) e, apesar de contribuírem com menos de 10% da produção de saliva, são fundamentais para a manutenção de uma camada rica em mucinas nas superfícies mucosas. Dentre as glândulas salivares menores destacam-se as glândulas linguais (também chamadas de glândulas de von Ebner), que se localizam na base das criptas que circundam as papilas foliadas e circunvaladas do dorso da língua.

A **Tabela 1** apresenta a constituição principal dos ácinos, tipo de secreção e contribuição das glândulas salivares para o volume total de saliva secretada.[5]

FISIOLOGIA DA SECREÇÃO SALIVAR

A secreção salivar é um processo contínuo e unidirecional. As células das glândulas salivares (acinares, mioepiteliais e ductais, incluindo os vasos sanguíneos) estão intimamente associadas ao sistema nervoso autônomo simpático e parassimpático. A percepção do sabor por receptores presentes nos botões gustativos das papilas fungiformes, circunvaladas e foliadas localizadas do dorso da língua (discutidas em maior detalhe mais adiante neste capítulo) e a ativação de mecanorreceptores (presentes no ligamento periodontal) durante a mastigação desencadeiam a produção de saliva nas glândulas salivares maiores por meio dos reflexos salivar-gustativo e salivar-mastigatório, respectivamente. O aroma (estímulo olfativo) dos alimentos também pode ativar a secreção salivar pelas glândulas submandibulares e sublinguais, porém parece que o efeito de estímulo da secreção da saliva desempenhado pelo aroma é menor quando comparado aos estímulos fornecidos pelo sabor ou pela mastigação. A secreção de saliva pelas glândulas salivares menores parece depender mais da movimentação mecânica de lábios e bochechas durante a mastigação (reflexo salivar-mastigatório) do que do estímulo gustatório. Esses diferentes estímulos desencadeiam impulsos aferentes (via fibras dos nervos facial, glossofaríngeo e trigêmeo) que atingem o núcleo salivar presente na medula do tronco encefálico. O núcleo salivar, por sua vez, transmite esses impulsos para a porção eferente do arco reflexo, que é formado por fibras simpáticas e parassimpáticas. As fibras eferentes parassimpáticas conduzem, então, os impulsos via nervo corda do tímpano ao gânglio submandibular, e então às glândulas submandibulares e sublinguais, enquanto as glândulas parótidas recebem impulsos eferentes a partir de fibras dos nervos glossofaríngeo e fibras pós-ganglionares do nervo auriculotemporal. Já as glândulas salivares menores recebem estímulo das fibras eferentes dos nervos mandibular, lingual e palatino. As fibras eferentes simpáticas conduzem impulsos às glândulas parótida e submandibulares via gânglio cervical superior (**Figura 3**).

É importante ressaltar que o núcleo salivar não recebe apenas os estímulos provenientes dos reflexos salivar-mastigatório e salivar-gustativo. Esse núcleo também recebe impulso de várias regiões cerebrais (centros cerebrais superiores do sistema nervoso central), o que permite modular o fluxo salivar em diferentes situações. Por exemplo, a interação entre regiões específicas do cérebro (responsáveis pela coordenação das funções em períodos de vigília) e o núcleo salivar contribui para a manutenção de um fluxo salivar basal (não estimulado) durante o dia e para a redução desse fluxo no período noturno. Além disso, em condições de medo ou de ansiedade, o fluxo salivar também diminui como resposta à interação entre núcleo salivar e demais regiões cerebrais.

A formação da saliva é um processo que ocorre em duas etapas: formação da saliva primária (no lúmen das células acinares) e modificação da saliva primária (nos ductos) com consequente secreção de saliva final. A estimulação de um lado da boca (decorrente dos reflexos salivar-gustativo e salivar-mastigatório) resulta em estímulo e secreção salivar das glândulas contralaterais.

A saliva primária é aquela produzida diretamente pelas células acinares. A acetilcolina liberada pelas fibras parassimpáticas ativa receptores muscarínicos presentes nas células acinares desencadeando uma série de reações mediadas por moléculas sinalizadoras intracelulares (como o inositol trifosfato) que se ligam aos endossomos do

Tabela 1 Constituição principal dos ácinos, tipo de secreção e contribuição das glândulas salivares para o volume total de saliva secretada

Glândula	Tipo de célula acinar	Principal tipo de secreção	Contribuição para o volume total de saliva (%)	
			Repouso*	Estimulado
Glândulas salivares maiores				
Parótidas	Serosa	Aquosa/rica em amilase e em PRP	25%	50%
Submandibulares	Mista (principalmente serosa)	Viscosa/rica em mucina	60%	35%
Sublinguais	Mista (principalmente mucosa)	Viscosa/rica em mucina	7-8%	7-8%
Glândulas salivares menores				
Bucais	Mista (principalmente mucosa)	Viscosa/rica em mucina	8%	8%
Labiais	Mista (principalmente mucosa)	Viscosa/rica em mucina		
Linguais	Serosa	Aquosa/rica em lipase		
Palatinas	Mucosa	Viscosa/rica em mucina		

*Saliva não estimulada.
PRP: proteínas ricas em prolina.

retículo endoplasmático culminando com a liberação do cálcio ali armazenado. Isso desencadeia, por sua vez, a ativação de canais iônicos de potássio (K^+) e de cloro (Cl^-), respectivamente presentes na porção basolateral (voltada ao fluido extracelular) e na porção apical (voltada ao lúmen) da membrana plasmática, levando a um fluxo de cloro do meio intracelular para o lúmen e um fluxo de potássio do meio intracelular do ácino para o interstício celular. O potencial negativo criado pelo acúmulo de cloro no lúmen desloca o sódio (Na^+) intesticial para o lúmen (o que é denominado de via paracelular), a fim de restabelecer a eletroneutralidade. Isso implica que a saliva primária recém-secretada no lúmen dos ácinos apresenta sódio e cloro em concentrações aproximadas de 145 mM e 100 mM, respectivamente, enquanto a concentração de potássio é bem baixa (4 mM). Esse acúmulo de cloro e sódio no lúmen acinar cria um gradiente osmótico que favorece a difusão de água das células acinares para o lúmen via canais do tipo aquaporina (proteínas transmembrana relacionadas ao transporte transcelular de água) e também via interstício (rota paracelular). Consequentemente, a saliva ali presente (denominada saliva primária) torna-se isotônica (apresentando concentrações de sódio e cloro semelhantes ao plasma)[6] (**Figura 4**).

Essa saliva primária, então, será modificada na medida em que é transportada pelo ducto das glândulas. Em resposta à ligação de neurotransmissores aos receptores presentes nas células ductais, haverá reabsorção de sódio e de cloro no ducto estriado, com influxo de bicarbonato (originado pela reação entre H_2O e CO_2 catalisada pela enzima anidrase carbônica) e de potássio para o lúmen dos ductos. Como as células do ducto possuem uma baixa permeabilidade à água, não há reabsorção de água, de forma que o conteúdo de água permanece semelhante ao da saliva primária recém-produzida pelos ácinos. Ao final desse processo, e ao ser secretada na cavidade bucal, a saliva apresenta menores concentrações de sódio e de cloro, porém apresenta maiores concentrações de potássio e de bicarbonato em comparação à saliva primária. Além disso, em relação ao plasma sanguíneo, a saliva final secretada na cavidade bucal é hipotônica por apresentar concentrações de sódio e cloro inferiores às concentrações do plasma. A extensão da reabsorção de sódio e de cloro e da secreção de bicarbonato nos ductos depende diretamente da velocidade do fluxo salivar. Quanto maior for a velocidade do fluxo (o que ocorre diante de um estímulo que induz um maior fluxo salivar), menor será o tempo de contato da saliva com o ducto estriado e, consequentemente, menor será a reabsorção de sódio e cloro. Com isso, a saliva torna-se menos hipotônica quando comparada à saliva secretada em repouso (sem estímulo). Enquanto a secreção de potássio parece não ser afetada pela velocidade de fluxo salivar, quanto maior o fluxo, maior será a secreção de bicarbonato, de forma que a

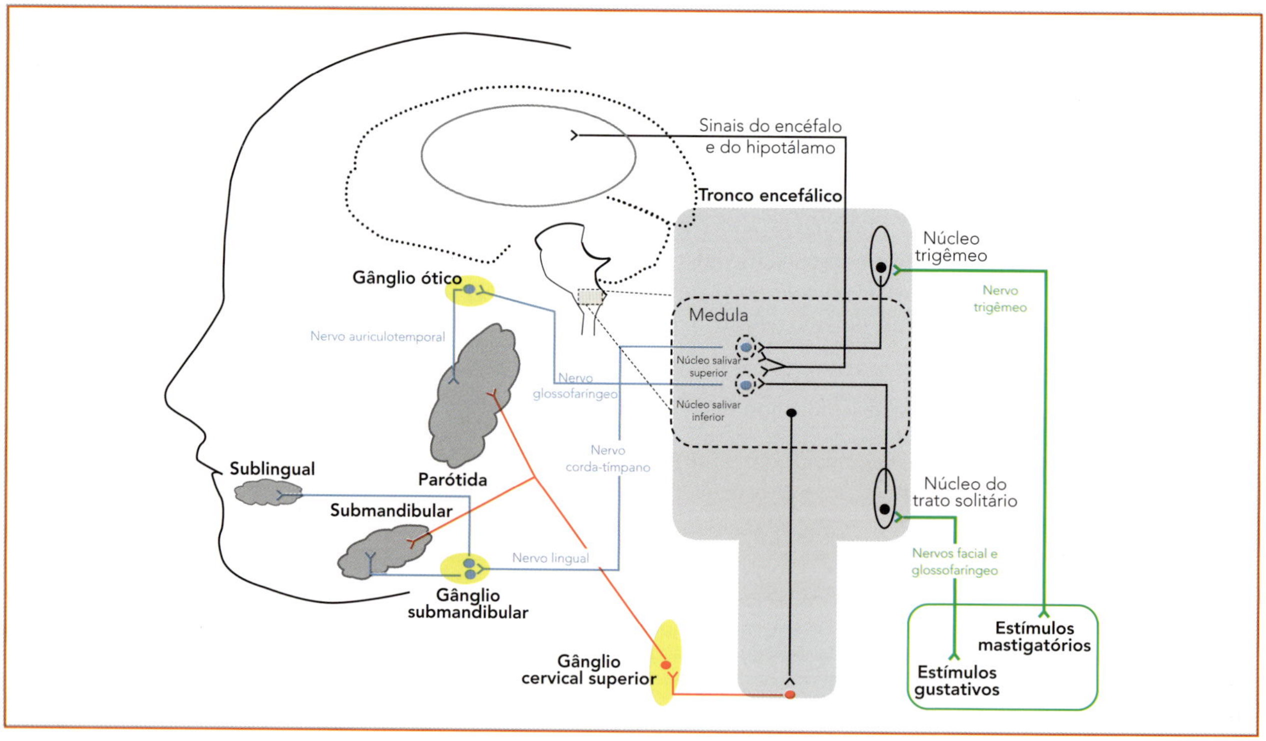

FIGURA 3 Controle da secreção salivar. O reflexo salivar começa com a detecção de alimentos e saborizantes, como ácido e sal, pelas papilas gustativas; além disso, a mastigação de alimentos é detectada por mecanorreceptores do ligamento periodontal. Os sinais dos nervos sensoriais aferentes (verde) são retransmitidos para os centros salivares de onde nervos parassimpáticos eferentes (em azul) conduzem sinais às glândulas salivares. Nervos eferentes simpáticos (vermelho) surgem da região torácica (medula espinhal). Nervos dentro do sistema nervoso central (preto) inervam os centros salivares e influenciam os nervos que enviam sinais para as glândulas salivares.

Fonte: adaptada de Proctor, 2016[3] e elaborada pelo Prof. Dr. Rodrigo Alex Arthur.

saliva estimulada possui uma concentração de bicarbonato cerca de 10 a 12 vezes maior que a concentração de bicarbonato na saliva em repouso (**Tabela 2** e **Figura 4**).

As células acinares apresentam também proteínas denominadas sialinas localizadas na porção basocelular da membrana celular. Essas proteínas são responsáveis pelo transporte do nitrato (NO_3^-) presente no plasma sanguíneo para a saliva secretada pelas células acinares (principalmente pelas glândulas parótidas), em um processo denominado **circulação enterossalivar do nitrato**, o que é considerado um importante mecanismo regulatório do balanço entre nitrato, nitrito (NO_2^-) e óxido nítrico (NO) no nosso organismo. Nesse processo, cerca de 25% do nitrato disponível no plasma é captado e secretado na saliva.[7]

Tabela 2 Concentração (em milimolar, mM) de sódio, cloro, potássio e bicarbonato na saliva primária e na saliva final em função da velocidade do fluxo salivar (não estimulado x estimulado)

Elementos	Saliva primária	Saliva final	
		Fluxo não estimulado	Fluxo estimulado
Sódio (Na^+)	145	2	47
Cloro (Cl^-)	100	23	40
Potássio (K^+)	4	27	20
Bicarbonato (HCO_3^-)	-	2	25

Durante esse processo de secreção salivar, a ativação de receptores beta-adrenérgicos das células acinares e ductais pela noradrenalina liberada pelas fibras simpáticas leva a um aumento nos níveis de adenosina-monofosfato cíclico (AMPc) intracelular. O AMPc, por meio do aumento nos níveis intracelulares de Ca^{2+}, promove a fusão de grânulos intracelulares de armazenamento proteico (contendo, portanto, alto conteúdo de proteínas) com a membrana apical das células acinares e ductais e consequente liberação de proteínas para o lúmen, contribuindo dessa forma para a composição proteica da saliva. Embora esse processo ocorra tanto nas células acinares quanto nas células ductais, estima-se que a secreção de proteínas ocorra predominantemente nas células acinares (**Figura 4**).

Nem todas as proteínas secretadas são sintetizadas pelas células das glândulas salivares. Um exemplo para esse processo é a secreção da imunoglobulina A (IgA). Essa imunoglobulina, proveniente do plasma sanguíneo, liga-se ao receptor específico de IgA (receptor polimérico de imunoglobulina (pIgR) localizado na porção basocelular das células acinares e ductais e é endocitada na forma de uma vesícula que é prontamente transportada até a porção apical da membrana plasmática sendo liberada ao lúmen. Dessa forma, a IgA não é armazenada intracelularmente como observado para outras proteínas. Apesar de o plasma sanguíneo também conter IgA, IgG e IgM, a presença do receptor específico faz com que a IgA seja a imunoglobulina específica secretada pela saliva, e por isso, denominada de IgA secretória (ou s-IgA). Além disso, parece que a secreção de IgA na saliva independe da velocidade do fluxo salivar.

De forma geral, quando o estímulo eferente predominante é parassimpático, há indução de secreção de um maior volume de saliva (aquosa/serosa); por outro lado, quando o estímulo eferente predominante é simpático, há redução na secreção de saliva e esta torna-se rica em proteínas (saliva mucosa). Ambos os estímulos, parassimpático e simpático, interagem de forma sinérgica para a secreção salivar. Todo o processo de secreção salivar conta com o auxílio das células mioepiteliais localizadas entre a lâmina basal e a membrana citoplasmática das células acinares e células do ducto estriado. As células mioepiteliais são células contráteis inervadas pelo sistema nervoso autônomo que contribuem para facilitar o fluxo da saliva entre ácinos e ductos com consequente liberação da saliva para a cavidade bucal.[9-11]

VOCÊ SABIA?

A reabsorção de sais (sódio e cloro) ocorre no ducto estriado. Esse processo é dependente de grande quantidade de energia. Por isso, as células ductais (da porção do ducto estriado) são ricas em mitocôndrias. Essas organelas estão presentes na membrana basal conferindo a essas células um aspecto ondulado ou estriado observado em microscópio. Essa reabsorção permite que a saliva secretada na cavidade bucal seja hipotônica em relação ao plasma sanguíneo (no que diz respeito às concentrações de sódio e de cloro).

A hipotonicidade da saliva é fundamental para permitir que os botões gustativos sejam capazes de detectar diferentes sabores (principalmente sabor salgado) mesmo quando esse sabor for muito sutil. Além disso, por também apresentar baixas concentrações de glicose (associada ao sabor doce), bicarbonato (associado à percepção de acidez) e de ureia (sabor amargo), a saliva não estimulada nos permite sentir os gostos doce, azedo, ácido e umami.

O FLUXO SALIVAR E FATORES QUE O ALTERAM

Didaticamente, podemos dividir o fluxo salivar em "estimulado" e "não estimulado" (também denominado fluxo "em repouso"), dependendo da presença ou não de estímulo. Os valores de fluxo salivar exibem variações circadianas, apresentando maiores valores no fim da tarde e valores mínimos durante o sono. Variações sazonais nos valores de fluxo salivar também são observadas, com menores valores no verão e com maiores valores no inverno,[12,13] porém o impacto clínico dessas variações do fluxo salivar nas condições de saúde bucal ainda é pouco conhecido. Apesar de existirem parâmetros de normalidade para os diferentes tipos de fluxo, os valores podem apresentar variações individuais. A contribuição das diferentes glândulas salivares para formar cada tipo de saliva varia de acordo com o nível

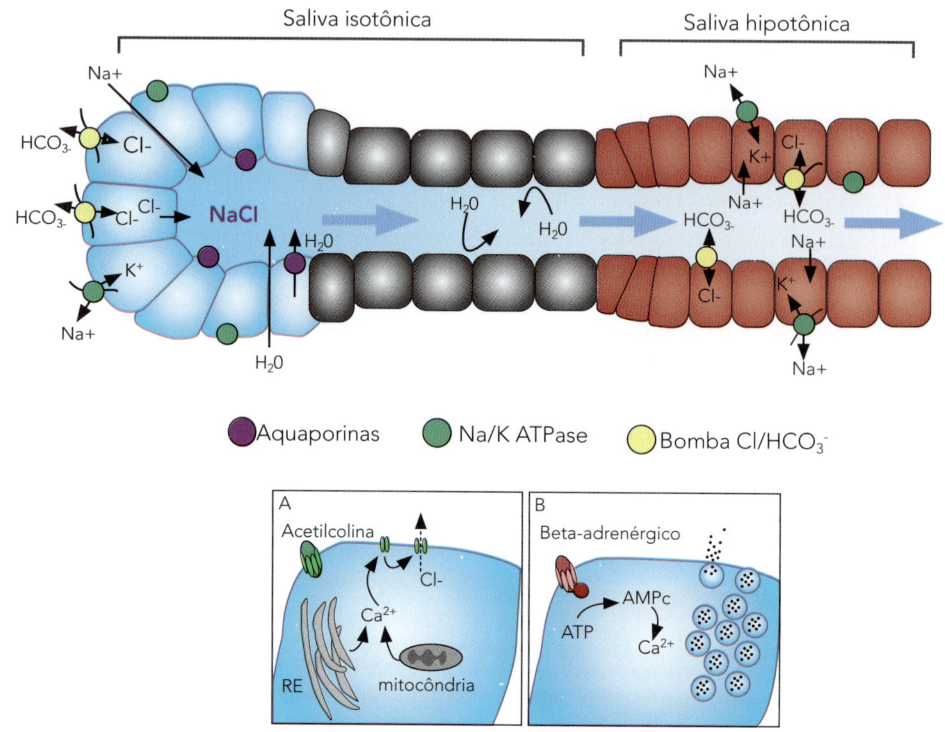

FIGURA 4 Produção de saliva e regulação da secreção. Composição da saliva primária e sua conversão progressiva em fluido hipotônico. A saliva primária é rica em eletrólitos que atraem água para o lúmen. Em uma etapa secundária, os eletrólitos são reabsorvidos pelas células do ducto estriado. (A) Representação esquemática dos níveis intracelulares de Ca^{2+} sob estímulos muscarínicos. (B) A secreção de proteínas no lúmen requer degranulação mediada por Ca^{2+} após estimulação beta-adrenérgica RE: retículo endoplasmático.

Fonte: extraída e traduzida de Porcheri et al., 2019.[8]

de estimulação[14] (**Tabela 1**). As principais diferenças entre eles serão apresentadas a seguir:

- **Fluxo salivar não estimulado:** em repouso, sem estímulos mastigatórios, gustativos ou farmacológicos, existe um pequeno e contínuo fluxo salivar chamado de secreção salivar não estimulada, presente na forma de um filme que cobre, umidifica e lubrifica as estruturas presentes na cavidade bucal.[15] A saliva total não estimulada é uma mistura de secreções encontrada na cavidade bucal na ausência de estímulos exógenos. É composta pelas secreções das glândulas parótidas (25%), das glândulas submandibulares (60%), da glândula sublingual (7-8%) e das glândulas mucosas menores (7-8%) (**Tabela 1**). Também é composta pelo fluido crevicular gengival, células epiteliais descamadas, bactérias, leucócitos, resíduos alimentares, sangue e vírus.[14] A saliva não estimulada é considerada mais importante que a saliva estimulada no que diz respeito à sensação de "conforto" dentro da cavidade bucal, pois a estimulação da saliva ocorre somente em determinados períodos do dia. A saliva não estimulada apresenta uma importante contribuição em promover a lubrificação dos tecidos presentes na cavidade bucal. O volume de saliva não estimulada produzido diariamente por um indivíduo adulto varia entre 300 e 400 mL.[16,17]
- **Fluxo salivar estimulado:** a saliva estimulada é secretada em resposta ao estímulo mastigatório e gustativo ou a outros tipos de estímulos, como o de certas drogas ou a ativação do centro do vômito. Diversos estudos sobre o fluxo salivar estimulado têm sido realizados na população saudável e mostram uma grande variação entre os indivíduos. Quando a saliva é estimulada, a contribuição das glândulas parótidas aumenta para 50%, as submandibulares contribuem com 35%, a sublingual em 7 a 8% e as glândulas mucosas menores, em 7 a 8%[14] (**Tabela 1**). Como será descrito mais adiante neste capítulo, a estimulação das glândulas pela mastigação é benéfica, pois promove a limpeza dos resíduos alimentares da cavidade bucal e, quanto maior o fluxo, mais rápido os carboidratos serão removidos.[18]

A saliva estimulada é produzida em resposta aos estímulos mecânicos, gustativos, sensoriais, olfativos ou farmacológicos, contribuindo em aproximadamente 40 a 50% da produção diária de saliva

Fatores que alteram o fluxo salivar não estimulado

Grau de hidratação

Este é potencialmente o fator mais importante que afeta o fluxo salivar não estimulado. Quando o conteúdo de água do organismo é reduzido em 8%, o fluxo salivar não estimulado reduz-se para praticamente zero. Um indivíduo com 70 kg tem aproximadamente 50 kg (ou litros) de água em seu corpo. Portanto, 8% de desidratação significa uma perda de 4 litros de água. Níveis menores de desidratação também reduzem o fluxo salivar, ao passo que o oposto, a hiper-hidratação, aumentará os valores de fluxo salivar não estimulado.[19]

Posição corporal e luminosidade

O fluxo salivar não estimulado varia com a posição do corpo do indivíduo. Uma pessoa em pé terá um valor de fluxo salivar maior e uma pessoa deitada terá um fluxo salivar menor quando comparada a uma pessoa que está sentada. No que diz respeito à luminosidade, cerca de 30 a 40% de redução do fluxo salivar é observada em indivíduos que permanecem em ambiente escuro ou que tenham os olhos vendados. Entretanto, um estudo mostrou que o fluxo salivar não é menor em pessoas cegas comparadas às pessoas que apresentam visão normal, o que sugere que os indivíduos se adaptam eventualmente à falta de luminosidade em seus olhos.[19]

Ritmo circadiano

Ritmo circadiano é o período de 24 horas em que se completam as atividades do ciclo biológico do indivíduo em resposta aos períodos do dia e da noite. Funções importantes sofrem influência desse ritmo, como a digestão dos alimentos, liberação hormonal, temperatura corpórea e fluxo salivar.[20] Os picos encontrados na temperatura do corpo e no fluxo salivar ocorrem no final da tarde (acrófase), entretanto, o valor do fluxo salivar se reduz a quase zero durante o sono.[21] Isso ressalta a importância da realização de uma adequada higiene bucal à noite antes de dormir, pois a presença de biofilme dentário e de resíduos alimentares associados a um fluxo salivar muito reduzido durante o sono propiciam condições ideais para o desenvolvimento das lesões de cárie dentária.[14] Como será visto a seguir, o ritmo circadiano também altera a concentração de determinados componentes salivares, modificando a composição da saliva. Por isso, quando for necessário coletar saliva do paciente para análise, é muito importante padronizar o horário do dia no qual a coleta é realizada.

Drogas e medicamentos

Muitas classes de medicamentos promovem uma redução no fluxo salivar como efeito colateral. Entre eles estão incluídos os antidepressivos, anti-histamínicos, anti-hipertensivos e broncodilatadores, entre outros.[22] Alguns desses medicamentos têm interação periférica com os sistemas de receptores muscarínicos colinérgicos da glândula salivar (como os antidepressivos e anti-histamínicos), reduzindo o volume da secreção produzida. Outros medicamentos, como os diuréticos, podem induzir alterações na secreção salivar por meio de sua ação no equilíbrio hídrico do organismo e dos efeitos inibitórios no transporte de eletrólitos dentro das glândulas salivares. Além disso, sabe-se também que drogas ilícitas como o crack e cocaína também promovem alterações no fluxo salivar.

Estímulos psicológicos

Pensar em um alimento ou visualizar alimentos são considerados estímulos psicológicos fracos como indutores de salivação em humanos. Embora pareça que a salivação aumente nessas ocasiões (o que é popularmente descrito como uma sensação de "dar água na boca"), é mais provável que seja apenas uma sensação decorrente do acúmulo de saliva no assoalho da boca. Enquanto o indivíduo pensa ou visualiza o alimento, ele permanece sem deglutir e a boca enche-se de saliva.[19]

Fatores que afetam o fluxo salivar estimulado

Estímulo mecânico

A mastigação, na ausência de qualquer tipo de gosto ou sabor (estímulo gustatório e sensorial), estimula a produção de saliva. Esse estímulo também atua promovendo a mistura na cavidade bucal das diferentes secreções que formam a saliva, aumentando ligeiramente a distribuição da saliva nas diferentes superfícies presentes na cavidade bucal.

Vômito

O fluxo salivar é aumentado antes e durante o ato de vomitar. O momento do vômito é caracterizado pelo contato do conteúdo gástrico (especialmente do ácido clorídrico presente no estômago) com a cavidade bucal. Por possuir uma elevada acidez, o suco gástrico tem potencial para causar dissolução das superfícies dentárias (fenômeno chamado de erosão dentária). A seguir será mostrado que o aumento no fluxo salivar promove um aumento na capacidade da saliva em neutralizar os ácidos presentes na cavidade bucal. Porém, esse aumento da capacidade tamponante da saliva não é suficiente para proteger os dentes contra a erosão dentária. Por isso, indivíduos que apresentam transtornos alimentares como bulimia crônica ou indivíduos que apresentam doença do refluxo gastroesofágico apresentam maior risco para desenvolvimento de erosão dentária.

Estímulos gustativos e olfativos

Dentre os estímulos gustativos, o sabor ácido é o mais potente deles. Um estudo foi realizado para avaliar o fluxo salivar de indivíduos adultos mediante estímulos com diferentes tipos de alimentos ou com diferentes concentrações de ácido cítrico (52, 156 e 260 mmol/L). O ácido cítrico está normalmente presente em frutas cítricas, como laranja, limão, maracujá, entre outras. Os pesquisadores verificaram que, apesar da ingestão dos diferentes alimentos ter estimulado o fluxo, os maiores valores de fluxo salivar foram observados após estímulo promovido pelo ácido cítrico na concentração de 260 mmol/L.[17] O estímulo olfativo e o hábito de fumar têm efeitos menores no fluxo salivar estimulado quando comparados aos estímulos gustatórios. O estímulo gustatório/sensorial proporcionado pelo gosto/sabor do alimento, com o estímulo mecânico da mastigação, são os responsáveis pelo aumento no fluxo salivar.[17,23]

Sexo

A maioria dos estudos relata que mulheres apresentam valores menores de fluxo salivar comparados aos valores de fluxo salivar em homens. Um estudo mostrou, com imagens de ressonância magnética, que as glândulas salivares maiores das mulheres apresentam tamanho menor comparadas às dos homens. Isso é importante, pois o fluxo salivar estimulado de uma única glândula está diretamente relacionado ao seu tamanho.[24] Entretanto, essas diferenças anatômicas e de fluxo exercem pouco efeito clínico no total de saliva diariamente produzida em condições de saúde. As mudanças hormonais que ocorrem nas mulheres também podem afetar seu fluxo salivar. As maiores mudanças salivares induzidas por hormônios são encontradas em mulheres após a menopausa.[25]

Idade

Durante a infância, o volume de secreção salivar aumenta gradativamente com a idade. Os níveis de fluxo salivar correspondentes ao fluxo salivar de um adulto são atingidos ao redor dos 14-16 anos de idade. O envelhecimento, por sua vez, pode indiretamente reduzir o fluxo salivar, tanto em decorrência de alterações na função das glândulas salivares quanto por uma diminuição na intensidade do estímulo e do reflexo: com o avanço da idade, há uma redução no número de receptores gustativos e olfativos e uma redução na perfusão sanguínea ao nível glandular. A glândula submandibular é mais sensível a essas alterações fisiológicas, por isso o fluxo salivar não estimulado, majoritariamente formado pela secreção da glândula submandibular, é o mais afetado pelas mudanças fisiológicas da idade.[19] Por muito tempo acreditou-se que o fluxo salivar sofria redução com a idade. Esse entendimento era pelo fato das mensurações do fluxo terem sido realizadas em pacientes idosos institucionalizados e que faziam uso contínuo de medicamentos que reduziam o fluxo salivar. Entende-se hoje que, apesar das modificações fisiológicas ocorrerem nas glândulas e apesar das alterações na intensidade dos estímulos decorrentes do processo de envelhecimento (como descrito anteriormente), a idade por si tem pouco efeito tanto no fluxo salivar estimulado quanto no fluxo salivar não estimulado. Isso é verdadeiro para indivíduos idosos saudáveis que não fazem uso de medicamentos que afetem o fluxo salivar.[26] Na verdade, a redução do fluxo salivar não ocorre primariamente como um resultado do processo de envelhecimento, mas sim como um efeito secundário do uso contínuo de medicamentos ingeridos pelos indivíduos, bem como pela presença de vários tipos de doenças.[27] Além disso, outros fatores relacionados ao envelhecimento podem promover alterações salivares: com o avanço da idade, aumenta a prevalência de doenças como Alzheimer, câncer e algumas doenças crônicas que podem resultar na hipofunção salivar.[28-31]

Testes para avaliação de parâmetros salivares

Pode-se classificar os valores de fluxo salivar em normais ou abaixo da normalidade ao se realizar testes para avaliação desses parâmetros. Medir os valores de fluxo salivar em uma população é um método usado com o objetivo de identificar indivíduos com baixo fluxo salivar que frequentemente estão mais suscetíveis a doenças bucais, como a cárie dentária. Quando a avaliação dos valores de fluxo salivar é realizada em nível individual, pode-se realizar um acompanhamento regular e longitudinal a fim de identificar eventuais alterações no paciente.[32]

Inúmeros estudos tentaram definir os limites para um valor normal de fluxo salivar. Entretanto, existe uma variabilidade individual muito grande nos valores de fluxo salivar, o que torna difícil estabelecer um valor exato para o diagnóstico de um fluxo salivar normal. Em estudos com indivíduos saudáveis ao longo da vida, o fluxo salivar não estimulado variou de 10 a 100 vezes, enquanto o fluxo salivar estimulado variou de 10 a 20 vezes.[33,34]

Embora exista essa grande variabilidade nos valores individuais, consideram-se como aceitáveis para fluxo salivar não estimulado da saliva valores acima de 0,1 mL/minuto. Para o fluxo salivar estimulado, os valores aceitáveis estão acima de 0,7 mL/minuto (**Tabela 3**). Abaixo desses valores considera-se uma condição de hipossalivação. Embora esses valores tenham sido projetados por meio de pesquisas na população geral, essas medidas de fluxo salivar são apenas uma referência, sendo preferível utilizar os valores normais de cada indivíduo.[13,35]

- **Avaliação do fluxo salivar não estimulado ou em repouso:** a saliva não estimulada é coletada com o paciente em repouso, sentado e com a cabeça inclinada para a frente. Com a boca entreaberta, o paciente deixa escorrer pelo lábio inferior toda a saliva que produzir. Essa saliva é coletada por um período determinado em um frasco coletor graduado. Para o cálculo da velocidade do fluxo salivar em repouso, basta dividir o volume de saliva coletado pelo tempo (em minutos), sendo expresso em mililitros por minuto (mL/min).
- **Avaliação do fluxo salivar estimulado:** com o paciente sentado e relaxado, é fornecido um pedaço de parafina ou goma de mascar sem sabor para a estimulação mecânica da saliva. Durante o primeiro minuto, o paciente deve descartar a saliva produzida através de deglutição ou expectoração. Logo após, cronometra-se o tempo e

toda a saliva produzida nesse período (p. ex., durante 5 minutos) deve ser expectorada pelo paciente e coletada em frasco graduado. Para o cálculo da velocidade do fluxo salivar estimulado, basta dividir o volume de saliva coletado pelo tempo (em minutos), sendo expresso em mililitros por minuto (mL/min).

Tabela 3 Valores aceitáveis para os parâmetros de fluxo salivar

Parâmetro	Valores aceitáveis
Fluxo salivar não estimulado ou em repouso	> 0,1 mL/min
Fluxo salivar estimulado	> 0,7 mL/min

Como o fluxo salivar sofre variações de acordo com uma série de fatores, ele deve ser avaliado e comparado com os valores normais do próprio paciente. Entretanto, isso requer uma padronização na execução dos testes salivares.

Fluxo salivar e limpeza da cavidade bucal

Como será discutido a seguir, a saliva apresenta uma importante função de limpeza da cavidade bucal (também denominada *clearance*). Um dos modelos propostos para explicar de que forma essa limpeza salivar é realizada é o modelo de Dawes.[36] Segundo esse modelo, a cada deglutição nossa cavidade bucal permanece com um volume residual de saliva (ao redor de 0,8 mL, podendo variar de 0,4 a 1,4 mL). Em resposta à saliva que é continuamente secretada, o volume salivar aumenta até que um volume máximo seja atingido (ao redor de 1,1 mL, podendo variar de 0,5 a 2,0 mL), e, então, uma nova deglutição ocorre e o volume salivar reduz-se ao volume residual. Em se tratando de substâncias que contenham sabor, os reflexos salivar-gustativo e salivar-mastigatório aumentam a secreção salivar. Nesse caso, a saliva produzida dilui essas substâncias e uma nova deglutição ocorre quando o volume máximo for atingido eliminando parte dessas substâncias. As substâncias remanescentes são diluídas pela saliva que continua a ser secretada e nova deglutição ocorre quando o volume máximo for atingido. Com isso, essas substâncias são constantemente removidas da cavidade bucal. Entretanto, existem diferenças individuais na velocidade de limpeza. O *clearance* tende a ser mais rápido em indivíduos que possuem menor volume residual (em decorrência de deglutição mais frequente) e que não permitem que um grande volume de saliva se acumule na cavidade bucal antes da deglutição, ou seja, quanto menores forem os volumes residual e máximo, mais rapidamente as substâncias são removidas da cavidade bucal. De forma geral, indivíduos que apresentam volume residual maiores também apresentam volumes máximos maiores.[37]

Enquanto na presença do estímulo gustativo ou mastigatório esse processo de *clearance* é favorecido pelo fluxo salivar estimulado, na ausência de um estímulo propriamente dito (considerando, p. ex., que a concentração de uma determinada substância está abaixo do limiar de detecção pelos botões gustativos, ou que já tenha ocorrido uma adaptação dos botões gustativos ao sabor, ou mesmo em uma condição de repouso), a limpeza é predominantemente desempenhada pelo fluxo salivar não estimulado.

Apesar desse modelo ter sido descrito para explicar o *clearance* salivar da sacarose, essa mesma dinâmica estabelecida entre volume residual, volume máximo e deglutição determina a remoção da maior parte das substâncias presentes na cavidade bucal. Em relação às substâncias que se ligam às superfícies disponíveis na cavidade bucal, esse processo de *clearance* tende a ser mais lento. Esse é o caso, por exemplo, do antimicrobiano digluconato de clorexidina (que se adsorve às superfícies dentárias e mucosas), do fluoreto (que pode se difundir pelo biofilme dentário ou se depositar como glóbulos de fluoreto de cálcio na superfície dentária) e, de forma geral, dos microrganismos que estão aderidos às superfícies dentárias ou mucosas. O *clearance* desses elementos ocorre na medida em que eles são mobilizados dos seus respectivos sítios de ligação para a saliva.

É importante observar que, além da influência dos volumes residual e máximo na capacidade de limpeza salivar, o *clearance* também depende da velocidade de escoamento da saliva pelas superfícies presentes na cavidade bucal.[38] De forma geral, o fluxo ou velocidade de escoamento da saliva tende a ser maior na região posterior da cavidade bucal,[39] sugerindo diferenças no *clearance* em diferentes regiões da cavidade bucal. Como as superfícies dentárias linguais estão em contato constante com a saliva produzida pelas glândulas sublinguais e submandibulares (mistura de saliva serosa e mucosa), e como as superfícies vestibulares dos molares superiores são constantemente banhadas pela saliva secretada pelas glândulas parótidas (saliva serosa), o *clearance* nessas regiões é mais rápido quando comparado às demais superfícies vestibulares, já que essas últimas estão em contato com uma saliva mais viscosa (produzida pelas glândulas salivares menores), que escoa mais lentamente sobre essas superfícies. Estima-se que a saliva não estimulada escoe sob uma velocidade de aproximadamente 0,8 mm/min sobre as superfícies vestibulares dos dentes incisivos superiores, enquanto nas superfícies linguais dos incisivos inferiores essa velocidade de escoamento seja de 8,0 mm/min.[40]

Quando o fluxo salivar é estimulado, essa velocidade de escoamento aumenta cerca de de 2 a 40 vezes, respectivamente,[39] e isso implica diferentes velocidades de *clearance*. Isso é importante quando se considera o tempo de contato de um açúcar com o biofilme presente na superfície dentária. A intensidade da queda de pH no biofilme após exposição a um açúcar é dependente, dentre muitos fatores, do gradiente de concentração do açúcar entre a saliva e o biofilme. Isso significa que nos minutos iniciais após a ingestão de sacarose, por exemplo, como a concentração de açúcar é muito maior na saliva, há uma rápida difusão do açúcar em direção ao biofilme. Isso faz com que grande parte do açúcar necessário para o metabolismo microbiano seja disponibilizado nos primeiros minutos. Enquanto parte do açúcar remanescente na saliva é removido pela ação de limpeza do fluxo salivar, o gradiente de concentração do açúcar entre biofilme e saliva torna-se menor. Com isso, esse açúcar continua a ser metabolizado contribuindo para a acidificação do biofilme.[41] Nesse sentido, a velocidade do fluxo salivar é fundamental para limitar a quantidade de açúcar disponibilizada ao biofilme nos minutos iniciais após sua ingestão. Além disso, um menor escoamento de saliva sobre as superfícies dentárias permitirá que esses ácidos rapidamente se concentrem na saliva que recobre o biofilme dentário reduzindo o gradiente de concentração dos ácidos entre biofilme e saliva e retardando a difusão de mais ácidos do biofilme em direção à saliva. Consequentemente, os ácidos permanecerão concentrados no fluido do biofilme e um pH reduzido será mantido por um tempo maior, tornando as superfícies dentárias suscetíveis à perda de minerais. Porém, é preciso ressaltar que a difusão dos ácidos do fluido do biofilme para a saliva com sua consequente remoção da cavidade bucal pelo *clearance* salivar não é o único (e talvez, nem o mais importante) mecanismo responsável pelo restabelecimento do pH no biofilme. Conforme descrito mais adiante neste capítulo, a saliva apresenta componentes capazes de neutralizar ácidos, sendo esse um dos principais mecanismos responsáveis pelo controle do pH na cavidade bucal (e também no biofilme). Portanto, a atuação conjunta do *clearance* e da neutralização promovida por esses componentes salivares é fundamental para o restabelecimento do pH da saliva e do fluido do biofilme

COMPOSIÇÃO DA SALIVA

Em condições compatíveis com a saúde, ou seja, na ausência de qualquer infecção das glândulas salivares, a saliva, quando imediatamente secretada na cavidade bucal, é estéril. O fluido misto formado pela secreção das glândulas salivares maiores e menores recebe o nome de saliva "integral", a qual é composta por 99% de água e menos de 1% de proteínas e eletrólitos. Apesar de estarem em uma proporção muito pequena (em relação à composição total da saliva), as proteínas salivares são responsáveis pelo caráter viscoso da saliva e desempenham funções essenciais para a manutenção da saúde bucal. Além disso, a saliva integral é composta também pelo exsudato do fluido crevicular gengival, células epiteliais descamadas, restos alimentares e microrganismos. Veremos mais adiante neste capítulo que a composição da saliva é afetada por diferentes fatores, incluindo o tipo de glândula que está secretando a saliva. A seguir serão apresentados os componentes inorgânicos e orgânicos da saliva (de acordo com Bardow et al.[42]).

Componentes inorgânicos

Dentre os componentes inorgânicos, sódio, potássio, cálcio, cloro e fosfato são os mais abundantes, e as concentrações de magnésio, amônia, nitrato, nitrito e de elementos-traço (alumínio, cobre, ferro, manganês, zinco e estrôncio) são menores (**Tabela 4**). A concentração dos componentes inorgânicos varia na dependência do fluxo salivar e do tipo de glândula (**Figura 5**). As concentrações de sódio, cloro, bicarbonato e cálcio são maiores e de potássio, fosfato, nitrito e nitrato são menores na saliva estimulada. A seguir, será apresentada uma descrição dos principais componentes inorgânicos presentes na saliva.

Tabela 4 Principais componentes inorgânicos presentes na saliva[43]

Componente	Concentração (mg/L)
Cátions	
Sódio	0-800
Potássio	430-1.000
Amônio	18-72
Cálcio	20-110
Magnésio	0,17-7,2
Ânions	
Cloro	280-690
Fosfato	140-330
Bicarbonato	0-1.220
Nitrato	4,3-100
Nitrito	0-18
Sulfato	6,7-21
Tiocianato	7,6-34
Elementos-traço	
Alumínio	0,0014
Cobre	0,0015-0,0034
Ferro	0,12
Manganês	0,0029-0,0045
Estrôncio	0,0022
Zinco	0,014-0,08

Íons hidrogênio

Boa parte dos íons hidrogênio presentes na cavidade bucal são provenientes do metabolismo microbiano (metabolização de carboidratos fermentáveis) ou são adquiridos pelo consumo de alimentos ou bebidas ácidas. A concentração de íons hidrogênio é normalmente expressa em unidades de pH (que representam o logarítmo negativo da concentração desses íons). Por ser uma grandeza logarítmica, diferenças nos valores de uma unidade de pH representam uma diferença de cerca de 10 vezes na concentração desses íons. A integridade dos tecidos dentários é dependente da concentração desses íons na cavidade bucal. Um aumento na concentração dos íons hidrogênio (o que significa redução no pH) possibilita maior perda de minerais dos tecidos dentários.

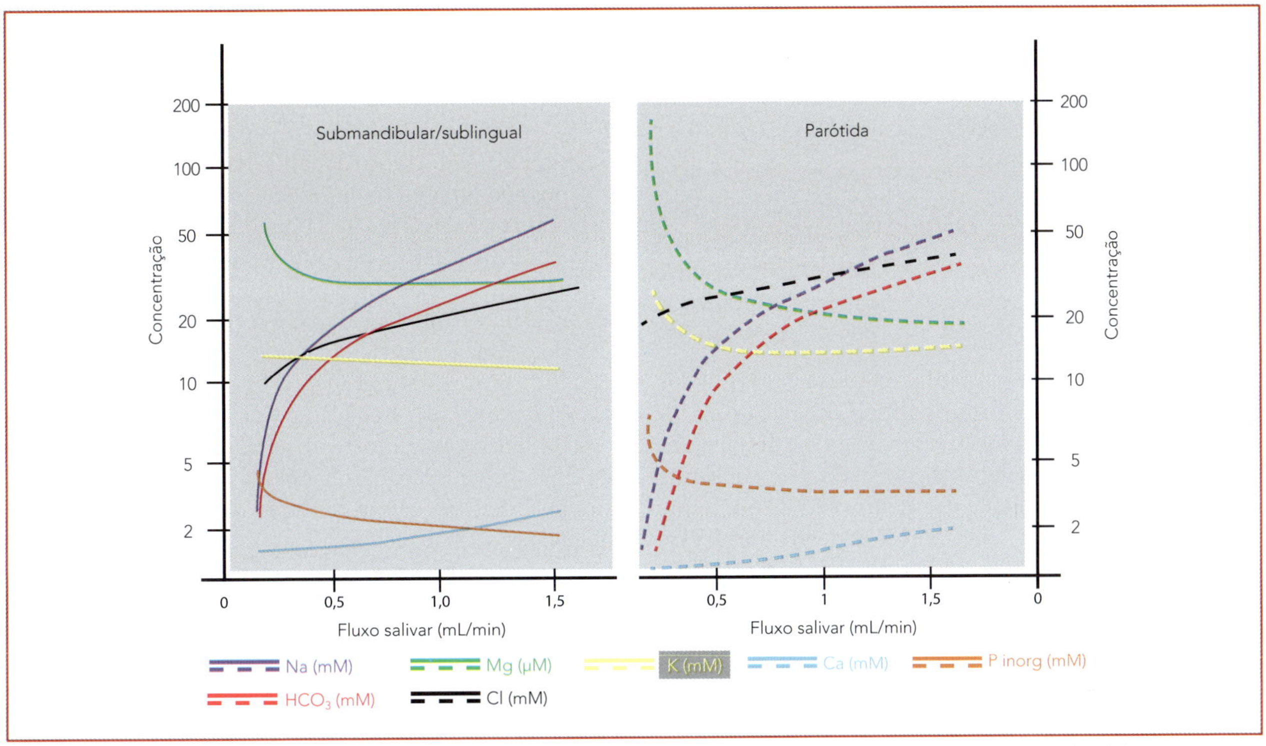

FIGURA 5 Concentrações de diferentes constituintes inorgânicos na saliva em função do fluxo salivar e do tipo de glândula (a concentração está em escala logarítmica).

Fonte: adaptada de Bardow et al., 2008.[42]

Cálcio

O cálcio salivar pode estar ligado ou não às proteínas salivares. Cerca de 20% do cálcio salivar está firmemente ligado às proteínas do tipo estaterina ou proteínas ricas em prolina. O cálcio que não está ligado às proteínas pode estar em sua forma ionizada (denominada cálcio livre) ou não ionizada, cada uma delas representando cerca de 50% do cálcio não ligado às proteínas. As quantidades de cálcio ionizado e não ionizado dependem do pH da saliva. Quando o pH aumenta (resultado do aumento do fluxo salivar), boa parte do cálcio livre estará na forma não ionizada e associada a outros eletrólitos como fosfato e bicarbonato, citrato e outras macromoléculas. Combinando cálcio ligado às proteínas, cálcio ionizado e não ionizado, temos a concentração total de cálcio na saliva (em torno de 2 mM). Essa concentração aumenta levemente com aumento do fluxo salivar. Essa concentração de cálcio é também dependente do ritmo circadiano, podendo ser maior no período da tarde. A concentração de cálcio tende a ser cerca de duas vezes maior na saliva secretada pelas glândulas submandibulares e sublinguais em comparação com a saliva secretada pela glândula parótida. O cálcio salivar pode atuar como cofator para diversas enzimas microbianas e do hospedeiro (p. ex., a amilase salivar). Além disso, o cálcio ionizado é a fração do cálcio salivar que diretamente participa do equilíbrio físico-químico entre tecidos dentários e fluidos adjacentes.

Fosfato

O fosfato pode estar presente na saliva nas seguintes formas: H_3PO_4 (ácido fosfórico), $H_2PO_4^-$ (di-hidrogênio fosfato), HPO_4^{-2} (hidrogênio fosfato) e PO_4^{-3} (fosfato ou fosfato trivalente). Somadas, essas quatro formas representam o conteúdo total de fosfato da saliva. A concentração total de fosfato na saliva diminui com o aumento do fluxo salivar. Na saliva não estimulada, a concentração de fosfato total é de 5 mM, enquanto essa concentração reduz-se para 3 mM na presença do fluxo salivar estimulado. Além disso, na saliva não estimulada a proporção de $H_2PO_4^-$ é maior, enquanto a proporção de HPO_4^{-2} é maior na saliva estimulada (pelo aumento no pH salivar em resposta ao estímulo). A **Figura 6** representa a concentração das diferentes formas de fosfato na saliva em função do fluxo salivar. Apesar de apresentar capacidade de neutralização de ácidos, essa função desempenhada pelo fosfato parece ser irrelevante na saliva estimulada em razão das reduzidas concentrações de fosfato ali presentes. Parece que a concentração de fosfatos na saliva independe do ritmo circadiano. De forma geral, a secreção de fosfatos pelas glândulas submandibulares é cerca de três vezes menor quando comparada ao fosfato secretado pelas glândulas parótidas. Além de ser utilizado como nutriente pela microbiota da cavidade bucal, o fosfato também é importante para a manutenção do equilíbrio físico-químico entre tecidos dentários e fluidos adjacentes.

Uma parte muito pequena do fosfato salivar pode estar organizada na forma de pirofosfato ($H_4P_2O_7$), o qual desempenha um importante papel de inibir a precipitação espontânea de fosfato de cálcio na superfície dentária, interferindo na formação de cálculo dentário.

Inter-relação entre concentração salivar de cálcio e fosfato, grau de saturação da saliva e integridade das superfícies dentárias

Os tecidos dentários são predominantemente formados por minerais do tipo hidroxiapatita $[Ca_{10}(PO_4)_6(OH)_2]$. Embora muito pouco solúvel, esse mineral se dissolve em meio aquoso e sua dissolução é governada pela constante do produto de solubilidade desse mineral (KPS_{HA}), que é em torno de $7{,}4 \times 10^{-60}$ mol^9/l^9. Na cavidade bucal, esse meio aquoso é representado pela porção líquida do biofilme que recobre a superfície dentária (denominado fluido do biofilme) e predominantemente pela saliva. Dessa forma, o mineral do dente está em equilíbrio físico-químico com as formas ionizadas do cálcio, do fosfato e de hidroxilas presentes no meio aquoso. A partir das concentrações individuais de cada um desses elementos (que representam as respectivas atividades iônicas na porção aquosa), é possível determinar o produto de atividade iônica da saliva em relação à hidroxiapatita (PAI_{HA}), da seguinte forma:

$$PAI_{HA} = (Ca^{2+})^{10} x (PO_4^{-3})^6 x (OH^-)^2$$

Sempre que o PAI_{HA} for inferior ao KPS_{HA}, diz-se que a saliva está *subsaturada* em relação ao mineral do tipo hidroxiapatita e, neste caso, o dente tende a perder minerais para a saliva, em um processo denominado **desmineralização**. Por outro lado, quando o PAI_{HA} for superior ao KPS_{HA}, diz-se que a saliva está *supersaturada* em relação ao mineral do tipo hidroxiapatita, havendo tendência para a deposição mineral na superfície dentária, o que é denominado **remineralização**. Já quando PAI_{HA} e KPS_{HA} são semelhantes, a saliva está *saturada*, o que significa que, virtualmente, existe um equilíbrio entre o que é perdido da superfície dentária e o que é redepositado pela saliva. Dessa forma, a integridade das superfícies dentárias depende do grau de saturação da saliva, o qual é diretamente dependente do pH. Redução no pH da saliva e no fluido do biofilme (p. ex., decorrente de fermentação de açúcares da dieta pelos microrganismos da cavidade bucal) para valores inferiores a uma condição de saturação, promove queda nas concentrações salivares de PO_4^{-3} e de OH^- com consequente redução do PAI_{HA} criando condições para que os dentes percam minerais. Tecnicamente, o valor do pH compatível com uma condição de saturação é denominado pH crítico. Em relação ao esmalte dentário, o pH crítico é definido como pH 5,5, enquanto para a dentina esse pH crítico tem valor de 6,5. Isso significa que esses tecidos perdem minerais de forma significativa quando o pH do meio aquoso for inferior a esses valores. Contrariamente, a saliva se mantém supersaturada quando os valores de pH estiverem maiores do que os valores de pH crítico anteriormente descritos. Como em condições normais nossa saliva apresenta pH variando de 6,8 a 7,2, isso implica que ela possui uma forte capacidade remineralizadora, o que cria condições para que parte dos minerais perdidos durante as quedas de pH seja recuperada.

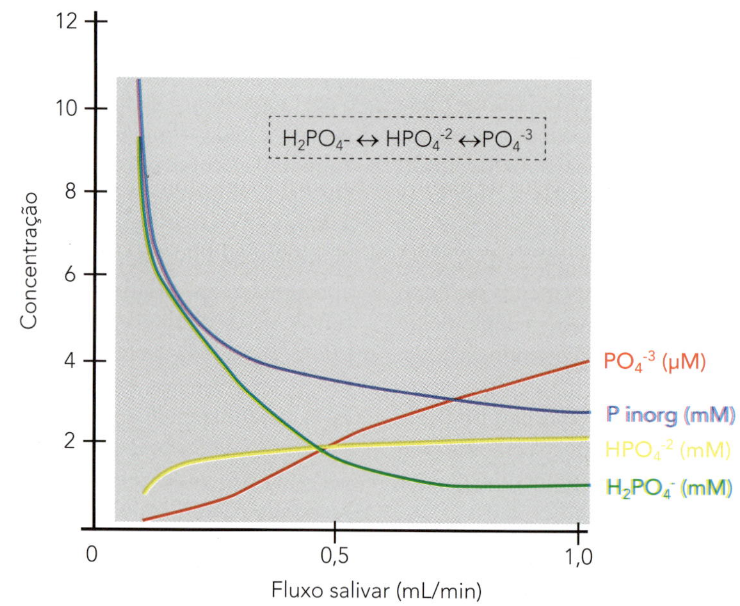

FIGURA 6 Efeito do fluxo salivar nas concentrações dos diferentes tipos de fosfato na saliva secretada pela glândula parótida.

Fonte: adaptada de Dawes, 2012.[19]

A presença de fluoreto na cavidade bucal interfere nesse processo de forma a possibilitar que o pH crítico para dissolução dos tecidos dentários seja menor: passa de 5,5 para 4,5 para o esmalte, e de 6,5 para 5,5 para a dentina. Isso ocorre porque a porção aquosa torna-se altamente supersaturada em relação ao mineral denominado flúor-hidroxiapatita, um mineral do tipo hidroxiapatita que apresenta fluoreto em sua composição. Dessa forma, mesmo que ocorra uma subsaturação em relação à hidroxiapatita e este mineral seja dissolvido (o que ocorre todas as vezes que o pH estiver inferior a pH 5,5 para esmalte e 6,5 para dentina), a porção aquosa ainda permanece supersaturada para flúor-hidroxiapatita, o que possibilita que esse mineral seja depositado nos tecidos dentários até que o pH não seja inferior a 4,5 para esmalte ou 5,5 para dentina. Com isso, a presença de fluoreto atua reduzindo a desmineralização, já que a deposição de flúor-hidroxiapatita reduz a perda mineral líquida quando houver queda no pH. Por outro lado, na medida em que o pH da saliva retorna à condição de neutralidade, o que ocorre pela atuação conjunta do *clearance* salivar e da capacidade tamponante da saliva (descrita a seguir), a condição de supersaturação é restabelecida e os minerais hidroxiapatita e flúor-hidroxiapatita se depositam na superfície dentária. Como o grau de saturação da saliva é maior para flúor-hidroxiapatita, mais minerais desse tipo se depositam sobre os tecidos dentários. Com isso, a presença de fluoreto ativa a capacidade remineralizadora da saliva.

Esse efeito do fluoreto é extremamente importante para controlar as perdas de minerais. Para que esse processo seja ótimo, o fluoreto deve estar presente de forma constante na cavidade bucal e em baixas concentrações. Isso ocorre mediante consumo de água de abastecimento otimamente fluoretada (contendo cerca de 0,7 ppmF) e de uso diário de dentifrício fluoretado (contendo de 1.000 a 1.500 ppmF). É importante ressaltar que. embora a saliva seja naturalmente supersaturada, sua capacidade remineralizadora não é suficiente para repor todos os minerais perdidos durante as quedas de pH, o que implica que sempre teremos mais minerais sendo perdidos do que redepositados na superfície dentária. Sendo assim, quando ocorrer desequilíbrio nesse processo, ou seja, quando houver mais períodos de desmineralização ocorrendo na cavidade bucal do que períodos de remineralização, a maior perda líquida de minerais possibilitará o desenvolvimento da lesão de cárie dentária visível clinicamente, como será apresentado no **Capítulo 8**.

Bicarbonato

O íon bicarbonato (HCO_3^-), secretado pelas glândulas salivares, está presente na saliva (em concentrações variando de 1 mM na saliva não estimulada para cerca de 15 mM na saliva estimulada) em equilíbrio químico com o ácido carbônico (H_2CO_3), com o gás carbônico (CO_2) e com a água. O íon bicarbonato é secretado pelas glândulas salivares maiores e está praticamente ausente na saliva secretada pelas glândulas salivares menores. A concentração de bicarbonato na saliva é diretamente dependente do fluxo salivar. Nesse caso, as principais fontes de bicarbonato na saliva estimulada são as glândulas parótidas. Esse íon desempenha uma importante função de neutralização de ácidos (capacidade tamponante) em condição de fluxo estimulado. Essa função de manutenção do pH salivar em condições de neutralidade (pH de 6,0 a 7,0) é um dos fatores responsáveis pela manutenção de uma microbiota bucal compatível com a saúde e que apresenta uma relação harmônica com o hospedeiro.

Fluoreto

Diversas fontes são responsáveis por disponibilizar fluoreto para a cavidade bucal, como água de abastecimento fluoretada, sal fluoretado, produtos fluoretados (como dentifrícios, enxaguatórios, géis e vernizes) e alimentos e bebidas ricos em fluoreto (p. ex., chá preto e peixes). Uma vez ingerido (por meio de água e sal fluoretados, alimentos ou bebidas ricos em fluoreto, ou por meio da ingestão de alimentos cozidos com água fluoretada), o fluoreto é absorvido no estômago e, estando disponível no plasma sanguíneo, é distribuído para os tecidos duros e moles do corpo humano, incluindo as glândulas salivares, de forma que a saliva secretada na cavidade bucal apresenta uma concentração de fluoreto de cerca de 1 μM (que tende a ser de 30 a 40% inferior à concentração plasmática). O uso de produtos fluoretados, como dentifrícios, enxaguatórios, géis e vernizes, promove um aumento transitório na concentração de fluoreto na cavidade bucal. A concentração salivar de fluoreto, ao contrário dos demais componentes inorgânicos, não se altera de forma significativa em resposta ao fluxo salivar (quando o fluxo estimulado é comparado ao não estimulado). Não existe, porém, homeostasia para a concentração de fluoreto na cavidade bucal. Esse elemento só estará presente na saliva mediante, por exemplo, ingestão diária de água de abastecimento fluoretada, ou pelo uso de produtos que contenham fluoreto (como o uso diário de dentifrício fluoretado). De qualquer forma, essas baixas concentrações de fluoreto na saliva, se mantidas de forma constante na cavidade bucal, são essenciais para que o fluoreto seja capaz de exercer um efeito anticárie e modular os processos de desmineralização e remineralização e permitir a formação de um mineral denominado flúor-hidroxiapatita que tende a ser menos solúvel quando comparado ao mineral hidroxiapatita.

Nitrato/nitrito

Parte do nitrato presente na nossa saliva é proveniente do plasma sanguíneo e é decorrente de um processo denominado *circulação enterossalivar*. Esse nitrato é sintetizado a partir da oxidação do óxido nítrico (NO) que é produzido no nosso organismo pela enzima NO-sintetase usando o aminoácido arginina e o oxigênio como substratos. A concentração basal de nitrato salivar é de aproximadamente 100 a 500 μM (sendo cerca de 10 vezes maior que a concentração plasmática) e a de nitrito é de aproximadamente 0,05 a 0,1 μM (cerca de 1.000 vezes maior que a concentração plasmática).[44] Essas concentrações basais aumentam mediante o consumo de alimentos ricos em nitrato, como espinafre, alface, beterraba, salsão e rabanete, entre outros, que representam uma fonte exógena desses compostos. Quando presente na cavidade bucal, parte do nitrato é convertido em nitrito pela enzima nitrato redutase, produzida por microrganismos anaeróbios estritos (*Veillonella* spp.) ou anaeróbios facultativos (*Actinomyces* spp. e *Rothia* spp.), que colonizam a porção posterior do dorso da língua. Essas bactérias utilizam o nitrato como aceptor final de elétrons permitindo obtenção de ATP na ausência de oxigênio. Esse processo de conversão do nitrato em nitrito parece não ocorrer nas células dos mamíferos, sendo, portanto, exclusivo dos microrganismos. Após a deglutição, parte do nitrito pode ser convertida em NO em resposta ao baixo pH presente no estômago. Ambos, nitrito e nitrato, são absorvidos no trato gastrointestinal. Uma vez no plasma, o nitrito pode ser convertido em NO enquanto o nitrato pode retornar para a cavidade bucal via circulação enterossalivar. O NO é uma molécula que participa ativamente de vários processos fisiológicos no nosso organismo, e evidências recentes têm sugerido que essa molécula apresenta ação vasodilatadora e pode atuar como reguladora da pressão arterial sanguínea[45] ou mesmo promovendo proteção das mucosas gástricas. Isso significa que a saliva e as bactérias da cavidade bucal apresentam uma importante função na manutenção da homeostasia de NO no corpo humano. As concentrações de nitrato e de nitrito são menores na saliva estimulada quando comparadas à saliva não estimulada.[46,47]

Componentes orgânicos

A saliva apresenta íons orgânicos e inorgânicos. Dentre os íons orgânicos, a saliva não estimulada contém ácido acético (0,24 mmol/L), ácido lático (0,01 mmol/L), ácido propiônico (0,03 mmol/L) e ácido fórmico (0,02 mmol/L),[48] e a presença desses íons está diretamente relacionada ao metabolismo das comunidades microbianas (especialmente dos microrganismos sacarolíticos) da cavidade bucal.

Entre os componentes orgânicos da saliva, podem-se citar glicose, os aminoácidos livres e as proteínas. A concentração de glicose na saliva total não estimulada é em torno de 80 μM, enquanto na saliva estimulada essa concentração reduz-se aproximadamente em 50%.[49] A concentração salivar de glicose pode aumentar em cerca de quatro vezes após ingestão de açúcares.[50] Os aminoácidos (alanina, arginina, glutamato, glutamina, glicina, serina, tirosina e valina) estão presentes tanto na saliva coletada diretamente das glândulas salivares quanto na saliva total (concentração de até 10 mg/L),[43] nesse caso, podendo também ser originados a partir do metabolismo microbiano das proteínas salivares.[51]

A concentração de proteínas na saliva é cerca de 30 vezes menor que a concentração de proteínas no plasma sanguíneo. Essas proteínas salivares são, em sua maioria, glicoproteínas (possuem um núcleo proteico ao qual moléculas de carboidratos podem estar presentes) do tipo mucosa ou do tipo serosa (de acordo com o tipo de ácino presente/predominante na glândula salivar que a secretou) conforme a **Tabela 5**. Esses aminoácidos e glicoproteínas salivares podem atuar como uma importante fonte de nutrientes para a microbiota bucal em períodos de escassez de nutrientes (períodos de jejum entre as refeições e período noturno durante o sono). A maior parte das proteínas presentes na saliva são sintetizadas pelas próprias glândulas salivares, com exceção da IgA (conforme descrito anteriormente), e da IgG e IgM (secretadas pelas células da mucosa). Cerca de 1.000 proteínas diferentes podem ser identificadas na saliva presente no ducto das glândulas salivares e um número bem maior que esse é encontrado na saliva integral. Além dessas proteínas secretadas pelas glândulas salivares, a saliva total também contém proteínas fornecidas pelo fluido crevicular gengival, pelas células epiteliais descamadas, pelas células de defesa (como neutrófilos) ou mesmo proteínas de origem microbiana.

Tabela 5 Principais proteínas salivares

Glicoproteínas mucosas	Glicoproteínas serosas
Mucinas Apresentam alto peso molecular (contêm mais de 60% de carboidratos) e estão disponíveis nas formas MUC5 e MUC7B (o peso molecular da segunda é menor). São secretadas pelas glândulas submandibulares, sublinguais e glândulas salivares menores, estando ausentes na secreção da saliva proveniente das glândulas parótidas e de von Ebner	São secretadas principalmente pelas glândulas parótidas e submandibulares ***Estaterinas e proteínas ricas em prolina*** ***Amilase salivar*** (compreende cerca de 50% de todas as proteínas presentes na saliva; a maior parte é secretada pelas parótidas) ***Lisozima, lactoferrina, peroxidase salivar e mieloperoxidase*** (secretadas pelas glândulas salivares maiores e menores, pelo exsudato do fluido crevicular gengival e pelos leucócitos) ***Histatinas, cistatinas e aglutininas*** ***Imunoglobulinas:*** ***sIgA*** (secretadas principalmente pela saliva das glândulas salivares menores) ***IgA, IgG e IgM*** (transportadas do plasma sanguíneo para a saliva via fluido crevicular gengival ou provenientes da mucosa)

Influência do fluxo salivar na composição da saliva

De acordo com o exposto, o fluxo salivar é o principal fator que altera a composição da saliva. A **Tabela 6** mostra a variação na composição da saliva comparando o fluxo salivar não estimulado e o estimulado.

Tabela 6 Composição da saliva não estimulada e da saliva estimulada[19,43]

Componente	Saliva não estimulada	Saliva estimulada
Cálcio (mM)	0,5-2,8	0,2-4,7
Cloreto (mM)	8-40	10-56
Fluoreto (μM/L)	0,2-2,8	0,8-6,3
Fósforo inorgânico (mM)	2-22	1,5-25
Iodeto (μM/L)	2-22	2-30
Bicarbonato (mM)	0,1-8	4-40
Magnésio (mM)	0,15-0,6	0,2-0,6
Potássio (mM)	13-40	13-38
Sódio (mM)	2-26	13-80
Tiocianato (mM)	2-22	2-3
Proteínas (g/L)	1,7	1-6,4
Lipídeos (mg/L)	-	20
Carboidratos (g/L)	-	0,27-0,4

Essa influência do fluxo salivar também depende de alguns fatores:

- **Duração do estímulo:** a duração do estímulo também influencia na composição salivar. Quando o fluxo salivar é mantido constante, a composição da saliva depende da duração do estímulo.[52] Logo, a saliva coletada sob um fluxo salivar constante durante 2 minutos terá uma composição diferente da saliva coletada com o mesmo fluxo mantido por 10 a 15 minutos. Por exemplo, a concentração de bicarbonato aumenta progressivamente com a duração do estímulo, enquanto os níveis de cloreto, depois do aumento inicial, tendem a reduzir com a duração do estímulo. A composição salivar também pode variar se a glândula salivar for estimulada uma hora antes da coleta.
- **Natureza do estímulo:** diferentes tipos de estímulo exercem diferentes efeitos na composição salivar, principalmente pela atuação direta no fluxo de secreção de saliva. Quando quatro dos estímulos básicos do paladar (salgado, ácido, amargo e doce) foram testados sob condições de fluxo salivar constante, o tipo de sabor usado não teve efeito na composição de eletrólitos da saliva produzida pela glândula parótida, mas o sabor salgado provocou um aumento significativo no conteúdo de proteínas comparado aos outros sabores testados.
- **Ritmo circadiano:** assim como o fluxo salivar, a composição da saliva apresenta variações de acordo com o ritmo circadiano.[20] Por exemplo, os níveis de sódio e cloreto atingem picos no início da manhã, enquanto o pico da concentração de potássio é no final da tarde. O pico da concentração de proteínas também ocorre no final da tarde.

FUNÇÕES DA SALIVA

A saliva desempenha uma série de funções na cavidade bucal: inicia a digestão dos alimentos, atua como lubrificante por seu conteúdo de mucina, é importante para a formação do bolo alimentar, para a deglutição e para a fala, atua como solvente para substâncias com propriedades de sabor, e influencia na percepção do sabor funcionando como referência básica, por exemplo, para o gosto salgado. Além disso, substâncias antimicrobianas de origem salivar mantêm o equilíbrio ecológico na cavidade bucal desempenhando um importante papel modulador e protetor contra a colonização da cavidade bucal por microrganismos transitórios ou patogênicos. Além disso, a saliva apresenta capacidade tamponante e modula o pH da cavidade bucal evitando que este se altere de forma brusca e permitindo a manutenção do pH em condições próximas da neutralidade. A seguir, as funções da saliva serão apresentadas com mais detalhes.

Autolimpeza (ou *clearance*)

A secreção salivar está associada com a deglutição (movimento dos lábios e da língua), solubilização e remoção de substâncias e microrganismos da cavidade bucal. Esse processo é conhecido como autolimpeza ou *clearance*. Esse processo de autolimpeza é dependente da taxa de fluxo salivar, do volume residual de saliva (antes e após a deglutição) e da frequência de deglutição. De forma geral, quanto menores os volumes residual e máximo e quanto maior o fluxo salivar (estimulado ou não estimulado), mais rapidamente ocorre a remoção de substâncias da cavidade bucal, como nutrientes provenientes da dieta e metabólitos microbianos.[19,36,54]

Esse processo de autolimpeza também permite a eliminação de células epiteliais descamadas e dos microrganismos colonizadores dessas células. Estima-se que cada célula epitelial apresente cerca de 100 unidades formadoras de colônia microbianas colonizando sua superfície.[55] Além disso, microrganismos fracamente aderidos às superfícies presentes na cavidade bucal, assim como aqueles microrganismos que se encontram dispersos na saliva (condição denominada de fase planctônica - ver **Capítulo 4**), também são facilmente removidos da cavidade bucal em decorrência desse processo de autolimpeza. Portanto, o processo de deglutição associado à autolimpeza pode influenciar o desenvolvimento e a composição das comunidades microbianas da cavidade bucal. Importante ressaltar que, mesmo após a deglutição, uma fina película de saliva (de aproximadamente 0,1 mm de espessura) permanece recobrindo todas as superfícies da cavidade bucal. Essa fina camada desempenha um papel muito importante em relação à manutenção da umidade e ao conforto da cavidade bucal (como será descrito a seguir).

Digestão

A digestão é um processo mecânico e químico de conversão das macromoléculas (como carboidratos, lipídeos e proteínas) em compostos mais simples e menores que são absorvidos no trato gastrointestinal permitindo a disponibilização de nutrientes para o plasma sanguíneo. Esse processo de digestão inicia-se na cavidade bucal através da trituração dos alimentos pela mastigação (processo mecânico) e através da atuação de enzimas salivares como a alfa-amilase (também denominada ptialina) e lipases (ambas contribuindo para a digestão por meio de processos químicos).

De forma geral, embora o processo químico de digestão na cavidade bucal ocorra em uma intensidade menor quando comparado ao processo mecânico, a atuação das enzimas salivares é fundamental para possibilitar a degradação inicial de carboidratos e de lipídeos em moléculas menores. A alfa-amilase, secretada principalmente pelas glândulas salivares maiores (especialmente as glândulas parótidas), é responsável pela ruptura de ligações glicosídicas alfa-1-4 de carboidratos complexos convertendo-os em maltose e maltotriose. Apesar de apresentar um pH ótimo de atuação entre 6,7 e 7,0 (pH presente na cavidade bucal), um estudo recente mostrou que a amilase salivar desempenha um papel importante na digestão de carboidratos no estômago, sendo responsável por mais de 80% da hidrólise do açúcar do pão (amido) nos primeiros 30 minutos da digestão gástrica.[56] Isso pode ser explicado pelo fato de que pequenos polímeros de glicose podem estabilizar essa enzima no ambiente mais acidificado do estômago permitindo a manutenção de sua atividade nos primeiros momentos da digestão gástrica.[57] A amilase salivar também pode se ligar à superfície dentária como componente da película salivar adquirida. Nessa condição, essa enzima também pode viabilizar a adesão de microrganismos à superfície dentária.

Como será descrito no **Capítulo 8**, os oligossacarídeos produzidos pela ação da amilase salivar podem atuar como moléculas aceptoras, viabilizando a formação de polissacarídeos extracelulares na matriz do biofilme dentário, viabilizando a adesão entre os microrganismos e entre os microrganismos e a superfície dentária. A lipase secretada pelas glândulas salivares menores localizadas na língua, por sua vez, hidrolisa as ligações éster dos triglicerídeos para formar diglicerídeos e monoglicerídeos.[58] Após essa digestão inicial na cavidade bucal, o bolo alimentar segue para o esôfago, onde não sofre nenhum processo digestivo, chegando ao estômago, onde o processo digestivo terá continuidade.

Gustação

A percepção de sabor ou gustação (ou capacidade de distinguir diferentes sabores) é um dos cinco sentidos primários dos seres humanos. Essa percepção pode ser categorizada em cinco sensações básicas: salgado, doce, amargo, azedo/ácido e umami. Ainda, acredita-se que existam receptores específicos para a percepção de gordura (como descrito a seguir), percepção de sabor metálico e de sabor adstringente. Como descrito anteriormente neste capítulo, o processo ativo de reabsorção de cloro e de sódio e de secreção de potássio durante a secreção salivar torna a saliva hipotônica em relação ao plasma, o que favorece a percepção dos diferentes sabores, especialmente o sabor salgado, mesmo quando as substâncias de sabor (ou substâncias gustatórias) estiverem presentes na cavidade bucal em baixas concentrações. Essa percepção do sabor ocorre por meio da interação de determinadas substâncias com os receptores presentes nos botões gustativos localizados principalmente no dorso da língua (mas que também podem estar presentes em menores densidades no palato mole e na faringe). Durante a mastigação, a saliva dilui e transporta moléculas palatáveis aos receptores gustativos cujos sinais químicos produzidos em decorrência do contato com essas moléculas são responsáveis por uma cascata de reações que culminam na percepção de sabor.[59]

Entre os quatro tipos de papilas presentes no dorso da língua (circunvaladas, foliadas, fungiformes e filiformes – **Figura 7**), as papilas circunvaladas, foliadas e fungiformes são as que apresentam os botões gustativos responsáveis pela percepção dos diferentes sabores. Por isso, essas papilas são genericamente denominadas papilas gustativas. Já as papilas filiformes, que são as mais numerosas e não contêm botões gustativos, são responsáveis por aumentar o atrito entre a língua e os alimentos e por transmitir informações mecânicas e de temperatura.[60]

Os seres humanos têm cerca de 5 mil botões gustativos: cerca de 30% estão nas papilas fungiformes, 30% nas papilas foliares e 40% nas papilas circunvaladas. Os botões gustativos são formados por cerca de 50-100 células neuroepiteliais polarizadas, denominadas células receptoras de sabor, que se agrupam e formam conjuntos compactos, colunares e pseudoestratificados circundados pelo epitélio oral estratificado,[61] podendo ser encontradas no epitélio da língua e ao longo do trato digestivo. Há três tipos (tipos I, II e III) de células receptoras de sabor presentes nos botões gustativos, cada uma especializada em detectar uma das cinco qualidades básicas do sabor (**Figura 8**).[62] Existem dois tipos de receptores transmembrana relevantes para o paladar: canais iônicos, que medeiam sabores ácido/azedo (H^+) e salgado (Na^+), e receptores acoplados à proteína G (GPCRs), que medeiam os gostos doce, umami e amargo.[63,64] A ação conjunta e organizada dessas células/receptores permitirá a percepção dos diferentes sabores. Também parece existir um quarto tipo de célula neuroepitelial, denominado células do tipo IV, que são células basais, não polarizadas, presumivelmente indiferenciadas e que servem como células progenitoras para os outros três tipos de células gustativas.[65]

As células do tipo I (células tipo gliais) são as mais abundantes e expressam canais iônicos implicados na tradução da percepção do sabor salgado. As células do tipo II expressam receptores acoplados à proteína G com sete domínios transmembrana (família T1R e T2R) que possuem receptores ligantes para compostos doces, amargos e umami. O receptor de sabores doce e umami é um heterodímero, sendo o T1R2+T1R3 para o sabor doce e o T1R1+T1R3 para o sabor umami. O receptor T2R parece estar mais relacionado ao gosto amargo. As células do tipo II também expressam canais de Na^+ e K^+, essenciais para a produção de potenciais de ação que são peças-chave na percepção do sabor evocadas pela secreção de ATP.[66] Essas células do tipo II também são sensíveis ao gosto salgado. Já as células do tipo III expressam otopetrina, um canal iônico que medeia o gosto azedo (**Figura 8**). As papilas gustativas enviam informações gustativas ao córtex gustativo (por meio do núcleo do trato solitário localizado no tronco encefálico) via nervos facial, glossofaríngeo e vago.[66]

Estudos baseados em dados moleculares e funcionais mostram que as papilas gustativas não são altamente seletivas para um gosto específico como se acreditava antigamente. Por isso, a percepção de sabores vinculada a locais específicos da língua parece não ser dominante, embora sejam reconhecidas diferenças em diferentes regiões da língua na capacidade de resposta a algumas substâncias gustativas.[68-70] Além disso, estudos recentes têm sugerido que a lisozima salivar também pode desempenhar um papel na percepção de gordura pelas papilas gustativas. O mecanismo envolvido nesse processo seria a ação da enzima em desestabilizar emulsões gordurosas liberando o ácido linoleico que se liga aos receptores de lipídeos presentes no dorso da língua. Indivíduos que apresentam elevados níveis de lisozima na saliva tendem a ser mais sensíveis à percepção de subtâncias gordurosas.[71]

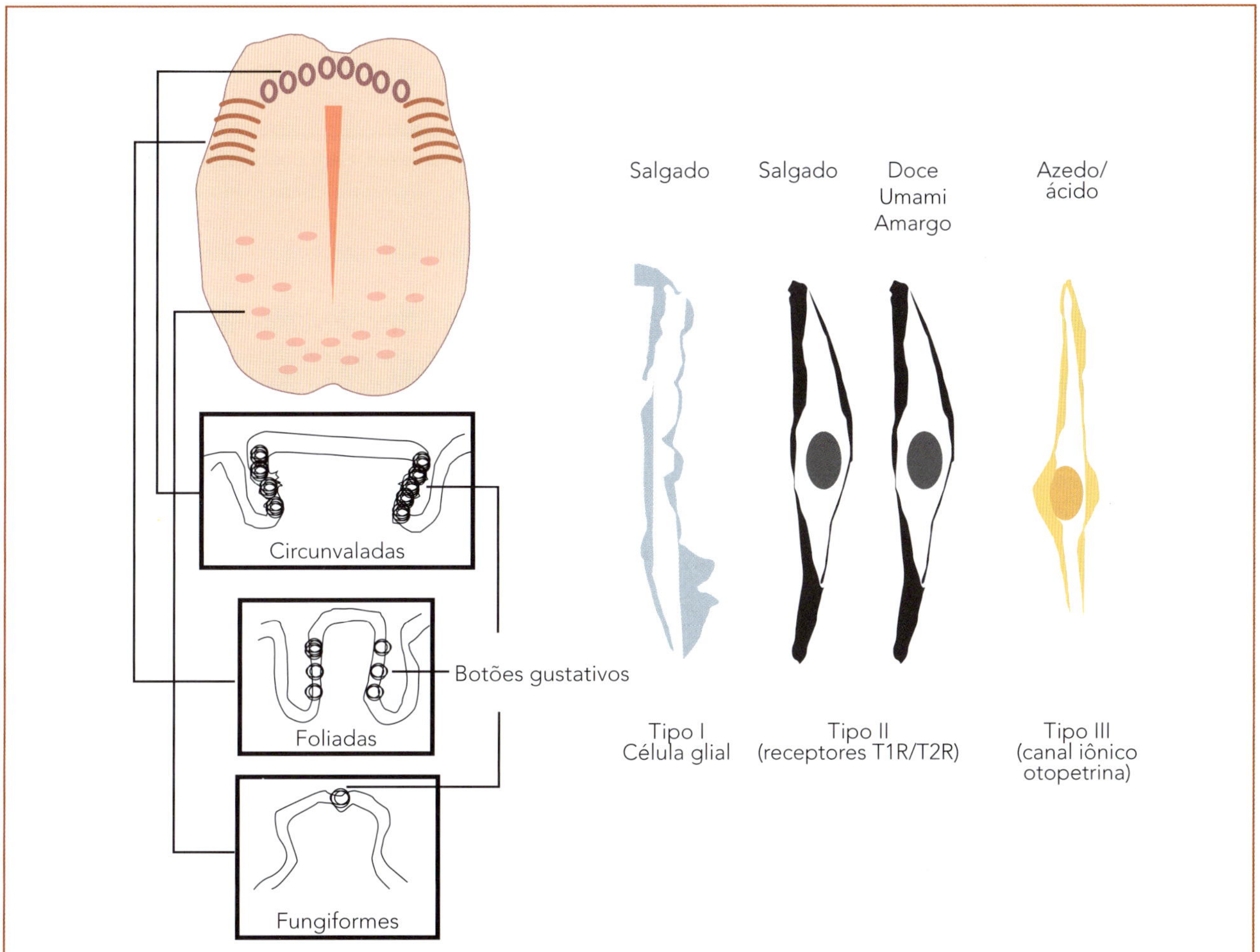

FIGURA 7 Percepção de sabor em mamíferos. Estrutura de uma língua humana apresentando as papilas gustativas e os três tipos de células morfologicamente distintas (I, II e III) presentes em um botão gustativo.

Fonte: adaptada de Puri e Lee, 2021.[66]

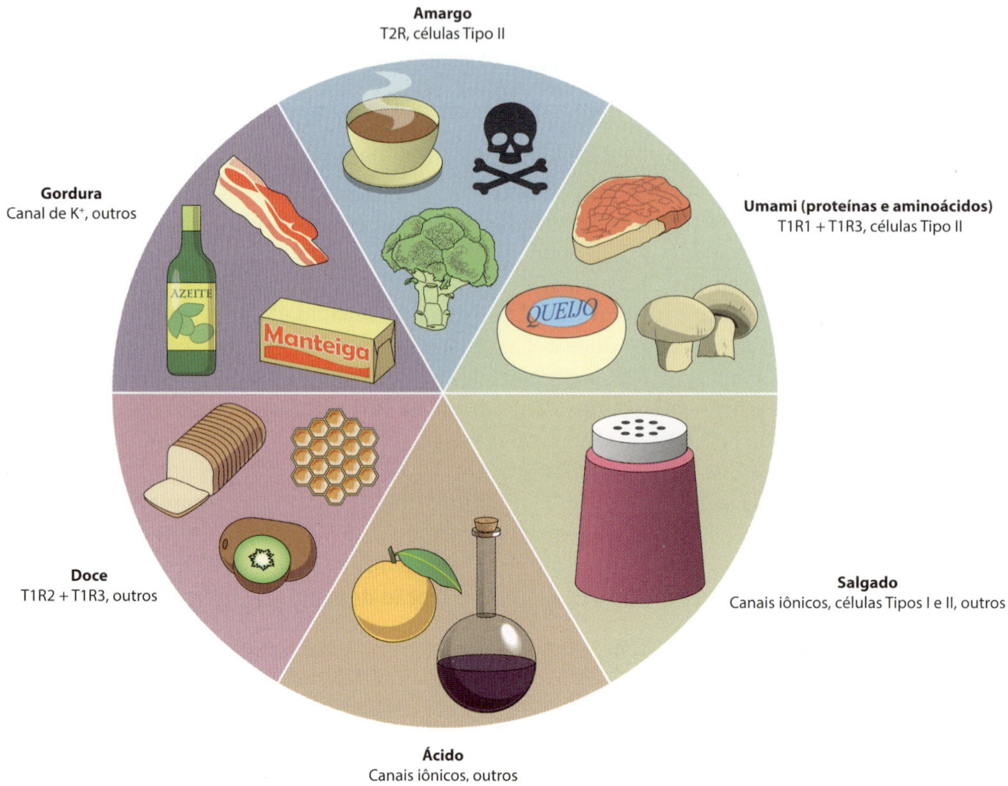

FIGURA 8 Exemplos de diferentes tipos de sabor e dos estímulos naturais que os desencadeiam, além dos receptores que detectam os diferentes sabores.

Fonte: adaptada e traduzida de Chaudhari e Roper, 2021[67] e elaborado pelo Dr. Eduardo Monteiro Toschi.

Até alguns anos atrás, acreditava-se que os sensores gustativos eram encontrados apenas na cavidade bucal. Recentemente, quimiorreceptores gustativos (em particular para os sabores doce, umami e amargo) foram identificados em outros locais do corpo, incluindo o trato gastrointestinal. Assim, a percepção de sabor envolve também um sistema quimiossensorial complexo que reconhece agonistas tanto exógenos (alimentos) quanto endógenos (metabólitos e compostos produzidos pelo corpo e sua microbiota).[72,73]

Lubrificação

A saliva possui grande quantidade de glicoproteínas, especialmente do tipo mucinas, que apresentam propriedades viscoelásticas. As glicoproteínas são proteínas que possuem oligossacarídeos ligados covalentemente à estrutura proteica. A cadeia oligossacarídica da glicoproteína é relativamente curta (geralmente em torno de 2 a 10 resíduos de açúcar, podendo ser mais longa), podendo ser ramificada.[74]

As glicoproteínas desempenham importantes funções biológicas no nosso organismo, como: permitir o reconhecimento da superfície celular por outras células, hormônios e vírus; são responsáveis pela antigenicidade celular (p. ex., os antígenos associados aos grupos sanguíneos); são componentes da matriz extracelular tecidual e atuam como lubrificantes biológicos protegendo os tratos gastrointestinal e urinário.[74] As mucinas são as principais glicoproteínas responsáveis pela lubrificação na cavidade bucal.

As mucinas são compostas por uma cadeia principal de polipeptídeo apresentando cadeias de oligossacarídeos ligados aos aminoácidos serina, treonina ou prolina, sendo ácido siálico (ácido N-acetilneuramínico), fucose, N-acetilglicosamina e N-acetil-galactosamina os oligossacarídeos mais frequentemente encontrados,[75] além de glicose, galactose e manose. Essas cadeias de oligossacarídeos podem se estender por toda a molécula ou estarem localizadas em regiões específicas. As cadeias de oligossacarídeos e os aminoácidos atuam em conjunto para determinar as propriedades bioquímicas das mucinas. A espinha dorsal da molécula de proteína da mucina é composta por um número variável de repetições ricas em prolina, treonina e/ou serina (domínios PTS), bem como regiões ricas em cisteína nas porções aminoterminal e carboxiterminal, intercaladas entre os domínios PTS.[76] As mucinas salivares são sintetizadas pelas células acinares mucosas das glândulas submandibulares e sublinguais, bem como pelas glândulas salivares menores distribuídas por toda a mucosa palatina e mucosa jugal. As células acinares serosas, como as encontradas nas glândulas parótidas humanas, não contribuem para a produção de mucinas.[77]

Dentro da família das mucinas, existem dois subgrupos distintos:

a) Mucinas secretadas: formada por cinco mucinas oligoméricas que formam gel (MUC2, MUC5AC, MUC5B, MUC6 e MUC19)[78] e por duas glicoproteínas não poliméricas (MUC7 e MUC8).[78] Essas mucinas são moléculas multifuncionais implicadas na proteção da cavidade bucal, especialmente a MUC5B (também conhecida como MG1) e a MUC7 (também chamada MG2), que interagem com os microrganismos na cavidade bucal, facilitando sua remoção ou reduzindo sua patogenicidade por diferentes mecanismos, como será descrito mais adiante neste capítulo.[79-81] As mucinas secretadas na cavidade bucal são consideradas a primeira linha de defesa para os tecidos epiteliais, uma vez que atuam como barreiras físicas entre o meio extracelular e a superfície das mucosas. As mucinas são hidrofílicas e contêm muita água, assim, são muito eficazes na lubrificação e na manutenção da umidade das superfícies da cavidade bucal, tanto nos dentes quanto na mucosa oral. Essa lubrificação também fornece uma barreira protetora contra a descamação e contra a penetração de substâncias potencialmente prejudiciais às células epiteliais. Além disso, a lubrificação promovida pelas mucinas auxilia na fonação, na deglutição e na mastigação. A viscoelasticidade da saliva tende a modular a atrição (desgaste dentário produzido pelo contato mecânico entre dentes da arcada inferior com dentes da arcada superior), a abrasão (desgaste dentário promovido pelo processo mecânico de um agente externo sobre a superfície dentária, como a movimentação das cerdas da escova de dentes) e a erosão dentária (desgaste promovido por ácidos fortes originados da dieta ou provenientes do estômago, no caso de indivíduos que apresentam doença do refluxo gastroesofágico). Como a mucina é composta por uma complexa cadeia lateral de oligossacarídeos, ela consegue interagir com as diferentes superfícies presentes na cavidade bucal, com microrganismos e com outras proteínas salivares, como a lactoferrina, a lisozima e a sIgA.
b) Mucinas ancoradas à membrana celular: as 11 mucinas ancoradas à membrana (MUC1, MUC3A, MUC3B, MUC4, MUC12, MUC13, MUC15, MUC16, MUC17, MUC20, MUC21) apresentam domínios citoplasmáticos curtos que se iniciam dentro da célula e domínios extracelulares bem longos. As outras três mucinas são a glicoproteína ovidutal 1 (antigamente denominada MUC 9), endomucina (MUC14) e MUC22.[82]

As mucinas ancoradas à membrana celular desempenham um papel muito importante no que diz respeito à formação de uma estrutura acelular e proteica que recobre as superfícies mucosas, denominada película proteica da superfície mucosa. Essa película atua promovendo uma camada de lubrificação sobre os tecidos moles e formando uma barreira física, protegendo essas superfícies de estresse mecânico e térmico (promovidos por alimentos quentes e gelados, alimentos sólidos e líquidos, e alimentos que apresentam diferentes consistências e abrasividade) e contra a adesão microbiana.[83] Além da mucina ancorada MUC1 (pertencente às células),[84] os principais componentes dessa película de mucosa são as mucinas secretadas presentes na saliva (MUC5B e MUC7) e a s-IgA[81] (**Figura 9**). A MUC1 desempenha um papel crucial na formação da camada de muco que recobre as superfícies mucosas[85] fornecendo sítios de ancoragem para as mucinas MUC5B e MUC7.[86] A MUC5B tem propriedades de formação de gel e pode formar uma barreira física protetora contra patógenos.[87,88] Já a MUC7 pode auxiliar nas funções imunológicas da película formando um complexo heterotípico com sIgA e lactoferrina.[89,90] Isso pode ajudar no desenvolvimento de um "reservatório imunológico" na película presente na superfície mucosa (**Figura 9**).

Existe uma heterogeneidade muito grande na formação/composição da película de mucosa, já que a localização da mucosa na cavidade bucal (palato, língua, mucosa jugal etc.) está relacionada ao tipo de saliva (serosa/mucosa) predominante a banhar essas superfícies. O grau de queratinização da mucosa também pode interferir nesse processo de formação de película, assim como o tipo e a conformação das microvilosidades presentes na superfície do epitélio (fornecendo retenção mecânica para as glicoproteínas). Proteínas ricas em prolina, cistatinas e estaterinas, assim como as enzimas anidrase carbônica e amilase, podem estar fracamente aderidas às mucinas da película de mucosa. Todo o processo de formação da película de mucosa depende majoritariamente de ligações covalentes que são formadas entre seus componentes[86] e que são mediadas por transglutaminases das células epiteliais. Além disso, glicoproteínas salivares presentes no filme salivar que recobre as superfícies mucosas constituem-se como componentes mutáveis e fracamente aderidos à película de mucosa.[86] Toda essa heterogeneidade de formação da película proteica da superfície mucosa é exacerbada pela rápida taxa de renovação celular das superfícies mucosas (descamação tecidual natural). Estima-se que em média a taxa de renovação da porção superficial das mucosas da cavidade bucal seja de aproximadamente 3 horas, o que contribui para que a bioadesão proteica a tais superfícies seja um processo contínuo.

Entre as mucinas citadas, as mais abundantes na saliva humana são MUC5B, MUC7, MUC19, MUC1 e MUC4.[77,91]

Manutenção do pH

A saliva apresenta capacidade tamponante que modula as alterações do pH na cavidade bucal promovidas, por exemplo, após a ingestão de alimentos. Essa capacidade tamponante é desempenhada pelos íons bicarbonato, fosfato e por algumas proteínas, sendo essa capacidade diretamente

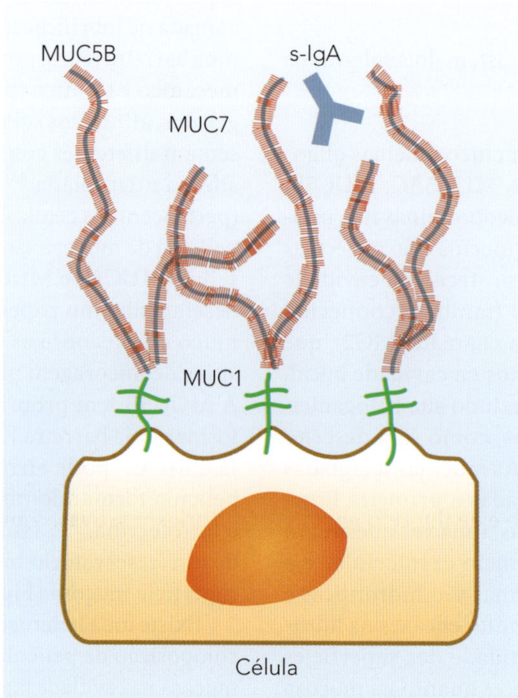

FIGURA 9 Película proteica formada sobre superfícies mucosas.

Fonte: adaptada de Parsinen M et al.[92]

dependente do fluxo salivar. Como apresentado anteriormente neste capítulo, a capacidade tamponante da saliva estimulada tende a ser maior por seu elevado conteúdo de bicarbonato em contraste com a saliva não estimulada, que possui elevado conteúdo de fosfato.

O bicarbonato é o principal sistema tamponante presente na saliva. Esse íon é originado a partir da dissociação espontânea do ácido carbônico (H_2CO_3), produzido pela reação entre CO_2 e H_2O (catalisada pela enzima anidrase carbônica), mostrada na equação a seguir. Existe um equilíbrio dinâmico entre esses diferentes componentes, o que significa que a reação se desloca nos dois sentidos (à direita ou à esquerda do ácido carbônico) na dependência do pH: o processo de tamponamento ocorre através da ligação dos íons bicarbonato (HCO_3^-) com os íons hidrogênio (H^+), formando ácido carbônico que se dissocia em CO_2 e H_2O. Como a pressão parcial do CO_2 na saliva é maior que a pressão existente na atmosfera (fora da boca), o aumento na concentração de ácido carbônico fará com que o CO_2 seja eliminado da cavidade bucal possibilitando que o equilíbrio seja deslocado para o lado esquerdo da reação, permitindo que mais bicarbonato se ligue aos íons hidrogênio livres, o que promove aumento no pH. Esse sistema apresenta sua capacidade tamponante máxima no pH 6,1.[93]

$$CO_2 + H_2O \Leftrightarrow H_2CO_3 \Leftrightarrow H^+ + HCO_3^-$$

Os fosfatos ($H_2PO_4^-$, HPO_4^{-2} e PO_4^{-3}) também atuam como tampões na saliva, entretanto, apresentam uma concentração maior na saliva não estimulada. A proporção entre as diferentes formas de fosfato ionizados é determinada pelo pH da saliva e pelas constantes de dissociação (pKa) de cada equilíbrio químico, como descrito a seguir:[93]

$$H_3PO_4 \Leftrightarrow H_2PO_4^- + H^+ \ pKa=2,14$$

$$H_2PO_4^- \Leftrightarrow HPO_4^{-2} + H^+ \ pKa=6,86$$

$$HPO_4^{-2} \Leftrightarrow PO_4^{-3} + H^+ \ pKa=12,5$$

Em condições de neutralidade de pH (ao redor de 7,0), a maior parte do fosfato salivar está na forma de $H_2PO_4^-$. Como o pKa do par de ácido-base $H_2PO_4^-/HPO_4^{-2}$ é de aproximadamente 6,8, isso significa que esse sistema exerce sua capacidade tamponante máxima nessa faixa de pH. À medida que a concentração total de fosfato na saliva diminui com o aumento da taxa de fluxo, a contribuição do fosfato para a capacidade geral de tamponamento diminui, sendo em torno de 50% na saliva em repouso e caindo para somente 10% na saliva altamente estimulada. O processo de tamponamento ocorre pela reação entre a forma HPO_4^{-2} e os íons hidrogênio disponíveis.

As proteínas presentes na saliva também podem atuar como tampões. Essa capacidade de tamponamento proteico depende da relação entre o pH da cavidade bucal e o ponto isoelétrico (pI) da proteína. O pI de uma proteína corresponde ao valor de pH no qual a molécula se encontra eletricamente neutra, ou seja, quando o número de cargas positivas for igual ao número de cargas negativas. Cada proteína possui um pI característico, que reflete a proporção entre aminoácidos ácidos e básicos que a constituem. Quando o pH for inferior ao pI, a carga elétrica total da proteína será positiva. Quando o pH for superior ao pI, a carga elétrica total será negativa. As proteínas atuam como aceptoras de prótons quando o pH estiver inferior ao seu pI. Muitas proteínas salivares apresentam pI entre pH 5,0 e 9,0. Aquelas que possuem pI entre 5,0 e 6,5 são capazes de contribuir para o tamponamento de ácidos na cavidade bucal.

Função remineralizadora

A presença de íons cálcio, fosfato e de fluoreto na saliva e no fluido do biofilme permitem a manutenção de um elevado grau de saturação que possibilita que parte dos minerais que são perdidos dos tecidos dentários durante os períodos de queda de pH seja redepositada na superfície dentária quando o pH da cavidade bucal retorna aos níveis de neutralidade. Esse processo ainda pode ser favorecido pela presença constante de fluoreto na cavidade bucal que atua reduzindo o pH crítico para desmineralização dentária mantendo um elevado grau de saturação da saliva (em relação ao mineral do tipo flúor-hidroxiapatita) mesmo com valores de pH de até 4,5 (em relação ao esmalte dentário) ou de 5,5 (em relação à dentina). A presença de proteínas do tipo histatina, estaterina e proteínas ricas em prolina (PRP) inibem a precipitação espontânea de fosfato de cálcio na superfície dentária, o que pode contribuir para controle ou inibição da formação de cálculo dentário.[91] Esse mecanismo de inibição de precipitação espontânea de minerais é importante para permitir a manutenção da supersaturação da saliva em relação aos minerais de cálcio e fosfato presentes na estrutura dentária. Estudos sugerem que a estaterina parece ser o principal inibidor da precipitação de cálcio em condições fisiológicas.[94,95] O fragmento N-terminal da estaterina está envolvido na inibição do crescimento do cristal de hidroxiapatita e os grupos fosfato contribuem significativamente para esse efeito inibitório.[96] Em relação às histatinas, parece que as proteínas fosforiladas proporcionam um maior nível de proteção do que as proteínas não fosforiladas.

Função antimicrobiana

Existem diferentes glicoproteínas, enzimas e peptídeos salivares que desempenham atividade antimicrobiana na cavidade bucal pelos mecanismos descritos a seguir.

Aglutinação

Esse fenômeno é desempenhado por várias glicoproteínas e enzimas salivares a partir da ligação de determinados componentes das glicoproteínas/enzimas salivares com as lectinas (proteínas glicosiladas e ricas em domínios repetitivos de serina) localizadas na superfície dos microrganismos. Esse é o caso, por exemplo, do ácido siálico presente nos oligossacarídeos da MUC7, de porções do oligossacarídeo da imunoglobulina A secretória (s-IgA), das cadeias laterais de glicanos das aglutininas e das PRP. A interação entre essas estruturas e as lectinas microbianas torna os microrganismos incapazes de aderir às superfícies disponíveis na cavidade bucal, sendo, então, removidos pela deglutição.

As aglutininas são proteínas altamente glicosiladas, com um peso molecular em torno de 340 kDa[97-99] e que também promovem a aglutinação de microrganismos. Essas aglutininas possuem uma série de características compartilhadas com a MUC7: ambas são monoméricas, são proteínas altamente glicosiladas com propriedades adesivas e, por essa razão, estão normalmente associadas com outras proteínas de origem salivar, como a sIgA. São secretadas pelas glândulas submandibulares, sublinguais, labiais e somente nas células ductais das glândulas parótidas,[100] e podem se ligar a uma variedade de microrganismos, como *Streptococcus mutans*, *Streptococcus salivarius* e *Streptococcus sanguinis*.[101]

A proteína estaterina também pode se ligar às mucinas formando um complexo proteico que promove a agregação de microrganismos que são eliminados pela deglutição.[102] As PRP podem ser classificadas em acídicas (APRP, têm em torno de 16 kDa), básicas (BPRP, entre 6-9 kDa) e glicosiladas (GPRP, 36 kDa). A parótida secreta as BPRP enquanto as APRP são secretadas por todas as glândulas salivares maiores. As GPRP atuam como lubrificantes e se ligam aos microrganismos, podendo aglutiná-los e eliminá-los quando estiverem dispersos na saliva,[93] fazendo com que sejam eliminados pela deglutição.[103] As lisozimas também podem promover aglutinação dos microrganismos. A **Figura 10** representa o processo de aglutinação de microrganismos promovido pela saliva.

Comprometimento da viabilidade microbiana ou redução do crescimento microbiano

- **Lisozima ou muramidase:** enzima secretada pelas glândulas salivares maiores e menores, pelo fluido crevicular gengival e por leucócitos salivares. É uma molécula de 14,6 kDa, altamente estável. A lisozima consegue hidrolisar a ligação glicosídica entre ácido N-acetilmurâmico e N-acetilglicosamina presentes no peptidoglicano da parede celular de microrganismos Gram-positivos, desempenhando, portanto, um efeito antimicrobiano. Em decorrência de o meio intracelular microbiano ser hiperosmótico, a ruptura da parede celular promove influxo de água para o meio intracelular, o que culmina em lise celular.[93] Os microrganismos Gram-negativos são mais resistentes à ação hidrolítica da lisozima por apresentarem uma membrana externa mais espessa.[10,34] A lisozima impede, também, o transporte de glicose para o meio intracelular microbiano interferindo no metabolismo

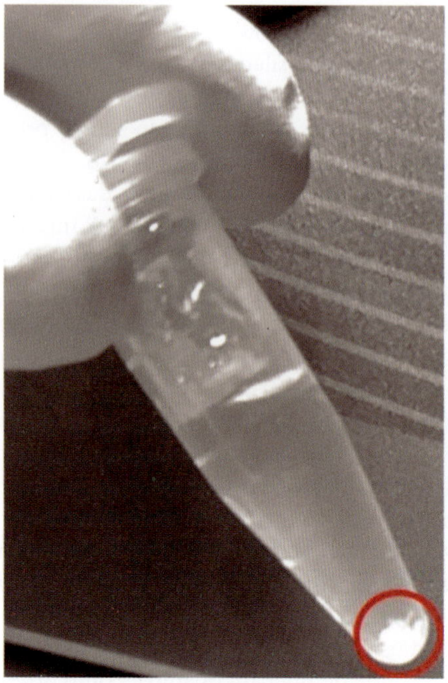

FIGURA 10 Aglutinação microbiana promovida pela saliva. Microrganismos foram cultivados em laboratório e misturados com saliva humana clarificada (após processo de centrifugação e filtração). Observe a formação de precipitado que representa a aglutinação dos microrganismos que estavam dispersos (na forma planctônica) na saliva.

Fonte: acervo pessoal da Dra. Thais de Cássia Negrini.

microbiano. Além disso, essa enzima tem capacidade de se ligar à superfície do esmalte, sendo um constituinte da película salivar adquirida (descrita mais adiante neste capítulo) e conservando sua atividade enzimática.

- **Lactoferrina:** glicoproteína que apresenta alta afinidade pelo ferro. É secretada pelas glândulas salivares maiores e menores, pelas células da mucosa e pelos neutrófilos. Possui cadeia polipeptídica com peso molecular em torno de 80 kDa. A alta afinidade pelo ferro e consequente captação do ferro disponível no ambiente exerce efeito antimicrobiano sobre microrganismos que necessitam desse elemento para sua sobrevivência. Com isso, a lactoferrina impede e retarda o crescimento de microrganismos dependentes de ferro, como microrganismos presentes no biofilme subgengival, desempenhando um efeito bacteriostático. A lactoferrina, quando não ligada ao ferro, pode desempenhar atividade bactericida promovendo aglutinação de microrganismos (p. ex., *S. mutans*). A lactoferrina exerce efeito bactericida e bacteriostático em bactérias Gram-positivas e Gram-negativas.[105] Além disso, a região N-terminal da lactoferrina pode se ligar a receptores presentes na superfície de microrganismos Gram-negativos promovendo ruptura da parede celular e morte celular.[106,107] O peptídeo terminal da lactoferrina (formado por cerca de 25 resíduos de aminoácido de lactoferricina) apresenta efeito bacteriostático, sendo capaz de despolarizar a membrana plasmática bacteriana e aumentar sua permeabilidade. A lactoferrina pode também apresentar atividade antifúngica e antiviral. A lactoferrina também é secretada nas mucosas e exerce um efeito antifúngico sobre as espécies de *Candida* spp. Esse efeito é espécie-dependente (a seguir, da mais a menos suscetível: *C. tropicalis, C. krusei, C. albicans, C. guilliermondii, C. parapsilosis* e *C. glabrata*). A ação da lactoferrina sobre os fungos se deve principalmente a sua atuação direta sobre a parede celular fúngica.[108]
- **Sistema peroxidase:** o sistema peroxidase compreende duas enzimas: a peroxidase salivar ou sialoperoxidase (SP), produzida e secretada pelas glândulas salivares parótida e submandibular, e a mieloperoxidase (MP), produzida pelos neutrófilos, que migram para a cavidade bucal através do fluido crevicular gengival. A SP e a MP catalisam a oxidação do tiocianato (SCN^-) (mediada pela reação desse composto com o peróxido de hidrogênio) em hipotiocianato ($OSCN^-$), conforme a seguinte reação:

$$H_2O_2+SCN^- \xRightarrow{MP\,e\,SP} OSCN^-+H_2O$$

O tiocianato é proveniente do plasma sanguíneo, enquanto o peróxido de hidrogênio é predominantemente produzido pelas bactérias aeróbias. As duas principais funções biológicas atribuídas ao tiocianato são: atividade antimicrobiana e proteção das proteínas e células do hospedeiro contra a toxicidade do H_2O_2. Já o hipotiocianato oxida enzimas bacterianas envolvidas na glicólise inibindo o crescimento microbiano e a produção de ácidos. Dependendo do pH (esse sistema é mais efetivo em pH baixo) e da concentração de hipocianato, o sistema peroxidase é efetivo contra vários microrganismos, como *S. mutans, Lactobacillus* spp., fungos e mesmo alguns vírus. As peroxidases também catalisam a peroxidação de cloreto (Cl^-), brometo (Br^-) e iodeto (I^-), gerando produtos reativos que têm propriedades antimicrobianas potentes.

- **Imunoglobulinas:** proteínas secretadas como mecanismo de defesa em resposta à presença de antígenos. Normalmente possuem alta especificidade e afinidade pelos antígenos responsáveis pela sua síntese. Existem cinco classes de imunoglobulinas: IgA, IgG, IgM, IgD e IgE. Na saliva temos a presença de IgG, IgM e s-IgA (IgA secretória). Essas proteínas possuem ação antimicrobiana, inibindo o crescimento e promovendo a aglutinação dos microrganismos. Especificamente, a s-IgA é composta por moléculas diméricas interligadas por uma cadeia de carboidrato. Esse complexo dimérico também compreende uma pequena glicoproteína (denominada componente secretor) incorporada à estrutura da IgA no momento de sua secreção pelas glândulas salivares. A presença desse componente secretor torna essa proteína mais resistente à ação das proteases presentes na cavidade bucal.[109]

- **Catelecidinas e defensinas:** moléculas catiônicas capazes de interagir com a membrana plasmática dos microrganismos (bactérias, fungos e vírus).

A LL-37 é a única catelicidina humana. Está presente na saliva e nas glândulas salivares, sendo também secretada pelos neutrófilos e por uma ampla gama de outros tecidos da cavidade bucal.[110] Além disso, tem múltiplas ações, como função imunológica inata.[111] Apresenta atividade antimicrobiana contra bactérias Gram-positivas e Gram-negativas e arqueias metanogênicas.[112] Em baixas concentrações, a LL-37 tem mostrado efeito inibitório na formação de biofilmes microbianos.[113,114] Também apresenta atividade antifúngica contra *C. albicans*. Apesar deste mecanismo ainda não estar completamente elucidado, discute-se que a LL-37 inibe a adesão fúngica às células epiteliais e promove a autoagregação fúngica, o que poderia aumentar a remoção dos fungos da cavidade bucal pela deglutição.[115]

As defensinas são peptídeos não glicosilados contendo cisteína com três ligações dissulfeto e que apresentam amplo espectro de ação contra bactérias Gram-positivas e Gram-negativas e efeito antifúngico. Esses peptídeos apresentam um peso molecular de 3,5 a 6 kDa e são classificados como alfa-defensinas e beta-defensinas. As alfa-defensinas (subdivididas em 6 tipos – HNP 1 a 6) são provenientes dos neutrófilos (HNP-1 a HNP-4) e das células ductais das glândulas salivares (HNP-1 a HNP-3), enquanto as HNP-5 e HNP-6 são encontradas apenas no intestino.[110] As beta-defensinas (HBD-1 a HBD-3), secretadas pelas glândulas salivares, também são expressas pelos neutrófilos, macrófagos, monócitos, células dendríticas, células epiteliais da gengiva e língua, também são encontradas no interior da polpa dentária. As defensinas apresentam atividade antimicrobiana, propriedades imunomoduladoras e participam da cicatrização de feridas, remodelação tecidual e diminuição do processo inflamatório.[116] As defensinas possuem atividade antifúngica e impedem a adesão de *C. albicans* às células epiteliais da cavidade bucal. Esses peptídeos catiônicos também exercem atividade antiviral afetando a infectividade de determinados vírus, como herpes simples (HSV), vírus influenza, papilomavírus humano (HPV), entre outros.[110]

- **Cistatinas:** na saliva existem 9 isoformas diferentes de cistatinas: a cistatina neural (SN), 3 isoformas moderadamente aniônicas (AS), 3 ou 4 isoformas mais aniônicas (S), a cistatina catiônica (C)[118,119] e a isoforma D.[120]As cistatinas possuem a propriedade de inibir as proteases e por essa razão tem sido sugerido que elas poderiam controlar a atividade proteolítica tanto do hospedeiro (enzimas proteolíticas liberadas durante um processo inflamatório) quanto dos microrganismos.[121] A cistatina C parece ser a que mais contribui para a atividade de inibição das proteinases. Nesse caso, a inibição de proteases microbianas compromete o metabolismo microbiano. As cistatinas não apresentam efeitos diretos apenas nos microrganismos, mas também atuam sobre as células induzindo a produção de citocinas e se envolvendo na resposta imune adquirida.[122]
- **Histatinas:** são um grupo de polipeptídeos ricos em histidina. Doze tipos de histatinas foram identificados na saliva humana, sendo os principais: histatina 1 (composta de 38 resíduos de aminoácidos, codificada pelo gene *his1*); histatina 3 (composta por 32 resíduos de aminoácidos, codificada pelo gene *his2*); e histatina 5 (composta por 24 resíduos de aminoácidos e que ainda não se sabe se sua origem estaria associada a um gene específico, se seria oriunda de uma clivagem hidrolítica da histatina 3, ou se seria proveniente do gene da histatina 3 por intermédio de um processamento alternativo).[93] As histatinas são multifuncionais e apresentam atividade bacteriostática (inibindo o crescimento de muitos estreptococos), bactericida, fungicida, antiviral, anti-inflamatória e imunomodulatória.[123,124] As histatinas podem causar distúrbio na atividade metabólica de células contaminadas, levando à morte da célula sem afetar a permeabilidade da membrana.[125] Essa atividade antibacteriana tem sido demonstrada para a histatina 5 em relação ao *S. mutans*. Porém, a principal função antimicrobiana atribuída às histatinas deve-se a sua ação antifúngica. Em especial, a histatina 5 que se liga às proteínas presentes na membrana da *C. albicans*, interferindo no processo de respiração mitocondrial. Dessa maneira, o ciclo celular é rompido e ocorre a geração de espécies reativas de oxigênio que resultam em morte celular.[124]
- **Estaterinas:** constituem uma família de peptídeos de baixo peso molecular (5 kDa) composta por 43 resíduos de aminoácidos. Sua porção N-terminal contém aminoácidos polares, enquanto a porção remanescente é rica em prolina, tirosina e glutamina. Esses peptídeos podem induzir em *C. albicans* a transição da forma de hifa para forma leveduriforme, podendo contribuir para a defesa da cavidade bucal contra a candidíase (efeito antifúngico).[126]

Fonte de nutrientes aos microrganismos

As glicoproteínas salivares podem ser metabolizadas pelos microrganismos da cavidade bucal, especialmente nos períodos de escassez de nutrientes (período de jejum entre as refeições ou período noturno durante o sono). Enzimas hidrolíticas, como glicosidases, peptidases e esterases, transformam as glicoproteínas em oligossacarídeos e peptídeos que são então utilizados como fonte de energia (ver **Capítulo 5**). Ainda, a amilase salivar pode se ligar à superfície de determinados microrganismos e, uma vez ali aderida, permite que os hidrolisados de amido sejam prontamente utilizados como substratos para o metabolismo microbiano.[43]

Reparo tecidual

A saliva apresenta fatores de crescimento que permitem o crescimento e a diferenciação de tecidos, bem como a cicatrização de feridas e outros efeitos benéficos. Um dos exemplos é o fator de crescimento epitelial (EGF), um polipeptídeo de baixo peso molecular produzido nas glândulas parótidas e submandibulares (mas também no pâncreas e nas glândulas de Brunner no duodeno). A forma ativa é constituída de 53 aminoácidos estabilizada por pontes dissulfeto com um peso molecular de 6 kDa. É um polipeptídeo bioativo que exerce um potente efeito estimulador sobre a proliferação e a diferenciação de células epiteliais. O EGF produzido pelas glândulas salivares e secretado na saliva apresenta um efeito sistêmico em processos de cicatrização, tanto na pele quanto no estômago, e é considerado um dos principais responsáveis pela regeneração epitelial rápida da mucosa oral e do trato digestivo. Pode induzir o desenvolvimento epitelial, promover a angiogênese e acelerar a cicatrização de feridas.[93]

Formação de película salivar adquirida

A película salivar adquirida consiste em um filme fino orgânico, proteico, acelular e livre de microrganismos que é formado sobre as superfícies não descamativas da cavidade bucal (dentes, próteses e materiais restauradores) pela adsorção seletiva de macromoléculas presentes na saliva (ou no fluido crevicular gengival, se estivermos nos referindo às superfícies próximas à margem gengival, ou à superfície da dentina radicular). Esse filme não possui origem embriológica e, uma vez aderido à superfície em questão, forma uma interface entre saliva, biofilme e as superfícies anteriormente descritas.[127-130]

A película salivar adquirida é formada principalmente por PRP, estaterinas e mucinas, mas também são encontrados carboidratos, albumina, lipídios neutros, fosfolipídios e glicolipídios.[127,130] Lipídios, proteínas e carboidratos de origem microbiana também podem estar presentes. Enzimas como a amilase salivar, lactoferrina e lisozima, assim como enzimas bacterianas como as glicosiltransferases, também são encontradas na película salivar (**Figura 11**). Esses componentes se adsorvem rapidamente às superfícies dentárias por apresentarem uma alta afinidade por íons fosfato. A histatina, a estaterina e as PRP são as primeiras proteínas salivares a serem adsorvidas sobre a superfície do esmalte dentário. O aumento do fluxo do fluido crevicular decorrente do processo de inflamação gengival possibilita que mais proteínas plasmáticas sejam disponibilizadas para a cavidade bucal que se adsorvem à superfície dentária, modificando a composição da película. Diferenças na composição química, energia livre de superfície e rugosidade de diferentes superfícies podem interferir na adsorção proteica, formação e composição da película salivar. Isso explica, por exemplo, a diferença na composição proteica de película formada sobre esmalte dentário, titânio ou metilmetacrilato.[131] Em se tratando de película formada na superfície da dentina radicular, estudos demonstram que ela apresenta mais proteínas de origem plasmática quando comparada à película formada sobre o esmalte dentário.[131]

DESENVOLVIMENTO DA PELÍCULA SALIVAR ADQUIRIDA

A formação da película adquirida é um processo seletivo e dinâmico influenciado por vários fatores como o ciclo circadiano, as propriedades químicas e físicas das superfícies em questão, a composição microbiana da cavidade bucal e a capacidade proteolítica do ambiente bucal, assim como a localização das superfícies na cavidade bucal.[128]

Didaticamente, pode-se dividir a formação da película salivar em diferentes estágios:

1. **Estágio inicial:** o primeiro estágio de formação da película ocorre pela adsorção espontânea das proteínas da saliva nas superfícies não descamativas (dentes, materiais restauradores e próteses). A superfície dentária apresenta carga elétrica predominantemente negativa, o que ocorre pelo fato de o grupamento fosfato da hidroxiapatita estar localizado mais próximo da superfície do dente. Essa carga negativa atrai cátions presentes na saliva (predominantemente íons cálcio) que formam uma camada sobre a superfície dentária (denominada camada de hidratação). Assim, a superfície dentária eletropositiva interage com as proteínas eletronegativas. Nos primeiros segundos após a superfície dentária ser exposta à saliva, as proteínas precursoras da película, como as PRP, estaterina e histatinas, se adsorvem instantaneamente à superfície dentária formando a película primária. Essa adsorção se dá por meio de interações iônicas, forças de van der Waals e ligações hidrofóbicas. Nos primeiros minutos, a película atinge 10 a 20 nm de espessura.[83,86,133]
2. **Estágio de desenvolvimento:** após 30 a 45 minutos ocorre uma contínua adsorção proteica, ocorrendo interação entre outras proteínas salivares e as proteínas precursoras da película primária.[96,134] As proteínas se agregam em uma forma globular e o diâmetro do glóbulo proteico aumenta gradualmente.[127,135] Esse processo de formação da película é dinâmico e envolve processos contínuos de adsorção e de desorção proteica. Dessa forma, a película salivar é continuamente remodelada por processos químicos, enzimáticos e pela incorporação de proteínas.[128,134] Tanto proteínas salivares do hospedeiro quanto proteínas microbianas podem ser adsorvidas à superfície dentária. Enzimas proteolíticas podem clivar essas proteínas possibilitando rearranjo e diferentes interações proteína-proteína. Com o passar do tempo, o tamanho e a espessura das estruturas proteicas aumentam.
3. **Estágio de maturação:** esse estágio ocorre depois de 90 a 120 minutos do início da formação da película. O diâmetro das estruturas globulares e a espessura da película continuam a aumentar até que a maturação seja atingida.[127,128,134] Nesse estágio, mucinas de alto peso molecular gradualmente se aderem à película.[135] A película atinge então um equilíbrio entre adsorção e desorção proteica e a espessura da película após esse período varia de 100 a

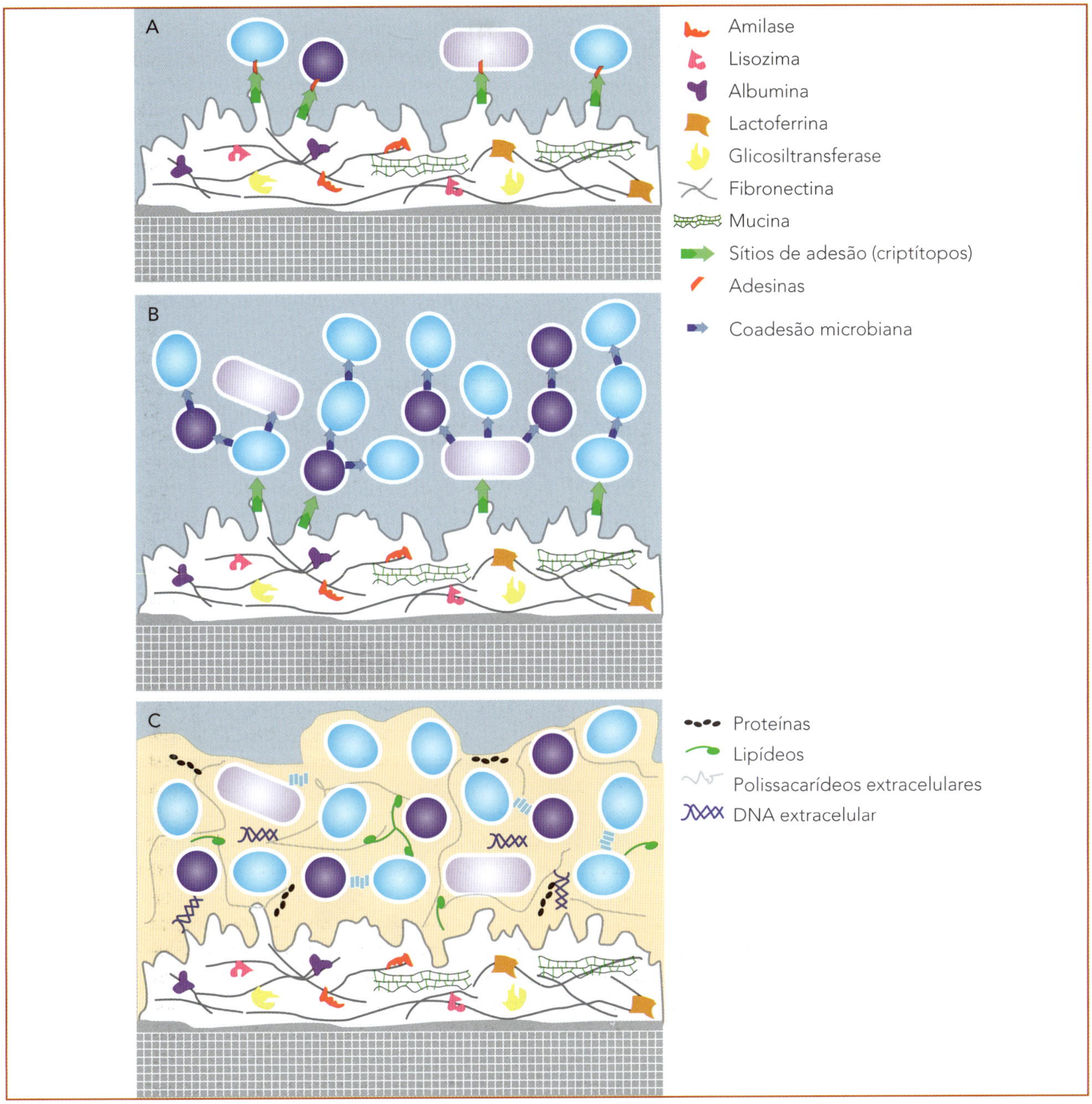

FIGURA 11 Processo de formação da película salivar adquirida em esmalte e de formação do biofilme dentário. (**A**) Película salivar sobre esmalte caracterizada por uma fina camada basal sobre a qual estruturas globulares proteicas se formam. Interações específicas (mediadas por criptítopos e adesinas microbianas) permitem adesão de microrganismos à superfície dentária iniciando o processo de formação de biofilme dentário. (**B**) Coagregação/coadesão microbiana e desenvolvimento do biofilme dentário. (**C**) Biofilme completamente desenvolvido, sendo formado por uma comunidade microbiana diversificada imersa em uma matriz extracelular rica em polissacarídeos, proteínas, DNA e lipídeos.

Fonte: adaptada de Sterzenbach et al., 2020.[150]

1.000 nm.[96,128] A maturação da película ocorre em torno de 2 horas após o início de sua formação.

Nesse processo de formação da película, tanto proteínas salivares do hospedeiro quanto proteínas microbianas podem ser adsorvidas à superfície dentária. Enzimas proteolíticas podem clivar essas proteínas possibilitando rearranjo e diferentes interações proteína-proteína (**Figura 12**). É importante ressaltar que modificações estruturais ocorrem nas proteínas em decorrência da adsorção dessas macromoléculas na superfície dentária. Essa modificação expõe determinados domínios proteicos (genericamente denominados **criptítopos**) que podem atuar como receptores para os microrganismos da cavidade bucal viabilizando a adesão microbiana à superfície dentária. Bactérias já podem ser encontradas aderidas à película após cerca de 4 horas de formação.[127,128] Após a remoção química ou mecânica da película salivar adquirida, esta volta a ser formada instantaneamente.[127,130]

A **Figura 13** ilustra diferentes estágios de formação da película salivar sobre a superfície do esmalte dentário.

Aspectos morfológicos da película salivar adquirida

Espessura

A espessura e a ultraestrutura da película são influenciadas por vários fatores, dependendo do estágio de formação da película, do local da cavidade bucal (com maior ou menor acúmulo de filme salivar), do suprimento de saliva, do fluxo salivar e das forças eletrostáticas e mecânicas atuantes. Em áreas de menor acúmulo de filme salivar, a espessura da película é de 30 a 100 nm.[128] A espessura da película salivar adquirida tende a ser maior na face lingual dos incisivos inferiores e menor na superfície palatina dos dentes superiores.[86,133] A diferença de espessura da película nas diferentes regiões da cavidade bucal também ocorre pelas diferenças de fluxo salivar de cada região e pelas diferentes forças mecânicas que atuam sobre essas superfícies. Com base na espessura e no tempo de formação, a película salivar pode ser classificada como película jovem ou película madura:

- **Película jovem:** formada por um período de até duas horas. Trata-se de um revestimento orgânico fino, desigual e incompleto cuja espessura é de cerca de 200 a 500 nm.
- **Película madura:** formada após horas ou dias. É um revestimento mais denso, homogêneo e com aparência granular. A espessura pode variar de 500 a 1.000 nm. Em cerca de 24 horas, ocorre um aumento de espessura e alterações morfológicas que caracterizam a total maturação da película. Quanto maior o tempo de maturação, maior será a espessura da película. Uma película mais espessa promove maior proteção contra processos mecânicos.

Funções da película salivar adquirida

Processo de des/remineralização

A película salivar atua como uma barreira contra a difusão de ácidos de origem não bacteriana em direção à superfície dentária. O desafio erosivo é uma condição clínica caracterizada por uma grande perda de minerais da superfície dentária induzida por ácidos fortes. Esses ácidos podem ser provenientes da dieta, por exemplo, pelo consumo de alimentos ou bebidas que apresentem baixo pH, ou serem provenientes do suco gástrico por episódios de vômitos ou como consequência da doença do refluxo gastroesofágico. Vários estudos *in situ* e *in vitro* mostram o papel protetor

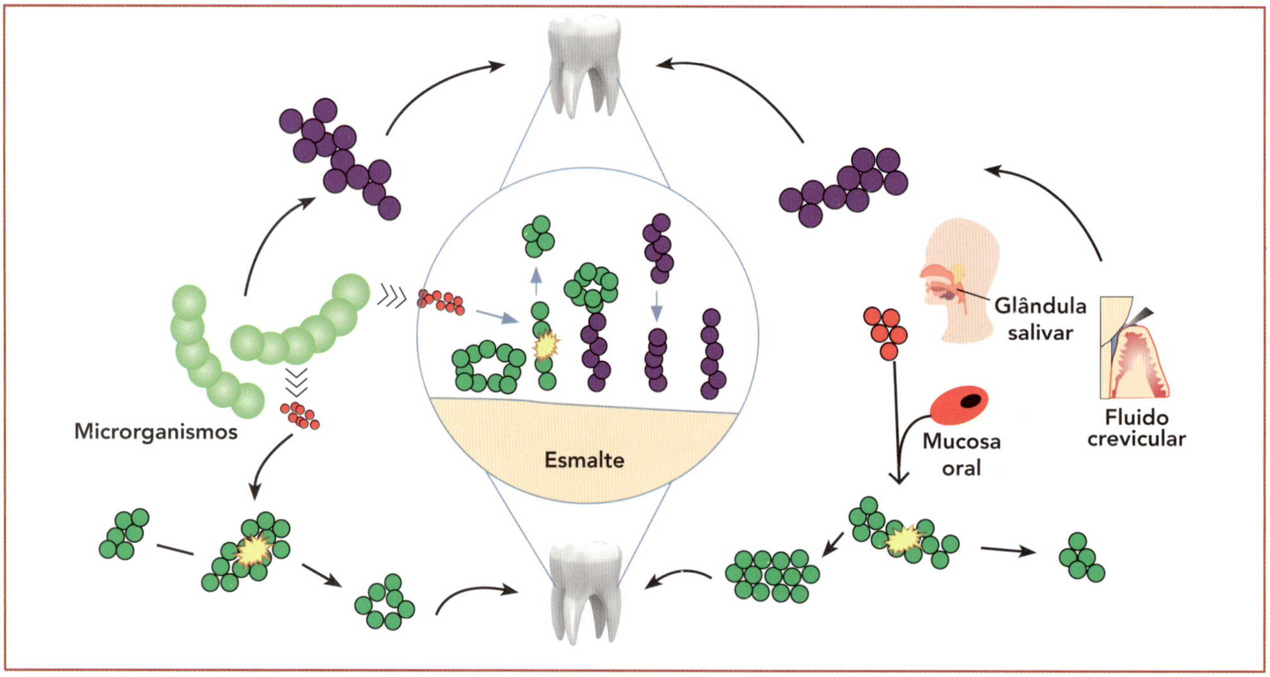

FIGURA 12 Mecanismo de formação da película adquirida. A película é formada por camadas sucessivas de proteínas/peptídeos nas quais proteínas derivadas das glândulas salivares, fluido crevicular gengival, mucosa oral e dos microrganismos seletivamente se adsorvem na superfície do esmalte, de forma direta ou por meio de interações proteína-proteína (círculos verde e roxo). Essas proteínas estão presentes na película de uma forma intacta (proteínas roxas) ou na forma clivada (proteínas verdes) que é produzida pela ação de proteases (proteínas vermelhas) também originadas das glândulas salivares, do fluido crevicular, da mucosa oral e dos microrganismos. Esse processo de clivagem pode ocorrer enquanto as proteínas ainda estão livres na saliva ou após sua adsorção na superfície dentária (como mostrado no interior do círculo maior). A área de atuação das proteases está representada na cor amarela.

Fonte: adaptada de Siqueira et al., 2012.[96] e elaborada pelo Dr. Eduardo Monteiro Toschi.

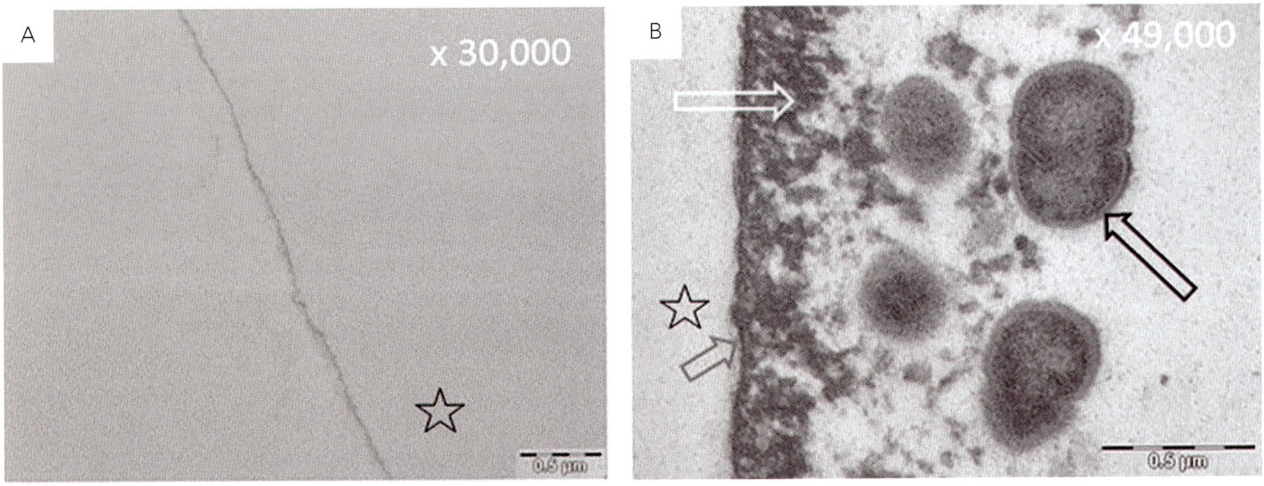

FIGURA 13 Imagens de microscopia eletrônica de transmissão representando a formação de película salivar, após 10 segundos (**A**) aumento de 30.000x e após 24 horas (**B**) aumento de 49.000x. A formação de uma camada basal densa (*seta cinza*) já pode ser visualizada após alguns segundos. Após 2 horas, já existem estruturas granulares e globulares (*seta branca*), que foram adsorvidas nessa camada basal em razão das interações proteína-proteína. Como resultado, um aumento na espessura da película pode ser observado. Presença de microrganismos (*seta preta*). Essas imagens representam película salivar formada *in situ* em bloco de esmalte dentário bovino. O sinal de (estrela) representa a localização do esmalte dentário.

Fonte: Flemming et al., 2021.[137]

da película contra a desmineralização induzida por ácidos de origem não bacteriana.[138-140] Esse papel protetor parece estar relacionado a um retardo no processo de desmineralização em decorrência da barreira mecânica formada pela película. Além disso, o efeito protetor parece ser limitado ao esmalte, uma vez que a película formada sobre a dentina parece fornecer pouca proteção.[141] Em relação ao processo de remineralização, a película possui permeabilidade seletiva, permitindo um meio de troca de íons cálcio, fosfato e fluoreto.[127] Em razão da presença de PRP e estaterina, a película previne a contínua deposição de cálcio e fosfato na superfície dentária, favorecendo a precipitação desses íons na subsuperfície.[94]

Lubrificação

Promove lubrificação dos dentes protegendo-os contra o estresse mecânico induzido pela alimentação e pelo contato entre dentes antagonistas, bem como pelo contato dos dentes com os tecidos moles.

Colonização microbiana

A colonização microbiana das superfícies disponíveis na cavidade bucal é fundamental para evitar que os microrganismos sejam removidos pela deglutição. Essa colonização ocorre tanto na dependência de interações inespecíficas com a superfície dentária quanto de interações específicas entre a microbiota e os componentes da película salivar adquirida (como apresentado no **Capítulo 2**):

- **Interações inespecíficas e adesivas:** uma vez em contato com as superfícies dentárias, interações são estabelecidas entre as superfícies microbiana e dentária. A camada de hidratação (rica em íons cálcio) que recobre as superfícies dentárias pode ser utilizada para estabilizar a interação desta com os microrganismos (**Figura 14**). Se a camada de hidratação não existisse, os microrganismos não conseguiriam vencer a força de repulsão causada pelas suas cargas negativas e as cargas negativas da superfície dentária. De forma geral, as interações inespecíficas são genericamente denominadas interações eletrostáticas, interações hidrofóbicas, forças de van der Waals ou pontes de hidrogênio. Essas interações são fracas e reversíveis, porém todas elas contribuem de alguma forma para a adesão inicial. Por serem interações fracas, são incapazes de manter os microrganismos aderidos por longo período. Para essa finalidade, interações adesivas e específicas são necessárias (descritas a seguir).
- **Interações específicas e adesivas:** ao contrário das interações fracas descritas anteriormente, interações adesivas, fortes e estáveis promovem estabilidade na colonização microbiana. Essa interação adesiva é mediada pelos criptítopos presentes na película adquirida e por proteínas localizadas na superfície dos microrganismos (denominadas adesinas) por meio de uma interação de "encaixe" altamente específica e seletiva. Essas adesinas podem ser fímbrias ou proteínas localizadas na membrana externa de bactérias Gram-negativas ou fibrilas, fímbrias ou proteínas presentes na parede celular das bactérias Gram-positivas (**Figuras 11** e **14**). Quanto mais adesinas um microrganismo possuir e quanto mais criptítopos complementares existirem na película salivar, maiores são as chances de colonização da superfície dentária. A especificidade dessa interação permite que somente alguns grupos de microrganismos (denominados colonizadores primários) consigam se aderir à superfície

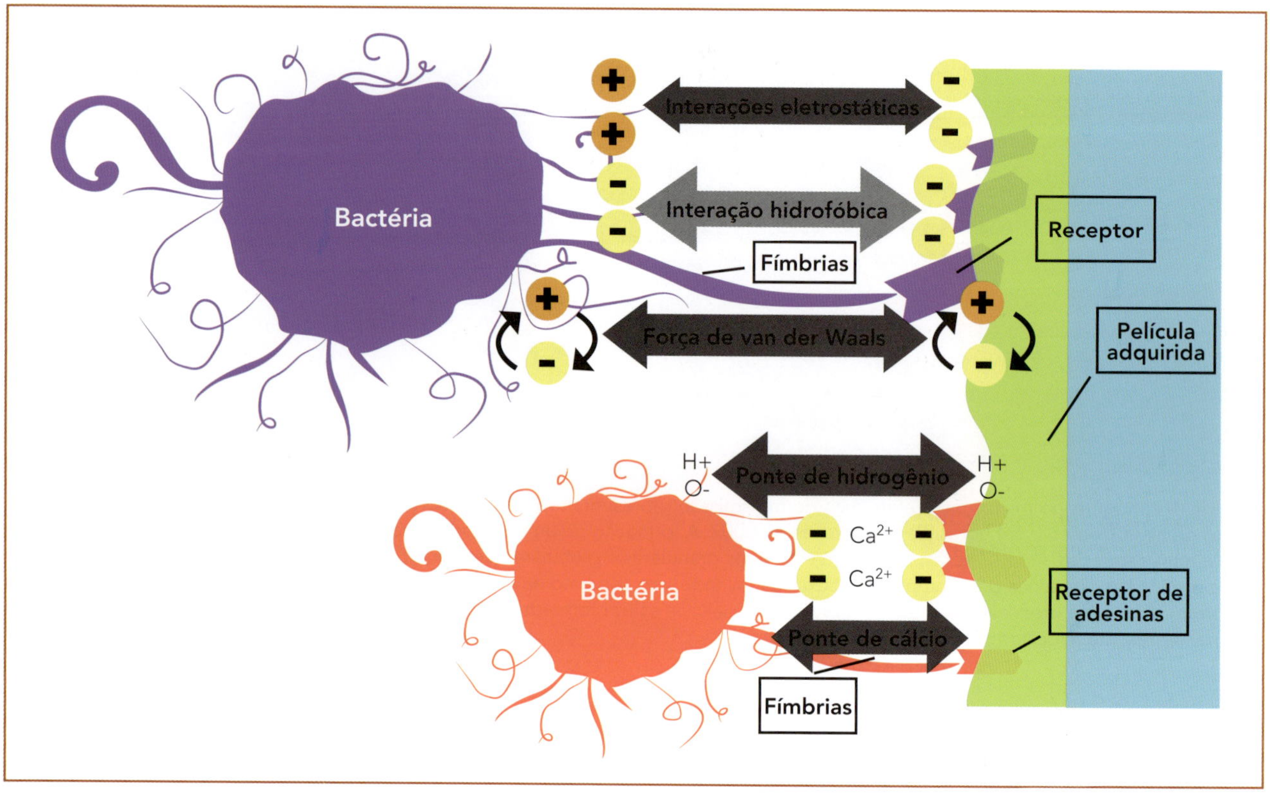

FIGURA 14 Interações inespecíficas (interações eletrostáticas, interações hidrofóbicas, forças de van der Waals, pontes de hidrogênio e ponte de cálcio/camada de hidratação) e específicas (interações do tipo adesina) entre as bactérias e a película adquirida.

Fonte: adaptada e traduzida de Hannig et al., 2009,[142] Jenkinson e Lamont, 2019[143] e elaborada pelo Dr. Eduardo Monteiro Toschi.

dentária dando início ao processo de formação do biofilme dentário (como será descrito no **Capítulo 4**).

Exemplos de interações específicas e adesivas são a fímbria Fap1 (estrutura rica em serina) do *Streptococcus parasanguinis*,[144] as fibrilas CshA e Hsa (também ricas em serina) do *Streptococcus gordonii*,[145] assim como as fibrilas SspA/B (também denominada antígeno I/II) dos estreptococos (*S. mitis, S. oralis, S. gordonii*) e SpaP e P1 do *S. mutans*[146] que permitem adesão aos criptítopos da película salivar. A fímbria tipo 1 (Fim P/Q) promove a adesão do *Actinomyces oris* às PRP localizadas na película.[147] As PRP fornecem sítios para adesão para *S. gordonii, Actinomyces viscosus* e *C. albicans*. A estaterina da película pode mediar a interação com adesinas do *A. viscosus*.[109,148] Muitos estreptococos, como o *S. gordonii*, apresentam em sua superfície proteínas ligadoras de amilase. Logo, esses estreptococos conseguem interagir e reconhecer domínios presentes na amilase aderida à superfície dentária e usar esses domínios para sua adesão à essa superfície. Ainda, o *S. mutans* e outros estreptococos do grupo mutans, assim como os *Actinomyces*, possuem proteínas em sua superfície que são capazes de se ligar aos glicanos sintetizados pelas enzimas glicosiltransferases ligadas à película adquirida. Esses glicanos são produzidos apenas na presença de sacarose e promovem uma forma alternativa e muito importante de adesão à superfície dentária.[143] Esse processo de adesão mediado pelos glicanos e dependente de sacarose será descrito no **Capítulo 8**. Os constituintes da película podem promover ou inibir a colonização da superfície dentária por determinados microrganismos. Por exemplo, a histatina e a estaterina podem inibir a adesão de *S. mutans*, mas a estaterina promove a aderência de várias espécies como *Actinomyces naeslundii*.[149] É importante ressaltar que essa interação entre criptítopos e adesinas microbianas é um fenômeno fundamental para o desenvolvimento do biofilme dentário. A **Figura 11** ilustra esse processo. No próximo capítulo será visto com mais detalhes todo o processo relacionado ao desenvolvimento do biofilme dentário.

Muitas das adesinas dos estreptococos que viabilizam a adesão à superfície dentária, como Hsa, GspB, SpaP e SspA/B, também permitem a adesão microbiana às superfícies mucosas, seja pelo reconhecimento direto da superfície da célula epitelial, seja pela ligação direta às proteínas da matriz extracelular tecidual (como a fibronectina) ou pela interação com as mucinas presentes na película proteica da superfície mucosa. Os pili (Pil A/B/C) presentes em *S. sanguinis* viabilizam adesão às células epiteliais,[151] enquanto em *Actinomyces* spp. a adesão é mediada pela fímbria tipo 2 (Fim A/B) a receptores do tipo galactose/N-acetilgalactosamina das células do hospedeiro.[147] A bactéria *Porphyromonas gingivalis* apresenta fímbria (FimA) capaz de reconhecer receptores do tipo integrina na superfície das células epiteliais[152] ou a proteínas da matriz extracelular tecidual, como colágeno tipo 1 ou fibronectina,[153,154] e também tem sido reportado que a fímbria FadA permite a adesão de *Fusobacterium nucleatum* às células do hospedeiro.[155,156] A adesão do *Treponema denticola* às células epiteliais é mediada pela proteína de superfície Msp que se liga à fibronectina, fibrinogênio ou colágeno tipo 1 da matriz extracelular tecidual, ou mesmo diretamente às células epiteliais.[157-159] Ainda, os microrganismos também se utilizam do alto conteúdo de mucinas aderidas às superfícies mucosas como mecanismo de adesão. Algumas bactérias, como o *Actinomyces* spp., hidrolisam o ácido siálico (presente nas cadeias de oligossacarídeo formadoras da mucina) em resíduos de galactosil, os quais são utilizados como receptores para lectinas presentes na superfície de alguns microrganismos, como *Leptotrichia* spp., *Fusobacterium* spp., *Actinomyces* spp., *Eikenella* spp. e *Prevotella* spp., entre outros.[160]

> Existem componentes salivares que apresentam dupla funcionalidade: é o caso das estaterinas e PRPs, que desempenham tanto um papel protetor, inibindo a precipitação espontânea de cristais de cálcio e fosfato na superfície dentária, quanto um papel prejudicial na medida em que viabilizam a adesão de microrganismos à superfície dentária.

O comprometimento da função salivar está potencialmente associado às perturbações na composição e função do microbioma da cavidade bucal com consequente transição do estado de saúde para um estado de desequilíbrio microbiológico ou de disbiose.[161,162]

HIPOFUNÇÃO DAS GLÂNDULAS SALIVARES

A saliva possui uma importância muito grande na manutenção da saúde bucal. A hipofunção da glândula salivar (que causa a condição denominada hipossalivação) pode acarretar problemas bucais permanentes e reduzir a qualidade de vida dos indivíduos.[163]

A **Tabela 7** mostra alguns sinais e sintomas que podem ser encontrados na cavidade bucal de pacientes que apresentam hipofunção das glândulas salivares. Como sinais, observam-se mucosas ressecadas e avermelhadas, lábios ressecados e lobulação ou fissura do dorso da língua. Em virtude da menor função salivar, infecções fúngicas oportunistas em boca e orofaringe (candidíase), queilite angular e quadros atípicos de múltiplas e graves lesões de cárie também pode estar associado à hipofunção das glândulas salivares. Dentre os sintomas, pacientes que apresentam algum grau de hipofunção salivar relatam dificuldade para ingerir alimentos sólidos secos (a redução do fluxo salivar dificulta a formação do bolo alimentar, o que compromete a deglutição), queimação e ardência da língua e em outras regiões da mucosa bucal (em decorrência da desidratação e falta de lubrificação), dificuldade de falar e disgeusia (perda de paladar). Como a saliva forma um filme sobre as superfícies mucosas, contribuindo para um adequado selamento periférico entre próteses e os tecidos moles e para a retenção das próteses, pacientes que apresentam hipofunção salivar podem relatar dificuldade de uso de próteses totais ou removíveis. Além disso, a halitose também pode estar presente.[164-167] Outro aspecto importante também se refere à mudança de hábitos alimentares, pois a falta de saliva pode reduzir o prazer de comer, em decorrência da redução do paladar.[167] Portanto, a hipofunção das glândulas salivares pode causar danos de ordem física, funcional e social, diminuindo a qualidade de vida de seus portadores.[163,168] Dessa forma, é fundamental saber identificar as causas relacionadas a essa condição para que o tratamento seja realizado de forma adequada.

Tabela 7 Principais sinais e sintomas clínicos observados em pacientes que apresentam hipofunção das glândulas salivares[169]

Sinais e sintomas da hipofunção das glândulas salivares	
Lábios ressecados	Má adaptação de próteses dentárias
Mucosas ressecadas e/ou ulceradas	Gengivite
Ardência e queimação na língua	Halitose
Sede intensa	Candidíase e queilite angular
Dificuldade na mastigação	Disgeusia
Dificuldade na fala	Disfagia
Dificuldade para deglutir	Erosão dentária
Dificuldade para dormir	Maior aderência de alimentos e biofilme sobre as superfícies dentárias
Lesões bucais traumáticas (por redução na função lubrificadora da saliva)	Desnutrição, constipação e perda de peso
Lesões atípicas de cárie dentária	Problemas psicossociais
Mudanças na dieta (evitando alimentos secos ou condimentados)	Piora na qualidade de vida

Causas

A **Tabela 8** mostra as principais causas associadas à hipofunção das glândulas salivares. Dentre elas, a mais comum é o uso de medicamentos cujo efeito colateral pode ser a redução da secreção salivar. Mais de 400 medicamentos já foram descritos como indutores de hipossalivação, como antieméticos, narcóticos, antidepressivos, agentes ansiolíticos e anti-hipertensivos, e particularmente os diuréticos e anti-histamínicos.[22]

Além da hipofunção salivar induzida por medicamentos, doenças das glândulas salivares também são causas de hipofunção salivar. Infecções das glândulas salivares por *Staphylococcus aureus, Streptococcus* spp. ou mesmo por *Eikenella corrodens, Escherichia coli, Fusobacterium* spp., *Klebsiella* spp., *Prevotella* spp. e *Pseudomonas* spp. em pacientes hospitalizados em unidades de tratamento intensivo podem obstruir os ductos salivares reduzindo o fluxo salivar. Formação de cálculo (sialólitos) no interior dos ductos salivares promove obstrução dos ductos reduzindo o fluxo salivar. Os sialólitos são formados por uma mistura de fosfato de cálcio, carbonato de cálcio e whitlockita. A formação dos sialólitos pode estar relacionada a estenose dos ductos ou modificações que levam a um alto aumento nas concentrações de minerais (cálcio e fosfato). O acúmulo de sialólitos pode causar inchaço e dor, principalmente nos momentos de alimentação. O diagnóstico pode ser feito por meio de exames de imagem como radiografia, ultrassonografia, sialografia, entre outros.[170]

A hipofunção das glândulas salivares também pode ser resultado da síndrome de Sjögren. Essa síndrome é autoimune, caracterizada pela infiltração de glândulas exócrinas (salivares e lacrimais) por linfócitos, o que resulta em inflamação crônica dessas glândulas e consequente redução na secreção de saliva (**Figura 15**). Não se sabe ao certo a causa, mas estudos sugerem que infecções virais (p. ex., o vírus Epstein-Barr que se aloja nas glândulas salivares) podem estar associadas a uma maior predisposição à autoimunidade. Essa síndrome pode estar associada a outras doenças autoimunes, como lúpus eritematoso e artrite reumatoide. Os pacientes acometidos por essa síndrome apresentam olhos ressecados e avermelhados, queratoconjuntivite e reportam ardência ocular e fotofobia. Em decorrência da resposta inflamatória e da redução do fluxo salivar, as glândulas salivares podem apresentar aumento de volume. Exames sorológicos e histopatológicos (realizados a partir da análise de biópsia de glândulas salivares menores coletadas do lábio inferior) são necessários para um correto diagnóstico.[171]

Diversas doenças e condições médicas podem causar disfunção das glândulas salivares, incluindo hipofunção e alteração na composição salivar.[173] Enquanto a síndrome de Sjögren e a fibrose cística afetam permanentemente o tecido e a função das glândulas salivares,[174,175] outras condições, como infecções da glândula salivar, sialólitos, desidratação, depressão e ansiedade, exercem efeitos temporários.[163] Em acréscimo, tumores cerebrais e doenças do sistema nervoso autônomo, como a síndrome de Holmes-Adie, que atuam na rota autônoma envolvendo os nervos trigeminal, facial e glossofaríngeo, as estruturas cerebrais centrais e/ou centro da salivação, também podem promover hipossalivação.[163,176] Além disso, existem as doenças que podem indiretamente afetar a secreção salivar, como é o caso de distúrbios hormonais, doenças gastrointestinais inflamatórias e desnutrição.[162]

A hipossalivação é uma condição extremamente comum em pacientes que recebem radioterapia na região de cabeça e pescoço.[173] A intensidade da hipofunção da glândula salivar depende da dose cumulativa de radiação e do volume do tecido glandular incluído no campo da radiação.[173] A hipofunção ocorre dentro da primeira semana de tratamento e a secreção salivar continua decrescendo ao longo de 1 a 3 meses após a radioterapia. Doses maiores que 60 Gy geralmente ocasionam hipofunção irreversível das glândulas salivares (e xerostomia, como descrito a seguir), enquanto doses de 30 a 50 Gy podem ser reversíveis. A radioterapia causa um prejuízo direto às células acinares, inicialmente sobre os ácinos serosos, mas depois sobre os vasos sanguíneos e nervos circundantes.

Tabela 8 Principais causas associadas à hipofunção das glândulas salivares[169]

Tipo de fator ou condição	Exemplos
Drogas ou medicamentos	Anticolinérgicos, antidepressivos tricíclicos, sedativos, tranquilizantes, anti-histamínicos, anti-hipertensivos, agentes citotóxicos, drogas antiparkinsonianas, anticonvulsivantes, relaxantes musculares
Radioterapia	Radioterapia para câncer na região de cabeça e pescoço
Doenças da cavidade bucal	Parotidite aguda ou crônica, sialolitíase, mucocele, obstrução salivar parcial ou completa
Doenças autoimunes	Síndrome de Sjögren, escleroderma, sarcoidose, artrite reumatoide, lúpus eritematoso sistêmico, doença do tecido conectivo misto
Doenças neurológicas	Paralisia cerebral, paralisia de Bell, doença de Parkinson, doença de Alzheimer, síndrome de Holmes-Adie, trauma do sistema nervoso central
Doenças gastrointestinais	Doença de Crohn, colite ulcerativa, doenças hepáticas autoimunes, doença celíaca
Doenças infecciosas	Infecção por hepatite C, HIV/Aids, vírus Epstein-Barr, tuberculose, sialoadenite bacteriana, caxumba
Desordens genéticas	Aplasia da glândula salivar, fibrose cística, displasia ectodérmica, síndrome de Prader-Willi
Doenças endócrinas	Diabetes melito tipos 1 e 2 (especialmente quando desregulada), hipertireoidismo, hipotireoidismo, síndrome de Cushing, doença de Addison
Distúrbios alimentares	Bulimia e anorexia nervosa
Outras causas	Desidratação, depressão, ansiedade, estresse, desnutrição, deficiência de vitaminas e sais minerais, respiração bucal, trauma cirúrgico, iatrogenia

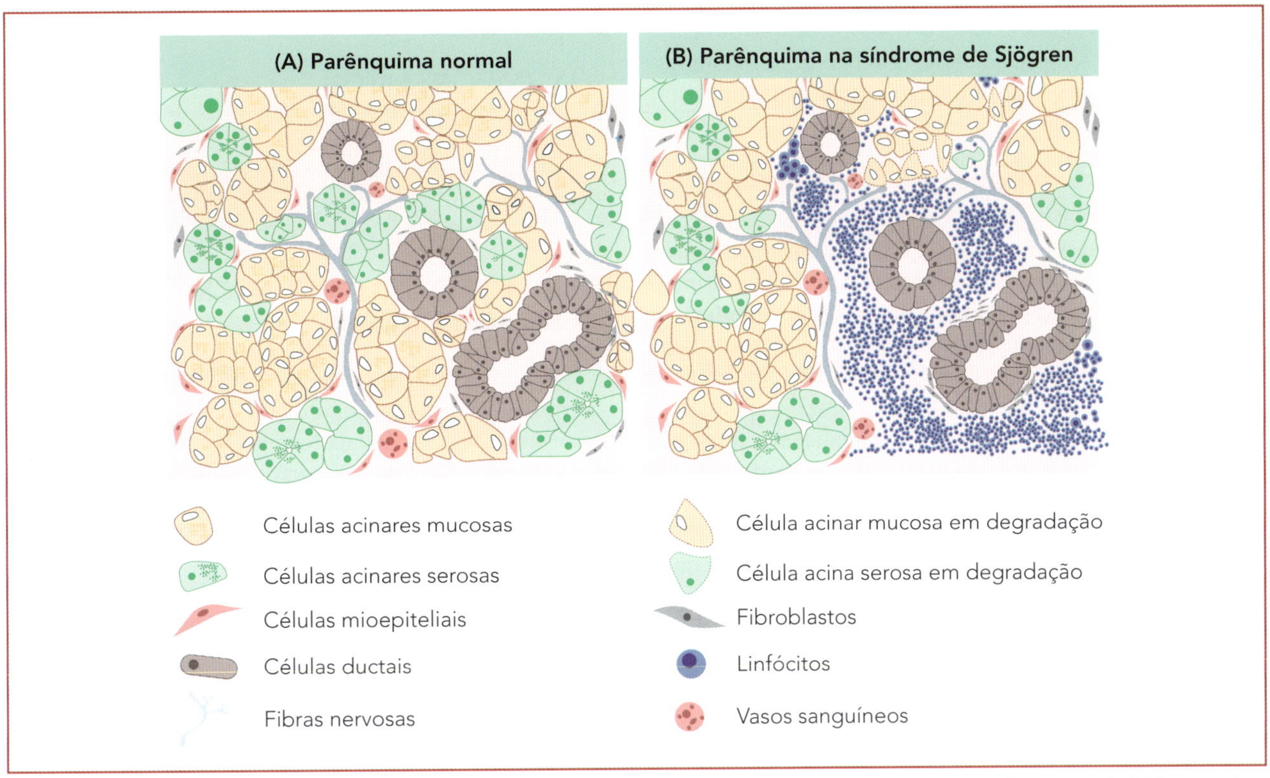

FIGURA 15 Modificações no parênquima salivar em decorrência da síndrome de Sjögren. (**A**) Parênquima salivar normal. (**B**) Parênquima salivar na síndrome de Sjögren caracterizado por infiltrado de linfócitos com ruptura/degradação das células acinares.

Fonte: extraída, traduzida e adaptada de Rocchi et al., 2020.[172]

VOCÊ SABIA?

Além do comprometimento tecidual provocado pela infiltração linfocitária nas células das glândulas salivares, evidências sugerem que a resposta inflamatória presente nas células glandulares de indivíduos acometidos pela síndrome de Sjögren modifica a localização dos canais do tipo aquaporina nos ácinos. Em indivíduos sadios, esses canais estão predominantemente localizados na porção apical das células acinares, ao passo que, em indivíduos portadores da síndrome, os canais estão mais localizados na porção basocelular das células. Além disso, autoanticorpos específicos para aquaporinas têm sido identificados em indivíduos com a síndrome. Essas evidências sugerem, portanto, que outros mecanismos podem estar relacionados ao comprometimento da função salivar e da secreção da saliva em indivíduos acometidos por essa síndrome.[177]

Xerostomia *versus* hipossalivação

Em algumas condições, a hipossalivação pode ser acompanhada de xerostomia. A xerostomia (ou sensação de "boca seca") é uma sensação subjetiva e autorreportada relacionada à desidratação da mucosa bucal decorrente de uma redução na lubrificação salivar.[91,178] Estudos conduzidos na população em geral têm mostrado que a xerostomia afeta um em cada quatro indivíduos[179] e que a prevalência de xerostomia e hipossalivação aumenta com a idade e afeta mais de 30% da população com 65 anos ou mais.[16] Praticamente 100% dos indivíduos acometidos pela síndrome de Sjögren reportam xerostomia. A radioterapia na região de cabeça e pescoço pode causar xerostomia permanente.[30] Outras situações, como a desnutrição, a bulimia, a anorexia nervosa e longos períodos sem alimentação também podem reduzir o fluxo salivar, causando, xerostomia.[91] Estimativas mais precisas da prevalência de xerostomia e de hipofunção das glândulas salivares na população mundial são difíceis de serem obtidas pela grande variabilidade nos desenhos dos estudos, diferenças entre as populações estudadas, uso dos termos xerostomia e hipossalivação de forma equivocada, utilização de diferentes critérios de diagnóstico, diferentes métodos de coleta de saliva e números amostrais pequenos.

Também é importante ressaltar que nem sempre xerostomia e hipossalivação ocorrem simultaneamente. Indivíduos que reportam xerostomia podem não necessariamente ter um fluxo salivar baixo. Ou seja, a saliva que está sendo produzida, embora dentro das condições consideradas normais, não está sendo suficiente para manter o conforto e a lubrificação da cavidade bucal. Nesse sentido, não há presença de hipofunção das glândulas salivares. Por outro lado, indivíduos que apresentam baixo fluxo salivar não estimulado nem sempre reportam xerostomia, já que mesmo havendo pouca saliva sendo secretada, ela ainda é suficiente para promover conforto e autopercepção de bem-estar. Por isso, sempre que houver relato de xerostomia, é importante determinar se o fluxo salivar realmente está reduzido no indivíduo.[16]

Tratamento da hipofunção das glândulas salivares e da xerostomia

É preciso determinar a causa da hipofunção/xerostomia para que o melhor tratamento seja proposto. Em se tratando de hipofunção induzida por medicamento (principalmente os medicamentos de uso contínuo), o médico deve ser consultado sobre possibilidades de substituição do medicamento por outro similar, mas que exerça menor efeito sobre a secreção salivar. Caso o medicamento indutor de hipossalivação seja de uso temporário, é importante orientar os pacientes a observar se há regressão dos sintomas após interrupção de uso. Uma opção para tratamento de hipofunção persistente é o uso de medicamentos que estimulem o fluxo salivar (sialogogos). Como exemplo de sialogogos farmacêuticos, podem-se citar a pilocarpina e a cevimelina. Em pacientes que possuem tecido glandular remanescente ainda funcional, esses medicamentos podem induzir um aumento na secreção salivar pela ativação dos receptores colinérgicos muscarínicos presentes no tecido da glândula salivar.

O tratamento para hipofunção induzida por infecção pode necessitar do uso de antibiótico. A obstrução dos ductos das glândulas (causada pelos sialólitos) pode ser facilmente revertida por meio de estímulo mecânico e do uso de sialogogos que permitirão que sialólitos menores sejam expelidos. Já no caso de sialólitos maiores, a remoção cirúrgica pode ser necessária. Em casos nos quais a hipossalivação esteja acompanhada de infecções fúngicas (mucosites, candidíase ou queilite angular), antifúngicos podem ser utilizados como terapia de suporte.

Por ser uma doença autoimune, a síndrome de Sjögren não tem cura; o tratamento é paliativo e destinado ao controle e redução dos sintomas da xerostomia. Aumentar o grau de hidratação (ingestão de líquidos) durante o dia e o uso de "saliva artificial" na forma de géis ou *sprays* estão recomendados para pacientes que reportam xerostomia. Os produtos do tipo "saliva artificial" apresentam em sua composição componentes como a carboximetilcelulose e mucinas que atuam temporariamente promovendo lubrificação dos tecidos presentes na cavidade bucal reduzindo o desconforto associado ao baixo fluxo salivar. A recomendação é que os pacientes utilizem esses produtos várias vezes ao dia na medida da necessidade de melhora na lubrificação da cavidade bucal. Alguns eletrólitos podem ser encontrados nesses produtos. Porém, como já discutido neste capítulo, a saliva desempenha múltiplas funções que não são completamente simuladas ou substituídas por esses produtos. O uso de gomas de mascar sem açúcar promove o estímulo mecânico através da mastigação aumentando o fluxo salivar estimulado, podendo ser recomendado aos pacientes.

> ⚠ **IMPORTANTE!**
>
> Xerostomia é a "sensação de boca seca"
> Hipossalivação é a baixa produção da secreção salivar

INTERAÇÃO SALIVA X MICROBIOMA DA CAVIDADE BUCAL

Após apresentarmos a importância do fluxo salivar, os componentes presentes na saliva e funções associadas, é importante discutir de que forma esses diferentes fatores salivares interagem com a microbiota da cavidade bucal, modulando tanto a colonização microbiana quanto a interação dos microrganismos com o hospedeiro. Além das funções antimicrobianas já apresentadas, estudos recentes têm demonstrado uma diversificada inter-relação entre componentes/fatores salivares e composição microbiana, revelando importantes interações entre saliva, microbioma da cavidade bucal e hospedeiro.

Em acréscimo às alterações promovidas pelo fluxo salivar na composição da saliva, o fluxo também pode modular a organização espacial das comunidades microbianas. Ao analisar a composição do microbioma do biofilme supragengival coletado das superfícies linguais e vestibulares de todos os dentes da arcada inferior (exceto terceiros molares) de indivíduos sadios e que apresentam fluxo salivar normal (estimulado e não estimulado), Proctor et al.[180] observaram que os 10 microrganismos mais abundantes encontrados em todas as amostras analisadas (*Streptococcus* spp., *Haemophilus* spp., *Rothia* spp., *Neisseria* spp., *Actinomyces* spp., *Corynebacterium* spp., *Veillonella* spp., *Abiotrophia* spp., *Gemella* spp. e *Prevotella* spp.) e estiveram distribuídos de forma semelhante entre os diferentes sítios analisados, porém a abundância da grande maioria dos microrganismos pouco abundantes alterou-se entre os diferentes grupos de dentes (incisivos, caninos, pré-molares e molares), sugerindo a existência de um gradiente ecológico da região anterior para a região posterior da cavidade bucal no que diz respeito à composição microbiana. Esse mesmo gradiente microbiano também foi observado no microbioma associado às superfícies mucosas, sugerindo não se tratar, portanto, de diferenças inerentes aos tipos de dentes (no que diz respeito ao tamanho e morfologia dentária, e também em relação à quantidade de biofilme passível de acúmulo sobre essas superfícies). A observação geral é de que a composição microbiana na região dos molares é bem distinta daquela presente na região dos incisivos, e caninos e pré-molares exibem alterações compatíveis com o gradiente anteroposterior observado entre molares e incisivos. Isso poderia ser parcialmente explicado considerando a diferença na velocidade de escoamento da saliva entre as regiões anteriores e posteriores da boca, como discutido anteriormente: na região anterior, o escoamento tende a ser menor quando comparado à região posterior. Considerando que a velocidade de escoamento está diretamente relacionada à duração da exposição dos biofilmes aos açúcares e à difusão de ácidos dos biofilmes para a saliva, estima-se que, nas regiões onde o escoamento é menor, o pH seja mais acidificado, o que justificaria o gradiente ecológico observado nesse estudo, com uma maior tendência para *Catonella* spp., *S. mutans*, *Lactobacillus fermentum* e *Scardovia wiggsiae* estarem mais abundantes na região anterior da boca.[180] Em indivíduos acometidos pela síndrome de Sjögren, esse gradiente ecológico anteroposterior apresenta-se mais atenuado ou mesmo inexistente, o que sugere uma forte influência do fluxo salivar nesse processo de organização espacial do microbioma na cavidade bucal.

Como apresentado anteriormente, a síndrome de Sjögren é uma doença autoimune cuja etiologia é desconhecida. Existem evidências sugerindo que pode haver alguma predisposição genética ou mesmo fatores familiares envolvidos nessa autoimunidade, porém os mecanismos responsáveis ainda não são completamente compreendidos. Em acréscimo, ainda tem sido sugerida a participação de fatores ambientais no desenvolvimento dessa autoimunidade. A possível participação do microbioma enquanto desencadeador/promotor de autoimunidade ainda é um tema de investigação recente. Hipotetiza-se que determinados peptídeos produzidos pela microbiota poderiam mimetizar a função de antígenos e ativar a produção de autoanticorpos por células T, e uma resposta imune desregulada e direcionada à microbiota residente poderia ser uma das vias associadas ao desenvolvimento ou perpetuação da condição de autoimunidade relacionada à síndrome de Sjögren.[181] Como visto no **Capítulo 2**, a microbiota indígena ou comensal é fundamental para permitir a maturação do nosso sistema imunológico. A microbiota indígena desempenha uma função imunomodulatória, o que, em termos práticos, significa a não resposta do nosso organismo à nossa própria microbiota (o que é também denominado tolerância imunológica).[182] Em relação ao microbioma intestinal, tem sido reportado que uma redução na diversidade microbiana pode promover o crescimento de microrganismos patogênicos que rompem a barreira intestinal estimulando a produção de mediadores inflamatórios. Essa perda da função imunomodulatória desempenhada pela microbiota residente parece estar associada ao desenvolvimento de doenças autoimunes intestinais, como doença intestinal inflamatória crônica ou mesmo doença de Crohn.[183-185] Nesse contexto, alguns estudos demonstram que disbiose no microbioma intestinal pode contribuir para o desenvolvimento da síndrome de Sjögren,[186-188] embora o mecanismo não seja completamente conhecido.

No que diz respeito à cavidade bucal, evidências sugerem que o microbioma das superfícies mucosas e da saliva de indivíduos que apresentam síndrome de Sjögren apresentam uma tendência de similaridade com indivíduos que apresentam baixo fluxo salivar (porém não caracterizados como portadores da síndrome) e que o microbioma bucal de ambos os grupos de indivíduos é diferente de indivíduos sadios e que não apresentam hipofunção das glândulas salivares. Especificamente em relação às superfícies mucosas, uma maior razão entre os filos Firmicutes e Proteobacteria, menor riqueza, menor diversidade e menor abundância de *Granulicatella* spp., *Abiotrophia* spp., *Ruminococcaceae* spp. e *Lautropia* spp. são encontradas em indivíduos que apresentam a síndrome ou naqueles com baixo fluxo salivar quando comparados aos indivíduos sadios.[188] Em relação ao microbioma presente em amostras obtidas de enxágue bucal, pacientes sadios (não portadores da síndrome) e pacientes portadores da síndrome são agrupados em dois grupos distintos (denominados *clusters*) indicando dissimilaridade na composição do microbioma das amostras entre esses diferentes *clusters*[190]

De forma geral, os gêneros *Veillonella* spp., *Bifidobacterium* spp., *Dialister* spp. e *Lactobacillus* spp. têm se mostrado mais abundantes na saliva/amostra de enxágue bucal em indivíduos que apresentam a síndrome, enquanto a abundância de *Actinomyces* spp., *Haemophilus* spp., *Neisseria* spp., *Rothia* spp., *Porphyromonas* spp. e *Peptostreptococcus* spp. é maior em indivíduos sadios.[190-192] Muitos trabalhos sugerem que essas alterações na composição do microbioma representam uma disbiose mais diretamente relacionada à redução do fluxo salivar, o que se justifica pelo comprometimento das funções salivares (especificamente no que diz respeito à atividade antimicrobiana da saliva), do que por fatores específicos da síndrome de Sjögren.[192] Além disso, tem sido discutido que a resposta inflamatória decorrente da infiltração linfocitária nas glândulas salivares promove ruptura das barreiras mucosas permitindo invasão tecidual por microrganismos que atuam agravando a resposta inflamatória[193] (**Figura 16**). Suspeita-se, ainda, que a infiltração microbiana pode até mesmo preceder a infiltração linfocitária, sugerindo uma possível rota para o desenvolvimento ou agravamento da síndrome.[193] De qualquer forma, as evidências sugerem que, apesar das alterações na composição do microbioma, as diferenças observadas não são específicas o suficiente para possibilitar a identificação dos indivíduos que apresentam a síndrome apenas no que diz respeito à composição do microbioma da cavidade bucal. Além disso, não se sabe se existe alguma diferença funcional nas comunidades microbianas presentes em indivíduos sadios ou portadores da síndrome. Ainda são necessários estudos para maior compreensão da participação do microbioma bucal na etiologia da síndrome de Sjögren.[194]

Parece existir uma inter-relação entre composição do microbioma da saliva e parâmetros salivares em indivíduos sadios. Ao avaliar o microbioma salivar de 268 indivíduos por sequenciamento do gene 16S-rRNA, Zaura et al.[195] identificaram cinco padrões distintos (*clusters*) de composição microbiana, denominados *clusters* MIC-1 (MIC-1.1, MIC-1.2 e MIC-1.3), MIC-2 (caracterizado pela maior proporção de *Streptococcus* spp, *S. mitis* e *Rothia mucilaginosa*) e MIC-3 (caracterizado pela maior proporção de *Veillonella dispar*, *V. atypica* e *Prevotella* spp). O *cluster* MIC-1 foi

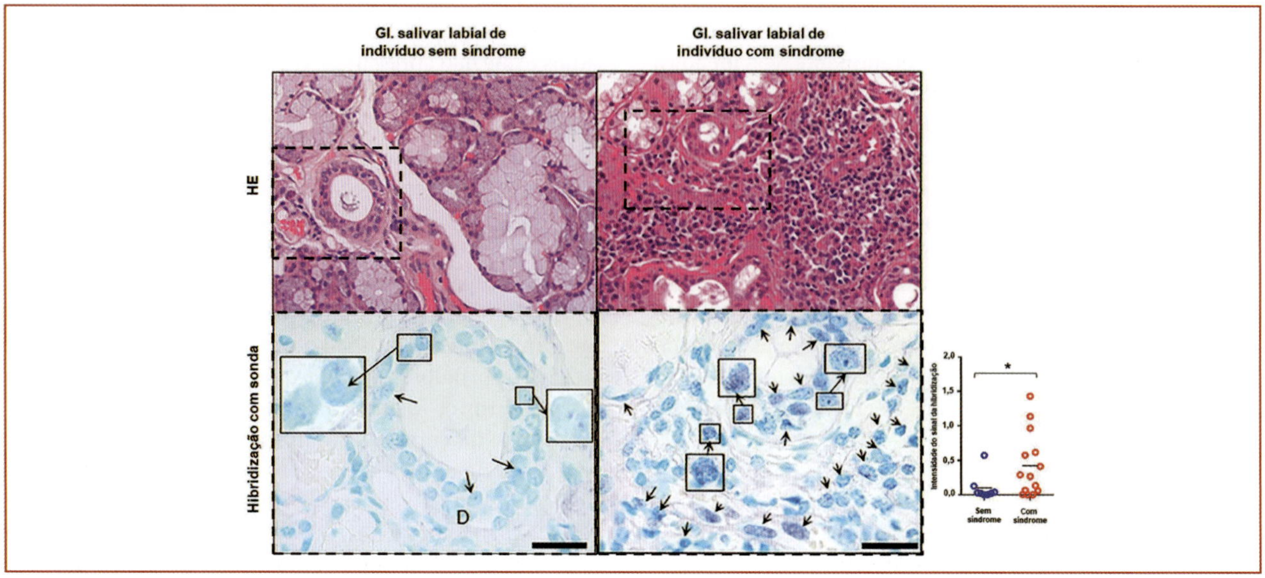

FIGURA 16 Cortes histológicos de glândula salivar labial de indivíduo sem síndrome e de indivíduo com sindrome de Sjögren. Os cortes foram corados com hematoxicilina-eosina (HE) e submetidos à hibridização *in situ* com sonda universal para identificação de microrganismos. Áreas tracejadas correspondem às observadas em maior aumento (imagens em azuis). As *setas pretas* indicam locais com sinal positivo para a hibridização (cor violeta) evidenciando morfologia semelhante a cocos ou bacilos. Observe infiltrado linfocitário na amostra de indivíduo que apresenta síndrome. Além disso, apesar de algum sinal de hibridização ter sido observado em amostra de indivíduo sem síndrome, a intensidade do sinal foi estatisticamente menor (representada pelo sinal "*") quando comparada à intensidade identificada na amostra de indivíduo com síndrome (observe gráfico ao lado). A letra D representa o ducto salivar. A barra de escala indica tamanho de 25 µm.

Fonte: extraída, traduzida e adaptada de Alam et al., 2020.[193]

subdividido em três sub-*clusters*: MIC-1.1 (caracterizado pela maior proporção de *Prevotella* spp., *Paraprevotella* spp. e *Aloprevotella* spp.), MIC-1.2 (caracterizado pela maior proporção de *Streptococcus salivarius, Streptococcus vestibularis, Streptococcus australis, Streptococcus parasanguinis* e *Granulicatella adiacens*) e MIC-1.3 (caracterizado pela maior proporção de *Neisseria flavescens, N. subflava* e *Haemophilus parainfluenzae*); o MIC-1.2 apresentou a menor diversidade e riqueza quando comparado aos demais *clusters*. Os autores observaram que a formação desses diferentes *clusters* independe da condição de saúde bucal (experiência de cárie, presença de inflamação gengival ou quantidade de biofilme acumulado sobre as superfícies dentárias) e do padrão alimentar dos indivíduos analisados. Considerando a correlação entre cada um desses *clusters* e parâmetros salivares, as amostras salivares do *cluster* MIC-3 apresentaram menor atividade enzimática de lisozima, maior atividade enzimática de quitinase, maior concentração de albumina, maiores valores de pH e maiores concentrações salivares de peptídeos do que os outros *clusters*. As amostras dos *clusters* MIC-2 e MIC-1.2 apresentaram os menores valores de pH salivar.

Ao nível de gênero e espécies, observou-se um aumento na abundância de *Streptococcus* spp., *Actinomyces* spp., *Granulicatella adiacens, Rothia dentocariosa* e *Prevotella oris* em amostras de saliva que apresentavam menores valores de pH, enquanto *Capnocytophaga granulosa* e *Neisseria* spp. estiveram mais abundantes em amostras que apresentaram maiores valores de pH. A maior abundância de *Streptococcus* spp. e de *Actinomyces* spp. e menor abundância de *Selenomonas* spp. e *Neisseria* spp. foram encontradas nas amostras que apresentavam maiores atividades da enzima lisozima salivar. Além disso, os *clusters* MIC-1.1, MIC-1.3 e MIC-3 parecem ser mais adaptados à função proteolítica, enquanto os *clusters* MIC-1.2 e MIC-2 estão mais adaptados à função sacarolítica. Hipotetizou-se, portanto, que o *cluster* MIC-3 está possivelmente mais relacionado a um estágio inicial de disbiose em direção ao desenvolvimento de gengivite e de doença periodontal, enquanto o *cluster* MIC-1.2, por apresentar maior abundância de microrganismos acidogênicos e menores valores de pH salivar, pode estar relacionado a um estágio inicial de disbiose em direção a um estado mais cariogênico. Em vista desses resultados, compreende-se que a cavidade bucal desses indivíduos pode abrigar um desses diferentes *clusters* que apresentam propriedades ecológicas e níveis de especialização distintos.[195] Apesar da grande heterogeneidade microbiana, existe uma interrelação entre composição do microbioma da saliva e parâmetros salivares em indivíduos sadios. O estudo de Zaura et al. mostra que a cavidade bucal pode apresentar *clusters* microbianos heterogêneos e específicos que são compatíveis com a saúde, porém, sob determinadas condições, esses *clusters* podem se especializar funcionalmente contribuindo para a implementação de um estado de disbiose. Nos próximos capítulos deste livro, discutiremos com mais detalhes a transição entre saúde e doença e apresentaremos os possíveis fatores envolvidos nesse processo.

Evidências recentes têm demonstrado que a atividade metabólica das comunidades microbianas do intestino pode modular o comportamento alimentar do hospedeiro. Moléculas sinalizadoras sintetizadas pelo microbioma intestinal podem atuar modificando as preferências alimentares do hospedeiro de forma a obter nutrientes ou alimentos específicos que contribuam para a aptidão microbiana.[196,197] Essa função modulatória também pode estar presente na microbiota da cavidade bucal. Nesse sentido, elevada abundância do filo Bacteroidetes e de Actinobacteria no microbioma do dorso da língua parece estar associada a uma maior sensibilidade ao gosto amargo, já que o metabolismo desses microrganismos pode produzir compostos que aumentam a sensação de adstringência e de gosto amargo.[198]

A presença de uma microbiota específica ao redor das papilas circunvaladas está associada a um menor limiar de detecção de gordura (especificamente em relação ao ácido linoleico). Enquanto em indivíduos sadios há uma predominância das famílias Lactobacillaceae e TM7 ao redor das papilas circunvaladas, indivíduos incapazes de sentir gosto gorduroso apresentam maior abundância das famílias Bacteroidaceae, Enterobacteriaceae, Prevotellaceae e Sutterellaceae, que são capazes de induzir uma inflamação local via LPS (lipopolissacarídeo), o que poderia contribuir para uma redução na sensibilidade dos botões gustativos à gordura[71] (**Figura 17**). A microbiota do dorso da língua de indivíduos que apresentam baixa sensibilidade aos gostos doce, salgado, azedo e amargo é diferente de indivíduos denominados altamente sensíveis aos sabores (também chamados de *supertasters*). Enquanto *Actinomyces* spp., *Oribacterium* spp., *Solobacterium* spp., *Catonella* spp. e *Campylobacter* spp. foram mais abundantes nos indivíduos altamente sensíveis, a família Lachnospiraceae foi mais abundante nos indivíduos que apresentam baixa sensibilidade os gostos já mencionados.[199] A atividade funcional do microbioma presente no dorso da língua no que diz respeito ao metabolismo de carboidratos (especificamente da sacarose) pode estar relacionada às diferenças na percepção do gosto doce pelos indivíduos: após bochecho com uma solução de sacarose, o metabolismo do microbioma do dorso da língua de indivíduos que possuem baixa sensibilidade ao gosto doce apresenta menor razão citrato/piruvato e maior razão lactato/piruvato quando comparado ao microbioma de indivíduos altamente sensíveis ao gosto doce do açúcar.[200] Além da possível relação existente e já conhecida na literatura de que diferenças individuais na percepção de sabores estão relacionadas às diferenças na densidade de papilas gustativas presentes no dorso da língua,[201] coletivamente os resultados desses estudos citados sugerem que o metabolismo das comunidades microbianas presentes no dorso da língua pode modular a concentração de substâncias de sabor nas proximidades dos botões gustativos, modificando a percepção do sabor. Essas diferenças metabólicas poderiam, de alguma forma, modificar nossa percepção ao gosto dos alimentos, embora o mecanismo exato ainda não seja completamente compreendido. Mais pesquisas estão sendo realizadas para compreender se, e de que forma, nosso microbioma manipula nosso comportamento alimentar no que diz respeito às nossas preferências alimentares.

Vimos anteriormente neste capítulo o efeito exercido pela radioterapia na região de cabeça e pescoço nas células das glândulas salivares com consequente alteração nos parâmetros de fluxo salivar. Em decorrência da perda das propriedades protetoras e de lubrificação da saliva induzida pela redução no fluxo salivar, os pacientes frequentemente desenvolvem mucosite (inflamação dolorosa das mucosas da cavidade bucal, podendo em casos mais graves manifestar-se como ulcerações) como um efeito colateral da radioterapia. A colonização das ulcerações por microrganismos pode exacerbar a resposta inflamatória agravando a sintomatologia. Enquanto a microbiota salivar tende a permanecer estável durante o curso da radioterapia no que diz respeito à abundância de *Streptococcus* spp., *Prevotella* spp., *Fusobacterium* spp. e *Granulicatella* spp., estudos sugerem que uma elevada abundância de bacilos Gram-negativos como *Fusobacterium* spp., *Haemophilus* spp., *Tannerella* spp., *Porphyromonas* spp. e *Eikenella* spp. nas superfícies mucosas pode ser um preditor para desenvolvimento de lesões mais graves.[202] Ainda, a abundância dos gêneros *Phenylobacterium* spp., *Acinetobacter* spp., *Burkholderia* spp., *Sphingomonas* spp., *Azospirillum* spp., *Rhizobium* spp., *Hydrogenophaga* spp., *Paracoccus* spp. e *Nocardioides* spp. nas superfícies mucosas da orofaringe parece estar diretamente associada à gravidade da mucosite em pacientes que apresentam câncer de nasofaringe e que são submetidos à radioterapia.[203] Apesar desses estudos indicarem uma provável associação entre determinados microrganismos e a gravidade das lesões, o mecanismo pelo qual isso ocorre ainda não está claro, não sendo possível ainda esclarecer se as referidas alterações são as causas do agravamento das lesões ou se a modificação microbiológica é consequência das alterações teciduais.

O USO DA SALIVA COMO UM MÉTODO AUXILIAR DE DIAGNÓSTICO

A saliva é um fluido biológico com elevado potencial de uso como método auxiliar de diagnóstico e monitoramento de diferentes doenças. Ela contém muitos marcadores biológicos que também estão presentes no sangue, refletindo, assim, o estado de saúde do indivíduo. A saliva contém numerosas células (células epiteliais descamadas, leucócitos, microrganismos), muitas substâncias orgânicas (peptídeos, proteínas e enzimas) e inorgânicas (cálcio, magnésio, sódio, potássio, fosfato, bicarbonato). Muitos marcadores sanguíneos para doenças (anticorpos, interleucinas, marcadores de neoplasia) podem ser encontrados na saliva e utilizados para auxiliar na identificação de alterações patológicas iniciais (p. ex., infecções virais, doenças autoimunes e câncer).[204,205]

Atualmente, alguns marcadores encontrados na saliva auxiliam no diagnóstico e monitoramento de cárie dentária, doença periodontal, diabetes, câncer bucal, de mama e de pulmão, doença renal, desordens metabólicas, detecção e quantificação de vírus e monitoramento de drogas terapêuticas.[206-211] A saliva também é utilizada

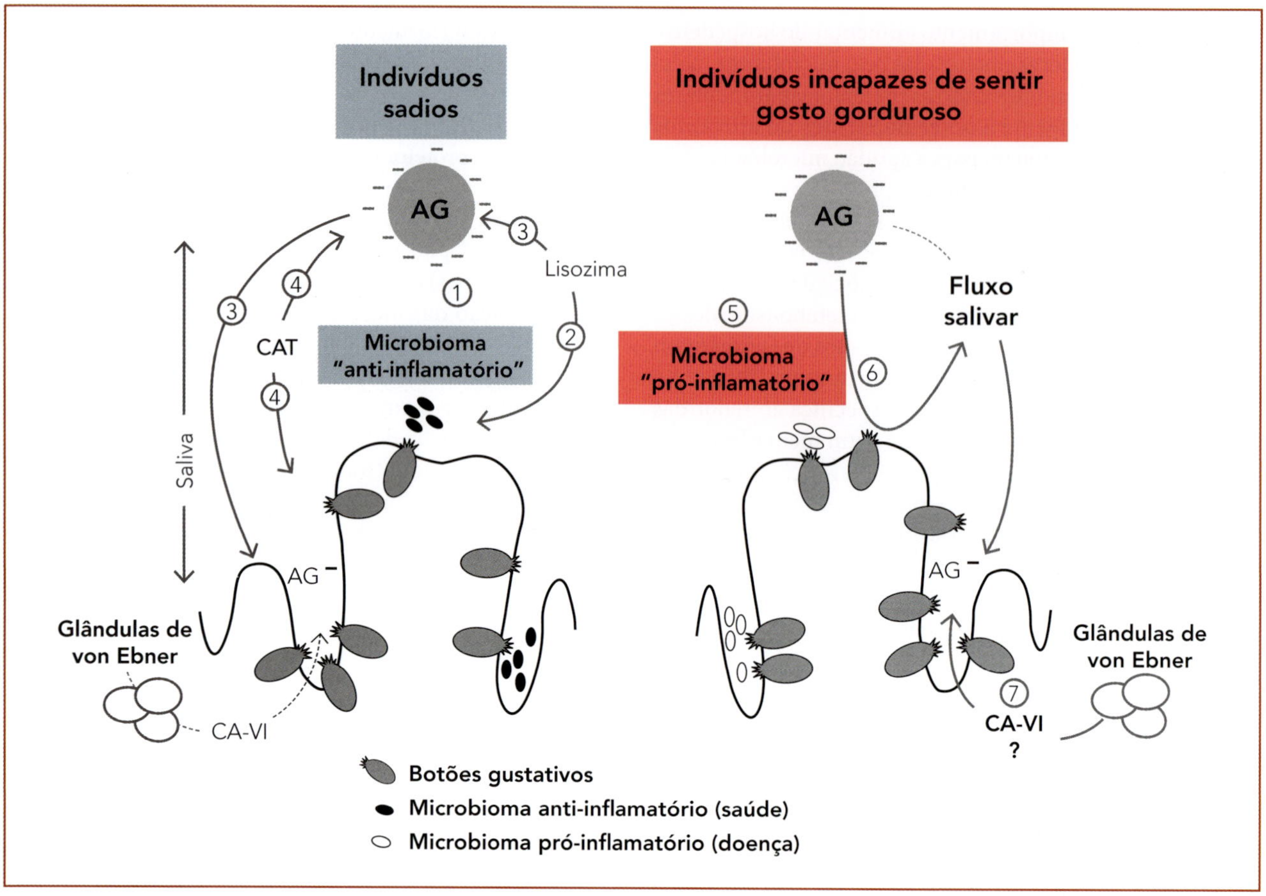

FIGURA 17 Diferenças no microambiente ao redor das papilas circunvaladas entre indivíduos sadios (que apresentam sensibilidade normal à gordura) e indivíduos incapazes de sentir gosto gorduroso. Os indivíduos sadios são caracterizados por: (1) possuir microbioma no dorso da língua com perfil anti-inflamatório; (2) alta atividade da lisozima salivar, que contribui para controlar a diversidade de microrganismos na saliva (menor diversidade de bactérias) e para (3) desestabilizar emulsões de gordura facilitando a liberação de ácidos graxos (AG) (principalmente o ácido linoleico) que são capazes de se ligar e de ativar sensores de lipídios nas papilas gustativas e (4) apresentar saliva com maior capacidade antioxidante total (CAT), o que pode facilitar a detecção de lipídios protegendo ácidos graxos insaturados (p. ex., ácido linoleico) e epitélio gustativo contra lipoperoxidação e dano tecidual, respectivamente. Indivíduos incapazes de sentir gosto gorduroso são caracterizados por: (5) possuir microbioma no dorso da língua com perfil pró-inflamatório propenso a aumentar a inflamação local; (6) apresentar um fluxo salivar sustentado que pode diminuir o acesso dos AG às células receptoras dos botões gustativos e (7) alta atividade da anidrase carbônica-VI (CA-VI) cuja função na sensibilidade e detecção de gordura ainda permanece desconhecida.

Fonte: Besnard et al., 2018.[71]

para diagnóstico toxicológico na detecção de dependência em drogas e abuso do álcool.[212,213] As concentrações das drogas na saliva correlacionam-se com as concentrações da droga no sangue.

Além disso, muitos hormônios, como cortisol e testosterona, presentes no plasma, podem ser encontrados e quantificados na saliva devido à conexão entre o plasma sanguíneo e as glândulas salivares.[214] A rota de entrada primária dos hormônios esteroides e outras moléculas pequenas e neutras na cavidade bucal é a difusão passiva através dos ácinos. As glândulas salivares são intensamente irrigadas por uma rede de capilares e muitos componentes lipossolúveis do sangue passam facilmente através das paredes dos capilares para a saliva.[215]

Em relação às doenças da cavidade bucal, a aplicação dos testes salivares pode auxiliar o profissional no diagnóstico e monitoramento de diversas doenças como:

- Cárie dentária: avaliando os resultados de testes salivares para fluxo salivar, capacidade tamponante, pH salivar, contagens de microrganismos associados à cárie dentária (*Streptococcus mutans, Lactobacillus, Candida albicans*, entre outros) o profissional pode definir protocolos de atendimento mais específicos para cada paciente.[216]
- Doença periodontal: a saliva apresenta biomarcadores aceitos para doença periodontal, como proteína inflamatória 1-alfa de macrófagos (MIP-1α), interleucina 1-beta (IL-1β), interlerleucina-6 (IL-6) e metaloproteinase de matriz-8 (MMP-8).[217]
- Halitose: a halitose de origem intraoral está associada aos compostos sulfurados voláteis (CSV), produzidos principalmente por bactérias anaeróbias. Os mais importantes são sulfito de hidrogênio, dimetil sulfito e metilmercaptana. As bactérias orais mais relacionadas com a produção de CSV são os *Actinomyces* spp., *Bacteroides* spp.,

Dialister spp., *Eubacterium* spp., *Fusobacterium* spp., *Leptotrichia* spp., *Peptostreptococcus* spp., *Porphyromonas* spp., *Prevotella* spp., *Selenomonas* spp., *Solobacterium* spp., *Tannerella forsythia* e *Veillonella* spp. A saliva pode ser utilizada para detectar compostos sulfurados voláteis.[218] Um aparelho, denominado "halímetro", pode ser utilizado na detecção desses compostos e para auxiliar no tratamento dos pacientes que apresentam halitose.
- Câncer bucal: a saliva está em contato direto com as lesões cancerosas das mucosas da cavidade bucal, sendo uma ferramenta potencialmente específica e sensível para diagnóstico e monitoramento. Mais de 100 biomarcadores salivares já foram identificados: DNA, RNA, marcadores proteicos, citocinas (IL-8, IL-1-beta, TNF-alfa), defensina-1, P53, profilina, transferrina, entre outros. Entretanto, mais estudos são necessários para validar os biomarcadores salivares de câncer bucal para aplicações clínicas.[206]

A saliva também tem mostrado ser promissora para diagnóstico e monitoramento de outras doenças e condições sistêmicas, como: osteoporose na menopausa,[2189] diabete melito tipo 2,[220] doença renal crônica,[221] doença do refluxo gastroesofágico,[222] infecções por Zika vírus.[207]

Recentes estudos têm avaliado o potencial diagnóstico da saliva na detecção do vírus SARS-CoV-2. Embora atualmente o diagnóstico dessa doença seja feito por *swab* nasofaríngeo, estudos têm considerado a saliva como uma alternativa aceitável para a detecção do vírus.[223,224] Uma revisão de literatura[225] avaliou os estudos a respeito do uso da saliva para diagnóstico e monitoramento de SARS-CoV-2 e mostrou que a saliva oferece sensibilidade e especificidade para detecção desse vírus comparável ao do padrão de *swab* nasofaríngeo. Entretanto, o estudo sugere que mais estudos clínicos e com um número maior de pacientes, avaliando os diferentes estágios da doença, são necessários para confirmar a acurácia do diagnóstico pela saliva.

A saliva apresenta uma série de vantagens quando comparada ao sangue: sua coleta é mais simples e não invasiva; o processamento, armazenamento e transporte das amostras é mais fácil e tem menor custo, além de oferecer menor risco de contaminação aos pacientes e aos profissionais. Outra vantagem é o fato de que ela pode ser coletada várias vezes ao dia, o que torna as análises repetidas muito mais fáceis de serem realizadas pelos próprios pacientes.[226] Portanto, a saliva tem se mostrado um fluido biológico promissor para auxiliar no diagnóstico bioquímico, microbiológico, toxicológico, imunológico e genético de diversas doenças da cavidade bucal e sistêmicas. Seu uso na prática clínica auxilia o profissional no diagnóstico e no monitoramento dos pacientes. Idealmente, métodos rápidos de identificação desses biomarcadores devem ser desenvolvidos para auxiliar no diagnóstico e monitoramento em tempo real de pacientes. Equipamentos ou dispositivos portáteis e de fácil uso devem ser desenvolvidos facilitar o atendimento clínico ao paciente.

CONSIDERAÇÕES FINAIS

A saliva desempenha funções muito importantes que são necessárias para a manutenção da condição de saúde bucal. A função antimicrobiana contribui para o controle da colonização microbiana no ambiente bucal e, de certa forma, mantém níveis "toleráveis" de microrganismos na boca. Funções específicas como capacidade tamponante e elevado grau de saturação mineral exercem um efeito protetor contra o desenvolvimento de cárie dentária. A capacidade de limpeza (*clearance*) promovida pelo fluxo salivar é fundamental para a remoção de metabólitos e de microrganismos da cavidade bucal. Por isso, a hipofunção das glândulas salivares expõe o indivíduo a um risco maior de desenvolvimento de doenças na cavidade bucal. Estudos recentes estão mostrando cada vez mais que a saliva apresenta biomarcadores que podem ser usados como auxiliares no diagnóstico e monitoramento de doenças, tanto da cavidade bucal quanto sistêmicas, porém estudos clínicos ainda são necessários para validar esses biomarcadores. Além disso, a saliva recobre todas as superfícies disponíveis na cavidade bucal formando um filme condicionador que, ao mesmo tempo que lubrifica as superfícies mucosas e confere conforto, também viabiliza a adesão microbiana, principalmente em superfícies não descamáveis, fornecendo os primeiros sítios de adesão necessários para o início da formação dos biofilmes microbianos (descritos no próximo capítulo).

RESUMO

A saliva é um fluido formado pela secreção das glândulas salivares maiores e menores, pelo exsudato do fluido crevicular gengival, por células epiteliais descamadas, por células do sistema imune e por microrganismos. Importantes funções são desempenhadas pela saliva. A saliva tem papel fundamental para a preservação e manutenção da saúde bucal. Muitas de suas macromoléculas (como as glicoproteínas) interagem com o microbioma da cavidade bucal na tentativa de manutenção de um equilíbrio entre este microbioma e o hospedeiro em uma condição compatível com a saúde. Macromoléculas salivares são também capazes de seletivamente se aderirem às superfícies dentárias e mucosas formando um filme proteico que desempenha função de proteção mecânica dessas superfícies, ao mesmo tempo que viabiliza a adesão de microrganismos a tais superfícies. Além disso, este fluido misto também atua como uma importante ferramenta para auxílio no diagnóstico e monitoramento de condições de saúde bucal e sistêmica. Sabe-se também que, sob determinadas condições, a função salivar pode estar reduzida, o que pode resultar em danos às superfícies mucosas e dentárias, comprometendo a qualidade de vida dos indivíduos afetados. Dessa forma, é necessário conhecer todos os aspectos relacionados à fisiologia da secreção salivar, composição e funções da saliva. O conhecimento dessas informações é fundamental para que o cirurgião-dentista compreenda tanto o importante papel desempenhado por este fluido na manutenção da saúde da cavidade bucal quanto os problemas decorrentes da hipofunção salivar.

QUESTÕES

1. Sobre a saliva estimulada e não estimulada, marque a alternativa correta:
   a) A saliva estimulada é produzida em resposta aos estímulos mecânicos, gustatórios, sensoriais, olfatórios ou farmacológicos, entretanto não contribui para a limpeza e remoção de resíduos da cavidade bucal.
   b) A contribuição das diferentes glândulas salivares para formar cada tipo de saliva se mantém na mesma proporção independentemente do nível de estimulação.
   c) A saliva não estimulada apresenta uma importante contribuição ao promover a lubrificação dos tecidos presentes na cavidade bucal, sendo uma mistura de secreções encontrada na cavidade bucal na ausência de estímulos exógenos.
   d) Em relação à sensação de "conforto bucal", a saliva estimulada é considerada mais importante que a saliva não estimulada pois, como seu volume de produção é maior, a umidificação e a lubrificação que proporciona também são maiores.
   e) Estudos mostram que não existe variação do fluxo salivar não estimulado entre os indivíduos, mas isto é constatado em relação ao fluxo salivar estimulado.

2. Sobre os testes para avaliação de parâmetros salivares, marque a alternativa incorreta:
   a) A avaliação dos valores de fluxo salivar em nível populacional é usada para identificar indivíduos com baixo fluxo salivar para verificar suscetibilidade a doenças. Quando esta avaliação é realizada em nível individual, o profissional pode utilizar as informações para realizar um acompanhamento regular e longitudinal de seu paciente.
   b) Estudos avaliando o fluxo salivar de indivíduos saudáveis ao longo de suas vidas mostrou que existe uma variabilidade individual muito grande nos valores de fluxo salivar, o que torna difícil estabelecer um valor exato para o diagnóstico de um fluxo salivar normal.
   c) A metodologia para realizar a medição da velocidade de fluxo salivar em um paciente é muito simples, podendo ser introduzida na rotina da prática clínica pelos profissionais.
   d) Para realizar os testes de avaliação das velocidades de fluxo salivar estimulado e não estimulado, é necessário haver uma padronização na metodologia utilizada.
   e) Embora exista esta grande variabilidade nos valores individuais, consideram-se como aceitáveis para fluxo salivar estimulado da saliva os valores > 0,1 mL/min e para fluxo salivar não estimulado, valores > 0,7 mL/min.

3. Sobre a hipossalivação, marque a alternativa incorreta:
   a) Uma das causas mais comuns da hipossalivação é o uso de determinados medicamentos cujo efeito colateral pode ser a redução da secreção salivar, como narcóticos, antidepressivos, agentes ansiolíticos e anti-hipertensivos, diuréticos e anti-histamínicos.
   b) A síndrome de Sjögren também causa a hipossalivação nos indivíduos afetados. Essa síndrome é caracterizada pela infiltração de glândulas exócrinas por linfócitos, o que resulta em inflamação crônica dessas glândulas e redução na secreção salivar.
   c) A hipossalivação é condição comum verificada em pacientes que recebem radioterapia na região de cabeça e pescoço, entretanto a hipofunção da glândula salivar é independente da dose cumulativa de radiação e do volume do tecido glandular incluído no campo da radiação.
   d) Desnutrição, bulimia, anorexia nervosa e longos períodos sem alimentação também são condições em que pode ser verificada a redução do fluxo salivar, causando ou não xerostomia.
   e) Infecções das glândulas salivares e formação de sialólitos podem promovem obstrução dos ductos, reduzindo o fluxo salivar.

4. Sobre o tratamento da hipofunção das glândulas salivares, marque a alternativa incorreta:
   a) Hipossalivação e xerostomia são termos sinônimos e significam baixa produção da secreção salivar pelo indivíduo.
   b) O tratamento para a hipossalivação do paciente depende de sua causa e envolve uma investigação minuciosa, podendo envolver profissionais de outras áreas da saúde.
   c) Indivíduos que apresentam xerostomia nem sempre apresentam hipossalivação.
   d) A saliva artificial é mais utilizada pelo paciente com hipossalivação como meio paliativo de reduzir o desconforto bucal, não tendo a função de restabelecer todas as propriedades salivares na cavidade bucal.

Gabarito: 1c, 2e, 3c, 4a

REFERÊNCIAS

1. Whelton H. Anatomy and physiology of salivary glangs. In: Edgar M, Dawes C, O´Mullane D. Saliva and oral health. An essential overview for the health professional. 4. ed. Duns Tew: Stephen Hancocks Limited; 2012.
2. Holmberg KV, Hoffman MP. Anatomy, biogenesis and regeneration of salivary glands. In: Ligtenberg AJM, Veerman ECI (eds.). Saliva: secretion and functions. (Monographs in Oral Science Book) Basel: Karger; 2014. p.1-13.
3. Proctor GB. The physiology of salivary secretion. Periodontol 2000. 2016 Feb;70(1):11-25. doi: 10.1111/prd.12116. PMID: 26662479.
4. Rocchi C, Emmerson E. Mouth-watering results: clinical need, current approaches, and future directions for salivary gland regeneration. Trends Mol Med. 2020;26(7):649-669. doi: 10.1016/j.molmed.2020.03.009. Epub 2020 May 1. PMID: 32371171. http://creativecommons.org/licenses/by/4.0/
5. Pedersen AML, Sørensen CE, Proctor GB, Carpenter GH, Ekström J. Salivary secretion in health and disease. J Oral Rehabil. 2018;45(9):730-46. doi: 10.1111/joor.12664. Epub 2018 Jun 25. PMID: 29878444.
6. Nauntofte B. Regulation of electrolyte and fluid secretion in salivary acinar cells. Am J Physiol. 1992;263(6 Pt 1):G823-37. doi: 10.1152/ajpgi.1992.263.6.G823. PMID: 1476190.
7. Qu XM, Wu ZF, Pang BX, Jin LY, Qin LZ, Wang SL. From nitrate to nitric oxide: the role of salivary glands and oral bacteria. J Dent Res. 2016;95(13):1452-1456. doi: 10.1177/0022034516673019. Epupedersenb 2016 Oct 7. PMID: 27872324.
8. Porcheri C, Mitsiadis TA. Physiology, Pathology and regeneration of salivary glands. Cells. 2019 26;8(9):976. doi: 10.3390/cells8090976. PMID: 31455013; PMCID: PMC6769486. http://creativecommons.org/licenses/by/4.0/
9. Smith PM. Mechanisms of saliva secretion. In: Edgar M, Dawes C, O´Mullane D. Saliva and oral health. An essential overview for the health professional. 4. ed. Duns Tew: Stephen Hancocks Limited; 2012.
10. Carpenter GH. The secretion, components, and properties of saliva. Annu Rev Food Sci Technol. 2013;4:267-76. doi: 10.1146/annurev-food-030212-182700. PMID: 23464573.
11. Proctor GB, Carpenter GH. Salivary secretion: mechanism and neural regulation. Monogr Oral Sci. 2014;24:14-29. doi: 10.1159/000358781. Epub 2014 May 23. PMID: 24862591.
12. Shannon IL. The biochemistry of human saliva in health and disease. In: Rowe WH (ed.). Salivary glands and their secretion. Ann Arbor: University of Michigan Press; 1972. p.92-121.
13. Edgar WM. Saliva and dental health. Clinical implications of saliva: report of a consensus meeting. Br Dent J. 1990;169(3-4):96-8. doi: 10.1038/sj.bdj.4807284. PMID: 2206655.
14. Dodds M, Roland S, Edgar M. Saliva A review of its role in maintaining oral health and preventing dental disease. BDJ Team. 2015;2(1-8).
15. de Almeida Pdel V, Grégio AM, Machado MA, de Lima AA, Azevedo LR. Saliva composition and functions: a comprehensive review. J Contemp Dent Pract. 2008;9(3):72-80. PMID: 18335122.
16. Dawes C. Salivary clearance and its effect on oral health. In: Edgar M, Dawes C, O´Mullane D. Saliva and oral health. An essential overview for the health professional. 4. ed. Duns Tew: Stephen Hancocks Limited; 2012.
17. Watanabe S, Dawes C. The effects of different foods and concentrations of citric acid on the flow rate of whole saliva in man. Arch Oral Biol. 1988;33(1):1-5. doi: 10.1016/0003-9969(88)90089-1. PMID: 3190508.
18. Dawes C. Fatores que influenciam na velocidade do fluxo e na composição da saliva. In: Edgar M, Dawes C, O'Mullane D. Saliva e saúde bucal: composição, função e efeitos protetores. 3. ed. São Paulo: Santos; 2010. p. 32-49.
19. Dawes C. Factors influencing salivary flow rate and composition. In: Edgar M, Dawes C, O´Mullane D. Saliva and oral health. An essential overview for the health professional. 4. ed. Duns Tew: Stephen Hancocks Limited; 2012.
20. Dawes C. Rhythms in salivary flow rate and composition. Int J Chronobiol. 1974;2(3):253-79. PMID: 4613672.
21. Dawes C. Physiological factors affecting salivary flow rate, oral sugar clearance, and the sensation of dry mouth in man. J Dent Res. 1987;66 Spec No:648-53. doi: 10.1177/00220345870660S107. PMID: 3476629.
22. Sreebny LM, Schwartz SS. A reference guide to drugs and dry mouth. Gerodontology. 1986;5(2):75-99. doi: 10.1111/j.1741-2358.1986.tb00055.x. PMID: 3466859.
23. Dawes C, Watanabe S. The effect of taste adaptation on salivary flow rate and salivary sugar clearance. J Dent Res. 1987;66(3):740-4. doi: 10.1177/00220345870660030701. PMID: 3475307.
24. Ono K, Morimoto Y, Inoue H, Masuda W, Tanaka T, Inenaga K. Relationship of the unstimulated whole saliva flow rate and salivary gland size estimated by magnetic resonance image in healthy young humans. Arch Oral Biol. 2006;51(4):345-9. doi: 10.1016/j.archoralbio.2005.09.001. Epub 2005 Oct 10. PMID: 16219291.
25. Nauntofte B, Tenovuo JO. Lagerlöf F. Secreção e composição da saliva. In: Fejerskov O, Kidd E. Cárie dentária: a doença e seu tratamento clínico. São Paulo: Santos; 2005. p. 7-27.
26. Nagler RM, Hershkovich O. Relationships between age, drugs, oral sensorial complaints and salivary profile. Arch Oral Biol. 2005;50(1):7-16. doi: 10.1016/j.archoralbio.2004.07.012. PMID: 15598412.
27. Ekström J, Khosravani N, Castagnola M, Messana I. Saliva and the control of its secretion. In: Disphagia. Berlin: Springer; 2017. p.1-37.
28. Ship JA, DeCarli C, Friedland RP, Baum BJ. Diminished submandibular salivary flow in dementia of the Alzheimer type. J Gerontol. 1990;45(2):M61-6. doi: 10.1093/geronj/45.2.m61. PMID: 2313044.
29. Sadeghi N, Black MJ, Frenkiel S. Parotidectomy for the treatment of chronic recurrent parotitis. J Otolaryngol. 1996;25(5):305-7. PMID: 8902688.
30. Nagler R, Marmary Y, Fox PC, Baum BJ, Har-El R, Chevion M. Irradiation-induced damage to the salivary glands: the role of redox-active iron and copper. Radiat Res. 1997;147(4):468-76. PMID: 9092927.
31. Ship JA, Pillemer SR, Baum BJ. Xerostomia and the geriatric patient. J Am Geriatr Soc. 2002;50(3):535-43. doi: 10.1046/j.1532--5415.2002.50123.x. PMID: 11943053.
32. Tenovuo J. Salivary parameters of relevance for assessing caries activity in individuals and populations. Community Dent Oral Epidemiol. 1997;25(1):82-6. doi: 10.1111/j.1600-0528.1997.tb00903.x. PMID: 9088696.
33. Ship JA, Fox PC, Baum BJ. How much saliva is enough? 'Normal' function defined. J Am Dent Assoc. 1991;122(3):63-9. doi: 10.14219/jada.archive.1991.0098. PMID: 2019691.
34. Ghezzi EM, Lange LA, Ship JA. Determination of variation of stimulated salivary flow rates. J Dent Res. 2000;79(11):1874-8. doi: 10.1177/00220345000790111001. PMID: 11145358.
35. Ericsson Y, Hardwick L. Individual diagnosis, prognosis and counselling for caries prevention. Caries Res. 1978;12 Suppl 1:94-102. doi: 10.1159/000260369. PMID: 277298.
36. Dawes C. A mathematical model of salivary clearance of sugar from the oral cavity. Caries Res. 1983;17(4):321-34. doi: 10.1159/000260684. PMID: 6575870.
37. Lagerlöf F, Dawes C. The volume of saliva in the mouth before and after swallowing. J Dent Res. 1984;63(5):618-21. doi: 10.1177/00220345840630050201. PMID: 6584462.

38. Dawes C, MacPherson LM. The distribution of saliva and sucrose around the mouth during the use of chewing gum and the implications for the site-specificity of caries and calculus deposition. J Dent Res. 1993;72(5):852-7. doi: 10.1177/00220345930720050401. PMID: 8501281.
39. Dawes C, Watanabe S, Biglow-Lecomte P, Dibdin GH. Estimation of the velocity of the salivary film at some different locations in the mouth. J Dent Res. 1989;68(11):1479-82. doi: 10.1177/00220345890680110201. PMID: 2531176.
40. Macpherson LM, Dawes C. Effects of salivary film velocity on pH changes in an artificial plaque containing Streptococcus oralis, after exposure to sucrose. J Dent Res. 1991;70(9):1230-4. doi: 10.1177/00220345910700090101. PMID: 1918572.
41. Lindfors B, Lagerlöf F. Effect of sucrose concentration in saliva after a sucrose rinse on the hydronium ion concentration in dental plaque. Caries Res. 1988;22(1):7-10. doi: 10.1159/000261076. PMID: 3422063.
42. Bardow A, Lagerlof F, Nauntofte B, Tenovuo J. The role of saliva. In: Fejerskov O, Kidd EA. Dental caries. The disease and its clinical management. 2. ed. Oxford: Blackwell Munksgaard; 2008.
43. Jakubovics NS. Saliva as the sole nutritional source in the development of multispecies communities in dental plaque. Microbiol Spectr. 2015;3(3). doi: 10.1128/microbiolspec.MBP-0013-2014. PMID: 26185065.
44. Hezel MP, Weitzberg E. The oral microbiome and nitric oxide homoeostasis. Oral Dis. 2015;21(1):7-16. doi: 10.1111/odi.12157. Epub 2013 Jul 10. PMID: 23837897.
45. Webb AJ, Patel N, Loukogeorgakis S, Okorie M, Aboud Z, Misra S, et al. Acute blood pressure lowering, vasoprotective, and antiplatelet properties of dietary nitrate via bioconversion to nitrite. Hypertension. 2008;51(3):784-90. doi: 10.1161/HYPERTENSIONAHA.107.103523. Epub 2008 Feb 4. PMID: 18250365; PMCID: PMC2839282.
46. Granli T, Dahl R, Brodin P, Bøckman OC. Nitrate and nitrite concentrations in human saliva: variations with salivary flow-rate. Food Chem Toxicol. 1989;27(10):675-80. doi: 10.1016/0278-6915(89)90122-1. PMID: 2606404.
47. Kapil V, Khambata RS, Jones DA, Rathod K, Primus C, Massimo G, et al. The noncanonical pathway for in vivo nitric oxide generation: the nitrate-nitrite-nitric oxide pathway. Pharmacol Rev. 2020;72(3):692-766. doi: 10.1124/pr.120.019240. PMID: 32576603.
48. Chen Z, Feng S, Pow EH, Lam OL, Mai S, Wang H. Organic anion composition of human whole saliva as determined by ion chromatography. Clin Chim Acta. 2015 1;438:231-5. doi: 10.1016/j.cca.2014.08.027. Epub 2014 Aug 30. PMID: 25181611.
49. Jurysta C, Bulur N, Oguzhan B, Satman I, Yilmaz TM, Malaisse WJ, Sener A. Salivary glucose concentration and excretion in normal and diabetic subjects. J Biomed Biotechnol. 2009;2009:430426. doi: 10.1155/2009/430426. Epub 2009 May 26. PMID: 19503844; PMCID: PMC2686806.
50. Borg A, Birkhed D. Secretion of glucose in human parotid saliva after carbohydrate intake. Scand J Dent Res. 1988;96(6):551-6. doi: 10.1111/j.1600-0722.1988.tb01595.x. PMID: 3206201.
51. Syrjänen SM, Alakuijala L, Alakuijala P, Markkanen SO, Markkanen H. Free amino acid levels in oral fluids of normal subjects and patients with periodontal disease. Arch Oral Biol. 1990;35(3):189-93. doi: 10.1016/0003-9969(90)90054-e. PMID: 2190545.
52. Dawes C. The effects of flow rate and duration of stimulation on the condentrations of protein and the main electrolytes in human parotid saliva. Arch Oral Biol. 1969;14(3):277-94. doi: 10.1016/0003-9969(69)90231-3. PMID: 5255441.
53. Pedersen AML, Belstrom D. The role of natural salivary defenses in maintaining a healthy oral microbiota. J Dent 2019;S3-S12
54. Lagerlöf F, Oliveby A, Ekstrand J. Physiological factors influencing salivary clearance of sugar and fluoride. J Dent Res. 1987;66(2):430-5. doi: 10.1177/00220345870660020801. PMID: 3305625.
55. Dawes C. Estimates, from salivary analyses, of the turnover time of the oral mucosal epithelium in humans and the number of bacteria in an edentulous mouth. Arch Oral Biol. 2003;48(5):329-36. doi: 10.1016/s0003-9969(03)00014-1. PMID: 12711376.
56. Freitas D , Le Feunteun S , Panouillé M , Souchon I . The important role of salivary α-amylase in the gastric digestion of wheat bread starch. Food Funct. 2018;9(1):200-8. doi: 10.1039/c7fo01484h. PMID: 29260815.
57. Rosenblum JL, Irwin CL, Alpers DH. Starch and glucose oligosaccharides protect salivary-type amylase activity at acid pH. Am J Physiol. 1988;254(5 Pt 1):G775-80. doi: 10.1152/ajpgi.1988.254.5.G775. PMID: 2452576.
58. Lai WYW, Chua JWM, Gill S, Brownlee IA. Analysis of the Lipolytic Activity of Whole-Saliva and Site-Specific Secretions from the Oral Cavity of Healthy Adults. Nutrients. 2019;11(1):191. doi: 10.3390/nu11010191. PMID: 30669294; PMCID: PMC6356603.
59. Matsuo R. Role of saliva in the maintenance of taste sensitivity. Crit Rev Oral Biol Med. 2000;11(2):216-29. doi: 10.1177/10454411000110020501. PMID: 12002816.
60. Wu Z, Zhao K. Taste of time: a porous-medium model for human tongue surface with implications for early taste perception. PLoS Comput Biol. 2020;16(6):e1007888. doi: 10.1371/journal.pcbi.1007888. PMID: 32497080; PMCID: PMC7271999.
61. Chaudhari N, Roper SD. The cell biology of taste. J Cell Biol. 2010;190(3):285-96. doi: 10.1083/jcb.201003144. Erratum in: J Cell Biol. 2010 Oct 18;191(2):429. PMID: 20696704; PMCID: PMC2922655.
62. Rozengurt E, Sternini C. Taste receptor signaling in the mammalian gut. Curr Opin Pharmacol. 2007;7(6):557-62. doi: 10.1016/j.coph.2007.10.002. Epub 2007 Nov 19. PMID: 18024184; PMCID: PMC2753238
63. Bachmanov AA, Bosak NP, Lin C, Matsumoto I, Ohmoto M, Reed DR, Nelson TM. Genetics of taste receptors. Curr Pharm Des. 2014;20(16):2669-83. doi: 10.2174/13816128113199990566. PMID: 23886383; PMCID: PMC4764331.
64. Roper SD, Chaudhari N. Taste buds: cells, signals and synapses. Nat Rev Neurosci. 2017;18(8):485-97. doi: 10.1038/nrn.2017.68. Epub 2017 Jun 29. PMID: 28655883; PMCID: PMC5958546.
65. Miura H, Kusakabe Y, Harada S. Cell lineage and differentiation in taste buds. Arch Histol Cytol. 2006;69(4):209-25. doi: 10.1679/aohc.69.209. PMID: 17287576.
66. Puri S, Lee Y. Salt Sensation and Regulation. Metabolites. 2021;11(3):175. doi: 10.3390/metabo11030175. PMID: 33802977; PMCID: PMC8002656. http://creativecommons.org/licenses/by/4.0/
67. Chaudhari N, Roper SD. Editorial overview: Taste: from peripheral receptors to perception. Curr Opin Physiol. 2021;21:44-7.
68. Feeney EL, Hayes JE. Regional differences in suprathreshold intensity for bitter and umami stimuli. Chemosens Percept. 2014;7(3-4):147-57. doi: 10.1007/s12078-014-9166-3. PMID: 25485034; PMCID: PMC4254731.
69. Colvin JL, Pullicin AJ, Lim J. Regional differences in taste responsiveness: effect of stimulus and tasting mode. Chem Senses. 2018;43(8):645-53. doi: 10.1093/chemse/bjy055. PMID: 30165578.
70. Higgins MJ, Hayes JE. Regional variation of bitter taste and aftertaste in humans. Chem Senses. 2019;44(9):721-32. doi: 10.1093/chemse/bjz064. PMID: 31541607; PMCID: PMC6872973.
71. Besnard P, Christensen JE, Brignot H, Bernard A, Passilly-Degrace P, Nicklaus S, et al. Obese subjects with specific gustatory papillae microbiota and salivary cues display an impairment to sense lipids. Sci Rep. 2018;8(1):6742. doi: 10.1038/s41598-018-24619-1. Erratum in: Sci Rep. 2018;8(1):9773. PMID: 29713004; PMCID: PMC5928223. http://creativecommons.org/licenses/by/4.0/

72. Finger TE, Kinnamon SC. Taste isn't just for taste buds anymore. F1000 Biol Rep. 2011;3:20. doi: 10.3410/B3-20. Epub 2011 Sep 1. PMID: 21941599; PMCID: PMC3169900.
73. Risso D, Drayna D, Morini G. Alteration, reduction and taste loss: main causes and potential implications on dietary habits. Nutrients. 2020;12(11):3284. doi: 10.3390/nu12113284. PMID: 33120898; PMCID: PMC7693910.
74. Harvey RA, Ferrier DR Glicosaminoglicanos, Proteoglicanos e Glicoproteínas. n: Harvey RA, Ferrier DR Bioquímica Ilustrada . 5ª ed. Porto Alegre: Artmed; 2012. Capítulo 14.
75. Lamont, Richard J., Jenkinson, Howard F. Salivary mucins and agglutinins. In: Oral microbiology at a glance. Hong Kong, Singapore: Blackwell Publishing; 2010.
76. Bansil R, Turner BS. The biology of mucus: composition, synthesis and organization. Adv Drug Deliv Rev. 2018;124:3-15. doi: 10.1016/j.addr.2017.09.023. Epub 2017 Sep 29. PMID: 28970050.
77. Tabak LA. In defense of the oral cavity: structure, biosynthesis, and function of salivary mucins. Annu Rev Physiol. 1995;57:547-64. doi: 10.1146/annurev.ph.57.030195.002555. PMID: 7778877.
78. Thornton DJ, Rousseau K, McGuckin MA. Structure and function of the polymeric mucins in airways mucus. Annu Rev Physiol. 2008;70:459-86. doi: 10.1146/annurev.physiol.70.113006.100702. PMID: 17850213.
79. Frenkel ES, Ribbeck K. Salivary mucins in host defense and disease prevention. J Oral Microbiol. 2015;7:29759. doi: 10.3402/jom.v7.29759. PMID: 26701274; PMCID: PMC4689954.
80. Murray PA, Prakobphol A, Lee T, Hoover CI, Fisher SJ. Adherence of oral streptococci to salivary glycoproteins. Infect Immun. 1992;60(1):31-8. doi: 10.1128/iai.60.1.31-38.1992. PMID: 1729194; PMCID: PMC257499.
81. Ligtenberg AJ, Walgreen-Weterings E, Veerman EC, de Soet JJ, de Graaff J, Amerongen AV. Influence of saliva on aggregation and adherence of Streptococcus gordonii HG 222. Infect Immun. 1992;60(9):3878-84. doi: 10.1128/iai.60.9.3878-3884.1992. PMID: 1500195; PMCID: PMC257402.
82. Hattrup CL, Gendler SJ. Structure and function of the cell surface (tethered) mucins. Annu Rev Physiol. 2008;70:431-57. doi: 10.1146/annurev.physiol.70.113006.100659. PMID: 17850209.
83. Gibbins HL, Yakubov GE, Proctor GB, Wilson S, Carpenter GH. What interactions drive the salivary mucosal pellicle formation? Colloids Surf B Biointerfaces. 2014;120(100):184-92. doi: 10.1016/j.colsurfb.2014.05.020. Epub 2014 May 23. PMID: 24921197; PMCID: PMC4097378.
84. Gendler SJ. MUC1, the renaissance molecule. J Mammary Gland Biol Neoplasia. 2001;6(3):339-53. doi: 10.1023/a:1011379725811. PMID: 11547902.
85. Parmley RR, Gendler SJ. Cystic fibrosis mice lacking Muc1 have reduced amounts of intestinal mucus. J Clin Invest. 1998;102(10):1798-806. doi: 10.1172/JCI3820. PMID: 9819365; PMCID: PMC509129.
86. Hannig C, Hannig M, Kensche A, Carpenter G. The mucosal pellicle - An underestimated factor in oral physiology. Arch Oral Biol. 2017;80:144-152. doi: 10.1016/j.archoralbio.2017.04.001. Epub 2017 Apr 8. PMID: 28419912.
87. Raynal BD, Hardingham TE, Sheehan JK, Thornton DJ. Calcium-dependent protein interactions in MUC5B provide reversible cross--links in salivary mucus. J Biol Chem. 2003;278(31):28703-10. doi: 10.1074/jbc.M304632200. Epub 2003 May 19. PMID: 12756239.
88. Linden SK, Sutton P, Karlsson NG, Korolik V, McGuckin MA. Mucins in the mucosal barrier to infection. Mucosal Immunol. 2008;1(3):183-97. doi: 10.1038/mi.2008.5. Epub 2008 Mar 5. PMID: 19079178; PMCID: PMC7100821.
89. Biesbrock AR, Reddy MS, Levine MJ. Interaction of a salivary mucin-secretory immunoglobulin A complex with mucosal pathogens. Infect Immun. 1991;59(10):3492-7. doi: 10.1128/iai.59.10.3492-3497.1991. PMID: 1910004; PMCID: PMC258911.
90. Soares RV, Lin T, Siqueira CC, Bruno LS, Li X, Oppenheim FG, Offner G, Troxler RF. Salivary micelles: identification of complexes containing MG2, sIgA, lactoferrin, amylase, glycosylated proline--rich protein and lysozyme. Arch Oral Biol. 2004;49(5):337-43. doi: 10.1016/j.archoralbio.2003.11.007. PMID: 15041480.
91. Liu B, Dion MR, Jurasic MM, Gibson G, Jones JA. Xerostomia and salivary hypofunction in vulnerable elders: prevalence and etiology. Oral Surg Oral Med Oral Pathol Oral Radiol. 2012;114(1):52-60. doi: 10.1016/j.oooo.2011.11.014. Epub 2012 May 4. PMID: 22727092.
92. Pärssinen M, Jäsberg H, Mikkonen JJW, Kullaa AM. Oral mucosal pellicle as an immune protection against micro-organisms in patients with recurrent aphthous stomatitis: A hypothesis. Med Hypotheses. 2021 Jan;146:110449. doi: 10.1016/j.mehy.2020.110449. Epub 2020 Dec 11. PMID: 33359920.
93. Nicolau J, Crivello Júnior O. Fundamentos de odontologia: fundamentos de bioquímica oral. Rio de Janeiro: Guanabara Koogan; 2008.
94. Hay DI, Moreno EC. Differential adsorption and chemical affinities of proteins for apatitic surfaces. J Dent Res. 1979;58(Spec Issue B):930-42. doi: 10.1177/00220345790580024701. PMID: 283135.
95. Tamaki N, Tada T, Morita M, Watanabe T. Comparison of inhibitory activity on calcium phosphate precipitation by acidic proline-rich proteins, statherin, and histatin-1. Calcif Tissue Int. 2002;71(1):59-62. doi: 10.1007/s00223-001-1084-0. Epub 2002 Jun 13. PMID: 12060866.
96. Siqueira WL, Custodio W, McDonald EE. New insights into the composition and functions of the acquired enamel pellicle. J Dent Res. 2012;91(12):1110-8. doi: 10.1177/0022034512462578. Epub 2012 Sep 26. PMID: 23018818.
97. Holmskov U, Mollenhauer J, Madsen J, Vitved L, Gronlund J, Tornoe I, et al. Cloning of gp-340, a putative opsonin receptor for lung surfactant protein D. Proc Natl Acad Sci U S A. 1999;96(19):10794-9. doi: 10.1073/pnas.96.19.10794. PMID: 10485905; PMCID: PMC17962.
98. Prakobphol A, Xu F, Hoang VM, Larsson T, Bergstrom J, Johansson I, et al. Salivary agglutinin, which binds Streptococcus mutans and Helicobacter pylori, is the lung scavenger receptor cysteine-rich protein gp-340. J Biol Chem. 2000;275(51):39860-6. doi: 10.1074/jbc.M006928200. PMID: 11007786.
99. Ligtenberg TJ, Bikker FJ, Groenink J, Tornoe I, Leth-Larsen R, Veerman EC, et al. Human salivary agglutinin binds to lung surfactant protein-D and is identical with scavenger receptor protein gp-340. Biochem J. 2001;359(Pt 1):243-8. doi: 10.1042/0264-6021:3590243. PMID: 11563989; PMCID: PMC1222141.
100. Bikker FJ, Ligtenberg AJ, Nazmi K, Veerman EC, van't Hof W, Bolscher JG, et al. Identification of the bacteria-binding peptide domain on salivary agglutinin (gp-340/DMBT1), a member of the scavenger receptor cysteine-rich superfamily. J Biol Chem. 2002;277(35):32109-15. doi: 10.1074/jbc.M203788200. Epub 2002 Jun 5. PMID: 12050164.
101. Ligtenberg AJ, Veerman EC, Nieuw Amerongen AV. A role for Lewis a antigens on salivary agglutinin in binding to Streptococcus mutans. Antonie Van Leeuwenhoek. 2000;77(1):21-30. doi: 10.1023/a:1002054810170. PMID: 10696874.
102. Bruno LS, Li X, Wang L, Soares RV, Siqueira CC, Oppenheim FG, et al. Two-hybrid analysis of human salivary mucin MUC7 interactions. Biochim Biophys Acta. 2005;1746(1):65-72. doi: 10.1016/j.bbamcr.2005.08.007. Epub 2005 Sep 16. PMID: 16203048.
103. Azen E, Prakobphol A, Fisher SJ. PRB3 null mutations result in absence of the proline-rich glycoprotein Gl and abolish Fusobacterium nucleatum interactions with saliva in vitro. Infect Immun. 1993;61(10):4434-9. doi: 10.1128/iai.61.10.4434-4439.1993. PMID: 8406834; PMCID: PMC281176.

104. Laible NJ, Germaine GR. Bactericidal activity of human lysozyme, muramidase-inactive lysozyme, and cationic polypeptides against Streptococcus sanguis and Streptococcus faecalis: inhibition by chitin oligosaccharides. Infect Immun. 1985;48(3):720-8. doi: 10.1128/iai.48.3.720-728.1985. PMID: 3922894; PMCID: PMC261241.
105. Rascón-Cruz Q, Espinoza-Sánchez EA, Siqueiros-Cendón TS, Nakamura-Bencomo SI, Arévalo-Gallegos S, Iglesias-Figueroa BF. Lactoferrin: a glycoprotein involved in immunomodulation, anticancer, and antimicrobial processes. Molecules. 2021;26(1):205. doi: 10.3390/molecules26010205. PMID: 33401580; PMCID: PMC7795860.
106. Arnold RR, Cole MF, McGhee JR. A bactericidal effect for human lactoferrin. Science. 1977;197(4300):263-5. doi: 10.1126/science.327545. PMID: 327545.
107. Yamauchi K, Tomita M, Giehl TJ, Ellison RT 3rd. Antibacterial activity of lactoferrin and a pepsin-derived lactoferrin peptide fragment. Infect Immun. 1993;61(2):719-28. doi: 10.1128/iai.61.2.719-728.1993. PMID: 8423097; PMCID: PMC302785.
108. Karav S, German JB, Rouquié C, Le Parc A, Barile D. Studying lactoferrin N-glycosylation. Int J Mol Sci. 2017;18(4):870. doi: 10.3390/ijms18040870. PMID: 28425960; PMCID: PMC5412451.
109. Tenovuo, J. Funções protetoras da saliva. In: Edgar M, Dawes C, O´Mullane D. Saliva e saúde bucal: composição, funções e efeitos protetores. 3. ed. São Paulo: Santos; 2010. p.103-19.
110. Devine DA, Cosseau C. Host defense peptides in the oral cavity. Adv Appl Microbiol. 2008;63:281-322. doi: 10.1016/S0065-2164(07)00008-1. PMID: 18395131.
111. Alalwani SM, Sierigk J, Herr C, Pinkenburg O, Gallo R, Vogelmeier C, Bals R. The antimicrobial peptide LL-37 modulates the inflammatory and host defense response of human neutrophils. Eur J Immunol. 2010;40(4):1118-26. doi: 10.1002/eji.200939275. PMID: 20140902; PMCID: PMC2908514.
112. Bang C, Schilhabel A, Weidenbach K, Kopp A, Goldmann T, Gutsmann T, Schmitz RA. Effects of antimicrobial peptides on methanogenic archaea. Antimicrob Agents Chemother. 2012;56(8):4123-30. doi: 10.1128/AAC.00661-12. Epub 2012 May 14. PMID: 22585226; PMCID: PMC3421549.
113. Hell E, Giske CG, Nelson A, Römling U, Marchini G. Human cathelicidin peptide LL37 inhibits both attachment capability and biofilm formation of Staphylococcus epidermidis. Lett Appl Microbiol. 2010;50(2):211-5. doi: 10.1111/j.1472--765X.2009.02778.x. Epub 2009 Nov 23. PMID: 20002576.
114. Overhage J, Campisano A, Bains M, Torfs EC, Rehm BH, Hancock RE. Human host defense peptide LL-37 prevents bacterial biofilm formation. Infect Immun. 2008;76(9):4176-82. doi: 10.1128/IAI.00318-08. Epub 2008 Jun 30. PMID: 18591225; PMCID: PMC2519444.
115. Tsai PW, Yang CY, Chang HT, Lan CY. Human antimicrobial peptide LL-37 inhibits adhesion of Candida albicans by interacting with yeast cell-wall carbohydrates. PLoS One. 2011;6(3):e17755. doi: 10.1371/journal.pone.0017755. PMID: 21448240; PMCID: PMC3056723.
116. Diamond G, Ryan L. Beta-defensins: what are they really doing in the oral cavity? Oral Dis. 2011;17(7):628-35. doi: 10.1111/j.1601--0825.2011.01799.x. Epub 2011 Feb 18. PMID: 21332602; PMCID: PMC3215266.
117. Semple F, MacPherson H, Webb S, Cox SL, Mallin LJ, Tyrrell C, et al. Human β-defensin 3 affects the activity of pro-inflammatory pathways associated with MyD88 and TRIF. Eur J Immunol. 2011;41(11):3291-300. doi: 10.1002/eji.201141648. Epub 2011 Sep 6. PMID: 21809339; PMCID: PMC3494976.
118. Henskens YM, Veerman EC, Nieuw Amerongen AV. Cystatins in health and disease. Biol Chem Hoppe Seyler. 1996;377(2):71-86. doi: 10.1515/bchm3.1996.377.2.71. PMID: 8868064.
119. Tseng CC, Tseng CP, Levine MJ, Bobek LA. Differential effect toward inhibition of papain and cathepsin C by recombinant human salivary cystatin SN and its variants produced by a baculovirus system. Arch Biochem Biophys. 2000;380(1):133-40. doi: 10.1006/abbi.2000.1909. PMID: 10900142.
120. Hall A, Ekiel I, Mason RW, Kasprzykowski F, Grubb A, Abrahamson M. Structural basis for different inhibitory specificities of human cystatins C and D. Biochemistry. 1998;37(12):4071-9. doi: 10.1021/bi971197j. PMID: 9521728.
121. Blankenvoorde MF, Henskens YM, van't Hof W, Veerman EC, Nieuw Amerongen AV. Inhibition of the growth and cysteine proteinase activity of Porphyromonas gingivalis by human salivary cystatin S and chicken cystatin. Biol Chem. 1996;377(12):847-50. PMID: 8997496.
122. Odanaka H, Obama T, Sawada N, Sugano M, Itabe H, Yamamoto M. Comparison of protein profiles of the pellicle, gingival crevicular fluid, and saliva: possible origin of pellicle proteins. Biol Res. 2020;53(1):3. doi: 10.1186/s40659-020-0271-2. PMID: 31941552; PMCID: PMC6964095.
123. Lamkin MS, Oppenheim FG. Structural features of salivary function. Crit Rev Oral Biol Med. 1993;4(3-4):251-9. doi: 10.1177/10454411930040030101. PMID: 8373982.
124. Marsh PD, Head DA, Devine DA. Ecological approaches to oral biofilms: control without killing. Caries Res. 2015;49 Suppl 1:46-54. doi: 10.1159/000377732. Epub 2015 Apr 13. PMID: 25871418.
125. Kavanagh K, Dowd S. Histatins: antimicrobial peptides with therapeutic potential. J Pharm Pharmacol. 2004;56(3):285-9. doi: 10.1211/0022357022971. PMID: 15025852.
126. Leito JT, Ligtenberg AJ, Nazmi K, Veerman EC. Identification of salivary components that induce transition of hyphae to yeast in Candida albicans. FEMS Yeast Res. 2009;9(7):1102-10. doi: 10.1111/j.1567-1364.2009.00575.x. Epub 2009 Sep 7. PMID: 19799638.
127. Hannig M, Joiner A. The structure, function and properties of the acquired pellicle. Monogr Oral Sci. 2006;19:29-64. doi: 10.1159/000090585. PMID: 16374028.
128. Lendenmann U, Grogan J, Oppenheim FG. Saliva and dental pellicle--a review. Adv Dent Res. 2000;14:22-8. doi: 10.1177/08959374000140010301. PMID: 11842920.
129. Siqueira WL, Zhang W, Helmerhorst EJ, Gygi SP, Oppenheim FG. Identification of protein components in in vivo human acquired enamel pellicle using LC-ESI-MS/MS. J Proteome Res. 2007;6(6):2152-60. doi: 10.1021/pr060580k. Epub 2007 Apr 21. PMID: 17447804.
130. Hara AT, Zero DT. The caries environment: saliva, pellicle, diet, and hard tissue ultrastructure. Dent Clin North Am. 2010;54(3):455-67. doi: 10.1016/j.cden.2010.03.008. PMID: 20630189.
131. Svendsen IE, Lindh L. The composition of enamel salivary films is different from the ones formed on dental materials. Biofouling. 2009;25(3):255-61. doi: 10.1080/08927010802712861. PMID: 19177227.
132. Rüdiger SG, Dahlén G, Carlén A. Protein and bacteria binding to exposed root surfaces and the adjacent enamel surfaces in vivo. Swed Dent J. 2015;39(1):11-22. PMID: 26529838.
133. Kensche A, Reich M, Kümmerer K, Hannig M, Hannig C. Lipids in preventive dentistry. Clin Oral Investig. 2013;17(3):669-85. doi: 10.1007/s00784-012-0835-9. Epub 2012 Sep 28. PMID: 23053698.
134. Baek JH, Krasieva T, Tang S, Ahn Y, Kim CS, Vu D, Chen Z, Wilder-Smith P. Optical approach to the salivary pellicle. J Biomed Opt. 2009;14(4):044001. doi: 10.1117/1.3158994. PMID: 19725713; PMCID: PMC2792696.
135. Lamkin MS, Arancillo AA, Oppenheim FG. Temporal and compositional characteristics of salivary protein adsorption to hydroxyapatite. J Dent Res. 1996;75(2):803-8. doi: 10.1177/00220345960750021101. PMID: 8655778..
136. Chawhuaveang DD, Yu OY, Yin IX, Lam WY, Mei ML, Chu CH. Acquired salivary pellicle and oral diseases: A literature review. J Dent Sci. 2021;16(1):523-9. doi: 10.1016/j.jds.2020.10.007. Epub 2020 Oct 24. PMID: 33384841; PMCID: PMC7770358.

137. Flemming J, Meyer-Probst CT, Speer K, Kölling-Speer I, Hannig C, Hannig M. Preventive applications of polyphenols in dentistry-a review. Int J Mol Sci. 2021;22(9):4892. doi: 10.3390/ijms22094892. PMID: 34063086; PMCID: PMC8124254. http://creativecommons.org/licenses/by/4.0/
138. Hannig M, Balz M. Protective properties of salivary pellicles from two different intraoral sites on enamel erosion. Caries Res. 2001;35(2):142-8. doi: 10.1159/000047446. PMID: 11275675.
139. Siqueira WL, Margolis HC, Helmerhorst EJ, Mendes FM, Oppenheim FG. Evidence of intact histatins in the in vivo acquired enamel pellicle. J Dent Res. 2010;89(6):626-30. doi: 10.1177/0022034510363384. Epub 2010 Mar 29. PMID: 20351356; PMCID: PMC2873135.
140. Cheaib Z, Lussi A. Impact of acquired enamel pellicle modification on initial dental erosion. Caries Res. 2011;45(2):107-12. doi: 10.1159/000324803. Epub 2011 Mar 17. PMID: 21412002.
141. Hara AT, Ando M, González-Cabezas C, Cury JA, Serra MC, Zero DT. Protective effect of the dental pellicle against erosive challenges in situ. J Dent Res. 2006;85(7):612-6. doi: 10.1177/154405910608500706. PMID: 16798860.
142. Hannig C, Hannig M. The oral cavity--a key system to understand substratum-dependent bioadhesion on solid surfaces in man. Clin Oral Investig. 2009;13(2):123-39. doi: 10.1007/s00784-008-0243-3. Epub 2009 Jan 10. PMID: 19137331.
143. Jenkinson HF, Lamont RJ. Oral microbial ecology. In: Lamont RJ, Hajishengallis GN, Koo H, Jenkinson HF. Oral microbiology and immunology. 3ª ed. Washington: AMS; 2019.
144. Ramboarina S, Garnett JA, Zhou M, Li Y, Peng Z, Taylor JD, et al. Structural insights into serine-rich fimbriae from Gram-positive bacteria. J Biol Chem. 2010;285(42):32446-57. doi: 10.1074/jbc.M110.128165. Epub 2010 Jun 28. PMID: 20584910; PMCID: PMC2952246.
145. Takamatsu D, Bensing BA, Prakobphol A, Fisher SJ, Sullam PM. Binding of the streptococcal surface glycoproteins GspB and Hsa to human salivary proteins. Infect Immun. 2006;74(3):1933-40. doi: 10.1128/IAI.74.3.1933-1940.2006. PMID: 16495569; PMCID: PMC1418684.
146. Taubman MA, Nash DA. The scientific and public-health imperative for a vaccine against dental caries. Nat Rev Immunol. 2006;6(7):555-63. doi: 10.1038/nri1857. Epub 2006 May 26. PMID: 16729013.
147. Mishra A, Wu C, Yang J, Cisar JO, Das A, Ton-That H. The Actinomyces oris type 2 fimbrial shaft FimA mediates co-aggregation with oral streptococci, adherence to red blood cells and biofilm development. Mol Microbiol. 2010;77(4):841-54. doi: 10.1111/j.1365-2958.2010.07252.x. Epub 2010 Jun 10. PMID: 20545853; PMCID: PMC2946971.
148. Amano A, Kataoka K, Raj PA, Genco RJ, Shizukuishi S. Binding sites of salivary statherin for Porphyromonas gingivalis recombinant fimbrillin. Infect Immun. 1996;64(10):4249-54. doi: 10.1128/iai.64.10.4249-4254.1996. PMID: 8926096; PMCID: PMC174364.
149. Xie H, Gibbons RJ, Hay DI. Adhesive properties of strains of Fusobacterium nucleatum of the subspecies nucleatum, vincentii and polymorphum. Oral Microbiol Immunol. 1991;6(5):257-63. doi: 10.1111/j.1399-302x.1991.tb00488.x. PMID: 1820561.
150. Sterzenbach T, Helbig R, Hannig C, Hannig M. Bioadhesion in the oral cavity and approaches for biofilm management by surface modifications. Clin Oral Investig. 2020;24(12):4237-60. doi: 10.1007/s00784-020-03646-1. Epub 2020 Oct 27. PMID: 33111157; PMCID: PMC7666681. http://creativecommons.org/licenses/by/4.0/
151. Okahashi N, Nakata M, Sakurai A, Terao Y, Hoshino T, Yamaguchi M, et al. Pili of oral Streptococcus sanguinis bind to fibronectin and contribute to cell adhesion. Biochem Biophys Res Commun. 2010;391(2):1192-6. doi: 10.1016/j.bbrc.2009.12.029. Epub 2009 Dec 14. PMID: 20004645.
152. Yilmaz O, Watanabe K, Lamont RJ. Involvement of integrins in fimbriae-mediated binding and invasion by Porphyromonas gingivalis. Cell Microbiol. 2002;4(5):305-14. doi: 10.1046/j.1462-5822.2002.00192.x. PMID: 12027958.
153. Nishiyama SI, Murakami Y, Nagata H, Shizukuishi S, Kawagishi I, Yoshimura F. Involvement of minor components associated with the FimA fimbriae of Porphyromonas gingivalis in adhesive functions. Microbiology (Reading). 2007;153(Pt 6):1916-25. doi: 10.1099/mic.0.2006/005561-0. PMID: 17526848.
154. Pierce DL, Nishiyama S, Liang S, Wang M, Triantafilou M, Triantafilou K, Yoshimura F, Demuth DR, Hajishengallis G. Host adhesive activities and virulence of novel fimbrial proteins of Porphyromonas gingivalis. Infect Immun. 2009;77(8):3294-301. doi: 10.1128/IAI.00262-09. Epub 2009 Jun 8. PMID: 19506009; PMCID: PMC2715668.
155. Han YW, Ikegami A, Rajanna C, Kawsar HI, Zhou Y, Li M, et al. Identification and characterization of a novel adhesin unique to oral fusobacteria. J Bacteriol. 2005;187(15):5330-40. doi: 10.1128/JB.187.15.5330-5340.2005. PMID: 16030227; PMCID: PMC1196005.
156. Ikegami A, Chung P, Han YW. Complementation of the fadA mutation in Fusobacterium nucleatum demonstrates that the surface-exposed adhesin promotes cellular invasion and placental colonization. Infect Immun. 2009;77(7):3075-9. doi: 10.1128/IAI.00209-09. Epub 2009 Apr 27. PMID: 19398541; PMCID: PMC2708594.
157. Mathers DA, Leung WK, Fenno JC, Hong Y, McBride BC. The major surface protein complex of Treponema denticola depolarizes and induces ion channels in HeLa cell membranes. Infect Immun. 1996;64(8):2904-10. doi: 10.1128/iai.64.8.2904-2910.1996. PMID: 8757811; PMCID: PMC174165.
158. Fenno JC, Hannam PM, Leung WK, Tamura M, Uitto VJ, McBride BC. Cytopathic effects of the major surface protein and the chymotrypsinlike protease of Treponema denticola. Infect Immun. 1998;66(5):1869-77. doi: 10.1128/IAI.66.5.1869-1877.1998. PMID: 9573063; PMCID: PMC108137.
159. Edwards AM, Jenkinson HF, Woodward MJ, Dymock D. Binding properties and adhesion-mediating regions of the major sheath protein of Treponema denticola ATCC 35405. Infect Immun. 2005;73(5):2891-8. doi: 10.1128/IAI.73.5.2891-2898.2005. PMID: 15845495; PMCID: PMC1087326.
160. Gibbons RJ, Hay DI, Childs WC 3rd, Davis G. Role of cryptic receptors (cryptitopes) in bacterial adhesion to oral surfaces. Arch Oral Biol. 1990;35 Suppl:107S-114S. doi: 10.1016/0003-9969(90)90139-2. PMID: 2088213.
161. Lynge Pedersen AM, Belstrøm D. The role of natural salivary defences in maintaining a healthy oral microbiota. J Dent. 2019;80 Suppl 1:S3-S12. doi: 10.1016/j.jdent.2018.08.010. PMID: 30696553.
162. Carpenter GH. Salivary factors that maintain the normal oral commensal microflora. J Dent Res. 2020;99(6):644-9. doi: 10.1177/0022034520915486. Epub 2020 Apr 13. PMID: 32283990; PMCID: PMC7536522.
163. Jensen SB, Pedersen AM, Vissink A, Andersen E, Brown CG, Davies AN, et al.; Salivary Gland Hypofunction/Xerostomia Section, Oral Care Study Group, Multinational Association of Supportive Care in Cancer (MASCC)/International Society of Oral Oncology (ISOO). A systematic review of salivary gland hypofunction and xerostomia induced by cancer therapies: prevalence, severity and impact on quality of life. Support Care Cancer. 2010;18(8):1039-60. doi: 10.1007/s00520-010-0827-8. Epub 2010 Mar 17. PMID: 20237805.
164. Ship JA. Diagnosing, managing, and preventing salivary gland disorders. Oral Dis. 2002;8(2):77-89. doi: 10.1034/j.1601-0825.2002.2o837.x. PMID: 11991308.
165. Ikebe K, Matsuda K, Morii K, Wada M, Hazeyama T, Nokubi T, Ettinger RL. Impact of dry mouth and hyposalivation on oral health-related quality of life of elderly Japanese. Oral Surg Oral Med Oral Pathol Oral Radiol Endod. 2007;103(2):216-22. doi: 10.1016/j.tripleo.2005.12.001. Epub 2006 Mar 20. PMID: 17234539.

166. Mese H, Matsuo R. Salivary secretion, taste and hyposalivation. J Oral Rehabil. 2007;34(10):711-23. doi: 10.1111/j.1365--2842.2007.01794.x. PMID: 17824883.
167. Samnieng P, Ueno M, Shinada K, Zaitsu T, Wright FA, Kawaguchi Y. Association of hyposalivation with oral function, nutrition and oral health in community-dwelling elderly Thai. Community Dent Health. 2012;29(1):117-23. PMID: 22482262.
168. Kakoei S, Haghdoost AA, Rad M, Mohammadalizadeh S, Pourdamghan N, Nakhaei M, Bahador M. Xerostomia after radiotherapy and its effect on quality of life in head and neck cancer patients. Arch Iran Med. 2012;15(4):214-8. PMID: 22424038.
169. Pedersen A, Sørensen CE, Proctor GB, Carpenter GH. Salivary functions in mastication, taste and textural perception, swallowing and initial digestion. Oral Dis. 2018;24(8):1399-416. doi: 10.1111/odi.12867. Epub 2018 Jun 7. PMID: 29645367.
170. Delli K, Spijkervet FK, Kroese FG, Bootsma H, Vissink A. Xerostomia. Monogr Oral Sci. 2014;24:109-25. doi: 10.1159/000358792. Epub 2014 May 23. PMID: 24862599.
171. Delli K, Spijkervet FK, Vissink A. Salivary gland diseases: infections, sialolithiasis and mucoceles. Monogr Oral Sci. 2014;24:135-48. doi: 10.1159/000358794. Epub 2014 May 23. PMID: 24862601.
172. Rocchi C, Emmerson E. Mouth-watering results: clinical need, current approaches, and future directions for salivary gland regeneration. Trends Mol Med. 2020;26(7):649-69. doi: 10.1016/j.molmed.2020.03.009. Epub 2020 May 1. PMID: 32371171. http://creativecommons.org/licenses/by/4.0/
173. Jensen SB, Pedersen AM, Vissink A, Andersen E, Brown CG, Davies AN, et al.; Salivary Gland Hypofunction/Xerostomia Section; Oral Care Study Group; Multinational Association of Supportive Care in Cancer (MASCC)/International Society of Oral Oncology (ISOO). A systematic review of salivary gland hypofunction and xerostomia induced by cancer therapies: management strategies and economic impact. Support Care Cancer. 2010;18(8):1061-79. doi: 10.1007/s00520-010-0837-6. Epub 2010 Mar 25. PMID: 20333412.
174. Pedersen AM, Reibel J, Nauntofte B. Primary Sjögren's syndrome (pSS): subjective symptoms and salivary findings. J Oral Pathol Med. 1999;28(7):303-11. doi: 10.1111/j.1600-0714.1999.tb02045.x. PMID: 10432196.
175. Davies H, Bagg J, Goodchild MC, McPherson MA. Defective regulation of electrolyte and protein secretion in submandibular saliva of cystic fibrosis patients. Acta Paediatr Scand. 1991;80(11):1094-5. doi: 10.1111/j.1651-2227.1991.tb11789.x. PMID: 1750345.
176. Kimber J, Mitchell D, Mathias CJ. Chronic cough in the Holmes-Adie syndrome: association in five cases with autonomic dysfunction. J Neurol Neurosurg Psychiatry. 1998;65(4):583-6. doi: 10.1136/jnnp.65.4.583. PMID: 9771793; PMCID: PMC2170263.
177. Soyfoo MS, Chivasso C, Perret J, Delporte C. Involvement of aquaporins in the pathogenesis, diagnosis and treatment of Sjögren's syndrome. Int J Mol Sci. 2018;19(11):3392. doi: 10.3390/ijms19113392. PMID: 30380700; PMCID: PMC6274940.
178. Villa A, Wolff A, Aframian D, Vissink A, Ekström J, Proctor G, et al. World Workshop on Oral Medicine VI: a systematic review of medication-induced salivary gland dysfunction: prevalence, diagnosis, and treatment. Clin Oral Investig. 2015;19(7):1563-80. doi: 10.1007/s00784-015-1488-2. Epub 2015 May 22. PMID: 25994331.
179. Billings RJ. Studies on the prevalence of xerostomia: preliminary results. Caries Res. 1989: 124(abstract 124).
180. Proctor DM, Fukuyama JA, Loomer PM, Armitage GC, Lee SA, Davis NM, et al. A spatial gradient of bacterial diversity in the human oral cavity shaped by salivary flow. Nat Commun. 2018;9(1):681. doi: 10.1038/s41467-018-02900-1. PMID: 29445174; PMCID: PMC5813034.
181. Szymula A, Rosenthal J, Szczerba BM, Bagavant H, Fu SM, Deshmukh US. T cell epitope mimicry between Sjögren's syndrome Antigen A (SSA)/Ro60 and oral, gut, skin and vaginal bacteria. Clin Immunol. 2014;152(1-2):1-9. doi: 10.1016/j.clim.2014.02.004. Epub 2014 Feb 19. PMID: 24576620; PMCID: PMC4004658.
182. Zaheer M, Wang C, Bian F, Yu Z, Hernandez H, de Souza RG, et al. Protective role of commensal bacteria in Sjögren syndrome. J Autoimmun. 2018;93:45-56. doi: 10.1016/j.jaut.2018.06.004. Epub 2018 Jun 20. PMID: 29934134; PMCID: PMC6108910.
183. Sokol H, Pigneur B, Watterlot L, Lakhdari O, Bermúdez-Humarán LG, Gratadoux JJ, et al. Faecalibacterium prausnitzii is an anti-inflammatory commensal bacterium identified by gut microbiota analysis of Crohn disease patients. Proc Natl Acad Sci U S A. 2008;105(43):16731-6. doi: 10.1073/pnas.0804812105. Epub 2008 Oct 20. PMID: 18936492; PMCID: PMC2575488.
184. Shaw SY, Blanchard JF, Bernstein CN. Association between the use of antibiotics in the first year of life and pediatric inflammatory bowel disease. Am J Gastroenterol. 2010;105(12):2687-92. doi: 10.1038/ajg.2010.398. Epub 2010 Oct 12. PMID: 20940708.
185. Kamada N, Seo SU, Chen GY, Núñez G. Role of the gut microbiota in immunity and inflammatory disease. Nat Rev Immunol. 2013;13(5):321-35. doi: 10.1038/nri3430. PMID: 23618829.
186. de Paiva CS, Jones DB, Stern ME, Bian F, Moore QL, Corbiere S, et al. Altered mucosal microbiome diversity and disease severity in Sjögren syndrome. Sci Rep. 2016;6:23561. doi: 10.1038/srep23561. PMID: 27087247; PMCID: PMC4834578.
187. van der Meulen TA, Harmsen H, Bootsma H, Spijkervet F, Kroese F, Vissink A. The microbiome-systemic diseases connection. Oral Dis. 2016;22(8):719-34. doi: 10.1111/odi.12472. Epub 2016 Apr 26. PMID: 26953630.
188. Mandl T, Marsal J, Olsson P, Ohlsson B, Andréasson K. Severe intestinal dysbiosis is prevalent in primary Sjögren's syndrome and is associated with systemic disease activity. Arthritis Res Ther. 2017;19(1):237. doi: 10.1186/s13075-017-1446-2. PMID: 29065905; PMCID: PMC5655865.
189. Sharma D, Sandhya P, Vellarikkal SK, Surin AK, Jayarajan R, Verma A, et al. Saliva microbiome in primary Sjögren's syndrome reveals distinct set of disease-associated microbes. Oral Dis. 2020;26(2):295-301. doi: 10.1111/odi.13191. Epub 2020 Jan 10. PMID: 31514257.
190. Zhou Z, Ling G, Ding N, Xun Z, Zhu C, Hua H, Chen X. Molecular analysis of oral microflora in patients with primary Sjögren's syndrome by using high-throughput sequencing. Peer J. 2018;6:e5649. doi: 10.7717/peerj.5649. PMID: 30280027; PMCID: PMC6166617.
191. Rusthen S, Kristoffersen AK, Young A, Galtung HK, Petrovski BÉ, Palm Ø, et al. Dysbiotic salivary microbiota in dry mouth and primary Sjögren's syndrome patients. PLoS One. 2019;14(6):e0218319. doi: 10.1371/journal.pone.0218319. PMID: 31211815; PMCID: PMC6581286.
192. van der Meulen TA, Harmsen HJM, Bootsma H, Liefers SC, Vich Vila A, Zhernakova A, et al. Reduced salivary secretion contributes more to changes in the oral microbiome of patients with primary Sjögren's syndrome than underlying disease. Ann Rheum Dis. 2018;77(10):1542-4. doi: 10.1136/annrheumdis-2018-213026. Epub 2018 Mar 23. PMID: 29572289.
193. Alam J, Lee A, Lee J, Kwon DI, Park HK, Park JH, et al. Dysbiotic oral microbiota and infected salivary glands in Sjögren's syndrome. PLoS One. 2020;15(3):e0230667. doi: 10.1371/journal.pone.0230667. PMID: 32208441; PMCID: PMC7092996. http://creativecommons.org/licenses/by/4.0/
194. Tsigalou C, Stavropoulou E, Bezirtzoglou E. Current insights in microbiome shifts in Sjogren's syndrome and possible therapeutic interventions. Front Immunol. 2018;9:1106. doi: 10.3389/fimmu.2018.01106. PMID: 29881381; PMCID: PMC5976780.
195. Zaura E, Brandt BW, Prodan A, Teixeira de Mattos MJ, Imangaliyev S, Kool J, et al. On the ecosystemic network of saliva in healthy young adults. ISME J. 2017;11(5):1218-31. doi: 10.1038/ismej.2016.199. Epub 2017 Jan 10. PMID: 28072421; PMCID: PMC5475835.

196. Alcock J, Maley CC, Aktipis CA. Is eating behavior manipulated by the gastrointestinal microbiota? Evolutionary pressures and potential mechanisms. Bioessays. 2014;36(10):940-9. doi: 10.1002/bies.201400071. Epub 2014 Aug 8. PMID: 25103109; PMCID: PMC4270213.
197. Sandhu KV, Sherwin E, Schellekens H, Stanton C, Dinan TG, Cryan JF. Feeding the microbiota-gut-brain axis: diet, microbiome, and neuropsychiatry. Transl Res. 2017;179:223-44. doi: 10.1016/j.trsl.2016.10.002. Epub 2016 Oct 21. PMID: 27832936.
198. Feng Y, Licandro H, Martin C, Septier C, Zhao M, Neyraud E, Morzel M. The associations between biochemical and microbiological variables and taste differ in whole saliva and in the film lining the tongue. Biomed Res Int. 2018;2018:2838052. doi: 10.1155/2018/2838052. PMID: 30013981; PMCID: PMC6022264.
199. Cattaneo C, Gargari G, Koirala R, Laureati M, Riso P, Guglielmetti S, Pagliarini E. New insights into the relationship between taste perception and oral microbiota composition. Sci Rep. 2019;9(1):3549. doi: 10.1038/s41598-019-40374-3. PMID: 30837660; PMCID: PMC6401163.
200. Gardner A, So PW, Carpenter GH. Intraoral microbial metabolism and association with host taste perception. J Dent Res. 2020;99(6):739-45. doi: 10.1177/0022034520917142. PMID: 32432524; PMCID: PMC7590808.
201. Walliczek-Dworschak U, Schöps F, Feron G, Brignot H, Hähner A, Hummel T. Differences in the density of fungiform papillae and composition of saliva in patients with taste disorders compared to healthy controls. Chem Senses. 2017;42(8):699-708. doi: 10.1093/chemse/bjx054. PMID: 28981826.
202. Vesty A, Gear K, Biswas K, Mackenzie BW, Taylor MW, Douglas RG. Oral microbial influences on oral mucositis during radiotherapy treatment of head and neck cancer. Support Care Cancer. 2020;28(6):2683-91. doi: 10.1007/s00520-019-05084-6. Epub 2019 Oct 25. PMID: 31650293.
203. Zhu XX, Yang XJ, Chao YL, Zheng HM, Sheng HF, Liu HY, et al. The potential effect of oral microbiota in the prediction of mucositis during radiotherapy for nasopharyngeal carcinoma. EBioMedicine. 2017;18:23-31. doi: 10.1016/j.ebiom.2017.02.002. Epub 2017 Feb 7. PMID: 28216066; PMCID: PMC5405060.
204. Nunes LA, Mussavira S, Bindhu OS. Clinical and diagnostic utility of saliva as a non-invasive diagnostic fluid: a systematic review. Biochem Med (Zagreb). 2015;25(2):177-92. doi: 10.11613/BM.2015.018. PMID: 26110030; PMCID: PMC4470107.
205. Al Kawas S, Rahim ZH, Ferguson DB. Potential uses of human salivary protein and peptide analysis in the diagnosis of disease. Arch Oral Biol. 2012;57(1):1-9. doi: 10.1016/j.archoralbio.2011.06.013. Epub 2011 Jul 19. PMID: 21774913.
206. Khurshid Z, Zafar MS, Khan RS, Najeeb S, Slowey PD, Rehman IU. Role of salivary biomarkers in oral cancer detection. Adv Clin Chem. 2018;86:23-70. doi: 10.1016/bs.acc.2018.05.002. Epub 2018 Jul 23. PMID: 30144841.
207. Khurshid Z, Zafar M, Khan E, Mali M, Latif M. Human saliva can be a diagnostic tool for Zika virus detection. J Infect Public Health. 2019;12(5):601-4. doi: 10.1016/j.jiph.2019.05.004. Epub 2019 May 23. PMID: 31129010.
208. Trilck M, Flitsch J, Lüdecke DK, Jung R, Petersenn S. Salivary cortisol measurement--a reliable method for the diagnosis of Cushing's syndrome. Exp Clin Endocrinol Diabetes. 2005;113(4):225-30. doi: 10.1055/s-2005-837667. Erratum in: Exp Clin Endocrinol Diabetes. 2005 Jul;113(7):409. PMID: 15891959.
209. Cardoso EM, Arregger AL, Tumilasci OR, Elbert A, Contreras LN. Assessment of salivary urea as a less invasive alternative to serum determinations. Scand J Clin Lab Invest. 2009;69(3):330-4. doi: 10.1080/00365510802588076. PMID: 19031172.
210. Kaufman E, Lamster IB. The diagnostic applications of saliva--a review. Crit Rev Oral Biol Med. 2002;13(2):197-212. doi: 10.1177/154411130201300209. PMID: 12097361.
211. Rees TD. Drugs and oral disorders. Periodontol 2000. 1998;18:21-36. doi: 10.1111/j.1600-0757.1998.tb00136.x. PMID: 10200710.
212. Waszkiewicz N, Zalewska-Szajda B, Zalewska A, Waszkiewicz M, Szajda SD, Repka B, et al. Decrease in salivary lactoferrin output in chronically intoxicated alcohol-dependent patients. Folia Histochem Cytobiol. 2012;50(2):248-54. doi: 10.5603/fhc.2012.0024. PMID: 22763972.
213. Waszkiewicz N, Zalewska-Szajda B, Chojnowska S, Szajda SD, Zalewska A, Konarzewska B, et al. The salivary β-HEX A% index as an excellent marker of periodontitis in smoking alcohol-dependent persons. Dis Markers. 2013;35(5):457-63. doi: 10.1155/2013/575074. Epub 2013 Oct 22. PMID: 24288426; PMCID: PMC3830846.
214. Chiappin S, Antonelli G, Gatti R, De Palo EF. Saliva specimen: a new laboratory tool for diagnostic and basic investigation. Clin Chim Acta. 2007;383(1-2):30-40. doi: 10.1016/j.cca.2007.04.011. Epub 2007 Apr 25. PMID: 17512510.
215. Gröschl M. Current status of salivary hormone analysis. Clin Chem. 2008;54(11):1759-69. doi: 10.1373/clinchem.2008.108910. Epub 2008 Aug 29. PMID: 18757583.
216. Gao X, Jiang S, Koh D, Hsu CY. Salivary biomarkers for dental caries. Periodontol 2000. 2016;70(1):128-41. doi: 10.1111/prd.12100. PMID: 26662487.
217. Kc S, Wang XZ, Gallagher JE. Diagnostic sensitivity and specificity of host-derived salivary biomarkers in periodontal disease amongst adults: Systematic review. J Clin Periodontol. 2020;47(3):289-308. doi: 10.1111/jcpe.13218. Epub 2019 Dec 26. PMID: 31701554.
218. Hampelska K, Jaworska MM, Babalska ZŁ, Karpiński TM. The role of oral microbiota in intra-oral halitosis. J Clin Med. 2020;9(8):2484. doi: 10.3390/jcm9082484. PMID: 32748883; PMCID: PMC7465478.
219. Kumbhojkar SV, Kale AD, Kumbhojkar VR, Desai KM. Salivary calcium as a diagnostic tool for screening of osteoporosis in postmenopausal women. J Oral Maxillofac Pathol. 2019;23(2):192-7. doi: 10.4103/jomfp.JOMFP_133_19. PMID: 31516222; PMCID: PMC6714260.
220. Marín Martínez L, Molino Pagán D, López Jornet P. Trace Elements in Saliva as Markers of Type 2 Diabetes Mellitus. Biol Trace Elem Res. 2018;186(2):354-60. doi: 10.1007/s12011-018-1326-x. Epub 2018 Apr 9. PMID: 29629481.
221. Rodrigues RPCB, Vieira WA, Siqueira WL, Agostini BA, Moffa EB, Paranhos LR. Saliva as a tool for monitoring hemodialysis: a systematic review and meta-analysis. Braz Oral Res. 2020;35:e016. doi: 10.1590/1807-3107bor-2021.vol35.0016. PMID: 33331408.
222. Wang J, Zhao Y, Ren J, Xu Y. Pepsin in saliva as a diagnostic biomarker in laryngopharyngeal reflux: a meta-analysis. Eur Arch Otorhinolaryngol. 2018;275(3):671-8. doi: 10.1007/s00405-017-4845-8. Epub 2017 Dec 13. PMID: 29238875.
223. Azzi L, Carcano G, Gianfagna F, Grossi P, Gasperina DD, Genoni A, et al. Saliva is a reliable tool to detect SARS-CoV-2. J Infect. 2020;81(1):e45-e50. doi: 10.1016/j.jinf.2020.04.005. Epub 2020 Apr 14. PMID: 32298676; PMCID: PMC7194805.
224. Kandel C, Zheng J, McCready J, Serbanescu MA, Racher H, Desaulnier M, et al. Detection of SARS-CoV-2 from saliva as compared to nasopharyngeal swabs in outpatients. Viruses. 2020;12(11):1314. doi: 10.3390/v12111314. PMID: 33212817; PMCID: PMC7697440.
225. Fernandes LL, Pacheco VB, Borges L, Athwal HK, de Paula Eduardo F, Bezinelli L, et al. Saliva in the diagnosis of COVID-19: a review and new research directions. J Dent Res. 2020;99(13):1435-43. doi: 10.1177/0022034520960070. Epub 2020 Sep 16. PMID: 32936047.
226. Martí-Álamo S, Mancheño-Franch A, Marzal-Gamarra C, Carlos-Fabuel L. Saliva as a diagnostic fluid. Literature review. J Clin Exp Dent. 2012;4(4):e237-43. doi: 10.4317/jced.50865. PMID: 24558562; PMCID: PMC3917631.

CAPÍTULO 4

Biofilmes microbianos

- Rodrigo Alex Arthur
- Cristiane Duque
- Karina Sampaio Caiaffa
- Tamires Timm Maske
- Thais de Cássia Negrini

✔ PONTOS IMPORTANTES

- O biofilme é considerado uma forma emergente de vida microbiana apresentando uma complexa organização supracelular.[1,2]
- A estabilidade e proteção promovidas pela matriz extracelular e as interações microbianas que ocorrem no biofilme induzem modificações fenotípicas nos microrganismos ali presentes. Por isso, o comportamento e atividade de um microrganismo no biofilme são diferentes quando comparados ao comportamento desse microrganismo livre e disperso na saliva, o que é denominado fase ou crescimento planctônico. Um dos resultados dessas modificações promovidas pelo crescimento na forma de biofilme é uma maior resistência dos microrganismos aos antimicrobianos.
- O desenvolvimento de gradientes químicos e nutricionais no biofilme é o resultado conjunto das alterações no padrão de difusão do biofilme induzidas pela matriz, da barreira física criada pela matriz e do metabolismo microbiano. Isso permite que sejam criados gradientes com diferentes concentrações de oxigênio, de metabólitos e de outros solutos, bem como diferentes pHs, que suportam o crescimento de microrganismos com diferentes exigências nutricionais e atmosféricas.

INTRODUÇÃO

Na natureza, a maioria dos microrganismos não se encontra dispersa no ambiente, mas sim aderida a superfícies formando comunidades denominadas *biofilmes*. Biofilmes microbianos estão entre as formas de vida mais bem-sucedidas de colonização microbiana. Eles são encontrados em todo o corpo humano em uma relação que, na maioria das vezes, é harmônica com o hospedeiro. Na cavidade bucal, a capacidade de adesão microbiana às superfícies disponíveis impede que os microrganismos sejam deglutidos e removidos desse ambiente. Por isso, a formação de biofilme é uma estratégia de sobrevivência fundamental para a maioria dos microrganismos da cavidade bucal. Superfícies descamáveis e não descamáveis ali presentes são utilizadas como sítio para o crescimento de biofilmes polimicrobianos. Enquanto a renovação natural das superfícies mucosas é autolimitante para adesão e colonização microbianas (o processo de descamação tecidual ocorre em média 3 vezes ao dia), as superfícies não descamáveis, como dentes, materiais restauradores, próteses, implantes dentários e aparelhos ortodônticos, possibilitam uma colonização microbiana duradoura.

Os microrganismos não se comportam como entidades independentes nos biofilmes, mas sim como uma comunidade metabolicamente integrada e coordenada, de forma que o estilo de vida "comunitário" fornece muitos benefícios aos microrganismos participantes. Sob determinadas condições, esses biofilmes podem causar sérios problemas, como cárie dentária, doenças periodontais e peri-implantares, infecções endodônticas e fúngicas. Por isso, o estudo dos processos envolvidos na formação dos biofilmes na cavidade bucal é fundamental para uma adequada compreensão da patogenicidade microbiana e para o controle das doenças mediadas por esses biofilmes.

Neste capítulo serão apresentados os conceitos básicos e propriedades dos biofilmes, bem como o processo de formação dos biofilmes microbianos nas superfícies não descamáveis e descamáveis presentes na cavidade bucal. Ao final, serão apresentadas algumas estratégias para cultivo e estudo de biofilmes de importância odontológica. A biogeografia e organização espacial das comunidades microbianas associadas a sítios específicos serão apresentadas no **Capítulo 6**. As doenças da cavidade bucal mediadas por biofilmes polimicrobianos disbióticos serão apresentadas nos **Capítulos 8, 9, 10, 11, 12** e **15**.

BIOFILME MICROBIANO: CONCEITOS BÁSICOS, COMPOSIÇÃO E PROPRIEDADES

Biofilmes são definidos como "agregados de microrganismos aderidos à uma determinada superfície e embebidos em uma matriz extracelular polimérica autoproduzida".[1] Essa matriz forma um arcabouço que suporta o crescimento tridimensional do biofilme, conferindo coesão à comunidade microbiana e promovendo sua adesão às superfícies. Por isso, a presença da matriz é essencial para o desenvolvimento do biofilme e para a manutenção de uma comunidade microbiana multicelular bem estruturada.

A matriz extracelular interconecta e imobiliza temporariamente os microrganismos, de forma que interações microbianas são viabilizadas em virtude da proximidade física entre os microrganismos. Essa matriz, porém, não é uma estrutura compacta: ela apresenta poros e canais que permeiam os microrganismos atuando como rotas para transporte de líquidos e de nutrientes, como se fossem um "sistema circulatório" do biofilme. Além disso, o biofilme não é uma estrututura rígida, mas possui uma certa viscosidade, o que permite que microrganismos consigam se movimentar pela matriz. De forma geral, uma elevada densidade celular é encontrada nos biofilmes.

Composição

A maior parte da biomassa do biofilme corresponde à matriz extracelular (que ocupa cerca de 90% do peso seco do biofilme, sendo os 10% restantes ocupados por microrganismos). A composição da matriz é bem heterogênea. Cerca de 97% do seu conteúdo é aquoso, sendo o restante formado por polissacarídeos, proteínas, lipídeos, ácidos nucleicos e DNA extracelular (e-DNA) produzidos pelos próprios microrganismos. Esses componentes podem estar associados à superfície dos microrganismos ou serem secretados extracelularmente. *Pili*, fímbrias e flagelos microbianos também fazem parte dessa matriz. Em acréscimo, proteínas e glicoproteínas do hospedeiro também contribuem para a composição da matriz extracelular.[2]

Os polissacarídeos são ubíquos a todos os biofilmes. Polímeros de glicose e de frutose (glicanos e frutanos) são frequentemente encontrados no biofilme supragengival (ver **Capítulo 8**), e estudos laboratoriais têm indicado que os polissacarídeos são os principais responsáveis pela arquitetura e conformação tridimensional dos biofilmes.[3] Algumas enzimas presentes na matriz, como dextranases e frutanases secretadas pelos estreptococos, estão envolvidas na degradação dos polissacarídeos com fins de fornecimento de fonte de carbono para os microrganismos (**Capítulos 5** e **8**). Esse compartilhamento de nutrientes representa uma importante interação social entre os microrganismos do biofilme. Os ácidos nucleicos, especialmente o DNA extracelular, normalmente são originados de células mortas, mas também podem ser ativamente secretados por células viáveis. O e-DNA pode formar estruturas fibrilares que contribuem para a conformação estrutural do biofilme. Os lipídeos, em sua maioria, provêm das membranas e paredes celulares dos microrganismos.

Propriedades

A matriz extracelular confere importantes propriedades para os biofilmes:[1,2]

a) Proteção contra ressecamento: a matriz polimérica atua como um hidrogel mantendo o biofilme altamente hidratado: essa característica é desempenhada por polissacarídeos, proteínas e e-DNA, que são macromoléculas hidrofílicas.
b) Estabilidade mecânica: a matriz extracelular aumenta a adesividade e a coesão do biofilme. A matriz também aumenta a viscoelasticidade do biofilme. Essa característica possibilita que o biofilme não se destaque completamente da superfície quando submetido a forças de cisalhamento.
c) Retenção enzimática: as exoenzimas que são secretadas pelos microrganismos do biofilme ficam retidas no biofilme, interagindo com os componentes da matriz extracelular. Essas exoenzimas atuam como um reservatório para os microrganismos que a secretaram, mas também podem ser utilizadas por outros microrganismos do biofilme.
d) Elevada capacidade de captura de nutrientes disponíveis no ambiente: a matriz permite que o biofilme capture nutrientes que estão presentes na fase aquosa circundante. Essa captura baseia-se na analogia de que a matriz extracelular atua como uma "esponja", promovendo absorção e adsorção de nutrientes. Esses nutrientes "capturados" permanecem na superfície dos microrganismos ou interagindo com as macromoléculas presentes na matriz, podendo ser utilizados como fonte de energia.
e) Proteção contra a atuação do sistema imune do hospedeiro: a matriz atua como uma barreira tornando os microrganismos menos expostos e acessíveis às células de defesa.
f) Tolerância e resistência aos antimicrobianos:
   - Tolerância: a matriz extracelular do biofilme atua como uma barreira dificultando a difusão e o aces-

so dos antimicrobianos aos microrganismos. Além disso, os antimicrobianos podem interagir com componentes da matriz, passando por um processo de quelação ou de degradação enzimática, o que os torna inativos.[1] A barreira promovida pela matriz e a inativação do antimicrobiano reduzem a quantidade de antimicrobiano biodisponível. Com isso, os microrganismos são expostos a concentrações subletais que são incapazes de promover morte celular. Em acréscimo, boa parte dos microrganismos do biofilme apresenta uma reduzida taxa de crescimento (especialmente aqueles presentes nas regiões mais internas do biofilme), e isso também torna esses microrganismos mais tolerantes aos antimicrobianos. Esses fatores criam subpopulações tolerantes ao antimicrobiano. O termo "tolerância" representa uma característica que é típica do crescimento na forma de biofilme. Uma vez que as células se desprendem do biofilme e passam a viver como células planctônicas, essa característica específica é perdida.

– Resistência: a elevada densidade celular no biofilme, o acúmulo de elementos genéticos móveis na matriz extracelular e a proximidade física entre os microrganismos viabilizam o compartilhamento de genes de resistência a antimicrobianos entre os microrganismos. Ao contrário da tolerância, a "resistência" é uma característica genética e hereditária, ou seja, é transmitida para as gerações microbianas subsequentes. Há um importante impacto clínico decorrente deste processo: o compartilhamento desses genes seleciona microrganismos resistentes, o que contribui para a falha terapêutica de muitos antimicrobianos.

g) Em virtude das interações microbianas, os microrganismos cultivados na forma de biofilme apresentam expressão gênica diferente dos microrganismos cultivados em fase planctônica. Com isso, o fenótipo exibido pelo microrganismo também é diferente comparado às células planctônicas. Essa modificação fenotípica torna os microrganismos mais virulentos e também mais resistentes aos antimicrobianos.

DESENVOLVIMENTO DE BIOFILMES NA CAVIDADE BUCAL

Após compreendermos a importância dos biofilmes e de suas propriedades gerais, veremos como os biofilmes se desenvolvem nas superfícies disponíveis na cavidade bucal.

Biofilme dentário

Didaticamente, o processo de formação do biofilme dentário é dividido em diferentes etapas. Mas é importante lembrar que todos os processos descritos a seguir ocorrem simultaneamente na cavidade bucal (**Figura 1**).

Etapas de formação

Formação da película adquirida e adesão de colonizadores primários

Os mecanismos não específicos de retenção adesiva apresentados no **Capítulo 3** (forças de van der Waals, pontes de hidrogênio, interações hidrofóbicas e interações eletrostáticas) promovem uma retenção microbiana fraca e reversível nas superfícies dentárias. Por isso, uma das etapas mais importantes na formação dos biofilmes é a formação de um filme condicionante sobre a superfície que será

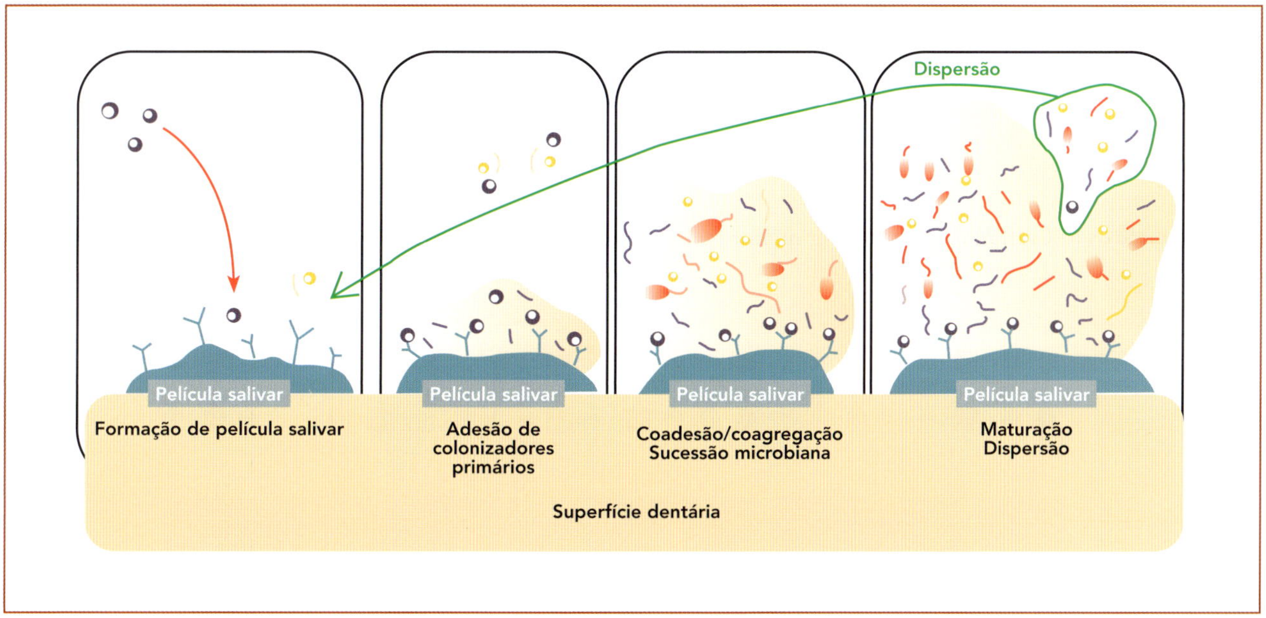

FIGURA 1 Etapas de formação do biofilme dentário.
Fonte: extraída e adaptada de Hao et al., 2018.[4]

colonizada. Esse filme é representado pela **película salivar adquirida** (**Capítulo 3**) que é formada pela adsorção seletiva de proteínas salivares à superfície dentária. Os *criptítopos* (domínios proteicos presentes na película) são utilizados como receptores para adesão microbiana. Essa adesão é mediada por estruturas específicas presentes na superfície dos microrganismos, denominadas adesinas, que promovem uma interação de "encaixe" altamente específica com os criptítopos presentes na película (**Capítulo 3**) (**Figura 2**). Por isso, esse tipo de adesão é altamente seletiva e confere estabilidade temporal aos microrganismos aderidos.[5] As adesinas normalmente estão intercaladas na membrana externa ou parede celular, ou presentes nas fímbrias e fibrilas microbianas.

Como essa interação adesina-receptor é altamente específica, somente alguns microganismos conseguem aderir a tais receptores. Quando nos referimos à dinâmica da formação do biofilme, os microrganismos que possuem adesinas capazes de reconhecerem os criptítopos presentes na película salivar são denominados *colonizadores primários*. Os estreptococos (especialmente *Streptococcus sanguinis, Streptococcus oralis, Streptococcus mitis* e *Streptococcus gordonii*) correspondem a cerca de 95% de todos os estreptococos iniciais e 56% de todos os colonizadores primários da superfície dentária, pois eles possuem adesinas, genericamente chamadas de antígenos I/II, que se ligam diretamente aos receptores da película salivar. O *S. gordonii* interage com as aglutininas e alfa-amilase presentes na película salivar por meio das adesinas dos tipos SspA/B e AbpA, respectivamente, além de ser capaz de se ligar às mucinas e proteínas ricas em prolina (PRP). *S. sanguinis* utiliza a adesina Fap1 para o reconhecimento de aglutininas. *Streptococcus mutans* podem utilizar a adesina SpaP presentes em sua superfície na adesão à película adquirida.[6]

Actinomyces spp. também estão entre os colonizadores primários da superfície dentária. Fímbrias do tipo 1 de *Actinomyces naeslundii* e de *Actinomyces viscosus* promovem adesão às PRP e estaterinas. Os microrganismos do gênero *Fusobacterium* spp., como *Fusobacterium nucleatum*, também são capazes de reconhecer determinados domínios presentes nas estaterinas e PRP. Produtos bacterianos, fragmentos da parede celular microbiana ou polissacarídeos extracelulares sintetizados por *Streptococcus mutans* (ver **Capítulo 8**) presentes na película salivar também atuam como receptores promovendo a adesão de *Streptococcus* spp.[7] Fímbria de *Porphyromonas gingivalis* pode reconhecer receptores em estaterinas e PRP da película salivar[8] (**Figura 3**). Esse processo de adesão dos colonizadores primários ocorre dentro das primeiras 24 horas de formação do biofilme. Durante este período, os colonizadores primários se multiplicam sobre a superfície dentária.[9]

A presença de diferentes adesinas nos microrganismos permite que não exista uma competição direta pela adesão às superfícies, uma vez que diferentes receptores podem ser reconhecidos e utilizados na adesão. Além disso, como apresentado no **Capítulo 2**, existe uma especificidade na

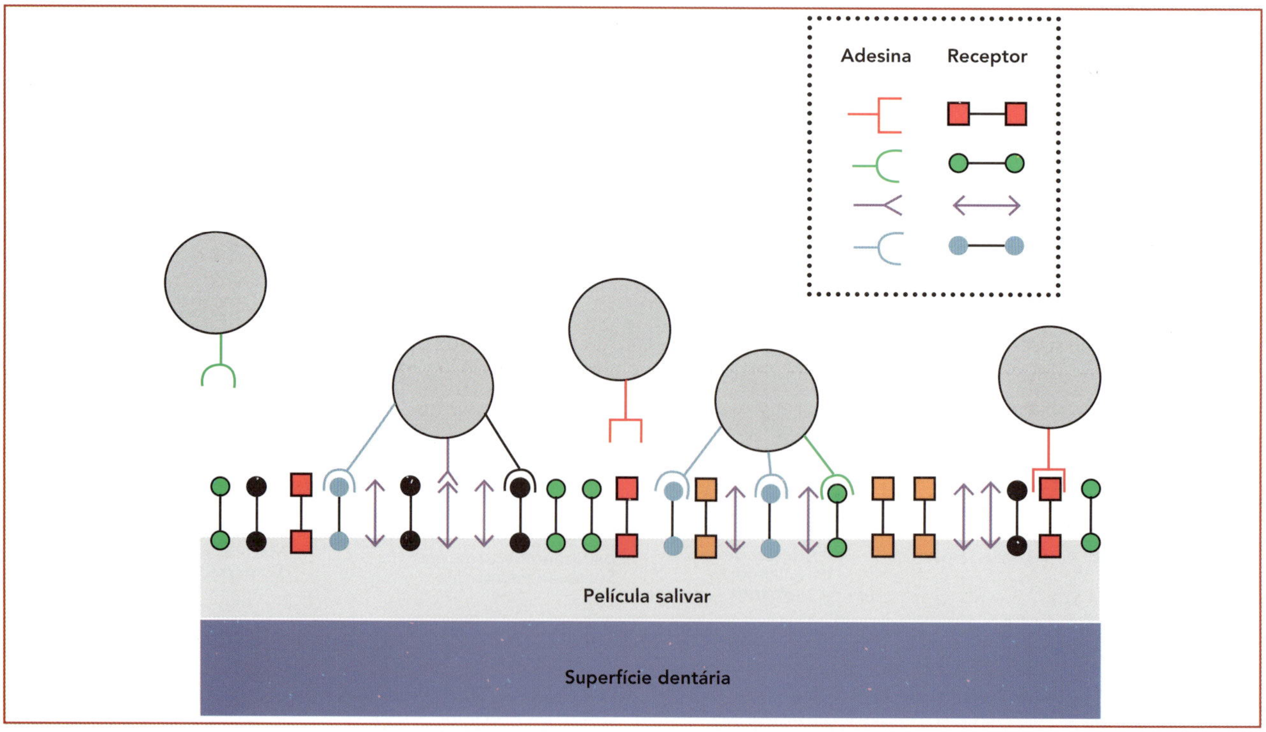

FIGURA 2 Representação esquemática da interação tipo encaixe entre adesinas microbianas e receptores específicos na película salivar.
Fonte: acervo pessoal do Prof. Dr. Rodrigo Alex Arthur.

colonização microbiana no que diz respeito aos diferentes sítios presentes na cavidade bucal. Essa colonização sítio-específica deve-se, principalmente, à presença de diferentes adesinas capazes de reconhecerem receptores específicos em diferentes superfícies.

Coadesão, coagregação e sucessão microbiana

O crescimento dos colonizadores primários cria condições ambientais para que outros microrganismos também colonizem o biofilme em formação. Esse processo de agregação de novos membros microbianos é denominado *coadesão*. A coadesão ocorre pelo reconhecimento célula-célula entre diferentes microrganismos, e um deles obrigatoriamente deve estar aderido à superfície dentária. Em acréscimo, reconhecimento célula-célula pode ocorrer entre microrganismos dispersos na saliva por um processo denominado *coagregação*. A coagregação forma coagregados que se aderem à superfície dentária pelo processo de coadesão. De forma geral, coadesão e coagregação são processos específicos que ocorrem pela interação adesina-receptor: adesinas presentes na superfície dos microrganismos reconhecem receptores na superfície de outros microrganismos. Diferentes estruturas microbianas são responsáveis por essa interação: carboidratos presentes na parede celular, fímbrias ou proteínas de membrana. Esse reconhecimento pode envolver microrganismos da mesma espécie, do mesmo gênero ou de gêneros diferentes. Além disso, esse processo de coadesão/coagregação pode envolver células tanto vivas quanto mortas.

Os colonizadores primários desempenham um papel ecológico muito importante durante a formação do biofilme. Eles oferecem receptores nas suas superfícies para interação com adesinas de outros microrganismos. Os microrganismos que se aderem aos colonizadores primários são denominados *colonizadores secundários*. Esse processo de coadesão é fundamental para possibilitar desenvolvimento e crescimento do biofilme. Um exemplo de coadesão é representado pela fímbria tipo 2 de *Actinomyces* spp., que reconhece receptores presentes nos colonizadores primários, mas também em outros microrganismos, como *Veillonella atypica; Veillonella* spp. e *Haemophilus* spp. também são capazes de interagir com *Streptococcus* spp.; *Capnocytophaga* spp., *Propionibacterium* spp. e *Porphyromonas* spp. reconhecem receptores de *Actinomyces* spp. e de *Streptococcus* spp.; adesina Pla de *Prevotella* spp (especificamente *P. loeschi*) possibilita a coadesão/coagregação desse microrganismo com *Actinomyces* spp., *Streptococcus* spp. e *Fusobacterium* spp.; *Treponema* spp. se coagrega tanto com *P. gingivalis* quanto com *Bacteroides* spp.[8] Coadesão/coagregação envolvendo outros microrganismos também é encontrada no biofilme. Esse é o caso, por exemplo, da coadesão/coagregação que ocorre entre diferentes reinos de microrganismos: proteínas ALS1 e ALS3 de *Candida* spp. interagem com antígeno I/II de *Streptococcus* spp. e com a proteína InlJ de *P. gingivalis*. Além disso, a adesina fúngica Flo9 reconhece a proteína RadD de *Fusobacterium* spp. formando diferentes congregados[11] (**Figuras 4 e 5**).

Um importante mecanismo de coadesão/coagregação envolve exoenzimas glicosiltransferase (GTF) secretadas por *S. mutans* e polissacarídeos extracelulares sintetizados por essas enzimas usando sacarose como substrato. Esses polissacarídeos apresentam propriedades adesivas que viabilizam os processos de coadesão/coagregação. As enzimas GTF do *S. mutans* podem se ligar à superfície de outros microrganismos tornando-os capazes de sintetizar esses polissacarídeos adesivos, contribuindo para o desenvolvimento e a estruturação do biofilme. Mais detalhes sobre essa coadesão/coagregação mediada por polissacarídeo extracelular serão apresentados no **Capítulo 8**.

Muitos microrganismos são incapazes de reconhecer diretamente os receptores presentes nos colonizadores primários ou secundários. Nesse caso, as bactérias do gênero *Fusobacterium* spp. atuam formando uma "ponte" entre os colonizadores primários/secundários e esses outros microrganismos, os quais são chamados de *colonizadores tardios*. Isso é possível pois o *Fusobacterium* spp. possui uma grande variedade de receptores/adesinas em sua superfície capazes de mediar interação com esses colonizadores tardios, incluindo *Eubacterium* spp., *Aggregatibacter actinomycetemcomitans, Treponema* spp., entre outros.[10]

Esse processo de coadesão/coagregação é sequencial. Na medida em que os colonizadores primários e secundários consomem oxigênio, há redução na porcentagem de microrganismos aeróbios e aumento na porcentagem de microrganismos anaeróbios facultativos e estritos (muitos dos quais fazem parte do grupo de colonizadores tardios). Essa modificação microbiológica que naturalmente ocorre durante a formação do biofilme é denominada "*sucessão microbiana*" (**Figura 6**). O processo de sucessão microbiana é contínuo, porém as principais modificações microbiológicas ocorrem dentro dos primeiros 7 dias de formação do biofilme.[9] Entende-se que, após esse período, o biofilme assume uma "maturidade" microbiológica. Importante ressaltar que condições ambientais específicas de cada superfície dentária (interproximal, oclusal, superfície lisa) possibilitam formação de biofilmes que apresentam composição microbiológica distinta (**Capítulo 2**).

> O processo de coadesão/coagregação permite uma adesão sequencial de diferentes microrganismos à superfície dentária. Este processo possibilita tanto o desenvolvimento e aumento da biomassa, quanto o aumento da complexidade e da diversidade microbiana do biofilme.

Dispersão

Na medida em que o biofilme se desenvolve, muitos microrganismos se destacam dele, tanto isoladamente quanto na forma de grupamentos de microrganismos, em um processo denominado *dispersão*. Especificamente na cavidade

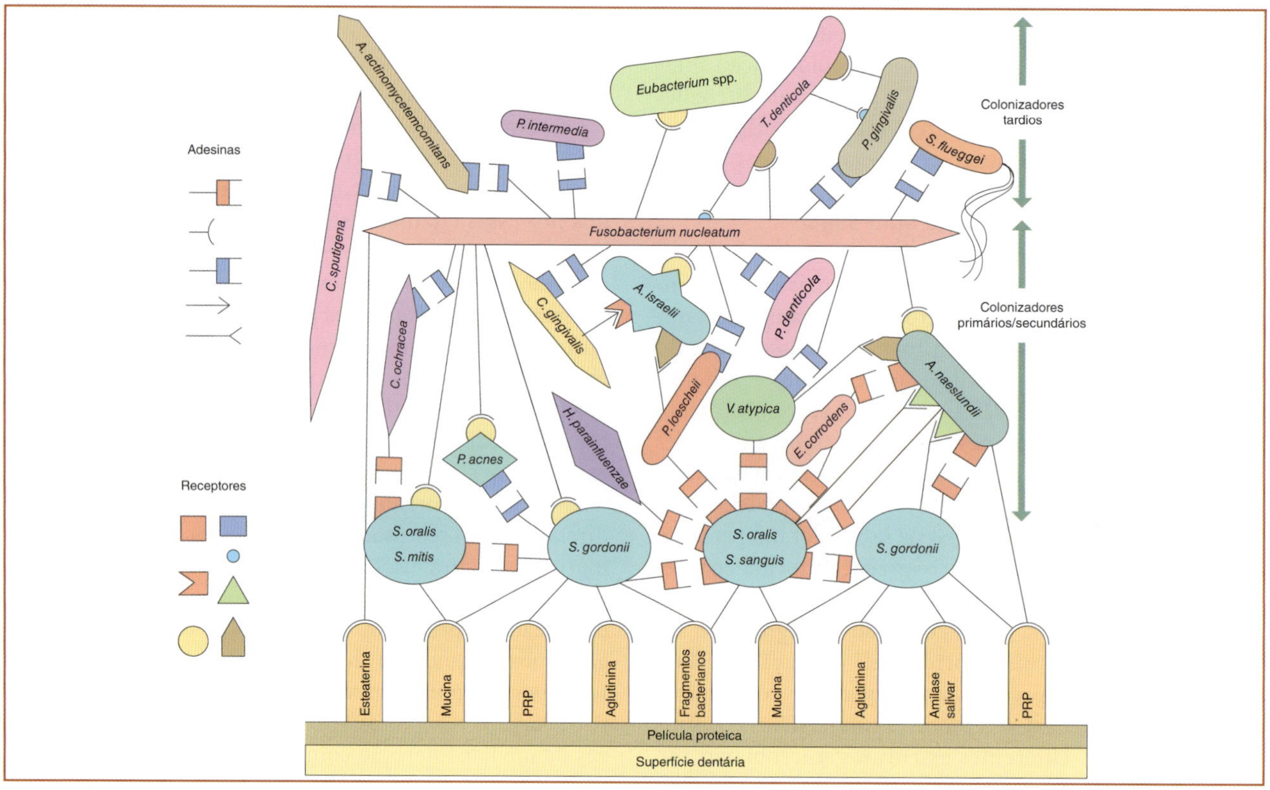

FIGURA 3 Sequência de colonização microbiana da superfície dentária. Esta figura representa algumas das possíveis interações entre os microrganismos e destes com os receptores da película proteica durante o desenvolvimento do biofilme dentário.

Fonte: adaptada de Kolenbrander et al., 2002.[10]

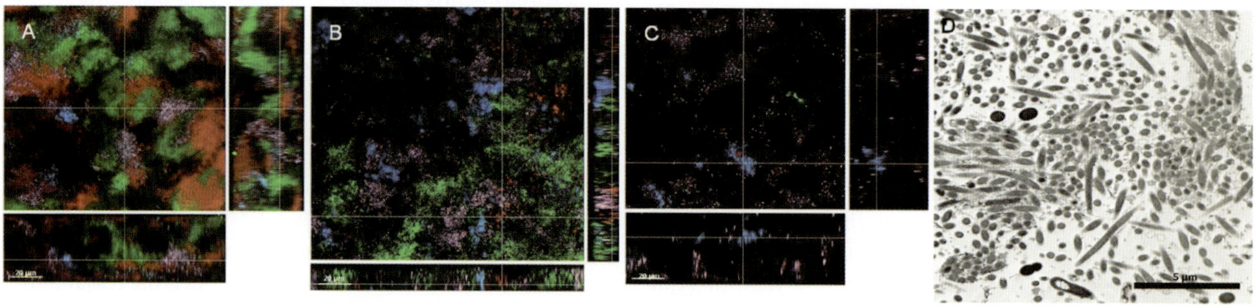

FIGURA 4 Imagens de microscopia mostrando biofilme multiespécies e coagregados microbianos. Neste estudo, biofilmes foram cultivados em laboratório por 64 horas e submetidos à hibridização *in situ* com sondas fluorescentes e análise em microscópio confocal (A-C). (**A**) *Veillonella dispar* (roxo), *Campylobacter rectus* (azul), *Fusobacterium nucleatum* (vermelho) e *Prevotella intermedia* (verde); (**B**) *V. dispar* (roxo), *Actinomyces naeslundii* (vermelho), *Streptococcus intermedius* (verde), *Streptococcus oralis* (azul); (**C**) *V. dispar* (roxo), *Tannerella forsythia* (verde), *Porphyromonas gingivalis* (vermelho), *C. rectus* (azul). Imagens maiores representam corte transversal e imagens menores representam corte ortogonal. Observe a interação física entre esses diferentes microrganismos. (**D**) Imagem de microscopia eletrônica de transmissão demonstrando predominância de cocos/pequenos bastonetes no biofilme cultivado, o que é representativo de biofilme naturalmente formado na cavidade bucal.

Fonte: extraída de Guggenheim et al., 2009.[12]

bucal, forças mecânicas atuantes sobre o biofilme, como movimentação do filme salivar e movimentos mastigatórios, contribuem para a dispersão microbiana.

Além da atuação dessas forças mecânicas sobre os biofilmes, existem algumas hipóteses para explicar o porquê de a dispersão ocorrer: a) na medida em que o biofilme se desenvolve, a limitação de nutrientes no biofilme pode estimular os microrganismos a procurarem novos locais para serem colonizados; b) na competição por nutrientes, alguns microganismos "expulsam" os microrganismos competidores, promovendo dispersão; c) na medida em que o biofilme se desenvolve, a matriz pode ser constantemente remodelada por enzimas dextranases, DNAses e enzimas proteolíticas (secretadas pelos próprios microrganismos).

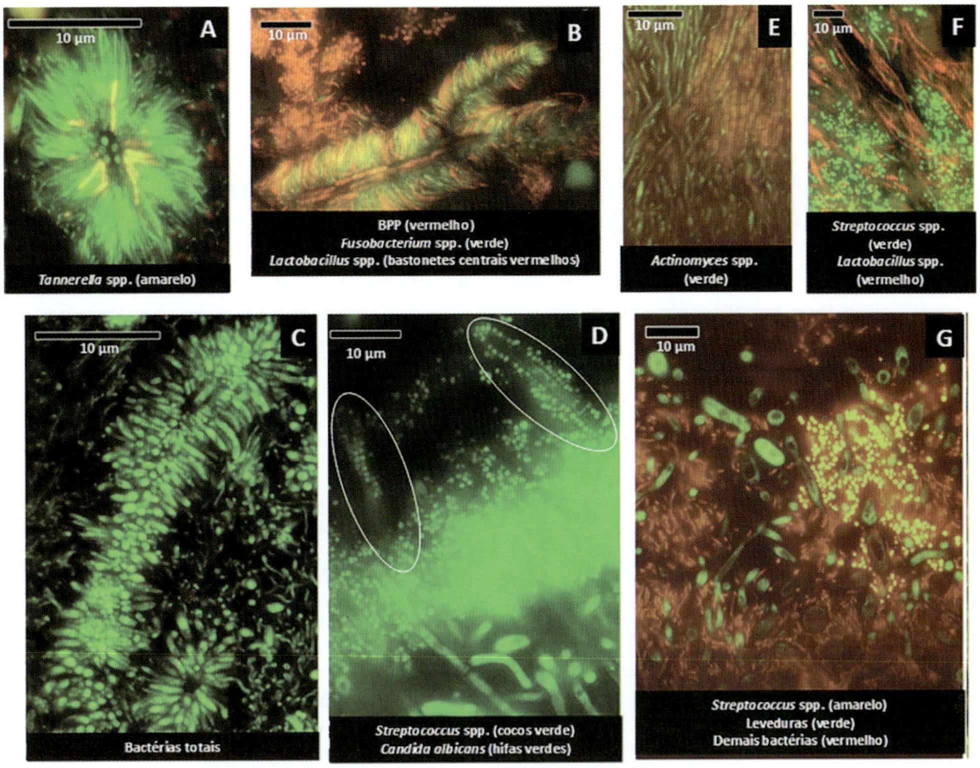

FIGURA 5 Agregados microbianos presentes no biofilme dentário. Neste estudo, biofilmes presentes em dentes extraídos foram submetidos à hibridização *in situ* com sondas fluorescentes e análise em microscópio confocal. (**A**) Imagem de corte transversal de um agregado microbiano (com formato de "escova de tubo de ensaio") formado por *Bacteroides* spp., *Porphyromonas* spp. e *Prevotella* spp. (BPP) (cor verde) e *Tannerella* spp. (cor amarela). (**B**) Imagem de corte longitudinal do agregado mostrando *Lactobacillus* spp. (bastonetes vermelhos) na região central, *Fusobacterium nucleatum* (cor verde) e filamentos de BPP irradiando das estruturas centrais. (**C**) Imagem de corte longitudinal e transversal de agregado evidenciando todas as bactérias presentes. Observe a presença de cocos, filamentos e bastonetes interagindo uns com os outros. (**D**) Imagem de corte transversal mostrando *Streptococcus* spp. (cocos verdes) e *Candida albicans* (hifas verdes) formando estruturas do tipo "espiga de milho" (cocos aderidos a um filamento central representado pela hifa) (linhas pontilhadas). (**E**) *Actinomyces* spp. (cor verde) e demais cocos (cor vermelha); (**F**) *Streptococcus* spp. (cor verde) e *Lactobacillus* spp. (cor vermelha); (**G**) *Streptococcus* spp. (amarelo), leveduras (cor verde) e demais bactérias (cor vermelha).

Fonte: extraída e adaptada de Zijinge et al., 2010.[13]

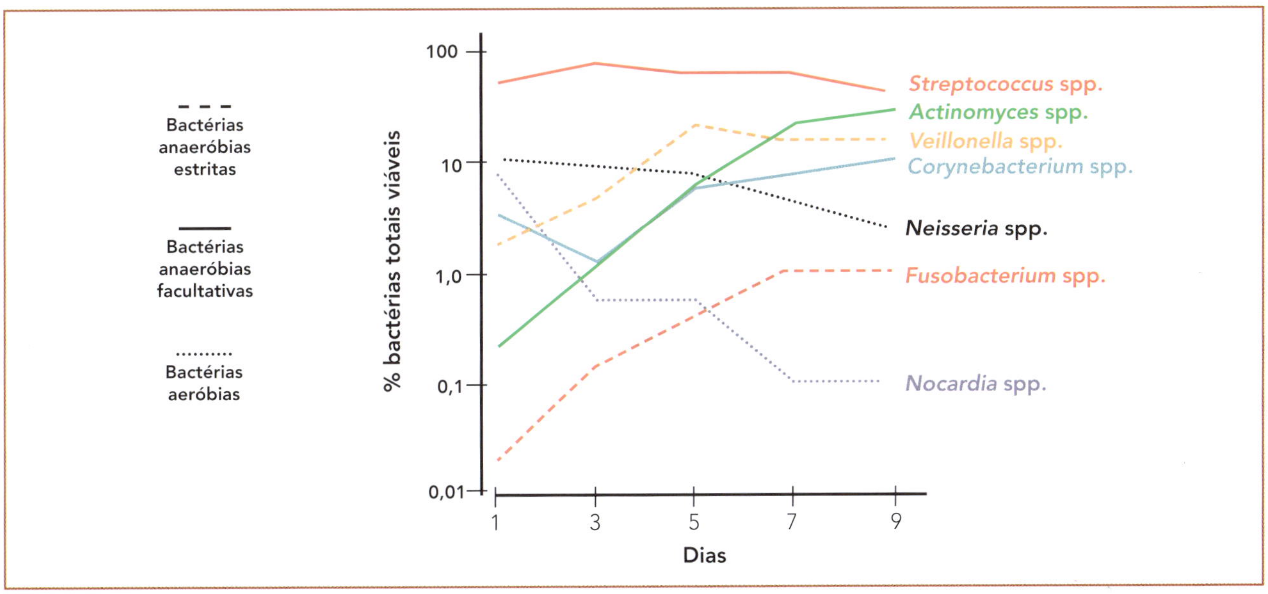

FIGURA 6 Porcentagem de algumas bactérias viáveis no biofilme supragengival em função do tempo de formação do biofilme.

Fonte: extraída e adaptada de Marsh e Nyvad, 2008.[9]

Com isso, pequenos agregados microbianos ou mesmo células individuais são naturalmente destacados do biofilme (**Figura 1**).[5]

Esses microrganismos/agregados destacados tornam-se capazes de colonizar outros sítios, dando início a um novo ciclo de formação de biofilme. Isso significa que a estrutura altamente organizada do biofilme não é um ponto final na colonização microbiana. A matriz é constantemente remodelada, e essa remodelação é fundamental para que o biofilme se adapte e responda às modificações ambientais. Esse processo de remodelação e dispersão é importante não somente pelo fato de a mobilização microbiana possibilitar o desenvolvimento de biofilme em outro local, mas principalmente pelo fato de que o padrão transcricional desses microrganismos que são dispersos é diferente. Todas as características fenotípicas adquiridas por esses microrganismos durante a formação do biofilme são mantidas.[14] Consequentemente, os biofilmes desenvolvidos em decorrência desse processo de dispersão tendem a ser mais virulentos. Isso é especialmente importante no que diz respeito à resistência aos antimicrobianos.

Alterações estruturais e ambientais durante o desenvolvimento de biofilme

Os microrganismos aderidos à superfície dentária se multiplicam e promovem aumento na biomassa do biofilme. Concomitantemente, há síntese de matriz extracelular. O desenvolvimento da matriz extracelular tem sido objeto de estudo de muitos trabalhos. A matriz desenvolvida pelo *S. mutans* na presença de sacarose, especificamente os polissacarídeos extracelulares (PEC) sintetizados por este microrganismo, tem sido utilizada como modelo para compreensão das alterações espaciais induzidas por ela durante o desenvolvimento do biofilme. Cultivo de *S. mutans* na presença de sacarose possibilita a formação de uma grande quantidade de polissacarídeos extracelulares insolúveis em água (PECinsol) que contribuem para a expansão da matriz extracelular. Na medida em que o biofilme se desenvolve, o PECinsol secretado

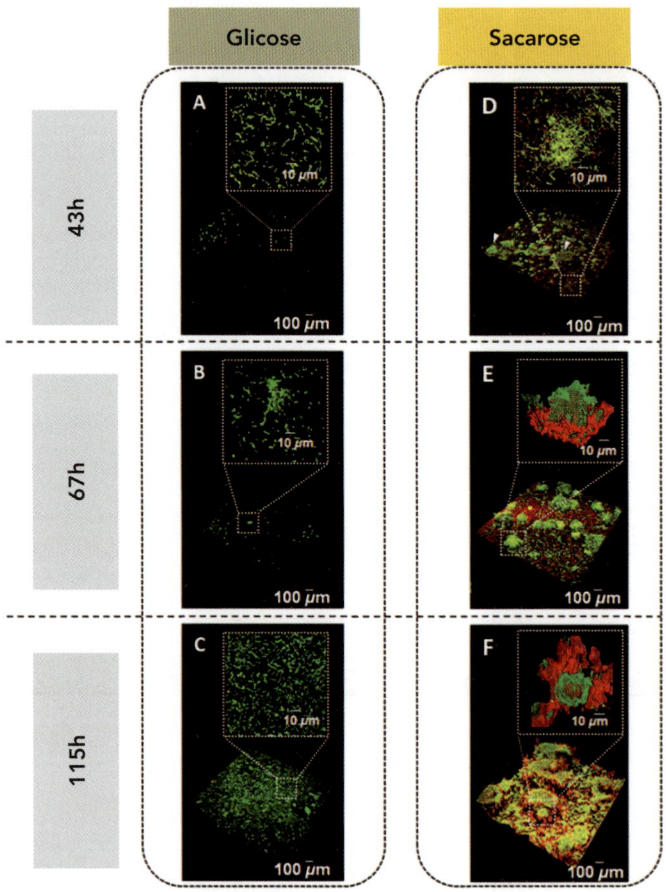

FIGURA 7 Desenvolvimento do biofilme em função do tempo. Nesse estudo, o biofilme formado por um consórcio microbiano (*S. mutans* + *S. oralis* + *A. naeslundii*) foi cultivado na superfície de discos de hidroxiapatita por até 115 horas na presença de duas fontes de carbono: glicose (**A-C**) ou sacarose (**D-F**). Após 43, 67 e 115 horas os biofilmes foram coletados e analisados em microscópio confocal. De forma geral, independentemente da condição analisada, houve um aumento na quantidade de biofilme formado com o passar do tempo. Porém, o desenvolvimento do biofilme foi mais rápido na presença de sacarose. Observe a complexidade estrutural do biofilme formado na presença de sacarose, apresentando *clusters* e microcolônias de microrganismos e a densa quantidade de matriz extracelular (polissacarídeo). Na presença de glicose, o polissacarídeo responsável pela alteração tridimensional do biofilme (PECinsol) não é sintetizado. As bactérias estão em cor verde, e a matriz extracelular está na cor vermelha.

Fonte: extraída de Xiao et al., 2012.[17]

fornece um arcabouço que suporta o crescimento microbiano e a formação de estruturas altamente compartimentadas e coesas, denominadas microcolônias (grandes agregados microbianos) (**Figuras 7** e **8**). Por isso, a composição da matriz extracelular depende diretamente da nossa dieta e da atividade metabólica dos microrganismos presentes no biofilme (**Capítulo 8**). Outros *Streptococcus* spp., como o *S. sanguinis* e *S. gordonii*, incluindo o *S. mutans*, produzem polissacarídeos extracelulares ricos em glicose (glicanos) e em frutose (frutanos). Microrganismos como *A. actinomycetemcomitans*, *P. intermedia* e *C. albicans* também sintetizam diferentes tipos de polissacarídeos (**Tabela 1**). Enquanto os polissacarídeos sintetizados pelos *Streptococcus* spp. parecem contribuir em uma maior extensão à conformação estrutural do biofilme,

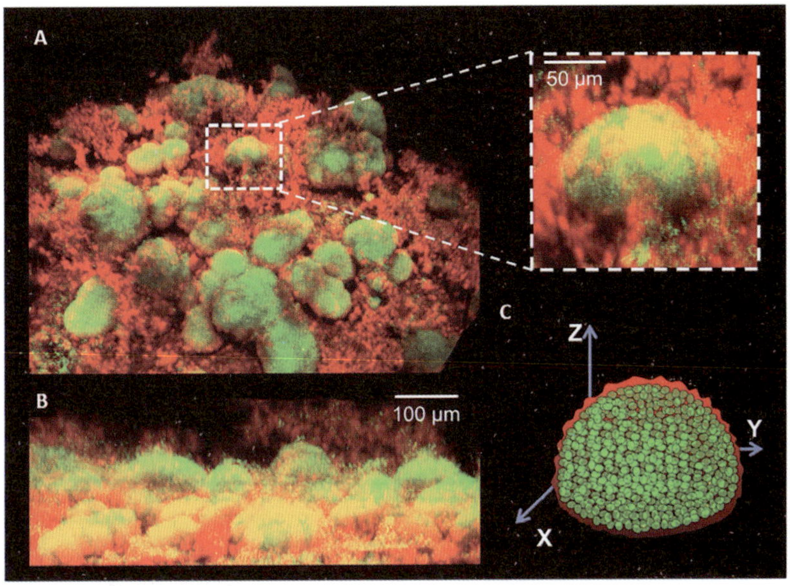

FIGURA 8 Arquitetura tridimensional do biofilme e formação de microcolônias. Nesse estudo laboratorial, *S. mutans* foi cultivado na presença de sacarose durante 42 horas e o biofilme formado foi analisado em microscópio confocal. (**A**) Imagem representativa (corte transversal) do biofilme mostrando *clusters* e microcolônias (cor verde). (**B**) Corte ortogonal do biofilme. Observe microcolônias justapostas e imersas em matriz extracelular (cor vermelha; PECinsol). (**C**) Diagrama mostrando que a microcolônia é formada por um denso acúmulo microbiano envolto em matriz extracelular.

Fonte: extraída e adaptada de Hwang et al., 2016.[18]

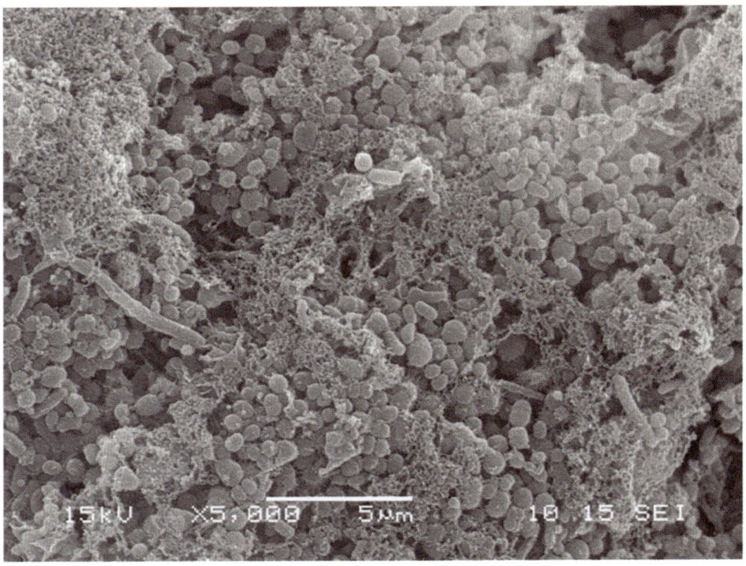

FIGURA 9 Imagem de microscopia eletrônica de varredura de biofilme multiespécies formado *in situ* por um período de 14 dias. Observe a grande diversidade morfológica (cocos, bastonetes, hifas) e a presença de matriz extracelular formando uma "rede" responsável pela coadesão dos microrganismos.

Fonte: cortesia da Profa. Dra. Sandra Liana Henz.

Tabela 1 Alguns componentes da matriz extracelular e suas respectivas funções

Microrganismo	Tipo de componente	Localização	Função
Streptococcus spp. (*S. mutans/S. sanguinis*) *P. intermedia* *A. actinomycetemcomitans*	Polissacarídeo Glicano (glicose) Frutano (frutose) Manose N-acetil-D-glicosamina	Extracelular; associada à superfície celular	Adesão; coesão; estabilidade; arcabouço, fonte de nutriente; contato célula-célula; proteção contra antimicrobianos; evasão do sistema imune
C. albicans	Polissacarídeo Alfa-manana Beta-glicano	Parede celular fúngica	Arcabouço; coagregação fúngico-bacteriana; proteção contra antimicrobiano/antifúngico
Streptococcus spp.	Proteínas Glicosiltransferase Frutosiltrasferase	Extracelular; associada à superfície celular	Síntese de polissacarídeo extracelular
	Antígeno de superfície I/II	Associada à superfície celular	Adesão; coadesão; coagregação
	Proteínas ligadoras de glicano	Associada à superfície celular	Adesão; coesão; estabilidade
	Dextranase	Extracelular	Degradação de polissacarídeo extracelular; remodelamento do biofilme; mobilização de nutrientes
C. albicans	Proteínas ALS/HWP	Parede celular fúngica	Adesão; coagregação fúngico-bacteriana
	Enzimas	Extracelular	Metabolismo microbiano
Todos de forma geral	Ácidos nucleicos DNA extracelular	Extracelular	Arcabouço; adesão; coadesão; transferência gênica
Bactérias Gram-negativas	Lipopolissacarídeo LPS	Extracelular; associada à superfície celular	Adesão; colonização e invasão tecidual; ativação da resposta imune

alguns estudos sugerem que polissacarídeos produzidos por *C. albicans* também podem contribuir para este processo. As evidências sobre síntese de polissacarídeos extracelulares por outros microrganismos do biofilme dentário são restritas e pouco se sabe sobre o papel desempenhado por eles enquanto integrantes da matriz extracelular.

Esse papel da matriz extracelular na organização espacial do biofilme é responsável pela coexistência entre diferentes grupos microbianos. A produção de matriz também aumenta a adesividade e coesão do biofilme, tornando-o mais resistente à atuação de forças mecânicas (**Figura 9**). Além disso, a matriz extracelular contribui para o estabelecimento de microambientes heterogêneos e dinâmicos nos quais as células interagem bidirecionalmente com constante troca de sinais químicos e físicos.[15] A **Tabela 1** mostra a contribuição de microrganismos específicos para a composição da matriz extracelular e a função desempenhada no biofilme pelos componentes da matriz.[3,16]

A matriz extracelular altera as propriedades de difusão do biofilme formando gradientes químicos e de nutrientes capazes de modular a fisiologia e a virulência dos microrganismos. Esses gradientes criam diferentes hábitats no biofilme. Essa heterogeneidade ambiental contribui para o aumento na biodiversidade microbiana e possibilita o crescimento e a coexistência de microrganismos que possuem exigências nutricionais e atmosféricas distintas. De forma geral, a maior disponibilidade de oxigênio e de nutrientes nas camadas mais superficiais do biofilme permite que microrganismos aeróbios estritos e metabolicamente ativos se localizem nessa região. A redução na difusão de oxigênio para as regiões mais internas favorece o crescimento de anaeróbios nessas regiões internas. Como a maior parte dos nutrientes é consumida nas camadas mais superficiais, pouco nutriente é disponibilizado aos microrganismos mais internos, os quais apresentam uma menor taxa de crescimento. Gradientes de pH também estão presentes, de forma que os microrganismos mais ácido-tolerantes se localizam nas regiões com menores valores de pH. Essa heterogeneidade de ambientes modula a expressão gênica, interações metabólicas e sinalização celular dos microrganismos.[1] Existem evidências de que a expressão gênica nas regiões mais internas do biofilme é diferente e, consequentemente, o fenótipo microbiano também é diferente[18] (**Figura 10**).

Interações microbianas presentes no biofilme dentário

A presença de matriz extracelular permite que os microrganismos fiquem próximos uns dos outros e essa proximidade viabiliza as interações sociais, como trocas metabólicas, síntese e percepção de moléculas de sinalização, troca de material genético, entre outras.[1] As interações sociais que ocorrem no biofilme podem promover benefício ou prejuízo para os microganismos envolvidos. Essas interações contribuem para uma remodelação dinâmica da comunidade microbiana. Muito do que hoje se sabe sobre

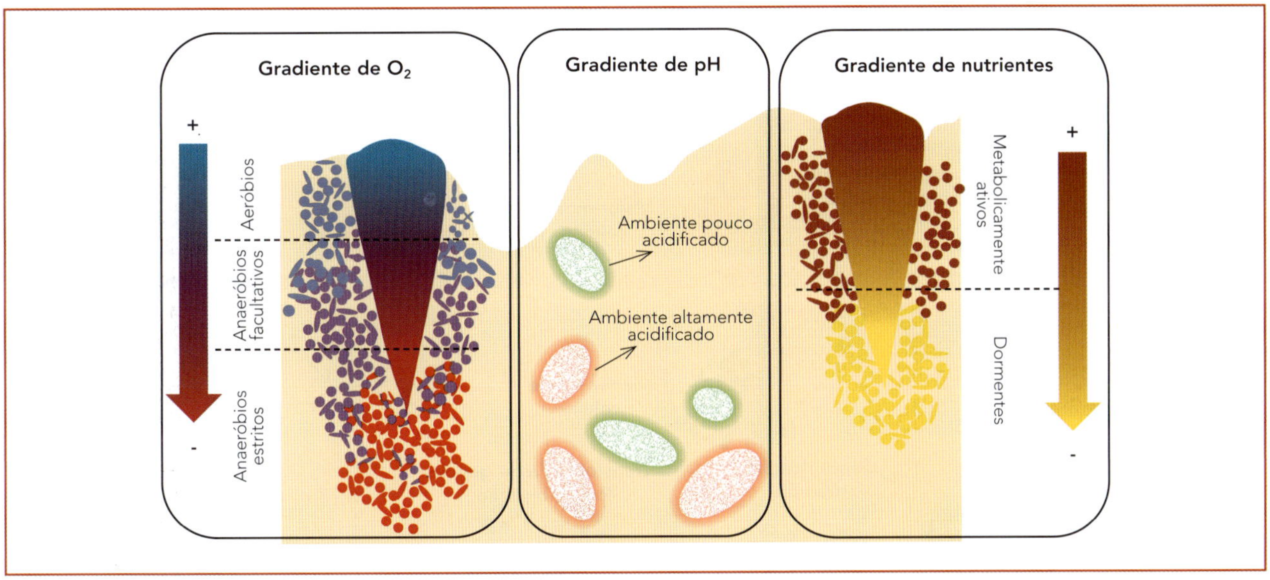

FIGURA 10 Heterogeneidade ambiental no biofilme: gradientes de oxigênio, pH e de nutrientes.

Fonte: adaptada de Flemming et al., 2016[1] e elaborada pelo Prof. Dr. Rodrigo Alex Arthur.

interações microbianas no biofilme advém de estudos que avaliaram apenas bactérias. Sabe-se, porém, que os biofilmes formados na cavidade bucal são polimicrobianos e, certamente, muitas interações fúngico-bacterianas, ou mesmo entre bactérias-fungos-arqueias-vírus-protozoários, estão ocorrendo no ambiente bucal. Isso significa que um melhor entendimento das interações entre diferentes microrganismos é necessário para que se compreenda, de forma global, como essas interações contribuem para o estabelecimento de diferentes comunidades microbianas nos biofilmes da cavidade bucal. A seguir, algumas interações serão brevemente apresentadas. Mais detalhes sobre interações metabólicas podem ser encontrados no **Capítulo 5**.

Interações metabólicas

A alimentação cruzada (ou *cross-feeding*) é um tipo de interação benéfica para os microrganismos envolvidos. Ela ocorre quando um determinado microrganismo produz metabólitos que beneficiam o crescimento e a sobrevivência de outros microrganismos. Por exemplo, estreptococos produzem ácido lático na fermentação de carboidratos e esses ácidos são utilizados como substrato pela *Veillonella* spp.[19] A fermentação de carboidratos por *S. gordonii* gera peróxido de hidrogênio e ácido lático, que são fontes de carbono para *Veillonella atypica* e *A. actinomycentemcomitans*.[20, 21] *Treponema denticola* produz ácido succínico que pode ser incorporado ao envelope celular de *P. gingivalis*. Ácido butírico produzido por *P. gingivalis* pode ser utilizado como substrato no metabolismo de *T. denticola*.[22] A sintropia metabólica ocorre quando a metabolização de uma mesma macromolécula requer a atuação conjunta de diferentes microrganismos. Nesse caso, macromoléculas complexas são parcialmente degradadas por um primeiro microrganismo e um segundo microrganismo completa o catabolismo do metabólito produzido pelo primeiro microrganismo. É o caso, por exemplo, da degradação de glicoproteínas complexas presentes na saliva: estreptococos usam glicosidades para remover o carboidrato, enquanto microrganismos proteolíticos metabolizam o polipeptídeo remanescente.[19] A sintropia também promove benefício aos microrganismos envolvidos.

Resistência a antimicrobianos

Conforme abordado no início deste capítulo, a matriz extracelular contribui para a tolerância do biofilme aos antimicrobianos e às células de defesa do hospedeiro,[23] formando uma barreira protetora que limita a difusão de agentes antimicrobianos em direção às camadas mais profundas do biofilme. Além disso, transferência de genes de resistência aos antimicrobianos e modificações fenotípicas dos microrganismos em decorrência do crescimento na forma de biofilme também contribuem para maior resistência aos antimicrobianos (**Figura 11**). Há estimativas de que biofilmes podem ser cerca até 1.500 vezes mais resistentes aos antimicrobianos quando comparados aos microrganismos em fase planctônica, o que demonstra a dificuldade de controle de doenças mediadas por biofilmes com o uso de antimicrobianos.

Em acréscimo, interações microbianas também contribuem para maior tolerância aos antimicrobianos. Em biofilmes fúngico-bacterianos de *C. albicans* com *S. mutans*, a deposição de glicanos produzidos pelo *S. mutans* sobre as células fúngicas reduz a suscetibilidade da *C. albicans* ao efeito do fluconazol.[24] O polissacarídeo extracelular beta-1,3-glicano secretado por *C. albicans* pode se aderir à superfície de *Staphylococcus aureus* reduzindo a suscetibilidade bacteriana à vancomicina.[25] Esses são alguns exemplos de interações que promovem maior tolerância aos antimicrobianos. Considerando

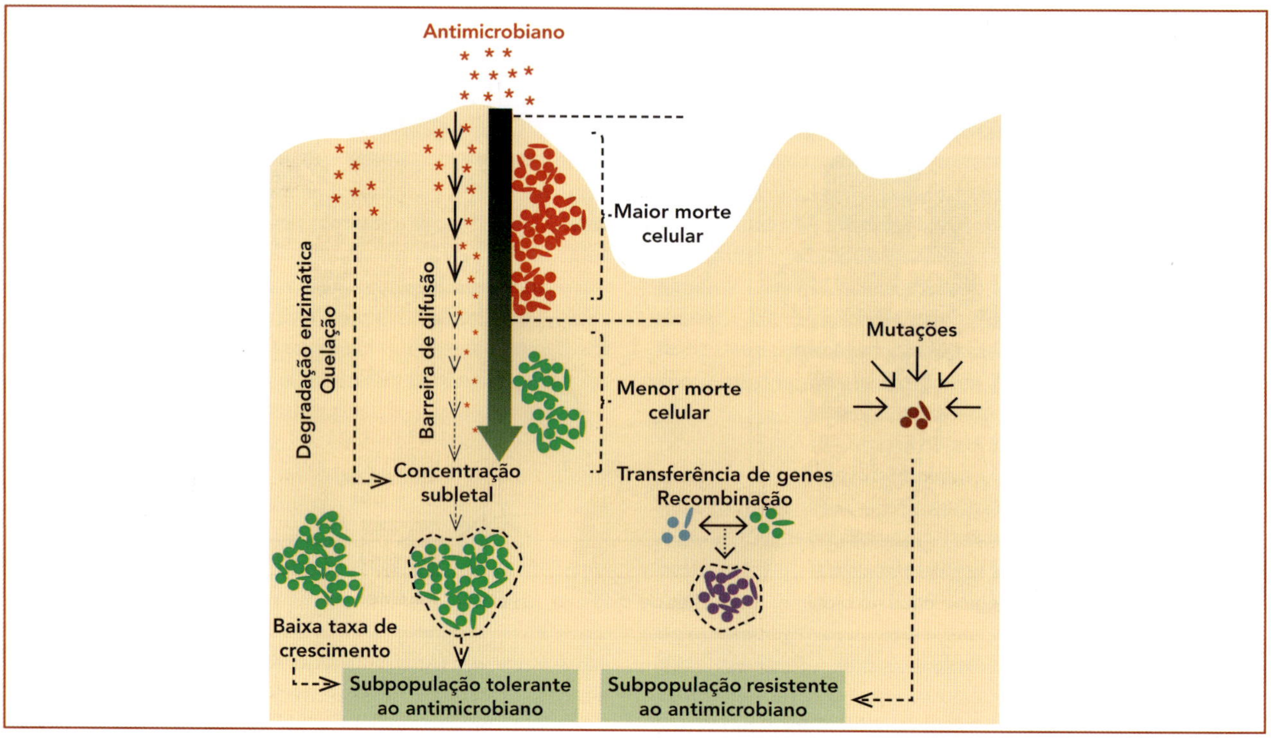

FIGURA 11 Mecanismos de tolerância e de resistência dos biofilmes aos antimicrobianos.

Fonte: adaptada de Flemming et al., 2016[1] e elaborada pelo Prof. Dr. Rodrigo Alex Arthur.

esse aumento na tolerância aos antimicrobianos, uma das possibilidades de controlar doenças mediadas por biofilmes seria usar enzimas capazes de degradar a matriz extracelular e, com isso, aumentar o efeito antimicrobiano da substância de interesse. Nesse sentido, estudo laboratorial demonstrou que o uso do iodo de propídio foi capaz de inibir a síntese de polissacarídeo extracelular insolúvel pela enzima GTF-B do *S. mutans* em biofime fúngico-bacteriano. Isso aumentou a suscetibilidade da *C. albicans* ao fluconazol. O uso de dextranases também promoveu um melhor efeito antifúngico para o fluconazol.[24] Dextranases capazes de degradar os glicanos depositados sobre a superfície do *S. aureus* também contribuíram para reduzir a resistência do microrganismo à vancomicina.[25] Mais detalhes sobre o uso dessas enzimas e de novas estratégias promissoras de controle dos biofilmes serão apresentadas no **Capítulo 17**.

Bacteriocinas

Muitas bactérias são capazes de produzir determinadas proteínas que afetam o crescimento de outros microrganismos. Essas proteínas são denominadas "bacteriocinas" e, geralmente, atuam somente sobre a própria cepa/espécie produtora ou em outra cepa/espécie semelhante ao microrganismo produtor, embora alguns tipos de bacteriocinas tenham um espectro de ação mais amplo. Os *Streptococcus* spp. apresentam uma elevada capacidade de produção de bacteriocinas[26] e aquelas especificamente produzidas por *S. mutans* recebem o nome de "mutacinas". A atuação das bacteriocinas contribui para aumentar a competitividade dos microrganismos produtores.[5]

Metabólitos

A produção de H_2O_2 é comum entre alguns microrganismos do biofilme, como por exemplo *S. gordonii* e *S. sanguinis*. A capacidade de produção da enzima catalase torna esses microrganismos resistentes ao estresse oxidativo. Porém, microrganismos incapazes de sintetizar essa enzima tornam-se suscetíveis ao estresse oxidativo promovido pelo H_2O_2 . Esse é o caso, por exemplo, do *S. mutans* e de periodontopatógenos.[5,27] A metabolização de carboidratos por microrganismos sacarolíticos possibilita a produção de ácidos que reduzem o pH do biofilme. Essa acidificação é prejudicial para microrganismos ácido-sensíveis e favorece o crescimento de microrganismos ácido-tolerantes. Por outro lado, a síntese de compostos alcalinos por determinados membros do biofilme, como amônia, reduz a vantagem seletiva sobre microrganismos ácido-tolerantes induzida pelo ambiente acidificado. Esse é o caso, por exemplo, da degradação da ureia e da arginina por microrganismos ureolíticos e arginolíticos (**Capítulo 5**). A degradação de arginina pela enzima arginina desaminase de alguns *Streptococcus* spp. exerce um efeito antagônico sobre *P. gingivalis*, já que esse microrganismo utiliza arginina em seu metabolismo.[28]

Quorum sensing

Diversos mecanismos fisiológicos dos microrganismos, incluindo adesão, produção de matriz extracelular, desenvolvimento e maturação do biofilme, bem como expressão de fatores de virulência, são regulados por um importante sistema de comunicação celular denominado *quorum sensing* (ou "sensor de densidade populacional"). Esse sistema é regido pela produção, liberação, detecção e resposta das células microbianas a pequenas moléculas sinalizadoras autoproduzidas, ou compostos orgânicos semelhantes a hormônios, denominadas *autoindutores* (ou "sensores"). Quando esses autoindutores atingem um determinado limiar no meio extracelular, os microrganismos elaboram respostas específicas de acordo com a densidade celular e condições ambientais. Esse sistema não é exibido por microrganismos em fase planctônica, sendo um mecanismo de comunicação presente apenas nos biofilmes.[5]

De forma geral, um tipo específico de autoindutor, o AI-2, é secretado e detectado por muitas bactérias diferentes. Isso faz com que ele seja considerado um autoindutor universal. O AI-2 é produzido pelo gene *LuxS* presente em muitas bactérias Gram-positivas e Gram-negativas, incluindo *A. naeslundii, A. actinomycetemcomitans, F. nucleatum, P. gingivalis, P. intermedia, S. mutans, S. oralis*, entre outros.[29,30] Esses autoindutores ligam-se à superfície bacteriana e modulam a fisiologia microbiana, controlando, por exemplo, formação de biofilme, produção de bacteriocinas, resposta à estresse ambiental, entre outras funções. Esse processo é mediado por um sistema de transdução de sinais que envolve dois componentes: uma histidina quinase de membrana (HK – *histidine quinase*) e uma proteína reguladora citoplasmática (RR – *response regulator*). Os autoindutores ligam-se à histidina quinase de membrana e são reconhecidos pela proteína RR que desencadeia uma série de sinais que podem ativar ou suprimir a transcrição de determinados genes microbianos. O mecanismo de *quorum sensing* é muito importante, pois contribui para promover a adaptação dos microrganismos às condições ambientais, ativando funções celulares necessárias para que o microrganismo em questão se torne mais competitivo.

Outro mecanismo de *quorum sensing* é mediado por um peptídeo estimulador de competência (CSP, do inglês *competence-stimulating peptide*). Especificamente, o CSP atua induzindo o estado de competência, no qual as células microbianas absorvem e incorporam DNA exógeno. A sinalização via CSP é altamente espécie-específica. Em estreptococos, o precursor do CSP é produzido pelo gene *Com*C. Esse precursor é secretado para o meio extracelular via transportadores de membrana codificados pelos genes *Com*A e *Com*B. Uma vez no meio extracelular, o aumento nos níveis de CSP é "sentido" pela proteína quinase de membrana e pelo seu receptor intracelular (RR) codificado pelo gene (codificados pelo gene *Com*DE). Em alguns casos (sob estresse ambiental), a sinalização via CSP pode induzir morte celular em um subgrupo de microrganismos da mesma espécie, os quais atuam como doadores de material genético para os demais microrganismos da espécie. Esse é um mecanismo altruísta que contribui para trocas genéticas e respostas adaptativas no biofilme.[31]

C. albicans também apresenta sistemas de *quorum sensing*, os quais são dirigidos pela densidade celular e mediados por moléculas de sinalização como farnesol[32] e tirosol.[33] Esses compostos apresentam efeitos contrários: o farnesol inibe a transição da forma de levedura para a forma de hifa e o desenvolvimento de biofilme, enquanto o tirosol estimula o processo de formação de hifas e a formação de biofilme fúngico.[33]

O sistema de sinalização celular elaborado por um determinado microrganismo pode desencadear uma modulação fisiológica em um microrganismo de outra espécie ou mesmo de outro reino microbiano. A depender da concentração, o farnesol pode estimular a formação de microcolônias e o desenvolvimento de biofilme por *S. mutans*.[34] Essa molécula pode também induzir estresse oxidativo em *S. aureus* reduzindo a suscetibilidade desse microrganismo à vancomicina.[35] Mecanismos de *quorum sensing* de *Enterococcus faecalis, A. actinomycetemcomitans* e *S. mutans* inibem a transição morfológica de levedura para hifa.[36-38] Por outro lado, *quorum sensing* de *S. oralis* e de *S. gordonii* pode estimular formação de hifa.[39,40]

A existência dessas interações microbianas, como mecanismo autorregulatório do crescimento microbiano, é essencial não somente para a manutenção do equilíbrio ecológico no biofilme, mas também para a manutenção de uma relação harmônica do biofilme (como comunidade microbiana) com seu hospedeiro. Nos próximos capítulos será visto que diversos fatores podem atuar sobre a microbiota promovendo desequilíbrio ecológico e desenvolvimento de biofilmes virulentos, que, em hospedeiros suscetíveis, induzirão o desenvolvimento de doenças.

Dinâmica de colonização da superfície dentária

Após cada uma das etapas de formação do biofilme terem sido apresentadas, a seguir será descrita a dinâmica de formação do biofilme dentário.

Observação clínica

Em um estudo clínico, seis participantes utilizaram um dispositivo intraoral contendo blocos de esmalte dentário e de dentina radicular por um período de até 48 horas. Durante esse período, os participantes não escovaram os dentes, e bochecharam seis vezes com uma solução contendo sacarose durante as primeiras 8 horas de estudo. Após 4, 8, 12, 24 e 48 horas de uso do dispositivo, os blocos dentários foram coletados e analisados por microscopia eletrônica de varredura. Após quatro horas de exposição ao ambiente da cavidade bucal, a colonização inicial da superfície dentária já é observada. Essa colonização, entretanto, não é homogênea, já que poucas bactérias (do tipo coco ou cocobacilo) são encontradas: no esmalte elas estão restritas apenas às depressões presentes na superfície dentária, enquanto a superfície da dentina radicular é aleatória e esparsamente colonizada. Com o passar do tempo (após 8 horas), pequenos grupos microbianos encontram-se em estágio de divisão celular e a maior parte da superfície ainda permanece livre de microrganismos. Um rápido aumento na quantidade de microrganismos é observada entre 8 e 12 horas de formação do biofilme. Isso permite a formação de multicamadas de microrganismos embebidas em matriz extracelular. Após 24 horas, mono e multicamadas de microrganismos se intercalam e se desenvolvem de modo que a superfície dentária se torna quase que completamente coberta por microrganismos. Neste momento, há predomínio de cocos e somente alguns microrganismos filamentosos são encontrados. Durante o segundo dia, os microrganismos filamentosos tornam-se predominantes. Formação de agregados do tipo "espiga de milho", em que microrganismos filamentosos são rodeados por cocos, são frequentes. Com o passar do tempo, multiplicação dos microrganismos aderidos e colonização por novos microrganismos possibilitam um aumento na biomassa e na espessura do biofilme. De forma geral, esse processo de colonização parece ser mais rápido para a superfície da dentina radicular quando comparado ao esmalte.[41]

Observação laboratorial

Diversos experimentos laboratoriais foram realizados para avaliar a dinâmica de formação de biofilme simulando o desenvolvimento desses biofilmes na cavidade bucal. Um desses estudos avaliou de que forma células microbianas únicas que colonizam uma determinada superfície se desenvolvem com o passar do tempo e como isso contribui para o desenvolvimento do biofilme como um todo. O *S. mutans* foi utilizado como microrganismo-modelo nesse estudo. Os autores observaram que o padrão de colonização de uma determinada superfície (no caso desse estudo, um disco de hidroxiapatita) ocorre inicialmente de forma bem esparsa e com células isoladas. Pequenos agregados microbianos são então formados. No decorrer do tempo, os pequenos agregados aumentam de tamanho promovendo o desenvolvimento de microcolônias com limites bem definidos e, por fim, ocorre uma junção de diferentes microcolônias formando estruturas maiores e estruturalmente mais complexas. Por analogia, esse padrão de crescimento lembra o processo de urbanização: inicia-se com colonizadores iniciais ("desbravadores" do território). A multiplicação forma pequenos agregados (semelhantes às vilas) que com o passar do tempo confluem-se formando microcolônias (cidades). As cidades, por sua vez, confluem-se formando megacidades (**Figura 12**). Esse processo de "conurbação" pode ser modulado (favorecido ou prejudicado) pelas relações sinérgicas e antagônicas entre os membros do biofilme.[42]

Biofilme formado sobre superfícies mucosas

Como visto no **Capítulo 3**, uma camada proteica recobre as superfícies mucosas da cavidade bucal. Essa camada é composta principalmente por mucinas (ancoradas ao epitélio e por mucinas salivares) e por sIgA, mas PRP, cistatinas e estaterinas salivares ocasionalmente ligam-se às mucinas aumentando a complexidade da película formada. Seguindo o mesmo processo descrito para as superfícies dentárias, essas glicoproteínas podem atuar como receptores para as adesinas microbianas. Muitos microrganismos também apresentam capacidade de adesão direta às superfícies mucosas da cavidade bucal. Nesse caso, esses microrganismos reconhecem receptores diretamente presentes na superfície da célula epitelial ou componentes presentes na matriz do tecido epitelial. Muitas das adesinas utilizadas pelos estreptococos e actinomiceṣ na interação com proteínas adsorvidas à superfície dentária também são capazes de reconhecer receptores nas mucosas. É o caso, por exemplo, do antígeno I/II que interage com integrinas, lamininas, fibronectinas e colágeno tipo I. *Pili* presentes na superfície de *S. sanguinis* (PilA, PilB e PilC) possibilitam adesão com fibronectina. A fímbria tipo 2 de *Actinomyces* spp. possibilita adesão na superfície epitelial. Em *P. gingivalis*, a fímbria FimA promove adesão a integrinas e a fímbria CDE promove adesão ao colágeno. Já em *F. nucleatum*, a fímbria FadA possibilita adesão e invasão de tecido epitelial e endotelial. Adesina Msp de *T. denticola* atua viabilizando adesão a laminina, fibronectina, fibrinogênio e colágeno tipo I e as adesinas Aae, ApiA e EmaA de *A. actinomycetemcomitans* se aderem ao colágeno tipo I e às células epiteliais.[43] Além das bactérias, fungos, como *C. albicans*, também são capazes de formar biofilmes sobre superfícies mucosas. Adesinas fúngicas como HWP1 (*hyphal wall protein*) e ALS (*agglutinin-like sequence*) interagem com receptores das células epiteliais.[43]

Em indivíduos imunocompetentes e mediante equilíbrio microbiológico na cavidade bucal, a colonização das superfícies mucosas por bactérias e fungos não necessariamente induz desenvolvimento de doença. Ao contrário das superfícies dentárias, a elevada taxa de descamação tecidual das mucosas não permite que biofilmes espessos sejam desenvolvidos nessa superfície. Como mencionado anteriormente neste capítulo, determinadas adesinas fúngicas são capazes de interagir com componentes bacterianos promovendo coagregação, e isso também permite o desenvolvimento de biofilmes fúngico-bacterianos nas superfícies mucosas. Porém, em indivíduos suscetíveis, a interação entre *C. albicans* e *S. oralis/S. gordonii* promove maior formação de biofilme e aumenta a invasividade fúngica no tecido epitelial levando ao desenvolvimento de doença.[39,44] Mais detalhes sobre a patogenicidade das infecções fúngicas nas superfícies mucosas da cavidade bucal serão apresentados no **Capítulo 12**.

Biofilme formado sobre materiais dentários

Biofilmes também podem ser formados sobre a superfície de diversos materiais dentários, como resinas, cimentos de ionômero, ligas metálicas, cerâmicas, entre outros.[45,46] O processo de formação do biofilme sobre esses materiais segue as mesmas etapas descritas anteriormente neste capítulo.

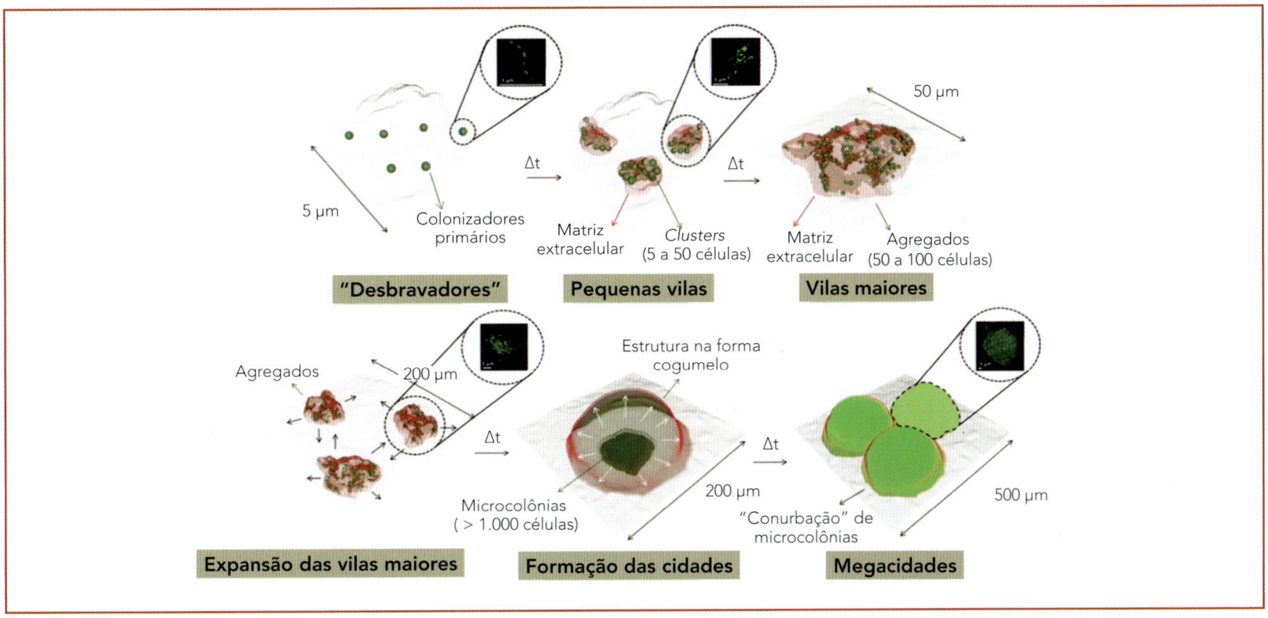

FIGURA 12 Dinâmica do crescimento microbiano durante a formação do biofilme.

Fonte: extraída e adaptada de Paula et al., 2020.[42]

Algumas propriedades do material podem afetar a adesão microbiana e formação de biofilme, entre elas, a carga e a energia de superfície e a rugosidade.[46] Do ponto de vista teórico, a carga de superfície poderia modular a força de ligação/adesão entre os microrganismos e a superfície. Neste caso, como a maioria das bactérias é carregada negativamente, superfícies que apresentam carga positiva viabilizariam a adesão bacteriana em constraste com superfícies que apresentam carga negativa. Além disso, a carga de superfície poderia, inclusive, modificar o padrão de adsorção proteica e de formação de película salivar sobre a superfície do material. Embora a compreensão deste conceito seja simples, não há muitas evidências de que apenas a carga de superfície desempenhe um efeito importante na formação de biofilme.[46] Em condições laboratoriais e estáticas, os microrganismos podem aderir tanto a superfícies hidrofóbicas (que naturalmente repelem água), quanto a superfícies hidrofílicas. Porém, considerando as forças de cisalhamento que constamentemente atuam na cavidade bucal, há uma tendência a um menor acúmulo de biofilme sobre superfícies hidrofóbicas, cujos biofilmes parecem ser mais sucetíveis à remoção mecânica pela atuação dessas forças de cisalhamento.[47] Em acréscimo, superfícies mais rugosas tendem a promover acúmulo microbiano em decorrência de um aumento na área de contato entre a superfície e as células microbianas,[48] o que também poderia promover maior proteção aos microrganismos contra forças de cisalhamento.[49] Embora a rugosidade seja importante para o acúmulo microbiano, considerando os diferentes tamanhos e morfologias dos microrganismos, compreende-se que não há um valor ótimo de rugosidade capaz de reduzir a adesão de todos os microrganismos.

Pelo fato de possuir diferentes tipos de componentes, a superfície dos materiais resinosos não é uma interface homogênea em virtude da distribuição de fases físico-químicas com distintas propriedades químicas,[4] o que pode possibilitar maior formação de biofilme sobre as superfícies resinosas. Além disso, a polimerização inadequada do material pode aumentar a quantidade de monômeros não polimerizados na superfície do material, o que também contribui para o aumento na colonização microbiana.[50] A formação de biofilme sobre a superfície das resinas também depende da composição química da resina, assim como tamanho e formato das suas partículas de carga.[4] Resinas compostas contendo partículas inorgânicas nanométricas possuem maior lisura de superfície, o que contribui para menor adesão microbiana e acúmulo de biofilme.[51] Alguns produtos da degradação dos monômeros metacrilatos exercem estímulo sobre a expressão de glicosiltransferases e de outras proteínas envolvidas na formação do biofilme e tolerância ácida de *S. mutans*.[52] A porosidade e a rugosidade da resina acrílica (utilizada na confecção de próteses) favorecem adesão bacteriana e fúngica. Cimentos de ionômero de vidro são conhecidos pela sua compatibilidade biológica e habilidade de liberar fluoreto ao longo do tempo. Sob condições laboratoriais, a liberação de fluoreto por esses materiais pode afetar o metabolismo do biofilme formado sobre a superfície desses materiais,[53,54] embora aparentemente não seja encontrado um efeito antimicrobiano duradouro e relevante sob condições clínicas.[55] Com o passar do tempo, o acúmulo microbiano induz modificações na superfície do material resinoso e do cimento de ionômero de vidro (deterioração da superfície), promovendo aumento na rugosidade, o que viabiliza a formação de biofilme.[4]

Entre as ligas metálicas utilizadas em Odontologia, destacam-se o amálgama de prata, as ligas altamente nobres (Au-Pt,Au-Pd,Au-Cu-Ag-Pd), ligas nobres (Au-Cu-Ag-Pd, Pd-Cu, Pd-Ag) e ligas à base de Ni-Cr,Co-Cr, ou Ti.[4] Todos esses materiais, em maior ou menor escala, sofrem os efeitos da corrosão, causada por metabólitos microbianos, principalmente ácidos, sulfetos e amônia. No amálgama, a corrosão libera íons como Hg, Cu e Zn, que podem apresentar efeito antimicrobiano.[4] As ligas altamente nobres parecem induzir uma menor formação de biofilme, pela baixa porosidade e resistência à corrosão eletroquímica.[56] Embora mais resistente que as outras ligas, como as de cobalto, o titânio também sofre corrosão pelos ácidos produzidos pelos microrganismos,[57] o que poderia viabilizar algum acúmulo microbiano sobre sua superfície. Cerâmicas como vidro de dissilicato de lítio, zircônia infiltrada com vidro e zircônia parcialmente sinterizada são utilizadas para restaurações do tipo *inlays* ou *onlays*, próteses unitárias, entre outras. Os *abutments* dos implantes também podem ser de zircônia e permitem menor acúmulo microbiano na superfície do que materiais de titânio, o que poderia reduzir o risco de desenvolvimento de peri-implantite.[58,59] As superfícies dos implantes podem apresentar diversos revestimentos, como alumina, pulverização de titânio, fosfato de cálcio biomimético ou hidroxiapatita pulverizada por plasma, que melhoram as propriedades mecânicas, mas que podem influenciar na formação do biofilme, dependendo principalmente da uniformidade na espessura da camada depositada e tempo de aderência desse revestimento, além da sua própria composição.[4]

Como apresentado anteriormente, é possível que superfícies negativamente carregadas, super-hidrofóbicas, super-hidrofílicas e com rugosidade muito reduzida (em escala nanométrica) promovam uma redução na adesão e acúmulo microbiano. Além disso, os materiais odontológicos apresentam caraterísticas físico-químicas bem distintas entre si, que ora viabilizam maior acúmulo de biofilme, ora induzem menor adesão microbiana. Diversos grupos de pesquisa têm trabalhado ativamente no desenvolvimento de novos materiais que possibilitem menor formação de biofilme sobre suas superfícies. Algumas evidências e estratégias serão apresentadas no **Capítulo 21**.

MODELOS DE BIOFILMES: É POSSÍVEL SIMULAR EM LABORATÓRIO O DESENVOLVIMENTO DE UM BIOFILME?

Por que cultivar biofilmes em laboratório?

Como já abordado no início deste capítulo, os biofilmes desenvolvidos na cavidade bucal são complexos, polimicrobianos e altamente diversificados, tanto do ponto de vista microbiológico quanto do ponto de vista funcional. Como visto no **Capítulo 2**, de forma geral, as comunidades microbianas presentes na cavidade bucal podem estar em harmonia com o hospedeiro em uma condição compatível com a saúde. Esse equilíbrio entre os componentes do microbioma e entre as comunidades microbianas e o hospedeiro pode ser rompido em resposta a vários fatores acarretando o desenvolvimento de doenças na cavidade bucal. Ao longo das últimas décadas, as evidências fornecidas pelos estudos laboratoriais, estudos em animais e estudos clínicos permitiram maior compreensão sobre esses fatores e maior entendimento sobre a transição do estado de saúde para o estado de doença. É inegável que estudos clínicos bem delineados contribuem para o mais elevado nível de evidência científica, e é inegável também que a execução e os resultados obtidos pelos estudos clínicos levam em consideração as dinâmicas da cavidade bucal e a variabilidade existente entre os indivíduos. Porém, a realização de um estudo clínico depende de um longo e cuidadoso processo de construção de evidências que começa com estudos laboratoriais ou de estudos em animais realizados sob condições experimentais controladas. Nesse sentido, e em se tratando de cavidade bucal, modelos laboratoriais de cultivo de biofilmes (também denominados modelos *in vitro* de cultivo) têm sido desenvolvidos e empregados para simular em ambiente laboratorial as diferentes condições fisiológicas, ecológicas e bioquímicas da cavidade bucal. Esses modelos permitem o monitoramento e o ajuste de diversas variáveis relacionadas ao ambiente bucal, como composição microbiológica, diferentes tipos de sítios (dentes, materiais restauradores, implantes), diferentes condições ambientais (pH, temperatura, fluxo salivar ou do fluido crevicular gengival) e nutricionais (tipo de nutrientes, fornecimento constante ou intermitente de nutrientes).[60,61] Os dados obtidos a partir do uso desses modelos contribuíram, e ainda contribuem muito, para a compreensão dos fatores associados ao início e à progressão das doenças da cavidade bucal associadas aos biofilmes microbianos.[62]

Nesse sentido, os modelos laboratoriais de cultivo de biofilme podem ser utilizados com os seguintes objetivos:

- Estudar o comportamento social dos microrganismos (interações microbianas) em comunidades microbianas.
- Avaliar a organização espacial e a estrutura tridimensional dos biofilmes.
- Avaliar o potencial antimicrobiano e anticariogênico de diferentes substâncias.
- Avaliar a cariogenicidade de diferentes condições experimentais (diferentes grupos de microrganismos/condições) e sua influência nos processos de desmineralização e remineralização.
- Avaliar a resposta imunológica contra um microrganismo específico ou contra um grupo de microrganismos.
- Reproduzir substratos adequados para estudos de materiais odontológicos (testes de adesão ou de propriedades antimicrobianas ou anticariogênicas).

Modelamento de biofilmes em laboratório: um breve histórico

Microbiologistas têm estudado os biofilmes bucais por muitas décadas. Antonie van Leeuwenhoek, em 1683, foi o primeiro a demonstrar que a massa espessa que se localizava sobre as superfícies dentárias era composta por bactérias minúsculas. No entanto, foi somente a partir da segunda metade do século XX, com o advento de técnicas de microscopia mais avançadas, que Costerton et al. demonstraram que as células microbianas do biofilme dentário estavam aderidas à superfície dentária e formavam uma comunidade microbiana estruturada e organizada.[63,64]

Têm sido atribuídas a Magiot, no século XIX, as primeiras tentativas de simular em laboratório o cultivo de microrganismos extraídos da cavidade bucal, por meio de um simples processo de incubar dentes extraídos em meios de cultivo. Posteriormente, Miller demonstrou ser possível desmineralizar dentes em laboratório a partir da incubação de dentes extraídos com uma mistura de saliva e pão.[60,65] Esses trabalhos pioneiros de Magiot e Miller inspiraram uma geração de microbiologistas. Seguindo essas primeiras investigações, a maioria dos trabalhos realizados na época limitava-se ao cultivo de microrganismos em suspensão (condição planctônica) e em ambiente de aerobiose, que não refletiam as verdadeiras condições presentes na cavidade bucal.[60] O desenvolvimento e o aprimoramento dos métodos de cultivo microbiano, incluindo o desenvolvimento de jarras e de cabines de anaerobiose em meados dos anos 1970, permitiram também o cultivo de microrganismos fastidiosos (anaeróbios estritos). Nessa mesma época, o advento da microscopia eletrônica de varredura (MEV) e da microscopia eletrônica de transmissão (MET) permitiram a avaliação da morfologia dos microrganismos e da arquitetura de agregados celulares.[60] Esses avanços na forma de cultivo e na microscopia possibilitaram a observação de complexas interações entre diferentes microrganismos do biofilme dentário. Foi nessa época, também, que o termo "biofilme" foi adotado pela primeira vez por Costerton (1978).[64]

Ao longo da década de 1970, o crescimento de microrganismos potencialmente cariogênicos em aparatos do tipo *quimiostato* (descritos a seguir) na presença de diferentes carboidratos (sacarose, frutose e glicose) permitiu a avaliação da atividade metabólica e enzimática desses microrganismos.[66] No entanto, sem dúvida foi o trabalho pioneiro de Marsh que instigou o uso do quimiostato no estudo da Microbiologia Bucal, impulsionando as pesquisas sobre esse tema durante a década de 1980. Seu trabalho inicial teve por objetivo avaliar a taxa de crescimento de espécies bacterianas pré-selecionadas (*Streptococcus mutans Ingbritt* e *S. sanguinis*) ou de amostras clínicas de biofilme dentário sob condições de falta ou excesso de nutrientes.[67,68] Mais tarde, consórcios definidos de microrganismos (como *Fusobacterium, Actinomyces, Veillonella, Neisseria* e *Bacteroides*) foram introduzidos nos sistemas de quimiostatos. Esses estudos foram os primeiros a simular em condições laboratoriais as interações entre diferentes microrganismos refletindo o que ocorre no biofilme formado *in vivo*. Os resultados desses estudos foram tão importantes que possibilitaram a formulação da Hipótese da Placa Ecológica (que será discutida com mais detalhes nos **Capítulos 6** e **8**), a qual atribui um papel importante aos fatores ambientais e do hospedeiro como indutores de modificações microbiológicas que estão diretamente relacionadas ao desenvolvimento de doenças como cárie e doença periodontal. A partir da década de 1990, o conceito dos quimiostatos foi adaptado para outros métodos de cultivo, como a utilização do modelo de biofilme fermentador de espessura constante (também denominado *constant depth film fermenter* – CDFF),[69,70] células e as câmaras de fluxos (também denominados "bocas artificiais") e modelos mais simplificados baseados no cultivo de biofilmes em microplacas. Dessa forma, é possível notar que vários modelos laboratoriais para o cultivo dos biofilmes foram desenvolvidos ao longo das últimas décadas. A seguir, serão apresentados mais detalhes sobre esses modelos, bem como vantagens e desvantagens associadas a cada um deles.

Aspectos relacionados ao cultivo dos biofilmes em laboratório: o que devemos saber?

Tipos de modelos de biofilme disponíveis

Didaticamente os modelos laboratoriais de cultivo de biofilme podem ser classificados em dois grandes grupos: i) **quanto ao sistema de cultivo**: estático ou dinâmico; e ii) **quanto à fonte de inóculo microbiano**: monocultura (também denominado cultura pura), consórcios definidos ou microcosmos.

Sistemas de cultivo: estático e dinâmico

Os biofilmes laboratoriais podem ser cultivados em um sistema estático ou dinâmico. A diferença básica entre esses dois sistemas refere-se ao fluxo (ou oferta) de nutrientes e à remoção de metabólitos do sistema durante o cultivo dos biofilmes (**Figuras 13** e **14**).

No **sistema estático** (também denominado *batch culture*), a disponibilidade de nutrientes é limitada. Nesse sistema, em geral, os biofilmes são cultivados em superfícies alocados em *placas de micropoços* (que podem ter de 6 a 96 poços) em um "sistema fechado".[61] Os nutrientes (fornecidos em períodos específicos) são consumidos e os produtos metabólicos passam a acumular-se durante o cultivo dos biofilmes pela ausência de simulação do *clearance* promovido pelo fluxo salivar. Esse processo é revertido todas as vezes que o meio de cultivo for frequentemente substituído.[71,72] Essa frequência de troca de meios de cultivo depende do protocolo e dos objetivos de cada estudo. Como consequência, as condições ambientais alteram-se ao longo do crescimento do biofilme (com depleção de nutrientes e acúmulo de metabólitos). Diferente das condições presentes na cavidade bucal, onde a movimentação do filme salivar sobre as superfícies mucosas e dentárias e os movimentos mastigatórios criam um estresse mecânico contínuo capaz de remover os microrganismos fracamente aderidos às superfícies (força de cisalhamento), nos modelos estáticos não há nem um fluxo de nutrientes nem de fluidos durante o crescimento dos biofilmes (**Figura 13**). Com o objetivo de tentar simular as forças de cisalhamento, em alguns desses modelos o biofilme em formação é exposto diariamente a um processo de lavagem em solução fisiológica (soro), fazendo com que as células superficiais do biofilme sejam removidas, de forma semelhante à ação do fluxo salivar na cavidade bucal, embora ainda diferente de uma condição clínica.[73,74]

Uma das grandes vantagens do sistema estático é possibilitar o cultivo simultâneo de várias amostras de biofilme e de forma independente. Embora esses modelos não sejam capazes de mimetizar importantes características presentes na cavidade bucal (como o fluxo salivar e forças de cisalhamento atuando sobre os biofilmes ou a disponibilização de nutrientes em períodos alternados) e embora as taxas de crescimento microbianos nesse sistema sejam mais rápidas quando comparadas às condições clínicas,[75] esses modelos são amplamente utilizados pelos pesquisadores por seu menor custo, facilidade de uso e rapidez de obtenção de resultados em comparação ao sistema dinâmico (descrito a seguir).

Dentro do sistema estático, há um tipo específico de modelo que possibilita o cultivo simultâneo de microrganismos e de células eucarióticas. Esse modelo é denominado "*modelo de cocultura*" (ou de cocultivo), no qual linhagens celulares são utilizadas para estudar a resposta tecidual a um microrganismo ou grupo de microrganismos. Nesse modelo, é possível avaliar, por exemplo, o papel desempenhado pela resposta imune diante de um insulto microbiano. Como periodontopatógenos estão em contato direto com as superfícies mucosas do hospedeiro e como as infecções fúngicas também se desenvolvem nas mucosas, esse é um dos modelos laboratoriais que possibilitam o estudo da interação desses microrganismos com o tecido de interesse.[12]

Já **nos sistemas dinâmicos** (ou contínuo), o biofilme é cultivado na presença de fluxo contínuo ou intermitente de nutrientes (fornecidos pelo meio de cultivo), mimetizando de forma mais fidedigna os ciclos de escassez e de fartura de nutrientes (também denominados *feast and famine*) presentes na cavidade bucal e também sob remoção constante de metabólitos.[72] Os equipamentos necessários para o crescimento desses biofilmes são mais complexos, necessitando de sistemas de fornecimento de nutrientes (influxo de nutrientes; *seta azul* na **Figura 14**) e de remoção de metabólitos (efluxo de metabólitos; *seta vermelha* da **Figura 14**). Muitas vezes esses equipamentos necessitam ser computadorizados. Entre as possibilidades e diferentes configurações dos sistemas dinâmicos, influxo e efluxo passam a ser eventos concomitantes, possibilitando maior controle sobre a taxa de fornecimento de nutrientes e de remoção de metabólitos sem a ocorrência de gradientes de nutrientes ou de metabólitos dentro do sistema. Esses sistemas permitem também uma adequada mimetização das variações de pH ocorridas na cavidade bucal em decorrência da dieta humana. Essa característica é particularmente importante para os estudos de simulação de cárie dentária, nos quais o biofilme é cultivado sobre condições bastante similares àqueles presentes na cavidade bucal.

São exemplos dessa configuração de cultivo dinâmico os *quimiostatos, o CDFF* e as "*bocas artificiais*" (**Figura 14A**). Os quimiostatos consistem em um recipiente de vidro imprensado entre duas placas de aço inoxidável e são considerados biorreatores nos quais um meio de cultivo fresco é adicionado continuamente, seguido de sua remoção, a fim de manter um volume de cultura microbiana constante. O CDFF, por

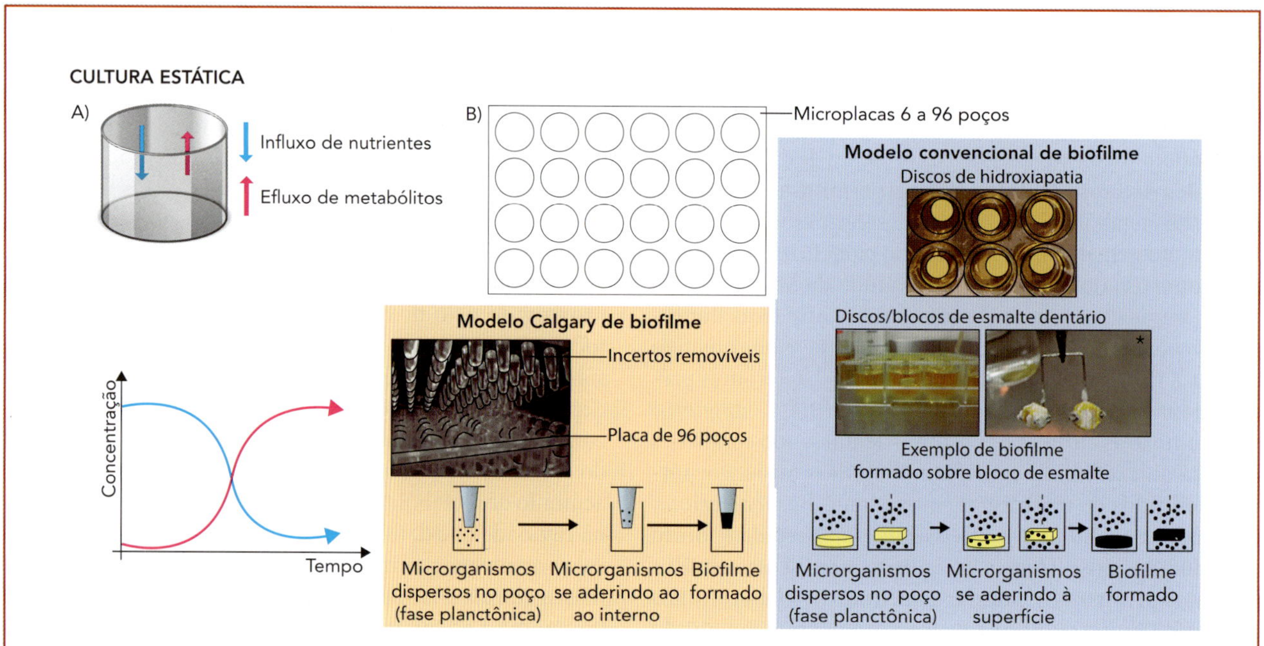

FIGURA 13 Modelos de biofilme estáticos. (**A**) No ambiente de cultivo há depleção de nutrientes e aumento de produtos do metabolismo microbiano ao longo do tempo de cultivo. (**B**) Neste modelo, os biofilmes podem se desenvolver em superfícies acomodadas dentro dos poços (modelo convencional de biofilme) ou em dispositivos removíveis fixados na tampa das placas (modelo Calgary de biofilme) de cultivo.

Fonte: elaborada pela Profa Dra. Tamires Timm Maske e pelo Prof. Dr. Rodrigo Alex Arthur. A imagem marcada com "*" foi gentilmente cedida pela Profa. Dra. Cácia Signori (Centro Universitário Avantis – UNIAVAN).

sua vez, caracteriza-se por ser um fermentador microbiano e consiste em um recipiente de vidro cilíndrico e fechado com extremidades de aço inoxidável contendo portas para influxo de nutrientes e efluxo de metabólitos. O recipiente de vidro acomoda bandejas de amostragem girando sob uma barra raspadora de politetrafluoroetileno que espalha o meio de cultivo sobre as bandejas e mantém os biofilmes formados a uma profundidade constante. Já as "bocas artificiais" são representações de diversos modelos de câmaras de fluxo que se caracterizam por apresentar uma câmara de crescimento para a qual o meio de cultivo é entregue por um sistema de tubulações controlado por bombas peristálticas.[61,72]

Ainda dentro do sistema dinâmico, influxo e efluxo podem estar presentes no biofilme e ocorrer ao longo de um eixo axial criando diferentes gradientes de exposição. São exemplos as *células de fluxos* e suas variações, como os dispositivos microfluídos. Eles consistem, geralmente, no cultivo de biofilme sobre uma lâmina de vidro acomodada dentro de uma câmara de incubação. Essa lâmina permanece sob fluxo contínuo de meio de cultura em uma condição hidrodinamicamente controlada. Esse modelo permite avaliar microscopicamente o crescimento dos biofilmes em tempo real (**Figura 14B**). Nessa configuração cria-se o gradiente de concentração de nutrientes na medida em que o fluxo percorre o biofilme: próximo ao tubo responsável pelo influxo (*seta azul* da **Figura 14B**), a concentração de nutrientes no biofilme será maior, a qual tende a diminuir nas proximidades do tubo responsável pelo efluxo. Contrariamente, os metabólitos tendem a concentrar-se mais nas proximidades do efluxo (*seta vermelha* da **Figura 14B**).[71]

Tanto o CDFF quanto as células de fluxo ou microfluidos, bem como as câmaras de fluxo, permitem que biofilmes sejam cultivados na presença de estresse mecânico que remove as porções mais superficiais dos biofilmes em decorrência da atuação de dispositivos que controlam a espessura dos biofilmes (no caso do CDFF) ou pelo deslocamento do fluido sobre sua superfície do biofilme (no caso das células/câmaras de fluxo e dos microfluidos). Em ambos os casos há remoção de microrganismos fracamente aderidos (processo denominado dispersão) e que naturalmente ocorre nos biofilmes presentes na cavidade bucal.

Fonte de inóculo: modelos de cultura pura, consórcios definidos ou microcosmos

Além do sistema de cultivo, ao modelar biofilmes em laboratório, uma decisão crítica é a seleção do(s) microrganismo(s) de interesse, os quais poderão ser de *uma única espécie* (cultura pura ou monocultura), de um *consórcio definido* (dois ou mais microrganismos pré-selecionados) ou de *microcosmos*. Essa escolha depende basicamente das necessidades do estudo e das questões de pesquisa que precisam ser respondidas. Vantagens e desvantagens de cada tipo de inóculo microbiano podem ser consultadas na **Tabela 2**.

Modelos baseados em *monocultura* são mais indicados para os estudos cujo objetivo é avaliar aspectos fisiológicos de microrganismos específicos em resposta a condições experimentais predeterminadas e de que forma a interação entre esses aspectos e condições contribuem para a manutenção de uma condição clinicamente compatível com a saúde ou para a transição para o estado de doença. Um exemplo para a adoção de cultura pura seria avaliar o metabolismo de um microrganismo "A" mediante o fornecimento de açúcares em diferentes concentrações ou frequências, e qual é o impacto desses diferentes regimes nutricionais para a integridade da superfície dentária. Exemplos de biofilmes cultivados a partir de cultura pura são os biofilmes monoespécies de *S. mutans* (simulando o desenvolvimento de biofilme cariogênico sobre a superfície dentária), de *Enterococcus faecalis* (simulando desenvolvimento de biofilme no interior dos canais radiculares associados às infecções endodônticas), de *C. albicans* (simulando o desenvolvimento de biofilme sobre resina acrílica de próteses ou sobre superfícies mucosas), entre outros. A vantagem dessa abordagem refere-se à facilidade de ajuste das condições de cultivo microbiano (nutricionais, disponibilidade de oxigênio, temperatura), já que apenas as necessidades de um único microrganismo devem ser supridas. Como desvantagem, os resultados obtidos a partir do cultivo isolado de um único microrganismo podem não ser representativos de uma comunidade microbiana mais complexa.

Modelos baseados em *consórcios microbianos* definidos são em geral escolhidos para estudar interações (sinérgicas ou antagônicas) entre grupos específicos de microrganismos e para avaliar como um ambiente microbiologicamente mais diversificado responde a determinados fatores ambientais. Como exemplo, pode-se avaliar como a interação entre os microrganismos "A", "B" e "C" cultivados na forma de um biofilme modula a viabilidade microbiana em resposta ao baixo pH decorrente da fermentação dos açúcares da dieta, ou de que forma essa comunidade microbiana responde a diferentes substâncias antimicrobianas. Esses modelos permitem monitorar individualmente o efeito das condições experimentais em cada um dos microrganismos do consórcio. Um exemplo de consórcio definido e implementado com sucesso em um grande número de estudos foi o "consórcio de Marsh" (homenageando Philip Marsh, o formulador da Hipótese da Placa Ecológica), composto por aproximadamente 10 bactérias comensais e potencialmente patogênicas da cavidade bucal (*S. mutans, S. sanguinis, S. oralis, L. casei, A. viscosus, N. subflava, V. dispar, P. intermedia, P. gingivalis, F. nucleatum*).[75] Assim, por meio da utilização de quimiostatos foi mostrado que esse consórcio poderia ser mantido em condição de equilíbrio (ou estabilidade microbiana) desde que este biofilme não passasse por pressões ecológicas (como a diminuição do pH e a exposição frequente a dieta cariogênica), o que possibilitaria o crescimento de microrganismos potencialmente patogênicos.[76] Consórcios definidos de biofilme supragengival (formado pelos microrganismos *A. naeslundii, V. dispar, F. nucleatum, S. mutans, S. oralis e C. albicans*) e de biofilme subgengival (*A. oris, C. rectus, F. nucleatum, P. gingivalis, P. intermedia, S. anginosus, S. oralis, T. forsythia, T. denticola* e *V. dispar*), desenvolvidos pela Universidade de Zurich e conhecidos

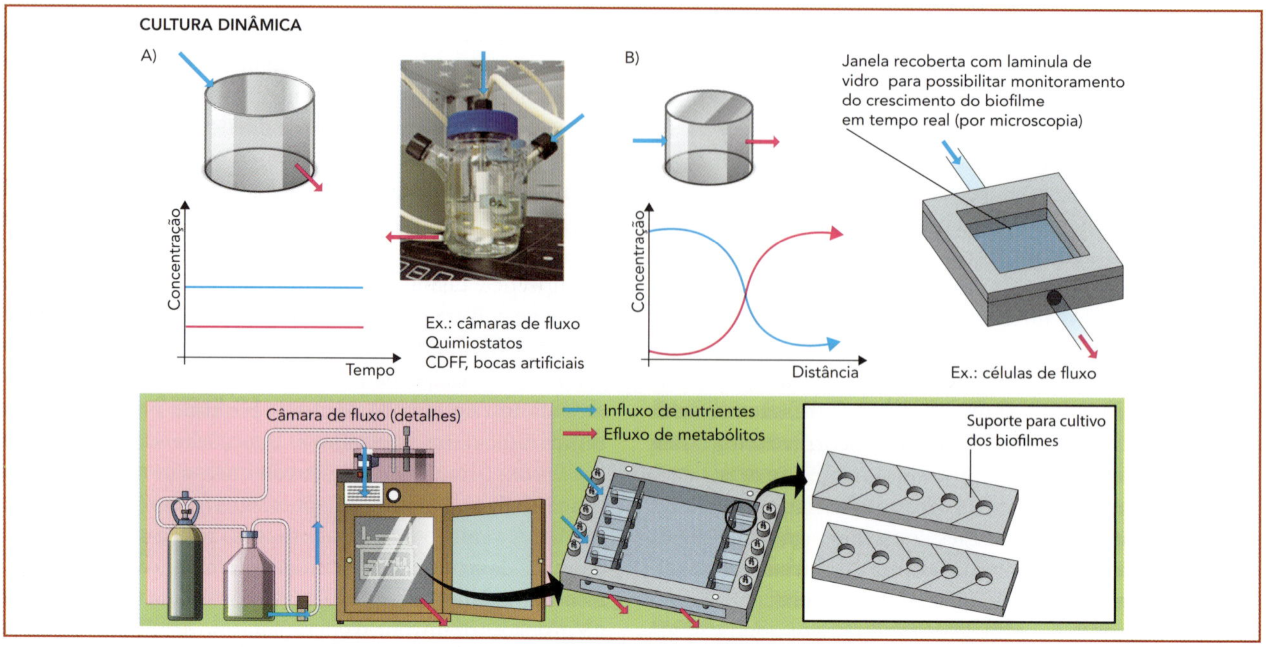

FIGURA 14 Modelos de biofilme dinâmicos. (**A**) Modelos nos quais a disponibilidade e entrega de nutrientes são semelhantes à produção de metabólitos. Em detalhes (quadro verde), um exemplo de uma câmara de fluxo do tipo "boca artificial", mostrando o influxo de nutrientes e o efluxo de metabólitos (adaptado de Maske et al.[86]). (**B**) Modelo no qual a entrega de nutrientes é inversamente proporcional à produção de metabólitos (em relação à distância do local do influxo).

Fonte: elaborada pela Profa Dra. Tamires Timm Maske e pelo Prof. Dr. Rodrigo Alex Arthur.

como Modelo Zurich de biofilme,[12,73] são alguns entre as muitas possibilidades de combinações.

A principal vantagem do inóculo do tipo consórcio é a incorporação de diversidade microbiológica aos modelos, o que possibilita que os resultados obtidos estejam mais compatíveis a uma condição clínica. Entretanto, quanto maior for o número de representantes, maior será a dificuldade de cultivo, já que um aumento na diversidade pode demandar condições de cultivo incompatíveis. Esse acaba sendo o principal limitante na escolha dos consórcios. Nesse caso, o sucesso desse tipo de abordagem está na dependência da escolha de microrganismos que possuam exigências de cultivo semelhantes.

Os modelos baseados em *microcosmos*, por sua vez, representam uma tentativa de trazer para o laboratório uma porção mínima, intacta e sem distorção de um ecossistema em seu estado natural. Os microcosmos são desenvolvidos a partir da coleta de amostras de um ambiente específico de interesse, como os biofilmes dentários ou a saliva, e o posterior cultivo dessas amostras em laboratório. A vantagem desse tipo de inóculo é a manutenção da heterogeneidade e complexidade da amostra original, possibilitando que as interações de uma comunidade microbiana bem mais complexa sejam replicadas dentro do ambiente laboratorial.[77] Com isso, os biofilmes cultivados são mais complexos e hererogêneos e similares ao sistema natural.[78] A desvantagem está relacionada à variabilidade interindividual no que se refere à composição microbiológica da amostra clínica coletada, o que pode comprometer a reprodutibilidade e confiabilidade dos resultados se os experimentos forem realizados com amostras provenientes de diferentes indivíduos. Para minimizar essa variabilidade, os critérios necessários para escolha dos indivíduos doadores de material clínico, assim como os critérios necessários para coleta das amostras, devem ser muito claros, e determinados previamente ao início do estudo. Microcosmos originados de amostras clínicas de biofilme ou da saliva, por exemplo, têm sido empregados para elucidar a dinâmica dos processos cariosos, periondontais e implantodológicos.[79-83]

Tipos de superfície

Diversos materiais têm sido utilizados como superfície para o crescimento de biofilmes em modelos laboratoriais. Muitos deles tentam simular os sítios encontrados na cavidade bucal, como blocos ou discos de esmalte, dentina ou dentina radicular proveniente de dentes bovinos ou de dentes humanos extraídos. É ainda comum que essas superfícies possuam algumas modificações tentando aproximá-las ainda mais da situação clínica encontrada na cavidade bucal. São exemplos disso as amostras de esmalte ou dentina que apresentam cavidades[84,85] ou fendas entre dente e restauração visando reproduzir restaurações defeituosas.[61]

Os dentes bovinos ou humanos são geralmente usados quando se quer estudar o desenvolvimento de lesões de cárie decorrentes do biofilme formado sobre as amostras. No entanto, quando se quer estudar modificações ou interações biológicas em resposta a certas condições de nutrição ou tratamentos impostos ao biofilme crescido, as superfícies inertes como vidro, plástico ou discos de hidroxiapatita (material confeccionado e de composição semelhante ao esmalte dentário) são preferidos.[61] Além dos materiais mencionados, é comum que materiais restauradores ou superfícies de implantes sejam utilizadas como superfície para o crescimento de biofilmes. Nesses casos, avalia-se o potencial de acúmulo bacteriano sobre a superfície do material, o qual o relaciona às suas potenciais interações negativas com os tecidos ósseos e gengivais.

Existe um modelo de biofilme ideal?

Como descrito até aqui, são várias as opções de modelos de biofilmes disponíveis para uso laboratorial. De forma geral, os modelos laboratoriais de cultivo de biofilmes não são capazes de simular toda a complexidade de eventos e de condições ambientais encontrados na cavidade bucal. Apesar dos resultados fornecidos pelos modelos laboratoriais de cultivo de biofilme não apresentarem uma aplicação clínica imediata, esses modelos são ferramentas úteis para pesquisas pré-clínicas relacionadas a doenças associadas aos biofilmes microbianos. Muito do que hoje se sabe sobre interações microbianas, mecanismos de sinalização intercelular, mecanismos potencialmente relacionados à virulência, efeito de substâncias antimicrobianas, expressão gênica e características fenotípicas em resposta a diferentes condições ambientais, e muitos outros fatores, são provenientes, em sua grande maioria, de estudos realizados com modelos laboratoriais de cultivo de biofilmes. Alguns modelos apresentam uma configuração mais complexa, como os dispositivos dinâmicos de cultura contínua, ou mais simplificada, como os modelos estáticos. Os modelos mencionados neste capítulo, e outros tantos que não foram explicitados aqui, possuem vantagens e desvantagens de uso (**Tabela 3**), e cabe ao pesquisador escolher as características que melhor se enquadram ao objetivo do estudo, ao tempo necessário para alcançar os resultados e com o orçamento disponibilizado para a pesquisa. A escolha também deve priorizar modelos validados,[61] ou seja, aqueles cujos biofilmes apresentem comportamento semelhante e predizível em todas as simulações realizadas. Independentemente do modelo escolhido, é fundamental ter ciência das limitações inerentes a cada um deles.

Em geral, o sistema estático apresenta-se vantajoso quando a resposta a ser alcançada precisa ser rápida, uma vez que o sistema produz biofilmes em uma taxa mais rápida que os modelos dinâmicos. Esses modelos possuem equipamentos simples (**Figura 13**), são de fácil manipulação e baixo custo considerando a pequena quantidade de meio de cultura necessária para nutrição dos biofilmes. Esse tipo de modelo também permite que várias condições sejam testadas independentemente em cada poço da placa de cultivo. Isso é bastante vantajoso, pois economiza tempo e recursos laboratoriais de pesquisa. Já o sistema dinâmico possui a vantagem de simular algumas características mais próximas da cavidade bucal, como o fluxo salivar e nutricional, e as forças de cisalhamento que o biofilme sofre na cavidade bucal. No entanto, esse sistema necessita de equipamentos sofisticados e caros e, em geral, a condução de seus experimentos demanda elevados custos. Todas essas características devem ser levadas em consideração na escolha de um modelo para o estudo dos biofilmes. Uma recomendação geral, considerando a escolha de modelos para pesquisas futuras, seria selecionar os modelos mais simples para investigações iniciais e os mais complexos para a simulação de testes pré-clinicos finais, objetivando testar hipóteses e

Tabela 2 Vantagens e desvantagens em relação aos tipos de inóculos microbianos para o modelamento de biofilmes

Inóculo	Vantagens	Desvantagens
Monocultura (cultura pura)	- Possibilita estudar aspectos fisiológicos e genéticos de um microrganismo específico - Permite estudar a influência de condição nutricional específica para um tipo específico de microrganismo - Permite averiguar a influência de condições atmosféricas e de temperatura para um tipo específico de microrganismo	- Não mimetiza interações com outros microrganismos - Resultados não podem ser extrapolados para uma comunidade microbiana mais complexa
Consórcios	- Possibilitam estudar interações entre microrganismos (sinérgicas ou antagônicas) - Permitem averiguar interações microbianas de acordo com a influência de variações de potencial hidrogeniônico e de oxidação-redução - Resultados são um pouco mais próximos da realidade clínica quando comparados com os inóculos de monocultura	- O aumento da diversidade de microrganismos microbianos pode tornar o cultivo inviável em decorrência de diferentes exigências nutricionais - Resultados não representam o todo em relação ao ecossistema bucal
Microcosmos	- Representam um ecossistema específico da cavidade bucal mantendo sua heterogeneidade e complexidade - Resultados são mais próximos da realidade clínica quando comparados aos inóculos de monocultura e consórcios	- Apresentam variabilidade interindividual entre as amostras coletadas - Dificuldade de cultivo, necessitando de meios de cultivos específicos e caros

Tabela 3 Descrição das vantagens e desvantagens dos sistemas estático e dinâmico de cultivo de biofilmes

	Modelos estáticos	Modelos dinâmicos
Vantagens	▪ Permitem cultivar os biofilmes por períodos curtos (resultados rápidos) ▪ Equipamento simples ▪ Fácil manipulação ▪ Baixo custo ▪ Múltiplas condições experimentais podem ser avaliadas simultaneamente no mesmo experimento	▪ Permitem cultivar os biofilmes por períodos longos (simular diferentes períodos de maturação dos biofilmes) ▪ Permitem simular fluxo salivar e forças de cisalhamento, curvas de pH podem ser facilmente reproduzidas ▪ Simulação mais próxima de condição clínica ▪ Possibilidade de controlar espessura do biofilme (no caso do CDFF) ▪ Possibilidade de controle da taxa de crescimento microbiano e manutenção de equilíbrio de crescimento (*steady state*) (no caso do quimiostato) ▪ Possibilidade de análise microscópica do biofilme em tempo real (no caso da célula de fluxo)
Limitações	▪ Ausência de simulação de fluxo salivar e de força de cisalhamento ▪ Acúmulo de metabólitos e depleção de nutrientes por longos períodos ▪ Taxas de crescimento microbiano são mais rápidas quando comparadas às condições clínicas	▪ Alto custo e grande tempo operacional ▪ Equipamento e manipulação complexos ▪ Geralmente uma única condição experimental pode ser avaliada por experimento

outras condições antes de avançar para averiguações através de estudos em animais, estudos *in situ* ou estudos clínicos.

CONSIDERAÇÕES FINAIS

A cavidade bucal apresenta uma variedade de hábitats, possibilitando a colonização microbiana na forma de biofilmes. Interações sociais desenvolvidas nos biofilmes são fundamentais para cooperação metabólica e uso eficiente de nutrientes a fim de favorecer o crescimento dos membros da comunidade microbiana. Por outro lado, interações antagônicas atuam simultaneamente modulando o crescimento microbiano. A presença de uma matriz extracelular que envolve e protege as microcolônias é considerada um dos principais fatores de virulência dos biofilmes. Ela aumenta a viscoelasticidade do biofilme mantendo-o espacialmente bem-organizado, estruturado e aderido às superfícies presentes na cavidade bucal. Além disso, a matriz torna os microrganismos menos acessíveis ao sistema imune do hospedeiro. Atuando como uma barreira de difusão, a matriz dificulta a penetração de antimicrobianos no biofilme, o que contribui para maior tolerância dos microrganismos aos antimicrobianos. Essas características fazem com que o controle das doenças mediadas por biofilmes seja um grande desafio.

RESUMO

Biofilmes são agregados de microrganismos aderidos a uma determinada superfície e embebidos em uma matriz extracelular polimérica autoproduzida. Polissacarídeos, proteínas, lipídeos, ácidos nucleicos e estruturas microbianas fazem parte da composição da matriz do biofilme. Essa matriz forma um arcabouço que suporta o crescimento tridimensional do biofilme, conferindo coesão à comunidade microbiana e promovendo sua adesão às superfícies. Além disso, a matriz confere proteção aos microrganismos, limitando a difusão de substâncias antimicrobianas e o acesso às células de defesa. A formação de biofilmes na cavidade bucal (nas superfícies dentária, mucosa ou em materiais dentários) é uma estratégia de sobrevivência fundamental para a maioria dos microrganismos, impedindo que eles sejam deglutidos e removidos desse ambiente. O processo de formação do biofilme é sequencial e iniciado por interações específicas entre adesinas dos microrganismos e receptores da película salivar aderida às superfícies. Esses colonizadores primários criam condições para que outros microrganismos (colonizadores secundários) também colonizem o biofilme por meio de coadesão/coagregação. Nesse processo de formação de biofilme, o microrganismo *Fusobacterium* spp. desempenha um papel fundamental possibilitando a coadesão/coagregação de uma grande diversidade de microrganismos. Na medida em que o biofilme se desenvolve, condições ambientais se alteram (p. ex., redução na disponibilidade de oxigênio), possibilitando sucessão microbiana (representada pelo aumento na proporção de microrganismos anaeróbios estritos). Gradientes nutricionais e de pH estão presentes no biofilme criando microambientes que viabilizam o crescimento de microrganismos com diferentes exigências nutricionais. A proximidade dos microrganismos no biofilme viabiliza interações, as quais podem ser benéficas ou antagônicas, que modulam a microbiota do biofilme. Na maioria das vezes, os biofilmes formados na cavidade bucal estão em relação harmônica com o hospedeiro, não desencadeando doenças. Porém, diversos fatores podem promover disbiose tornando os biofilmes capazes de induzir doenças na cavidade bucal.

QUESTÕES

1. Entre as características/propriedades abaixo, qual não é atribuída aos biofilmes?
   a) Resistência e menor tolerância aos antimicrobianos.
   b) Evasão da resposta imune.
   c) Proteção contra ressecamento.
   d) Reservatório enzimático e de nutrientes.

2. Assinale a alternativa incorreta:
   a) Criptítopos presentes na película proteica que recobre as superfícies possibita interação específica do tipo encaixe com adesinas microbianas.
   b) Estreptococos estão entre os principais colonizadores primários da superfície dentária.
   c) Coadesão é fundamental para a formação do biofilme, mas a coagregação parece contribuir pouco para esse processo.
   d) Polissacarídeos extracelulares sintetizados na presença de sacarose podem contribuir para o desenvolvimento da matriz do biofilme.

3. Em relação aos gradientes presentes no biofilme, é incorreto dizer que:
   a) A presença dos gradientes cria diversos microambientes que suportam a coexistência entre microrganismos que apresentam diferentes exigências nutricionais e atmosféricas.
   b) Há uma tendência à redução na disponibilidade de nutrientes de acordo com a profundidade do biofilme, sendo essa disponibilidade maior nas camadas mais superficiais do biofilme.
   c) Microrganismos aeróbios têm seu crescimento favorecido nas camadas mais internas do biofilme.
   d) Microrganismos ácido-sensíveis e ácido-tolerantes se distribuem no biofilme de acordo com o pH de cada microambiente.

4. Sobre as superfícies presentes na cavidade bucal, qual das afirmações está incorreta?
   a) Os dentes são superfícies não descamáveis que possibilitam colonização duradoura de microrganismos possibilitando o desenvolvimento de biofilmes espessos e bem estruturados.
   b) Materiais dentários apresentam diferentes características físico-químicas que podem interferir no processo de adesão microbiana e no desenvolvimento de biofilme.
   c) Degradação superficial de resinas e cimentos de ionômero de vidro, e corrosão de ligas metálicas são algumas alterações induzidas pelos biofilmes. Essas alterações contribuem para maior deposição microbiana sobre essas superfícies.
   d) A quantidade de monômero não polimerizado na superfície da resina parece não afetar a rugosidade do material, exercendo pouco efeito sobre a formação de biofilme.

Gabarito: 1a; 2c; 3c; 4d

REFERÊNCIAS

1. Flemming H-C, Wingender J, Szewzyk U, Steinberg P, Rice SA, Kjelleberg S. Biofilms: an emergent form of bacterial life. Nat Rev Microbiol. 2016;14(9):563-75.
2. Flemming H-C, Wingender J. The biofilm matrix. Nat Rev Microbiol. 2010;8(9):623-33.
3. Cugini C, Shanmugam M, Landge N, Ramasubbu N. The role of Exopolysaccharides in oral biofilms. J Dent Res. 2019;98(7):739-45.
4. Hao Y, Huang X, Zhou X, Li M, Ren B, Peng X, et al. Influence of dental prosthesis and restorative materials interface on oral biofilms. Int J Mol Sci. 2018;19(10). https://creativecommons.org/licenses/by/4.0/
5. Huang R, Li M, Gregory RL. Bacterial interactions in dental biofilm. Virulence. 2011;2(5):435-44.
6. Koga T, Okahashi N, Takahashi I, Kanamoto T, Asakawa H, Iwaki M. Surface hydrophobicity, adherence, and aggregation of cell surface protein antigen mutants of Streptococcus mutans serotype c. Infect Immun. 1990;58(2):289-96.
7. Cassels FJ, Hughes CV, Nauss JL. Adhesin receptors of human oral bacteria and modeling of putative adhesin-binding domains. J Ind Microbiol. 1995;15(3):176-85.
8. Whittaker CJ, Klier CM, Kolenbrander PE. Mechanisms of adhesion by oral bacteria. Annu Rev Microbiol. 1996;50:513-52.
9. Marsh PD, Nyvad B. Dental caries. The disease and its clinical management. In: Fejerskov O, Kidd EAM (ed.). The oral microflora and biofilms on teeth. 2. ed. Oxford: Blackwell; 2008.
10. Kolenbrander PE, Andersen RN, Blehert DS, Egland PG, Foster JS, Palmer RJJ. Communication among oral bacteria. Microbiol Mol Biol Rev MMBR. 2002;66(3):486-505, table of contents.
11. Negrini T de C, Koo H, Arthur RA. Candida-bacterial biofilms and host-microbe interactions in oral diseases. Adv Exp Med Biol. 2019;1197:119-41.
12. Guggenheim B, Gmür R, Galicia JC, Stathopoulou PG, Benakanakere MR, Meier A, et al. In vitro modeling of host-parasite interactions: the 'subgingival' biofilm challenge of primary human epithelial cells. BMC Microbiol. 2009;9:280. https://creativecommons.org/licenses/by/2.0/
13. Zijnge V, van Leeuwen MBM, Degener JE, Abbas F, Thurnheer T, Gmür R, et al. Oral biofilm architecture on natural teeth. PloS One. 2010;5(2):e9321. https://creativecommons.org/licenses/by/4.0/

14. Guilhen C, Forestier C, Balestrino D. Biofilm dispersal: multiple elaborate strategies for dissemination of bacteria with unique properties. Mol Microbiol. 2017;105(2):188-210.
15. Bowen WH, Burne RA, Wu H, Koo H. Oral biofilms: pathogens, matrix, and polymicrobial interactions in microenvironments. Trends Microbiol. 2018;26(3):229-42.
16. Karygianni L, Ren Z, Koo H, Thurnheer T. Biofilm matrixome: extracellular components in structured microbial communities. Trends Microbiol. 2020;28(8):668-81.
17. Xiao J, Klein MI, Falsetta ML, Lu B, Delahunty CM, Yates JR 3rd, et al. The exopolysaccharide matrix modulates the interaction between 3D architecture and virulence of a mixed-species oral biofilm. PLoS Pathog. 2012;8(4):e1002623. https://creativecommons.org/licenses/by/4.0/
18. Hwang G, Liu Y, Kim D, Sun V, Aviles-Reyes A, Kajfasz JK, et al. Simultaneous spatiotemporal mapping of in situ pH and bacterial activity within an intact 3D microcolony structure. Sci Rep. 2016;6:32841. https://creativecommons.org/licenses/by/4.0/
19. Kolenbrander PE. Oral microbial communities: biofilms, interactions, and genetic systems. Annu Rev Microbiol. 2000;54:413-37.
20. Kreth J, Giacaman RA, Raghavan R, Merritt J. The road less traveled - defining molecular commensalism with Streptococcus sanguinis. Mol Oral Microbiol. 2017;32(3):181-96.
21. Redanz S, Cheng X, Giacaman RA, Pfeifer CS, Merritt J, Kreth J. Live and let die: Hydrogen peroxide production by the commensal flora and its role in maintaining a symbiotic microbiome. Mol Oral Microbiol. 2018;33(5):337-52.
22. Grenier D. Nutritional interactions between two suspected periodontopathogens, Treponema denticola and Porphyromonas gingivalis. Infect Immun. 1992;60(12):5298-301.
23. Koo H, Allan RN, Howlin RP, Stoodley P, Hall-Stoodley L. Targeting microbial biofilms: current and prospective therapeutic strategies. Nat Rev Microbiol. 2017;15(12):740-55.
24. Kim D, Liu Y, Benhamou RI, Sanchez H, Simón-Soro Á, Li Y, Hwang G, Fridman M, Andes DR, Koo H. Bacterial-derived exopolysaccharides enhance antifungal drug tolerance in a cross--kingdom oral biofilm. ISME J. 2018 Jun;12(6):1427-1442
25. Kong EF, Tsui C, Kucharíková S, Andes D, Van Dijck P, Jabra-Rizk MA. Commensal protection of Staphylococcus aureus against antimicrobials by Candida albicans biofilm matrix. mBio. 2016;7(5).
26. Nes IF, Diep DB, Holo H. Bacteriocin diversity in Streptococcus and Enterococcus. J Bacteriol. 2007;189(4):1189-98.
27. Huang B, Zhang Q, Yuan Y, Xin N, He K, Huang Y, et al. Sema3a inhibits the differentiation of raw264.7 cells to osteoclasts under 2gy radiation by reducing inflammation. PLoS One [Internet]. 2018;13(7). oi: 10.1371/journal.pone.0200000.
28. Cugini C, Stephens DN, Nguyen D, Kantarci A, Davey ME. Arginine deiminase inhibits Porphyromonas gingivalis surface attachment. Microbiol Read Engl. 2013;159(Pt 2):275-85.
29. Camilli A, Bassler BL. Bacterial small-molecule signaling pathways. Science. 2006;311(5764):1113-6.
30. Rickard AH, Palmer RJJ, Blehert DS, Campagna SR, Semmelhack MF, Egland PG, et al. Autoinducer 2: a concentration-dependent signal for mutualistic bacterial biofilm growth. Mol Microbiol. 2006;60(6):1446-56.
31. Li YH, Lau PC, Lee JH, Ellen RP, Cvitkovitch DG. Natural genetic transformation of Streptococcus mutans growing in biofilms. J Bacteriol. 2001;183(3):897908.
32. Mathé L, Van Dijck P. Recent insights into Candida albicans biofilm resistance mechanisms. Curr Genet. 2013;59(4):251-64.
33. Rodrigues CF, Černáková L. Farnesol and tyrosol: secondary metabolites with a crucial quorum-sensing role in Candida biofilm development. Genes. 2020;11(4).
34. Kim D, Sengupta A, Niepa THR, Lee B-H, Weljie A, Freitas-Blanco VS, et al. Candida albicans stimulates Streptococcus mutans microcolony development via cross-kingdom biofilm-derived metabolites. Sci Rep. 2017;7:41332.
35. Kong EF, Tsui C, Kucharíková S, Van Dijck P, Jabra-Rizk MA. Modulation of Staphylococcus aureus response to antimicrobials by the Candida albicans quorum sensing molecule farnesol. Antimicrob Agents Chemother. 2017;61(12).
36. Nakayama J, Cao Y, Horii T, Sakuda S, Akkermans AD, de Vos WM, et al. Gelatinase biosynthesis-activating pheromone: a peptide lactone that mediates a quorum sensing in Enterococcus faecalis. Mol Microbiol. 2001;41(1):145-54.
37. Joyner PM, Liu J, Zhang Z, Merritt J, Qi F, Cichewicz RH. Mutanobactin A from the human oral pathogen Streptococcus mutans is a cross-kingdom regulator of the yeast-mycelium transition. Org Biomol Chem. 2010;8(24):5486-9.
38. Bachtiar EW, Bachtiar BM, Jarosz LM, Amir LR, Sunarto H, Ganin H, et al. AI-2 of Aggregatibacter actinomycetemcomitans inhibits Candida albicans biofilm formation. Front Cell Infect Microbiol. 2014;4:94.
39. Bamford CV, d'Mello A, Nobbs AH, Dutton LC, Vickerman MM, Jenkinson HF. Streptococcus gordonii modulates Candida albicans biofilm formation through intergeneric communication. Infect Immun. 2009;77(9):3696-704.
40. Xu H, Sobue T, Bertolini M, Thompson A, Vickerman M, Nobile CJ, et al. S. oralis activates the Efg1 filamentation pathway in C. albicans to promote cross-kingdom interactions and mucosal biofilms. Virulence. 2017;8(8):1602-17.
41. Nyvad B, Fejerskov O. Scanning electron microscopy of early microbial colonization of human enamel and root surfaces in vivo. Scand J Dent Res. 1987;95(4):287-96.
42. Paula AJ, Hwang G, Koo H. Dynamics of bacterial population growth in biofilms resemble spatial and structural aspects of urbanization. Nat Commun. 2020;11(1):1354. https://creativecommons.org/licenses/by/4.0/
43. Nobbs AH, Jenkinson HF, Jakubovics NS. Stick to your gums: mechanisms of oral microbial adherence. J Dent Res. 2011;90(11):1271-8.
44. Xu H, Sobue T, Thompson A, Xie Z, Poon K, Ricker A, et al. Streptococcal co-infection augments Candida pathogenicity by amplifying the mucosal inflammatory response. Cell Microbiol. 2014;16(2):214-31.
45. Wang X, Zhu W, Zhou Y, Xu W, Wang H. RIPK4 is downregulated in poorly differentiated tongue cancer and is associated with migration/invasion and cisplatin-induced apoptosis. Int J Biol Markers. 2014;29(2):e150-9.
46. Song F, Koo H, Ren D. Effects of material properties on bacterial adhesion and biofilm formation. J Dent Res. 2015;94(8):1027-34.
47. Quirynen M, Bollen CM, Papaioannou W, Van Eldere J, van Steenberghe D. The influence of titanium abutment surface roughness on plaque accumulation and gingivitis: short-term observations. Int J Oral Maxillofac Implants. 1996;11(2):169-78.
48. Anselme K, Davidson P, Popa AM, Giazzon M, Liley M, Ploux L. The interaction of cells and bacteria with surfaces structured at the nanometre scale. Acta Biomater. 2010;6(10):3824-46.
49. Teughels W, Van Assche N, Sliepen I, Quirynen M. Effect of material characteristics and/or surface topography on biofilm development. Clin Oral Implants Res. 2006;17 Suppl 2:68-81.
50. Brambilla E, Gagliani M, Ionescu A, Fadini L, García-Godoy F. The influence of light-curing time on the bacterial colonization of resin composite surfaces. Dent Mater Off Publ Acad Dent Mater. 2009;25(9):1067-72.
51. Pereira CA, Eskelson E, Cavalli V, Liporoni PCS, Jorge AOC, do Rego MA. Streptococcus mutans biofilm adhesion on composite resin surfaces after different finishing and polishing techniques. Oper Dent. 2011;36(3):311-7.
52. Sadeghinejad L, Cvitkovitch DG, Siqueira WL, Merritt J, Santerre JP, Finer Y. Mechanistic, genomic and proteomic study on the effects of BisGMA-derived biodegradation product on cariogenic bacteria. Dent Mater Off Publ Acad Dent Mater. 2017;33(2):175-90.

53. Nakajo K, Imazato S, Takahashi Y, Kiba W, Ebisu S, Takahashi N. Fluoride released from glass-ionomer cement is responsible to inhibit the acid production of caries-related oral streptococci. Dent Mater Off Publ Acad Dent Mater. 2009;25(6):703-8.
54. Hayacibara MF, Rosa OPS, Koo H, Torres SA, Costa B, Cury JA. Effects of fluoride and aluminum from ionomeric materials on S. mutans biofilm. J Dent Res. 2003;82(4):267-71.
55. Wiegand A, Buchalla W, Attin T. Review on fluoride-releasing restorative materials--fluoride release and uptake characteristics, antibacterial activity and influence on caries formation. Dent Mater Off Publ Acad Dent Mater. 2007;23(3):343-62.
56. Zappala C, Shoher I, Battaini P. Microstructural aspects of the Captek alloy for porcelain-fused-to-metal restorations. J Esthet Dent. 1996;8(4):151-6.
57. Souza JCM, Ponthiaux P, Henriques M, Oliveira R, Teughels W, Celis J-P, et al. Corrosion behaviour of titanium in the presence of Streptococcus mutans. J Dent. 2013;41(6):528-34.
58. Welander M, Abrahamsson I, Berglundh T. The mucosal barrier at implant abutments of different materials. Clin Oral Implants Res. 2008;19(7):635-41.
59. Zhao B, van der Mei HC, Subbiahdoss G, de Vries J, Rustema-Abbing M, Kuijer R, et al. Soft tissue integration versus early biofilm formation on different dental implant materials. Dent Mater Off Publ Acad Dent Mater. 2014;30(7):716-27.
60. Brown JL, Johnston W, Delaney C, Short B, Butcher MC, Young T, et al. Polymicrobial oral biofilm models: simplifying the complex. J Med Microbiol. 2019;68(11):1573-84.
61. Maske TT, van de Sande FH, Arthur RA, Huysmans MCDNJM, Cenci MS. In vitro biofilm models to study dental caries: a systematic review. Biofouling. 2017;33(8):661-75.
62. Horn H, Lackner S. Modeling of biofilm systems: a review. Adv Biochem Eng Biotechnol. 2014;146:53-76.
63. Costerton JW. Introduction to biofilm. Int J Antimicrob Agents. 1999;11(3-4):217-21; discussion 237-239.
64. Costerton JW, Geesey GG, Cheng KJ. How bacteria stick. Sci Am. 1978;238(1):86-95.
65. Tang G, Yip H-K, Cutress TW, Samaranayake LP. Artificial mouth model systems and their contribution to caries research: a review. J Dent. 2003;31(3):161-71.
66. Russell C, Coulter WA. Continuous monitoring of pH and Eh in bacterial plaque grown on a tooth in an artificial mouth. Appl Microbiol. 1975;29(2):141-4.
67. Marsh PD, Hunter JR, Bowden GH, Hamilton IR, McKee AS, Hardie JM, et al. The influence of growth rate and nutrient limitation on the microbial composition and biochemical properties of a mixed culture of oral bacteria grown in a chemostat. J Gen Microbiol. 1983;129(3):755-70.
68. Marsh PD, Williamson MI, Keevil CW, McDermid AS, Ellwood DC. Influence of sodium and potassium ions on acid production by washed cells of Streptococcus mutans ingbritt and Streptococcus sanguis NCTC 7865 grown in a chemostat. Infect Immun. 1982;36(2):476-83.
69. Kinniment SL, Wimpenny JW, Adams D, Marsh PD. The effect of chlorhexidine on defined, mixed culture oral biofilms grown in a novel model system. J Appl Bacteriol. 1996;81(2):120-5.
70. Pratten J, Smith AW, Wilson M. Response of single species biofilms and microcosm dental plaques to pulsing with chlorhexidine. J Antimicrob Chemother. 1998;42(4):453-9.
71. Coenye T, Nelis HJ. In vitro and in vivo model systems to study microbial biofilm formation. J Microbiol Methods. 2010;83(2):89-105.
72. Salli KM, Ouwehand AC. The use of in vitro model systems to study dental biofilms associated with caries: a short review. J Oral Microbiol. 2015;7:26149.
73. Guggenheim B, Guggenheim M, Gmür R, Giertsen E, Thurnheer T. Application of the Zürich biofilm model to problems of cariology. Caries Res. 2004;38(3):212-22.
74. van de Sande FH, Azevedo MS, Lund RG, Huysmans MCDNJM, Cenci MS. An in vitro biofilm model for enamel demineralization and antimicrobial dose-response studies. Biofouling. 2011;27(9):1057-63.
75. McBain AJ. Chapter 4: In vitro biofilm models: an overview. Adv Appl Microbiol. 2009;69:99-132.
76. Marsh PD. Microbiology of dental plaque biofilms and their role in oral health and caries. Dent Clin North Am. 2010;54(3):441-54.
77. Rudney JD, Chen R, Lenton P, Li J, Li Y, Jones RS, et al. A reproducible oral microcosm biofilm model for testing dental materials. J Appl Microbiol. 2012;113(6):1540-53.
78. Wimpenny JW. CRC handbook of laboratory model systems for microbial ecosystems. Vol. 2. Boca Raton: CRC Press; 1988.
79. Azevedo MS, van de Sande FH, Maske TT, Signori C, Romano AR, Cenci MS. Correlation between the cariogenic response in biofilms generated from saliva of mother/child pairs. Biofouling. 2014;30(8):903-9.
80. Azevedo MS, van de Sande FH, Romano AR, Cenci MS. Microcosm biofilms originating from children with different caries experience have similar cariogenicity under successive sucrose challenges. Caries Res. 2011;45(6):510-7.
81. Fernandez Y Mostajo M, Exterkate RAM, Buijs MJ, Beertsen W, van der Weijden GA, Zaura E, et al. A reproducible microcosm biofilm model of subgingival microbial communities. J Periodontal Res. 2017;52(6):1021-31.
82. Ionescu AC, Brambilla E, Azzola F, Ottobelli M, Pellegrini G, Francetti LA. Laser microtextured titanium implant surfaces reduce in vitro and in situ oral biofilm formation. PloS One. 2018;13(9):e0202262.
83. Signori C, van de Sande FH, Maske TT, de Oliveira EF, Cenci MS. Influence of the inoculum source on the cariogenicity of in vitro microcosm biofilms. Caries Res. 2016;50(2):97-103.
84. Deng DM, ten Cate JM. Demineralization of dentin by Streptococcus mutans biofilms grown in the constant depth film fermentor. Caries Res. 2004;38(1):54-61.
85. Deng DM, Buijs MJ, ten Cate JM. The effects of substratum on the pH response of Streptococcus mutans biofilms and on the susceptibility to 0.2% chlorhexidine. Eur J Oral Sci. 2004;112(1):42-7.
86. Maske TT, Brauner KV, Nakanishi L, Arthur RA, van de Sande FH, Cenci MS. An in vitro dynamic microcosm biofilm model for caries lesion development and antimicrobial dose-response studies. Biofouling. 2016;32(3):339-48. doi: 10.1080/08927014.2015.1130824. PMID: 26905384.

CAPÍTULO 5

Metabolismo microbiano

- Marlise Inêz Klein
- Rodrigo Alex Arthur
- Regianne Umeko Kamiya

✔ PONTOS IMPORTANTES

- De forma geral, glicoproteínas salivares (ou fornecidas pelo fluido crevicular gengival) são as principais fontes de energia dos microrganismos na cavidade bucal. Enzimas do tipo glicosidases (tanto do hospedeiro quanto dos microrganismos) hidrolisam as glicoproteínas disponibilizando carboidratos e proteínas/peptídeos para o metabolismo microbiano. Microrganismos sacarolíticos utilizam os carboidratos como fonte de energia. Proteínas, peptídeos e aminoácidos hidrolisados a partir das glicoproteínas salivares ou dos tecidos do hospedeiro atuam como fonte de energia para microrganismos proteolíticos. Redes ou cadeias metabólicas são estabelecidas entre os membros das comunidades microbianas a fim de viabilizar o crescimento e a manutenção da viabilidade de todos os membros da comunidade.
- O oxigênio pode ser metabolizado em espécies reativas de oxigênio (ERO), como peróxido de hidrogênio, radicais superóxido, hidroperoxila e hidroxila, que são capazes de induzir dano oxidativo. Os microrganismos da cavidade bucal possuem um arsenal de sistemas de defesa contra esses danos oxidativos. De forma geral, esses mecanismos são baseados na atividade enzimática de catalases, peroxidases, hidroxiperoxidases, redutases e desidrogenases que são capazes de degradar as ERO em compostos não tóxicos.
- A tolerância aos ácidos produzidos pelo metabolismo microbiano (também denominada aciduricidade) é condição necessária à manutenção da viabilidade microbiana em ambientes altamente acidificados. Microrganismos ácido-sensíveis não são capazes de crescer em ambientes ácidos, enquanto microrganismos ácido-tolerantes não necessitam de ambiente acidificado, mas toleram ambiente de reduzido pH. Como forma de manutenção da viabilidade microbiana em ambientes acidificados, os microrganismos apresentam mecanismos de tolerância ao ácido. Esses mecanismos podem ser constitutivos ou adaptativos. A bomba de prótons F-ATPase é um exemplo de mecanismo constitutivo. Já a modificação na composição lipídica da membrana celular, renaturação ou degradação das proteínas danificadas ou a excisão de trechos de DNA danificados pelo baixo pH são mecanismos adaptativos de tolerância ao ácido.
- A metabolização de arginina, agmatina e ureia leva à produção de amônia que atua como aceptor de íons hidrogênio promovendo a alcalinização do ambiente. O consumo de ácido lático (lactato) por *Veillonella* spp. também contribui para o controle do pH no biofilme. Esses mecanismos são importantes na dinâmica ácido-base dos biofilmes da cavidade bucal auxiliando os microrganismos ácido-sensíveis na tolerância ao ambiente acidificado.
- A célula fúngica possui mecanismos sofisticados e altamente sensíveis para a captação de compostos ricos em carbono e nitrogênio. Sensores presentes na parede celular fúngica são capazes de identificar a presença desses compostos no meio extracelular e assimilá-los

✔ PONTOS IMPORTANTES

por meio de transportadores ativados por mecanismos sinalizadores intracelulares. Como a metabolização desses compostos é energeticamente favorável, eles são considerados fontes de energia preferenciais. Na presença desses compostos, a utilização de fontes alternativas de carbono e nitrogênio pode ser reprimida por meio de processos denominados repressão catabólica do carbono (RCC) e repressão catabólica do nitrogênio (RCN).

- Ferro e zinco são micronutrientes essenciais no metabolismo fúngico. O hospedeiro desenvolveu mecanismos sofisticados que restringem o acesso dos microrganismos a esses metais. O fungo *C. albicans* possui mecanismos específicos para sobrepujar essa restrição nutricional de forma a otimizar a captura desses microelementos mesmo quando sua disponibilidade é limitada. Dessa forma, este fungo é capaz de assimilar ferro e zinco para a manutenção de processos metabólicos essenciais para a viabilidade fúngica.

INTRODUÇÃO

O crescimento microbiano na forma de biofilme possibilita maior proximidade física entre as células microbianas, o que viabiliza interações entre os microrganismos, e entre os microrganismos e o hospedeiro na dependência ou não da matriz extracelular do biofilme. Conforme descrito no **Capítulo 4**, os microrganismos se conectam uns com os outros através de adesinas e dos componentes da matriz extracelular. Isso permite que as atividades fisiológicas/metabólicas de um microrganismo modifiquem o ambiente para os microrganismos vizinhos. Nesse sentido, os metabólitos excretados no ambiente por um microrganismo podem afetar positiva ou negativamente outro microrganismo e modular seu comportamento em resposta às condições ambientais.[1-3] Veremos neste capítulo o metabolismo dos microrganismos no biofilme e de que forma esses microrganismos interagem uns com os outros.

ASPECTOS GERAIS DE FISIOLOGIA E METABOLISMO MICROBIANOS NA CAVIDADE BUCAL

O metabolismo microbiano é o conjunto de atividades metabólicas realizadas por um microrganismo para a realização de funções orgânicas como nutrição, crescimento, reprodução e sobrevivência em determinado hábitat. Os microrganismos respondem às condições ambientais dinâmicas (disponibilidade de nutrientes, condições atmosféricas, pH, temperatura e potencial de oxidação-redução) por meio de padrões de regulação gênica que podem ser alcançados pela regulação da transcrição gênica propriamente dita ou regulação pós-transcricional. Na cavidade bucal, centenas de microrganismos convivem no mesmo ambiente, geralmente organizados em biofilmes que se desenvolvem dinamicamente nas superfícies descamativas de mucosa, em superfícies do esmalte, dentina exposta, cemento dentário, próteses dentárias, implantes e materiais restauradores.

A fisiologia de um microrganismo na cavidade bucal é direcionada para sua necessidade de sobreviver e gerenciar os estresses ambientais aos quais os biofilmes da cavidade bucal estão expostos, sendo eles a baixa disponibilidade de nutrientes (especialmente nas porções mais internas do biofilme), presença do estresse oxidativo e acúmulo de metabólitos residuais por toda a espessura do biofilme.

A saliva é uma fonte fundamental de nutrientes e energia para os microrganismos da cavidade bucal, uma vez que os nutrientes provenientes da dieta do hospedeiro estão disponíveis na cavidade bucal de modo intermitente. Enquanto alguns microrganismos são capazes de sobreviver e de se manter metabolicamente ativos utilizando diretamente a saliva como única fonte de nutrição, outros microrganismos são incapazes de obter energia das macromoléculas presentes na saliva, necessitando, assim, da integração metabólica com outros microrganismos que degradarão essas macromoléculas fornecendo nutrientes de baixo peso molecular passíveis de serem utilizados como fonte de energia. Além disso, alguns microrganismos necessitam de metabólitos produzidos pelo metabolismo de outros membros da comunidade microbiana como fonte de energia. Um exemplo disso envolve o consumo de ácido lático (produzido por bactérias do gênero *Streptococcus*) por bactérias do gênero *Veillonella*.

Dessa forma, o metabolismo microbiano em biofilmes da cavidade bucal é controlado tanto pela localização geográfica dos microrganismos (p. ex., comunidades microbianas do biofilme supragengival ou subgengival, ou mesmo comunidades microbianas associadas às superfícies mucosas) quanto pelas relações ecológicas entre os membros das comunidades. Pois, como descrito acima, em comunidades microbianas complexas a utilização otimizada dos substratos disponíveis para metabolização depende de interações metabólicas complementares entre diversos microrganismos. Portanto, a biogeografia e as atividades metabólicas dos microrganismos estão interconectadas em biofilmes em homeostase (compatíveis com a condição clínica de saúde). Entretanto, fatores ambientais e do hospedeiro podem promover modificações metabólicas específicas nas comunidades microbianas que em estado de disbiose contribuem para o desenvolvimento de doenças da cavidade bucal, como cárie dentária, doenças periodontais, infecções endodônticas, infecções fúngicas, mucosite e câncer bucal.

A maior parte do conhecimento disponível sobre metabolismo de microrganismos e de biofilmes foi adquirida por meio de estudos laboratoriais usando culturas puras de cepas isoladas de diferentes sítios da cavidade bucal, ou por meio de consórcios ou cocultivo de dois ou mais microrganismos de interesse. Apesar da compreensão de que o metabolismo global do biofilme é bem mais complexo que o metabolismo expresso por um microrganismo específico,[4] os conhecimentos obtidos com esses estudos elucidaram muitos mecanismos de patogenicidade e muito têm nos auxiliado no entendimento da relação que existe entre microbiota e hospedeiro. Os resultados desses estudos permitem abastecer os repositórios responsáveis pela construção das vias metabólicas de aquisição de nutrientes e geração de energia para o funcionamento e crescimento celular. Um exemplo desses repositórios de acesso livre é a KEGG (*Kyoto Encyclopedia of Genes and Genomes*; https://www.kegg.jp/).

Por muitos anos, a impossibilidade de cultivo de muitos microrganismos em laboratório (em virtude das limitações nutricionais ou das condições ambientais subótimas) tornou difícil desvendar o metabolismo global das comunidades microbianas. Nas duas últimas décadas, porém, avanços nas metodologias de caraterização de comunidades microbianas independentes de cultivo e de análises funcionais (como metatranscriptoma, metaproteoma e metametaboloma) têm possibilitado maior compreensão sobre esse tema. As vias metabólicas a serem descritas neste capítulo são aquelas críticas e essenciais para o crescimento de vários microrganismos na cavidade bucal. Associações entre alguns metabólitos e algumas doenças ou condições bucais também serão apresentados (**Figura 1**).

Aspectos do ambiente bucal que podem influenciar o metabolismo microbiano

Os principais fatores do ambiente bucal que influenciam o metabolismo microbiano são a disponibilidade de nutrientes, as condições atmosféricas, o pH, o potencial de oxidação-redução e a organização dos microrganismos em comunidades nos biofilmes. Assim, esses microrganismos enfrentam uma variedade de desafios: desde a necessidade de catabolizar uma ampla variedade de substratos fornecidos pela saliva, pelo fluido crevicular gengival ou pela dieta, à tolerância e adaptação às principais flutuações nas condições ambientais que causam estresses nos biofilmes. A temperatura na cavidade bucal é similar à corpórea. Pequenas oscilações na temperatura da cavidade bucal podem ocorrer durante a ingestão de algum alimento ou bebida, mas os microrganismos são adaptados a essas alterações transitórias e de curta duração.

Os carboidratos servem como a principal fonte de energia para os microganismos da cavidade bucal. Eles podem ser adquiridos a partir da dieta do hospedeiro e pela ação de enzimas microbianas que hidrolisam os carboidratos das glicoproteínas salivares, do fluido crevicular gengival e teciduais. Ácido lático, um produto comum da fermentação de açúcares, é um importante substrato para a geração de energia por outras bactérias, incluindo *Veillonella* spp. e *Aggregatibacter actinomycetemcomitans*. Muitas bactérias da cavidade bucal, especialmente as Gram-negativas anaeróbias, usam aminoácidos como fonte de energia por meio de diversas vias metabólicas. Esses aminoácidos são adquiridos das proteínas do hospedeiro (salivares e teciduais e do fluido crevicular gengival) por intermédio de ações sucessivas de proteases bacterianas e fúngicas. Microrganismos como *Porphyromonas gingivalis* e *Treponema denticola* (frequentemente associadas ao biofilme subgengival) possuem diversas proteases que clivam proteínas em peptídeos fornecendo-os para a comunidade microbiana. Além disso, muitos microrganismos não conseguem sintetizar todos os aminoácidos necessários para seu metabolismo, sendo necessário adquiri-los do ambiente. Assim, os microrganismos, quando em comunidades microbianas complexas como as que estão presentes na cavidade bucal, desenvolvem redes ou cadeias alimentares que viabilizam o crescimento de todos os membros da comunidade.

O pH na cavidade bucal flutua em resposta à metabolização de carboidratos e aminoácidos. O biofilme supragengival pode apresentar valores de pH inferiores a 5,0, enquanto o biofilme subgengival pode apresentar valores de pH ao redor de 8,0. Como amplas variações no pH podem comprometer o metabolismo das comunidades microbianas, os microrganismos possuem múltiplos mecanismos fisiológicos e genéticos para suportar essas alterações no pH, seja pelos processos que os mantêm metabolicamente ativos nesses ambientes acidificados, seja pela síntese de compostos alcalinos no intuito de restabelecer o pH às condições de neutralidade.

O oxigênio *per se* não é particularmente tóxico para os microrganismos. Porém, é tóxica a redução de elétrons únicos de oxigênio pelas enzimas microbianas oxidativas que geram espécies reativas de oxigênio (ERO, radicais de oxigênio tóxicos, incluindo superóxido, peróxidos e radicais hidroxilas), as quais podem danificar lipídeos, proteínas e DNA. Os microrganismos possuem diferentes capacidades de utilização e de reação diante dos radicais de oxigênio. Aqueles que necessitam de oxigênio para seu crescimento são os aeróbios (também denominados aerotolerantes); já os que não crescem na presença de oxigênio são os anaeróbios, os quais podem ser protegidos na comunidade por microrganismos consumidores de oxigênio. Os anaeróbios não toleram oxigênio em razão dos baixos níveis de expressão ou da ausência de enzimas responsáveis pela detoxicação das ERO, como catalase, peroxidase e superóxido dismutase.

A maioria das espécies microbianas na cavidade bucal é anaeróbia facultativa (p. ex., estreptococos), pois cresce tanto na presença quanto na ausência de oxigênio. Algumas espécies necessitam de oxigênio, mas o toleram apenas em pequenas quantidades (por isso são denominadas microaerófilas), enquanto outras têm seu crescimento favorecido por CO_2 (denominadas capnofílicas). Assim,

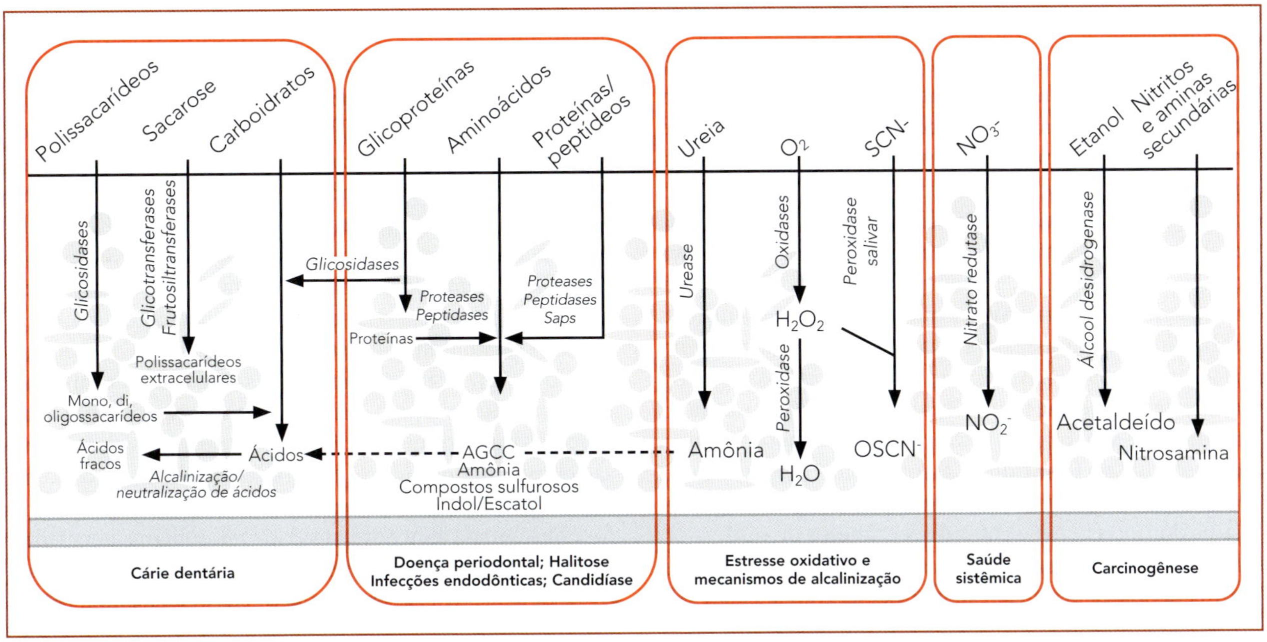

FIGURA 1 Propriedades metabólicas das comunidades microbianas e suas associações com doenças da cavidade bucal. Bactérias sacarolíticas (espécies de *Streptococcus, Actinomyces* e *Lactobacillus*) degradam carboidratos em ácidos orgânicos através da via metabólica de Embden-Meyerhof-Parnas e suas ramificações, resultando em lesões de cárie. Em contrapartida à acidificação, ocorrem alcalinização e neutralização de ácidos através de sistemas de desaminação da arginina e atividade da urease, entre outras vias. Bactérias proteolíticas (espécies de *Prevotella* e *Porphyromonas*) e fungos (*Candida albicans*) catabolizam proteínas e peptídeos em aminoácidos, os quais são catabolizados por vias metabólicas específicas em ácidos graxos de cadeia curta (AGCC), amônia (NH_3) e compostos sulfurosos que potencialmente estão associados a doença periodontal, halitose, infecções endodônticas e candidíase. Aspartil proteinases secretadas (Sap) são enzimas produzidas por *C. albicans* para obtenção de energia. Além disso, existem indicativos de que acetaldeído derivado de etanol e nitrosaminas derivadas de nitritos e aminas secundárias estão relacionados com o desenvolvimento do câncer bucal, enquanto nitrito (NO_2^-) derivado de nitrato (NO_3^-) poderia auxiliar na saúde sistêmica. A atividade metabólica é influenciada pelo ambiente da cavidade bucal, que pode induzir a seleção de um microbioma mais patogênico. AGCC: ácidos graxos de cadeia curta; NO_3^-: nitrato; NO_2^-: nitrito; SCN^-: íons tiocianato; $OSCN^-$: íons hipotiocianato.

Fonte: adaptada de Takahashi, 2015.[5]

o potencial de oxidação-redução, associado ao oxigênio, influencia a sobrevivência e o crescimento dos microrganismos e as interações microbianas no biofilme favorecem microrganismos com um amplo espectro de tolerância ao O_2. Por fim, a arquitetura tridimensional de células microbianas imersas na matriz extracelular gera gradientes de nutrientes, produtos metabólicos e fatores de estresse que promovem a biodiversidade e a sucessão microbiana nos biofilmes, além de influenciarem o metabolismo da comunidade microbiana.

Além disso, as condições ambientais da cavidade bucal podem ser alteradas por mudanças na composição e quantidade de saliva e imunidade do hospedeiro, além de dieta inadequada, doenças preexistentes, terapias com antibióticos e corticosteroides, uso de próteses, má higiene bucal, tabagismo e/ou etilismo. Esses fatores, associados ou não, podem afetar a composição da microbiota e, consequentemente, o metabolismo global dos biofilmes.

Gradientes físico-químicos no biofilme

Durante o desenvolvimento do biofilme, os microrganismos se multiplicam e se coagregam, juntamente com a produção de matriz extracelular. Na medida em que os biofilmes se desenvolvem, especificamente nas superfícies não descamativas da cavidade bucal, a densidade celular aumenta. Isso é especialmente importante em regiões que facilitam a estagnação ou acúmulo de biofilme, como sulcos e fissuras da superfície oclusal dos dentes posteriores, regiões interproximais e subgengivais, no interior dos canais radiculares e de canalículos dentinários, no interior de alvéolos, mas também em superfícies de implantes, próteses dentárias, aparelhos ortodônticos e materiais restauradores. Na presença de procedimentos de higiene bucal inadequados, ou mesmo na ausência de procedimentos terapêuticos eficazes, os biofilmes ali permanecem por um longo período. Porém, essa estagnação e crescimento do biofilme contribuem para a longevidade da comunidade microbiana ali presente, ao mesmo tempo que permite o aumento na espessura e na biomassa do biofilme. Consequentemente, são estabelecidos gradientes físico-químicos no biofilme em termos de disponibilidade de nutrientes, de oxigênio, de potencial de oxidação-redução e de pH, bem como diferentes gradientes de concentração de metabólitos, como descrito a seguir.[6,7]

O transporte de solutos para dentro ou para fora do biofilme é realizado por difusão. Os nutrientes fornecidos pela dieta, pela saliva ou pelo fluido crevicular gengival tendem a ficar mais concentrados nas camadas superficiais, e os níveis de nutrientes diminuem em direção às camadas mais profundas do biofilme. Isso se deve tanto à limitação de difusão *per se* quanto ao fato de que os nutrientes vão sendo metabolizados pelos microrganismos presentes nessas camadas superficiais, reduzindo sua disponibilidade para as camadas mais internas.[8] Esse gradiente de nutrientes viabiliza o crescimento de microrganismos localizados nas camadas mais superficiais, enquanto os microrganismos localizados nas camadas mais internas permanecem com metabolismo basal (funções para manter as células vivas ou quiescentes). Porém, a remodelagem da matriz extracelular (por meio de exoenzimas dextranase e frutanase — como será discutido no **Capítulo 8**), assim como a metabolização de reservas energéticas, como os polissacarídeos intracelulares do tipo glicogênio e outros grânulos de reserva ou inclusões citoplasmáticas (como os de polifosfatos, enxofre, lipídeos), fornece nutrientes para suportar o crescimento de microrganismos nas partes mais profundas do biofilme.[9]

De modo contrário, cria-se um gradiente de metabólitos microbianos cuja concentração é maior nas camadas mais internas do biofilme. Dessa forma, difusão lenta de nutrientes pode limitar o metabolismo nas camadas mais internas do biofilme e acúmulo de metabólitos pode produzir efeito inibitório sobre determinados microrganismos.[3,10] Enquanto os metabólitos produzidos nas camadas superficias dos biofilmes difundem-se facilmente para fora e são eliminados pelo fluxo salivar ou pelo fluido crevicular gengival, alguns metabólitos, dentre eles os ácidos orgânicos, podem permanecer aprisionados no biofilme ou mesmo se difundir para as camadas mais internas e promover a desmineralização das superfícies dentárias. Considerando que os biofilmes são estruturas tridimensionais, entende-se que os mesmos gradientes descritos anteriormente também podem ser encontrados em biofilmes subgengivais ou associados aos canais radiculares. Enquanto essa dinâmica de movimentação de solutos e de metabólitos através do biofilme supragengival é bem conhecida e relevante no que diz respeito ao desenvolvimento de cárie, as evidências não são tão claras no que diz respeito ao fluxo de nutrientes e metabólitos em biofilmes subgengivais e em biofilmes associados aos canais radiculares e sua importância no desenvolvimento da doença periodontal e infecção endodôntica, respectivamente.

Vale ressaltar que os biofilmes não são estruturas compactas, mas apresentam porosidades e canais preeenchidos por água por meio dos quais ocorrem as trocas com o meio bucal. Nesse sentido, os canais de água que penetram os biofilmes são as principais vias de difusão de nutrientes/metabólitos. Embora não existam evidências contundentes sobre tais estruturas em biofilmes dentários, elas fazem parte da literatura sobre biofilmes em geral.[3] Similarmente, gradientes de oxigênio e potencial de oxidação-redução também estão presentes particularmente em biofilmes espessos. Assim, o biofilme permite o crescimento de microrganismos com uma variada tolerância ao oxigênio e o metabolismo microbiano é afetado pelo potencial de oxidação-redução do ambiente.

Sendo assim, há seleção espacial de microrganismos nos biofilmes de acordo com os diferentes gradientes anteriormente apresentados. Como será descrito nos próximos capítulos, em decorrência do metabolismo microbiano, produtos específicos podem se acumular no biofilme e induzir perda de minerais da superfície dentária levando ao desenvolvimento da lesão de cárie, ou mesmo desencadear respostas inflamatórias associadas a doença periodontal e infecções endodônticas.

No que diz respeito às superfícies mucosas, a descamação frequente do epitélio não possibilita uma colonização microbiana duradoura, já que os microrganismos ali aderidos são eliminados durante o processo de descamação tecidual. Assim, o ambiente da mucosa bucal é menos competitivo, se for considerada a menor densidade microbiana associada a tais superfícies, e mais protegido contra estresses ambientais (p. ex., gradientes de nutrientes, de oxigênio e de metabólitos). Portanto, os gradientes relatados tendem a ser menos intensos nos biofilmes associados às superfícies mucosas. Será visto a seguir, entretanto, que espécies de *Candida* são aptas à formação de biofilmes sobre essas superfícies, e o metabolismo fúngico e a disbiose podem causar lesões comumentemente denominadas como candidíase.

VOCÊ SABIA?

A menor difusibilidade de antimicrobianos de alto peso molecular por toda a espessura do biofilme é uma das razões para a maior tolerância e resistência dos biofilmes aos antimicrobianos,[11] embora outros fatores, como menor taxa de crescimento microbiano em biofilmes comparado à condição planctônica, ou mesmo presença de microrganismos em fase de latência ou em fase estacionária de crescimento nas camadas mais profundas, elevem os níveis protetores de resistência contra estresses ambientais e limitem o efeito antimicrobiano.[12]

Interações metabólicas: cadeias alimentares (sinergismo) e compostos inibidores (antagonismo)

Muitas interações metabólicas ocorrem no biofilme, ou seja, os membros da comunidade microbiana podem desenvolver cadeias alimentares nas quais os produtos metabólicos de um microrganismo servem como fonte de energia para outro microrganismo (**Figura 2**).[6]

O ácido lático produzido por estreptococos via fermentação de carboidratos pode ser utilizado como principal catabólito por *Veillonella* spp.[13] *Veillonella* converte ácido lático em ácidos fórmico, acético e propiônico enquanto *Lactobacillus* e *Actinomyces* convertem ácido lático em ácido acético.[5] *Campylobacter recta* e outras bactérias usam o ácido fórmico como fonte de energia e doador de elétrons em reações nas quais o ácido fumárico (derivado do ácido aspártico e asparagina) atua como um aceptor de elétrons. Nessas reações, ácido fórmico é convertido em CO_2 enquanto o ácido fumárico é convertido em ácido succínico.[5] O ácido lático também é consumido por *A. actinomycetemcomitans* e *Propionibacterium*[14] e outros organismos cultiváveis e não cultiváveis.[7] *Veillonella* e *Propionibacterium* produzem menaquinona e seus análogos, que promovem o crescimento de microrganismos que necessitam de vitamina K (p. ex., *Porphyromonas, Prevotella e Bifidobacterium*).[6,15] O dióxido de carbono, produzido por espécies de *Propionibacterium*, por *Lactobacillus* heterofermentativos (que produzem mais de um produto final de fermentação) e por *Veillonella*, é utilizado por microrganismos capnofílicos, como *Capnocytophaga*.[11] Além disso, o hidrogênio produzido por *Propionibacterium* e *Veillonella* pode ser consumido por outros microrganismos,[16] como as arqueias metanogênicas (*Methanobrevibacter oralis*).[8] Dessa forma, o consumo de hidrogênio pelas arqueias pode tornar essas reações energeticamente favoráveis para os microrganismos que fazem tais reações.[10] Outro exemplo de sinergismo envolve a hidrólise de glicoproteínas salivares por certos estreptococos e *Actinomyces* spp. resultando na disponibilização de carboidratos para outros microrganismos utilizá-los e produzir ácidos. Já a porção proteica das glicoproteínas é convertida em peptídeos e aminoácidos que são utilizados por outros microrganismos.

No biofilme subgengival, cadeias alimentares ocorrem, por exemplo, entre espiroquetas e *P. gingivalis*. Nessa relação, *T. denticola* excreta ácido succínico, um produto da fermentação de aminoácidos, o qual é consumido por *P. gingivalis*.[17] Além disso, *Treponema* consome o ácido butírico produzido por *P. gingivalis* e *Prevotella*, as quais, por sua vez, utilizam como substrato algumas moléculas fornecidas pelo fluido crevicular gengival, elementos do sangue, como os grupamentos hemina. É reconhecido que interações cruzadas entre microrganismos não são limitadas à transferência de fontes de carbono e energia, mas também incluem potenciais aceptores de elétrons. Nesse último sistema, o metabolismo de microrganismos comensais resulta na liberação de produtos que servem como aceptores de elétrons terminais para a respiração por patógenos.[10] Nesse exemplo, *Streptococcus gordonii* fornece para *A. actinomycetemcomitans* aceptores de elétrons para a respiração, permitindo o crescimento via fosforilação oxidativa com alto rendimento de adenosina trifosfato (ATP). Concomitantemente a esse aumento de energia disponível, ocorre aumento da virulência do biofilme.[12]

De modo contrário, alguns metabólitos podem exercer efeitos tóxicos sobre alguns microrganismos. Como exemplo de interações antagônicas, *Streptococcus sanguinis* são produtores de H_2O_2 (peróxido de hidrogênio) que pode ser tóxico para microrganismos sensíveis a peróxidos, como a espécie *Streptococcus mutans*.[18] Além disso, algumas bacteriocinas (peptídeos anfipáticos de origem bacteriana que apresentam espectro antimicrobiano restrito) interagem com a membrana plasmática de células-alvo e causam extravasamento do conteúdo celular.[19] Elas são produzidas por um microrganismo para proteger seu sítio e o nicho ocupado por ele de microrganismos que possam competir por recursos e nutrientes. As bacteriocinas, de forma geral, atuam sobre microrganismos similares à cepa produtora. Bacteriocinas foram identificadas em diversos microrganismos, incluindo *Fusobacterium nucleatum*,[20] *A. actinomycetemcomitans*,[21] *P. gingivalis*[22] e diversas espécies de estreptococos.[6] Dentre elas, a *S. mutans* produz vários tipos de bacteriocinas, denominadas mutacinas, que estão envolvidas na competição com outras espécies de estreptococos, tendo um papel significativo nas interações na comunidade e população microbianas no biofilme dentário.[23]

Como exposto até agora neste capítulo, o metabolismo microbiano pode ser modulado pela disponibilidade de nutrientes, por diferentes condições atmosféricas, de pH, de potencial de oxidação-redução e como resultado de diferentes gradientes presentes nos biofilmes. Além disso, as interações anteriormente descritas salientam que a sobrevivência ou não de determinados microrganismos na cavidade bucal depende das interações sinérgicas e antagônicas associadas às vias metabólicas específicas. A seguir estão descritas as principais vias metabólicas essenciais para o crescimento da maioria dos microrganismos da cavidade bucal.

ATIVIDADES METABÓLICAS NA CAVIDADE BUCAL

Metabolismo de oxigênio, estresse oxidativo e adaptação

Fontes de oxigênio para bactérias da cavidade bucal

Existem duas fontes principais de O_2 para os microrganismos. Uma fonte é o gás atmosférico na cavidade bucal, que é basicamente ar com depleção periódica de O_2 e enriquecimento de CO_2 como resultado da respiração do hospedeiro. Esses gases são importantes para a fisiologia do biofilme supragengival e dos microrganismos presentes nos tecidos moles, como a língua. A saliva pode ser outra fonte direta em virtude do oxigênio nela contido durante a secreção salivar, ou uma fonte indireta, fornecendo o gás oxigênio para os tecidos e os biofilmes banhados por ela. A outra fonte indireta é o fluido crevicular gengival. Este fluido contém aproximadamente os níveis séricos de O_2 e fornece oxigênio para o biofilme subgengival.[8]

Níveis de oxigênio e potenciais de oxidação-redução no biofilme dentário

O biofilme é um filme com alta razão superfície/volume. Isso permite que o O_2 possa se difundir facilmente para dentro dele. A mensuração de níveis de O_2 usando eletrodo em bolsas periodontais indicam pO_2 em torno de 10% do valor em água saturada com ar, ou uma média de pressão parcial de 13,33 mmHg.[10] Dessa forma, mesmo o biofilme subgengival não é altamente anaeróbio.

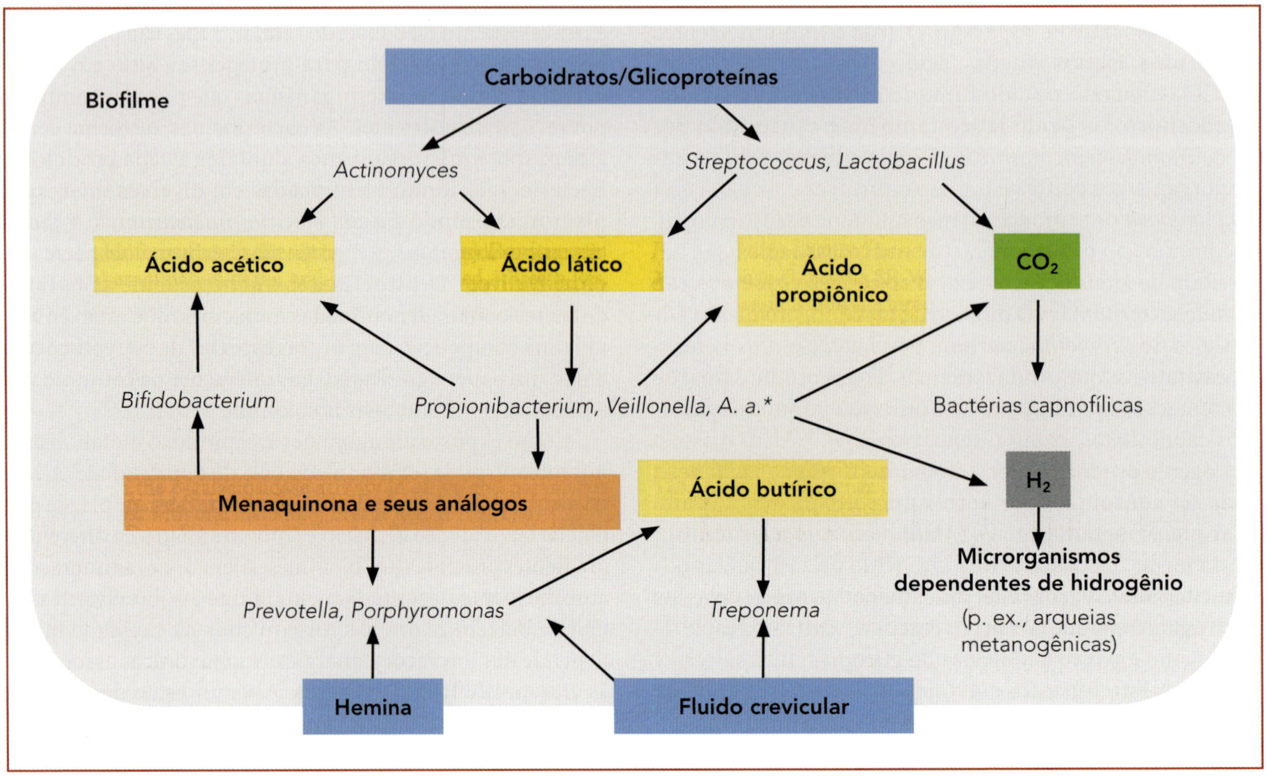

FIGURA 2 Exemplos de relações metabólicas entre microrganismos da cavidade bucal. A.a.: *Aggregatibacter actinomycetemcomitans*. *Produz ácido acético e ácido propiônico, mas não menaquinona e seus análogos.

Fonte: adaptada de Hojo et al.[6]

A presença de oxigênio cria condições para reações de oxidação ou de redução. A medida dos estados de oxidação ou de redução (também denominado potencial de oxidação-redução ou potencial redox, E_h) determina o potencial para a transferência de elétrons. O E_h diminui conforme o biofilme se desenvolve, mas não a valores indicativos de condições altamente anaeróbias.[10] Quando ocorre transferência de elétrons para um determinado composto, diz-se que o composto aceptor de elétrons foi reduzido. Avaliando pares de compostos em reações de oxidação-redução, quando a concentração da forma oxidada for igual a concentração da forma reduzida, diz-se que o E_h é E_0'. Valores positivos para E_0' indicam pares oxidando e valores negativos indicam pares reduzindo.

Mesmo em biofilmes maduros (espessos), os valores de E_h diminuem para apenas –100 mV, enquanto sistemas altamente anaeróbios possuem valores de E_h na escala de –400 a –500 mV. Portanto, em geral o biofilme é um sistema redutor, mas não altamente redutor. Entretanto, como visto na seção anterior, existe um gradiente de oxigênio no biofilme, de forma que nas camadas mais superficiais o ambiente é mais aeróbio enquanto nas camadas mais internas o ambiente é mais anaeróbio. Assim, o E^h diminui da superfície para o interior do biofilme.[10]

Metabolismo de oxigênio, espécies reativas de oxigênio e dano oxidativo

Os microrganismos podem reduzir oxigênio em H_2O_2 e/ou água via oxidases NAD(P)H usando o poder redutor derivado de seu metabolismo (**Tabela 1**). Peróxido de hidrogênio pode ser reduzido à água via catalases do hospedeiro ou catalases microbianas. Na cavidade bucal, existem níveis relativamente altos de íons tiocianato (SNC^-), que pode reagir com H_2O_2, em reações catalisadas por peroxidases para produzir hipotiocianato ($OSNC^-$). Hipotiocianato pode ser altamente danoso para as bactérias da cavidade bucal, e o sistema tiocianato-H_2O_2-peroxidase é considerado um dos principais mecanismos antimicrobianos presentes na cavidade bucal. Conceitualmente, a produção de hipotiocianato por peroxidases poderia ser protetora para bactérias porque reduz os níveis de H_2O_2; porém, o hipotiocianato é uma importante molécula com efeito antimicrobiano inibindo a glicólise bacteriana via inativação de gliceraldeído-3-fosfato desidrogenase, uma enzima glicolítica bacteriana.[16] Apesar desse efeito, muitas bactérias são resistentes à ação do hipotiocianato por produzirem uma enzima denominada redutase de hipotiocianato.[10] Essas reações redutoras de oxigênio diminuem a concentração de oxigênio no biofilme resultando na criação de um gradiente de condições aeróbias, microerofílicas e anaeróbias (**Figura 1**).[24]

Quando halógenos estão em maior abundância que tiocianato, como cloro ou iodo, as peroxidases podem acoplar a degradação de peróxido para formar compostos como hipoclorito ou ácido hipoiodoso. Esses compostos são tóxicos aos microrganismos e sua formação faz parte do sistema imune inato do hospedeiro. Óxido nítrico (NO) produzido por fagócitos e outras células do hospedeiro a partir de arginina pode induzir dano oxidativo. O NO pode reagir com radical superóxido ($O_2 \cdot^-$) para produzir ácido peroxinitroso (HOONO), que é letal para bactérias porque é um ácido fraco e atravessa rapidamente as membranas em seu estado protonado e dissociando-se no citoplasma relativamente alcalino em H^+ e $OONO^-$ (íon peroxinitrito).[10] A enzima glicolítica gliceraldeído-3-fosfato desidrogenase é altamente sensível ao H_2O_2[25] e o dano é aumentado pela presença de cátions metálicos de transição. As enzimas e proteínas mais sensíveis ao dano oxidativo são aquelas aos quais os cátions metálicos de transição se ligam e aquelas com ligações dissulfeto, especialmente na forma de grupamentos Fe-S. Muitos resíduos de aminoácidos podem ser danificados por ERO, assim, os produtos danificados são múltiplos. Porém, a escala de sensibilidade ao dano é ampla entre proteínas. Por exemplo, enzimas desidratases são particularmente sensíveis por seus sítios de ligação metálica, com grupamentos Fe-S facilmente oxidáveis.[10]

Em sistemas biológicos como o biofilme dentário, o oxigênio molecular (O_2) residual não é a forma mais importante de oxigênio; outras formas atuam como um indicador de que nem todo O_2 assimilado é metabolizado. O O_2 relevante é aquele que é metabolizado pelas células. O metabolismo respiratório é importante para a transferência de energia para as várias funções que os microrganismos desempenham na cavidade bucal. Respiração envolvendo O_2 como aceptor terminal de elétrons e aquela envolvendo aceptores alternativos como nitrato, ácido fumárico e sulfeto podem ocorrer na cavidade bucal.[10] A toxicidade do O_2 ocorre quando ele é metabolizado em ERO, como H_2O_2 (peróxido de hidrogênio), radical superóxido, radical hidroperoxila ($HO_2\cdot$) e radical hidroxila ($HO\cdot$), que podem causar dano oxidativo.[26] Essas ERO podem ser produzidas diretamente durante o metabolismo de oxigênio, exceto o radical hidroxila, o qual é produzido principalmente via *reação de Fenton* envolvendo H_2O_2 e reduzindo cátions metálicos de transição, principalmente Fe^{2+} (ou ferro II). Então, os cátions reduzidos reagem com H_2O_2 (produzido pelo metabolismo ou adicionado na cavidade bucal) para resultar em ânion hidroxila (OH^-) e em radical hidroxila ($OH\cdot$), como mostrado na reação 2 a seguir:[26]

$$O_2\cdot^- + Fe^{3+} \rightarrow O_2 + Fe^{2+} \quad (1)$$
$$Fe^{2+} + H_2O_2 \rightarrow Fe^{3+} + OH^- + OH\cdot \quad (2)$$

A reação citada anteriormente está exemplificando a redução dos íons ferro, mas o mesmo ocorre com outros cátions, como cobre, estanho e cobalto. O $OH\cdot$ é considerado um dos radicais mais tóxicos produzidos como resultado do metabolismo de O_2. Para evitar que seja formado em quantidades significativas, muitas células, especialmente os microrganismos que são capazes de crescer em aerobiose, produzem enzimas denominadas *catalases e peroxidases* para degradarem H_2O_2, e enzimas *superóxido dismutases* para catalisar a remoção de radicais superóxidos (**Tabela 1**). Além disso, os níveis de cátions metálicos de transição são altamente regulados por proteínas que se ligam aos cátions ferro e cobre livres para que não fiquem livres no citoplasma. Radicais derivados de nitrogênio, como ácido peroxinitroso (HOONO) ou radicais orgânicos, também podem ser produzidos secundariamente via reações que envolvem ERO. Eles podem atuar como principais agentes de dano oxidativo.[10]

Microrganismos anaeróbios não podem crescer na presença de O_2 (0,21 atm no ar atmosférico) porque eles metabolizam esse composto a níveis que sobrecarregam seus mecanismos de defesa (já limitados) contra estresses de ERO. Os anaeróbios possuem enzimas protetoras e outros mecanismos contra dano oxidativo, o problema é que eles não possuem proteção suficiente que permita o crescimento e a sobrevivência na presença desse gás. Já os microrganismos microaerófilos necessitam de O_2 para crescer, mas não gerenciam o estresse de ter 0,21 atm de O_2 no ar.[10]

Muitos microrganismos da cavidade bucal são capazes de crescer em ambiente aeróbio e são anaeróbios facultativos. Uma das únicas exceções são as bactérias do gênero *Neisseria* spp. embora elas também possam realizar glicólise sob condições com restrição de oxigênio. Existem muito poucos anaeróbios estritos. Muitos microrganismos no biofilme supragengival são anaeróbios facultativos, incluindo os estreptococos, a maioria de *Actinomyces, Haemophilus, Aggregatibacter* e outros. Bactérias anaeróbias, incluindo *Veillonella*, também estão presentes no biofilme supragengival. Anaeróbios Gram-negativos são encontrados nas áreas interproximais e camadas mais internas do biofilme, presumidamente, em parte, por causa do acesso restrito de O_2 nessas áreas. Além disso, anaeróbios facultativos podem proteger anaeróbios estritos contra danos por ERO. Por exemplo, muitos microrganismos facultativos produzem catalases, que são altamente efetivas em degradar H_2O_2. Bactérias produtoras de catalase podem proteger espécies não produtoras de catalase contra os danos por H_2O_2. Mesmo assim, no biofilme supragengival, as espécies Gram-negativas anaeróbias são geralmente populações minoritárias.[10]

Anaeróbios dos gêneros *Porphyromonas, Prevotella, Fusobacterium, Actinomyces* e espiroquetas colonizam preferencialmente o biofilme subgengival, mas também são encontrados em biofilmes supragengivais e em sítios endodônticos. No passado, considerava-se que microrganismos anaeróbios como *T. denticola* estivessem entre as espécies extremamente anaeróbias. Entretanto, estudos posteriores com métodos de cultivo melhorados mostraram que esses microrganismos não são tão fastidiosos assim. Embora *T. denticola* não possa crescer em culturas aeradas, essa espécie pode crescer em meios complexos em culturas estáticas sob condições atmosféricas do ar. Esses microrganismos possuem mecanismos de defesa contra estresse oxidativo, incluindo a enzima superóxido dismutase. Além disso, em culturas mistas, eles são protegidos contra danos por peróxido por outras bactérias capazes de degradar rapidamente os peróxidos. De modo similar, *P. gingivalis* pode tolerar ambientes contendo oxigênio quando cultivada na presença de *F. nucleatum*, pois esta espécie possui enzimas para eliminar compostos de oxigênio tóxicos do ambiente.[10]

ERO e outros radicais altamente reativos podem reagir com lipídeos, ácidos nucleicos e proteínas e resultar em vários produtos danificados. A peroxidação lipídica de ácidos graxos poli-insaturados com formação de radicais lipídicos secundários é uma importante fonte de dano aos microrganismos eucariotos. Bactérias geralmente não produzem ácidos graxos poli-insaturados, assim, dano induzido por ERO em lipídeos bacterianos não é esperado. Entretanto, ocorrem danos às proteínas e aos ácidos nucleicos nos microrganismos orais. ERO podem ser mutagênicos como resultado de dano ao DNA, em que a célula tenta reparar o dano via múltiplos sistemas de reparo. Muitas dessas ERO são propensas a introduzir alterações genéticas. Algumas enzimas são importantes nesse processo de proteção contra ERO, como descrito na **Tabela 1**. Portanto, o metabolismo de oxigênio apresenta-se como um desafio mutagênico aos microrganismos e é o principal fator para variação levando à evolução e biodiversidade.[10]

Tabela 1 Exemplos de enzimas e proteínas que protegem os microrganismos contra os danos oxidativos [26]

Enzima ou proteína	Reações protetoras ou funções
Catalases	$2H_2O_2 \rightarrow 2H_2O + O_2$
Peroxidase Mn	$2Mn^{2+} + H_2O_2 \rightarrow 2Mn^{3+} + H_2O + 0{,}5H^+$
Peroxidases NADH	$NADH + H^+ + H_2O_2 \rightarrow NAD + 2H_2O$
Hidroperoxidase alquila	$NADH + H^+ + ROOH \rightarrow NAD^+ + H_2O + ROH$
Superóxido dismutase	$2O_2^{\cdot-} + 2H^+ \rightarrow H_2O_2 + O_2$
Hipotiocianato redutase	$NADPH + H^+ + OSCN^- \rightarrow NAD^+ + H_2O + SCN^-$
Peroxinitrito redutase (AhpC)	$HOONO + NADH \rightarrow NO_2^- + H_2O$
Glutationa óxido redutase	$NADPH + H^+ + GSSG \rightarrow NADP^+ + 2GSH^+$
Dissulfeto redutase	$NADPH + H^+$ + proteína (S-S) $\rightarrow NADP^+$ + proteína$(SH)_2$
Proteínas ligantes de ferro, por exemplo, Dpr	Ligação de cátions de ferro
Proteínas ligantes de cobre	Ligação de cátions de cobre
Endonuclease IV, exonuclease III	Endonucleases de sítios apurínicos e apirimidínicos
Endonuclease III	Remoção de timina glicol
Nuclease de excisão	Excisão de DNA danificado
DNA polimerase	Síntese de DNA após excisão
Glicose-6-fosfato desidrogenase	Produção de NADPH
SoxRS, OxyR, RpoS, RecA	Regulação de genes de estresse oxidativo

GSH: glutationa; GSSG: glutationa oxidada; ROOH: R pode representar diferentes átomos e OOH é o radical hidroperoxila; ROH: R pode representar diferentes átomos e OH é o radical hidroxila; $O_2^{\cdot-}$: radical superóxido; HOONO: ácido peroxinitroso; NO_2^-: nitrito; Mn: símbolo do elemento manganês; Mn^{2+}: íon manganês; Mn^{3+}: manganês oxidado; NADH: nicotinamida adenina dinucleotídeo na forma reduzida; NAD^+: nicotinamida adenina dinucleotídeo na forma oxidada; NADPH: fosfato de dinucleotídeo de nicotinamida adenina na forma reduzida; $NADP^+$: fosfato de dinucleotídeo de nicotinamida adenina na forma oxidada.

Sistemas de reparo

A fisiologia de espécies microbianas no biofilme dentário mostra a importância do estresse oxidativo e seu dano para microrganismos. Microrganismos da cavidade bucal possuem um arsenal impressionante de sistemas de defesa contra danos oxidativos. Esses sistemas de proteção não estariam presentes se o estresse oxidativo não fosse parte da rotina: esse estresse é originado tanto por meio de moléculas produzidas pelo próprio metabolismo microbiano oxidativo quanto pela necessidade de neutralizar os produtos oxidativos secretados por outros microrganismos ou produzidos pelo hospedeiro. Além disso, os microrganismos da cavidade bucal são geralmente adaptados especificamente para viver na cavidade bucal e não em outros sítios extraorais. Portanto, seus mecanismos protetores contra danos oxidativos são indicativos de condições de estresse na cavidade bucal.[10,26]

Os dois modos proeminentes de proteção são: livrar-se das espécies danosas por *redução ou dismutação* (vide reações na **Tabela 1**), ou reparar o dano após ele já ter ocorrido. Outra estratégia é desenvolver vias metabólicas que não resultam na produção de ERO. O uso da enzima citocromo oxidase *aa3* é um bom exemplo. Ela catalisa a redução de quatro elétrons de O_2 com pouca ou nenhuma produção de ERO. Em contraste, muitas enzimas flavinas fazem a redução de um elétron de O_2 e são suscetíveis para a produção de radicais superóxido. Muitas bactérias da cavidade bucal produzem H_2O_2, por exemplo, como resultado da ação oxidante de NADH. Então o H_2O_2 pode reagir com cátions metálicos de transição e resultar em radical hidroxila altamente tóxico. Algumas bactérias também podem produzir NADH oxidases, resultando na produção de água em vez de H_2O_2, e essas enzimas são consideradas protetoras contra o dano por peróxido.[10,26]

Os aspectos apontados anteriormente também são importantes porque alguns produtos para higiene bucal contêm peróxido de hidrogênio, o qual pode formar radicais através de reações de Fenton (ilustradas anteriormente) e causar dano. Além disso, algumas abordagens para controle de biofilmes exploram a geração de ERO (p. ex., terapia fotodinâmica antimicrobiana ou terapia com plasma), com fins de redução de viabilidade de microrganismos, especialmente daqueles que não possuem vias metabólicas para contrapor os efeitos dos danos de ERO ou daqueles em que os mecanismos disponíveis não são suficientes para proteger as células microbianas.

Metabolismo de carboidratos e álcoois de açúcar (polióis)

O biofilme supragengival é composto majoritariamente por bactérias e a saliva é a principal fonte de nutrientes para os microrganismos nesse biofilme. A saliva contém glicoproteínas (como mucinas), peptídeos e aminoácidos. As glicoproteínas podem ser degradadas em moléculas de carboidratos e proteínas por glicosilases bacterianas e humanas. As proteínas podem ser convertidas em peptídeos e aminoácidos por proteases microbianas e humanas. Os carboidratos podem ser metabolizados pelos microrganismos sacarolíticos (p. ex., *Streptococcus, Actinomyces* e *Lactobacillus*) enquanto os aminoácidos também podem ser metabolizados por tais microrganismos, acarretando produção de ácidos, mas também de amônia. Em geral, a produção de compostos alcalinos, juntamente com o fluxo salivar contínuo e capacidade tamponante da saliva, tendem a manter o pH do biofilme supragengival próximo da neutralidade (**Figura 1**).[5]

Entretanto, quando carboidratos da dieta são disponibilizados, os microrganismos sacarolíticos iniciam uma produção eficiente de ácido. Além disso, alguns microrganismos podem degradar açúcares da dieta e fornecer substratos para outros microrganismos. Por exemplo, a bactéria *S. mutans* pode metabolizar o dissacarídeo sacarose da dieta e fornecer glicose e frutose para microrganismos que não metabolizam sacarose de modo eficiente, como o fungo *Candida albicans*. Ainda, ocorre a sincronização do metabolismo de carboidratos entre essas duas espécies.[19,27] Esse é um dos muitos exemplos de cadeias alimentares presentes na cavidade bucal.

Dessa forma, os microrganismos fermentam carboidratos (e alguns álcoois de açúcar) derivados das glicoproteínas do hospedeiro e de sua dieta. Entre os açúcares derivados do hospedeiro, muitos são adquiridos via ação de glicosilases extracelulares produzidas pelas bactérias. Essas enzimas podem estar associadas às superfícies das células microbianas e clivam os açúcares das glicoproteínas da saliva. Algumas bactérias da cavidade bucal também podem obter açúcares a partir da degradação do ácido hialurônico, um componente da matriz extracelular (dos tecidos do hospedeiro), via secreção de hialuronidases que clivam este polímero.[10]

Polissacarídeos podem ser hidrolisados a oligossacarídeos, dissacarídeos e monossacarídeos por glicosilases do hospedeiro e dos microrganismos e podem então ser metabolizados pelos microrganismos da cavidade bucal (**Figura 1**). De forma geral, os açúcares (monossacarídeos, dissacarídeos e os álcoois de açúcar) são transportados para o meio intracelular por meio de mecanismos de transporte específicos. As bactérias possuem sistemas constitutivos de transporte de glicose, mas precisam induzir sistemas de transporte alternativos para outros carboidratos (p. ex., sacarose, lactose e álcoois de açúcar) quando a oferta dessas moléculas for maior que a glicose. As bactérias da cavidade bucal possuem dois tipos de transporte de açúcares: *os sistemas fosfotransferase fosfoenolpiruvato:açúcar dependente (PEP:PTS) e os transportadores de alta afinidade do tipo ABC (transportadores ABC ou tABC)*. Cada classe de sistema transportador transporta tipos específicos de carboidratos, sendo preferencialmente PEP:PTS para monossacarídeos e tABC para oligossacarídeos, dissacarídeos e monossacarídeos (**Figuras 3** e **4**).

O PEP:PTS possui um domínio de transporte de açúcar que é açúcar-específico e um domínio não específico de fosforilação de açúcar. Os açúcares transportados por esse sistema são imediatamente fosforilados por PEP (fosfoenolpiruvato), um metabólito fosforil de alta energia derivado da glicólise (*via de Embden-Meyerhof-Parnas*). O PEP:PTS possui uma proteína geral denominada enzima I (EI), que transfere fosfato de PEP para uma proteína carreadora de fosfato denominada HPr. A HPr doa o fosfato para a enzima açúcar-específica, denominada enzima II (EII), presente na membrana da célula microbiana, que se liga ao açúcar presente no meio extracelular e transfere o grupo fosfato para esse açúcar, transportando-o assim para o meio intracelular[28] (**Figura 3A**). Por exemplo, uma enzima II específica para glicose liga-se à glicose extracelular e transporta esse monossacarídeo para dentro da célula como glicose-6-fosfato, a qual é utilizada como substrato inicial na via glicolítica (**Figura 3**, reação **1**).

O PEP:PTS é um sistema essencial quando os nutrientes se tornam escassos (como o período entre as refeições), permitindo que os microrganismos consumam as pequenas quantidades de monossacarídeos disponíveis. Em contrapartida, os tABC são transportadores de açúcar em que o transporte é mediado por ATP,[29] pois a energia liberada pela hidrólise de ATP é usada na translocação de açúcar para dentro das células. Os açúcares transportados por tABC são fosforilados por quinases intracelulares (glicoquinase e frutoquinase). Dessa forma, a glicose é convertida em glicose-6-fosfato e a frutose é convertida em frutose-6-fosfato (**Figura 3**, reações **8** e **9**).

Os carboidratos e álcoois de açúcar internalizados nas células são submetidos à glicólise mediante reações metabólicas catalisadas por enzimas constitutivas e/ou induzíveis (**Figuras 3** e **4**). A fermentação de carboidratos é um dos mecanismos mais importantes e conhecidos para a geração de energia pelos microrganismos da cavidade bucal. Essa fermentação resulta na produção de ATP através da fosforilação do substrato e regeneração de NAD^+. Apesar de muitos grupos de microrganismos serem capazes de utilizar carboidratos para seu crescimento, a metabolização dessas macromoléculas por estreptococos (em especial a espécie *S. mutans*), *Actinomyces*, *Lactobacillus* e *Candida* tem sido mais estudada por sua íntima relação com o desenvolvimento de cárie dentária.[9,10] Esses microrganismos, assim como *Propionibacterium*, *Fusobacterium* e *Prevotella*, de forma geral, apresentam mecanismos semelhantes de metabolização de açúcares.[20]

De forma geral, uma vez captados e transportados para o meio intracelular, os carboidratos são fosforilados e convertidos em intermediários da via glicolítica, como glicose-6-fosfato ou frutose-6-fosfato (dependendo do carboidrato assimilado) (**Figura 3**). Quando há excesso de glicose (p. ex., durante as refeições), os microrganimos sacarolíticos realizam homofermentação, ou seja, produzem apenas ácido lático a partir da metabolização da glicose. Nessas condições, a energia é gerada por meio da conversão de ácido pirúvico em ácido lático para regenerar o aceptor de elétrons NAD^+ necessário para formação adicional de ATP. Aumento dos níveis intracelulares de glicose-6-fosfato, frutose-6-fosfato e frutose-1,6-bifosfato ativa a produção de ácido pirúvico e sua posterior conversão em ácido lático pela atuação da enzima lactato-desidrogenase (**Figura 3**, reação **6**). Entretanto, quando outros açúcares diferentes da glicose estão disponíveis, ou mesmo quando os níveis de glicose estão reduzidos (p. ex., entre as refeições), esses microrganismos realizam heterofermentação, produzindo ácido fórmico, ácido acético e etanol além do ácido lático. Dessa forma, reduções nos níveis de intermediários da via glicolítica (como frutose-1,6-bifosfato e gliceraldeído-3-fosfato), em decorrência da baixa disponibilidade de glicose, inativam a enzima lactato desidrogenase e deslocam o metabolismo para a produção de outros ácidos. A heterofermentação parece ser a via predominante no biofilme subgengival. Essas reações resultam na regeneração de NAD^+. Além disso, a presença de oxigênio promove a via homofermentativa em decorrência da natureza sensível ao oxigênio de algumas enzimas necessárias para a fermentação mista de ácidos.[6]

A frutose é transportada para dentro da célula por PEP:PTS específico, sendo fosforilada em frutose-6-fosfato e catabolizada na via glicolítica (**Figura 3**, reação **9**). A lactose pode ser transportada por PEP:PTS resultando em lactose-6-fosfato que é clivada em glicose e galactose-6-fosfato pela enzima fosfo-beta-galactosidase (**Figura 3**, reação **10**). A glicose é então fosforilada (**Figura 3**, reação **8**). A galactose também pode ser transportada por PEP:PTS, o que resulta na produção de galactose-6-fosfato. A galactose-6-fosfato é degradada em gliceraldeído-3-fosfato (G3P) e di-hidroxiacetona-fosfato (DHAP) pela formação sequencial de tagatose-6-fosfato e de tagatose-1,6-bifosfato (a via de tagatose-6-fosfato). Tanto G3P quanto DHAP continuam a ser metabolizados na via glicolítica. Por outro lado, a lactose transportada por tABC é clivada em glicose e galactose, e a galactose, assim como a galactose transportada por tABC, pode ser fosforilada e convertida em glicose-6-fosfato (G6P) pela formação sequencial de galactose-1-fosfato e glicose-1-fosfato (a *via de Leloir*).

Em períodos de excesso de glicose, o acúmulo intracelular de frutose-1,6-bifosfato ativa enzimas do tipo glicose-sintase que possilitarão que o excesso de glicose seja armazenado na forma de *polissacarídeos intracelulares* (PIC), que são similares ao glicogênio. Esse processo ocorre em algumas bactérias, incluindo *Streptococcus* spp. *Actinomyces* spp. e *Fusobacterium nucleatum*. A síntese de PIC é um importante mecanismo de proteção em relação aos ciclos de abundância e escassez de nutrientes no ambiente bucal, o que garante aos microrganismos uma fonte de nutrientes durante períodos de escassez. Quando há excesso de glicose-6-fosfato, esse composto é convertido em glicose-1-fosfato e ADP-glicose, que posteriormente será convertida em polímeros do tipo glicogênio (**Figura 3**, reações **11** e **12**). Nos períodos de excassez de nutrientes, a defosforilação dos intermediários da via glicolítica libera fosfato inorgânico, que, uma vez acumulado no meio intracelular, ativa enzimas do tipo glicosilases que hidrolisam os PIC em moléculas menores, como a glicose. Essas moléculas são fosforiladas em glicose-1-fosfato e posteriormente em glicose-6-fosfato (**Figura 3**, reação **13**), dando prosseguimento à via glicolítica para obtenção de energia para manutenção da viabilidade microbiana.

No **Capítulo 8**, será vista a relação existente entre frequente ingestão de sacarose e desenvolvimento de cárie. Isso é especialmente importante pelo fato de que a espécie *S. mutans* utiliza a sacarose para sintetizar glicanos e frutanos extracelulares que são importantes tanto para adesão à superfície dentária e construção da matriz extracelular do biofilme (funções desempenhadas pelos glicanos insolúveis) quanto para reserva extracelular de nutrientes (função desempenhada pelos frutanos e glicanos solúveis). Exoenzimas microbianas, como as glicosiltransferases e frutosiltransferases, dispersas no biofilme, aderidas à superfície de alguns microrganismos ou aderidas à película salivar adquirida, são capazes de sintetizar os glicanos e os frutanos, respectivamente, a partir de glicose e frutose oriundas do metabolismo extracelular da sacarose (**Figura 3**, reação **14**). Esses produtos são genericamente denominados *polissacarídeos extracelulares* (PEC). Enzimas tipo dextranases e frutanases hidrolisam os glicanos solúveis e os frutanos, respectivamente, liberando tanto os monossacarídeos glicose e frutose quanto oligossacarídeos de glicose e frutose, que são transportados para o meio intracelular para produção de energia (**Figura 3**, reação **15**). No que diz respeito ao metabolismo da sacarose, esses microrganismos também utilizam sacarose como fonte de energia, a qual é transportada ao meio intracelular tanto via PEP:PTS quanto via tABC.[29]

Quando internalizada via PTS, a sacarose é fosforilada em sacarose-6-fosfato, sendo convertida em glicose-6-fosfato e em frutose-6-fosfato (**Figura 3**, reação **16**). Quando internalizada via tABC, a enzima sacarose fosforilase converte a sacarose em glicose-1-fosfato e frutose. A glicose-1-fosfato é convertida em glicose-6-fosfato (pela enzima fosfoglicomutase) e a frutose é convertida em frutose-6-fosfato (pela frutoquinase). Tanto a glicose-6-fosfato quanto a frutose-6--fosfato são metabolizadas na via glicolítica.[10,31]

O amido da dieta é hidrolisado em moléculas menores pela ação enzimática da amilase salivar. Os estreptococos orais possuem proteínas de superfície capazes de se ligar à amilase salivar, de forma que, uma vez ligadas na superfície celular, a amilase salivar fica retida na superfície bacteriana permanecendo ativa.[32] Os produtos hidrolisados de amido produzidos pela ação da amilase salivar dispersas no biofilme, aderidas à superfície de alguns microrganismos ou à película salivar adquirida podem ser então transportados para dentro dos microrganismos e utilizados como fonte de energia, ou ser utilizados como aceptores para síntese de glicanos solúveis e frutanos.

Alguns álcoois de açúcar (polióis como sorbitol e xilitol) estão naturalmente presentes em alguns alimentos, são adicionados em alimentos industrializados com fins de

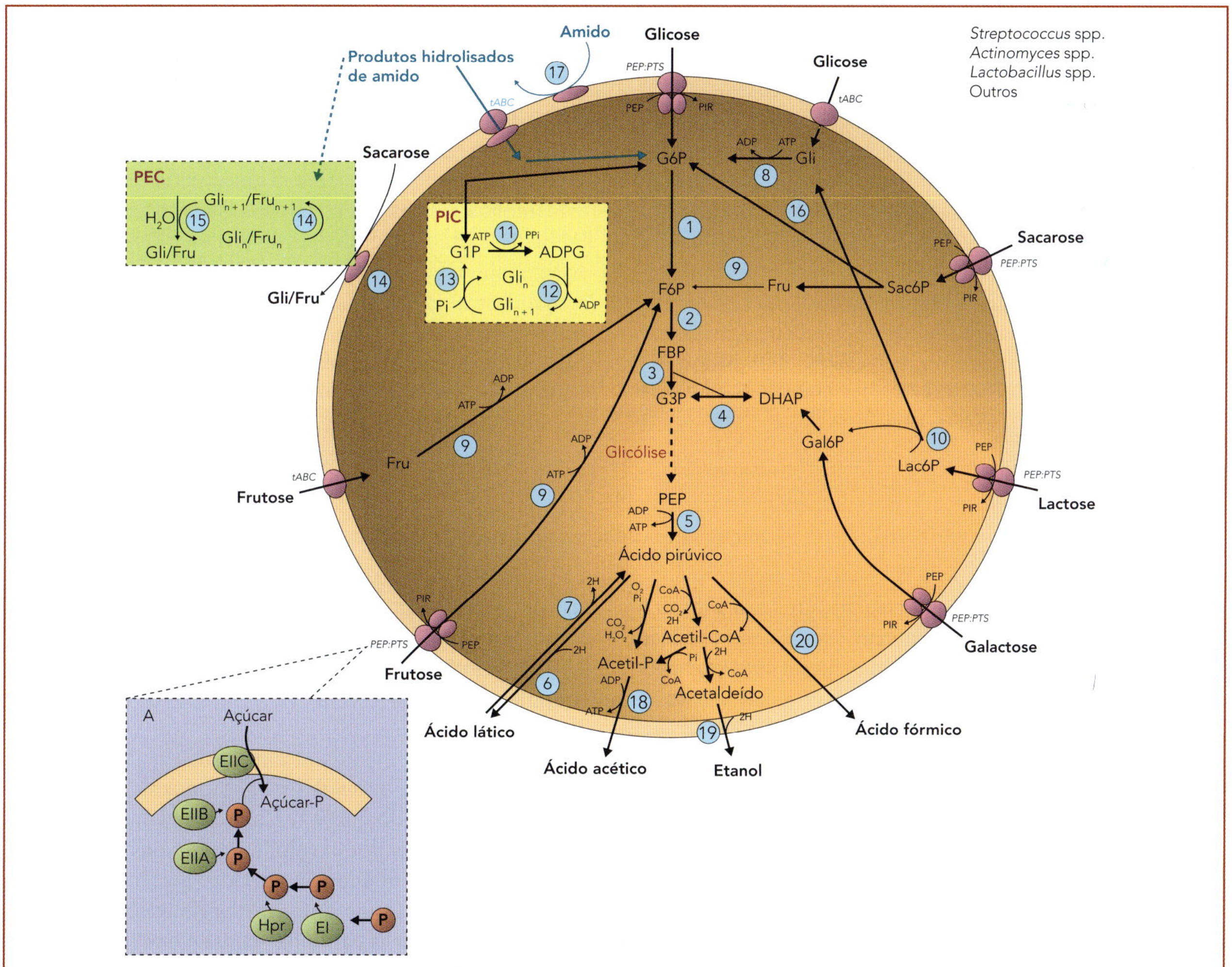

FIGURA 3 Transporte de diferentes carboidratos nos microrganismos. *tABC*: transportador ABC para substrato específico. *PEP:PTS*: sistemas fosfotransferase fosfoenolpiruvato:açúcar dependente. ADP: adenosina difosfato; ATP: adenosina trifosfato; DHAP: di-hidroxicetona fosfato; Fru: frutose; F6P: frutose-6-fosfato; FBP: frutose-1,6-bifosfato; Gal6P: galactose-6-fosfato; Gli: glicose; G3P: gliceraldeído-3-fosfato; G6P: glicose-6-fosfato; Lac6P: lactose-6-fosfato; PEP: fosfoenolpiruvato; PEC: polissacarídeos extracelulares; PIC: polissacarídeos intracelulares (tipo glicogênio); PIR: piruvato; Pi: fósforo inorgânico; Sac6P: sacarose-6-fosfato. **A.** Mecanismo de fosforilação do açúcar mediado por PEP:PTS. As seguintes reações são realizadas com as respectivas enzimas: reação 1: glicose-fosfato-isomerase; reação 2: fosfofrutoquinase; reação 3: frutose bifosfato aldolase; reação 4: triose fosfato isomerase; reação 5: piruvato quinase; reação 6: lactato desidrogenase dependente de FBP; reação 7: lactato desidrogenase independente de FBP; reação 8: glicoquinase; reação 9: frutoquinase; reação 10: fosfo-beta-galactosidase; reação 11: ADP-glicose sintase; reação 12: glicogênio sintase; reação 13: fosforilase; reação 14: glicosiltransferase/frutosiltransferase aderida à superfície microbiana; reação 15: dextranase/frutanase; reação 16: sacarose-6-fosfato hidrolase; reação 17: amilase salivar aderida à superfície microbiana; reação18: acetato quinase; reação 19: álcool-desidrogenase; reação 20: piruvato-formato liase.

Fonte: adaptada de Takahashi, 2015[5] e de Abranches et al., 2018.[30]

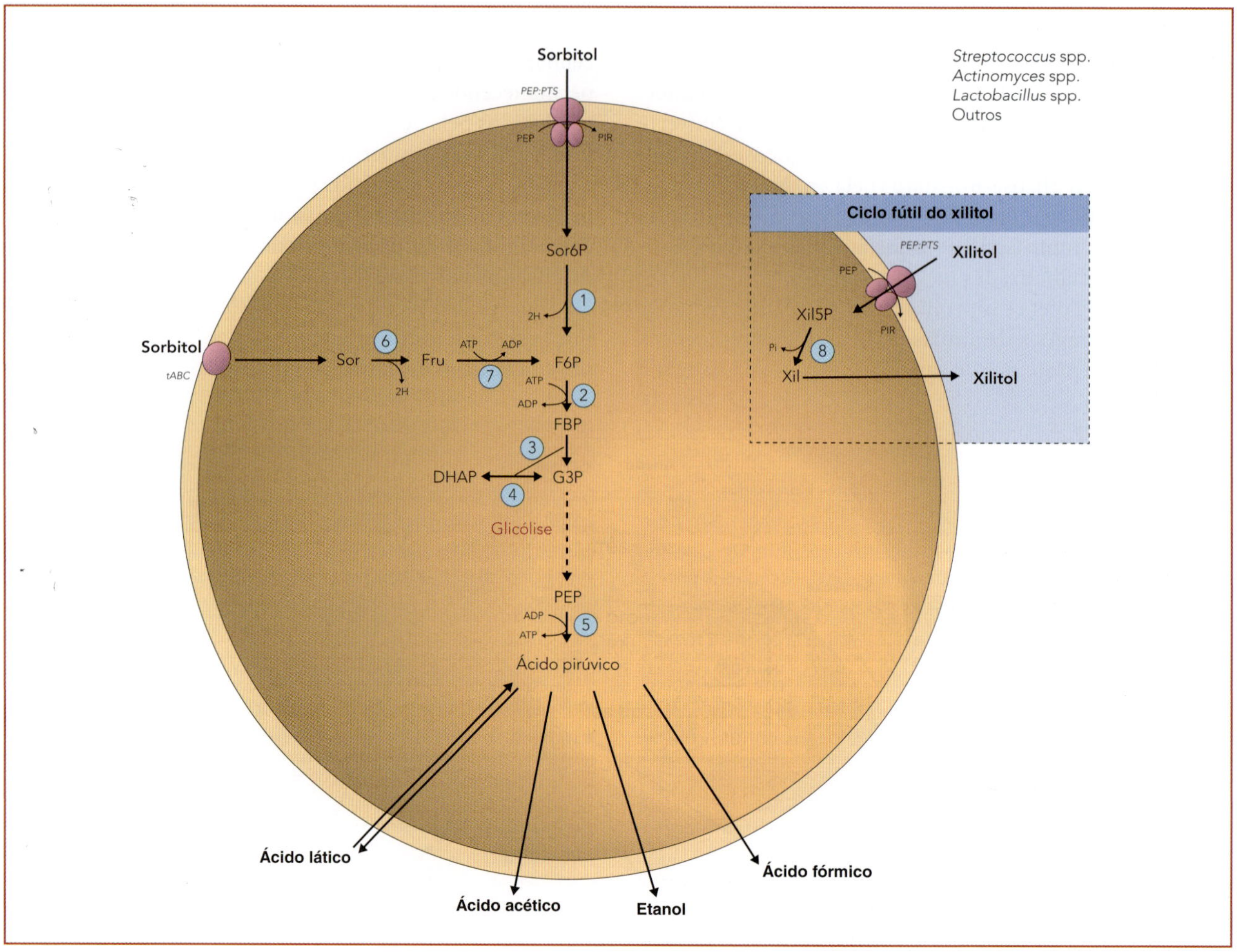

FIGURA 4 Transporte de álcoois de açúcar nos microrganismos. *tABC*: transportador ABC para substrato específico. *PEP:PTS*: sistemas fosfotransferase fosfoenolpiruvato:açúcar dependente. ADP: adenosina-difosfato; ATP: adenosina-trifosfato; DHAP: di-hidroxicetona fosfato; Fru: frutose; F6P: frutose-6-fosfato; FBP: frutose-1,6-bifosfato; G3P: gliceraldeído-3-fosfato; PEP: fosfoenolpiruvato; PIR: piruvato; Ppi: fósforo inorgânico; Sor: sorbitol; Sor6P: sorbitol-6-fosfato; Xil: xilitol; Xil5p: xilitol-5-fosfato. As seguintes reações são realizadas com as respectivas enzimas – reação 1: sorbitol 6-fosfato desidrogenase; reação 2: fosfofrutoquinase; reação 3: frutose bifosfato aldolase; reação 4: triose fosfato isomerase; reação 5: piruvato quinase; reação 6: sorbitol desidrogenase; reação 7: frutoquinase; reação 8: fosfatase.

Fonte: adaptada de Takahashi, 2015.[5]

redução de seu potencial cariogênico, ou podem ainda ser utilizados como adoçantes. Os álcoois de açúcar geram maior poder redutor, assim, de forma geral, a metabolização desses substratos tende a produzir etanol. Alguns desses álcoois de açúcar, como o sorbitol, podem ser metabolizados em ácidos fracos por algumas espécies, como estreptococos do grupo mutans e lactobacilos. O sorbitol pode ser transportado para o meio intracelular via PEP:PTS e via tABC (**Figura 4**). O transporte via PEP:PTS fosforila o sorbitol em sorbitol-6-fosfato, enquanto o sorbitol transportado pelo tABC é diretamente convertido em frutose. Tanto o sorbitol-6-fosfato quanto a frutose são convertidos em frutose-6-fosfato (**Figura 4**, reações **1, 6** e 7), a qual é metabolizada pela *via de Embden-Meyerhof-Parnas*. Em condições de anaerobiose, há predominância de síntese de ácido acético, etanol e de ácido fórmico, enquanto em condições de aerobiose o ácido lático também é sintetizado. A metabolização do sorbitol é lenta e, consequentemente, as quedas de pH induzidas por ele são menos acentuadas do que aquelas ocasionadas por glicose, frutose ou sacarose, por exemplo. Porém, os microrganismos são capazes de se adaptar a metabolizar o sorbitol com mais eficiência, de forma que o uso prolongado do sorbitol pode permitir uma acidificação mais intensa do biofilme. Estreptococos do grupo mutans e lactobacilos são capazes de transportar o xilitol para o meio intracelular utilizando o sistema PEP:PTS específico da frutose.[20] O xilitol-5-fosfato produzido em decorrência desse transporte não é passível de ser metabolizado, uma vez que os microrganismos não possuem enzimas capazes de degradá-lo. Nesse caso, o xilitol-5-fosfato é defosforilado (**Figura 4**, reação **8**) e excretado para o meio extracelular. Esse processo é um ciclo fútil de energia porque o PEP, que é um metabólito fosforil de alta energia, é desperdiçado,[5] ou seja, há consumo de energia para transporte e fosforilação do xilitol, mas o composto fosforilado não pode ser utilizado para obtenção de energia. Esse é o fator responsável pelo fato de o xilitol ser considerado um álcool de açúcar não cariogênico.

Metabolismo de aminoácidos

Os aminoácidos são uma fonte essencial de energia e nitrogênio para o crescimento de muitos microrganismos. Eles são obtidos por meio da atividade enzimática de proteases e peptidases microbianas e do hospedeiro, que degradam proteínas salivares, do fluido crevicular gengival, da dieta e dos tecidos do hospedeiro. A clivagem de aminoácidos resulta na liberação de nitrogênio na forma de NH_3 e o ATP é gerado via fosforilação de substrato.

Muitas bactérias da cavidade bucal são assacarolíticas e utilizam aminoácidos como sua única fonte de energia. Sobretudo, muitos microrganismos são auxotróficos para diversos aminoácidos e muitos obtêm alguns dos aminoácidos necessários para a síntese de proteínas a partir do ambiente. A dieta do hospedeiro contém proteínas, mas essas proteínas são praticamente inacessíveis para muitos microrganismos anaeróbios que usam aminoácidos e que se localizam em áreas sem acesso a tais componentes da dieta, como o biofilme subgengival. Nesse sítio, a dificuldade de obtenção de aminoácidos da saliva ou da dieta é suprida pelo fluido crevicular gengival ou pela degradação de tecidos do hospedeiro por proteases bacterianas.[10] Microrganismos presentes nesse sítio (p. ex., *Fusobacterium, Prevotella* e *Porphyromonas*) podem degradar compostos nitrogenados (glicoproteínas, proteínas, peptídeos e aminoácidos) em ácidos graxos de cadeia curta, amônia, compostos sulfurosos e indol/escatol.[4] As moléculas de ácidos graxos de cadeia curta, amônia e compostos sulfurosos são citotóxicos e induzem inflamação tecidual via modulação de resposta imune[4] e promovem apoptose.[25] Esses processos contribuem para a iniciação e promoção de doenças periodontais (**Figura 1**).

As proteases são secretadas pelas bactérias ou estão associadas à superfície das células bacterianas e os produtos da ação dessas enzimas são disponibilizados para toda a comunidade microbiana e não apenas para os microrganismos produtores dessas proteases. Essa atividade proteolítica é importante para a nutrição bacteriana, mas também desempenha um papel fundamental para a destruição tecidual associada à doença periodontal.[33] De modo geral, bactérias utilizam aminoácidos para biossíntese, mas muitas espécies associadas à doença periodontal e à halitose também fermentam aminoácidos para produzir energia. Nesse processo de fermentação, os aminoácidos são desaminados e convertidos em ácidos graxos de cadeia curta com a produção concomitante de ATP. Embora vários aminoácidos possam ser transportados para dentro de células bacterianas, apenas alguns deles foram demonstrados como substratos fermentativos em vias metabólicas específicas.[20] Isto pode ser explicado pelo fato das vias metabólicas para aminoácidos serem únicas e complexas, e também porque muitas espécies, como *P. gingivalis*, preferem o uso de peptídeos em vez de aminoácidos, os quais podem não estar disponíveis para aquisição comercial e testagem em ensaios *in vitro* para elucidar essas vias metabólicas. Os mecanismos de utilização de aminoácidos conhecidos para a geração de energia são descritos a seguir e ilustrados na **Figura 5**. De forma geral, metabolização de valina, glutamato, aspartato, serina, cisteína, metionina, triptofano, fenilalanina e leucina permitem a produção de amônia (NH_3).

Valina e leucina são aminoácidos de cadeia ramificada (aminoácidos ramificados) e podem ser convertidos em isobutirato e isovalerato, respectivamente, através de reações sequenciais de desaminação, descarboxilação e redução, com o consumo de acetato e produção de acetil-CoA (**Figura 5**, reações **1** e **2**). Essas vias metabólicas são similares para *P. gingivalis* e *Prevotella intermedia*.

O glutamato é um dos aminoácidos mais abundantes e muitos microrganismos o utilizam.[20] Existem diversas vias metabólicas bacterianas para glutamato. *P. gingivalis* metaboliza glutamato via desaminação, descarboxilação e redução a succinil-CoA que pode ser degradado a butirato (**Figura 5**, reações **3, 4, 5, 6** e **7**) e propionato (**Figura 5**, reações **3, 4** e **8**) com a produção de acetil-CoA, dependendo do seu estado de potencial de oxidação-redução. A acetil-CoA (um intermediário da degradação de aspartato, serina, cisteína, metionina e triptofano) também pode ser utilizada como intermediário na síntese de butirato (**Figura 5**, reação **9**). Em espécies de *Fusobacterium*, a via de fermentação de glutamato é modificada; muitas espécies convertem 2-oxoglutarato diretamente em crotonil-CoA (**Figura 5**, reação **10**); mas outras espécies convertem glutamato em succinato-semialdeído (**Figura 5**, reação **11**).

O aspartato é desaminado, reduzido e descarboxilado em piruvato, e este é degradado em acetato, com produção de ATP por *P. gingivalis* e *P. intermedia* (**Figura 5**, reações **12** a **16**). Entretanto, *P. gingivalis* também pode reduzir o fumarato em succinato (**Figura 5**, reação **17**), o qual pode ser diretamente excretado ou convertido em succinil-CoA com consequente produção de propionato e butirato, enquanto *P. intermedia* também produz formato a partir de piruvato (**Figura 5**, reação **18**).

Já a serina de oligopeptídeos é utilizada por *Peptostreptococcus micros* para produzir piruvato (**Figura 5**, reação **19**) e, então, acetato ou formato. A cisteína, por sua vez, é convertida em piruvato (**Figura 5**, reação **20**), produzindo sulfeto de hidrogênio (H_2S) e amônia. Por outro lado, metionina é convertida em 2-oxobutirato, produzindo metilmercaptano (CH_3SH, também denominado metanotiol) e amônia. O composto 2-oxobutirato passa por sucessivas reações até ser convertido em propionato (**Figura 5**, reações **21** e **22**). Essas vias metabólicas são compartilhadas por espécies de *Fusobacterium, Prevotella, Porphyromonas* e *Treponema*. Além disso, espécies de *Streptococcus, Actinomyces* e *Veillonella* também produzem sulfeto de hidrogênio a partir da cisteína.

Triptofano pode ser convertido em indol-piruvato ou indol-acetato (**Figura 5**, reação **23**), com consequente produção de escatol, mas enzimas específicas ainda não são conhecidas. O indol pode ser convertido em acetato com produção concomitante de ATP. Fenilalanina e leucina podem ser convertidas em compostos intermediários, tendo fenil-lactato/ácido hidroxi-isocaproico ou fenilacetato/isovalerato como produtos finais. Semelhante às enzimas da via de metabolização do triptofano, muitas enzimas necessárias para o metabolismo da fenilalanina e da leucina ainda não são completamente conhecidas. Arginina e lisina são convertidas em butirato via ornitina por espécies de *Eubacterium*, mas os detalhes da via metabólica ainda não foram esclarecidos.

Entre os diversos microrganismos relacionados à doença periodontal, a produção de protease por *P. gingivalis* é a mais bem caracterizada. *P. gingivalis* possui um repertório extenso de enzimas proteolíticas que podem degradar proteínas da matriz extracelular dos tecidos do hospedeiro, incluindo colágeno, laminina e fibronectina. Além disso, proteases de *P. gingivalis* ativam metaloproteases presentes na matriz dos tecidos do hospedeiro, contribuindo para o dano tecidual.[34] *T. denticola*, uma das poucas espiroquetas orais cultiváveis, possui diversas proteases para sua nutrição e virulência. Combinadas com a motilidade bacteriana, as proteases de *T. denticola* contribuem para sua migração através das membranas basais do hospedeiro via degradação de laminina, fibronectina e colágeno. As proteases dessa espécie contribuem para sua virulência pela clivagem de proteínas humanas envolvidas na imunidade, incluindo imunoglobulinas, transferrinas e peptídeos antimicrobianos (ver **Capítulo 3**). Uma característica peculiar das proteases de *P. gingivalis*[35] e de *T. denticola*[36] é o fato de serem liberadas das células microbianas por meio de vesículas geradas na membrana externa dessas bactérias. Outra espécie caracterizada recentemente, *Filifactor alocis*, também produz tais vesículas que carreiam proteases.[37,38] A presença de proteases nessas vesículas permite a exportação dessas enzimas para dentro da comunidade microbiana bucal e aos tecidos do hospedeiro. As vesículas liberadas ligam-se ao fibrinogênio, à fibronectina e à laminina que servem como substratos para a atividade enzimática de proteases. Ainda, essas proteases possuem domínios que intermedeiam a coagregação com outras espécies orais. Algumas cepas de *F. nucleatum* também podem obter energia, em diferentes níveis, a partir de açúcares. *F. nucleatum* pode acumular reserva de PIC quando cultivado na presença de aminoácidos e de açúcares, especialmente de frutose.[39] Na ausência de aminoácidos, o glicogênio armazenado pode ser mobilizado como fonte de energia.[40]

Reações de *Stickland* também podem ocorrer em misturas de aminoácidos nas quais bactérias executam reações de oxidação-redução entre pares de aminoácidos. Após a degradação extracelular de proteínas pelas proteases, as células bacterianas podem importar para dentro delas os peptídeos para a geração de energia. Este processo é acoplado à via metabólica em que um aminoácido serve como doador de elétrons enquanto outro aminoácido serve como receptor de elétrons. Diversos pares diferentes de aminoácidos podem participar na geração de energia por essa via. As reações são bem caracterizadas para o gênero *Clostridium*, microrganismos que utilizam diversos pares diferentes de aminoácidos para esse tipo de fermentação.[10]

A reação de *Stickland* foi detectada em amostras de biofilme dentário e caracterizada para a espécie *Peptostreptococcus anaerobius* (classe *Clostridia*). *P. anaerobius* utiliza essa reação para gerar energia a partir de alanina e prolina como o par de aminoácidos oxidante e redutor.[41,42] O primeiro passo na reação de *Stickland* é a determinação de oxidante da alanina utilizando prolina como o aceptor de elétrons. A molécula de amônia (NH_3) liberada combina-se com prótons livres e resulta em amônio (NH_4^+); esse processo contribui para a alcalinização do citoplasma bacteriano. Esta via gera ATP através da fosforilação de substrato (acetil-fosfato derivado de alanina é defosforilado por acetato quinase). O mesmo princípio serve para a reação de *Stickland* por *T. denticola*, que utiliza a glicina como redutase e gera ATP via fosforilação de substrato.[10] Além disso, *Eubacterium brachy* produz fenilpropionato, fenilactato e fenilacetato a partir de fenilalanina através de reações de oxidação-redução; essa espécie também usa reações de oxidação-redução para converter leucina em isovalerato, 2-oxoisocaproato e isocaproato (**Figura 5**).

Fisiologia ácido-base na cavidade bucal

Metabolismo de ácidos orgânicos

Alguns microrganismos utilizam os resíduos produzidos pela metabolização de carboidratos, como ácido lático e ácido fórmico, como substratos para a produção de energia. Assim, por promoverem a depleção desses ácidos do ambiente, esses microrganismos desempenham um importante papel ecológico no biofilme.

O gênero *Veillonella* é capaz de usar o ácido lático como fonte de energia. Esses microrganismos são cocos anaeróbios assacarolíticos (não conseguem metabolizar carboidratos em energia). Muito do que é conhecido sobre a fisiologia desse gênero é baseada em estudos de *Veillonella parvula*, mas muitas outras espécies de *Veillonella* são encontradas e muitos filotipos não cultiváveis foram detectados em amostras da cavidade bucal.[10] A via geral de consumo de ácido lático por *V. parvula* resulta na sua conversão em ácidos propiônico e acético (**Figuras 2** e **6**). Esses ácidos são relativamente mais fracos que o ácido lático e por isso são menos danosos ao esmalte dentário.[10] O suprimento de ácido lático para as bactérias do gênero *Veillonella* é facilitado pela sua coagregação com os estreptococos produtores de ácido lático. Por exemplo, *V. parvula* pode sinalizar para *S. gordonii* para que esse microrganismo aumente a expressão de um gene que codifica uma enzima do tipo glicosilase intracelular. Essa enzima degrada os PIC, fornecendo substratos para via glicolítica de *S. gordonii* e consequente produção de ácido lático para a *Veillonella*.[10]

V. parvula utiliza o ácido lático em uma reação em que a energia é gerada do substrato tanto pela fosforilação do substrato quanto pela criação de um gradiente eletroquímico na membrana plasmática. O ácido lático é convertido em ácido pirúvico e ácido málico pela transidrogenase málico-lática (**Figura 6A**). Em seguida, ácidos pirúvico e málico entram em vias distintas para geração de energia. Na via de fosforilação do substrato, fosfato de alta energia é transferido de acetil-fosfato para gerar ATP, com consequente produção de acetato. A outra via envolve o uso de uma descarboxilase dependente de sódio, a metilmalonil-coenzima A (CoA) descarboxilase (**Figura 6A**, reação **3**), que transloca ions sódio através da membrana plasmática, criando um gradiente eletroquímico conforme ocorre a formação de propionil-CoA. O gradiente de sódio gerado por descarboxilases leva à formação de ATP em outros microrganismos. Pode ser que a energia daquele gradiente eletroquímico também possa ser usada para o transporte de substratos dependentes de sódio. Tais substratos poderiam incluir aminoácidos ou o próprio ácido lático[10] (**Figura 6A**).

A. actinomycetemcomitans também consome o ácido lático produzido pela metabolização de carboidratos pelos microrganismos sacarolíticos (**Figura 6B**). Entretanto, *A. actinomycetemcomitans* utiliza a enzima lactato desidrogenase para converter ácido lático em ácido pirúvico (**Figura 6B**, reação **4**). O ácido pirúvico pode então ser utilizado para gerar ATP por fosforilação do substrato de modo similar ao utilizado por *V. parvula*. Porém, *A. actinomycetemcomitans* não utiliza a via metilmalonil-CoA utilizada por *Veillonella*.[10] Além disso, *A. actinomycetemcomitans* é capaz de fermentar glicose e outros carboidratos. Embora mais energia possa ser obtida pela metabolização de carboidratos, *A. actinomycetemcomitans* apresenta preferência por ácido lático, já que o ácido pirúvico formado pela lactato desidrogenase inibe PEP:PTS para o transporte de glicose.[14]

Mecanismos de tolerância ao ácido

A tolerância aos ácidos produzidos pelo metabolismo microbiano (característica denominada aciduricidade) é condição necessária à manutenção da viabilidade microbiana em ambientes altamente acidificados. Enquanto bactérias acidofílicas (ou acidófilas) necessitam de ambientes ácidos para crescer, microrganismos ácido-tolerantes não necessitam de ambiente acidificado, mas toleram ambiente de reduzido pH. A maioria dos microrganismos presentes na cavidade bucal é neutrofílica (apresentam metabolismo ótimo em pH próximo ao neutro).[32] Porém, os microrganismos mais tolerantes ao ácido, especialmente *Lactobacillus* e fungos, atuam melhor em ambientes com valores de pH próximos de 3,0 a 4,0 e podem ser considerados acidófilos moderados. Bactérias como *S. mutans* geralmente crescem melhor em pH em torno de 6,0,[10] mas, como será abordado adiante, são capazes de realizar glicólise em ambientes com valores de pH inferiores a 5,0.

Diferentes níveis de tolerância são exibidos por diferentes microrganismos. Por exemplo, cepas de *Actinomyces naeslundii* e muitos microrganismos colonizadores do biofilme subgengival não toleram ambientes com valores de pH inferiores a 6,0. Já cepas de *Lactobacillus* são capazes de realizar glicólise em ambiente com pH em torno de 3,0. Mesmo dentro do mesmo gênero ou da mesma espécie existem variações de tolerância; por exemplo, a cepa *Streptococcus sanguinis* NCTC 10904 possui baixa tolerância ao ambiente ácido estando metabolicamente inativa em pH menor que 5,0; porém, outras cepas de *S. sanguinis* são capazes de tolerar o ambiente acidificado e competir com *S. mutans* em pH 4,0. Fungos em geral são adaptados e mantêm-se ativos em ambientes acidificados. *C. albicans* pode sobreviver em próteses confeccionadas com resina acrílica. A elevada rugosidade desse tipo de material favorece a adesão desses microrganismos. Em virtude do acesso restrito do fluxo salivar à interface entre superfície mucosa e superfície da prótese, ácidos produzidos a partir da metabolização de carboidratos por *C. albicans* acumulam-se nessa interface criando um ambiente mais acidificado.[10]

A tolerância ao ácido parece ser muito mais importante para o biofilme supragengival do que para o subgengival. No biofilme subgengival, os valores de pH, geralmente estão próximos ao neutro ou são levemente alcalinos. Isso ocorre, em parte, porque embora alguns microrganismos, como *F. nucleatum*, *T. denticola* e *Prevotella* spp. possam degradar carboidratos e produzir ácidos, muitos microrganismos do biofilme subgengival são assacarolíticos. Esses microrganismos catabolizam aminoácidos para produzir ATP necessário para seu crescimento e sobrevivência. O catabolismo de aminoácidos geralmente resulta no aumento de pH. O CO_2 produzido se difunde e é perdido (escapa desse ambiente). O pKa para a reação de conversão de íon bicarbonato em ácido carbônico ($HCO_3^- + H^+ \rightarrow H_2CO_3$) é em torno de 6,5, e H_2CO_3 imediatamente se dissocia em CO_2 e H_2O, promovendo controle do pH. Além disso, a amônia (NH_3) produzida pelo catabolismo dos aminoácidos (**Figura 5**) é geralmente retida na forma de amônio (NH_4^+) porque o pK_a para a reação $NH_3 + H^+ \rightarrow NH_4^+$ é em torno de 9,6. Assim, os microrganismos no biofilme subgengival não estão adaptados para competir em um ambiente acidificado.[10] Além disso, o fluido crevicular gengival neutraliza os ácidos produzidos pela microbiota do biofilme subgengival.

A acidificação do biofilme atua como pressão seletiva sobre a microbiota. Os microrganismos com baixa tolerância ao ácido podem ser mortos ou intensamente comprometidos em um biofilme acidificado, enquanto a acidificação prolongada favorece o crescimento de microrganismos mais tolerantes ao ambiente acidificado. Entretanto, o crescimento desses microrganismos tolerantes ocorre principalmente durante as fases mais alcalinizadas e em valores de pH acima de 5,0. Os microrganismos danificados pelo baixo pH podem crescer mais lentamente quando o pH do biofilme aumenta comparado com microrganismos não danificados pelo ácido. Essa diferença no crescimento permite que os

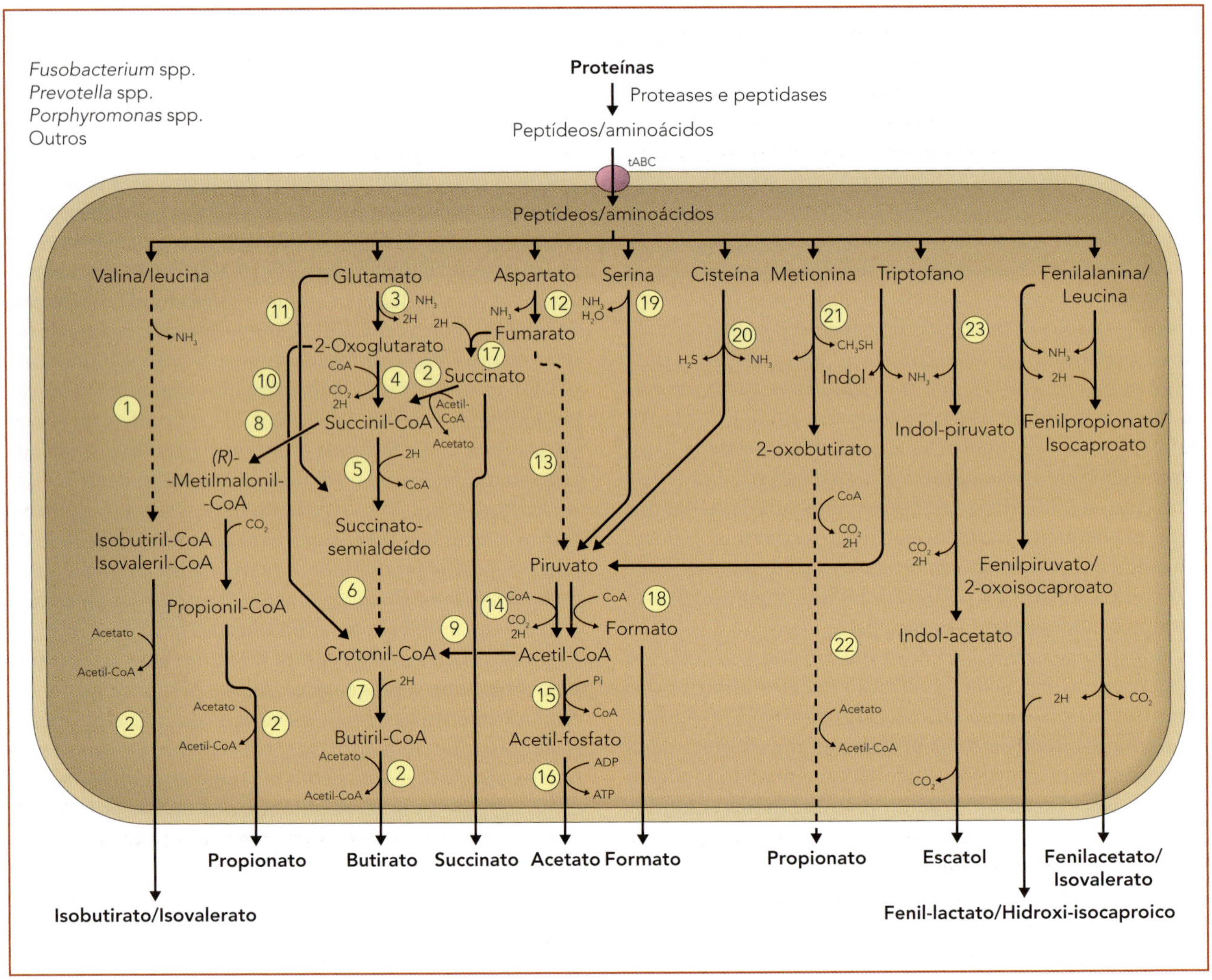

FIGURA 5 Vias metabólicas bacterianas para proteínas, peptídeos e aminoácidos. As seguintes reações são realizadas com as respectivas enzimas – reação 1: aminotransferase e oxidoredutase; reação 2: acil-CoA:acetato CoA-transferases; reação 3: glutamato desidrogenase; reação 4: 2-oxoglutarato oxidorredutase; reação 5: succinato-semialdeído desidrogenase; reação 6: 4-hidroxibutirato desidrogenase e enzima para conversão de 4-hidroxibutirato em crotonil-CoA; reação 7: butiril-CoA oxidorredutase; reação 8: metilmalonil-CoA mutase; reação 9: acetoacetil-CoA; reação 10: 2-hidroxiglutarato e vinilacetil-CoA; reação 11: 4-aminobutirato; reação 12: aspartato amônia-liase; reação 13: fumarase, malato desidrogenase e oxaloacetato decarboxilase; reação 14: piruvato formatoliase; reação 15: fosfato acetiltransferase; reação 16: acetato quinase; reação 17: fumarato redutase; reação 18: piruvato oxidorredutase; reação 19: serina desidratase; reação 20: cisteína desulfidrase; reação 21: metioninase; reação 22: 2-oxobutirato oxidorredutase e acil-CoA:acetato CoA-transferases; reação 23: triptofanase.

Fonte: adaptada de Takahashi, 2015.[5]

microrganismos ácido-tolerantes sejam mais competitivos mesmo quando as condições de neutralidade de pH são restabelecidas.[10]

O termo "tolerância ao ácido" é relativo em outro sentido também, pois está relacionado a funções específicas. A chave para a tolerância ao ácido em relação à virulência e cárie dentária é a capacidade de um organismo realizar glicólise em pH baixo e não necessariamente crescer naquele pH baixo. Por exemplo, cepas de *S. mutans* não crescem (ou seja, não se multiplicam) em pH menor que 5,0, mas podem realizar glicólise em pH próximo a 4,0. Porém, esses microrganismos não podem usar o ATP gerado nessa condição para crescimento nesse pH baixo. Então, o metabolismo do microrganismo é desacoplado, ou seja, o catabolismo está desacoplado do anabolismo. O microrganismo continua fazendo glicólise e gerando ATP que é hidrolisado para a manutenção do funcionamento da bomba de prótons F-ATPase (como descrito a seguir).

Alguns microrganismos são constitutivamente tolerantes ao ácido ou podem responder à acidificação do ambiente de modo adaptativo.

A tolerância constitutiva ao ácido (que representa a tolerância inerente do microrganismo) depende de várias características fisiológicas da espécie, mas a mais importante é o nível da atividade da bomba de prótons F-ATPase (também denominada H^+-ATPase, **Figura 7**). Essa bomba é formada por duas subunidades (F_0, que está embebida na membrana celular; e F_1, subunidade citoplasmática) e atua na dependência da energia promovida pela quebra de ATP em ADP + Pi. A subunidade F_0 contém um poro através do qual os prótons movem-se para dentro e fora da célula microbiana. ATP é sintetizado ao nível de substrato, primariamente via glicólise, e pode ser hidrolisado pela F-ATPase com movimento concomitante de prótons para fora da célula e manutenção do pH citoplasmático maior que o pH ambiental.[10] O bombeamento de prótons para fora da célula microbiana previne a acidificação elevada do citoplasma, o que resultaria na inativação de enzimas. Muitas enzimas glicolíticas são inibidas por pH menor que 6,0. Assim, o único modo dos microrganismos realizarem glicólise em um ambiente acidificado é manter o pH do citoplasma mais elevado que o do ambiente, e isso é possibilitado pela atividade da bomba de prótons F-ATPase. Esse é considerado um dos principais mecanismos de tolerância ao ácido presentes nos microrganismos. As células microbianas adaptadas ao ambiente ácido possuem níveis mais elevados de atividade dessa bomba e alta capacidade de bombear prótons para fora do citoplasma e reduzir a acidificação interna durante a glicólise.[10] Alguns exemplos de microrganismos e de nível de tolerância ao ácido (baseado no pH ótimo para funcionamento da F-ATPase) estão apresentados na **Tabela 2**.

Tabela 2 Nível de tolerância ao ácido de algumas bactérias da cavidade bucal

Nível de tolerância ao ácido	Microrganismo	pH ótimo para a atividade F-ATPase	Referência
Alta	*Lactobacillus casei* ATCC 4646	5,5	
Moderada	*Streptococcus mutans* GS-5	6,0	Sturr et al.[43]
Baixa	*Streptococcus sanguis** NCTC 10904	7,0	
Alta	*Lactobacillus casei* 685	5,5	Nannen et al.[44]
Moderada	*Streptococcus mutans* GS-5	6,0	
Baixa	*Streptococcus sanguis** NCTC 10904	7,5	
Baixa	*Streptococcus salivarius* ATCC 13419	7,0	Bender et al.[45]
Alta	*Lactobacillus casei* ATCC 4646	5,0	

* Atualmente *Streptococcus sanguinis.*

Já a tolerância adaptativa ao ácido envolve a indução da expressão de determinados genes que aumentam a capacidade dos microrganismos resistirem ao ambiente acidificado. Dentre eles, há uma maior expressão dos genes relacionados à transcrição das proteínas formadoras da bomba F-ATPase. Como novas subunidades de F-ATPase não podem ser inseridas em membranas citoplasmáticas existentes, a incorporação ocorre na medida em que novas membranas são sintetizadas. Portanto, a resposta adaptativa pode necessitar de um certo tempo para ocorrer (necessitando de sucessivas gerações de microrganismos). Além dos genes relacionados à F-ATPase, uma variedade de outros genes também são induzidos e superexpressos em condições de acidificação,[46] como descrito a seguir.

Historicamente, *S. mutans* e lactobacilos são microrganismos considerados cariogênicos e, portanto, esses microrganismos foram bastante estudados para entender os mecanismos envolvidos na tolerância ao ácido. Genericamente, esses microrganismos fazem parte do grupo de bactérias produtoras de ácido lático. Os lactobacilos também são microrganismos importantes na indústria alimentícia e por isso recebem atenção para desvendar os mecanismos relacionados às suas propriedades úteis para essa indústria, principalmente as espécies que apresentam potencial probiótico (como será abordado no **Capítulo 18**). Assim, a seguir são descritos os mecanismos conhecidos de tolerância ao ácido presentes nesses microrganismos.

Os diferentes mecanismos de tolerância ao ácido são bastante estudados para *S. mutans*.[46] A exposição desses microrganismos a valores de pH baixos, mas subletais, desencadeia uma resposta de tolerância ao ácido robusta, composta por diferentes processos celulares que contribuem para a capacidade desse microrganismo manter um pH intracelular mais alcalino do que o pH externo à célula (diferença de pH ou ΔpH) em 0,5 a 1 unidade de pH. Esses mecanismos de adaptação transcricionais e fisiológicos para a homeostase de pH incluem a alteração da permeabilidade celular aos prótons (íons hidrogênio), a alcalinização do citoplasma via extrusão de prótons e a geração de moléculas neutralizantes.

Alteração da permeabilidade aos prótons está associada às modificações na composição da membrana citoplasmática de *S. mutans*. Essas modificações estão relacionadas ao aumento na proporção de ácidos graxos monoinsaturados (pela incorporação de ácidos graxos exógenos e síntese de novas moléculas) em detrimento dos ácidos graxos saturados, e alteração no tamanho das cadeias de carbono dos ácidos graxos (ocorre aumento no tamanho dessas cadeias).[47] A inativação do gene responsável pela síntese de ácidos graxos monoinsaturados (*fabM*) aumenta a sensibilidade ao pH ácido[48] e torna esses microrganismos incapazes de manter o ΔpH entre o meio intracelular e o meio extracelular. Consequentemente, esses microrganismos tornam-se menos virulentos no que diz respeito ao desenvolvimento

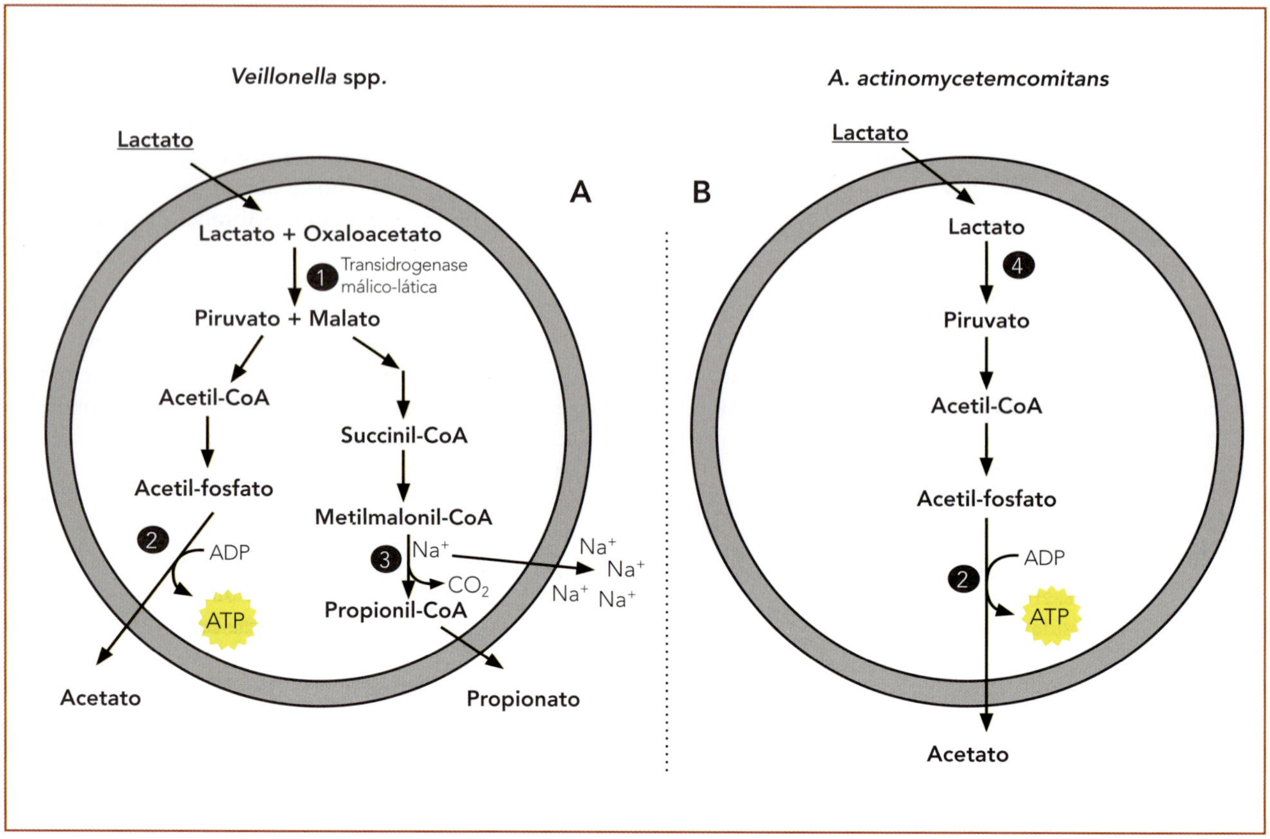

FIGURA 6 Metabolização de ácido lático (lactato) por (**A**) *Veillonella* e (**B**) *A. actinomycetemcomitans*. As seguintes reações são realizadas com as respectivas enzimas — reação 1: transidrogenase málico-lática; reação 2: acetato quinase; reação 3: metilmalonil-coenzima A (CoA) descarboxilase; reação 4: lactato desidrogenase.

Fonte: adaptada de Egland e Marquis, 2019.[10]

de lesões de cárie dentária. Ainda, a inativação do gene responsável pela síntese de fosfolipídeo cardiolipina (*cls*) também torna *S. mutans* mais sensível ao ácido; portanto, esse componente da membrana plasmática também é importante para a permeabilidade aos prótons.[9]

A alcalinização do citoplasma ocorre pelo bombeamento de prótons para fora da célula ou pela geração de moléculas neutralizantes. Como já mencionado, o sistema F-ATPase associado à membrana citoplasmática é o mecanismo primário para extrusão de prótons e manutenção da homeostase de pH. A transcrição dos genes para F-ATPase é induzida por pH baixo. A produção de moléculas neutralizantes, como amônia e CO_2, também é uma via importante para lidar com o estresse ácido. O sistema de desaminação de agmatina (SDAg) de *S. mutans* (semelhante ao sistema arginina desaminase — SAD, descrito mais adiante neste capítulo) (**Figura 8**) converte agmatina, um derivado descarboxilado da arginina, em amônia e CO_2, putrescina e ATP. A amônia gerada intracelularmente pode contribuir para o tamponamento do citoplasma, enquanto o ATP gerado pode ser usado para promover a extrusão de prótons via F-ATPase.[46]

Uma diminuição do pH ambiental também desencadeia a ativação da fermentação malolática na qual malato (ácido málico) é internalizado e descarboxilado em ácido lático pela enzima malolática (malato desidrogenase) formando CO_2. A transcrição dos genes de *S. mutans* que codificam a enzima malolática é induzida por pH ácido. O CO_2 pode participar da neutralização citoplasmática pela conversão a bicarbonato (HCO_3^-) pela anidrase carbônica. Ainda, ácido málico protege *S. mutans* de morte celular por pH ácido e ajuda na manutenção de *pools* de ATP intracelular durante a falta de nutrientes.[46]

Além disso, chaperonas, proteases e proteínas de choque térmico ou *heat shock proteins* atuam promovendo renaturação ou degradação das proteínas danificadas (p. ex., DnaK, GroEL). O dano ao DNA microbiano induzido pela acidificação do citoplasma pode ser reparado pela excisão de erros ou reinício de forquilhas de replicação. O envolvimento de reguladores, como os sistemas de dois componentes (p. ex., ComDE de *S. mutans*) e fatores sigma (p. ex., ComX de *S. mutans*) pode induzir respostas metabólicas mínimas ou globais.[49] Portanto, esse conjunto de mecanismos protege os componentes da célula de *S. mutans* dos danos potencialmente induzidos pelo baixo pH e contribuem para a sobrevivência bacteriana durante o estresse ácido.

A resposta de tolerância ao ácido de lactobacilos possui algumas semelhanças com os mecanismos descritos para *S. mutans*, como a atividade F-ATPase, com exemplos na **Tabela 2** para duas cepas de *Lactobacillus casei* (cepas 685 e ATCC 4646). Outras características para a resposta de tolerância ao ácido de *Lactobacillus casei* (cepa ATCC 334) incluem alteração dos ácidos graxos na membrana citoplásmática com aumento na proporção de ácidos graxos insaturados e de ácidos graxos saturados do tipo ciclopropano (cadeias de 19 carbonos) em relação às células não adaptadas a esse ambiente.[50] Também ocorre alteração no tamanho das cadeias de carbono dos ácidos graxos, com aumento de cadeias com 18 e 20 carbonos e redução na proporção de cadeias com 14 e 16 carbonos. Além disso, a adaptação ao ambiente ácido envolve uma resposta do tipo estringente de regulação gênica (p. ex., genes para chaperonas e enzimas de reparo de DNA;[49] a fermentação malolática e o acúmulo intracelular de histidina). A fermentação malolática é realizada por diversas espécies de lactobacilos,[51] como *Lactobacillus plantarum*. O acúmulo intracelular de histidina tem sido associado a um mecanismo de tamponamento do meio intracelular. Os grupos imidazóis da histidina e os peptídeos contendo histidina podem atuar como aceptores de íons hidrogênio promovendo controle do pH intracelular (em uma faixa de atuação ótima de pH 6,0).

Essas mudanças orquestradas aumentam a capacidade do microrganismo tolerar o ambiente acidificado, ou seja, quanto mais os microrganismos crescem em meio com reduzido pH, mais tolerantes ao ácido e mais metabolicamente ativos eles se tornam comparados ao mesmo microrganismo cultivado em ambientes com pH próximo da neutralidade. As respostas desencadeadas pelo ambiente acidificado permanecem no microrganismo mesmo mediante neutralização do pH ambiental, o que confere ainda maior vantagem a ele em uma subsequente acidificação. Isso é especialmente importante no que diz respeito ao desenvolvimento de um biofilme cariogênico. Portanto, as frequentes quedas de pH que ocorrem na cavidade bucal associadas com refeições ricas em carboidratos podem selecionar as espécies mais tolerantes ao ácido e aumentar o potencial cariogênico dos microrganismos em decorrência dos mecanismos adaptivos descritos.[10]

Essas respostas de tolerância ao ácido são globais, ou seja, enquanto a expressão de muitos genes é induzida diante do ambiente acidificado, a expressão de muitos genes é reprimida. Frequentemente, a resposta dos microrganismos a um agente estressor torna esses microrganismos resistentes não apenas ao agente estressor indutor, mas também a outros agentes estressores. Por exemplo, a resposta de *S. mutans* à acidificação também torna esse microrganismo mais tolerante ao estresse oxidativo,[52] como aqueles associados à exposição aos peróxidos.[53] Portanto, a resposta adaptativa ao ácido é uma resposta complexa envolvendo diversos reguladores globais e múltiplos genes, proteínas e lipídeos.

Além disso, muitos microrganismos respondem à regulação gênica dependente de densidade celular, mecanismo denominado *quorum sensing* (como descrito no **Capítulo 4**). Esses microrganismos podem sentir as condições de densidade celular e elaborar respostas via indução e repressão de certos genes. Para estreptococos, por exemplo, ocorre aumento nas trocas genéticas entre as células (competência genética) no biofilme, que está associado ao *quorum sensing* e às respostas aos estresses ambientais, como o estresse ácido.[10] A análise das respostas de tolerância ao ácido de cepas de *S. mutans* mediante inativação dos genes *com*C, *com*D e *com*E (genes essenciais para a indução de competência via densidade celular) comparadas com uma cepa parental (na qual os genes *com*CDE estavam funcionais) demonstrou que os produtos de tais genes eram necessários para que uma resposta completa de tolerância ao ácido fosse alcançada, sendo esta resposta dependente da densidade celular.[54] Os genes *com*C, *com*D e *com*E codificam, respectivamente, um peptídeo precursor de estimulação de competência (CSP; é secretado para o meio extracelular como uma molécula de sinalização), seu sensor para histidina quinase (ComD, que detecta CSP) e um regulador de resposta intracelular (ComE). Assim, o funcionamento de *com*C e do sistema de dois componentes *com*DE está associado a diversos processos além da tolerância ao ácido, incluindo *quorum sensing* (densidade celular), competência, produção de mutacinas e formação de biofilme.[6]

Síntese de compostos alcalinos e neutralização de ácidos

Imediatamente após a ingestão de carboidratos, ocorre uma queda rápida do pH na cavidade bucal seguida de um aumento lento do pH até níveis próximos de neutralidade (o que demora até 50 minutos para ocorrer).[55] O aumento do pH envolve diversos fatores, incluindo a ação de limpeza/diluição pela saliva, tamponamento pelo bicarbonato salivar (Capítulo 3), consumo ou conversão de ácidos em CO_2 ou ácidos mais fracos por alguns microrganismos (p. ex., metabolismo de ácido lático por *Veillonella*) e produção de compostos alcalinos pelos microrganismos (especialmente pela metabolização da arginina e da ureia).

Muitos estreptococos e outros microrganismos são capazes de metabolizar arginina utilizando o SAD (**Figura 8**). Nesse processo, a arginina é convertida em ornitina, CO_2 e amônia (NH_3), com consequente produção de ATP. Este sistema, além de fornecer energia, é importante para a tolerância ao ácido, pois a amônia gerada pode se combinar a prótons livres e gerar amônio (NH_4^+), controlando o pH intracelular, como discutido anteriormente neste capítulo. Parte da amônia produzida é secretada ao meio extracelular contribuindo também para o tamponamento do pH externo. Arginina está presente na saliva como aminoácido livre (níveis médios de 50 μm). Entretanto, a fonte principal de arginina para os microrganismos são os peptídeos e as proteínas degradados por proteases e peptidases salivares e dos microrganismos.

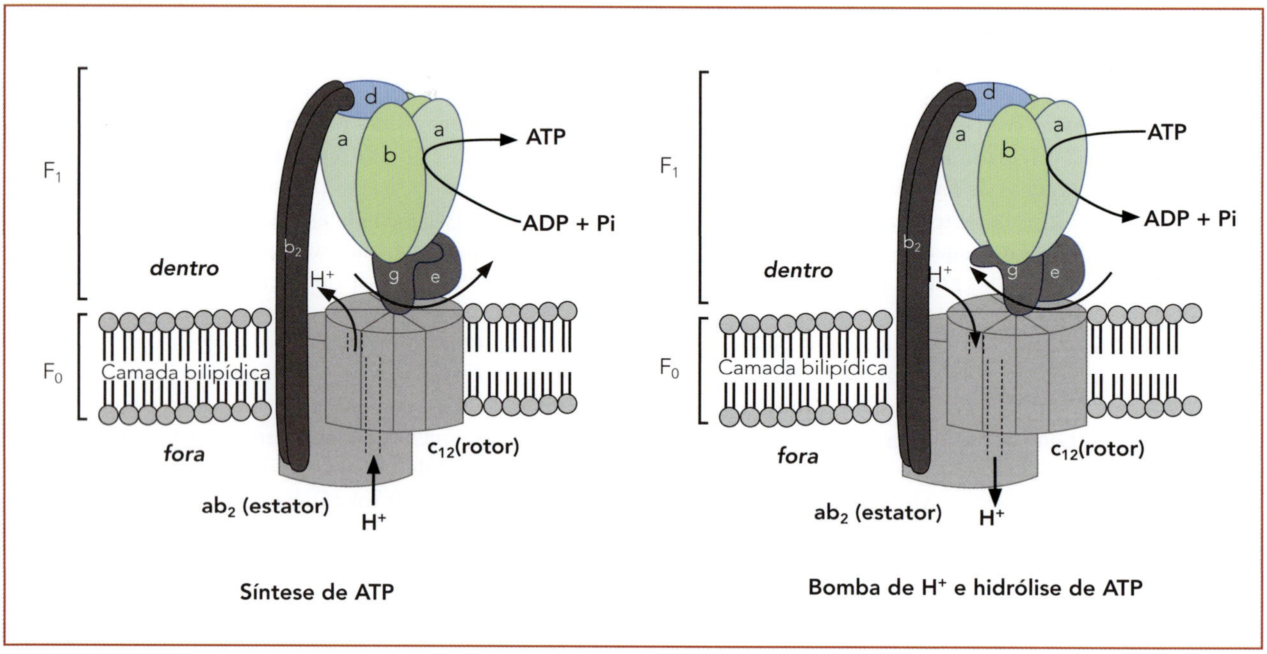

FIGURA 7 Atividade de F-ATPase. Existem duas atividades realizadas por F-ATPase: síntese de ATP e bomba de prótons com concomitante hidrólise de ATP. A enzima é o principal gerador de energia porque transforma energia elétrica, associada com o potencial elétrico da membrana, em energia mecânica envolvida na rotação da enzima e então em energia química envolvida na síntese ou hidrólise de ATP. ATP é sintetizado, primariamente via glicólise, e pode ser hidrolisado pela F-ATPase com movimento concomitante de prótons para fora da célula e manutenção do pH citoplasmático maior que o pH ambiental. As F-ATPases em seu estado funcional são um agregado de proteínas e lipídios. Os lipídeos se associam principalmente à subunidade F_0 que está embebida na membrana e contém um poro através do qual os prótons movem-se para dentro e fora da célula. O componente F_1 se projeta a partir da membrana para o citoplasma e pode catalisar a hidrólise ou a síntese de ATP. Ele é constituído por três subunidades *a*, três subunidades *b*, e subunidades únicas de *g*, *d* e *e*. A subunidade *b* possui os sítios ativos para hidrólise ou síntese de ATP. O complexo F_1, quando separado da membrana, pode catalisar a hidrólise de ATP, mas não pode transportar próton acompanhando o processo. A parte F_0 da enzima na membrana consiste em uma subunidade *a*, duas subunidades *b*, e em torno de 12 subunidades *g*. Na respiração, prótons são excretados ao ambiente através da membrana via catálise respiratória. Os prótons retornam ao meio intracelular através da membrana via a ATPase, e esse movimento é acoplado à síntese de ATP a partir de ADP e P_i. O movimento envolve um processo mecânico em que as subunidades *c* rotacionam em relação ao estator construído pelas subunidades *ab2*. As subunidades *g* e *e* giram como rotor *c* e traduzem o giro para o complexo alternando as subunidades *a* e *b*. Esse movimento resulta na transferência de energia com síntese de ATP a partir de ADP e P_i. Em estreptococos e lactobacilos orais, a enzima funciona principalmente na função reversa. Esta Figura mostra a estrutura básica de uma F-ATPase (antigamente denominada F_1F_0 ATPase). A enzima também é denominada H^+-ATPase para distingui-la da ATPase que funciona para transportar cátions metálicos, em vez de H^+, através da membrana.

Fonte: adaptada de Egland e Marquis, 2019.[10]

Bactérias arginolíticas (e que se utilizam do SAD) incluem *Streptococcus gordonii*, *Streptococcus sanguinis*, *Streptococcus ratti*, *Streptococcus anginosus*, *A. naeslundii*, *Lactobacillus fermentum*, *P. gingivalis* e *T. denticola*. Recentemente, o isolado clínico *Streptococcus* A12 apresentou alta atividade SAD em condições cariogênicas e um potente efeito inibitório no crescimento de *S. mutans* UA159.[56] Ainda, uma variante da enzima arginina desaminase de *P. gingivalis* atua nos resíduos aminoterminais de arginina de proteínas e peptídeos para liberar amônia e deixa um resíduo de citrulina.[57] Como descrito anteriormente, *S. mutans* possui atividade SDAg que é altamente homóloga ao SAD, sendo também capaz de degradar agmatina, um derivado descarboxilado de arginina presente no biofilme dentário.[46] A atividade de SDAg é geralmente menor que a atividade de SAD de outras espécies. Assim, a metabolização de agmatina fornece uma vantagem para *S. mutans* pela alcalinização do seu citoplasma, mas sem produzir amônia em quantidades suficientes para neutralizar o pH ambiental efetivamente como causado pela metabolização de arginina por SAD.[58]

Microrganismos ureolíticos são aqueles capazes de metabolizar a ureia por meio da atividade enzimática de ureases. Como exemplo, temos *Streptococcus salivarius*, *Streptococcus vestibulares*, *A. naeslundii* e *Haemophilus parainfluenzae*, os dois últimos frequentemente encontrados em biofilme supragengival (**Figura 8**).[57] A principal fonte de ureia é a saliva, cuja concentração (de 3 a 10 mM) é similar à encontrada no plasma sanguíneo. A degradação da ureia produz amônia, que atua neutralizando ácidos da mesma forma descrita anteriormente para o SAD/SDAg.

Apesar de SAD e ureases serem as principais fontes de amônia, outras reações também estão relacionadas à sintese deste composto alcalino, incluindo a fermentação de aminoácidos (descrita acima no item "**Metabolismo de aminoácidos**"), em que a desaminação de aminoácidos leva à produção de amônia com potencial para neutralização de ácidos.[5] Os ácidos produzidos também podem ser degradados e modificados para a formação de dióxido de carbono e/ou ácidos fracos; esses processos reduzem a acidez do ambiente nos biofilmes (como já discutido neste capítulo sobre o consumo de ácido lático por *Veillonella* na **Figura 6A** e no item **"Interações metabólicas: cadeias alimentares (sinergismo) e compostos inibidores (antagonismo)"**). Algumas bactérias, incluindo *Pseudoramibacter alactolyticus*, podem converter acetato e butirato em caproato (ácidos mais fracos), o que também reduz a acidez do ambiente.

Enquanto a produção elevada de ácido está diretamente relacionada à desmineralização dos tecidos dentários, a produção excessiva de compostos alcalinos pode aumentar a deposição de cálculo dentário porque valores elevados de pH viabilizam a precipitação de sais de cálcio e fosfato na superfície dentária. Além disso, o excesso de amônia pode ser danoso, uma vez que este composto é capaz de causar dano às células epiteliais e induzir resposta inflamatória.[59]

Importância da dinâmica ácido-base

Enquanto uns microrganismos produzem ácidos, outros produzem compostos alcalinos. Ainda, mesmo os microrganismos acidogênicos e ácido-tolerantes produzem compostos alcalinos (**Figura 8**). A produção de compostos alcalinos e a elevação de pH associada a essa produção são consideradas benéficas no biofilme supragengival porque exercem efeito ecológico favorecendo a sobrevivência de microrganismos menos tolerantes ao ácido. Um efeito direto dessa dinâmica ácido-base seria uma possível modulação ou redução do potencial cariogênico do biofilme.[60] Uma parte significativa da elevação do pH é creditada à produção de amônia por meio de SAD e de ureases.

Estudos *in vitro*[61,64] e observações clínicas[62,63,65-71] indicam que a produção oral de compostos alcalinos pode ser uma medida eficiente na prevenção de cárie. Como mencionado, o metabolismo da ureia e da arginina por bactérias orais promove um aumento rápido no pH ambiental.[64,65,72-77] Ainda, pacientes com problemas renais crônicos, os quais possuem níveis de ureia até 50 vezes superiores aos de indivíduos saudáveis, raramente desenvolvem cárie dentária mesmo consumindo uma dieta predominantemente composta por carboidratos.[69,78] Os níveis de arginina livre na saliva estão fortemente associados com resistência à cárie dentária.[71] Os biofilmes de indivíduos sem cárie possuem valores mais altos de pH comparados com indivíduos com cárie (cárie-ativos).[63,65,79] e esta diferença também foi correlacionada com níveis elevados de amônia nos indivíduos sem cárie.[63]

Estudos clínicos revelaram um aumento no risco de desenvolvimento de cárie associado com capacidade reduzida de produção de compostos alcalinos pelos microrganismos que colonizam a cavidade bucal de adultos[68,70] e crianças.[80] O benefício da produção de compostos alcalinos em biofilmes dentais foi reconhecido por empresas de produtos de higiene oral. Por exemplo, dentifrícios ou balas contendo arginina[81,82] foram altamente efetivos na inibição da iniciação e progressão de lesões cariosas. Ainda, dentifrício contendo arginina e fluoreto mostrou que essa estratégia aumenta a atividade de SAD no biofilme dentário em indivíduos com cárie ativa (comparado com o baseline antes da intervenção) e promove uma alteração da composição bacteriana desses indivíduos para uma comunidade comumente associada com saúde e similar à de indivíduos sem cárie.[83] Apesar dessas modificações microbiológicas e na atividade de SAD, parece que o efeito clínico da arginina em termos de prevenção ou controle de lesões de cárie ainda é incipiente (ver **Capítulo 18**).

Metabolismo de nitrato

Existem duas fontes de nitrato (NO_3^-) na cavidade bucal: este composto pode ser secretado pela saliva (por meio do equilíbrio entre plasma sanguíneo e secreção salivar) (**Capítulo 3**) ou ser fornecido por vegetais verdes. Na cavidade bucal, este composto é convertido em nitrito (NO_2^-) por bactérias (p. ex., *Neisseria, Veillonella, Actinomyces* e *Rothia*)[84] (**Figura 1**) por meio da ação enzimática de nitrato redutase. Essa reação de denitrificação ocorre por meio da redução de um elétron:[85]

$$NO_3^- + e^- + H^+ \rightarrow NO_2^- + H_2O$$

Nitrito é absorvido no trato gastrointestinal e reoxidado a óxido nítrico e nitrato no sangue e o nitrato é secretado na saliva. Esse processo é conhecido como *circulação enterossalivar de nitrato*.[85] Nitrito contribui para a saúde sistêmica via estimulação do sistema circulatório.[85] Assim, a manutenção de um microbioma oral simbiótico contribui para a saúde humana através da via enterossalivar de nitrato-nitrito-óxido nítrico; a eliminação de bactérias bucais capazes de converter nitrato em nitrito parece estar associada à elevação da pressão arterial sistólica.[86] Algumas evidências sugerem que o nitrito pode inibir a produção de ácido pelos microrganismos.[87] O potencial de uso de nitrato/nitrito enquanto prebióticos para a promoção de saúde bucal será apresentado no **Capítulo 18**.

Deste modo, existe um interesse crescente em nitrito e seus benefícios na cavidade bucal e para a saúde geral. Recentemente, foi demostrado que a produção de nitrito a partir de nitrato está associada ao metabolismo de lactato por espécies de *Veillonella*.[88] Especificamente, nitrato não inibe o crescimento de *Veillonella atypica* e *Veillonella parvula*, mas inibe o crescimento de *S. mutans* apenas em uma concentração alta (100 mM). Entretanto, nitrito inibiu o crescimento de *S. mutans* em uma concentração baixa (0,5 mM), porém uma concentração mais alta (20 mM) inibiu o crescimento de espécies de *Veillonella*. A produção de nitrito por espécies de *Veillonella* é aumentada por fatores ambientais (lactato, pH ácido e anaerobiose) e condições de crescimento (presença de nitrato ou nitrito) e está associada ao metabolismo anaeróbio de lactato.[88] Isso ocorre porque nitrato é reduzido a nitrito por aceitar o poder redutor a

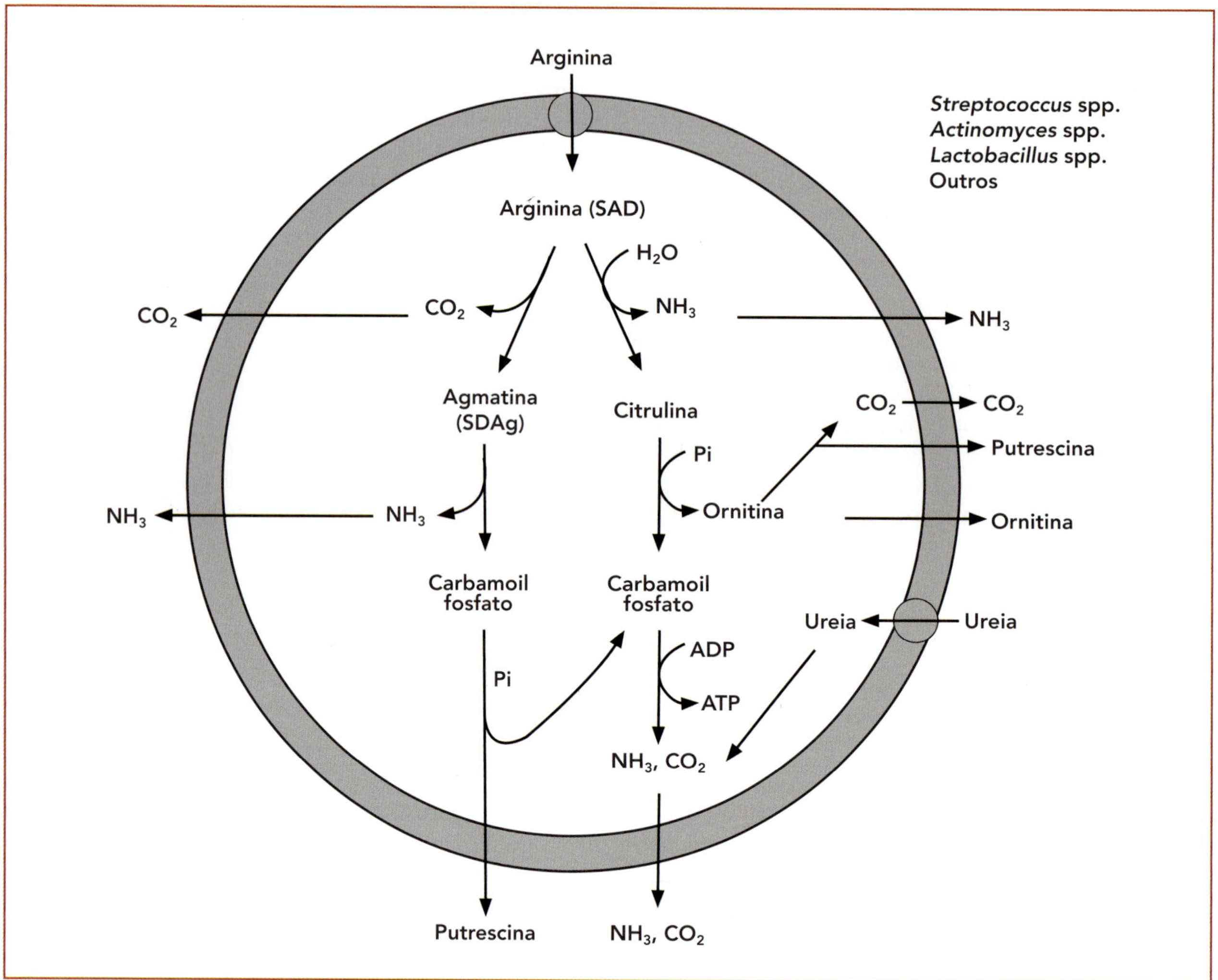

FIGURA 8 Sistema arginina desaminase (SAD), sistema agmatina desaminase (SDAg) e degradação de ureia.
Fonte: adaptada de Takahashi, 2015.[5]

partir do lactato oxidado. Assim, espécies de *Veillonella* podem ser consideradas microrganismos benéficos para o hospedeiro porque convertem ácido lático para ácidos mais fracos e produzem nitrito, mas ainda são necessários estudos clínicos que corroborem esse benefício para o hospedeiro. Por outro lado, excesso de nitrito salivar pode contribuir para a biossíntese e o acúmulo de nitrosaminas carcinogênicas, as quais são sintetizadas por algumas espécies de bactérias e fungos orais, como será discutido no **item "Funções da atividade metabólica microbiana na carcinogênese bucal"** deste capítulo.

Síntese de compostos voláteis e halitose

A halitose (ou mau hálito ou mau odor bucal) é uma condição que se manifesta como um odor desagradável em razão da presença de compostos sulfurados, nitrogenados ou aromáticos voláteis na cavidade bucal. Sua etiologia é multifatorial, podendo ter origem extra ou intrabucal, sendo a origem intrabucal a mais frequente.[89] Em relação à origem extrabucal, tem sido observado que indivíduos que apresentam infecções respiratórias, problemas hepáticos, renais ou gastrointestinais, assim como indivíduos diabéticos, podem apresentar algum nível de mau hálito decorrente da presença na cavidade bucal de compostos como amônia e acetona, entre outros, produzidos a partir de processos metabólicos gerais.[97] Ainda, ingestão de determinados alimentos como alho e cebola, consumo excessivo de álcool, assim como o hábito de fumar, podem também estar relacionados ao mau hálito. A metabolização de hormônios de estresse em compostos sulfurados por *F. nucleatum*, *Prevotella intermedia* ou *P. gingivalis* também está associada à halitose.[91]

Em relação à origem intrabucal, a halitose pode ser decorrente de doenças da cavidade bucal, como cárie dentária, gengivite, periodontite, mucosite, infecções endodônticas, infecções da orofaringe e também ser consequência da redução no fluxo salivar. Compostos associados ao mau odor podem ser encontrados no biofilme subgengival, de forma que existe uma relação positiva entre periodontite e halitose.[92] Porém, a halitose pode também ocorrer pela produção de compostos voláteis (sulfurados, nitrogenados, aromáticos) pelo metabolismo da microbiota residente presente no dorso da língua[5] (predominantemente as bactérias anaeróbias) sem necessariamente que doenças da cavidade bucal estejam presentes.

Saliva, epitélio descamado e fluido crevicular gengival, ricos em glicoproteínas, proteínas, peptídeos e aminoácidos, são as principais fontes de nutrientes presentes na cavidade bucal. Esses nutrientes são degradados em compostos voláteis como ácidos graxos/ácidos orgânicos de cadeia curta (ácidos acético, propiônico, butírico, valérico, isovalérico), aminas (amônia, ureia, metil/dimetil/trimetilamina, putrescina e cadaverina), compostos sulfurosos (metilmercaptano, sulfeto de hidrogênio, dimetilsulfeto, dimetildissulfeto, dentre outros) e compostos aromáticos (indol, escatol, piridina e picolina)[93] por bactérias presentes no dorso da língua e no biofilme subgengival[94,95] (**Figuras 1** e **9; Tabela 3**).

A produção de moléculas associadas à halitose a partir de glicoproteínas é aumentada pela combinação da remoção da cadeia de açúcar das glicoproteínas por glicosilases e degradação da proteína por proteases.[96] Estudos sugerem que a atividade de beta-galactosidase salivar está associada com nível de halitose.[97,98] A deglicosilação de mucinas é uma etapa inicial crítica para sua subsequente proteólise e putrefação. Na saliva, a beta-galactosidase é a principal enzima glicosídica. A análise de 64 indivíduos que apresentavam halitose mostrou que a atividade dessa enzima está associada ao mau odor bucal.[97] Ainda, a análise da relação entre atividade de beta-galactosidase na saliva e parâmetros que influenciam o mau odor bucal (como hábitos diários e condições da cavidade bucal), prevalência de algumas espécies bacterianas e quantificação de compostos voláteis na cavidade bucal de 49 pacientes demostrou que a atividade dessa enzima correlacionou-se positivamente com a intensidade do mau odor.[98] Além disso, a atividade de beta-galactosidase correlacionou-se com o nível de cobertura de biofilme sobre a língua, mas não com a condição periodontal, o fluxo salivar, a presença de dentes cariados, restaurações mal ajustadas ou a cor do biofilme sobre o dorso da língua. Também não houve associação entre *P. gingivalis* e *T. denticola* (espécies produtoras de moléculas malcheirosas), mas ocorreu uma correlação negativa com *P. intermedia*.[98] Assim, a atividade de beta-galactosidase salivar é importante na produção de mau odor e essa atividade não está necessariamente associada a condições orais ou às bactérias associadas a ocorrência de doença periodontal.[98]

Os principais compostos voláteis associados ao mau odor são sulfeto de hidrogênio (H_2S), metilmercaptano (CH_3SH) e, em menor extensão, dissulfeto de dimetila (CH_3SSCH_3).[93] Esses sulfetos são produzidos principalmente a partir de cisteína e metionina (**Figura 5**). Como exemplo, a enzima L-cisteína desulfidrase catalisa a hidrólise de cisteína e produz H_2S, amônia e piruvato. Essa enzima é produzida por bactérias Gram-positivas (p. ex., *S. anginosus*) ou por *F. nucleatum*, *T. denticola* e outras espécies Gram-negativas proeminentes na doença periodontal.[10] Como já mencionado, compostos como indol e escatol, produzidos pela metabolização do triptofano (**Figura 5**), também podem contribuir para o odor desagradável. A **Figura 9** apresenta algumas vias de síntese de compostos associados ao mau odor. A detecção dos compostos voláteis específicos por um equipamento denominado *halímetro* pode auxiliar no diagnóstico clínico da halitose.

A análise por sequenciamento do gene 16S-rRNA da microbiota encontrada sobre o dorso da língua de 20 crianças (4-5 anos) com e sem halitose demonstrou que aquelas com halitose apresentavam maior diversidade microbiana e maior abundância relativa de *Leptotrichia wadei* e *Peptostreptococcus stomatis* sobre a língua.[99] Ainda, maior abundância relativa e prevalência de *Prevotella shahii* foram observadas na saliva das crianças com halitose. Sobretudo, os genes bacterianos associados com respostas a doenças infecciosas e metabolismo de terpenoides e policetídeos mostraram-se mais abundantes em indivíduos com halitose.

Tabela 3 Bactérias produtoras de compostos sulfurosos voláteis[93]

Composto químico	Bactérias
Sulfeto de hidrogênio a partir de L-cisteína	*Bacteroides intermedius, Bacteroides* spp. *Capnocytophaga ochracea, Centipeda periodontii, Eikenella corrodens, Eubacterium brachy, Eubacterium limosum, Eubacterium* spp., *Fusobacterium alocis* (atualmente *Filifactor alocis*), *F. nucleatum, Fusobacterium periodonticum, Fusobacterium sulei, Peptostreptococcus anaerobius, Peptostreptococcus micros, Peptostreptococcus prevotii, Porphyromonas endodontalis, Propionibacterium propionicum, Selenomonas artemidis, Selenomonas dianae, Selenomonas flueggei, Selenomonas infelix, Selenomonas noxia, Selenomonas sputigena, Tannerella forsythia, Veillonella dispar, V. parvula*
Metilmercaptano a partir de L-metionina	*Bacteroides* spp., *Eubacterium* spp., *F. nucleatum, F. periodonticum, P. endodontalis*
Sulfeto de hidrogênio a partir de glicoproteínas do soro	*Bacteroides gracilis, B. intermedius, Bacteroides loescheii, Bacteroides oralis, Eubacterium lentum, Eubacterium* spp., *F. nucleatum, Mitsuokella dentalis, Peptostreptococcus magnus, P. micros, P. prevotii, P. propionicum, P. gingivalis, T. forsythia, T. denticola, V. parvula*
Metilmercaptano a partir glicoproteínas do soro	*P. endodontalis, P. gingivalis, T. denticola*

As vias metabólicas associadas com o metabolismo de sulfeto de hidrogênio indicam que houve alta produção desse composto e pouco consumo dele nos indivíduos com halitose.[99] Estudo subsequente analisou a variabilidade da microbiota do dorso da língua por sequenciamento de 16S rRNA em 16 crianças (3-4 anos) com e sem halitose[100] e não encontrou diferença na diversidade microbiana entre halitose e sem halitose, mas encontrou que a proporção relativa de 13 espécies (incluindo *Leptotrichia* spp. HMT_417, *Prevotella pallens* e *Alloprevotella rava*) foi maior nas crianças que possuíam halitose enquanto 17 espécies dos gêneros *Streptococcus, Gemella* e *Kingella* foram mais abundantes no grupo controle (sem halitose).

Além disso, a análise do microbioma do biofilme formado sobre o dorso da língua e de compostos sulfurosos voláteis em adultos sem doença periodontal, com e sem halitose (16 e 12 voluntários, respectivamente),[101] revelou uma maior diversidade microbiana para o grupo com halitose e os gêneros *Prevotella, Alloprevotella, Leptotrichia, Peptostreptococcus* e *Stomatobaculum* foram mais abundantes nesse grupo. Ainda, *Peptostreptococcus, Alloprevotella, Eubacterium nodatum* e *Stomatobaculum* apresentaram correlação positiva com a quantificação de compostos sulfurosos voláteis. *Prevotella, Peptostreptococcus, Eubacterium nodatum* e *Alloprevotella* correlacionaram-se com o aumento de sulfeto de hidrogênio e de metilmercaptano, enquanto *Bergeyella* correlacionou-se com o decréscimo da quantidade de compostos sulfurosos voláteis.[101] Assim, tanto em crianças como em adultos, parece que grupos específicos de microrganismos estão possivelmente relacionados à síntese dos compostos voláteis ou à condição de halitose.

Ainda não existem bons inibidores de produção de compostos sulfurados para uso na cavidade bucal para fins de controle do mau hálito. A escovação regular da língua auxilia na remoção do biofilme ali formado, o que pode reduzir temporariamente a concentração desses compostos sulfurados na cavidade bucal. Porém, o tratamento da halitose pode necessitar de abordagem multidisciplinar, especialmente nos casos em que houver origem extrabucal associada.

O **Quadro 1** apresenta as principais características ambientais e o metabolismo preponderante nos biofilmes supragengival, subgengival e no biofilme formado no dorso da língua.[20]

Metabolismo fúngico

A aquisição de macronutrientes e micronutrientes e os processos metabólicos subsequentes são essenciais para promover a adaptação, sobrevivência e virulência dos fungos no hospedeiro.[102] Macronutrientes essenciais como carbono e nitrogênio, e micronutrientes ou elementos-traço de ferro e zinco, são as principais fontes de energia que sustentam os processos metabólicos biossintéticos microbianos.[103] Os fungos têm preferência por certas fontes de carbono e nitrogênio que são rapidamente metabolizadas para produção de energia, a qual sustenta o crescimento e a colonização fúngica durante o processo infeccioso.[104,105] Na presença dessas fontes de energia preferenciais, a utilização de fontes alternativas de carbono e nitrogênio pode ser reprimida, em processos denominados *repressão catabólica do carbono* (RCC) e *repressão catabólica do nitrogênio* (RCN).

Neste capítulo, será discutido o metabolismo associado à virulência de *Candida albicans*, o principal agente etiológico de candidíase ou candidose bucal. Este fungo faz parte da microbiota normal das mucosas bucal, vaginal e intestinal. Disbiose, imunosupressão e alterações ambientais podem causar infecções fúngicas oportunistas nesses sítios, além de infecções invasivas e sistêmicas, especialmente em indivíduos imunocomprometidos.[106] Outras espécies de *Candida* (denominadas *Candida* não *albicans*), como *C. glabrata, C. krusei, C. tropicalis, C. guilliermondii, C. kefyr, C. parapsilosis, C. inconspicua, C. lusitaniae, C. norvegensis* e *C. rugosa*, são menos frequentemente isoladas da cavidade bucal de indivíduos saudáveis e doentes, porém

Quadro 1 Principais características ambientais e o metabolismo predominante nos biofilmes supragengival, subgengival e no biofilme formado no dorso da língua

	Biofilme supragengival	Biofilme subgengival	Biofilme sobre o dorso da língua
Fonte de nutrientes	Saliva, dieta (carboidratos)	Fluido crevicular gengival, epitélio descamado (proteínas, peptídeos e aminoácidos)	Saliva, epitélio descamado
pH	Neutro (na superfície), ácido (nas camadas internas)	Neutro, fracamente alcalino	Neutro (na superfície), ácido (nas camadas internas)
Concentração de oxigênio	Alta (na superfície), baixa (nas camadas internas)	Baixa	Alta (na superfície), baixa (nas camadas internas)
Propriedades metabólicas predominantes	Predominantemente sacarolítica (fermentação de carboidratos)	Predominantemente proteolítica (metabolização de aminoácidos)	Sacarolítica e proteolítica

a importância clínica atribuída a essas espécies refere-se principalmente à resistência aos antifúngicos.

Fontes de carbono, nitrogênio e micronutrientes

Em uma infecção, as principais fontes de carbono para os microrganismos são os açúcares fermentáveis (como glicose, frutose e galactose), fontes de carbono não fermentáveis (como lactato e acetato), além de algumas proteínas e aminoácidos que estão disponíveis em diferentes concentrações em todo o corpo humano. Já as fontes de nitrogênio incluem proteínas, aminoácidos e principalmente o amônio, que é adquirido de aminoácidos livres da dieta ou pode ser sintetizado localmente pela microbiota comensal dos tratos gastrointestinal,[107] pulmonar e da mucosa bucal. Além disso, a camada que reveste essas mucosas é composta por diferentes glicoproteínas, como a mucina, que atuam como excelentes fontes de carbono e nitrogênio para os fungos e outros microrganismos. Além do carbono e nitrogênio, a colonização fúngica e o sucesso na infecção dependem também da aquisição de metais como ferro, zinco, manganês e cobre, para a manutenção da atividade de muitas proteínas e enzimas fúngicas. Em *C. albicans* e em outros fungos patogênicos, há vários mecanismos responsáveis pela aquisição de metais essenciais do meio, muitos dos quais sobrepujam os sofisticados mecanismos do hospedeiro, que restringem o acesso microbiano a esses micronutrientes.

As fontes de nutrientes em diferentes sítios do corpo humano podem regular tanto a virulência de *C. albicans* durante o processo infeccioso quanto a capacidade deste fungo crescer na forma de biofilme. Em processos infecciosos, células leveduriformes de *C. albicans* iniciam a formação de biofilmes ligando diferentes tipos de adesinas presentes na parede celular fúngica aos receptores de adesinas presentes em células epiteliais de mucosa, em superfícies abióticas (como próteses dentárias) e em outros microrganismos do biofilme.[108] Especificamente em *C. albicans*, diferentes adesinas estão presentes na parede celular, como as aglutininas ALS (*agglutinin-like sequences*), HWP1 (*hyphal wall protein*, que está presente na parede celular das hifas) e EAP1 (*enhanced adherence to polystyrene*), que se ligam a diferentes receptores de células epiteliais de mucosa, além de proteínas do soro, componentes da matriz extracelular tecidual, caderinas, integrinas e superfícies abióticas, facilitando a colonização fúngica no sítio de infecção.[108]

Durante a maturação do biofilme fúngico ocorre a morfogênese ou filamentação, que é um processo complexo de transição da forma leveduriforme para as formas de pseudo-hifas e hifas. Este processo pode ser desencadeado por inúmeros fatores ambientais, como temperaturas maiores que 37 °C, presença de soro sanguíneo, pH alcalino, concentração de CO_2 (de aproximadamente 5%) e hipóxia[109-113] e principalmente pela disponibilidade de nutrientes como glicose e aminoácidos.[114-116] A forma de hifa (ou forma filamentosa) facilita a penetração fúngica nos tecidos. A formação de pseudo-hifas e hifas é importante para a patogênese de *C. albicans*, visto que mutações em genes necessários para a morfogênese podem tornar a cepa menos virulenta (ou avirulenta), como será discutido posteriormente neste capítulo.

Em biofilmes da cavidade bucal existe uma variedade de moléculas produzidas por bactérias que podem afetar a formação de biofilme e a morfogênese de *C. albicans*.[1] Enquanto moléculas como ácido lático, peróxido de hidrogênio, dióxido de carbono e peptideoglicano promovem a filamentação, outras moléculas como homosserina lactonas (moléculas envolvidas no *quorum sensing*) inibem a filamentação.[1] Em contrapartida, ácidos graxos, ácidos carboxílicos e glicanos produzidos por *C. albicans* podem promover o crescimento bacteriano, enquanto o farnesol (uma molécula de *quorum sensing* deste fungo) inibe a formação de biofilme por espécies bacterianas.[1] Portanto, a filamentação de *C. albicans* e formação de biofilme polimicrobiano são reguladas pelo reconhecimento de moléculas de sinalização próprias e não próprias do fungo, denotando a importância das interações entre diferentes microrganismos no processo de infecção fúngica.[1]

Além da morfogênese, durante a maturação do biofilme de *Candida*, há o acúmulo de células fúngicas, de matriz extracelular e de enzimas histolíticas, como as *aspartil proteinases secretadas* (Sap, também denominadas aspartil proteases secretadas ou proteinases aspartil secretoras), fosfolipases, lipases, esterases e hemolisinas, responsáveis principalmente pela degradação do tecido do hospedeiro, promovendo a invasão tecidual e a aquisição de nutrientes necessários para a manutenção da viabilidade fúngica. Nesta fase, também há secreção e acúmulo de moléculas do *quorum sensing*, como o farnesol, que inibem a formação de hifas e promovem a fase de dispersão,[117,118] na qual células leveduriformes ativarão fagócitos locais ou terão acesso à corrente sanguínea (candidemia), podendo causar infecções secundárias, principalmente em superfícies abióticas de dispositivos médicos, como próteses cardíacas e articulares.

Durante o curso da infecção por *Candida*, há oscilações de nutrientes. Por exemplo, após a fagocitose, há privação de fontes de carbono e outros nutrientes que desafiarão a sobrevivência dos fungos no interior de macrófagos. Já na corrente sanguínea, as células fúngicas estão expostas a níveis séricos maiores de nutrientes, como glicose, lactato[119,120] e aminoácidos, sendo a glutamina o aminoácido mais abundante no sangue[121] e nas células da maioria dos tecidos.[122] Os ácidos orgânicos lactato e acetato também representam importantes fontes nutricionais e são produzidos principalmente por bactérias da microbiota da cavidade bucal e do trato gastrointestinal e especialmente durante a inflamação, por células imunes infiltradas, que produzem principalmente lactato a partir da fermentação da glicose para geração de ATP.[123] Como será discutido no **Capítulo 12**, durante a infecção as células fúngicas e seus produtos metabólicos podem causar diferentes manifestações clínicas na mucosa bucal, como candidíase pseudomembranosa, candidíase eritematosa aguda, candidíase eritematosa crônica e candidíase hiperplásica crônica. Essas manifestações apresentam diferentes fatores predisponentes e dependem da expressão de fatores de virulência fúngicos e da intensidade da resposta inflamatória do hospedeiro.

Dessa forma, para o sucesso e estabelecimento da infecção fúngica, os fungos devem ser capazes de utilizar as fontes de carbono, nitrogênio e micronutrientes disponíveis nos tecidos, em biofilmes, no sangue ou no interior de fagócitos, e se adaptar ao gradiente de nutrientes que se modifica rapidamente no hospedeiro. Essa capacidade de adaptação é crítica para a virulência dos fungos. Dessa forma, a compreensão do metabolismo fúngico é fundamental para um melhor entendimento da patogenicidade das infecções fúngicas e esse conhecimento pode ajudar na elaboração de estratégias terapêuticas.

Assimilação e catabolismo do carbono

A assimilação do carbono é essencial para a manutenção da viabilidade da célula fúngica, para a síntese de novos componentes celulares e para permitir um rápido crescimento fúngico no hospedeiro. Esses processos dependem de absorção e metabolismo eficientes das fontes de carbono disponíveis.

Dada a importância da glicose para os fungos, estes desenvolveram sistemas de alta sensibilidade para detecção e absorção dessa molécula. Em *C. albicans*, existem dois tipos principais de mecanismos de detecção de glicose: o sistema receptor acoplado à proteína G (GPCR) e os membros da família do gene transportador de hexose (*HXT*). O sistema GPCR é composto pelo receptor Gpr1p e pela proteína Gpa2p que regulam a morfogênese das hifas por ativação da via cAMP-Pka (proteína quinase A ativada via cAMP).[124,125] A proteína Gpa2p também foi descrita como reguladora da via MAPK (proteína quinase ativada por mitógeno).[126] As vias MAPK e Pka consistem em diferentes proteínas quinases que regulam a atividade do fator de transcrição Efg1,[127-136] o qual reprime a expressão de genes relacionados com as vias alternativas de fontes de carbono. Ambas as vias de MAPK e cAMP-Pka são ativadas por um fator comum, CaRas1.[111,133]

Sugere-se, ainda, que o receptor Gpr1p também responde à presença de metionina estimulando a formação de hifas em resposta à fonte de carbono.[115] O papel da via de sinalização Gpr1p na virulência de *C. albicans* foi avaliado em dois estudos, e um deles[125] relatou redução na formação de hifas, na invasão de tecidos e na virulência de uma cepa de *C. albicans* mutante para o gene GPR1, quando injetada intravenosamente em um modelo de candidíase sistêmica em camundongos, enquanto outro estudo[124] observou redução de virulência de mutantes hetero e homozigotos GPR1 e GPA2 em modelo de candidíase sistêmica semelhante ao estudo anteriormente citado.

O segundo principal mecanismo de detecção de glicose foi bem descrito em *Saccharomyces cerevisiae*. O mecanismo

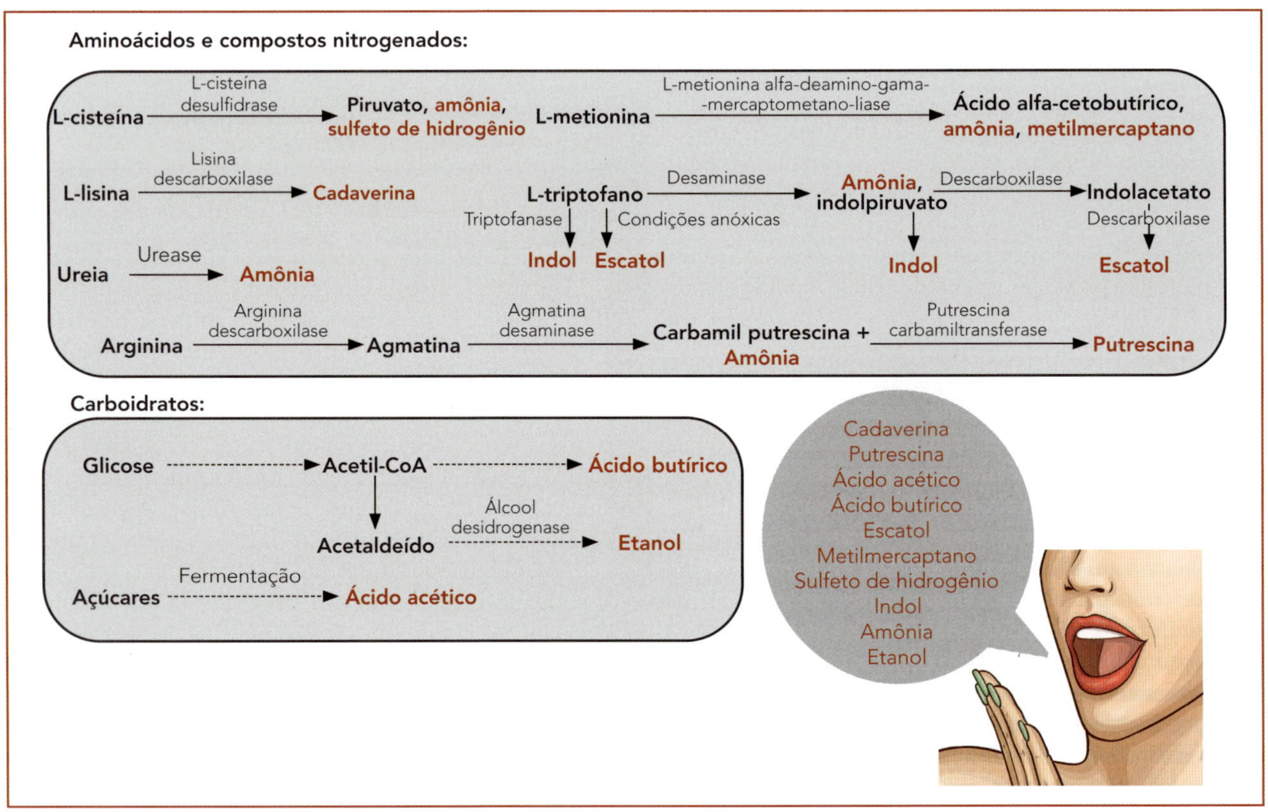

FIGURA 9 Exemplos de vias metabólicas associadas com a produção de alguns de compostos voláteis (descritos em vermelho) relacionados à halitose, de acordo com Hampelska et al., 2020.[93]

utiliza transportadores de hexose (HXT) Snf3p e Rgt2p, de alta e de baixa afinidade, respectivamente. Essas proteínas não transportam glicose ativamente, mas atuam como sensores para concentrações de glicose e transduzem sinais que regulam a expressão de genes HXT.[137,138] Em *C. albicans*, existem 20 transportadores de hexose (*HGT*1-20), e alguns codificam homólogos ao Snf3p/Rgt2p de *S. cerevisiae*, como Hgt4p, que detecta a glicose e subsequentemente regula a expressão de seis genes HGT, sendo também parcialmente responsável pela morfogênese em resposta a esse estímulo.[139,140] Em um modelo de candidíase sistêmica, a injeção intravenosa de mutantes de HGT4 em camundongos imunocompetentes resultou em um aumento da sobrevida dos animais, reforçando a hipótese de que a detecção de açúcar é um aspecto importante da virulência de *C. albicans*.[139] Além disso, HGT6 foi altamente expresso em um modelo de candidíase oral em camundongo quando comparado à condição de controle *in vitro*,[141] HGT7 foi significativamente expresso em um modelo de candidíase intra-abdominal em camundongo[142] e HGT2, 4, 7, 12 e 17 foram induzidos durante um experimento de curso de candidíase sistêmica nestes animais.[143] Estes resultados indicam que a eliminação, detecção e/ou transporte de açúcares são importantes durante a infecção inicial e tardia por *C. albicans*, em diferentes sítios. Entretanto, o papel exato desempenhado por esses genes HGT na virulência de *C. albicans* ainda precisa ser determinado.[102] Uma vez no meio intracelular, a glicose é subsequentemente fosforilada pela hexoquinase (Hxk) ou glucoquinase (Glk). A utilização metabólica posterior ocorre por meio da glicólise e do ciclo do TCA (ácido tricarboxílico). Tanto a captação de glicose quanto sua fosforilação subsequente servem como sinais para ativação de fatores de transcrição como Mig1p, Tup1p e Efg1p, que são translocados para o núcleo e reprimem os genes-alvo relacionados com o metabolismo de fontes alternativas e não prefenciais de carbono. Este sistema de regulação de utilização de carbono é denominado repressão catabólica do carbono (RCC). Vários fatores, como a proteína quinase Snf1p, parecem estar envolvidos na RCC por interagir direta ou indiretamente com Mig1p/Mig1. A **Figura 10** ilustra esses processos de detecção, transporte e metabolismo de glicose pela célula fúngica.

A maioria dos fungos patogênicos prefere assimilar açúcares porque o catabolismo desses açúcares via glicólise e respiração é energeticamente favorável. Na privação de fontes de carbono preferenciais (como a glicose), vias metabólicas

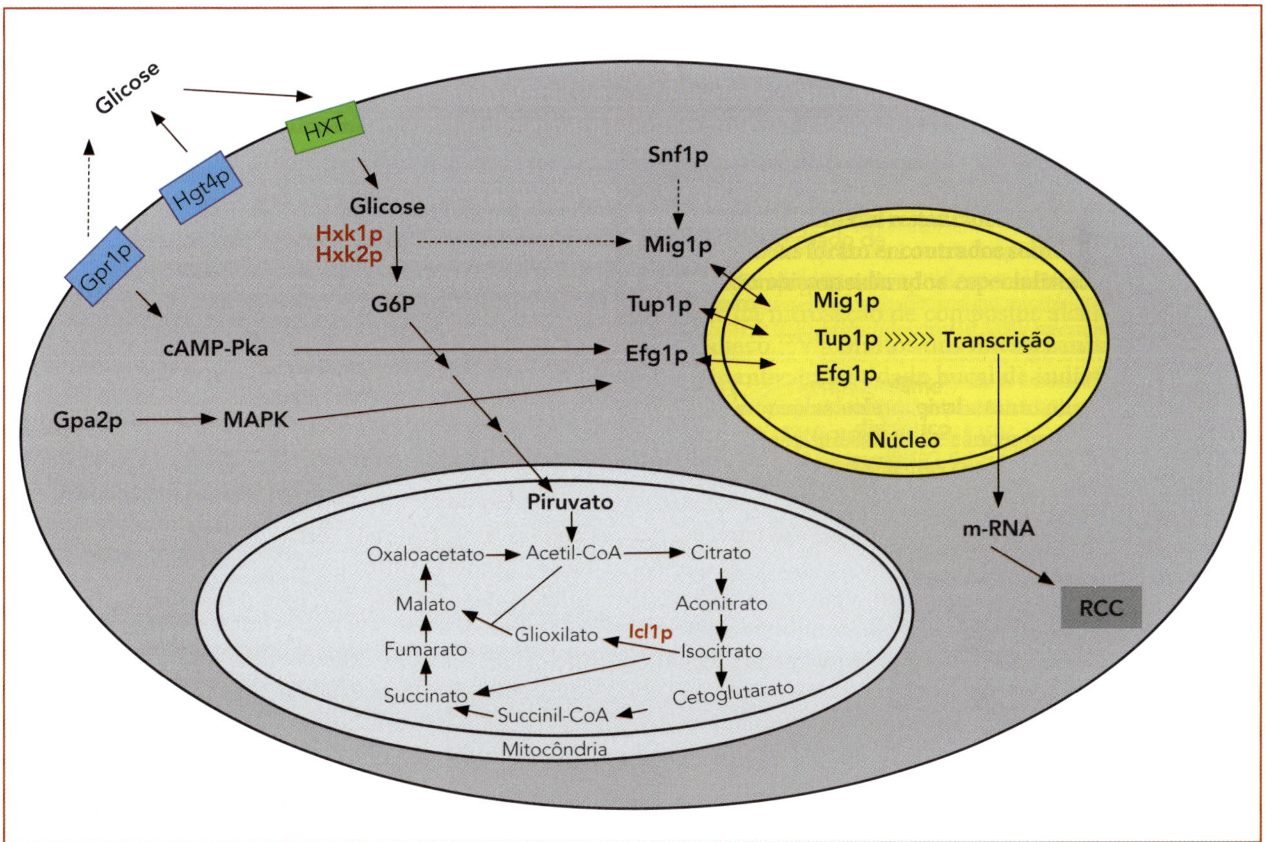

FIGURA 10 Metabolismo de glicose em *C. albicans* (caixas azuis: sensores; caixa verde: transportadores; vermelho: enzimas metabólicas; *setas sólidas*: processos celulares confirmados; *setas tracejadas*: processos celulares não elucidados; amarelo: núcleo; cinza claro: mitocôndria). cAMP/Pka e MAPK: vias de ativação de proteínas quinases; Mig1p, Tup1p e Efg1p: fatores de transcrição que reprimem genes que catabolizam fontes alternativas de carbono. Hxk1p/2p: hexoquinase; Icl1p: isocitrato liase.

Fonte: adaptada de Ries et al., 2018.[102]

alternativas, como a gliconeogênese e o ciclo do glioxilato, podem ser ativadas para produção de hexose e pentose essenciais para a síntese da parede celular e de nucleotídeos, por exemplo.[144] Após a fagocitose, por exemplo, a privação nutricional reprograma o metabolismo de *C. albicans* para gerar hexose via catabolismo lipídico, com ativação da via de glioxilato e da gliconeogênese.[145] O ciclo de glioxilato é uma via metabólica presente em plantas e alguns microrganismos como a *C. albicans*. Esta via converte a acetil-CoA, gerada a partir das reservas de lipídeos, em moléculas bioenergéticas de glicose. As reações desse ciclo são as mesmas do TCA (ciclo do ácido tricarboxílico), com exceção das reações de descarboxilação catalisadas por isocitrato liase e malato sintase. Os microrganismos que apresentam o ciclo do glioxilato são versáteis metabolicamente, porque são capazes de utilizar acetil-CoA como precursor de glicose e de outras biomoléculas. Outro importante processo que sintetiza glicose a partir de precursores não carboidratos, como o piruvato, o lactato, aminoácidos e glicerol é a gliconeogênese. Tanto o ciclo do glioxilato como a gliconeogênese podem ser ativados durante a privação de fontes preferenciais de carbono como a glicose, e essa reprogramação metabólica é fundamental para a sobrevivência do fungo no hospedeiro. Esses mecanismos, por exemplo, estão ausentes em leveduras não patogênicas, como *S. cerevisiae*.[145,146]

A indução simultânea de genes codificadores de enzimas necessárias para os ciclos glicolítico, gliconeogênico e do TCA foi observada em modelos de infecção fúngica em mucosa e na região intraperitoneal.[147-149] Células fúngicas fagocitadas e que são expostas à privação de carbono ativam o ciclo do glioxilato, enquanto as células não fagocitadas continuam utilizando glicose via glicólise.[148,150] Estudos confirmaram que a gliconeogênese e o ciclo de glioxilato foram regulados positivamente em *C. albicans* após fagocitose por macrófagos ou neutrófilos e que essas vias são reprimidas por concentrações fisiologicamente relevantes de glicose, na maioria das células fúngicas causadoras de infecção renal.[151,152] No entanto, muitas dessas células de *C. albicans* expressaram ambos os genes glicolíticos e gliconeogênicos, confirmando a heterogeneidade das populações de *C. albicans* nos rins, e a complexidade desses microambientes. Em adição, o catabolismo de ácidos graxos não parece ser necessário para a virulência de *C. albicans*, uma vez que a mutação do gene que codifica Fox2d, uma enzima-chave da beta-oxidação do ácido graxo, reduziu minimamente a virulência fúngica em candidíase sistêmica induzida em camundongos.[153,154] Apesar do ciclo do glioxilato e o catabolismo de ácidos graxos não serem determinantes de virulência para algumas espécies, a via gliconeogênica pode ser crucial durante os últimos estágios da infecção e para persistência dos fungos nos tecidos infectados.[144]

Repressão catabólica do carbono e seu papel na virulência

Como discutido previamente, em *C. albicans*, a utilização da fonte de carbono é regulada por meio de um sistema denominado Repressão Catabólica do Carbono (RCC) ou repressão catabólica pela glicose, que permite a utilização preferencial de glicose em relação a outras fontes de carbono disponíveis. Este sistema é regulado em parte por fatores de transcrição como Efg1p, Mig1p e Tup1p, que reprimem a expressão de genes que catabolizam fontes de carbono alternativas, como os genes gliconeogênicos, genes do metabolismo de ácidos graxos e genes do ciclo de glioxilato, necessários para a aquisição de nutrientes em resposta à privação de carbono.[104,155,156]

A inativação do fator de transcrição Efg1 tem um impacto significativo na expressão de genes metabólicos. Efg1 induz genes glicolíticos e reprime os genes gliconeogênicos e do ciclo do TCA,[136,157] estimulando assim o metabolismo fermentativo e reprimindo o metabolismo respiratório (ou mitocondrial).

Estudos transcricionais de Mig1p e Tup1p em *C. albicans* indicam que cada fator de transcrição regula conjuntos únicos de genes, além de genes compartilhados entre ambos os repressores.[158] Os alvos exclusivos de Mig1p e os compartilhados por Mig1p e Tup1p foram amplamente relacionados com a captação de carboidratos e fatores de catabolismo. Mig1p e Tup1p são classificados como *repressores* no sistema de repressão catabólica pela glicose. Em um modelo de candidíase sistêmica em camundongos imunocompetentes, a desrepressão a desrepressão de Mig1p/Mig1, não foi prejudicial para o crescimento de *C. albicans* no hospedeiro ou para a expressão dos fatores de virulência necessários para a sobrevivência do fungo.[155,156] Isso sugere que, embora o metabolismo mitocondrial nessa cepa mutante seja alterado, o estado metabólico permite o crescimento ou sobrevivência do fungo no hospedeiro.[155,156]

Como exposto anteriormente, diante da privação de fontes preferenciais de carbono, a assimilação de fontes alternativas é crucial para a sobrevivência e proliferação no hospedeiro, além de influenciar na aptidão, fisiologia e patogenicidade de fungos. Por exemplo, para *C. albicans*, o crescimento na presença de lactato e na ausência de glicose induz alterações na composição e na arquitetura da parede celular fúngica, inibindo o reconhecimento do fungo por fagócitos. Essas alterações também tornam as células fúngicas mais resistentes ao estresse osmótico e aos agentes antifúngicos que desagregam a parede celular, como os azóis.[144,159] Esta remodelação da parede celular também afeta adesão, estresse e formação de biofilme. Além disso, as células cultivadas com lactato ou aminoácidos foram mais virulentas quando inoculadas intravenosamente em um modelo de candidíase sistêmica.[159] Em outro estudo, células de *Candida* cultivadas com lactato induziram maior produção de interleucinas IL-10 e IL-17 por leucócitos e foram menos fagocitadas do que as células cultivadas com glicose.[160] Portanto, as mudanças nas fontes de carbono afetam muitos aspectos das interações patógeno-hospedeiro, e pode afetar dramaticamente a virulência de *C. albicans* e sua suscetibilidade às intervenções terapêuticas.[159]

Além disso, outras fontes de carbono, como galactose, frutose e sacarose, podem estimular o crescimento de hifas ou a morfogênese em *C. albicans*, que, como mencionado anteriormente, é um importante processo na patogenicidade do fungo.[114,115] Ainda, sob condições limitantes de açúcares, as células de *C. albicans* podem utilizar aminoácidos como uma fonte de carbono.

Assimilação e catabolismo de nitrogênio

Para a maioria dos microrganismos, as fontes preferenciais de nitrogênio são amônio e glutamina, pois são facilmente assimilados e prontamente utilizados na síntese de proteínas.[161] O metabolismo do amônio e da glutamina estão intrinsecamente ligados, pois a glutamina é sintetizada a partir do amônio e do glutamato pela enzima glutamina sintetase.[162] Os fungos desenvolveram vários sistemas sofisticados de sensores e de absorção de nitrogênio que permitem à célula utilizar as fontes de nitrogênio preferenciais como o amônio e a glutamina, mesmo quando estes estão presentes em concentrações limitadas. No genoma de *C. albicans* foram identificados genes que codificam duas permeases de amônio (MEP1 e MEP2), que permitem o crescimento sob baixas concentrações dessa fonte, com Mep2p demonstrando ser crucial para a indução do crescimento de pseudo-hifas por ativação da proteína quinase ativada por mitógeno (MAP) e vias dependentes de cAMP.[163,164] Assim, baixas concentrações de amônio extracelular podem induzir a morfogênese em *C. albicans*, contribuindo para a patogenicidade da espécie. Recentemente, foi comprovado que a Mep2 transporta amônio, mas durante este processo ocorre a perda de um próton (H^+), por mecanismo ainda desconhecido, e assim esta permease internaliza amônia (NH_3).[165] Outro sensor importante identificado em *C. albicans*, denominado Csy1p, detecta e transporta aminoácidos como a glutamina.[166] Csy1p desempenha um papel importante na indução do crescimento de pseudo-hifas em meios de cultivo ricos em soro humano[166] e, juntamente com a permease de aminoácidos geral (Aap) e o sensor Gap2p,[167] ativam a via Pka (proteína quinase A), que é importante para a virulência de fungos patogênicos.[168]

O principal sensor de nitrogênio e regulador das vias de sinalização é a via da rapamicina (TOR).[169] A via TOR consiste em uma ou duas proteínas quinases Tor que podem ser ativadas por aminoácidos como a glutamina e assim regulam uma ampla variedade de processos celulares como morfogênese, adesão celular, formação de biofilme e a via de repressão de metabólitos pelo nitrogênio (discutida no subitem a seguir).[170-173] Em adição, Tor regula a expressão de Sit4p e Gcn4p, fatores de transcrição que coordenam a resposta metabólica, a virulência e a morfogênese em *C. albicans*, em resposta à privação de aminoácidos.[174,175] Em *C. albicans*, a sinalização mediada por Tor1p é controlada pela GTPase Rhb1p e a proteína ativadora de GTPase Tsc2p, que controlam a expressão da permease de amônio Mep2p.[176] Mutantes homozigotos com deleção de Rhb1p são viáveis, embora o papel dessa cepa na infecção ainda não tenha sido investigado.

Repressão catabólica do nitrogênio e seu papel na virulência

As fontes de nitrogênio do meio são classificadas como preferenciais e não preferenciais. As fontes de nitrogênio preferenciais, como amônio e glutamina, inibem a expressão dos genes responsáveis pela metabolização de fontes de nitrogênio não preferenciais por um mecanismo denominado Repressão Catabólica do Nitrogênio (RCN). Quando essas fontes preferencias se esgotam, haverá a indução da expressão de genes catabólicos necessários para a degradação de fontes de nitrogênio, energeticamente menos preferenciais ou alternativas.[177] Os fatores de transcrição Gat1p e Gln3p induzem a expressão de genes que catabolizam algumas fontes de nitrogênio em *C. albicans*. A deleção de GAT1 em *C. albicans* ainda permite o uso de uma série de fontes de nitrogênio, exceto isoleucina, tirosina e triptofano.[178] O fator de transcrição Gln3p compartilha funções de sobreposição com Gat1p, regulando a expressão de genes que codificam enzimas envolvidas no metabolismo de nitrogênio e na absorção de amônio ou aminoácido.[179] Ambos os fatores de transcrição são cruciais para a virulência fúngica demonstrada em um modelo de candidíase sistêmica em camundongo imunocompetente,[178,179] o que pode ser decorrente da incapacidade das cepas que apresentam deleção nesses genes de induzirem a morfogênese de forma dependente da fonte de nitrogênio.[178,179]

Uma característica-chave dos fungos patogênicos é sua capacidade de secretar diferentes classes de proteases que degradam proteínas, liberando peptídeos e/ou aminoácidos que podem ser subsequentemente captados e metabolizados[180] quando as fontes extracelulares de nitrogênio são escassas. Em *C. albicans*, há cerca de 10 tipos de aspartil proteinases secretadas (Sap1-Sap10) bem caracterizadas. As Sap são enzimas que hidrolisam o tecido hospedeiro, facilitam a aquisição de nutrientes, possibilitam o crescimento fúngico e promovem a formação de pseudo-hifas e hifas, além de exporem receptores de adesinas do hospedeiro para adesão fúngica e destruírem imunoglobulinas e outros componentes do sistema imune, como proteínas do sistema complemento e peptídeos antimicrobianos. Assim, as Sap de *C. albicans* desempenham importante papel na patogênese, contribuindo para nutrição, invasão tecidual e evasão do sistema imunológico. As Sap ainda causam danos em células fagocitárias, ativam a cascata de coagulação sanguínea e aumentam a permeabilidade vascular.[181-184] Ainda, as Sap poderiam contribuir para a degradação de colágeno na dentina e facilitar a invasão do fungo nos canalículos dentinários.[185] Deleções dos genes relacionados às proteinases Sap1, Sap2 e Sap3 resultam em virulência atenuada quando cepas de *C. albicans* são inoculadas intravenosamente em camundongos imunocompetentes,[186] enquanto a exclusão simultânea dos genes relacionados às Sap4, Sap5 e Sap6 leva a um reduzido crescimento fúngico em meio rico em proteínas e virulência atenuada em modelos de candidíase sistêmica em camundongos imunocompetentes.[187] Espécies de *Candida* não *albicans* podem sintetizar Sap em menor escala.[188]

Diante da privação de fontes de nitrogênio no interior de fagócitos, *C. albicans* também podem degradar proteínas intracelulares em macrófagos[145] ou neutrófilos,[189] além de manter a via biossintética da arginina.[145] A indução de genes de biossíntese da arginina pode desempenhar um papel crítico na resposta fúngica a ERO produzidos pelos macrófagos.[190] A conversão da arginina em ureia, que por sua vez é degradada para produzir amônio e CO_2, contribui para a neutralização do pH ácido do fagolisossomo, promovendo a indução intracelular da formação de hifas e permitindo o escape imunológico de fungos e morte da célula hospedeira,[191] além de fornecer amônio como fonte de nitrogênio.

Dessa forma, os níveis limitantes de amônio e outras fontes de nitrogênio induzem o crescimento filamentoso de *C. albicans*.[163] Além disso, vários aminoácidos, incluindo a glutamina, promovem a alcalinização do ambiente extracelular, desencadeando a morfogênese de leveduras em hifas e garantindo a sobrevivência do fungo em ambientes com uma faixa de pHs diferentes, o que promove vantagem seletiva e adaptação fúngica durante a infecção.[116]

A RCN está inserida em uma rede regulatória complexa que ajusta o metabolismo do nitrogênio, adaptando as células fúngicas a diferentes tipos e concentrações de fontes desse importante nutriente, influenciando a virulência fúngica e o potencial de causar doenças. A **Figura 11** ilustra esses processos de detecção, transporte e metabolismo de aminoácidos e amônio pelas células fúngicas. De forma geral, as proteínas são degradadas em peptídeos ou proteínas por Sap. Os peptídeos são internalizados por meio de transportadores de oligopeptídeos (Opt) ou de peptídeos (Ptr). Aminoácidos e amônio são detectados e captados pelos respectivos transportadores e os sinais são retransmitidos por meio de várias vias de sinalização, incluindo cAMP e Pka. Uma vez no meio intracelular, os aminoácidos atuam como precursores para intermediários do ciclo do TCA para gerar ATP. Fatores de transcrição (Gat1p, Gln3p, Sit4p e Gcn4p) são ativados e translocados para o núcleo, onde regulam a utilização catabólica e anabólica de diferentes fontes de nitrogênio.

Assimilação de micronutrientes

Além dos macronutrientes, para o desenvolvimento de funcionalidades de muitas proteínas e enzimas os fungos necessitam da absorção de elementos-traço como os metais ferro, zinco, manganês e cobre. Assim, a capacidade de

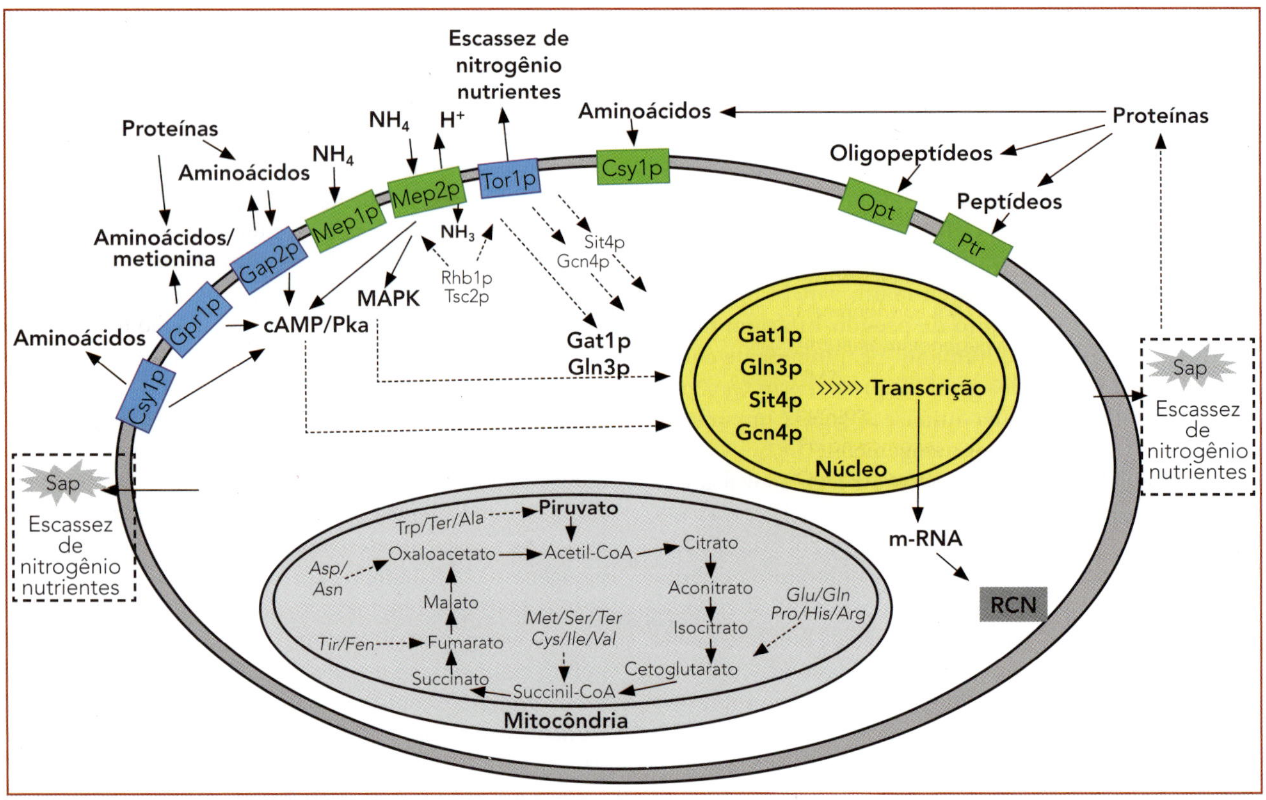

FIGURA 11 Metabolismo de aminoácidos e amônio em *C. albicans* (caixas azuis: sensores; caixas verdes: transportadores; *setas* sólidas: processos celulares confirmados, *setas* tracejadas: processos celulares que não são elucidados; amarelo: núcleo; cinza: mitocôndria). Ala: alanina; Arg: arginina; Asp: aspartato; Asn: asparagina; Cys: cisteína; Fen: fenilalanina; Glu: glutamato; Gln: glutamina; His: histidina; Ile: isoleucina; Met: metionina; Pro: prolina; Ser: serina; Tir: tirosina; Tre: treonina; Trp: triptofano; Val: valina.

Fonte: adaptada de Ries et al., 2018.[102]

causar infecções depende também da capacidade de assimilação e disponibilidade dessas moléculas em sítios infectados. O hospedeiro desenvolveu mecanismos sofisticados que restringem o acesso microbiano a esses metais por meio de um processo chamado "imunidade nutricional".[192-194] Entretanto, fungos patogênicos evoluíram e elaboraram estratégias para escapar dessa imunidade nutricional (como descrito a seguir).

Assimilação de ferro

No corpo humano, as concentrações de ferro disponível para os microrganismos são baixas. Reciclagem de glóbulos vermelhos no baço é inibida durante a candidíase sistêmica, levando ao acúmulo de grupamentos *heme* associados ao ferro nos rins, potencializando a infiltração fúngica nesse órgão. Enquanto isso, o sistema imunológico se infiltra em torno das lesões fúngicas no córtex renal e impõe efeitos da imunidade nutricional, limitando assim a disponibilidade de ferro para o fungo invasor. *C. albicans* então responde a essa restrição do hospedeiro, regulando seus mecanismos de aquisição de ferro *heme*.[195]

C. albicans apresenta três sistemas principais para otimizar a aquisição de ferro.[196] Primeiro, *C. albicans* não sintetiza sideróforos (quelantes de ferro férrico), mas pode explorar sideróforos sintetizados por outros microrganismos (xenosideróforos) por meio do transportador Sit1 – uma estratégia microbiana também descrita como "parasitismo de ferro".[197] Utilização de ferro mediada por transportador *Sit*/xenosideróforos parece universalmente conservada nos fungos, tendo sido descrita em *S. cerevisiae*, *Candida* spp. *Aspergillus* spp. e *Criptococcus neoformans*.[198] O segundo mecanismo é a capacidade das células fúngicas ligarem-se à transferrina e à ferritina, as duas principais proteínas que transportam e armazenam ferro em humanos. A ligação à transferrina é mediada por um receptor desconhecido,[199] enquanto a ligação à ferritina é promovida pela adesina fúngica Als3 durante a invasão tecidual.[196] Permeases de alta afinidade de ferro (Ftr1) e oxidases (Fet3) de fungos patogênicos são então requeridas para aquisição e transporte de ferro da transferrina e da ferritina.[196] O terceiro mecanismo para aquisição de ferro explora a hemoglobina e outras hemeproteínas. O fungo expressa hemolisinas que degradam glóbulos vermelhos[200] liberando hemoglobina e proteínas *heme* que são captadas pelo sistema Rbt5/Hmx1.[201,202]

Apesar desses mecanismos descritos otimizarem a captação de ferro, a absorção e o armazenamento desse micronutriente devem ser rigidamente regulados: o ferro é um micronutriente essencial, mas seu excesso é tóxico, pois está associado com produção de ERO. Por isso, fatores de transcrição Sef1-Sfu1 exercem esse controle. Sob condições limitantes de ferro (p. ex., na corrente sanguínea), a transcrição do fator Sef1 ativa as funções de assimilação de ferro e regula negativamente a transcrição do repressor Sfu1.[203] Quando há abundância de ferro (p. ex., no trato gastrointestinal), Sfu1 desregula fortemente a atividade de Sef1.[204] Tem sido sugerido que a atuação de Sef1 possibilita o desenvolvimento da infecção fúngica, ao passo que Sfu1 intensifica o comensalismo gastrointestinal.[203,204]

Assimilação de zinco

O zinco é o segundo metal mais abundante na maioria dos organismos vivos e um cofator crítico para muitas proteínas microbianas. A imunidade nutricional também limita a disponibilidade deste microelemento para as bactérias,[205] e provavelmente o mesmo mecanismo ocorre em infecções fúngicas. Para promover sua colonização e infecção no hospedeiro, cepas de *C. albicans* patogênicas captam o zinco por um sistema "zincóforo".[206] Análogo à aquisição de ferro mediada por (xeno)sideróforo, o fungo secreta uma proteína de ligação ao zinco (Pra1) (o "zincóforo"), que sequestra o metal a partir de células hospedeiras. O Pra1-zinco então se liga ao transportador de zinco na membrana citoplasmática (Zrt1) e o zinco é absorvido na célula fúngica. Os genes PRA1 e ZRT1 são corregulados em resposta à disponibilidade de zinco pela transcrição divergente de uma região promotora comum.[206] Os componentes deste sistema zincóforo, essenciais para *C. albicans*, são conservados em todos os fungos.[207] Alguns fungos patogênicos dependem de sistemas alternativos de aquisição de zinco ou dependem exclusivamente de transportadores para a absorção de zinco.[207] Por exemplo, *C. glabrata* aparentemente carece de Pra1 e Zrt1, mas pode adquirir zinco por meio de dois homólogos de transportador de zinco (Zrt2) encontrado em *S. cerevisiae*.[208] Alternativamente, alguns fungos podem secretar quelantes de zinco para sequestrar esse metal essencial do ambiente.[207]

Outros metais essenciais, como manganês[209] e cobre,[210] podem ter importantes papéis nas interações patógeno-hospedeiro. Contudo, seus sistemas de captação em fungos patogênicos permanecem amplamente descaracterizados. Um suposto transportador de manganês (Ccc1) e um transportador de cobre (Ctr1) foram identificados em *C. albicans*,[211] mas seus papéis na virulência não foram experimentalmente definidos.

Além disso, em razão da aciduricidade e acidogenidade, há evidências da associação de *C. albicans* no desenvolvimento e progressão da cárie dental.[185,212] As capacidades proteolítica e de estimulação da resposta imunológica por *C. albicans* também podem potencializar as infecções endodônticas e doença periodontal[213,214] e alguns metabólitos fúngicos, como as nitrosaminas e acetaldeído, podem ter papel na carcinogênese bucal.[215-217]

Funções da atividade metabólica microbiana na carcinogênese bucal

As lesões pré-cancerígenas e cancerígenas da cavidade bucal são condições observadas nos tecidos epiteliais e causadas por múltiplos fatores. A candidíase é a infecção fúngica mais frequente na cavidade bucal e uma possível associação entre as infecções crônicas por *Candida* spp. e o surgimento de lesões pré-cancerígenas e cancerígenas na cavidade bucal e no esôfago tem gerado várias discussões. A candidíase hiperplásica crônica, em particular, parece estar associada ao surgimento de lesões leucoplásicas com potencial de displasia e de malignidade.[216] A associação de leucoplasia oral com infecções por *Candida* foi relatada pela primeira vez em 1965,[216] e desde então várias hipóteses relacionadas com o papel deste fungo na carcinogênese têm sido amplamente discutidas.[217,218] Tem sido hipotetizado que a associação de candidíase a outros fatores, como uso crônico de tabaco, consumo de bebidas alcoólicas e predisposição genética, pode desempenhar um papel na iniciação e promoção da carcinogênese bucal.

A síntese de nitrosaminas carcinogênicas, como N-metilbenzilamina (NBMA), por *Candida* spp., evidencia o possível papel desses microrganismos na iniciação e promoção da carcinogênese na cavidade bucal e no esôfago.[219] Esses dados são suportados por estudos experimentais que mostram que infecções por *Candida* atuam como promotores da carcinogênese oral em ratos.[220] As nitrosaminas se formam a partir de nitritos e aminas secundárias ou biogênicas, em um processo denominado nitrosação, no qual as enzimas microbianas envolvidas ainda não estão totalmente elucidadas. Apesar de *C. albicans* não ser capaz de realizar a nitrificação (conversão de nitratos em nitritos, pois não sintetiza a enzima nitrato redutase), a espécie utiliza nitritos produzidos por algumas espécies bacterianas da cavidade bucal, como descrito no item "**Metabolismo de nitrato**" deste capítulo. Já as aminas biogênicas são bases orgânicas tóxicas, geralmente de baixo peso molecular, contendo estruturas alifáticas, aromáticas ou heterocíclicas. São provenientes da degradação de aminoácidos como a ornitina, por descarboxilases e aminopropiltranferases microbianas. O acúmulo de nitrito e aminas biogênicas como etilamina, putrescina, cadaverina, espermina e espermidina parece potencializar a biossíntese de nitrosaminas carcinogênicas *in situ*.[221-224]

O efeito carcinogênico das nitrosaminas na mucosa pode ser mediado pela estimulação de receptores de acetilcolina nicotínica (nAChRs) em células-alvo.[225] As nitrosaminas regulam a expressão de transdutor de sinal e ativador da transcrição (Stat) em células epiteliais humanas imortalizadas (Het-1A);[225] este ativador de transcrição regula a expressão de vários genes (proto-oncogenes) associados com o crescimento celular, com a diferenciação celular e com apoptose de células cancerígenas.[226] Além de *Candida* spp. outros microrganismos também podem produzir nitrosaminas, por exemplo, as enterobactérias, *Lactobacillus* spp. e *Pseudomonas aeruginosa*, que podem fazer parte da microbiota bucal comensal ou transitória. A ativação de Stat1 está envolvida na apoptose de células tumorais e na diferenciação de células escamosas normais. Uma mutação no gene que codifica Stat1 foi identificada como a principal causa para a maior predisposição ao desenvolvimento de candidíase hiperplásica crônica e de carcinoma de células escamosas, em indivíduos autossômicos dominantes.[227,228] Curiosamente, todos os pacientes com carcinoma oroesofágico tiveram a mutação Ala267Val no gene que expressa a Stat1. Ainda, estudos funcionais nesses pacientes demonstraram respostas imunológicas defeituosas de linfócitos T, como a produção reduzida de interferon-gama, que atua na vigilância de tumores, e de IL-17 e IL-22, que agem na defesa antifúngica em mucosas. Estes dados suportam as hipóteses de que o Stat1 pode ter um importante papel no desenvolvimento do carcinoma induzido por candidíase crônica.

Estudos indicam a presença de pseudo-hifas de *Candida* em 7 a 50% dos exames histopatológicos de lesões leucoplásicas.[218] Segundo Scully et al.,[229] as leucoplasias associadas à infecção fúngica por *Candida* têm de 9 a 40% de risco para transformação maligna em relação às leucoplasias sem a presença do fungo (2-6%). Vários estudos sugerem uma associação entre candidíase hiperplásica crônica com carcinomas de células escamosas orais[230-232] e carcinomas esofágicos,[226,227,233,234] especialmente em indivíduos com candidíase ectodérmica distrófica causada pela síndrome da poliendocrinopatia autoimune tipo 1 (APECED, do inglês *autoimmune polyendocrinopathy-candidiasis-ectodermal dystrophy*). Múltiplos fatores estão relacionados ao desenvolvimento de carcinoma de células escamosas da cavidade bucal e do esôfago, como o consumo de álcool e tabagismo sendo os mais importantes, além de predisposição genética. Frequência de exposição dos tecidos às nitrosaminas também parece ser um fator importante.[235-237] Um estudo prospectivo sobre a frequência de candidíase gastroesofágica em 465 pacientes que realizaram endoscopia demonstrou maior frequência da infecção em pacientes com carcinoma esofágico (27%) em relação aos pacientes com outras formas de lesão em mucosa, como a esofagite (15%).[238] Assim, a correlação entre a candidíase hiperplásica crônica e o carcinoma esofágico parece ser a produção de nitrosaminas por *Candida*, perda da função Stat1 e redução da capacidade de vigilância tumoral por linfócitos T em indivíduos portadores deste tumor.[226]

O acetaldeído é outro importante metabólito que pode ser sintetizado através do catabolismo de etanol por *C. albicans* e bactérias da cavidade bucal, como espécies de *Streptococcus* e *Neisseria*.[239] Outras espécies de bactérias patogênicas da cavidade bucal, como *P. gingivalis, T. forsythia, T. denticola, P. intermedia, A. actinomycetemcomitans, S. mutans* e *Streptococcus sobrinus*, também produzem acetaldeído na presença de etanol ou glicose.[240] O acetaldeído é um metabólito tóxico capaz de provocar a ruptura da dupla fita de DNA e de formar complexos com diferentes moléculas, principalmente com proteínas, que podem alterar ou comprometer o metabolismo celular e ainda contribuir para a carcinogênese bucal.[241,242] O Instituto Internacional de Pesquisa para o Câncer (IARC) considera o acetaldeído um composto potencialmente carcinogênico.[243]

VOCÊ SABIA?

Muitos estudos têm sugerido que determinados microrganismos podem desempenhar um importante papel no desenvolvimento de lesões cancerígenas malignas na cavidade bucal. Entre muitos fatores possivelmente envolvidos neste processo, parece que metabólitos microbianos atuam induzindo respostas celulares deletérias e capazes de levar a uma proliferação celular desregulada no hospedeiro. É o caso, por exemplo, de nitrosaminas produzidas por *C. albicans* e de acetaldeído produzido por *C. albicans* e por alguns gêneros bacterianos, como *Streptococcus, Neisseria, Porphyromonas, Tannerella, Treponema, Prevotella* e *Aggregatibacter*. Apesar dos estudos indicarem uma provável participação desses metabólitos na carcinogênese, ainda não é possível considerar esses microrganismos nem seus respectivos metabólitos como biomarcadores de malignidade.

O etanol pode ser sintetizado por microrganismos da microbiota bucal. Em baixa tensão de oxigênio, os açúcares, como glicose e frutose, são fermentados por microrganismos da cavidade bucal em etanol, o qual é convertido subsequentemente em acetaldeído pela enzima álcool desidrogenase (ADH).[244] Sucessivamente, o acetaldeído pode ser convertido em acetato atóxico pela ação enzimática da acetaldeído desidrogenase (ALDH2). O aumento no acúmulo de acetaldeído carcinogênico na cavidade bucal poderia ser decorrente de uma disbiose ou alteração na microbiota bucal selecionando cepas produtoras de acetaldeído. Ainda, outra hipótese é de que o acúmulo de acetaldeído está relacionado com aumento na abundância de microrganismos que não são capazes de converter acetadeído em acetato atóxico de forma eficiente.[245] Em *C. albicans,* além de ser produzido a partir de etanol (gerado pela fermentação de glicose) pela ação enzimática da ADH, o acetaldeído também é um subproduto da oxidação do piruvato sob condições de hipóxia ou de anaerobiose em um processo que converte piruvato em acetil-coenzima A (CoA) no citosol durante a fermentação. O piruvato é descarboxilado em CoA no citosol pelo desvio do piruvato. No desvio, a enzima piruvato descarboxilase (PDC) converte piruvato em acetaldeído, que posteriormente poderá ser metabolizado em acetato pela alcetaldeído desidrogenase (ALDH)[246] (**Figura 12**).

CONSIDERAÇÕES FINAIS: INTEGRAÇÃO ENTRE COMPOSIÇÃO E FUNÇÃO MICROBIANA – A CHAVE PARA MANUTENÇÃO DA SAÚDE ORAL

A integração das informações fornecidas por estudos de composição das comunidades microbianas (microbioma) e da função putativa ou expressa dessas comunidades, por meio de análise do trascriptoma (avaliação das moléculas de mRNA presentes no microbioma), do metaboloma (conjunto de metabólitos ativamente produzidos) ou do exoma (conjunto de biomoléculas extracelulares envolvidas em diversos mecanismos, como integridade estrutural,

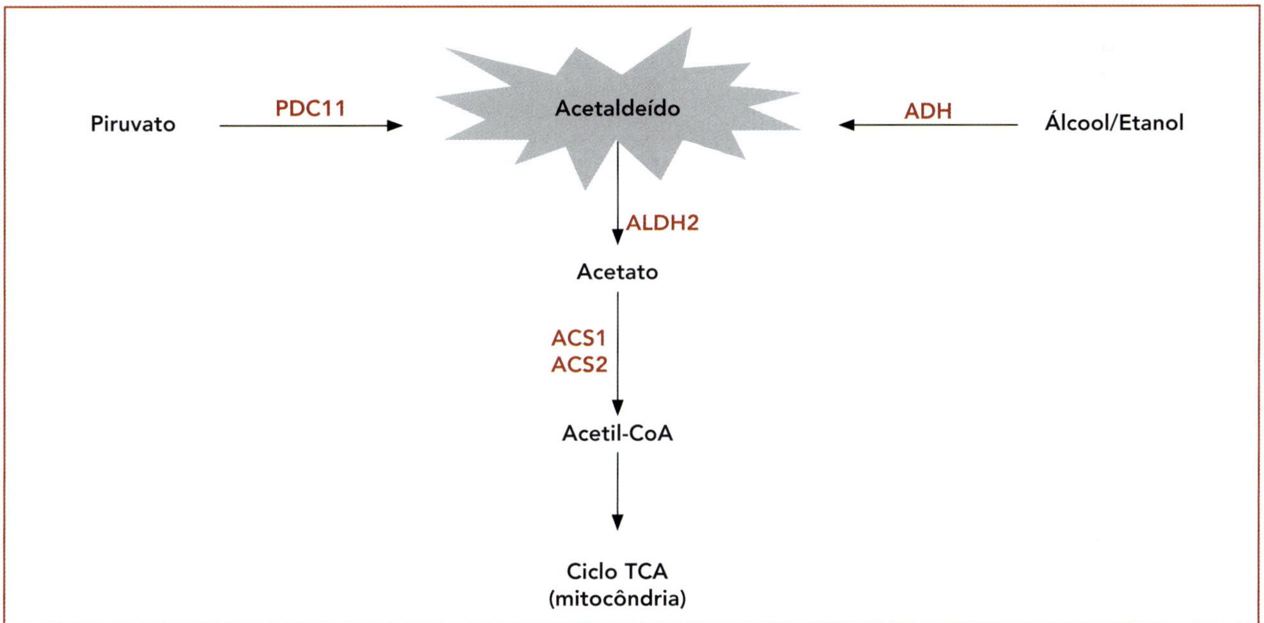

FIGURA 12 Vias de síntese e metabolização de acetaldeído por microrganismos da cavidade bucal. Acetaldeído pode ser sintetizado por *C. albicans* pela descarboxilação do piruvato proveniente do catabolismo de glicose (via ação da enzima piruvato carboxilase; PDC11), ou pode ser sintetizado por outros microrganismos (incluindo a *C. albicans*) pela desidrogenação de etanol (via atividade da enzima álcool desidrogenase ADH). A expressão reduzida da enzima acetaldeído desidrogenase (ALDH2) e de acetil-CoA sintetases (ACS1/2) capazes de converter o acetaldeído em acetil-CoA é responsável pelo acúmulo de acetaldeído.

Fonte: adaptada de Marttila et al., 2013.[246]

comunicação intercelular, sinalização etc.) pode possibilitar maior compreensão sobre essas comunidades microbianas e sobre a forma que elas interagem com o hospedeiro e com os próprios membros do microbioma. Nesse sentido, o conhecimento acerca do metabolismo das comunidades é essencial. Além disso, essa integração de informações é fundamental para a compreensão da transição entre os estados de saúde e de doença e dos fatores potencialmente indutores de disbiose. Esse conhecimento pode ser utilizado para a adoção de estratégias ecológicas de controle de biofilmes microbianos com o objetivo de controlar a função da comunidade de forma a manter uma relação benéfica com o hospedeiro e compatível com a saúde.

Mesmo com todos os avanços tecnológicos e ferramentas disponíveis para o estudo dos biofilmes, é inegável que os princípios ecológicos apontados já em 1994 por Marsh[247] ainda se mantêm atuais. Assim, a modulação do biofilme, respeitando tais princípios, pode ser uma abordagem a ser adotada para a prevenção da ocorrência de doenças desencadeadas pela ruptura da homeostase dos biofilmes e entre as comunidades microbianas e o hospedeiro.

RESUMO

A saliva é uma fonte fundamental de nutrientes e energia para os microrganismos da cavidade bucal, uma vez que os nutrientes provenientes da dieta do hospedeiro estão disponíveis na cavidade bucal de modo intermitente. Cadeias alimentares são estabelecidas no biofilme, segundo as quais os produtos metabólicos de um microrganismo servem como fonte de energia para outro microrganismo. O metabolismo dos microrganismos da cavidade bucal é influenciado pelo ambiente (disponibilidade de nutrientes, condições atmosféricas, pH, temperatura e potencial de oxidorredução), pela arquitetura do biofilme e pelas interações entre os habitantes do biofilme. Do ponto de vista funcional, os microrganismos podem ser classificados como sacarolíticos (capazes de metabolizar carboidratos) ou como proteolíticos (capazes de metabolizar proteínas). O pH na cavidade bucal flutua em resposta à metabolização de carboidratos e de proteínas. Quando a oferta de carboidratos é frequente, a produção de ácido é aumentada induzindo uma condição de estresse ácido. Mecanismos de tolerância constitutiva ou adaptativa conferem aos microrganismos diferentes capacidades de resistência ao ambiente acidificado, sendo o bombeamento de prótons pela enzima F-ATPase um dos mecanismos mais importantes neste processo. Alteração na membrana citoplasmática (modificação na composição lipídica) para restringir a permeabilidade aos prótons, produção de moléculas para neutralizar os ácidos, renaturação ou degradação das proteínas danificadas ou a excisão de trechos de DNA danificados pelo pH ácido estão dentre outros mecanismos de tolerância ao ácido. O estresse oxidativo está vinculado às espécies reativas de oxigênio (ERO) que podem danificar lipídeos, proteínas e DNA, e muitos mecanismos são adotados pelos microrganismos para proteção contra as ERO, incluindo enzimas peroxidases, catalases, superóxido dismutases, dentre outras. O metabolismo fúngico apresenta algumas diferenças em relação ao metabolismo bacteriano, mas alguns processos são similares, como a glicólise. *Candida albicans* é a principal espécie fúngica presente na cavidade bucal. O metabolismo deste fungo é controlado pelas fontes preferenciais de carbono (como a glicose), nitrogênio (como amônio e glutamina) e micronutrientes (ferro e zinco, principalmente). Estas fontes, associadas às condições ambientais são capazes de controlar a morfogênese fúngica, a formação de biofilme e a biossíntese de proteases (importante fator de virulência fúngico). Alguns metabólitos microbianos, como o acetaldeído e a nitrosamina são potencialmente carcinogênicos.

QUESTÕES

1. A sacarose da dieta do hospedeiro pode ser metabolizada por microrganismos da cavidade bucal em diferentes produtos. Qual dos produtos a seguir não é produzido a partir de sacarose?
   a) Ácido lático.
   b) Ácido fórmico.
   c) Amônia.
   d) Polissacarídeos extracelulares.
   e) Polissacarídeos intratracelulares.

2. As glicoproteínas salivares (ou fornecidas pelo fluido gengival crevicular) são fonte de nutrientes (carboidratos e proteínas/peptídeos/aminoácidos) para os microrganismos da cavidade bucal. Para o consumo dessas glicoproteínas, o microrganismo precisa:
   a) Ser proteolítico e sacarolítico (consumir ambos, carboidratos e proteínas/peptídeos).
   b) Produzir glicosilases que separam a parte glicosídica (carboidrato) da parte proteica (polipeptídeo ou peptídeo).
   c) Consumir apenas proteínas/peptídeos.
   d) Consumir proteínas/peptídeos/aminoácidos ou o carboidrato da glicoproteína degradada pelas suas glicosilases e proteases (exoenzimas).
   e) Consumir proteínas/peptídeos/aminoácidos ou o carboidrato da glicoproteína degradada pelas suas exoenzimas glicosilases ou exoenzimas de outras espécies microbianas ou do hospedeiro.

3. Os microrganismos da cavidade bucal possuem estratégias de sobrevivência em ambiente acidificado. Entre as estratégias a seguir, qual é a INCORRETA?
   a) Bombeamento de prótons para fora da célula pela enzima F-ATPase (aumento da atividade desta enzima).
   b) Conversão de ureia em arginina.
   c) Alteração da composição lipídica (ácidos graxos) na membrana citoplasmática.
   d) Capacidade de um organismo realizar glicólise em pH baixo, embora não possa necessariamente crescer naquele pH baixo.
   e) Geração de moléculas neutralizantes (alcalinas).

4. Quanto ao metabolismo de fungos patogênicos, assinale a alternativa INCORRETA:
   a) A ausência ou redução de glicose no meio extracelular ativa o ciclo glioxilato e a gliconeogênese para a síntese de glicose intracelular.
   b) Amônio e aminoácidos como a glutamina são as principais fontes preferenciais de nitrogênio.
   c) Sob condições limitantes de açúcares, as células de *C. albicans* podem utilizar aminoácidos como uma fonte de carbono.
   d) Quando as fontes extracelulares de nitrogênio são escassas, diferentes classes de proteases que degradarão proteínas, liberando peptídeos e/ou aminoácidos metabolizáveis como fonte de nitrogênio.
   e) Fontes de nutrientes ou condições ambientais regulam mecanismos relacionados com estratégias de adaptação, sobrevivência, virulência e persistência do patógeno no hospedeiro.

Gabarito: 1c, 2e, 3b, 4e

REFERÊNCIAS

1. Wright CJ, Burns LH, Jack AA, Back CR, Dutton LC, Nobbs AH, et al. Microbial interactions in building of communities. Mol Oral Microbiol. 2013;28(2):83-101.
2. Jakubovics NS. Intermicrobial interactions as a driver for community composition and stratification of oral biofilms. J Mol Biol. 2015;427(23):3662-75.
3. Boudarel H, Mathias JD, Blaysat B, Grédiac M. Towards standardized mechanical characterization of microbial biofilms: analysis and critical review. NPJ Biofilms Microbiomes. 2018;4:17.
4. Niederman R, Zhang J, Kashket S. Short-chain carboxylic-acid-stimulated, PMN-mediated gingival inflammation. Crit Rev Oral Biol Med. 1997;8(3):269-90.
5. Takahashi N. Oral microbiome metabolism: from "Who are they?" to "What are they doing?". J Dent Res. 2015;94(12):1628-37.
6. Hojo K, Nagaoka S, Ohshima T, Maeda N. Bacterial interactions in dental biofilm development. J Dent Res. 2009;88(11):982-90.
7. McLean JS, Fansler SJ, Majors PD, McAteer K, Allen LZ, Shirtliff ME, et al. Identifying low pH active and lactate-utilizing taxa within oral microbiome communities from healthy children using stable isotope probing techniques. PLoS One. 2012;7(3):e32219.
8. Stewart PS, Franklin MJ. Physiological heterogeneity in biofilms. Nat Rev Microbiol. 2008;6(3):199-210.
9. Lemos JA, Palmer SR, Zeng L, Wen ZT, Kajfasz JK, Freires IA, et al. The biology of Streptococcus mutans. Microbiol Spectr. 2019;7(1).

10. Egland PG, Marquis RE. Oral microbial physiology. In: Lamont RJ, Hajishengallis GN, Koo HM, Jenkinson HF, editors. Oral microbiology and immunology. 3 ed. Washington, DC: ASM; 2019. p. 123-47.
11. Kapke PA, Brown AT, Lillich TT. Carbon dioxide metabolism by Capnocytophaga ochracea: identification, characterization, and regulation of a phosphoenolpyruvate carboxykinase. Infect Immun. 1980;27(3):756-66.
12. Whitmore SE, Lamont RJ. The pathogenic persona of community-associated oral streptococci. Mol Microbiol. 2011;81(2):305-14.
13. Marcotte H, Lavoie MC. Oral microbial ecology and the role of salivary immunoglobulin A. Microbiol Mol Biol Rev. 1998;62(1):71-109.
14. Brown SA, Whiteley M. A novel exclusion mechanism for carbon resource partitioning in Aggregatibacter actinomycetemcomitans. J Bacteriol. 2007;189(17):6407-14.
15. Marcotte H, Lavoie MC. Oral microbial ecology and the role of salivary immunoglobulin A. Microbiol Mol Biol Rev. 1998;62(1):71-109.
16. Carlsson J, Iwami Y, Yamada T. Hydrogen peroxide excretion by oral streptococci and effect of lactoperoxidase-thiocyanate-hydrogen peroxide. Infect Immun. 1983;40(1):70-80.
17. Grenier D. Nutritional interactions between two suspected periodontopathogens, Treponema denticola and Porphyromonas gingivalis. Infect Immun. 1992;60(12):5298-301.
18. Huang X, Browngardt CM, Jiang M, Ahn SJ, Burne RA, Nascimento MM. Diversity in antagonistic interactions between commensal oral Streptococci and Streptococcus mutans. Caries Res. 2018;52(1-2):88-101.
19. Ellepola K, Truong T, Liu Y, Lin Q, Lim TK, Lee YM, et al. Multi-omics analyses reveal synergistic carbohydrate metabolism in Streptococcus mutans-Candida albicans mixed-species biofilms. Infect Immun. 2019;87(10).
20. Ribeiro-Ribas RN, de Carvalho MA, Vieira CA, Apolônio AC, Magalhães PP, Mendes EN, et al. Purification and partial characterization of a bacteriocin produced by an oral Fusobacterium nucleatum isolate. J Appl Microbiol. 2009;107(2):699-705.
21. Stevens RH, Lillard SE, Hammond BF. Purification and biochemical properties of a bacteriocin from Actinobacillus actinomycetemcomitans. Infect Immun. 1987;55(3):692-7.
22. Teanpaisan R, Baxter AM, Douglas CW. Production and sensitivity of bacteriocin-like activity among Porphyromonas gingivalis, Prevotella intermedia and Pr. nigrescens strains isolated from periodontal sites. J Med Microbiol. 1998;47(7):585-9.
23. Merritt J, Qi F. The mutacins of Streptococcus mutans: regulation and ecology. Mol Oral Microbiol. 2012;27(2):57-69.
24. Marquis RE. Oxygen metabolism, oxidative stress and acid-base physiology of dental plaque biofilms. J Ind Microbiol. 1995;15(3):198-207.
25. Kurita-Ochiai T, Seto S, Suzuki N, Yamamoto M, Otsuka K, Abe K, et al. Butyric acid induces apoptosis in inflamed fibroblasts. J Dent Res. 2008;87(1):51-5.
26. Marquis RE. Applied and ecological aspects of oxidative-stress damage to bacterial spores and to oral microbes. Sci Prog. 2004;87(Pt 3):153-77.
27. He J, Kim D, Zhou X, Ahn SJ, Burne RA, Richards VP, et al. RNA-seq reveals enhanced sugar metabolism in Streptococcus mutans co-cultured with Candida albicans within mixed-species biofilms. Front Microbiol. 2017;8:1036.
28. Deutscher J, Francke C, Postma PW. How phosphotransferase system-related protein phosphorylation regulates carbohydrate metabolism in bacteria. Microbiol Mol Biol Rev. 2006;70(4):939-1031.
29. Russell RR, Aduse-Opoku J, Sutcliffe IC, Tao L, Ferretti JJ. A binding protein-dependent transport system in Streptococcus mutans responsible for multiple sugar metabolism. J Biol Chem. 1992;267(7):4631-7.
30. Abranches J, Zeng L, Kajfasz JK, Palmer SR, Chakraborty B, Wen ZT, et al. Biology of oral Streptococci. Microbiol Spectr. 2018;6(5).
31. Haase EM, Kou Y, Sabharwal A, Liao YC, Lan T, Lindqvist C, et al. Comparative genomics and evolution of the amylase-binding proteins of oral streptococci. BMC Microbiol. 2017;17(1):94.
32. Svensäter G, Larsson UB, Greif EC, Cvitkovitch DG, Hamilton IR. Acid tolerance response and survival by oral bacteria. Oral Microbiol Immunol. 1997;12(5):266-73.
33. Miller DP, Scott DA. Inherently and conditionally essential protein catabolism genes of Porphyromonas gingivalis. Trends Microbiol. 2021;29(1):54-64.
34. Sorsa T, Tjäderhane L, Konttinen YT, Lauhio A, Salo T, Lee HM, et al. Matrix metalloproteinases: contribution to pathogenesis, diagnosis and treatment of periodontal inflammation. Ann Med. 2006;38(5):306-21.
35. Xie H. Biogenesis and function of Porphyromonas gingivalis outer membrane vesicles. Future Microbiol. 2015;10(9):1517-27.
36. Rosen G, Naor R, Rahamim E, Yishai R, Sela MN. Proteases of Treponema denticola outer sheath and extracellular vesicles. Infect Immun. 1995;63(10):3973-9.
37. Aruni W, Chioma O, Fletcher HM. Filifactor alocis: the newly discovered kid on the block with special talents. J Dent Res. 2014;93(8):725-32.
38. Kim HY, Lim Y, An SJ, Choi BK. Characterization and immunostimulatory activity of extracellular vesicles from Filifactor alocis. Mol Oral Microbiol. 2020;35(1):1-9.
39. Rogers AH, Chen J, Zilm PS, Gully NJ. The behaviour of Fusobacterium nucleatum chemostat-grown in glucose- and amino acid-based chemically defined media. Anaerobe. 1998;4(2):111-6.
40. Zilm PS, Gully NJ, Rogers AH. Changes in growth and polyglucose synthesis in response to fructose metabolism by Fusobacterium nucleatum grown in continuous culture. Oral Microbiol Immunol. 2003;18(4):260-2.
41. Curtis MA, Kemp CW, Robrish SA, Bowen WH. Stickland reactions of dental plaque. Infect Immun. 1983;42(1):431-3.
42. Curtis MA, Wittenberger CL, Thompson J. Proline requirement for glucose utilization by Peptostreptococcus anaerobius ATCC 27337. Infect Immun. 1987;55(2):352-7.
43. Sturr MG, Marquis RE. Comparative acid tolerances and inhibitor sensitivities of isolated F-ATPases of oral lactic acid bacteria. Appl Environ Microbiol. 1992;58(7):2287-91.
44. Nannen NL, Hutkins RW. Proton-translocating adenosine triphosphatase activity in lactic acid bacterial. J Dairy Sci. 1991;74(3):747-51.
45. Bender GR, Sutton SV, Marquis RE. Acid tolerance, proton permeabilities, and membrane ATPases of oral streptococci. Infect Immun. 1986;53(2):331-8.
46. Lemos JA, Burne RA. A model of efficiency: stress tolerance by Streptococcus mutans. Microbiology (Reading). 2008;154(Pt 11):3247-55.
47. Fozo EM, Kajfasz JK, Quivey RG, Jr. Low pH-induced membrane fatty acid alterations in oral bacteria. FEMS Microbiol Lett. 2004;238(2):291-5.
48. Fozo EM, Quivey RG, Jr. The fabM gene product of Streptococcus mutans is responsible for the synthesis of monounsaturated fatty acids and is necessary for survival at low pH. J Bacteriol. 2004;186(13):4152-8.
49. Cotter PD, Hill C. Surviving the acid test: responses of gram-positive bacteria to low pH. Microbiol Mol Biol Rev. 2003;67(3):429-53, table of contents.
50. Broadbent JR, Larsen RL, Deibel V, Steele JL. Physiological and transcriptional response of Lactobacillus casei ATCC 334 to acid stress. J Bacteriol. 2010;192(9):2445-58.
51. Renault P, Gaillardin C, Heslot H. Role of malolactic fermentation in lactic acid bacteria. Biochimie. 1988;70(3):375-9.

52. Derr AM, Faustoferri RC, Betzenhauser MJ, Gonzalez K, Marquis RE, Quivey RG, Jr. Mutation of the NADH oxidase gene (nox) reveals an overlap of the oxygen- and acid-mediated stress responses in Streptococcus mutans. Appl Environ Microbiol. 2012;78(4):1215-27.
53. Fozo EM, Scott-Anne K, Koo H, Quivey RG, Jr. Role of unsaturated fatty acid biosynthesis in virulence of Streptococcus mutans. Infect Immun. 2007;75(3):1537-9.
54. Li YH, Hanna MN, Svensäter G, Ellen RP, Cvitkovitch DG. Cell density modulates acid adaptation in Streptococcus mutans: implications for survival in biofilms. J Bacteriol. 2001;183(23):6875-84.
55. Bowen WH. The Stephan Curve revisited. Odontology. 2013;101(1):2-8.
56. Huang X, Palmer SR, Ahn SJ, Richards VP, Williams ML, Nascimento MM, et al. A Highly arginolytic Streptococcus species that potently antagonizes Streptococcus mutans. Appl Environ Microbiol. 2016;82(7):2187-201.
57. Burne RA, Zeng L, Ahn SJ, Palmer SR, Liu Y, Lefebure T, et al. Progress dissecting the oral microbiome in caries and health. Adv Dent Res. 2012;24(2):77-80.
58. Griswold AR, Nascimento MM, Burne RA. Distribution, regulation and role of the agmatine deiminase system in mutans streptococci. Oral Microbiol Immunol. 2009;24(1):79-82.
59. Niederman R, Brunkhorst B, Smith S, Weinreb RN, Ryder MI. Ammonia as a potential mediator of adult human periodontal infection: inhibition of neutrophil function. Arch Oral Biol. 1990;35 Suppl:205s-9s.
60. Huang X, Schulte RM, Burne RA, Nascimento MM. Characterization of the arginolytic microflora provides insights into pH homeostasis in human oral biofilms. Caries Res. 2015;49(2):165-76.
61. Kleinberg I. A mixed-bacteria ecological approach to understanding the role of the oral bacteria in dental caries causation: an alternative to Streptococcus mutans and the specific-plaque hypothesis. Crit Rev Oral Biol Med. 2002;13(2):108-25.
62. Imfeld T, Birkhed D, Lingström P. Effect of urea in sugar-free chewing gums on pH recovery in human dental plaque evaluated with three different methods. Caries Res. 1995;29(3):172-80.
63. Margolis HC, Duckworth JH, Moreno EC. Composition of pooled resting plaque fluid from caries-free and caries-susceptible individuals. J Dent Res. 1988;67(12):1468-75.
64. Sissons CH, Cutress TW. pH changes during simultaneous metabolism of urea and carbohydrate by human salivary bacteria in vitro. Arch Oral Biol. 1988;33(8):579-87.
65. Stephan RM. The effect of urea in counteracting the influence of carbohydrates on the pH of dental plaques. J Dent Res. 1943;22(1):63-71.
66. Turtola LO, Luoma H. Plaque pH in caries-active and inactive subjects modified by sucrose and fluoride, with and without bicarbonate-phosphate. Scand J Dent Res. 1972;80(4):334-43.
67. Dawes C, Dibdin GH. Salivary concentrations of urea released from a chewing gum containing urea and how these affect the urea content of gel-stabilized plaques and their pH after exposure to sucrose. Caries Res. 2001;35(5):344-53.
68. Nascimento MM, Gordan VV, Garvan CW, Browngardt CM, Burne RA. Correlations of oral bacterial arginine and urea catabolism with caries experience. Oral Microbiol Immunol. 2009;24(2):89-95.
69. Peterson S, Woodhead J, Crall J. Caries resistance in children with chronic renal failure: plaque pH, salivary pH, and salivary composition. Pediatr Res. 1985;19(8):796-9.
70. Shu M, Morou-Bermudez E, Suárez-Pérez E, Rivera-Miranda C, Browngardt CM, Chen YY, et al. The relationship between dental caries status and dental plaque urease activity. Oral Microbiol Immunol. 2007;22(1):61-6.
71. Van Wuyckhuyse BC, Perinpanayagam HE, Bevacqua D, Raubertas RF, Billings RJ, Bowen WH, et al. Association of free arginine and lysine concentrations in human parotid saliva with caries experience. J Dent Res. 1995;74(2):686-90.
72. Casiano-Colón A, Marquis RE. Role of the arginine deiminase system in protecting oral bacteria and an enzymatic basis for acid tolerance. Appl Environ Microbiol. 1988;54(6):1318-24.
73. Chen YY, Burne RA. Analysis of Streptococcus salivarius urease expression using continuous chemostat culture. FEMS Microbiol Lett. 1996;135(2-3):223-9.
74. Kleinberg I. Effect of urea concentration on human plaque pH levels in situ. Arch Oral Biol. 1967;12(12):1475-84.
75. Morou-Bermudez E, Burne RA. Genetic and physiologic characterization of urease of Actinomyces naeslundii. Infect Immun. 1999;67(2):504-12.
76. Morou-Bermudez E, Burne RA. Analysis of urease expression in Actinomyces naeslundii WVU45. Infect Immun. 2000;68(12):6670-6.
77. Wijeyeweera RL, Kleinberg I. Arginolytic and ureolytic activities of pure cultures of human oral bacteria and their effects on the pH response of salivary sediment and dental plaque in vitro. Arch Oral Biol. 1989;34(1):43-53.
78. Shannon IL, Feller RP, Eknoyan G, Suddick RP. Human parotid saliva urea in renal failure and during dialysis. Arch Oral Biol. 1977;22(2):83-6.
79. Rosen S, Weisenstein PR. The effect of sugar solutions on pH of dental plaques from caries-susceptible and caries-free individuals. J Dent Res. 1965;44(5):845-9.
80. Nascimento MM, Liu Y, Kalra R, Perry S, Adewumi A, Xu X, et al. Oral arginine metabolism may decrease the risk for dental caries in children. J Dent Res. 2013;92(7):604-8.
81. Acevedo AM, Machado C, Rivera LE, Wolff M, Kleinberg I. The inhibitory effect of an arginine bicarbonate/calcium carbonate CaviStat-containing dentifrice on the development of dental caries in Venezuelan school children. J Clin Dent. 2005;16(3):63-70.
82. Acevedo AM, Montero M, Rojas-Sanchez F, Machado C, Rivera LE, Wolff M, et al. Clinical evaluation of the ability of CaviStat in a mint confection to inhibit the development of dental caries in children. J Clin Dent. 2008;19(1):1-8.
83. Nascimento MM, Browngardt C, Xiaohui X, Klepac-Ceraj V, Paster BJ, Burne RA. The effect of arginine on oral biofilm communities. Mol Oral Microbiol. 2014;29(1):45-54.
84. Doel JJ, Benjamin N, Hector MP, Rogers M, Allaker RP. Evaluation of bacterial nitrate reduction in the human oral cavity. Eur J Oral Sci. 2005;113(1):14-9.
85. Lundberg JO, Weitzberg E, Gladwin MT. The nitrate-nitrite-nitric oxide pathway in physiology and therapeutics. Nat Rev Drug Discov. 2008;7(2):156-67.
86. Tribble GD, Angelov N, Weltman R, Wang BY, Eswaran SV, Gay IC, et al. Frequency of tongue cleaning impacts the human tongue microbiome composition and enterosalivary circulation of nitrate. Front Cell Infect Microbiol. 2019;9:39.
87. Doel JJ, Hector MP, Amirtham CV, Al-Anzan LA, Benjamin N, Allaker RP. Protective effect of salivary nitrate and microbial nitrate reductase activity against caries. Eur J Oral Sci. 2004;112(5):424-8.
88. Wicaksono DP, Washio J, Abiko Y, Domon H, Takahashi N. Nitrite production from nitrate and its link with lactate metabolism in oral Veillonella spp. Appl Environ Microbiol. 2020;86(20).
89. Tangerman A, Winkel EG. Extra-oral halitosis: an overview. J Breath Res. 2010;4(1):017003.
90. Mogilnicka I, Bogucki P, Ufnal M. Microbiota and malodor--etiology and management. Int J Mol Sci. 2020;21(8).
91. Calil CM, Oliveira GM, Cogo K, Pereira AC, Marcondes FK, Groppo FC. Effects of stress hormones on the production of volatile sulfur compounds by periodontopathogenic bacteria. Braz Oral Res. 2014;28.

92. Ratcliff PA, Johnson PW. The relationship between oral malodor, gingivitis, and periodontitis. A review. J Periodontol. 1999;70(5):485-9.
93. Hampelska K, Jaworska MM, Babalska Z, Karpiński TM. The Role of Oral Microbiota in Intra-Oral halitosis. J Clin Med. 2020;9(8).
94. Persson S, Edlund MB, Claesson R, Carlsson J. The formation of hydrogen sulfide and methyl mercaptan by oral bacteria. Oral Microbiol Immunol. 1990;5(4):195-201.
95. Codipilly D, Kleinberg I. Generation of indole/skatole during malodor formation in the salivary sediment model system and initial examination of the oral bacteria involved. J Breath Res. 2008;2(1):017017.
96. Sterer N, Rosenberg M. Streptococcus salivarius promotes mucin putrefaction and malodor production by Porphyromonas gingivalis. J Dent Res. 2006;85(10):910-4.
97. Sterer N, Greenstein RB, Rosenberg M. Beta-galactosidase activity in saliva is associated with oral malodor. J Dent Res. 2002;81(3):182-5.
98. Yoneda M, Masuo Y, Suzuki N, Iwamoto T, Hirofuji T. Relationship between the β-galactosidase activity in saliva and parameters associated with oral malodor. J Breath Res. 2010;4(1):017108.
99. Ren W, Xun Z, Wang Z, Zhang Q, Liu X, Zheng H, et al. Tongue coating and the salivary microbial communities vary in children with halitosis. Sci Rep. 2016;6:24481.
100. Zhang Y, Zhu C, Feng X, Chen X. Microbiome variations in preschool children with halitosis. Oral Dis. 2021;27(4):1059-68.
101. Ye W, Zhang Y, He M, Zhu C, Feng XP. Relationship of tongue coating microbiome on volatile sulfur compounds in healthy and halitosis adults. J Breath Res. 2019;14(1):016005.
102. Ries LNA, Beattie S, Cramer RA, Goldman GH. Overview of carbon and nitrogen catabolite metabolism in the virulence of human pathogenic fungi. Mol Microbiol. 2018;107(3):277-97.
103. Ramachandra S, Linde J, Brock M, Guthke R, Hube B, Brunke S. Regulatory networks controlling nitrogen sensing and uptake in Candida albicans. PLoS One. 2014;9(3):e92734.
104. Ruijter GJ, Visser J. Carbon repression in Aspergilli. FEMS Microbiol Lett. 1997;151(2):103-14.
105. ter Schure EG, van Riel NA, Verrips CT. The role of ammonia metabolism in nitrogen catabolite repression in Saccharomyces cerevisiae. FEMS Microbiol Rev. 2000;24(1):67-83.
106. Pfaller MA, Diekema DJ. Epidemiology of invasive candidiasis: a persistent public health problem. Clin Microbiol Rev. 2007;20(1):133-63.
107. Richardson AJ, McKain N, Wallace RJ. Ammonia production by human faecal bacteria, and the enumeration, isolation and characterization of bacteria capable of growth on peptides and amino acids. BMC Microbiol. 2013;13:6.
108. Phan QT, Myers CL, Fu Y, Sheppard DC, Yeaman MR, Welch WH, et al. Als3 is a Candida albicans invasin that binds to cadherins and induces endocytosis by host cells. PLoS Biol. 2007;5(3):e64.
109. Tsui C, Kong EF, Jabra-Rizk MA. Pathogenesis of Candida albicans biofilm. Pathog Dis. 2016;74(4):ftw018.
110. Villa S, Hamideh M, Weinstock A, Qasim MN, Hazbun TR, Sellam A, et al. Transcriptional control of hyphal morphogenesis in Candida albicans. FEMS Yeast Res. 2020;20(1).
111. Feng Q, Summers E, Guo B, Fink G. Ras signaling is required for serum-induced hyphal differentiation in Candida albicans. J Bacteriol. 1999;181(20):6339-46.
112. Davis D, Wilson RB, Mitchell AP. RIM101-dependent and-independent pathways govern pH responses in Candida albicans. Mol Cell Biol. 2000;20(3):971-8.
113. Lu Y, Su C, Solis NV, Filler SG, Liu H. Synergistic regulation of hyphal elongation by hypoxia, CO(2), and nutrient conditions controls the virulence of Candida albicans. Cell Host Microbe. 2013;14(5):499-509.
114. Hudson DA, Sciascia QL, Sanders RJ, Norris GE, Edwards PJB, Sullivan PA, et al. Identification of the dialysable serum inducer of germ-tube formation in Candida albicans. Microbiology (Reading). 2004;150(Pt 9):3041-9.
115. Maidan MM, Thevelein JM, Van Dijck P. Carbon source induced yeast-to-hypha transition in Candida albicans is dependent on the presence of amino acids and on the G-protein-coupled receptor Gpr1. Biochem Soc Trans. 2005;33(Pt 1):291-3.
116. Vylkova S, Carman AJ, Danhof HA, Collette JR, Zhou H, Lorenz MC. The fungal pathogen Candida albicans autoinduces hyphal morphogenesis by raising extracellular pH. mBio. 2011;2(3):e00055-11.
117. Ramage G, Saville SP, Wickes BL, López-Ribot JL. Inhibition of Candida albicans biofilm formation by farnesol, a quorum--sensing molecule. Appl Environ Microbiol. 2002;68(11):5459-63.
118. Finkel JS, Mitchell AP. Genetic control of Candida albicans biofilm development. Nat Rev Microbiol. 2011;9(2):109-18.
119. Baker EH, Wood DM, Brennan AL, Clark N, Baines DL, Philips BJ. Hyperglycaemia and pulmonary infection. Proc Nutr Soc. 2006;65(3):227-35.
120. Ament W, Huizenga JR, Mook GA, Gips CH, Verkerke GJ. Lactate and ammonia concentration in blood and sweat during incremental cycle ergometer exercise. Int J Sports Med. 1997;18(1):35-9.
121. Brosnan JT. Interorgan amino acid transport and its regulation. J Nutr. 2003;133(6 Suppl 1):2068s-72s.
122. Stumvoll M, Perriello G, Meyer C, Gerich J. Role of glutamine in human carbohydrate metabolism in kidney and other tissues. Kidney Int. 1999;55(3):778-92.
123. Schug ZT, Vande Voorde J, Gottlieb E. The metabolic fate of acetate in cancer. Nat Rev Cancer. 2016;16(11):708-17.
124. Miwa T, Takagi Y, Shinozaki M, Yun CW, Schell WA, Perfect JR, et al. Gpr1, a putative G-protein-coupled receptor, regulates morphogenesis and hypha formation in the pathogenic fungus Candida albicans. Eukaryot Cell. 2004;3(4):919-31.
125. Maidan MM, De Rop L, Serneels J, Exler S, Rupp S, Tournu H, et al. The G protein-coupled receptor Gpr1 and the Galpha protein Gpa2 act through the cAMP-protein kinase A pathway to induce morphogenesis in Candida albicans. Mol Biol Cell. 2005;16(4):1971-86.
126. Sánchez-Martínez C, Pérez-Martín J. Gpa2, a G-protein alpha subunit required for hyphal development in Candida albicans. Eukaryot Cell. 2002;1(6):865-74.
127. Stoldt VR, Sonneborn A, Leuker CE, Ernst JF. Efg1p, an essential regulator of morphogenesis of the human pathogen Candida albicans, is a member of a conserved class of bHLH proteins regulating morphogenetic processes in fungi. Embo J. 1997;16(8):1982-91.
128. Brown AJ, Gow NA. Regulatory networks controlling Candida albicans morphogenesis. Trends Microbiol. 1999;7(8):333-8.
129. Borges-Walmsley MI, Walmsley AR. cAMP signalling in pathogenic fungi: control of dimorphic switching and pathogenicity. Trends Microbiol. 2000;8(3):133-41.
130. Sonneborn A, Bockmühl DP, Gerads M, Kurpanek K, Sanglard D, Ernst JF. Protein kinase A encoded by TPK2 regulates dimorphism of Candida albicans. Mol Microbiol. 2000;35(2):386-96.
131. Bahn YS, Sundstrom P. CAP1, an adenylate cyclase-associated protein gene, regulates bud-hypha transitions, filamentous growth, and cyclic AMP levels and is required for virulence of Candida albicans. J Bacteriol. 2001;183(10):3211-23.
132. Bockmühl DP, Krishnamurthy S, Gerads M, Sonneborn A, Ernst JF. Distinct and redundant roles of the two protein kinase A isoforms Tpk1p and Tpk2p in morphogenesis and growth of Candida albicans. Mol Microbiol. 2001;42(5):1243-57.
133. Leberer E, Harcus D, Dignard D, Johnson L, Ushinsky S, Thomas DY, et al. Ras links cellular morphogenesis to virulence by regulation of the MAP kinase and cAMP signalling pathways in the pathogenic fungus Candida albicans. Mol Microbiol. 2001;42(3):673-87.

134. Rocha CR, Schröppel K, Harcus D, Marcil A, Dignard D, Taylor BN, et al. Signaling through adenylyl cyclase is essential for hyphal growth and virulence in the pathogenic fungus Candida albicans. Mol Biol Cell. 2001;12(11):3631-43.
135. Cassola A, Parrot M, Silberstein S, Magee BB, Passeron S, Giasson L, et al. Candida albicans lacking the gene encoding the regulatory subunit of protein kinase A displays a defect in hyphal formation and an altered localization of the catalytic subunit. Eukaryot Cell. 2004;3(1):190-9.
136. Doedt T, Krishnamurthy S, Bockmühl DP, Tebarth B, Stempel C, Russell CL, et al. APSES proteins regulate morphogenesis and metabolism in Candida albicans. Mol Biol Cell. 2004;15(7):3167-80.
137. Forsberg H, Ljungdahl PO. Sensors of extracellular nutrients in Saccharomyces cerevisiae. Curr Genet. 2001;40(2):91-109.
138. Ozcan S, Dover J, Johnston M. Glucose sensing and signaling by two glucose receptors in the yeast Saccharomyces cerevisiae. Embo J. 1998;17(9):2566-73.
139. Brown V, Sexton JA, Johnston M. A glucose sensor in Candida albicans. Eukaryot Cell. 2006;5(10):1726-37.
140. Fan J, Chaturvedi V, Shen SH. Identification and phylogenetic analysis of a glucose transporter gene family from the human pathogenic yeast Candida albicans. J Mol Evol. 2002;55(3):336-46.
141. S, Xu W, Solis N, Woolford CA, Filler SG, Mitchell AP. Divergent targets of Candida albicans biofilm regulator Bcr1 in vitro and in vivo. Eukariotic cell 2012;11(7):896-904.
142. Cheng S, Clancy CJ, Xu W, Schneider F, Hao B, Mitchell AP, et al. Profiling of Candida albicans gene expression during intra--abdominal candidiasis identifies biologic processes involved in pathogenesis. J Infect Dis. 2013;208(9):1529-37.
143. Xu W, Solis NV, Ehrlich RL, Woolford CA, Filler SG, Mitchell AP. Activation and alliance of regulatory pathways in C. albicans during mammalian infection. PLoS Biol. 2015;13(2):e1002076.
144. Ene IV, Brunke S, Brown AJ, Hube B. Metabolism in fungal pathogenesis. Cold Spring Harb Perspect Med. 2014;4(12):a019695.
145. Lorenz MC, Bender JA, Fink GR. Transcriptional response of Candida albicans upon internalization by macrophages. Eukaryot Cell. 2004;3(5):1076-87.
146. Lorenz MC, Fink GR. The glyoxylate cycle is required for fungal virulence. Nature. 2001;412(6842):83-6.
147. Thewes S, Kretschmar M, Park H, Schaller M, Filler SG, Hube B. In vivo and ex vivo comparative transcriptional profiling of invasive and non-invasive Candida albicans isolates identifies genes associated with tissue invasion. Mol Microbiol. 2007;63(6):1606-28.
148. Wilson D, Tutulan-Cunita A, Jung W, Hauser NC, Hernandez R, Williamson T, et al. Deletion of the high-affinity cAMP phosphodiesterase encoded by PDE2 affects stress responses and virulence in Candida albicans. Mol Microbiol. 2007;65(4):841-56.
149. Zakikhany K, Naglik JR, Schmidt-Westhausen A, Holland G, Schaller M, Hube B. In vivo transcript profiling of Candida albicans identifies a gene essential for interepithelial dissemination. Cell Microbiol. 2007;9(12):2938-54.
150. AJ, Odds FC, Gow NA. Infection-related gene expression in Candida albicans. Curr Opin Microbiol. 2007;10(4):307-13.
151. Barelle CJ, Priest CL, Maccallum DM, Gow NA, Odds FC, Brown AJ. Niche-specific regulation of central metabolic pathways in a fungal pathogen. Cell Microbiol. 2006;8(6):961-71.
152. Miramón P, Dunker C, Windecker H, Bohovych IM, Brown AJ, Kurzai O, et al. Cellular responses of Candida albicans to phagocytosis and the extracellular activities of neutrophils are critical to counteract carbohydrate starvation, oxidative and nitrosative stress. PLoS One. 2012;7(12):e52850.
153. Piekarska K, Mol E, van den Berg M, Hardy G, van den Burg J, van Roermund C, et al. Peroxisomal fatty acid beta-oxidation is not essential for virulence of Candida albicans. Eukaryot Cell. 2006;5(11):1847-56.
154. Ramírez MA, Lorenz MC. Mutations in alternative carbon utilization pathways in Candida albicans attenuate virulence and confer pleiotropic phenotypes. Eukaryot Cell. 2007;6(2):280-90.
155. Zaragoza O, Rodríguez C, Gancedo C. Isolation of the MIG1 gene from Candida albicans and effects of its disruption on catabolite repression. J Bacteriol. 2000;182(2):320-6.
156. Caza M, Hu G, Price M, Perfect JR, Kronstad JW. The zinc finger protein Mig1 regulates mitochondrial function and azole drug susceptibility in the pathogenic fungus Cryptococcus neoformans. mSphere. 2016;1(1).
157. Nantel A, Dignard D, Bachewich C, Harcus D, Marcil A, Bouin AP, et al. Transcription profiling of Candida albicans cells undergoing the yeast-to-hyphal transition. Mol Biol Cell. 2002;13(10):3452-65.
158. Murad AM, d'Enfert C, Gaillardin C, Tournu H, Tekaia F, Talibi D, et al. Transcript profiling in Candida albicans reveals new cellular functions for the transcriptional repressors CaTup1, CaMig1 and CaNrg1. Mol Microbiol. 2001;42(4):981-93.
159. Ene IV, Adya AK, Wehmeier S, Brand AC, MacCallum DM, Gow NA, et al. Host carbon sources modulate cell wall architecture, drug resistance and virulence in a fungal pathogen. Cell Microbiol. 2012;14(9):1319-35.
160. Ene IV, Cheng SC, Netea MG, Brown AJ. Growth of Candida albicans cells on the physiologically relevant carbon source lactate affects their recognition and phagocytosis by immune cells. Infect Immun. 2013;81(1):238-48.
161. Wong KH, Hynes MJ, Davis MA. Recent advances in nitrogen regulation: a comparison between Saccharomyces cerevisiae and filamentous fungi. Eukaryot Cell. 2008;7(6):917-25.
162. Margelis S, D'Souza C, Small AJ, Hynes MJ, Adams TH, Davis MA. Role of glutamine synthetase in nitrogen metabolite repression in Aspergillus nidulans. J Bacteriol. 2001;183(20):5826-33.
163. Biswas K, Morschhäuser J. The Mep2p ammonium permease controls nitrogen starvation-induced filamentous growth in Candida albicans. Mol Microbiol. 2005;56(3):649-69.
164. Dabas N, Schneider S, Morschhäuser J. Mutational analysis of the Candida albicans ammonium permease Mep2p reveals residues required for ammonium transport and signaling. Eukaryot Cell. 2009;8(2):147-60.
165. Neuhäuser B. Distinct transport mechanism in Candida albicans methylammonium permeases. Mycol Progress. 2020;19:1143-49.
166. Brega E, Zufferey R, Mamoun CB. Candida albicans Csy1p is a nutrient sensor important for activation of amino acid uptake and hyphal morphogenesis. Eukaryot Cell. 2004;3(1):135-43.
167. Kraidlova L, Van Zeebroeck G, Van Dijck P, Sychrová H. The Candida albicans GAP gene family encodes permeases involved in general and specific amino acid uptake and sensing. Eukaryot Cell. 2011;10(9):1219-29.
168. Donaton MC, Holsbeeks I, Lagatie O, Van Zeebroeck G, Crauwels M, Winderickx J, et al. The Gap1 general amino acid permease acts as an amino acid sensor for activation of protein kinase A targets in the yeast Saccharomyces cerevisiae. Mol Microbiol. 2003;50(3):911-29.
169. Rohde JR, Bastidas R, Puria R, Cardenas ME. Nutritional control via Tor signaling in Saccharomyces cerevisiae. Curr Opin Microbiol. 2008;11(2):153-60.
170. Crespo JL, Powers T, Fowler B, Hall MN. The TOR-controlled transcription activators GLN3, RTG1, and RTG3 are regulated in response to intracellular levels of glutamine. Proc Natl Acad Sci U S A. 2002;99(10):6784-9.
171. De Virgilio C, Loewith R. The TOR signalling network from yeast to man. Int J Biochem Cell Biol. 2006;38(9):1476-81.
172. Su C, Lu Y, Liu H. Reduced TOR signaling sustains hyphal development in Candida albicans by lowering Hog1 basal activity. Mol Biol Cell. 2013;24(3):385-97.

173. Staschke KA, Dey S, Zaborske JM, Palam LR, McClintick JN, Pan T, et al. Integration of general amino acid control and target of rapamycin (TOR) regulatory pathways in nitrogen assimilation in yeast. J Biol Chem. 2010;285(22):16893-911.
174. Tripathi G, Wiltshire C, Macaskill S, Tournu H, Budge S, Brown AJ. Gcn4 co-ordinates morphogenetic and metabolic responses to amino acid starvation in Candida albicans. Embo j. 2002;21(20):5448-56.
175. Lee CM, Nantel A, Jiang L, Whiteway M, Shen SH. The serine/threonine protein phosphatase SIT4 modulates yeast-to--hypha morphogenesis and virulence in Candida albicans. Mol Microbiol. 2004;51(3):691-709.
176. Tsao CC, Chen YT, Lan CY. A small G protein Rhb1 and a GTPase-activating protein Tsc2 involved in nitrogen starvation--induced morphogenesis and cell wall integrity of Candida albicans. Fungal Genet Biol. 2009;46(2):126-36.
177. Tudzynski B. Nitrogen regulation of fungal secondary metabolism in fungi. Front Microbiol. 2014;5:656.
178. Limjindaporn T, Khalaf RA, Fonzi WA. Nitrogen metabolism and virulence of Candida albicans require the GATA-type transcriptional activator encoded by GAT1. Mol Microbiol. 2003;50(3):993-1004.
179. Liao WL, Ramón AM, Fonzi WA. GLN3 encodes a global regulator of nitrogen metabolism and virulence of C. albicans. Fungal Genet Biol. 2008;45(4):514-26.
180. Monod M, Jaton-Ogay K, Reichard U. Aspergillus fumigatus--secreted proteases as antigenic molecules and virulence factors. Contrib Microbiol. 1999;2:182-92.
181. Naglik JR, Challacombe SJ, Hube B. Candida albicans secreted aspartyl proteinases in virulence and pathogenesis. Microbiol Mol Biol Rev. 2003;67(3):400-28, table of contents.
182. Naglik JR, Moyes D, Makwana J, Kanzaria P, Tsichlaki E, Weindl G, et al. Quantitative expression of the Candida albicans secreted aspartyl proteinase gene family in human oral and vaginal candidiasis. Microbiology (Reading). 2008;154(Pt 11):3266-80.
183. Gropp K, Schild L, Schindler S, Hube B, Zipfel PF, Skerka C. The yeast Candida albicans evades human complement attack by secretion of aspartic proteases. Mol Immunol. 2009;47(2-3):465-75.
184. Bras G, Bochenska O, Rapala-Kozik M, Guevara-Lora I, Faussner A, Kozik A. Extracellular aspartic protease SAP2 of Candida albicans yeast cleaves human kininogens and releases proinflammatory peptides, Met-Lys-bradykinin and des-Arg(9)-Met--Lys-bradykinin. Biol Chem. 2012;393(8):829-39.
185. Klinke T, Guggenheim B, Klimm W, Thurnheer T. Dental caries in rats associated with Candida albicans. Caries Res. 2011;45(2):100-6.
186. Hube B, Sanglard D, Odds FC, Hess D, Monod M, Schäfer W, et al. Disruption of each of the secreted aspartyl proteinase genes SAP1, SAP2, and SAP3 of Candida albicans attenuates virulence. Infect Immun. 1997;65(9):3529-38.
187. Sanglard D, Hube B, Monod M, Odds FC, Gow NA. A triple deletion of the secreted aspartyl proteinase genes SAP4, SAP5, and SAP6 of Candida albicans causes attenuated virulence. Infect Immun. 1997;65(9):3539-46.
188. Lermann U, Morschhäuser J. Secreted aspartic proteases are not required for invasion of reconstituted human epithelia by Candida albicans. Microbiology (Reading). 2008;154(Pt 11):3281-95.
189. Fradin C, De Groot P, MacCallum D, Schaller M, Klis F, Odds FC, et al. Granulocytes govern the transcriptional response, morphology and proliferation of Candida albicans in human blood. Mol Microbiol. 2005;56(2):397-415.
190. Jiménez-López C, Collette JR, Brothers KM, Shepardson KM, Cramer RA, Wheeler RT, et al. Candida albicans induces arginine biosynthetic genes in response to host-derived reactive oxygen species. Eukaryot Cell. 2013;12(1):91-100.
191. Ghosh S, Navarathna DH, Roberts DD, Cooper JT, Atkin AL, Petro TM, et al. Arginine-induced germ tube formation in Candida albicans is essential for escape from murine macrophage line RAW 264.7. Infect Immun. 2009;77(4):1596-605.
192. Ganz T. Iron in innate immunity: starve the invaders. Curr Opin Immunol. 2009;21(1):63-7.
193. Weinberg ED. Iron toxicity: new conditions continue to emerge. Oxid Med Cell Longev. 2009;2(2):107-9.
194. Hood MI, Skaar EP. Nutritional immunity: transition metals at the pathogen-host interface. Nat Rev Microbiol. 2012;10(8):525-37.
195. Potrykus J, Stead D, Maccallum DM, Urgast DS, Raab A, van Rooijen N, et al. Fungal iron availability during deep seated candidiasis is defined by a complex interplay involving systemic and local events. PLoS Pathog. 2013;9(10):e1003676.
196. Almeida RS, Wilson D, Hube B. Candida albicans iron acquisition within the host. FEMS Yeast Res. 2009;9(7):1000-12.
197. Heymann P, Gerads M, Schaller M, Dromer F, Winkelmann G, Ernst JF. The siderophore iron transporter of Candida albicans (Sit1p/Arn1p) mediates uptake of ferrichrome-type siderophores and is required for epithelial invasion. Infect Immun. 2002;70(9):5246-55.
198. Schrettl M, Haas H. Iron homeostasis--Achilles' heel of Aspergillus fumigatus? Curr Opin Microbiol. 2011;14(4):400-5.
199. Knight SA, Vilaire G, Lesuisse E, Dancis A. Iron acquisition from transferrin by Candida albicans depends on the reductive pathway. Infect Immun. 2005;73(9):5482-92.
200. Watanabe T, Takano M, Murakami M, Tanaka H, Matsuhisa A, Nakao N, et al. Characterization of a haemolytic factor from Candida albicans. Microbiology (Reading). 1999;145 (Pt 3):689-94.
201. Pendrak ML, Chao MP, Yan SS, Roberts DD. Heme oxygenase in Candida albicans is regulated by hemoglobin and is necessary for metabolism of exogenous heme and hemoglobin to alpha--biliverdin. J Biol Chem. 2004;279(5):3426-33.
202. Weissman Z, Kornitzer D. A family of Candida cell surface haem-binding proteins involved in haemin and haemoglobin-iron utilization. Mol Microbiol. 2004;53(4):1209-20.
203. Chen C, Pande K, French SD, Tuch BB, Noble SM. An iron homeostasis regulatory circuit with reciprocal roles in Candida albicans commensalism and pathogenesis. Cell Host Microbe. 2011;10(2):118-35.
204. Chen C, Noble SM. Post-transcriptional regulation of the Sef1 transcription factor controls the virulence of Candida albicans in its mammalian host. PLoS Pathog. 2012;8(11):e1002956.
205. Corbin BD, Seeley EH, Raab A, Feldmann J, Miller MR, Torres VJ, et al. Metal chelation and inhibition of bacterial growth in tissue abscesses. Science. 2008;319(5865):962-5.
206. Citiulo F, Jacobsen ID, Miramón P, Schild L, Brunke S, Zipfel P, et al. Candida albicans scavenges host zinc via Pra1 during endothelial invasion. PLoS Pathog. 2012;8(6):e1002777.
207. Wilson D, Citiulo F, Hube B. Zinc exploitation by pathogenic fungi. PLoS Pathog. 2012;8(12):e1003034.
208. Brunke S, Hube B. Two unlike cousins: Candida albicans and C. glabrata infection strategies. Cell Microbiol. 2013;15(5):701-8.
209. Kehl-Fie TE, Skaar EP. Nutritional immunity beyond iron: a role for manganese and zinc. Curr Opin Chem Biol. 2010;14(2):218-24.
210. Hodgkinson V, Petris MJ. Copper homeostasis at the host-pathogen interface. J Biol Chem. 2012;287(17):13549-55.
211. Inglis DO, Arnaud MB, Binkley J, Shah P, Skrzypek MS, Wymore F, et al. The Candida genome database incorporates multiple Candida species: multispecies search and analysis tools with curated gene and protein information for Candida albicans and Candida glabrata. Nucleic Acids Res. 2012;40(Database issue):D667-74.
212. Falsetta ML, Klein MI, Colonne PM, Scott-Anne K, Gregoire S, Pai CH, et al. Symbiotic relationship between Streptococcus mutans and Candida albicans synergizes virulence of plaque biofilms in vivo. Infect Immun. 2014;82(5):1968-81.
213. Siqueira JF, Jr., Sen BH. Fungi in endodontic infections. Oral Surg Oral Med Oral Pathol Oral Radiol Endod. 2004;97(5):632-41.

214. De la Torre-Luna R, Domínguez-Pérez RA, Guillén-Nepita AL, Ayala-Herrera JL, Martínez-Martínez RE, Romero-Ayala ME, et al. Prevalence of Candida àlbicans in primary endodontic infections associated with a higher frequency of apical periodontitis in type two diabetes mellitus patients. Eur J Clin Microbiol Infect Dis. 2020;39(1):131-8.
215. Homann N, Tillonen J, Rintamäki H, Salaspuro M, Lindqvist C, Meurman JH. Poor dental status increases acetaldehyde production from ethanol in saliva: a possible link to increased oral cancer risk among heavy drinkers. Oral Oncol. 2001;37(2):153-8.
216. Sanjaya PR, Gokul S, Gururaj Patil B, Raju R. Candida in oral pre-cancer and oral cancer. Med Hypotheses. 2011;77(6):1125-8.
217. Liao M, Cheng L, Zhou XD, Ren B. [Research progress of Candida albicans on malignant transformation of oral mucosal diseases]. Hua Xi Kou Qiang Yi Xue Za Zhi. 2020;38(4):431-7.
218. Sitheeque MA, Samaranayake LP. Chronic hyperplastic candidosis/candidiasis (candidal leukoplakia). Crit Rev Oral Biol Med. 2003;14(4):253-67.
219. Hsia CC, Sun TT, Wang YY, Anderson LM, Armstrong D, Good RA. Enhancement of formation of the esophageal carcinogen benzylmethylnitrosamine from its precursors by Candida albicans. Proc Natl Acad Sci U S A. 1981;78(3):1878-81.
220. O'Grady JF, Reade PC. Candida albicans as a promoter of oral mucosal neoplasia. Carcinogenesis. 1992;13(5):783-6.
221. ten Brink B, Damink C, Joosten HM, Huis in 't Veld JH. Occurrence and formation of biologically active amines in foods. Int J Food Microbiol. 1990;11(1):73-84.
222. Halász A, Baráth Á, Simon-Sarkadi L, Holzapfel W. Biogenic amines and their production by microorganisms in food. Trends Food Sci Technol. 1994;5(2):42-9.
223. Gardini F, Özogul Y, Suzzi G, Tabanelli G, Özogul F. Technological factors affecting biogenic amine content in foods: a review. Front Microbiol. 2016;7:1218.
224. Mah JH, Park YK, Jin YH, Lee JH, Hwang HJ. Bacterial production and control of biogenic amines in Asian fermented soybean foods. Foods. 2019;8(2).
225. Arredondo J, Chernyavsky AI, Grando SA. Nicotinic receptors mediate tumorigenic action of tobacco-derived nitrosamines on immortalized oral epithelial cells. Cancer Biol Ther. 2006;5(5):511-7.
226. Delsing CE, Bleeker-Rovers CP, van de Veerdonk FL, Tol J, van der Meer JW, Kullberg BJ, et al. Association of esophageal candidiasis and squamous cell carcinoma. Med Mycol Case Rep. 2012;1(1):5-8.
227. Koch D, Lilic D, Carmichael AJ. Autosomal dominant chronic mucocutaneous candidiasis and primary hypothyroidism complicated by oesophageal carcinoma. Clin Exp Dermatol. 2009;34(8):e818-20.
228. van de Veerdonk FL, Plantinga TS, Hoischen A, Smeekens SP, Joosten LA, Gilissen C, et al. STAT1 mutations in autosomal dominant chronic mucocutaneous candidiasis. N Engl J Med. 2011;365(1):54-61.
229. Scully C, el-Kabir M, Samaranayake LP. Candida and oral candidosis: a review. Crit Rev Oral Biol Med. 1994;5(2):125-57.
230. McGurk M, Holmes M. Chronic muco-cutaneous candidiasis and oral neoplasia. J Laryngol Otol. 1988;102(7):643-5.
231. Firth NA, O'Grady JF, Reade PC. Oral squamous cell carcinoma in a young person with candidosis endocrinopathy syndrome: a case report. Int J Oral Maxillofac Surg. 1997;26(1):42-4.
232. Böckle BC, Wilhelm M, Müller H, Götsch C, Sepp NT. Oral mucous squamous cell carcinoma-an anticipated consequence of autoimmune polyendocrinopathy-candidiasis-ectodermal dystrophy (APECED). J Am Acad Dermatol. 2010;62(5):864-8.
233. Rautemaa R, Hietanen J, Niissalo S, Pirinen S, Perheentupa J. Oral and oesophageal squamous cell carcinoma--a complication or component of autoimmune polyendocrinopathy-candidiasis-ectodermal dystrophy (APECED, APS-I). Oral Oncol. 2007;43(6):607-13.
234. Rosa DD, Pasqualotto AC, Denning DW. Chronic mucocutaneous candidiasis and oesophageal cancer. Med Mycol. 2008;46(1):85-91.
235. Engel LS, Chow WH, Vaughan TL, Gammon MD, Risch HA, Stanford JL, et al. Population attributable risks of esophageal and gastric cancers. J Natl Cancer Inst. 2003;95(18):1404-13.
236. Rogers AE, Sanchez O, Feinsod FM, Newberne PM. Dietary enhancement of nitrosamine carcinogenesis. Cancer Res. 1974;34(1):96-9.
237. Boyland E, Roe FJ, Gorrod JW, Mitchley BC. The carcinogenicity of nitrosoanabasine, a possible constituent of tobacco smoke. Br J Cancer. 1964;18(2):265-70.
238. Scott BB, Jenkins D. Gastro-oesophageal candidiasis. Gut. 1982;23(2):137-9.
239. Marttila E, Uittamo J, Rusanen P, Lindqvist C, Salaspuro M, Rautemaa R. Acetaldehyde production and microbial colonization in oral squamous cell carcinoma and oral lichenoid disease. Oral Surg Oral Med Oral Pathol Oral Radiol. 2013;116(1):61-8.
240. Moritani K, Takeshita T, Shibata Y, Ninomiya T, Kiyohara Y, Yamashita Y. Acetaldehyde production by major oral microbes. Oral Dis. 2015;21(6):748-54.
241. Bird RP, Draper HH, Basrur PK. Effect of malonaldehyde and acetaldehyde on cultured mammalian cells. Production of micronuclei and chromosomal aberrations. Mutat Res. 1982;101(3):237-46.
242. Dellarco VL. A mutagenicity assessment of acetaldehyde. Mutat Res. 1988;195(1):1-20.
243. Wild CP, Weiderpass E, Stewart BW, editors (2020). World Cancer Report: Cancer Research for Cancer Prevention. Lyon, France: International Agency for Research on Cancer. Available from: http://publications.iarc.fr/586.
244. Nieminen MT, Salaspuro M. Local acetaldehyde-an essential role in alcohol-related upper gastrointestinal tract carcinogenesis. Cancers (Basel). 2018;10(1).
245. Tillonen J, Homann N, Rautio M, Jousimies-Somer H, Salaspuro M. Role of yeasts in the salivary acetaldehyde production from ethanol among risk groups for ethanol-associated oral cavity cancer. Alcohol Clin Exp Res. 1999;23(8):1409-15.
246. Marttila E, Bowyer P, Sanglard D, Uittamo J, Kaihovaara P, Salaspuro M, et al. Fermentative 2-carbon metabolism produces carcinogenic levels of acetaldehyde in Candida albicans. Mol Oral Microbiol. 2013;28(4):281-91.
247. Marsh PD. Microbial ecology of dental plaque and its significance in health and disease. Adv Dent Res. 1994;8(2):263-71.Coenye T, Nelis HJ. In vitro and in vivo model systems to study microbial biofilm formation. J Microbiol Methods. 2010;83(2):89-105.

CAPÍTULO 6

Microbioma da cavidade bucal: biogeografia e funções na manutenção da saúde do hospedeiro

- Nailê Damé-Teixeira
- Rodrigo Alex Arthur

✔ PONTOS IMPORTANTES

- A cavidade bucal abriga a segunda maior diversidade microbiana do corpo humano. Essa microbiota apresenta grande versatilidade funcional o que a torna capaz de responder a vários fatores estressores da maneira mais adequada e, assim, mantendo-se inofensiva ao seu hospedeiro. Além disso, essa microbiota é altamente estável e apenas pequenas flutuações na abundância são esperadas ao longo do tempo.
- No ambiente da cavidade bucal, genomas bacterianos (que em conjunto constituem o bacterioma) são proporcionalmente mais abundantes que os genomas de fungos (micobioma), arqueias (arqueoma) e de vírus (viroma).
- Apesar da existência de um microbioma central que habita todos os indivíduos (ou a maioria dos indivíduos), comunidades microbianas podem ser singulares (específicas) a cada individuo ou grupo de indivíduos, bem como, específicas de cada sítio analisado.
- A composição da microbiota de cada sítio e, consequentemente, a função desempenhada por membros da comunidade microbiana, dependem dos aspectos topológicos de cada sítio e das condições ambientais.
- Interações sinérgicas e antagônicas entre os membros das comunidades microbianas possibilitam coexistência de diferentes microrganismos e manutenção de um equilíbrio microbiológico nos diferentes sítios.
- Sob determinadas condições, porém, esse equilíbrio entre os membros da comunidade microbiana e entre a comunidade e o hospedeiro é rompido, predispondo os diferentes sítios da cavidade bucal ao desenvolvimento de doenças.

INTRODUÇÃO

Como vimos no capítulo sobre Ecologia da cavidade bucal (**Capítulo 2**), comunidades microbianas complexas colonizam os diferentes sítios presentes no corpo humano, coexistem e coevoluem com seu hospedeiro, bem como se adaptam a diversas condições e alterações ambientais. Veremos neste capítulo com mais detalhes a composição do microbioma virtualmente encontrado em todos os sítios orais e que é compartilhado pela maioria dos indivíduos, assim como a composição do microbioma de acordo com cada sítio presente na cavidade bucal. A biogeografia e a função do microbioma em condição de saúde bucal serão também apresentadas. Ao final deste capítulo, será discutido quando e sob quais condições o equilíbrio existente entre os membros das comunidades microbianas e entre essas comunidades e o hospedeiro é rompido e possíveis fatores moduladores deste processo.

MICROBIOMA DA CAVIDADE BUCAL: ASPECTOS GERAIS

Embora as células humanas sejam maiores em volume e peso, os microrganismos que colonizam o corpo humano correspondem a um número celular expressivamente maior: 100 trilhões de células microbianas. Os 20 mil genes humanos e os cerca de 4,4 milhões de genes microbianos atuam em conjunto em diversas funções, possibilitando que hospedeiro e sua microbiota formem um superorganismo. Inclusive, o microbioma humano já é considerado um órgão extra, por sua importância no funcionamento do corpo humano.

Dentre as comunidades complexas do corpo humano, a cavidade bucal representa o segundo lugar em termos de diversidade microbiana, e a microbiota com maior diversidade é encontrada no intestino. Por ser altamente diversificada, a microbiota da cavidade bucal é relativamente resiliente: apesar de apresentar certa redundância de funções, está associada a uma maior versatilidade funcional, o que a torna capaz de responder a vários fatores estressores da maneira mais adequada e, assim, mantendo-se inofensiva ao seu hospedeiro.[2]

Durante décadas, técnicas de cultivo em meios de cultura possibilitaram identificar uma parcela dos microrganismos da microbiota da cavidade bucal, fornecendo subsídios para a compreensão da etiopatogenia das doenças que acomentem este ambiente. O desenvolvimento de métodos moleculares de identificação e de técnicas de hibridização com sondas espécie-específicas, também denominadas DNA-DNA *checkerboard*, permitiu o desenvolvimento de um modelo explanatório da composição microbiana dos sítios periodontais saudáveis e com doença periodontal.[3] Mais recentemente, o emprego de técnicas de sequenciamento parcial do gene 16S rRNA (ou de seu análogo para fungos, espaçador interno transcrito – ITS, do inglês *internal transcribed spacer*) vem demonstrando que a diversidade nos sítios da cavidade bucal é ainda maior do que se acreditava. A partir desses estudos, descobriu-se que apenas 50% dos microrganismos dos biofilmes da cavidade bucal eram conhecidos por técnicas de cultivo, e o restante dos microrganismos que estão presentes na comunidade microbiana não são cultiváveis em condições laboratoriais.[4] A partir de então, os novos estudos mudaram nossa percepção sobre a diversidade das comunidades microbianas na cavidade bucal e sobre o conhecimento a respeito da participação do microbioma como um todo na condição de saúde e nas doenças presentes no ambiente bucal. O **Quadro 1** apresenta algumas definições importantes para possibilitar melhor compreensão dos termos utilizados neste capítulo.

Os microrganismos que fazem parte dessa diversa comunidade microbiana da cavidade bucal podem ser classificados como *residentes ou transitórios* em relação a um sítio específico. Os microrganismos residentes correspondem àqueles que frequentemente colonizam um sítio, seja pela capacidade específica de adesão aos sítios disponíveis ou de adesão aos colonizadores primários, seja pelas importantes interações metabólicas existentes entre os membros da comunidade microbiana e que sustentam a colonização de um determinado sítio. Esses microrganismos residentes podem estar tanto em alta quanto em baixa abundância no sítio em questão. Parte dos microrganismos residentes correspondem ao *microbioma central generalista* se estiverem presentes nos sítios em questão com pelo menos 10% de abundância e 75% de ubiquidade (onipresença) ou pelo menos 1% de abundância e 80% de ubiquidade, tanto em condição de saúde quanto em condição de doença.[1] Sabe-se que a abundância de cerca de 98% das espécies bacterianas não muda ao longo do dia, o que contribui para que o microbioma da cavidade bucal seja extremamente estável em função do tempo. Embora diferenças na abundância de microrganismos específicos estejam presentes em condição de doença, o microbioma central permanece colonizando a cavidade bucal mesmo quando este se encontra em processo de disbiose. De forma geral, há uma estabilidade na composição do microbioma central e apenas pequenas flutuações na abundância são esperadas ao longo do tempo, sendo que diferenças ao nível de subespécie são menores dentro dos mesmos indivíduos ao longo do ano do que entre indivíduos.[5-8]

Fatores do hospedeiro criam condições para a presença e estabilidade do microbioma central. Como discutido no **Capítulo 2**, os bebês são colonizados rapidamente durante o nascimento, principalmente pela microbiota vaginal materna no caso de parto vaginal ou pela microbiota da pele materna em caso de parto cesariano. Essa aquisição microbiana ao nascimento é um processo essencial para a presença do microbioma central. Isso ocorre porque o sistema imune do bebê é treinado durante a gestação através

Quadro 1 Terminologia/glossário

Microbioma – definido como uma comunidade microbiana característica ocupando um sítio específico, com propriedades físico-químicas específicas. Não se refere somente ao microrganismo (bactéria, arqueia, vírus, eucariotos), mas também ao seu ambiente completo e seus genomas. A título de estudo, microbioma da cavidade bucal pode ser subdividido em bacterioma, micobioma, arqueoma e viroma:

- ***Bacterioma***: parte do microbioma correspondente a comunidade bacteriana e relação com seu ambiente.
- ***Micobioma***: parte do microbioma correspondente a comunidade fúngica e relação com seu ambiente.
- ***Arqueoma***: parte do microbioma correspondente a comunidade de organismos pertencentes ao domínio Archaea e relação com seu ambiente.
- ***Viroma***: parte do microbioma correspondente aos vírus que colonizam o mesmo ambiente.

Microbioma central: conjunto de microrganismos presentes nas comunidades microbianas associadas a um determinado sítio (p. ex., a cavidade oral) e presentes em todos, ou na grande maioria, dos indivíduos em situação de saúde e doença. Representa pelo menos 10% de abundância e 75% de ubiquidade (onipresença) ou pelo menos 1% de abundância e 80% de ubiquidade.[1]

Microbiota – um conjunto de microrganismos específicos presentes em ambiente definido.

- ***Microbiota residente***: espécies encontradas colonizando sítios e que atendem a seus fatores ecológicos e, por isso, podem se estabelecer em comunidades microbianas.
- ***Microbiota transitória***: microrganismos transientes exógenos cujo sítio natural de colonização não se encontra no sítio amostrado. Na cavidade bucal, por exemplo, correspondem aos microrganismos advindos da dieta ou do meio externo e que podem ser temporariamente encontrados no ambiente bucal, mesmo sem colonizar os sítios disponíveis.

do contato com o sistema imune materno para aceitar os microrganismos da mãe como sendo "seguros". Inclusive, doenças bucais da mãe durante a gravidez podem modular negativamente a microbiota central da criança. Além disso, características específicas do sistema imune de cada indivíduo, a expressão de receptores gustativos no dorso da língua que podem influenciar a escolha de alimentos e características qualitativas e quantitativas da saliva, assim como fatores inerentes da própria microbiota (interações microbianas e atuação de complexos sistemas de sinalização e comunicação celular) também contribuem para a instalação e perpetuação da microbiota central da cavidade bucal.

Apesar da existência de um microbioma central que habita todos os indivíduos (ou a maioria deles), comunidades microbianas podem ser singulares (específicas) a cada individuo ou grupo de indivíduos. Quando se avalia a abundância de níveis taxonômicos menores (ao nível de oligotipos), parece haver uma "impressão digital" da microbiota de cada indivíduo. Utter *et al.* demonstraram essa impressão digital microbiana a partir da análise da variação de oligotipos de *Corynebacterium* spp. em oito indivíduos: enquanto a variação de diversidade de oligotipos dentro do mesmo indivíduo foi de 45%, a variação entre indivíduos foi de 173%.[5] Além disso, mudanças em níveis taxonômicos maiores, como na composição ao nível de gênero ou de espécies, podem ser encontradas em regiões geográficas distintas ou entre diferentes grupos étnicos. Essas assinaturas geográficas ou étnico-culturais estão, em grande parte, relacionadas aos hábitos, estilo de vida e tipo de alimentação inerentes a cada localidade.

Os microrganismos transitórios, por sua vez, estão presentes em determinado sítio por períodos variáveis e podem desaparecer da comunidade temporariamente. Normalmente são adquiridos do ambiente, pela alimentação ou carreados pela saliva de um sítio a outro e estão presentes em baixa abundância. O emprego do sequenciamento dos genes 16S-rRNA ou do ITS possibilitou a identificação de uma enorme quantidade de microrganismos transitórios na cavidade bucal. Contudo, mesmo sabendo da existência desses microrganismos, as pesquisas sobre o microbioma da cavidade bucal têm, tradicionalmente, se restringido à identificação de microrganismos mais abundantes, representados por aqueles que compõem pelo menos 1% do total do microbioma. Isso se deve, parcialmente, à dificuldade de distinguir se os microrganismos de baixa abundância são residentes, se são transitórios ou se são apenas contaminantes das amostras. Apesar de a contribuição de microrganismos pouco abundantes para manutenção ou ruptura da estabilidade da comunidade microbiana da cavidade bucal ser ainda pouco explorada, sabe-se que alguns podem modular negativamente a microbiota sob condições ambientais favoráveis.

A importância da identificação de microrganismos minoritários (pouco abundantes) reside no fato de que cerca de 50% dos microrganismos presentes na cavidade bucal são encontrados em baixa abundância. Um estudo demonstrou que a maioria dos 57 gêneros detectados no biofilme apresentava baixas abundância e prevalência. Em contraste, 13 gêneros tiveram abundância média de pelo menos 3%, sendo estes também altamente prevalentes, cada um sendo detectado em mais de 90% das amostras de biofilme. Coletivamente, esses 13 gêneros foram responsáveis por 85% dos dados de sequenciamento do biofilme supragengival e 80% do biofilme subgengival.[9] Além disso, táxons extremamente raros (com abundância inferior a 0,1%) podem substituir táxons dominantes e metabolicamente semelhantes em apenas algumas semanas.[10] Isso significa que, ao excluir das análises a microbiota transitória ou os microrganismos pouco abundantes (com abundância menor que 1%), pode-se subestimar a riqueza e a diversidade do microbioma da cavidade bucal.

Sabe-se que os genomas que compõem o microbioma da cavidade bucal são aparentemente simples, unicelulares e, em sua maioria, apresentam apenas um cromossoma circular. Genomas bacterianos (que em conjunto constituem o bacterioma) são proporcionalmente mais abundantes que os genomas de fungos (micobioma), arqueias (arqueoma) e de vírus (viroma). Os dois domínios de procariotos destacam-se na cavidade bucal: *Bacteria* e *Archaea*. O primeiro domínio é considerado o componente predominante do microbioma e, por isso, a grande maioria dos estudos de caracterização de comunidades microbianas avalia sua composição e diversidade. Já o segundo forma um novo "ramo" da árvore da vida. O conjunto de células de arqueias permanece em grande parte não investigado, embora já se saiba que esses microrganismos podem afetar a saúde e o bem-estar dos seres humanos. Há alguma evidência de que as arqueias interagem em relação sintrófica (interação em que o metabolismo depende da participação dos parceiros) com bactérias proteolíticas (**Capítulo 13**).

Recentemente, pesquisas direcionadas ao estudo do viroma têm sido desenvolvidas. Vírus e bacteriófagos, entidades que dependem de outras células para se replicar, apresentam alta abundância no ambiente bucal. O viroma é um importante componente do microbioma, porém em sua grande maioria não estão associados a quadros sintomatológicos no hospedeiro humano. Não se sabe se há algum papel específico dos vírus nas doenças da cavidade bucal e isso pode explicar, em parte, o desinteresse da comunidade científica em seu estudo. Porém, acredita-se que os bacteriófagos desempenhem um papel significativo na formação dos biofilmes. Os *Siphoviridae* são altamente lisogênicos para a célula bacteriana hospedeira. Essa família de bacteriófagos, juntamente com *Myoviridae* e *Podoviridae*, todos pertencentes à ordem *Caudovirus*, compõe o **viroma central** da cavidade bucal de pacientes saudáveis. Enquanto o *Siphoviridae* é lisogênico, *Myoviridae* e *Podoviridade* são predominantemente líticos (eliminam rapidamente seus hospedeiros bacterianos). Do ponto de vista da comunidade microbiana, sugere-se que o estabelecimento de um equilíbrio dinâmico entre esses fagos com espécies hospedeiras fornece uma grande oportunidade para a transferência de informação genética. A transferência horizontal de genes é considerada particularmente importante na cavidade bucal e uma grande quantidade de DNA extracelular é encontrada na matriz extracelular dos biofilmes, a qual pode estar relacionada à maior resistência dos biofilmes às substâncias antimicrobianas.[2] Além disso, o viroma da cavidade bucal pode desempenhar um efeito ecológico no controle da população bacteriana, uma vez que os fagos podem ser responsáveis por grande parte da morte total bacteriana.[11] Com relação aos vírus que infectam células eucarióticas, *Herpesviridae*, *Papillomaviridae* e *Anelloviridae* estão entre as famílias mais comuns em pacientes saudáveis. Entre eles, o papilomavírus humano (HPV), citomegalovírus humano (CMV), vírus do herpes simples tipo 1 (HSV-1), vírus varicela-zóster e vírus Epstein-Barr (EBV) foram encontrados na cavidade bucal de indivíduos saudáveis assintomáticos. Mais recentemente, foi demonstrado que o biofilme dentário pode ser reservatório do SARS-CoV-2.[12] Mais informações sobre o viroma da cavidade bucal, com ênfase nos vírus que infectam as células eucarióticas, serão apresentadas no **Capítulo 14**.

Apesar dos protozoários serem historicamente considerados parasitas, evidências sugerem que esses microrganismos podem fazer parte da microbiota residente do trato intestinal humano. Embora o papel desses microrganismos na cavidade bucal ainda seja desconhecido, sabe-se que *Trichomonas tenax* e *Entamoeba gingivalis* podem estar presentes no biofilme subgengival em associação com *Porphyromonas gingivalis*, *Treponema denticola* e *Eubacterium nodatum*. Possivelmente, essa associação com microrganismos proteolíticos de sítios periodontais tem relação com interações metabólicas do tipo alimentação cruzada que favorecem a permanência de protozoários nesses sítios, sem que haja, no entanto, um impacto na saúde do hospedeiro. Esses protozoários são considerados microrganismos saprofíticos da cavidade bucal.[11]

Além dos protozoários, outros eucariotos também são componentes do microbioma da cavidade bucal, ao que se sabe representados pelos fungos. Estes, por sua vez, são microrganismos unicelulares, porém mais complexos do que bactérias, vírus e arqueias. O conjunto de fungos corresponde ao micobioma e representa menos de 0,1% das unidades formadoras de colônia no conjunto da microbiota total da cavidade bucal.[2] Apesar de ser pouco abundante, o maior tamanho das células fúngicas indica que os fungos contribuem para o microbioma fornecendo uma maior biomassa. Esse maior tamanho celular e a capacidade de transição morfológica e de produção de hifas filamentosas permitem que os fungos atuem como "esqueleto" ou "arcabouço estrutural" na promoção de interações fúngico-bacterianas em biofilmes complexos.[2] Recentemente, foi demonstrado que as comunidades de fungos na cavidade bucal são muito diversas e vão muito além da presença classicamente relatada de espécies de *Candida* spp., destacando-se a alta prevalência de *Cladosporium* spp., *Aureobasidium* spp., *Saccharomyces* spp., *Aspergillus* spp., *Fusarium* spp. e *Cryptococcus* spp.[13] Os fungos têm uma interação próxima com as bactérias e alguns autores consideram que essa interação é benéfica na manutenção da homeostase oral.[14]

Quando comparada a outros sítios do corpo humano, a cavidade bucal apresenta a importante característica da presença simultânea de dois tipos de superfícies para colonização: superfícies descamativas (mucosa jugal, palato, língua, gengiva) e superfícies duras não descamativas (dentes, materiais restauradores, implantes ou próteses). A diversidade microbiana presente no dorso da língua, faces laterais da língua, mucosa jugal, palato duro, palato mole, gengiva e tonsilas, biofilme supragengival e subgengival de indivíduos clinicamente saudáveis é alta, correspondendo a cerca de 770 táxons microbianos.[15] A composição da microbiota de cada sítio e, consequentemente, a função desempenhada por membros da comunidade microbiana, dependem dos aspectos topológicos de cada sítio e das condições ambientais. Por exemplo, o biofilme supragengival formado sobre a coroa clínica dos dentes é constantemente exposto às glicoproteínas salivares e aos carboidratos advindos da dieta, enquanto o biofilme subgengival abrigará uma microbiota que necessita de pouco ou nenhum oxigênio para sua sobrevivência e que utilizará o fluido crevicular para sua nutrição. As superfícies interproximais são de difícil acesso ao controle mecânico de biofilme pelo hospedeiro, possibilitando maior acúmulo de biofilme que apresenta maior diversidade de espécies. Como o sistema de fóssulas e fissuras da superfície oclusal cria um sítio mais protegido da remoção mecânica de biofilme, sua colonização não é tão dependente da necessidade de mecanismos adesivos como encontrado no biofilme supragengival. E a microbiota da mucosa jugal parece ser menos abundante em razão do processo natural de descamação tecidual.[16] Além dessa complexidade topológica, a microbiota bucal está constantemente sujeita a distúrbios causados pela higiene bucal, movimentação dos lábios, bochechas e língua, além do trânsito e mastigação dos alimentos.[17]

A composição da microbiota também se modifica em resposta a alterações ambientais, como quando há exposição da porção radicular do dente. A junção cemento-esmalte é altamente irregular. Uma vez que a raiz é exposta, um novo sítio é disponibilizado na cavidade bucal. A superfície radicular, que era um microambiente anaeróbio sob o tecido gengival, torna-se um hábitat aeróbio com disponibilidade variável de nutrientes. As regiões onde as fibras de Sharpey do ligamento periodontal eram inseridas são gradualmente expostas e transformadas em canais através dos quais a penetração microbiana pode ocorrer. A composição do microbioma nos diferentes sítios da cavidade bucal em condição compatível com a saúde será apresentada com mais detalhes mais adiante neste capítulo.

Portanto, cada sítio da cavidade bucal possui características específicas (ambientais e do hospedeiro) que permitem a colonização por grupos específicos de microrganismos (como descrito no **Capítulo 2**). Dessa forma, a distribuição dos microrganismos no decorrer do espaço (que pode ser tanto em escala macroscópica quanto em escala microscópica), do tempo e dos processos ecológicos responsáveis pelos padrões de heterogeneidade encontrado em tal ecossistema dependem da biogeografia de cada ecossistema.[18] Especificamente, a **Biogeografia**, como ciência, avalia o padrão de distribuição da diversidade microbiana de acordo com processos ecológicos e estuda de que forma esses processos contribuem para o estabelecimento das comunidades microbianas. Esses processos ecológicos podem ser divididos em *seleção, dispersão, flutuação/oscilação e diversificação*. Entendemos por *seleção* o conjunto de fatores que modulam a colonização das superfícies disponíveis no ambiente bucal, como atuação do sistema imunológico do hospedeiro, características ambientais (gradientes de oxigênio, temperatura e nutrientes, diferenças no fluxo salivar) e processos bióticos (interações intermicrobianas). Por sua vez, a *dispersão*, que representa o deslocamento ou movimentação dos microrganismos nas comunidades e entre comunidades distintas, pode ocorrer em decorrência da transmissibilidade de microrganismos (vertical ou horizontal) ou mesmo entre diferentes sítios da cavidade bucal (entre diferentes superfícies dentárias, entre dente e mucosa, entre superfície dentária e saliva, dentre outros deslocamentos). Já a *flutuação/oscilação* é representada por uma modificação local em um sítio específico decorrente de uma perturbação que permite, por exemplo, que microrganismos pouco abundantes, tornem-se mais competitivos e abundantes em uma determinada comunidade. Por fim, a *diversificação* é representada tanto pela especiação (transformação de uma determinada população em diferentes clones ou linhagens do mesmo microrganismo), que pode ocorrer pela recombinação gênica ou mutações aleatórias e que não comprometem a viabilidade, ou pela extinção (eliminação completa de determinado microrganismo de um sítio). Dessa forma, a estruturação dos ecossistemas e a composição das comunidades microbianas são moduladas pela atuação conjunta desses processos ecológicos que, necessariamente, não ocorrem ao mesmo tempo.[19] Seleção, dispersão e flutuação/oscilação são processos que diariamente ocorrem na cavidade bucal, enquanto especiação e extinção são resultantes dos processos evolutivos aos quais os microrganismos estão submetidos.

MICROBIOMA CENTRAL GENERALISTA E MICROBIOMA SÍTIO-ESPECÍFICO DA CAVIDADE BUCAL

VOCÊ SABIA?

Desde que o holandês Antonie van Leeuwenhoek identificou pela primeira vez microrganismos no biofilme dentário por microscopia, houve uma incomensurável evolução na identificação de microrganismos do microbioma oral. Em 1683, van Leeuwenhoek enviou uma carta à Sociedade Real de Londres, relatando que era possível identificar a presença de "animalículos" vivos na placa esbranquiçada que se formava sobre seus dentes quando estes não eram limpos. O pesquisador observou diferenças na variedade de organismos presentes na saliva e nas superfícies dentárias no que diz respeito às características morfológicas dos microrganismos (forma e tamanho celulares, apresentadas em suas ilustrações reproduzidas a seguir), abundância e motilidade. Pode-se, então, atribuir a van Leeuwenhoek o primeiro levantamento biogeográfico dos microrganismos que habitam diferentes sítios da cavidade bucal.[20]

Apesar das diferenças inerentes a cada sítio (como exposto anteriormente e como abordado no **Capítulo 2**), parecer haver um grupo específico e comum de microrganismos que são virtualmente encontrados em todos os sítios orais e são compartilhados pela maioria dos indivíduos: o *microbioma central generalista*.

Gemella spp., *Granulicatella* spp., *Streptococcus* spp., *Haemophilus parainfluenzae* e *Veillonella* spp. são encontrados em todos os sítios da cavidade bucal em maior ou menor abundância.[4] *Streptococcus* spp. colonizam uma ampla gama de sítios, sendo o gênero mais abundante no biofilme dentário e ainda mais prevalentes nos demais sítios, como mucosas e saliva. Isso deve-se ao fato dos *Streptococcus* spp. apresentarem mecanismos de colonização eficientes que possibilitam colonização de múltiplas superfícies. A espécie *Streptococcus mitis* é a mais comumente detectada em todos os sítios da cavidade bucal em condição de saúde. Ressalta-se que, além das bactérias, não há muita informação sobre microrganismos generalistas de outros domínios, apesar de espécies de *Candida* spp. (como *C. albicans*, encontrada em 40-80% dos indivíduos saudáveis, seguida por *C. glabrata*, *C. parapsilosis*, *C. tropicalis*, *C. krusei*, *C. stellatoidea*, *C. kefyr*, *C. khmerensis* e *C. metapsilosis*), de arqueias metanogênicas e de bacteriófagos serem comumente detectadas em baixos níveis em diversos sítios da cavidade bucal. Além disso, parece que alguns microrganismos são detectáveis em praticamente todos os indivíduos, como os dos gêneros *Porphyromonas* spp., *Leptotrichia* spp., *Saccharibacteria* TM7 e *Campylobacter* spp.[1,11]

O microbioma central generalista da cavidade bucal sem distinção de sítios foi observado em um estudo no qual diversos sítios de indivíduos que apresentavam saúde bucal foram amostrados e analisados em conjunto. Foram coletadas 26 amostras de cada indivíduo, correspondendo à saliva desses indivíduos e aos biofilmes formados sobre diferentes superfícies da cavidade bucal. Os microrganismos encontrados em maior abundância e em todos indivíduos/sítios foram Firmicutes (representado pelos gêneros *Streptococcus* spp., família Veillonellaceae e gênero *Granulicatella* spp.), Proteobacteria (representado pelos gêneros *Cardiobacterium* spp., *Campylobacter* spp., *Neisseria* spp. e *Haemophilus* spp.), *Actinobacteria* (representado pelos gêneros *Corynebacterium* spp., *Rothia* spp., *Actinomyces* spp. e *Atopobium* spp.), Bacteroidetes (representado pelos gêneros *Prevotella* spp., *Capnocytophaga* spp., e *Bergeyella* spp.), Fusobacteria (representado pelo gênero *Fusobacterium* spp.) e *Saccharibacteria* TM7 (representado pelo gênero TM7).[21] A **Tabela 1** apresenta os microrganismos formadores do microbioma central generalista da cavidade bucal, sem distinção de sítio.

Como já abordado, a cavidade bucal apresenta características sítio-específicas e uma colonização preferencial de algumas espécies se dá pela capacidade de adesão dos microrganismos ao sítio em questão.[22] Recentemente, foi proposta uma hipótese (**Hipótese do Especialista do Sítio**)

Tabela 1 Microbioma central generalista da cavidade oral em níveis filo, gênero e espécie de acordo com Bik et al., 2010[21]

	Proteobacteria	Firmicutes	Fusobacteria	Actinobacteria	Bacteroidetes	Saccharibacteria (antigo TM7)
Gêneros	*Neisseria* spp. *Cardiobacterium* spp. *Haemophilus* spp. *Campylobacter* spp.	*Streptococcus* spp. *Granulicatella* spp. *Veillonella* spp.	*Fusobacterium* spp.	*Rothia* spp. *Actinomyces* spp. *Corynebacterium* spp. *Atopobium* spp.	*Prevotella* spp. *Capnocytophaga* spp. *Bergeyella* spp.	TM7
Espécies	*H. parainfluenzae*	*S. oralis* *S. sanguinis* *G. adiacens* *V. parvula* *V. dispar*		*R. aeria* *A. naeslundii* *A. odontolyticus*	*P. melaninogenica* *C. gingivalis*	

de que os microrganismos são especializados na colonização de sítios específicos da cavidade bucal. Essa hipótese prevê que um microrganismo colonizará, crescerá e se dividirá ativamente em seu local preferido (por isso denominado "especialista" daquele determinado sítio), ao passo que esse mesmo microrganismo será detectado em abundância muito menor e exibirá metabolismo, expressão gênica e organização espacial alterados quando presente em outros locais.[23] Isso significa que um microrganismo que coloniza a superfície da língua também poderia colonizar o biofilme formado sobre a superfície dentária e vice-versa, porém o sucesso na colonização dos diferentes sítios depende do quão "especializado" for o microrganismo em relação ao sítio de interesse.

Nesse sentido, algumas espécies de *Streptococcus* spp., como *S. australis*, *S. salivarius* e *S. parasanguinis*, são especialistas na colonização de tecidos moles, enquanto o *Streptococcus intermedius* coloniza preferencialmente o biofilme subgengival e o *Streptococcus mutans* coloniza preferencialmente o biofilme supragengival, estes dois últimos microrganismos pouco detectados nos demais sítios da cavidade bucal. Ainda, em relação ao gênero *Actinomyces* spp., *A. naeslundii* é especialista na colonização do biofilme, enquanto *A. graevenitzii* e *A. odontolyticus* são bem mais detectados na língua. O gênero *Fusobacterium* spp. tem subtipos em todos os sítios: *Fusobacterium nucleatum* nos dentes, *Fusobacterium periodonticum* na língua e *Fusobacterium* sp. HMT 248 na gengiva. As evidências sugerem também que *Rothia dentocariosa*, *Actinomyces* spp., *Streptococcus sanguinis*, *Streptococcus gordonii* e *Actinomyces defectiva* possuem maior aptidão para colonização de superfícies dentárias. *Corynebacterium* spp. é especificamente encontrado em biofilmes supragengival e subgengival, quase não sendo detectado em saliva, língua, mucosa jugal, gengiva, palato duro, amígdalas e garganta. Além disso, outros gêneros, como *Capnocytophaga* spp., *Lautropia* spp. e *Rothia* spp., também são mais abundantes em biofilmes do que em outros sítios. *Simonsiella muelleri* parece colonizar somente o palato duro e *Veillonella parvula* e *Prevotella melaninogenica* parecem ser mais abundantes na saliva.[4]

Nesse contexto, um estudo utilizou a técnica de metagenômica denominada *whole genome sequencing* (WGS) para melhor identificar as bactérias, vírus e fungos presentes em diferentes sítios da cavidade bucal (língua, palato duro, mucosa jugal, gengiva, biofilme supragengival e biofilme subgengival) de indivíduos sadios.[24] *Saccharomicetales*, particularmente *C. albicans*, foram os maiores representantes do micobioma, porém o componente fúngico representou apenas 0,004% do microbioma total. Um dado interessante é que o micobioma foi quase que exclusivamente detectado no palato duro e no biofilme supragengival. Já o viroma representou 0,03% do total do microbioma, sendo detectado em quase todas as amostras de mucosa. A maior parte do viroma foi representada por bacteriófagos da ordem *Caudovirales*, incluindo famílias *Siphoviridae*, *Myoviridae* e *Podoviridae*. Interessantemente, os fagos de *Streptococcus* spp., como o fago K13 e o fago S1249 de *Aggregatibacter*, foram os mais prevalentes. Também foram detectados fagos que se hospedam em *Haemophilus* spp., *Mannheimia* spp., *Klebsiella* spp. e *Actinomyces* spp. Vírus da família *Herpesviridae* foram detectados na proporção de de 0,0006%. Não foram encontradas quantidades significativas de protozoários. No que diz respeito ao bacterioma, *Streptococcus* spp. foi o gênero mais abundante em mucosas (44% de abundância no palato duro, 65% na mucosa bucal e 66% na gengiva), correspondendo a 12-23% do conteúdo microbiano dos demais sítios, como a língua (12%), biofilme supragengival (13%) e biofilme subgengival (15%). *Neisseria* spp. (N. subflava como espécie mais prevalente), *Prevotella* spp. (P. melaninogenica como espécie mais prevalente) e *Haemophilus* spp. (*H. parainfluenzae* como espécie mais prevalente) também foram altamente prevalentes em todos os sítios, variando de 6 a 29% de todo conteúdo bacteriano encontrado. O gênero *Rothia* spp. (sendo sua espécie mais representativa a *R. dentocariosa*) foi abundante em todos os sítios (de 4 a 24% em todos os sítios, exceto na gengiva). *Simonsiella* spp. foi quase exclusivamente detectada em palato duro. Os autores também identificaram 62 gêneros bacterianos diferencialmente distribuídos entre os sítios analisados, mostrando a especificidade na colonização dos diferentes sítios. De forma geral, os bacteriomas do palato duro e da mucosa jugal são similares entre si e apresentam composição mais próxima da presente no dorso da língua. Ainda, biofilmes supra e subgengival apresentam bactiomas similares e distintos do palato duro, mucosa jugal e dorso da língua. Por fim, o bacterioma da gengiva é distinto de todos os demais sítios.

É importante ressaltar que diferenças nas técnicas e metodologias de sequenciamento entre estudos distintos podem ser responsáveis por algumas diferenças observadas na abundância de determinados microrganismos ou mesmo na colonização de determinados sítios. Enquanto o estudo de Aas et al.[4] observou que *Neisseria* spp. está presente em vários sítios da cavidade bucal com exceção do biofilme subgengival, esse microrganismo foi identificado em amostras de biofilme subgengival no estudo de Caselli et al.[24] É possível que diferenças sítio-específicas existam no que diz respeito à colonização por *Neisseria* spp. ao nível de espécie, o que não foi avaliado por esses estudos.

Levando-se em consideração essa "especialização" sítio-específica na colonização dos diferentes sítios da cavidade bucal, a seguir será apresentado o microbioma característico das superfícies descamativas (superfícies mucosas) e das superfícies não descamativas (superfícies dentárias, materiais restauradores, próteses e implantes).

Superfícies mucosas

As superfícies mucosas presentes na cavidade bucal apresentam diferentes características: enquanto um epitélio não queratinizado está presente na mucosa jugal e no assoalho da cavidade bucal, um epitélio queratinizado e mais resistente recobre as gengivas, o palato duro e o dorso da língua. As papilas densamente compactadas conferem ao dorso da língua uma topografia áspera, enquanto criptas profundas ocorrem nas amígdalas. Apesar dessas diferenças, a carga microbiana é relativamente baixa nas superfícies mucosas em virtude da descamação celular, sendo a mucosa jugal e a gengiva as superfícies que apresentam menor diversidade microbiana.[25]

Entre as superfícies mucosas destaca-se o dorso da língua. A estrutura papilar permite que o dorso da língua atue como um importante reservatório microbiano, já que o espaço entre papilas adjacentes forma microambientes retentivos onde microrganismos se hospedam, protegidos do fluxo salivar e das forças mastigatórias. Além disso, a topografia do dorso da língua (criada em grande parte pelas papilas) cria microambientes com reduzido potencial redox, o que permite que essa superfície seja colonizada por microrganismos anaeróbios estritos ou anaeróbios facultativos. O acúmulo de grande quantidade de microrganismos nessa superfície, juntamente com células epiteliais descamadas, forma o biofilme do dorso da língua, que se apresenta como uma placa esbranquiçada conhecida como saburra lingual (**Figura 1**). A caracterização da microbiota da saburra lingual em situação de saúde bucal (sem halitose) tem sido realizada por técnicas independentes de cultivo, demonstrando a seguinte abundância dos filos do domínio *Bacteria*: Firmicutes (30% de abundância), Bacteroidetes (23% de abundância), Proteobacteria (20% de abundância), Actinobacteria (15% de abundância) e Fusobacteria (4% de abundância).[26] Ao nível de espécie, observa-se dominância de *Streptococcus salivarius*, além da alta prevalência de *Rothia mucilaginosa*, *Streptococcus infantis*, *S. parasanguis*,[27] *S. mitis*, *Granulicatella adiacens* e *Veillonella* spp.[4] Além disso, por também ser formado por microrganismos produtores de compostos sulfurados voláteis (como sulfeto de hidrogênio, metilmercaptana e dimetilsulfeto), o biofilme formado sobre o dorso da língua pode estar associado à presença de halitose (conforme abordado no **Capítulo 5**). Cerca de 73% das amostras

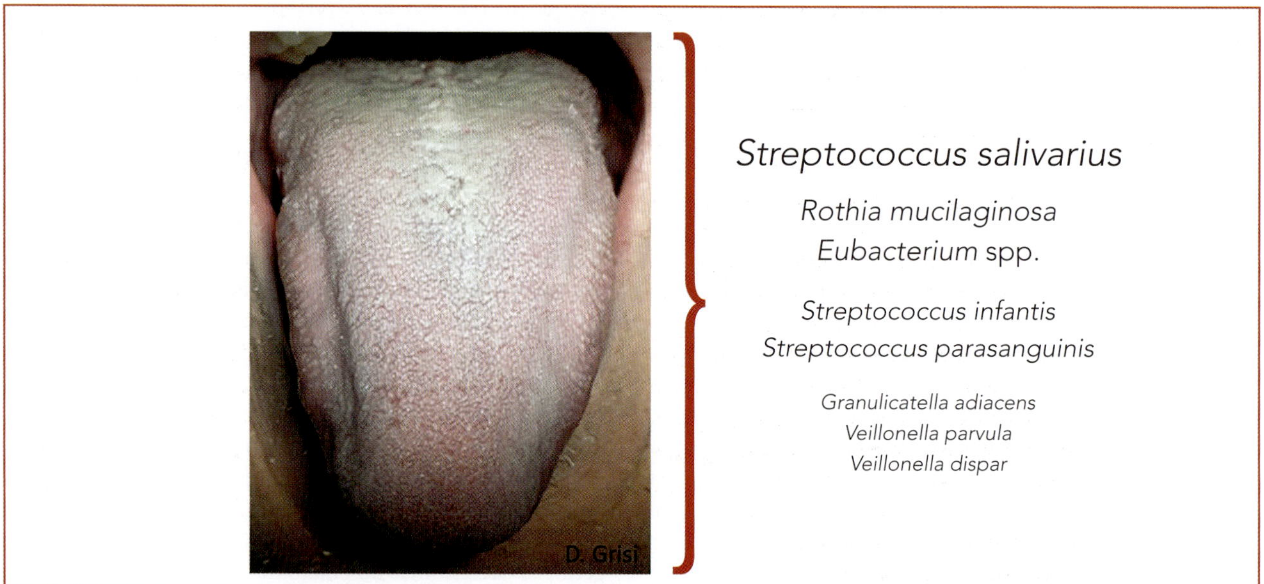

FIGURA 1 Microbiota especialista do dorso da língua (saburra lingual). O tamanho da fonte usada para descrição das espécies é proporcional a sua abundância no sítio de acordo com Kazor et al., 2003[27] e Aas et al., 2005.[4]

Fonte: foto gentilmente cedida pela Profa. Daniela Correa Grisi (UnB).

de saburra lingual de pacientes saudáveis apresentam sequências de DNA do domínio *Archaea*, o que corresponde a uma frequência de detecção quatro vezes maior do que a presente em sítios subgengivais.[28] Esse resultado é clinicamente relevante considerando que arqueias metanogênicas, bastante encontradas na cavidade bucal, podem também estar envolvidas na halitose (como será abordado no **Capítulo 13**). É importante salientar que a microbiota do dorso da língua também pode refletir problemas do trato gastrointestinal superior. Sítios do trato digestivo superior estão constantemente expostos aos microrganismos inalados e ingeridos, havendo uma confluência da microbiota desse sítio com o dorso da língua.[29] Nesse mesmo sentido, a diversidade microbiana no dorso da língua também parece semelhante à do intestino, da garganta e das tonsilas.[29]

Diferenças anatômicas entre dorso e lateral da língua influenciam o perfil microbiano encontrado nesses sítios. A face lateral da língua tem uma superfície lisa não queratinizada, sendo ali encontrados *Streptococcus* spp., *S. mitis*, *S. australis*, *G. adiacens*, *Granulicatella hemolysans* e *Veillonella* spp.[4] Já na mucosa jugal são encontrados S. mitis e *Gemella haemolysans*,[4] S. mitis, *Streptococcus* spp., *S. infantis*, *Granulicatella elegans*, *G. hemolysans* e *Neisseria subflava* são encontrados no palato duro, enquanto *S. mitis*. *Streptococcus oralis* e *Gemella morbillorum* estão presentes no palato mole. Na gengiva, por sua vez, *S. mitis* atingem uma alta abundância, de aproximadamente 50%.

Dentes (biofilmes supragengival e subgengival)

Superfícies duras não descamativas (como as superfícies dentárias) permitem o acúmulo de microrganismos de uma forma muito específica: organizados em biofilmes tridimensionalmente complexos. Em condições de homeostasia (saúde), os biofilmes interagem harmonicamente com o hospedeiro.

Biofilme supragengival

De forma geral, o biofilme supragengival (formado acima da margem gengival) é predominantemente colonizado por microrganismos Gram-positivos, podendo ser aeróbios, anaeróbios facultativos ou anaeróbios estritos. Cerca de 80% da comunidade microbiana do biofilme supragengival corresponde a 14 gêneros bacterianos. Dentre eles, o gênero *Streptococcus* spp. apresenta a maior abundância, seguido por *Veillonella* spp., *Rothia* spp. e *Neisseria* spp. Ao nível de espécie, os dez membros mais abundantes são: *Streptococcus oralis*, *Veillonella parvula*, *Rothia aeria*, *Streptococcus cristatus*, *Granulicatella adiacens*, *Fusobacterium nucleatum*, *Scardovia wiggsiae*, *Lautropia mirabilis*, *Atopobium parvulum* e *Streptococcus sanguinis*.[24,30] *S. mutans* representa apenas 0,003% do total das espécies, confirmando sua presença em baixa abundância em situação de saúde e como especialista de biofilmes supragengivais.[24] Destaca-se também o gênero *Corynebacterium* spp., que, como já citado, é especialista em biofilmes supragengival e subgengival, com papel importante na arquitetura do biofilme em saúde, como será discutido adiante neste capítulo.

A composição do viroma do biofilme supragengival parece se assemelhar ao das mucosas (anteriormente descrito), representada por fagos para vários procariotos,[24] que parecem exercer papel na estruturação do biofilme. O mesmo parece ocorrer com fungos, especialmente de *Candida* spp. (mesmo que encontradas em pouca abundância no biofilme supragengival): ao utilizar o oxigênio disponível, *Candida* spp. podem fornecer condições favoráveis para o crescimento de microrganismos anaeróbios, como de *Streptococcus gordonii*. Por outro lado, o peróxido de hidrogênio produzido pelo *S. gordonii* influencia a morfogênese e produção de farnesol por *C. albicans*.[14] Com relação ao arqueoma, apesar de as informações ainda serem bastante escassas, recentemente descobriram-se sequências de DNA afiliadas ao filo *Thaumarchaeota* em biofilmes supragengivais em pacientes apresentando saúde bucal.[31]

Diferenças pontuais no microbioma do biofilme supragengival têm sido observadas entre diferentes superfícies de um mesmo dente. Esse é o caso, por exemplo, das superfícies vestibulares e linguais. Essas superfícies estão diferencialmente expostas aos movimentos da língua, das bochechas e dos lábios e também estão submetidas a diferentes velocidades de fluxo salivar, que em conjunto podem alterar a diversidade e a abundância do conteúdo microbiano do biofilme. Uma alta proporção de *Streptococcus* spp. é observada nas superfícies vestibulares, onde representam em média 48% do total de bactérias, em comparação às superfícies linguais, onde essa proporção está próxima a 24% das bactérias ali presentes.[32] *Streptococcus* spp. e *Fusobacterium* spp. apresentam padrões de frequência opostos nas superfícies dentárias.[32] Por outro lado, um dos gêneros mais prevalentes em biofilmes de superfícies linguais é *Corynebacterium* spp.[30]

Pequenas diferenças taxonômicas foram encontradas nas comunidades microbianas presentes em sítios interproximais quando comparados aos biofilmes das superfícies vestibulares e linguais do mesmo dente. *Streptococcus* spp. parece ser o gênero mais prevalente em todos os sítios, e sua proporção foi ligeiramente maior nos sítios interproximais. Além disso, os gêneros microbianos encontrados nos sítios interproximais são mais semelhantes aos encontrados nos sítios vestibulares do que nos sítios linguais. É o caso, por exemplo, dos gêneros *Prevotella* spp., *Dialister* spp., *Atopobium* spp., *Selenomonas* spp. e *Scardovia* spp., que se apresentaram mais prevalentes nas superfícies interproximais em comparação às superfícies linguais. Importante ressaltar que esse último microrganismo (*Scardovia*) se estabelece em sítios com pH baixo e representa um dos microrganismos associados com a doença cárie (como será discutido no **Capítulo 8**). É interessante observar que essas diferenças no biofilme supragengival parecem ser bem pontuais e relacionadas à proteção mecânica conferida aos microrganismos pela superfície interproximal e às condições atmosféricas e nutricionais distintas entre essas superfícies.

Biofilme subgengival

Quando o dente erupciona, é estabelecido um novo hábitat para colonização microbiana: o sulco gengival, que é banhando por um fluido rico em nutrientes, denominado fluido crevicular gengival. Esse fluido contém proteínas plasmáticas, bem como uma ampla variedade de anticorpos para muitos microrganismos[22] e desempenha um importante papel modulador da microbiota do biofilme subgengival, seja por meio da remoção de células microbianas não aderidas, seja pela presença de células de defesa do hospedeiro, e principalmente por atuar como fonte de nutrientes. O biofilme que se desenvolve abaixo da margem gengival (no interior do sulco gengival) consome os nutrientes principalmente fornecidos pelo fluido crevicular (e pela saliva, em menor proporção). A temperatura no sulco gengival varia tanto na dependência das condições de saúde e de doença (sendo maior quando há inflamação gengival) quanto em relação à sua localização na cavidade bucal. Um exemplo se dá na distribuição de *P. gingivalis* e *Prevotella intermedia* que são mais abundantes em sítios subgengivais localizados na região posterior da cavidade bucal,[19] sugerindo a existência de um gradiente anteroposterior de temperatura subgengival na cavidade bucal. Os próprios microrganismos também constituem fontes pontuais de nutrientes e influenciam fortemente o pH, os níveis de oxigênio e o ambiente nutricional em escalas espaciais e no próprio interior dos biofilmes.

Em resumo, biofilmes subgengivais compatíveis com a saúde (sem qualquer alteração clínica nos tecidos de proteção e de suporte) apresentam microrganismos Gram-positivos e Gram-negativos bastante abundantes, com potencial de se organizar em consórcios espacialmente arranjados, nos quais espécies específicas interagem física e metabolicamente. Anaeróbios (*Actinomyces* spp., *Veillonella* spp., *Fusobacterium* spp. e *Porphyromonas* spp.) são muito abundantes.[24] Os *Streptococcus* spp. também correspondem a grande parte do microbioma subgengival (em torno de 15%),[24] representados pelas espécies *S. sanguinis*, *S. oralis*, *S. intermedius* e *S. gordonii*.[33] Também são encontrados *Peptostreptococcus micros*, *G. morbillorum*, *R. aeria*, *R. dentocariosa*, *Corynebacterium matruchotti*, *C. durum* e as Gram-negativas *V. parvula*, *Veillonella atypica*, *Capnocytophaga ochracea*, *Capnocytophaga gingivalis* e *F. nucleatum*.[33]

Essas espécies de estreptococos previamente citadas, juntamente com os colonizadores iniciais *Actinomyces* spp. (em especial *A. naeslundii*, *A. meyeri* e *A. odontolyticus*), *Capnocytophaga* spp., *Campylobacter concisus* e *Eikenella corrodens*, atuam como pontes para as espécies *F. nucleatum*, *F. periodonticum*, *P. intermedia*, *Prevotella nigrescens* e *Peptostreptococcus* spp. na formação do biofilme maduro, que por sua vez servem de pontes aos grupos bacterianos relacionados à doença periodontal.[3] Membros do gênero *Rothia* spp. também podem estar presentes no grupo de microrganismos promotores de interações de coagregação célula-célula em biofilmes iniciais. Além disso, à semelhança do biofilme supragengival, estima-se que há um relevante papel do *Corynebacterium* spp. em consórcios interespécies durante a formação do biofilme subgengival. Colonizadores iniciais do biofilme consomem oxigênio e liberaram dióxido de carbono e hidrogênio, criando um ambiente ideal para colonização por microrganismos anaeróbios estritos. Além disso, já se sabe que espécies de arqueias metanogênicas, principalmente a espécie *Methanobrevibacter oralis*, encontrada em sítios subgengivais em situação de saúde, têm correlação positiva com a presença de bactérias anaeróbias. Ao utilizar hidrogênio para produzir metano, essas arqueias podem modular o ambiente em favor de microrganismos anaeróbios em uma relação de sintrofia. Com relação ao micobioma, como mencionado anteriormente, *C. albicans* parece não ter uma importante representação nesse sítio (sendo pouco abundante). Detalhes sobre a composição do bioflme subgengival, bem como aspectos microbiológicos específicos das doenças periodontais, serão apresentados no **Capítulo 9**.

Materiais dentários, implantes e próteses

A complexidade dos sítios para colonização microbiana torna-se ainda maior quando se considera a presença de materiais restauradores, próteses e implantes na cavidade bucal. Materiais dentários restauradores, como resinas compostas, amálgama de prata e cimento de ionômero de vidro (CIV), materiais cerâmicos, bem como próteses confeccionadas em resina acrílica e implantes, também possibilitam a formação de uma película salivar e, consequentemente, de biofilmes microbianos. Energia de superfície, rugosidade superficial e composição química dos materiais podem afetar a colonização microbiana. A seguir, serão dados detalhes sobre como isso pode ocorrer.

Energia de superfície

Superfícies que apresentam baixa energia de superfície geralmente possibilitam menor adesão microbiana do que superfícies que apresentam maior energia superficial. A maioria dos materiais odontológicos, com exceção da cerâmica, tem uma energia de superfície maior que a do esmalte dentário e, portanto, viabilizam acúmulo de biofilme.[34]

Rugosidade superficial

Estudos sugerem que a ação de esterases salivares e bacterianas (principalmente de *S. mutans*) sobre resinas compostas, assim como o baixo pH induzido pelo metabolismo microbiano do biofilme formado sobre o material, são fatores responsáveis pela degradação superficial desses materiais. Essa degradação resulta em aumento de rugosidade, a qual viabiliza a formação de biofilmes.[35-37] Restaurações antigas que perderam polimento, próteses em uso por períodos prolongados (sem remoção à noite) ou muito antigas, e implantes dentários podem atuar como superfícies rugosas que também viabilizam acúmulo microbiano. Em contraste, os materiais cerâmicos apresentam uma superfície lisa e polida que pode ser facilmente limpa, mas margens irregulares presentes em coroas cerâmicas também podem facilitar acúmulo microbiano. É importante salientar que próteses totais confeccionadas em resina acrílica representam um sítio ideal para colonização por *Candida* spp. com potencial para desenvolvimento de candidíase[37] (como será abordado no **Capítulo 12**).

Interfaces dente-restauração

Outro ponto importante sobre a colonização de materiais restauradores diz respeito à interface dente-material restaurador. Restaurações de amálgama, por exemplo, não apresentam adesão ao dente. Apesar do efeito bacteriostático exercido pela liberação de mercúrio de restaurações de amálgama recém-confeccionadas, a colonização microbiana pode ocorrer na interface entre o dente e esse material restaurador. Embora resinas compostas ou CIV apresentem adesão químico-mecânica ao dente, a perda dessa adesão pode também criar áreas retentivas para colonização microbiana.[34]

Apesar de poucos estudos que caracterizem detalhadamente a microbiota que coloniza essas interfaces, e considerando a baixa tensão de oxigênio nesse sítio, entende-se que a microbiota ali presente pode ser representativa e semelhante àquela presente nas porções mais internas do biofilme supragengival. Independentemente do material restaurador em questão, a colonização da interface possibilita que os microrganismos permaneçam protegidos contra a ação mecânica da escovação ou mesmo dos movimentos mastigatórios, colocando as superfícies dentárias envolvidas sob maior risco para desenvolvimento de lesões cariosas.

Microbiota associada aos materiais dentários, implantes e próteses

A maioria das evidências disponíveis sobre biofilmes formados sobre materiais restauradores ou próteses são de estudos laboratoriais ou clínicos realizados com o objetivo de avaliar a adesão de microrganismos específicos, ou mesmo quantificar de forma inespecífica (por meio da coleta de biofilmes formados sobre os materiais e posterior cultivo em meios de cultura enriquecidos e não seletivos) os microrganismos aderidos a tais materiais. Como exemplo, há estudos realizados para avaliar colonização de resina acrílica e materiais embasadores de prótese por fungo do gênero *Candida* spp., e a colonização de amálgama de prata, CIV, resina composta ou de materiais cerâmicos por bactérias comensais (como colonizadores primários no processo de formação de biofilme) ou por microrganismos potencialmente cariogênicos, como *S. mutans* e *Lactobacillus* spp.[39-41]

No que diz respeito à avaliação específica de comunidades microbianas complexas sobre materiais restauradores, as evidências são mais escassas. Em estudo comparando a diversidade de biofilmes complexos formados in vitro sobre amostras de resina composta, amálgama de prata e CIV, observou-se maior número de filotipos aderidos a tais materiais em comparação à superfície da hidroxiapatita (grupo controle que simula a superfície dentária). O número de filotipos aderidos sobre amálgama e sobre o CIV diminuiu após uma semana de formação de biofilme, provavelmente pelo efeito antimicrobiano desempenhado pela liberação de mercúrio da restauração de amálgama de prata ou de flúor do CIV. Além disso, uma menor diversidade microbiana foi encontrada sobre CIV, o que pode ser atribuído à liberação de flúor por esse material restaurador. *Lactobacillus fermentum* e *S. salivarius* foram encontrados sobre todos os materiais, podendo ser considerados especialistas de sítio para os

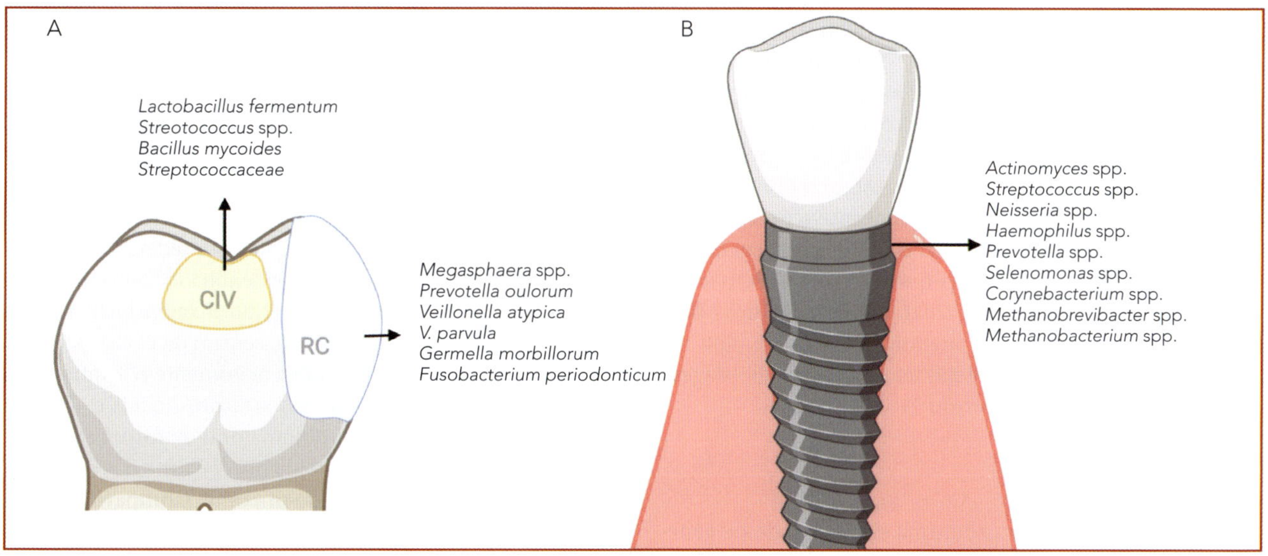

FIGURA 2 Microbiota especialista de biofilmes formados sobre restaurações diretas em cimentos de ionômero de vidro e resina composta (**A**) e sobre implantes (**B**), de acordo com Faveri et al., 2011,[45] Wang et al., 2014,[42] Conrads et al., 2019,[43] Melo et al., 2020.[44] CIV: Cimento de ionômero de vidro; RC: Resina composta.

Fonte: BioRender. Elaborado pela Profa. Dra. Nailê Damé-Teixeira.

materiais em questão. Enquanto *Streptococcus anginosus* esteve presente nos biofilmes formados sobre amálgama e CIV, *Lactobacillus fermentum*, *Streptococcus* spp., *Bacillus mycoides* e *Streptococcaceae* estiveram presentes apenas em biofilmes formados sobre CIV.[42] Porém, esses resultados devem ser avaliados com cautela, visto que um viés desse estudo foi a utilização de marcadores moleculares simples, que não permitiram avaliar a diversidade microbiana de forma mais detalhada.

Em estudo que utilizou sequenciamento de alto rendimento, a diversidade microbiana de biofilmes formados sobre esmalte dentário e sobre resina composta mostrou-se diferente. De forma geral, o bacterioma dos biofilmes foi formado pelos filos Firmicutes (59% de abundância), Proteobacteria (25% de abundância), Bacteroidetes (8% de abundância) e Actinobacteria (4% de abundância), e pelos gêneros *Streptococcus* spp. (42% de abundância), *Haemophilus* spp. (12% de abundância), *Neisseria* spp. (12% de abundância), *Veillonella* spp. (8% de abundância) e *Granulicatella* spp. (5% de abundância). Porém, maior abundância de *Oribacterium* spp., *Peptostreptococcaceae* e *Streptococcus mutans* foi observada no biofilme associado ao esmalte do que naquele associado à resina composta. Contrariamente, *Megasphaera* spp., *Prevotella oulorum*, *V. atypica*, *V. parvula*, *G. morbillorum* e *F. periodonticum* foram mais prevalentes em biofilmes formados sobre a resina composta.[43] De fato, a maior abundância de S. mutans em esmalte poderia sugerir a presença de um biofilme menos acidogênico sobre resinas compostas.

O titânio dos implantes apresenta-se osseointegrado em condição compatível com a saúde, porém também há adesão de biofilme subgengival a esse material, normalmente associado aos gêneros bacterianos *Actinomyces* spp., *Streptococcus* spp., *Neisseria* spp., *Haemophilus* spp., *Prevotella* spp., *Selenomonas* spp. e *Corynebacterium* spp.[44] Arqueias dos gêneros *Methanobrevibacter* spp. e *Methanobacterium* spp. também são identificadas associadas às superfícies de implantes.[45] A **Figura 2** representa a diversidade de microrganismos associados a diferentes materiais restauradores e à superfície de implantes.

Apesar das restritas evidências sobre a composição do microbioma associada aos materiais restauradores, próteses e implantes, bem como de seu papel negativo para a longevidade dos tratamentos, esforços têm sido empregados no desenvolvimento de materiais que apresentem atividade antimicrobiana ou que exibam características físicas diferenciadas a fim de permitir menor formação de biofilme sobre suas superfícies. Mais detalhes sobre essas abordagens serão apresentados no **Capítulo 21**.

Saliva

Há evidências mostrando uma similaridade de gêneros microbianos detectados na saliva e no trato digestivo superior, de forma que a composição microbiana da saliva pode atuar como biomarcador da microbiota do trato gastrointestinal superior.[29] A saliva é também frequentemente utilizada como amostra no estudo do microbioma da cavidade bucal. Apresenta a vantagem de ser um material que pode ser facilmente coletado de forma não invasiva, porém seu uso como representativo do microbioma dos demais sítios da cavidade bucal é discutível. Já se sabe que perfis microbianos presentes na saliva são mais semelhantes aos encontrados nas comunidades microbianas associadas às superfícies mucosas do que às superfícies dentárias.[1,46] Por isso, ainda há divergências sobre a representatividade da microbiota salivar de biofilmes supra e subgengivais, apesar de patobiontes do biofilme subgengival serem detectados na saliva com certa precisão. Porém, diferenças importantes em termos de abundância são esperadas quando o microbioma da saliva é comparado com o microbioma do biofilme dentário. Considerando essa variabilidade, formas alternativas de coleta de saliva vêm sendo utilizadas para avaliar a representatividade do microbioma ali presente. O enxágue da cavidade bucal é uma das opções, na qual o indivíduo faz um bochecho com água ou com solução salina e o conteúdo do enxágue + saliva é coletado. Apesar de diferenças pontuais na abundância de determinados gêneros microbianos, o microbioma da saliva é semelhante ao microbioma presente no enxágue bucal. Em acréscimo, a composição do microbioma presente no enxágue bucal representa melhor o microbioma presente nos demais sítios da cavidade bucal quando comparada ao microbioma da saliva.[24] Esse comportamento deve-se, provavelmente, ao processo de enxágue que mecanicamente remove microrganismos presentes no biofilme dentário. Isso também é relevante quando se compara a microbiota de saliva estimulada com a microbiota da saliva não estimulada, e a primeira pode conter um número de espécies mais de três vezes maior que a segunda.[46]

Seguindo a tendência dos demais sítios orais, *Streptococcus* spp. também compõem a parcela principal do bacterioma da saliva, independentemente da forma de coleta.[24,46] Em relação ao arqueoma, *M. oralis* e *Methanobrevibacter smithii* são arqueias frequentemente encontradas como parte do microbioma salivar.[47] Micoma e viroma tendem a ser mais detectados em amostras de enxágue da cavidade bucal do que em amostras de saliva, pelo mesmo motivo descrito anteriormente, e a composição do viroma do enxágue oral reflete com bastante precisão aquela detectada tanto nos tecidos moles quanto no biofilme dentário.[24] Nesse sentido, pode-se concluir que amostras do tipo enxágue bucal podem ser representativas da microbiota central da cavidade bucal como um todo. Isso torna-se essencialmente relevante para descrever a influência de diversos fatores locais e sistêmicos na composição do microbioma oral de forma eficiente. Inclusive, o enxágue da cavidade bucal é uma das amostras com melhor caracterização do micoma. Comparando essa amostra em 20 indivíduos por meio do sequenciamento de amplicons de ITS, quatro gêneros fúngicos estiveram presentes: *Candida* spp. (em 15 indivíduos), *Cladosporium* spp. (em 13 indivíduos), *Aureobasidium* spp. (em 10 indivíduos) e

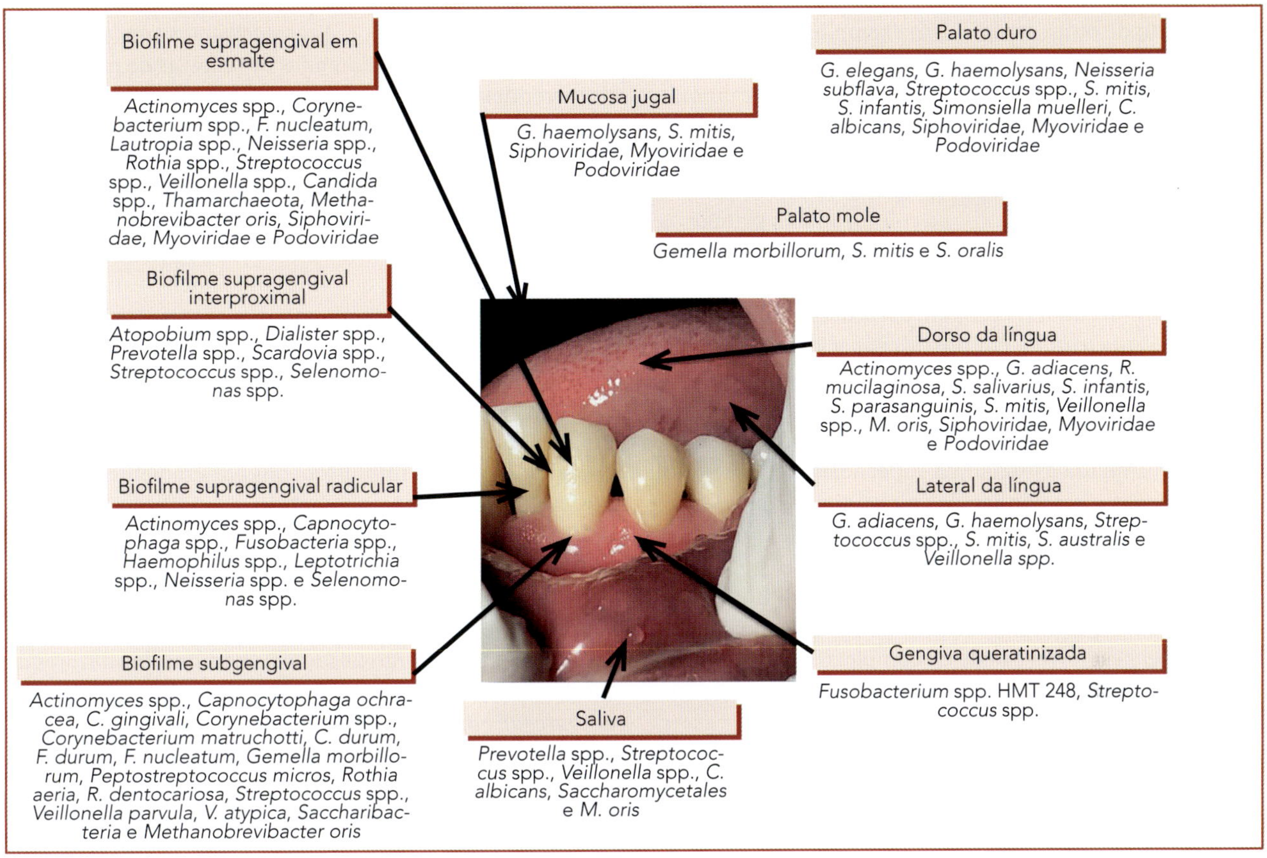

FIGURA 3 Complexidade topográfica e diferenças no microbioma sítio-especializado da cavidade bucal em condição compatível com a saúde.

Fonte: acervo pessoal da Profa. Dra. Nailê Damé-Teixeira.

Saccharomycetales spp. (em 10 indivíduos). Outros fungos presentes na cavidade bucal contemplam os gêneros *Aspergillus* spp., *Fusarium* spp. e *Cryptococcus* spp. Similarmente ao demonstrado no bacterioma, uma grande parte (36%) do micoma não é cultivável em laboratório, incluindo as famílias Glomus, Leptosphaeriaceae, Ascomycete, Basidiomycete, Ectomycorrhiza, Endophytic fungi e Glomeromycete.[13]

A complexidade da microbiota associada a cada sítio da cavidade bucal está apresentada na **Figura 3**.

COMPREENDENDO O MICROBIOMA DA CAVIDADE BUCAL COMO COMUNIDADES MICROBIANAS ESPACIALMENTE ESTRUTURADAS

Após conhecer a grande diversidade de microrganismos presentes na cavidade bucal e quais são os microrganismos mais abundantes nos diferentes sítios, é importante compreender que esses microrganismos formam comunidades espacialmente estruturadas e diversificadas em cada um desses sítios como resultado de interações interespécies e interdomínios e de gradientes ambientais (como descrito no **Capítulo 4**).

Superfície dentária

Especificamente em relação à comunidade microbiana associada à superfície dentária, os microrganismos anaeróbicos (especialmente os anaeróbios estritos) tendem a se localizar nas regiões mais internas do biofilme (próximo à superfície dentária), enquanto anaeróbios facultativos ou aeróbios estão mais localizados nas regiões mais externas do biofilme (na periferia da comunidade microbiana). Esse é o comportamento e a distribuição geral, porém, sabe-se que microambientes específicos contendo diferentes potenciais redox estão presentes desde a superfície do biofilme até suas porções mais internas na medida em que o consumo de oxigênio por grupos de microrganismos aeróbios ou anaerobios facultativos cria "bolsões" de reduzida tensão de oxigênio que podem favorecer o crescimento de anaeróbios obrigatórios. Além disso, se um microrganismo depende de produtos metabólicos produzidos por outro microrganismo (dependência metabólica direta), eles tendem a ficar fisicamente próximos uns dos outros, sendo "vizinhos" dentro dessa comunidade. Isso também é representado na dependência metabólica indireta, ou seja, quando a remoção de um metabólito tóxico por uma espécie viabiliza o crescimento de outra espécie. Um exemplo dessa situação ocorre com bactérias que são capazes de promover aumento no pH em decorrência da produção de compostos alcalinos,[14] criando condições mais favoráveis para o crescimento de microrganismos ácido-sensíveis.

Conforme abordado no **Capítulo 4**, após a formação da película salivar adquirida, os colonizadores primários *Streptococcus* spp. e *Actinomyces* spp. se aderem aos componentes específicos da película salivar. De forma sequencial, colonizadores secundários tomam parte dessa comunidade, incluindo *F. nucleatum*. Por possuir capacidade de se ligar fisicamente a muitos microrganismos, o *F. nucleatum* atua como uma ponte possibilitando que a colonização por microrganismos tardios também ocorra. No desenvolvimento dessa comunidade associada à superficie dentária, uma das interações mais conhecidas e responsável pela organização espacial dos biofilmes é a formação de complexos de estruturas filamentosas centrais rodeadas por cocos na forma de coagregados microbianos. Por muito tempo, considerou-se que o *Fusobacterium* spp. era o principal responsável pela formação desse complexo. Modelos mais recentes demonstram que o *Fusobacterium* spp. corresponde a uma porção menor dos filamentos presentes nesses complexos, e bactérias do gênero *Corynebacterium* spp. parecem formar os filamentos dominantes. Trata-se de um complexo multiespécies, radialmente organizado, formado por um anel rico em filamentos longos (*Corynebacterium* spp.) dispersos como se fossem um ouriço-do-mar (estrutura do tipo hedgehog) ao final dos quais *Streptococcus* spp., *Haemophilus* spp. e *Aggregatibacter* spp. se aderem formando estruturas chamadas de "espigas de milho". No decorrer desses longos filamentos, microrganismos como *Porphyromonas* spp., *Neisseriaceae*, *Fusobacterium* spp., *Leptotrichia* spp., *Candida* spp., *Capnocytophaga* spp., *Actinomyces* spp. e *Streptococcus* spp., entre outros, são encontrados[9,23] (**Figura 4**).

Essa organização radial é promovida pelo *Corynebacterium* spp., que atua como núcleo estruturador. Esse microrganismo ancora-se aos microrganismos colonizadores primários do biofilme e apresenta um crescimento filamentoso projetando-se para fora da superfície dentária. Essa extensão filamentosa estrutura o crescimento de outros microrganismos no decorrer da espessura do biofilme, os quais se distribuem impulsionados por gradientes ambientais e bioquímicos. Nesse sentido, a acidificação promovida pelo ácido lático e o potencial tóxico do peróxido de hidrogênio podem inibir determinados microrganismos, porém o ácido lático pode ser usado preferencialmente como substrato por *Aggregatibacter* spp., enquanto o peróxido de hidrogênio é desintoxicado por membros produtores de catalase da microbiota, incluindo *Corynebacterium* spp. e *Aggregatibacter* spp., o que cria condições que viabilizam o crescimento desses microrganismos. É importante ressaltar a presença de *Porpyromonas* spp. nas regiões mais externas do biofilme como componente da estrutura "espiga de milho". Sabe-se que *Porphyromonas gingivalis* e *Porphyromonas endodontalis* são anaeróbios estritos, porém essas espécies são raras no biofilme de indivíduos

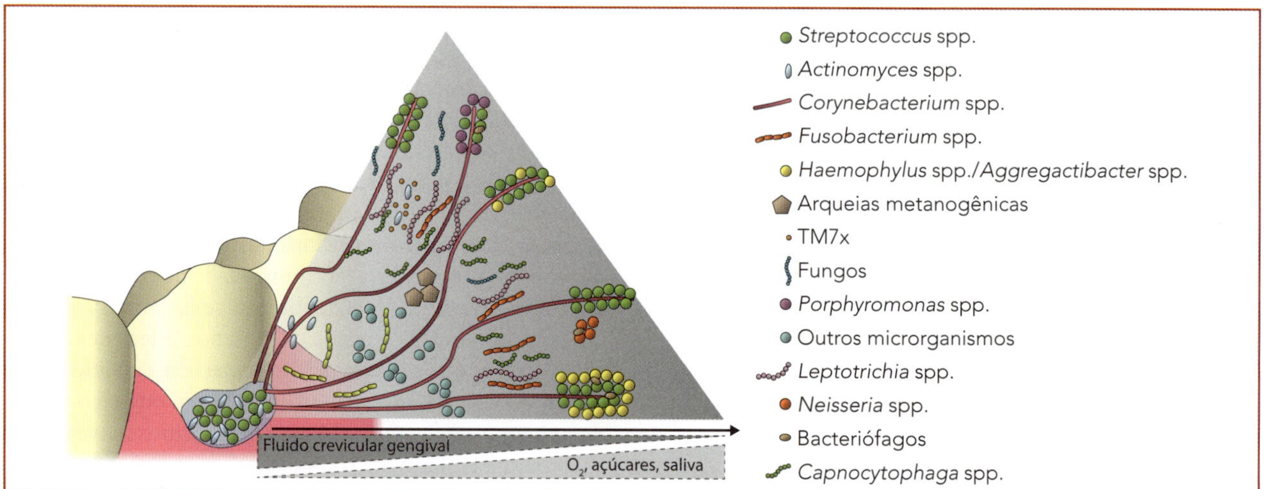

FIGURA 4 Modelo de organização espacial do biofilme dentário compatível com a saúde (estrutura do tipo "ouriço-do-mar"). Filamentos de *Corynebacterium* spp. ligam-se a um biofilme existente contendo *Streptococcus* spp. e *Actinomyces* spp. Nas pontas distais dos filamentos de *Corynebacterium* spp., formam-se estruturas na forma de "espigas de milho" em que os filamentos são rodeados por cocos, incluindo *Streptococcus* spp. e *Porphyromonas* spp., em contato direto com o filamento de *Corynebacterium* spp., bem como *Haemophilus* spp./*Aggregatibacter* spp. em contato com *Streptococcus* spp. Aglomerados de Neisseriaceae também podem estar presentes nas regiões mais periféricas. As células de *Streptococcus* spp. criam um microambiente rico em CO_2, lactato e acetato, contendo peróxido de hidrogênio e baixa tensão de oxigênio. Filamentos alongados de *Fusobacterium* spp. e *Leptotrichia* spp. proliferam nesses microambientes de baixa tensão de oxigênio. *Capnocytophaga* spp. também se prolifera nas microrregiões ricas em CO_2. As regiões mais internas do biofilme (próximo à superfície dentária) são dominadas por *Streptococcus* spp., *Actinomyces* spp., filamentos de *Corynebacterium* spp. e por outros microrganismos (anaeróbios).

Fonte: adaptada de Welch et al., 2016.[9] e elaborada pela Profa. Dra. Nailê Damé-Teixeira.

saudáveis. Por isso, é possível que esse agrupamento de *Porpyromonas* spp. identificado nesse arranjo espacial corresponda a *Porpyromonas* catoniae e *Porpyromonas pasteri* que são moderadamente aerotolerantes e frequentemente encontrados em biofilme de indivíduos saudáveis. O consumo de oxigênio pelos *Streptococcus* spp. também possibilita condições ambientais para a presença desses microrganismos naquela região do biofilme.[9]

Embora essa organização estrutural seja observada no biofilme supragengival, é possível que o biofilme subgengival também se organize da mesma forma considerando que os microrganismos responsáveis pela formação dessa estrutura radial também estão presentes no biofilme subgengival em condição de saúde periodontal (como será abordado no **Capítulo 9**). Essa é apenas uma hipótese, uma vez que são escassos os relatos sobre a estrutura tridimensional do biofilme subgengival.

Dentro dessa comunidade estruturalmente organizada, os *Streptococcus* spp. tendem a localizar-se na periferia, o que se justifica por gradientes bioquímicos: eles consomem açúcares (provenientes da dieta) e oxigênio e produzem ácido lático, ácido acético, CO_2 e peróxido de hidrogênio, sendo esses metabólitos provavelmente utilizados por *Porphyromonas* spp., em uma interação de alimentação cruzada (em inglês *cross-feeding*). *Veillonella* spp. não colonizam diretamente a superfície dentária e precisam de um parceiro (*Streptococcus* spp.) para tal. Essa interação é bastante relacionada com o *cross-feeding* entre espécies de estreptococos produtores de ácido lático e de *Veillonela* spp., que consome ácidos (*Veillonella* spp. utiliza ácido lático como fonte de carbono através da via metilmalonil-CoA, como descrito no **Capítulo 5**).

> **VOCÊ SABIA?**
>
> O superfilo CPR (*Candidate Phyla Radiation*) agrupa mais de 70 filos e representa aproximadamente 25% da diversidade bacteriana. Esse superfilo tem em comum genomas muito pequenos, capacidades metabólicas restritas e um tamanho celular ultrapequeno. Um de seus representantes, o microrganismo TM7, é uma bactéria ubíqua (presente em diversos sítios, inclusive em quase todos os sítios da cavidade bucal) e epiparasita (ou seja, precisa de um hospedeiro bacteriano porque seu genoma é pequeno e não é capaz de produzir seus próprios aminoácidos e vitaminas). Quando hospedado na cepa *Actinomyces odontolyticus* XH001, faz com que a cepa tenha uma superexpressão de genes relacionados à resposta ao estresse e metabolismo de carboidrato, além de promover a formação de biofilme. Além disso, o TM7 causa uma redução na abundância de seu hospedeiro, confirmando sua condição de parasita. O TM7 usa ácido láctico como fonte principal de carbono. Sua maior abundância em doença periodontal pode ser um indicativo para seu papel em comunidades disbióticas.

Outra possível interação que ocorre nos biofilmes estruturados é representada pela interação entre *Saccharibacteria* TM7x e *Actinomyces* spp., sendo que este último muda sua morfologia tornando-se mais alongado na presença de seu vizinho indesejado que atua como parasita.[2] Interações interdomínios entre arqueias metanogênicas, que utilizam componentes orgânicos como ácido fórmico e ácido acético na produção de metano, favorecem o crescimento de bactérias proteolíticas. Interações fungo-bactéria também estão presentes nesses biofilmes.[14]

Dorso da língua

Similarmente ao que ocorre no biofilme formado sobre as superfícies dentárias, uma organização espacial dos microrganismos também está presente no biofilme formado sobre o dorso da língua. Modelos complexos sugerem que o microbioma do dorso da língua está organizado como extensos consórcios na forma de mosaicos ao redor de um "núcleo" formado pelas células epiteliais. Células microbianas esparsas ou na forma de pequenos agregados aderem-se ao tecido epitelial. Durante o crescimento populacional, outros microrganismos se aderem e proliferam desde que o microambiente atenda às suas necessidades fisiológicas. *Rothia* spp. e *Actinomyces* spp. são os grupos microbianos mais abundantes e formam a espessura principal do aglomerado microbiano sobre o dorso da língua. *Actinomyces* spp. localizam-se ao redor das células epiteliais, mas podem também se projetar para a superfície externa do biofilme, enquanto *Rothia* spp. forma uma densa camada em todo perímetro do biofilme (na interface com a saliva). Os *Streptococcus* spp., por sua vez, encontram-se no perímetro do biofilme formando uma camada muito fina de células microbianas (de 1 a 3 células) ao redor de outros agregados microbianos, como de *Rothia* spp. e de *Actinomyces* spp. Isso se justifica pela preferência dos *Streptococcus* spp. por ambientes ricos em oxigênio. O *S. mitis* é parte dessa camada no exterior da estrutura, mas também pode se projetar entre grupos de microrganismos de outras espécies. Já o *S. salivarius* e o *S. vestibularis* formam mais coagregados nas porções mais internas do consórcio microbiano. O oposto ocorre com os microrganismos anaeróbios, como *Veillonella* spp. e *Actinomyces* spp., que tendem a se localizar nas porções mais internas por tratar-se de ambientes de reduzida tensão de oxigênio. Além disso, coagregados típicos são formados por *Neisseria* spp. e *Veillonella* spp., bem como *Rothia* spp. e *Actinomyces* spp. Outros microrganismos pouco abundantes (como os gêneros *Gemella* spp., *Prevotella* spp., *Fusobacterium* spp., *Leptotrichia* spp., *Lachnospiraceae* spp. e o filo *Saccharibacteria*) também podem fazer parte dessa organização.[48] Essa organização espacial do biofilme está representada na **Figura 5**.

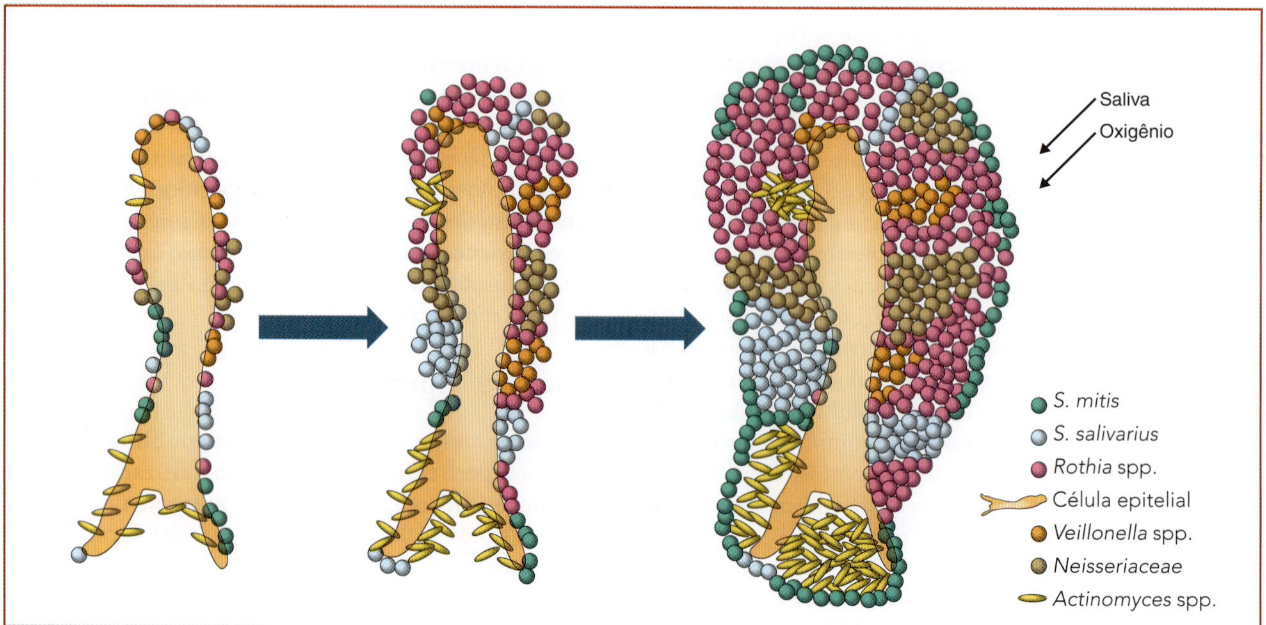

FIGURA 5 Modelo de organização espacial do biofilme formado sobre o dorso da língua. Células bacterianas esparsas aderem à célula epitelial do hospedeiro nos momentos iniciais de formação do biofilme. Estruturas semelhantes a "mosaicos" são formadas em decorrência da proliferação microbiana e das condições ambientais (p. ex., acesso aos nutrientes fornecidos pela célula epitelial ou pela saliva, disponibilidade de oxigênio, entre outras). Os diferentes estágios demonstrados representam a evolução da formação do biofilme. Na medida em que ocorre a descamação tecidual, esse mesmo processo inicia-se novamente.

Fonte: adaptada de Wilbert et al., 2020.[48] e elaborada pelo Prof. Dr. Rodrigo Alex Arthur.

CURIOSIDADES

A análise comparativa da estrutura espacial dos biofilmes dentário e do dorso da língua permite observar que, nos dois modelos apresentados, os *Streptococcus* spp. localizam-se na porção mais externa do biofilme: ou associados à estrutura do tipo "espiga de milho" no biofilme supragengival (rodeando filamentos de *Corynebacterium* spp.) ou presentes na porção mais periférica do biofilme do dorso da língua (formando uma camada sobre *Actinomyces* spp. e *Rothia* spp.). Essa observação sugere uma vantagem competitiva maior dos *Streptococcus* spp. nessas regiões mais superficiais dos biofilmes (em razão de um ambiente mais favorável representado pela disponibilidade de oxigênio e de nutrientes fornecidos pela saliva e dieta) e indica uma coevolução entre *Streptococcus* spp., *Actinomyces* spp., *Corynebacterium* spp. e *Rothia* spp., de forma a possibilitar um convívio harmônico entre esses microrganismos nas comunidades microbianas.[48]

FUNÇÃO BÁSICA DO MICROBIOMA DA CAVIDADE BUCAL EM HOMEOSTASE

A versatilidade metabólica dos microrganismos é alta. O número de genes codificadores de proteínas procarióticas é muito maior do que o de todas as plantas e animais combinados.[10] Um exemplo disso corresponde às diversas funções do microbioma do intestino que, além do próprio metabolismo adaptável à grande variedade de substratos advindos da dieta, é capaz de modular permeabilidade e absorção de nutrientes, digestão e metabolismo de seu hospedeiro. Como microrganismos residentes da pele, cavidade oral, mucosa vaginal e intestinal, os microrganismos desempenham atividades funcionais indispensáveis para o bem-estar de seu hospedeiro, como manutenção da saúde, digestão (auxílio nos movimentos peristálticos e degradação de diversos componentes da dieta), regulação do sistema imune (aproximadamente 70% da resposta imune está no intestino), produção de serotonina do corpo (controle do humor e saciedade), proteção da saúde da pele e mucosas, produção de muco, fonte de vitaminas (B12, K, riboflavina, tiamina), entre outras. O termo "oraloma" foi recentemente proposto para descrever todas as interações que ocorrem entre o microbioma da cavidade bucal e o hospedeiro,[11] por exemplo, a função da microbiota da cavidade bucal na maturação e desenvolvimento do sistema imunológico. Apesar de existirem diferenças interindividuais na composição microbiana em cada sítio, as principais funções desempenhadas pelo microbioma são similares para todos os indivíduos, mas também podem ser moduladas pelo ambiente, pela dieta, pelos hábitos do hospedeiro, entre outros fatores.

Nesse sentido, muitos microrganismos taxonomicamente distintos podem desempenhar as mesmas funções metabólicas de produção de energia em uma comunidade microbiana.[10] É o que se chama de **redundância funcional**. Esse contraste entre composição taxonômica variável e composição funcional estável é reflexo dessa redundância funcional. Um exemplo disso é a utilização de H_2 por arqueias durante a metanogênese. Essa função desempenhada pelas arqueias não necessariamente é restrita a esses microrganismos, já que o H_2 também pode ser utilizado por microrganismos redutores de sulfato com a mesma finalidade. Isso significa que, em caso de eliminação de uma espécie ou grupo de microrganismos do microbioma, uma evolução convergente mediada pela transferência horizontal de genes pode fazer com que a função do microrganismo eliminado seja desempenhada por outro microrganismo. Esse comportamento é reforçado ao comparar a microbiota intestinal entre diferentes hospedeiros humanos: observa-se que, apesar de a composição taxonômica do microbioma variar fortemente entre os indivíduos, o conteúdo gênico da comunidade microbiana é conservado.[49]

Outro exemplo relacionado ao microbioma bucal é apresentado por Benítez-Páez et al.,[50] que observaram um padrão totalmente diferente entre o metagenoma (análise do DNA total, ou seja, do conjunto de genes, exibindo a taxonomia da comunidade microbiana) e o metatranscriptoma (análise do RNA mensageiro total, ou seja, do conjunto de expressão gênica da comunidade microbiana) do biofilme supragengival. Enquanto *Actinomyces* spp., *Corynebacterium* spp. e *Neisseria* spp. foram os microrganismos com maior abundância funcional (com a maior quantidade de RNA mensageiro codificado no biofilme), *Veillonella* spp., *Streptococcus* spp. e *Leptotrichia* spp. foram os microrganismos numericamente mais abundantes em termos de quantidade de DNA.[50] Em acréscimo, esses autores também mostraram que os genes envolvidos no metabolismo de carboidratos, de aminoácidos, de cofator/vitaminas e degradação xenobiótica foram superexpressos em estágios iniciais de formação dos biofilmes. Já em biofilmes maduros houve superexpressão de genes envolvidos nos sistemas de secreção do tipo II. Como os sistemas de secreção do tipo II promovem a secreção de proteínas periplasmáticas que normalmente desempenham um papel na sobrevivência, esse achado demonstra que a comunidade microbiana se adapta ao ambiente na medida em que se desenvolve. Os autores também mostraram que a expressão de genes ligados à tradução de proteínas é maior nos estágios iniciais de formação do biofilme, enquanto genes mais especializados são expressos no biofilme maduro, por exemplo, os genes envolvidos na competência, quorum sensing, produção de mutacina e captação de DNA, o que indica um nível mais complexo de interações do que nos estágios iniciais da formação do biofilme. Além disso, apesar de presentes, genes envolvidos na resposta ao estresse ácido e genes relacionados à produção de bacteriocinas representam uma pequena fração de todos os transcritos no biofilme.[50]

Funções amplamente utilizadas pelos microrganismos para a produção de energia, como respiração e metabolismo de carbono, são mais resistentes às mudanças na composição ou diversidade da comunidade taxonômica do que funções mais estritas, como a degradação de compostos específicos. As funções mais abundantes em biofilmes em condição de saúde parecem mais relacionadas à tradução de proteínas, biogênese da subunidade ribossomal e glicólise.[50,51] Também há evidências de alta expressão de genes envolvidos nas vias de resposta a agentes estressores, por exemplo, relacionados aos mecanismos de sobrevivência dos microrganismos em ambientes acidificados típicos do biofilme dentário.[51]

Esses achados discutidos nos parágrafos anteriores foram obtidos a partir de análise do metatranscriptoma, que caracteriza perfis de expressão gênica de toda a comunidade microbiana com base no conjunto de transcritos sendo sintetizados sob diversas condições ambientais. Dada a complexidade do microbioma da cavidade bucal, não teria sido possível realizar esse tipo de análise sem o advento das tecnologias de sequenciamento de última geração. Entretanto, o metatranscriptoma não representa necessariamente os produtos metabólicos finais gerados pela comunidade microbiana. Logo, para determinar a origem das proteínas e metabólitos produzidos pelo microbioma em diferentes condições, técnicas de metaproteoma e metametaboloma podem ser utilizadas.

Vias metabólicas podem apresentar produtos similares, com a utilização de substratos diferentes. Nesse sentido, o metaproteoma (análise do conjunto das proteínas de uma comunidade microbiana) está emergindo como uma abordagem complementar ao metatranscriptoma para análise das funções básicas e das redes funcionais das comunidades microbianas. Porém, evidências a respeito do metaproteoma do microbioma da cavidade bucal ainda são escassas. O que se sabe é relativo à abundância de proteínas relacionadas ao metabolismo de carboidratos, de aminoácidos, metabolismo energético, translação, transporte de membrana e transdução de sinais.[52] Em termos de metaboloma (conjunto de produtos microbianos finais de comunidade microbiana em uma determinada condição), as evidências são ainda mais restritas e relacionadas à análise de metabólitos das vias centrais do ciclo do carbono Embden-Meyerhof-Parnas, pentose-fosfato e ácido tricarboxílico do biofilme supragengival.[53]

Como visto, a alta diversidade do microbioma da cavidade bucal é acompanhada de versatilidade e de redundância funcional e isso está envolvido na manutenção da saúde de seu hospedeiro. Biofilmes possuem microrganismos com necessidades específicas para crescimento e sobrevivência e, consequentemente, vias metabólicas complexas estão presentes nessas comunidades, como as envolvidas no catabolismo de substratos e proteção contra fatores de estresse.[54] A análise da composição microbiana das comunidades propicia uma visão parcial dos processos inerentes ao próprio microbioma e da interação entre microbioma e hospedeiro. Para que se compreenda melhor a relação entre o microbioma e o hospedeiro, estudos futuros devem avaliar idealmente as funções globais dos microrganismos nas comunidades microbianas.

SAIBA MAIS

As vias metabólicas dos microrganismos impulsionam a maior parte dos ciclos elementares na maioria dos ecossistemas, moldando os ambientes que colonizam. Contudo, certas funções metabólicas estão fortemente ligadas a fatores ambientais específicos, sugerindo que o ambiente também seleciona funções específicas do microbioma. Isso significa que o ambiente da cavidade bucal não apenas molda a diversidade do microbioma, mas também modula as vias biológicas dentro dele. Por exemplo, o biofilme supragengival apresenta muitas funções metabólicas associadas ao processamento de informações ambientais (sistemas de secreção, transdução de sinal e moléculas envolvidas na sinalização e interação) e metabolismo energético (fosforilação oxidativa, metabolismo de metano e nitrogênio e metabolismo do enxofre).[55] Além disso, essa influência ambiental é evidente quando se compara abundância relativa de genes responsáveis pela transcrição de transportadores de açúcar específicos (em condições tanto de aerobiose quanto de anaerobiose) entre a cavidade bucal e o intestino. Os transportadores de açúcar por sistema de fosfotransferase (PTS, do inglês *phosphotransferase system*) para pequenos açúcares são mais abundantes na cavidade bucal, sendo os transportadores de manose e frutose, bem como o transportador de galactosamina (um derivado da quebra de glicoproteínas) os mais abundantes. O microbioma do biofilme supragengival também é enriquecido para o transporte de trealose, alfaglicosídeos e celobiose. Em contraste, o microbioma das fezes é enriquecido para o transporte de lactose/arabinose e oligogalacturonida e para a degradação de dermatan, condroitina e heparina.[29]

COMUNIDADE MICROBIANA VERSUS HOSPEDEIRO: UMA RELAÇÃO NEM SEMPRE HARMÔNICA

Os biofilmes microbianos estão virtualmente presentes em todas as superfícies presentes na cavidade bucal. Conforme discutido do decorrer deste capítulo, há um microbioma central generalista e bem estruturado que coloniza a cavidade bucal, e sua composição pode variar de acordo com o sítio colonizado. Interações sinérgicas e antagônicas entre os membros das comunidades microbianas possibilitam coexistência de diferentes microrganismos e manutenção de um equilíbrio microbiológico nos diferentes sítios. Consequentemente, esse equilíbrio microbiológico suprime o crescimento de microrganismos potencialmente patogênicos, mantendo-os pouco abundantes nos sítios colonizados. Nesse contexto, as comunidades microbianas convivem em harmonia com o hospedeiro em uma condição compatível com o estado de saúde. Essa condição de harmonia é possibilitada pela tolerância imunológica do hospedeiro em relação à sua microbiota comensal e pela constante vigilância imunológica contra potenciais patógenos.[56] Sob determinadas condições, porém, esse equilíbrio entre os membros da comunidade microbiana e entre a comunidade e o hospedeiro é rompido, predispondo os diferentes sítios da cavidade bucal ao desenvolvimento de doenças.

Desde início dos anos 1990, compreende-se que as doenças da cavidade bucal mediadas por biofilmes polimicrobianos (classicamente, doença cárie e doenças periodontais, e mais recentemente a candidíase) são resultantes de um desequilíbrio na microbiota residente do sítio em questão, o qual é induzido por fatores estressores capazes de exercer efeito ecológico na comunidade microbiana.[57] De acordo com a **Hipótese da Placa Ecológica**,[57] os fatores estressores exercem pressão seletiva sobre a microbiota promovendo a ruptura na homeostasia microbiana, processo denominado **disbiose**. Nesse processo, os microrganismos potencialmente patogênicos (também denominados *patobiontes*) tornam-se mais abundantes resultando em comunidades microbianas com propriedades e funções alteradas. Uma vez que o estado de disbiose tenha sido atingido, a estabilidade funcional da comunidade microbiana disbiótica permitirá que esse estado persista por um período maior aumentando o risco de desenvolvimento de doenças. Diversos fatores podem induzir o estado de disbiose, como fatores ambientais, comportamentais (p. ex., dieta, tabagismo e uso de antimicrobianos), condições sistêmicas e internas do próprio hospedeiro, entre outros.

Um exemplo desses fatores é a ingestão frequente de açúcares (várias vezes ao dia) fornecidos pela dieta. Os açúcares, especialmente os monossacarídeos glicose e frutose, e o dissacarídeo sacarose, são metabolizados pelos microrganismos sacarolíticos do biofilme supragengival resultando na produção de metabólitos, como os ácidos lático, acético e propiônico, que promovem uma modificação ambiental de redução do pH do biofilme. A disponibilidade de açúcar viabiliza o crescimento de microrganismos acidogênicos, ou seja, aqueles que são capazes de metabolizar esses açúcares de forma eficiente. O baixo pH, por sua vez, exerce uma pressão seletiva na comunidade microbiana do biofilme: o ambiente ácido viabiliza o crescimento de microrganismos ácido-tolerantes (que são pouco abundantes em condições de saúde) e reduz a competitividade de microrganismos ácido-sensíveis. Essa modificação ecológica, ou seja, de aumento na abundância de microrganismos acidogênicos capazes de metabolizar eficientemente os açúcares da dieta, cria um ciclo de acidificação no sentido de que, quanto mais açúcar estiver disponível, mais ácido será produzido e maior será a pressão seletiva sobre a microbiota do biofilme, viabilizando o crescimento de microrganismos ácido-tolerantes. Dessa forma, os açúcares atuam como fonte de estresse ecológico sobre o biofilme supragengival. Como resultado das alterações ambiental e microbiológica, o equilíbrio físico-químico entre dente e fluidos adjacentes (saliva e porção aquosa do biofilme dentário) é alterado, resultando em perda de minerais dos tecidos dentários localizados abaixo do biofilme, o que pode representar o desenvolvimento da lesão de cárie (**Figura 6**). Por outro lado, se a ingestão de açúcar não for frequente, os ácidos produzidos em decorrência de sua metabolização serão prontamente neutralizados pela saliva e por mecanismos regulatórios da própria comunidade microbiana (como apresentado nos **Capítulos 3** e **5**).

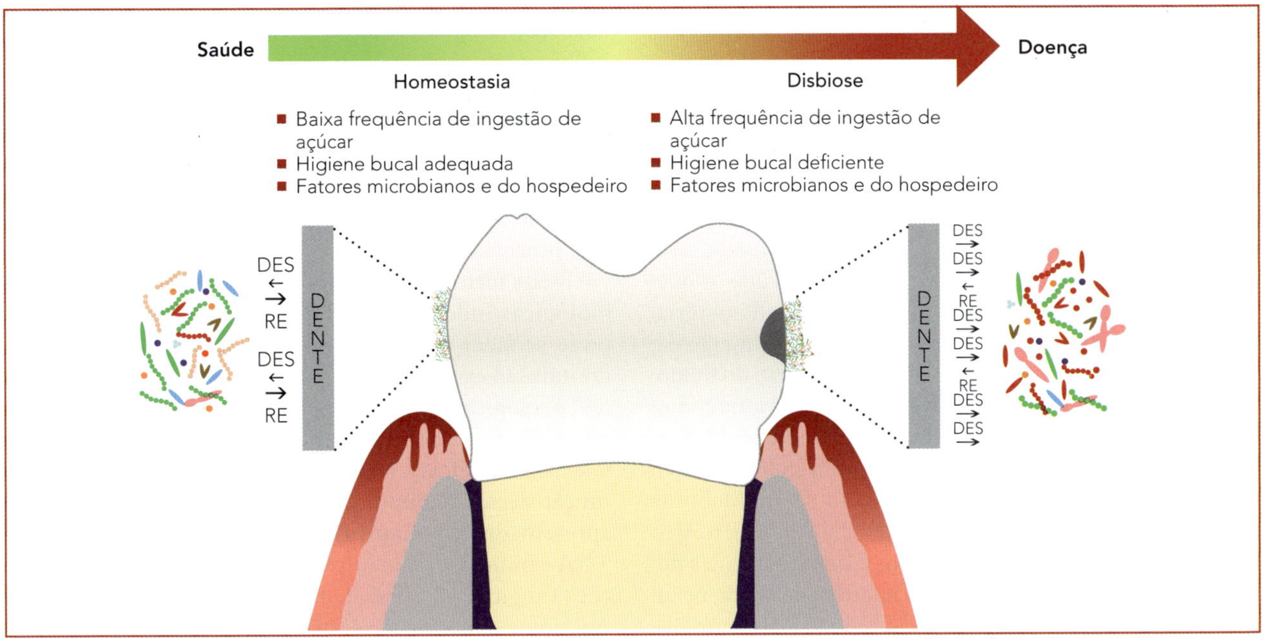

FIGURA 6 Comunidade microbiana do biofilme supragengival e doença cárie. Transição de um estado de homeostasia para um estado de disbiose. Os microrganismos patobiontes estão representados na cor vermelha. No estado de homeostasia, a microbiota apresenta uma relação harmônica com o hospedeiro e os eventos de remineralização são mais frequentes e duradouros do que os eventos de desmineralização. A frequente ingestão de açúcar e uma higiene bucal deficiente promovem seleção de microrganismos acidogênicos e ácido-tolerantes no biofilme promovendo o estado de disbiose, caracterizado por uma elevada abundância de microrganismos potencialmente cariogênicos. Nessa condição, os eventos de desmineralização são mais frequentes e duradouros do que os eventos de remineralização promovendo o desenvolvimento de uma lesão cariosa clinicamente visível. RE: remineralização; DES: desmineralização.

Fonte: adaptada de Bowen et al., 2018[58] e Lamont et al., 2018[59] e elaborada pelo Prof. Dr. Rodrigo Alex Arthur.

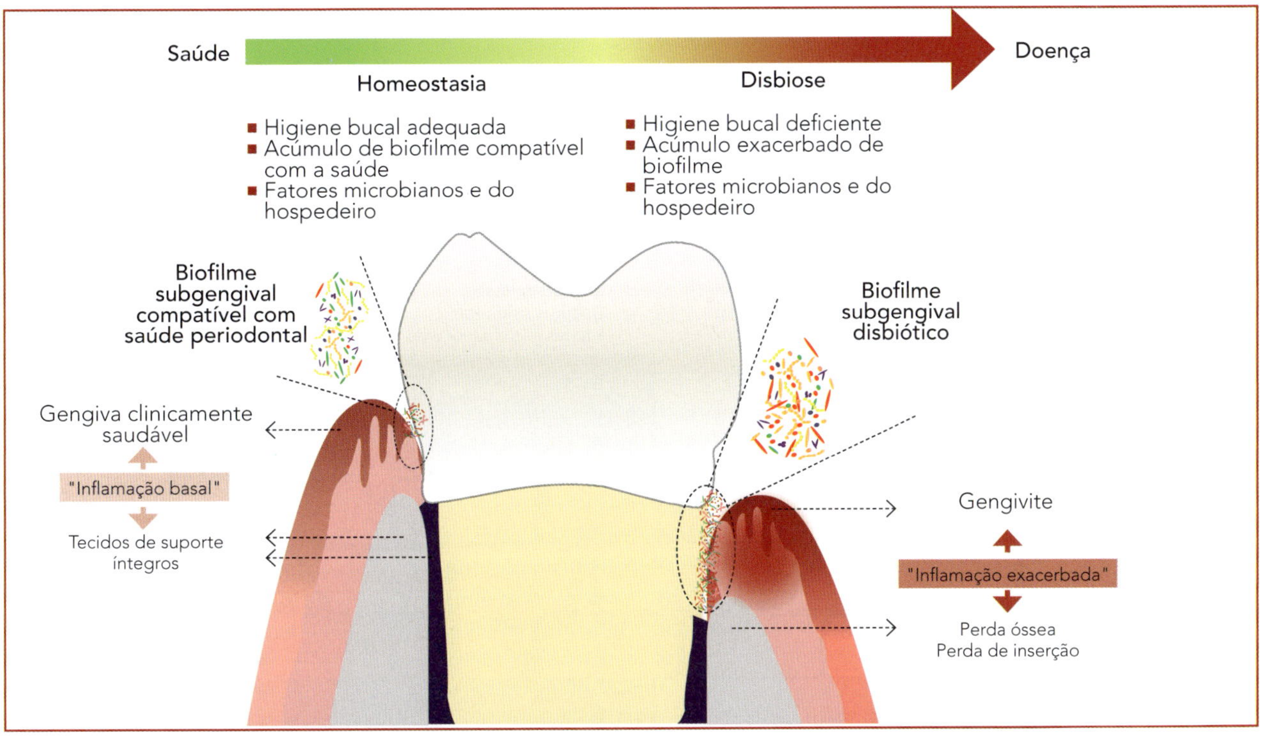

FIGURA 7 Comunidade microbiana do biofilme subgengival e doenças periodontais. Transição de um estado de homeostasia para um estado de disbiose. Os microrganismos patobiontes estão representados na cor vermelha. No estado de homeostasia, a microbiota apresenta uma relação harmônica com o hospedeiro. A gengiva apresenta-se clinicamente saudável e os tecidos de suporte estão íntegros. Acúmulo exacerbado de biofilme e edema gengival atuam como pressões seletivas promovendo modificações microbiológicas. Consequementemente, observa-se aumento na inflamação gengival e perda de inserção.

Fonte: adaptada de Bowen et al., 2018[58] e Lamont et al., 2018.[59] e elaborda pelo Prof. Dr. Rodrigo Alex Arthur.

Nessa condição, a homeostasia microbiana é mantida e a comunidade microbiana permanece em harmonia com o hospedeiro em condição compatível com a saúde.

Uma higiene bucal deficiente, por sua vez, possibilita maior acúmulo de biofilme ao redor da margem gengival. O aumento da espessura do biofilme reduz a tensão de oxigênio, viabilizando a colonização do sítio por microrganismos anaeróbios. Em indivíduos suscetíveis, esse acúmulo de biofilme é incompatível com a saúde, o que acarreta o desenvolvimento de uma resposta inflamatória mais intensa com consequente edema gengival, aumento da temperatura do sulco gengival e aumento do fluxo do fluido crevicular gengival. O fluido crevicular gengival atua como uma rica fonte de proteínas, peptídeos e aminoácidos aos microrganismos presentes no biofilme subgengival. Nessa condição, viabiliza-se o desenvolvimento de um biofilme subgengival composto predominantemente por microrganismos proteolíticos Gram-negativos e, em decorrência do acúmulo de biofilme e crescimento microbiano, o potencial redox no interior do sulco gengival reduz-se ainda mais, favorecendo o crescimento de microrganismos anaeróbios. Acompanhando essa modificação microbiológica, uma resposta inflamatória mais intensa é desenvolvida pelo hospedeiro fornecendo substrato (via exsudato inflamatório e sangramento gengival), que viabiliza o crescimento de determinados microrganismos no biofilme subgengival (patógenos periodontais). Esses microrganismos tornam-se capazes de evadir e resistir aos mecanismos de defesa do hospedeiro, o que leva ao desenvolvimento de uma resposta inflamatória ainda mais intensa. Esse ciclo de indução de resposta inflamatória e de evasão da resposta imune do hospedeiro culmina com a destruição dos tecidos de suporte, característica da periodontite[60,61] (**Figura 7**). Fatores como tabagismo e presença de determinadas condições sistêmicas (como será descrito no **Capítulo 16**) podem potencializar esse processo.

Dessa forma, considerando essas modificações microbiológicas induzidas por fatores estressores ecológicos, pode-se fazer a analogia de que cárie e doenças periodontais são exemplos de doenças resultantes de "catástrofes" ecológicas ou "colapsos" microbianos[60] e que estão associadas a biofilmes polimicrobianos metabolicamente especializados.[62] Mais detalhes sobre a composição e função dessas comunidades microbianas disbióticas serão apresentados nos **Capítulos 8 e 9**.

A candidíase é a manisfestação mais comum das infecções fúngicas na cavidade bucal, tendo o fungo *Candida* spp. como o principal microrganismo associado ao desenvolvimento dessas lesões fúngicas em mucosas (**Capítulo 12**). Como já abordado neste capítulo, esse fungo faz parte da microbiota residente da cavidade bucal, sendo o componente mais abundante do micobioma (com maior representatividade para *C. albicans*) e está presente nesse ambiente mesmo em indivíduos saudáveis. Determinados fatores, porém, podem promover o crescimento de *Candida* spp. na cavidade bucal, tornando-a mais competitiva na obtenção

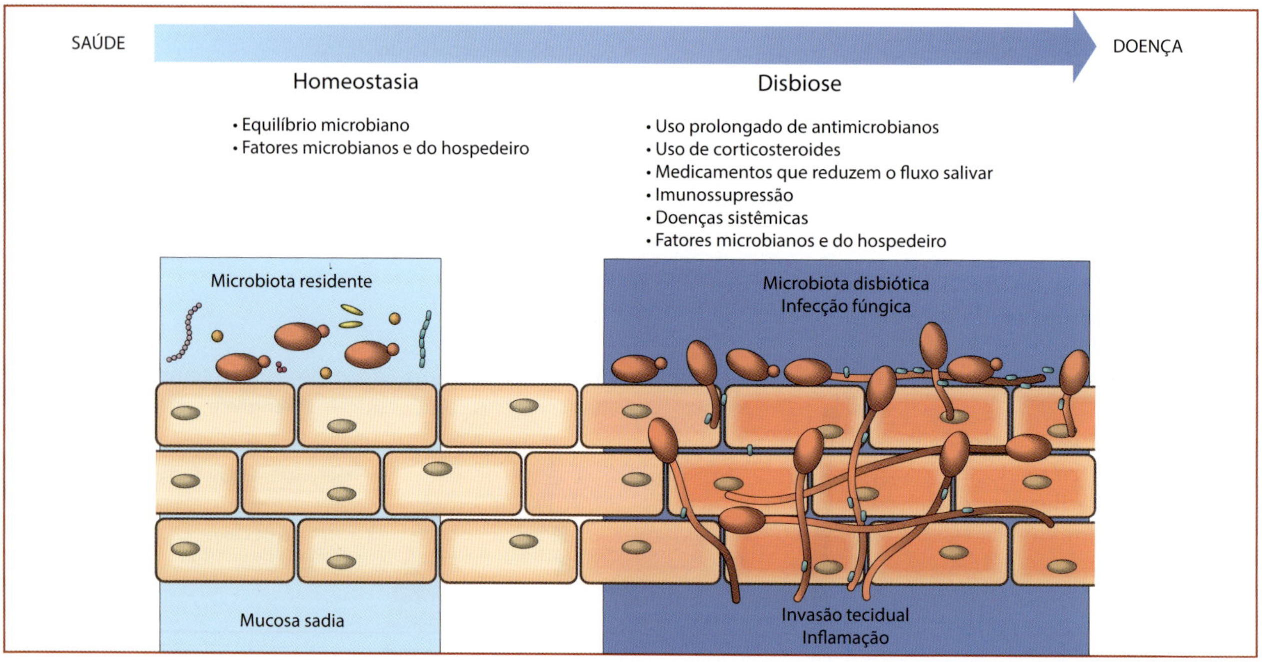

FIGURA 8 Comunidade microbiana associada às superfícies mucosas e invasão tecidual. Transição de um estado de homeostasia para um estado de disbiose. No estado de homeostasia, há um equilíbrio dinâmico entre microbiota e hospedeiro e as superfícies mucosas são clinicamente saudáveis. Diversos fatores (citados na figura) atuam promovendo modificações microbiológicas que tornam *Candida* spp. (*C. albicans*) mais competitiva, possibilitando invasão tecidual e inflamação.

Fonte: adaptada de Koo et al., 2018[64] e elaborada pelo Prof. Dr. Rodrigo Alex Arthur.

de nutrientes e facilitando sua adesão às superfícies mucosas e invasão tecidual. O uso prolongado de antibióticos de amplo espectro, por exemplo, pode promover alterações persistentes na microbiota da cavidade bucal induzindo um desequilíbrio microbiológico que torna *Candida* spp. mais competitiva. Uso de medicamentos que promovem redução no fluxo salivar, com consequente redução na disponibilidade de componentes salivares antimicrobianos (incluindo aqueles com potencial efeito antifúngico, como histatina e lactoferrina, além da s-IgA), também cria condições para aumento na proporção de *Candida* spp. na cavidade bucal. Redução no fluxo salivar também está entre as complicações encontradas em indivíduos diabéticos que apresentam pobre controle glicêmico. Esses indivíduos também apresentam elevados níveis de glicose na saliva, o que favorece o crescimento de *Candida* spp.[63] Medicamentos imunomoduladores ou tratamentos que apresentam imunossupressão como efeito colateral também viabilizam um maior crescimento desse fungo na cavidade bucal. Todos esses fatores predispõem as superfícies mucosas da cavidade bucal a um maior risco de desenvolvimento de candidíase (**Figura 8**).

Além disso, disbiose no componente fúngico do microbioma da cavidade bucal parece estar associada às lesões de carcinoma espinocelular.[64,65] Periodontopatógenos também parecem contribuir para a piora do estado inflamatório do microambiente tumoral. Síntese de compostos potencialmente carcinogênicos, como acetaldeído e nitrosaminas (**Capítulo 5**) pela comunidade microbiana disbiótica, também tem sido associada ao carcinoma espinocelular. Essas evidências sugerem que um ambiente disbiótico na cavidade bucal está potencialmente associado ao desenvolvimento de doenças malignas. Os possíveis mecanismos mediadores da interação entre microbiota e hospedeiro que contribuem para o desenvolvimento dessas lesões malignas serão descritos no **Capítulo 15**. Evidências crescentes têm também sugerido a existência de uma relação bidirecional entre cavidade bucal e saúde sistêmica, de forma que a disbiose na cavidade bucal pode estar associada ao desenvolvimento de doenças em outros locais do corpo humano, mas doenças sistêmicas também podem modular a microbiota bucal. Essa inter-relação entre cavidade bucal e saúde sistêmica será apresentada no **Capítulo 16**.

É importante discutir que os ecossistemas e o próprio hospedeiro exibem uma certa "tolerância" ao fator estressor, de forma a evitar a transição para um estado disbiótico. Essa tolerância é determinada pela ***resiliência*** do ecossistema/hospedeiro. A resiliência depende tanto da capacidade de *resistência* (magnitude de perturbação que o ecossitema/hospedeiro podem suportar antes da transição para o estado disbiótico) quanto da capacidade de *recuperação* (velocidade na qual o ecosistema/hospedeiro retorna ao seu estágio inicial).[68]

A resiliência é a capacidade de enfrentar um determinado fator estressor (causador de uma perturbação que pode levar ao desenvolvimento de uma doença) e de recuperar-se da possível perturbação decorrente da atuação desse fator estressor. Essa perturbação pode levar ou não a um estado disbiótico, dependendo da força do fator estressor e de sua duração (persistência do fator estressor no decorrer do tempo). Quando a resistência é alta, o fator estressor não causa perturbação. Entretanto, quando a resistência é baixa, a perturbação ocorre e a duração da perturbação depende da velocidade de recuperação.[61]

CURIOSIDADES

Do ponto de vista ecológico, o biofilme disbiótico subgengival comporta-se de forma diferente quando comparado ao biofilme disbiótico supragengival. Enquanto no biofilme supragengival as alterações microbiológicas e funcionais induzidas na comunidade microbiana são proporcionais à biomassa e abundância dos patobiontes, no biofilme subgengival o efeito exercido pelo patobionte é muito maior que sua abundância na comunidade microbiana. Essa observação possibilitou que o conceito de microrganismo-chave (do inglês *keystone*) fosse agregado ao estudo das comunidades microbianas disbióticas. Especificamente no caso do biofilme subgengival, *P. gingivalis* atua como microrganismo-chave do processo de disbiose na medida em que esse microrganismo é capaz de alterar a composição e a função da microbiota residente do sítio subgengival em uma proporção muito maior do que sua abundância na comunidade. Esse mesmo comportamento de microrganismo-chave no processo de disbiose tem sido atribuído aos microrganismos *Klebsiella pneumoniae* e *Proteus mirabilis* em comunidades microbianas associadas a doenças inflamatórias intestinais e ao microrganismo *Bacterioides fragilis* em comunidades microbianas associadas ao câncer de cólon. Há um entendimento de que o microrganismo-chave atua na comunidade favorecendo não somente sua sobrevivência e colonização do sítio, mas também promovendo a sobrevivência e viabilizando a colonização de toda a comunidade microbiana da qual faz parte.[67]

Com base nesses conceitos, entende-se de que forma a resiliência está envolvida na transição entre os estados de saúde e disbiose na cavidade bucal: pode-se ter em um determinado ecossistema a atuação de um fator estressor que pode promover disbiose e, ao mesmo tempo, a atuação de mecanismos compensatórios que promovem a manutenção de homeostasia microbiana e de sua relação harmônica com o hospedeiro. Dessa forma, perturbações são incapazes de induzir disbiose em um ecossistema que apresente alta resiliência. Nesse caso, a estabilidade do ecossistema é mantida a longo prazo, tanto em termos de relação microbioma-hospedeiro quanto em termos de composição e função da comunidade microbiana. Entretanto, quando a resiliência do ecossistema é baixa, os fatores estressores têm força maior, o

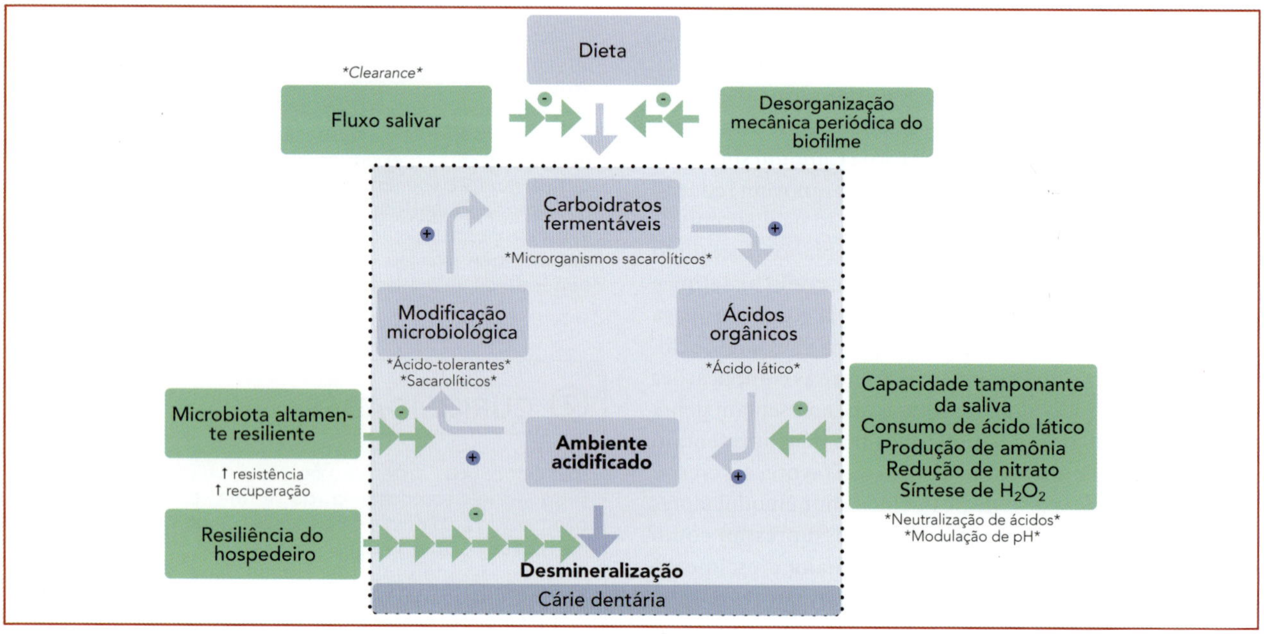

FIGURA 9 Sequência de eventos microbiológicos e do hospedeiro associados ao desenvolvimento da doença cárie. O principal fator estressor é a dieta (carboidratos fermentáveis), que promove alterações ambientais no pH e consequente pressão seletiva sobre a microbiota. Os mecanismos compensatórios (da própria microbiota e do hospedeiro) podem modular ou prevenir a ocorrência desses eventos. Fatores estressores estão representados em azul e os mecanismos compensatórios estão representados em verde. Os sinais de "+" e de "-" indicam efeitos sinérgico e antagônico, respectivamente, no desenvolvimento de doença cárie.

Fonte: adaptada de Rosier et al., 2018.[61] e elaborada pelo Prof. Dr. Rodrigo Alex Arthur.

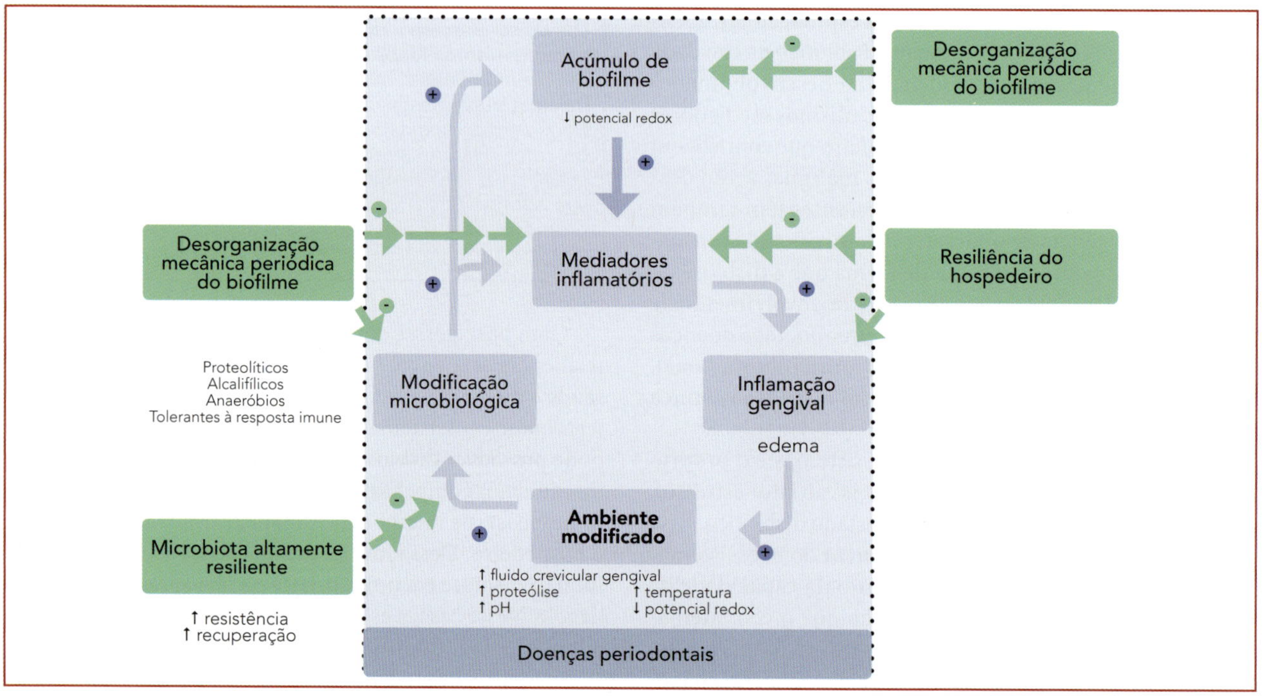

FIGURA 10 Sequência de eventos microbiológicos e do hospedeiro associados ao desenvolvimento das doenças periodontais. O principal fator estressor é o acúmulo exacerbado de biofilme que promove alterações ambientais e pressão seletiva sobre a microbiota (seleção de microrganismos anaeróbios, proteolíticos, alcalifílicos, microrganismos resistentes/tolerantes à resposta inflamatória e microrganismos potencializadores da resposta inflamatória). Os mecanismos compensatórios podem modular ou prevenir a ocorrência desses eventos. Fatores estressores estão representados em azul e os mecanismos compensatórios estão representados em verde. Os sinais de "+" e de "-" indicam efeitos sinérgico e antagônico, respectivamente, no desenvolvimento das doenças periodontais.

Fonte: adaptada de Rosier et al., 2018.[61] e elaborada pelo Prof. Dr. Rodrigo Alex Arthur.

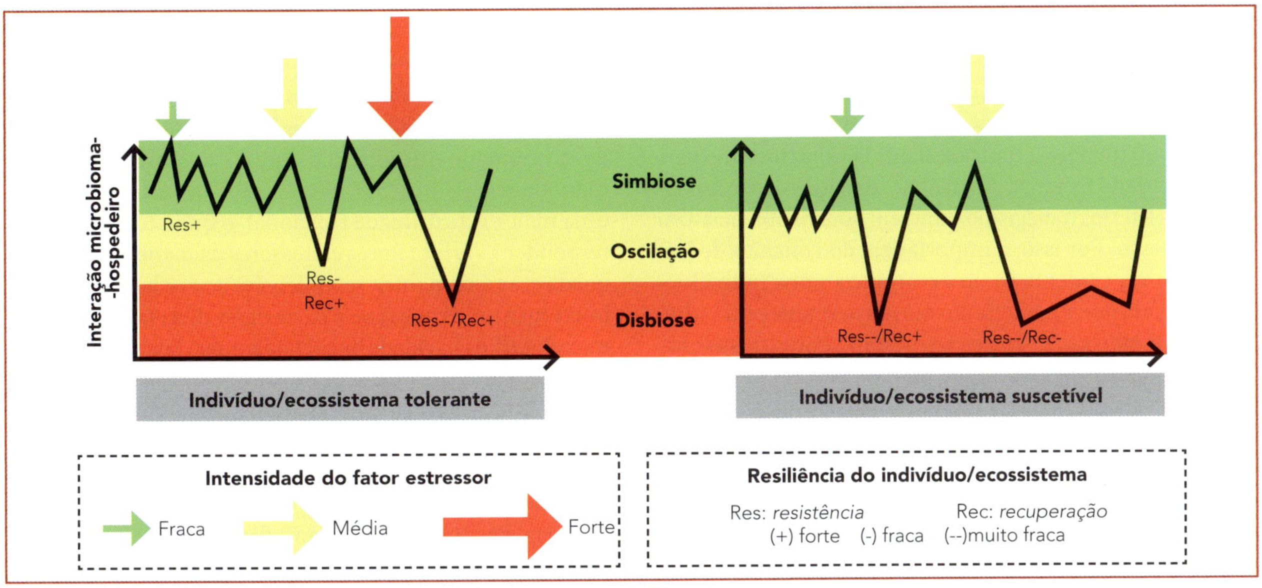

FIGURA 11 Resposta de indivíduo/ecossistema tolerante ou suscetível aos fatores estressores. Na condição de *simbiose*, microbiota e hospedeiro estão em harmonia. Na condição de *oscilação*, espécies ou funções do microbioma são alteradas. A condição de *disbiose* é representada por um completo desequilíbrio na interação entre hospedeiro e microbioma. A resposta de indivíduo/ecossistema tolerante pode ser diferente comparada ao indivíduo/ecossistema suscetível quando os fatores estressores apresentam mesma *magnitude* (fraca, média ou forte). A duração e a frequência de atuação do fator estressor podem modular sua magnitude. A *resistência* e a *recuperação* determinam o impacto do fator estressor e a intensidade da perturbação induzida por ele. Em indivíduo/ecossistema suscetível, perturbações podem facilmente induzir disbiose. Quando a resistência é forte (+), o fator estressor não causa perturbação. Quando a resistência é fraca ou muito fraca, uma perturbação ocorre, e a duração dessa perturbação depende da taxa de recuperação.

Fonte: adaptada e traduzida de Rosier et al., 2018[61] e elaborada pelo Prof. Dr. Rodrigo Alex Arthur.

que inevitavelmente induz disbiose. Isso pode ser observado, por exemplo, ao avaliar o efeito de antibióticos no microbioma da cavidade bucal e no microbioma das fezes (que é representativo do microbioma intestinal). Após uma única exposição a antibióticos, pequenas oscilações são observadas no microbioma da cavidade bucal, enquanto alterações mais intensas são observadas no microbioma intestinal. Além disso, o restabelecimento da comunidade microbiana da cavidade bucal é muito mais rápida, enquanto a alteração no microbioma intestinal persiste por até 12 meses após a exposição ao antibiótico. Isso significa que a cavidade bucal é um ambiente altamente resiliente. Essa resiliência pode ser consequência da presença constante de perturbações na cavidade bucal, como oscilações de temperatura, oxigênio, desorganização periódica do biofilme pela escovação dentária, entre outras, que tornam os microrganismos mais "tolerantes" a perturbações.[69]

A acidificação do biofilme é a perturbação que atua sobre a microbiota do biofilme supragengival. A capacidade de limpeza promovida pelo fluxo salivar, a desorganização periódica do biofilme dentário, a capacidade tamponante da saliva (**Capítulo 3**), as interações microbianas (pelo consumo de ácidos por microrganismos intermediários na cadeia alimentar de carbono, como *Veillonella* spp.), síntese de compostos alcalinos, redução de nitrato e síntese de peróxido de hidrogênio (**Capítulo 5**) atuam conjuntamente como mecanismos compensatórios e responsáveis pela resiliência da comunidade microbiana e do hospedeiro promovendo maior resistência à perturbação induzida pelo baixo pH (**Figura 9**). O acúmulo exacerbado de biofilme e a resposta inflamatória dele decorrente atuam como fatores perturbadores sobre a comunidade microbiana do biofilme subgengival. A resiliência à perturbação depende da atuação do sistema imune (imunoglobulinas que impedem adesão microbiana ou que facilitam a fagocitose dos microrganismos por células de defesa, bem como proteínas salivares que apresentam efeito antimicrobiano), da produção de bacteriocinas pela comunidade microbiana e da composição microbiana do biofilme subgengival. A ação conjunta desses mecanismos é capaz de manter a resposta inflamatória em um nível que seja compatível a com saúde (evitando uma resposta inflamatória destrutiva) (**Figura 10**).[61]

Os modelos apresentados nas **Figuras 9 e 10** representam os eventos microbiológicos e do hospedeiro diretamente associados à disbiose. Na medida em que essas cadeias de eventos persistem, há um maior risco para o desenvolvimento da doença cárie e doenças periodontais. Porém, é preciso considerar que fatores associados ao próprio hospedeiro, como hábitos de higiene, hábitos alimentares, presença de hábitos deletérios, condição de saúde sistêmica e diferenças na resposta imune, entre outros, podem modular a intensidade desses eventos e a gravidade da doença. Especificamente em relação à cárie dentária, o acesso aos produtos fluoretados, por exemplo, pode compensar uma maior desmineralização induzida por um biofilme disbiótico. Já no caso das doenças periodontais, diferentes perfis de resposta inflamatória específicos de cada indivíduo podem afetar a extensão da perturbação induzida pelo agente agressor. A resposta inflamatória deficiente ou exacerbada pode ser insuficiente para a resolução da agressão e, neste caso, uma resposta inflamatória crônica é mantida, contribuindo para um maior dano tecidual. Além disso, doenças sistêmicas ou hábitos deletérios (tabagismo) também podem potencializar esse processo. Por isso, a importância do conceito de "resiliência" fica evidente ao observar que alguns indivíduos desenvolvem doença enquanto outros permanecem sadios mesmo quando são expostos ao mesmo fator estressor sob mesma intensidade e duração. Isso pode estar relacionado a diferenças na resiliência dos ecossistemas específicos de cada indivíduo e também à resiliência do próprio indivíduo. Enquanto fatores estressores são capazes de desencadear disbiose em indivíduos susceptíveis, a atuação de mecanismos compensatórios/protetores do hospedeiro e da comunidade microbiana pode sobrepujar os efeitos deletérios do fator estressor (perturbação) e aumentar a resiliência em indivíduos tolerantes impedindo a ocorrência de disbiose. Esses mecanismos protetores podem, portanto, estar mais expressos e atuantes em indivíduos tolerantes. Isso pode explicar as diferenças individuais na suscetibilidade ao desenvolvimento de doenças (**Figura 11**). Esse conhecimento é importante uma vez que determinadas doenças poderiam ser prevenidas a partir da identificação de potenciais biomarcadores relacionados à resiliência de forma a permitir que indivíduos suscetíveis possam ser identificados antes mesmo de desenvolverem doença.

CONSIDERAÇÕES FINAIS

Os princípios ecológicos apresentados neste capítulo nos ajudam a compreender como a íntima relação existente entre microbioma e hospedeiro modula as condições de saúde e de doença na cavidade bucal. Interações complexas entre fatores estressores e mecanismos protetores podem prevenir ou promover a transição das comunidades microbianas para o estado de disbiose. É importante compreender que, uma vez ocorrida a disbiose, o objetivo do tratamento das doenças mediadas por biofilmes disbióticos deve ser restabelecer o equilíbrio microbiológico. Isso significa remover os fatores estressores e causadores de perturbações, promovendo redução na frequência de ingestão de açúcares, capacitando o paciente para a realização de uma adequada higiene bucal, conscientizando-o sobre hábitos nocivos (como o tabagismo) e tratando condições sistêmicas (se for o caso). Os próximos capítulos apresentarão as manifestações bucais induzidas por comunidades microbianas disbióticas. Com base na compreensão de que as doenças da cavidade bucal associadas a comunidades microbianas complexas são resultantes de colapsos microbianos, tem sido proposto que prebióticos e probióticos poderiam melhorar a resiliência do ecossistema da cavidade bucal.[61] O papel dos prebióticos e dos probióticos na saúde bucal será apresentado no **Capítulo 18**.

RESUMO

Entre as comunidades complexas do corpo humano, a cavidade bucal representa o segundo lugar em termos de diversidade microbiana. Apesar de apresentar certa redundância de funções, essa microbiota está associada a uma maior versatilidade funcional, o que a torna capaz de responder a vários fatores estressores da maneira mais adequada e, assim, manter-se inofensiva ao seu hospedeiro. Os microrganismos que fazem parte dessa diversa comunidade microbiana da cavidade bucal podem ser classificados como *residentes* ou *transitórios* em relação a um sítio específico.

Os microrganismos residentes correspondem àqueles que frequentemente colonizam um sítio, seja pela capacidade específica de adesão aos sítios disponíveis ou de adesão aos colonizadores primários, seja pelas importantes interações metabólicas existentes entre os membros da comunidade microbiana e que sustentam a colonização de um determinado sítio. Parte dos microrganismos residentes corresponde ao **microbioma central generalista** se estiverem presentes no sítio em questão com pelo menos 10% de abundância e 75% de ubiquidade (onipresença) ou pelo menos 1% de abundância e 80% de ubiquidade, tanto em condição de saúde quanto em condição de doença. O microbioma central está presente em todos os sítios da cavidade bucal em maior ou menor abundância. *Actinomyces* spp., *Atopobium* spp., *Bergeyella* spp., *Cardiobacterium* spp., *Campylobacter* spp., *Capnocytophaga* spp., *Corynebacterium* spp., *Fusobacterium* spp., *Gemella* spp., *Granulicatella* spp., *Haemophilus parainfluenzae*, *Neisseria* spp., *Prevotella* spp., *Rothia* spp., *Saccharibacteria* TM7, *Streptococcus* spp. e *Veillonella* spp. estão entre os microrganismos pertencentes ao microbioma central. Não há muita informação sobre microrganismos generalistas de outros domínios, apesar de espécies de *Candida* spp. (como *C. albicans*, *C. glabrata*, *C. parapsilosis*, *C. tropicalis*, *C. krusei*, *C. stellatoidea*, *C. kefyr*, *C. khmerensis* e *C. metapsilosis*), de arqueias metanogênicas e de bacteriófagos serem comumente detectados em baixos níveis em diversos sítios da cavidade bucal.

Os microrganismos *transitórios* estão presentes em determinado sítio por períodos variáveis e podem desaparecer da comunidade temporariamente. Normalmente são adquiridos do ambiente, pela alimentação ou carreados pela saliva de um sítio a outro e estão presentes em baixa abundância.

Apesar de a contribuição de microrganismos pouco abundantes para a manutenção ou ruptura da estabilidade da comunidade microbiana da cavidade bucal ainda ser pouco explorada, sabe-se que alguns podem modular negativamente a microbiota sob condições ambientais favoráveis. De acordo com a Hipótese do Especialista do Sítio, compreende-se que os microrganismos são especializados na colonização de sítios específicos da cavidade bucal (sítios dentários supra e subgengivais, materiais dentários, implantes e próteses, dorso da língua, palato duro, gengiva, mucosa jugal e saliva). As diferentes comunidades microbianas estão espacialmente organizadas de forma distinta de acordo com o sítio colonizado. Estruturas espaciais bem-organizadas e típicas estão presentes no dorso da língua e nas superfícies dentárias. Apesar de existirem diferenças interindividuais na composição microbiana em cada sítio, as principais funções desempenhadas pelo microbioma são similares para todos os indivíduos (redundância funcional), mas podem também ser moduladas pelo ambiente, pela dieta, pelos hábitos do hospedeiro, entre outros fatores. As funções mais abundantes em biofilmes em condição de saúde parecem mais relacionadas à tradução de proteínas, biogênese da subunidade ribossomal e glicólise.

Sob determinadas condições, o equilíbrio entre os membros da comunidade microbiana e entre a comunidade e o hospedeiro é rompido, predispondo os diferentes sítios da cavidade bucal ao desenvolvimento de doenças. Fatores estressores exercem pressão seletiva sobre a microbiota promovendo a ruptura na homeostasia microbiana, processo denominado **disbiose**. Nesse processo, os microrganismos potencialmente patogênicos tornam-se mais abundantes resultando em comunidades microbianas com propriedades e funções alteradas. Uma vez que o estado de disbiose tenha sido atingido, a estabilidade funcional da comunidade microbiana disbiótica permitirá que esse estado persista por um período maior, aumentando o risco de desenvolvimento de doenças (como cárie dentária, doenças periodontais, infecções fúngicas e câncer bucal). As comunidades microbianas e o próprio hospedeiro exibem uma certa "tolerância" ao fator estressor, de forma a evitar a transição para um estado disbiótico. Essa tolerância é determinada pela *resiliência* do ecossistema/hospedeiro, de forma que perturbações são incapazes de induzir disbiose em um ecossistema que apresente alta resiliência. A importância do conceito de resiliência fica evidente ao observar que alguns indivíduos desenvolvem doença enquanto outros permanecem sadios mesmo quando expostos ao mesmo fator estressor sob mesma intensidade e duração.

QUESTÕES

1. Leia as sentenças e assinale a alternativa correta:

I. Microbioma é o conjunto de microrganismos de um determinado sítio.
II. Microbioma central é definido de acordo com a alta ubiquidade e alta abundância dos microrganismos do sítio.
III. Microbiota transitória representa microrganismos que normalmente não colonizam, **não** crescem ou se dividem no sítio amostrado, mas que podem ser detectados em baixa abundância e podem até mesmo se tornar patógenos sob determinadas condições.
IV. A estruturação da composição das comunidades microbianas em determinado sítio é modulada por alguns processos ecológicos, dentre os quais encontra-se a "dispersão", que representa a modificação local em um sítio específico decorrente de uma perturbação, podendo aumentar ou diminuir a abundância de algumas espécies.
V. Biogeografia estuda os padrões de distribuição da diversidade microbiana com relação ao espaço e tempo.
VI. A **Hipótese do Especialista do Sítio** sugere que a colonização de microrganismos é sítio-específica e que isso estaria relacionado à preferência do local. Um especialista não **é comumente** detectado em outro sítio.
VII. Nos biofilmes dentários, há formação de complexos multiespécies, formados por filamentos longos, ao final dos quais *Streptococcus* spp., *Haemophilus* spp. e *Aggregatibacter* spp. se aderem formando estruturas chamadas de "espigas de milho".

a) Todas as sentenças estão corretas.
b) Somente as sentenças I, III, V e VII estão corretas.
c) As sentenças I, IV e VI estão incorretas.
d) Somente as sentenças II, V e VI estão corretas.
e) Somente as sentenças I e VII estão incorretas.

2. Relacione o grupo de especialistas com o seu sítio:

a) *Corynebacterium matruchotti, Fusobacterium nucleatum, Gemella morbillorum, Peptostreptococcus micros, Methanobrevibacter oris.*
b) *Neisseria subflava, Granulicatella elegans, Simonsiella muelleri.*
c) *Streptococcus mutans, Streptococcus gordonii, Actinomyces naeslundii.*
d) *Actinomyces odontolyculus, Fusobacterium periodonticum, Granulicatella adiacens, Rothia mucilaginosa, Eubacterium* spp., *Streptococcus salivarius.*
e) *Gemella haemolysans, Caudovirales, S. mitis.*

( ) Palato duro.
( ) Mucosa jugal.
( ) Biofilme subgengival.
( ) Dorso da língua.
( ) Biofilme supragengival.

3. Sobre a relação existente entre microbiota e hospedeiro, assinale a sentença incorreta:

a) Microbiota e hospedeiro tendem a apresentar uma relação harmônica. Porém, esse equilíbrio entre os membros das comunidades microbiana e entre a comunidade e o hospedeiro pode ser rompido, predispondo os diferentes sítios da cavidade bucal ao desenvolvimento de doenças.
b) Fatores estressores exercem pressão seletiva sobre a microbiota promovendo a ruptura na homeostasia microbiana, processo denominado disbiose.
c) Fatores ambientais, comportamentais (p. ex., dieta, tabagismo e uso de antimicrobianos), condições sistêmicas e internas do próprio hospedeiro atuam promovendo e/ou modulando a transição de uma microbiota compatível com a saúde para uma microbiota disbiótica.
d) O processo de disbiose é irreversível.

4. Sobre a resiliência da comunidade microbiana e do hospedeiro, é incorreto dizer que:

a) Resiliência é a capacidade de enfrentar um determinado fator estressor e recuperar-se da possível perturbação decorrente da atuação desse fator.
b) A resiliência depende tanto da capacidade de *resistência* (magnitude de perturbação que o ecossitema/hospedeiro podem suportar antes da transição para o estado disbiótico) quanto da capacidade de *recuperação* (velocidade na qual o ecossistema/hospedeiro retornam ao seu estágio inicial).
c) A estabilidade do ecossistema (tanto em termos de relação microbioma-hospedeiro quanto em termos de composição e função da comunidade microbiana) é mantida a longo prazo na presença de uma baixa resiliência.
d) Diferenças na resiliência dos ecossitemas específicos de cada indivíduo e também na resiliência do próprio indivíduo podem explicar por que alguns indivíduos desenvolvem doença enquanto outros permanecem sadios mesmo quando são expostos ao mesmo fator estressor sob mesma intensidade e duração.

Gabarito: 1c; 2: beadc; 3d; 4c

REFERÊNCIAS

1. Zaura E, Keijser BJ, Huse SM, Crielaard W. Defining the healthy "core microbiome" of oral microbial communities. BMC Microbiol. 2009;9:259.
2. Baker JL, Bor B, Agnello M, Shi W, He X. Ecology of the oral microbiome: beyond bacteria. Trends Microbiol. 2017;25(5):362-74.
3. Socransky SS, Haffajee AD, Cugini MA, Smith C, Kent RL. Microbial complexes in subgingival plaque. J Clin Periodontol. 1998;25(2):134-44.
4. Aas JA, Paster BJ, Stokes LN, Olsen I, Dewhirst FE. Defining the normal bacterial flora of the oral cavity. J Clin Microbiol. 2005;43(11):5721-32.
5. Utter DR, Mark Welch JL, Borisy GG. Individuality, stability, and variability of the plaque microbiome. Front Microbiol. 2016;7:564.
6. Mukherjee C, Beall CJ, Griffen AL, Leys EJ. High-resolution ISR amplicon sequencing reveals personalized oral microbiome. Microbiome. 2018;6(1):153.
7. Sato Y, Yamagishi J, Yamashita R, Shinozaki N, Ye B, Yamada T, et al. Inter-individual differences in the oral bacteriome are greater than intra-day fluctuations in individuals. PLoS One. 2015;10(6):e0131607.
8. Jiang WX, Hu YJ, Gao L, He ZY, Zhu CL, Ma R, et al. The impact of various time intervals on the supragingival plaque dynamic core microbiome. PLoS One. 2015;10(5):e0124631.
9. Mark Welch JL, Rossetti BJ, Rieken CW, Dewhirst FE, Borisy GG. Biogeography of a human oral microbiome at the micron scale. Proc Natl Acad Sci U S A. 2016;113(6):E791-800.
10. Louca S, Polz MF, Mazel F, Albright MBN, Huber JA, O'Connor MI, et al. Function and functional redundancy in microbial systems. Nat Ecol Evol. 2018;2(6):936-43.
11. Radaic A, Kapila YL. The oralome and its dysbiosis: new insights into oral microbiome-host interactions. Comput Struct Biotechnol J. 2021;19:1335-60.
12. Gomes SC, Fachin S, da Fonseca JG, Angst PDM, Lamers ML, da Silva ISB, et al. Dental biofilm of symptomatic COVID-19 patients harbours SARS-CoV-2. J Clin Periodontol. 2021;48(7):880-5.
13. Ghannoum MA, Jurevic RJ, Mukherjee PK, Cui F, Sikaroodi M, Naqvi A, et al. Characterization of the oral fungal microbiome (mycobiome) in healthy individuals. PLoS Pathog. 2010;6(1):e1000713.
14. Krom BP, Kidwai S, Ten Cate JM. Candida and other fungal species: forgotten players of healthy oral microbiota. J Dent Res. 2014;93(5):445-51.
15. Chen T, Yu WH, Izard J, Baranova OV, Lakshmanan A, Dewhirst FE. The Human Oral Microbiome Database: a web accessible resource for investigating oral microbe taxonomic and genomic information. Database (Oxford). 2010;2010:baq013.
16. Keijser BJ, Zaura E, Huse SM, van der Vossen JM, Schuren FH, Montijn RC, et al. Pyrosequencing analysis of the oral microflora of healthy adults. J Dent Res. 2008;87(11):1016-20.
17. Marsh PD. Microbiology of dental plaque biofilms and their role in oral health and caries. Dent Clin North Am. 2010;54(3):441-54.
18. Hanson CA, Fuhrman JA, Horner-Devine MC, Martiny JB. Beyond biogeographic patterns: processes shaping the microbial landscape. Nat Rev Microbiol. 2012;10(7):497-506.
19. Proctor DM, Shelef KM, Gonzalez A, Davis CL, Dethlefsen L, Burns AR, et al. Microbial biogeography and ecology of the mouth and implications for periodontal diseases. Periodontol 2000. 2020;82(1):26-41.
20. TD. Milestones in Microbiology. Part I Spontaneous Generation and Fermentation - 1684 Antony van Leeuwenhoek: Microscopical observations about animals in the scurf of the teeth. American Society for Microbiology, 1998. 266p
21. Bik EM, Long CD, Armitage GC, Loomer P, Emerson J, Mongodin EF, et al. Bacterial diversity in the oral cavity of 10 healthy individuals. ISME J. 2010;4(8):962-74.
22. Kolenbrander PE. Intergeneric coaggregation among human oral bacteria and ecology of dental plaque. 1988;42(1):627-56.
23. Mark Welch JL, Dewhirst FE, Borisy GG. Biogeography of the oral microbiome: the site-specialist hypothesis. Annu Rev Microbiol. 2019;73:335-58.
24. Caselli E, Fabbri C, D'Accolti M, Soffritti I, Bassi C, Mazzacane S, et al. Defining the oral microbiome by whole-genome sequencing and resistome analysis: the complexity of the healthy picture. BMC Microbiol. 2020;20(1):120.
25. Zhou Y, Gao H, Mihindukulasuriya KA, La Rosa PS, Wylie KM, Vishnivetskaya T, et al. Biogeography of the ecosystems of the healthy human body. Genome Biol. 2013;14(1):R1.
26. Jiang B, Liang X, Chen Y, Ma T, Liu L, Li J, et al. Integrating next--generation sequencing and traditional tongue diagnosis to determine tongue coating microbiome. Sci Rep. 2012;2:936.
27. Kazor CE, Mitchell PM, Lee AM, Stokes LN, Loesche WJ, Dewhirst FE, et al. Diversity of bacterial populations on the tongue dorsa of patients with halitosis and healthy patients. J Clin Microbiol. 2003;41(2):558-63.
28. Göhler A, Samietz S, Schmidt CO, Kocher T, Steinmetz I, Holtfreter B. Comparison of oral microbe quantities from tongue samples and subgingival pockets. Int J Dent. 2018;2018:2048390.
29. Segata N, Haake SK, Mannon P, Lemon KP, Waldron L, Gevers D, et al. Composition of the adult digestive tract bacterial microbiome based on seven mouth surfaces, tonsils, throat and stool samples. Genome Biol. 2012;13(6):R42.
30. Carda-Diéguez M, Bravo-González LA, Morata IM, Vicente A, Mira A. High-throughput DNA sequencing of microbiota at interproximal sites. J Oral Microbiol. 2020;12(1):1687397.
31. Dame-Teixeira N, de Cena JA, Côrtes DA, Belmok A, Dos Anjos Borges LG, Marconatto L, et al. Presence of Archaea in dental caries biofilms. Arch Oral Biol. 2020;110:104606.
32. Simón-Soro A, Tomás I, Cabrera-Rubio R, Catalan MD, Nyvad B, Mira A. Microbial geography of the oral cavity. J Dent Res. 2013;92(7):616-21.
33. Curtis MA, Diaz PI, Van Dyke TE. The role of the microbiota in periodontal disease. Periodontol 2000. 2020;83(1):14-25.
34. Øilo M, Bakken V. Biofilm and dental biomaterials. Materials. 2015;8(6):2887-900.
35. Borges MA, Matos IC, Mendes LC, Gomes AS, Miranda MS. Degradation of polymeric restorative materials subjected to a high caries challenge. Dent Mater. 2011;27(3):244-52.
36. Gregson KS, Shih H, Gregory RL. The impact of three strains of oral bacteria on the surface and mechanical properties of a dental resin material. Clin Oral Investig. 2012;16(4):1095-103.
37. Bourbia M, Ma D, Cvitkovitch DG, Santerre JP, Finer Y. Cariogenic bacteria degrade dental resin composites and adhesives. J Dent Res. 2013;92(11):989-94.
38. Diaz PI, Dongari-Bagtzoglou A. Critically appraising the significance of the oral mycobiome. J Dent Res. 2020:22034520956975.
39. Hengtrakool C, Pearson GJ, Wilson M. Interaction between GIC and S. sanguis biofilms: antibacterial properties and changes of surface hardness. J Dent. 2006;34(8):588-97.
40. Boscato N, Radavelli A, Faccio D, Loguercio AD. Biofilm formation of Candida albicans on the surface of a soft denture-lining material. Gerodontology. 2009;26(3):210-3.
41. Engel AS, Kranz HT, Schneider M, Tietze JP, Piwowarcyk A, Kuzius T, et al. Biofilm formation on different dental restorative materials in the oral cavity. BMC Oral Health. 2020;20(1):162.

42. Wang S, Guo L, Seneviratne CJ, Huang B, Han J, Peng L, et al. Biofilm formation of salivary microbiota on dental restorative materials analyzed by denaturing gradient gel electrophoresis and sequencing. Dent Mater J. 2014;33(3):325-31.
43. Conrads G, Wendt LK, Hetrodt F, Deng ZL, Pieper D, Abdelbary MMH, et al. Deep sequencing of biofilm microbiomes on dental composite materials. J Oral Microbiol. 2019;11(1):1617013.
44. de Melo F, Milanesi FC, Angst PDM, Oppermann RV. A systematic review of the microbiota composition in various peri-implant conditions: data from 16S rRNA gene sequencing. Arch Oral Biol. 2020;117:104776.
45. Faveri M, Gonçalves LF, Feres M, Figueiredo LC, Gouveia LA, Shibli JA, et al. Prevalence and microbiological diversity of Archaea in peri-implantitis subjects by 16S ribosomal RNA clonal analysis. J Periodontal Res. 2011;46(3):338-44.
46. Gomar-Vercher S, Simón-Soro A, Montiel-Company JM, Almerich-Silla JM, Mira A. Stimulated and unstimulated saliva samples have significantly different bacterial profiles. PLoS One. 2018;13(6):e0198021.
47. Grine G, Terrer E, Boualam MA, Aboudharam G, Chaudet H, Ruimy R, et al. Tobacco-smoking-related prevalence of methanogens in the oral fluid microbiota. Sci Rep. 2018;8(1):9197.
48. Wilbert SA, Mark Welch JL, Borisy GG. Spatial ecology of the human tongue dorsum microbiome. Cell Rep. 2020;30(12):4003-15.e3.
49. Gosalbes MJ, Durbán A, Pignatelli M, Abellan JJ, Jiménez-Hernández N, Pérez-Cobas AE, et al. Metatranscriptomic approach to analyze the functional human gut microbiota. PLoS One. 2011;6(3):e17447.
50. Benítez-Páez A, Belda-Ferre P, Simón-Soro A, Mira A. Microbiota diversity and gene expression dynamics in human oral biofilms. BMC Genomics. 2014;15:311.
51. Peterson SN, Meissner T, Su AI, Snesrud E, Ong AC, Schork NJ, et al. Functional expression of dental plaque microbiota. Front Cell Infect Microbiol. 2014;4:108.
52. Duran-Pinedo AE, Frias-Lopez J. Beyond microbial community composition: functional activities of the oral microbiome in health and disease. Microbes Infect. 2015;17(7):505-16.
53. Takahashi N, Washio J, Mayanagi G. Metabolomics of supragingival plaque and oral bacteria. J Dent Res. 2010;89(12):1383-8.
54. Bowden GH, Hamilton IR. Survival of oral bacteria. Crit Rev Oral Biol Med. 1998;9(1):54-85.
55. Duran-Pinedo AE. Metatranscriptomic analyses of the oral microbiome. Periodontol 2000. 2021;85(1):28-45.
56. Belkaid Y, Harrison OJ. Homeostatic immunity and the microbiota. Immunity. 2017;46(4):562-76.
57. Marsh PD. Microbial ecology of dental plaque and its significance in health and disease. Adv Dent Res. 1994;8(2):263-71.
58. Bowen WH, Burne RA, Wu H, Koo H. Oral biofilms: Pathogens, matrix and polymicrobial interactions in microenviroments. Trends in Microbiol 2018;26:229-242.
59. Lamont RJ, Koo H, Hajishengallis G. The oral microbiota: dynamic communities and host interactions. Nat Rev Microbiol. 2018;16(12):745-59.
60. Marsh PD. Are dental diseases examples of ecological catastrophes? Microbiology. 2003;149(Pt 2):279-94.
61. Rosier BT, Marsh PD, Mira A. Resilience of the oral microbiota in health: mechanisms that prevent dysbiosis. J Dent Res. 2018;97(4):371-80.
62. Sanz M, Beighton D, Curtis MA, Cury JA, Dige I, Dommisch H, et al. Role of microbial biofilms in the maintenance of oral health and in the development of dental caries and periodontal diseases. Consensus report of group 1 of the Joint EFP/ORCA workshop on the boundaries between caries and periodontal disease. J Clin Periodontol. 2017;44 Suppl 18:S5-S11.
63. Farah CS, Lynch N, McCullough MJ. Oral fungal infections: an update for the general practitioner. Aust Dent J. 2010;55 Suppl 1:48-54.
64. Koo H, Andes DR, Krysan DJ. Candida-streptococcal interactions in biofilm-associated oral diseases. PLoS Pathog. 2018 Dec 13;14(12):e1007342. doi: 10.1371/journal.ppat.1007342. PMID: 30543717; PMCID: PMC6292568.
65. Perera M, Al-Hebshi NN, Speicher DJ, Perera I, Johnson NW. Emerging role of bacteria in oral carcinogenesis: a review with special reference to perio-pathogenic bacteria. J Oral Microbiol. 2016;8:32762.
66. Perera M, Al-Hebshi NN, Perera I, Ipe D, Ulett GC, Speicher DJ, et al. A dysbiotic mycobiome dominated by Candida albicans is identified within oral squamous-cell carcinomas. J Oral Microbiol. 2017;9(1):1385369.
67. Hajishengallis G, Darveau RP, Curtis MA. The keystone-pathogen hypothesis. Nat Rev Microbiol. 2012;10(10):717-25.
68. Folke C, Carpenter S, Walker B, Scheffer M, Elmqvist T, Gunderson L, et al. Regime shifts, resilience, and biodiversity in ecosystem management. Annu Rev Ecol Evol Syst. 2004;35(1):557-81.
69. Zaura E, Nicu EA, Krom BP, Keijser BJ. Acquiring and maintaining a normal oral microbiome: current perspective. Front Cell Infect Microbiol. 2014;4:85.

CAPÍTULO 7

Fatores que podem alterar a composição do microbioma da cavidade bucal

- Thais de Cássia Negrini
- Tamires Timm Maske
- Clarissa Cavalcanti Fatturi Parolo
- Francisco Montagner
- Rodrigo Alex Arthur

✔ PONTOS IMPORTANTES

- Apesar da estabilidade temporal na composição do microbioma da cavidade bucal, alguns fatores promovem oscilações na composição do microbioma bucal.
- Tipo de parto (vaginal ou cesárea) e alimentação nos primeiros meses de vida modulam a colonização microbiana da cavidade bucal.
- A erupção dentária fornece novos sítios para colonização microbiana contribuindo para um aumento na diversidade microbiana na cavidade bucal.
- Desordens do sistema imunológico e variações hormonais também podem promover oscilações na composição do microbioma da cavidade bucal.
- A composição do microbioma também é afetada pela dieta, pelo consumo de álcool, pelo tabagismo, pelos hábitos de higiene bucal, uso de antimicrobianos, de próteses e de aparelhos ortodônticos.
- A depender da resiliência do hospedeiro, embora oscilações microbiológicas ocorram, a microbiota bucal tende a permanecer em equilíbrio e em condição compatível com saúde.

INTRODUÇÃO

Ao longo de milhares de anos, o hospedeiro e seu microbioma evoluíram conjuntamente e em constante interação um com o outro, de forma a possibilitar o surgimento de uma única unidade biológica altamente integrada, denominada holobionte. Conforme descrito no **Capítulo 2**, durante esse processo evolutivo, uma codependência foi estabelecida possibilitando a realização de processos biológicos e metabólicos complexos que não poderiam ser realizados de forma independente. Essa integração entre hospedeiro e seu microbioma ocorre em decorrência de interações sinérgicas, de forma que, enquanto o hospedeiro fornece condições ambientais que favorecem o crescimento de determinados microrganismos, alguns microrganismos desempenham determinadas funções que não poderiam ser realizadas apenas pelo hospedeiro. Dessa forma, a integração funcional, o benefício mútuo e o equilíbrio dinâmico entre hospedeiro e sua microbiota determinam o estado de saúde do hospedeiro.

Esse estado de equilíbrio ecológico e de harmonia entre hospedeiro e sua microbiota é mantido por meio da interação entre diversos fatores que modulam a função e a composição do microbioma. De forma geral, há uma estabilidade temporal na composição do microbioma da cavidade bucal,[1] o que está diretamente relacionado à resiliência da comunidade microbiana e do hospedeiro às pressões seletivas (ou fatores estressores) (conforme conceito apresentado no **Capítulo 6**) que ocorrem no ambiente bucal desde o nascimento até a velhice. Muitos fatores, entretanto, atuam na cavidade bucal promovendo oscilações na composição do microbioma[2] (**Figura 1**). Neste capítulo serão apresentadas evidências de como modificações fisiológicas (p. ex., erupção dentária, variações hormonais e envelhecimento), condição de saúde sistêmica, fatores genéticos e ambientais, hábitos e estilo de vida, uso de prótese e aparelho ortodôntico, uso de antimicrobianos, entre outros, potencialmente alteram o microbioma da cavidade bucal. Aspectos básicos da cavidade bucal e que modulam a composição microbiana em sítios específicos, como temperatura, potencial de oxidação-redução, disponibilidade de nutrientes, gradientes de pH, fluxo salivar e atividade antimicrobiana da saliva foram explorados nos **Capítulos 2** e **3**.

O MICROBIOMA DA CAVIDADE BUCAL E O DESENVOLVIMENTO HUMANO

Durante o desenvolvimento humano ocorrem diversas modificações fisiológicas (metabólicas, imunológicas ou hormonais) que contribuem para mudanças do microbioma do corpo humano, incluindo o microbioma da cavidade bucal. É sabido que o ecossistema da cavidade bucal experimenta grandes mudanças (fisiológicas ou não) ao longo da vida.[4] Dessa forma, diversos fatores atuam durante o desenvolvimento humano modulando a microbiota da cavidade bucal, tanto durante o período perinatal quanto durante o período pós-natal (**Figura 2**), como será descrito a seguir.

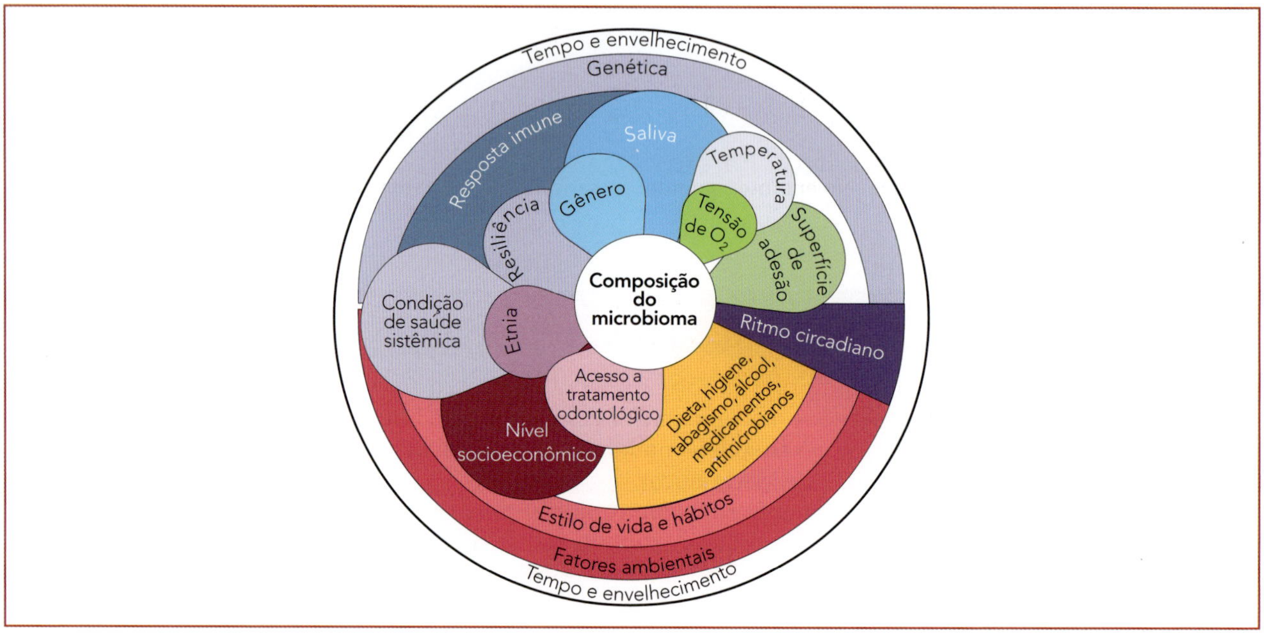

FIGURA 1 Fatores que potencialmente alteram a composição do microbioma da cavidade bucal.

Fonte: adaptada de Cornejo Ulloa et al.[3] e elaborada pela Profa. Dra. Clarissa Cavalcanti Fatturi Parolo.

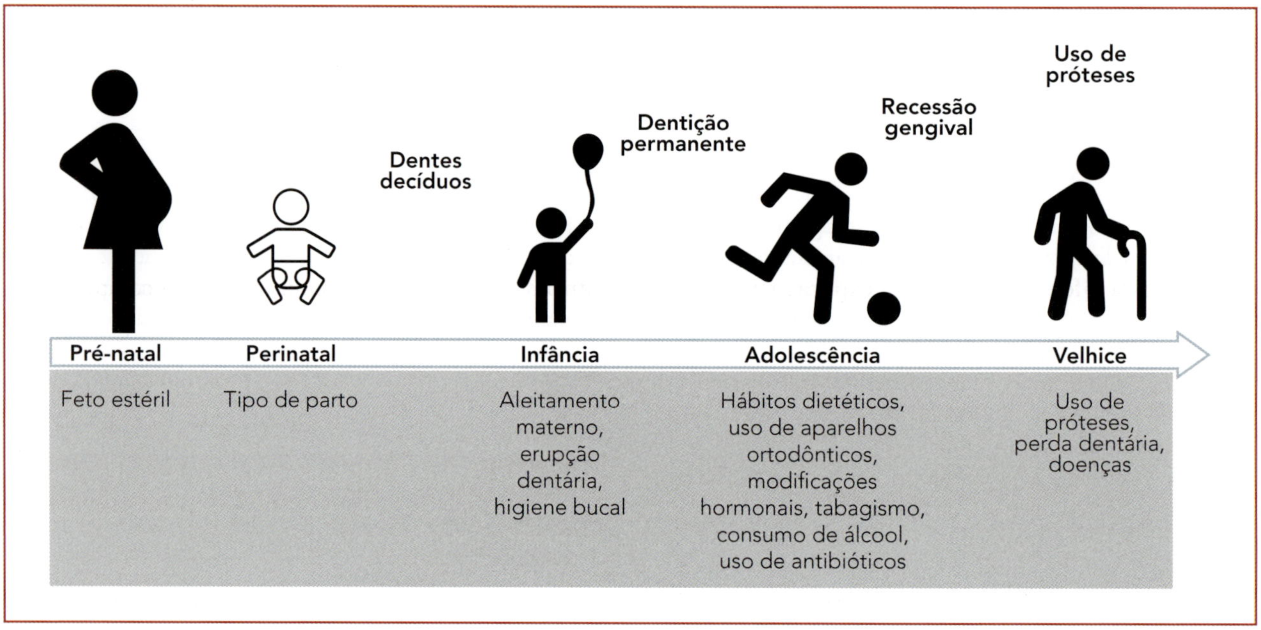

FIGURA 2 Fatores que modificam o microbioma da cavidade bucal a partir do nascimento, passando pela infância, adolescência e idade avançada.

Fonte: adaptada de Kaan et al., 2000[5] e elaborada pela Profa. Dra. Clarissa Cavalcanti Fatturi Parolo.

Nascimento da criança e desenvolvimento infantil

A aquisição do microbioma no momento do nascimento tem sido um assunto amplamente estudado. É sabido que as trocas microbianas iniciais entre a mãe e o bebê durante o nascimento e em períodos subsequentes são fundamentais para o estabelecimento da microbiota da criança, a qual desempenha um papel importante no desenvolvimento do sistema imunológico do recém-nascido.[6]

Uma vasta literatura é encontrada considerando a associação entre o modo de nascimento da criança (tipo de parto) e o padrão do microbioma estabelecido na cavidade bucal do bebê. Argumenta-se que quando o nascimento ocorre por parto vaginal, a primeira exposição ou contato do recém-nascido aos microrganismos ocorre durante a passagem pelo canal vaginal da mãe. No entanto, quando o bebê nasce por meio de um parto cesariano, o bebê não é exposto à microbiota vaginal da mãe, mas sim aos microrganismos colonizadores da pele da mãe, dos profissionais de saúde e, eventualmente, microrganismos presentes nos equipamentos médicos utilizados no momento do parto.[5,7]

Bebês nascidos por parto vaginal apresentam, nos primeiros 6 meses após o nascimento, uma maior diversidade microbiana na cavidade bucal quando comparados aos bebês nascidos por parto cesariano (PCS).[8] Maior abundância de *Actinomyces naeslundii, Actinomyces odontolyticus, Fusobacterium nucleatum* e *Lactobacillus salivarius* é encontrada na cavidade bucal de bebês nascidos por parto vaginal e a prevalência de *Streptococcus sanguinis, Streptococcus gordoni, Rothia denticariosa* e *Bifidobacterium dentium* aumentam no decorrer dos 6 meses independentemente do tipo de parto, porém esses microrganismos tendem a ser menos prevalentes na cavidade bucal de crianças nascidas por PCS.[8] Além disso, tem sido relatado que a cavidade bucal dos bebês nascidos por parto vaginal possui maior abundância de *Streptococcus* spp. e de *Lactobacillus* spp. associados à saúde, enquanto bebês nascidos por PCS têm a tendência de adquirir *Streptococcus mutans* e *Streptococcus sobrinus* (bactérias que apresentam elevado potencial cariogênico) quase 12 meses antes do que os bebês que nasceram por parto vaginal.[9,10] Essa diferença poderia ser explicada pelo fato de que, ao nascer, o PCS ocasionaria menor exposição do bebê aos microrganismos comensais e protetivos provenientes da mãe, e isso ocasionaria uma redução na barreira natural promovida por essa microbiota comensal inicial contra a colonização por microrganismos patógenos.

Considera-se que o feto é estéril, de forma que a presença de qualquer microrganismo na placenta ou nos fluidos embrionários é normalmente considerada resultado de uma contaminação originária do trato genital inferior da gestante e potencialmente associada a desfechos indesejáveis durante o período gestacional, como a ocorrência de parto prematuro.[11] No entanto, alguns estudos têm relatado a presença de uma microbiota colonizando a placenta em condição compatível com saúde, e especula-se que essa microbita placentária poderia estar envolvida na colonização da cavidade bucal dos bebês.[12] Um estudo observou que a placenta de 320 gestantes contém uma microbiota única e muito similar à microbiota presente na cavidade bucal,[13] sendo composta por microrganismos dos gêneros *Streptococcus* spp., *Fusobacterium* spp., *Neisseria* spp., *Prevotella* spp. e *Porphyromonas* spp., entre outros.[12,13] Essa similaridade entre o microbioma da placenta e o microbioma da cavidade bucal da gestante é explicada pelo fato de que esses microrganismos seriam transportados da cavidade bucal ao líquido amniótico através do sangue (em uma condição representada por um baixo nível de bacteremia) e essa "contaminação" da placenta poderia ser exacerbada em decorrência da presença de doenças na cavidade bucal. Esse é um tema bem polêmico e controverso. Apesar desses estudos sugerirem uma associação entre a composição do microbioma da placenta e o microbioma da cavidade bucal da gestante, e apesar do fato de os microrganismos presentes na placenta não serem geralmente encontrados no trato urogenital da gestante, outros estudos, entretanto, não foram capazes de identificar a apresença de um microbioma placentário.[14,15] Há um entendimento de que a presença de microbiota placentária pode ser um artefato das análises baseadas em metagenoma, utilizando o DNA das comunidades microbianas. Por isso, não é possível afirmar se os microrganismos encontrados nas amostras de líquido amniótico estão viáveis, e potencialmente contribuindo para a colonização da cavidade bucal dos bebês, se são apenas microrganismos mortos ou se são contaminantes dos reagentes utilizados nas análises ou derivados dos procedimentos laboratoriais. Dessa forma, parece não existir uma conexão clara entre a microbiota bucal das gestantes, microbiota da placenta e a microbiota bucal em recém-nascidos.

A cavidade bucal é rapidamente colonizada por *Streptococcus* spp. (especialmente o *S. salivarius*) no decorrer dos primeiros meses após o nascimento.[12,16] Esse padrão de colonização justifica-se pela abundância de oligossacarídeos na cavidade bucal do bebê que são fornecidos tanto pelo leite materno quanto pelas fórmulas infantis. Esses oligossacarídeos são utilizados como fonte de energia pelos *Streptococcus* spp. e a metabolização desses compostos cria um ambiente propício para que outros microrganismos comensais prosperem na cavidade bucal.[12]

Quando os dentes ainda não estão presentes na cavidade bucal, as superfícies mucosas atuam como os únicos sítios disponíveis para colonização. *Streptococcus salivarius, Streptococcus mitis, Streptococcus sanguinis* e *Streptococcus oralis* aderem-se à película proteica que se forma sobre essas superfícies[12] (**Capítulos 2 e 3**). Tem sido relatado que diferentes espécies de *Streptococcus* spp. isolados da cavidade bucal de recém-nascidos sintetizam proteases capazes de clivar a imunoglobulina A secretória (sIgA) presente no leite materno, o que contribui para que esses estreptococos possam se desenvolver em um ambiente rico em sIgA, como a cavidade bucal.[17] De forma geral, *Streptococcus* spp., *Gemella* spp., *Granulicatella* spp. e *Veillonella* spp. são responsáveis por quase 50% dos taxa encontrados na cavidade bucal dos bebês previamente à erupção dos dentes.[18] *Streptococcus oligofermentans, Streptococcus oralis, Streptococcus mitis, Streptococcus parasanguinis, Streptococcus sobrinus, Streptococcus cristatus, Veillonella parvula, Veillonella atypica, Veillonella dispar, Gemella haemolysans* e *Granulicatella adiacens* estão entre os microrganismos encontrados.[18] Funções relacionadas ao transporte de membrana, metabolismo de carboidratos, de aminoácidos, de nucleotídeos e de energia estão entre as funções enriquecidas nesse microbioma associado às superfícies mucosas[18] (**Figura 3**). Esses colonizadores primários possibilitam coadesão/coagregação de outros microrganismos, como *Veillonella* spp. e *Rothia* spp., entre outros, contribuindo para um aumento na diversidade microbiana na cavidade bucal no decorrer dos primeiros meses de vida.[19]

O tipo de alimentação dos bebês nas primeiras semanas de vida afeta a composição da microbiota bucal. Após 8 semanas do nascimento via parto vaginal, bebês alimentados exclusivamente pelo leite materno apresentaram maior abundância dos filos Actinobacteria e de Proteobacteria, enquanto os bebês alimentados com fórmula infantil apresentaram maior abundância do filo Bacteroidetes e de *Prevotella* spp.[20] Aos 6 meses de idade, bebês alimentados pelo leite materno apresentam maior abundância de *Streptococcus* spp., enquanto abundância de *Actinomyces* spp. e de *Prevotella* spp. é maior na cavidade bucal de bebês alimentados com fórmulas infantis.[21] Bebês exclusivamente alimentados pelo leite materno apresentam maior abundância de *Streptococcus* spp. e menor abundância de *Veillonella* spp. aos 2 meses de idade em comparação aos bebês que recebem alimentação mista. Abundância de *Gemella* spp., *Fusobacterium* spp. e de *Neisseria* spp. foi maior em crianças que recebem alimentos sólidos.[21] Apesar dessas observações, parece que o impacto dessas diferenças microbiológicas em fases mais avançadas da vida é muito pequeno. Bebês alimentados com leite materno até os 6 meses de idade apresentam maior abundância de *Veillonella* spp. e de *Eubacteria* spp. na cavidade bucal durante a adolescência em comparação com bebês que receberam dieta mista (leite materno e fórmula infantil) ou somente fórmula infantil. Entretanto, a composição geral do microbioma bucal não foi diferente entre esses dois grupos de indivíduos.[22] Apesar de não haver muitas evidências a respeito dessa comparação longitudinal, parece que outros fatores aos quais a cavidade bucal está exposta, como dieta sólida e hábitos alimentares, entre outros, parecem exercer um impacto maior na composição microbiana em estágios posteriores da vida. Além de um possível efeito do padrão dietético na composição do microbioma bucal do bebê, uso de chupeta também parece exercer algum efeito sobre a composição microbiana. Maior ocorrência de *Lactobacillus* spp. e de *Candida* spp. é encontrada em crianças que possuem o hábito de chupar chupeta.[23]

De forma geral, inicialmente microrganismos frequentemente associados à microbiota intestinal, à pele e ao leite materno podem estar presentes na cavidade bucal nos primeiros meses de vida, como *Escherichia coli, Staphylococcus* spp. e *Pseudomonas* spp. e bactérias produtoras de ácido lático, como *Lactobacillus crispatus, Lactobacillus gasseri* e *Streptococcus* spp. Até os primeiros anos de vida, a abundância de *Veillonella* spp., *Fusobacterium* spp., *Neisseria* spp., *Prevotella* spp., *Rothia* spp., *Treponema* spp. e *Streptococcus mutans* parece aumentar na cavidade bucal conforme a ocorre a transição dos bebês para estágios mais maduros do desenvolvimento, juntamente com a maior exposição ao ambiente externo.[12]

Adicionalmente, conforme o indivíduo avança em seu desenvolvimento etário, o surgimento dos dentes fornecendo

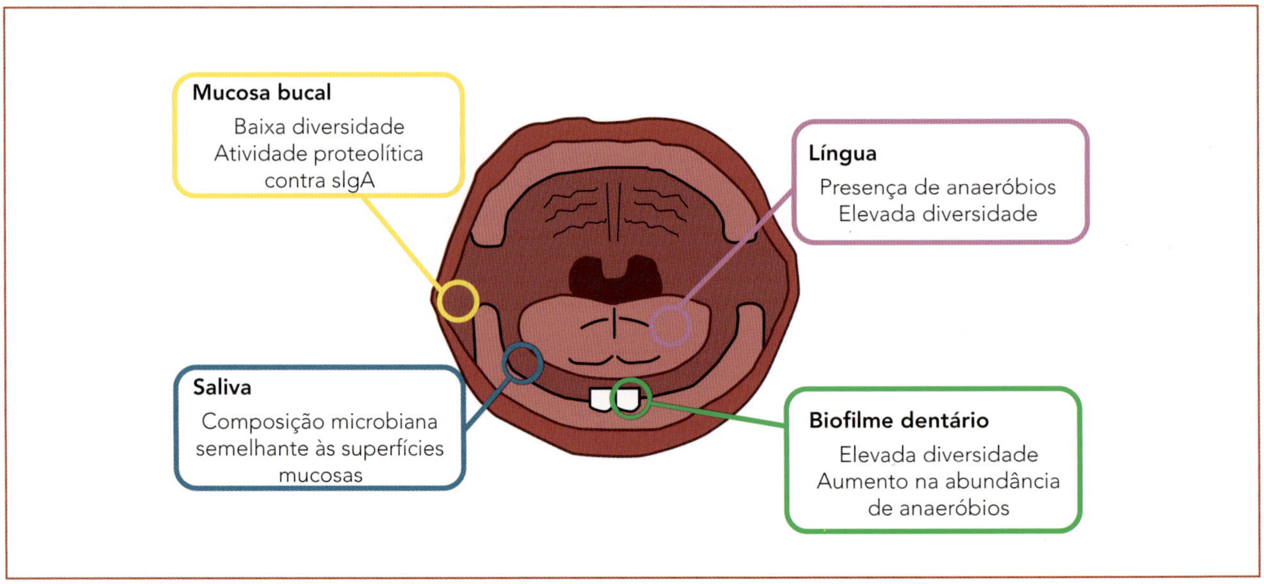

FIGURA 3 Diferentes hábitats presentes na cavidade bucal do bebê.

Fonte: extraída e adaptada de Kaan et al.,2000.[5]

novos sítios para colonização microbiana e a introdução de uma dieta sólida passam a modular a composição da comunidade microbiana, promovendo um aumento na diversidade microbiana da cavidade bucal.[18] A aquisição de novas espécies tem sido atribuída à maior disponibilidade de superfícies para adesão (promovidas pelos dentes) e à maior disponibilidade de alimentos proporcionada pela introdução de uma dieta sólida e com elementos diferentes dos presentes no leite ou nas fórmulas infantis.[24]

Os primeiros dentes decíduos (incisivos centrais superiores e inferiores) erupcionam na cavidade bucal no período compreendido entre os 6 e os 10 meses de idade, seguidos pelos incisivos laterais superiores e inferiores (até os 12 meses de idade), dos caninos (até os 14 meses) até a erupção completa dos primeiros e segundos molares (até os 24 meses). A erupção desses dentes promove uma expansão funcional no microbioma em comparação com as funções enriquecidas no microbioma no estágio pré-eruptivo. Por volta dos 6 anos de idade, os dentes decíduos começam a esfoliar e são substituídos pelos dentes permanentes (período de dentição mista). Os primeiros dentes permanentes que erupcionam na cavidade bucal são os incivisos centrais e os primeiros molares. Até aproximadamente os 12 ou 13 anos de idade, o adolescente já apresenta os pré-molares permanentes erupcionados, caracterizando a completa substituição da dentição decídua pela dentição permanente. Além disso, ao redor dessa idade o segundo molar permanente também se encontra erupcionado. O período no qual tanto dentes decíduos quanto dentes permanentes estão presentes na cavidade bucal é denominado dentição mista. Os estudos demonstram que há um aumento na diversidade microbiana na dentição permanente em comparação ao microbioma da dentição mista e decídua.[18] Durante a presença de dentição mista, o microbioma bucal sofre várias mudanças relacionadas à erupção dos dentes permanentes e ao início da puberdade.[5]

Quando os perfis microbianos do biofilme dentário de crianças com dentição decídua, mista ou permanente são comparados, *Streptococcus* spp., *Veillonella* spp., *Gemella* spp., *Granulicatella* spp., *Fusobacterium* spp., *Corynebacterium* spp., *Kingella* spp., *Prevotella* spp., *Terrahaemophilus* spp., *Capnocytophaga* spp., *Porphyromonas* spp., *Campylobacter* spp., *Actinomyces* spp. e *Haemophilus* spp. são encontrados em todos os estágios da dentição. Porém, são encontrados níveis mais elevados de espécies anaeróbias Gram-positivas e Gram-negativas na dentição permanente do que na dentição decídua.[18] O biofilme subgengival associado à dentição mista está no estágio de maior transição microbiológica e tem uma proporção significativamente maior de anaeróbios Gram-negativos do que o biofilme subgengival presente na dentição decídua ou na dentição permanente.[18] Além disso, na dentição mista, o biofilme supragengival de dentes decíduos apresenta maior abundância de *Treponema* spp. enquanto maior abundância de *Actinomyces* spp. e do filo Actinobacteria é encontrada em biofilme de primeiros molares permanentes.[25] Como nesse período de transição da dentição a oclusão dentária ainda não está completa, o biofilme e os resíduos alimentares ficam estagnados ao redor do dente em erupção e principalmente nas superfícies oclusais dos molares parcialmente erupcionados,[26] o que poderia explicar as diferenças encontradas na composição microbiana.

Adolescência e alterações hormonais

Adolescência caracteriza-se como uma etapa intermediária do desenvolvimento humano, e representa a fase transitória entre a infância e a idade adulta. Este período é marcado por diversas transformações corporais, hormonais e até mesmo comportamentais. A puberdade caracteriza-se como a fase inicial da adolescência e é marcada por diversas mudanças biológicas, entre elas a mudança no microbioma da cavidade bucal.

Durante a puberdade, diferentes hormônios desempenham papéis importantes no desenvolvimento dos sistemas reprodutivo e imunológico do indivíduo. O eixo hipotálamo-hipófise-gonadal controla a produção de testosterona e de progesterona nas gônadas femininas e a produção de testosterona nas gônadas masculinas.[27] O eixo hipotálamo-hipófise-adrenal está envolvido na liberação de cortisol em resposta a estímulos estressantes fisiológicos ou psicológicos auxiliando os indivíduos a lidar com esses eventos estressantes; as respostas incluem mobilização de estoques de energia, redução da inflamação e aumento da atividade imunológica.[28] Aumento na vascularização tecidual, redução na queratinização do epitélio e aumento na permeabilidade tecidual são efeitos exercidos pelo estrogênio e progesterona sobre o epitélio gengival.[29] A progesterona também está associada a um aumento nos níveis de mediadores pró-inflamatórios.[30] Essas alterações resultam em níveis elevados de inflamação gengival, sem que isso necessariamente esteja relacionado a um maior acúmulo de biofilme.

As mudanças na microbiota do biofilme subgengival ao longo da puberdade foram avaliadas por um período de 4 anos em 42 adolescentes e observou-se que o sangramento gengival e as contagens bacterianas totais aumentavam no início da puberdade e diminuíram após os 14 anos de idade.[31] Houve um aumento na prevalência dos microrganismos *Actinomyces odontolyticus* e *Capnocytophaga* spp. com o tempo. Em meninos, a fase puberal inicial foi associada a aumentos no sangramento gengival e na prevalência de *Prevotella intermedia* e *Prevotella melaninogenica*, enquanto nas meninas houve o aumento na prevalência de *Actinomyces odontolyticus.* Aumento nos níveis de *Streptococcus* spp., *Veillonella* spp., *Fusobacterium* spp., *Eikenella* spp. e *Wolinella* spp. também tem sido relatado no biofilme subgengival durante a puberdade.[32,33] Observa-se também um aumento significativo de espiroquetas e anaeróbios na cavidade bucal durante esse período do crescimento, uma vez que hormônios associados à puberdade podem atuar como fonte de nutrientes desses microrganismos.[34]

Há um entendimento de que essas mudanças na microbiota do biofilme subgengival durante a puberdade e o aumento da inflamação gengival são eventos inter-relacionados, e um adequado controle de acúmulo de biofilme é a chave para controlar a gengivite associada à puberdade.[35] Além disso, outros fatores, como o consumo e a frequência de lanches e bebidas adoçadas, o consumo de álcool, uso de cigarro ou de aparelho ortodôntico (descritos mais adiante neste capítulo), podem influenciar a composição da microbiota bucal nesse período do desenvolvimento humano.[5]

No que diz respeito ao ciclo menstrual, ligeiro aumento nos níveis salivares de *Aggregatibacter actinomycetemcomitans* e oscilações na abundância de *Campylobacter* spp., *Haemophilus* spp., *Prevotella* spp. e *Oribacterium* spp. têm sido relatados.[36] Além disso, parece ocorrer aumento nas contagens salivares de microrganismos anaeróbios durante a ovulação.[37] Apesar desses achados, parece não haver grandes modificações na composição do microbioma da cavidade bucal durante o ciclo menstrual. Isso indica que o microbioma da cavidade bucal apresenta certa resiliência e capacidade de adaptação às flutuações hormonais decorrentes do ciclo menstrual.[36] Os hábitos dietéticos ou o tabagismo parecem exercer um efeito maior na composição microbiana durante o ciclo menstrual do que o efeito exercido pelas oscilações hormonais *per se*.

Gravidez

A gravidez é governada por uma série de modificações imunológicas, hormonais e metabólicas que são essenciais para o desenvolvimento do feto e para o sucesso do parto.[38] Durante esse período, ocorrem modificações na microbiota de várias localizações do corpo, incluindo a cavidade bucal. Os níveis hormonais da mulher mudam consideravelmente, especialmente em relação à progesterona.[39] Essas alterações hormonais promovem uma resposta inflamatória exacerbada ao biofilme dentário, de forma que edema e sangramento gengival são frequentemente encontrados na maioria das gestantes.[40] Nessa condição, aumenta a abundância de certas bactérias anaeróbias Gram-negativas na cavidade bucal, em particular *Porphyromonas gingivalis, Prevotella intermedia, Prevotella nigrescens, Prevotella oris, Campylobacter rectus* e *Fusobacterium nucleatum vicentii*.[41,42] Além disso, níveis de *P. gingivalis* foram positivamente correlacionados com os níveis de progesterona no primeiro trimestre de gestação.[43] Presença de *P. gingivalis, Aggregatibacter actinomycetemcomitans, Streptococcus* spp., *Staphylococcus* spp. e de *Candida* spp. na cavidade bucal é significativamente maior nas mulheres grávidas, especialmente durante o primeiro e segundo trimestres de gestação.[44] Abundância de *Streptococcus* spp., *Veillonella* spp., *Megasphaera spp.* e *Moryella* spp. no biofilme supragengival é menor durante a gestação.[45] No período pós-parto, entretanto, há uma redução na abundância de *Prevotella* spp., *Fusobacterium nucleatum vicentii, Dialister* spp., *Corynebacterium* spp., *Rothia dentocariosa, Selenomonas sputigena* e *Klingella oralis*. Por isso, apesar de uma modificação microbiológica ocorrer durante a gestação (com aumento na abundância de alguns microrganismos potencialmente patogênicos), parece que essa alteração microbiológica é revertida após o parto.[41]

Idade adulta e envelhecimento

Como já discutido, a colonização dos tecidos da cavidade bucal inicia-se durante o nascimento, e é seguido por uma segunda etapa de colonização com a erupção dos dentes e introdução da dieta sólida.[24] Esse processo de colonização é influenciado pelo microbioma materno, mas é também individualizado,[18] ou seja, cada indivíduo é colonizado por consórcios de microrganismos que são bem adaptados às condições presentes em cada cavidade bucal específica. A cavidade bucal é natural e gradualmente colonizada por diferentes taxa microbianos com o avançar da idade, tornando-se microbiologicamente mais complexa enquanto mantém um estado saudável.[46]

O envelhecimento afeta negativamente a resposta imune dos idosos. Um estreitamento da mucosa bucal acompanhado de maior lentidão para deslocamento de células de defesa para os locais de infecção favorece o estabelecimento de infecções.[47] Essa imunosenescência aumenta a suscetibilidade dos idosos a infecções. Além disso, os idosos apresentam-se em um estado inflamatório crônico mesmo na ausência de uma infecção aparente, o que também exerce um efeito sobre a microbiota residente dos diferentes ambientes do corpo.[48-50] Enquanto ocorre o envelhecimento fisiológico, a prevalência de doenças sistêmicas também aumenta e, com isso, ocorre um maior uso de múltiplas medicações. Pacientes debilitados ou com câncer que fazem uso de medicações citotóxicas e imunossupressivas apresentam aumento na proporção de microrganismos oportunistas como enterobactérias, *Staphylococcus* spp. e *Candida* spp. na região orofaríngea.[34] A presença de candidíase bucal é comum na terceira idade e tem sido largamente atribuída às mudanças fisiológicas da mucosa bucal, à nutrição inadequada, ao fluxo salivar reduzido e à presença de próteses, as quais favorecem a colonização da cavidade bucal por fungos.

Proporções mais altas de *Actinomyces* spp. (*A. oris* e *A. neslundii*) e de *Lactobacillus* spp. são encontradas na microbiota do biofilme supragengival e da saliva de indivíduos acima de 60 ou 70 anos, em comparação com populações mais jovens.[51,52] A microbiota do biofilme subgengival de indivíduos periodontalmente saudáveis (ao redor dos 60 anos de idade) consiste predominantemente em aeróbios Gram-positivos e em menores proporções de anaeróbios Gram-negativos.[53] Quando indivíduos idosos são comparados a indivíduos jovens, ambos periodontalmente saudáveis, a composição do microbioma do biofilme subgengival é semelhante, apesar de uma tendência ao aumento na presença de *F. nucleatum* em idosos.[52] Parece haver uma redução nos níveis de *P. gingivalis, Tanerella forsythia* e *A. actinomycetemcomitans* e um aumento nos níveis de *Actinomyces gerencseriae, Actinomyces israelii, Actinomyces naeslundii* e *Actinomyces oris* no biofilme subgengival de idosos que apresentam periodontite em comparação aos jovens que também apresentam periodontite.[52]

Presença de doenças bucais pode induzir inflamação sistêmica crônica de baixo grau em idosos,[54] acarretando um risco significativo de morbidade e mortalidade nesses indivíduos. A bacteremia transitória decorrente das doenças da cavidade bucal e de procedimentos odontológicos pode, por sua vez, aumentar ainda mais a inflamação sistêmica no hospedeiro idoso já sobrecarregado.[55] A combinação entre maior acesso aos serviços de saúde, melhora das condições de saúde bucal e aumento da expectativa de vida tem possibilitado que um maior número de dentes seja mantido na cavidade bucal por mais tempo. Isso resulta em um aumento da experiência cumulativa de cárie dentária e de periodontite na população idosa e, consequentemente, em maior necessidade de cuidados dentários de apoio.[56] Apesar dessa tendência de redução do edentulismo, perda dentária ainda é muito prevalente entre os idosos. Nesse sentido, a perda do elemento dentário também induz modificações no microbioma da cavidade bucal. Indivíduos completamente edêntulos apresentam menor diversidade microbiana na saliva e, como esperado, apresentam menor abundância de microrganismos frequentemente associados ao biofilme dentário.[57]

SISTEMA IMUNOLÓGICO DO HOSPEDEIRO E DOENÇAS SISTÊMICAS

O sistema imunológico consiste em uma imensidade de células que mantêm e monitoram continuamente a saúde do hospedeiro. Na cavidade bucal, o sistema imunológico precisa não somente se harmonizar com a diversa microbiota ali presente, mas também deve ser capaz de defender o ambiente bucal contra os microrganismos patogênicos. Quando o sistema imunológico está desregulado, o equilíbrio entre as comunidades microbianas e o hospedeiro pode ser perturbado, criando condições para uma colonização ou crescimento excessivo de espécies potencialmente patogênicas, o que pode aumentar o risco de desenvolvimento de doenças na cavidade bucal (**Figura 4**).

É bem conhecido que a infecção pelo vírus da imunodeficiência humana (HIV) torna o hospedeiro gravemente imunocomprometido. Modificações na microbiota do corpo humano, incluindo a microbiota da cavidade bucal, são frequentemente encontradas em decorrência da grave imunossupressão induzida por esta doença. Essas alterações tornam os indivíduos mais suscetíveis a infecções oportunistas (tanto sistêmicas quanto da cavidade bucal). Têm sido demonstradas diferenças na microbiota bucal entre indivíduos sadios e pacientes infectados pelo HIV e não tratados.[58] De forma geral, pacientes infectados apresentam maior abundância de *Veillonella* spp., *Prevotella* spp., *Megasphaera* spp. e *Campylobacter* spp. e redução na abundância de *Streptococcus* spp. comensais no biofilme formado sobre o dorso da língua; maior abundância de *Haemophilus parainfluenzae, Prevotella melanonogenica* e *Rothia mucilaginosa* e menor abundância de *Streptococcus mitis* na saliva.[58,59] Doenças hematológicas malignas, como a leucemia e os linfomas, também parecem modular a microbiota da cavidade bucal. Pacientes imunocomprometidos com neoplasias hematológicas apresentam maior prevalência da família Enterobacteriaceae na cavidade bucal e essa alteração foi encontrada em pacientes com septicemia.[60] Tal condição mostra que uma disfunção no sistema imunológico do hospedeiro poderia desencadear mudanças na microbiota da cavidade bucal e resultar em infecções sistêmicas. Além disso, o biofilme supragengival de indivíduos portadores de leucemia linfoblástica aguda apresenta menor riqueza e diversidade microbianas quando comparada ao biofilme de indivíduos saudáveis.[61]

Os cânceres surgem de um crescimento descontrolado das células alteradas, e sua progressão e manutenção são impulsionadas pelo sistema imunológico do hospedeiro. Processos inflamatórios crônicos têm sido implicados na etiologia e progressão de diversos cânceres.[62] Um exemplo é o carcinoma de células escamosas da cavidade bucal. A saliva de pacientes com essa doença apresenta níveis mais elevados de *Capnocytophaga gingivalis, P. melaninogenica* e de *S. mitis* do que a saliva de indivíduos sem essa doença, sugerindo que a carcinogênise pode alterar a composição da microbiota.[63] Foi mostrado também que a microbiota salivar de pacientes com este tipo de carcinoma é marcadamente diferente da microbiota de pessoas saudáveis.[64] Redução significativa na abundância dos filos Firmicutes e Actinobacteria em pacientes com câncer bucal foi observada em comparação a pacientes sadios.[65] Embora o mecanismo pelo qual essas alterações microbiológicas ocorram não seja claro, é possível que a natureza pró-inflamatória do microambiente tumoral possibilite o crescimento de patobiontes na cavidade bucal, ou mesmo que determinados microrganismos induzam/acentuem a condição pró-inflamatória do microambiente tumoral. Mais detalhes podem ser encontrados no **Capítulo 15**.

Tratamento de neoplasias com radioterapia e quimioterapia também pode alterar a microbiota da cavidade bucal, tanto durante quanto após o tratamento. A radioterapia, por exemplo, ainda é uma das opções mais importantes para os pacientes com câncer de cabeça e pescoço. Infelizmente, a radiação ionizante também afeta os tecidos saudáveis ao redor do tecido alvo de tratamento e resulta em sérios efeitos colaterais. A irradiação da cavidade bucal tem efeitos destrutivos nas glândulas salivares, acarretando hipofunção das glândulas (ver **Capítulo 3**). Essa condição tem sido associada a um aumento na cavidade bucal nos níveis de *Candida* spp., *Lactobacillus* spp., *S. mutans* e *Staphylococcus* spp. e a uma redução nos níveis de *S. sanguis, Neisseria* spp. e *Fusobacterium* spp.[66,67] Essa alteração microbiológica e o favorecimento do crescimento de *Candida* spp. (principalmente *C. albicans*) ou de microrganismos cariogênicos explicam a alta prevalência de candidíase e de cárie dentária em pacientes submetidos à radioterapia.[68] Além disso, é possível que a alteração microbiológica da cavidade bucal esteja relacionada ao agravamento da mucosite,[69] uma inflamação dolorosa das mucosas da cavidade bucal (que em casos mais severos manifesta-se como ulcerações) frequentemente encontrada como efeito colateral da radioterapia.

A quimioterapia também pode induzir modificações na microbiota da cavidade bucal. Esse tratamento citotóxico inibe as células neoplásicas (células do câncer), mas também induz imunossupressão. A mielossupressão associada à quimioterapia também pode comprometer a disponibilidade de neutrófilos na cavidade bucal, resultando em um ambiente mais permissivo para microrganismos patogênicos. Tem sido sugerido que a quimioterapia também pode reduzir o fluxo salivar, um dos mais importantes mecanismos de defesa na cavidade bucal.[70] Alguns antineoplásicos apresentam atividade antimicrobiana e podem contribuir para alterações do microbioma durante a quimioterapia.[71] Por fim, tratamentos concomitantemente associados à quimioterapia, como uso de antibióticos, também podem afetar o microbioma da cavidade bucal.

Além do exposto nos parágrafos anteriores, parece existir associação entre distúbios inflamatórios crônicos presentes no corpo (p. ex., decorrentes das desordens metabólicas, doenças cardiovasculares, doenças autoimunes, entre outras) e modificações na composição do microbioma da cavidade bucal. Mais detalhes sobre a associação entre doenças sistêmicas e cavidade bucal serão apresentados no **Capítulo 16**.

FATORES GENÉTICOS E ÉTNICOS

Como comentado no **Capítulo 6**, características inerentes ao hospedeiro podem contribuir para a resiliência e para uma maior ou menor suscetibilidade ao desenvolvimento de doenças na cavidade bucal. A inter-relação entre genética do hospedeiro, composição do microbioma e resiliência é um tema de grande interesse, embora ainda pouco explorado e compreendido. Estudos demonstram a existência de uma similaridade na composição da microbiota intestinal entre gêmeos e indicam que a abundância de determinados taxa está diretamente relacionada a genes associados a funções imunes e metabólicas no hospedeiro.[72,73] A composição do microbioma estaria correlacionada, por exemplo, à variabilidade em funções específicas do sistema imune.[74]

Sabe-se que aspectos genéticos podem influenciar na composição da saliva,[75] na resposta imune[76] ou até mesmo na formação dentária.[77] Hipotetiza-se, por isso, que a genética do hospedeiro seja capaz de modular a colonização e a persistência microbiana na cavidade bucal. Há relatos de que, quanto maior a proximidade genética entre indivíduos diferentes e não relacionados, maior é a similaridade na composição do microbioma da saliva e do biofilme supragengival entre esses indivíduos.[74] Variações genéticas poderiam explicar, por exemplo, diferenças na abundância de alguns microrganismos: variações nos cromossomos 3 e 11 parecem estar relacionadas com a presença de *A. actinomycetemcomitans* no biofilme supragengival, e variações no cromossomo 15 estão relacionadas com a presença de *Leptotrichia* spp. na saliva.[74] Em acréscimo, o microbioma bucal parece ser mais similar entre gêmeos monozigóticos do que entre gêmeos dizigóticos ou indivíduos não relacionados[78,79] (**Figura 5**).

Algumas evidências sugerem o porquê a composição do microbioma bucal pode ser hereditária. Foi estimado que cerca de metade dos taxa presentes em gêmeos mono e dizigóticos são hereditários.[79] Entre eles, destacam-se *Prevotella pallens*,

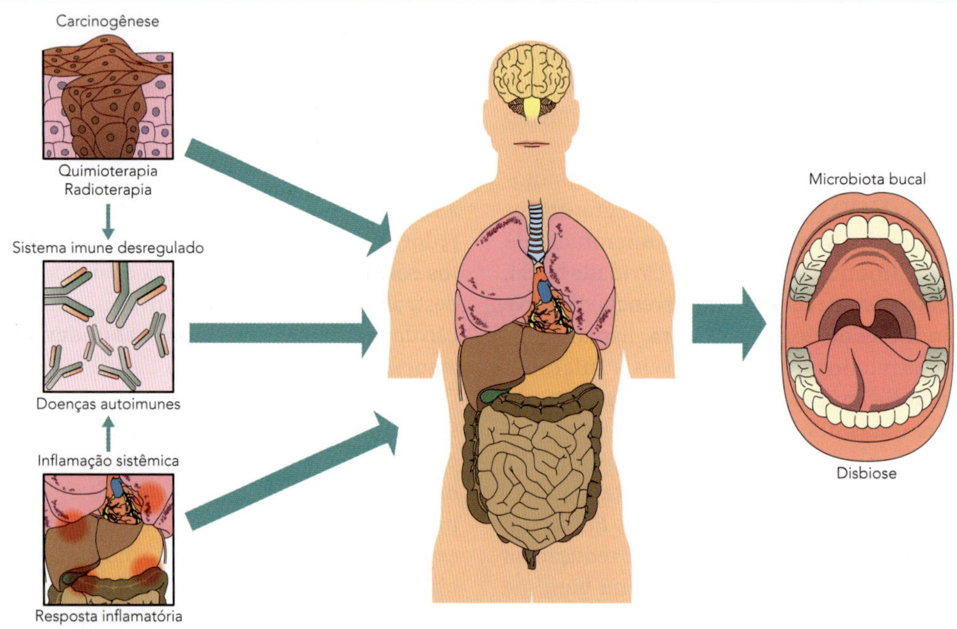

FIGURA 4 Interações entre sistema imunológico, doenças sistêmicas e o microbioma bucal. A microbiota bucal pode ser alterada pelo sistema imune desregulado. Algumas doenças ou condições sistêmicas perturbam o equilíbrio do sistema imune do indivíduo, o que pode induzir estado de disbiose na cavidade bucal.

Fonte: acervo pessoal da Profa. Dra. Tamires Timm Maske.

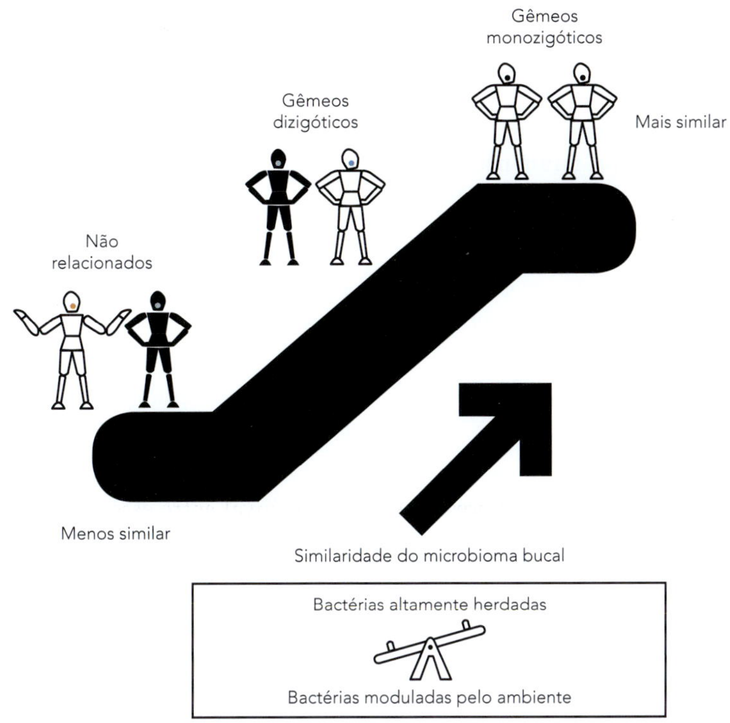

FIGURA 5 Similaridade do microbioma da cavidade bucal entre indivíduos não relacionados e gêmeos dizigóticos e monozigóticos.
Fonte: adaptada de Gomez et al., 2017[79] e elaborada pela Profa. Dra. Clarissa Cavalcanti Fatturi Parolo.

espécies não cultivadas de *Veillonella* spp., Pasteurellaceae ainda não classificada e *Corynebacterium durum*. Esses taxa parecem não estar relacionados, por exemplo, com cárie dentária.[79] Evidências adicionais demonstram que a abundância de determinados microrganismos comensais (*S. parasanguinis, Actinomyces defectiva, G. haemolysans, S. mitis/oralis, S. sanguinis, S. cristatus, Streptococcus* sp. clone CH016, *Eubacterium* sp. clone DO016, *Gemella morbillorum* e *S. salivarius*) é maior em gêmeos livres de cárie quando comparada em gêmeos que apresentam cárie. Análises sugerem, entretanto, que esse grupo de microrganismos é igualmente "herdado" pelos gêmeos que permanecem livres de cárie e pelos gêmeos que apresentam cárie.[78] Por isso, apesar da hereditariedade, vários fatores poderiam modular a permanência/persistência dos taxa na cavidade bucal, como o polimorfismo em proteínas salivares,[80] especificamente proteínas ricas em prolina,[81] de amilase[82] e de mucinas.[83] Porém, quando pares de gêmeos monozigóticos e dizigóticos com saúde periodontal são comparados, não se identifica alteração na composição da comunidade microbiana supragengival e subgengival. Parece que o genótipo do hospedeiro pouco influencia na composição de uma comunidade microbiana já estabelecida e associada a uma condição de saúde.[84] É possível que fatores genéticos desempenhem algum papel nos estágios iniciais de formação de biofilme, mas na medida em que o biofilme se desenvolve, interações microbianas podem se sobrepor e exercer um efeito maior na modulação desse microbioma.

A comparação do microbioma bucal entre as populações saudáveis das principais raças/grupos étnicos residentes nos Estados Unidos (negros não hispânicos, brancos não hispânicos, chineses e latinos) mostrou que a abundância de 33 dos 77 gêneros microbianos encontrados nas amostras foi diferente entre essas quatro populações.[85] Por exemplo, abundância de *Citrobacter* spp., *Enterobacter* spp., *Lactobacillus* spp., *Meiothermus* spp., *Sphingomonas* spp. e *Xantomonas* spp. foi maior na cavidade bucal de negros não hispânicos; *Atopobium* spp., *Cardiobacterium* spp., *Parascardovia* spp., *Kingella* spp. e *Slackia* spp., foram mais abundantes em brancos não hispânicos; *Clostridium* spp., *Enterococcus* spp., *Moraxella* spp., *Pedobacter* spp. e *Treponema* spp. foram mais abundantes em chineses e *Acinetobacter* spp., *Diaphorobacter* spp., *Mycoplasma* spp. e *Pseudoramibacter* spp. foram mais abundantes em latinos. Além disso, foram observados agrupamentos específicos de microrganismos em cada grupo étnico de forma a ser possível identificar a etnia de um indivíduo a partir de assinaturas microbianas presentes no biofilme subgengival. Como afro-americanos e caucasianos compartilham fatores ambientais semelhantes, incluindo alimentação, nutrição e estilo de vida ao longo de várias gerações, foi sugerido que a composição microbiana distinta poderia ser decorrente das variações nas morfologias dentárias nos diferentes grupos, bem como das diferenças na resposta imune inata aos microrganismos.

Diferenças também foram encontradas na análise do microbioma salivar de indivíduos pertencentes a três etnias chinesas (Hui, Han e Tibetana). Embora grande parte da microbiota salivar seja semelhante entre os indivíduos, a abundância do filo Firmicutes foi maior na etnia Tibetana do que na etnia Han. *Streptococcus* spp. foram mais abundantes na etnia Hui do que na população Han. *Moraxella* spp., *Porphyromonas* spp. e *Acinetobacter* spp. foram mais abundantes na etnia Hui do que na etnia Tibetana. A etnia Han apresentou menor abundância de *Streptococcus* spp. e maior abundância de *Moraxella* spp., *Anaerovorax* spp. e *Porphyromonas* spp. do que a etnia Tibetana.[86] A comparação entre populações africanas mostra que indivíduos pertencentes a um grupo de caçadores de Uganda tiveram maior diversidade no microbioma da saliva do que os grupos agrícolas de Serra Leoa e da República Democrática do Congo. Esse fato poderia ser atribuído ao padrão de subsistência e dieta rica em proteínas do primeiro grupo.[87] Os indivíduos do grupo agrícola (Serra Leoa e República Democrática do Congo) apresentavam um estilo de vida e dieta semelhantes, o que provavelmente contribuiu para um maior grau de semelhança na composição do microbioma.

Apesar das diferenças relatadas nesses estudos citados, a influência da localização geográfica ou de fatores genéticos na composição do microbioma da cavidade bucal é discutível. Argumenta-se que, mais importante do que a hereditariedade de determinados taxa ou de uma possível influência da localização geográfica na composição do microbioma bucal, é a compreensão de que hábitos e estilo de vida são os fatores determinantes que exercem maior pressão seletiva sobre a microbiota alterando a abundância dos microrganismos e possibilitando que muitos dos taxa benéficos herdados sejam perdidos ou pouco representados na cavidade bucal no decorrer do tempo.[78,79,88] Além disso, se fatores "confundidores", como as diferenças na dieta entre diferentes locais, fossem padronizados ou considerados, possivelmente haveria uma diminuição nas diferenças microbiológicas encontradas nesses estudos.[89]

Independentemente dos fatores genéticos do indivíduo e da etnia, hábitos e estilo de vida parecem exercer maior pressão seletiva sobre a microbiota alterando a abundância dos microrganismos na cavidade bucal.

ⓘ CURIOSIDADES

A diversidade e a composição das comunidades microbianas podem ser alteradas por forças seletivas exercidas pelo ambiente, especialmente em ambientes hostis de elevadas altitudes. O ar muito frio, a hipóxia crônica e altos níveis de radiação UV presentes em elevadas altitudes afetam a microbiota da pele e do intestino dos residentes nessas localidades.[90,91] No que diz respeito à cavidade bucal, a comparação do microbioma salivar entre indivíduos residindo em diferentes altitudes mostra importantes diferenças. Indivíduos que residem em altitudes extremamente elevadas (superiores a 4 mil metros acima do nível do mar) apresentam maior abundância do filo Bacteroidetes, e dos gêneros *Prevotella* spp., *Solobacterium* spp., *Lachnoanaerobaculum* spp. e *Campylobacter* spp., e menor abundância do filo Firmicutes, e dos gêneros *Streptococcus* spp., *Gemella* spp., *Filifactor* spp., *Granulicatella* spp. e *Gemella* spp. em relação aos residentes em elevadas altitudes (entre 2.800 e 3.650 metros acima do nível do mar). O padrão dietético dos indivíduos avaliados foi semelhante e, por isso, não houve influência da dieta na composição do microbioma. Além dessas diferenças taxonômicas, a função desempenhada pelas comunidades microbianas também é diferente, de forma que vias relacionadas ao metabolismo de alanina, aspartato, glutamina e vitamina B6 são mais expressas pela microbiota de residentes de altitudes extremamente elevadas, enquanto vias relacionadas ao metabolismo de tiamina, glicólise/gliconeogênese, transportadores do tipo ABC e sistema fosfotransferase são mais expressas em residentes de elevadas altitudes. Até mesmo a topografia das comunidades microbianas é distinta entre essas duas localidades, sinalizando que as interações entre os microrganismos também podem ser influenciadas pela condição ambiental.[92] A diversidade microbiana na saliva também é alterada. Indivíduos residentes a 500 metros do nível do mar apresentam maior diversidade de microrganismos na saliva e maior abundância de *Capnocytophaga* spp., *Porphyromonas* spp. e *Treponema* spp. do que indivíduos residentes a 3.000-4.000 metros.[93] O mecanismo exato envolvido nesse processo ainda não é completamente conhecido.

COABITAÇÃO

Estudos recentes buscam identificar a influência do ambiente, e especialmente dos indivíduos com os quais interagimos, sobre as comunidades microbianas da cavidade bucal.

Song et al.[94] avaliaram as microbiotas fecal, bucal e cutânea de 60 famílias (casais com filhos, cães, ambos ou nenhum) quanto ao compartilhamento de suas microbiotas. Os resultados mostram que os membros da família, principalmente os casais, compartilham mais de sua microbiota do que os indivíduos de diferentes famílias, com efeitos mais fortes da coabitação sobre a microbiota da pele do que sobre a microbiota bucal ou fecal. Para as amostras de língua e fezes, observa-se contribuição da microbiota do indivíduo parceiro, porém com menor magnitude do que aquela observada para sítios da pele. Um efeito menos intenso foi observado para a relação pais-filhos. Os resultados do estudo sugerem que os efeitos da coabitação não são suficientemente fortes para superar as contribuições promovidas pelo fator "idade", particularmente entre bebês e adultos, cuja microbiota difere substancialmente. A posse de cães aumentou significativamente o compartilhamento de microbiota de pele em adultos que residem no mesmo local. Porém, os efeitos da microbiota de cães não foram detectados no intestino ou nas comunidades da cavidade bucal dos humanos coabitantes. Os autores concluem que um ambiente compartilhado pode tornar mais similares as comunidades da pele por meio do contato com superfícies comuns. Parece ser mais fácil trocar microrganismos da pele por meio da exposição às superfícies domésticas ou ao ar interno do que trocar bactérias intestinais ou bucais. Ainda há que se considerar que as superfícies da pele podem ser ambientes menos "seletivos" em comparação com os ambientes intestinais ou bucais. Em estudo-piloto, que envolveu um número pequeno de participantes (apenas 3 famílias), Díaz-Faes et al.[95] relataram um caso interessante pois, ao avaliar componentes de Rikenellaceae_rc9_gut_group no microbioma bucal de uma participante, detectaram três espécies bacterianas comumente encontradas no trato gastrointestinal de vários animais e relacionadas à doença periodontal em cães. Ao coletar informações comportamentais, os autores relataram que alguns dos hábitos da participante da pesquisa incluíam beijar a boca do cachorro, fornecendo uma possível explicação para a transmissão. Segundo os autores, é o primeiro relato que da presença simultânea de Rikenellaceae_rc9_gut_group em animais e seres humanos.

Sabe-se que a transição da saúde para a doença periodontal está associada à mudança de uma comunidade microbiana simbiótica, composta principalmente de gêneros bacterianos anaeróbicos facultativos como *Actinomyces.* spp. e *Streptococcus* spp., para uma comunidade microbiana em disbiose composta de gêneros anaeróbicos dos filos Firmicutes, Proteobacteria, Spirochaetes, Bacteroidetes e Synergistetes. O estabelecimento de uma comunidade patogênica é capaz de iniciar os processos inflamatórios associados às alterações periodontais. Os estudos indicam que a simples transmissão de bactérias entre pessoas não é a causa para as alterações periodontais, dada a complexidade do aspecto multifatorial do microbioma bucal e das interações do hospedeiro. No entanto, parece relevante investigar como e com que frequência os principais patógenos periodontais podem ser transmitidos. Bennani et al.[96] realizaram revisão sistemática e meta-análise para avaliar a probabilidade de detecção compartilhada de *P. gingivalis* entre membros da família que coabitam. Com base na cultura bacteriana, a probabilidade de transmissão intrafamiliar de *P. gingivalis* (considerando que um membro da família abriga a bactéria) é estimada em 63,5%. Tal valor cai para 45% ao combinar cultura e método molecular (PCR), ao passo que, quando métodos de genotipagem são utilizados, o valor é igual a 35,7%. Os resultados combinados sugerem que a probabilidade de detectar *P. gingivalis* entre os membros da família é moderadamente frequente.

Poucos são os estudos que avaliam o efeito da coabitação na composição do microbioma bucal. Há que se considerar que, embora tal evento possa ocorrer, as doenças bucais são multifatoriais, e a simples transmissão de microrganismos parece não determinar o surgimento ou o agravamento das condições.

HÁBITOS E ESTILO DE VIDA

Higiene bucal

A interrupção da higiene bucal (p. ex., a suspensão completa da escovação dentária), ou mesmo uma higiene bucal deficiente, viabiliza o acúmulo de biofilme sobre os dentes, o que está diretamente relacionado ao desenvolvimento de inflamação gengival. Em um estudo clássico publicado em 1965 e conhecido como "modelo de gengivite experimental", indivíduos adultos jovens permaneceram 21 dias sem higienizar os dentes. Os participantes desenvolveram gengivite entre 10 e 21 dias de acúmulo de biofilme. Utilizando ferramentas de análise microscópica disponíveis na época (análise qualitativa e morfológica), constatou-se um aumento no número de microrganismos colonizando a região ao redor da margem gengival no período em estudo: um rápido aumento no número de cocos foi seguido pelo aumento de microrganismos filamentosos e de bastonetes (após 2 a 4 dias) e de espiroquetas (em média após 6 a 10 dias de acúmulo de biofilme). Após reimplementação da higiene bucal, observou-se rápida resolução da gengivite e restabelecimento da composição microbiana original dos sítios analisados.[97,98] Esse processo de desenvolvimento de gengivite (nas mesmas condições já descritas) é mais rápido e mais intenso em idosos.[99]

A interrupção da escovação dentária e o acúmulo de biofilme promovem modificações microbiologicas no biofilme supra e subgengival. Uma caracterização molecular do biofilme supragengival baseada no uso de sondas específicas para 40 espécies bacterianas (*DNA checkerboard*) mostrou que 21 dias após a interrupção da escovação há um aumento na proporção de *Actinomyces* spp. e de microrganismos pertencentes ao complexo roxo (*V. parvula* e *A. odontolyticus*) e redução na proporção de microrganismos pertencentes ao complexo amarelo (*S. sanguinis, S. oralis, Streptococcus intermedius, Streptococcus gordonii* e *S. mitis*). Os níveis de *Eikenella corrodens, Capnocytophaga sputigena, P. melaninogenica, P. gingivalis* e de *Gemella morbillorum* também aumentaram após os 21 dias de acúmulo de biofilme.[100] Mais recentemente, o impacto da abstenção de higiene bucal na composição microbiana do biofilme supragengival foi avaliado empregando métodos de caracterização metagenômica. Adultos jovens (de 22 a 29 anos) interromperam a escovação dentária por um período de 10 dias. Amostras de biofilme foram coletadas ao início do estudo (antes da interrupção da escovação), e 4, 7 e 10 dias após a interrupção da escovação. Após 4 dias de acúmulo de biofilme já foi possível observar um aumento na abundância de *Actinomyces* spp., *Campylobacter* spp., *Capnocytophaga* spp., *Cardiobacterium* spp., *Centipeda* spp., *Eikenella* spp., *Leptotrichia* spp., *Prevotella* spp., *Selenomonas* spp. e de *Tanerella* spp. no biofilme dentário, indicando que a interrupção da higiene bucal rapidamente induz uma modificação microbiológica. No decorrer dos 10 dias, todos os participantes desenvolveram gengivite e a quantidade de biofilme acumulado sobre os dentes também aumentou de forma proporcional ao tempo de estudo. Porém, apesar desse grande acúmulo de biofilme, a composição microbiana permeneceu estável, de forma que muitos dos microrganismos abundantes no quarto dia permaneceram entre os mais abundantes após 10 dias de acúmulo de biofilme, com acréscimo de *Abiotrophia* spp., *Corynebacterium* spp. e *Lachnospiraceae* spp. De forma geral, observou-se uma redução na abundância de *Streptococcus spp., Prevotella* spp., *Rothia* spp., *Haemophilus* spp. e *Granulicatella* spp. no biofilme em comparação aos níveis iniciais. Ao final dos 10 primeiros dias, a higiene bucal foi restabelecida e 14 dias depois novas amostras de biofilme foram coletadas para análise microbiológica. Nesse segundo período de estudo, apesar de haver resolução clínica da gengivite e redução expressiva na quantidade de biofilme acumulado sobre os dentes, a composição microbiana do biofilme ainda permaneceu diferente em comparação à condição inicial, sugerindo que a reversão da microbiota para o estágio inicial não é um processo tão rápido.[101]

Em relação ao biofilme subgengival, o uso de *primers* específicos para periodontopatógenos indicou um aumento na prevalência de *P. gingivalis, Parvimonas micra, P. intermedia, F. nucleatum* e de *Treponema denticola* nas amostras de biofilme após 21 dias de interrupção da escovação dentária.[102] Análise de metatranscriptoma do biofilme subgengival também mostrou redução na abundância de *Streptococcus* spp., *Neisseria* spp. e *Lautropia* spp. e um aumento na abundância de *Leptotrichia* spp., *Oribacterium* spp., *Tanerella* spp. e *Lachnoanaerobaculum* spp. após 21 dias de interrupção da escovação dentária. Essa alteração microbiológica foi acompanhada de alteração funcional do microbioma: padrões metabólicos relacionados ao metabolismo de piruvato e à via pentose-fosfato foram menos expressos enquanto padrões relacionados ao metabolismo de pirimidinas, glicólise e gliconeogênese foram mais expressos ao final do período de acúmulo de biofilme.[103] Muitos outros estudos compararam a microbiota dos biofilmes supra ou subgengivais entre indivíduos sadios e indivíduos apresentando doenças periodontais. Coletivamente, esses resultados demonstram as alterações microbiológicas decorrentes de uma inadequada higiene bucal. É importante ressaltar o benefício de um adequado controle de biofilme para a manutenção de equilíbrio microbiológico e de saúde periodontal.

Dieta

A maioria das evidências disponíveis acerca do papel da dieta na modulação da microbiota bucal possui ênfase em processos patológicos (p. ex., avaliando a relação existente entre dieta e cárie dentária). Como será abordado em detalhes no **Capítulo 8**, o padrão alimentar, em termos de frequência de ingestão de carboidratos fermentáveis, atua como um fator estressor que exerce pressão seletiva sobre o microbioma do biofilme supragengival. Nessa condição, os carboidratos fermentáveis induzem um estado de disbiose que, com o passar do tempo, possibilita o desenvolvimento da cárie. Poucos estudos, porém, avaliam o papel da dieta na composição do microbioma em condição de saúde bucal e, como será visto a seguir, os resultados observados são conflitantes. De forma geral, isso pode ser atribuído às diferenças na coleta das amostras e nos protocolos de extração de material genético e de sequenciamento entre os diferentes estudos.

VOCÊ SABIA?

Oscilações periódicas na composição microbiana da saliva têm sido relatadas em resposta ao ritmo circadiano. Amostras de saliva não estimulada coletadas de 6 indivíduos adultos saudáveis em intervalos de 4 horas por um período de 3 dias mostra que alguns microrganismos apresentavam padrões distintos de abundância dentro de um período de 24 horas. Entre os microrganismos mais abundantes na saliva, *Prevotella* spp. foi mais abundante no período da manhã (das 4h às 12h), enquanto *Streptococcus* spp. e *Gemella* spp. apresentaram maior abundância no período vespertino/noturno (das 16h às 0h). Uma tendência à maior abundância de *Haemophilus* spp. no período da manhã (às 8h) também foi observada. O filo Firmicutes foi mais abundante nos períodos noturnos, enquanto Bacteroidetes foi mais abundante nos períodos diurnos. Anaeróbios estritos e Gram-negativos foram mais abundantes de manhã e os anaeróbios facultativos e Gram-positivos foram mais abundantes no período noturno. Essas alterações também se refletem em modificações funcionais no microbioma salivar: vias metabólicas relacionadas ao metabolismo de carboidratos, lipídeos, nucleotídeos e aminoácidos foram enriquecidas no período da manhã e vias relacionadas ao processamento de informações ambientais, como o sistema de dois componentes, foram mais abundantes no período vespertino/noturno.[104] Também há relatos de que a abundância salivar de *Rothia* spp. aumenta cerca de 3 horas após o despertar e mantém-se elevada até o final do dia, *Leptotrichia* spp. aumenta após 3 horas e permanece elevada até 6 horas após o despertar, *Neisseria* spp. aumenta 9 horas após o despertar, enquanto a abundância de *Prevotella* spp. reduz 6 horas após o despertar.[105] Os fatores responsáveis por essas alterações, bem como seu impacto clínico, ainda não são conhecidos.

O consumo de diferentes tipos de dieta (onívora, ovolactovegetariana ou vegana) por 121 indivíduos adultos por pelo menos 1 ano parece não afetar a composição do microbioma salivar.[106] Apesar de três tipos característicos de microbiota terem sido identificados na análise conjunta de todos os indivíduos (tipo 1: elevada abundância de *Fusobacterium* spp. e de *Neisseria* spp.; tipo 2: elevada abundância de *Prevotella* spp.; tipo 3: elevada abundância de *Streptococcus* spp. e de *Gemella* spp.), nenhuma correlação entre esses tipos microbianos e a dieta dos indivíduos foi encontrada. Ao analisar o metaboloma da saliva, observou-se que formato, ureia, uridina e 5-metil-3-hexanona estiveram mais abundantes na saliva dos indivíduos onívoros, enquanto ácido hexanoico e prolina estiveram mais abundantes na saliva dos indivíduos não onívoros. Ainda, elevada abundância de metil-histidina e de metilamina foi encontrada na saliva dos indivíduos ovolactovegetarianos e veganos, respectivamente, entretanto, não foi observada qualquer correlação entre a abundância desses metabólitos e microrganismos específicos presentes na saliva.[106] Nesse mesmo sentido, a análise de saliva de 292 indivíduos também não foi capaz de mostrar uma relação entre quantidade diária de carboidratos ingeridos e composição do microbioma salivar, o qual foi mais suscetível ao tabagismo e ao nível socioeconômico dos indivíduos analisados.[107]

Por outro lado, alguns estudos mostram alguma diferença no microbioma da cavidade bucal em resposta a modificações dietéticas. Apesar de grande parte do microbioma permanecer inalterada, a estrutura e a composição do microbioma da saliva de indivíduos que consomem dieta onívora por 1 ano são diferentes dos indivíduos que consomem dieta vegana: *Neisseria subflava*, *Haemophilus parainfluenzae*, *Rothia mucilaginosa*, *Campylobacter rectus*, *Porphyromonas endodontalis* e *Capnocytophaga* spp. foram mais abundantes na saliva dos veganos, ao passo que *P. melaninogenica* e *Streptococcus* spp. foram mais abundantes em onívoros.[108] Em termos funcionais, um enriquecimento de vias metabólicas associadas à biossíntese de lipídeos e ácidos graxos, à via pentose-fosfato, metabolismo de piruvato e biossíntese de propionato e butirato foi encontrado no microbioma dos indivíduos veganos, o que é compatível com uma dieta rica em fibras.[108] Ainda, o consumo de uma dieta onívora por 2 meses (livre de glúten e rica em proteína animal, carboidrato, amido, gordura e fibras) por crianças que apresentavam doença celíaca e que consumiam uma dieta rica em cereais livres de glúten, legumes e vegetais e alto consumo de carboidratos, fibras e proteínas de origem não animal, induziu modificação na composição do microbioma da saliva: houve redução na abundância de *Eubacterium* spp., *Mogibacterium* spp., *Gemella* spp., *Catonella* spp., *Peptococcus* spp., *Filifactor* spp., *Peptosptreptococcus* spp., *Selenomonas* spp. e de *Veillonella* spp. e aumento na abundância de *Capnocytophaga* spp., *Porphyromonas* spp., *Neisseria* spp. e *Granulicatella* spp. Após os 2 meses de consumo da dieta onívora, observou-se um aumento no número de genes relacionados ao metabolismo de aminoácidos e de vitaminas, em contraste com vias relacionadas ao metabolismo de carboidratos que estavam enriquecidas antes da modificação da dieta.[109]

Além disso, o consumo de dieta mediterrânea (baseada em elevado consumo de frutas, vegetais, legumes, peixe, castanhas, farinha integral e azeite de oliva, e redução no consumo de carne e produtos lácteos) por um período de 8 semanas promoveu redução na abundância de *P. gingivalis*, *P. intermedia* e *T. denticola* na saliva quando comparada a uma dieta controle (sem qualquer restrição de consumo de alimentos) em indivíduos obesos e em indivíduos sadios, mas com sobrepeso. Essa redução na abundância de periodontopatógenos está possivelmente relacionada ao efeito antimicrobiano desempenhado pelos polifenóis presentes nos alimentos da dieta mediterrânea.[110] Atletas corredores que consumiram uma dieta com baixo teor de carboidratos e alto teor de gordura por um período de 3 semanas apresentaram menor abundância de *Haemophilus* spp., *Prevotella* spp. e *Neisseria* spp. e maior abundância de *Streptococcus* spp. na saliva quando comparados aos atletas que consumiram dieta rica em carboidratos durante o mesmo período.[111]

Maior abundância de *Neisseria* spp. e de *Haemophilus* spp., e menor abundância de *Prevotella* spp., *Veillonella* spp., *Fusobacterium* spp., *Gemella* spp. e *Granulicatella* spp. são encontradas na saliva de coreanos quando comparados aos japoneses, o que pode estar associado às diferenças na dieta entre esses dois grupos (maior consumo de alimentos salgados, apimentados e fermentados pelos coreanos).[112] Consumo diário de chá do tipo oolong (rico em polifenóis) por um período de 8 semanas também parece promover redução na abundância de *Streptococcus* spp., *Ruminococcaceae* spp., *Haemophilus* spp. e aumento na abundância de *Veillonella* spp., *Gemella* spp. e *A. odontolyticus* na saliva.[113] O consumo de vegetais está positivamente correlacionado com aumento na abundância de *Lactobacillus* spp. e de *Bulleidia* spp. na saliva, enquanto a abundância de *Clostridium* spp., *Enhydrobacter* spp. e *Mycoplasma* spp. está negativamente correlacionada com o consumo de doces.[114] O consumo diário de leite bovino também parece alterar o microbioma da cavidade bucal. Observou-se aumento na abundância de *Actinomyces* sp HOT 171, *Actinomyces* sp HOT 896, *Aggregatibacter* spp., *Bergeyella* ssp., *Capnocytophaga* ssp., *Prevotella maculosa*, *Prevotella sacharolytica*, *Prevotella* ssp. e TM7 ssp. na saliva de indivíduos que apresentavam um alto consumo diário de leite, ao passo que elevada abundância de *Actinomyces*. HOT 448 sp., *Alloprevotella rava*, *Campylobacter concisus*, *Cardiobacterium hominis*, *Centipeda periodontii*, *Johnsonella ignava*, *Leptotrichia* sp. HOT 219, *Prevotella aurolum*, *Prevotella* sp. HOT 317, *Selenomonas artemidis* e *Streptococcus mutans* foi observada na saliva de indivíduos que apresentavam baixo consumo diário de leite.[115] Apesar dos estudos citados mostrarem que a dieta pode promover modificações microbiológicas na cavidade bucal, ainda são necessários estudos clínicos para que se compreenda se, e de que forma, essas diferenças de abundância microbiana contribuem para a saúde bucal e/ou sistêmica dos indivíduos. Por isso, o real impacto promovido pela dieta no microbioma compatível com a saúde ainda precisa ser investigado com mais detalhes.

Tabagismo

O tabagismo é considerado um fator de risco para muitas doenças, como doenças periodontais,[116] doenças cardiovasculares, câncer, doenças pulmorares, entre outras.[117] Vários compostos tóxicos presentes no cigarro, como nitrosaminas, hidrocarbonetos aromáticos policíclicos, aldeídos voláteis e aminas aromáticas, são reconhecidamente carcinogênicos.[118] Esses e outros compostos entram em contato direto com a cavidade bucal, podendo promover alterações ambientais e ecológicas. Existem vários mecanismos pelos quais o cigarro pode modular ou alterar a composição do microbioma da cavidade bucal, como redução no pH da saliva[119] e na tensão de oxigênio na cavidade bucal,[120] fornecendo substâncias tóxicas que exercem efeito antimicrobiano sobre alguns gêneros/espécies,[121] interferindo na adesão microbiana nas superfícies mucosas,[122] inibindo a peroxidase salivar[123] ou mesmo interferindo na imunidade do hospedeiro.[124]

O microbioma da cavidade bucal de indivíduos fumantes apresenta diferenças quando comparado aos indivíduos não fumantes. Menor abundância de *Abiotrophia* spp., *Aggregatibacter* spp., *Cardiobacterium* spp., *Capnocytophaga* spp., *Corynebacterium* spp., *Eikenella* spp., *Haemophilus* spp., *Haemophilus parainfluenzae, Kingella* spp., *Lautropia* spp., *Leptotrichia* spp., *Neisseria* spp., *Neisseria oralis, Neisseria subflava, Moraxella* spp., *Peptostreptococcus* spp., *Porphyromonas* spp., *Prevotella* spp. e *Selenomonas* spp. e maior abundância de *Actinomyces* spp., *Atopobium* spp., *Bifidobacterium* spp., *Bulleidia* spp., *Bulleidia moorei, Campylobacter* spp., *Lactobacillus* spp., *Megasphaera* spp., *Megasphaera micronuciformis, Moryella* spp., *Oribacterium* spp., *Prevotella* spp., *P. melaninogenica, Prevotella pallens, Rothia dentocariosa, Rothia mucilaginosa, Streptococcus* spp., *Treponema denticola, Veillonella* spp. e *Veillonella dispar* foram encontradas na saliva ou no enxágue bucal de indivíduos adultos e idosos fumantes.[125-127] Maiores contagens de leveduras (*Candida* spp.) também foram observadas na saliva ou no enxágue bucal de indivíduos fumantes,[128,129] o que pode ser atribuído ao efeito do tabaco modulando negativamente a imunidade dos indivíduos. Parece não haver qualquer diferença nas contagens de estreptococos do grupo *mutans* presentes na saliva de indivíduos fumantes ou não fumantes.[129]

Em acréscimo, o microbioma do dorso da língua de indivíduos fumantes é composto por maior abundância de *Actinomyces* spp., *Atopobium parvulum, Eubacterium nodatum, Filifactor alocis, Fusobacterium nucleatum, Granulicatella adiacens, Parvimonas micra, Porphyromonas endodontalis, Prevotella enoeca, Streptococcus* ssp, *S. oralis, S. parasanguinis, S. salivarius, T. denticola, Tannerella forsythia, V. dispar*, entre outros, e menor abundância de *Cryptosporidium hominis, Campylobacter showae, Capnocytophaga gingivalis, Haemophilus haemolyticus, Lautropia mirabilis, Leptotrichia* spp., *Neisseria* spp., *N. subflava, Neisseria flavescens, Neisseria mucosa, Oribacterium* spp., *Propionibacterium propionicum* e *Propionibacterium acnes*.[130] Ainda, a mucosa jugal de indivíduos fumantes apresenta maior abundância de *Actinomyces* spp., *Veillonella* spp., *Veillonella atypica, R. mucilaginosa* e *P. melaninogenica* quando comparada com indivíduos não fumantes.[131]

Em relação ao biofilme subgengival de sítios saudáveis, indivíduos fumantes apresentam maior abundância de microrganismos anaeróbios e de periodontopatógenos, como *Acinetobacter johnsonii, Acinetobacter guillouiae, Acinetobacter schindleri, Acinetobacter baumannii, Acinetobacter haemolyticus, F. nucleatum, Fusobacterium naviforme, Filifactor alocis, Dialister microaerophilus, Desulfobulbus* sp. clone R004, *Megasphaera sueciensis, Megasphaera geminatus, Megasphaera elsdenii, Megasphaera micronuciformis, Pseudomonas pseudoalcaligenes* e *Pseudoramibacter alactolyticus* e menor abundância de microrganismos comensais e associados à condição de saúde periodontal, como *Actinomyces viscosus, Actinomyces israelii, Actinomyces dentalis, Granulicatella elegans, G. adiacens, H. parainfluenzae, N. subflava, S. sanguinis, S. parasanguinis* e *S. oralis*.[132] Os padrões de aquisição de microrganismos e de colonização da região subgengival são diferentes em indivíduos fumantes. Durante um período de acompanhamento de 7 dias, observou-se que o microbioma subgengival de fumantes é instável. Periodontopatógenos como *Cardiobacterium* spp., *Fusobacterium* spp. e *Selenomonas* spp. foram capazes de colonizar os sítios subgengivais de fumantes desde os estágios iniciais de formação de biofilme, persistindo nesse sítio por até 7 dias.[133] Dessa forma, a composição do biofilme subgengival em indivíduos fumantes está mais relacionada a uma comunidade microbiana disbiótica predispondo sítios saudáveis a um maior risco de desenvolvimento de doença. Além disso, o microbioma do biofilme subgengival de indivíduos fumantes apresenta-se diferente de indivíduos não fumantes mesmo em condições de gengivite e periodontite[134-137] (**Figura 6**).

Tem sido proposto que, além do efeito direto exercido pelo cigarro sobre a microbiota (resultante das alterações ambientais anteriormente descritas), é possível que a alteração microbiológica também ocorra de forma indireta: microrganismos altamente abundantes em indivíduos fumantes podem reduzir a competitividade de outros microrganismos da cavidade bucal, tornando-os menos abundantes. Além disso, a redução na abundância de determinados microrganismos que fornecem sítios de adesão (importantes na promoção da coagregação microbiana) também pode comprometer a colonização da cavidade bucal e a diversidade microbiana na presença do cigarro. Essas são hipóteses plausíveis para explicar as alterações microbiológicas encontradas entre indivíduos fumantes e não fumantes. Importante mencionar que, apesar dos estudos citados mostrarem que os indivíduos fumantes apresentam uma microbiota bucal diferente, essas alterações microbiológicas não são permanentes. Indivíduos que já foram fumantes, mas que interromperam o hábito de fumar apresentam um microbioma bucal semelhante aos indivíduos que nunca foram fumantes, havendo evidências de que esse restabelecimento da microbiota ocorre de 1 a 2 anos após a interrupção,[125,126] embora ainda não se saiba claramente qual o tempo mínimo necessário para que essa alteração ocorra. Parece haver um aumento na proporção de microrganismos associados à saúde no biofilme subgengival nesse período após a cessação do hábito de fumar.[138]

Além da modificação microbiológica citada, observou-se redução na abundância de vias relacionadas ao metabolismo aeróbio, incluindo vias do ciclo do ácido tricarboxílico e da fosforilação oxidativa, e aumento na abundância de vias relacionadas à glicólise e ao metabolismo de carboidratos independente de oxigênio, o que sugere que o cigarro modifica o ambiente da cavidade bucal favorecendo o crescimento de microrganismos anaeróbios estritos ou facultativos em

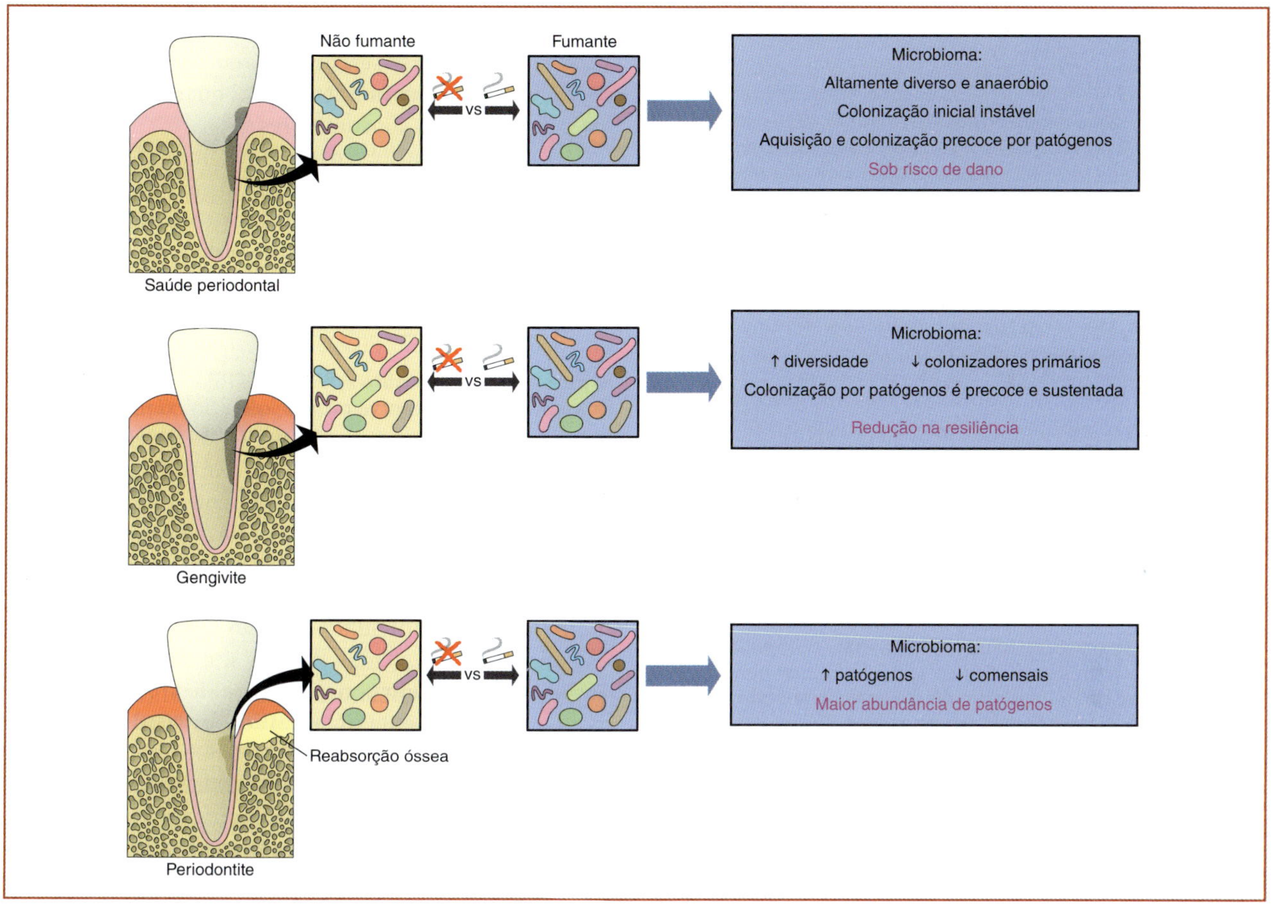

FIGURA 6 Alteração no microbioma do biofilme subgengival induzida pelo tabagismo e sua relação com a condição periodontal.
Fonte: extraída e adaptada de Jiang et al., 2020.[137]

detrimento dos microrganismos aeróbios. Além dessas alterações, observou-se uma redução na abundância de vias metabólicas relacionadas à degradação de compostos xenobióticos (como tolueno, nitrotolueno, estireno, clorocicloexano e clorobenzeno). Esses componentes são frequentemente encontrados em cigarros e a redução na capacidade de degradação pela microbiota da cavidade bucal pode acarretar consequências danosas para o hospedeiro.[125] Em acréscimo, vias relacionadas à produção de ácidos estão enriquecidas em indivíduos fumantes.[127]

De acordo com os estudos citados, *Actinomyces* spp., *Prevotella* spp., *Rothia* spp. e *Veillonella* spp. estão entre os microrganismos mais abundantes presentes na cavidade bucal de indivíduos fumantes. Em condições de anaerobiose, esses microrganismos são responsáveis pela redução do nitrato (que atua como um aceptor final de elétrons) em nitrito. Considera-se, por isso, que o cigarro contribui para o estabelecimento de um ambiente favorável aos microrganismos que metabolizam o nitrato. Entretanto, o nitrito pode apresentar efeito tóxico quando convertido em nitrosaminas, as quais apresentam potencial carcinogênico (como abordado nos **Capítulos 5** e **15**). Em acréscimo, esses microrganismos podem sintetizar nitrosaminas a partir da nitrosação de compostos alcaloides presentes no tabaco.[139,140] Muitos dos microrganismos altamente abundantes na cavidade bucal de indivíduos fumantes estão associados com doenças, tanto na cavidade bucal (p. ex., doenças periodontais e câncer bucal) como em outras regiões do corpo humano (p. ex., doenças pulmonares, câncer de fígado, câncer da cabeça e pescoço, câncer de esôfago, câncer de pâncreas),[141-144] demonstrando uma importante conexão entre tabagismo, alterações ambientais e microbiológicas na cavidade bucal, e o desenvolvimento de doenças sistêmicas.

Álcool

Doenças associadas ao consumo de álcool afetam mais de 100 milhões de pessoas.[147] Cirrose e câncer de fígado estão entre as manifestações mais comuns e decorrentes do consumo crônico de álcool, o qual tem também sido considerado um dos fatores de risco para o desenvolvimento de câncer bucal.[148] Sabe-se que o álcool pode interferir na composição do microbioma da cavidade bucal de diversas

> ### VOCÊ SABIA?
>
> Cigarros eletrônicos ("*e-cigarettes*") são comercializados nos Estados Unidos desde 2006. Esses dispositivos foram desenvolvidos com o apelo de serem "mais seguros" para a saúde do que o cigarro convencional. Os cigarros eletrônicos são pequenos e recarregáveis e convertem uma solução (contendo glicerol, propilenoglicol, óleos naturais, diferentes substâncias aromáticas, nicotina e muitos outros compostos) em aerossóis que são inalados pelo usuário. Esses dispositivos tornaram-se extremamente populares, principalmente entre os adolescentes e jovens. Compostos tóxicos presentes na solução ou produzidos durante o processo de vaporização têm sido associados a danos cardiovasculares e pulmonares e a outros problemas de saúde. Dependência química (especialmente induzida pela nicotina) também tem sido associada ao uso desses dispositivos. Além disso, não são bem conhecidos os efeitos sistêmicos decorrentes de seu uso prolongado.[145] No que diz respeito ao efeito desses dispositivos no microbioma da cavidade bucal, as evidências disponíveis demonstram que indivíduos que utilizam esses dispositivos apresentam maior abundância de *Actinomyces* spp., *Aggregatibacter* spp., *Alloprevotella* spp., *Granulicatella* spp., *Haemophilus* spp., *Rothia* spp., *Solobacterium* spp. e *Veillonella* spp. na mucosa jugal e maior abundância de *Megasphaera* spp., *Selenomonas* spp. e *Veillonella* spp., entre outros, na saliva, quando comparados aos indivíduos que nunca fumaram (cigarro convencional ou eletrônico). Muitos desses microrganismos altamente abundantes são semelhantes àqueles presentes na cavidade bucal de indivíduos que fumam cigarros convencionais.[146]

formas: exercendo efeitos tóxicos nos microrganismos por meio da ruptura da membrana plasmática,[149] fornecendo etanol como substrato para o metabolismo de alguns microrganismos,[150] interferindo na função dos neutrófilos e de monócitos,[151] o que possibilita maior proliferação de microrganismos, além de promover alterações no fluxo salivar e na composição proteica da saliva, o que modifica a interação entre proteínas salivares e os microrganismos.[152]

O consumo de álcool está associado a aumento no risco de desenvolvimento de periodontite.[153] Estudos indicam que consumidores de álcool tendem a apresentar maior gravidade de doença periodontal, o que pode estar relacionado tanto a um comprometimento na função de células de defesa (neutrófilos, macrófagos e células T) induzido pelo álcool quanto aos efeitos hepatotóxicos que interferem no metabolismo de proteínas e na cicatrização tecidual. O consumo de álcool também parece modificar a microbiota subgengival, de forma que indivíduos que consomem álcool apresentam maiores níveis de periodontopatógenos nesse sítio. Comparando indivíduos que apresentam periodontite, maiores níveis de *Eikenella corrodens*, de *F. nucleatum* e de *P. intermedia* foram encontrados no biofilme subgengival daqueles indivíduos que consomem álcool.[154] De forma geral, maiores contagens de *A. actinomycetemcomitans*, *F. nucleatum* e *P. gingivalis* e maiores níveis de *Capnocytophaga sputigena*, *Fusobacterium nucleatum vincentii*, *F. nucleatum*, *Gemella morbillorum*, *N. mucosa*, *P. gingivalis*, *S. gordonii* e *Tannerella forsythia* são encontrados em sítios periondontais de indivíduos que consomem álcool quando comparados aos indivíduos não consumidores.[155]

Ao analisar amostras de enxágue bucal de indivíduos consumidores de álcool, foi verificado que, quanto maior a ingestão diária de álcool (pelo menos 1 vez ao dia), menor a abundância da classe Bacilli e da ordem Lactobacillales, e maior a abundância de *Actinomyces* spp., *Actinomyces graevenitzzi*, *Aggregatibacter* spp., *Cardiobacterium* spp., *Corynebacterium* spp., *Eikenella* spp., *Lachnoanaerobaculum* spp., *Leptotrichia* spp., *Neisseria* spp., *Prevotella* spp. e *Streptococcus* spp., entre outros, quando comparada à dos indivíduos que não consomem álcool.[156] Em relação ao tipo de bebida alcoólica, consumidores de vinho apresentam menor abundância de *Peptococcus* spp., consumidores de cerveja apresentam menor abundância de *Porphyromonas* spp. e maior abundância de *Parascardovia* spp., e consumidores de licor apresentam menor abundância de Lachnospiraceae comparados aos indivíduos que não consomem álcool.[156] Entre as alterações citadas, destaca-se a maior abundância de *Neisseria* spp. em consumidores de álcool. Esse microrganismo apresenta uma elevada atividade da enzima álcool desidrogenase (**Capítulo 5**), o que o torna capaz de produzir grande quantidade de acetaldeído usando etanol como substrato.[157] O acetaldeído é um composto reconhecidamente carcinogênico. Exposição crônica ao acetaldeído promove danos ao DNA das células do hospedeiro e inibe as enzimas responsáveis pelo reparo do material genético danificado. Algumas espécies de *Lactobacillus* spp., porém, são capazes de converter o acetaldeído em compostos menos tóxicos, desempenhando um importante papel ecológico na cavidade bucal.[158] Embora o mecanismo pelo qual o etanol reduz a abundância da ordem Lactobacillales (da qual os *Lactobacillus* spp. fazem parte) não seja claro, é importante destacar que essa condição propicia a manutenção de um ambiente com elevadas concentrações de acetaldeído. Além disso, como muitas bactérias da ordem Lactobacillales produzem ácido lático a partir da metabolização de carboidratos, a redução na abundância desses microrganismos pode criar condições mais favoráveis para o crescimento de microrganismos álcali-tolerantes.[159]

Uso de antimicrobianos

A utilização de antimicrobianos sistêmicos pode modular o microbioma bucal, uma vez que tais medicamentos são secretados pelas glândulas salivares e encontram-se na saliva, em concentrações menores do que as presentes na corrente sanguínea. Em relação aos parâmetros de distribuição, esses medicamentos parecem estar presentes na saliva pouco tempo após a ingestão. Por exemplo, de acordo com Smyth et al.,[160] a concentração de amoxicilina na saliva é de aproximadamente 0,3 mcg/mL cerca de 30 minutos após a administração via oral de 500 mg do antimicrobiano.

Tais efeitos têm sido relatados na literatura desde a década de 1990, e abrangem estudos que utilizaram tanto técnicas de cultivo quanto métodos moleculares de diagnóstico. Stark et al.[161] relataram que a ingestão prévia de amoxicilina pode alterar a composição microbiana da cavidade bucal, com discreto aumento no número de cepas resistentes. Baglie et al.[162] encontraram uma diminuição nas unidades formadoras de colônias de estreptococos, de anaeróbios e de microrganismos totais presentes na saliva cerca de 60 minutos após a ingestão de amoxicilina. Não há um consenso quanto ao tempo necessário para que seja restabelecida a composição microbiana dessas comunidades. Lazarevic et al.[163] sugerem que há uma recuperação substancial (mas incompleta) da comunidade bacteriana salivar após 3 semanas de interrupção do uso do medicamento. Zaura et al.[164] relataram o efeito do uso de amoxicilina, ciprofloxacina, clindamicina e minociclina por 7 dias no microbioma da saliva, comparando amostras antes e imediatamente após o uso. O microbioma salivar apresentou relativa estabilidade no 7º dia após o uso da amoxicilina. Porém, a exposição à clindamicina resultou em alteração mais pronunciada e duradoura nos perfis microbianos salivares, que permaneceram estatisticamente diferentes em comparação com o grupo placebo por até 1 mês. Abeles et al.[165] avaliaram o efeito de amoxicilina ou azitromicina, em regimes de 3 ou 7 dias, sobre o microbioma salivar de pacientes, comparando-os com grupo controle, constituído por indivíduos em coabitação. Na saliva, os taxa mais abundantemente identificados foram *Prevotellaceae, Streptococcaceae, Veillonellaceae* e *Neisseriaceae*. Em resposta à amoxicilina, *Veillonellaceae, Actinomycetaceae, Neisseriaceae, Prevotellaceae* e *Porphyromonadaceae* aumentaram significativamente em comparação com seus companheiros de casa que pertenciam ao grupo controle, enquanto *Streptococcaceae* e *Gemellaceae* diminuíram. Em resposta à azitromicina, houve aumento de *Bifidobacteriales* e *Veillonellaceae*, enquanto *Clostridiales, Neisseriaceae* e *Erysipelotrichaceae* diminuíram em comparação com seus companheiros do grupo controle.

Além da composição microbiana, há que se determinar se rotas metabólicas podem ser moduladas pela utilização de agentes antimicrobianos. De acordo com Zaura et al.,[164] alterações em rotas metabólicas, quando comparadas ao momento inicial, foram observadas para amostras de saliva coletadas imediatamente após a exposição à ciprofloxacina. Moraes et al.[166] indicaram que a exposição prévia de 2-3 dias a antibióticos betalactâmicos (amoxicilina e cefalexina) modificou a composição filogenética e principalmente resultados de predição metabólica de comunidades bacterianas de amostras de saliva, de pacientes com infecções endodônticas agudas.

A complexa estrutura e o funcionamento do biofilme dental foram descritos no **Capítulo 4**. A característica polimicrobiana do biofilme, com camadas de células[167] circundadas por uma matriz extracelular,[168] conferem a ele a possibilidade de desenvolver tolerância aos antimicrobianos.[169] Em um modelo laboratorial de biofilmes multiespécie que mimetiza o ambiente subgengival, Soares et al.[170] observaram que a amoxicilina (em concentração semelhante à encontrada no fluido crevicular) provocou uma redução de 29,8% na atividade metabólica microbiana. No estudo de Moraes et al.,[166] observou-se estabilidade composicional e das rotas metabólicas de biofilmes supragengivais coletados de pacientes que utilizaram agentes lactâmicos previamente à consulta quando comparadas a amostras controles.

USO DE PRÓTESES E APARELHOS ORTODÔNTICOS

Existem evidências de que o uso de próteses totais pode promover aumento na abundância de periodontopatógenos nos rebordos alveolares da maxila, como *Actinomyces actinomycetemcomitans, P. intermedia* e *T. forsythia*, embora ainda não seja claro o motivo pelo qual isso ocorre.[171] Além disso, usuários de próteses totais superiores também apresentam maior prevalência de *Candida* spp. no palato duro, no dorso da língua e na mucosa jugal quando comparados aos não usuários de próteses.[172,173]

Alteração na composição microbiana da cavidade bucal também é observada após a instalação de aparelho ortodôntico fixo. Maiores níveis de *Burkholderia* spp., *Lactobacillus* spp., *Pseudomonas* spp., *S. mutans* e de leveduras (especialmente de *C. albicans*) na saliva foram observados de 3 a 12 meses após instalação de aparelho ortodôntico fixo.[174-176] Observa-se uma redução na abundância de Proteobacteria, Actinobacteria, *Actinomyces* spp., *Corynebacterium* spp., *Rothia* spp., *Neisseria* spp., *Haemophilus* spp. e *Lautropia* spp. e um aumento de Bacteroidetes, TM7 (Saccharibacteria), *Prevotella* spp., *Porphyromonas* spp., *Capnocytophaga* spp., *Parvimonas* spp. e *Selenomonas* spp. no biofilme supragengival (localizado entre o bráquete e a margem gengival) coletado 6 meses após a instalação do aparelho, sugerindo que há uma substituição de microrganismos aeróbios e anaeróbios facultativos por anaeróbios estritos.[177] Maiores níveis de *A. actinomycetemcomitans, Fusobacterium* spp., *P. gingivalis, P. intermedia, P. nigrescens* e *T. forsythia* são observados no biofilme subgengival cerca de 3 meses após a instalação de aparelho fixo.[178,179] Existem poucas evidências sugerindo que, alguns meses após o término do tratamento ortodôntico, a microbiota do biofilme subgengival pode retornar aos níveis encontrados antes do tratamento, embora ainda não se saiba claramente qual o tempo necessário para que essa alteração ocorra.[179,180]

⚠ ATENÇÃO!

Na medida em que dados referentes ao microbioma humano têm sido obtidos em nível populacional, tem-se proposto que a composição do microbioma pode ser modulada pelo ambiente social e por fatores sociodemográficos. Estima-se que alterações no microbioma estão possivelmente relacionadas com desigualdade social.[181] Nesse sentido, a composição microbiana da saliva de adultos dinamarqueses que apresentavam um baixo nível de doença na cavidade bucal revelou que cerca de 20 taxa foram diferencialmente abundantes no que diz respeito ao nível socioeconômico dos indivíduos (alto ou baixo).[107] O perfil do microbioma salivar de 282 indivíduos adultos norte-americanos residentes na cidade de Nova York foi correlacionado com variáveis como gênero, idade, renda, nível educacional, nacionalidade e etnia. Alguns taxa foram diferencialmente abundantes na cavidade bucal de acordo com cada uma dessas variáveis, especificamente em relação à etnia, renda e ao nível educacional: hispânicos e negros não hispânicos apresentaram maior abundância de *Prevotella* spp. e de *Porphyromonas* spp. do que não hispânicos brancos; indivíduos de baixa renda e baixa escolaridade apresentaram maior abundância de *Prevotella* spp., de *Porphyromonas* spp. e de *Fusobacterium* spp. do que indivíduos de alta renda e de alto nível escolar. Os pesquisadores ressaltaram o fato desses microrganismos estarem frequentemente associados a doenças da cavidade bucal e a doenças sistêmicas.[181] Além disso, as desigualdades sociais em saúde e doença bucal têm sido associadas principalmente a renda, posição social, educação e área de residência.[182] Esses fatores podem explicar a incidência de doença e sua relação com o nível socioeconômico sob um ponto de vista social, mas os mecanismos biológicos (diferenças na abundância de microrganismos, mecanismo inflamatório, entre outros) que poderiam explicar esse fenômeno ainda não foram elucidados. Isso significa que pesquisas necessitam ser realizadas para esclarecer e compreender de que forma o microbioma, fatores sociodemográficos e condições de saúde se inter-relacionam e como esses fatores modulam a saúde humana. Certamente, estudos futuros fornecerão importantes contribuições sobre essa temática.

CONSIDERAÇÕES FINAIS

Neste capítulo, foram apresentados alguns fatores capazes de modular a composição do microbioma da cavidade bucal. Modificações na microbiota podem ocorrer em decorrência de processos e alterações fisiológicas naturais (p. ex., erupção dentária, puberdade, envelhecimento), mas também por distúrbios sistêmicos, assim como fatores ambientais, hábitos e estilo de vida. Didaticamente, cada um dos fatores foi apresentado de forma isolada. O estudo de fatores isolados é importante para que se conheça o papel exercido por cada um deles nas comunidades microbianas, compreendendo mecanismos diretamente relacionados às alterações microbiológicas. Porém, no decorrer da nossa vida, muitos desses fatores estão simultaneamente atuando na cavidade bucal, ora promovendo oscilações mais intensas, ora promovendo oscilações menores. Isso significa que a composição microbiana bucal é resultado da interação entre diversos fatores. Entre todos os fatores descritos neste capítulo, parece que as modificações que naturalmente ocorrem no decorrer do nosso ciclo de vida (erupção dentária, variações hormonais), além de hábitos e estilo de vida, exercem maior efeito modulador na composição microbiológica da cavidade bucal. A resiliência do hospedeiro e das comunidades microbianas a tais fatores determinará a manutenção de uma condição compatível com a saúde bucal, ou possibilitará o desenvolvimento de doenças. Além disso, doenças sistêmicas (especificamente desordens do sistema imunológico) atuam nesse processo, comprometendo a resposta do hospedeiro a sua microbiota. Nesses casos, o convívio harmônico é interrompido. Os próximos capítulos abordarão de que forma fatores específicos estão relacionados ao desenvolvimento de doenças na cavidade bucal e possibilidades de reversão do estado de disbiose.

✔ RESUMO

Existe uma estabilidade temporal na composição do microbioma da cavidade bucal, a qual depende da resiliência da comunidade microbiana e do hospedeiro às pressões seletivas (ou fatores estressores) que ocorrem no ambiente bucal desde o nascimento até a velhice. Muitos fatores promovem oscilações na composição do microbioma bucal. É o caso, por exemplo, do tipo de parto (vaginal ou cesárea), assim como o tipo de alimentação no início da vida (aleitamento materno ou consumo de fórmulas infantis), que conjuntamente modulam a colonização inicial da cavidade bucal do bebê. Enquanto apenas superfícies mucosas estão disponíveis para colonização nessa fase da vida, uma grande modificação ambiental e microbiológica ocorre em decorrência da erupção dos dentes, os quais fornecem novas superfícies para colonização microbiana. Os estudos sugerem que a complexidade microbiana na dentição permanente é maior do que nas dentições decídua e mista. Variações hormonais relacionadas a puberdade, ciclo menstrual e gravidez promovem oscilações na composição microbiana da cavidade bucal. Uso de próteses, uso contínuo de medicamentos que reduzem o fluxo salivar e resposta imune deficiente estão entre os possíveis fatores da velhice associados a mudanças microbiológicas. Desordens do sistema imunológico podem promover maior permissividade, possibilitando que a cavidade bucal seja colonizada por patógenos oportunistas e patobiontes. Fatores genéticos e étnicos também parecem modular a composição microbiana, embora esses achados sejam questionáveis. Dieta, consumo de álcool, tabagismo, higiene bucal, uso de antimicrobianos, de próteses e de aparelhos ortodônticos também promovem oscilações na composição microbiana da cavidade bucal. Entende-se que a composição microbiológica da cavidade bucal é resultado da interação entre esses diferentes fatores. Embora ocorram oscilações microbiológicas, dependendo da resiliência do hospedeiro, a microbiota bucal tende a permanecer em equilíbrio e em condição compatível com a saúde.

QUESTÕES

1. Entre as alternativas a seguir, assinale aquela que representa alterações ocorridas no período da infância e/ou adolescência e que seriam capazes de alterar a composição do microbioma da cavidade bucal:

   I. O processo de erupção dentária (decídua e permanente).
   II. Alterações hormonais.
   III. Introdução de dieta pastosa e diferente do leite.
   IV. Alterações culturais e da dieta.

   a) Somente I e II estão corretas.
   b) Somente II está incorreta.
   c) Somente as alternativas IV e I estão corretas.
   d) Somente as alternativas IV e II estão incorretas.
   e) Todas estão corretas.

2. A gravidez é governada por uma série de modificações imunológicas, hormonais e metabólicas que são essenciais para o desenvolvimento do feto e para o sucesso do nascimento do bebê. Marque **V** para as sentenças verdadeiras e **F** para as sentenças falsas:

   ( ) Durante a gravidez os níveis hormonais da mulher se alteram, especialmente os níveis de progesterona. Essa alteração promove uma resposta inflamatória exacerbada ao biofilme dentário, de forma que edema e sangramento gengival são frequentemente encontrados nas gestantes.
   ( ) Estudos têm mostrado que as alterações hormonais em mulheres grávidas promovem o crescimento de certas bactérias aeróbicas Gram-negativas na cavidade bucal, como a *Prevotella intermedia*.
   ( ) Apesar de uma modificação microbiológica ocorrer durante a gestação (com aumento na abundância de alguns microrganismos potencialmente patogênicos), parece que essa alteração microbiológica é revertida após o parto.
   ( ) Níveis de *Porphyromonas gingivalis* foram positivamente correlacionados com os níveis de progesterona no primeiro trimestre de gestação.

3. Sobre a higiene bucal, leia as sentenças e assinale a alternativa correta:

   I. A interrupção da higiene bucal ou mesmo a presença de uma higiene bucal deficiente promovem modificações microbiológicas no biofilme supragengival, mas elas pouco interferem na composição do biofilme subgengival.
   II. Aumento na abundância de *Actinomyces* spp., *Campylobacter* spp., *Eikenella* spp., *Prevotella* spp., entre outros, é observado no biofilme supragengival cerca de 4 dias após o acúmulo de biofilme (ausência de escovação dentária).
   III. Alterações na composição microbiana decorrentes do acúmulo de biofilme dentário não são acompanhadas de alterações funcionais no microbioma do sítio analisado.

   a) Todas as sentenças estão corretas.
   b) Somente a sentença I está correta.
   c) As sentenças II e III estão corretas.
   d) Somente a sentença II está correta.
   e) Somente a sentença III está incorreta.

4. Assinale a alternativa incorreta:

   a) Apesar da variabilidade metodológica, estudos mostram que a dieta altera a composição microbiológica da cavidade bucal. Diferentes respostas são encontradas entre diferentes estudos.
   b) O microbioma da cavidade bucal de indivíduos fumantes apresenta diferenças quando comparado ao de indivíduos não fumantes. Não existem evidências de que a interrupção do hábito de fumar promova alteração na microbiota da cavidade bucal de ex-fumantes.
   c) *Neisseria* spp. está entre os microrganismos mais abundantes na cavidade bucal de consumidores de álcool. Esse microrganismo é capaz de usar o etanol e sintetizar acetaldeído, o qual é potencialmente carcinogênico.
   d) Antimicrobianos de uso sistêmico são capazes de promover modificações microbiológicas na cavidade bucal, alterando também a função desempenhada pela comunidade microbiana.
   e) Maiores níveis de *Candida albicans* são encontrados na cavidade bucal de usuários de próteses totais superiores e de aparelho ortodôntico.

Gabarito: 1e, 2: VFVF; 3d; 4b

REFERÊNCIAS

1. Stahringer SS, Clemente JC, Corley RP, Hewitt J, Knights D, Walters WA, et al. Nurture trumps nature in a longitudinal survey of salivary bacterial communities in twins from early adolescence to early adulthood. Genome Res. 2012; 22:2146-52. [PubMed: 23064750]
2. Caporaso JG, Lauber CL, Costello EK, Berg-Lyons D, Gonzalez A, Stombaugh J, et al. Moving pictures of the human microbiome. Genome Biol. 2011; 12:R50. [PubMed: 21624126]
3. Cornejo Ulloa P, van der Veen MH, Krom BP. Review: modulation of the oral microbiome by the host to promote ecological balance. Odontology. 2019;107(4):437-448. doi: 10.1007/s10266-019-00413-x. Epub 2019 Feb 4. PMID: 30719639; PMCID: PMC6732124.
4. Zaura E, ten Cate JM. Towards understanding oral health. Caries Res. 2015;49 Suppl 1:55-61. doi: 10.1159/000377733. Epub 2015 Apr 13. PMID: 25871419.
5. Kaan AMM, Kahharova D, Zaura E. Acquisition and establishment of the oral microbiota. Periodontol 2000. 2021;86(1):123-141. doi: 10.1111/prd.12366. Epub 2021 Mar 10. PMID: 33690935. https://creativecommons.org/licenses/by/4.0/
6. Holgerson PL, Esberg A, Sjödin A, West CE, Johansson I. A longitudinal study of the development of the saliva microbiome in infants 2 days to 5 years compared to the microbiome in adolescents. Sci Rep. 2020;10(1):9629.
7. Hurley E, Mullins D, Barrett MP, O'Shea CA, Kinirons M, Ryan CA, et al. The microbiota of the mother at birth and its influence on the emerging infant oral microbiota from birth to 1 year of age: a cohort study. J Oral Microbiol. 2019;11(1):1599652. doi: 10.1080/20002297.2019.1599652. PMID: 32128038; PMCID: PMC7034431.
8. Boustedt K, Roswall J, Dahlén G, Dahlgren J, Twetman S. Salivary microflora and mode of delivery: a prospective case control study. BMC Oral Health. 2015;15(1):155. doi: 10.1186/s12903-015-0142-3. PMID: 26631057; PMCID: PMC4668661.
9. Nelun Barfod M, Magnusson K, Lexner MO, Blomqvist S, Dahlén G, Twetman S. Oral microflora in infants delivered vaginally and by caesarean section. Int J Paediatr Dent. 2011;21(6):401-6. doi: 10.1111/j.1365-263X.2011.01136.x. Epub 2011 Jun 27. PMID: 21702851.
10. Li Y, Caufield PW, Dasanayake AP, Wiener HW, Vermund SH. Mode of delivery and other maternal factors influence the acquisition of Streptococcus mutans in infants. J Dent Res. 2005;84(9):806-11. doi: 10.1177/154405910508400905. PMID: 16109988.
11. Han YW, Shen T, Chung P, Buhimschi IA, Buhimschi CS. Uncultivated bacteria as etiologic agents of intra-amniotic inflammation leading to preterm birth. J Clin Microbiol. 2009;47(1):38-47. doi: 10.1128/JCM.01206-08. Epub 2008 Oct 29. PMID: 18971361; PMCID: PMC2620857.
12. Gomez A, Nelson KE. The oral microbiome of children: development, disease, and implications beyond oral health. Microb Ecol. 2017;73(2):492-503. doi: 10.1007/s00248-016-0854-1. Epub 2016 Sep 14. PMID: 27628595; PMCID: PMC5274568.
13. Aagaard K, Ma J, Antony KM, Ganu R, Petrosino J, Versalovic J. The placenta harbors a unique microbiome. Sci Transl Med. 2014;6(237):237ra65. doi: 10.1126/scitranslmed.3008599. PMID: 24848255; PMCID: PMC4929217.
14. Sterpu I, Fransson E, Hugerth LW, Du J, Pereira M, Cheng L, et al. No evidence for a placental microbiome in human pregnancies at term. Am J Obstet Gynecol. 2021;224(3):296.e1-296.e23. doi: 10.1016/j.ajog.2020.08.103. Epub 2020 Aug 29. PMID: 32871131.
15. Leiby JS, McCormick K, Sherrill-Mix S, Clarke EL, Kessler LR, Taylor LJ, et al. Lack of detection of a human placenta microbiome in samples from preterm and term deliveries. Microbiome. 2018;6(1):196. doi: 10.1186/s40168-018-0575-4. PMID: 30376898; PMCID: PMC6208038
16. Merglova V, Polenik P. Early colonization of the oral cavity in 6- and 12-month-old infants by cariogenic and periodontal pathogens: a case-control study. Folia Microbiol (Praha). 2016;61(5):423-9. doi: 10.1007/s12223-016-0453-z. Epub 2016 Feb 25. PMID: 26914065.
17. Cole MF, Evans M, Fitzsimmons S, Johnson J, Pearce C, Sheridan MJ, et al. Pioneer oral streptococci produce immunoglobulin A1 protease. Infect Immun. 1994;62(6):2165-8. doi: 10.1128/iai.62.6.2165-2168.1994. PMID: 8188337; PMCID: PMC186493.
18. Mason MR, Chambers S, Dabdoub SM, Thikkurissy S, Kumar PS. Characterizing oral microbial communities across dentition states and colonization niches. Microbiome. 2018;6(1):67. doi: 10.1186/s40168-018-0443-2. PMID: 29631628; PMCID: PMC5891995.
19. Kolenbrander PE. Intergeneric coaggregation among human oral bacteria and ecology of dental plaque. Annu Rev Microbiol. 1988;42:627-56. doi: 10.1146/annurev.mi.42.100188.003211. PMID: 3060002.
20. Al-Shehri SS, Sweeney EL, Cowley DM, Liley HG, Ranasinghe PD, Charles BG, et al. Deep sequencing of the 16S ribosomal RNA of the neonatal oral microbiome: a comparison of breast--fed and formula-fed infants. Sci Rep. 2016;6:38309. doi: 10.1038/srep38309. PMID: 27922070; PMCID: PMC5138828.
21. Oba PM, Holscher HD, Mathai RA, Kim J, Swanson KS. Diet Influences the Oral Microbiota of Infants during the First Six Months of Life. Nutrients. 2020;12(11):3400. doi: 10.3390/nu12113400. PMID: 33167488; PMCID: PMC7694519.
22. Eshriqui I, Viljakainen HT, Ferreira SRG, Raju SC, Weiderpass E, Figueiredo RAO. Breastfeeding may have a long-term effect on oral microbiota: results from the Fin-HIT cohort. Int Breastfeed J. 2020;15(1):42. doi: 10.1186/s13006-020-00285-w. PMID: 32414385; PMCID: PMC7227309.
23. Ollila P, Niemelä M, Uhari M, Larmas M. Risk factors for colonization of salivary lactobacilli and Candida in children. Acta Odontol Scand. 1997;55(1):9-13. doi: 10.3109/00016359709091933. PMID: 9083568.
24. Sulyanto RM, Thompson ZA, Beall CJ, Leys EJ, Griffen AL. The predominant oral microbiota is acquired early in an organized pattern. Sci Rep. 2019;9(1):10550. doi: 10.1038/s41598-019-46923-0. PMID: 31332213; PMCID: PMC6646312.
25. Shi W, Tian J, Xu H, Zhou Q, Qin M. Distinctions and associations between the microbiota of saliva and supragingival plaque of permanent and deciduous teeth. PLoS One. 2018;13(7):e0200337. doi: 10.1371/journal.pone.0200337. PMID: 29979786; PMCID: PMC6034885.
26. Brailsford SR, Sheehy EC, Gilbert SC, Clark DT, Kidd EA, Zoitopoulos L, et al. The microflora of the erupting first permanent molar. Caries Res. 2005;39(1):78-84. doi: 10.1159/000081661. PMID: 15591739.
27. Loomba-Albrecht LA, Styne DM. The physiology of puberty and its disorders. Pediatr Ann. 2012;41(4):e1-9. doi: 10.3928/00904481-20120307-08. PMID: 22494212.
28. Romeo RD. Pubertal maturation and programming of hypothalamic-pituitary-adrenal reactivity. Front Neuroendocrinol. 2010;31(2):232-40. doi: 10.1016/j.yfrne.2010.02.004. Epub 2010 Mar 1. PMID: 20193707.
29. Soory M. Targets for steroid hormone mediated actions of periodontal pathogens, cytokines and therapeutic agents: some implications on tissue turnover in the periodontium. Curr Drug Targets. 2000;1(4):309-25. doi: 10.2174/1389450003349119. PMID: 11467074.
30. Markou E, Boura E, Tsalikis L, Deligianidis A, Konstantinidis A. The influence of sex hormones on proinflammatory cytokines in gingiva of periodontally healthy premenopausal women.

J Periodontal Res. 2011;46(5):528-32. doi: 10.1111/j.1600-0765.2011.01369.x. Epub 2011 Apr 18. PMID: 21501171.

31. Gusberti FA, Mombelli A, Lang NP, Minder CE. Changes in subgingival microbiota during puberty. A 4-year longitudinal study. J Clin Periodontol. 1990;17(10):685-92. doi: 10.1111/j.1600-051x.1990.tb01054.x. PMID: 2262580.
32. Moore WE, Burmeister JA, Brooks CN, Ranney RR, Hinkelmann KH, Schieken RM, Moore LV. Investigation of the influences of puberty, genetics, and environment on the composition of subgingival periodontal floras. Infect Immun. 1993:61:2891-8.
33. Tsuruda K, Miyake Y, Suginaka H, Okamoto H, Iwamoto Y. Microbiological features of gingivitis in pubertal children. J Clin Periodontol. 1995:22:316-20.
34. Belibasakis GN. Microbiological changes of the ageing oral cavity. Arch Oral Biol. 2018;96:230-2. doi: 10.1016/j.archoralbio.2018.10.001. Epub 2018 Oct 3. PMID: 30308473.
35. Kumar PS. Sex and the subgingival microbiome: do female sex steroids affect periodontal bacteria? Periodontol 2000. 2013;61(1):103-24. doi: 10.1111/j.1600-0757.2011.00398.x. PMID: 23240946.
36. Bostanci N, Krog MC, Hugerth LW, Bashir Z, Fransson E, Boulund F, et al. Dysbiosis of the human oral microbiome during the menstrual cycle and vulnerability to the external exposures of smoking and dietary sugar. Front Cell Infect Microbiol. 2021;11:625229. doi: 10.3389/fcimb.2021.625229. PMID: 33816334; PMCID: PMC8018275.
37. Prout RE, Hopps RM. A relationship between human oral bacteria and the menstrual cycle. J Periodontol. 1970;41(2):98-101. doi: 10.1902/jop.1970.41.2.98. PMID: 5265224.
38. Griesinger G, Tournaye H, Macklon N, Petraglia F, Arck P, Blockeel C, et al. Dydrogesterone: pharmacological profile and mechanism of action as luteal phase support in assisted reproduction. Reprod Biomed Online. 2019;38(2):249-59. doi: 10.1016/j.rbmo.2018.11.017. Epub 2018 Dec 15. PMID: 30595525.
39. Machado FC, Cesar DE, Assis AV, Diniz CG, Ribeiro RA. Detection and enumeration of periodontopathogenic bacteria in subgingival biofilm of pregnant women. Braz Oral Res. 2012;26(5):443-9. doi: 10.1590/s1806-83242012000500011. PMID: 23018230.
40. Maybodi RF, Haerian-Ardakani A, Vaziri F, Khabbazian A, Mohammadi-Asl S. CPITN changes during pregnancy and maternal demographic factors 'impact on periodontal health. Iran J Reprod Med. 2015;13(2):107-12. PMID: 26000000; PMCID: PMC4426148.
41. Balan P, Chong YS, Umashankar S, Swarup S, Loke WM, Lopez V, et al. Keystone species in pregnancy gingivitis: a snapshot of oral microbiome during pregnancy and postpartum period. Front Microbiol. 2018;9:2360. doi: 10.3389/fmicb.2018.02360. PMID: 30356676; PMCID: PMC6189292.
42. Saadaoui M, Singh P, Al Khodor S. Oral microbiome and pregnancy: a bidirectional relationship. J Reprod Immunol. 2021;145:103293. doi: 10.1016/j.jri.2021.103293. Epub 2021 Feb 19. PMID: 33676065.
43. Massoni RSS, Aranha AMF, Matos FZ, Guedes OA, Borges AH, Miotto M, Porto AN. Correlation of periodontal and microbiological evaluations, with serum levels of estradiol and progesterone, during different trimesters of gestation. Sci Rep. 2019;9(1):11762. doi: 10.1038/s41598-019-48288-w. PMID: 31409865; PMCID: PMC6692383.
44. Fujiwara N, Tsuruda K, Iwamoto Y, Kato F, Odaki T, Yamane N, et al. Significant increase of oral bacteria in the early pregnancy period in Japanese women. J Investig Clin Dent. 2017;8(1). doi: 10.1111/jicd.12189. Epub 2015 Sep 8. PMID: 26345599.
45. Lin W, Jiang W, Hu X, Gao L, Ai D, Pan H, et al. Ecological shifts of supragingival microbiota in association with pregnancy. Front Cell Infect Microbiol. 2018;8:24. doi: 10.3389/fcimb.2018.00024. PMID: 29497601; PMCID: PMC5819318.
46. Kilian M, Chapple IL, Hannig M, Marsh PD, Meuric V, Pedersen AM, et al. The oral microbiome - an update for oral healthcare professionals. Br Dent J. 2016;221(10):657-666. doi: 10.1038/sj.bdj.2016.865. PMID: 27857087.
47. Ebersole JL, Kirakodu S, Novak MJ, Exposto CR, Stromberg AJ, Shen S, et al. Effects of aging in the expression of NOD-like receptors and inflammasome-related genes in oral mucosa. Mol Oral Microbiol. 2016;31(1):18-32. doi: 10.1111/omi.12121. Epub 2015 Sep 10. PMID: 26197995; PMCID: PMC4712099.
48. Franceschi C, Bonafè M, Valensin S, Olivieri F, De Luca M, Ottaviani E, De Benedictis G. Inflamm-aging. An evolutionary perspective on immunosenescence. Ann N Y Acad Sci. 2000;908:244-54. doi: 10.1111/j.1749-6632.2000.tb06651.x. PMID: 10911963.
49. Hajishengallis G. Aging and its impact on innate immunity and inflammation: implications for periodontitis. J Oral Biosci. 2014;56(1):30-37. doi: 10.1016/j.job.2013.09.001. PMID: 24707191; PMCID: PMC3974203.
50. Peterson CT, Sharma V, Elmén L, Peterson SN. Immune homeostasis, dysbiosis and therapeutic modulation of the gut microbiota. Clin Exp Immunol. 2015;179(3):363-77. doi: 10.1111/cei.12474. PMID: 25345825; PMCID: PMC4337670.
51. Percival RS, Challacombe SJ, Marsh PD. Age-related microbiological changes in the salivary and plaque microflora of healthy adults. J Med Microbiol. 1991;35:5-11.
52. Feres M, Teles F, Teles R, Figueiredo LC, Faveri M. The subgingival periodontal microbiota of the aging mouth. Periodontol 2000. 2016;72(1):30-53. doi: 10.1111/prd.12136. PMID: 27501490; PMCID: PMC5141605.
53. Newman MG, Grinenco V, Weiner M, Angel I, Karge H, Nisengard R. Predominant microbiota associated with periodontal health in the aged. J Periodontol. 1978;49:553-9.
54. Moutsopoulos NM, Madianos PN. Low-grade inflammation in chronic infectious diseases: paradigm of periodontal infections. Ann N Y Acad Sci. 2006;1088:251-64. doi: 10.1196/annals.1366.032. PMID: 17192571.
55. Scannapieco FA, Cantos A. Oral inflammation and infection, and chronic medical diseases: implications for the elderly. Periodontol 2000. 2016 Oct;72(1):153-75. doi: 10.1111/prd.12129. PMID: 27501498.
56. López R, Smith PC, Göstemeyer G, Schwendicke F. Ageing, dental caries and periodontal diseases. J Clin Periodontol. 2017;44 Suppl 18:S145-S152. doi: 10.1111/jcpe.12683. PMID: 28266118.
57. Gazdeck RK, Fruscione SR, Adami GR, Zhou Y, Cooper LF, Schwartz JL. Diversity of the oral microbiome between dentate and edentulous individuals. Oral Dis. 2019;25(3):911-8. doi: 10.1111/odi.13039. Epub 2019 Feb 10. PMID: 30657624.
58. Dang AT, Cotton S, Sankaran-Walters S, Li CS, Lee CY, Dandekar S, et al. Evidence of an increased pathogenic footprint in the lingual microbiome of untreated HIV infected patients. BMC Microbiol. 2012;12:153. doi: 10.1186/1471-2180-12-153. PMID: 22838383; PMCID: PMC3438044.
59. Lewy T, Hong BY, Weiser B, Burger H, Tremain A, Weinstock G, et al. Oral microbiome in HIV-infected women: shifts in the abundance of pathogenic and beneficial bacteria are associated with aging, HIV load, CD4 count, and antiretroviral therapy. AIDS Res Hum Retroviruses. 2019;35(3):276-86. doi: 10.1089/AID.2017.0200. Epub 2018 Jul 23. PMID: 29808701; PMCID: PMC6909750.
60. Bergmann OJ. Oral infections and septicemia in immunocompromised patients with hematologic malignancies. J Clin Microbiol. 1988;26(10):2105-9. doi: 10.1128/jcm.26.10.2105-2109.1988. PMID: 3182997; PMCID: PMC266825.
61. Wang Y, Xue J, Zhou X, You M, Du Q, Yang X, et al. Oral microbiota distinguishes acute lymphoblastic leukemia pediatric hosts from healthy populations. PLoS One. 2014;9(7):e102116. doi: 10.1371/journal.pone.0102116. Erratum in: PLoS One.

2014;9(10):e110449. He, Jingzhi [corrected to He, Jinzhi]. PMID: 25025462; PMCID: PMC4099009.
62. Idris A, Hasnain SZ, Huat LZ, Koh Z. Human diseases, immunity and the oral microbiota—Insights gained from metagenomic studies. Oral Science International 2017;14:27-32.
63. Mager DL, Haffajee AD, Devlin PM, Norris CM, Posner MR, Goodson JM. The salivary microbiota as a diagnostic indicator of oral cancer: a descriptive, non-randomized study of cancer--free and oral squamous cell carcinoma subjects. J Transl Med. 2005;3:27. doi: 10.1186/1479-5876-3-27. PMID: 15987522; PMCID: PMC1226180.
64. Pushalkar S, Mane SP, Ji X, Li Y, Evans C, Crasta OR, et al. Microbial diversity in saliva of oral squamous cell carcinoma. FEMS Immunol Med Microbiol. 2011;61(3):269-77. doi: 10.1111/j.1574-695X.2010.00773.x. Epub 2011 Feb 1. PMID: 21205002; PMCID: PMC3078631.
65. Schmidt BL, Kuczynski J, Bhattacharya A, Huey B, Corby PM, Queiroz EL, et al. Changes in abundance of oral microbiota associated with oral cancer. PLoS One. 2014;9(6):e98741. doi: 10.1371/journal.pone.0098741. Erratum in: PLoS One. 2014;9(8):e106297. Muy-Teck The [removed]. PMID: 24887397; PMCID: PMC4041887.
66. Almståhl A, Wikström M, Fagerberg-Mohlin B. Microflora in oral ecosystems in subjects with radiation-induced hyposalivation. Oral Dis. 2008;14(6):541-9. doi: 10.1111/j.1601--0825.2007.01416.x. Epub 2008 Jan 17. PMID: 18208474.
67. Arrifin A, Heidari E, Burke M, Fenlon MR, Banerjee A. The effect of radiotherapy for treatment of head and neck cancer on oral flora and saliva. Oral Health Prev Dent. 2018;16(5):425-429. doi: 10.3290/j.ohpd.a41364. PMID: 30460355.
68. Hu YJ, Shao ZY, Wang Q, Jiang YT, Ma R, Tang ZS, et al. Exploring the dynamic core microbiome of plaque microbiota during head-and-neck radiotherapy using pyrosequencing. PLoS One. 2013;8(2):e56343. doi: 10.1371/journal.pone.0056343. Epub 2013 Feb 21. PMID: 23437114; PMCID: PMC3578878.
69. Vesty A, Gear K, Biswas K, Mackenzie BW, Taylor MW, Douglas RG. Oral microbial influences on oral mucositis during radiotherapy treatment of head and neck cancer. Support Care Cancer. 2020;28(6):2683-2691
70. Jensen SB, Mouridsen HT, Reibel J, Brünner N, Nauntofte B. Adjuvant chemotherapy in breast cancer patients induces temporary salivary gland hypofunction. Oral Oncol. 2008;44(2):162-73. doi: 10.1016/j.oraloncology.2007.01.015. Epub 2007 Jun 27. PMID: 17588802.
71. Vanlancker E, Vanhoecke B, Smet R, Props R, Van de Wiele T. 5-Fluorouracil sensitivity varies among oral micro-organisms. J Med Microbiol. 2016;65(8):775-783. doi: 10.1099/jmm.0.000292. Epub 2016 Jun 13. PMID: 27296270.
72. Goodrich JK, Waters JL, Poole AC, Sutter JL, Koren O, Blekhman R, et al. Human genetics shape the gut microbiome. Cell. 2014;159(4):789-99. doi: 10.1016/j.cell.2014.09.053. PMID: 25417156; PMCID: PMC4255478.
73. Goodrich JK, Davenport ER, Beaumont M, Jackson MA, Knight R, Ober C, et al. Genetic determinants of the gut microbiome in UK twins. Cell Host Microbe. 2016;19(5):731-43. doi: 10.1016/j.chom.2016.04.017. PMID: 27173935; PMCID: PMC4915943.
74. Blekhman R, Goodrich JK, Huang K, Sun Q, Bukowski R, Bell JT, et al. Host genetic variation impacts microbiome composition across human body sites. Genome Biol. 2015;16(1):191. doi: 10.1186/s13059-015-0759-1. PMID: 26374288; PMCID: PMC4570153.
75. Lips A, Antunes LS, Antunes LA, Abreu JGB, Barreiros D, Oliveira DSB, et al. Genetic polymorphisms in DEFB1 and miRNA202 are involved in salivary human β-defensin 1 levels and caries experience in children. Caries Res. 2017;51(3):209-215. doi: 10.1159/000458537. Epub 2017 Mar 25. PMID: 28343232.
76. Moutsopoulos NM, Konkel JE. Tissue-specific immunity at the oral mucosal barrier. Trends Immunol. 2018;39(4):276-87. doi: 10.1016/j.it.2017.08.005. Epub 2017 Sep 8. PMID: 28923364; PMCID: PMC5843496.
77. Jeremias F, Koruyucu M, Küchler EC, Bayram M, Tuna EB, Deeley K, et al. Genes expressed in dental enamel development are associated with molar-incisor hypomineralization. Arch Oral Biol. 2013;58(10):1434-42. doi: 10.1016/j.archoralbio.2013.05.005. Epub 2013 Jun 19. PMID: 23790503; PMCID: PMC3769477.
78. Corby PM, Bretz WA, Hart TC, Schork NJ, Wessel J, Lyons-Weiler J, Paster BJ. Heritability of oral microbial species in caries-active and caries-free twins. Twin Res Hum Genet. 2007;10(6):821-8. doi: 10.1375/twin.10.6.821. PMID: 18179393; PMCID: PMC3148892.
79. Gomez A, Espinoza JL, Harkins DM, Leong P, Saffery R, Bockmann M, et al. Host genetic control of the oral microbiome in health and disease. cell host microbe. 2017;22(3):269-278.e3. doi: 10.1016/j.chom.2017.08.013. PMID: 28910633; PMCID: PMC5733791.
80. Oppenheim FG, Salih E, Siqueira WL, Zhang W, Helmerhorst EJ. Salivary proteome and its genetic polymorphisms. Ann N Y Acad Sci. 2007;1098:22-50. doi: 10.1196/annals.1384.030. Epub 2007 Feb 15. PMID: 17303824.
81. Azen EA. Genetics of salivary protein polymorphisms. Crit Rev Oral Biol Med. 1993;4(3-4):479-85. doi: 10.1177/10454411930040033201. PMID: 8374001.
82. Perry GH, Dominy NJ, Claw KG, Lee AS, Fiegler H, Redon R, et al. Diet and the evolution of human amylase gene copy number variation. Nat Genet. 2007;39(10):1256-60. doi: 10.1038/ng2123. Epub 2007 Sep 9. PMID: 17828263; PMCID: PMC2377015.
83. Xu D, Pavlidis P, Taskent RO, Alachiotis N, Flanagan C, DeGiorgio M, et al. Archaic hominin introgression in Africa contributes to functional salivary MUC7 genetic variation. Mol Biol Evol. 2017;34(10):2704-15. doi: 10.1093/molbev/msx206. PMID: 28957509; PMCID: PMC5850612.
84. Papapostolou A, Kroffke B, Tatakis DN, Nagaraja HN, Kumar PS. Contribution of host genotype to the composition of health-associated supragingival and subgingival microbiomes. J Clin Periodontol. 2011;38(6):517-24. doi: 10.1111/j.1600--051X.2011.01718.x. PMID: 21488931.
85. Mason MR, Nagaraja HN, Camerlengo T, Joshi V, Kumar PS. Deep sequencing identifies ethnicity-specific bacterial signatures in the oral microbiome. PLoS One. 2013;8(10):e77287. doi: 10.1371/journal.pone.0077287. Erratum in: PLoS One. 2014;9(6):e99933. PMID: 24194878; PMCID: PMC3806732.
86. Liu K, Chen S, Huang J, Ren F, Yang T, Long D, Li H, Huang X. Oral microbiota of children is conserved across Han, Tibetan and Hui groups and is correlated with diet and gut microbiota. Microorganisms. 2021;9(5):1030. doi: 10.3390/microorganisms9051030. PMID: 34064692; PMCID: PMC8151815.
87. Nasidze I, Li J, Schroeder R, Creasey JL, Li M, Stoneking M. High diversity of the saliva microbiome in Batwa Pygmies. PLoS One. 2011;6(8):e23352. doi: 10.1371/journal.pone.0023352. Epub 2011 Aug 16. PMID: 21858083; PMCID: PMC3156759.
88. Freire M, Moustafa A, Harkins DM, Torralba MG, Zhang Y, Leong P, et al. Longitudinal study of oral microbiome variation in twins. Sci Rep. 2020;10(1):7954. doi: 10.1038/s41598-020-64747-1. PMID: 32409670; PMCID: PMC7224172.
89. Nasidze I, Li J, Quinque D, Tang K, Stoneking M. Global diversity in the human salivary microbiome. Genome Res. 2009;19(4):636-43. doi: 10.1101/gr.084616.108. Epub 2009 Feb 27. PMID: 19251737; PMCID: PMC2665782.
90. Li H, Wang Y, Yu Q, Feng T, Zhou R, Shao L, et al. Elevation is associated with human skin microbiomes. Microorganisms. 2019;7(12):611. doi: 10.3390/microorganisms7120611. PMID: 31771258; PMCID: PMC6955857.

91. Jia Z, Zhao X, Liu X, Zhao L, Jia Q, Shi J, et al. Impacts of the Plateau environment on the gut microbiota and blood clinical indexes in Han and Tibetan Individuals. mSystems. 2020;5(1):e00660-19. doi: 10.1128/mSystems.00660-19. PMID: 31964769; PMCID: PMC6977073.
92. Liu F, Liang T, Zhang Z, Liu L, Li J, Dong W, et al. Effects of altitude on human oral microbes. AMB Express. 2021;11(1):41. doi: 10.1186/s13568-021-01200-0. PMID: 33677720; PMCID: PMC7936934.
93. Hao Y, Tang C, Du Q, Zhou X, Peng X, Cheng L. Comparative analysis of oral microbiome from Zang and Han populations living at different altitudes. Arch Oral Biol. 2021;121:104986. doi: 10.1016/j.archoralbio.2020.104986. Epub 2020 Nov 12. PMID: 33246246.
94. Song SJ, Lauber C, Costello EK, Lozupone CA, Humphrey G, Berg-Lyons D, et al. Cohabiting family members share microbiota with one another and with their dogs. Elife. 2013;2:e00458. doi: 10.7554/eLife.00458. PMID: 23599893; PMCID: PMC3628085.
95. Díaz-Faes L, Soriano-Lerma A, Magan-Fernandez A, López M, Gijon J, García-Salcedo JA, et al. Structural and functional microbial patterns in cohabitating family members with history of periodontitis. Oral Dis. 2021. doi: 10.1111/odi.13786. Epub ahead of print. PMID: 33512056.
96. Bennani M, Rangé H, Meuric V, Mora F, Bouchard P, Carra MC. Shared detection of Porphyromonas gingivalis in cohabiting family members: a systematic review and meta-analysis. J Oral Microbiol. 2019;12(1):1687398. doi: 10.1080/20002297.2019.1687398. PMID: 31893015; PMCID: PMC6844440.
97. Loe H, Theilade E, Jensen SB. Experimental gingivitis in man. J Periodontol. 1965;36:177-87. doi: 10.1902/jop.1965.36.3.177. PMID: 14296927.
98. Theilade E, Wright WH, Jensen SB, Löe H. Experimental gingivitis in man. II. A longitudinal clinical and bacteriological investigation. J Periodontal Res. 1966;1:1-13. doi: 10.1111/j.1600-0765.1966.tb01842.x. PMID: 4224181.
99. Holm-Pedersen P, Agerbaek N, Theilade E. Experimental gingivitis in young and elderly individuals. J Clin Periodontol. 1975;2(1):14-24. doi: 10.1111/j.1600-051x.1975.tb01722.x. PMID: 1094033.
100. Peruzzo DC, Gimenes JH, Taiete T, Casarin RC, Feres M, Sallum EA, et al. Impact of smoking on experimental gingivitis. A clinical, microbiological and immunological prospective study. J Periodontal Res. 2016;51(6):800-11. doi: 10.1111/jre.12363. Epub 2016 Mar 3. PMID: 26936228.
101. Belstrøm D, Sembler-Møller ML, Grande MA, Kirkby N, Cotton SL, Paster BJ, et al. Impact of oral hygiene discontinuation on supragingival and salivary microbiomes. JDR Clin Trans Res. 2018;3(1):57-64. doi: 10.1177/2380084417723625. Epub 2017 Jul 31. PMID: 29662960; PMCID: PMC5896869.
102. Farina R, Guarnelli ME, Figuero E, Herrera D, Sanz M, Trombelli L. Microbiological profile and calprotectin expression in naturally occurring and experimentally induced gingivitis. Clin Oral Investig. 2012;16(5):1475-84. doi: 10.1007/s00784-011-0643-7. Epub 2011 Nov 30. PMID: 22124612.
103. Nowicki EM, Shroff R, Singleton JA, Renaud DE, Wallace D, Drury J, et al. Microbiota and metatranscriptome changes accompanying the onset of gingivitis. mBio. 2018;9(2):e00575-18. doi: 10.1128/mBio.00575-18. PMID: 29666288; PMCID: PMC5904416.
104. Takayasu L, Suda W, Takanashi K, Iioka E, Kurokawa R, Shindo C, et al. Circadian oscillations of microbial and functional composition in the human salivary microbiome. DNA Res. 2017;24(3):261-70. doi: 10.1093/dnares/dsx001. PMID: 28338745; PMCID: PMC5499806.
105. Sarkar A, Kuehl MN, Alman AC, Burkhardt BR. Linking the oral microbiome and salivary cytokine abundance to circadian oscillations. Sci Rep. 2021;11(1):2658. doi: 10.1038/s41598-021-81420-3. PMID: 33514800; PMCID: PMC7846843.
106. De Filippis F, Vannini L, La Storia A, Laghi L, Piombino P, Stellato G, et al. The same microbiota and a potentially discriminant metabolome in the saliva of omnivore, ovo-lacto-vegetarian and Vegan individuals. PloS One. 2014;9(11):e112373. https ://doi.org/10.1371/journ al.pone.01123 73.
107. Belstrøm D, Holmstrup P, Nielsen CH, Kirkby N, Twetman S, Heitmann BL, Klepac-Ceraj V, Paster BJ, Fiehn NE. Bacterial profiles of saliva in relation to diet, lifestyle factors, and socioeconomic status. J Oral Microbiol. 2014;6. doi: 10.3402/jom.v6.23609. PMID: 24765243; PMCID: PMC3974179.
108. Hansen TH, Kern T, Bak EG, Kashani A, Allin KH, Nielsen T, et al. Impact of a vegan diet on the human salivary microbiota. Sci Rep. 2018;8(1):5847. https://doi.org/10.1038/s4159 8-018-24207-3
109. Ercolini D, Francavilla R, Vannini L, De Filippis F, Capriati T, Di Cagno R, et al. From an imbalance to a new imbalance: Italian-style gluten-free diet alters the salivary microbiota and metabolome of African celiac children. Sci Rep. 2015;5:18571. doi: 10.1038/srep18571. PMID: 26681599; PMCID: PMC4683525.
110. Laiola M, De Filippis F, Vitaglione P, Ercolini D. A Mediterranean diet intervention reduces the levels of salivary periodontopathogenic bacteria in overweight and obese subjects. Appl Environ Microbiol 2020;86:e00777-20. https://doi.org/10.1128/AEM.00777-20.
111. Murtaza N, Burke LM, Vlahovich N, Charlesson B, O'Neill HM, Ross ML, et al. Analysis of the effects of dietary pattern on the oral microbiome of elite endurance athletes. Nutrients. 2019;11(3):614. doi: 10.3390/nu11030614. PMID: 30871219; PMCID: PMC6471070.
112. Takeshita T, Matsuo K, Furuta M, Shibata Y, Fukami K, Shimazaki Y, et al. Distinct composition of the oral indigenous microbiota in South Korean and Japanese adults. Sci Rep. 2014;4:6990. doi: 10.1038/srep06990. PMID: 25384884; PMCID: PMC4227031.
113. Liu Z, Guo H, Zhang W, Ni L. Salivary microbiota shifts under sustained consumption of oolong tea in healthy adults. Nutrients. 2020;12(4):966. doi: 10.3390/nu12040966. PMID: 32244337; PMCID: PMC7230163.
114. Liu K, Chen S, Huang J, Ren F, Yang T, Long D, et al. Oral microbiota of children is conserved across Han, Tibetan and Hui groups and is correlated with diet and gut microbiota. Microorganisms. 2021;9:1030. https://doi.org/10.3390/ microorganisms9051030
115. Johansson I, Esberg A, Eriksson L, Haworth S, Lif Holgerson P. Self-reported bovine milk intake is associated with oral microbiota composition. PLoS ONE 2018;13(3):e0193504. https://doi.org/10.1371/journal. pone.0193504
116. Leite FRM, Nascimento GG, Scheutz F, López R. Effect of smoking on periodontitis: a systematic review and meta-regression. Am J Prev Med. 2018;54(6):831-41. doi: 10.1016/j.amepre.2018.02.014. Epub 2018 Apr 12. PMID: 29656920.
117. GBD 2016 Risk Factors Collaborators. Global, regional, and national comparative risk assessment of 84 behavioural, environmental and occupational, and metabolic risks or clusters of risks, 1990-2016: a systematic analysis for the Global Burden of Disease Study 2016. Lancet 2017;390:1345-422. doi: 10.1016/S0140-6736(17)32366-8
118. Khariwala SS, Hatsukami D, Hecht SS. Tobacco carcinogen metabolites and DNA adducts as biomarkers in head and neck cancer: potential screening tools and prognostic indicators. Head Neck 2012;34:441-7. https://doi.org/10.1002/hed.21705
119. Grover N, Sharma J, Sengupta S, Singh S, Singh N, Kaur H. Long-term effect of tobacco on unstimulated salivary pH. J Oral Maxillofac Pathol. 2016;20(1):16-9. doi:10.4103/0973--029X.180907
120. Kenney EB, Saxe SR, Bowles RD. The effect of cigarette smoking on anaerobiosis in the oral cavity. J Periodontol. 1975;46:82-5.

121. Macgregor ID. Effects of smoking on oral ecology. A review of the literature. Clin Prev Dent. 1989;11:3-7.
122. Brook I. The impact of smoking on oral and nasopharyngeal bacterial flora. J Dent Res. 2011;90:704-10
123. Reznick AZ, Klein I, Eiserich JP, Cross CE, Nagler RM. Inhibition of oral peroxidase activity by cigarette smoke: in vivo and in vitro studies. Free Radic Biol Med. 2003;34(3):377-84. doi: 10.1016/s0891-5849(02)01297-2. PMID: 12543253.
124. Sopori M. Effects of cigarette smoke on the immune system. Nat Rev Immunol. 2002;2:372-7.
125. Wu J, Peters BA, Dominianni C, Zhang Y, Pei Z, Yang L, et al. Cigarette smoking and the oral microbiome in a large study of American adults. ISME J. 2016;10(10):2435-46. doi: 10.1038/ismej.2016.37. Epub 2016 Mar 25. PMID: 27015003; PMCID: PMC5030690.
126. Yang Y, Zheng W, Cai QY, Shrubsole MJ, Pei Z, Brucker R, et al. Cigarette smoking and oral microbiota in low-income and African-American populations. J Epidemiol Community Health. 2019;73(12):1108-15. doi: 10.1136/jech-2019-212474. Epub 2019 Sep 28. PMID: 31563898; PMCID: PMC6913090.
127. Jia YJ, Liao Y, He YQ, Zheng MQ, Tong XT, Xue WQ, et al. Association between oral microbiota and cigarette smoking in the Chinese population. Front Cell Infect Microbiol. 2021;11:658203. doi: 10.3389/fcimb.2021.658203. PMID: 34123872; PMCID: PMC8195269.
128. Monteiro-da-Silva F, Sampaio-Maia B, Pereira Mde L, Araujo R. Characterization of the oral fungal microbiota in smokers and non-smokers. Eur J Oral Sci. 2013;121(2):132-5. doi: 10.1111/eos.12030. Epub 2013 Mar 4. PMID: 23489903.
129. Sheth CC, Makda K, Dilmahomed Z, González R, Luzi A, Jovani-Sancho Mdel M, Veses V. Alcohol and tobacco consumption affect the oral carriage of Candida albicans and mutans streptococci. Lett Appl Microbiol. 2016;63(4):254-9. doi: 10.1111/lam.12620. Epub 2016 Aug 25. PMID: 27450704.
130. Sato N, Kakuta M, Hasegawa T, Yamaguchi R, Uchino E, Kobayashi W, et al. Metagenomic analysis of bacterial species in tongue microbiome of current and never smokers. NPJ Biofilms Microbiomes. 2020;6(1):11. doi: 10.1038/s41522-020-0121-6. PMID: 32170059; PMCID: PMC7069950.
131. Karabudak S, Ari O, Durmaz B, Dal T, Basyigit T, Kalcioglu MT, Durmaz R. Analysis of the effect of smoking on the buccal microbiome using next-generation sequencing technology. J Med Microbiol. 2019;68(8):1148-58. doi: 10.1099/jmm.0.001003. Epub 2019 Jun 14. PMID: 31199220.
132. Mason MR, Preshaw PM, Nagaraja HN, Dabdoub SM, Rahman A, Kumar PS. The subgingival microbiome of clinically healthy current and never smokers. ISME J. 2015;9(1):268-72. doi: 10.1038/ismej.2014.114. Epub 2014 Jul 11. PMID: 25012901; PMCID: PMC4274424.
133. Kumar PS, Matthews CR, Joshi V, de Jager M, Aspiras M. Tobacco smoking affects bacterial acquisition and colonization in oral biofilms. Infect Immun. 2011;79(11):4730-8. doi: 10.1128/IAI.05371-11. Epub 2011 Aug 22. PMID: 21859855; PMCID: PMC3257914.
134. Bizzarro S, Loos BG, Laine ML, Crielaard W, Zaura E. Subgingival microbiome in smokers and non-smokers in periodontitis: an exploratory study using traditional targeted techniques and a next-generation sequencing. J Clin Periodontol. 2013;40(5):483-92. doi: 10.1111/jcpe.12087. Epub 2013 Mar 13. PMID: 23489056.
135. Joshi V, Matthews C, Aspiras M, de Jager M, Ward M, Kumar P. Smoking decreases structural and functional resilience in the subgingival ecosystem. J Clin Periodontol. 2014;41(11):1037-47. doi: 10.1111/jcpe.12300. Epub 2014 Sep 29. PMID: 25139209.
136. Camelo-Castillo AJ, Mira A, Pico A, Nibali L, Henderson B, Donos N, Tomás I. Subgingival microbiota in health compared to periodontitis and the influence of smoking. Front Microbiol. 2015;6:119. doi: 10.3389/fmicb.2015.00119. PMID: 25814980; PMCID: PMC4356944.
137. Jiang Y, Zhou X, Cheng L, Li M. The impact of smoking on subgingival microflora: from periodontal health to disease. Front Microbiol. 2020;11:66. doi: 10.3389/fmicb.2020.00066. PMID: 32063898; PMCID: PMC7000377. https://creativecommons.org/licenses/by/4.0/
138. Delima SL, McBride RK, Preshaw PM, Heasman PA, Kumar PS. Response of subgingival bacteria to smoking cessation. J Clin Microbiol. 2010;48(7):2344-9. doi: 10.1128/JCM.01821-09. Epub 2010 Apr 21. PMID: 20410352; PMCID: PMC2897479.
139. Atawodi SE, Richter E. Bacterial reduction of N-oxides of tobacco-specific nitrosamines (TSNA). Hum Exp Toxicol. 1996;15(4):329-34. doi: 10.1177/096032719601500409. PMID: 8845223.
140. Gupta PC, Murti PR, Bhonsle RB. Epidemiology of cancer by tobacco products and the significance of TSNA. Crit Rev Toxicol. 1996;26(2):183-98. doi: 10.3109/10408449609017930. PMID: 8688160.
141. Perera M, Al-Hebshi NN, Perera I, Ipe D, Ulett GC, Speicher DJ, Chen T, Johnson NW. Inflammatory bacteriome and oral squamous cell carcinoma. J Dent Res. 2018;97(6):725-32. doi: 10.1177/0022034518767118. Epub 2018 Apr 9. PMID: 29630846.
142. Lu H, Ren Z, Li A, Li J, Xu S, Zhang H, et al. Tongue coating microbiome data distinguish patients with pancreatic head cancer from healthy controls. J Oral Microbiol. 2019;11(1):1563409. doi: 10.1080/20002297.2018.1563409. PMID: 30728915; PMCID: PMC6352935.
143. Wang Q, Rao Y, Guo X, Liu N, Liu S, Wen P, et al. Oral microbiome in patients with oesophageal squamous cell carcinoma. Sci Rep. 2019;9(1):19055. doi: 10.1038/s41598-019-55667-w. PMID: 31836795; PMCID: PMC6910992.
144. Li D, Xi W, Zhang Z, Ren L, Deng C, Chen J, et al. Oral microbial community analysis of the patients in the progression of liver cancer. Microb Pathog. 2020;149:104479. doi: 10.1016/j.micpath.2020.104479. Epub 2020 Sep 11. PMID: 32920149.
145. Eltorai AEM, Choi AR, Eltorai AS. Impact of eletronic cigarettes on various organ systems. Respir Care. 2019;64(3):328-36.
146. Chopyk J, Bojanowski CM, Shin J, Moshensky A, Fuentes AL, Bonde SS, et al. Compositional differences in the oral microbiome of e-cigarette users. Front Microbiol. 2021;12:599664. doi: 10.3389/fmicb.2021.599664. PMID: 34135868; PMCID: PMC8200533.
147. GBD 2016 Alcohol and Drug Use Collaborators. The global burden of disease attributable to alcohol and drug use in 195 countries and territories, 1990-2016: a systematic analysis for the Global Burden of Disease Study 2016. Lancet Psychiatry. 2018;5(12):987-1012. doi: 10.1016/S2215-0366(18)30337-7. Epub 2018 Nov 1. Erratum in: Lancet Psychiatry. 2019;6(1):e2. PMID: 30392731; PMCID: PMC6251968.
148. International Agency for Research. Tobacco, areca nut, alcohol, coal smoke, and salted fish, International Agency for Research on Cancer Monographs on the Evaluation of Carcinogenic Risks to Humans. Lyon: IARC Press; 2011.
149. Ingram LO. Ethanol tolerance in bacteria. Crit Rev Biotechnol. 1990;9(4):305-19. doi: 10.3109/07388558909036741. PMID: 2178781.
150. Homann N, Tillonen J, Meurman JH, Rintamäki H, Lindqvist C, Rautio M, et al. Increased salivary acetaldehyde levels in heavy drinkers and smokers: a microbiological approach to oral cavity cancer. Carcinogenesis. 2000;21(4):663-8. doi: 10.1093/carcin/21.4.663. PMID: 10753201
151. Szabo G. Consequences of alcohol consumption on host defence. Alcohol Alcohol. 1999;34(6):830-41. doi: 10.1093/alcalc/34.6.830. PMID: 10659718.
152. Enberg N, Alho H, Loimaranta V, Lenander-Lumikari M. Saliva flow rate, amylase activity, and protein and electrolyte concentrations in saliva after acute alcohol consumption. Oral Surg Oral

Med Oral Pathol Oral Radiol Endod. 2001;92(3):292-8. doi: 10.1067/moe.2001.116814. PMID: 11552146.

153. Pulikkotil SJ, Nath S; Muthukumaraswamy, Dharamarajan L, Jing KT, Vaithilingam RD. Alcohol consumption is associated with periodontitis. A systematic review and meta-analysis of observational studies. Community Dent Health. 2020;37(1):12-21. doi: 10.1922/CDH_4569Pulikkotil10. PMID: 32031339.

154. Lages EJ, Costa FO, Cortelli SC, Cortelli JR, Cota LO, Cyrino RM, et al. Alcohol consumption and periodontitis: quantification of periodontal pathogens and cytokines. J Periodontol. 2015;86(9):1058-68. doi: 10.1902/jop.2015.150087. Epub 2015 Jun 11. PMID: 26062839.

155. Amaral Cda S, da Silva-Boghossian CM, Leão AT, Colombo AP. Evaluation of the subgingival microbiota of alcoholic and non--alcoholic individuals. J Dent. 2011;39(11):729-38. doi: 10.1016/j.jdent.2011.08.004. Epub 2011 Aug 16. PMID: 21864643.

156. Fan X, Peters BA, Jacobs EJ, Gapstur SM, Purdue MP, Freedman ND, et al. Drinking alcohol is associated with variation in the human oral microbiome in a large study of American adults. Microbiome. 2018;6(1):59. doi: 10.1186/s40168-018-0448-x. PMID: 29685174; PMCID: PMC5914044.

157. Muto M, Hitomi Y, Ohtsu A, Shimada H, Kashiwase Y, Sasaki H, et al. Acetaldehyde production by non-pathogenic Neisseria in human oral microflora: implications for carcinogenesis in upper aerodigestive tract. Int J Cancer. 2000;88(3):342-50. PMID: 11054661.

158. Nosova T, Jousimies-Somer H, Jokelainen K, Heine R, Salaspuro M. Acetaldehyde production and metabolism by human indigenous and probiotic Lactobacillus and Bifidobacterium strains. Alcohol Alcohol. 2000 Nov-Dec;35(6):561-8. doi: 10.1093/alcalc/35.6.561. PMID: 11093962.

159. Bull-Otterson L, Feng W, Kirpich I, Wang Y, Qin X, Liu Y, et al. Metagenomic analyses of alcohol induced pathogenic alterations in the intestinal microbiome and the effect of Lactobacillus rhamnosus GG treatment. PLoS One. 2013;8(1):e53028. doi: 10.1371/journal.pone.0053028. Epub 2013 Jan 9. PMID: 23326376; PMCID: PMC3541399.

160. Smyth RD, Pfeffer M, Van Harken DR, Cohen A, Hottendorf GH. Human pharmacokinetics and disposition of sarmoxicillin, a lipophilic amoxicillin prodrug. Antimicrob Agents Chemother. 1981;19(6):1004-12. doi: 10.1128/AAC.19.6.1004. PMID: 7271269; PMCID: PMC181599.

161. Stark CA, Adamsson I, Edlund C, Sjösted S, Seensalu R, Wikström B, Nord CE. Effects of omeprazole and amoxycillin on the human oral and gastrointestinal microflora in patients with Helicobacter pylori infection. J Antimicrob Chemother. 1996;38(6):927-39. doi: 10.1093/jac/38.6.927. PMID: 9023640.

162. Baglie S, Del Ruenis AP, Motta RH, Baglie RC, Franco GC, Franco LM, et al. Plasma and salivary amoxicillin concentrations and effect against oral microorganisms. Int J Clin Pharmacol Ther. 2007;45(10):556-62. doi: 10.5414/cpp45556. PMID: 17966841.

163. Lazarevic V, Manzano S, Gaïa N, Girard M, Whiteson K, Hibbs J, et al. Effects of amoxicillin treatment on the salivary microbiota in children with acute otitis media. Clin Microbiol Infect. 2013;19(8):E335-42. doi: 10.1111/1469-0691.12213. Epub 2013 Apr 9. PMID: 23565884.

164. Zaura E, Brandt BW, Teixeira de Mattos MJ, Buijs MJ, Caspers MP, Rashid MU, et al. Same exposure but two radically different responses to antibiotics: resilience of the salivary microbiome versus long-term microbial shifts in feces. mBio. 2015;6(6):e01693-15. doi: 10.1128/mBio.01693-15. PMID: 26556275; PMCID: PMC4659469.

165. Abeles SR, Jones MB, Santiago-Rodriguez TM, Ly M, Klitgord N, Yooseph S, et al. Microbial diversity in individuals and their household contacts following typical antibiotic courses. Microbiome. 2016;4(1):39. doi: 10.1186/s40168-016-0187-9. PMID: 27473422; PMCID: PMC4967329.

166. Moraes LC, Lang PM, Arcanjo RA, Rampelotto PH, Fatturi-Parolo CC, Ferreira MBC, Montagner F. Microbial ecology and predicted metabolic pathways in various oral environments from patients with acute endodontic infections. Int Endod J. 2020;53(12):1603-17. doi: 10.1111/iej.13389. Epub 2020 Sep 22. PMID: 33448446.

167. Zijnge V, van Leeuwen MB, Degener JE, Abbas F, Thurnheer T, Gmür R, Harmsen HJ. Oral biofilm architecture on natural teeth. PLoS One. 2010;5(2):e9321. doi: 10.1371/journal.pone.0009321. PMID: 20195365; PMCID: PMC2827546.

168. Wood SR, Kirkham J, Marsh PD, Shore RC, Nattress B, Robinson C. Architecture of intact natural human plaque biofilms studied by confocal laser scanning microscopy. J Dent Res. 2000;79(1):21-7. doi: 10.1177/00220345000790010201. PMID: 10690656.

169. Flemming HC, Wingender J, Szewzyk U, Steinberg P, Rice SA, Kjelleberg S. Biofilms: an emergent form of bacterial life. Nat Rev Microbiol. 2016;14(9):563-75. doi: 10.1038/nrmicro.2016.94. PMID: 27510863.

170. Soares GM, Teles F, Starr JR, Feres M, Patel M, Martin L, Teles R. Effects of azithromycin, metronidazole, amoxicillin, and metronidazole plus amoxicillin on an in vitro polymicrobial subgingival biofilm model. Antimicrob Agents Chemother. 2015;59(5):2791-8. doi: 10.1128/AAC.04974-14. Epub 2015 Mar 2. PMID: 25733510; PMCID: PMC4394767.

171. Andjelkovic M, Sojic LT, Lemic AM, Nikolic N, Kannosh IY, Milasin J. Does the prevalence of periodontal pathogens change in elderly edentulous patients after complete denture treatment? J Prosthodont. 2017;26(5):364-9. doi: 10.1111/jopr.12402. Epub 2015 Nov 30. PMID: 26619204.

172. Daniluk T, Tokajuk G, Stokowska W, Fiedoruk K, Sciepuk M, Zaremba ML, et al. Occurrence rate of oral Candida albicans in denture wearer patients. Adv Med Sci. 2006;51 Suppl 1:77-80. PMID: 17458064.

173. Prakash B, Shekar M, Maiti B, Karunasagar I, Padiyath S. Prevalence of Candida spp. among healthy denture and nondenture wearers with respect to hygiene and age. J Indian Prosthodont Soc. 2015;15(1):29-32. doi: 10.4103/0972-4052.155041. PMID: 26929483; PMCID: PMC4762283.

174. Topaloglu-Ak A, Ertugrul F, Eden E, Ates M, Bulut H. Effect of orthodontic appliances on oral microbiota--6 month follow--up. J Clin Pediatr Dent. 2011;35(4):433-6. doi: 10.17796/jcpd.35.4.61114412637mt661. PMID: 22046705.

175. Sun F, Ahmed A, Wang L, Dong M, Niu W. Comparison of oral microbiota in orthodontic patients and healthy individuals. Microb Pathog. 2018;123:473-7. doi: 10.1016/j.micpath.2018.08.011. Epub 2018 Aug 8. PMID: 30096429.

176. Grzegocka K, Krzyściak P, Hille-Padalis A, Loster JE, Talaga-Ćwiertnia K, Loster BW. Candida prevalence and oral hygiene due to orthodontic therapy with conventional brackets. BMC Oral Health. 2020;20(1):277. doi: 10.1186/s12903-020-01267-4. PMID: 33036600; PMCID: PMC7547526.

177. Kado I, Hisatsune J, Tsuruda K, Tanimoto K, Sugai M. The impact of fixed orthodontic appliances on oral microbiome dynamics in Japanese patients. Sci Rep. 2020;10(1):21989. doi: 10.1038/s41598-020-78971-2. PMID: 33319834; PMCID: PMC7738506.

178. Naranjo AA, Triviño ML, Jaramillo A, Betancourth M, Botero JE. Changes in the subgingival microbiota and periodontal parameters before and 3 months after bracket placement. Am J Orthod Dentofacial Orthop. 2006;130(3):275.e17-22. doi: 10.1016/j.ajodo.2005.10.022. PMID: 16979483.

179. Guo R, Lin Y, Zheng Y, Li W. The microbial changes in subgingival plaques of orthodontic patients: a systematic review and meta-analysis of clinical trials. BMC Oral Health. 2017;17(1):90. doi: 10.1186/s12903-017-0378-1. PMID: 28576147; PMCID: PMC5455174.

180. Papageorgiou SN, Xavier GM, Cobourne MT, Eliades T. Effect of orthodontic treatment on the subgingival microbiota: a

systematic review and meta-analysis. Orthod Craniofac Res. 2018;21(4):175-85. doi: 10.1111/ocr.12237. Epub 2018 Jul 20. PMID: 30028077.

181. Renson A, Herd P, Dowd JB. Sick individuals and sick (microbial) populations: challenges in epidemiology and the microbiome. Annu Rev Public Health. 2020;41:63-80. doi: 10.1146/annurev-publhealth-040119-094423. Epub 2019 Oct 21. PMID: 31635533.

182. Celeste RK, Eyjólfsdóttir HS, Lennartsson C, Fritzell J. Socioeconomic life course models and oral health: a longitudinal analysis. J Dent Res. 2020;99(3):257-63. doi: 10.1177/0022034520901709. PMID: 32077794.

CAPÍTULO 8

Cárie dentária e sua relação com o microbioma bucal

- Rodrigo Alex Arthur
- Tamires Timm Maske
- Luana Severo Alves
- Clarissa Cavalcanti Fatturi Parolo
- Marisa Maltz

✔ PONTOS IMPORTANTES

- A cárie dentária é uma doença polimicrobiana, crônica, multifatorial e biofilme-dependente.
- O metabolismo de carboidratos da dieta pelos microrganismos do biofilme dentário cria um ambiente acidificado que induz modificação microbiológica selecionando microrganismos acidogênicos e ácido-tolerantes (disbiose).
- A lesão de cárie desenvolve-se como resultado da interação entre diferentes microrganismos presentes no biofilme dentário e como resultado do metabolismo global deste biofilme.
- A sacarose é considerada como o carboidrato mais cariogênico por atuar como substrato para a síntese de polissacarídeos extracelulares insolúveis (PECinsol) que aumentam o potencial cariogênico do biofilme dentário.
- *Streptococcus mutans* são os únicos microrganismos capazes de sintetizar PECinsol usando sacarose como substrato. A síntese de PECinsol é considerada como um fator de virulência do *S. mutans*.
- Apesar da contribuição do *S. mutans* para a cariogenicidade do biofilme dentário, sabemos que o biofilme cariogênico apresenta uma comunidade bacteriana altamente diversificada, contendo também fungos, arqueias, bacteriófagos e vírus.
- A abundância de vários taxa na cavidade bucal é diferente entre pacientes saudáveis (sem lesão de cárie) e pacientes com doença cárie. As funções desempenhadas por essas comunidades microbianas distintas também parecem diferir entre condição de saúde e de doença.

INTRODUÇÃO

Sabe-se que a cavidade bucal, e em especial os biofilmes dentários, são formados por comunidades polimicrobianas que coevoluíram com o hospedeiro permitindo coexistência e relação harmônica (**Capítulo 2**). Modificações culturais e nutricionais que acompanharam a evolução humana alteraram a composição dessas comunidades. Um estudo realizado com o cálculo dentário coletado de superfícies dentárias de esqueletos humanos europeus mostrou que a microbiota da cavidade bucal se alterou a partir do período Neolítico pelo consumo de cereais (alimentos ricos em carboidratos) produzidos em decorrência do desenvolvimento da agricultura. A composição dessa microbiota permaneceu estável até o período da Revolução Industrial, a partir do qual o desenvolvimento de máquinas possibilitou que a população tivesse acesso a produtos contendo carboidratos refinados, o que induziu alterações no microbioma. Observou-se redução da diversidade microbiana na cavidade bucal, permitindo que os microrganismos que apresentam potencial de induzir desenvolvimento de lesão de cárie (denominados microrganismos cariogênicos) se estabelecessem na cavidade bucal.[1] Do ponto de vista ecológico, essa redução na diversidade microbiana reduz a resiliência, permitindo que os ecossistemas sejam mais suscetíveis às alterações induzidas por fatores ambientais.[2]

Historicamente, estreptococos do grupo mutans e lactobacilos são considerados microrganismos associados ao desenvolvimento da cárie dentária. Os avanços científicos e o desenvolvimento dos métodos de caracterização de comunidades microbianas possibilitaram que os biofilmes fossem amplamente caracterizados no que diz respeito à sua composição microbiológica. Hoje se sabe que, além desses microrganismos comumente associados à cárie dentária, uma grande diversidade de outros microrganismos, cultiváveis e não cultiváveis por meio de métodos laboratoriais convencionais, mas que foram identificados com base nesses novos métodos de sequenciamento do gene 16S-rRNA, estão presentes nos biofilmes dentários associados às superfícies dentárias hígidas ou com lesão cariosa. Por isso, o estabelecimento de uma comunidade estável e compatível com saúde, ou o estabelecimento de uma comunidade compatível com doença, depende das interações microbianas dentro dessas comunidades altamente diversificadas, da forma como essa comunidade responde às condições ambientais e de como essa comunidade interage com seu hospedeiro. A compreensão desses eventos é fundamental para entender de que forma o microbioma do biofilme dentário está associado ao desenvolvimento da cárie dentária.

A cárie é uma doença polimicrobiana, biofilme-dependente, decorrente de um processo de disbiose induzido por carboidratos da dieta.[3] Neste capítulo, será apresentado um histórico sobre o entendimento do processo saúde-doença cárie e as recentes mudanças de paradigma relacionadas ao entendimento desse processo. Serão apresentadas as características dos microrganismos cariogênicos, bem como as alterações induzidas por esses microrganismos no biofilme dentário e o estado da arte sobre a participação das comunidades microbianas altamente diversificadas presentes no biofilme dentário no desenvolvimento da cárie dentária.

UMA BREVE INTRODUÇÃO SOBRE OS ASPECTOS EPIDEMIOLÓGICOS DA CÁRIE DENTÁRIA

A cárie dentária é uma doença crônica, multifatorial e que pode ser definida como um processo dinâmico que ocorre na superfície dentária coberta por biofilme (placa dentária microbiana), o qual é caracterizado pelo desequilíbrio físico-químico entre os tecidos duros do dente e os fluidos adjacentes (porção aquosa do biofilme e saliva). Esse desequilíbrio é induzido por ácidos orgânicos produzidos a partir do metabolismo dos carboidratos fermentáveis da dieta por microrganismos sacarolíticos presentes no biofilme dentário (**Capítulo 5**). Como abordado no **Capítulo 3**, o grau de saturação da saliva em relação aos minerais ricos em cálcio e fosfato presentes nos tecidos dentários é dependente de pH. Os ácidos produzidos pelo biofilme reduzem esse grau de saturação tornando a saliva subsaturada, o que possibilita que os tecidos dentários percam minerais (evento denominado desmineralização). Parte dos minerais perdidos é redepositada na superfície dentária quando o pH atinge valores superiores ao pH crítico (evento denominado remineralização). Esse processo de des/remineralização é intermitente e ocorre todos os dias.[4] Quando ocorrem alguns eventos de desmineralização no decorrer do dia não totalmente repostos pela saliva, há uma perda mineral que pode ser identificada ao nível ultraestrutural (subclínico), porém não há possibilidade de detectar clinicamente a lesão. Por outro lado, caso ocorram muitos eventos de desmineralização ao longo do dia, a capacidade remineralizadora da saliva se reduz e a perda de minerais progride, levando ao desenvolvimento de uma lesão clinicamente visível. Esta lesão pode apresentar-se não cavitada, cavitada ou progredir até a destruição total do dente. A velocidade de perda mineral do tecido dentário depende de uma série de fatores, como fluxo salivar, capacidade tamponante da saliva, frequência de exposição a carboidratos e exposição ao fluoreto. Esse processo de des/remineralização ocorre em qualquer superfície dentária e pode estar restrito ao esmalte ou envolver também a dentina coronária e a dentina radicular (como será descrito a seguir).

A cárie dentária esteve presente na história desde os primórdios da humanidade. Estudos avaliando crânios pré-históricos da Idade da Pedra demonstraram que 60-70% deles apresentavam lesões de cárie. Na Idade Média, a cárie em humanos afetava predominantemente a superfície radicular, com algumas lesões em superfícies oclusais, enquanto cárie em superfícies lisas livres e interproximais era rara. O consumo de açúcar estava restrito ao açúcar presente nas frutas. Por volta do século XVII, observou-se um aumento significativo na experiência de cárie, o que coincidiu com um período de modificação de hábitos alimentares. Os ingleses da época alimentavam-se basicamente de peixe, carne fresca, queijo, manteiga e aves domésticas. A oferta de alimentos açucarados era restrita, limitada inicialmente às classes sociais mais privilegiadas, por isso a doença cárie era pouco prevalente e típica dessas classes sociais. Com a intensificação do mercado do milho e a indústria da cana-de-açúcar, desenvolveu-se rapidamente o consumo de xaropes, alimentos adoçados e diferentes tipos de doces, e as leis que regulamentavam as importações do açúcar vindo "do Novo Mundo" popularizaram seu consumo em todas as classes sociais a partir de 1850. Assim, com a Revolução Industrial, a crescente industrialização e urbanização que dela decorreram e com a ampliação do consumo de açúcar e as alterações no padrão alimentar, a cárie tornou-se uma doença altamente prevalente nas populações.[5] Houve um aumento dramático na ocorrência de cárie nas superfícies interproximais e oclusais, além de lesões na junção esmalte-cemento. Da mesma forma, houve um aumento da ocorrência de cárie na dentição decídua.

No Brasil, com a farta e contínua disponibilidade de açúcar a baixo custo e de amplo acesso popular em todo o território nacional, não é difícil deduzir o significado epidemiológico desta singularidade brasileira.[6] A cárie dentária, atacando severamente a população e causando dor, infecção e perda de dentes, foi relatada já pelos primeiros portugueses que chegaram ao território brasileiro.[6] A alta prevalência e gravidade da doença, caracterizada também pela sua rápida progressão, perdurou até as décadas de 1970 e 1980. A ocorrência de cárie passou a diminuir gradualmente ao longo dessas décadas, sendo o acesso aos produtos fluoretados, primeiro na água de abastecimento e, em seguida, nos dentifrícios, um dos principais responsáveis por essa modificação. Ao analisar a evolução da experiência de cárie dentária e sua distribuição entre escolares brasileiros no período de 1980 a 2003, Narvai et al.[7] observaram um declínio importante no número de dentes afetados pela doença nessa população (índice CPO-D, representando o número de dentes permanentes cariados, perdidos ou restaurados). Um índice CPO-D médio aos 12 anos de 7,3 em 1980 diminuiu para 2,8 em 2003.[7] Dados de outro levantamento epidemiológico de base populacional realizado no Brasil, publicados posteriormente, demonstraram que esse índice diminuiu para 2,1 em 2010.[8] Com relação à prevalência de cárie (proporção de crianças afetadas pela doença), um padrão semelhante tem sido observado. Uma prevalência de cárie aos 12 anos de 96,3% observada em 1986 reduziu para 68,9% em 2003 e para 56% em 2010.[8]

A despeito da melhora, Narvai et al.[7] relatam que a distribuição da cárie ainda é desigual. Os dentes atingidos por cárie passaram a se concentrar em uma proporção menor de indivíduos, caracterizando um fenômeno denominado polarização da doença. No Brasil, 20% da população de escolares passou a concentrar cerca de 60% da carga de doença. Em 2003, embora a maioria dos indivíduos de 12 anos se encontrasse livre de cárie ou com um índice CPO-D menor que 3, uma menor parcela da população continuava sendo severamente afetada pela doença. A constatação de que certos grupos populacionais são mais suscetíveis à cárie dentária incentivou a condução de inúmeros estudos para identificar os fatores associados a essa maior suscetibilidade. A literatura odontológica é rica nesse campo e há evidências consistentes de que fatores de ordem socioeconômica e contextual estão fortemente associados a uma maior experiência de cárie nos dias atuais.[9-11]

Apesar da expressiva redução da experiência de cárie dentária observada no Brasil e no mundo nas últimas décadas, a doença continua a ser um grande desafio para a saúde pública global. De acordo com dados recentes, 2,5 bilhões de pessoas em todo o mundo apresentavam cárie dentária não tratada em dentes permanentes em 2015, o que representa 34% da população mundial.[12]

De uma maneira geral, o perfil epidemiológico da cárie dentária na atualidade caracteriza-se por:

- Menor ocorrência, tanto em termos de prevalência (% de pessoas afetadas) quanto em termos de extensão (número de dentes/superfícies afetadas).
- Polarização, com a maioria das pessoas não afetadas ou levemente afetadas, mas com alguns grupos populacionais severamente acometidos pela doença.
- Menor velocidade de progressão das lesões, desde a detecção dos primeiros sinais clínicos (perda mineral restrita apenas ao esmalte e sem a formação de cavidades) até a formação de cavidades.
- Possibilidade de diagnóstico precoce e adoção de medidas de controle mais conservadoras, visando ao restabelecimento do equilíbrio entre os tecidos duros dos dentes e o biofilme que recobre essas superfícies.

Além da cárie coronária, que afeta as coroas dentárias e pode se desenvolver tão logo os dentes irrompem na cavidade bucal, ainda na infância, a cárie radicular também tem ganhado espaço na odontologia contemporânea, como uma consequência das modificações no perfil demográfico da população observado nas últimas décadas. Com a redução das taxas de natalidade/fecundidade e aumento da expectativa de vida, o fenômeno do "envelhecimento populacional" tem sido observado em diferentes países ao redor do mundo, inclusive no Brasil. Paralelamente a isso, com o maior entendimento dos processos envolvidos na etiopatogenia das doenças bucais e o amplo acesso a produtos fluoretados e a medidas preventivas, a maior retenção dos dentes ao longo da vida também tem sido observada. Mais pessoas têm chegado à terceira idade com a maioria dos dentes presentes na cavidade bucal. Nesse contexto, a recessão gengival, comum em adultos e idosos, acarreta a exposição do cemento e da dentina radicular e cria um sítio suscetível ao acúmulo de biofilme. Considerando que esses tecidos são menos mineralizados que o esmalte coronário, são também mais suscetíveis à perda mineral e à formação da lesão de cárie. Ao analisar dados do levantamento nacional de 2010, Marques et al.[13] observaram uma prevalência de cárie radicular de 16,7% em adultos (35-44 anos) e 13,6% em idosos (65-74 anos). Importante mencionar que metade da população brasileira tinha 19,2 anos em 1950, e 21,4 anos em 1985. Já em 2020, a idade mediana da população subiu para 33,5 anos, mostrando a rapidez do processo de envelhecimento no Brasil. Projeções para o ano 2100 sugerem que essa idade mediana ficará entre 42,3 e 62,6 anos, sendo a projeção mais provável 51,4 anos. De acordo com Alves,[14] o século XXI será o século do envelhecimento demográfico do Brasil. Neste cenário, acredita-se que a cárie radicular venha a se tornar um importante problema de saúde pública na área de saúde bucal no futuro.

COMPREENDENDO A ETIOLOGIA E A PATOGÊNESE DA CÁRIE DENTÁRIA: MUDANDO PARADIGMAS

A relação entre os microrganismos e as doenças bucais não é recente. Observações de "demônios" e "vermes dentários" podem ser encontradas em escritos antigos ao redor da era de Cristo. Já em 1683, Antonie van Leeuwenhoek enviou uma carta à Sociedade Real de Londres relatando que limpava seus dentes com pedaços de pano e palitos após as refeições e com isso conservava seus dentes limpos e claros e a gengiva saudável. Observou também que, quando não limpava seus dentes, era possível identificar, aderido em alguns deles, a presença de um material esbranquiçado, com consistência de manteiga. Examinando esse material com uma lente de aumento, ele concluiu que existiam "animálculos" vivos sobre seus dentes.

Os fundamentos da cárie dentária e a relação da doença com microrganismos da cavidade bucal são sugeridos no fim do século XIX.[15,16] Miller[16] sugere a teoria químico-parasitária da cárie, na qual bactérias presentes na cavidade bucal convertem carboidratos fermentáveis em ácidos que solubilizam o cálcio e o fosfato do esmalte produzindo a lesão de cárie. Observações científicas do começo do século XX indicavam a necessidade da presença de bactérias para o desenvolvimento da cárie. Até a década de 1940, as observações que evidenciavam a relação entre cárie e microrganismos eram: (1) lesões de cárie eram desenvolvidas quando bactérias isoladas da saliva e do biofilme dentário eram expostas a carboidratos; (2) dentes não erupcionados (sem contato com o meio externo) não apresentam cárie; (3) cárie localiza-se, geralmente, onde há retenção/acúmulo de biofilme (acúmulo de microrganismos); e (4) em experimentos laboratoriais, o biofilme dentário exposto a carboidrato produz ácido reduzindo o pH do biofilme.[17]

Somente nos anos 1940 é que o papel dos microrganismos na cárie foi demonstrado. McClure e Hewitt[18] observaram que ratos desenvolviam cárie quando recebiam dieta cariogênica (contendo alto teor de carboidratos fermentáveis), entretanto as lesões eram prevenidas quando esses ratos eram tratados com penicilina. A necessidade de microrganismos para o desenvolvimento de cárie ficou definitivamente comprovada com os estudos de Orland et al.,[19] que demostraram que o consumo de uma dieta altamente cariogênica e rica em sacarose por ratos livres de germes (e que apresentavam a cavidade bucal estéril – também denominados ratos gnotobióticos) não possibilitava o desenvolvimento de cárie. Na década de 1960, Keyes[20] demonstrou que a cárie era uma doença transmissível estudando *hamsters* albinos e *hamsters* golden submetidos a uma dieta rica em sacarose. Foi observado que a atividade de doença cárie foi diferente entre os animais quando *hamsters* albinos e golden foram mantidos em gaiolas separadas, uma vez que os albinos eram praticamente livres de cárie, enquanto os *hamsters* golden apresentavam várias lesões de cárie. Quando os *hamsters* albinos e os golden foram colocados na mesma gaiola, todos desenvolveram lesões de cárie: a inoculação de fezes dos *hamsters* golden nos albinos causou transmissão da doença. Em outro estudo, verificou-se que, quando os *hamsters* golden e albinos receberam penicilina durante o período de amamentação, suprimindo a microbiota da cavidade bucal, seus filhotes não desenvolviam cárie. Porém, esses filhotes "não contaminados" desenvolviam cárie quando eram engaiolados com *hamsters* "contaminados", ou eram infectados pelas fezes ou pelo biofilme dentário desses animais contaminados.

No século passado, acreditava-se que as doenças eram causadas por microrganismos específicos e, portanto, para sua prevenção e tratamento seria importante identificar os microrganismos relacionados a cada doença. Isso também era verdade para o caso da cárie e da doença periodontal. Para um microrganismo ser considerado fator etiológico de uma doença, ele tinha de satisfazer os postulados de Koch: (1) o microrganismo deve ser encontrado em todos os casos da doença, com uma distribuição correspondente às lesões observadas; (2) o microrganismo deve ser cultivado em meio artificial por várias subculturas; e (3) uma subcultura pura deve produzir a doença em um animal suscetível. A esses postulados, um quarto foi adicionado: uma alta taxa de anticorpos direcionados a esse microrganismo deve ser detectada durante a infecção, e isso deve proteger o indivíduo de uma reinfecção. Apesar de várias amostras de biofilme cariogênico terem sido extensivamente analisadas, nenhum microrganismo satisfez os postulados de Koch. Dessa forma, os postulados de Koch implicam que a infecção atinge um equilíbrio e que o microrganismo patogênico torna-se predominante. Mais recentemente foi observado que as infecções atingem um equilíbrio, porém, quando o microrganismo patogênico predomina na comunidade microbiana, ele é dependente de outros microrganismos para manter a lesão. Portanto, parece haver um grupo heterogêneo de microrganismos para cada infecção. Com base nos princípios de Koch, acreditava-se que o microrganismo predominante era importante para o diagnóstico da doença. Porém, esse princípio não se sustenta, na medida em que a predominância numérica do microrganismo não tem relação direta com a manutenção ou progressão da doença. Com base nisso foi proposta a seguinte modificação aos postulados de Koch: (1) o microrganismo patogênico tem de estar presente em número suficiente para iniciar a lesão; (2) o microrganismo tem de ter acesso ao tecido afetado; (3) o microrganismo tem de estar em um ambiente que permita sua sobrevivência e multiplicação; (4) outros microrganismos que inibem o crescimento do microrganismo patogênico devem estar ausentes ou, se presentes, não o afetem significativamente; (5) o hospedeiro tem de ser suscetível a esse microrganismo patogênico. Com base nesses princípios, foi aceito que dois ou três microrganismos podem estar associados a uma mesma doença.

Vários microrganismos têm sido classicamente associados com lesões de cárie em esmalte, dentina ou cemento. É o caso, por exemplo, dos lactobacilos.[21-27] Esses microrganismos foram as primeiras bactérias implicadas no desenvolvimento da cárie porque eram frequentemente isolados de lesões de cárie e apresentavam características comuns aos microrganismos cariogênicos: elevada acidogenicidade e aciduricidade.[26,27] Rosen et al.,[28] estudando ratos gnotobióticos, mostraram que a inoculação de algumas cepas de lactobacilos na cavidade bucal dos ratos possibilitou o desenvolvimento de lesões de cárie, entretanto, essas lesões eram restritas às fissuras presentes na superfície oclusal. Fitzgerald et al.[25] observaram que, de 32 cepas de lactobacilos inoculadas na cavidade bucal de ratos gnotobióticos, 31 foram capazes de induzir desenvolvimento de cárie mas, novamente, as lesões estavam restritas às fissuras. Entretanto, a inoculação de cepas cariogênicas em *hamsters* que apresentavam uma microbiota residente na cavidade bucal mostrou que, das 50 cepas inoculadas, somente 3 foram capazes de induzir desenvolvimento de cárie.[27] Diferente de ratos gnotobióticos nos quais as cepas implantadas encontravam uma cavidade bucal livre de microrganismos, na presença de uma comunidade microbiana já estabelecida, os lactobacilos tinham de competir com os membros dessa comunidade para uma efetiva colonização da cavidade bucal, o que explica a diferença no desenvolvimento das lesões de cárie entre esses dois estudos.

Em estudos em seres humanos, Krasse[23] concluiu que os lactobacilos estão envolvidos no desenvolvimento de cárie apenas quando os carboidratos são consumidos de maneira cariogênica, com consistência pegajosa e alta frequência de ingestão entre as refeições principais. Os lactobacilos compõem somente uma pequena fração do total da microbiota cultivável do biofilme (em torno de 0,01%).[29,30] A proporção dos lactobacilos em relação aos demais membros do biofilme aumenta durante o desenvolvimento da lesão de cárie e, frequentemente, os lactobacilos são predominantes na porção mais profunda de lesões de cárie avançadas (lesões cavitadas).[31,32] Esse fato sugere que os lactobacilos estão possivelmente associados à progressão da lesão de cárie.[24,32] No que se refere às lesões de superfície lisa (esmalte e cemento), os lactobacilos parecem não desempenhar um papel muito importante como agente inicial da lesão, uma vez que muitas cepas têm dificuldades para colonizar as superfícies lisas, necessitando de sítios retentivos para sua colonização, o que justifica o fato desses microrganismos serem frequentemente isolados de cavidades de cárie ou das fissuras (como demonstrado pelos estudos de Rosen et al.[28] e de Fitzgerald et al.[25]). Ainda que vários estudos mostrem a existência de uma correlação entre cárie e o número de lactobacilos presentes na cavidade bucal, uma associação clara em casos individuais não foi encontrada.[33] Autores sugerem que o estabelecimento dos lactobacilos na cavidade bucal coincide com o desenvolvimento das lesões cariosas, sendo eles mais envolvidos no desenvolvimento do que na iniciação do processo de cárie.[26] Várias espécies de lactobacilos têm sido isoladas nos diferentes sítios da cavidade bucal, como: *Lactobacilus casei, Lactobacilus salivarius, Lactobacilus acidophilus, Lactobacilus plantarum* (que são homofermentativos) e *Lactobacilus fermentum, Lactobacilus brevis, Lactobacilus buchneri* e *Lactobacilus cellobiosus* (que são heterofermentativos) (a diferença no metabolismo de microrganismos homofermentativos e heterofermentativos foi apresentada no **Capítulo 5**). O *L. casei* é a espécie que predomina no biofilme dentário e na dentina cariada.[34]

Outras bactérias associadas à cárie são os estreptococos do grupo mutans. Esses estreptococos foram descritos pela primeira vez por Clarke[35] ao examinar tecido removido de cavidades de cárie. Quando esse pesquisador encontrou espécies de estreptococos com habilidade para fermentar carboidratos e produzir um ambiente de reduzido pH, concluiu-se que essa bactéria era possivelmente um microrganismo cariogênico. Entretanto, sua descoberta teve um impacto limitado em virtude da descoberta de outros organismos mais acidogênicos, como os lactobacilos. Por volta dos anos 1960, os estreptococos, anteriormente isolados por Clarke,[35] reapareceram na literatura. As bactérias relacionadas ao desenvolvimento de cárie em *hamsters* nos experimentos de Fitzgerald e Keyes[36] foram identificadas como estreptococos. Estreptococos isolados da cavidade bucal de humanos e que apresentavam características bioquímicas, sorológicas e morfológicas semelhantes aos estreptococos cariogênicos[37-39] encontrados nos *hamsters* foram capazes de induzir desenvolvimento de cárie em modelos animais. Observou-se que esses estreptococos que se apresentavam virulentos em *hamsters* também eram virulentos em humanos, ou seja, estavam presentes na cavidade bucal de indivíduos que apresentavam cárie. Como essas bactérias identificadas por Fitzgerald e Keyes[36] eram idênticas aos estreptococos mutans descritos por Clarke,[35] foram então chamadas de estreptococos mutans. Os estreptococos mutans são um grupo heterogêneo de bactérias, sendo atualmente denominados estreptococos do grupo mutans, que compreende as seguintes espécies: *Streptococcus mutans, Streptococcus sobrinus, Streptococcus cricetus, Streptococcus rattus, Streptococcus ferus, Streptococcus macaccae* e *Streptococcus downei*. Entretanto, somente o *S. mutans* e o *S. sobrinus* têm sido associados com cárie em humanos. As outras espécies são encontradas em animais e, quando presentes em humanos, não parecem ser altamente cariogênicas. Os estreptococos do grupo mutans (especialmente o *S. mutans*) possuem um potencial cariogênico particular, pois são altamente acidogênicos e acidúricos, capazes de colonizar as superfícies dentárias e de desenvolver biofilmes espessos e bem aderidos às superfícies dentárias[40-45] (como será descrito em detalhes no decorrer deste capítulo).

Em relação à cárie inicial em esmalte, elevadas proporções de estreptococos do grupo mutans são observadas nesses sítios quando comparadas aos sítios adjacentes saudáveis e essa bactéria está mais associada com a lesão de cárie inicial que os lactobacilos.[46] Lang et al.[47] confirmaram a associação entre o aumento nas proporções de estreptococos do grupo mutans na comunidade microbiana e o desenvolvimento de cárie, e demonstraram que a quantidade dessa bactéria pode diminuir quando as lesões de cárie são paralisadas (o que significa que a doença cárie foi controlada). Estudos que avaliaram superfícies interproximais[48] e fissuras oclusais[31] mostraram que as lesões de cárie raramente se desenvolvem em sítios onde estreptococos do grupo mutans não são detectados. Por outro lado, foi observado que muitas superfícies colonizadas pelos estreptococos do grupo mutans não desenvolveram lesões, demonstrando que a simples presença dessas bactérias cariogênicas não é suficiente para o desenvolvimento da doença, confirmando a natureza multifatorial e polimicrobiana da doença cárie.

Na medida em que o conhecimento sobre o processo saúde-doença cárie dentária foi evoluindo, diferentes hipóteses foram propostas para explicar o papel do biofilme dentário na etiologia da cárie dentária: *hipótese da placa não específica, hipótese da placa específica* e *hipótese da placa ecológica*.[55]

A *hipótese da placa não específica* pressupõe que a cárie é o resultado do metabolismo combinado de todos os microrganismos presentes no biofilme dentário. De acordo com essa hipótese, nenhum microrganismo específico é mais cariogênico que outros. Por isso, a quantidade de biofilme depositado sobre as superfícies dentárias era considerada importante para determinar a gravidade do efeito exercido por ele. Hoje, compreende-se que esta hipótese não pode ser comprovada.

> Existe uma associação entre a presença de estreptococos do grupo mutans e de lactobacilos na cavidade bucal e o desenvolvimento de cárie, mas essa relação é fraca e não pode ser utilizada como identificadora de risco futuro de contrair essa doença.[49-53] Porém, não há dúvida de que essas bactérias estão associadas com a doença cárie.[54]

A *hipótese da placa específica* é baseada no pressuposto de que alguns microrganismos específicos do biofilme dentário são os responsáveis pelo desenvolvimento da doença e, em sua ausência, a doença não se desenvolve.[56] Na época, considerava-se cárie dentária como uma doença infecciosa e transmissível. De acordo com o conhecimento que se tinha na época, os microrganismos associados à cárie dentária eram os estreptococos do grupo mutans e os lactobacilos. Além disso, estudos demonstravam que a doença se desenvolvia mesmo na ausência desses microrganismos.

Atualmente, a hipótese mais aceita é a *hipótese da placa ecológica*.[57] Esta hipótese é uma combinação das duas hipóteses mencionadas anteriormente. Como será descrito em detalhes a seguir, esta hipótese sugere que a doença é resultado de um desequilíbrio microbiológico nas comunidades microbianas que compõem o biofilme dentário. Dessa forma, a modificação de percepção dessas hipóteses altera as estratégias de tratamento para a doença cárie.

DESENVOLVIMENTO DO BIOFILME DENTÁRIO CARIOGÊNICO: UMA PERSPECTIVA ECOLÓGICA

A *hipótese da placa ecológica* (apresentada no **Capítulo 6**) apresenta uma explicação dinâmica sobre como as funções e propriedades dos microrganismos (dentro de uma comunidade microbiologicamente diversa) contribuem para o estado de disbiose e de predisposição ao desenvolvimento de cárie. De forma mais específica, e do ponto de vista ecológico, pode-se compreender o desenvolvimento da lesão de cárie como resultado da transição entre estágios dinâmicos.

Em condição compatível com a saúde, ou seja, quando se ingere carboidratos fermentáveis em uma frequência baixa ou controlada (o que corresponde, p. ex., à ingestão de açúcares restrita apenas às refeições principais), flutuações no pH da cavidade bucal ocorrem pela metabolização principalmente de glicoproteínas salivares por microrganismos comensais como *Streptococcus* spp. (não pertencentes ao grupo mutans) e *Actinomyces* spp. Esses nutrientes complexos necessitam de complementação enzimática para serem adequadamente metabolizados,[58] o que implica o estabelecimento de uma rede de cooperação entre os microrganismos que leva a um equilíbrio e interdependência metabólica. Os açúcares presentes nas refeições principais também são metabolizados (por microrganismos sacarolíticos). Nesse estágio, as flutuações no pH (que variam no intervalo de pH entre 5,5 e 7,0, com média de pH ao redor de 6,25) esporadicamente podem atingir valores inferiores a 5,4, mas, em geral, não causam perturbações maiores, uma vez que são rapidamente moduladas por mecanismos compensatórios microbianos e do hospedeiro (descritos a seguir) que mantêm o pH ao redor da neutralidade. Interações sinérgicas e antagônicas entre os microrganismos conferem estabilidade para a comunidade microbiana do biofilme dentário (em termos microbiológicos e funcionais), a qual apresenta uma relação harmônica com o hospedeiro. Essa condição é denominada **estágio de estabilidade dinâmica**, no qual a comunidade microbiana é predominantemente formada por microrganismos comensais, havendo uma baixa abundância de microrganismos patobiontes (p. ex., estreptococos do grupo mutans, *Lactobacillus* spp., dentre outros). Nessa condição, o equilíbrio físico-químico entre dente e a fase aquosa circundante é pouco alterado. Assim, o elevado grau de saturação mineral da saliva atua favorecendo a deposição de minerais sobre as superfícies dentárias e o equilíbrio entre os processos de des/remineralização é mantido. Dessa forma, o processo de des/remineralização pode causar perda de minerais em nível ultraestrutural ou microscópico, entretanto, temos um dente sadio sem qualquer sinal clinicamente visível de lesão de cárie.

Na medida em que a frequência de ingestão dos carboidratos fermentáveis aumenta (condição representada pela ingestão de açúcares entre as refeições principais), microrganismos sacarolíticos (como *Streptococcus mitis, Streptococcus oralis, Streptococcus sanguinis*, estreptococos do grupo mutans, *Bifidobacterium* spp., *Lactobacillus* spp., *Actinomyces* spp., *Propionibacterium* spp., *Corynebacterium* spp., *Granulicatella* spp., entre outros)[59-61] passam a metabolizar os carboidratos com maior eficiência, resultando em maior produção de ácidos. Nesse estágio, denominado **estágio acidogênico**, os mecanismos compensatórios do hospedeiro e da comunidade microbiana não conseguem estabilizar as flutuações no pH (que então variam no intervalo entre 5,5 e 6,0.)[62-64]

Diante da maior acidificação ambiental, os microrganismos simultaneamente desenvolvem mecanismos adaptativos de tolerância ao ambiente ácido (que serão descritos a seguir) para manterem-se competitivos e viáveis. Consequentemente, a pressão seletiva induzida pelo baixo pH seleciona os microrganismos mais adaptados (ácido-tolerantes), que se tornam mais abundantes no biofilme. Uma vez persistindo essa condição de acidificação decorrente da frequente ingestão de açúcares, e quanto menor for o pH, o ambiente altamente acidificado exerce uma pressão seletiva ainda maior na comunidade microbiana, induzindo adaptação e selecionando microrganismos mais acidogênicos e mais ácido-tolerantes. Esse é denominado **estágio acidúrico** (com pH normalmente variando no intervalo entre 4,5 e 5,5), no qual microrganismos altamente ácido-tolerantes e potencialmente cariogênicos, como estreptococos (pertencentes e não pertencentes ao grupo mutans), *Bifidobacterium* spp., *Lactobacillus* spp., *Scardovia* spp., entre outros, tornam-se mais competitivos em detrimento dos microrganismos comensais (e pouco ácido-tolerantes) presentes no biofilme.

Observa-se, então, que a acidogenicidade da comunidade microbiana aumenta como uma resposta adaptativa à própria ingestão frequente de açúcares. Isso significa que a comunidade microbiana torna-se mais especializada na produção de ácidos. O ambiente acidificado, por sua vez, promove ruptura na homeostasia da comunidade microbiana e induz modificação microbiológica, selecionando microrganismos mais acidogênicos e mais ácido-tolerantes. Nos estágios acidogênico e acidúrico ocorre também uma ruptura na homeostasia entre comunidade microbiana e hospedeiro. Os diversos episódios de queda de pH decorrentes da elevada frequência de ingestão de açúcares promovem um desequilíbrio físico-químico entre a superfície dentária e a fase aquosa circundante favorecendo os eventos de desmineralização. Nessa condição, a propriedade de remineralização desempenhada pela saliva fica prejudicada e menos minerais são redepositados na superfície dentária. Com o passar do tempo, os estágios acidogênico e acidúrico resultarão em sucessivas perdas de minerais da estrutura dentária, possibilitando que a lesão de cárie seja visível clinicamente (**Figura 1**). Esse processo de desenvolvimento da lesão de cárie pode ser acelerado por problemas salivares (redução no fluxo salivar), remoção ineficiente de biofilme dentário pela higiene bucal (escovação e fio dental) e pelo uso insuficiente de produtos fluoretados (especialmente de dentifrício fluoretado).

A depender da frequência com a qual os açúcares são ingeridos, a transição do estágio de estabilidade dinâmica para os estágios acidogênico/acidúrico ocorrerá mais rapidamente. É importante ressaltar que esses diferentes estágios **são reversíveis**. Isso é demonstrado por um estudo recente no qual o microbioma do biofilme dentário foi avaliado nos mesmos indivíduos após consumo de cada uma das seguintes dietas: 3 meses de consumo de dieta "padrão" (contendo cerca de 45% de carboidratos consumidos no decorrer do dia), 3 meses de consumo de dieta padrão + ingestão de sacarose 5x/dia (na forma de balas açucaradas), 3 meses de dieta padrão + consumo de iogurte 3x/dia e de leite 2x/dia (representando o consumo de produtos lácteos), 3 meses de dieta padrão + consumo de vegetais 5x/dia (dieta rica em fibras) e finalizando com 3 meses de consumo de dieta padrão. De forma geral, observou-se um aumento na abundância de *Streptococcus* spp. quando a sacarose foi adicionada à dieta padrão, e essa abundância se reduziu após consumo de dieta baseada em produtos lácteos ou em fibras. Esse mesmo comportamento foi observado para *S. gordonii*, cujos níveis ao final do estudo foram semelhantes aos níveis iniciais. Redução na abundância de *S. sanguinis, S. gordonii, S. parasanguinis, S. mitis* e *Streptococcus infantis* foi observada após consumo de productos lácteos. Após o consumo final de dieta padrão, os níveis de *S. parasanguinis, S. mitis* e *S. salivarius* retornaram aos níveis identificados ao início do estudo. O consumo de sacarose também levou a uma redução na abundância de *Haemophilus* spp., *Prevotella* spp. e *Porphyromonas* spp.,

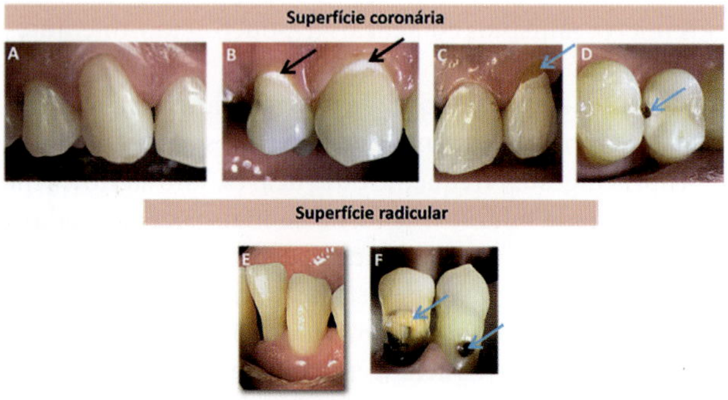

FIGURA 1 Diferentes estágios da lesão de cárie. (**A**) Superfícies coronárias hígidas. O esmalte íntegro apresenta aspecto vítreo e translúcido e é liso à sondagem. (**B**) Alterações ópticas e na textura da superfície do esmalte são observadas em decorrência do avanço da desmineralização. A lesão (não cavitada) clinicamente visível apresenta-se opaca e com superfície rugosa e geralmente com coloração branca (*setas pretas*). (**C, D**) Na medida em que o processo de desmineralização progride, formam-se cavidades no tecido dentário, que podem ser restritas ao esmalte ou exporem a dentina (*seta azul*). A lesão cavitada em dentina apresenta-se clinicamente de consistência amolecida ou consistência de couro e geralmente com coloração amarelada/castanha. (**E**) Superfície radicular hígida. A dentina radicular íntegra é lisa à sondagem e de coloração amarelo-clara. (**F**) Lesões cavitadas (*setas azuis*) em superfície radicular que apresentam consistência amolecida ou consistência de couro e geralmente de coloração amarelada/castanho/marrom-escura. As características clínicas presentes em **B, C, D** e **F** representam processo ativo de desmineralização (lesão cariosa ativa).

Fonte: Imagem "E" cedida pela Profa. Dra. Nailê-Damé Teixeira; demais imagens cedidas pela Profa. Dra. Clarissa Cavalcanti Fatturi Parolo.

cujos níveis aumentaram em resposta ao consumo de produtos lácteos restabelecendo, assim, os níveis encontrados ao início do estudo.[65]

Nesse sentido, o controle na acidificação do biofilme reduz tanto a pressão seletiva exercida sobre a microbiota quanto o dano às superfícies dentárias. Isso significa que os estágios acidogênico e acidúrico podem ser revertidos em decorrência da redução na frequência de ingestão de açúcares, possibilitando o restabelecimento do equilíbrio microbiológico e de uma comunidade microbiana comensal e compatível com a saúde. Nessa condição, quando o processo de desequilíbrio (doença) é controlado, as lesões param de progredir e as características clínicas da lesão se modificam (**Figura 2**). Quanto mais rápida for essa reversão, mais rapidamente o equilíbrio mineral entre dente e fase aquosa circundante será restabelecido.

Especificamente em relação à dentina, é necessário considerar que o processo de desenvolvimento da lesão cariosa também ocorre de forma similar aos estágios anteriormente descritos. Porém, por possuir um alto conteúdo orgânico, o desenvolvimento da lesão de cárie em dentina ocorre como resultado conjunto da perda de minerais e da dissolução de seu conteúdo orgânico (principalmente colágeno do tipo I). Dessa forma, a presença de um **estágio proteolítico** necessita ser acrescentada aos estágios anteriormente apresentados. Sabe-se que enzimas proteolíticas denominadas catepsinas (catepsina B e K) e metaloproteinases de matriz (MMP; MMP-2, MMP-3, MMP-8, MMP-9, MMP-20) estão normalmente presentes tanto na saliva quanto na matriz dentinária (incorporadas durante a formação da dentina) em uma forma inativa. A perda de minerais induzida pelos estágios acidogênico e acidúrico expõe o colágeno dentinário à fase aquosa circundante. O baixo pH, presente durante esse processo de desmineralização, ativa essas enzimas proteolíticas da matriz dentinária e da saliva. Enquanto as catepsinas são altamente funcionais em pH ácido, as MMP, uma vez ativadas, necessitam de pH neutro para atuar de forma eficiente. Dessa forma, na medida em que os mecanismos compensatórios microbianos e do hospedeiro conseguem restabelecer as condições de neutralidade de pH, as MMP (então em pH ótimo para sua atuação) degradam o colágeno dentinário. O colágeno exposto ao meio aquoso é degradado tanto durante o período de acidificação (principalmente em decorrência da atuação das catepsinas) quanto durante o restabelecimento de condições de neutralidade (em decorrência da atuação das MMP). Em acréscimo à ação proteolítica dessas enzimas, o colágeno parcialmente degradado torna-se mais suscetível à desnaturação induzida pelo baixo

Normalmente, a palavra cárie é entendida como lesão cariosa, entretanto, do ponto de vista conceitual, é importante diferenciar a *lesão* de cárie e a *doença* cárie. A lesão de cárie é apenas o sinal/sintoma clinicamente detectável de um desequilíbrio do processo fisiológico de des/remineralização (doença cárie). A doença cárie provoca perda mineral que pode ser observada em níveis ultraestrutural e microscópico, levando um certo tempo para ser detectada clinicamente. Este tempo depende do grau de atividade da doença de cada indivíduo.

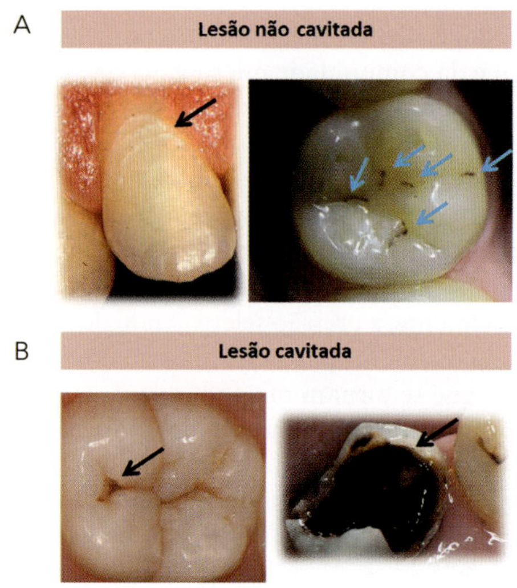

FIGURA 2 Aspectos clínicos da lesão cariosa inativa. **(A)** A lesão não cavitada inativa em esmalte apresenta superfície lisa, brilhosa e geralmente branca (*seta preta*), mas também pode ser pigmentada (*setas azuis*). **(B)** A lesão cavitada inativa em dentina apresenta-se clinicamente de consistência endurecida, de aspecto seco e geralmente com coloração escura (*seta preta*).

Fonte: imagens gentilmente cedidas pela Profa. Dra. Clarissa Cavalcanti Fatturi Parolo e Profa. Dra. Marisa Maltz.

pH e também à ação de proteases microbianas. Dessa forma, além da presença de microrganismos acidogênicos e ácido-tolerantes (como estreptococos do grupo mutans, *Lactobacillus* spp., *Bifidobacterium* spp., entre outros), o desenvolvimento da lesão cariosa em dentina também conta com a presença de microrganismos proteolíticos (p. ex., *Prevotella* spp., *Propionibacterium* spp., e *Fusobacterium* spp.). O entendimento atual é de que as proteases microbianas não participam da degradação inicial do colágeno, mas atuam em um segundo momento usando o colágeno parcialmente dissolvido para fornecer substrato para o metabolismo bacteriano.[66,67] (**Figura 3**).

O biofilme formado sobre superfícies radiculares também é suscetível às alterações microbiológicas descritas nos parágrafos anteriores. A superfície radicular (que é recoberta pelo cemento) torna-se exposta na cavidade bucal em decorrência da recessão gengival (migração da margem gengival em direção apical) e os locais de inserção das fibras de Sharpey (fibras do ligamento periodontal) no cemento atuam como canais que viabilizam a penetração microbiana. Por ser um tecido mais vulnerável ao desgaste mecânico, o cemento é rapidamente removido, possibilitando a exposição da dentina radicular que é então recoberta por biofilme. Em acréscimo à saliva, o fluido crevicular gengival também atua como uma importante fonte de nutrientes para o biofilme radicular por meio do fornecimento de proteínas, peptídeos e aminoácidos.[68] Isso viabiliza a colonização dessa superfície por microrganismos proteolíticos.[69-72] A comunidade microbiana ali presente também está exposta a um ambiente mais alcalinizado promovido pelo fluido crevicular gengival. Da

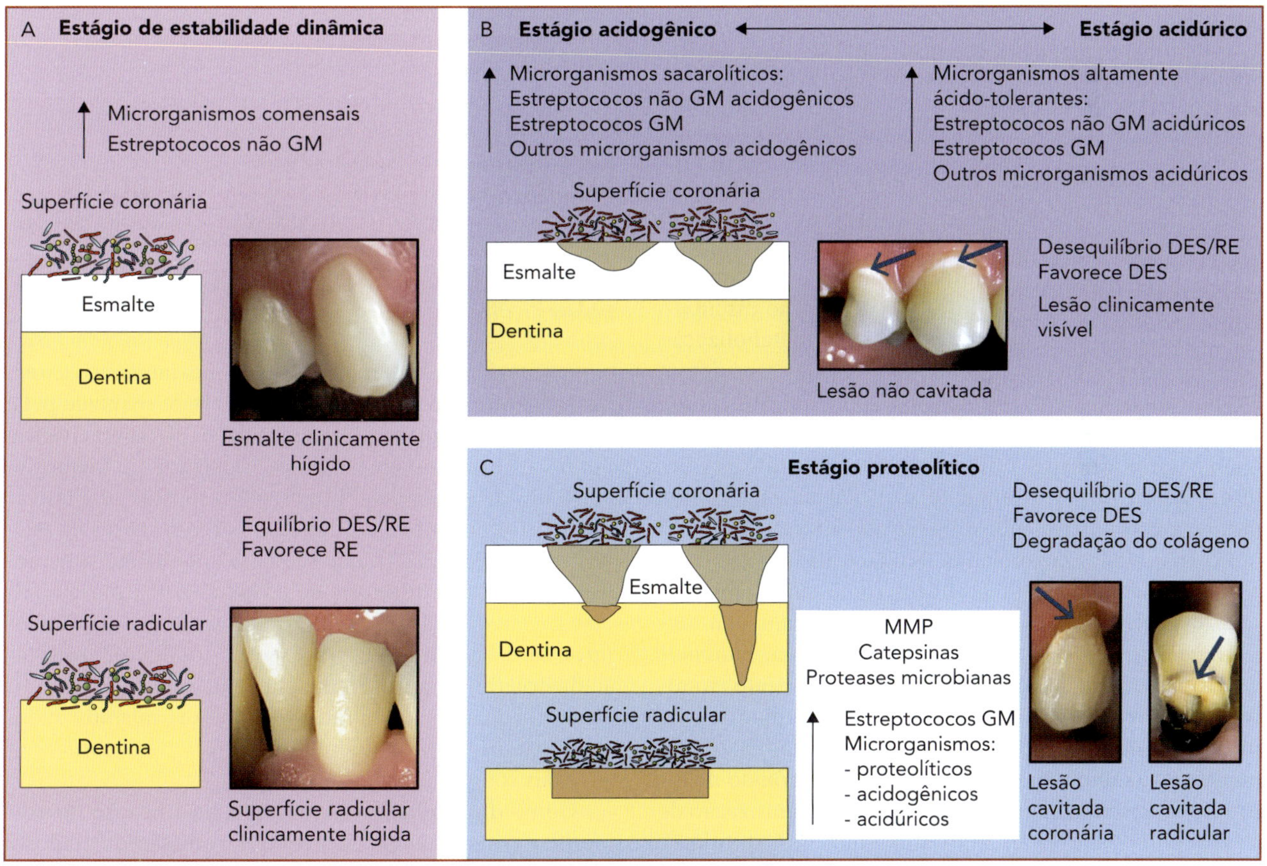

FIGURA 3 Perspectiva ecológica para o desenvolvimento da cárie dentária em esmalte e em dentina. **(A)** No estágio de estabilidade dinâmica, há maior abundância de microrganismos comensais e as superfícies dentárias estão clinicamente hígidas. **(B)** Nos estágios acidogênico e acidúrico já se observa modificação microbiológica com aumento na abundância de patobiontes. Há predomínio de eventos de desmineralização e a lesão inicial já é clinicamente observada na superfície do esmalte (*seta*). **(C)** O avanço do processo de desmineralização na superfície coronária atinge a dentina possibilitando dissolução de matéria orgânica (representada com coloração amarronzada). A atividade metabólica do biofilme sobre a superfície radicular também promove desmineralização e dissolução de matéria orgânica. No estágio proteolítico, metaloproteinases e catepsinas promovem degradação das fibras de colágeno dentinárias. Fibras degradadas são suscetíveis à ação enzimática de proteases microbianas. Nessa condição, observa-se formação de cavidade na superfície coronária (*seta*) e na superfície radicular (*seta*). Os microrganismos esquematicamente identificados na cor vermelha representam os patobiontes. Observe que a proporção de patobiontes é maior nos estágios acidogênico, acidúrico e proteolítico, indicando modificação microbiológica. GM: grupo mutans; MMP: metaloproteinases; DES: desmineralização; RE: remineralização.

Fonte: acervo pessoal do Prof. Dr. Rodrigo Alex Arthur.

mesma forma descrita para a dentina coronária, o processo de desenvolvimento da cárie radicular envolve tanto perda de conteúdo mineral quanto de matéria orgânica (estágio proteolítico). *Actinomyces* spp. e *Lactobacillus* spp. são frequentemente associados às lesões radiculares.[73,74]

É importante considerar que a manutenção de condição compatível com a saúde bucal depende da resiliência da comunidade microbiana e do hospedeiro. De acordo com o conceito descrito no **Capítulo 6**, a resiliência, em termos práticos, representa a capacidade de resistir às perturbações impostas por um fator estressor, evitando o estado de disbiose e preservando/recuperando o estado de saúde. No que diz respeito à cárie dentária, observa-se que diversos mecanismos, tanto inerentes ao próprio hospedeiro quanto inerentes à comunidade microbiana, podem modular a resiliência em relação à acidificação (perturbação) decorrente dos ácidos orgânicos produzidos pelo consumo frequente de açúcares da dieta (fator estressor). Entre os mecanismos do hospedeiro, há aqueles presentes na saliva, especificamente os sistemas de tamponamento e neutralização de ácidos, e a ação de limpeza promovida pelo fluxo salivar (discutidos no **Capítulo 3**). Entre os mecanismos da comunidade microbiana, pode-se citar a função reguladora de pH. Enquanto microrganismos sacarolíticos metabolizam açúcares e glicoproteínas salivares em ácidos orgânicos que promovem redução no pH, microrganismos proteolíticos são capazes de converter peptídeos e aminoácidos em compostos capazes de neutralizar os ácidos orgânicos (como discutido no **Capítulo 5**). É o caso, por exemplo, da metabolização de ureia e arginina em amônia (por algumas espécies de *Streptococcus* spp. e de *Actinomyces* spp.), que atua como aceptora de íons hidrogênio. Além disso, os ácidos orgânicos podem ainda ser utilizados como substrato por determinados microrganismos, como *Veillonella* spp., o que naturalmente desempenha uma função de tamponamento nas comunidades microbianas. Ainda, o ácido lático pode ser convertido em ácidos mais fracos, como acético, fórmico ou propiônico, por bactérias dos gêneros *Veillonella* spp, *Lactobacillus* spp. e *Actinomyces* spp.[75] Também é possível que atividades oxidativas, como redução de nitrato em nitrito, conversão de hipotiocianato em hipotiocinanito (por intermédio do peróxido de hidrogênio em reação catalisada por peroxidase) ou mesmo a produção de peróxido de hidrogênio, desempenhem algum papel na neutralização de ácidos na cavidade bucal (como já abordado no **Capítulo 5**).

Sendo assim, a atuação conjunta e complementar de todos esses mecanismos salivares e microbiológicos contribui para o estabelecimento de condições de neutralidade de pH que são tão importantes para a manutenção do estágio de estabilidade dinâmica. Dessa forma, diferenças na resiliência entre os indivíduos podem afetar tanto a resistência às oscilações no pH quanto a recuperação e o restabelecimento de condições de pH neutro na cavidade bucal (**Capítulo 6**). Assim, quando a acidificação ambiental supera esses mecanismos controladores (que variam de indivíduo para indivíduo), as comunidades microbianas alteram-se microbiológica e funcionalmente, predispondo as superfícies dentárias ao desenvolvimento de cárie.[76] A resiliência justifica, por exemplo, diferenças individuais na abundância relativa de microrganismos encontrados no biofilme supragengival antes e após estresse ambiental induzido pelas refeições[77] ou mesmo diferenças na expressão de proteínas salivares, como cistatinas e mucinas, que são menos expressas em indivíduos que apresentam doença cárie dentária.[78]

Flutuações nutricionais decorrentes de uma grande e frequente oferta de carboidratos fermentáveis promovem uma alteração na fisiologia e no metabolismo da comunidade microbiana, que se torna predominantemente acidogênica, ácido-tolerante e sacarolítica (ou sacarolítica e proteolítica no caso de microbiota associada à lesão de cárie dentinária). A acidificação do biofilme é um dos principais fatores responsáveis pela transição de uma condição ecológica compatível com o estado de saúde para um estado de disbiose.

CARACTERÍSTICAS DOS MICRORGANISMOS CARIOGÊNICOS

Aciduricidade: mecanismos relacionados à tolerância ao ambiente acidificado

A capacidade de manter-se metabolicamente ativo (realizar glicólise) em condições ambientais de reduzido pH é característica fundamental e essencial para a sobrevivência dos microrganismos em biofilme cariogênico. Os frequentes episódios de queda de pH induzem respostas adaptativas nos microrganismos, conhecidas como *resposta de tolerância ao ácido* (RTA), que são basicamente mecanismos fisiológicos constitutivos e de adaptações transcricionais cujo objetivo é manter os microrganismos viáveis e ativos no ambiente acidificado. Nesse sentido, os microrganismos ácido-tolerantes apresentam mecanismos de RTA mais eficientes quando comparados aos microrganismos ácido-sensíveis, o que lhes confere vantagens seletivas tornando-os mais competitivos.

Como descrito anteriormente, a acidificação do ambiente é consequência da grande produção de ácidos a partir da metabolização dos açúcares fermentáveis da dieta. Esses ácidos (representados pelos íons H^+) tendem a se difundir para o interior da célula microbiana promovendo redução no pH intracelular, o que pode comprometer a atividade enzimática e as funções celulares sensíveis ao baixo pH. Um dos mecanismos mais importantes de controle do pH intracelular é a extrusão dos prótons H^+ para o ambiente extracelular através da atuação da bomba de prótons F-ATPase localizada na membrana celular. Esse transporte de íons hidrogênio para o meio extracelular é dependente de energia, havendo consumo de ATP para que essa atividade seja realizada. A atividade da bomba F-ATPase de microrganismos altamente ácido-tolerantes é ótima em pH baixo, garantindo o exercício de funções metabólicas básicas e da viabilidade desses microrganismos em ambientes acidificados. *S. mutans*, *Lactobacillus* spp. e *Candida* spp., entre outros microrganismos, apresentam uma elevada atividade de extrusão de prótons em ambientes cujo pH é inferior a 5,0. Modificação na proporção de lipídeos presentes na membrana celular pode ser induzida em baixo pH para reduzir a difusão desses íons para o meio intracelular. O aumento na proporção de lipídeos monoinsaturados de cadeia longa é um dos mecanismos utilizados, por exemplo, por *S. mutans*, *L. casei* e outros estreptococos, como *S. gordonii* e *S. salivarius*. Semelhante ao que ocorre com a bomba F-ATPase, quanto maior for a habilidade do microrganismo em alterar a composição lipídica de membrana, maior será sua tolerância ao baixo pH.[79,80] Síntese de amônia (a partir de arginina ou agmatina) e ativação da transcrição e codificação de enzimas para a fermentação malolática estão entre os mecanismos adaptativos utilizados pelos microrganismos na tolerância ao ácido **(Figura 4)**. Mais detalhes sobre a atuação dos diferentes mecanismos de RTA podem ser obtidos no **Capítulo 5**.

Acidogenicidade: metabolismo de carboidratos pelos microrganismos sacarolíticos

O transporte de carboidratos do meio extracelular para o meio intracelular microbiano pode ser realizado por diferentes sistemas de acordo com o tipo de carboidrato a ser transportado (**Capítulo 5**). De forma geral, a maioria dos carboidratos presentes na dieta (especialmente os monossacarídeos e dissacarídeos) podem ser metabolizados pelos microrganismos do biofilme dentário com produção de ácidos orgânicos. A metabolização de glicose, frutose, sacarose e maltose (um dissacarídeo derivado da hidrólise do amido) produz curvas de queda de pH semelhantes, o que demonstra que esses carboidratos possuem potencial acidogênico similar (somente em relação à queda do pH, mas não em relação a outras propriedades desses açúcares, como ser substrato para a produção de polissacarídeos extracelulares, que será descrito a seguir) e que esses carboidratos são potencialmente

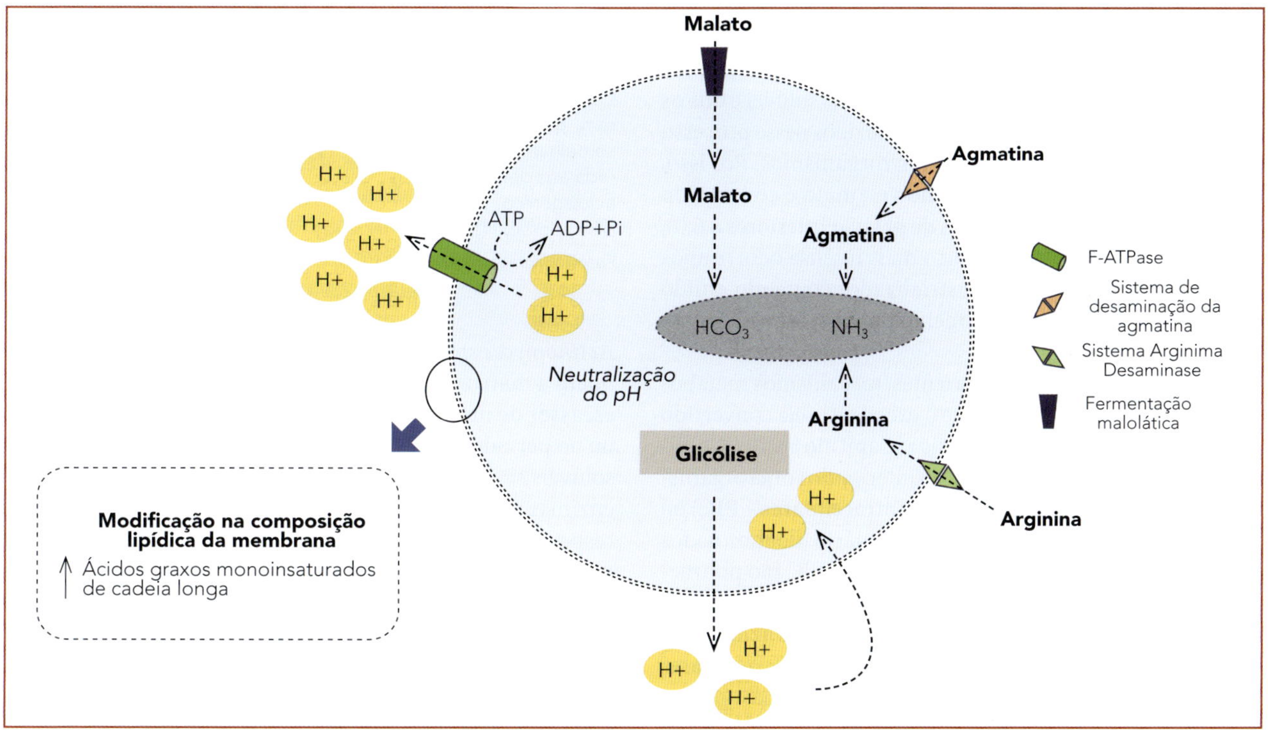

FIGURA 4 A fermentação de carboidratos em ácidos orgânicos (glicólise) promove redução no pH ambiental e a exposição ao pH baixo desencadeia uma RTA. A bomba de prótons (F-ATPase) é induzida transcricionalmente por baixo pH e serve como o mecanismo primário pelo qual os prótons são excretados para manter a homeostase do pH intracelular. As modificações na composição da membrana referem-se a um aumento na proporção de ácidos graxos monoinsaturados e redução na proporção de ácidos graxos saturados, e aumento no comprimento das cadeias de carbono que compõem os ácidos graxos da membrana. A produção de moléculas neutralizantes, como amônia (NH_3) e CO_2, também é uma forma importante de lidar com o estresse ácido. O Sistema de desaminação da agmatina (SAgD) e Sistema Arginina Desaminase (SAD) possibilitam a conversão de agmatina e de arginina, respectivamente, em amônia a qual contribui para o tamponamento citoplasmático. Uma diminuição no pH ambiental também desencadeia a ativação da fermentação malolática, que converte o malato em lactato e em CO_2. O produto CO_2 pode ser convertido em bicarbonato (HCO_3^-) contribuindo para o tamponamento citoplasmático. *S. mutans* não apresentam atuação de SAD.

Fonte: adaptada de Lemos et al., 2019[81] e elaborada pela Profa. Dra. Tamires Timm Maske.

cariogênicos, já que o pH atingido após a metabolização é inferior ao pH crítico para desmineralização do esmalte (5,5) ou da dentina (6,5) (**Figura 5**). A metabolização da lactose, porém, induz quedas de pH menos intensas quando comparadas às quedas induzidas pelos demais mono e dissacarídeos, o que torna esse dissacarídeo potencialmente cariogênico para dentina, mas não para o esmalte dentário.

O amido é um polissacarídeo formado pela ligação entre milhares de moléculas de glicose. Por seu alto peso molecular, o amido não pode ser diretamente captado e metabolizado pelos microrganismos do biofilme dentário. Nesse processo, a atuação da amilase salivar é fundamental para degradar parcialmente o amido em moléculas menores capazes de serem então utilizadas como substrato pelos microrganismos. Na forma crua, entretanto, o amido é pouco metabolizado pela amilase salivar. O motivo deve-se ao fato de que o amido está protegido pela celulose das células vegetais e, portanto, pouco acessível à ação enzimática da amilase. Além disso, o fato dos alimentos que contêm amido cru serem mais fibrosos permite que esses alimentos sejam rapidamente deglutidos e eliminados da cavidade bucal pela ação do fluxo salivar. Por isso, quando consumido como única fonte de carboidrato, o amido cru é considerado não cariogênico. O aquecimento do amido no processo de cozimento dos alimentos degrada a celulose, possibilitando que a amilase salivar rompa as ligações glicosídicas entre as moléculas de glicose. Isso faz com que o amido esteja em uma forma mais solúvel e que os oligossacarídeos ou dissacarídeos produzidos nesse processo possam ser metabolizados pelos microrganismos. Por isso, o pH reduz-se muito pouco quando o amido é consumido em sua forma crua (com valores de pH não inferiores a 6,0), mas uma queda de pH um pouco mais intensa ocorre após o consumo de alimentos industrializados contendo amido solúvel ou cozido (p. ex., cozimento de vegetais e fibras alimentares)[82] (**Figura 5**).

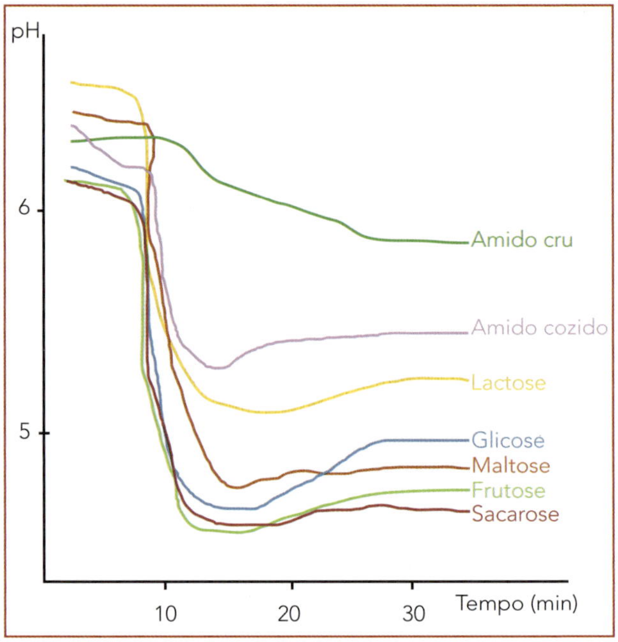

FIGURA 5 Potencial acidogênico de diferentes açúcares. Essas curvas representam queda de pH do biofilme dentário após contato com diferentes açúcares. Nesse estudo, [82] participantes adultos ficaram cerca de 3 dias sem escovar os dentes. Cerca de 10 uL de soluções contendo 0,9% dos diferentes açúcares citados acima foram colocados em contato com o biofilme dentário dos participantes e o pH do biofilme foi monitorado em função do tempo. Observe que os açúcares sacarose, frutose, maltose e glicose foram igualmente acidogênicos (as curvas de queda de pH foram semelhantes). Lactose apresentou acidogenicidade menor comparada aos demais mono e dissacarídeos. Amido cru foi muito pouco acidogênico, porém a metabolização do amido cozido é mais rápida, possibilitando maior queda de pH comparado ao amido cru.

Fonte: adaptada de Neff, 1967.[82]

Quando há excesso de nutrientes, mecanismos metabólicos regulatórios permitem que o excedente seja convertido em polímeros de reserva energética (**Capítulo 5**). Esses polímeros podem ser armazenados no interior dos microrganismos (denominados **polissacarídeos intracelulares – PIC**) ou armazenados na matriz do biofilme dentário (denominados **polissacarídeos extracelulares – PEC**). Os PIC são polímeros de glicose do tipo glicogênio/amilopectina sintetizados por enzimas intracelulares. Os PEC são produzidos por exoenzimas microbianas denominadas glicosiltransferases (GTF) e frutosiltransferases (FTF). Essas enzimas podem estar presentes na matriz do biofilme dentário ou estarem associadas à superfície dos microrganismos. Enquanto as GTF sintetizam polímeros de glicose ricos em ligação glicosídica alfa (1→6) (denominados glicanos ou dextranos solúveis em água), polímeros de frutose ricos em ligação glicosídica beta (2→6) (denominados frutanos solúveis em água) são sintetizados pelas FTF. Glicanos e frutanos solúveis (que em conjunto representam o grupo de PEC solúveis, ou **PECsol**) são sintetizados por *S. sanguinis, S. gordonii, S. salivarius, S. mutans* e *S. sobrinus* (entre outros estreptococos), *Actinomyces spp.* e *Lactobacillus spp.*[82] Esses PECsol compõem a matriz extracelular dos biofilmes. Em períodos de escassez de nutrientes (p. ex., no período entre as refeições ou no período noturno durante o sono), glicanos e frutanos solúveis são degradados no meio extracelular por meio de enzimas hidrolíticas microbianas (dextranases e frutanases, respectivamente) em oligossacarídeos ou monossacarídeos que são captados para o metabolismo microbiano. Além disso, os PIC também são degradados para produção de energia. Dessa forma, tanto PECsol quanto PIC atuam na manutenção da viabilidade microbiana e na produção de ácidos pelo biofilme dentário, o que pode comprometer a integridade dos tecidos dentários (**Figura 6**).

METABOLISMO DA SACAROSE E *S. mutans*: PAPEL NO DESENVOLVIMENTO DO BIOFILME CARIOGÊNICO

A sacarose é um dissacarídeo formado por uma molécula de glicose e outra molécula de frutose unidas entre si por meio de uma ligação glicosídica altamente energética. A ruptura

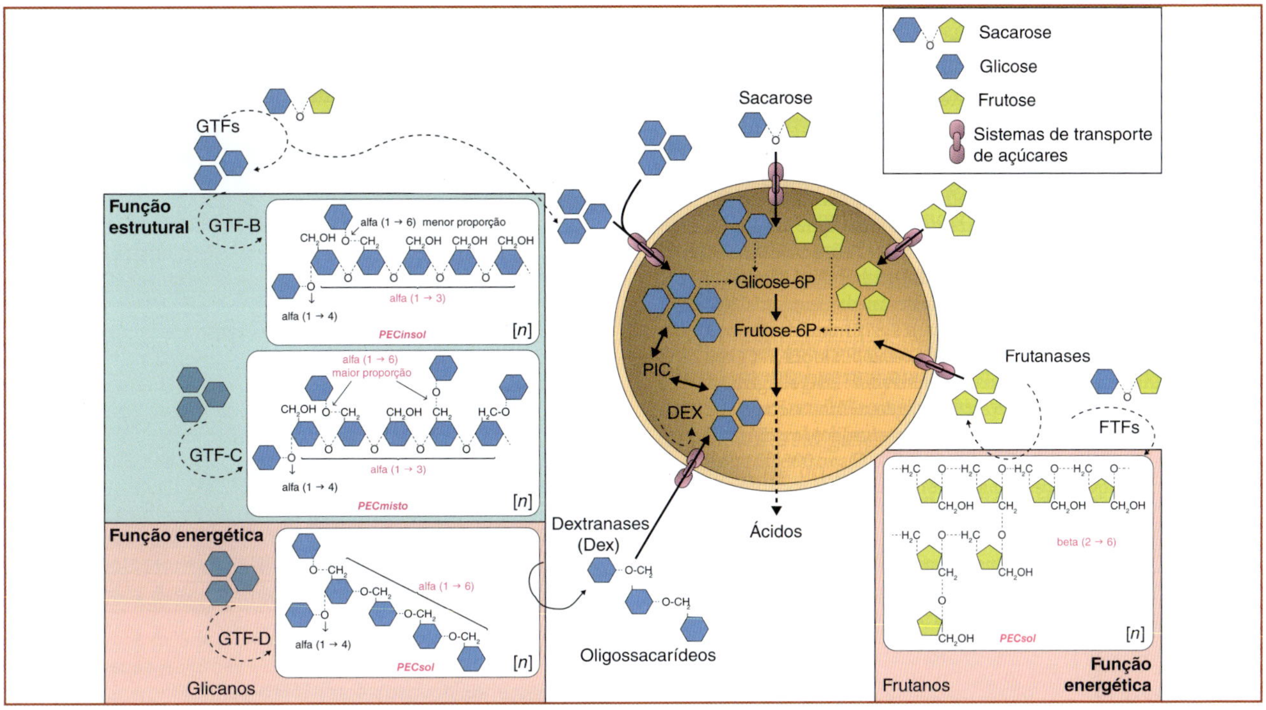

FIGURA 6 Metabolismo de carboidratos no biofilme. Apesar dos microrganismos metabolizarem uma grande variedade de carboidratos, a figura mostra o metabolismo de carboidratos mais comuns encontrados na nossa dieta (sacarose, glicose e frutose). No meio extracelular, a sacarose é degradada pelas enzimas glicosiltransferases (GTF) ou frutosiltransferases (FTF), possibilitando liberação de seus monossacarídeos constituintes, glicose e frutose, que são então transportados para o meio intracelular e metabolizados por uma sequência de reações enzimáticas da via glicolítica com consequente produção de ácidos. No meio extracelular, as moléculas de glicose podem ser unidas umas às outras formando polissacarídeos extracelulares genericamente denominados glicanos. A depender do tipo de GTF, diferentes tipos de ligações glicosídicas predominantes estão presentes nos glicanos: polissacarídeos insolúveis (PECinsol) sintetizados pela GTF-B são ricos em ligações alfa (1→3), polissacarídeos mistos (PECmisto) sintetizados pela GTF-C são ricos em ligações alfa (1→3) e alfa (1→6), e polissacarídeos solúveis (PECsol ou dextranos) sintetizados pela GTF-D são ricos em ligações alfa (1→6). Moléculas de frutose podem ser unidas umas às outras pela ação de FTF, formando polissacarídeos extracelulares, genericamente denominados frutanos, ricos em ligação glicosídica beta (2→6). Enzimas dextranases são capazes de degradar as ligações alfa (1→6) dos glicanos solúveis e enzimas frutanases são capazes de degradar as ligações beta (2→6) dos frutanos, liberando oligossacarídeos que são captados pela célula microbiana e no meio intracelular são convertidos em monossacarídeos. Quando há excesso de nutrientes, os monossacarídeos (glicose) podem ser convertidos em polissacarídeos intracelulares (PIC) do tipo glicogênio-amilopectina que atuam como reserva energética. Os PIC podem ser degradados quando há escassez de nutrientes. Observação: as enzimas GTF-B, C e D apresentadas são de *S. mutans*, e a GTF-B é exclusiva desse microrganismo. Outros microrganismos sacarolíticos possuem enzimas similares a GTF-D e FTF, sendo capazes de sintetizar os polissacarídeos extracelulares solúveis a partir da glicose ou frutose. [n] representa a repetição do oligossacarídeo na molécula de polissacarídeo.

Fonte: adaptada de Lemos et al., 2019[81] e Nikiforuk, 1985[5] e elaborada pelo Prof. Dr. Rodrigo Alex Arthur.

dessa ligação e a energia dela liberada viabilizam a síntese de PEC. Especificamente em relação aos *S. mutans*, sabe-se que eles produzem três tipos de GTF, genericamente denominadas GTF-B, GTF-C e GTF-D, que são codificadas, respectivamente, pelos genes *gtf*B, *gtf*C e *gtf*D.[85] Os *S. mutans* são capazes de hidrolisar a ligação glicosídica entre glicose e frutose e utilizar a energia liberada nesse processo para sintetizar um tipo exclusivo de polímero de glicose, denominado PEC insolúvel em água **(PECinsol)**, rico em ligação glicosídica alfa (1→3). Esse PECinsol é sintetizado apenas a partir da sacarose e exclusivamente a partir da ação enzimática da GTF-B dos *S. mutans*. Por isso, esses PECinsol são também denominados “mutanos”. A GTF-C, por sua vez, produz um tipo de polímero de glicose que é insolúvel em água e formado por ligações glicosídicas mistas, do tipo alfa (1→3) e alfa (1→6) (sendo denominado **PEC misto**) enquanto a GTF-D produz polímeros de glicose solúveis em água e ricos em ligações alfa (1→6) (semelhantes aos glicanos solúveis anteriormente descritos).

O processo de síntese de PECinsol pode ser favorecido na presença de hidrolisados de amido. A partir da atuação da amilase salivar (que também faz parte da película salivar adquirida), o amido (cozido ou presente nos alimentos industrializados) é transformado em oligossacarídeos do tipo maltose, maltotriose, maltodextrinas e compostos com maior peso molecular que atuam como precursores da síntese de PECinsol. Na prática, é como se esses hidrolisados fossem utilizados como “moldes” aos quais novas moléculas de glicose são inseridas via ação da GTF-B ou GTF-C.[86] Algumas espécies de *Lactobacillus* spp. presentes no biofilme cariogênico produzem enzimas capazes de degradar amido em moléculas menores (hidrolisados de amido),[87] que também podem ser usadas como precursores dos PECinsol.

A preocupação crescente com a saúde geral, principalmente no que diz respeito à obesidade e ao diabetes, tem estimulado o consumo de adoçantes em substituição ao açúcar adicionado aos alimentos e bebidas. Adoçantes não calóricos (como acesulfame-K, aspartame, ciclamato, sacarina, sucralose, esteviosídeo, entre outros) e calóricos (como os polióis xilitol e sorbitol) apresentam dulçor semelhante ou superior ao da sacarose, e por isso apresentam-se como opções para substituição dos açúcares da nossa dieta. Os adoçantes não calóricos apresentam a vantagem de não serem metabolizados pelos microrganismos da cavidade bucal e por isso são considerados não cariogênicos. Enquanto o sorbitol não é metabolizado pela maioria dos microrganismos da cavidade bucal, o xilitol não é metabolizado por nenhum microrganismo da cavidade bucal, sendo, por isso, considerado não cariogênico. Apesar dessas vantagens, os adoçantes citados apresentam algumas limitações de uso: os efeitos na saúde geral decorrentes de seu consumo a longo prazo ainda são desconhecidos e existem normativas em diversos países que regulamentam o consumo desses produtos; o sorbitol pode ser metabolizado por estreptococos e lactobacilos e seu consumo contínuo e prolongado pode promover adaptação da microbiota, que se torna mais apta a metabolizá-lo de forma mais eficiente, o que acarreta redução no pH do biofilme; consumo excessivo de sorbitol e xilitol pode estar associado a efeitos laxativos; de forma geral, custo e gosto residual são desvantagens atribuídas aos adoçantes. Ainda, é importante ressaltar que, como o dulçor dos adoçantes é elevado, uma quantidade muito pequena é necessária para, por exemplo, adoçar uma bebida. No caso de adoçantes em pó, a lactose é geralmente incorporada como espessante (dando "corpo" ao adoçante) para permitir seu correto envase em embalagens pequenas. Considerando a acidogenicidade da lactose, adoçantes que contêm esse carboidrato são potencialmente cariogênicos para dentina.[84] O **Capítulo 18** apresentará as evidências sobre o uso de polióis no controle da cárie dentária.

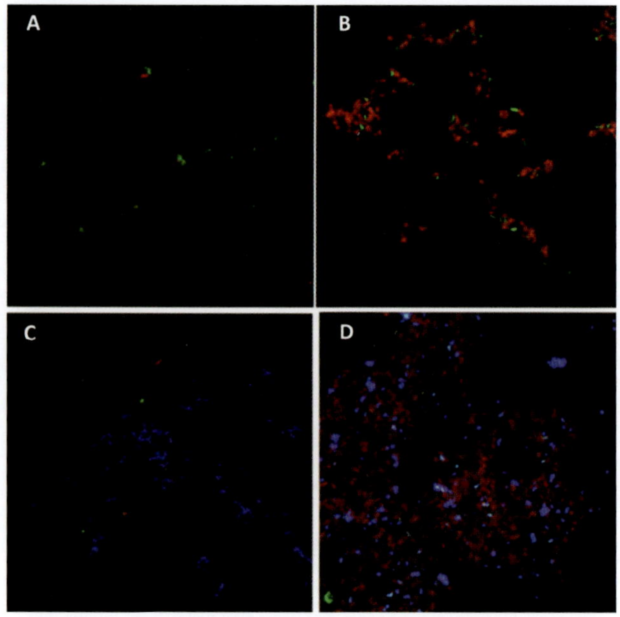

FIGURA 7 Imagem de microscopia confocal ilustrando interação entre *S. mutans* (cor azul) e *L. casei* (cor verde). A cepa de *L. casei* foi previamente incubada com GTF-B purificada para possibilitar adsorção dessa enzima na superfície bacteriana. (**A**) *L. casei* incubado em meio de cultura sem sacarose. (**B**) *L. casei* incubado em meio de cultura contendo sacarose. É possível observar a presença abundante de PECinsol (em vermelho) sintetizado pela GTF-B aderida à superfície do *L. casei*. (**C**) *S. mutans* incubado com *L. casei* em meio de cultura sem sacarose demonstrando uma interação física direta não mediada por PECinsol. (**D**) *S. mutans* incubado com *L. casei* na presença de sacarose mostrando interação mediada por PECinsol.

Fonte: extraída de Wen et al., 2017.[89]

Enquanto os PECsol atuam como reserva energética, os PECinsol (mutanos e PEC misto) desempenham importante papel para a comunidade microbiana e para a estrutura do biofilme dentário:

PECinsol e adesão microbiana

A GTF-B e a GTF-C, além de estarem presentes na matriz extracelular do biofilme, também são encontradas aderidas à superfície dos microrganismos (predominantemente a GTF-B) e à superfície dentária. Especialmente a GTF-B pode se aderir à superfície de determinados microrganismos (p. ex., *Lactobacillus* spp., *Actinomyces* spp., *Candida albicans*, *S. mutans* e outras espécies de estreptococos) convertendo microrganismos que naturalmente não são produtores de PECinsol em microrganismos *de facto* produtores desse tipo de polissacarídeo.[86,88,89] A importância dessa observação é que, por serem compostos insolúveis em água, uma vez sintetizados os PECinsol formam estruturas pegajosas na superfície microbiana que viabilizam a coagregão entre os microrganismos e formação de biofilme (**Figura 7**).

Como discutido no **Capítulo 3**, adesinas presentes na superfície microbiana interagem com receptores específicos presentes na película salivar adquirida promovendo colonização da superfície dentária. Esse processo é desempenhado, por exemplo, pelos antígenos I/II presentes na superfície do *S. mutans* e que interagem com receptores na película em um mecanismo de adesão independente de açúcar (ou de sacarose). Porém, as enzimas GTF-B e GTF-C também podem aderir à superfície dentária fazendo parte da película salivar adquirida.[90] Nessa condição, essas enzimas apresentam uma atividade enzimática muito maior, possibilitando a síntese de uma grande quantidade de PECinsol que são altamente insolúveis.[91] Esses PECinsol aderidos à superfície dentária atuam como sítios adicionais para adesão de microrganismos,[92] tanto via GTF aderidas à superfície microbiana quanto via PECinsol presentes na superfície microbiana. Esse é um importante mecanismo de adesão dependente de sacarose (**Figura 8**).

Especificamente no caso de *S. mutans*, proteínas ligadoras de glicanos (Gbp, do inglês *glucan-binding proteins*) presentes na superfície bacteriana (especificamente Gbp-B e Gbp-C) possuem alta afinidade pelo PECinsol e atuam como outra possibilidade promovendo adesão entre esses microrganismos e o PECinsol (presentes tanto na superfície dentária quanto na superfície de outros microrganismos).[93]

A atuação conjunta desses mecanismos possibilita o desenvolvimento de um biofilme mecanicamente estável e coeso. A **Figura 8** resume esse papel da sacarose em possibilitar síntese de PECinsol e a atuação desses polissacarídeos promovendo e viabilizando a coagregação microbiana e o desenvolvimento do biofilme dentário.

Os PECinsol sintetizados na superfície dentária podem bloquear alguns sítios de adesão presentes na película salivar, favorecendo, dessa forma, os mecanismos de adesão dependentes de sacarose (como os mediados pela GTF, PECinsol e Gbp), o que pode comprometer a adesão e colonização do biofilme por microrganismos comensais.

PECinsol e organização espacial do biofilme

A grande quantidade de PECinsol sintetizados na presença de sacarose permite que os microrganismos estejam organizados na forma de grandes coagregados (também denominados *clusters* de microrganismos, ou microcolônias). Além de viabilizar a adesão entre os microrganismos, o PECinsol atua como um arcabouço que dá suporte ao crescimento tridimensional do biofilme e desenvolvimento das microcolônias. Nesse processo, as microcolônias são envoltas por PECinsol, tornando-se mais protegidas contra mecanismos de defesa do hospedeiro e da ação de substâncias antimicrobianas.[94] Além disso, a densa e espessa matriz extracelular desenvolvida na presença de sacarose dificulta o acesso do tampão salivar às regiões mais internas do biofilme e limita a difusão dos ácidos orgânicos produzidos no interior das microcolônias. Isso permite que microambientes altamente acidificados sejam mantidos no interior e ao redor das microcolônias, o que pode, eventualmente, promover a desmineralização dentária.[95] Ainda, a presença de PECinsol aumenta a viscoelasticidade do biofilme, tornando-o mais resistente aos estresses mecânicos presentes na cavidade bucal.[94]

Em acréscimo, a matriz extracelular formada na presença de sacarose apresenta alta porosidade. Enquanto a matriz limita a difusão de compostos eletricamente carregados (como os ácidos orgânicos produzidos pelos microrganismos) e de macromoléculas, o mesmo não ocorre com solutos de baixo peso molecular como mono e dissacarídeos. Dessa forma,

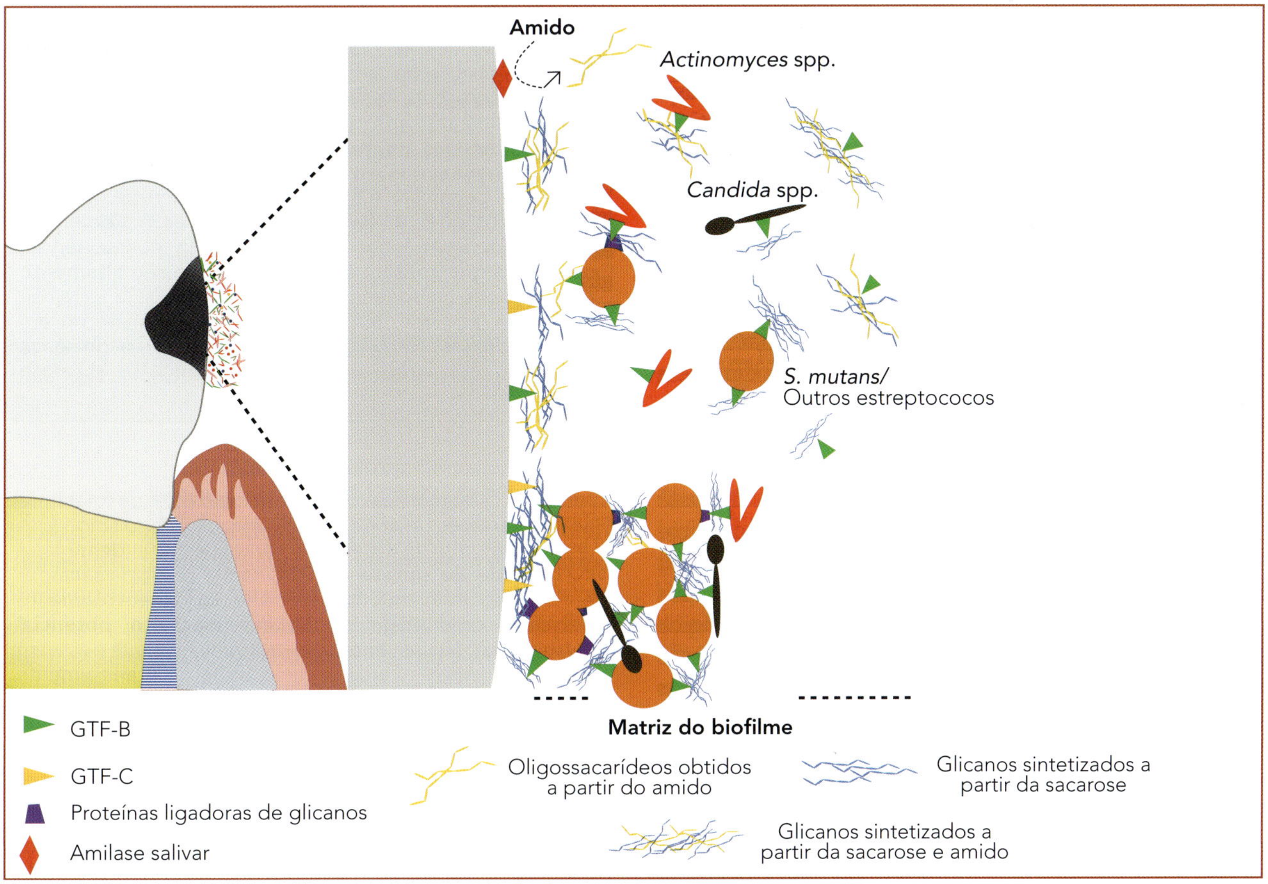

FIGURA 8 Papel do PECinsol promovendo adesão microbiana. GTF-B e GTF-C livres no biofilme atuam promovendo síntese de PECinsol. GTF-C aderida à película salivar adquirida permanece sintetizando PECinsol. O mesmo ocorre com GTF-B aderida na película salivar, na superfície do *S. mutans* (ou de outros estreptococos) ou na superfície de outros microrganismos. Os PECinsol sintetizados na película ou na superfície dos microrganismos atuam como "colas" viabilizando a adesão entre os microrganismos e entre os microrganismos e a superfície dentária. GTF: glicosiltransferase.

Fonte: adaptada de Bowen e Koo, 2011[83] e elaborada pelo Prof. Dr. Rodrigo Alex Arthur.

o aumento da porosidade permite uma rápida difusão de nutrientes que serão metabolizados pelas microcolônias.[96,97] A consequência disso são quedas de pH mais rápidas e intensas nas proximidades da superfície dentária[98] com consequente aumento do potencial de desmineralização.

As seguintes alterações são promovidas no biofilme em resposta à presença de PECinsol:
*Facilita adesão entre os microrganismos e destes com a superfície dentária (via GTF-B, PECinsol e/ou Gbp).
*Formação de grandes agregados microbianos (microcolônias).
*Suporte para o desenvolvimento estrutural e tridimensional do biofilme.
*Biofilmes são mais espessos.
*Cria bolsões de reduzido pH no interior do biofilme (especialmente no interior das microcolônias).
*Aumenta a viscoelasticidade do biofilme, tornando-o mais resistente aos estresses mecânicos.
*Aumenta a porosidade da matriz promovendo a rápida difusão de solutos de baixo peso molecular (como mono e dissacarídeos) que atuam como nutrientes para os microrganismos.

Além das alterações estruturais promovidas pelo PECinsol, o biofilme dentário formado na presença de sacarose também apresenta menor concentração de íons cálcio, fosfato e fluoreto.[99] Como discutido no início deste capítulo, esses íons são importantes para a manutenção dos níveis de saturação entre a porção aquosa do biofilme (fluido do biofilme) e a superfície dentária. Na medida em que a concentração inorgânica se reduz, o fluido do biofilme torna-se mais subsaturado e isso acentua a perda de minerais da superfície dentária.

As modificações promovidas na matriz e na estrutura do biofilme dentário são diretamente dependentes da frequência de ingestão de sacarose. Na medida em que o biofilme se desenvolve na presença de sacarose, a criação de microambientes acidificados no biofilme favorecem fortemente a seleção de microrganismos ácido-tolerantes.[94,100] Por isso, quanto mais frequente e duradoura for a ingestão de sacarose, mais PECinsol são formados no biofilme, promovendo um ciclo (ou um loop de virulência) que contribui para a perpetuação de ambientes altamente acidificados no interior do biofilme, tão importantes para a seleção de microrganismos ácido-tolerantes e para o desenvolvimento da lesão de cárie. Todas essas alterações induzidas pelos PECinsol permitem que **a matriz extracelular seja considerada um importante fator de virulência do biofilme cariogênico.**[101,102] Dessa forma, diferentes estratégias podem ser adotadas com o objetivo de degradar essa matriz extracelular rica em PECinsol na tentativa de modular o potencial cariogênico dos biofilmes e controlar, ou mesmo prevenir, o desenvolvimento de cárie. Essas estratégias serão apresentadas no **Capítulo 17**.

Além do PECinsol, DNA extracelular (e-DNA) e ácido lipoteicóico (ALP) produzidos pelos microrganismos do biofilme, principalmente *S. mutans*, também estão presentes na matriz do biofilme cariogênico.[109,110] O e-DNA é um bioproduto produzido pela autólise (morte celular) das células microbianas, mas que também pode ser secretado ao meio extracelular por meio de vesículas em diferentes fases de formação do biofilme, sem que a morte celular esteja envolvida nesse processo.[111] Já o ALP é ancorado na membrana celular e pode ser fornecido para o meio

A variação de pH na cavidade bucal em decorrência da fermentação dos carboidratos fermentáveis, assim como a intensidade com a qual os minerais são perdidos da superfície dentária, dependem do tipo de carboidrato que está sendo metabolizado pela microbiota. Em virtude das alterações estruturais induzidas na matriz do biofilme pela presença de PECinsol e devido redução nas concentrações de cálcio, fosfato e fluoreto no fluido do biofilme, o potencial cariogênico do biofilme formado na presença de sacarose é maior quando comparado ao potencial cariogênico do biofilme formado na presença de outros carboidratos. Dessa forma, os minerais da estrutura dentária são perdidos mais rapidamente e de forma mais intensa quando o biofilme é formado na presença de sacarose. Portanto, em decorrência dessas alterações, ***a sacarose é considerada o carboidrato mais cariogênico que temos na nossa dieta.***[103]

VOCÊ SABIA?

Um ponto importante no desenvolvimento do biofilme cariogênico é o efeito exercido pelo consumo simultâneo de sacarose e de amido. Essa mistura de carboidratos é frequentemente encontrada em alimentos industrializados e ultraprocessados. Estudos demonstram que a expressão do gene *gtfB* é aumentada com o consumo simultâneo de amido e sacarose, o que leva a um aumento na síntese de PECinsol. Esses PECinsol sintetizados na presença dessa associação de carboidratos são altamente insolúveis e contribuem para que o biofilme apresente espessura e biovolume maiores quando comparados ao biofilme formado apenas na presença de sacarose.[104,105] Além disso, alimentos que possuem amido e sacarose tendem a ser mais pegajosos e ficar retidos na superfície dentária, permitindo que a fermentação desses carboidratos persista por um longo período. Como consequência, **alimentos que contêm amido e sacarose são altamente cariogênicos** (cariogenicidade maior do que a sacarose isolada) e, por isso, lesões de cárie em esmalte ou em dentina desenvolvem-se mais rapidamente na presença de amido + sacarose do que na presença de sacarose apenas.[106,107]

Além das características de acidogenicidade e de tolerância ácida inerentes à comunidade microbiana disbiótica e compatível com o desenvolvimento de cárie dentária, a **capacidade de síntese de PECinsol** a partir da sacarose é condição intimamente associada ao desenvolvimento de uma comunidade microbiana com **alto potencial cariogênico**. Nesse sentido, microrganismos que possuam alguma dessas características são potencialmente cariogênicos no sentido de que contribuem, de forma proporcional à sua abundância e fenótipo, para a cariogenicidade da comunidade microbiana.

ⓘ CURIOSIDADES

A capacidade de síntese de PECinsol pelas enzimas GTF é um dos principais fatores de virulência dos *S. mutans*. Evidências indicam que as enzimas GTF dos estreptococos são homólogas às GTF de outras bactérias produtoras de ácido lático, como *Lactobacillus* spp. e *Lactococcus* spp., sugerindo um ancestral comum para os genes codificadores dessas enzimas. Com o advento da agricultura e a introdução de alimentos fermentados na dieta humana, bactérias do gênero *Streptococcus* spp. e bactérias produtoras de ácido lático (possuidoras de genes codificadores de GTF) passaram a coexistir na cavidade bucal. Acredita-se que durante o processo evolutivo, a coexistência desses microrganismos na cavidade bucal, aliada ao consumo de carboidratos, exerceu pressão seletiva para a aquisição de genes *gtf* pelos *Streptococcus* spp. tanto por meio de transferência horizontal mediada por transposons quanto por duplicação gênica. Essa aquisição ocorreu como consequência da adaptação dos *Streptococcus* spp. às condições presentes na cavidade bucal. Durante esse processo evolutivo, algumas partes do gene foram modificadas para adaptar sua função às demandas espécie-específicas (o que é denominado divergência funcional) enquanto a porção catalítica permaneceu altamente conservada. Hipotetiza-se que a presença de açúcares refinados na dieta exerceu uma segunda pressão seletiva na aquisição desses genes ou mesmo induziu divergência funcional. Por isso, acredita-se que a presença de *gtfB* e a capacidade de sintetizar PECinsol tenham sido vantagens ecológicas que possibilitaram a colonização das superfícies dentárias de forma efetiva pelo *S. mutans* em resposta aos carboidratos fermentáveis da dieta. Análises filogenéticas sugerem que os genes *gtfB*, *gtfC* e *gtfD* se diferenciaram dentro do mesmo período.[108]

extracelular durante a remodelagem da parede da célula bacteriana. Os estudos sugerem que a síntese e secreção de e-DNA e ALP são induzidas pela presença de sacarose, amido e por ambiente acidificado.[112] Ambos (e-DNA e ALP) atuam estimulando o *S. mutans* na produção de PECinsol, mediando a adesão microbiana à superfície dentária e estruturando a matriz do biofilme (uma vez que eles são incorporados ao PECinsol). O e-DNA incorporado aos glicanos da matriz do biofilme fornece sítios adicionais para adesão de *S. mutans*[110] (**Figura 9**). A incorporação de e-DNA e de ALP confere carga negativa à matriz extracelular, o que pode comprometer a difusão de moléculas catiônicas pelo biofilme. O mecanismo exato relacionado à liberação de e-DNA e de ALP para a matriz e à integração deles na matriz ainda não é bem conhecido, mas sabe-se que o e-DNA tende a se incorporar à matriz nos estágios mais iniciais da formação do biofilme, enquanto ALP tende a se incorporar mais nos estágios mais avançados e em biofilmes mais maduros.[113] Estudos laboratoriais têm sugerido que compostos inibidores da síntese microbiana de ALP possibilitam menor formação de biofilme por *S. mutans*,[114] embora ainda não se saiba qual é a contribuição dessa abordagem no que se refere à formação de biofilme na cavidade bucal.

Como será abordado na próxima seção, evidências têm sugerido que o microbioma da cavidade bucal de indivíduos que apresentam cárie é microbiologicamente e funcionalmente distinto quando comparado ao de indivíduos sadios. Isso sugere que outros microrganismos estão sendo selecionados pelas condições acidificadas promovidas pela ingestão frequente de sacarose e muito provavelmente também estão contribuindo para o desenvolvimento do biofilme e de seu potencial cariogênico, embora os mecanismos exatos de como isso ocorre ainda não sejam claros. Considerando essa grande diversidade de microrganismos no biofilme dentário cariogênico, fica uma dúvida: Por que os *S. mutans* ainda são considerados os principais microrganismos cariogênicos e por que muita atenção ainda tem sido dada a tais microrganismos? Isto se deve ao fato dos *S. mutans* exibirem muitos fatores de virulência que contribuem para o desenvolvimento do biofilme cariogênico (**Tabela 1**). Além da exclusividade de sintetizarem uma matriz extracelular rica em PECinsol, esses microrganismos apresentam capacidade de adesão à superfície dentária, alta capacidade de formação de biofilme, são altamente acidogênicos pela elevada eficiência na metabolização de carboidratos e produção de ácidos orgânicos e apresentam elevada tolerância ao ambiente acidificado. Apesar da etiologia polimicrobiana da cárie dentária, considera-se que os *S. mutans* atuam como "orquestradores" e coordenadores do desenvolvimento do biofilme cariogênico. As modificações promovidas pelo *S. mutans* no biofilme exercem um efeito coletivo na microbiota do biofilme. Ainda, hipotetiza-se que os *S. mutans* poderiam ser considerados microrganismos-chave (ou *keystones*) no biofilme cariogênico.[115] Porém, ainda necessitamos que estudos clínicos sejam realizados para a confirmação dessa hipótese. De qualquer forma, e apesar de sabermos que a lesão de cárie é desenvolvida como resultado do metabolismo global da comunidade microbiana, é evidente a associação entre *S. mutans*, dieta rica em sacarose, produção de PECinsol e desenvolvimento de lesão de cárie.

Integração funcional e cariogenicidade: importância do metabolismo da sacarose e da síntese de PECinsol para acidogenicidade e aciduricidade do *S. mutans*

Além de contribuir para a conformação estrutural do biofilme e para seu potencial cariogênico, tem sido sugerido que o PECinsol também desempenha um importante papel na aciduricidade do *S. mutans*. Uma vez sintetizado, o PECinsol pode se ligar às Gbp presentes na membrana celular criando um ambiente localizado e de reduzido pH na superfície celular do *S. mutans*. Existem duas explicações para esse comportamento: como esses PEC apresentam uma carga elétrica total negativa (pela presença de elementos fosfatados e sulfatados em sua composição), eles atuam como aceptores de prótons (representados pelos íons hidrogênio/ácidos produzidos pela metabolização da sacarose); além disso, os próprios PECinsol presentes na superfície do *S. mutans* podem dificultar a difusão dos ácidos para fora do biofilme, criando esses ambientes mais acidificados ao redor das células microbianas. Nessa condição, esse ambiente acidificado na superfície celular precondiciona o *S. mutans* a se defender de futuros eventos de acidificação induzindo RTA. Como consequência, há um estímulo para uma maior expressão de genes relacionados a um bom desempenho das funções relacionadas à tolerância ácida, como o gene da bomba F-ATPase, de chaperonas (p. ex., de DNA-K) ou mesmo de genes relacionados ao transporte transmembrana e metabolismo de açúcares. Dessa forma, em se tratando de desenvolvimento de biofilme cariogênico, a sacarose atua de diversas formas: possibilita a síntese de PECinsol e indiretamente contribui para o aumento da tolerância ao ácido nos *S. mutans*. Acredita-se que esse último mecanismo tenha sido uma importante vantagem evolutiva atribuída aos *S. mutans*, permitindo que esse microrganismo seja mais competitivo e que tenha vantagens diante dos outros microrganismos em ambientes acidificados[96] (**Figura 10**).

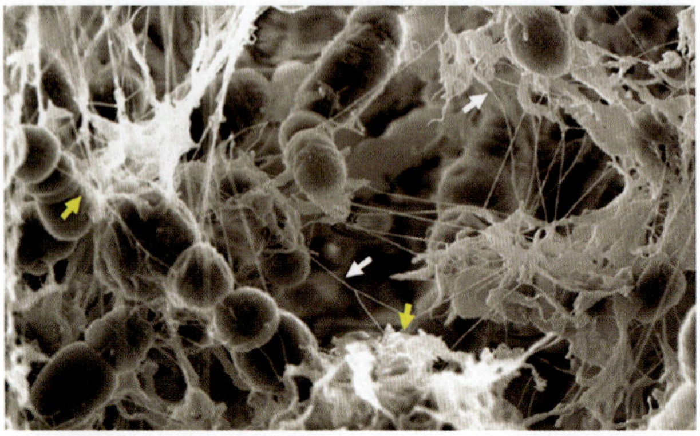

FIGURA 9 Imagem de microscopia eletrônica de varredura por emissão de campo do biofilme de *S. mutans* formado sobre superfície da hidroxiapatita. Observe interação das nanofibras de e-DNA (*setas brancas*) com polissacarídeos extracelulares da matriz do biofilme (*setas amarelas*).

Fonte: extraída de Klein et al., 2015.[110]

INTERAÇÕES MICROBIANAS NO BIOFILME CARIOGÊNICO: PAPEL DESEMPENHADO PELO *S. mutans* E PELO PECinsol

Na presença de uma dieta caracterizada pela ingestão pouco frequente de carboidratos fermentáveis ou de ausência de sacarose, os microrganismos interagem uns com os outros por meio de interações físicas representadas pelo contato direto

Tabela 1 Fatores de virulência de *S. mutans* responsáveis desse microrganismo no biofilme dentário e relacionadas à cariogenicidade (de acordo com Lemos et al., 2019)[116]

Fator	Localização	Função
Adesinas de superfície (p. ex.: antígeno I/II)	Parede celular	Adesão à película salivar (adesão independente de sacarose)
Glicosiltransferases (especialmente GTF B e C)	Exoenzimas presentes no meio extracelular, aderidas à superfície microbiana ou à superfície dentária	Produção de PECinsol (GTF-B), PEC mistos (GTF-C) na presença de sacarose que promovem adesão entre os microrganismos e adesão à superfície dentária (adesão dependente de sacarose); viabilizam formação do biofilme dentário
Proteínas ligadoras de glicano (Gbp)	Parede celular	Ligação aos PECinsol sintetizados na presença de sacarose; adesão à superfície dentária; viabilizam formação de biofilme dentário
Frutosiltransferase	Exoenzima presente no meio extracelular	Síntese de frutanos (PECsol de reserva energética)
Frutanase	Exoenzima presente no meio extracelular (podendo também estar presente na parede celular)	Degradação dos frutanos produzidos pela frutosiltransferase; contribui para acidificação do biofilme
Dextranase	Exoenzima presente no meio extracelular (podendo também estar presente na parede celular)	Liberação de glicose dos dextranos para uso no metabolismo microbiano
Polissacarídeo intracelular (PIC)	Citoplasma	Polissacarídeo de reserva energética para uso em períodos de escassez de nutrientes
Sistema PEP:PTS	Membrana/citoplasma	Sistema de alta afinidade e alta eficiência no transporte de carboidratos para o metabolismo microbiano
F-ATPase e mecanismos de RTA	Membrana/citoplasma	Bombeamento de prótons para o meio extracelular (evitar a acidificação intracelular); respostas adaptativas ao ambiente acidificado (aumento na competitividade em ambiente acidificado)

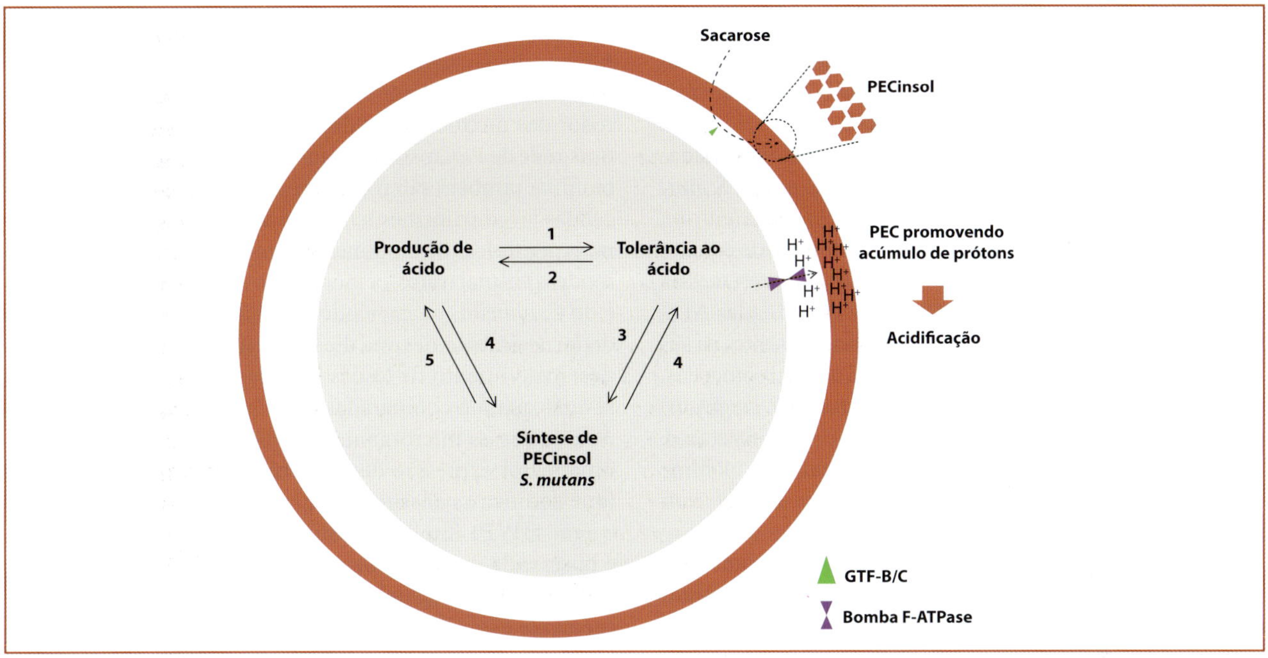

FIGURA 10 Inter-relação entre produção de PECinsol e tolerância ácida em *S. mutans*. PECinsol atuam tanto como aceptores de íons hidrogênio quanto como barreira dificultando a difusão desses íons para fora do biofilme. Um ambiente acidificado e localizado é criado ao redor do *S. mutans*. Esse acúmulo de prótons desencadeia resposta de tolerância ao ácido (RTA). 1. Indução de tolerância ao ácido. 2. Produção de ácido em ambiente acidificado. 3. Atuação da GTF-B. 4. Indução de tolerância ao ácido pelo ambiente acidificado criado pelo PECinsol. 5. Ambiente acidificado localizado.

Fonte: adaptada de Guo et al., 2015[96] e elaborada pelo Prof. Dr. Rodrigo Alex Arthur.

célula-célula, conforme descrito no processo de formação do biofilme dentário (**Capítulo 4**) (**Figura 7C** deste capítulo). *Veillonella* spp. (*V. dispar* e *V. parvula*) apresentam dificuldade na formação de biofilme quando cultivadas isoladamente, mas a associação com *S. mutans* em biofilmes cariogênicos possibilita uma colonização e maior formação de biofilme,[89,117] tanto pelas vantagens metabólicas fornecidas pelo *S. mutans* (fornecimento de ácido lático para o metabolismo de *Veillonella* spp.) quanto pelo fornecimento de sítios de adesão via adesinas presentes na superfície de *S. mutans*.

Além das interações físicas diretas (célula-célula), a presença de sacarose permite que a interação microbiana também seja mediada por PECinsol. Os *Lactobacillus* spp. são frequentemente isolados de lesões severas de cárie dentária (cavidades de cárie), sendo *L. casei*, *L. fermentum*, *L. gasseri*, *L. salivarius* e *L. rhamnosus* os mais prevalentes.[118-120] Embora altamente acidogênicos e ácido-tolerantes, a capacidade de formação de biofilme por *Lactobacillus* spp. (*L. casei*, *L. fermentum*, *L. rhamnosus*, *L. salivarius* e *L. gasseri*) é espécie-dependente, mas, de forma geral, os *Lactobacillus* spp. apresentam uma capacidade limitada de formação de biofilme. Quando *S. mutans* e *Lactobacillus* spp. são cultivados simultaneamente, a capacidade de formação de biofilme pelos *Lactobacillus* spp. aumenta. É o caso, por exemplo, da associação entre *S. mutans e L. gasseri*, *L. rhamnosus* ou *L. casei*. Um dos motivos responsáveis por esse comportamento é provavelmente a coagregação entre *S. mutans* e *Lactobacillus* spp. mediada pela adesina antígeno I/II presente na superfície do *S. mutans*. Mas, especificamente em relação ao *L. casei*, a enzima GTF-B se adere à superfície desse microrganismo possibilitando síntese de PECinsol que viabilizam a coagregação com *S. mutans* e formação de biofilme (**Figura 7D**). Nessa condição de cocultivo, a acidogenicidade e a tolerância ao ambiente acidificado são maiores quando comparadas às presentes quando esses microrganismos são cultivados isoladamente.[89]

Fungos do gênero *Candida* spp. apresentam características compatíveis com microrganismos cariogênicos, como capacidade de metabolizar açúcares em ácidos orgânicos e de tolerar ambientes ácidos, além de apresentar enzimas proteolíticas capazes de degradar colágeno.[121] Estudos laboratoriais têm mostrado que *C. albicans* apresenta a capacidade de dissolver discos sintéticos de hidroxiapatita (que atuam como substitutos aos dentes humanos em pesquisas laboratoriais)[122] e desmineralizar esmalte de dentes humanos.[123] *C. albicans* também é capaz de induzir lesão de cárie (tanto em esmalte quanto em dentina) em ratos mediante consumo de uma dieta rica em açúcares.[124,125] Revisões sistemáticas e meta-análises de estudos clínicos sugerem haver uma relação positiva entre presença de *C. albicans* na cavidade bucal e ocorrência de cárie em dentição decídua e permanente. Crianças que possuem *C. albicans* na cavidade bucal (tanto na saliva quanto no biofilme dentário) têm uma chance de apresentarem cárie severa na dentição decídua cerca de 6 vezes maior quando comparadas às crianças que não possuem esse microrganismo na cavidade bucal.[126] Em acréscimo, a prevalência de cárie em adultos e em crianças/adolescentes que apresentam *Candida* spp. na cavidade bucal (tanto na saliva quanto no biofilme dentário) é cerca de 48 a 80% maior comparada aos indivíduos que não possuem esse microrganismo na cavidade bucal, independentemente da condição de saúde sistêmica dos indivíduos.[127] Presença de *Candida* spp. em superfícies mucosas parece aumentar em cerca de 2 vezes a prevalência de cárie dentária em indivíduos jovens (6 a 18 anos).[127]

C. albicans pode interagir com uma grande diversidade de microrganismos, como *S. gordonii*, *S. oralis*, *S. mutans*, *Actinomyces naeslundii*, *Fusobacterium nucleatum*, *Porphyromonas gingivalis* (entre outros), por meio de contato físico direto (célula-célula) mediado por adesinas presentes na parede celular das hifas (genericamente denominadas ALS, do inglês *agglutinin-like sequence*) e adesinas presentes na superfície bacteriana (como os antígenos I/II dos estreptococos, adesinas Rad de *F. nucleatum* ou adesina *Int* de *P. gingivalis*) ou fímbrias (presentes nos *Actinomyces* spp.).[128-132] Entretanto, uma das principais interações fúngico-bacterianas do biofilme dentário cariogênico é a interação entre *S. mutans* e *C. albicans* mediada por PECinsol.

De forma semelhante ao *L. casei* (anteriormente apresentado), a exoenzima GTF-B do *S. mutans* adere-se aos resíduos de manana presentes na parede celular fúngica.[88,133] Essa enzima aderida sintetiza PECinsol mediando coagregação com *S. mutans*, tanto via PECinsol sintetizado na superfície bacteriana quanto via Gbp presentes em *S. mutans*[125] (**Figura 11**). Essa interação mediada por PECinsol ainda contribui para a modificação no fenótipo desses microrganismos. O farnesol é uma molécula relacionada ao mecanismo de *quorum sensing* em *C. albicans* e é responsável pela ativação da transição morfológica levedura-hifa e pela formação de biofilme fúngico.[134] Em biofilmes mistos de *C. albicans* e *S. mutans*, o farnesol induz aumento na expressão do gene *gtf*B,[135] o que aumenta a quantidade de PECinsol presente na matriz extracelular, amplificando a formação de biofilme, que se torna mais espesso.[125,136] Esse aumento na expressão do gene *gtfB* induzido pelo farnesol estimula o desenvolvimento de microcolônias de *S. mutans* altamente estruturadas[135] (**Figura 12**).

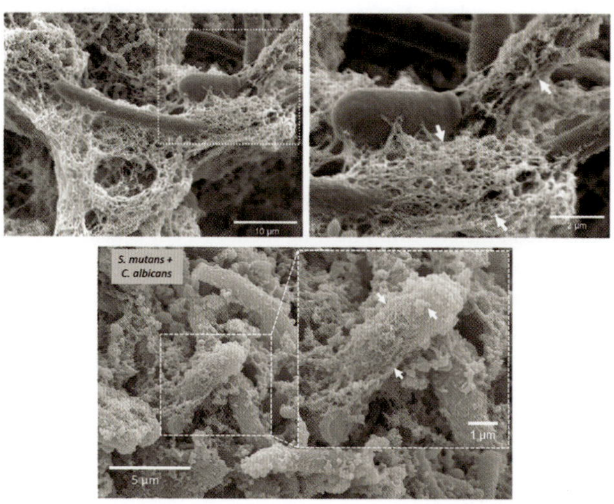

FIGURA 11 Imagem de microscopia eletrônica de varredura mostrando a interação entre *S. mutans* e *C. albicans* mediada por PEC (setas).

Fonte: Kim et al., 2018.[137]

No que diz respeito à organização tridimensional do biofilme cariogênico fúngico-bacteriano, tanto células fúngicas leveduriformes quanto na forma de hifas são observadas ao redor das microcolônias de *S. mutans* que são envoltas por uma rede de PECinsol. As hifas que se estendem para fora do biofilme também são recobertas por PECinsol, enquanto as células leveduriformes tendem a se concentrar nas porções mais periféricas do biofilme. Em experimentos realizados em modelo animal (ratos), a inoculação simultânea de *S. mutans* e de *C. albicans* na cavidade bucal desses animais, seguida do fornecimento de uma dieta rica em sacarose, resultou no desenvolvimento de lesões cariosas mais extensas e mais severas quando comparadas às lesões formadas na presença isolada desses microrganismos[133] (**Figura 13**). Além disso, uma maior expressão de genes fúngicos, como o gene ALS (que codifica as adesinas fúngicas anteriormente citadas) e o gene HWP1 (um importante gene de virulência fúngica), é observada mediante interação entre *C. albicans* e *S. mutans*.[136] Uma integração metabólica também é observada mediante essa interação fúngico-bacteriana: a formação de biofilme por *C. albicans* é comprometida quando somente sacarose é disponibilizada como fonte de energia, porém *S. mutans* metaboliza a sacarose fornecendo glicose e frutose para o metabolismo fúngico.[135] O PECinsol que se liga na *C. albicans* e forma uma "capa", protegendo o fungo da ação de compostos antifúngicos.[137] Em decorrência de todas essas modificações descritas, compreende-se que a interação entre

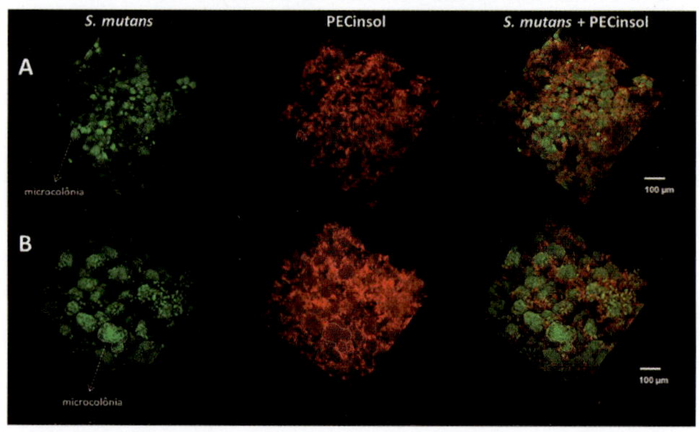

FIGURA 12 Influência de metabólitos produzidos pela interação entre *S. mutans* e *C. albicans* no desenvolvimento do biofilme. Biofilmes mistos de *S. mutans* e de *C. albicans* foram cultivados *in vitro* por 18 horas. Após esse período, os biofilmes e o meio de cultura circundante foram coletados e centrifugados. O sobrenadante (contendo os metabólitos do biofilme cultivado por 18 horas) foi filtrado para permanecer livre de células bacterianas e fúngicas. Farnesol esteve presente nesse sobrenadante. Em seguida, um biofilme de *S. mutans* foi então cultivado por cerca de 42 horas na ausência (A) ou na presença (B) do sobrenadante citado. As imagens acima representam os biofilmes de *S. mutans* cultivados por 42 horas e observados em microscópio confocal após o uso de sondas fluorescentes. As microcolônias de *S. mutans* estão coradas em verde e o PEC da matriz do biofilme está corada em vermelho. Observe que, na presença do sobrenadante bacteriano-fúngico, houve maior desenvolvimento de microcolônias de *S. mutans*. As análises sugerem que o farnesol presente no sobrenadante da cultura fúngico-bacteriana promoveu o desenvolvimento dessas estruturas.

Fonte: extraída e adaptada de Kim et al., 2017.[135]

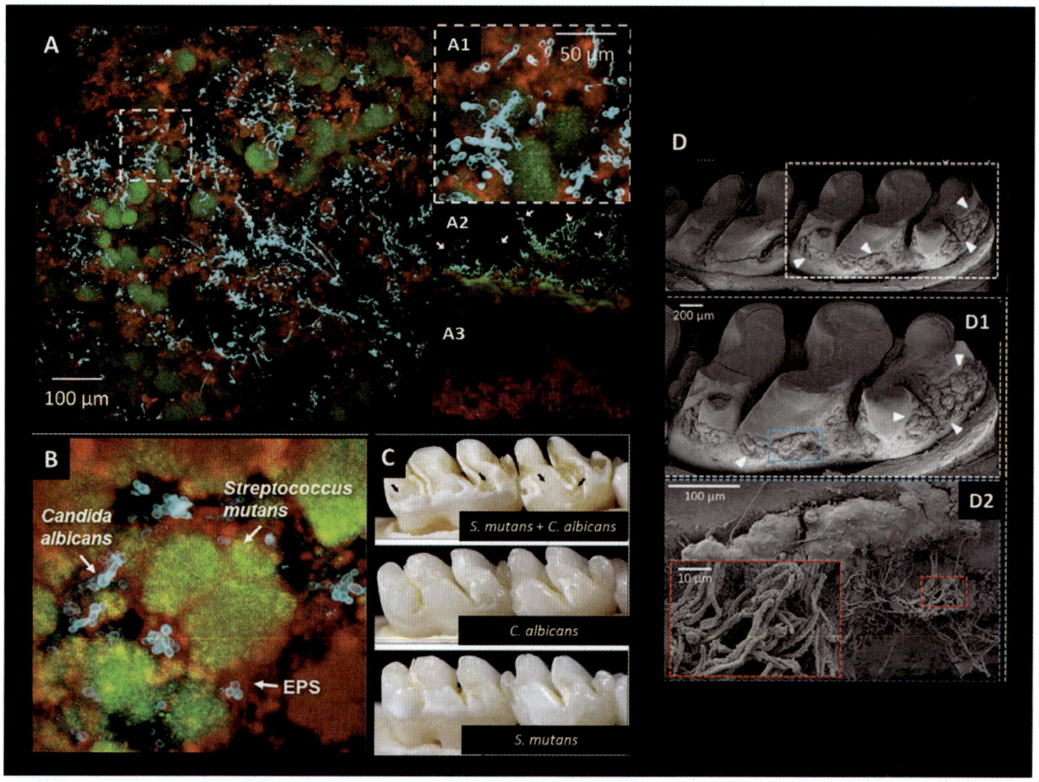

FIGURA 13 Imagem de microscopia confocal em corte transversal (A e **A1**) e ortogonal (**A2** e **A3**) de biofilme misto de *S. mutans* e de *C. albicans* formado *in vitro*. Em (**A**) é possível observar o grande desenvolvimento de microcolônias de *S. mutans* e em (**A1**) é possível observar a localização de *C. albicans* na periferia do biofilme. (**A2** e **A3**) representam a mesma imagem, porém em (**A3**) somente o PEC está demonstrado. Em **(A2)**, observam-se as hifas projetando-se para fora do biofilme e em (**A3**) é possível observar a grande quantidade de PEC no biofilme. Note que o PEC também se projeta para fora do biofilme, circundando o local onde estão as hifas (**A2**, *setas*). Além disso, o PEC projeta-se também para o interior das microcolônias, dando suporte ao seu desenvolvimento. (**B**) Imagem de microscopia confocal em corte transversal representativa de um biofilme misto de *C. albicans* + *S. mutans* formado *in vitro*. Observe que o PEC (EPS) forma uma rede que envolve as microcolônias de *S. mutans* e medeia a interação fúngico-bacteriana. (**C**) Imagens de dentes de ratos infectados com *S. mutans, C. albicans* ou com biofilme misto de *S. mutans* + *C. albicans*. As *setas* indicam locais onde houve desenvolvimento de lesões de cárie, com formação de cavitação e exposição dentinária. Observe que esse tipo de lesão esteve presente apenas na presença de *S.mutans* + *C. albicans* (**D**) Imagens de microscopia eletrônica de varredura de dentes de ratos infectados com *S. mutans* + *C. albicans*. Em (**D1**) observa-se que uma grande quantidade de biofilme é formada sobre a superfície dentária. Em (**D2**) observam-se hifas de *C. albicans* na superfície do biofilme. Para as imagens (**A** e **B**), a cor verde representa *S. mutans*, a cor azul representa *C. albicans* e a cor vermelha representa PEC (EPS).

Fonte: imagens B e C extraídas e adaptadas de Koo et al., 2018.[138] Imagens A e D extraídas e adaptadas de Hwang et al., 2017.[133]

esses dois microrganismos aumenta o potencial cariogênico do biofilme.

Apesar de muitos estudos mostrarem alguma associação entre *C. albicans* e cárie dentária, a presença de outras espécies de *Candida* spp. na cavidade bucal, como *C. krusei*, *C.dubliniensis*, *C. parapsilosis*, *C. glabrata*, *C. guilliermondii* e *C. rugosa*, também parece aumentar em cerca de 43% a prevalência de cárie dentária.[127] *C. krusei*, *C. tropicalis* e *C. dubliniensis* também foram detectadas na cavidade bucal (saliva, biofilme dentário e dentina cariada) de crianças que apresentavam lesões severas de cárie dentária.[140,141] Além disso, parece que a abundância de *C. dubluniensis* aumenta com a progressão da lesão de cárie.[142] Considerando todas essas evidências, pode-se concluir que os fungos (especificamente *Candida* spp.) desempenham uma importante participação no desenvolvimento do biofilme cariogênico.

Quadro 1 Características da interação entre *S. mutans* e *C. albicans* (de acordo com Negrini et al., 2019)[139]

GTF-B se adere à manana presente na parede celular fúngica e sintetiza PECinsol, que promove adesão ao *S. mutans*	Maior formação de biofilme (quantidade e espessura) Biofilme mais cariogênico
Maior expressão de genes fúngicos (ALS e HWP)	Farnesol secretado pela *C. albicans* induz maior expressão de *gtf*B
Maior expressão de genes bacterianos (*gtf*B e *gtf*C)	Biofilme misto induz resistência de *C. albicans* a antifúngicos

UMA NOVA VISÃO ECOLÓGICA DO BIOFILME CARIOGÊNICO: BIOGEOGRAFIA E SEGREGAÇÃO MICROBIANA POTENCIALMENTE ASSOCIADAS AO DESENVOLVIMENTO DA LESÃO DE CÁRIE

Baseada em análises de microscopia de alta resolução, a presença de uma biogeografia microbiana associada ao desenvolvimento da lesão de cárie é observada.[143] Ao avaliar a organização espacial do biofilme formado sobre 30 dentes extraídos de crianças que apresentavam lesões severas de cárie, 4 estruturas tridimensionais comuns aos dentes analisados foram observadas em superfícies não cavitadas: estruturas arredondadas em forma de cúpula (*rotund shape*), de ouriço (*hedgehog shape*), de espiga de milho (*corncob shape*) e em forma de algas marinhas (*seaweed shape*). Entre essas diferentes estruturas, a forma de cúpula esteve presente em cerca de 70% das amostras analisadas. As formas de ouriço, espiga de milho e algas marinhas parecem ser dominadas por estreptococos (não pertencentes ao grupo mutans) e por outras bactérias, enquanto a forma de cúpula apresenta-se diferente das demais por possuir maior proporção de estreptococos (não pertencentes ao grupo mutans) e de *S. mutans*. Além disso, a atividade da enzima GTF-B e o volume ocupado pelo PECinsol no biofilme são maiores na estrutura de cúpula, enquanto PECinsol está virtualmente ausente nas demais estruturas identificadas (**Figura 14**).

Um ponto importante é que uma segregação microbiana é observada na estrutura em forma de cúpula. Nela, os *S.*

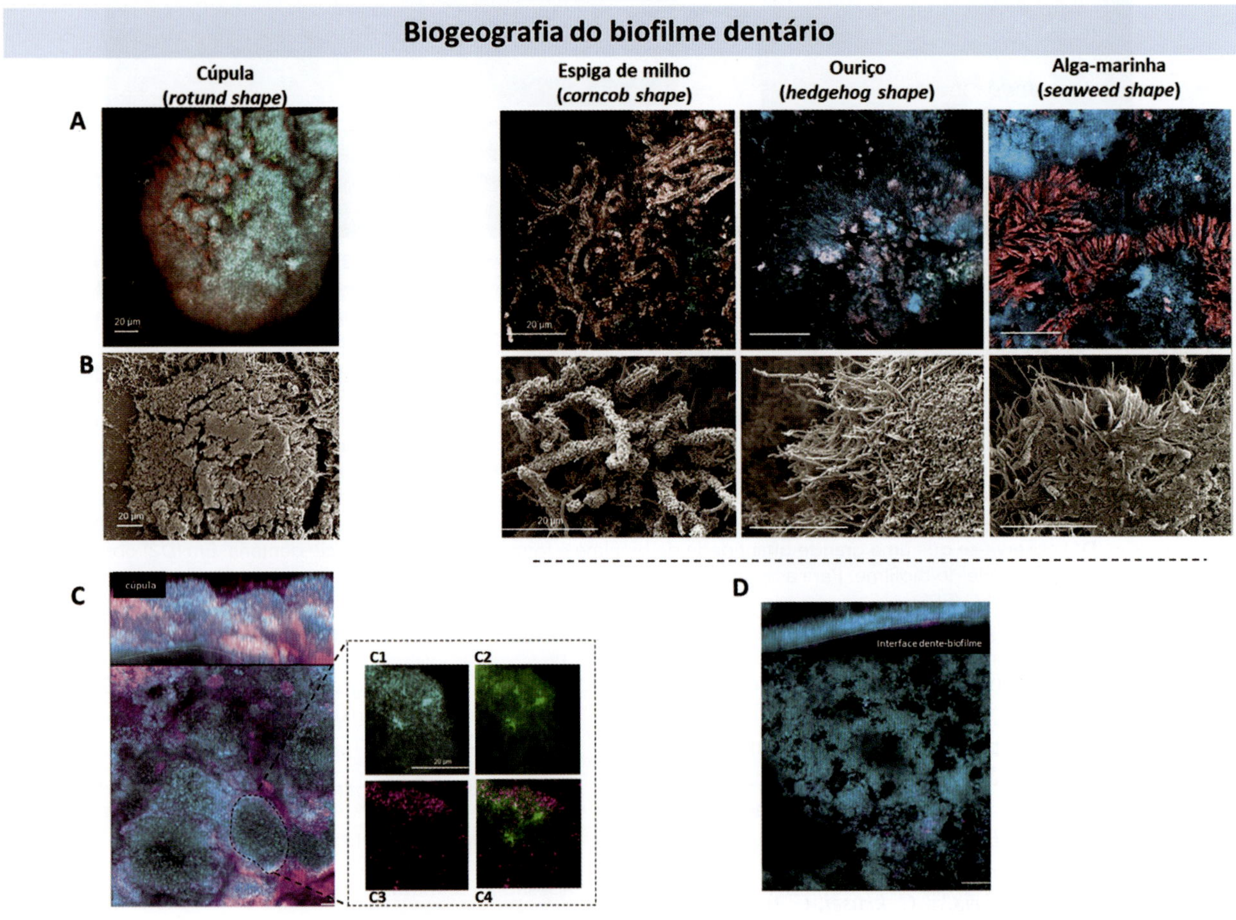

FIGURA 14 Organização tridimensional do biofilme naturalmente formado sobre superfície dentária de indivíduos que apresentam lesões de cárie. Diferentes estruturas tridimensionais são observadas. (**A**) Imagens obtidas após hibridização com sondas fluorescentes e visualizadas em microscópio confocal. A cor azul representa bactérias (não estreptococos), a cor rosa representa estreptococos (que não são do grupo mutans). O interior da estrutura de cúpula apresenta cor verde (representando *S. mutans*). (**B**) Imagens visualizadas em microscópio eletrônico de varredura. (**C, D**) Imagens obtidas após hibridização com sondas fluorescentes e visualizadas em microscópio confocal. (**C**) Imagem representativa da estrutura de cúpula. (**D**) Imagem representativa dos demais tipos de estruturas tridimensionais. A cor azul representa bactérias (não estreptococos; **C1** e **D**), a cor verde representa *S. mutans* (**C2**) e a cor roxa representa atividade de GTF e PEC (**C3**). (**C4**) representa a combinação de **C1**, **C2** e **C3**. Observe a ausência das cores verde e roxa em (**D**).

Fonte: extraída e adaptada de Kim et al., 2020.[143]

mutans localizam-se na região mais interna formando um núcleo central ao redor do qual os demais estreptococos e microrganismos se organizam (**Figura 15**). Essa segregação é criada na medida em que o biofilme se desenvolve: no início, há um crescimento conjunto dos microrganismos formando um emaranhado microbiano sem estrutura característica (colonização dispersa). Na medida em que o PECinsol é sintetizado, forma-se um arcabouço que sustenta o desenvolvimento espacial do núcleo formado pelo *S. mutans* "afastando" os demais microrganismos do centro desse núcleo, o que permite o desenvolvimento da estrutura na forma de cúpula. O PECinsol distribui-se por dentro do núcleo de *S. mutans* e ao redor dele (**Figura 15**). A presença desse arcabouço de PECinsol ao redor do núcleo mantém o *S. mutans* protegido contra a ação de antimicrobianos.

Essa organização tridimensional permite que bolsões de acidificação sejam mantidos no interior do núcleo de *S. mutans*. Utilizando técnicas de fluorescência, é possível observar a presença de regiões escurecidas logo abaixo dessas estruturas, representando esmalte desmineralizado (**Figura 16**), o que sugere a participação no desenvolvimento de lesão de cárie. Os bolsões de acidificação presentes no interior da estrutura de cúpula contribuem para a maior adaptação e tolerância dos *S. mutans* ao ambiente acidificado. Com base nessas observações, um novo modelo foi proposto integrando o papel desempenhado pelos *S. mutans* e pelo restante da comunidade microbiana no desenvolvimento de um biofilme cariogênico. Em decorrência do processo de disbiose, ocorre segregação microbiana possibilitando que núcleos de *S. mutans* sejam circundados e protegidos por PECinsol e pelos demais microrganismos do biofilme dentário. Essas estruturas tridimensionais na forma de cúpula são mais virulentas e apresentam maior potencial cariogênico[143] (**Figura 17**).

ESTADO DA ARTE DOS ESTUDOS SOBRE MICROBIOMA DA CÁRIE

Com as novas tecnologias de metagenômica, metatranscriptoma, metaproteoma e metametaboloma, novas informações sobre a microbiologia da cárie dentária foram conquistadas. É um desafio trabalhar com tantas informações produzidas a partir do uso dessas ferramentas de análise. Para se ter uma ideia, o número de genes bacterianos estudados em metatranscriptoma (assumindo mil espécies bacterianas na cavidade bucal com 2 mil genes por espécie) é estimado em 2 milhões

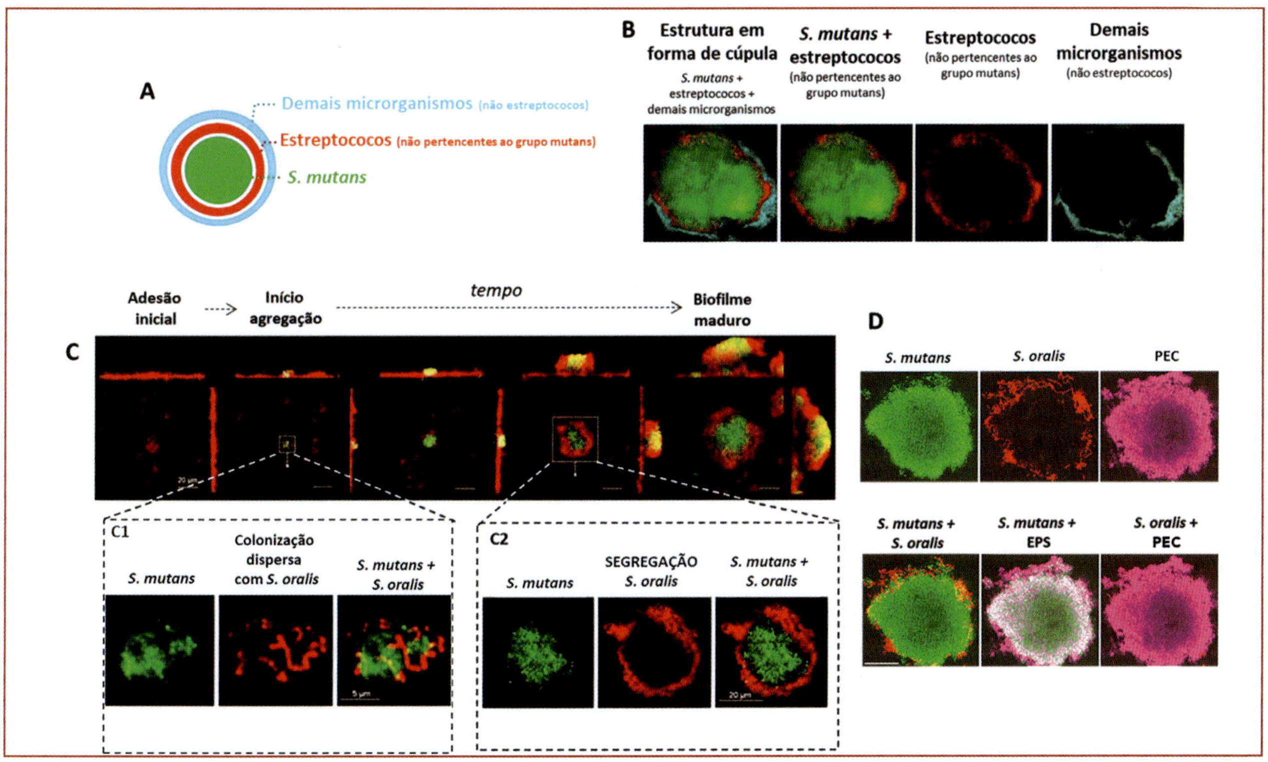

FIGURA 15 Estrutura em forma de cúpula. (**A**) Representação esquemática. (**B**, **C** e **D**) Imagens obtidas após hibridização com sondas fluorescentes e visualizadas em microscópio confocal. (**B**) Imagens representam a mesma região, porém com sondas diferentes. A cor azul representa bactérias (não estreptococos), a cor verde representa *S. mutans* e a cor vermelha representa estreptococos (não pertencentes ao grupo mutans). (**C**) Simulação *in vitro* do desenvolvimento temporal da estrutura em forma de cúpula (usando *S. oralis* como microrganismo comensal). (**C1**) Colonização inicial da superfície dentária mostrando microrganismos dispersos. (**C2**) Início da segregação e formação da estrutura em forma de cúpula. Em (**C**), a cor verde representa *S. mutans* e a cor vermelha representa *S. oralis*. (**D**) PEC formando um arcabouço que sustenta a estrutura em forma de cúpula e promove segregação. A cor verde representa *S. mutans*, a cor vermelha representa *S. oralis* e a cor roxa representa PEC.

Fonte: extraída e adaptada de Kim et al., 2020.[143]

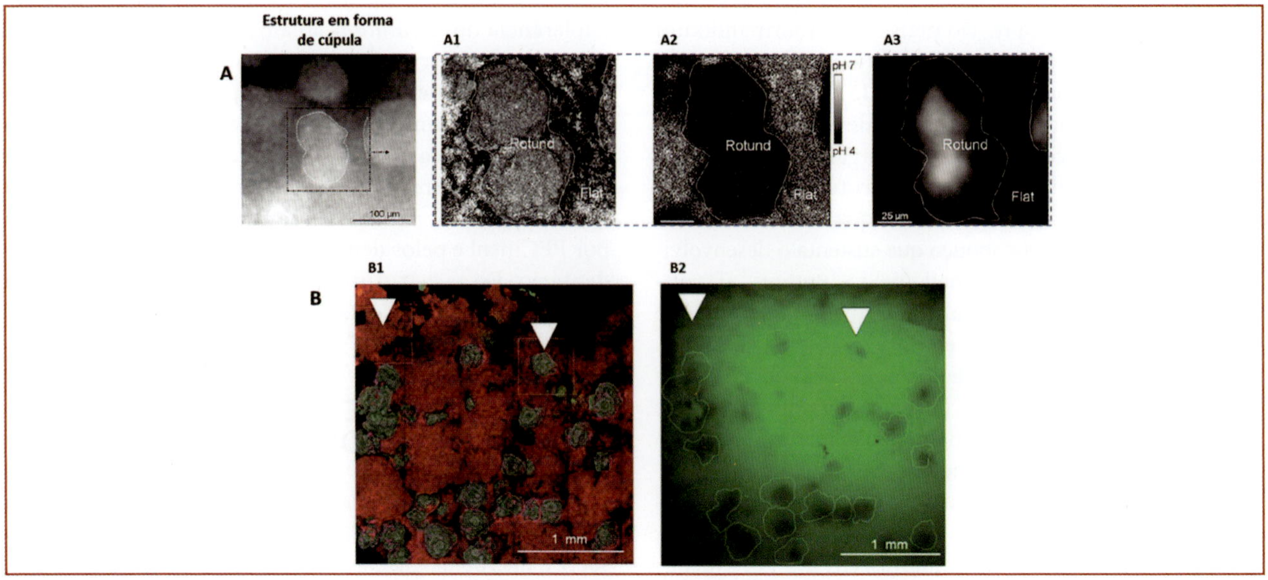

FIGURA 16 Potencial cariogênico da estrutura em forma de cúpula. (**A**) Estrutura em forma de cúpula em maior aumento. (**A1**) e (**A2**) representam a mesma imagem (um maior aumento da imagem **A**), porém em (**A2**) uma sonda identificadora de pH foi adicionada ao biofilme. A transição de cor de branco para preto indica a acidez (quanto mais escura a cor, mais ácido é o pH). Observe que todo o interior da estrutura em forma de cúpula (*rotund*) é escura enquanto o biofilme localizado ao redor (*flat*) apresenta cor mais clara (acidez próxima à neutralidade). (**A3**) representa a região de desmineralização no esmalte correspondente à região da imagem (**A2**). Observe que a desmineralização se restringe à região ocupada pela cúpula (interior acidificado). (**B**) Relação entre biogeografia do biofilme e potencial cariogênico. (**B1**) representa a imagem do biofilme em microscopia confocal e (**B2**) representa a imagem de fluorescência da superfície do esmalte após a remoção do biofilme. As duas áreas selecionadas em (**B1**) representam diferentes estruturas do biofilme (com ou sem cúpula). Em (**B2**), observe a presença de áreas de desmineralização (áreas escuras) no esmalte que correspondem à localização das estruturas na forma de cúpula no biofilme (regiões circuladas na imagem [**B2**]).

Fonte: extraída e adaptada de Kim et al., 2020.[143]

de genes, 100 vezes maior que o número dos genes humanos. O real entendimento do que está acontecendo em nível molecular e a translação desse conhecimento para a prática clínica são um desafio. A contribuição geral dessas tecnologias é possibilitar a identificação dos perfis microbianos (metagenômica) associados às condições de saúde e de doença e a compreensão dos mecanismos funcionais que regem esses perfis (metatranscriptoma e metaproteoma/metaboloma). É esperado que o conhecimento adquirido com essas análises possibilite o desenvolvimento de estratégias individualizadas para manipular as comunidades microbianas prevenindo doenças ou restaurando a saúde.[144-147]

Como será apresentado a seguir, essas tecnologias possibilitaram que muitos microrganismos até então "desconhecidos" fossem identificados na cavidade bucal, sugerindo que eles desempenham um importante papel ecológico no estabelecimento, desenvolvimento e virulência das comunidades microbianas. A maioria das evidências sobre microbioma associado à cárie dentária é de estudos sobre bacterioma. Mais recentemente, a participação do micobioma na transição saúde-doença cárie tem sido investigada. Além disso, conhecimentos sobre a função do microbioma na cárie dental foram confirmados e expandidos. Alguns estudos serão apresentados a seguir.

Marcadores microbiológicos potencialmente associados às condições de saúde e de doença

Saúde

Alguns autores discutem que a busca por marcadores microbiológicos representativos de condição de saúde é uma tendência de pesquisa.[148] Existem pessoas que, mesmo expostas a situações de risco para o desenvolvimento da lesão cariosa, como exposição frequente a carboidratos fermentáveis e/ou controle inadequado de acúmulo de biofilme dentário, acabam não desenvolvendo a doença cárie. Como discutido anteriormente neste capítulo, essas diferenças devem-se à resiliência tanto do hospedeiro quanto de sua microbiota. O estudo dos indivíduos livres de cárie, apesar de ter sido sempre pouco explorado, pode ser válido para o conhecimento de fatores protetores que poderiam ser úteis na prevenção e tratamento da cárie dentária.

Na análise do microbioma de indivíduos saudáveis parece haver uma diversidade taxonômica maior em relação aos indivíduos com cárie.[148] Apesar dessa grande diversidade em saúde, alguns estudos mostram taxa/gêneros/espécies

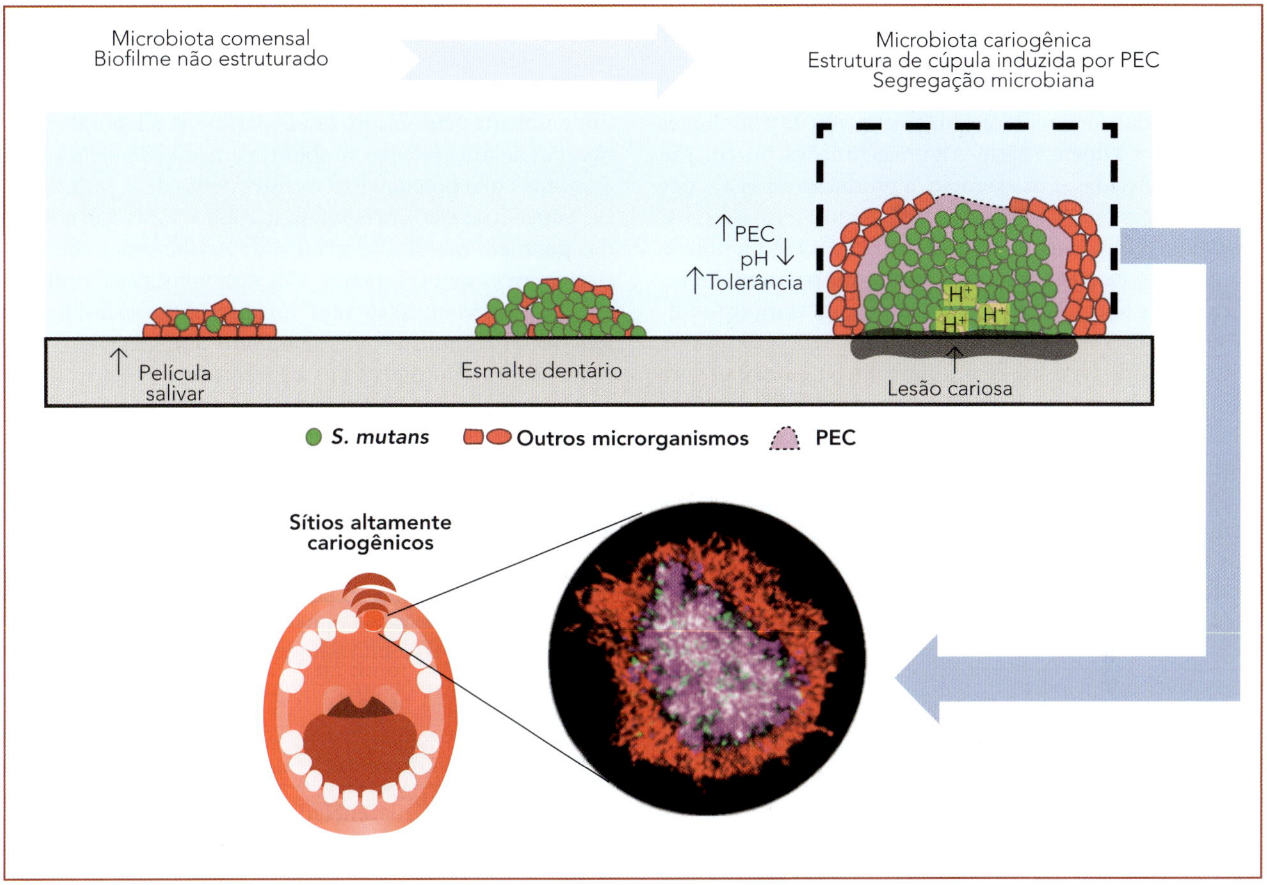

FIGURA 17 Proposição de um modelo de virulência dependente da biogeografia microbiana. Patobiontes como o *S. mutans* formam comunidades polimicrobianas altamente estruturadas e organizadas e microambientes acidificados. Os estágios iniciais do desenvolvimento do biofilme correspondem a um crescimento de forma não estruturada. Na medida em que a comunidade microbiana se desenvolve, dá-se início ao processo de segregação microbiana e de formação da estrutura na forma de cúpula (porção central formada por *S. mutans*) circundada por PECinsol e uma camada externa de outros microrganismos. Essas estruturas altamente acidificadas promovem maior chance de indução de desmineralização nos tecidos dentários.

Fonte: extraída e adaptada de Kim et al., 2020.[143]

mais relacionados com saúde. Nesse sentido, cerca de 10 espécies bacterianas foram mais abundantes em biofilme de indivíduos saudáveis (livres de cárie) do que em indivíduos cárie-ativos, incluindo *Abiotrophia defectiva*, *Gemella morbillorum*, *Gemella haemolysans*, *Streptococcus parasanguinis*, *Streptococcus mitis*, *Streptococcus oralis*, *Streptococcus sanguinis*, *Streptococcus cristatus*, *Streptococcus salivarius* e *Streptococcus* sp. clone CH016.[150] Parte desses resultados corrobora um estudo anterior que identificou *A. defectiva*, *G. haemolysans*, *S. mitis*, *S. parasanguinis* e *S. sanguinis* como os principais marcadores microbiológicos para saúde encontrados em biofilmes associados a superfícies dentárias hígidas.[151] Indivíduos livres de cárie também apresentam maior abundância dos filos Gammaproteobacteria, Pasteurellaceae e Chloroflexi e dos gêneros de *Actinomyces* spp., *Aggregatibacter* spp., *Bacteroides* sp oral táxon 274, *Capnocytophaga gingivalis*, *Campylobacter gracilis*, *Gracilibacteria* spp., *Lachnospiraceae* sp. clones HOT-100, *Mogibacterium* spp., *Rothia* spp. e *Tannerella forsythia* quando comparados aos indivíduos que apresentam cárie.[152] Similaridade do microbioma da cavidade bucal também é evidente em gêmeos livres de cárie. Parece que fatores genéticos e/ou familiares contribuem significativamente para a colonização da cavidade bucal por um consórcio específico de espécies benéficas que confere maior resistência à cárie.[150]

No que diz respeito aos demais componentes microbianos, biofilmes de indivíduos livres de cárie apresentam maior abundância dos fungos *Alternaria alternata*, *Aspergillus sydowii*, *Aureobasidium pullulans*, *Cystofilobasidium macerans*, *Curvibasidium cygneicollum*, *Debaryomyces* spp., *Filobasidium stepposum*, *Leucosporidium yakuticum*, *Mycosphaerella* spp. (*M. tassiana*), *Mucor racemosus*, *Mortierella alpina*, *Naganishia* spp., *Ophiosphaerella* spp., *Papiliotrema flavescens*, *Penicillium expansum*, *Rhizomucor variabilis*, *Rynchogastrema tunnelae*, *Rhodotorula mucilaginosa*, *Sistotremastrum suecicum*, *Sistotrema brinkmannii*, *Trichosporon* spp. (*T. dohaense*) e *Toxicocladosporium strelitziae*.[142,153-154] *C. albicans* foi também encontrada em biofilme associado a superfícies radiculares hígidas.[155] Maior abundância de bacteriófago *Haemophilus* fago HP1[156] também foi identificada no biofilme de indivíduos livres de cárie.

Ainda pouco se sabe sobre a forma pela qual esses microrganismos mais abundantes em condição de saúde interagem uns com os outros, assim como o papel desempenhado por eles na modulação do crescimento de patobiontes relacionados à doença cárie. Algumas funções, porém, são bem estabelecidas. Por exemplo, a produção de H_2O_2 por estreptococos orais comensais parece ter um impacto substancial na ecologia do biofilme dentário.[157] O H_2O_2 inibe o crescimento de *S. mutans* e de muitos outros patobiontes da cavidade bucal. Além disso, a síntese de compostos alcalinos, especialmente por meio da degradação da arginina pelo sistema de arginina desaminase (SAD), contribui para o controle do potencial acidogênico dos biofilmes. Esse controle do pH previne o crescimento de patobiontes acidogênicos e ácido-tolerantes e cria condições que favorecem a remineralização dos tecidos dentários.[158,159] Da mesma forma, a ureia é secretada em quantidades mínimas na saliva e pode ser metabolizada por ureases bacterianas com produção de amônia, que também promove neutralização do pH do biofilme. A atuação conjunta desses mecanismos pode contribuir para a manutenção de uma microbiota compatível com a saúde.

Do ponto de vista funcional, biofilme de indivíduos livres de cárie apresenta uma superexpressão de várias categorias funcionais, entre elas peptídeos antimicrobianos do tipo bacteriocinas, resposta a estresse, metabolismo de fosfolipídeos e *quorum sensing*.[160] Bactérias "novas" ou pouco conhecidas, como *Streptococcus* A12, *Streptococcus dentisani* e *Gracilibacteria* spp., também têm sido identificadas em maior abundância em condição de saúde.[149,161,162] Esses "novos" *Streptococcus* apresentam características protetoras como produção de mutacinas, capacidade de metabolizar arginina e produção de compostos alcalinos, entre outras características benéficas e que podem contribuir para a manutenção de um equilíbrio microbiológico e de uma relação harmônica entre o microbioma e o hospedeiro.[161,162]

Doença

Da mesma forma que em saúde, uma variedade de microrganismos pode estar associada à condição de cárie. *Acinetobacter* spp., *Actinomyces massiliensis*, *Atopobium* spp. (*A. rimae*), *Bergeyella* spp., *Bifidobacterium dentium*, *Campylobacter* spp., *Cardiobacterium hominis*, *Catonella morbi*, *Corynebacterium durum*, *Corynenacterium matruchotti*, *Dialister invisus*, *Granulicatella elegans*, *Lachnospiracea* spp., *Lautropia mirabilis*, *Lactobacillus* spp. (*L. casei*, *L. gasseri*), *Leptotrichia* sp. HMT 225, *Leptotrichia buccalis*, *Mogibacterium vescum*, *Moryella* spp., *Olsenella profusa*, *Oribacterium* spp., *Parascardovia denticolens*, *Prevotella* spp. (*P. multisaccharivorax*, *P. oralis*), *Propionibacterium acidifaciens*, *Rothia aeria*, *Selenomonas* spp., *Streptococcus* spp. (*S. mutans*), *Veillonella* sp. HMT 780, *V. dispar* e *V. parvula* são mais abundantes em biofilmes de indivíduos que possuem cárie.[149,154,156,160,163-165] De forma geral, *Veillonella* spp. está relacionada com todos os estágios do desenvolvimento da lesão de cárie.[151] As espécies de *Veillonella* spp. usam o ácido lático produzido pelos microrganismos sacarolíticos como uma fonte de carbono. Por isso, a presença de *Veillonella* spp. indica um ambiente acidificado. Em experimentos laboratoriais, observa-se uma relação simbiótica entre *Veillonella* spp. e *S. mutans* que potencializa o crescimento de *S. mutans*.[164]

Superfícies que apresentam lesões cariosas não cavitadas possuem maior abundância de *Actinomyces viscosus*, *Actinomyces* sp_oral_táxon_175, *Actinomyces* sp_oral_táxon_178, *Actinomyces* sp_oral_táxon_877, *Corynebacterium matruchotii*, *Dialister micraerophilus*, *Eubacterium infirmum*, *Prevotella nigrescens* e *Streptococcus* sp_oral_táxon_065.[152] Já nas cavidades de cárie, *Atopobium* spp., *Corynebacterium* spp., *Propionibacterium* spp. e *Veillonella* spp. foram mais abundantes, porém, uma abundância muito baixa de *S. mutans* foi identificada nessas amostras.[160] Apesar do número reduzido de amostras analisadas, esses resultados demonstram que os estreptococos do grupo mutans (em especial o *S. mutans*) podem desempenhar um papel muito importante nos estágios mais iniciais do desenvolvimento da lesão criando condições para que outros microrganismos se desenvolvam e colonizem os sítios disponíveis. Isso é especialmente importante quando se consideram as diferenças ambientais existentes entre superfície dentária íntegra e cavidades de cárie. A formação de uma cavidade cria um ambiente diferenciado e retentivo que viabiliza a colonização por muitos microrganismos pouco hábeis em se aderirem às superfícies dentárias íntegras.

Em estudo longitudinal, a presença de *Streptococcus cristatus* na saliva de crianças parece estar associada com o aumento do risco de desenvolvimento de cárie dentária e seu papel como potencial biomarcador da doença necessita ser mais bem estudado.[166] Outras evidências também sugerem uma associação entre *S. cristatus* e desenvolvimento de cárie na dentição decídua: este microrganismo apresenta elevada tolerância a ambientes ácidos (o que foi demonstrando pelo seu cultivo em ágar ácido) e foi abundantemente identificado em biofilme de crianças que apresentavam lesões cariosas mais avançadas, juntamente com *S. gordonii*, *Actinomyces gerensceriae*, *D. invisus* e *Scardovia wiggsiae* e na ausência de *S. mutans*.[167] *S. mutans* e *S. wiggsiae* foram os principais microrganismos isolados de biofilme de crianças com cárie e a presença simultânea desses microrganismos no biofilme esteve associada ao desenvolvimento de lesões mais graves.[167] Além disso, durante a progressão das lesões de cárie do esmalte para a dentina, constatou-se um aumento nos níveis de *S. parasanguinis* e de *S. cristatus* no biofilme.[149] Essas questões trazem à tona a discussão da importância dos *Streptococcus* spp. no processo de desenvolvimento da lesão cariosa, uma vez que a diversidade desse gênero bacteriano aumenta durante o processo carioso.[149]

Além do componente bacteriano, alguns fungos também estão mais abundantes em biofilme de indivíduos que apresentam cárie: *Candida* spp. (*C. albicans*, *C. dubliniensis*), *Cyberlindnera* spp. (*C. jadiini*), *Cutaneotrichosporon dermatis*, *Microdichium* spp. e *Nigrospora oryzae*.[142,153-154]

Sequências de bacteriófagos *Streptococcus* fago M102 também estão presentes em biofilme de indivíduos que apresentam cárie dentária.[153] Arqueias têm sido identificadas em cavidades de cárie, como OTU afiliada ao clado Methanocella e ao grupo I.1b do filo Thaumarchaeota.[168] Sequências de vírus também foram encontradas (*murine osteosarcoma virus* e *dasheen mosaic virus*) em dentina cariada.[169] No entanto, o papel desempenhado pelos fungos (exceto *C. albicans*, cuja participação na cariogenicidade do biofilme foi descrita anteriormente neste capítulo e cuja atividade funcional será abordada a seguir), e pelos bacteriófagos, vírus e arqueias nas condições de saúde e de doença cárie ainda não são completamente compreendidos.

Funções atribuídas ao microbioma em saúde e ao microbioma disbiótico associado com cárie dentária

Como apresentado no **Capítulo 6**, apesar de possuirmos uma microbiota altamente diversificada, uma redundância funcional é encontrada em diferentes comunidades microbianas. Por isso, avaliar a função desempenhada pelo microbioma é tão importante quanto identificar os microrganismos presentes nas comunidades microbianas, uma vez que o processo de desmineralização dentária é diretamente dependente da atividade metabólica do biofilme dentário. Essa análise funcional pode ser realizada de diversas formas. É possível "predizer" a função de uma comunidade microbiana a partir do metagenoma: nesse caso, é realizada uma inferência aos possíveis processos metabólicos desempenhados pela comunidade baseada na abundância dos microrganismos identificados. Outra possibilidade é avaliar os transcritos (m-RNA) da comunidade microbiana: a análise do metatranscriptoma permite avaliar genes que estão sendo diferencialmente expressos nas condições analisadas e, a partir deles, estimar quais são as prováveis vias ou processos metabólicos mais expressos. Por fim, a função pode ser avaliada pela análise direta do montante de proteínas (metaproteoma) ou de metabólitos (metametaboloma) produzidos pela comunidade microbiana/hospedeiro. O conhecimento sobre processos metabólicos, genes, proteínas ou moléculas mais abundantes pode possibilitar o desenvolvimento de estratégias individualizadas de controle de doença que especificamente atuem modulando a função das comunidades microbianas.

Uma análise de predição metabólica a partir de metagenoma de biofilme supragengival indicou que urato, menaquiol e biossíntese de poliamina estão entre as funções gênicas mais expressas em indivíduos com cárie, enquanto biossíntese de lisina, enzimas do tipo arginina desaminase, treonina desaminase, dCTP desaminase e lactato desidrogenase são as mais expressas em biofilmes de indivíduos livres de cárie. *V. parvula* parece mais relacionada à síntese de poliamina, enquanto *A. naeslundii*, *A. massiliensis*, *Actinomyces johnsonii*, *A. viscosus*, *Actinomyces oris*, *S. mitis*, *S. sanguinis* e *Corynebacterium matruchotii* foram os microrganismos mais relacionados à expressão das enzimas desaminases.[157] Urato, menaquiol e poliaminas viabilizam a formação de biofilmes por muitos microrganismos, o que sugere um importante papel desses compostos no desenvolvimento do biofilme cariogênico. A atividade de enzimas desaminases resulta na liberação de amônia, o que contribui para o controle de pH e de neutralização de ácidos (**Capítulo 5**), demonstrando um importante papel ecológico no biofilme compatível com a saúde. Maiores níveis de vias relacionadas aos transportadores do tipo ABC, ao metabolismo de carboidrato, aminoaçúcares e nucleotídeos, frutose, manose, galactose, glicólise e gliconeogênese, metabolismo de sacarose e de amido estão presentes no biofilme de indivíduos que apresentam cárie.[170,171] Além disso, a análise do metatranscriptoma da comunidade microbiana presente na saliva de indivíduos que apresentam cárie indica maior expressão de genes relacionados com biossíntese de glicanos e metabolismo de carboidratos, enquanto genes relacionados ao metabolismo de lipídeos estão mais expressos em indivíduos que não possuem cárie dentária.[172]

Alguns trabalhos analisam a função de microrganismos específicos (*Veillonella* spp., *Scardovia* spp., *Actinomyces* spp. e *Candida* spp.) em biofilme polimicrobiano a fim de compreender o papel desempenhado por esses microrganismos no processo saúde/doença. A seguir, um resumo dos principais achados:

- ***Veillonella* spp.:** em amostras de dentina cariada (lesão coronária), a análise do transcritptoma de *Veillonella* spp. demonstra um aumento na expressão de genes associados às funções de transporte de membrana, ao catabolismo de lactato e succinato (ácidos abundantes em condição de cariogenicidade), à captação de potássio e à biossíntese de histidina, a qual pode exercer um papel de tamponamento intracelular auxiliando na sobrevivência do microrganismo em ambiente ácido.[173]
- ***Scardovia* spp.:** semelhante aos *Lactobacillus* spp., a família Bifidobacteriaceae (da qual *Scardovia* spp., *Parascardovia* spp. e *Bifidobacterium* spp. fazem parte) necessita de um sítio retentivo para ser capaz de colonizar as superfícies dentárias e de formar biofilme. Algumas espécies desta família, incluindo a *Scardovia* spp., foram encontradas de forma consistente em lesões de cárie radicular e em lesões avançadas de cárie na dentição decídua. Sendo um microrganismo heterofermentativo, *Scardovia* spp. pode metabolizar vários carboidratos e produzir lactato e acetato como produtos da fermentação, promovendo redução no pH e potencialmente contribuindo para a transição da microbiota para o estado de disbiose. Amostras de biofilme + dentina coletadas de superfíces radiculares cariadas relevam que a proporção de genes expressos por *Scardovia inopinata*/*Scardovia wiggsiae* e *Lactobacillus* spp. compreendem até 6 e 50% do metatranscriptoma das amostras coletadas, respectivamente. Amostras que possuem mais genes

expressos de *Scardovia* spp. também apresentam mais genes expressos de *Lactobacillus* spp., sugerindo uma relação simbiótica desses microrganismos. Porém, uma relação inversa entre proporção de *Scardovia* spp. e de *S. mutans* também foi observada. Nessas amostras, constatou-se que *S. inopinata* e *S. wiggsiae* apresentaram maior expressão de genes que codificam para frutose-6-fosfato e glicose-desidrogenase (envolvidas na etapa oxidativa da via pentose-fosfato), bem como transportadores do tipo ABC (associados ao transporte de oligossacarídeos), formato acetiltransferase e lactato desidrogenase (envolvidas na produção de ácido lático), glicosil-hidrolases (envolvidas no metabolismo de carboidratos complexos, como o amido) e maior expressão gênica associada a proteínas de adesão ao colágeno, sugerindo um importante mecanismo de colonização das cavidades de cárie.[174]

- ***Actinomyces* spp. e *Candida* spp.:** a comparação da expressão gênica de *Actinomyces* spp. e de *Candida* spp. entre biofilmes associados a superfícies radiculares hígidas e biofilme + dentina associados a superfícies radiculares cariadas demonstram que esses microrganismos estão metabolicamente ativos nas duas condições, porém alguns padrões funcionais parecem contribuir para o desenvolvimento de um biofilme cariogênico. Biossíntese de arginina, catabolismo de ureia, metabolismo de aminoácido e de açúcares simples (como sacarose) são mais expressos por *Actinomyces* spp. em superfícies radiculares cariadas. Já em *C. albicans*, genes relacionados ao transporte de açúcar, manutenção da integridade da parede celular e genes associados à transição morfológica (para pseudo-hifa/hifa) e potencialmente relacionados à tolerância a estresse foram mais expressos nas superfícies cariadas.[155,175] Coletivamente, esses resultados de *Veillonella* spp., *Scardovia* spp., *Actinomyces* spp. e *Candida* spp. sugerem que essas funções anteriormente relatadas podem contribuir para o desenvolvimento de um biofilme cariogênico.

A análise comparativa de pacientes sadios (livres de cárie/gengivite) e de pacientes que possuem lesões cariosas cavitadas profundas mostrou maiores níveis de IL-4, IL-13, IL-2-RA e eotaxina/CCL11 na saliva de indivíduos que apresentavam doença cárie. Essas proteínas salivares foram capazes de identificar adequadamente pacientes que apresentavam cárie em dentina.[176] Biofilme dentário coletado de indivíduos livres de cárie e de indivíduos com cárie ativa também apresentam perfis proteicos distintos. No que diz respeito ao proteoma de origem microbiana, amostras de biofilme de indivíduos livres de cárie apresentam maior abundância de ornitina carbamiltransferase (enzima que participa do SAD), enquanto indivíduos com cárie apresentam maior abundância de proteínas associadas ao transporte de açúcares, incluindo o sistema PTS e transportadores do tipo ABC (o que sugere uma elevada utilização de açúcares pela microbiota desse biofilme) e de N-acetilglicosamina-6-fosfato deacetilase (responsável pela degradação de aminoaçúcares presentes em macromoléculas salivares). Quando proteínas de origem humana foram analisadas, biofilmes de indivíduos livres de cárie apresentam maior abundância de proteínas associadas a leucócitos (como azurocidina), componente C3 do sistema complemento, proteínas relacionadas à motilidade celular e modificação do citoesqueleto (RAC-2 e hASC-3), lipocalina de neutrófilos (envolvida na captura de íons ferro e que desempenha efeito bacteriostático), entre outras, enquanto indivíduos com cárie apresentam maiores níveis de ceruloplasmina (facilita transporte de ferro pela lactoferrina e inibe recrutamento de neutrófilos), haptoglobina (oferece proteção tecidual contra dano oxidativo), proteína secretória 3 rica em cisteína (proteína associada a leucócitos), entre outras. Seis proteínas bacterianas e 4 proteínas humanas permitiram determinar o estado de saúde (ou de doença) de indivíduos com especificidade e sensibilidade estimadas acima de 96%. Potenciais biomarcadores abundantemente presentes em indivíduos com cárie foram o sistema PTS de transporte de glicose, nitrito redutase dependente de cobre e proteína de resposta a estresse (CspD), enquanto L-lactato desidrogenase e succinato-CoA ligase, bem como succinato desidrogenase, foram mais predominantes em indivíduos saudáveis.[177]

Análise do metametaboloma do biofilme supragengival também fornece informações importantes. Cerca de 12 metabólitos (de origem microbiana, do hospedeiro ou de origem exógena) foram positivamente associados com cárie: fucose (origem microbiana, hospedeiro e exógena – atua mediando coagregação microbiana via antígeno I/II), N-acetilneuraminato (origem no hospedeiro – forma parte da estrutura do ácido siálico que está relacionado à regulação da resposta imune e funções biológicas microbianas), creatina (origem no hospedeiro e exógena), creatinina (origem no hospedeiro), propionato de imidazol (origem microbiana), 9,10-DiHOME (origem microbiana e exógena), inosina (origem microbiana e no hospedeiro), 3-4-hidroxifenil-lactato (origem no hospedeiro), esteroil-CPG (origem no hospedeiro), 12,13-DiHOME (origem microbiana e exógena), xantina (origem microbiana, no hospedeiro e exógena) e sedoeptulose-7-fosfato (origem microbiana e no hospedeiro). Outros 4 metabólitos foram inversamente associados à cárie: catequina (origem exógena – flavonoide com potencial efeito antimicrobiano), epicatequina (origem exógena – flavonoide com potencial efeito antimicrobiano), rafinose (origem exógena) e estaquiose (origem exógena).[178]

Comunidades microbianas e funções associadas aos diferentes estágios da lesão cariosa

A análise do microbioma dos diferentes estágios da doença cárie mostra que a composição microbiana de biofilmes associados a lesões em esmalte é significativamente diferente da encontrada nos estágios subsequentes da lesão (com envolvimento dentinário) e da composição associada a uma superfície hígida. Embora a proporção relativa de *S. mutans* tenha aumentado de 0,12% em biofilme associado à superfície hígida para 0,72% em biofilme associado à lesão em esmalte, *S. mitis* e *S. sanguinis* foram os estreptococos dominantes nessas lesões. Nas lesões com envolvimento dentinário, *Streptococcus* spp. e *Prevotella* spp. aumentaram em proporção, enquanto *Neisseria* spp., *Capnocytophaga* spp. e *Fusobacterium* spp. diminuíram significativamente em números relativos. Espécies de *Lactobacillus* spp. só foram identificadas em lesões profundas de cárie (com cavitação profunda).

O perfil funcional da comunidade microbiana associada às lesões de cárie indica que os genes envolvidos na RTA e na fermentação de açúcares da dieta estão superexpressos apenas em cárie de esmalte, enquanto genes relacionados à tolerância ao estresse osmótico, a colagenases e a outras proteases relacionadas à degradação da dentina estão significativamente superexpressos nas lesões com envolvimento dentinário. Além disso, genes relacionados à resposta imune do hospedeiro foram superexpressos nas cavidades profundas. Isso incluiu o gene *srt*A (efeito antiopsonização) e o gene de utilização de alantoína (responsável pelo estímulo à proliferação celular e pela substituição de tecido necrosado por novos tecidos). Sideróforos dependentes de ferro também estão superexpressos na comunidade microbiana associada às lesões profundas, sugerindo que o ferro deve ser um mineral muito escasso na dentina.[179] Genes com atividade colagenolítica também são diferencialmente expressos em lesões cariosas cavitadas na superfície radicular. Ao analisar o RNA microbiano total isolado de amostras de lesões de cárie radicular cavitadas ativas e de superfícies radiculares hígidas, foram identificados 42 genes relacionados a proteases colagenolíticas bacterianas: 24 deles foram superexpressos em superfície radicular hígida (estando potencialmente associados à degradação do colágeno dos tecidos periodontais) e 18 foram superexpressos nas superfícies radiculares cariadas. As principais espécies associadas à atividade colagenolítica em cárie radicular foram *S. mutans*, *Veillonella* spp. (*V. parvula* e *V. dispar*), *Pseudoramibacter alactolyticus*, *Scardovia inopinata* e *Olsenella uli*. A presença desses genes superexpressos em cárie radicular indica uma importante participação dos microrganismos no processo de degradação do colágeno dentinário durante o desenvolvimento da lesão de cárie.[180]

Apesar de a função de muitas das vias metabólicas, das proteínas e dos metabólitos enriquecidos e mais abundantes nas condições de saúde e de doença não ser claramente conhecida, é evidente que diferenças funcionais importantes existem entre essas condições. Além disso, parece que o processo de transição de um biofilme compatível com a saúde para um biofilme cariogênico ocorre na dependência da integração entre microbioma e hospedeiro tanto em termos de proteoma quanto em termos de metaboloma. Considerando as evidências de análises funcionais, estudos clínicos longitudinais devem ser realizados para avaliar o valor preditivo dessas vias/compostos/proteínas como indicadores de desenvolvimento de doença. A longo prazo, esses estudos permitirão que biomarcadores sejam utilizados tanto como método auxiliar de diagnóstico e de identificação de pacientes mais propensos e sob um maior risco de desenvolvimento de cárie dentária quanto para monitorar, em nível individual, a resolução do estado de disbiose e restabelecimento de um equilíbrio microbiológico compatível com a saúde. Por isso, espera-se que possíveis potenciais biomarcadores auxiliem o dentista na tomada de decisão clínica sobre a melhor opção de tratamento (biologicamente e ecologicamente guiado) para o paciente.

Em muitos estudos, a descrição do paciente em relação ao estágio da lesão de cárie não é adequadamente realizada e, em muitas vezes, a história prévia e atual de doença (ou seja, indivíduos que já tiveram doença cárie e indivíduos que permanecem com a doença) são consideradas conjuntamente. O cuidado no diagnóstico do paciente em relação à cárie dentária é algo que deve ser mais bem caracterizado nos estudos para que os dados complexos de microbioma e cárie possam ser elucidados.

O PAPEL DO FLUORETO E DA ARGININA NA COMPOSIÇÃO E NA ATIVIDADE FUNCIONAL DO BIOFILME DENTÁRIO

O fluoreto é considerado um dos principais responsáveis pela redução na prevalência e na gravidade de cárie dentária no mundo. Como descrito no **Capítulo 3** e brevemente relembrado no início deste capítulo, o fluoreto apresenta a capacidade de reduzir a desmineralização e de ativar a remineralização dos tecidos dentários desde que esse elemento esteja presente de forma constante na cavidade bucal em baixos níveis, o que é possibilitado pelo consumo diário de água fluoretada (contendo ao redor de 0,7 ppmF) e/ou do uso diário de dentifrício fluoretado (contendo pelo menos 1.100 ppmF).

Além desse efeito físico-químico, estudos laboratoriais demonstram que o fluoreto inibe o crescimento e a produção de ácidos por várias bactérias, incluindo *S. mutans*, *S. sanguinis* e *Actinomyces* spp.[43,181] Quando biofilmes de *S. mutans* cultivados em laboratório foram expostos a soluções contendo baixas concentrações de fluoreto (50 e 125 ppmF), foi observada uma redução na velocidade com a qual o biofilme reduziu o pH do meio de cultivo em resposta à adição de glicose, demonstrando um efeito do fluoreto na redução da acidogenicidade desses microrganismos. Além disso, fluoreto reduziu a atividade da bomba F-ATPase e aumentou a permeabilidade da membrana celular aos prótons, reduzindo a aciduricidade do *S. mutans*. Em acréscimo, o fluoreto promoveu redução na biomassa e na quantidade de PECinsol do biofilme.[182] Há evidências de que o fluoreto, mesmo em baixas concentrações (ao redor de 4 ppm), é capaz de inibir a secreção de GTF-B e de GTF-C reduzindo a síntese de PECinsol e de PECsol por *S. mutans*.[183]

Estudos clínicos também demonstram uma redução na produção de ácidos pelo biofilme na presença de fluoreto,[184,185] o que se deve à inibição da enzima enolase.[186,187] Além de estudos laboratoriais que sustentam esse efeito do fluoreto na inibição da enolase, esse efeito inibitório também foi demonstrado em um estudo clínico: indivíduos bochecharam durante 1 minuto com soluções contendo diferentes concentrações de fluoreto (225 e 900 ppmF) e, em seguida, fizeram um bochecho com solução contendo glicose por 1 minuto. O biofilme supragengival foi coletado 10 minutos após o bochecho com glicose para que seu metaboloma fosse analisado. Observou-se um acúmulo intracelular de 3-fosfoglicerato e redução no nível de fosfoenolpiruvato da via de Embden-Meyerhof-Parnas (via glicolítica) após a exposição à glicose (em comparação aos biofilmes que não foram previamente expostos ao fluoreto). Essa alteração ocorreu em decorrência da inibição da enzima enolase, resultando em menor produção de ácido lático pelo biofilme. Além disso, uma inibição da enzima 6-fosfogluconato desidrogenase (da via pentose-fosfato) também foi observada. A via pentose-fosfato fornece NADPH para a biossíntese de ácidos graxos e pentose-fosfato para biossíntese de nucleotídeos, o que indica um possível efeito inibitório no crescimento microbiano promovido pelo fluoreto.[188]

A arginina apresenta-se como uma estratégia ecológica de modulação funcional do biofilme dentário. A conversão desse aminoácido em amônia (que atua como aceptora de íons hidrogênio) por microrganismos arginolíticos (**Capítulo 5**) promove neutralização de ácidos produzidos pelos microrganismos sacarolíticos,[189,190] reduzindo a pressão seletiva de um ambiente acidificado sobre microrganismos ácido-sensíveis. Um estudo laboratorial demonstra que o fornecimento de arginina a um biofilme multiespécies formado por *S. mutans*, *S. gordonii* e *A. naeslundii* promoveu redução no crescimento *S. mutans* e favorecimento do crescimento de *S. gordonii*. A arginina também reprimiu a expressão do gene *gtf*B reduzindo a quantidade de PECinsol na matriz do biofilme. Nessa condição, toda a organização espacial do biofilme é alterada, resultando em um biofilme estruturalmente menos organizado e sem a presença de microcolônias de *S. mutans*. Em acréscimo, a arginina promoveu aumento na expressão do gene *spx*B de *S. gordonii* resultando em maiores níveis de H_2O_2 nos biofilmes. Esses resultados sugerem que, além da neutralização de ácidos, a arginina induz importantes alterações estruturais no biofilme e aumenta a competitividade de microrganismos comensais via estímulo para a síntese de H_2O_2.[158]

Um estudo clínico verificou que o uso de dentifrício sem flúor contendo arginina por um período de 4 semanas por adultos livres de cárie ou com cárie ativa promove aumento na atividade do SAD no biofilme, o que significa que esses biofilmes apresentam uma capacidade aumentada de síntese de compostos alcalinos. Além disso, o uso de arginina promoveu redução na frequência de detecção de *Cardiobacterium hominis*, *Capnocytophaga ochracea*, *D. invisus*, *Eikenella corrodens*, *F. nucleatum*, *Gemella sanguinis*, *Klingella oralis*, *Leptotrichia hofstadii*, *Prevotella* spp., *Slackia exigua*, *Solobacterium moorei* e de *V. parvula* nos biofilmes de todos os indivíduos, independentemente da presença de cárie dentária. Ao final das 4 semanas de estudo, observou-se que em decorrência do uso de arginina a composição microbiológica do biofilme de indivíduos cárie ativos tornou-se similar à composição do biofilme de indivíduos livres de cárie,[159] sugerindo um importante efeito ecológico de reversão da condição de disbiose.

Uso de dentifrício fluoretado e uso de dentifrício sem flúor contendo arginina por um período de 12 semanas promove alterações no metametaboloma do biofilme dentário. Foi verificado um aumento na atividade da SAD nos biofilmes ao longo do período de estudo. Comparando os indivíduos que usaram arginina com aqueles que usaram fluoreto, a atividade SAD foi maior na presença de arginina. O fluoreto, por sua vez, promoveu uma redução na quantidade de ácido lático produzido pelos biofilmes (tanto a partir da degradação de PIC e de PECsol quanto da degradação de glicose). Comparando amostras de superfícies hígidas de indivíduos livres de cárie com amostras de superfícies hígidas, de lesão não cavitada e de cavidades de cárie de indivíduos com cárie ativa, o uso de arginina promoveu redução nos níveis de fenetilamina e de ácido alfa-hidroxi-isobutírico nos biofilmes de superfícies hígidas, além de aumento nos níveis de ácido alfa-hidroxi-isobutírico nos biofilmes associados às lesões de cárie. O fluoreto, por sua vez, promoveu redução nos níveis de fenetilamina e de alfa-aminoadipato/metil-L-glutamato em todas as amostras analisadas (exceto amostra de superfície hígida de indivíduos livres de cárie em que alfa-aminoadipato/metil-L-glutamato não foi alterado).[191] Apesar de não terem ocorrido modificações microbiológicas significativas nas amostras analisadas, é possível que pequenas variações na abundância de determinados microrganismos tenham contribuído para as diferenças nos metabólitos descritos. Essas alterações promovidas pela arginina (na atividade do SAD, nos metabólitos, na expressão de *gtf*B e na estrutura do biofilme) parecem importantes no que diz respeito à atenuação da virulência dos biofilmes e no controle de cárie dentária. Por isso, esse aminoácido tem sido considerado um prebiótico. Mais detalhes sobre o uso da arginina na prevenção e controle da cárie dentária serão apresentados no **Capítulo 18**.

CONSIDERAÇÕES GERAIS SOBRE A CARACTERIZAÇÃO DE COMUNIDADES MICROBIANAS: INFLUÊNCIA DO SÍTIO DE COLETA E DA ESTRATÉGIA DE IDENTIFICAÇÃO

Ao analisar ou planejar um estudo sobre a microbiologia da cárie, sempre fica uma pergunta: Qual o melhor sítio de análise a ser escolhido? Como já apresentado nos **Capítulos 2** e **6**, a colonização da cavidade bucal é sítio-específica. Por isso, é importante saber as características do sítio de coleta para não haver viés no resultado. Essa especificidade é observada quando a diversidade microbiana de diferentes sítios é comparada, por exemplo, entre biofilme supragengival (coletado de superfície vestibular e lingual), biofilme subgengival, dorso da língua, saliva não estimulada e saliva estimulada. Observa-se diferença na composição bacteriana entre os sítios lingual e vestibular do mesmo dente no que diz respeito à proporção de alguns gêneros bacterianos. Por exemplo, *Streptococcus* spp. foi encontrado, em média, em 48,2 e 43,8% nas superfícies vestibulares dos dentes e sulcos gengivais, respectivamente, enquanto este microrganismo foi detectado em 23,9 e 12,33% nas superfícies linguais. Observou-se também uma alta proporção de anaeróbios obrigatórios, como *Fusobacterium* spp., em superfícies linguais, enquanto aeróbios ou anaeróbios facultativos, como os estreptococos, foram encontrados de forma mais abundante em superfícies vestibulares. As razões para tal variabilidade na composição microbiana residem nos gradientes e variações físico-químicas dos diferentes locais da boca, principalmente em relação à tensão de oxigênio e acesso à saliva. Essas observações sugerem que os resultados das pesquisas podem não ser representativos da cavidade bucal como um todo se somente uma única superfície dentária é analisada por indivíduo. Já a saliva, tanto estimulada quanto não estimulada, não representa a diversidade microbiana presente no biofilme supra e/ou subgengival de alguns indivíduos. Por isso, o uso da saliva como amostra clínica para análises de metagenômica, metatranscriptoma e de metametaboloma pode não representar os processos ecológicos e fisiológicos que de fato ocorrem no biofilme dentário.[154,192,193] Há também uma variabilidade na composição microbiana das amostras de biofilme dentário, tanto no mesmo indivíduo quanto entre diferentes indivíduos, o que implica que, idealmente, vários indivíduos devem ser avaliados em um mesmo estudo para que os achados tenham validade externa.[179] A idade parece afetar a composição do microbioma na saliva e deve ser uma variável a ser considerada nos estudos.[192]

Importante considerar também que existem diferenças no significado dos resultados obtidos por meio de análises de metagenoma e de metatranscriptoma. A identificação de microrganismos por meio de metagenoma (análise do DNA das comunidades microbianas) não significa necessariamente que os microrganismos ali presentes estejam ativos e viáveis, ao passo que a análise de metatranscriptoma (do RNA dos microrganismos) indica os microrganismos que estão ativos na amostra analisada. Uma comparação entre metagenoma e metatranscriptoma do biofilme dentário supragengival é apresentada na **Figura 18**.[194] *Actinomyces* spp., *Corynebacterium* spp. e *Veillonella* spp. foram os três gêneros mais abundantes na comunidade de acordo com análise de metatranscriptoma, porém *Neisseria* spp., *Streptococcus* spp., *Capnocytophaga* spp. e *Fusobacterium* spp., entre outros, foram os mais abundantes na análise de metagenoma. Dessa forma, o tipo de análise pode subestimar ou superestimar a presença dos microrganismos nas amostras analisadas.[194] Isso significa que ambas as estratégias de identificação (baseada no DNA ou RNA) são úteis e importantes, mas seus resultados devem ser analisados e interpretados dentro das limitações de cada uma delas.

Além disso, a caracterização taxonômica ao nível de gênero, muitas vezes, por si só não é suficiente para revelar as relações entre o microbioma e o estado de saúde ou de doença. Muitos gêneros abundantes em condição de saúde também podem estar abundantes em condição de doença. Por isso, a descrição das comunidades ao nível de espécie, subespécie ou cepa é importante, uma vez que é bastante comum que diferenças em níveis hierárquicos menores (como os mencionados) estejam mais relacionados com diferentes características de virulência dos microrganismos. Um exemplo disso é apresentado na **Figura 19**. Ao analisar o metagenoma de biofilme supragengival, foi verificado que existem diferenças na abundância relativa ao nível de cepa para alguns microrganismos identificados em superfícies hígidas, com lesão inicial de cárie e com lesões cavitadas.[156]

TRANSFERINDO O CONHECIMENTO SOBRE MICROBIOLOGIA DA CÁRIE DENTÁRIA PARA A PRÁTICA CLÍNICA

Exames microbiológicos para identificação e quantificação de microrganismos reconhecidamente cariogênicos presentes na saliva podem indicar modificações microbiológicas decorrentes do processo de desenvolvimento da doença cárie. Rotineiramente, níveis salivares de estreptococos do grupo mutans, de lactobacilos e de leveduras podem ser utilizados na prática clínica como indicadores de disbiose na cavidade bucal. Essa avaliação microbiológica é indicada para pacientes que apresentam doença cárie em desenvolvimento (doença ativa). Níveis salivares de estreptococos do grupo mutans superiores a 10^6 unidades formadoras de colônia (UFC) para cada mL de saliva (UFC/mL), superiores a 10^5 UFC/mL para lactobacilos, e superiores a 10^2 UFC/mL para leveduras indicam desequilíbrio microbiológico com favorecimento do crescimento de microrganismos altamente acidogênicos e ácido-tolerantes.[195,196] Idealmente, esse exame microbiológico deve ser realizado antes do início e em diferentes momentos no decorrer do tratamento da doença cárie, pois espera-se que uma mudança microbiológica ocorra em resposta ao tratamento da doença reduzindo os níveis de microrganismos cariogênicos na cavidade bucal. A redução das contagens de *S. mutans* está relacionada à redução do consumo de sacarose, entretanto, a redução nas contagens de lactobacilos está relacionada à redução no consumo de carboidratos, sendo por isso mais difícil de ser observada. Existem diversos *kits* comerciais que possibilitam que esse monitoramento seja realizado no próprio consultório odontológico e de forma bem simples. Alternativamente, a saliva do paciente pode ser coletada (conforme descrito no **Capítulo 3**) e imediatamente enviada para um laboratório de microbiologia para ser semeada em meios de cultivo seletivos (**Figura 20**).

Muitos dentistas adotam os exames microbiológicos como uma ferramenta para estimar o risco do paciente em desenvolver doença cárie. Associado a outros fatores, pacientes que apresentam, por exemplo, elevadas contagens de estreptococos do grupo mutans na saliva são considerados como tendo um alto risco de desenvolvimento de doença e, dessa forma, procedimentos "preventivos" são adotados a fim de minimizar esse risco. Apesar dessa ser uma abordagem utilizada e ensinada em muitas faculdades de Odontologia, o fator microbiológico não é o único envolvido

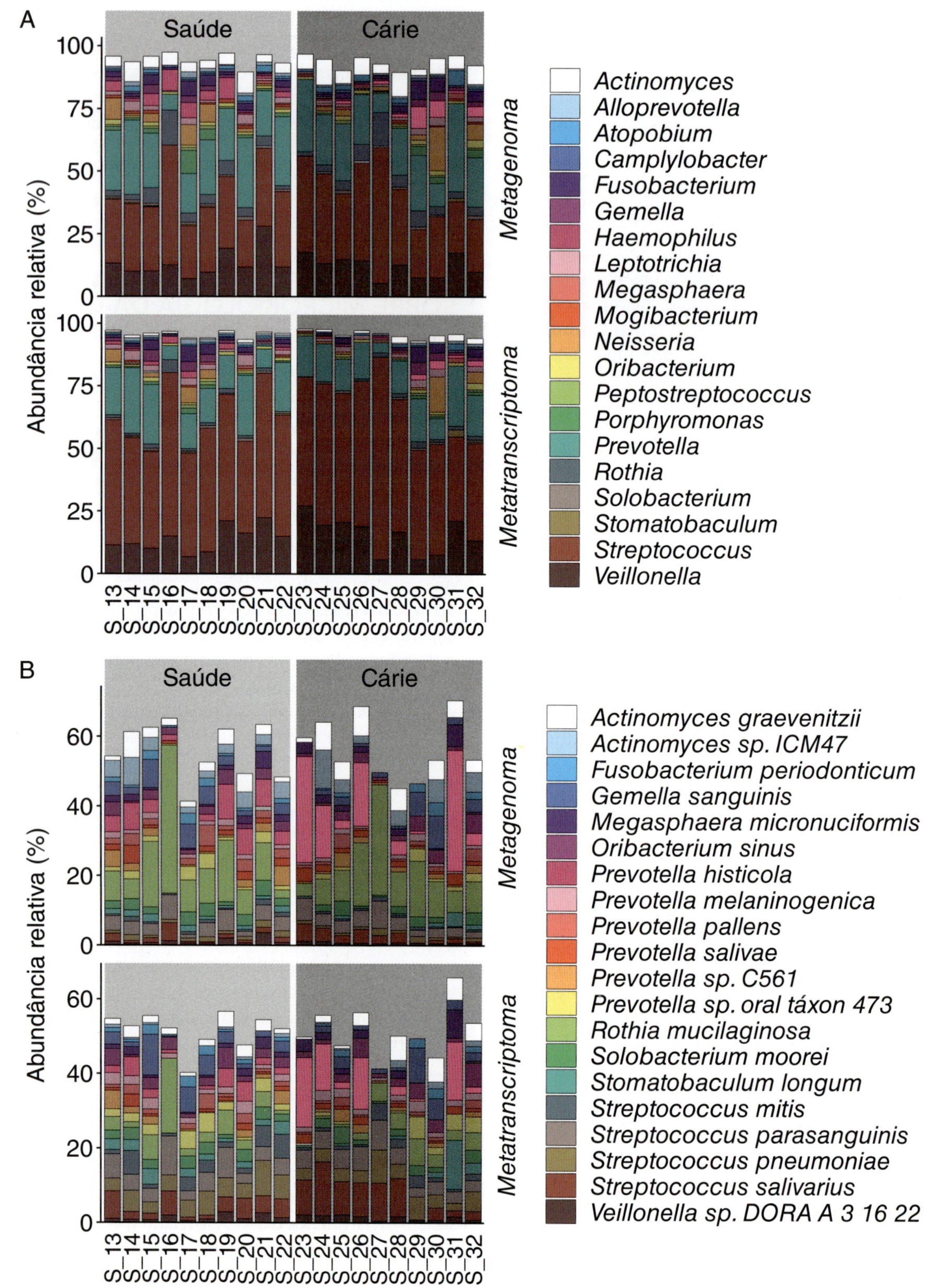

FIGURA 18 Abundância relativa ao nível de gênero (**A**) e de espécie (**B**) de acordo com análise de metagenoma e de metatranscriptoma. Nesse estudo, saliva foi coletada de indivíduos sadios (sem cárie) e de indivíduos com cárie. As figuras (**A**) e (**B**) apresentam os 20 gêneros/espécies mais abundantes nas amostras analisadas. Os números abaixo dos gráficos representam os códigos atribuídos a cada indivíduo.

Fonte: extraída e adaptada e Belstrøm et al., 2017.[172]

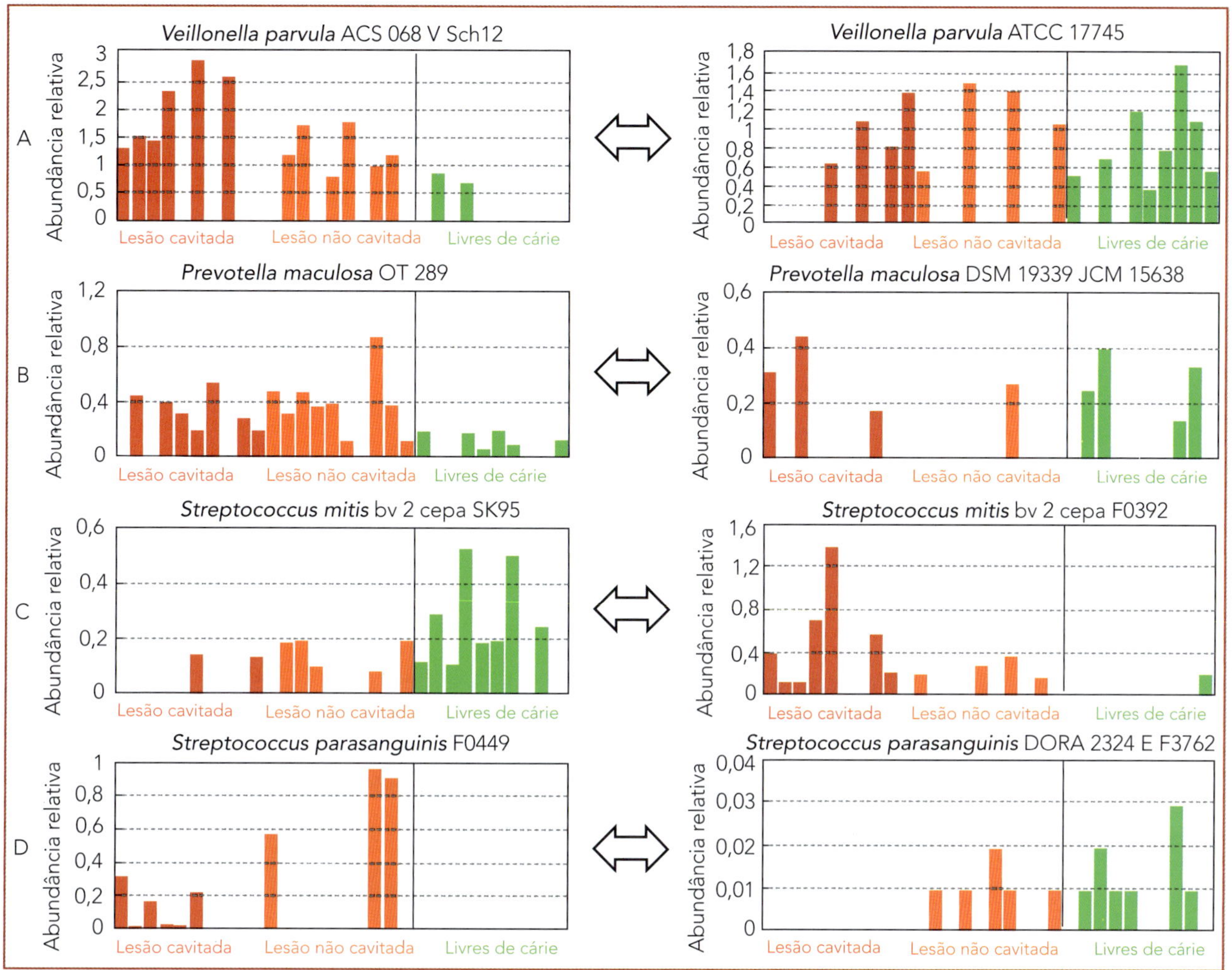

FIGURA 19 Diferentes associações com condição de saúde e de doença ao nível taxonômico de cepa. Os pares de cepas pertencem ao mesmo gênero e espécie, mas mostram comportamentos distintos entre as condições avaliadas. Nesse estudo, biofilme supragengival foi coletado de indivíduo livre de cárie, de indivíduo que possuía lesões não cavitadas e de indivíduos que possuiam lesões cavitadas.

Fonte: extraída e traduzida de Al-Hebshi et al., 2018.[156]

no desenvolvimento da doença cárie e por isso existem muitas dúvidas e críticas se de fato essa estimativa de "risco" baseada apenas nos exames microbiológicos traz algum benefício ao paciente. A investigação de outros fatores, como dieta e acesso a fluoretos, também precisa ser considerada nas estimativas de risco. Porém, é importante considerar que os métodos de análise de risco mostram sensibilidade e especificidade muito baixas.[197] Com base nos estudos de metagenômica e de metatranscriptômica, vimos que uma grande diversidade de microrganismos está potencialmente associada ao biofilme cariogênico e ao estado de doença. Por isso, o uso de um único microrganismo como "indicador" de uma condição de doença futura é questionável. Testes microbiológicos com múltiplos componentes e baseados nos dados de biomarcadores humanos e microbianos obtidos por meio de análises funcionais parecem ser mais adequados para indicar condição de saúde ou doença. Certamente os resultados dos estudos de metagenoma, metatranscriptoma, metaproteoma e metametaboloma possibilitarão que esses testes sejam desenvolvidos e futuramente utilizados.

A identificação de novos gêneros/espécies microbianas e de funções potencialmente atribuídas a tais microrganismos tem incentivado os pesquisadores na busca por cepas candidatas a probióticos, como o *S. dentisani*. A cepa 7746 de *S. dentisani* está sendo estudada para esse fim por suas características anticariogênicas anteriormente citadas.[198] Mais detalhes sobre o papel desempenhado por potenciais probióticos no controle de cárie dentária serão apresentados no **Capítulo 18**.

Considerando que o processo de disbiose ocorre antes da detecção clínica da lesão de cárie, a possibilidade de adoção de medidas preventivas que interrompam ou paralisem esse processo é desejável do ponto de visita clínico. O conhecimento proveniente das novas tecnologias de caracterização das comunidades microbianas e o melhor entendimento do processo saúde-doença cárie dentária proporcionará essa conquista.

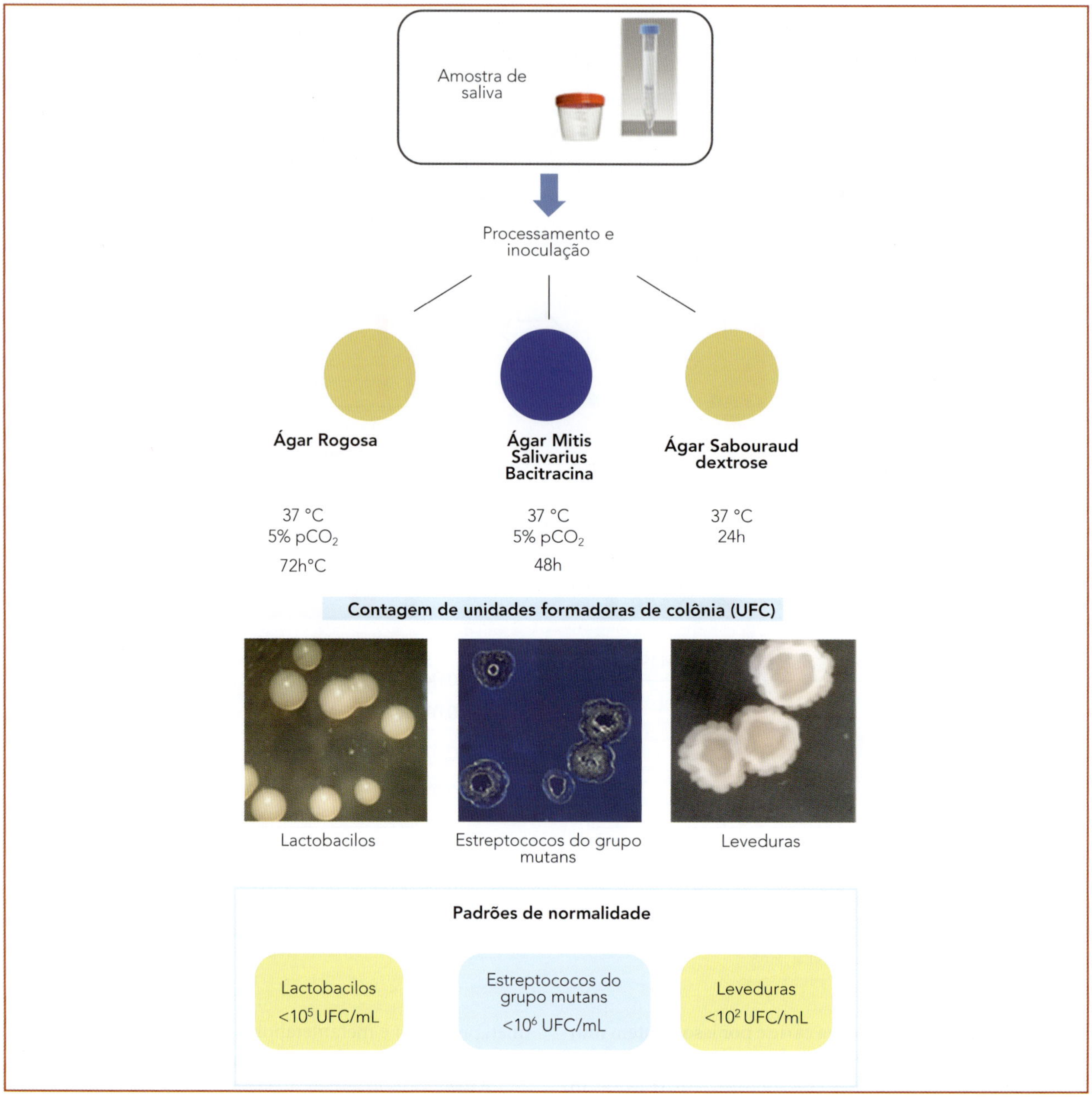

FIGURA 20 Etapas laboratoriais dos exames salivares microbiológicos. Amostras de saliva são coletadas em frascos ou tubos estéreis e com tampas rosqueáveis e mantidas sob refrigeração. Essas amostras devem ser enviadas com rapidez para um laboratório de microbiologia. Inicialmente, as amostras são seriadamente diluídas em solução salina estéril e cada diluição é inoculada em placas de Petri contendo meios de cultivo seletivos: o ágar Rogosa é utilizado para cultivo de lactobacilos, o ágar Mitis Salivarius Bacitracina, para cultivo de estreptococos do grupo mutans, e o ágar Sabouraud dextrose, para cultivo de leveduras. As placas são incubadas em estufa (sob condições e tempo de incubação variáveis) e observadas em estereomicroscópio para contagem de UFC de cada tipo de microrganismo. Os valores das contagens são comparados com os padrões de normalidade para cada microrganismo.

Fonte: acervo pessoal do Prof. Dr. Rodrigo Alex Arthur.

CONSIDERAÇÕES FINAIS

A cárie dentária é uma doença biofilme-açúcar-dependente. Os microrganismos (presença de biofilme dentário) são necessários, porém, de forma isolada, são insuficientes para o desenvolvimento da doença. Consumo de carboidratos fermentáveis várias vezes ao dia é necessário para a formação de um biofilme com alto potencial cariogênico (rápida transição do estado de estabilidade dinâmica para os estados acidogênico e acidúrico) e, entre todos os açúcares da nossa dieta, a sacarose é considerada o mais cariogênico. Por isso, uma das principais ações para controle da doença cárie é orientação e aconselhamento dietético com o objetivo de reduzir a frequência de consumo de açúcares (principalmente a sacarose). Do ponto de vista microbiológico, com o avanço nas metodologias de identificação microbiana, hoje se sabe que o biofilme cariogênico é formado por uma grande diversidade de microrganismos. Apesar de compreendermos e reconhecermos a importância do *S. mutans* do desenvolvimento do biofilme cariogênico, consideramos que todos os microrganismos estão interagindo uns com os outros no biofilme e o desenvolvimento da doença cárie é consequência da atuação conjunta desses microrganismos. As evidências têm sugerido que a função desempenhada pela comunidade microbiana é tão importante quanto o "tipo" ou a composição de microrganismos presentes no biofilme, e isso pode proporcionar o desenvolvimento de novas estratégias para o tratamento da cárie dentária.

RESUMO

A cárie dentária é uma doença polimicrobiana, crônica, multifatorial e biofilme-dependente que se desenvolve em decorrência de um processo de disbiose induzido por carboidratos da dieta. Os ácidos orgânicos produzidos a partir do metabolismo dos carboidratos fermentáveis da dieta por microrganismos sacarolíticos criam um ambiente acidificado que reduz o grau de saturação da saliva e do fluido do biofilme. Nessa condição, o dente perde minerais por um processo denominado desmineralização. Quanto maior a frequência de exposição do biofilme dentário aos carboidratos fermentáveis, mais rapidamente ocorrerá a perda de minerais e o desenvolvimento da lesão de cárie, a qual é o sinal clínico da doença cárie. Esse processo de desmineralização ocorre tanto na coroa dentária (afetando esmalte e dentina) quanto na superfície radicular (afetando dentina radicular). O entendimento desse processo, principalmente no que diz respeito ao papel do biofilme dentário na etiologia da cárie, se alterou no decorrer das últimas décadas.

Diferente do antigo conceito de que a cárie era uma doença transmissível e infecciosa (associada aos estreptococos do grupo mutans e lactobacilos), hoje se compreende que o desenvolvimento da lesão de cárie é resultado da transição entre estágios microbiológicos dinâmicos (e reversíveis), os quais são promovidos pelos carboidratos da dieta. A maior disponibilidade de açúcares e a acidificação exercem pressão seletiva que viabiliza o crescimento de microrganismos acidogênicos e altamente ácido-tolerantes (p. ex., *Bifidobacterium* spp., *Actinomyces* spp., *Propionibacterium* spp., *Scardovia* spp., estreptococos pertencentes e não pertencentes ao grupo mutans, entre outros). A lesão de cárie desenvolve-se, portanto, como resultado da interação entre esses diferentes microrganismos e como resultado do metabolismo global do biofilme dentário.

Durante a transição microbiológica para o estado de disbiose, os microrganismos desenvolvem mecanismos que promovem tolerância ao ambiente acidificado. De forma geral, a maioria dos carboidratos presentes na dieta (especialmente os monossacarídeos e dissacarídeos) pode ser metabolizada pelos microrganismos do biofilme dentário com produção de ácidos orgânicos. Porém, entre os carboidratos da dieta a sacarose é considerada como o mais cariogênico, por atuar como substrato para a síntese de polissacarídeos extracelulares insolúveis (PECinsol). O PECinsol viabiliza a adesão microbiana à superfície dentária, promove alterações estruturais no biofilme, cria ambientes acidificados, altera as propriedades de difusão da matriz do biofilme, possibilita a formação de grandes agregados microbianos, entre outras funções que contribuem para o aumento no potencial cariogênico do biofilme. Os únicos microrganismos capazes de sintetizar PECinsol usando sacarose como substrato são os *S. mutans*, por meio de exoenzimas denominadas glicosiltransferase-B (GTF-B). Estudos demonstram que, quanto maior a frequência de consumo de sacarose, maior é a quantidade de PECinsol no biofilme e maior é a perda de minerais dos tecidos dentários. Por isso, a síntese de PECinsol é considerada um dos principais fatores de virulência de *S. mutans*. O PECinsol viabiliza a interação entre diferentes microrganismos do biofilme, sendo a interação entre *S. mutans* e *C. albicans* uma das mais importantes. Biofilmes formados na presença desses microrganismos são altamente cariogênicos.

Apesar da importância atribuída aos *S. mutans* para o desenvolvimento do biofilme cariogênico, novas informações sobre a microbiologia da cárie dentária foram conquistadas a partir de estudos de metagenômica, metatranscriptoma, metaproteoma e metametaboloma. Além de uma comunidade bacteriana altamente diversificada, sabe-se que fungos, arqueias, bacteriófagos e vírus estão presentes no biofilme cariogênico. Em termos composicionais, a abundância de vários taxa na cavidade bucal é diferente entre pacientes saudáveis (sem lesão de cárie) e pacientes com doença cárie. As funções desempenhadas por essas comunidades microbianas distintas também parecem diferir entre condição de saúde e de doença. Estudos clínicos têm sido realizados para avaliar esses grupos de microrganismos diferencialmente abundantes e se as funções desempenhadas por eles podem ser utilizadas como biomarcadores de condição de saúde ou de doença. Há a expectativa de que esses resultados auxiliem o dentista na tomada de decisão clínica sobre a melhor opção de tratamento (biologicamente e ecologicamente guiado) para o paciente. O conhecimento proveniente das novas tecnologias de caracterização das comunidades microbianas e o melhor entendimento do processo saúde-doença cárie dentária proporcionará essa conquista.

QUESTÕES

1. Entre as características abaixo, qual não contribui para a cariogenicidade do biofilme?
   a) Metabolismo de açúcares da dieta e produção de ácidos.
   b) Síntese de polissacarídeos extracelulares.
   c) Capacidade de tolerar ambientes acidificados.
   d) Metabolismo de arginina.

2. Em relação às enzimas glicosiltransferases (GTF) sintetizadas pelo *S. mutans*, assinale a alternativa correta:
   I. GTF-B é responsável pela síntese de mutanos ricos em ligações alfa(1→3).
   II. GTF-D é responsável pela síntese de dextranos ricos em ligações alfa(1→6).
   III. GTF-B pode se aderir à superfície de vários microrganismos sem habilitá-los a produzir PECinsol.
   IV. GTF-B viabiliza a adesão microbiana via PECinsol.
   V. GTF-C pouco contribui para a adesão microbiana à superfície dentária.
   a) Todas as sentenças estão corretas.
   b) As sentenças I, II e IV estão corretas.
   c) As sentenças I, II, III e V estão corretas.
   d) As sentenças II, III e V estão corretas.
   e) As sentenças I, III e V estão corretas.

3. De acordo com a hipótese da placa ecológica, a lesão de cárie desenvolve-se mediante transição e alternância entre diferentes estágios. Assinale a alternativa incorreta:
   a) No estágio de estabilidade dinâmica, os microrganismos comensais são mais abundantes em detrimento de patobiontes.
   b) Abundância de microrganismos proteolíticos aumenta durante o estágio acidogênico.
   c) O estágio acidúrico é caracterizado pela elevada abundância de microrganismos altamente ácido-tolerantes.
   d) Os microrganismos apresentam um papel secundário no estágio proteolítico de desenvolvimento de cárie em dentina.

Gabarito: 1d; 2b; 3b

REFERÊNCIAS

1. Adler CJ, Dobney K, Weyrich LS, Kaidonis J, Walker AW, Haak W, et al. Sequencing ancient calcified dental plaque shows changes in oral microbiota with dietary shifts of the Neolithic and Industrial revolutions. Nat Genet. 2013;45(4):450-5, 455e1.
2. Loreau M, Downing A, Emmerson M, Gonzalez A, Hughes J, Inchausti P, et al. A new look at the relationship between diversity and stability. Biodivers Ecosyst Funct Synth Perspect. 2002;79-91.
3. Sheiham A, James WPT. Diet and dental caries: the pivotal role of free sugars reemphasized. J Dent Res. 2015;94(10):1341-7.
4. Manji F, Fejerskov O, Nagelkerke NJ, Baelum V. A random effects model for some epidemiological features of dental caries. Community Dent Oral Epidemiol. 1991;19(6):324-8.
5. Nikiforuk G. Understanding dental caries. 1. Etiol Mech Basic Clin Asp. 1985;125-7.
6. Narvai P, Frazão P. Políticas de saúde bucal no Brasil. In: Krieger L, Moysés SJ, Moysés ST (ed.). Saúde bucal das famílias: trabalhando com evidências. São Paulo: Artes Médicas; 2008. p. 1-20.
7. Narvai PC, Frazão P, Roncalli AG, Antunes JLF. [Dental caries in Brazil: decline, polarization, inequality and social exclusion]. Rev Panam Salud Publica Pan Am J Public Health. 2006;19(6):385-93.
8. Projeto S. Brasil 2010: Pesquisa Nacional de Saúde Bucal-Resultados Principais. Brasília: Ministério da Saúde; 2011.
9. Boing AF, Bastos JL, Peres KG, Antunes JLF, Peres MA. Social determinants of health and dental caries in Brazil: a systematic review of the literature between 1999 and 2010. Rev Bras Epidemiol Braz J Epidemiol. 2014;17 Suppl 2:102-15.
10. Schwendicke F, Dörfer CE, Schlattmann P, Foster Page L, Thomson WM, Paris S. Socioeconomic inequality and caries: a systematic review and meta-analysis. J Dent Res. 2015;94(1):10-8.
11. Costa SM, Martins CC, Pinto MQC, Vasconcelos M, Abreu MHNG. Socioeconomic factors and caries in people between 19 and 60 years of age: an update of a systematic review and meta-analysis of observational studies. Int J Environ Res Public Health. 2018;15(8).
12. Kassebaum NJ, Bernabé E, Dahiya M, Bhandari B, Murray CJL, Marcenes W. Global burden of untreated caries: a systematic review and metaregression. J Dent Res. 2015;94(5):650-8.
13. Marques RA de A, Antunes JLF, Sousa M da LR, Peres MA, Frazão P. [Root caries prevalence and severity in Brazilian adults and older people]. Rev Saude Publica. 2013;47 Suppl 3:59-68.
14. Alves JED. O perfil demográfico do Brasil até 2100 e os desafios da covid-19. [Internet]. 2021. Disponível em: https://www.ecodebate.com.br/2020/04/29/o-perfil-demografico-do-brasil-ate-2100-e-os-desafios-da-covid-19-artigo-de-jose-eustaquio-diniz-alves/ [acesso 26 set. 2021].
15. Leber T. Untersuchungen über die Caries der Zähne. Berlin: August Hirschwald; 1867.
16. Miller WD. The micro-organisms of the human mouth: the local and general diseases which are caused by them. Philadelphia: Classics of Dentistry Library; 1890.
17. Maltz M. Cariologia. In: Toledo OA. Odontopediatria: fundamentos para a prática clínica. São Paulo: Premier; 1996. p. 105-33.

18. McClure FJ, Hewitt WL. The relation of penicillin to induced rat dental caries and oral L. acidophilus. J Dent Res. 1946;25(6):441-3.
19. Orland FJ, Blayney JR, Harrison RW, Reyniers JA, Trexler PC, Wagner M, et al. Use of the germfree animal technic in the study of experimental dental caries. I. Basic observations on rats reared free of all microorganisms. J Dent Res. 1954;33(2):147-74.
20. Keyes PH. The infectious and transmissible nature of experimental dental caries. Findings and implications. Arch Oral Biol. 1960 Mar;1:304-20. doi: 10.1016/0003-9969(60)90091-1. PMID: 14408737.
21. Hemmens ES, Blayney JR. The microbic flora of the dental plaque in relation to the beginning of caries. J Dent Res. 1946;25:195-205.
22. Burnett GW, Scherp HW. The distribution of proteolytic and acid--uric bacteLria in the saliva and in the carious lesion. Oral Surg Oral Med Oral Pathol. 1951;4(4):469-77.
23. Krasse B. Relationship between caries activity and the number of lactobacilli in the oral cavity. Acta Odontol Scand. 1954;12(2):157-72.
24. Loesche WJ, Syed SA. The predominant cultivable flora of carious plaque and carious dentine. Caries Res. 1973;7(3):201-16.
25. Fitzgerald RJ, Adams BO, Fitzgerald DB, Knox KW. Cariogenicity of human plaque lactobacilli in gnotobiotic rats. J Dent Res. 1981;60(5):919-26.
26. Fitzgerald RJ. Plaque microbiology and caries. Ala J Med Sci. 1968;5(3):239-46.
27. Fitzgerald RJ, Fitzgerald DB, Adams BO, Duany LF. Cariogenicity of human oral lactobacilli in hamsters. J Dent Res. 1980;59(5):832-7.
28. Rosen S, Lenney WS, O'Malley JE. Dental caries in gnotobiotic rats inoculated with Lactobacillus casei. J Dent Res. 1968;47(3):358-63.
29. Van Houte J, Gibbons RJ, Pulkkinen AJ. Ecology of human oral lactobacilli. Infect Immun. 1972;6(5):723-9.
30. Bowden G, Hardie J, McKee A, Marsh P, Fillery E, Slack G. The microflora associated with developing carious lesions of the distal surfaces of the upper first premolars in 13–14 year old children. Proc Microb Asp Dent Caries Vol. 1976;1:247-54.
31. Ikeda T, Sandham HJ, Bradley ELJ. Changes in Streptococcus mutans and lactobacilli in plaque in relation to the initiation of dental caries in Negro children. Arch Oral Biol. 1973;18(4):555-66.
32. Edwardsson S. Bacteriological studies on deep areas of carious dentine. Odontol Revy Suppl. 1974;32:1-143.
33. Gibbons RJ, van Houte J. Dental caries. Annu Rev Med. 1975;26:121-36.
34. Newbrun, E. Cariologia. 2. ed. São Paulo: Santos; 1988. 326 p.
35. Clarke JK. On the bacterial factor in the aetiology of dental caries. Br J Exp Pathol. 1924;5(3):141.
36. Fitzgerald RJ, Keyes PH. Demonstration of the etiologic role of streptococci in experimental caries in the hamster. J Am Dent Assoc. 1960;61:9-19.
37. Zinner DD, Jablon JM, Aran AP, Saslaw MS. Experimental caries induced in animals by streptococci of human origin. Proc Soc Exp Biol Med Soc Exp Biol Med N Y N. 1965;118:766-70.
38. Gibbons RJ, Berman KS, Knoettner P, Kapsimalis B. Dental caries and alveolar bone loss in gnotobiotic rats infected with capsule forming streptococci of human origin. Arch Oral Biol. 1966;11(6):549-60.
39. Krasse B. Human streptococci and experimental caries in hamsters. Arch Oral Biol. 1966;11(4):429-36.
40. Berkowitz RJ, Jordan HV. Similarity of bacteriocins of Streptococcus mutans from mother and infant. Arch Oral Biol. 1975;20(11):725-30.
41. Krasse B, Edwardsson S, Svensson I, Trell L. Implantation of caries-inducing streptococci in the human oral cavity. Arch Oral Biol. 1967;12(2):231-6.
42. Minah GE, Loesche WJ. Sucrose metabolism by prominent members of the flora isolated from cariogenic and non-cariogenic dental plaques. Infect Immun. 1977;17(1):55-61.
43. Hamada S, Slade HD. Biology, immunology, and cariogenicity of Streptococcus mutans. Microbiol Rev. 1980;44(2):331-84.
44. van Houte J. Bacterial specificity in the etiology of dental caries. Int Dent J. 1980;30(4):305-26.
45. Tanzer JM. Microbiology of dental caries. In: Slots J, Taubman MA. Contemporary oral microbiology. St. Louis: Mosby-Year Book; 1992. p. 377-424.
46. Duchin S, van Houte J. Relationship of Streptococcus mutans and lactobacilli to incipient smooth surface dental caries in man. Arch Oral Biol. 1978;23(9):779-86.
47. Lang NP, Hotz PR, Gusberti FA, Joss A. Longitudinal clinical and microbiological study on the relationship between infection with Streptococcus mutans and the development of caries in humans. Oral Microbiol Immunol. 1987;2(1):39-47.
48. Kristoffersson K, Gröndahl HG, Bratthall D. The more Streptococcus mutans, the more caries on approximal surfaces. J Dent Res. 1985;64(1):58-61.
49. Babaahmady KG, Challacombe SJ, Marsh PD, Newman HN. Ecological study of Streptococcus mutans, Streptococcus sobrinus and Lactobacillus spp. at sub-sites from approximal dental plaque from children. Caries Res. 1998;32(1):51-8.
50. Beighton D, Adamson A, Rugg-Gunn A. Associations between dietary intake, dental caries experience and salivary bacterial levels in 12-year-old English schoolchildren. Arch Oral Biol. 1996;41(3):271-80.
51. Bowden GH. Does assessment of microbial composition of plaque/saliva allow for diagnosis of disease activity of individuals? Community Dent Oral Epidemiol. 1997;25(1):76-81.
52. Petti S, Hausen HW. Caries prediction by multiple salivary mutans streptococcal counts in caries-free children with different levels of fluoride exposure, oral hygiene and sucrose intake. Caries Res. 2000;34(5):380-7.
53. Powell LV. Caries prediction: a review of the literature. Community Dent Oral Epidemiol. 1998;26(6):361-71.
54. Tanzer JM, Livingston J, Thompson AM. The microbiology of primary dental caries in humans. J Dent Educ. 2001;65(10):1028-37.
55. Rosier BT, De Jager M, Zaura E, Krom BP. Historical and contemporary hypotheses on the development of oral diseases: are we there yet? Front Cell Infect Microbiol. 2014;4:92.
56. Loesche WJ. Chemotherapy of dental plaque infections. Oral Sci Rev. 1976;9:65-107.
57. Marsh PD. Microbial ecology of dental plaque and its significance in health and disease. Adv Dent Res. 1994;8(2):263-71.
58. Bradshaw DJ, Homer KA, Marsh PD, Beighton D. Metabolic cooperation in oral microbial communities during growth on mucin. Microbiol Read Engl. 1994;140 (Pt 12):3407-12.
59. Simón-Soro A, Belda-Ferre P, Cabrera-Rubio R, Alcaraz LD, Mira A. A tissue-dependent hypothesis of dental caries. Caries Res. 2013;47(6):591-600.
60. Mira A, Simon-Soro A, Curtis MA. Role of microbial communities in the pathogenesis of periodontal diseases and caries. J Clin Periodontol. 2017;44 Suppl 18:S23-38.
61. Richards VP, Alvarez AJ, Luce AR, Bedenbaugh M, Mitchell ML, Burne RA, et al. Microbiomes of site-specific dental plaques from children with different caries status. Infect Immun. 2017;85(8).
62. Van Houte J, Sansone C, Joshipura K, Kent R. Mutans streptococci and non-mutans streptococci acidogenic at low pH, and in vitro acidogenic potential of dental plaque in two different areas of the human dentition. J Dent Res. 1991;70(12):1503-7.
63. de Soet JJ, Nyvad B, Kilian M. Strain-related acid production by oral streptococci. Caries Res. 2000;34(6):486-90.
64. van Ruyven FO, Lingström P, van Houte J, Kent R. Relationship among mutans streptococci, 'low-pH' bacteria, and lodophilic

polysaccharide-producing bacteria in dental plaque and early enamel caries in humans. J Dent Res. 2000;79(2):778-84.
65. Anderson AC, Rothballer M, Altenburger MJ, Woelber JP, Karygianni L, Vach K, et al. Long-Term Fluctuation of Oral Biofilm Microbiota following Different Dietary Phases. Appl Environ Microbiol. 2020;86(20).
66. Takahashi N, Nyvad B. The role of bacteria in the caries process: ecological perspectives. J Dent Res. 2011;90(3):294-303.
67. Takahashi N, Nyvad B. Ecological hypothesis of dentin and root caries. Caries Res. 2016;50(4):422-31.
68. Damé-Teixeira N, Parolo CCF, Maltz M. Specificities of caries on root surface. Monogr Oral Sci. 2017;26:15-25.
69. Aamdal-Scheie A, Luan WM, Dahlén G, Fejerskov O. Plaque pH and microflora of dental plaque on sound and carious root surfaces. J Dent Res. 1996;75(11):1901-8.
70. Hashimoto K, Sato T, Shimauchi H, Takahashi N. Profiling of dental plaque microflora on root caries lesions and the protein-denaturing activity of these bacteria. Am J Dent. 2011;24(5):295-9.
71. Schüpbach P, Osterwalder V, Guggenheim B. Human root caries: microbiota of a limited number of root caries lesions. Caries Res. 1996;30(1):52-64.
72. Schüpbach P, Osterwalder V, Guggenheim B. Human root caries: microbiota in plaque covering sound, carious and arrested carious root surfaces. Caries Res. 1995;29(5):382-95.
73. Brailsford SR, Shah B, Simons D, Gilbert S, Clark D, Ines I, et al. The predominant aciduric microflora of root-caries lesions. J Dent Res. 2001;80(9):1828-33.
74. Do T, Damé-Teixeira N, Naginyte M, Marsh PD. Root surface biofilms and caries. Monogr Oral Sci. 2017;26:26-34.
75. Takahashi N, Yamada T. Glucose and lactate metabolism by Actinomyces naeslundii. Crit Rev Oral Biol Med. 1999;10(4):487-503.
76. Nyvad B, Takahashi N. Integrated hypothesis of dental caries and periodontal diseases. J Oral Microbiol. 2020;12(1):1710953.
77. Benítez-Páez A, Belda-Ferre P, Simón-Soro A, Mira A. Microbiota diversity and gene expression dynamics in human oral biofilms. BMC Genomics. 2014;15:311.
78. Chen W, Jiang Q, Yan G, Yang D. The oral microbiome and salivary proteins influence caries in children aged 6 to 8 years. BMC Oral Health. 2020 Oct 28;20(1):295.
79. Fozo EM, Quivey RGJ. The fabM gene product of Streptococcus mutans is responsible for the synthesis of monounsaturated fatty acids and is necessary for survival at low pH. J Bacteriol. 2004;186(13):4152-8.
80. Fozo EM, Kajfasz JK, Quivey RGJ. Low pH-induced membrane fatty acid alterations in oral bacteria. FEMS Microbiol Lett. 2004;238(2):291-5.
81. Lemos JA, Palmer SR, Zeng L, Wen ZT, Kajfasz JK, Freires IA, et al. The Biology of Streptococcus mutans. Microbiol Spectr. 2019;7(1).
82. Neff D. Acid production from different carbohydrate sources in human plaque in situ. Caries Res. 1967;1(1):78-87.
83. Bowen WH, Koo H. Biology of Streptococcus mutans-derived glucosyltransferases: role in extracellular matrix formation of cariogenic biofilms. Caries Res. 2011;45(1):69-86.
84. Aires CP, Tabchoury CPM, Del Bel Cury AA, Cury JA. Effect of a lactose-containing sweetener on root dentine demineralization in situ. Caries Res. 2002;36(3):167-9.
85. Kuramitsu HK. Virulence factors of mutans streptococci: role of molecular genetics. Crit Rev Oral Biol Med. 1993;4(2):159-76.
86. Vacca-Smith AM, Venkitaraman AR, Schilling KM, Bowen WH. Characterization of glucosyltransferase of human saliva adsorbed onto hydroxyapatite surfaces. Caries Res. 1996;30(5):354-60.
87. Bai Y, Gangoiti J, Dijkstra BW, Dijkhuizen L, Pijning T. Crystal structure of 4,6-α-glucanotransferase supports diet-driven evolution of GH70 enzymes from α-amylases in oral bacteria. Structure. 2017;25(2):231-42.
88. Gregoire S, Xiao J, Silva BB, Gonzalez I, Agidi PS, Klein MI, et al. Role of glucosyltransferase B in interactions of Candida albicans with Streptococcus mutans and with an experimental pellicle on hydroxyapatite surfaces. Appl Environ Microbiol. 2011;77(18):6357-67.
89. Wen ZT, Liao S, Bitoun JP, De A, Jorgensen A, Feng S, et al. Streptococcus mutans displays altered stress responses while enhancing biofilm formation by Lactobacillus casei in mixed--species consortium. Front Cell Infect Microbiol. 2017;7:524. http://creativecommons.org/licenses/by/4.0/
90. Vacca-Smith AM, Venkitaraman AR, Quivey RGJ, Bowen WH. Interactions of streptococcal glucosyltransferases with alpha--amylase and starch on the surface of saliva-coated hydroxyapatite. Arch Oral Biol. 1996;41(3):291-8.
91. Schilling KM, Bowen WH. The activity of glucosyltransferase adsorbed onto saliva-coated hydroxyapatite. J Dent Res. 1988;67(1):2-8.
92. Kopec LK, Vacca-Smith AM, Bowen WH. Structural aspects of glucans formed in solution and on the surface of hydroxyapatite. Glycobiology. 1997;7(7):929-34.
93. Banas JA, Vickerman MM. Glucan-binding proteins of the oral streptococci. Crit Rev Oral Biol Med. 2003;14(2):89-99.
94. Bowen WH, Burne RA, Wu H, Koo H. Oral biofilms: pathogens, matrix, and polymicrobial interactions in microenvironments. Trends Microbiol. 2018;26(3):229-42.
95. Koo H, Xiao J, Klein MI, Jeon JG. Exopolysaccharides produced by Streptococcus mutans glucosyltransferases modulate the establishment of microcolonies within multispecies biofilms. J Bacteriol. 2010;192(12):3024-32.
96. Guo M, Zhang X, Wang G, Sun J, Jiang Z, Khadarian K, et al. miR-603 promotes glioma cell growth via Wnt/β-catenin pathway by inhibiting WIF1 and CTNNBIP1. Cancer Lett. 2015;360(1):76-86.
97. Hwang G, Liu Y, Kim D, Sun V, Aviles-Reyes A, Kajfasz JK, et al. Simultaneous spatiotemporal mapping of in situ pH and bacterial activity within an intact 3D microcolony structure. Sci Rep. 2016;6:32841.
98. Zero DT, van Houte J, Russo J. The intra-oral effect on enamel demineralization of extracellular matrix material synthesized from sucrose by Streptococcus mutans. J Dent Res. 1986;65(6):918-23.
99. Cury JA, Rebello MA, Del Bel Cury AA. In situ relationship between sucrose exposure and the composition of dental plaque. Caries Res. 1997;31(5):356-60.
100. Xiao J, Klein MI, Falsetta ML, Lu B, Delahunty CM, Yates JR 3rd, et al. The exopolysaccharide matrix modulates the interaction between 3D architecture and virulence of a mixed-species oral biofilm. PLoS Pathog. 2012;8(4):e1002623.
101. Koo H, Xiao J, Klein MI. Extracellular polysaccharides matrix---an often forgotten virulence factor in oral biofilm research. Int J Oral Sci. 2009;1(4):229-34.
102. Koo H, Falsetta ML, Klein MI. The exopolysaccharide matrix: a virulence determinant of cariogenic biofilm. J Dent Res. 2013;92(12):1065-73.
103. Paes Leme AF, Koo H, Bellato CM, Bedi G, Cury JA. The role of sucrose in cariogenic dental biofilm formation--new insight. J Dent Res. 2006;85(10):878-87.
104. Duarte S, Klein MI, Aires CP, Cury JA, Bowen WH, Koo H. Influences of starch and sucrose on Streptococcus mutans biofilms. Oral Microbiol Immunol. 2008;23(3):206-12.
105. Klein MI, Duarte S, Xiao J, Mitra S, Foster TH, Koo H. Structural and molecular basis of the role of starch and sucrose in Streptococcus mutans biofilm development. Appl Environ Microbiol. 2009;75(3):837-41.
106. Ribeiro CCC, Tabchoury CPM, Del Bel Cury AA, Tenuta LMA, Rosalen PL, Cury JA. Effect of starch on the cariogenic potential of sucrose. Br J Nutr. 2005;94(1):44-50.
107. Souza SE, Sampaio AA, Del Bel Cury AA, Cavalcanti YW, Ricomini Filho AP, Cury JA. Starch combined with sucrose pro-

vokes greater root dentine demineralization than sucrose alone. Caries Res. 2018;52(4):323-30.
108. Hoshino T, Fujiwara T, Kawabata S. Evolution of cariogenic character in Streptococcus mutans: horizontal transmission of glycosyl hydrolase family 70 genes. Sci Rep. 2012;2:518.
109. Klein MI, Xiao J, Lu B, Delahunty CM, Yates JR 3rd, Koo H. Streptococcus mutans protein synthesis during mixed-species biofilm development by high-throughput quantitative proteomics. PloS One. 2012;7(9):e45795.
110. Klein MI, Hwang G, Santos PHS, Campanella OH, Koo H. Streptococcus mutans-derived extracellular matrix in cariogenic oral biofilms. Front Cell Infect Microbiol. 2015;5:10. http://creativecommons.org/licenses/by/4.0/
111. Liao S, Klein MI, Heim KP, Fan Y, Bitoun JP, Ahn S-J, et al. Streptococcus mutans extracellular DNA is upregulated during growth in biofilms, actively released via membrane vesicles, and influenced by components of the protein secretion machinery. J Bacteriol. 2014;196(13):2355-66.
112. Klein MI, DeBaz L, Agidi S, Lee H, Xie G, Lin AH-M, et al. Dynamics of Streptococcus mutans transcriptome in response to starch and sucrose during biofilm development. PloS One. 2010;5(10):e13478.
113. Castillo Pedraza MC, Novais TF, Faustoferri RC, Quivey RGJ, Terekhov A, Hamaker BR, et al. Extracellular DNA and lipoteichoic acids interact with exopolysaccharides in the extracellular matrix of Streptococcus mutans biofilms. Biofouling. 2017;33(9):722-40.
114. Castillo Pedraza MC, de Oliveira Fratucelli ED, Ribeiro SM, Florez Salamanca EJ, da Silva Colin J, Klein MI. Modulation of lipoteichoic acids and exopolysaccharides prevents Streptococcus mutans biofilm accumulation. Mol Basel Switz. 2020;25(9).
115. Lamont RJ, Koo H, Hajishengallis G. The oral microbiota: dynamic communities and host interactions. Nat Rev Microbiol. 2018;16(12):745-59.
116. Lemos JA, Wu H, Quivey RG, Koo H. Pathogenic mechanisms in dental caries. In: Hajishengallis GN, Lamont RJ, Koo H, Jenkinson HF (ed.). Oral microbiology and immunology. 3. ed. Washington: ASM Press; 2019.
117. Kara D, Luppens SBI, Cate JM. Differences between single- and dual-species biofilms of Streptococcus mutans and Veillonella parvula in growth, acidogenicity and susceptibility to chlorhexidine. Eur J Oral Sci. 2006;114(1):58-63.
118. Caufield PW, Li Y, Dasanayake A, Saxena D. Diversity of lactobacilli in the oral cavities of young women with dental caries. Caries Res. 2007;41(1):2-8.
119. Badet C, Thebaud NB. Ecology of lactobacilli in the oral cavity: a review of literature. Open Microbiol J. 2008;2:38-48.
120. Gross EL, Beall CJ, Kutsch SR, Firestone ND, Leys EJ, Griffen AL. Beyond Streptococcus mutans: dental caries onset linked to multiple species by 16S rRNA community analysis. PloS One. 2012;7(10):e47722.
121. Pereira D, Seneviratne CJ, Koga-Ito CY, Samaranayake LP. Is the oral fungal pathogen Candida albicans a cariogen? Oral Dis. 2018;24(4):518-26.
122. Nikawa H, Yamashiro H, Makihira S, Nishimura M, Egusa H, Furukawa M, et al. In vitro cariogenic potential of Candida albicans. Mycoses. 2003;46(11-12):471-8.
123. Charone S, Portela MB, Martins K de O, Soares RM, Castro GF. Role of Candida species from HIV infected children in enamel caries lesions: an in vitro study. J Appl Oral Sci. 2017;25(1):53-60.
124. Klinke T, Guggenheim B, Klimm W, Thurnheer T. Dental caries in rats associated with Candida albicans. Caries Res. 2011;45(2):100-6.
125. Falsetta ML, Klein MI, Colonne PM, Scott-Anne K, Gregoire S, Pai C-H, et al. Symbiotic relationship between Streptococcus mutans and Candida albicans synergizes virulence of plaque biofilms in vivo. Infect Immun. 2014;82(5):1968-81.
126. Xiao J, Huang X, Alkhers N, Alzamil H, Alzoubi S, Wu TT, et al. Candida albicans and early childhood caries: a systematic review and meta-analysis. Caries Res. 2018;52(1-2):102-12.
127. Eidt G, Waltermann EDM, Hilgert JB, Arthur RA. Candida and dental caries in children, adolescents and adults: a systematic review and meta-analysis. Arch Oral Biol. 2020;119:104876.
128. Bamford CV, d'Mello A, Nobbs AH, Dutton LC, Vickerman MM, Jenkinson HF. Streptococcus gordonii modulates Candida albicans biofilm formation through intergeneric communication. Infect Immun. 2009;77(9):3696-704.
129. Kaplan CW, Lux R, Haake SK, Shi W. The Fusobacterium nucleatum outer membrane protein RadD is an arginine-inhibitable adhesin required for inter-species adherence and the structured architecture of multispecies biofilm. Mol Microbiol. 2009;71(1):35-47.
130. Xu H, Jenkinson HF, Dongari-Bagtzoglou A. Innocent until proven guilty: mechanisms and roles of Streptococcus-Candida interactions in oral health and disease. Mol Oral Microbiol. 2014;29(3):99-116.
131. Sztukowska MN, Dutton LC, Delaney C, Ramsdale M, Ramage G, Jenkinson HF, et al. Community development between Porphyromonas gingivalis and Candida albicans mediated by InlJ and Als3. mBio. 2018;9(2).
132. Deng L-L, Gao G, Deng H-B, Wang F, Wang Z-H, Yang Y. Co-occurring genetic alterations predict distant metastasis and poor efficacy of first-line EGFR-TKIs in EGFR-mutant NSCLC. J Cancer Res Clin Oncol. 2019;145(10):2613-24.
133. Hwang G, Liu Y, Kim D, Li Y, Krysan DJ, Koo H. Candida albicans mannans mediate Streptococcus mutans exoenzyme GtfB binding to modulate cross-kingdom biofilm development in vivo. PLoS Pathog. 2017;13(6):e1006407. http://creativecommons.org/licenses/by/4.0/
134. Polke M, Leonhardt I, Kurzai O, Jacobsen ID. Farnesol signalling in Candida albicans - more than just communication. Crit Rev Microbiol. 2018;44(2):230-43.
135. Kim D, Sengupta A, Niepa THR, Lee B-H, Weljie A, Freitas-Blanco VS, et al. Candida albicans stimulates Streptococcus mutans microcolony development via cross-kingdom biofilm-derived metabolites. Sci Rep. 2017;7:41332. http://creativecommons.org/licenses/by/4.0/
136. Ellepola K, Liu Y, Cao T, Koo H, Seneviratne CJ. Bacterial GtfB augments Candida albicans accumulation in cross-kingdom biofilms. J Dent Res. 2017;96(10):1129-35.
137. Kim D, Liu Y, Benhamou RI, Sanchez H, Simón-Soro Á, Li Y, Hwang G, Fridman M, Andes DR, Koo H. Bacterial-derived exopolysaccharides enhance antifungal drug tolerance in a cross-kingdom oral biofilm. ISME J. 2018 Jun;12(6):1427-1442. http://creativecommons.org/licenses/by/4.0/
138. Koo H, Andes DR, Krysan DJ. Candida-streptococcal interactions in biofilm-associated oral diseases. PLoS Pathog. 2018;14(12):e1007342. http://creativecommons.org/licenses/by/4.0/
139. Negrini TC, Koo H, Arthur RA. Candida-bacterial biofilms and host-microbe interactions in oral diseases. Adv Exp Med Biol. 2019;1197:119-141
140. Lozano Moraga CP, Rodríguez Martínez GA, Lefimil Puente CA, Morales Bozo IC, Urzúa Orellana BR. Prevalence of Candida albicans and carriage of Candida non-albicans in the saliva of preschool children, according to their caries status. Acta Odontol Scand. 2017;75(1):30-5.
141. de Carvalho FG, Silva DS, Hebling J, Spolidorio LC, Spolidorio DMP. Presence of mutans streptococci and Candida spp. in dental plaque/dentine of carious teeth and early childhood caries. Arch Oral Biol. 2006;51(11):1024-8.
142. O'Connell LM, Santos R, Springer G, Burne RA, Nascimento MM, Richards VP. Site-specific profiling of the dental mycobio-

me reveals strong taxonomic shifts during progression of early--childhood caries. Appl Environ Microbiol. 2020;86(7).

143. Kim D, Barraza JP, Arthur RA, Hara A, Lewis K, Liu Y, et al. Spatial mapping of polymicrobial communities reveals a precise biogeography associated with human dental caries. Proc Natl Acad Sci U S A. 2020;117(22):12375-86. http://creativecommons.org/licenses/by/4.0/
144. Nascimento MM, Zaura E, Mira A, Takahashi N, ten Cate JM. Second era of OMICS in caries research: moving past the phase of disillusionment. J Dent Res. 2017;96(7):733-40.
145. Bostanci N, Grant M, Bao K, Silbereisen A, Hetrodt F, Manoil D, et al. Metaproteome and metabolome of oral microbial communities. Periodontol 2000. 2021;85:46-81.
146. Duran-Pinedo AE, Frias-Lopez J. Beyond microbial community composition: functional activities of the oral microbiome in health and disease. Microbes Infect Inst Pasteur. 2015;17(7):505-16.
147. Peterson SN, Meissner T, Su AI, Snesrud E, Ong AC, Schork NJ, et al. Functional expression of dental plaque microbiota. Front Cell Infect Microbiol [Internet]. 2014;4. Disponível em: https://www.frontiersin.org/articles/10.3389/fcimb.2014.00108/full [acesso 05 jul. 2021].
148. Rosier BT, Marsh PD, Mira A. Resilience of the oral microbiota in health: mechanisms that prevent dysbiosis. J Dent Res. 2018;97(4):371-80.
149. Espinoza JL, Harkins DM, Torralba M, Gomez A, Highlander SK, Jones MB, et al. Supragingival plaque microbiome ecology and functional potential in the context of health and disease. mBio. 2018;9(6):e01631-18.
150. Corby PM, Bretz WA, Hart TC, Schork NJ, Wessel J, Lyons-Weiler J, et al. Heritability of oral microbial species in caries-active and caries-free twins. Twin Res Hum Genet. 2007;10(6):821-8.
151. Aas JA, Griffen AL, Dardis SR, Lee AM, Olsen I, Dewhirst FE, et al. Bacteria of dental caries in primary and permanent teeth in children and young adults. J Clin Microbiol. 2008;46(4):1407-17.
152. Ribeiro AA, Azcarate-Peril MA, Cadenas MB, Butz N, Paster BJ, Chen T, et al. The oral bacterial microbiome of occlusal surfaces in children and its association with diet and caries. PloS One. 2017;12(7):e0180621.
153. Fechney JM, Browne GV, Prabhu N, Irinyi L, Meyer W, Hughes T, et al. Preliminary study of the oral mycobiome of children with and without dental caries. J Oral Microbiol. 2018;11(1):1536182.
154. de Jesus VC, Shikder R, Oryniak D, Mann K, Alamri A, Mittermuller B, et al. Sex-based diverse plaque microbiota in children with severe caries. J Dent Res. 2020;99(6):703-12.
155. Ev LD, Damé-Teixeira N, Do T, Maltz M, Parolo CCF. The role of Candida albicans in root caries biofilms: an RNA-seq analysis. J Appl Oral Sci Rev FOB. 2020;28:e20190578
156. Al-Hebshi NN, Baraniya D, Chen T, Hill J, Puri S, Tellez M, et al. Metagenome sequencing-based strain-level and functional characterization of supragingival microbiome associated with dental caries in children. J Oral Microbiol. 2018;11(1):1557986. http://creativecommons.org/licenses/by/4.0/
157. Zhu L, Kreth J. The role of hydrogen peroxide in environmental adaptation of oral microbial communities. Oxid Med Cell Longev. 2012;2012:717843
158. He J, Hwang G, Liu Y, Gao L, Kilpatrick-Liverman L, Santarpia P, et al. l-arginine modifies the exopolysaccharide matrix and thwarts Streptococcus mutans outgrowth within mixed-species oral biofilms. J Bacteriol. 2016;198(19):2651-61.
159. Nascimento MM, Browngardt C, Xiaohui X, Klepac-Ceraj V, Paster BJ, Burne RA. The effect of arginine on oral biofilm communities. Mol Oral Microbiol. 2014;29(1):45-54.
160. Belda-Ferre P, Alcaraz LD, Cabrera-Rubio R, Romero H, Simón-Soro A, Pignatelli M, et al. The oral metagenome in health and disease. ISME J. 2012;6(1):46-56.
161. Huang X, Palmer SR, Ahn S-J, Richards VP, Williams ML, Nascimento MM, et al. A Highly Arginolytic Streptococcus Species That Potently Antagonizes Streptococcus mutans. Appl Environ Microbiol. 2016 Jan 29;82(7):2187–201.
162. Camelo-Castillo A, Benítez-Páez A, Belda-Ferre P, Cabrera-Rubio R, Mira A. Streptococcus dentisani sp. nov., a novel member of the mitis group. Int J Syst Evol Microbiol. 2014;64(Pt 1):60-5.
163. de Jesus VC, Shikder R, Oryniak D, Mann K, Alamri A, Mittermuller B, et al. Sex-based diverse plaque microbiota in children with severe caries. J Dent Res. 2020;99(6):703-12.The role of Candida albicans in root caries biofilms: an RNA-seq analysis. J Appl Oral Sci. 2020;28:e20190578
164. Kanasi E, Dewhirst FE, Chalmers NI, Kent R, Moore A, Hughes CV, et al. Clonal analysis of the microbiota of severe early childhood caries. Caries Res. 2010;44(5):485-97.
165. Wolff D, Frese C, Schoilew K, Dalpke A, Wolff B, Boutin S. Amplicon-based microbiome study highlights the loss of diversity and the establishment of a set of species in patients with dentin caries. PloS One. 2019;14(7):e0219714.
166. Dzidic M, Collado MC, Abrahamsson T, Artacho A, Stensson M, Jenmalm MC, et al. Oral microbiome development during childhood: an ecological succession influenced by postnatal factors and associated with tooth decay. ISME J. 2018;12(9):2292-306.
167. Tanner ACR, Mathney JMJ, Kent RL, Chalmers NI, Hughes CV, Loo CY, et al. Cultivable anaerobic microbiota of severe early childhood caries. J Clin Microbiol. 2011;49(4):1464-74.
168. Dame-Teixeira N, de Cena JA, Côrtes DA, Belmok A, dos Anjos Borges LG, Marconatto L, et al. Presence of Archaea in dental caries biofilms. Arch Oral Biol. 2020;110:104606.
169. Kressirer CA, Chen T, Lake Harriman K, Frias-Lopez J, Dewhirst FE, Tavares MA, et al. Functional profiles of coronal and dentin caries in children. J Oral Microbiol. 2018;10(1):1495976.
170. Xu H, Tian J, Hao W, Zhang Q, Zhou Q, Shi W, et al. Oral Microbiome Shifts From Caries-Free to Caries-Affected Status in 3-Year-Old Chinese Children: A Longitudinal Study. Front Microbiol [Internet]. 2018;9. Disponível em: https://www.frontiersin.org/articles/10.3389/fmicb.2018.02009/full [acesso 05 jul. 2021].
171. Kalpana B, Prabhu P, Bhat AH, Senthilkumar A, Arun RP, Asokan S, et al. Bacterial diversity and functional analysis of severe early childhood caries and recurrence in India. Sci Rep. 2020;10(1):21248.
172. Belstrøm D, Constancias F, Liu Y, Yang L, Drautz-Moses DI, Schuster SC, et al. Metagenomic and metatranscriptomic analysis of saliva reveals disease-associated microbiota in patients with periodontitis and dental caries. NPJ Biofilms Microbiomes. 2017 2;3:23. http://creativecommons.org/licenses/by/4.0/
173. Do T, Sheehy EC, Mulli T, Hughes F, Beighton D. Transcriptomic analysis of three Veillonella spp. present in carious dentine and in the saliva of caries-free individuals. Front Cell Infect Microbiol. 2015;5:25.
174. Damé-Teixeira N, Parolo CCF, Malz M, Devine DA, Do T. Gene expression profile of Scardovia spp. in the metatranscriptome of root caries. Braz Oral Res [Internet]. 2020 May 8;34. Disponível em: https://www.scielo.br/j/bor/a/3dHTpKbv7kRJsBjzG88K3Yk/?lang=en [acesso 05 jul. 2021].
175. Dame-Teixeira N, Parolo CCF, Maltz M, Tugnait A, Devine D, Do T. Actinomyces spp. gene expression in root caries lesions. J Oral Microbiol. 2016;8:32383.
176. Paqué PN, Herz C, Wiedemeier DB, Mitsakakis K, Attin T, Bao K, et al. Salivary biomarkers for dental caries detection and personalized monitoring. J Pers Med. 2021;11(3):235.
177. Belda-Ferre P, Williamson J, Simón-Soro Á, Artacho A, Jensen ON, Mira A. The human oral metaproteome reveals potential biomarkers for caries disease. Proteomics. 2015;15(20):3497-507.
178. Heimisdottir LH, Lin BM, Cho H, Orlenko A, Ribeiro AA, Simon-Soro A, et al. Metabolomics insights in early childhood caries. J Dent Res. 2021;100(6):615-22.
179. Simón-Soro A, Belda-Ferre P, Cabrera-Rubio R, Alcaraz LD, Mira A. A tissue-dependent hypothesis of dental caries. Caries Res. 2013;47(6):591-600.

180. Damé-Teixeira N, Parolo CCF, Maltz M, Rup AG, Devine DA, Do T. Gene expression of bacterial collagenolytic proteases in root caries. J Oral Microbiol. 2018;10(1):1424475.
181. Hamilton IR, Ellwood DC. Carbohydrate metabolism by Actinomyces viscosus growing in continuous culture. Infect Immun. 1983;42(1):19-26.
182. Pandit S, Kim J-E, Jung K-H, Chang K-W, Jeon J-G. Effect of sodium fluoride on the virulence factors and composition of Streptococcus mutans biofilms. Arch Oral Biol. 2011;56(7):643-9.
183. Koo H, Sheng J, Nguyen PTM, Marquis RE. Co-operative inhibition by fluoride and zinc of glucosyl transferase production and polysaccharide synthesis by mutans streptococci in suspension cultures and biofilms. FEMS Microbiol Lett. 2006;254(1):134-40.
184. Tatevossian A. Fluoride in dental plaque and its effects. J Dent Res. 1990;69 Spec No:645–52; discussion 682-683.
185. Vogel GL, Zhang Z, Chow LC, Schumacher GE. Changes in lactate and other ions in plaque and saliva after a fluoride rinse and subsequent sucrose administration. Caries Res. 2002;36(1):44-52.
186. Kaufmann M, Bartholmes P. Purification, characterization and inhibition by fluoride of enolase from Streptococcus mutans DSM 320523. Caries Res. 1992;26(2):110-6.
187. Guha-Chowdhury N, Clark AG, Sissons CH. Inhibition of purified enolases from oral bacteria by fluoride. Oral Microbiol Immunol. 1997;12(2):91-7.
188. Takahashi N, Washio J. Metabolomic effects of xylitol and fluoride on plaque biofilm in vivo. J Dent Res. 2011 Dec;90(12):1463-8. doi: 10.1177/0022034511423395. Epub 2011 Sep 22. PMID: 21940519; PMCID: PMC4077520.
189. Kanapka JA, Kleinberg I. Catabolism of arginine by the mixed bacteria in human salivary sediment under conditions of low and high glucose concentration. Arch Oral Biol. 1983;28(11):1007-15.
190. Casiano-Colón A, Marquis RE. Role of the arginine deiminase system in protecting oral bacteria and an enzymatic basis for acid tolerance. Appl Environ Microbiol. 1988;54(6):1318-24.
191. Nascimento MM, Alvarez AJ, Huang X, Browngardt C, Jenkins R, Sinhoreti MC, et al. Metabolic profile of supragingival plaque exposed to arginine and fluoride. J Dent Res. 2019;98(11):1245-52.
192. Foxman B, Luo T, Srinivasan U, Ramadugu K, Wen A, Goldberg D, et al. The effects of family, dentition and dental caries on the salivary microbiome. Ann Epidemiol. 2016;26(5):348-54.
193. Simón-Soro A, Tomás I, Cabrera-Rubio R, Catalan MD, Nyvad B, Mira A. Microbial geography of the oral cavity. J Dent Res. 2013;92(7):616-21.
194. Benítez-Páez A, Belda-Ferre P, Simón-Soro A, Mira A. Microbiota diversity and gene expression dynamics in human oral biofilms. BMC Genomics. 2014;15:311.
195. Crossner CG. Salivary lactobacillus counts in the prediction of caries activity. Community Dent Oral Epidemiol. 1981;9(4):182-90.
196. Zickert I, Emilson CG, Krasse B. Correlation of level and duration of Streptococcus mutans infection with incidence of dental caries. Infect Immun. 1983;39(2):982-5.
197. Fontana M. The clinical, environmental, and behavioral factors that foster early childhood caries: evidence for caries risk assessment. Pediatr Dent. 2015;37(3):217-25.
198. Ferrer MD, López-López A, Nicolescu T, Perez-Vilaplana S, Boix-Amorós A, Dzidic M, et al. Topic application of the probiotic Streptococcus dentisani improves clinical and microbiological parameters associated with oral health. Front Cell Infect Microbiol. 2020;10:465.

CAPÍTULO 9

Microbiologia dos biofilmes periodontais: caracterização das comunidades microbianas associadas à saúde e doenças periodontais

- Mabelle de Freitas Monteiro
- Hélvis Enri de Sousa Paz
- Renato Corrêa Viana Casarin

✔ PONTOS IMPORTANTES

- Indivíduos saudáveis e com doenças periodontais compartilham aproximadamente 500 espécies bacterianas, e microrganismos específicos, com maior potencial patogênico, possuem papel fundamental principalmente nos momentos tardios do desenvolvimento da doença.
- O sistema imune do hospedeiro exibe um papel importante na homeostase tecidual, visto que é capaz de detectar e tolerar microrganismos associados com a saúde, sem exibir qualquer tipo de reação inflamatória, ao mesmo tempo que possui mecanismos de defesa e está preparado para combater periodontopatógenos.
- Quando afetado pela doença periodontal, há aumento da riqueza microbiana no sulco/bolsa periodontal e na abundância de muitas bactérias Gram-negativas e anaeróbias. Entretanto, deve-se lembrar que, mesmo com o favorecimento da presença de espécies relacionadas à doença, o biofilme nas doenças periodontais também apresenta espécies associadas à saúde em sua composição, porém em menores proporções.
- Condições locais e sistêmicas como tabagismo e diabetes, entre outras, promovem alterações subgengivais e o favorecimento de uma comunidade disbiótica que justificaria o potencial para o desenvolvimento da periodontite e maior risco para a doença.
- Aspectos funcionais do biofilme, e não apenas taxonômicos, podem ser determinantes no processo de doença periodontal, visto que até mesmo algumas bactérias Gram-positivas geralmente associadas à saúde ou não associadas com doença periodontal também podem expressar fatores de virulência.

INTRODUÇÃO

Atualmente, pode-se considerar que o ser humano é um holobionte, isto é, um ser pluricelular com inúmeros tipos e quantidades diferentes de outros seres vivos que simbioticamente habitam o mesmo corpo e gerando uma condição mútua de vida. Estudos mostram que o corpo humano possui 30 x 10^{12} células, ao mesmo tempo que é habitado por 38 x 10^{12} células bacterianas.[1] O ambiente bucal não é diferente. O periodonto (*peri*: ao redor; *odonto*: dente) possui a característica de ser colonizado por diferentes tipos de microrganismos que desenvolvem diversas formas de relação com o hospedeiro.

Uma ampla variedade de microrganismos habita a cavidade oral: mais de mil espécies bacterianas diferentes podem colonizar a boca, e alguns estudos, realizados a partir do sequenciamento genético do biofilme, mostram que aproximadamente 500 espécies são semelhantes entre indivíduos saudáveis e com doenças periodontais.[2,3] Desde as primeiras observações feitas há cerca de 400 anos, ainda utilizando microscópios rudimentares, já foi possível perceber que há uma variedade no perfil das bactérias presentes dentro da cavidade bucal, em especial quando se considera os diferentes nichos bucais (p. ex., língua, mucosa, ambiente supra ou subgengival). A partir desse conhecimento, a biogeografia bacteriana, ou seja, perfis específicos que colonizam cada ambiente, passou a ser estudada. Dessa maneira, as evidências subsequentes têm mostrado que diferentes microambientes da região bucal apresentam uma certa especificidade de colonização bacteriana, ou seja, existem diferenças nos níveis morfológicos e moleculares na composição das comunidades que habitam tanto as superfícies sólidas (esmalte, dentina, próteses, titânio) quanto as superfícies mucosas.[4,5]

Cada uma dessas superfícies está exposta a diferentes condições físicas, como temperatura, pH, velocidade do fluido crevicular e da saliva. Desta forma, a modulação do ambiente bucal contribui para a seleção de populações bacterianas diferentes, adaptadas para cada tipo de superfície, tendo em vista a disponibilidade de nutrientes para sobrevivência e adaptação. Essas comunidades bacterianas, em menor escala, também vão realizar processos bióticos distintos e a soma desses fatores vai selecionar e iniciar a formação da estrutura dos ecossistemas bucais.[4]

É aceitável e crível que haja uma colonização simbiótica e protetora aos tecidos bucais por microrganismos comensais, que podem, por diferentes vias, atuar como "guardiões" da saúde periodontal. Ao mesmo tempo, habitando simultaneamente os mesmos nichos, microrganismos patobiontes podem, modulados por condições locais e sistêmicas, participar da instalação de doenças gengivais e periodontais. O conceito de disbiose é aceito hoje como elemento fundamental associado ao processo de destruição dos tecidos ao redor dos elementos dentais. As doenças periodontais possuem etiologia fortemente associada à microbiota, com uma série de alterações estruturais e funcionais das comunidades microbianas. Em decorrência desses fatores, torna-se necessário o entendimento de toda a dinâmica que envolve o estabelecimento do microbioma oral, formação de biofilmes e alterações ecológicas associadas ao surgimento dessas doenças.

Este capítulo apresenta o modelo atual de colonização oral relacionado à saúde e à doença periodontal, bem como fatores determinantes nesse processo de transição de uma relação simbiótica entre indivíduo e microrganismos que o habitam para uma condição de doença.

FORMAÇÃO E ESTRUTURA DO CÁLCULO DENTÁRIO

Os biofilmes que se desenvolvem acima ou abaixo da margem gengival podem, eventualmente, ser penetrados por minerais e cristais de fosfato de cálcio e assim sofrer um processo de mineralização, sendo nesse momento denominado cálculo dentário (**Figura 1**). O cálculo dentário é o biofilme aprisionado em depósitos mineralizados cuja formação está diretamente ligada ao fluxo salivar e essa estrutura desempenha um papel importante no contexto de doença periodontal, já que atua como substrato e propicia o crescimento, desenvolvimento e manutenção de espécies microbianas adjacentes aos tecidos periodontais.[6]

Durante a formação do cálculo, além de sais minerais, o biofilme também retém outras bactérias presentes na cavidade bucal, proteínas do hospedeiro, vírus, restos alimentares e de DNA. Estudos mostram que o processo de mineralização do biofilme parece estar consolidado em 12 dias, mas já nos primeiros 2 dias ocorre metade da mineralização. O grau de formação do cálculo é influenciado não somente pela quantidade de biofilme, mas também pela sua localização, especialmente pela proximidade dos dutos de secreção das glândulas salivares. Nos casos em que os depósitos estão localizados próximo da abertura dos dutos das glândulas salivares maiores, há um aumento no grau de minerais (cálcio e fósforo) e, consequentemente, maior formação de cálculo.[6,7]

Biofilmes calcificados são compostos essencialmente por quatro tipos de cristais de fosfato de cálcio: bruxita ($Ca[HPO_4].2H_2O$), fosfato de octacálcio ($Ca_8[HPO_4]_4$), hidroxiapatita ($Ca_{10}[PO_4]_6.[OH]_2$) e betafosfato tricálcico (β-$Ca3[PO_4]_2$). Nas superfícies dentárias eles podem se localizar supragengivalmente (de modo coronal à margem gengival) e subgengivalmente (de modo apical à margem gengival), sendo observadas algumas diferenças em sua composição.[7,8]

O cálculo supragengival possui, histologicamente, uma composição estrutural filamentosa, orientada em ângulos retos em direção à superfície dentária. Essas estruturas estão organizadas em camadas, nas quais há uma grande variabilidade de minerais entre elas. Nas camadas mais externas predomina o fosfato de octacálcio enquanto nas internas predomina a hidroxiapatita. O betafosfato tricálcio é encontrado em pequenas proporções na estrutura e a bruxita está presente nas camadas recém-depositadas, servindo de base para a formação do cálculo supragengival.[6,9]

Enquanto isso, o cálculo subgengival já possui uma composição predominantemente composta por cocos, bastões e filamentos com padrões de orientação indistintos. Essa estrutura parece ser mais homogênea e é constituída por camadas nas quais a densidade mineral possui uma distribuição mais uniforme entre elas. Nesse ambiente, a hidroxiapatita é o mineral que predomina.[6,9]

Depois da mineralização, a superfície áspera do cálculo proporciona um terreno ideal para a deposição de novos biofilmes. A estrutura mineralizada do cálculo por si só não é capaz de causar uma destruição nos tecidos periodontais. No entanto, essa superfície faz com que colônias microbianas não mineralizadas recém-depositadas possam se manter e exercer suas funções metabólicas em regiões próximas aos tecidos periodontais.[6,7]

Vale ressaltar que a presença do cálculo limita a capacidade de higienização da região e, consequentemente, aumenta a taxa de deposição de biofilme. Além disso, o cálculo subgengival pode funcionar como um local retentivo para endotoxinas bacterianas locais.[6]

SIMBIOSE E ESTILO DE VIDA COMUNITÁRIO

A organização estrutural em forma de biofilmes não só aumenta a sobrevivência dos microrganismos, mas também permite maior colonização e expansão da biomassa e, em alguns casos, aumento da patogenicidade. Essa característica provém da interação entre os membros dessa comunidade, ocorrendo eventos celulares de maneira sinérgica, beneficiando a comunidade bacteriana. Apesar de o sistema imune do hospedeiro estar pronto para combater invasões microbianas por intermédio da resposta imune inata e adaptativa, a microbiota residente do indivíduo possui uma série de mecanismos biológicos que permitem sua coexistência com o hospedeiro e fornecem benefícios como regulação negativa das respostas inflamatórias prejudiciais ao organismo e resistência à colonização (fenômeno no qual a colonização por bactérias comensais previne a colonização por bactérias patogênicas). Essa interação fisiológica entre o microbioma oral e o hospedeiro é conhecida como simbiose: uma relação bastante dinâmica que é constantemente alterada pelas mudanças ambientais, metabólicas e causadas pela composição das comunidades microbianas.[10]

Entretanto, mudanças no pH, na disponibilidade de nutrientes para os microrganismos, no oxigênio e no fluxo do fluido crevicular gengival são fatores que constantemente alteram as atividades metabólicas microbianas, e é por isso que a relação de simbiose pressupõe um equilíbrio entre o indivíduo e o biofilme. Em saúde, o biofilme tende a agir de maneira compensatória, por exemplo, alternando entre lentas taxas de produção de ácido e geração de radicais alcalinos para propiciar um ambiente com pH neutro.[11]

Além das condições ambientais, a produção de alguns fatores antagônicos pela microbiota residente também ajuda a estabilizar a presença de espécies relacionadas à saúde e restringe a colonização de outras bactérias associadas com doença. Entre esses fatores, os principais conhecidos atualmente são a produção de H_2O_2, de ácidos e de bacteriocinas.[11]

Muitos estudos atribuem a bactérias do gênero *Streptococcus* essa propriedade de produzir substâncias antimicrobianas para evitar o crescimento de bactérias patogênicas. Já foi demonstrado que a produção de H_2O_2 parece ser a principal substância antimicrobiana produzida por *Streptococcus sanguinis*, *Streptococcus cristatus*, *Streptococcus gordonii*, *Streptococcus parasanguinis*, *Streptococcus mitis* e *Streptococcus oralis*, assim como pode ser produzida por *S. sanguinis* e inibir o crescimento de periodontopatógenos.[12] Algumas espécies como *Streptococcus salivarius K12* podem sintetizar bacteriocinas altamente específicas e, por fim, os *Streptococcus* no geral são conhecidos pelas suas propriedades de produção de ácidos.[2]

Acredita-se que esses efeitos inibitórios são regulados pelas condições ambientais no momento da colonização e que isso possa de alguma forma exercer alguma influência sobre as propriedades das bactérias comensais orais. Os *Streptococcus* são mais abundantes nos estágios iniciais da colonização e, por muitas vezes, foram considerados comensais estritos na cavidade bucal. Entretanto, atualmente essa é uma visão considerada restritiva. Existe uma série de microrganismos ou até mesmo diferentes espécies e cepas que também estão presentes e podem influenciar no metabolismo dessas bactérias e, para isso, deve-se levar em consideração a comunidade como um todo.[2,12]

O sistema imune do hospedeiro também exibe um papel importante, visto que é capaz de detectar e tolerar microrganismos associados com a saúde, sem exibir qualquer tipo de reação inflamatória, ao mesmo tempo que possui mecanismos de defesa e está preparado para combater periodontopatógenos.

Acredita-se que o fluxo de neutrófilos nos tecidos periodontais seja um mecanismo de proteção fundamental do hospedeiro e possa ser induzido por mecanismos bacterianos. Enquanto os mecanismos de defesa do sistema imune são associados com a expressão de um ligante de quimiocina (CXCL1), as bactérias comensais também parecem induzir a expressão de um ligante de quimiocina (CXCL2) por meio de vias de resposta primária de diferenciação mieloide. Portanto, tais vias são indicativas de que a comunidade polimicrobiana tem uma contribuição significativa na resposta imune do indivíduo em ambiente de saúde.[10,13]

Streptococcus são os principais componentes das comunidades microbianas associadas com o epitélio bucal e podem agir como comensais homeostáticos ainda na interface epitelial, de modo a restringir respostas pró-inflamatórias e estimular a expressão de alguns peptídeos de caráter antimicrobiano, como betadefensinas.[10,13]

Alguns estudos mostram que a comunidade microbiana residente também parece estar associada à indução de interleucina-8 (IL-8), um importante mediador da resposta imune inata responsável por recrutar neutrófilos em uma possível colonização por patógenos.[14-16] Similarmente, outras bactérias parecem estar associadas ao aumento da resposta imune, como *Fusobacterium nucleatum*, que induz as respostas Th1 e Th3 e, interessantemente, *Treponema denticola*, que é uma espécie frequentemente associada com doença e induz resposta Th1 dominante.[17] Membros da comunidade oral residente também induzem células dendríticas para diferenciação Th2 e células T regulatórias.[16,18]

Outras contribuições resultantes das interações simbióticas também têm sido relatadas na literatura, como no estabelecimento da função de barreira epitelial por parte de ligações com espécies de *S. gordonii* através do receptor CD24 do epitélio oral em fenótipo de saúde.[19] Algumas bactérias bucais também parecem exercer funções na homeostase do óxido nítrico e essa relação simbiótica pode proporcionar manutenção da integridade cardiovascular, evidenciando a importância dessa comunidade em nível sistêmico.[16,20,21]

Portanto, as comunidades polimicrobianas bucais comensais e residentes são integradas ao indivíduo e essa interação permite o desenvolvimento adequado da estrutura e função tecidual, oferece proteção contra microrganismos exógenos e cria um ambiente não destrutivo ao hospedeiro. Além disso, participam ativamente no desenvolvimento da resposta imune, sendo, portanto, componentes inerentes à fisiologia humana. Esse conhecimento pode ser útil na compreensão de como essas comunidades podem se tornar disfuncionais em suas interações com o hospedeiro.

MICROAMBIENTES PERIODONTAIS NA SAÚDE E NA DOENÇA

A interface dente-tecido gengival pode ser dividida em ambientes distintos: supragengival e subgengival, tendo a margem do tecido gengival como o limite entre elas. Além de estruturalmente apresentarem diferenças, cada ambiente também possui características específicas de tensão de O_2, nutrientes e contato com agentes antimicrobianos físicos e químicos, bem como resposta imunológica do hospedeiro. Essas variações microbianas ocorrem em diferentes condições clínicas, seja na saúde, seja na presença de doenças gengivais (**Figura 1**).

Os tecidos periodontais saudáveis são caracterizados clinicamente por algumas características gengivais, como: coloração rosa ou melanótica clara/pálida, contorno festonado, consistência firme (**Figura 1A**); e periodontais, que são mensurados por parâmetros clínicos como profundidade de sondagem, nível de inserção clínica e sangramento à sondagem. Gengivite e periodontite são as doenças mais prevalentes do periodonto e ambas apresentam estreita relação com o acúmulo de biofilme dental. Ao se acumular sobre a superfície dental, o biofilme ocasiona uma inflamação na gengiva, conhecida como gengivite (**Figura 1B**). Em alguns casos, essa condição clínica pode progredir e levar à perda de tecidos periodontais que suportam os dentes, conhecida como periodontite (**Figura 1C**). Em ambas as situações clínicas, o ambiente subgengival fica marcado por mudanças em suas características ecológicas quando comparadas à saúde gengival. O aumento da inflamação e o aprofundamento do sulco gengival estão relacionados com o gradativo aumento do volume de fluido gengival, a redução dos níveis de oxigênio, o aumento do pH e um aumento na quantidade de proteínas disponíveis, fornecendo nutrientes em abundância para bactérias proteolíticas. O novo microambiente subgengival afeta diretamente a comunidade microbiana e as espécies que colonizarão o biofilme, como será descrito adiante.

A manutenção da homeostase nos tecidos periodontais é fundamental para a manutenção da saúde. Essa situação é possível quando as agressões promovidas pelo biofilme no ambiente subgengival estão equilibradas com a resposta inflamatória promovida pelo hospedeiro. Entretanto, em certas condições, esse equilíbrio pode ser perdido e ocasionar a exacerbação do processo inflamatório que causará a perda de inserção clínica característica da periodontite.[3] Nesse sentido, é imprescindível entender quais fatores se

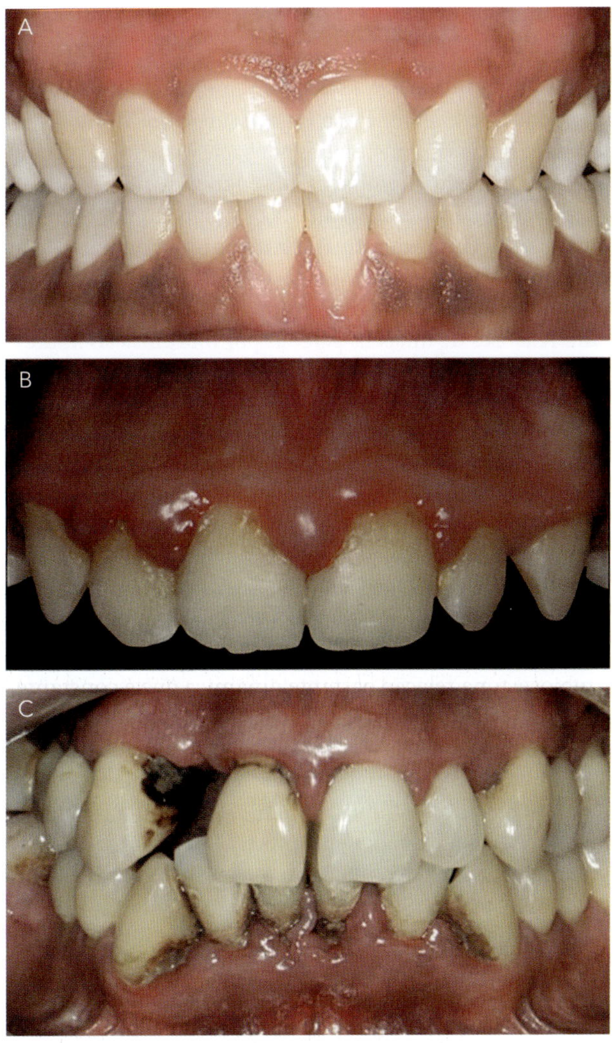

FIGURA 1 Características dos tecidos periodontais. (**A**) Saúde periodontal. (**B**) Gengivite. (**C**) Periodontite.

Fonte: acervo pessoal dos autores.

relacionam com esse balanço e como a microbiota subgengival teria um papel-chave nesse processo.

A associação do biofilme com inflamação gengival é descrita há décadas em estudos de gengivite experimental.[22,23] Tais estudos descreveram como a ausência de higiene oral estaria associada ao aumento na quantidade de biofilme e à alteração em sua composição (caracterizada pelo aumento da complexidade e aumento de Gram-negativos e anaeróbios) e consequente aumento progressivo dos níveis de inflamação. Em contrapartida, o retorno aos hábitos de higiene e remoção do biofilme provocariam a resolução completa do quadro de gengivite. Esses estudos claramente descrevem a relação causal entre a presença de biofilme e inflamação gengival. Entretanto, apesar da relação causal direta entre acúmulo de biofilme e gengivite, o mesmo não é observado para a periodontite. Evidências demonstram que a gengivite sempre precede a periodontite, mas que nem todo caso de gengivite evolui para periodontite[24] e os fatores associados a essa transição ainda não são completamente compreendidos.

MICROBIOMA SUPRAGENGIVAL E SUBGENGIVAL EM SAÚDE

Tradicionalmente se tem uma visão de que os biofilmes supragengivais são constituídos por bactérias aeróbias Gram-positivas enquanto os biofilmes subgengivais – principalmente em pacientes com periodontite – são compostos por bactérias anaeróbicas Gram-negativas. Entretanto, estudos recentes vêm mostrando o quão similares são esses dois ambientes em termos de composição taxonômica das espécies que as habitam. Análises de imagens geradas por hibridização fluorescente in situ mostram que alguns gêneros como *Actinomyces*, *Porphyromonas* e *Veillonella*, que são tradicionalmente associados ao ambiente subgengival, possuem abundâncias semelhantes no biofilme supragengival. Embora os gêneros *Prevotella* e *Fusobacterium* estejam preferencialmente no ambiente subgengival, a distribuição geral das bactérias é muito semelhante em ambos os ambientes, o que torna essa proximidade e conexão entre os dois espaços bastante evidente.[25]

O biofilme supragengival é formado logo após a adesão dos colonizadores iniciais na superfície dental. Após a sua maturação, podem ser observados mais de 57 gêneros diferentes, apesar da maioria deles estar em baixa abundância e prevalência. Desses, cerca de 13 gêneros se destacam por possuir maior abundância relativa, compondo coletivamente cerca de 85% do biofilme. Além disso, cerca de 80% deles também são encontrados em amostras de biofilme subgengival, mais uma vez reforçando a relação de proximidade entre esses ambientes.[25]

Os gêneros mais abundantes parecem ser os principais responsáveis pela estrutura espacial e metabólica do microbioma supragengival em saúde. A estrutura espacial do biofilme supragengival parece estar disposta em forma de "ouriço" e algumas bactérias parecem participar mais dessas estruturas, como *Corynebacterium*, *Streptococcus*, *Porphyromonas*, *Haemophilus*, *Aggregatibacter*, *Neisseriaceae*, *Fusobacterium*, *Leptotrichia*, *Capnocytophaga* e *Actinomyces*.[25]

Nesse modelo em forma de ouriço, sugere-se que bactérias do gênero *Corynebacterium* ocupem um papel central na colonização e sucessão microbiana supragengival e seja o gênero mais característico desse ambiente. Acredita-se que atuem como pilares da arquitetura supragengival em decorrência do crescimento de seus filamentos em direção ao exterior da superfície dentária. Dessa forma, essa estrutura funciona como um sítio de ancoragem para outros microrganismos que vão sucessivamente se associando ao biofilme aderido à superfície dentária. Esses filamentos podem ancorar toda a estrutura do biofilme e crescer novamente após sua remoção pelos procedimentos de higiene bucal.[25]

Os *Streptococcus* , por sua vez, se ligam às extremidades desses filamentos formando estruturas em formato de "espiga de milho". Acredita-se que o metabolismo dessas bactérias altera bioquimicamente o ambiente local ao consumir oxigênio e liberar acetato, dióxido de carbono e peróxidos, e algumas espécies como *Capnocytophaga* e *Fusobacterium*, que possuem afinidade com esses metabólitos, se aderem à estrutura. Outras bactérias se aderem contiguamente à estrutura de maneiras variáveis, como *Actinomyces*. Do ponto de vista taxonômico, destaca-se que a composição do biofilme supragengival varia bastante entre diferentes indivíduos.[25]

Ao contrário dos modelos anteriores, que atribuíam ao *Fusobacterium* um papel central na conexão física entre membros sucessores na comunidade, as análises biogeográficas mostram que essas espécies no ambiente supragengival não são muito prevalentes nem estruturalmente extensas, e isso leva a crer que eles podem contribuir de alguma forma para a organização estrutural, mas parecem não ocupar um papel de destaque nessa conformação.[25]

Embora essa estrutura espacial discutida tenha sido observada em biofilmes supragengivais, é possível que esse consórcio altamente estruturado também ocorra subgengivalmente, visto que as espécies são bastante semelhantes nos dois ambientes em pacientes saudáveis.[25]

O biofilme subgengival é caracterizado pela adesão das comunidades microbianas nas superfícies radiculares, abaixo da margem gengival. Esse ambiente favorece maior proteção contra forças resultantes da mastigação e remoção mecânica do biofilme para estas espécies em comparação com os microrganismos aderidos no esmalte. Além disso, essa região é nutrida pelo fluido crevicular dos tecidos gengivais adjacentes, e em menor grau, pela saliva e pelos nutrientes provenientes da dieta.[26,27]

Estima-se que cerca de 500 espécies bacterianas habitem o ecossistema subgengival, mesmo na condição de saúde periodontal. No entanto, apenas algumas espécies bacterianas são numericamente dominantes, enquanto a maior parte das espécies estão presentes em baixa abundância.[26,27]

Observações microscópicas iniciais já apontaram um predomínio de bacilos e outras bactérias Gram-positivas no biofilme subgengival saudável.[26] Entre elas, além dos colonizadores iniciais como *Actinomyces* e *Streptococcus*, foram encontradas em abundância algumas espécies como *S. sanguinis*, *S. oralis*, *S. intermedius*, *S. gordonii*, *Peptostreptococcus micros* e *Gemella morbillorum*. Também foram observadas espécies Gram-negativas como *Veillonella parvula*, *Veillonella atypica*, *Capnocytophaga ochracea*, *Capnocytophaga gingivalis* e *F. nucleatum*.[26,28]

Enquanto isso, estudos de sequenciamento de DNA confirmam que nesse biofilme há uma grande proporção de bactérias Gram-positivas e algumas bactérias Gram-negativas. Entre as espécies com grande abundância, podem-se citar *Actinomyces* spp., *S. mitis*, *F. nucleatum*, *V. parvula* e *Capnocytophaga* spp. Algumas espécies presentes em biofilmes associados à disbiose são importantes nas comunidades em saúde, como *Rothia aeria*, *Rothia dentocariosa*, *Corynebacterium matruchotti*, *Corynebacterium durum* e *Lautropia mirabilis*. Elas podem desempenhar papéis fundamentais na coagregação e no desenvolvimento espacial do biofilme.[26,29]

DISBIOSE: A CHAVE PARA O SURGIMENTO DA DOENÇA PERIODONTAL

Como descrito anteriormente, o desequilíbrio entre as agressões do biofilme e a resposta do hospedeiro é fundamental para o surgimento da doença periodontal. Esse desequilíbrio está intimamente relacionado com o acúmulo de biofilme e com uma alteração em sua composição, que se torna mais diverso e complexo em um paciente com periodontite.

Historicamente, a composição do biofilme e a presença de patógenos periodontais foram consideradas centrais no processo de desenvolvimento e compreensão da periodontite, o que gerou um grande esforço na identificação de possíveis agentes causadores da perda de inserção. Desde a época de avaliação microscópica do biofilme com Antonie van Leeuwenhoek, percebeu-se a presença de diferentes tipos bacterianos no biofilme periodontal, que passaram a ser investigados como possíveis agentes etiológicos da doença. A avaliação desses microrganismos por meio de métodos de cultura bacteriana e a utilização de ferramentas como câmara de anaerobiose para criar condições ambientais próprias do ambiente subgengival permitiram a caracterização de espécies ali presentes e a identificação de diferenças na composição do biofilme de acordo com as condições clínicas analisadas, como biofilme supra e subgengival, em pacientes tanto periodontalmente saudáveis quanto afetados por periodontite. Assim, alguns microrganismos usualmente encontrados em indivíduos doentes começaram a ser investigados como causa da doença. Esses estudos iniciais foram fundamentais para a identificação de possíveis alvos em estudos microbiológicos subsequentes. Porém, o cultivo e identificação microbianos são laboriosos, demorados e limitados em relação às espécies identificadas. Esses métodos se restringem à avaliação de microrganismos cultiváveis e dependem da criação de condições ambientais conhecidas para algumas espécies.

Uma revolução na forma de compreender as comunidades microbianas na doença periodontal ocorreu com o advento da técnica de hibridização de DNA-DNA. Esse método permite a hibridização de sondas de DNA características para cada espécie ao DNA bacteriano nas amostras analisadas e posterior detecção por meio de sinal de fluorescência química.[30] Assim, tornou-se possível que inúmeras amostras fossem avaliadas para diversas espécies bacterianas em um mesmo momento, ampliando a visão de comunidade microbiana e a caracterização de espécies associadas às condições de doença e saúde. Por serem experimentos mais rápidos e menos laboriosos, permitiram a avaliação de um número maior de amostras, ampliando os conhecimentos obtidos. Utilizando essa técnica e avaliando 40 espécies distintas em um mesma análise, Socransky et al. descreveram a relação de codependência e sinergia entre grupos de microrganismos, caracterizados por eles como complexos microbianos.[10] Cinco complexos foram descritos e classificados por cores (**Figura 2**). O complexo vermelho, composto por *Porphyromonas gingivalis*, *Tannerella forsythia* e *T. denticola*, foi associado à periodontite. O complexo laranja foi considerado importante por facilitar a colonização de um biofilme dental mais maduro, seja pela presença de receptores específicos para a colonização, seja pela criação de um ambiente subgengival propício para o crescimento de colonizadores tardios. A caracterização desses complexos em diversas condições clínicas, como saúde, gengivite, periodontite, biofilme supra e subgengival, também foi descrita a partir desse método.[11,12] A técnica de hibridização DNA-DNA foi um passo importante para a compreender o conceito de comunidade microbiana no biofilme, apesar de ainda contar com um limitado número de espécies avaliadas e de incluir apenas espécies conhecidas e microrganismos cultiváveis na avaliação.

O conceito de comunidades microbianas associadas às alterações periodontais se expandiu ainda mais com a utilização do sequenciamento de DNA no estudo de biofilmes bucais.

A extensa caracterização das comunidades microbianas bucais aprofundou o entendimento da participação microbiana na doença periodontal.[13] Ao observar pacientes com diferentes condições clínicas, percebeu-se que espécies associadas à doença periodontal também estão presentes em saúde e vice-versa, mas em diferentes proporções. Sabe-se ainda que bactérias associadas à doença podem crescer a partir do biofilme de pacientes saudáveis, onde não eram inicialmente identificadas, em estudos de cultivo do biofilme *in vitro* simulando um ambiente inflamado.[14] Isso reforçou o conceito de que a presença de doença não está associada isoladamente à aquisição de novas espécies, e sim à alteração na proporção dos microrganismos que colonizam cada sítio e com a emergência de espécies que já colonizavam os sítios previamente.[28] Tais observações modificaram completamente o direcionamento dos estudos em Periodontia, que passam a não se restringir apenas à identificação de patógenos periodontais específicos, mas em entender como a alteração na comunidade subgengival

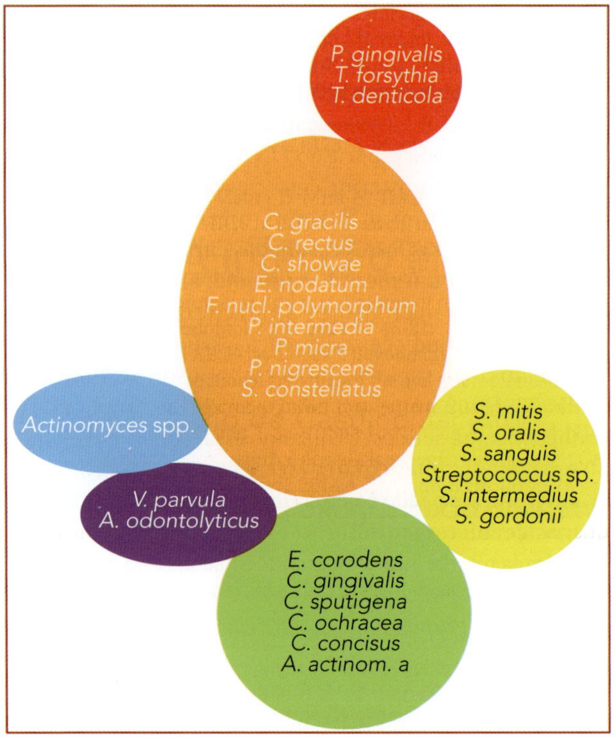

FIGURA 2 Complexos microbianos descritos por Socransky et al. Cada cor representa os complexos microbianos e as bactérias que os compõem. Os complexos amarelo, verde e roxo estão relacionados com espécies compatíveis com o hospedeiro em saúde, enquanto o complexo vermelho representa os colonizadores tardios do biofilme. Há associação entre os complexos, de maneira que a presença de membros do complexo vermelho está fortemente associada a espécies do complexo laranja, enquanto a alta abundância de Actinomyces, complexos roxo, verde e amarelo é usualmente observada sem a presença do complexo vermelho.

Fonte: adaptada do proposto por Socranksy et al., 1998.[10]

estaria relacionada com o desenvolvimento da doença. Dessa maneira, esses conceitos concordam com a hipótese da placa ecológica, na qual patógenos periodontais seriam membros da microbiota normal, identificados em pequenas proporções, porém não sendo capazes de provocar doença. Seu crescimento seria favorecido por meio da modificação das condições ambientais, chegando a limites suficientes para desencadear periodontite.[15]

A visão mais global de comunidade microbiana veio acompanhada do conceito de disbiose, introduzido na Periodontia em 2012.[16,17] Disbiose é a alteração na proporção relativa das espécies de uma comunidade, associada ao desenvolvimento de doenças. Esse conceito surgiu inicialmente em estudos da microbiota intestinal,[18] que demonstram claramente como a alteração na comunidade microbiana estaria associada à quebra da homeostase entre os microrganismos ali presentes e a resposta imune do hospedeiro. Como consequência, surgem quadros de doença como doença inflamatória intestinal, doença de Crohn, desordens metabólicas e doença celíaca.[19-21,31] Situação semelhante pode ser observada na periodontite, em que um biofilme polimicrobiano caracterizado pelo crescimento na proporção de alguns gêneros e espécies bacterianas está associado ao surgimento de inflamação e perda de inserção clínica.

O conceito de disbiose está intimamente relacionado a uma visão mais ecológica dos biofilmes bucais, na qual é imprescindível observar as características do ambiente subgengival para entender a sucessão microbiana observada durante o processo de formação do biofilme.[32] Por essa lógica, qualquer alteração no ambiente subgengival (como alteração nos níveis de oxigênio, no pH, nas fontes nutricionais ou na resposta imunológica do hospedeiro) teria a capacidade de modular as características do meio ambiente e favorecer o crescimento de determinadas espécies mais adaptadas ao meio, dando suporte para o estabelecimento da disbiose. Além disso, a inter-relação entre os membros da comunidade, vivendo em uma relação de sinergia e suporte metabólico, funcional e estrutural, também seria fundamental para a manutenção do biofilme.[17] Uma vez estabelecida a disbiose, ela estaria associada à intensificação do processo inflamatório que teria a capacidade de aumentar as alterações ecológicas da bolsa periodontal, com a formação de um ambiente mais alcalino, anaeróbio e proteolítico. A presença de colonizadores tardios é favorecida, perpetuando a disbiose e a inflamação. Portanto, disbiose e inflamação se retroestimulariam e funcionariam em um processo de *feedback* positivo, intensificando e cronificando a doença.[3] Torna-se, então, fundamental avaliar os fatores capazes de promover e modular a disbiose para entender sua relação com as periodontites.

Essa interpretação mais complexa do ecossistema periodontal vem acompanhada de novos conceitos para definir os constituintes do biofilme. Se antes os microrganismos presentes no corpo humano eram classificados como comensais (microrganismos residentes do corpo) ou patógenos (microrganismos capazes de causar doença), agora é sugerida uma nomenclatura mais ampla, que inclui microrganismos comensais, patógenos acessórios, patógenos-chave e patobiontes[33] (**Quadro 1**)

Apesar de categorias bem definidas, a associação de uma espécie microbiana a uma dessas categorias depende das condições ambientais presentes e da interação entre os membros do biofilme. Por exemplo, *S. gordonii* é um colonizador primário, considerado comensal e abundante em pacientes saudáveis. Entretanto, na presença de periodontite, o *S. gordonii* suporta nutricionalmente a presença e aumenta a patogenicidade de bactérias como *P. gingivalis* e *Aggregatibacter actinomycetemcomitans* (geralmente associadas à periodontite), sendo nesta situação considerado um patógeno acessório.[33]

A hipótese dos patógenos-chave (*keystone pathogens*) foi proposta buscando explicar o desenvolvimento da disbiose na doença periodontal[34] e sua relação com a patogênese da doença. A teoria descreve como alguns microrganismos, mesmo pouco abundantes no biofilme, como o *P. gingivalis*, teriam a capacidade de modular o sistema imune e o meio ambiente e dar suporte à formação de uma nova comunidade associada à disbiose.[35] Dessa forma, tais microrganismos teriam um papel-chave em orquestrar a microbiota comensal e no estabelecimento da comunidade microbiana em condições de doença. Estudos realizados em modelo animal mostraram que, o *P. gingivalis* teria a capacidade de subverter a resposta imune inata do hospedeiro, reduzindo a defesa leucocitária e a ativação do sistema complemento.[16,35] A modulação do sistema imune permitiria, portanto, o crescimento do biofilme e dos microrganismos comensais, o desenvolvimento da disbiose e a consequente exacerbação do processo inflamatório que causará a destruição periodontal. *P. gingivalis* não é reconhecida como uma grande indutora de resposta imune, mas mesmo indiretamente, poderia exercer um importante papel na comunidade microbiana e influenciar o desenvolvimento da periodontite.[16] Neste cenário, a presença dos comensais é imprescindível para o desenvolvimento da periodontite, uma vez que a presença de *P. gingivalis* na ausência dos comensais não é capaz de promover perda de inserção periodontal.[35]

O *A. actinomycetemcomitans* também parece ser um "*keystone pathogen*".[38] *A. actinomycetemcomitans* é uma bactéria fastidiosa, Gram-negativa e anaeróbia facultativa encontrada em baixa abundância no biofilme, porém muito relacionada com o desenvolvimento de doença periodontal severa em adolescentes e jovens.[39-41] A capacidade de modular a resposta inflamatória do hospedeiro e funcionar como um "ativista" da comunidade microbiana, contribuindo para o crescimento de algumas espécies e formação de uma comunidade disbiótica, foi descrita para esse microrganismo.[38] Entre as características dessa espécie que poderiam favorecer seu estabelecimento na comunidade microbiana, podem ser citadas:

a) Estratégias que facilitem sua colonização e adesão.
b) Utilização de nutrientes em seu metabolismo, permitindo a coexistência com outros microrganismos fermentadores (como os gêneros *Streptococcus*, *Lactobacillus* e *Leptotrichia*) usualmente mais abundantes no biofilme.
c) Capacidade de migrar para o ambiente subgengival em situação de estresse ambiental (como presença de H_2O_2 ou ausência nutricional).
d) Presença de fatores de virulência, como as leucotoxinas capazes de destruir neutrófilos e adesinas (como ApiA) capazes de inativar o sistema complemento.[38]

É interessante observar que, mesmo naquelas situações em que bactérias específicas foram associadas à doença, como no caso do *P. gingivalis* e do *A. actinomycetemcomitans*, a necessidade de compreender toda a comunidade disbiótica se mantém.[42] Isso se deve ao fato de tais microrganismos não agirem sozinhos em uma comunidade. A presença dos demais membros de outras bactérias permitiria ou potencializaria sua ação. *A. actinomycetemcomitans*, por exemplo, foi associado à perda óssea futura em adolescentes quando presente em consórcio bacteriano com *S. parasanguinis* e *Filifactor alocis*[40] detectado em idades precoces. *A. actinomycetemcomitans* necessita estar próxima de fermentadores para satisfazer suas necessidades nutricionais e potencializar seus fatores de virulência. Um outro exemplo é o *P. gingivalis*, que na presença de *S. gordonii*, parece ter sua patogenicidade aumentada e ambos mudam seu padrão de expressão gênica e virulência.[43]

Diante do exposto do exposto, as bactérias parecem ter a capacidade de modular fatores ambientais e a relação entre biofilme e hospedeiro, promovendo grande impacto sobre a comunidade e a formação da disbiose. Entretanto, evidências recentes sugerem meios adicionais pelos quais a disbiose poderia se estabelecer. Van Dyke et al., por exemplo, propõem a hipótese da emergência polimicrobiana mediada pela inflamação e exacerbação da disbiose (IMPEDE, do inglês *inflammation-mediated polymicrobial-emergence and dysbiotic-exacerbation*). Segundo os autores, fatores inerentes do hospedeiro estariam associados à exacerbação da resposta inflamatória e a presença de inflamação mudaria a característica ambiental do meio subgengival, favorecendo

Quadro 1 Classificação dos diferentes perfis de colonizadores dos tecidos periodontais

Classificação	Definição	Exemplos
Comensais	Microrganismos residentes do hospedeiro, mas intimamente relacionados com o quadro de saúde e com homeostase corporal	*Streptococcus* ssp. *Actinomyces* ssp.
Patógenos acessórios	Microrganismos comensais, mas que em determinadas condições teriam a capacidade de suportar ecologicamente a presença e o crescimento de microrganismos patogênicos e em algumas situações até contribuir para o processo de doença	*S. gordonii* *S. parasanguinis*
Keystone pathogens	Microrganismos que mesmo em baixa abundância teriam a capacidade de exercer um grande impacto sobre o biofilme, representando um papel-chave no desenvolvimento da comunidade	*P. gingivalis* *A. actinomycetemcomitans*
Patobiontes	Microrganismos que em condições de saúde estão presentes em baixa abundância, mas que em razão de alterações ecológicas aumentam drasticamente em proporção e afetam a homeostase biofilme-hospedeiro, sendo associados ao quadro de doença	*Prevotella* ssp. *Tannerella* ssp *F. nucleatum* *Treponema* ssp.

o crescimento de espécies dominantes e o surgimento da disbiose.[44] Dessa forma, a disbiose surgiria como consequência da inflamação e, posteriormente, teria o papel de exacerbar o processo inflamatório. Microrganismos específicos mais patogênicos passariam a interferir apenas nos momentos tardios do desenvolvimento da doença, como na presença de bolsas periodontais moderadas a profundas. Ocorreria então uma retroestimulação entre esses dois fatores, o que perpetuaria o processo inflamação-disbiose e explicaria a cronicidade das lesões periodontais. Estudos conduzidos em modelo animal e estudos observacionais transversais em seres humanos são utilizados para suportar essa hipótese. Há evidências de estudo longitudinal em humanos demonstrando que a inflamação prediz a progressão da doença e que modificação da microbiota pelo crescimento excessivo de patógenos se dá após o início na periodontite.[45] O início da doença está relacionado a maior presença de bactérias comensais. Patógenos putativos ou patobiontes, geralmente associados com doença em estágios mais tardios, estão em proporções muito baixas no início da doença.[46] Em estudos em ratos, constatou-se que o uso da resolvina (RvE1), molécula com potencial de estimular a resolução da inflamação, preveniu e reverteu a doença periodontal. Tal molécula, além de suprimir a presença do *P. gingivalis* mesmo sem o uso de terapia mecânica,[47] reverteu a disbiose influenciada pela inflamação.[48] Além disso, o processo de inflamação observado na doença parece ser capaz de modular a expressão de genes de virulência tanto em patógenos quanto em microrganismos comensais.[49] Dessa maneira, a inflamação exerceria uma pressão seletiva no biofilme, induzindo sua alteração decorrente das novas condições ambientais da bolsa periodontal (meio mais anaeróbio, proteolítico e alcalino, rico em nutrientes).

Neste sentido, não é possível afirmar se a disbiose é a causa ou consequência do processo da doença periodontal. De qualquer maneira, é evidente a relação entre estes dois fatores e como eles são capazes de se retroestimular, cronificando e perpetuando a progressão da periodontite. Da mesma foram, a modificação de qualquer um desses fatores, seja por terapia mecânica associada à modulação do biofilme (com o uso de antibiótico e probióticos[50,51]), seja associada à modulação do hospedeiro (com o uso de fatores que alterem de resposta inflamatória[52]), é capaz de retroestimular o processo no sentido da resolução da inflamação e retorno para um estado de simbiose da microbiota. Assim, a inter-relação entre esses dois aspectos e a modulação da microbiota e do hospedeiro pelo tratamento periodontal é fundamental e abre novas portas para o estudo da patogênese e de possíveis focos terapêuticos na periodontia.

MICROBIOMA SUBGENGIVAL NA GENGIVITE

Além de entender o papel da disbiose e da comunidade no desenvolvimento da doença periodontal, é importante compreender de que forma acontece essa mudança na comunidade e quais microrganismos se tornam mais ou menos abundantes quando a doença se instala. Estudos de gengivite experimental são categóricos em demonstrar como a cessação da higiene oral é capaz de causar acúmulo gradativo de biofilme e consequente inflamação gengival.[22,23,53] A composição do biofilme tem uma rápida mudança. Inicialmente, é composto por cocos e bacilos Gram-positivos. Após 2-3 dias de acúmulo de placa, há aumento de bastonetes, filamentosos e espiroquetas, predominantemente Gram-negativos.[54] Mudanças ao nível de espécie foram observadas por meio de técnicas de sequenciamento da região 16S do rRNA, evidenciando uma transição da microbiota para a formação de uma comunidade característica da gengivite.[53,55] Aos 21 dias de gengivite é observada uma redução expressiva de *R. dentocariosa*, espécie altamente abundante em saúde. Além disso, há um aumento na proporção de espécies do gênero *Prevotella* (abundante no biofilme), *Selenomonas* (em menor abundância) e de *F. nucleatum ss. polymorphum* no biofilme aos 21 dias.[53] Outros estudos também demonstraram o aumento de espécies dos gêneros *Leptotrichia*, *Porphyromonas*, *Tannerella* e *Treponema*,[55,56] que representam espécies colonizadoras secundárias e compatíveis com um ambiente mais anaeróbio e inflamado. Um maior número de espécies passa a aumentar suas proporções no biofilme, com consequente aumento na diversidade. A alteração na composição do biofilme é acompanhada por um aumento na sua biomassa, o que pode potencializar a ação desse biofilme sobre o hospedeiro.[26]

MICROBIOMA SUBGENGIVAL NA PERIODONTITE

A progressão da gengivite para periodontite é marcada por uma alteração ainda mais acentuada no microbioma quando comparada a uma situação de saúde. Quando afetado pela doença periodontal, há aumento da riqueza microbiana no sulco/bolsa periodontal e na abundância de muitas bactérias Gram-negativas e anaeróbias.[13] Do ponto de vista da diversidade, a periodontite apresenta um comportamento oposto ao apresentado por outras doenças. A cárie e a doença inflamatória intestinal, por exemplo, são marcadas por uma redução na diversidade microbiana, observada pelo crescimento acentuado de algumas bactérias ligadas com o quadro de doença e adaptadas às condições ambientais presentes.[57,58] A periodontite acontece em íntima relação com o processo inflamatório e com o surgimento da bolsa periodontal. Esse cenário permite o estabelecimento de condições ambientais muito diversas e o surgimento de ampla fonte nutricional, caracterizando um ambiente mais alcalino, anaeróbio, proteolítico e com muitos produtos de degradação tecidual. Assim, diversas espécies podem crescer em quantidade e em proporção no biofilme, que constitui um espaço estável e seguro para crescimento. O biofilme permite a interação entre diferentes espécies bacterianas, que estabelecem relações metabólicas, nutricionais e estruturais complexas, produzindo microambientes que favorecem a coexistência de espécies que, em condições normais, não seriam capazes de viver em um mesmo ambiente.[25] Provavelmente essa complexidade e dependência inviabiliza o surgimento de uma espécie dominante e facilita o estabelecimento de uma população diversa e com maior eficiência metabólica. Outra possível explicação para esse aumento de diversidade na periodontite está relacionada com a ineficiência no processo de defesa do hospedeiro. Ele não consegue controlar a proliferação bacteriana, permitindo que muitos organismos pouco abundantes em saúde possam crescer no biofilme associado à periodontite.[16]

Entre as espécies altamente prevalentes e que aumentam sua abundância com a doença estão os membros do complexo vermelho *P. gingivalis*, *T. denticola*, *T. forsythia*,[10] muitas espécies dos gêneros *Treponema*, *Prevotella*, *Selenomonas* e *Fretibactirium*, *P. intermedia*, *F. alocis*, entre outras.[28,29,13,59] Curtis et al. descreveram o microbioma central do biofilme subgengival associado à saúde e à doença após identificar espécies que cresciam em abundância e se repetiam em diferentes estudos[26] (**Figura 3**). Espécies como *Campylobacter gracilis* e *F. nucleatum ss. vincentti* foram considerados "centrais" para saúde e doença, não modificando sua proporção de um estado para outro, mas apresentando importância em ambas as condições. Tal comportamento sugere que essas espécies são importantes para estruturação e suporte do biofilme de maneira geral. Enquanto as espécies *Actinomyces naeslundii*, *Actinomycis* spp. *HOT 171*, *R. aeria*, *R. dentocariosa* e *S. sanguinis* foram consideradas espécies "centrais" em saúde, com redução de seus níveis em um quadro de periodontite, outras 17 espécies foram consideradas "centrais" para a periodontite.[26] O maior número de espécies associadas à doença do que à saúde reforça a maior diversidade microbiana constatada na periodontite.

Mesmo com o favorecimento da presença de espécies relacionadas à doença, o biofilme nas doenças periodontais também apresenta espécies associadas à saúde em sua

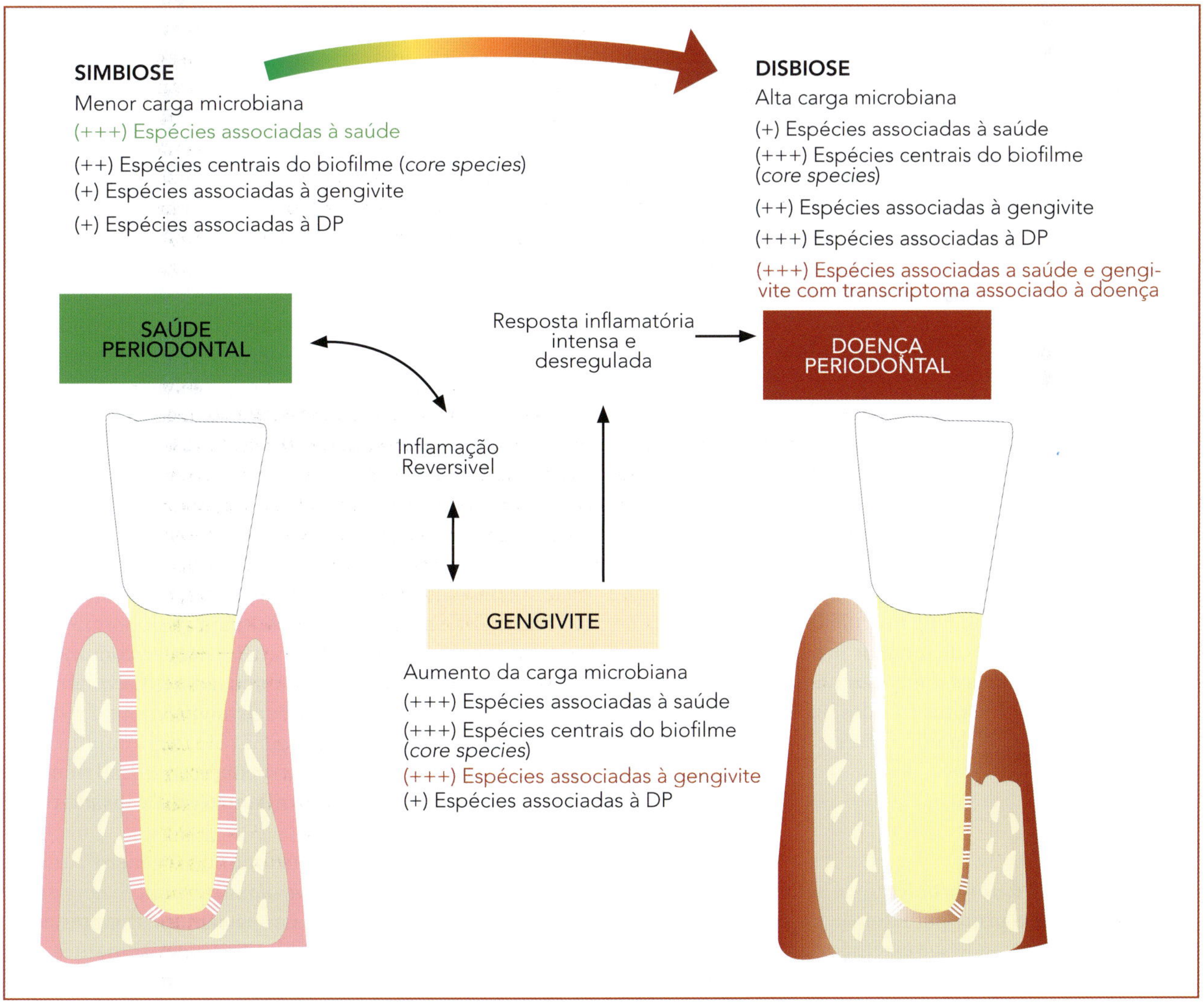

FIGURA 3 Dinâmica de alterações no perfil microbiano, em associação à resposta imune do indivíduo, no processo de transição de um biofilme simbiótico – associado à saúde periodontal – para um perfil disbiótico – com sinais clínicos de doença periodontal.

Fonte: adaptada de Curtis et al., 2020.[26]

composição, porém em menores proporções, o que reforça o conceito de disbiose anteriormente apresentado.[26] Adicionalmente, além de alteração em sua composição, o biofilme subgengival na periodontite apresenta uma biomassa mil vezes maior do que a apresentada no biofilme subgengival em indivíduos saudáveis.[28] Entretanto, a importância da maior biomassa para a patogenicidade do biofilme e sua contribuição para o desenvolvimento da periodontite ainda não são completamente compreendidas.

ASPECTOS QUE MODULAM A COMUNIDADE MICROBIANA NAS DIFERENTES CONDIÇÕES CLÍNICAS DO PERIODONTO

Apesar do diagnóstico clínico de saúde periodontal, de gengivite ou de periodontite estar associado à presença de comunidades microbianas distintas, é importante ressaltar as diferenças interindividuais apresentadas em cada um dos estados. Indivíduos periodontalmente saudáveis podem apresentar comunidades microbianas distintas entre si, colonizadas por diferentes espécies, e mesmo assim apresentarem uma comunidade estável e em homeostase com o hospedeiro. Situação semelhante acontece com a periodontite, em que diferentes perfis microbianos já foram identificados em indivíduos doentes.[29] Foi demonstrado ainda que os sítios saudáveis de indivíduos com periodontite apresentam mais semelhança com sítios doentes de sua boca do que com sítios saudáveis de um indivíduo saudável,[28,60,61] reforçando a importância de características individuais na composição do microbioma.

Essa heterogeneidade interindividual se relaciona a diversos fatores que incluem o processo de aquisição de novos microrganismos da infância até a vida adulta, fatores comportamentais, fatores exógenos e fatores genéticos que modulam a resposta inflamatória. Nossas características individuais e nosso estilo de vida têm a capacidade de modular a microbiota. Esses fatores podem modificar o microambiente e impor diferentes condições ambientais às bactérias habitando cada um dos nichos orais. Como consequência, a comunidade microbiana que nos habita é resultado do somatório de todas as influências endógenas e exógenas a que somos submetidos no nosso cotidiano.

A seguir, serão descritos três dos principais fatores associados à modulação da microbiota e as diferenças interindividuais.

Tabagismo

O tabagismo é um problema de saúde pública e reconhecidamente o principal fator de risco para a doença periodontal, aumentando sua extensão e gravidade. Estima-se que 42% dos casos de periodontite estejam relacionados ao hábito de fumar[62] e isso se deve ao amplo efeito do cigarro sobre o organismo. Há evidências de que o cigarro altera a resposta imunológica, as características teciduais do periodonto e a composição da microbiota periodontal, quebrando a homeostase no ambiente subgengival e influenciando no desenvolvimento da doença.

O fumo provoca vasoconstrição periférica,[63] reduz a permeabilidade vascular e a hiperemia,[64] diminui o fluxo de fluido crevicular gengival[65] e reduz a disponibilidade de oxigênio.[66] Tais alterações causam uma mudança drástica subgengival, produzindo um meio anaeróbio, ácido e redutor, com alta privação nutricional (pelo menor aporte sanguíneo) e com redução da resposta imunológica.[61] Assim, essa pressão ambiental é compatível com as mudanças radicais observadas na comunidade subgengival em fumantes, caracterizada por uma microbiota rica em patógenos, reduzida em comensais e com alta proporção de Gram-negativos e anaeróbios estritos.[67] É interessante observar que essas alterações acontecem mesmo sem a presença da doença periodontal. Portanto, o tabagismo em indivíduos saudáveis é suficiente para promover alterações subgengivais e o aparecimento de uma comunidade disbiótica que justificaria o potencial para o desenvolvimento da periodontite e maior risco de doença.[67]

Em um estudo avaliando o efeito do tabagismo em pacientes saudáveis e com periodontite, observou-se que o tabagismo provoca uma alteração na diversidade tanto em pacientes com periodontite quanto naqueles sem periodontite.[61] Em ambos os casos, o tabagismo promove aumento do número de anaeróbios estritos e redução dos anaeróbios facultativos. Indivíduos saudáveis fumantes e não fumantes compartilham apenas 29% do microbioma central (prevalente em pelo menos 80% indivíduos avaliados), enquanto indivíduos fumantes com e sem periodontite compartilham cerca de 86%. Além de aumentar o número de espécies do microbioma central, o tabagismo também está associado ao aumento da abundância dessas espécies, que chegam a representar 85% da comunidade associada ao fumante.[61] Isso demonstra que o tabagismo, independentemente da periodontite, promove maior homogeneidade da comunidade microbiana entre indivíduos, e ilustra seu impacto em criar condições ambientais e direcionar o estabelecimento dos microrganismos do biofilme. Em fumantes, a transição de saúde periodontal para periodontite não é acompanhada por uma mudança drástica na comunidade, uma vez que o cigarro já direcionou o desenvolvimento do biofilme.[61] Sugere-se que o tabagismo promove a redução da resiliência do biofilme na gengivite, diminuindo a capacidade do biofilme de voltar à condição inicial de saúde após experimentar eventos inflamatórios causados pelo acúmulo de biofilme.[68]

Considerando-se o nível taxonômico "gênero", um aumento de *Fusobacterium*, *Cardiobacterium*, *Synergistes* e *Selenomonas* foi observado em pacientes fumantes e periodontalmente saudáveis.[67] Nos pacientes fumantes com periodontite, por outro lado, houve maior abundância de *Fusobacterium*, *Prevotella*, *Selenomonas*, *Parvimonas*, *Campylobacter*, *Bacteroides* e *Treponema*, contrapondo quantidades reduzidas de *Veillonella*, *Neisseria* e

Streptococcus.[69,70] Há, portanto, maior presença de Gram-negativos e anaeróbios estritos.

O impacto do tabagismo sobre o ambiente subgengival fica ainda mais evidente em estudos de cessação de fumo. Há melhora nas condições periodontais clínica e microbiológica dos pacientes, redução do risco à periodontite, além de favorecer a resposta ao tratamento e a manutenção a longo prazo.[71-73] Parar de fumar melhora a resposta ao tratamento de raspagem e alisamento radicular após 6 e 12 meses. Além disso, alteração no perfil da comunidade microbiana é observada após o tratamento somente em pacientes que pararam de fumar.[74] A cessação do tabagismo foi associada à redução na prevalência de *Porphyromonas endodontalis, Dialister pneumosintes, Parvimonas micra, F. alocis* e *T. denticola* e ao aumento de *V. parvula* após tratamento periodontal não cirúrgico.[75]

Os mecanismos pelos quais essas alterações na comunidade microbiana acontecem ainda não são completamente compreendidos. Pode-se considerar o impacto direto do tabagismo sobre a microbiota, alterando as condições ambientais subgengivais ou modulando a virulência da comunidade pelos produtos do tabagismo (como a nicotina). Há o impacto do tabagismo sobre o sistema imune do hospedeiro, alterando a quimiotaxia de neutrófilos, a produção de imunoglobulina G e a presença de espécies reativas de oxigênio, que indiretamente poderiam modular a composição da comunidade microbiana.[71] Independentemente do mecanismo, é evidente o efeito deletério do tabagismo sobre a microbiota e o ambiente subgengival. O tabagismo cria um "ambiente de risco para danos" (*at-risk-for-harm environment*) e modula o processo de doença periodontal, afetando a suscetibilidade do ambiente e a gravidade da doença.

Diabetes

O diabetes também é considerado um fator de risco para a periodontite, ilustrando o impacto de alterações sistêmicas dos indivíduos sobre a microbiota subgengival. Diabetes é um grupo de desordens metabólicas associadas a uma hiperglicemia crônica e alteração no metabolismo de carboidratos, gorduras e proteínas. O diabetes exerce uma ação sobre o periodonto por meio da alta glicemia local e de alterações à resposta inflamatória, ambas capazes de estimular a disbiose subgengival.[76] A hiperglicemia exerce uma pressão ambiental subgengival, aumentando os níveis de glicose no fluido gengival, a permeabilidade vascular e as concentrações de citocinas, metaloproteinases e moléculas de adesão.[77] Dessa maneira, o meio subgengival fica caracterizado como pró-oxidante, anaeróbio e rico em nutrientes (glicose e proteínas).

A avaliação do biofilme em diabéticos demonstrou uma ampla heterogeneidade da microbiota, com uma redução no número de espécies no núcleo microbiano compartilhado. As espécies dominantes na comunidade também variam significativamente entre os indivíduos.[61] A hiperglicemia está associada a uma redução na diversidade e uma alteração importante na comunidade em indivíduos periodontalmente saudáveis e com periodontite,[61,78,79] mostrando seu impacto independentemente das alterações promovidas pela doença periodontal. Diferentes níveis glicêmicos e de controle metabólicos (HbA1c ≤ 6,5%, 6,6-10%, > 10%) influenciam a composição da comunidade microbiana no ambiente subgengival.[61]

Em pacientes com saúde periodontal, a hiperglicemia promove o aumento de Gram-negativos anaeróbios estritos e a redução de Gram-positivos facultativos. Em pacientes com periodontite, a hiperglicemia provoca o aumento de Gram-positivos e Gram-negativos facultativos e redução dos Gram-negativos anaeróbios estritos. Em indivíduos saudáveis, a diabetes está relacionada à diminuição de espécies associadas à saúde, como *Atopobium* e *Corynebacterium*, e aumento de espécies dos gêneros *Porphyromonas, Prevotella, Campylobacter, Fusobacterium* (mais associados a doença) e microrganismos comensais fermentadores (que em situação de inflamação podem ter sua virulência aumentada). Sugere-se que há presença de um ambiente subgengival de risco, mesmo antes da perda de inserção.[80] Em pacientes diabéticos com periodontite, espécies pertencentes aos gêneros *Fusobacterium, Parvimonas, Peptostreptococcus, Gemella, Streptococcus, Leptotrichia, Filifactor, Veillonella, TM7* e *Terrahemophilus* dominam a comunidade.[61,78,79] Além disso, o diabetes em indivíduos com periodontite promoveu um aumento de *Lactobacillus, Corynebacterium, Pseudomonas* e redução nos níveis de *Treponema, Porphyromonas, Prevotella* e *Parvimonas*.[61,78,79] Dessa maneira, a especificidade da microbiota que coloniza o ambiente subgengival sugere que a hiperglicemia força uma seleção ambiental dos microrganismos com capacidade de sobreviver e crescer nessas condições.

O diabetes modifica o padrão de colonização microbiana durante a transição do estado de saúde para doença periodontal, com introdução de novas espécies e perda de outras. Isso demonstra que a periodontite exerce uma pressão ambiental adicional no ambiente subgengival, acentuando as mudanças e a disbiose promovidas pela hiperglicemia.[61]

Do ponto de vista de resposta ao tratamento periodontal, a presença da hiperglicemia também parece afetar os parâmetros clínicos e a mudança microbiológica promovida pelo debridamento mecânico.[81] O tratamento promove uma alteração da comunidade microbiana em diabéticos, porém a comunidade permanece diferente de pacientes normoglicêmicos. Similarmente, isso também ocorre na forma como o microbioma se correlaciona com o processo inflamatório: aparentemente, o tratamento periodontal em indivíduos hiperglicêmicos promove novas interações entre o microbioma subgengival recém-colonizado e citocinas inflamatórias, sem que necessariamente haja uma completa redução do número de moléculas pró-inflamatórias. Dessa forma, há o estabelecimento de um novo equilíbrio entre o biofilme e o sistema imune. Entretanto, o processo de recolonização e o restabelecimento do equilíbrio periodontal é afetado pela hiperglicemia, que permanece exercendo uma pressão seletiva sobe o meio.[81]

Genética

As características genéticas do hospedeiro também podem influenciar o processo de colonização subgengival pelos microrganismos.[82-84] Entre os possíveis mecanismos, acredita-se que características genéticas específicas afetariam o reconhecimento das bactérias pelo hospedeiro ou o reconhecimento da resposta inflamatória ao desafio microbiano. Certas espécies teriam seu crescimento favorecido ou haveria condições ambientais favoráveis para o estabelecimento de uma comunidade disbiótica.[84] Essa possível associação é suportada por evidências atuais que sugerem o papel da inflamação em modular a comunidade subgengival.[3,44] Nesse sentido, as alterações genéticas, além de afetar a disbiose observada nos indivíduos, poderiam também influenciar a habilidade de resolver o ciclo entre disbiose e inflamação perpetuado em um estado de doença.[84] Novos termos surgem para descrever a interação entre genética e microbiota. A "infectogenômica" seria a interação entre as variações genéticas do hospedeiro e a colonização por patógenos.[85] Já a "disbiose genética" descreve a importância de fatores genéticos do hospedeiro no reconhecimento de microrganismos e da resposta do hospedeiro em criar alterações ambientais que favorecem a transição da microbiota.[84]

Estudos com o clone JP2 do *A. actinomycetemcomitans* demonstram um aparente tropismo deste microrganismo por indivíduos de origem afro-americana.[86] Há estudos que avaliam o impacto de polimorfismos gênicos sobre as bactérias do biofilme. Evidências sugerem que a etnia dos indivíduos é capaz de exercer uma pressão seletiva sobre o microbioma.[87] Do ponto de vista de alterações genéticas específicas, estudos clínicos observaram a associação entre polimorfismos no gene da IL-6 com maior presença de *P. gingivalis* e *A. actinomycetemcomitans* em pacientes com alterações periodontais.[88] Alterações genéticas como polimorfismos no gene da IL-1 também demonstraram associação com maior contagem de microrganismos como *T. forsythia* e *T. denticola*.[89] Tal associação também foi observada em população brasileira específica, em que houve associação entre polimorfismos gênicos em pacientes com periodontite crônica e a presença de espécies como *T. forsythia*, *Actinomyces gerencseriae*, *Fusobacterium periodonticum*, *P. nigrescens*, *P. gingivalis* e *P. intermedia*.[90] Alterações microbiológicas ainda são descritas em associação a polimorfismos no gene do IL-8[91] e no gene TNF-alfa.[92] Entretanto, uma revisão sistemática falhou em demonstrar associação entre alterações genéticas e microbiológicas pela heterogeneidade dos estudos e reduzidas populações estudadas.[93]

FUNCIONALIDADE DO BIOFILME EM SAÚDE E DOENÇA PERIODONTAL

O conhecimento que se tem hoje sobre o microbioma associado à saúde e à doença periodontal se baseia principalmente nas caracterizações taxonômicas das comunidades supra e subgengivais. As investigações microbiológicas baseadas no sequenciamento do DNA bacteriano a partir do gene 16S, por exemplo, fornecem uma ampla visão filogenética da composição desse biofilme. No entanto, o papel funcional das comunidades somente é pressuposto a partir desses resultados. Considerando que as comunidades bacterianas são bastante complexas, o entendimento do papel microbiano no processo saúde-doença pode ser apenas completamente compreendido a partir de uma visão ampla desse ambiente. Soma-se a esse fato a presença de espécies associadas à doença mesmo em condição de saúde periodontal ou o fato de que algumas espécies são encontradas em similar abundância na saúde e na doença. Como anteriormente discutido, alterações composicionais poderiam estar associadas a diferentes comportamentos das espécies no ambiente, sua função e expressão de virulência, explicando seu papel na disbiose. Recentemente, estudos buscam responder questionamentos considerando a funcionalidade do biofilme. Será possível então compreender como as bactérias presentes se comportam em comunidade. Para isso, é necessário investigar o perfil de expressão gênica bacteriano e como ele se expressa diante das variações ambientais e na comunidade.[94]

Uma das abordagens ômicas relacionadas ao sequenciamento de alto rendimento é a metatranscriptômica, que utiliza o RNA bacteriano como alvo de investigação da comunidade. Essa abordagem permite uma maior compreensão de como as espécies se comportam metabolicamente no biofilme, ou seja, quais genes são expressos ou não, de acordo com o ambiente em que se encontram. Diferentemente das técnicas de cultura bacteriana, que são realizadas em um ambiente controlado em laboratório, o sequenciamento do RNA pode fornecer uma "foto" do que o biofilme está realmente expressando no momento em que foi coletado dos sítios de pacientes, auxiliando na compreensão ecológica dessa comunidade, bem como na interação bactéria-hospedeiro.[94]

O perfil de expressão gênica em comunidades saudáveis ainda apresenta evidências restritas, embora haja um interesse em uma melhor compreensão dos genes associados à saúde. Dados de transcriptoma durante os estágios iniciais da formação do biofilme sugerem que há maior expressão de genes relacionados aos mecanismos de tradução bacteriana. Nesse estágio, observa-se também maior regulação de genes relacionados ao metabolismo de carboidratos, energia, aminoácidos, cofatores, vitaminas e degradação de xenobióticos.[94,95]

O biofilme em seus estágios finais parece expressar mais genes relacionados a *quorum sensing* (sinalização bacteriana para regulação gênica), competência, produção de mutacina e captação de DNA. Os níveis de interação do biofilme parecem tornar-se mais sofisticados e complexos à medida em que o biofilme se torna maduro.[94,95] Além disso, há uma predominância de genes de sinalização e genes que pertencem ao sistema de secreção tipo II, que por sua vez promovem a secreção de proteínas periplasmáticas e parecem estar associadas à sobrevivência desse biofilme, evidenciando que a progressão do biofilme está relacionada à maior adaptação da comunidade.[94,95]

Vale ressaltar que alguns indivíduos parecem apresentar maior resiliência no perfil de expressão gênica. Isso significa que, mesmo com algumas alterações ambientais, como mudanças na comunidade após uma refeição, o perfil da comunidade microbiana não se altera de maneira significativa. Assim, de maneira geral, parece não haver padrões específicos na composição das comunidades supragengivais saudáveis.[94,95]

Nos biofilmes de pacientes com gengivite, se observa um perfil de expressão misto, tanto de genes característicos de biofilmes saudáveis quanto fatores de virulência característicos de doença, possivelmente caracterizando uma transição funcional de um ambiente saudável e simbiótico para outro disbiótico associado à periodontite.[42,55,94]

Entre os fatores de virulência microbianos, podem ser encontrados maior expressão de genes de resistência a antibacterianos, proteases e regulador de resposta MprA associados ao *Leptotrichia buccalis*, bem como resistência antibiótica, proteólise, quebra do colágeno e ingestão de ferro para *F. nucleatum* e *P. nigrescens*. Para *P. nigrescens* também há maior expressão de gingipaínas, enzima conversora de endotelina e uma série de proteases lisina-específicas que podem estar associadas à degradação de citocinas do hospedeiro e prejuízo da resposta imune. Outros estudos também demonstram a maior expressão de colagenases e aminopeptidases relacionadas a *T. forsythia*, que por sua vez pode estar associada à degradação de colágeno nas etapas iniciais da disbiose oral e início da doença periodontal.[42,55,96]

Parece também haver diferença na expressão gênica do biofilme em sítios que exibem progressão da doença comparando com sítios em que não há progressão. Observou-se diferença na expressão de genes relacionados à histidina nos relatos da literatura, com variações tendendo à biossíntese ou ao catabolismo, em sítios com progressão de doença periodontal.[97,98] Sugere-se que a biodisponibilidade de histidina possa ter um papel importante no indicativo de doença. Vale ressaltar que pouco se observou em termos de atividade de expressão gênica de alguns periodontopatógenos como *T. denticola* e *T. forsythia*. Porém, *P. gingivalis* mostrou-se altamente ativa, indicando seu possível papel-chave como iniciador da disbiose e potencial marcador para identificar progressão da doença em sítios específicos.[42,97]

As análises de transcriptoma em biofilmes de pacientes com periodontite severa mostram que há um aumento na expressão de genes relacionados às atividades metabólicas de aquisição de ferro, síntese de lipopolissacarídeos, síntese de flagelos e expressão de genes relacionados à degradação de betalactâmicos. Outros fatores também descritos como sendo mais expressos durante a doença periodontal por bactérias do complexo vermelho são metaloproteinases, peptidases e proteínas envolvidas no metabolismo do ferro. Os estudos apontam também que, de maneira geral, altos níveis de potássio extracelular também podem estar associados à doença.[42,49,98] *P. gingivalis* parece estar associada à maior expressão de genes de hemolisina, síntese de biotina, biossíntese de polissacarídeo capsular, transposases e *CRISPR-cas*. Tanto *P. gingivalis* quanto *T. denticola* expressam mais genes envolvidos no transporte de ferro, receptores Ton B-dependentes, peptidases e proteases (ClpB), genes relacionados à aerotolerância e repetição palindrômica (*csp*, *csm* e *cas*). *T. denticola* expressa preferencialmente genes relacionados à síntese de flagelo (*flgC*, *flg F* e *flg G*), bem como diversas proteínas envolvidas em seu metabolismo e biomecânica (FlgE, FlgK, MotA, MotB, FliG, FliM e FliI), evidenciando uma expressão gênica favorável à invasão tecidual e progressão da doença. Por sua vez, *T. forsythia* e *T. denticola* expressam mais genes homólogos das proteínas de superfície internalinas, que também podem representar vias de invasão tecidual. Adicionalmente, bactérias que não são consideradas patógenos também superexpressam fatores de virulência, reforçando a necessidade de uma maior compreensão dos mecanismos de patogenicidade das comunidades subgengivais.[42,98]

Algumas bactérias Gram-positivas usualmente associadas à saúde ou mesmo não associadas com doença periodontal, como *Corynebacterium matruchotii*, *R. dentocariosa*, *V. parvula* e *Neisseria sicca* e o filo TM7 (*Saccharibacteria*) também podem expressar fatores de virulência.[42,98] O mesmo foi observado no estudo de transcriptoma de progressão de doença periodontal com os organismos *S. oralis*, *Streptococcus mutans*, *Staphylococcus intermedius*, *S. mitis* e *Pseudomonas fluorescens*. Sugere-se que a patogenicidade pode ser um evento integrado resultante da expressão gênica da comunidade em si e não apenas de bactérias específicas presentes no biofilme.[42,98,99]

Considerando que os dados de transcriptoma são relativamente recentes e se restringem a integrantes do domínio Bacteria, ainda há a necessidade de mais estudos que corroborem os achados, bem como a variação da expressão gênica dessa comunidade ao longo do tempo. Há que se considerar que fungos, vírus e arqueias também fazem parte do ecossistema oral e provavelmente exercem influência considerável na interação microbiana e regulação gênica do biofilme.[42]

Recentemente vem sendo investigado o papel de elementos regulatórios da função bacteriana, os chamados "*non-coding RNAs*". Tais moléculas altamente heterogêneas não são traduzidas em proteínas e desempenham uma série de funções biológicas, como regulação gênica, podendo estar associados até mesmo a mecanismos de virulência.[42,100] A cavidade bucal é um ambiente altamente dinâmico e mutável a todo momento, e esse mecanismo se torna particularmente interessante para a adaptação bacteriana a diferentes condições ambientais. Alguns desses grupos já foram observados no estudo de transcriptoma da progressão da periodontite, e foi revelado que essas moléculas codificantes foram associadas com os genes de transporte de ferro, proteólise, transporte de íon potássio, catabolismo de betalactamase, adesão celular, metabolismo de proteínas e biossíntese de cobalamina, bem como vias de patogênese, sendo todas essas vias identificadas em periodontites em progressão e grave. Isso mostra a proximidade com os transcritos de RNA mensageiro encontrados no transcriptoma, sugerindo que há uma influência de pequenos *non-coding RNAs* na regulação funcional do biofilme subgengival.[42,101] Dessa forma, é imprescindível entender melhor o funcionamento dessas moléculas regulatórias pelo potencial impacto que elas possuem em modular o microbioma oral e o papel delas na disbiose, bem como nos mecanismos de virulência.

CONSIDERAÇÕES FINAIS

A comunidade microbiana dos biofilmes periodontais é dinâmica, diferentemente do que a ciência do século XX postulava. Entre as principais características, destacam-se a autorregulação do biofilme e a possibilidade de sua formação em diferentes nichos. Porém, é fundamental considerar a possiblidade de mudança de um perfil simbiótico para disbiótico em condições ambientais específicas, utilizando-se de componentes de nutrição derivados do próprio hospedeiro, além das possibilidades de escape às diferentes respostas imunológicas iniciadas a partir de sua colonização.

É evidente que o biofilme associado à doença periodontal pode apresentar um perfil de resiliência significativo, alterando seu funcionamento e expressão de vias para manter-se em diferentes condições bucais e em resposta aos tratamentos disponíveis. Essas alterações funcionais, ainda pouco exploradas na literatura, indicam a mudança no perfil de expressão gênica e vias metabólicas, mesmo em comunidades taxonomicamente semelhantes. Essas características somadas trazem ao biofilme periodontal a robustez necessária para induzir doenças que podem não apenas promover a destruição dos tecidos de suporte, como também causar efeitos sistêmicos no indivíduo afetado.

A dinâmica de retorno às características simbióticas, com resolução da inflamação e restabelecimento de um núcleo de espécies predominantemente composto por comensais, é o objetivo de terapias anti-infectivas, mesmo que as alternativas atuais ainda não ajam de maneira específica contra patobiontes ou modulando o perfil transcriptômico do biofilme disbiótico. Essas são futuras abordagens possibilitadas pelo conhecimento adquirido por tecnologias de sequenciamento, pela sedimentação dos conceitos de comunidade ampla e pela busca por novos conhecimentos dentro do conceito de disbiose.

RESUMO

Os tecidos periodontais compreendem uma das regiões mais importantes da cavidade bucal e apresentam características biogeográficas peculiares que permitem uma colonização por uma ampla variedade de microrganismos. Uma vez que as doenças que afetam o periodonto possuem uma etiologia fortemente associada ao perfil microbiano, é fundamental compreender a etiologia e as características relacionadas às alterações estruturais e funcionais das comunidades microbianas nos tecidos periodontais. Este capítulo aborda aspectos relacionados desde a formação do biofilme periodontal inicial até a microbiologia associada aos processos destrutivos das doenças periodontais. Também foram discutidos conceitos importantes, como o de simbiose e como as comunidades se relacionam no ambiente periodontal saudável, bem como o de disbiose, que é o ponto-chave da transição entre esse microbioma associado à saúde para um microbioma associado à doença, e consequente início dos processos de destruição periodontal. Além disso, foi abordada a maneira como tabagismo, diabetes e genética podem influenciar na modulação desse ambiente microbiano periodontal e alterar o risco para periodontite. Além da estrutura das comunidades microbianas em saúde e doença periodontal, serão apresentados aspectos relacionados à funcionalidade do biofilme periodontal nessas condições, isto é, o perfil de expressão gênica e comportamento bacteriano associados à saúde e progressão da doença periodontal.

QUESTÕES

1. Quanto à formação e à estrutura do cálculo dentário, é incorreto afirmar que:

   a) Representam a mineralização do biofilme, que pode ocorrer tanto no espaço supragengival quanto no espaço subgengival.
   b) Atuam como substrato e propiciam o crescimento, desenvolvimento e manutenção de espécies microbianas adjacentes aos tecidos periodontais.
   c) A estrutura do cálculo supragengival é igual à do cálculo subgengival.
   d) A estrutura mineralizada do cálculo por si só não é capaz de causar uma destruição nos tecidos periodontais, porém colônias microbianas não mineralizadas podem se depositar na sua superfície e exercer suas funções metabólicas em regiões próximas aos tecidos periodontais.
   e) A presença do cálculo limita a capacidade de higienização da região e aumenta a taxa de deposição de biofilme.

2. Considere as afirmações sobre o microambiente periodontal na saúde e na doença:

   I – Os ambientes supragengival e subgengival apresentam diferenças estruturais e características específicas de tensão de O_2, nutrientes e contato com agentes antimicrobianos físicos e químicos, bem como resposta imunológica do hospedeiro.
   II – Gengivite e periodontite são as doenças mais prevalentes do periodonto e ambas apresentam estreita relação com o acúmulo de biofilme dental.
   III – Nos casos em que há perda de tecidos periodontais que sustentam o dente, conhecida com gengivite, o gradativo aumento do volume de fluido gengival, a redução dos níveis de oxigênio, o aumento do pH e um aumento na quantidade de proteínas disponíveis fornecem nutrientes em abundância para bactérias proteolíticas.

   a) Apenas a afirmação I está correta.
   b) Apenas as afirmações I e II estão corretas.
   c) Apenas as afirmações II e III estão corretas.
   d) Todas as afirmações estão corretas.
   e) Todas as afirmações estão incorretas.

3. Quanto às comunidades microbianas em casos de alterações periodontais, é correto afirmar que:

   a) Os métodos moleculares não aprofundaram o conhecimento da estrutura e função dos grupos que constituem biofimes supra e subgengivais.
   b) O método de DNA-DNA hibridização permitiu a detecção de 2 grandes grupos de bactérias, ou complexos, associados ao desenvolvimento das alterações periodontais.
   c) As doenças periodontais decorrem de um processo de disbiose, relacionado a uma visão mais ecológica dos biofilmes bucais.
   d) A presença ou não de doença está associada isoladamente à aquisição de novas espécies, que antes não estavam presentes na cavidade bucal de pacientes saudáveis.
   e) Na literatura, apenas a hipótese dos patógenos-chave (*keystone pathogens*) foi proposta para a explicação do processo de disbiose e sua relação com a doença periodontal.

4. Considere as afirmações quanto ao microbioma subgengival, em casos de gengivite ou de periodontite:

   I – A progressão da gengivite para periodontite é marcada por uma alteração acentuada no microbioma quando comparada a uma situação de saúde.
   II – Do ponto de vista de diversidade das espécies, a periodontite apresenta um comportamento similar ao da cárie dental, com redução dos parâmetros de diversidade no biofilme.
   III – Entre as espécies altamente prevalentes e que aumentam sua abundância com a doença estão os membros do complexo vermelho *P. gingivalis*, *T. denticola*, *T. forsythia* e muitas espécies dos gêneros *Treponema*, *Prevotella*, *Selenomonas* e *Fretibactirium*, *P. intermedia*, *F. alocis*.

   a) Apenas a afirmação I está correta.
   b) Apenas as afirmações I e II estão corretas.
   c) Apenas as afirmações II e III estão corretas.
   d) Apenas as afirmações I e III estão corretas.
   e) Todas as afirmações estão corretas.

5. Considerando que as comunidades bacterianas nas alterações periodontais são bastante complexas, o entendimento do papel microbiano no processo saúde-doença pode ser apenas completamente compreendido a partir de uma visão ampla desse ambiente. É correto afirmar que:
   a) Apenas a análise composicional das comunidades microbianas é suficiente para a determinação de sua patogenicidade.
   b) Análises composicionais e funcionais são importantes para a determinação de sua patogenicidade.
   c) O hábito de fumar pouco afeta o perfil das comunidades microbianas e o desfecho clínico em alterações periodontais.
   d) Características genéticas específicas do hospedeiro não afetam o reconhecimento das bactérias pelo hospedeiro ou o reconhecimento da resposta inflamatória ao desafio microbiano.
   e) Biofilmes em estágio inicial de doenças apresentam-se com maior expressão de genes associados a mecanismos de quorum sensing, enquanto biofilmes mais maduros passam a expressar mais genes de sinalização para tradução bacteriana.

Gabarito: 1c; 2b; 3c; 4d; 5b

REFERÊNCIAS

1. Sender R, Fuchs S, Milo R. Revised estimates for the number of human and bacteria cells in the body. PLoS Biol. 2016;14(8):e1002533.
2. Zaura E, Keijser BJ, Huse SM, Crielaard W. Defining the healthy "core microbiome" of oral microbial communities. BMC Microbiol [Internet]. 2009;9(1):259.
3. Lamont RJ, Koo H, Hajishengallis G. The oral microbiota: dynamic communities and host interactions. Nat Rev Microbiol [Internet]. 2018;16:1.
4. Proctor DM, Shelef KM, Gonzalez A, Davis CL, Dethlefsen L, Burns AR, et al. Microbial biogeography and ecology of the mouth and implications for periodontal diseases. Periodontol 2000 [Internet]. 2020;82(1):26-41.
5. Proctor DM, Fukuyama JA, Loomer PM, Armitage GC, Lee SA, Davis NM, et al. A spatial gradient of bacterial diversity in the human oral cavity shaped by salivary flow. Nat Commun [Internet]. 2018;9(1):681.
6. Akcalı A, Lang NP. Dental calculus: the calcified biofilm and its role in disease development. Periodontol 2000 [Internet]. 2018;76(1):109-15.
7. White DJ. Dental calculus: recent insights into occurrence, formation, prevention, removal and oral health effects of supragingival and subgingival deposits. Eur J Oral Sci [Internet]. 1997;105(5):508-22.
8. Jepsen S, Deschner J, Braun A, Schwarz F, Eberhard J. Calculus removal and the prevention of its formation. Periodontol 2000 [Internet]. 2011;55(1):167-88.
9. Sundberg M, Friskopp J. Crystallography of supragingival and subgingival human dental calculus. Eur J Oral Sci [Internet]. 1985;93(1):30-8.
10. Socransky S, Haffajee A, Cugini M, Smith C, Kent RJ. Microbial complex in subgingival plaque. J Clin Periodontol [Internet]. 1998;25:134-44.
11. Ximénez-Fyvie LA, Haffajee AD, Socransky SS. Comparison of the microbiota of supra- and subgingival plaque in health and periodontitis. J Clin Periodontol [Internet]. 2000;27(9):648-57.
12. Tanner A, Maiden MFJ, Macuch PJ, Murray LL, Kent RL. Microbiota of health, gingivitis, and initial periodontitis. J Clin Periodontol [Internet]. 1998;25(2):85-98.
13. Kumar PS, Leys EJ, Bryk JM, Martinez FJ, Moeschberger ML, Griffen AL. Changes in periodontal health status are associated with bacterial community shifts as assessed by quantitative 16S cloning and sequencing. J Clin Microbiol [Internet]. 2006;44(10):3665-73.
14. Naginyte M, Do T, Meade J, Devine DA, Marsh PD. Enrichment of periodontal pathogens from the biofilms of healthy adults. Sci Rep [Internet]. 2019;9(1):5491.
15. Marsh PD. Dental plaque as a biofilm and a microbial community – implications for health and disease. BMC Oral Health [Internet]. 2006;6(S1):S14.
16. Darveau RP, Hajishengallis G, Curtis MA. Porphyromonas gingivalis as a potential community activist for disease. J Dent Res. 2012;91(9):816-20.
17. Hajishengallis G, Lamont R. Beyond the red complex and into more complexity: The polymicrobial synergy and dysbiosis (PSD) model of periodontal disease etiology. Mol Oral Microbiol. 2012;27(6):409-19.
18. Ruseler-van Embden JG, Schouten WR, van Lieshout LM. Pouchitis: result of microbial imbalance? Gut [Internet]. 1994;35(5):658-64.
19. Tamboli CP, Neut C, Desreumaux P, Colombel JF. Dysbiosis as a prerequisite for IBD. Gut [Internet]. 2004;53(7):1057.
20. Willing B, Halfvarson J, Dicksved J, Rosenquist M, Järnerot G, Engstrand L, et al. Twin studies reveal specific imbalances in the mucosa-associated microbiota of patients with ileal Crohn's disease. Inflamm Bowel Dis [Internet]. 2009;15(5):653-60.
21. Cani PD, Delzenne NM. Interplay between obesity and associated metabolic disorders: new insights into the gut microbiota. Curr Opin Pharmacol [Internet]. 2009;9(6):737-43.
22. Löe H, Theilade E, Jensen S. Experimental gingivitis. J Periodontol. 1965;36:177-87.
23. Trombelli L, Tatakis DN, Scapoli C, Bottega S, Orlandini E, Tosi M. Modulation of clinical expression of plaque-induced gingivitis: II. Identification of "high-responder" and "low-responder" subjects. J Clin Periodontol. 2004;31(4):239-52.
24. Loe H, Anerud A, Boysen H, Morrison E. Natural history of periodontal disease in man. Rapid, moderate and no loss of attachment in Sri Lankan laborers 14 to 46 years of age. J Clin Periodontol [Internet]. 1986;13(5):431-40.
25. Mark Welch JL, Rossetti BJ, Rieken CW, Dewhirst FE, Borisy GG. Biogeography of a human oral microbiome at the micron scale. Proc Natl Acad Sci [Internet]. 2016;113(6):E791-800.
26. Curtis MA, Diaz PI, Van Dyke TE. The role of the microbiota in periodontal disease. Periodontol 2000 [Internet]. 2020;83(1):14-25.
27. Moore WEC, Moore LVH. The bacteria of periodontal diseases. Periodontol 2000 [Internet]. 1994;5(1):66-77.

28. Abusleme L, Dupuy AK, Dutzan N, Silva N, Burleson JA, Strausbaugh LD, et al. The subgingival microbiome in health and periodontitis and its relationship with community biomass and inflammation. ISME J [Internet]. 2013;7(5):1016-25.
29. Hong B-Y, Furtado Araujo MV, Strausbaugh LD, Terzi E, Ioannidou E, Diaz PI. Microbiome profiles in periodontitis in relation to host and disease characteristics. PLoS One [Internet]. 2015;10(5):e0127077.
30. Socransky SS, Smith C, Martin L, Paster BJ, Dewhirst FE, Levin AE. "Checkerboard" DNA-DNA hybridization. Biotech. 1994;17(4):788-92.
31. De Palma G, Nadal I, Medina M, Donat E, Ribes-Koninckx C, Calabuig M, et al. Intestinal dysbiosis and reduced immunoglobulin-coated bacteria associated with coeliac disease in children. BMC Microbiol [Internet]. 2010;10(1):63.
32. Marsh PD. Are dental diseases examples of ecological catastrophes? Microbiology [Internet]. 2003;149(2):279-94.
33. Hajishengallis G, Lamont RJ. Dancing with the stars: how choreographed bacterial interactions dictate nososymbiocity and give rise to keystone pathogens, accessory pathogens, and pathobionts. Trends Microbiol [Internet]. 2016;24(6):477-89.
34. Hajishengallis G, Darveau RP, Curtis MA. The keystone-pathogen hypothesis. Nat Rev Microbiol. 2012;10(10):717-25.
35. Hajishengallis G, Liang S, Payne MA, Hashim A, Jotwani R, Eskan MA, et al. Low-abundance biofilm species orchestrates inflammatory periodontal disease through the commensal microbiota and complement. Cell Host Microbe [Internet]. 2011;10(5):497-506.
36. Darveau RP, Belton CM, Reife RA, Lamont RJ. Local chemokine paralysis, a novel pathogenic mechanism for Porphyromonas gingivalis. Infect Immun [Internet]. 1998;66(4):1660-5.
37. Hasegawa Y, Tribble GD, Baker HV, Mans JJ, Handfield M, Lamont RJ. Role of Porphyromonas gingivalis SerB in gingival epithelial cell cytoskeletal remodeling and cytokine production. Infect Immun [Internet]. 2008;76(6):2420-7.
38. Fine DH, Patil AG, Velusamy SK. Aggregatibacter actinomycetemcomitans (Aa) under the radar: myths and misunderstandings of Aa and its role in aggressive periodontitis. Front Immunol [Internet]. 2019;10.

CAPÍTULO 10

Microbioma das doenças peri-implantares

- Renato Corrêa Viana Casarin
- Gabriela Martin Bonilha
- Camila Schmidt Stolf

✔ PONTOS IMPORTANTES

- As taxas de sucesso da reabilitação implantossuportada são superiores a 90%. Contudo, a parcela de implantes que apresentam insucesso é considerável e numericamente importante, resultante principalmente do acúmulo de biofilme em torno dos implantes.
- As diferenças anatômicas dos sítios peri-implantares, quando comparados com sítios periodontais, podem apresentar-se como um nicho específico para colonização microbiana.
- Fatores como superfície do implante, composição química, carga superficial, hidrofobicidade e energia superficial do material utilizado para fabricar os implantes dentais influenciam não somente nas taxas de colonização, mas também na estrutura e a resistência do biofilme.
- As doenças peri-implantares se iniciam e progridem em decorrência de um desequilíbrio entre os patógenos presentes nos sítios e a resposta imune do hospedeiro, levando à formação de um infiltrado inflamatório com ampla disseminação pelo tecido ao redor do implante.
- O sítio peri-implantar doente apresenta um biofilme menos diverso, porém com espécies de maior potencial patogênico, quando comparado ao sítio periodontal.

INTRODUÇÃO

O implante dental de titânio surgiu na década de 1960 na Suécia e foi idealizado por Branemark, com o intuito de substituir dentes perdidos. À época, o pesquisador verificou que o titânio criou uma ligação direta com o osso receptor, chamando-a de osseointegração. Essa ligação proporcionava reabilitação e suporte protético com previsibilidade, tornando-se um protocolo usual. Em 2019, aproximadamente 5 milhões de implantes dentais foram instalados nos EUA. No mesmo ano, no Brasil, 2,7 milhões destes foram comercializados, segundo a Associação Brasileira da Indústria de Artigos e Equipamentos Médicos e Odontológicos (ABIMO). Constata-se que o número de indivíduos reabilitados com implantes dentais é significativo, com crescente demanda. Além disso, é importante ressaltar que as taxas de sucesso da reabilitação implantossuportada são maiores que 90%, fator que contribui para a ampla utilização dessa terapia por cirurgiões-dentistas.[1,2]

Contudo, embora com baixa frequência, a parcela de implantes que apresentam insucesso é considerável e numericamente importante. Um dos fatores biológicos associados a insucesso dos implantes é a peri-implantite, uma doença causada por microrganismos que promovem inflamação dos tecidos moles e duros circundantes.[1,3] A origem infecciosa da doença, associada a fatores locais e sistêmicos que podem alterar o ambiente peri-implantar subgengival, faz com que o conhecimento de suas características únicas seja imprescindível ao cirurgião-dentista.

Este capítulo abordará os principais aspectos relacionados às comunidades microbianas da região peri-implantar em condições de saúde e doença. Estender nosso conhecimento para esse conteúdo é de suma importância, principalmente ao cirurgião-dentista, pois o atendimento de pacientes reabilitados com implantes dentais é uma rotina na clínica odontológica. O conhecimento prévio dos mecanismos por trás da colonização bacteriana, das características que diferem um ambiente peri-implantar saudável de um doente e o prejuízo que pode ser causado pela presença de microrganismos potencialmente patogênicos proporcionam ao profissional a realização de uma conduta clínica adequada, favorecendo a previsibilidade de seus resultados.

A ANATOMIA DA REGIÃO PERI-IMPLANTAR

Embora com semelhanças clínicas, as estruturas anatômicas que circundam os implantes apresentem diferenças significativas aos tecidos dentais e periodontais (**Figura 1**). Além disso, cada sítio peri-implantar pode apresentar-se como um nicho específico para a colonização microbiana. Portanto, é fundamental conhecer e definir as características de cada nicho.

A mucosa peri-implantar é o tecido mucoso que circunda os implantes dentários, separando o osso peri-implantar da cavidade bucal.[4] Para que os implantes sejam instalados na cavidade bucal, é inevitável que o tecido mole que recobre a região edêntula seja lesionado. Logo após a instalação do implante, o processo de reparo tecidual se inicia. É estabelecida uma inserção de tecido mucoso ao implante, conhecida como inserção transmucosa. Tal inserção funciona como uma barreira, impedindo que agressões externas presentes na cavidade bucal atinjam a interface osso-implante e impeçam sua correta osseointegração. Estudos indicam que essa maturação do tecido e a formação do espaço biológico ao redor dos implantes leva de 6 a 8 semanas para ocorrer.[5]

Após a cicatrização e sua formação, a mucosa peri-implantar apresenta algumas semelhanças com a gengiva, tecido mole que recobre os dentes. Um sofisticado colar de tecido mole sela os tecidos de suporte dentário (isto é, osso alveolar, ligamento periodontal e cemento).[6] A erupção de um dente faz com que a vedação do tecido mole que o circunda se desenvolva, demonstrando um conjunto de fibras colágenas inseridas no cemento dental e osso alveolar. Porém, a mucosa peri-implantar se forma após a criação de uma ferida nos tecidos orais moles e duros (**Figura 1**). A fase de cicatrização da ferida ocorre após o fechamento de um retalho mucoperiosteal que circunda o "pescoço" de um implante instalado em uma única cirurgia (implante em um estágio) ou em duas cirurgias (procedimento em dois estágios). Na primeira situação, há a exposição direta do implante ao ambiente bucal. Já no segundo caso, instalam-se conexões entre implante e prótese em um momento posterior.

De maneira distinta dos tecidos periodontais, a orientação das fibras de colágeno é paralela ao implante (com ou sem tratamentos de superfície), com a inserção das fibras na crista óssea.[7-10] Menos fibroblastos e mais fibras de colágeno foram observados no tecido conjuntivo mole supracrestal em torno dos implantes com uma superfície do pilar lisa do que ao redor dos dentes.[11] No entanto, nas regiões próximas à superfície do implante, o número de fibroblastos era alto e eles estavam interpostos entre finas fibrilas de colágeno e orientados paralelamente à superfície do implante.[11] Outra característica anatômica diferencial é que, ao contrário dos tecidos periodontais, em uma zona próxima à superfície do implante (ou seja, 50-100 μm de distância), nenhum vaso sanguíneo foi encontrado.[8,9] Porém, em maiores distâncias da superfície do implante, e adjacente à barreira juncional e epitélio sulcular, os vasos sanguíneos foram observados.[8] Percebe-se que o número de vasos sanguíneos aumenta à medida que se distancia da superfície do implante.[11] Berglundh et al.[12] indicam que a rede vascular da mucosa peri-implantar se origina de um grande vaso sanguíneo supracrestal, que se ramifica em direção à superfície do pilar do implante. A análise cuidadosa de tais diferenças na organização tecidual entre as regiões

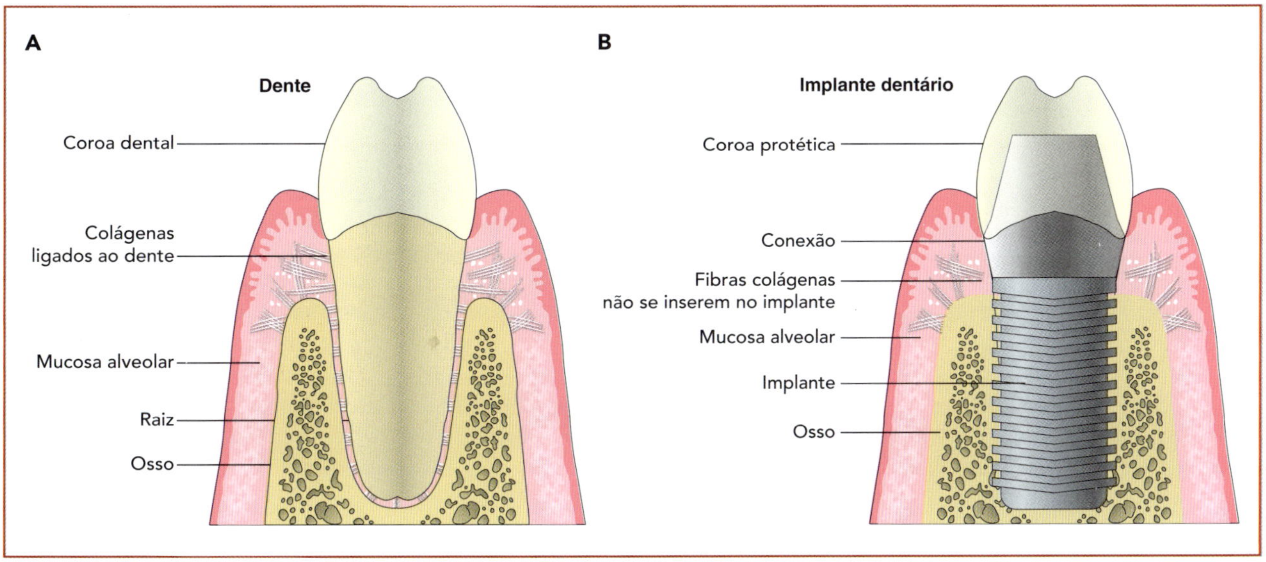

FIGURA 1 Aspectos representativos das estruturas peri-implantares e periodontais. É possível notar a diferença entre a disposição das fibras colágenas e a ausência de tecido cementoide ao redor dos implantes dentais.

Fonte: acervo pessoal dos autores.

periodontal e peri-implantar permite supor que peculiaridades histológicas, celulares e a presença de estrutura única modulam os perfis microbianos e o estabelecimento do biofilme nesses sítios.

Clinicamente, o sítio peri-implantar saudável apresenta ausência de sinais de inflamação dos tecidos, como ausência de sangramento durante a sondagem periodontal, ausência de supuração durante o exame clínico, nenhum aumento progressivo da profundidade de sondagem em relação às visitas anteriores do paciente e ausência de perda óssea radiográfica.[13,14] Para que haja o correto diagnóstico de um sítio peri-implantar como um sítio saudável, primeiro é importante entender que o sítio peri-implantar não deverá apresentar nenhuma diferença visual quando comparado com um sítio periodontalmente saudável. Os aspectos visuais da mucosa que recobre o implante deverão ser os mesmos da mucosa que recobre os dentes do paciente, como mostra a **Figura 2**.[15]

Em exames de imagem, um sítio com saúde peri-implantar não deve apresentar perda óssea radiográfica. Porém, há de se considerar que, após instalação e carregamento do implante, parte da altura do osso crestal é perdida.[16] O esperado é que essa perda óssea inicial seja menor ou igual a 2 mm, dependendo da marca e modelo do implante utilizado.[17]

Há de se considerar a variação que existe entre a profundidade de sondagem de um sítio periodontal e a de um sítio peri-implantar. Enquanto esse valor deve ser ≤ 3 mm para o periodonto, ele deve ser ≤ 5 mm para a região peri-implantar.[18] Isso ocorre pois, como visto anteriormente, o tecido mole ao redor dos implantes não apresenta inserção de fibras do tecido conjuntivo ao implante da mesma forma que ocorre no cemento dental, promovendo menor resistência à sondagem do que a gengiva.[19]

BIOFILME EM IMPLANTES DENTÁRIOS

Estudos indicam que o desenvolvimento inicial de biofilmes em superfícies de implantes se assemelha àquele observado em dentes naturais e outros tipos de materiais restauradores colocados no ambiente bucal. O primeiro passo consiste na formação da película adquirida na superfície do implante, a partir de proteínas salivares. A película adquirida provê receptores para adesinas encontradas nas espécies bacterianas orais, iniciando a colonização.[4] Ocorrem então interações microbianas, aumento da massa crítica de bactérias, formação de matriz extracelular e liberação de colônias.

Sucessão microbiana nos biofilmes em implantes dentários

Com a instalação dos primeiros implantes dentais, surgiram dúvidas quanto aos mecanismos de colonização bacteriana nas superfícies de titânio instaladas em ossos maxilares. Em 1983, com o uso de microscopia e cultura bacteriana, Heimdahl et al.[20] verificaram que o padrão de colonização de implantes dentários em pacientes edêntulos se assemelhava ao padrão de colonização de outras superfícies bucais, como a mucosa ou a língua.

Em implantes instalados e sem sinais de inflamação, o perfil microbiano no biofilme é similar ao de dentes naturais,[21,22] com predominância de colonização por células cocoides.[23] Em pacientes parcialmente edêntulos, os implantes são colonizados por biofilme marginal logo nas duas primeiras semanas após instalação, enquanto a placa subgengival necessita de 28 dias para sua formação.[24]

Quando ocorrem doenças na região peri-implantar, constatou-se a presença de bactérias Gram-negativas anaeróbicas, assim como já descrito para as doenças periodontais e outras doenças bucais.[25] Há um predomínio de espiroquetas, bactérias fusiformes e bacilos curvos e móveis, como *Bacteroides* pigmentados de preto, *Fusobacterium* spp. e *Prevotella prevotti*.[26-28] A presença das espiroquetas nesses ambientes pode ser considerada um fator de risco se detectada precocemente ao aparecimento da doença ou mudanças dos padrões clínicos.[29]

Em 1993, foi demonstrada a presença de biofilme nas roscas internas do parafuso do implante, com predomínio de células cocoides (86,2%), bacilos não móveis (12,3%) e

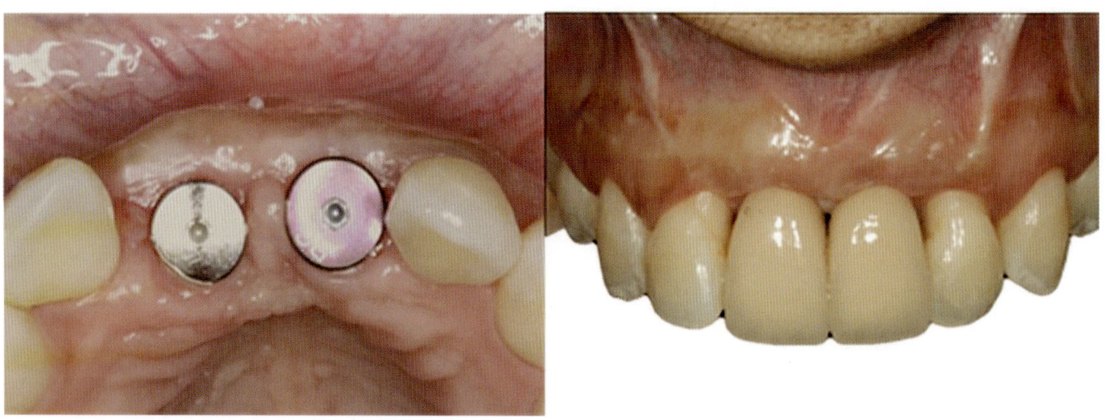

FIGURA 2 Aspectos clínicos da mucosa peri-implantar em implantes ao redor de implantes dentais instalados nos elementos 21 e 11.
Fonte: acervo pessoal dos autores.

menor frequência de microrganismos móveis (1,3%) e espiroquetas (0,1%). A origem dessa colonização foi atribuída à presença de uma fenda ou *gap* na interface pilar-parafuso,[30] o que será discutido posteriormente neste capítulo.

A colonização por microrganismos pode decorrer em dois momentos. O primeiro seria a contaminação do implante ou de seus componentes durante a primeira ou segunda fase cirúrgica de instalação. O segundo momento seria a transmissão dos microrganismos provenientes da cavidade oral durante função da prótese sobre implante.[31] Além disso, apesar de implantes com saúde ou doença peri-implantar apresentarem microbiotas similares, aqueles com sinais de infecção compartilhavam características microbianas semelhantes com pacientes diagnosticados com periodontite crônica.[32]

Microrganismos como *Aggregatibacter actinomycetemcomitans, Porphyromonas gingivalis* e *Prevotella intermedia* foram mais frequentemente presentes em sítios peri-implantares de pacientes parcialmente edêntulos quando comparados com edêntulos totais. Esses patógenos são associados à doença periodontal e estão mais presentes em sítios peri-implantares que apresentam inflamação gengival, o que pode contribuir para a evolução da peri-implantite.[33] Em pacientes parcialmente edêntulos, parece haver uma microbiota mais patogênica, contendo mais bacilos Gram-negativos e espiroquetas, o que sugere que as bolsas periodontais podem ser a fonte de microrganismos para as bolsas peri-implantares.

A influência dos microrganismos no desenvolvimento de doenças na região peri-implantar também foi investigada em modelo animal. Ligaduras foram utilizadas para promover o acúmulo de placa em macacos cynomolgus,[34] em modelo de *microswine*[35] e em cães da raça beagle.[36] Foi observada uma colonização microbiana semelhante em dentes e implantes, tanto no quadro da gengivite experimental como na situação de peri-implantite ou periodontite induzida por ligadura.[34,36] Os autores constataram nos três estudos uma transição nas comunidades microbianas de Gram-positivos facultativos para anaeróbios estritos Gram-negativos, além de uma maior colonização dos sítios por bactérias de pigmentadas de preto (como *Porphyromonas gingivalis, Prevotella intermedia, A. actinomycetemcomitans* e *Actinomyces odontolyticus*).[34-36]

Em resumo, estudos iniciais indicaram que havia uma rápida colonização das superfícies de titânio após a instalação. Até então, acreditava-se que o perfil bacteriano se assemelhava com o encontrado nos sítios periodontais. Essa semelhança ocorre também em situações de saúde periodontal e peri-implantar ou gengivite/periodontite e mucosite/peri-implantite. Assim, todo o conhecimento microbiológico se fundou sobre esses pilares, os quais foram revistos e atualizados com o surgimento de novas tecnologias de detecção e identificação microbiana, que serão descritas a seguir.

Fatores locais que modulam a formação dos biofilmes

Inúmeros fatores locais podem contribuir para alterações na composição microbiana peri-implantar de maneira específica, diferentemente do que ocorre nos sítios dentais. Fatores como superfície do implante, composição química, carga superficial, hidrofobicidade e energia superficial do material utilizado para fabricar os implantes dentais influenciam não somente as taxas de colonização, mas também a estrutura e a resistência do biofilme (**Figura 3**).

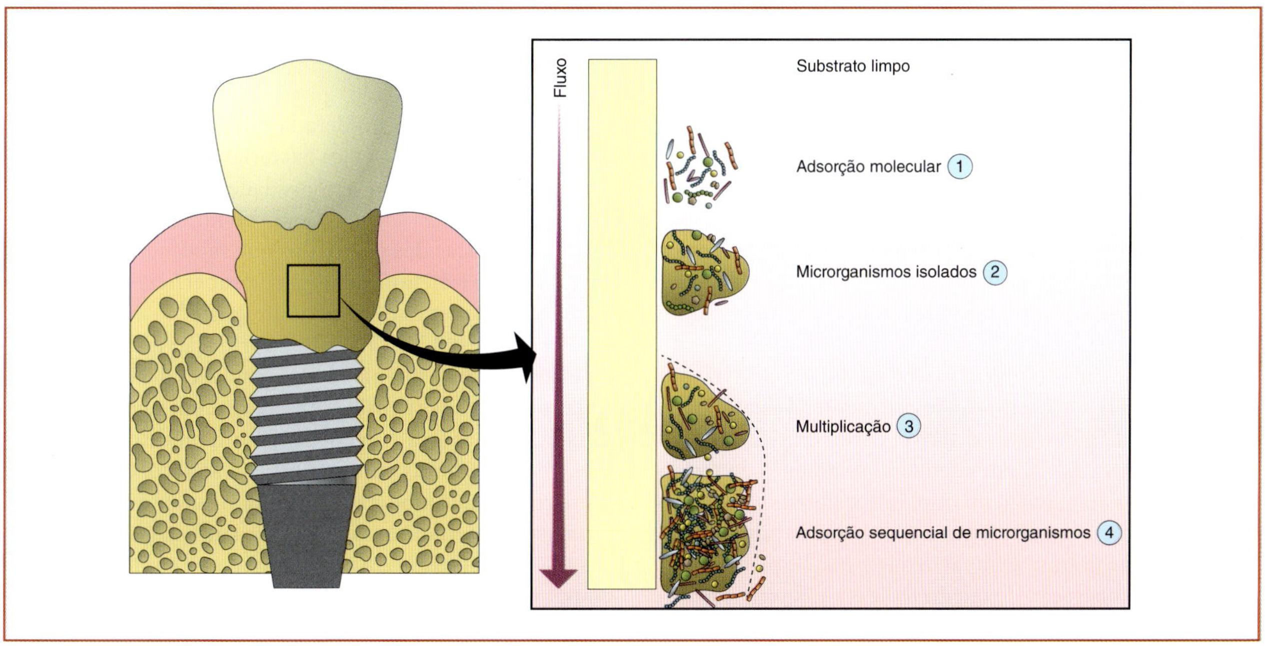

FIGURA 3 Formação do biofilme em tecidos peri-implantares.

Fonte: acervo pessoal dos autores.

Superfície do implante

Implantes dentais são produzidos, em sua maioria, por titânio puro tipo IV, o mesmo utilizado por Branemark em 1965. Entretanto, diferentes tratamentos de superfície foram propostos ao longo do tempo para aumentar a taxa de osseointegração e a redução de seu tempo. Uma dessas modificações é o tratamento superficial com ácidos ou jateamentos. Em um estudo para avaliar a influência das superfícies do implante na formação do biofilme, John et al.[37] avaliaram três superfícies diferentes: uma hidrofóbica usinada (M), uma hidrofóbica com ácido na superfície (SLA) e uma hidrofílica modificada por usinagem com ácido na superfície (mod MA). Concluíram que a superfície mod MA promovia um retardo significativo no processo de formação do biofilme. Esse fato pode ser vantajoso durante a cicatrização transgengival inicial, além de facilitar a higienização pelos pacientes. Assim, a maturação do biofilme é retardada e o biofilme imaturo pode ser removido com maior facilidade.

A capacidade de formação do biofilme de diferentes espécies de *Streptococcus*[38] foi avaliada em implantes de titânio com superfície usinada (M) e com superfícies modificadas com ácido (SAE). Esses implantes foram expostos a *Streptococcus sanguinis*, *Streptococcus salivarius*, *Streptococcus mutans*, *Streptococcus sobrinus* e *Streptococcus cricetus*. Após avaliações microbiológicas e de superfície, observou-se que as espécies *S. cricetus*, *S. mutans* e *S. sobrinus* apresentaram maior capacidade de formação de biofilme, sem diferença entre os materiais. *S. sanguinis* exibiu um comportamento semelhante de formação de biofilme em ambas as superfícies. *S. salivarius* mostrou a menor habilidade para formar o biofilme em ambas as superfícies. Os autores concluíram que a formação do biofilme em implantes de titânio é dependente da topografia superficial e das espécies bacterianas envolvidas.

Os microrganismos promovem uma alteração do pH do meio onde o implante está inserido, tornando-o, assim, mais ácido. Os efeitos que sucedem essa alteração são descoloração da superfície do implante, corrosão e deformação das superfícies lisas e rugosas.[39] A corrosão da superfície resulta em dissolução do material, liberando íons e partículas no ambiente oral, o que pode influenciar no surgimento e agravamento da peri-implantite.

A formação do biofilme sobre a superfície do implante dental não apenas se relaciona à ocorrência de alterações do tipo infecciosas, mas também parece modular a cicatrização dos tecidos peri-implantares. Para se manter a estabilidade implantar e a integridade do nível ósseo que circunda o implante, é necessário um adequado selamento de tecido mole ao redor do pescoço do implante, reduzindo o acesso de espécies microbianas (**Figura 1**). Em um estudo *in vitro*, Zhao et al.[40] avaliaram o impacto da formação primária do biofilme na integração do tecido mole em diferentes materiais de implante. Foram avaliadas superfícies de titânio, liga de titânio-zircônia e óxidos de zircônia, expostos tanto a fibroblastos gengivais como a três espécies de estreptococos e a uma cepa de *Staphylococcus aureus*. Os autores concluíram que superfícies mais lisas de titânio fornecem as melhores oportunidades para que as células de fibroblastos gengivais possam se aderir e promover o selamento em superfícies, mesmo em superfícies contaminadas com bactérias.

Uma vez que diferentes superfícies alteram a formação do biofilme no implante, foram desenvolvidas superfícies funcionais, ou seja, com capacidade de alterar a colonização de maneira benéfica e ativa. Choi et al.[41] revestiram superfícies com polidopamina e prata. Posteriormente, as amostras foram expostas a suspensões bacterianas de *S. mutans* e *P. gingivalis* e seguiram para análise microbiológica de contagem do número de colônias e medição da absorbância. O número de colônias microbianas de ambas as espécies foi significativamente menor em superfícies revestidas quando comparadas às de titânio sem revestimento. Os revestimentos retardaram o crescimento microbiano na superfície.

Matos et al. expuseram superfícies de implantes a diferentes tempos de deposição de plasma, produzindo filmes de silício com clorexidina. Essa nova superfície funcional foi comparada com o grupo controle (sem clorexidina) quanto ao efeito antibacteriano, à citotoxicidade e à atividade metabólica utilizando a cultura de fibroblastos. Os autores concluíram que as superfícies funcionais testadas têm o potencial de modular o crescimento bacteriano e os níveis de marcadores inflamatórios, sem afetar as taxas de viabilidade e proliferação celular.[42]

A funcionalização das superfícies de titânio é uma abordagem promissora. Ainda são necessários estudos adicionais para padronizar uma superfície funcional para os implantes de titânio, permitindo que haja uma inibição da formação de biofilme bacteriano em sua superfície sem afetar o processo de cicatrização, osseointegração e vedamento do implante com tecido mole.

Rugosidade

Intimamente ligada ao tipo de superfície dos implantes, a rugosidade tem sido considerada elemento-chave para a formação e maturação da placa bacteriana. No VII Workshop Europeu de Periodontia, a rugosidade foi considerada como fator primário para a formação do biofilme.[43] Propriedades físico-mecânicas das partículas que modificam a superfície do titânio e afetam a energia de superfície também são importantes e serão discutidas a seguir.[44]

Bermejo et al.[45] avaliaram a formação de biofilme em duas superfícies de titânio com rugosidades diferentes, sendo uma com mínima rugosidade e a outra com rugosidade moderada. Ambas foram expostas em um modelo de biofilme *in vitro* por 96 horas para posterior avaliação. Observou-se que a rugosidade moderada acumulou maior quantidade de biomassa bacteriana e maior número de bactérias patogênicas tais *F. nucleatum e A. actinomycetemcomitans*, quando comparado com o implante de superfície menos rugosa.

Em um estudo *in vitro*, Badihi Hauslich et al.[46] indicaram que a adesão bacteriana nas superfícies de titânio dos implantes dentais depende da rugosidade e é influenciada por proteínas e íons que revestem a superfície e são derivadas do sangue. Reforçando esses achados, Annunziata et al.[47] demonstraram que o tratamento da superfície com plasma de titânio pulverizado (TPS) produz nitreto de titânio, o que diminuiu significativamente a rugosidade da superfície de TPS original e, assim, reduziu a adesão e proliferação de *Streptococcus pyogenes* e *S. sanguinis*.

Embora a rugosidade da superfície do implante possa favorecer a formação de biofilmes, ela também é considerada um fator positivo para promover a osseointegração.[48] Portanto, a análise do impacto clínico da rugosidade e o incremento da formação do biofilme são de grande importância clínica. Em um estudo em cães, Albouy et al.[49] avaliaram a progressão da peri-implantite experimental induzida por ligaduras de algodão considerando implantes com superfícies de diferentes rugosidades. Houve maior acúmulo de biofilme, maior perda óssea marginal e inflamação peri-implantar mais intensa em sítios com implantes mais rugosos. Esse fato levanta um importante questionamento sobre a busca do equilíbrio entre o grau de rugosidade superficial compatível com incremento da osseointegração e redução de acúmulo de biofilme peri-implantar.

Em um ensaio clínico controlado randomizado, Quirynen et al.[50] avaliaram a formação de biofilme em implantes mínima e moderadamente rugosos. Embora os pacientes parcialmente edêntulos apresentassem um biofilme maduro com maior concentração de patógenos quando comparados com pacientes totalmente desdentados, os autores concluíram que a rugosidade dos implantes analisados não influenciou na formação do biofilme no período de um ano após a instalação da prótese sobre implante. Embora a rugosidade pareça um fator importante para a formação de biofilmes *in vitro*, clinicamente o controle efetuado pelo paciente e as características deste são mais determinantes. Porém, caso o biofilme acumule e ocorra a doença peri-implantar, a rugosidade pode interferir no processo de descontaminação. Mesmo com o uso de clorexidina 0,2%, a presença de superfícies mais rugosas e biofilmes maduros são fatores que reduzem a efetividade da desinfecção.[51] Por isso, esforços devem ser tomados para otimizar as propriedades antimicrobianas do tratamento de descontaminação sem comprometer a osseointegração do implante.

Conexões e tipos de metais

Após a integração do implante ao osso alveolar, é iniciada a reabilitação protética propriamente dita. Assim, componentes protéticos são conectados aos pilares inseridos no osso e proporcionam a instalação da prótese. Existem inúmeros tipos e modelos de implantes quanto à conexão protética utilizada. Eles podem ser divididos em conexões externas (como hexágono externo) e internas (hexágonos internos e cone-morse) (**Figura 4**). Os pilares protéticos que ligarão o implante osseointegrado à prótese podem ser de diferentes materiais. O titânio é um material amplamente utilizado para a fabricação dos componentes protéticos por sua alta biocompatibilidade e resistência. Contudo, a preferência pelo uso de pilares de zircônia tem crescido significativamente por razões estéticas. Dessa forma, uma vez que a interface implante-componente protético-prótese é a região exposta ao meio peri-implantar e tem proximidade com o meio bucal, é necessário entender quais fatores podem interferir na colonização dessa região.

Em relação aos tipos de conexão, avaliou-se a colonização bacteriana em interfaces do implante-conexão dos tipos: a) cone-morse *abutment* padrão; b) *abutment* padrão com uma modificação de ranhura de 0,5 mm; e c) conexão interna de três canais. Constatou-se que as diferenças no *design* dos componentes protéticos podem modular a colonização das estruturas por *A. actinomycetemcomitans* e *P. gingivalis*. O *abutment* padrão foi o que apresentou menores resultados de unidades formadoras de colônia (UFC).[52]

Os três tipos de conexões de implantes dentais mais utilizados, como já mencionado, são: hexágono externo (HE), hexágono interno (HI) e cone-morse (CM). Jaworski[53]

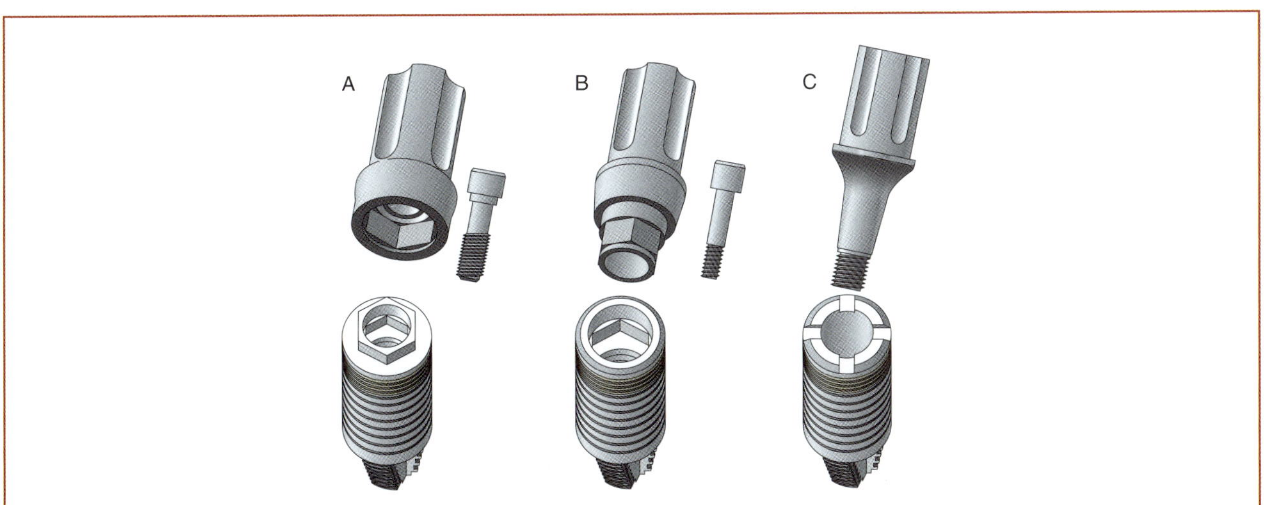

FIGURA 4 Conexões protéticas dos implantes dentais. **(A)** Hexágono externo. **(B)** Hexágono interno. **(C)** Cone-morse.

avaliou a passagem bacteriana pela fenda conexão-implante, comparando em modelos estáticos e após ciclagem termomecânica. O autor concluiu que os menores níveis de passagem bacteriana foram obtidos pelo grupo de conexão cone-morse, seguido por hexágono interno e hexágono externo.

O impacto desse *design* da conexão protética também foi avaliado em implantes perdidos.[54] Análises histológicas examinando superfícies externas e internas de 15 implantes que obtiveram falha e precisaram ser removidos mostraram que há maior carga de microrganismos nos implantes falhos. Observou-se que a presença de uma microfenda no encaixe entre implante e seu pilar, ao nível ósseo, pode representar um fator de risco para a perda óssea causada pela colonização bacteriana. Estudos biomecânicos e *in vitro* indicam que a conexão do tipo hexágono externo é aquela que apresenta uma maior fenda na interface pilar-implante.[54] Assim, sob o aspecto da colonização microbiana, a adoção de conexões do tipo hexágono externo deve ser avaliada cuidadosamente.

Estruturas protéticas de zircônia apresentando coloração semelhante ao dente foram desenvolvidas, tornando-se uma opção esteticamente importante. Roehling et al.[55] avaliaram *in vitro* a formação de biofilmes bacterianos em discos de zircônia e titânio com superfícies usinadas (M), com jato de areia (SLA) ou tratadas com ácido (ZLA) com biofilme multiespécies (*S. sanguinis*, *F. nucleatum* e *P. gingivalis*) ou com amostras de biofilme humano (72 horas de incubação). Os autores constataram que as amostras de zircônia apresentaram uma espessura significativamente menor do biofilme de três espécies quando comparada com o titânio. Quando foram realizadas análise da biomassa e metabolismo dos biofilmes, não houve diferença estatística entre os dois materiais. Sobre as análises do biofilme desenvolvido a partir de amostras humanas, a avaliação da densidade ótica indicou que houve uma redução significativa na massa do biofilme em zircônia quando comparada com o titânio. Neste último caso, amostras de zircônia demonstraram uma espessura significativamente menor do biofilme em amostras de titânio, porém não houve diferença quando comparados aspectos metabólicos. Entretanto, ainda não há um consenso científico sobre o impacto da composição do implante na colonização bacteriana.[56]

Modificações de superfície nos componentes protéticos também seriam opções interessantes. A funcionalização de superfícies de componentes protéticos foi avaliada de diferentes formas. Os revestimentos com nitreto de titânio ou zircônia mostraram menor adesão bacteriana.[57] Resultados semelhantes também foram encontrados por Scarano et al.,[58] que demonstram menor adesão bacteriana em superfícies de titânio revestidas com nitreto, e por Grössner-Schreiber et al.,[59] que também relataram menor aderência microbiana em superfícies de zircônia revestidas por nitreto.

Estudos *in vitro* demonstram o impacto significativo do tipo de material utilizado na confecção dos componentes quanto à formação de biofilme microbiano. Entretanto, estudos clínicos e *in vivo* não confirmam esses resultados.[60-63] Fatores adicionais, como a corrosão de metal, a energia livre de superfície, as porosidades e as microestruturas após a exposição ao ambiente oral,[64,65] parecem ter um impacto maior na colonização microbiana.

Liberação de partículas e íons

A corrosão é um processo de destruição total, parcial, superficial ou estrutural de um material pela ação do meio. Este processo provoca a troca de elétrons entre um elemento químico do material e um do meio.[66] Existe também um processo de degradação que é resultado da ação combinada de desgaste mecânico e químico (ou eletroquímico), denominado tribocorrosão.[67] Assim, muito se discute sobre o impacto dos produtos da corrosão dos implantes dentais no ambiente oral.

Implantes dentais comercialmente disponíveis foram imersos em um meio de cultura contendo suspensão de *S. mutans* ou apenas no meio de cultura. Foram avaliados a densidade óptica, o pH dos meios de imersão, a superfície do implante e a detecção de íons metálicos. Após 60 dias de imersão, pode-se notar que os implantes imersos em meio contaminado exibiram corrosão, descoloração da superfície, deformação das interfaces lisas e rugosas e ferrugem da superfície dos implantes. Os autores concluíram que a oxidação das superfícies do implante ocorre em meios contendo bactérias mesmo após 2 dias de avaliação (estágios iniciais). A corrosão dessa superfície resultou na transferência de íons para a solução. Os autores sugeriram que a dissolução de íons e partículas no ambiente oral pode influenciar no aparecimento e agravamento da peri-implantite em estágios posteriores.[39] Estudos recentes demonstraram que maiores quantidades de titânio dissolvido foram detectadas no biofilme submucoso removido de implantes com peri-implantite quando comparados com amostras retiradas de sítios peri-implantares saudáveis.[68] Tais estudos também sugerem um papel importante da liberação de íons de titânio na patogênese das doenças peri-implantares.

A cavidade bucal é um nicho favorável para a corrosão de superfícies metálicas. Os mecanismos de corrosão do titânio no ambiente bucal consideram a presença do ambiente ácido e a combinação com o carregamento normal do implante. A corrosão pode desencadear descoloração grave do implante, além do surgimento de rachaduras e fendas de corrosão.[69] As partículas e íons metálicos decorrentes da corrosão podem causar reações adversas nos tecidos bucais e dificultar o processo de osseointegração, uma vez que a superfície passiva é perdida. Assim, são notáveis os efeitos do biofilme bacteriano, fatores eletroquímicos e o carregamento do implante, gerando um processo grave de degradação que desencadeia ou acelera peri-implantites e falhas do implante.

Em uma revisão da literatura realizada por Noronha Oliveira et al. em 2017,[70] constatou-se que a degradação do metal do implante dentário pode ocorrer por diferentes razões, como a exposição às substâncias corrosivas administradas durante a terapia e aos procedimentos mecânicos (como raspagem da superfície do implante ou implantoplastia). O processo de degradação pode resultar em efeitos biológicos adversos.

A formação do biofilme depende, entre outros fatores, da disponibilidade de oxigênio, do pH do meio e da concentração de nutrientes.[70] Um estudo de Souza et al.[71] avaliou os efeitos de um biofilme contendo *S. mutans* e *Candida albicans* na degradação do titânio. A presença do biofilme causou uma diminuição do pH em função da produção de metabólitos dos microrganismos, como o ácido láctico produzido por *S. mutans* quando há sacarose. A acidificação do meio levou à corrosão do titânio, que pode contribuir para a falha do implante dental.

A densidade óssea, o uso de fluoretos e a sobrecarga mecânica são alguns dos potenciais fatores que contribuem para a liberação de partículas e íons de titânio na boca. Estudos indicam que, quanto maior densidade óssea, maior a alteração da superfície do implante que pode ser produzida quando se utiliza reduzida irrigação durante sua inserção, produzindo maior percentual de liberação de partículas e íons.[72]

Em casos de sobrecarga mecânica, a presença de microfendas entre a superfície do implante e a do *abutment* protético resulta em micromovimentos que geram grande atrito entre os componentes, liberando as partículas e íons à cavidade bucal. Há que se considerar também que, sob influência da carga funcional, ocorre o ingresso de saliva e bactérias que exercerão efeitos conjuntos com as superfícies desgastadas na liberação de partículas e íons. A saliva, as bactérias e os produtos do desgaste do metal poderão resultar tanto em falha biológica (por mucosite ou peri-implantite) ou mecânica (por corrosão, fadiga, fratura, afrouxamento do parafuso) do implante dental. O fluoreto se liga aos íons de óxido de titânio, gerando compostos que serão facilmente dissolvidos em meio ácido, facilitando a dissolução do titânio e liberação de partículas e íons na cavidade bucal.[72]

A liberação de íons e produtos metálicos influencia aspectos composicionais e funcionais do biofilme bucal. Um estudo avaliando o efeito das partículas de titânio e dos íons no crescimento e composição do biofilme oral mostrou que ambos mudam a composição do biofilme oral *in situ* e que esse efeito parece ser dose-dependente. Partículas de titânio promoveram um aumento de algumas bactérias como *Streptococcus anginosus, Prevotella nigrescens, Capnocytophaga sputigena* e *Actinomyces israelli* no biofilme. Já os íons de titânio favoreceram um aumento na carga total de bactérias do biofilme formado, promovendo uma disbiose na comunidade microbiana. Porém, a associação de íons e partículas de titânio não apresentaram um efeito de sinergismo no biofilme. Em relação à proporção dos complexos microbianos, a disbiose causada pelos íons de titânio provocou um aumento significativo em espécies do "complexo laranja" e em menores proporções no "complexo amarelo", quando comparados ao controle. Conclui-se que a liberação de titânio no entorno de implantes dentais contribui para modificações na composição e função da comunidade microbiana do biofilme, o que pode contribuir para o desenvolvimento de peri-implantite.[73]

Energia livre de superfície

A energia livre de superfície (ELS) indica a interação entre as forças de coesão e adesão e determina a capacidade de molhamento de um sólido, sendo mensurada pelo ângulo de contato formado entre o sistema sólido/líquido.[74,75] Em vários estudos, a energia livre de superfície tem sido relacionada à formação do biofilme em superfícies do implante.

No ano de 1994, Quirynen et al.[76] avaliaram a influência da energia livre de superfície de implantes na formação de biofilme supra e subgengival, comparando pilares de titânio com *abutment* revestido de fluoretilenopropileno (FEP). Após três meses de higiene oral habitual do paciente, ambos apresentavam rugosidade semelhante. Resultados indicaram que o *abutment* que apresentava uma energia livre de superfície inferior (FEP) apresentava um biofilme supragengival com predominância de microrganismos cocoides. Espiroquetas e organismos móveis foram detectados apenas ao redor do *abutment* de titânio. Tais diferenças não foram observadas no ambiente subgengival e os efeitos podem não ter sido evidentes pela grande diferença entre os participantes do estudo. Os autores concluíram que uma menor superfície de energia livre resultava em menor adesão e maturação do biofilme supragengival.

Al-Radha et al.[77] realizaram um estudo *in vitro* com a intenção de avaliar a adesão bacteriana em algumas superfícies diferentes, como zircônia polida parcialmente estabilizada, titânio jateado com zircônia, titânio jateado com zircônia e então acidificado e titânio polido. As superfícies de zircônia polida parcialmente estabilizada e titânio jateado com zircônia apresentaram menor valor de energia livre de superfície e uma consequente diminuição da adesão de *S. mitis* e *P. nigrescens*). Os autores concluíram que a energia livre de superfície parece ser o fator mais importante para a adesão bacteriana inicial.

Embora diversos estudos tenham demonstrado impacto da energia livre de superfície na colonização microbiana, há estudos que mostram resultados inconclusivos e sugerem que outros fatores associados (rugosidade, composição química, entre outros) podem ser mais importantes para a colonização.[78,79] Os autores reforçam que são necessários mais estudos para comprovar sua real importância nesse processo.

A partir da análise dos itens descritos anteriormente, torna-se evidente que as características anatômicas dos implantes, como a superfície, a rugosidade, as conexões e os tipos de materiais utilizados, a liberação de partículas/íons e sua energia livre de superfície podem modular, isoladamente ou em conjunto, a formação e maturação do biofilme bacteriano, e o consequente processo de reparo e cicatrização. Considerando-se os aspectos microbiológicos, a comparação entre os nichos periodontais e peri-implantares deve ocorrer apenas quando tais aspectos são considerados.

ASPECTOS CLÍNICOS FUNDAMENTAIS DAS DOENÇAS PERI-IMPLANTARES

É cada vez mais frequente na clínica odontológica a instalação de implantes dentais para reabilitar dentes perdidos e suportar próteses fixas. Os estudos longitudinais mostram que as taxas de manutenção em boca dos implantes dentais são altas, com uma taxa média de sucesso de 96,1% após 10 anos de instalação e de 83,8% após 25 anos.[80,81] Assim como os dentes, constata-se que os implantes instalados também podem ser perdidos ao longo do tempo, pois o acúmulo de biofilme nas regiões peri-implantares leva à inflamação da mucosa e posterior perda de suporte ósseo quando não tratada.[82]

O Grupo de Trabalho do 4° Workshop Mundial de 2017 abordou a classificação de doenças e condições peri-implantares[13] e forneceu critérios e características específicas para que fosse possível diferenciar uma região peri-implantar clinicamente saudável de uma região com características iniciais de uma doença peri-implantar ou de um sítio com a doença peri-implantar já instalada. Atualmente, as doenças peri-implantares podem ser divididas em mucosite peri-implantar e peri-implantite, esta última caracterizada principalmente pela perda óssea ao redor dos implantes.[13] A **Tabela 1** resume essas três condições e suas características, e a **Figura 5** as ilustra.

O estágio inicial da formação de uma doença peri-implantar é conhecido como mucosite peri-implantar. Tal condição é caracterizada pela presença de sinais clínicos de inflamação, ou seja, sangramento à sondagem, podendo ocorrer também supuração da bolsa periodontal durante o exame clínico. A profundidade de sondagem pode variar

Tabela 1 Características clínicas estabelecidas pelo Workshop Mundial de Classificação de Doenças e Condições Periodontais e Peri-implantares de 2017, para o diagnóstico de saúde e mucosite peri-implantar e peri-implantite

	Saúde peri-implantar	Mucosite peri-implantar	Peri-implantite (com registros)	Peri-implantite (sem registros)
Sinais visuais de inflamação	–	+	+	+
SS com/sem supuração	–	+	+	+
Aumento da PS em relação à consulta anterior	–	–	+	≥ 6 mm
Perda óssea radiográfica desde a remodelação inicial	–	–	+ A remodelação óssea inicial não deve ser ≥ 2 mm	≥ 3 mm

SS: sangramento à sondagem; PS: profundidade de sondagem; (+) presença; (–) ausência.
Fonte: adaptado de Berglund et al. 2018.[13]

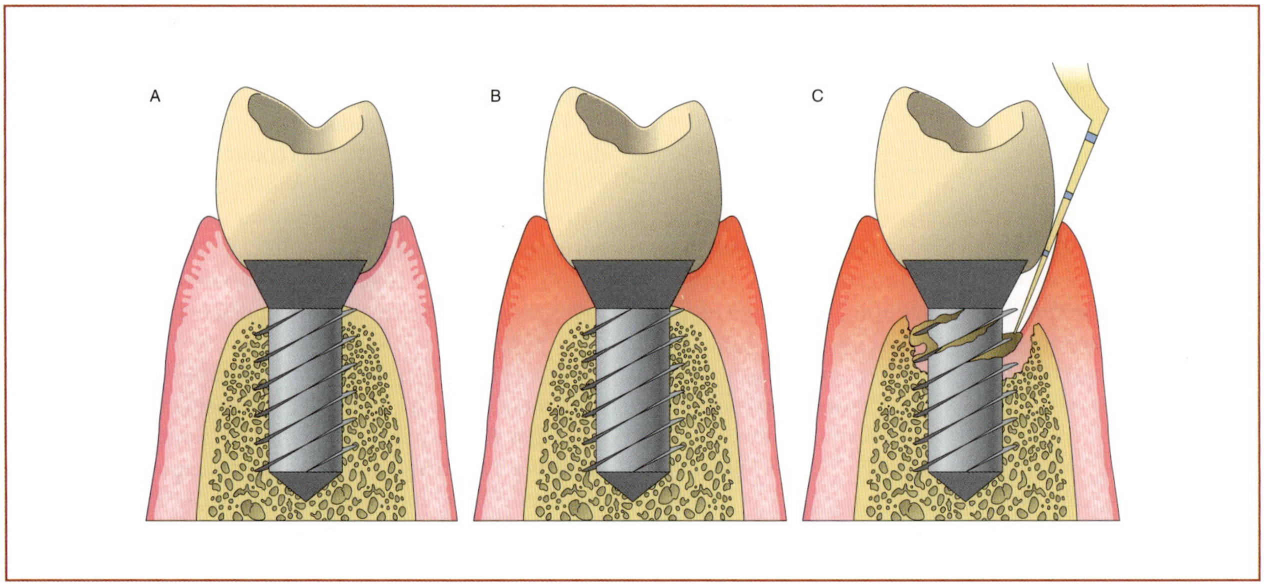

FIGURA 5 Diferentes diagnósticos para as condições peri-implantares. **(A)** Saúde peri-implantar. **(B)** Mucosite peri-implantar. **(C)** Peri-implantite.

Fonte: adaptada de Kormas et al., 2020.[83]

ou não de acordo com os exames periodontais anteriores, porém ainda não deverá existir perda óssea radiográfica além daquela que ocorre na remodelação inicial.[13,81]

Na **Figura 6** observa-se uma imagem de mucosite peri--implantar. Há vermelhidão e inchaço da região que, associado a uma diminuição da resistência do tecido em decorrência da inflamação, leva ao aumento da profundidade de sondagem por razões que não a perda óssea. Após a remoção profissional do biofilme e seu correto controle pelo paciente, casos de mucosite peri-implantar podem facilmente se reverter a quadros de saúde peri-implantar.[81]

A peri-implantite é definida como a presença de sinais peri-implantares de sangramento e/ou supuração durante a sondagem, aumento da profundidade à sondagem em relação a exames anteriores ou migração da margem do tecido mole para uma região mais apical, e aumento progressivo da perda óssea radiográfica.[13,14] Como diferentes níveis ósseos podem suportar implantes e tecidos moles clinicamente saudáveis, o diagnóstico da peri-implantite depende também de registros radiográficos anteriores mantidos pelo cirurgião-dentista. Se o cirurgião-dentista não conseguir comparar os registros clínicos e radiográficos anteriores com os atuais, deve-se utilizar como parâmetro para o diagnóstico, além da presença dos sinais clínicos de inflamação tecidual e/ou supuração, a presença de uma profundidade de sondagem maior ou igual a 6 mm e uma perda óssea radiográfica maior ou igual a 3 mm após o primeiro ano do implante em função.[13,14] As **Figuras 7 A** e **B** mostram, respectivamente, o aspecto clínico e radiográfico de um caso de peri-implantite.

Os estudos epidemiológicos mostram que as doenças que acometem as regiões peri-implantares são altamente prevalentes na população mundial.[84-88] e brasileira.[90] Matarazzo et al.[88] observaram, em uma população brasileira, que, de 211 participantes incluídos no estudo, 54,5% apresentaram mucosite peri-implantar e 39,8%, peri-implantite. Dos 748 implantes analisados, 69,2% apresentaram mucosite peri--implantar e 20,5% peri-implantite, indicando serem essas doenças bastante prevalentes. Dreyer et al. avaliaram a incidência da peri-implantite ao longo do tempo, variando de 0,4% em 3 anos para 43,9% em 5 anos após o implante ser colocado em função.[86]

Em virtude da heterogeneidade dos estudos quanto ao desenho ou aos critérios utilizados no diagnóstico, Cosgarea et al.[87] realizaram uma revisão crítica sobre a prevalência da peri-implantite, sugerindo que novos estudos transversais

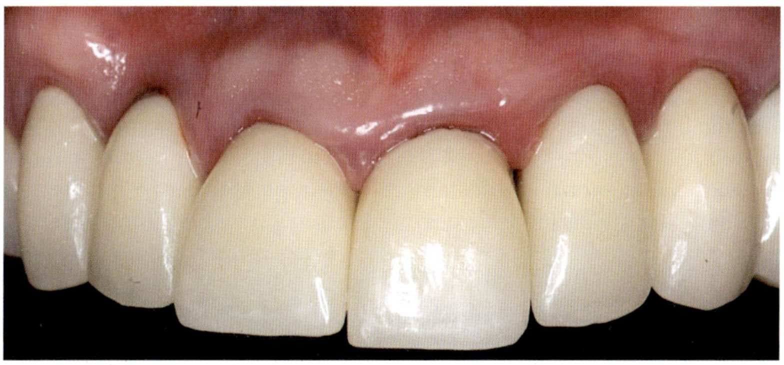

FIGURA 6 Características clínicas de uma área reabilitada com implantes dentais (elementos 12 e 22) e coroas dentais (13, 11, 21 e 23) apresentando mucosite peri-implantar e gengivite, respectivamente.

Fonte: acervo pessoal dos autores.

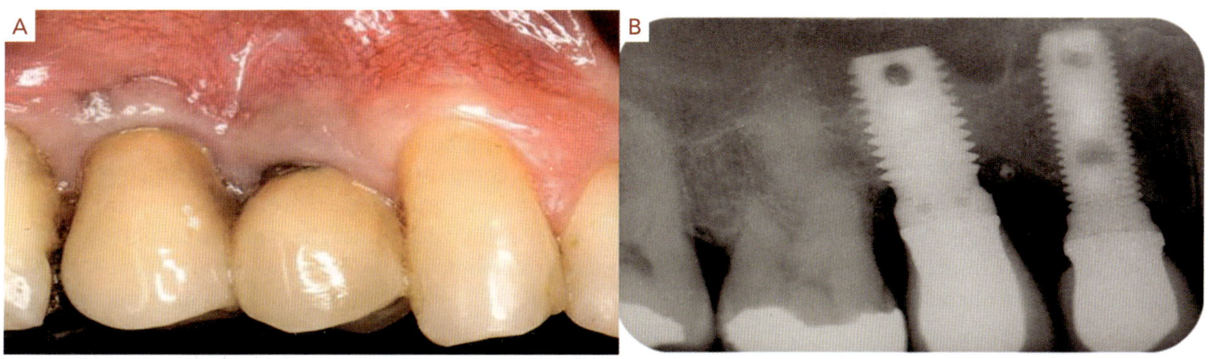

FIGURA 7 Características clínicas **(A)** e radiográficas **(B)** de um implante dental afetado por peri-implantite. Notar a perda das características de saúde, com sinais de inflamação como vermelhidão, eritema e supuração. Na imagem radiográfica **(B)**, é possível notar a perda de osso e exposição das roscas, com a presença de restos de cimento protético na área da lesão.

Fonte: acervo pessoal dos autores.

e epidemiológicos devem ser realizados. Há de se considerar, ainda, que não é possível determinar uma estimativa real da prevalência mundial dessa doença quando a nova classificação estabelecida em 2017 é utilizada.

CARACTERÍSTICAS HISTOLÓGICAS DAS DOENÇAS PERI-IMPLANTARES

Em um sítio peri-implantar, a resposta do hospedeiro frente à agressão bacteriana pode ser dividida em duas fases: a) a Fase 1 é a resposta inicial e ocorre em até 3 semanas do início do desafio microbiano; b) a Fase 2 é a resposta do hospedeiro à formação prolongada de placa bacteriana e leva em torno de 3 meses para ocorrer.

Em relação à análise de resposta à formação recente de placa, Zitzmann et al. compararam a resposta do tecido mole ao redor de dentes e implantes, por meio de biópsias realizadas antes e depois da formação de placa.[89] Os autores relataram que, após 3 semanas de suspensão da higienização, a extensão de infiltrado inflamatório nas biópsias aumentou significativamente. O valor inicial para ambos os grupos era de 0,03 mm^2, modificando-se para 0,3 mm^2 na gengiva e 0,2 mm^2 nos tecidos peri-implantares.[89]

Apesar da grande semelhança entre as lesões inflamatórias gengivais e peri-implantares decorrente da resposta inicial do hospedeiro, quando se analisa a resposta do hospedeiro à formação prolongada de biofilme, é possível ver que as lesões peri-implantares continuam se expandindo e progredindo ao longo do tempo, enquanto as lesões periodontais se mantêm estáveis.[90]

Os processos inflamatórios a longo prazo apresentam uma característica de alternância entre períodos de destruição e períodos de reparo tecidual. Acredita-se que a expansão contínua e a maior progressão das lesões inflamatórias na mucosa peri-implantar ocorra por uma falha no mecanismo de reparo tecidual. Já na gengiva, a destruição tecidual que ocorre no período de 3 meses é compensada por seu subsequente reparo.

As lesões biopsiadas de peri-implantite são pobremente encapsuladas, fazendo com que o infiltrado celular inflamatório se dissemine mais facilmente para uma região ainda mais apical da bolsa periodontal, frequentemente atingindo o tecido ósseo. Apresenta em sua composição muitos linfócitos, plasmócitos e macrófagos, além de corpos estranhos, como partículas de titânio e cimento dentário utilizado para cimentação da peça protética, cercados por essas células inflamatórias.[91,92]

Ao comparar lesões teciduais causadas por periodontite com lesões causadas por peri-implantite, observa-se que, enquanto a lesão peri-implantar se estende até o tecido ósseo, muitas vezes ocupando espaços medulares, a lesão periodontal apresenta uma fina camada de tecido conjuntivo sadio separando-a do tecido ósseo, além de uma maior quantidade de fibroblastos em seu tecido conjuntivo.[93]

Com isso, pode-se concluir que os tecidos peri-implantares são menos preparados para conter a progressão de lesões inflamatórias decorrentes do acúmulo de biofilme do que tecidos periodontais, podendo até apresentar uma progressão espontânea da doença após a remoção do estímulo causador de inflamação.[94]

Cabe salientar que ainda não são conhecidos ao certo quais são os processos envolvidos na progressão de um quadro de mucosite peri-implantar para um quadro de peri-implantite. No entanto, sabe-se que ambos apresentam o mesmo fator etiológico infeccioso: o desenvolvimento de um biofilme composto por uma infinidade de bactérias patogênicas,[83] sendo a peri-implantite clinicamente mais preocupante que a mucosite, pois a perda óssea progressiva é de difícil reversão e pode levar à perda do implante.

COMUNIDADES MICROBIANAS E AS ALTERAÇÕES PERI-IMPLANTARES

A microbiota peri-implantar mostrou-se única, e os patógenos associados ao início e progressão da doença peri-implantar diferem dos patógenos associados à periodontite.[95] As doenças peri-implantares são o resultado de um desequilíbrio entre a resposta imune do hospedeiro diante do desafio microbiano, causado principalmente por uma alta carga de bactérias patogênicas que colonizam o ambiente peri-implantar.[96] As comunidades microbianas podem ser moduladas por hábitos e características do próprio indivíduo, como o hábito de fumar,[97] a presença de doenças sistêmicas (como *diabetes mellitus*)[98] e uma doença periodontal preexistente.[99]

Do ponto de vista microbiológico, a transição da saúde peri-implantar para a mucosite, e sua consequente progressão para a peri-implantite, assemelham-se à sucessão ecológica primária. Há aquisição de várias espécies sem que haja a substituição dos primeiros microrganismos colonizadores, ou seja, o microbioma central associado à saúde peri-implantar não é afetado.[100]

Dessa forma, a saúde peri-implantar está associada a uma menor riqueza de espécies, porém a uma maior abundância das espécies que estão presentes. Na mucosite peri-implantar, há diminuição somente da abundância das espécies primárias e ocorre também a aquisição de vários novos membros que irão compor essa microbiota subgengival. Este é o ponto-chave que dá início à progressão da doença peri-implantar, uma vez que as novas espécies adquiridas na mucosite permanecem até o estágio de peri-implantite.[100]

Ao comparar o microbioma de sítios com inflamação periodontal (gengivite) e mucosite peri-implantar, o estudo experimental de Schincaglia et al. não encontrou diferenças microbiológicas nas comparações intragrupos, principalmente pela alta heterogeneidade do microbioma entre os locais peri-implantares.[101] Os autores atribuíram esse fato à dificuldade em se padronizar os componentes empregados nas reabilitações coronárias associadas aos implantes, uma vez que diferenças na rugosidade da superfície e energia livre podem afetar a formação do biofilme.[102]

A peri-implantite e a periodontite apresentam em seu biofilme subgengival espécies predominantemente Gram-negativas.[103] Quando se comparam sítios com peri-implantite a sítios com periodontite, observa-se que os biofilmes peri-implantares associados à doença apresentaram não apenas uma menor diversidade de espécies, mas também espécies até então não isoladas subgengivalmente, e que são exclusivas para esse nicho. Esse comportamento também é válido para a comparação entre o biofilme presente em implantes saudáveis e o biofilme patogênico da peri-implantite.[103]

Quando a microbiota de sítios com peri-implantite foi comparada com nichos peri-implantares saudáveis, observou-se níveis mais baixos de *Prevotella* e *Leptotrichia* e níveis mais elevados de *Actinomyces*, *Peptococcus*, *Campylobacter*, *Streptococcus* e *Butyrivibrio*. Sugere-se que há um grupo seleto de bactérias que pode estar associado com o desenvolvimento e a progressão da peri-implantite.[95]

Quando comparada com nichos periodontais doentes, a microbiota subgengival da peri-implantite demonstra níveis mais baixos de *Prevotella*, *Streptococcus* não *mutans*, *Lactobacillus*, *Selenomonas*, *Leptotrichia*, *Actinomyces* e níveis mais elevados de *Peptococcus*, *Mycoplasma*, *Eubacterium*, *Campylobacter*, *Butyrivibrio*, *Streptococcus mutans* e *Treponema*.[95]

Em análise histológica, o tecido peri-implantar apresenta inserção paralela das fibras colágenas à superfície dos componentes do implante, o que poderia sugerir um selamento mais frouxo do que aquele da inserção da gengiva ao dente. Porém, comprovou-se que a inserção do tecido peri-implantar ao implante possui a aderência necessária para prevenir a formação de biofilme subgengival.[104] Assim, a maior formação de biofilme não é a causa que justificaria a progressão rápida e não linear da peri-implantite ou a causa da colonização da superfície do implante por patógenos diferentes das bactérias periodontopatogênicas.[95]

Entre os novos microrganismos encontrados em alta abundância nos sítios peri-implantares doentes, destaca-se a espécie *Butryvibrio fibrisolvens*. É a primeira vez que essa espécie é descrita como membro de alguma microbiota da cavidade oral.[95] A espécie *B. fibrisolvens* já havia sido relatada anteriormente por Brown e Moore em 1960[105] como um importante produtor de butirato (ácido isobutírico) no trato gastrointestinal humano. Como o butirato é um fator indispensável ao crescimento de treponemas,[106] e como Kumar et al.[95] observaram uma forte correlação entre os níveis de *B. fibrisolvens* e *Treponema*, sugeriu-se que essas duas espécies mantivessem uma cooperação metabólica. Porém, são necessários mais estudos sobre o papel desempenhado pelo butirato nos sítios peri-implantares.

Fungos e vírus presentes na cavidade bucal também parecem desempenhar um papel importante na progressão da peri-implantite.[107-109] Em amostras de biofilme de sítios com peri-implantite, *Candida* spp. (*C. albicans e C. boidinii*), foi altamente prevalente quando comparada a sítios peri-implantares saudáveis e a sítios saudáveis de pacientes com doença periodontal prévia. Esse microrganismo possui um alto potencial para invadir e colonizar os tecidos da cavidade oral, além de ter a capacidade de coagregar com bactérias patogênicas, como *P. gingivalis*.[107]

A interação de vírus com as bactérias patogênicas orais é uma importante área emergente em pesquisa. Até o momento, os estudos determinaram a relação dessa interação com a progressão da periodontite. Os vírus causadores da herpes (citomegalovírus humano e vírus Epstein-Barr) são um fator importante que desencadeia a destruição do tecido periodontal, na medida que causam uma imunossupressão local que permite o supercrescimento de bactérias patogênicas.[108] Mais recentemente essa relação foi investigada para a peri-implantite, em que uma alta prevalência de herpesvírus foi encontrada no biofilme de sítios com peri-implantite, sugerindo que ele também apresenta uma ação patogênica nessa doença.[109]

FATORES RELACIONADOS AO HOSPEDEIRO E A SUA MICROBIOTA QUE REPRESENTAM UM RISCO DE DESENVOLVIMENTO DE DOENÇAS PERI-IMPLANTARES

É sabido que algumas doenças sistêmicas como *diabetes mellitus* e alguns hábitos como o tabagismo prolongado são capazes de modificar a microbiota do hospedeiro, além de causar um desequilíbrio em sua resposta imunológica, favorecendo a progressão da periodontite e da doença periodontal.[110]

Há evidências que indicam que pacientes com histórico de doença periodontal e que receberam reabilitação com implantes apresentam maiores chances de desenvolver peri-implantite.[111] Essa linha de pensamento é baseada no fato de que fatores de risco ao desenvolvimento de periodontite são compartilhados com a peri-implantite. Entre eles, podem ser citados o fumo[112] e o diabetes.[98] Se o indivíduo apresenta uma suscetibilidade microbiológica ao desenvolvimento de um biofilme dental mais patogênico e uma resposta inflamatória deficiente, ele terá o mesmo risco após a instalação dos implantes.

Dessa forma, podem-se dividir os principais fatores de risco ao desenvolvimento de doenças peri-implantares em hábito tabagista, presença de *diabetes mellitus* e histórico de periodontite. Um fator de risco importante é a falta de adesão do paciente à terapia de manutenção. O paciente que não retorna com frequência às consultas para acompanhamento e profilaxia está mais sujeito ao desenvolvimento de peri-implantite.[86]

Tabagismo

O cigarro é composto principalmente por nicotina, componente altamente tóxico aos tecidos humanos, incluindo o tecido ósseo. A nicotina diminui a atividade osteoblástica e causa vasoconstrição, reduzindo o fluxo de células sanguíneas e nutrientes para a área de cicatrização, e consequentemente afetando a remodelação óssea. Portanto, o primeiro grande problema a ser enfrentado por fumantes ao receberem reabilitação com implantes é o risco de falhas em sua osteointegração.[113] O outro grande problema é a aumentada contagem de patógenos no microbioma peri-implantar nesses pacientes.[100,114]

Para Tsigarida et al., o microbioma peri-implantar em sítios saudáveis de indivíduos fumantes e não fumantes compartilhava apenas 13%, 166, das 486 espécies encontradas, e 34 destas foram comuns a fumantes e não fumantes, 19 espécies foram exclusivas de fumantes e 12 exclusivas de não fumantes. As espécies pertencentes aos gêneros *Lactobacillus*, *Prevotella*, *Treponema*, *Propionibacterium* e *Pseudomonas* demonstraram maior abundância em fumantes, enquanto as espécies *Streptococcus*, *Selenomonas* e *Porphyromonas* eram mais frequentes em não fumantes.[94] Assim, o hábito de fumar por si só já é responsável por alterar o microbioma em ambientes clinicamente saudáveis.[100,114]

A transição de um estado de saúde para um estado de doença peri-implantar em fumantes requer dois eventos importantes: a) o enriquecimento do microbioma peri-implantar inicial por patógenos orais e sistêmicos; e b) a sucessão ecológica dos colonizadores primários. Dessa forma, várias espécies pertencentes à microbiota associada à saúde são perdidas durante esse processo, dando espaço para patógenos associados à doença.[100,114]

Sob o aspecto de composição das comunidades microbianas, não há diferença entre a mucosite peri-implantar e a peri-implantite em fumantes. A mucosite peri-implantar é um marco na transição entre a microbiota saudável e a doente, sendo importante para os mecanismos de progressão da doença peri-implantar nesses pacientes.[100,114]

Diabetes mellitus

O *diabetes mellitus* é uma condição sistêmica pró-inflamatória, associada à peri-implantite na medida em que seus portadores apresentam uma chance 50% maior de desenvolver a doença do que um indivíduo saudável.[98] A resposta imune deficiente dos indivíduos diabéticos apresenta um risco à colocação de implantes. O diabetes é capaz de aumentar a atividade osteoclástica e comprometer a atividade dos osteoblastos, dificultando a cicatrização e a remodelação óssea após a cirurgia.[115]

Além disso, a baixa resposta imune desses pacientes faz com que bactérias que compõem a microbiota bucal e normalmente não são patogênicas se tornem mais virulentas nesses pacientes. Há possibilidade de que microrganismos oportunistas como *Candida* spp. colonizem seus tecidos bucais.[116] Maiores concentrações de glicose na saliva favorecem o crescimento de microrganismos que se beneficiam da glicose, como organismos dos gêneros *Capnocytophaga*, *Pseudomonas*, *Bergeyella*, *Sphingomonas*, *Corynebacterium*, *Propionibacterium*, *Neisseria* e até mesmo a *Candida* spp.[117]

O *diabetes mellitus* e as alterações que ele causa no microbioma em sítios peri-implantares é um tópico ainda pouco explorado. Até o momento, sabe-se que a saliva de pacientes diabéticos apresenta maior capacidade para a formação de biofilme em superfícies protéticas do que a saliva de pacientes saudáveis.[116]

Como diferentes superfícies protéticas são capazes de aumentar ou de diminuir essa formação de biofilme, a correta escolha da prótese que se acoplará ao implante, principalmente em pacientes diabéticos, é de extrema importância.[116] No estudo de Gulia et al.,[116] os pacientes diabéticos apresentaram maior formação de biofilme quando o material protético utilizado foi a resina acrílica provisória (autopolimerizante), por sua maior rugosidade.

Doenças sistêmicas com caráter pró-inflamatório, como o diabetes, também podem aumentar o risco de desenvolvimento de doenças periodontais ou peri-implantares na medida em que aumentam a carga inflamatória do tecido periodontal, contribuindo para o surgimento de condições que favorecem o crescimento de espécies bacterianas mais patogênicas. Dessa forma, ao receberem o correto tratamento para essas doenças, os pacientes não só têm um equilíbrio entre a resposta imune pró e anti-inflamatória, mas também apresentam uma microbiota bucal compatível com a saúde.[117]

Histórico de periodontite

As revisões de literatura atuais indicam que o histórico de doença periodontal exerce uma influência sobre o surgimento da peri-implantite, sendo considerado um fator de risco para essa doença. Porém, quando se considera a perda de implantes, mais estudos são necessários para que a doença periodontal possa ser associada como fator de risco.[118] Um estudo de revisão sistemática e meta-análise conduzido por Safii et al.[99] indica que a razão de chances para a sobrevivência do implante favorece pacientes periodontalmente saudáveis (RC = 3,02; intervalo de confiança de 95% = 1,12-8,15). O modelo de efeitos aleatórios mostrou maior perda óssea em sítios peri-implantares em pacientes com doença periodontal (diferença média padrão 0,61, IC 95% 0,14-1,09). Quando se reabilita um paciente parcialmente dentado com implantes e ele apresenta doença periodontal ativa, os sítios peri-implantares são rapidamente colonizados pelas bactérias altamente patogênicas da microbiota periodontal dos sítios doentes, sugerindo que as bolsas periodontais podem atuar como um reservatório de microrganismos.[4]

Van Winkelhoff et al.[119] avaliaram os níveis de espécies que colonizaram os sítios peri-implantares em pacientes com histórico de periodontite em um período de 12 meses. As porcentagens de indivíduos que apresentaram *P. intermedia, P. micros* e *F. nucleatum* colonizando seus implantes já no primeiro mês após a instalação foram de 60, 90 e 65%, respectivamente. Em 6 meses, a espécie *T. forsythia*, altamente patogênica, foi detectada em 55% dos indivíduos.

Por meio de microscopia de campo escuro, avaliou-se a colonização de implantes em indivíduos tratados para periodontite agressiva generalizada (por 5 anos) e de indivíduos tratados para periodontite crônica (por 3 anos).

Com o passar do tempo, houve aumento da proporção de bactérias com morfotipo mais virulento, principalmente para os pacientes de periodontite agressiva.[120] Há um aumento nas proporções de espiroquetas, bacilos móveis, filamentos e fusiformes, entre outros organismos para o grupo periodontite agressiva, principalmente após 60 meses do implante em função.[120] Curiosamente, essa modificação no perfil microbiano ocorreu concomitantemente ao aumento na inflamação tecidual e perda óssea nesses pacientes, o que pode ser justificado pelo surgimento de uma microbiota mais patogênica.

O uso de implantes para reabilitação de pacientes parcialmente dentados e com histórico de doença periodontal deve ser realizado com cautela. O padrão de higienização do paciente deve ser considerado. Além disso, são imprescindíveis abordagem e tratamento de sítios periodontais doentes antes da instalação dos implantes, bem como o emprego de um regime rigoroso de consultas de manutenção periodontal para esse paciente.[4]

RESPOSTA IMUNE DO HOSPEDEIRO DIANTE DE AGRESSÃO BACTERIANA AOS TECIDOS PERI-IMPLANTARES

O início e a progressão da peri-implantite, mesmo após a osseointegração bem-sucedida do implante, se dá por meio de um desequilíbrio entre a carga bacteriana e a defesa do hospedeiro.[121] Apesar de a presença de periodontopatógenos ser primordial para ativar a resposta inflamatória do hospedeiro, ela não é o suficiente para que haja destruição progressiva dos tecidos peri-implantares. É necessário que os mediadores osteoimunoinflamatórios produzidos durante essa resposta inflamatória estejam presentes para que esse processo se inicie.[96]

O tecido peri-implantar inflamado apresenta maior volume e sangramento marginal, maior produção de fluido crevicular peri-implantar (FCP) e, portanto, maior exsudato inflamatório. As citocinas que são sintetizadas durante a resposta imune do hospedeiro podem ser avaliadas em estudo por meio da coleta do FCP, podendo ser associadas, por exemplo, à mucosite peri-implantar (quando somente a inflamação está presente) e à progressão da lesão para a peri-implantite.[122] Neste último caso, as citocinas já são capazes de induzir a atividade osteoclástica e promover a perda de inserção peri-implantar.[123]

Avaliando os mediadores pró e anti-inflamatórios produzidos pelo hospedeiro, os estudos demonstram que há uma aumentada produção de interleucina 1-beta (IL-1-beta) e fator de necrose tumoral alfa (TNF-alfa) em sítios com peri-implantite, podendo até mesmo ser utilizados como biomarcadores para seu diagnóstico precoce.[124]

TNF-alfa é um marcador pró-inflamatório que promove a estimulação de eventos relacionados à perda óssea. IL-1-beta é uma das principais citocinas pró-inflamatórias produzidas pelas células de defesa humanas. Estudos também demonstraram que a razão IL-1-beta/IL-10 estava aumentada na peri-implantite. A IL-10 é, por outro lado, uma das principais citocinas anti-inflamatórias e, consequentemente, apresentou menor concentração no FCP desses pacientes.[125]

O estudo de Severino et al.[126] avaliou as diferentes produções de citocinas em saúde, mucosite peri-implantar e peri-implantite. Os autores observaram que houve níveis mais elevados de IL-6, IL-17 e IL-33 no FCP de pacientes com peri-implantite quando comparados ao grupo saudável. Além disso, relataram níveis mais elevados de IL-17 e IL-33 em pacientes com mucosite peri-implantar em relação às situações de saúde. Não houve diferença significativa entre os grupos para a IL-10.

Alterações no estado de saúde peri-implantar podem ainda desencadear uma resposta das metaloproteinases de matriz (MMP), que modulam as vias dos processos inflamatórios ao destruir componentes da membrana basal e matriz extracelular. Achados transversais detectaram alta concentração de MMP-8, principal MMP encontrada na periodontite, em sítios com peri-implantite, indicando a fase ativa da doença.[127] Fibroblastos coletados de sítios com peri-implantite e desafiados com *P. gingivalis* exercem impacto significativo na progressão da peri-implantite, regulando positivamente a MMP-1.[128]

Alguns estudos *in vitro* relacionam a presença de partículas de óxido de titânio provenientes do desgaste metálico de implantes à resposta osteoimunoinflamatória do hospedeiro. Fibroblastos do tecido de granulação peri-implantar desafiado com partículas de titânio e *P. gingivalis* aumentaram a resposta pró-inflamatória.[128] Íons solúveis de titânio, mais do que as próprias partículas em si, foram capazes de induzir a reabsorção óssea alveolar.[129]

Com base no exposto, inúmeros mediadores inflamatórios podem ser considerados biomarcadores para a detecção das doenças peri-implantares. Como essas doenças ainda não possuem um tratamento claro e definido, seu diagnóstico precoce parece ser essencial, porém mais estudos sobre sua fisiopatologia são necessários.

CONSIDERAÇÕES FINAIS

O tratamento com implantes osseointegráveis é uma possibilidade para reabilitação do paciente com perdas dentárias e que demonstra alta taxa de sucesso. As principais complicações associadas são a perda de inserção e a perda óssea, provenientes de um processo inflamatório decorrente da disbiose da microbiota bucal.

A formação do biofilme nas superfícies do implante parece ocorrer da mesma forma que ocorre em dentes naturais. Contudo, o tipo de material, a rugosidade, as conexões utilizadas, a energia livre de superfície e a liberação de partículas e íons para os tecidos peri-implantares parecem estar diretamente relacionados com a adesão bacteriana.

Apesar de todas as diferenças anatômicas presentes entre os tecidos periodontais e peri-implantares saudáveis, foram relatadas semelhanças no perfil microbiológico entre os dois sítios.

Sob a ótica clínica, a peri-implantite difere da mucosite peri-implantar por apresentar, além de sinais clínicos de inflamação tecidual, uma perda óssea progressiva e não linear. Histopatologicamente, as lesões peri-implantares são pobremente encapsuladas, propiciando uma ampla disseminação do infiltrado celular inflamatório para uma região mais apical do implante, chegando a atingir o tecido ósseo.

Microbiologicamente, o sítio peri-implantar doente apresenta um biofilme menos diverso, porém com novas espécies patogênicas que diferem das encontradas em sítios com periodontite, como a espécie *Butyrivibrio*, produtora de butirato, fator indispensável para o crescimento de treponemas.

Alguns fatores relacionados ao hospedeiro são capazes de modular a microbiota dos sítios peri-implantares, deixando-a mais patogênica. O hábito de fumar, o *diabetes mellitus* e o história de doença periodontal parecem ser fatores de risco ao desenvolvimento de mucosite peri-implantar e peri-implantite.

As doenças peri-implantares se iniciam e progridem em decorrência de um desequilíbrio entre os patógenos presentes nos sítios e a resposta imune do hospedeiro. Citocinas são capazes de induzir a perda óssea peri-implantar. Estudos adicionais são necessários para determinar se as citocinas mais amplamente expressas quando da resposta tecidual na peri-implantite podem funcionar como biomarcadores para o diagnóstico precoce da doença.

RESUMO

O tratamento reabilitador com implantes dentários tem sido considerado a técnica de escolha para a reabilitação de espaços edêntulos. Entretanto, embora apresente uma alta taxa de sobrevida, ocorre uma significativa porcentagem de insucesso, podendo ser associado a problemas mecânicos ou biológicos.

O acúmulo de biofilme em torno dos implantes é capaz de estimular um processo inflamatório, resultando em quadros clínicos de mucosite peri-implantar e peri-implantite, esta última o estágio mais avançado da doença. Porém, por serem pobremente encapsuladas, as lesões inflamatórias relacionadas ao tecido peri-implantar progridem de uma maneira mais rápida que as lesões periodontais. Além disso, embora algumas semelhanças microbiológicas tenham sido relatadas entre esses dois ambientes, existem características anatômicas e fatores locais específicos que podem contribuir para alterações na composição microbiana peri-implantar. Fatores como a superfície do implante, sua composição e corrosão, carga superficial, entre outros, influenciam não somente as taxas de colonização, como também a estrutura e resistência do biofilme. Estudos mais recentes têm ainda demonstrado que o biofilme dos sítios peri-implantares está associado a uma menor diversidade de espécies, quando comparado a sítios periodontais. No entanto, a presença de espécies de maior potencial patogênico, como a *Butyrivibrio*, raramente associadas a lesões periodontais, modifica o micro-ambiente peri-implantar, favorecendo uma colonização rica em gêneros de potencial patogênico, como treponemas, entre outros.

Assim, o entendimento das características específicas do ambiente peri-implantar, fatores associados à doença e espécies protagonistas no processo de saúde e inflamação tecidual são importantes para o controle e tratamento das doenças peri-implantares.

QUESTÕES

1. Quanto à formação de biofilmes em implantes dentários, é incorreto afirmar que:
   a) Se iniciam com a formação da película adquirida na superfície do implante, a partir de proteínas salivares que proveem receptores para adesinas encontradas nas espécies bacterianas orais, iniciando a colonização.
   b) As interações microbianas favorecem um aumento da massa de bactérias, formação de matriz extracelular e liberação de colônias.
   c) Em implantes instalados e sem sinais de inflamação, o perfil microbiano no biofilme difere do encontrado em dentes naturais.
   d) A colonização por microrganismos pode decorrer da contaminação do implante ou de seus componentes durante a fase cirúrgica de instalação ou durante a função da prótese sobre implante.
   e) A formação dos biofilmes no implante depende da sua superfície, composição química, carga superficial, hidrofobicidade e energia superficial do material utilizado para fabricá-lo.

2. Diversos fatores locais modulam a formação dos biofilmes em superfícies de implantes dentais. Considere as afirmações:

   I – A corrosão superficial do material do implante causada por ácidos microbianos pode causar deformação das superfícies livres e favorecer o agravamento da peri-implantite.
   II – A rugosidade e a energia de superfície não influenciam a formação e a maturação do biofilme microbiano em implantes dentários.
   III – A liberação de íons e produtos metálicos não influencia aspectos composicionais e funcionais do biofilme.

   a) Apenas a afirmação I está correta.
   b) Apenas as afirmações I e II estão corretas.
   c) Apenas as afirmações II e III estão corretas.
   d) Apenas as afirmações I e III estão corretas.
   e) Todas as afirmações estão incorretas.

3. A microbiota peri-implantar mostrou-se única, e os patógenos associados ao início e à progressão da doença peri-implantar diferem dos patógenos associados à periodontite. Assinale a alternativa que contém informações incorretas:
   a) As doenças peri-implantares são o resultado de um desequilíbrio entre a resposta imune do hospedeiro diante do desafio microbiano.
   b) As comunidades microbianas podem ser moduladas por hábitos e características do próprio indivíduo, pela presença de doenças sistêmicas (como *diabetes mellitus*) e por uma doença periodontal preexistente.
   c) Na mucosite peri-implantar, além da diminuição da abundância das espécies primárias, ocorre também a aquisição de vários novos membros que irão compor a microbiota subgengival.
   d) As comunidades microbianas presentes em casos de peri-implantites e periodontites são bastante similares, não havendo diferença na proporção de espécies entre elas.
   e) Embora menos estudados, fungos e vírus presentes na cavidade bucal também parecem desempenhar um papel importante na progressão da peri-implantite.

Gabarito: 1c; 2a; 3d

REFERÊNCIAS

1. Mombelli A, Lang NP. Microbial aspects of implant dentistry. Periodontol 2000. 1994;4:74-80.
2. Preethanath RS, Al-Nahas NW, Bin Huraib SM, Al-Balbeesi HO, Almalik NK, Dalati MHN, Divakar DD. Microbiome of dental implants and its clinical aspect. Microb Pathog. 2017;106:20-4. doi: 10.1016/j.micpath.2017.02.009.
3. Wilson TG, Valderrama P, Burbano M, Blansett J, Levine R, Kessler H, et al. Foreign bodies associated with peri-implantitis human biopsies. J Periodontol. 2015;86:9-15. doi: 10.1902/jop.2014.140363.
4. Lindhe J, Lang NP, Karring T. Tratado de periodontia clínica e implantologia oral. 5. ed. Rio de Janeiro: Guanabara-Koogan; 2010.
5. Saxton CA. Scanning electron microscopy study of the formation of dental plaque. Caries Res. 1973;19:111-23.
6. Bosshardt DD, Lang NP. The junctional epithelium: from health to disease. J Dent Res. 2005;84(1):9-20. doi: 10.1177/154405910508400102.
7. Berglundh T, Lindhe J, Ericsson I, Marinello CP, Liljenberg B, Thomsen P. The soft tissue barrier at implants and teeth. Clin Oral Implants Res. 1991;2(2):81-90. doi: 10.1034/j.1600-0501.1991.020206.x.
8. Buser D, Weber HP, Donath K, Fiorellini JP, Paquette DW, Williams RC. Soft tissue reactions to non-submerged unloaded titanium implants in beagle dogs. J Periodontol. 1992;63(3):225-35. doi: 10.1902/jop.1992.63.3.225.
9. Listgarten MA. Structure of the microbial flora associated with periodontal health and disease in man. A light and electron microscopic study. J Periodontol. 1976;47:1-18.

10. Comut AA, Weber HP, Shortkroff S, Cui FZ, Spector M. Connective tissue orientation around dental implants in a canine model. Clin Oral Implants Res. 2001;12(5):433-40.
11. Moon IS, Berglundh T, Abrahamsson I, Linder E, Lindhe J. The barrier between the keratinized mucosa and the dental implant: an experimental study in the dog. J Clin Periodontol. 1999;26(10):658-63.
12. Berglundh T, Lindhe J, Jonsson K, Ericsson I. The topography of the vascular systems in the periodontal and peri-implant tissues in the dog. J Clin Periodontol. 1994;21(3):189-93.
13. Berglundh T, Armitage G, Araujo MG, Avila-Ortiz G, Blanco J, Camargo PM, et al. Peri-implant diseases and conditions: Consensus report of workgroup 4 of the 2017 World Workshop on the Classification of Periodontal and Peri-Implant Diseases and Conditions. J Periodontol. 2018;89 Suppl 1:S313-S318. doi: 10.1002/JPER.17-0739. PMID: 29926955.
14. Renvert S, Persson GR, Pirih FQ, Camargo PM. Peri-implant health, peri-implant mucositis, and peri-implantitis: case definitions and diagnostic considerations. J Periodontol. 2018;89 Suppl 1:S304-S312. doi: 10.1002/JPER.17-0588. PMID: 29926953.
15. Armitage GC. Clinical evaluation of periodontal diseases. Periodontol 2000. 1995;7:39-53. doi: 10.1111/j.1600-0757.1995.tb00035.x. PMID: 9567929.
16. Cochran DL, Mau LP, Higginbottom FL, Wilson TG, Bosshardt DD, Schoolfield J, Jones AA. Soft and hard tissue histologic dimensions around dental implants in the canine restored with smaller-diameter abutments: a paradigm shift in peri-implant biology. Int J Oral Maxillofac Implants. 2013;28(2):494-502. doi: 10.11607/jomi.3081. PMID: 23527352.
17. Adell R, Lekholm U, Rockler B, Brånemark PI. A 15-year study of osseointegrated implants in the treatment of the edentulous jaw. Int J Oral Surg. 1981;10(6):387-416. doi: 10.1016/s0300-9785(81)80077-4. PMID: 6809663.
18. Araujo MG, Lindhe J. Peri-implant health. J Periodontol. 2018;89 Suppl 1:S249-S256. doi: 10.1002/JPER.16-0424. PMID: 29926949.
19. Abrahamsson I, Soldini C. Probe penetration in periodontal and peri-implant tissues. An experimental study in the beagle dog. Clin Oral Implants Res. 2006;17(6):601-5. doi: 10.1111/j.1600--0501.2006.01235.x. PMID: 17092216.
20. Heimdahl A, Köndell PA, Nord CE, Nordenram A. Effect of insertion of osseo-integrated prosthesis on the oral microflora. Swed Dent J. 1983;7(5):199-204.
21. Rams TE, Roberts TW, Tatum H, Keyes PH. The subgingival microbial flora associated with human dental implants. J Prosth Dent. 1984;51(4):529-34. doi: 10.1016/0022-3913(84)90309-3
22. Loesche WJ, Laughon BE. Role of spirochetes in periodontal disease. In: Genco R, Mergenhagen S, eds. Host-parasite interactions in periodontal diseases. Washington, D.C.: American Society of Microbiology: 1982. p. 62-75.
23. Meffert RM. Periodontitis vs. peri-implantitis: the same disease? The same treatment? Crit Rev Oral Biol Med. 1996;7(3):278-91. doi: 10.1177/10454411960070030501.
24. Koka S, Razzoog ME, Bloem TJ, Syed S. Microbial colonization of dental implants in partially edentulous subjects. J Prosthet Dent. 1993;70(2):141-4. doi: 10.1016/0022-3913(93)90009-d.
25. Mombelli A, Bickel M, Graf H. Oxygen partial pressure under upper full dentures. Schweiz Mschr Zahnmed. 1984:94:1269-74.
26. Mombelli A, Van Oosten MAC, Schiirch E, Lang NP. The microbiota associated with successful or failing osseointegrated titanium implants. Oral Microbiol Immunol. 1987:2:145-51.
27. Alcoforado GAP, Rams TE, Feik D, Slots J. Microbial aspects of failing osseointegrated dental implants in humans. J Parodontol. 1991;10(1):11-8.
28. Slots J, Rams TE. New views on periodontal microbiota in special patient categories. J Clin Periodontol. 1991;18(6):411-20. doi: 10.1111/j.1600-051x.1991.tb02309.x.
29. Mombelli A, Mericske-Stern R. Microbiological features of stable osseointegrated implants used as abutments for overdentures. Clin Oral Implants Res. 1990;1(1):1-7. doi: 10.1034/j.1600--0501.1990.010101.x. PMID: 2099207.
30. Quirynen M, van Steenberghe D. Bacterial colonization of the internal part of two-stage implants. An in vivo study. Clin Oral Implants Res. 1993;4(3):158-61. doi: 10.1034/j.1600--0501.1993.040307.x.
31. Person LG, Lekholm U, Leonhardt A, Dahlén G, Lindhe J. Bacterial colonization on internal surfaces of Brånemark system implant components. Clin Oral Implants Res. 1996;7(2):90-5. doi: 10.1034/j.1600-0501.1996.070201.x.
32. Mombelli A, Van Oosten MA, Schurch E Jr, Lang NP. The microbiological associated with successful or failing osseointegrated titanium implants. Oral Microbiol Immunol. 1987;2:145-51
33. George K, Zafiropoulos GG, Murat Y, Hubertus S, Nisengard RJ. Clinical and microbiological status of osseointegrated implants. J Periodontol. 1994;65(8):766-70. doi: 10.1902/jop.1994.65.8.766.
34. Brandes RH. The microbiology of ligature-induced peri-implantitis in the cynomolgus monkey. Research paper, University of Texas Health Science Center at San Antonio. San Antonio, Texas, 1998.
35. Hickey JS, O'Neal RB, Scheidt MJ, Strong SL, Turgeon D, Van Dyke TE. Microbiologic characterization of ligature-induced peri-implantitis in the microswine model. J Periodontol. 1991;62(9):548-53. doi: 10.1902/jop.1991.62.9.548.
36. Leonhardt A, Berglundh T, Ericsson I, Dahlén G. Putative periodontal pathogens on titanium implants and teeth in experimental gingivitis and periodontitis in beagle dogs. Clin Oral Implants Res. 1992;3(3):112-9. doi: 10.1034/j.1600-0501.1992.030303.x.
37. John G, Becker J, Schwarz F. Modified implant surface with slower and less initial biofilm formation. Clin Implant Dent Relat Res. 2015;17(3):461-8. doi: 10.1111/cid.12140.
38. Pita PPC, Rodrigues JA, Ota-Tsuzuki C, Miato TF, Zenobio EG, Giro G, Shibli JA. Oral streptococci biofilm formation on different implant surface topographies. BioMed Res Int. 2015:2015:159625. doi: 10.1155/2015/159625.
39. Sridhar S, Wilson TG Jr, Palmer KL, Valderrama P, Mathew MT, Prasad S, et al. In vitro investigation of the effect of oral bacteria in the surface oxidation of dental implants. Clin Implant Dent Relat Res. 2015;17 Suppl 2:e562-75. doi: 10.1111/cid.12285.
40. Zhao B, Van Der Mei HC, Subbiahdoss G, De Vries J, Rustema-Abbing M, Kuijer R, Ren Y. Soft tissue integration versus early biofilm formation on different dental implant materials. Dent Mater. 2014;30(7):716-27. doi: 10.1016/j.dental.2014.04.001.
41. Choi SH, Jang YS, Jang JH, Bae TS, Lee SJ, Lee MH. Enhanced antibacterial activity of titanium by surface modification with polydopamine and silver for dental implant application. J Appl Biomater Funct Mater. 2019;17(3). doi: 10.1177/2280800019847067.
42. Matos AO, de Almeida AB, Beline T, Tonon CC, Casarin RCV, Windsor LJ, et al. Synthesis of multifunctional chlorhexidine--doped thin films for titanium-based implant materials. Mater Sci Eng C Mater Biol Appl. 2020;117:111289. doi: 10.1016/j.msec.2020.111289.
43. Lang NP, Berglundh T. Periimplant diseases: Where are we now? Consensus of the Seventh European Workshop on Periodontology. J Clin Periodontol. 2011;11:178-81.
44. Rodríguez-Hernández AG, Juárez A, Engel E, Gil FJ. Streptococcus sanguinis adhesion on titanium rough surfaces: effect of shot--blasting particles. J Mater Sci Mater Med. 2011;22(8):1913-22.
45. Bermejo P, Sánchez MC, Llama-Palacios A, Figuero E, Herrera D, Sanz Alonso M. Biofilm formation on dental implants with different surface micro-topography: an in vitro study. Clin Oral Implants Res. 2019;30(8):725-34. doi: 10.1111/clr.13455.
46. Badihi Hauslich L, Sela MN, Steinberg D, Rosen G, Kohavi D. The adhesion of oral bacteria to modified titanium surfaces: Role of

plasma proteins and electrostatic forces. Clin Oral Implants Res. 2013;24(A100):49-56. doi: 10.1111/j.1600-0501.2011.02364.x.
47. Annunziata M, Oliva A, Basile MA, Giordano M, Mazzola N, Rizzo A, Guida L. The effects of titanium nitride-coating on the topographic and biological features of TPS implant surfaces. J Dent. 2011;39(11):720-8. doi: 10.1016/j.jdent.2011.08.003.
48. Ribeiro FV, Casarin RCV, Nociti Júnior FH, Sallum EA, Sallum AW, Casati MZ. Efeito do tratamento de superfície de implantes sobre o reparo ósseo- estudo histométrico em ratos. R Periodontia. 2006;16(2).
49. Albouy JP, Abrahamsson I, Berglundh T. Spontaneous progression of experimental peri-implantitis at implants with different surface characteristics: an experimental study in dogs. J Clin Periodontol. 2012;39(2):182-7. doi: 10.1111/j.1600-051X.2011.01820.x.
50. Quirynen M, Van Assche N. RCT comparing minimally with moderately rough implants. Part 2: Microbial observations. Clin Oral Implants Res. 2012;23(5):625-34. doi: 10.1111/j.1600--0501.2011.02255.x.
51. Yan Lin H, Liu Y, Wismeijer D, Crielaard W, Mei Deng D. Effects of oral implant surface roughness on bacterial biofilm formation and treatment efficacy. Int J Oral Maxillofac Implants, 2013;28(5):1226-31. doi: 10.11607/jomi.3099.
52. Tesmer M, Wallet S, Koutouzis T, Lundgren T. Bacterial colonization of the dental implant fixture–abutment interface: an in vitro study. J Periodontol. 2009;80(12):1991-7. doi: 10.1902/jop.2009.090178.
53. Jaworski ME. Avaliação do vedamento bacteriano em três diferentes conexões de implante/pilar (hexágono externo, hexágono interno e cone morse) em modelo estático e após ciclagem termomecânica: teste in vitro [tese de doutorado]. Ribeirão Preto: Faculdade de Odontologia de Ribeirão Preto; 2019.
54. Covani U, Marconcini S, Crespi R, Barone A. Bacterial plaque colonization around dental implant surfaces. Implant Dent. 2006;15(3):298-304. doi: 10.1097/01.id.0000226823.58425.19.
55. Roehling S, Astasov-Frauenhoffer M, Hauser-Gerspach I, Braissant O, Woelfler H, Waltimo T, Gahlert M. In vitro biofilm formation on titanium and zirconia implant surfaces. J Periodontol. 2017;88(3):298-307. doi: 10.1902/jop.2016.160245.
56. de Avila ED, Vergani CE, Mollo Junior FA, Junior MJ, Shi W, Lux R. Effect of titanium and zirconia dental implant abutments on a cultivable polymicrobial saliva community. J Prosthet Dent. 2017;118(4):481-7.
57. Grössner-Schreiber B, Griepentrog M, Haustein I, et al. Plaque formation on surface modified dental implants. An in vitro study. Clin Oral Implants Res. 2001;12(6):543-51.
58. Scarano A, Piattelli M, Vrespa G, Caputi S, Piattelli A. Bacterial adhesion on titanium nitride-coated and uncoated implants: an in vivo human study. J Oral Implantol. 2003;29:80-5.
59. Grössner-Schreiber B, Teichmann J, Hannig M, Dörfer C, Wenderoth DF, Ott SJ. Modified implant surfaces show different biofilm compositions under in vivo conditions. Clin Oral Implants Res. 2009;20(8):817-26.
60. Lima EM, Koo H, Vacca Smith AM, Rosalen PL, Del Bel Cury AA. Adsorption of salivary and serum proteins, and bacterial adherence on titanium and zirconia ceramic surfaces. Clin Oral Implants Res. 2008;19(8):780-5.
61. Lee BC, Jung GY, Kim DJ, Han JS. Initial bacterial adhesion on resin, titanium and zirconia in vitro. J Adv Prosthodont. 2011;3(2):81-4.
62. Rasperini G, Maglione M, Cocconcelli P, Simion M. In vivo early plaque formation on pure titanium and ceramic abutments: a comparative microbiological and SEM analysis. Clin Oral Implants Res. 1998;9(6):357-64.
63. van Brakel R, Cune MS, van Winkelhoff AJ, de Putter C, Verhoeven JW, van der Reijden W. Early bacterial colonization and soft tissue health around zirconia and titanium abutments: an in vivo study in man. Clin Oral Implants Res. 2011;22(6):571-7.
64. Meier R, Hauser-Gerspach I, Lüthy H, Meyer J. Adhesion of oral streptococci to all-ceramics dental restorative materials in vitro. J Mater Sci Mater Med. 2008;19(10):3249-53.
65. Milleding P, Wennerberg A, Alaeddin S, Karlsson S, Simon E. Surface corrosion of dental ceramics in vitro. Biomaterials. 1999;20(8):733-46.
66. Anusavice KJ. Phillips materiais dentários. 11. ed. Elsevier; 2005.
67. Mischler S, Debaud S, Landolt D. Wear-accelerated corrosion of passive metals in tribocorrosion systems. J Eletrochem Soc. 1998;145:750-8.
68. Safioti LM, Kotsakis GA, Pozhitkov AE, Chung WO, Daubert DM. Increased levels of dissolved titanium are associated with peri-implantitis – a cross-sectional study. J Periodontol. 2017;88:436-42. doi: 10.1902/jop.2016.160524.
69. Rodrigues DC, Valderrama P, Wilson TG, Palmer K, Thomas A, Sridhar S, et al. Titanium corrosion mechanisms in the oral environment: a retrieval study. Materials (Basel). 2013;6(11):5258-74. doi: 10.3390/ma6115258.
70. Noronha Oliveira M, Schunemann WVH, Mathew MT, Henriques B, Magini RS, Teughels W, Souza JCM. Can degradation products released from dental implants affect peri-implant tissues? J Periodontal Res. 2017;53(1):1-11. doi: 10.1111/jre.12479.
71. Souza JCM, Henriques M, Oliveira R, Teughels W, Celis JP, Rocha LA. Do oral biofilms influence the wear and corrosion behavior of titanium? Biofouling. 2010;26(4):471-8.
72. Delgado-Ruiz R, Romanos G. Potential causes of titanium particle and ion release in implant dentistry: a systematic review. Int J Mol Sci. 2018;19(11). doi: 10.3390/ijms19113585.
73. Souza JGS, Costa Oliveira BE, Bertolini M, Lima CV, Retamal-Valdes B, de Faveri M, Barão VAR. Titanium particles and ions favor dysbiosis in oral biofilms. J Periodontal Res. 2019;1-9. doi: 10.1111/jre.12711.
74. Sipahi C, Anil N, Bayramli E. The effect of acquired salivary pellicle on the surface free energy and wettability of different denture base materials. J Dent. 2001;29(3):197-204.
75. Pereira T, Del Bel Cury AA, Cenci MS, Rodrigues-Garcia RCM. In vitro Candida colonization on acrylic resins and denture liners: influence of surface free energy, roughness, saliva, and adhering bacteria. Int J Prosthodont. 2007;20(3).
76. Quirynen M, Van der Mei HC, Bollen CM, Van den Bossche LH, Doornbusch GI, van Steenberghe D, Busscher HJ. The influence of surface-free energy on supra- and subgingival plaque microbiology. An in vivo study on implants. J Periodontol. 1994;65(2):162-7. doi: 10.1902/jop.1994.65.2.162.
77. Al-Radha ASD, Dymock D, Younes C, O'Sullivan D. Surface properties of titanium and zirconia dental implant materials and their effect on bacterial adhesion. J Dent. 2012;40(2):146-53. doi: 10.1016/j.jdent.2011.12.006.
78. Salihoğlu U, Boynueğri D, Engin D, Duman AN, Gökalp P, Baloş K. Bacterial adhesion and colonization differences between zirconium oxide and titanium alloys: an in vivo human study. Int J Oral Maxillofac Implants. 2011;26(1).
79. Almaguer-Flores A, Olivares-Navarrete R, Wieland M, Ximénez-Fyvie LA, Schwartz Z, Boyan BD. Influence of topography and hydrophilicity on initial oral biofilm formation on microstructured titanium surfaces in vitro. Clin Oral Implants Res. 2012;23(3):301-7. doi: 10.1111/j.1600-0501.2011.02184.x.
80. Moraschini V, Poubel LA, Ferreira VF, Barboza Edos S. Evaluation of survival and success rates of dental implants reported in longitudinal studies with a follow-up period of at least 10 years: a systematic review. Int J Oral Maxillofac Surg. 2015;44(3):377-88.
81. Heitz-Mayfield LJA, Salvi GE. Peri-implant mucositis. J Clin Periodontol. 2018;45 Suppl 20:S237-S245. doi: 10.1111/jcpe.12953. PMID: 29926488.
82. Lafaurie GI, Sabogal MA, Castillo DM, Rincón MV, Gómez LA, Lesmes YA, Chambrone L. Microbiome and microbial biofilm

profiles of peri-implantitis: a systematic review. J Periodontol. 2017;88(10):1066-89. doi: 10.1902/jop.2017.170123. Epub 2017 Jun 19. PMID: 28625077.

83. Kormas I, Pedercini C, Pedercini A, Raptopoulos M, Alassy H, Wolff LF. Peri-implant diseases: diagnosis, clinical, histological, microbiological characteristics and treatment strategies. a narrative review. Antibiotics (Basel). 2020;9(11):835.

84. Lee CT, Huang YW, Zhu L, Weltman R. Prevalences of peri-implantitis and peri-implant mucositis: systematic review and meta-analysis. J Dent. 2017;62:1-12. doi: 10.1016/j.jdent.2017.04.011. Epub 2017 May 3. PMID: 28478213.

85. Rakic M, Galindo-Moreno P, Monje A, Radovanovic S, Wang HL, Cochran D, et al. How frequent does peri-implantitis occur? A systematic review and meta-analysis. Clin Oral Investig. 2018;22(4):1805-16. doi: 10.1007/s00784-017-2276-y. Epub 2017 Dec 7. PMID: 29218422.

86. Dreyer H, Grischke J, Tiede C, Eberhard J, Schweitzer A, Toikkanen SE, et al. Epidemiology and risk factors of peri-implantitis: a systematic review. J Periodontal Res. 2018;53(5):657-81. doi: 10.1111/jre.12562. Epub 2018 Jun 7. PMID: 29882313.

87. Cosgarea R, Sculean A, Shibli JA, Salvi GE. Prevalence of peri-implant diseases - a critical review on the current evidence. Braz Oral Res. 2019;33(suppl 1):e063. doi: 10.1590/1807-3107bor-2019.vol33.0063. PMID: 31576947.

88. Matarazzo F, Sabóia-Gomes R, Alves BES, de Oliveira RP, Araújo MG. Prevalence, extent and severity of peri-implant diseases. A cross-sectional study based on a university setting in Brazil. J Periodontal Res. 2018;53(5):910-5. doi: 10.1111/jre.12582. Epub 2018 Jul 1. PMID: 29961988.

89. Zitzmann NU, Berglundh T, Marinello CP, Lindhe J. Experimental peri-implant mucositis in man. J Clin Periodontol. 2001;28(6):517-23. doi: 10.1034/j.1600-051x.2001.028006517.x. PMID: 11350518.

90. Ericsson I, Berglundh T, Marinello C, Liljenberg B, Lindhe J. Long-standing plaque and gingivitis at implants and teeth in the dog. Clin Oral Implants Res. 1992;3(3):99-103. doi: 10.1034/j.1600-0501.1992.030301.x. PMID: 1290796.

91. Berglundh T, Gislason O, Lekholm U, Sennerby L, Lindhe J. Histopathological observations of human periimplantitis lesions. J Clin Periodontol. 2004;31(5):341-7. doi: 10.1111/j.1600-051X.2004.00486.x. PMID: 15086615.

92. Wilson TG Jr, Valderrama P, Burbano M, Blansett J, Levine R, Kessler H, Rodrigues DC. Foreign bodies associated with peri-implantitis human biopsies. J Periodontol. 2015;86(1):9-15. doi: 10.1902/jop.2014.140363. PMID: 25224174.

93. Lindhe J, Berglundh T, Ericsson I, Liljenberg B, Marinello C. Experimental breakdown of peri-implant and periodontal tissues. A study in the beagle dog. Clin Oral Implants Res. 1992;3(1):9-16. doi: 10.1034/j.1600-0501.1992.030102.x. PMID: 1420727

94. Zitzmann NU, Berglundh T, Ericsson I, Lindhe J. Spontaneous progression of experimentally induced periimplantitis. J Clin Periodontol. 2004;31(10):845-9. doi: 10.1111/j.1600-051X.2004.00567.x. PMID: 15367187.

95. Kumar PS, Mason MR, Brooker MR, O'Brien K. Pyrosequencing reveals unique microbial signatures associated with healthy and failing dental implants. J Clin Periodontol. 2012;39(5):425-33. doi: 10.1111/j.1600-051X.2012.01856.x. Epub 2012 Mar 14. PMID: 22417294; PMCID: PMC3323747.

96. Zani SR, Moss K, Shibli JA, Teixeira ER, de Oliveira Mairink R, Onuma T, et al. Peri-implant crevicular fluid biomarkers as discriminants of peri-implant health and disease. J Clin Periodontol. 2016;43(10):825-32. doi: 10.1111/jcpe.12586. Epub 2016 Aug 10. PMID: 27279264.

97. Casado PL, Aguiar T, Fernandes Pinheiro MP, Machado A, da Rosa Pinheiro A. Smoking as a risk factor for the development of periimplant diseases. Implant Dent. 2019;28(2):120-4. doi: 10.1097/ID.0000000000000876. PMID: 30893140.

98. Monje A, Catena A, Borgnakke WS. Association between diabetes mellitus/hyperglycaemia and peri-implant diseases: systematic review and meta-analysis. J Clin Periodontol. 2017;44(6):636-48. doi: 10.1111/jcpe.12724. Epub 2017 May 5. PMID: 28346753.

99. Safii SH, Palmer RM, Wilson RF. Risk of implant failure and marginal bone loss in subjects with a history of periodontitis: a systematic review and meta-analysis. Clin Implant Dent Relat Res. 2010;12(3):165-74. doi: 10.1111/j.1708-8208.2009.00162.x. Epub 2009 May 7. PMID: 19438942.

100. Tsigarida AA, Dabdoub SM, Nagaraja HN, Kumar PS. The influence of smoking on the peri-implant microbiome. J Dent Res. 2015;94(9):1202-17. doi: 10.1177/0022034515590581. Epub 2015 Jun 29. PMID: 26124222; PMCID: PMC4547314.

101. Schincaglia GP, Hong BY, Rosania A, Barasz J, Thompson A, Sobue T, et al. Clinical, immune, and microbiome traits of gingivitis and peri-implant mucositis. J Dent Res. 2017;96(1):47-55. doi: 10.1177/0022034516668847. Epub 2016 Oct 8. PMID: 28033066.

102. Teughels, W, Van Assche, N, Sliepen, I, Quirynen, M. Effect of material characteristics and/or surface topography on biofilm development. Clin Oral Implants Res. 2006;17 Suppl 2:68-81.

103. Shibli JA, Melo L, Ferrari DS, Figueiredo LC, Faveri M, Feres M. Composition of supra- and subgingival biofilm of subjects with healthy and diseased implants. Clin Oral Implants Res. 2008;19(10):975-82. doi: 10.1111/j.1600-0501.2008.01566.x. PMID: 18828812.

104. Berglundh T, Lindhe J, Ericsson I, Marinello CP, Liljenberg B, Thomsen P. The soft tissue barrier at implants and teeth. Clin Oral Implants Res. 1991;2(2):81-90. doi: 10.1034/j.1600-0501.1991.020206.x. PMID: 1809403.

105. Brown DW, Moore WEC. Distribution of Butyrivibrio fibrisolvens in nature. J Dairy Sci. 1960;43:15704.

106. Hardy PH Jr, Munro CO. Nutritional requirements of anaerobic spirochetes. I. Demonstration of isobutyrate and bicarbonate as growth factors for a strain of Treponema microdentium. J Bacteriol. 1966;91(1):27-32. doi: 10.1128/JB.91.1.27-32.1966. PMID: 5903097; PMCID: PMC315905.

107. Schwarz F, Becker K, Rahn S, Hegewald A, Pfeffer K, Henrich B. Real-time PCR analysis of fungal organisms and bacterial species at peri-implantitis sites. Int J Implant Dent. 2015;1(1):9. doi: 10.1186/s40729-015-0010-6. Epub 2015 Apr 21. PMID: 27747631; PMCID: PMC5005605.

108. Jankovic S, Aleksic Z, Dimitrijevic B, Lekovic V, Camargo P, Kenney B. Prevalence of human cytomegalovirus and Epstein-Barr virus in subgingival plaque at peri-implantitis, mucositis and healthy sites. A pilot study. Int J Oral Maxillofac Surg. 2011;40(3):271-6. doi: 10.1016/j.ijom.2010.11.004. Epub 2010 Dec 8. PMID: 21145210.

109. Slots J. Herpesviruses in periodontal diseases. Periodontol 2000. 2005;38:33-62. doi: 10.1111/j.1600-0757.2005.00109.x. PMID: 15853936.

110. Kinane DF, Stathopoulou PG, Papapanou PN. Periodontal diseases. Nat Rev Dis Primers. 2017 ;3:17038. doi: 10.1038/nrdp.2017.38. PMID: 28805207.

111. Roccuzzo M, De Angelis N, Bonino L, Aglietta M. Ten-year results of a three-arm prospective cohort study on implants in periodontally compromised patients. Part 1: implant loss and radiographic bone loss. Clin Oral Implants Res. 2010;21(5):490-6. doi: 10.1111/j.1600-0501.2009.01886.x. Epub 2010 Mar 11. PMID: 20337668.

112. Takamiya AS, Goiato MC, Gennari Filho H. Effect of smoking on the survival of dental implants. Biomed Pap Med Fac Univ Palacky Olomouc Czech Repub. 2014;158(4):650-3. doi: 10.5507/bp.2013.037. Epub 2013 May 27. PMID: 23733082.

113. Pimentel SP, Fontes M, Ribeiro FV, Corrêa MG, Nishii D, Cirano FR, Casati MZ, Casarin RCV. Smoking habit modulates peri-implant microbiome: A case-control study. J Periodontal Res. 2018;53(6):983-991. doi: 10.1111/jre.12597. Epub 2018 Sep 26. PMID: 30259511.

114. Quaranta A, Assenza B, D'Isidoro O, Profili F, Polimeni A, Vozza I. The impact of smoking and previous periodontal disease on peri-implant microbiota and health: a retrospective study up to 7-year follow-up. Ann Stomatol (Roma). 2015;6(1):21-8. PMID: 26161249; PMCID: PMC4475907.
115. de Oliveira PGFP, Bonfante EA, Bergamo ETP, de Souza SLS, Riella L, Torroni A, et al. Obesity/metabolic syndrome and diabetes mellitus on peri-implantitis. Trends Endocrinol Metab. 2020;31(8):596-610. doi: 10.1016/j.tem.2020.05.005. Epub 2020 Jun 23. PMID: 32591106.
116. Gulia S, Bhatt V, Shetty M, Prasad KD, Gupta P. Effect of type ii diabetes mellitus, Candida Albicans and Streptococcus mutans on the biofilm formation on prosthetic materials. J Contemp Dent Pract. 2018;19(12):1538-45. PMID: 30713186.
117. Teles F, Wang Y, Hajishengallis G, Hasturk H, Marchesan JT. Impact of systemic factors in shaping the periodontal microbiome. Periodontol 2000. 2021;85(1):126-60. doi: 10.1111/prd.12356. Epub 2020 Nov 23. PMID: 33226693.
118. Stacchi C, Berton F, Perinetti G, Frassetto A, Lombardi T, Khoury A, et al. Risk factors for peri-implantitis: effect of history of periodontal disease and smoking habits. A systematic review and meta-analysis. J Oral Maxillofac Res. 2016;7(3):e3. doi: 10.5037/jomr.2016.7303. PMID: 27833728; PMCID: PMC5100643.
119. van Winkelhoff AJ, Goené RJ, Benschop C, Folmer T. Early colonization of dental implants by putative periodontal pathogens in partially edentulous patients. Clin Oral Implants Res. 2000;11(6):511-20. doi: 10.1034/j.1600-0501.2000.011006511.x. PMID: 11168244.
120. Mengel R, Flores-de-Jacoby L. Implants in patients treated for generalized aggressive and chronic periodontitis: a 3-year prospective longitudinal study. J Periodontol. 2005;76(4):534-43. doi: 10.1902/jop.2005.76.4.534. PMID: 15857093.
121. Zitzmann NU, Berglundh T. Definition and prevalence of peri--implant diseases. J Clin Periodontol. 2008;35(8 Suppl):286-91. doi: 10.1111/j.1600-051X.2008.01274.x. PMID: 18724856.
122. Corrêa MG, Pimentel SP, Ribeiro FV, Cirano FR, Casati MZ. Host response and peri-implantitis. Braz Oral Res. 2019;33(suppl 1):e066. doi: 10.1590/1807-3107bor-2019.vol33.0066. PMID: 31576950.
123. Javed F, Al-Hezaimi K, Salameh Z, Almas K, Romanos GE. Proinflammatory cytokines in the crevicular fluid of patients with peri-implantitis. Cytokine. 2011;53(1):8-12. doi: 10.1016/j.cyto.2010.08.013. Epub 2010 Sep 25. PMID: 20870421.
124. Faot F, Nascimento GG, Bielemann AM, Campão TD, Leite FR, Quirynen M. Can peri-implant crevicular fluid assist in the diagnosis of peri-implantitis? A systematic review and meta-analysis. J Periodontol. 2015;86(5):631-45.
125. Casado PL, Canullo L, Filardy AA, Granjeiro JM, Barboza EP, Leite Duarte ME. Interleukins 1β and 10 expressions in the periimplant crevicular fluid from patients with untreated periimplant disease. Implant Dent. 2013;22(2):143-50.
126. Severino VO, Beghini M, de Araújo MF, de Melo MLR, Miguel CB, Rodrigues WF, de Lima Pereira SA. Expression of IL-6, IL-10, IL-17 and IL-33 in the peri-implant crevicular fluid of patients with peri-implant mucositis and peri-implantitis. Arch Oral Biol. 2016;72:194-9. doi: 10.1016/j.archoralbio.2016.08.021. Epub 2016 Aug 24. PMID: 27608364.
127. Arakawa H, Uehara J, Hara ES, Sonoyama W, Kimura A, Kanyama M, et al. Matrix metalloproteinase-8 is the major potential collagenase in active peri-implantitis. J Prosthodont Res. 2012;56(4):249-55.
128. Irshad M, Scheres N, Crielaard W, Loos BG, Wismeijer D, Laine ML. Influence of titanium on in vitro fibroblast-Porphyromonas gingivalis interaction in peri-implantitis. J Clin Periodontol. 2013;40(9):841-9.
129. Caicedo MS, Pennekamp PH, McAllister K, Jacobs JJ, Hallab NJ. Soluble ions more than particulate cobalt-alloy implant debris induce monocyte costimulatory molecule expression and release of proinflammatory cytokines critical to metal-induced lymphocyte reactivity. J Biomed Mater Res A. 2010;93(4):1312-21.

CAPÍTULO 11

A infecção endodôntica e sua relação com o microbioma bucal

- Rogério de Castilho Jacinto
- Francisco Montagner
- Brenda Paula Figueiredo de Almeida Gomes

✔ PONTOS IMPORTANTES

- Alterações pulpares inflamatórias ocorrem quando microrganismos atingem as camadas mais profundas da dentina ou mesmo quando há contato direto com a polpa.
- A seleção microbiana nos canais radiculares ocorre em decorrência de condições nutricionais, baixo potencial de oxidação-redução, alterações de pH e temperatura, e interações positivas e negativas entre diferentes espécies bacterianas e a resistência do hospedeiro.
- A polpa é capaz de se recuperar dos desafios impostos pelos microrganismos que a agridem, mantendo suas funções de nutrição, formação e defesa. No entanto, se o número de bactérias e sua virulência aumentarem ou se houver uma queda nas defesas do hospedeiro, a injúria pulpar será mais intensa.
- A comunidade microbiana nas infecções endodônticas é complexa, constituída predominantemente por bactérias, e também por fungos, vírus e arqueias.
- As infecções endodônticas podem ser classificadas em intrarradiculares primárias, secundárias e persistentes, e as infecções extrarradiculares.
- Há necessidade de que se avalie não apenas a composição das comunidades microbianas nas infecções endodônticas, mas também sua função, a interação entre os componentes e ainda quais seus impactos em alterações locais e sistêmicas.
- Infecções primárias no canal radicular são causadas por comunidades microbianas semelhantes, independentemente de estarem associadas a cárie, lesões traumáticas, anomalias congênitas na coroa dental ou a qualquer outra etiologia.
- Casos de insucesso do tratamento endodôntico geralmente estão relacionados à presença concomitante de infecções secundárias e persistentes.
- A principal causa das infecções extrarradiculares são as infecções intrarradiculares. Porém, não se sabe se as infecções extrarradiculares podem se tornar independentes após as abordagens para promover o controle da infecção intrarradicular que as originou.
- Há necessidade de estudos com métodos mais robustos para que se determine a associação entre a periodontite apical crônica e as alterações sistêmicas. A possível conexão entre tais eventos parece ser a resposta inflamatória que ocorre nos tecidos apicais em resposta à infecção endodôntica.

INTRODUÇÃO

A compreensão da composição e as implicações das infecções endodônticas geram interesse dos pesquisadores e dos clínicos há bastante tempo. Willoughby Dayton Miller apresentou em 1889 a primeira imagem microscópica da infecção pulpar com "micrococos" em um caso de "pulpite aguda séptica". Os estudos que se seguiram utilizavam técnicas em microscopia para descrever os componentes da infecção endodôntica, ao passo que técnicas de cultivo muitas vezes falharam ao recuperar completamente os agentes infectantes ou permitiram apenas o crescimento de poucas espécies.

Em 1965, Kakehashi *et al.* conseguem, por meio de um experimento em ratos, estabelecer a relação entre a presença de microrganismos e as alterações pulpares e periapicais[1]. Esses pesquisadores expuseram, ao meio bucal, polpas de molares de ratos convencionais e *germ-free*. Verificaram que nos animais convencionais ocorreu o desenvolvimento de inflamação crônica, culminando com necrose pulpar e lesões perirradiculares, enquanto nos animais *germ-free* a resposta pulpar foi caracterizada pela presença mínima de inflamação e por deposição de dentina neoformada na área exposta, demonstrando a importância da presença de microrganismos na instalação das infecções endodônticas.

Até a metade da década de 1970, em razão do desconhecimento das técnicas de anaerobiose, investigações relatavam que os microrganismos isolados dos canais radiculares com polpas necrosadas eram predominantemente bactérias anaeróbias facultativas do grupo dos estreptococos, enterococos, micrococos, difteroides, estafilococos, lactobacilos, bactérias entéricas, *Candida* ssp., *Neisseria* ssp. e *Veillonella* spp. Nessa época, foram introduzidos a aplicação dos métodos de coleta, transporte e cultivo de microrganismos anaeróbios estritos. Em 1976, *Sundqvist* descreve a presença desses microrganismos e sua participação na ecologia da "microflora" do sistema de canais radiculares[2]. A consolidação e o desenvolvimento progressivo das técnicas de coleta e cultivo microbiano garantiram que nas décadas de 1980 e 1990 fossem estabelecidas associações entre espécies e grupos de espécies bacterianas com sinais e sintomas clínicos, a compreensão dos efeitos antimicrobianos de substâncias químicas e a caracterização de fatores de virulência microbianos e suscetibilidade a antibacterianos, por meio de experimentos com etapas tanto clínicas e laboratoriais.

No início dos anos 2000, ocorreu a incorporação de métodos moleculares de diagnóstico baseados na análise da porção do cromossomo bacteriano relacionado à síntese do 16S rRNA. Os resultados obtidos por meio dos métodos de cultura microbiana foram confirmados, revisados e ampliados, uma vez que ocorreu a detecção de espécies de difícil cultivo ou ainda não cultiváveis. Métodos qualiquantitativos, como o PCR em tempo real, garantiram a determinação da presença e da carga de espécies nas amostras coletadas. A incorporação dos métodos de hibridização DNA-DNA, a análise de clones e sequenciamento, as técnicas de análise de fragmentos de restrição e a eletroforese em gel com gradiente de desnaturação permitiram analisar as infecções endodônticas a partir do conceito de comunidade microbiana.

No início dos anos 2010, a ampla caracterização da estrutura das comunidades microbianas se deu com a incorporação de métodos de diagnóstico abertos por meio do sequenciamento de alto rendimento e análises robustas de bioinformática, gerando volume de dados nunca antes processados. Entretanto, torna-se importante conhecer não apenas qual agente participa da infecção, mas também como ele participa, suas rotas metabólicas e interações microbianas, entre outras. As técnicas de metabolômica, transcriptômica e proteômica trazem novas perspectivas para o entendimento das complexas comunidades microbianas presentes nas infecções endodônticas, expandindo as análises do bacterioma, incorporando o micobioma, o arqueoma e o viroma.

Neste capítulo serão apresentadas as vias de infecção do sistema de canais radiculares e tecidos periapicais, além das estruturas das comunidades microbianas associadas às diferentes condições clínicas, com uma abordagem direcionada às novas estratégias para análise e caracterização da microbiota das infecções endodônticas.

Como os microrganismos atingem o sistema de canais radiculares?

A polpa dentária está localizada na cavidade pulpar, sendo protegida com paredes inextensíveis de dentina, revestidas pelo esmalte (na porção coronária) ou pelo cemento (na porção radicular). O sistema de canais radiculares contém uma anatomia complexa, com achatamentos ou istmos, irregularidades, deltas apicais, canais secundários, acessórios e laterais, entre outros.

As alterações pulpares inflamatórias ocorrem quando microrganismos atingem as camadas mais profundas da dentina (por meio de produtos de seu metabolismo, fatores de virulência) ou mesmo pelo contato.

As bactérias podem causar efeitos nocivos **indiretos** à polpa. A ruptura da integridade do esmalte ou do cemento sobrejacente à dentina produz uma via para bactérias atingirem os túbulos dentinários. Os produtos bacterianos se difundem por meio dos túbulos dentinários em direção à polpa e causam mudanças inflamatórias no complexo dentinopulpar. Como reação de defesa, a polpa tenta bloquear esse acesso. Um grupo selecionado de espécies bacterianas é capaz de colonizar os túbulos dentinários na dentina não cariada e cariosa, especialmente os gêneros *Streptococcus*, *Eubacterium*, *Propionibacterium*, *Bifidobacterium*, *Parvimonas* e *Veillonella*. Interações específicas entre *Streptococcus* e outras bactérias bucais podem então facilitar a invasão da dentina.[3]

A exposição pulpar direta da polpa aos microrganismos resulta de cárie dental extensa ou mesmo de traumatismos nas estruturas duras do dente (fraturas de esmalte e dentina).

Em um primeiro momento, ocorrem alterações inflamatórias no tecido pulpar passíveis de reversão se os agentes agressores são removidos. Nessas situações, denominadas pulpites reversíveis, os pacientes relatam dores passageiras que são provocadas por estímulos que antes não as causavam. Com a instalação de uma restauração coronária (direta ou indireta), recupera-se a homeostasia pulpar. Se a progressão da invasão microbiana não for detida, ocorre um processo inflamatório agudo intenso, especialmente na polpa coronária, que não consegue ser interrompido, mesmo com a remoção dos estímulos. Clinicamente, essa condição é denominada pulpite irreversível, e os pacientes relatam dor intensa e pulsátil que se acentua com estímulos térmicos (frio ou calor).

Em casos de pulpite irreversível, os microrganismos ficam limitados à sua porção mais superficial. Sua progressão causa necrose, que representa a perda da arquitetura e das funções do tecido conjuntivo pulpar. Com a função de defesa contra a agressão suprimida, o tecido pulpar torna-se um substrato importante para um grupo de microrganismos que se instalará em todo o sistema de canais radiculares e eventualmente nos tecidos periapicais.

A superfície radicular apresenta término de canais laterais, canais secundários e túbulos dentinários, que podem ser vias de acesso dos microrganismos do periodonto ao tecido pulpar, especialmente em dentes acometidos por doença periodontal. Essa via de acesso de microrganismos ao sistema de canais radiculares é tema de controvérsias e investigações. A literatura sugere que há maior frequência de alterações no periodonto lateral associadas à necrose pulpar, especialmente em áreas em que há canais laterais mais volumosos e patentes, do que alterações na polpa causadas por microrganismos da bolsa periodontal.[2] Outros exemplos da comunicação entre polpa e periodonto podem ocorrer por reabsorção radicular externa, fraturas radiculares parciais ou totais, defeitos anatômicos (fissuras) das coroas de alguns dentes, procedimentos iatrogênicos, entre outros.

A via de acesso dos microrganismos para a polpa por meio da anacorose hematogênica tem sido discutida na literatura. Anacorose é um fenômeno que pode ser definido como a atração que tecidos inflamados, debilitados ou necrosados exerce sobre bactérias presentes na circulação sanguínea durante uma bacteremia transitória. As bactérias passam a colonizar esses tecidos alterados, estabelecendo, assim, um processo infeccioso. Se a resistência do hospedeiro não for suficientemente competente para erradicá-las, essas bactérias e seus produtos tóxicos persistem e induzem um processo inflamatório destrutivo. A infecção no sistema de canais radiculares decorrentes de tais eventos é questionável. Bactérias presentes na corrente sanguínea poderiam ser atraídas para a polpa de um dente que: a) tenha sido traumatizado e que, mesmo sem apresentar exposição pulpar à cavidade oral ou restaurações, pode desenvolver uma infecção na polpa e consequente lesão perirradicular; e b) tenha restauração, mas a polpa esteja inflamada. Entretanto, pelo menos dois fatores são essenciais para que isso ocorra: a) as bactérias têm de entrar na corrente sanguínea frequentemente; e b) a bactéria deve ser capaz de permanecer dentro do tecido pulpar inflamado.

Estudos em modelo animal apresentam resultados divergentes.[5] Delivanis et al.[6] demonstraram que não foi possível recuperar microrganismos inoculados por via intravenosa do fluido coletado do canal radicular preparado, em gatos, mesmo 48 horas após a injeção. Porém, Dezan et al.[7] inocularam *Streptococcus pyogenes* na corrente sanguínea de cães que haviam recebido tratamento endodôntico e observaram, por meio de cultura microbiana e de PCR, a presença das bactérias inoculadas apenas nos tecidos periapicais após 48 horas após a bacteremia. Após 30 dias, as bactérias já não estavam presentes.

Como os microrganismos se adaptam, colonizam o sistema de canais radiculares ou causam alterações periapicais?

De acordo com o *expanded Human Oral Microbiome Database* (eHOMD), a cavidade bucal abriga um total de 775 espécies microbianas, das quais 57% são oficialmente nomeadas, 13% não foram cultivadas e 30% são conhecidas apenas como filotipos não cultivados. Porém, entre todas essas espécies, apenas um grupo restrito é capaz de colonizar o canal radicular.[8] A seleção microbiana nos canais radiculares ocorre em função de uma série de fatores que favorecem a predominância de bactérias anaeróbias, como as condições nutricionais, um baixo potencial de oxidação-redução e alterações de pH e temperatura, além de interações positivas e negativas entre diferentes espécies bacterianas e a resistência do hospedeiro.[9,10]

Comunidades bacterianas em amostras de saliva, biofilme supragengival e canal radicular de dentes com necrose pulpar e abscesso apical agudo diferem entre si.[11] Durante o curso da evolução da infecção pulpar ocorrem inter-relações entre espécies microbianas, provavelmente baseadas em demandas de relações nutricionais.[9,12] As interações entre as espécies bacterianas presentes nos canais radiculares infectados podem ser tanto positivas (mutualismo e comensalismo) como negativas (antagonismo e competição). Interações positivas ocorrem quando ambas as espécies se beneficiam na relação ou apenas uma se beneficia sem que a outra seja afetada. Nas relações negativas, uma espécie se beneficia da outra, disputando espaços e nutrientes no interior do canal radicular, ou liberando substâncias (bacteriocinas ou metabólitos) que inibem o crescimento da outra espécie.[13]

Com o tempo, ocorre uma modificação na microbiota do canal radicular, deixando de ser predominantemente composta por bactérias facultativas e apresentando cada vez mais bactérias Gram-negativas e anaeróbias estritas. Esse evento estaria relacionado com a diminuição da quantidade de nutrientes, oxigênio e pH do ambiente do canal radicular. Além disso, as interações bacterianas podem ser o elemento principal para o crescimento e a sobrevivência dos microrganismos nos canais radiculares, influenciando o desenvolvimento dos sinais e sintomas clínicos de origem endodôntica.[10,14]

As porções coronárias e radiculares da cavidade pulpar apresentam características microambientais diferentes. Em 2020, Park et al.[15] avaliaram as alterações na microbiota coronária em radicular de dentes de rato que tiveram sua polpa exposta ao ambiente bucal por até três semanas. Observou-se que o nicho avaliado influenciava o perfil das comunidades bacterianas, e a câmara pulpar tinha maior diversidade de espécies bacterianas que o canal radicular. Proteobacteria e Firmicutes foram os filos dominantes na câmara pulpar. Na porção apical, houve diminuição de componentes do filo Proteobacteria e aumento proporcional de componentes do filo Firmicutes com a progressão da doença. Com o passar do tempo, a microbiota da porção apical do canal radicular se tornou mais complexa, indicando que há comunidades bacterianas distintas que acompanham a progressão das patologias apicais. Alves et al.[16] sugerem também que os terços coronário e apical dos canais radiculares apresentam variações no perfil das comunidades microbianas bacterianas, que parecem únicas para cada paciente.

Os microrganismos se encontram aderidos às paredes dentinárias do canal radicular formando uma estrutura de biofilme, o que possibilita a sobrevivência e multiplicação em condições ambientais adversas. A matriz extracelular permite o aprisionamento de nutrientes, contribuindo para a cooperação metabólica entre as espécies bacterianas. Dentro desse biofilme, seus componentes produzem secreções extracelulares que permanecem na matriz, protegendo as diferentes espécies das alterações que ocorrem no microambiente dos canais radiculares, como as variações de pH, além de neutralizar a difusão de substâncias nocivas ao metabolismo bacteriano e proteger contra a ação de agentes antimicrobianos. Os biofilmes microbianos no canal radicular avascular (resultante de necrose ou tratamento) são em geral protegidos das células e moléculas de defesa do hospedeiro. Porém, eles contribuem como uma fonte de células na forma planctônica ou suspensa, com um fenótipo mais virulento, podendo estar associados à sintomatologia dolorosa[17] (**Figura 1**).

Os túbulos dentinários são reservatórios de bactérias que estão ali dispostas em estado planctônico ou formando biofilmes. A penetração bacteriana ocorre em diferentes profundidades, atingindo regiões próximas ao cemento.[18] Análises imuno-histológicas sugerem a presença de *Fusobacterium nucleatum*, *Eubacterium alactolyticum*, *Eubacterium nodatum*, *Lactobacillus casei* e *Peptostreptococcus micros.*[19] Fungos não são frequentemente isolados em infecções endodônticas. Estudos *in vitro* sugerem que a *Candida albicans* apresenta uma afinidade invasiva às estruturas dentinárias, e blastosporos e estruturas hifais foram observados nas paredes do canal radicular e penetrando nos túbulos dentinários.[20] Algumas espécies, como *Candida glabrata*, *Candida guilliermondii*, *Candida parapsilosis* e *Saccharomyces cerevisiae*, não demonstraram o mesmo potencial de colonização da dentina radicular da *C. albicans*.[21]

A principal via de comunicação entre o interior do canal radicular com os tecidos de sustentação do dente (ligamento periodontal e tecido ósseo) é o forame apical. Há, entretanto, ramificações que podem trazer vias adicionais de acesso. Essas ramificações podem estar presentes em toda a extensão da raiz, mas são mais frequentes nos terços médio e apical. Clinicamente essas ramificações têm grande importância, pois são regiões de difícil acesso durante o preparo dos canais radiculares e sua obturação, funcionando como reservatórios para microrganismos que podem contribuir para o insucesso do tratamento endodôntico. Análises histopatológicas e histobacteriológicas têm observado que o tecido dentro das ramificações dos canais radiculares permanece relativamente inalterado, mesmo após a ação de instrumentos e soluções irrigantes durante o tratamento endodôntico. As bactérias que sobrevivem nessas ramificações podem atingir número suficiente para causar ou manter as doenças periapicais.[4]

Com a presença de tecido necrótico infectado no interior do sistema de canais radiculares, há grande probabilidade de que ocorram reações inflamatórias intensas e infecção no tecido periapical,[22,23] associadas a modificações e seleção microbiana.[24] Cabe salientar que as estruturas das comunidades microbianas das amostras de canal radicular e de exsudato purulento coletado da região periapical foram mais semelhantes umas às outras do que à microbiota da cavidade bucal[25] (**Figura 2**).

Assim, as comunicações entre o interior do sistema de canais radiculares e os tecidos periapicais fornecem diferentes rotas para a progressão da infecção endodôntica. Caso a infecção permaneça no sistema de canais radiculares, são esperados os seguintes eventos: a) ausência de envolvimento apical, sendo controlada por meio da abordagem endodôntica; b) estímulo à formação de uma periodontite apical crônica, granuloma, um cisto perirradicular ou uma osteíte condensante. Porém, ela poderá deixar o sistema de canais radiculares, ocasionando uma periodontite apical aguda seguida de um abscesso apical agudo. Com a progressão da infecção, os microrganismos poderão difundir-se às estruturas adjacentes, como espaços fasciais profundos. Agudizações periódicas poderão ocorrer quando se forma um processo apical crônico que apresenta via de drenagem dentro da cavidade bucal (região vestibular, palatina ou lingual, sulco gengival, região de furca) ou no exterior (pele e face). Em casos menos frequentes, a infecção endodôntica poderá se disseminar por meio da circulação sanguínea, causando bacteremia (apenas bactérias), septicemia (bactérias e toxinas) ou toxemia (toxinas), dependendo da virulência dos microrganismos e da resistência do hospedeiro.[26]

Microrganismos na polpa e em pulpites

Conforme apresentado anteriormente, a cavidade pulpar de um dente íntegro é estéril, a menos que microrganismos

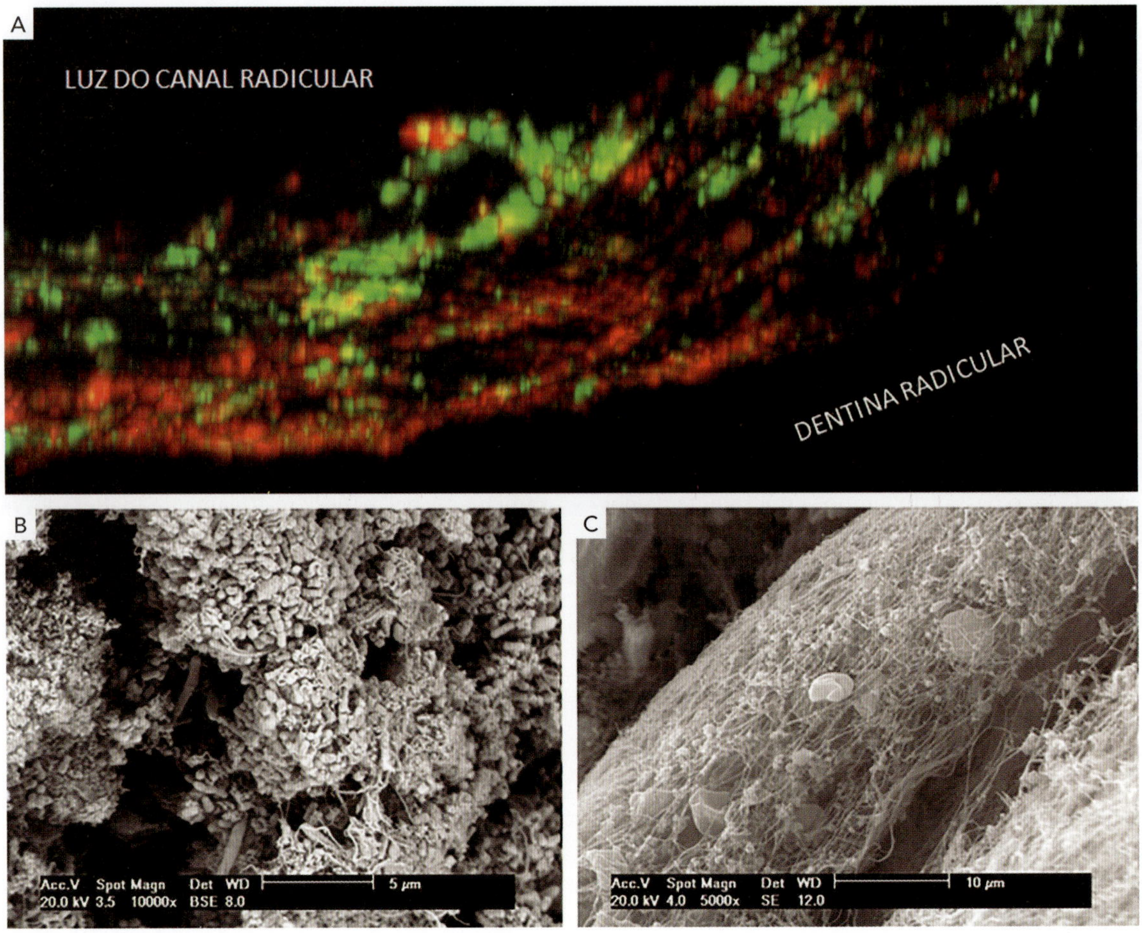

FIGURA 1 Biofilme na parede do canal radicular. (**A**) Microscopia confocal a laser mostrando as células próximas ao canal radicular (predominantemente viáveis – verde) e as células próximas à parede de dentina (colonizadores iniciais, predominantemente mortas – vermelho). (**B**) Microscopia eletrônica de varredura mostrando a morfologia das células bacterianas e fúngicas presentes nos biofilmes na região apical. (**C**) Células de defesa englobadas pela estrutura de biofilme

Fonte: imagem "A" foi gentilmente cedida pela Dra. Karen Barea de Paula e imagens "B" e "C" gentilmente cedidas pelo Prof. Dr. José Antônio Poli de Figueiredo do Instituto de Ciências Básicas da Saúde, Universidade Federal do Rio Grande do Sul, Porto Alegre, RS.

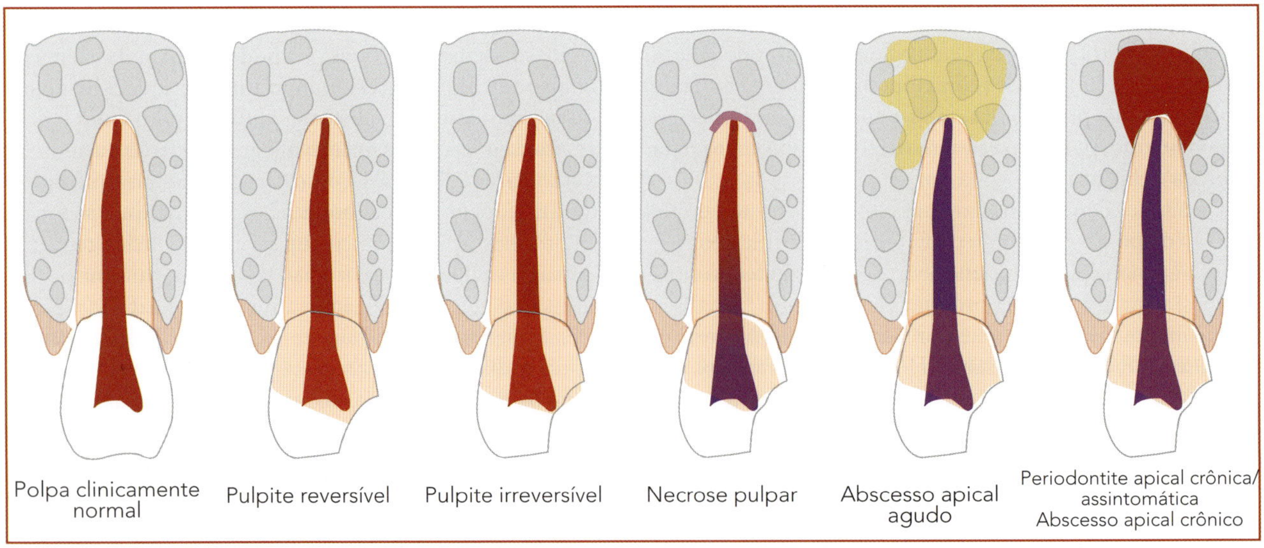

FIGURA 2 Evolução das alterações pulpares inflamatórias até a necrose pulpar e posteriores alterações periapicais decorrentes da ação direta ou indireta dos microrganismos no periápice.

Fonte: acervo pessoal do Prof. Dr. Francisco Montagner.

originados do periodonto, cáries, túbulos dentinários expostos, fraturas dentais ou vias iatrogênicas ganhem acesso a ela. Porém, Widmer et al.,[27] identificaram DNA bacteriano no tecido pulpar sem que houvesse uma via extrínseca, provavelmente carreado pela corrente sanguínea. Um grupo comum de taxa estava presente em todas as amostras, sendo elas *Ralstonia, Acinetobacter, Staphylococcus, Micrococcus, Burkholderia* e *Corynebacterium*, o que poderia constituir um núcleo de espécies em tecidos pulpares saudáveis. Entretanto, mais estudos são necessários para que se determine a viabilidade das bactérias detectadas no tecido e seus potenciais efeitos.

A polpa é capaz de se recuperar dos sucessivos desafios impostos pelos microrganismos que a agridem quando as barreiras de esmalte, cemento e dentina são comprometidas, mantendo suas funções de nutrição, formação e defesa. Entretanto, se o número de bactérias e sua virulência aumentarem ou se houver uma queda nas defesas do hospedeiro, a injúria pulpar será proporcionalmente mais intensa.[28] A inflamação do tecido pulpar e a sintomatologia dolorosa a ela associada se relacionam ao biofilme e à profundidade da lesão cariosa. Quando o tecido pulpar é exposto diretamente ao biofilme de cárie, uma intensa resposta inflamatória se desenvolve, levando à destruição do tecido pulpar subjacente e ao avanço da infecção. Assim, quanto maior a persistência da agressão, menos favorável será o desfecho pulpar, variando entre uma pulpite reversível, uma pulpite irreversível, e finalmente atingindo a necrose.

Rôças et al.,[29] ao avaliarem amostras de dentina profunda associada à exposição pulpar por meio de hibridização DNA-DNA por captura reversa, indicaram que *Streptococcus* ssp., *Dialister invisus* e *Parvimonas micra* foram significativamente associadas com dor latejante, *Streptococcus mutans* com dor à percussão e *Lactobacillus* ssp. com dor contínua. Tais espécies são indiscutivelmente aquelas relacionadas com a etiologia da inflamação pulpar e a principal fonte de bactérias para a infecção endodôntica.

Zheng et al.[30] avaliaram a composição das comunidades microbianas na dentina profunda de dentes com cárie e polpa normal, pulpite reversível estimulada por frio, pulpite reversível estimulada por calor e frio e pulpite irreversível, por meio de sequenciamento de alto rendimento. À medida que a pulpite progride, há alteração na estrutura e diversidade microbianas. Integrantes dos filos Firmicutes e Actinobacteria foram responsáveis pela maioria das sequências detectadas em todos os grupos, com predomínio dos gêneros *Lactobacillus, Pseudoramibacter, Streptococcus, Propionibacterium, Olsenella* e *Actinomyces*. Assim, os microrganismos presentes na linha de frente das lesões de cárie dentinária estão provavelmente envolvidos no desenvolvimento da inflamação pulpar. Cabe salientar que o gênero dominante nas amostras de dentina associadas à pulpite irreversível foi *Lactobacillus*. Durante a progressão da cárie dentária, *Lactobacillus* e *S. mutans* formam uma relação sinérgica, o que contribui para a colonização de *Lactobacillus*. Resultados obtidos por método semelhante foram apresentados por Sun et al.,[28] em que bactérias da espécie *Lactobillus reuteri* foram associadas tanto a casos de dor referida quanto a dentes com pulpite sintomática.

Zargar et al.,[31] utilizando método de cultura e método de sequenciamento, indicaram que há predomínio de espécies bacterianas em amostras de polpas que apresentavam pulpite irreversível sem e com manifestação inflamatória no periápice, sendo frequentemente detectadas as espécies *D. invisus, Treponema denticola, Streptococcus mitis* e *Tannerella forsythia*. Em um número menor de amostras, foi constatada a presença de *C. albicans* (26,8%) e do vírus do herpes simples (HSV-1) (9,8%). Os achados sugerem que espécies em proporção distinta podem estar associadas aos diferentes estágios da progressão da pulpite irreversível, considerando-se a manifestação ou não de espessamento radiográfico do ligamento periodontal apical.

Arruda-Vasconcelos[32] detectaram, por meio do método de hibridização DNA-DNA, a presença de bactérias no tecido dentinário infectado e no tecido pulpar de dentes com pulpite irreversível. As espécies mais prevalentes na dentina infectada foram *Enterococcus hirae, Fusobacterium nucleatum* sp. *vincentii, Enterococcus faecalis, Fusobacterium periodonticum, T. forsythia, Staphylococcus epidermidis, Leptotrichia buccalis, S. mutans, Enterococcus faecium, Treponema socranskii, Dialister pneumosintes, T. denticola* e *Capnocytophaga sputigena. Porphyromonas gingivalis, Eubacterium saburreum* e *Streptococcus gordonii* não foram detectadas. A maior carga de DNA foi observada para *S. mutans*. Em relação às amostras de canal radicular com polpa irreversivelmente inflamada, detectou-se *E. hirae, F. nucleatum* sp. *vincentii, P. micra, Capnocitophaga ochracea, Campilobacter showae, F. periodonticum, F. nucleatum, T. forsythia* e *L. buccalis*. A maior carga de DNA bacteriano estava associada à espécie *Veillonella parvula*.

O interesse pela quantificação de lipopolissacarídeos (LPS) em amostras de polpas inflamadas surge com o estudo de Schein e Schilder.[33] Os autores observaram que dentes com polpa normal ou polpa inflamada apresentavam baixa concentração de endotoxinas, quando comparados a dentes com necrose pulpar com ou sem sintomatologia dolorosa. Arruda-Vasconcelos et al.[32] indicaram que as amostras de dentina associadas a áreas de exposição pulpar por cárie em dentes com pulpite irreversível apresentam concentrações de LPS superiores às do canal radicular, com valores iguais a 42,52 (± 8,11) EU/mL e 0,44 (± 0,03) EU/mL, respectivamente. O mesmo comportamento foi observado para os níveis de ácido lipoteicoico.

Classificação das infecções endodônticas

As infecções endodônticas são classificadas de acordo com a condição clínica, sendo divididas em infecções endodônticas intrarradiculares primárias, secundárias e persistentes e infecções extrarradiculares.[34] A origem das infecções extrarradiculares é uma infecção intrarradicular. A infecção do sistema de canais radiculares gera alterações inflamatórias ou inflamatórias/infecciosas no periápice, com manifestações clínicas importantes. Por exemplo, a infecção intrarradicular primária sintomática pode estar associada a uma infecção extrarradicular do tipo abscesso apical agudo. Uma infecção intrarradicular secundária ou persistente pode estar associada a um processo apical crônico, do tipo granuloma apical ou cisto apical (**Figura 3**).

Infecção intrarradicular primária

A infecção primária do canal radicular é causada por microrganismos que colonizam o tecido pulpar necrótico. Acredita-se que a microbiota nas infecções endodônticas primárias apresenta algum grau de composição e diversidade semelhantes, independentemente de a origem desta infecção ser por cárie, lesões traumáticas, anomalias congênitas na coroa dental ou qualquer outra etiologia. Embora no início da infecção haja diferentes taxa bacterianas, a tendência é que, com o tempo, a composição da microbiota dos canais radiculares se altere, favorecendo a predominância de bactérias anaeróbias estritas Gram-negativas e bactérias anaeróbias estritas Gram-positivas.[35] Variações interindividuais,[24,36] da localização geográfica de origem da amostra,[37] hábito de fumar[24] e mesmo exposição à radioterapia na região de cabeça e pescoço[38] parecem modificar as características das infecções endodônticas primárias. A utilização prévia de agentes antimicrobianos parece modular as rotas metabólicas associadas às espécies bacterianas isoladas em infecções endodônticas primárias sintomáticas.[11] O quadro clínico reflete as características composicionais das infecções endodônticas primárias. Considerando-se as características da infecção (virulência e número de células) e a capacidade de defesa do sistema imune sediada nos tecidos periapicais, as infecções primárias podem estar associadas à presença ou ausência de sintomatologia dolorosa espontânea.[33] Tais casos são denominados sintomáticos ou assintomáticos, respectivamente.

Infecções intrarradiculares primárias sintomáticas ou agudas estão associadas a uma comunidade microbiana altamente agressiva, pela presença de espécies ou cepas virulentas e/ou ocorrência de sinergismo entre as espécies.[9,17] As infecções agudas geralmente estão relacionadas a uma população importante de células bacterianas em estado planctônico (livres) na luz do canal radicular, em altas contagens e com alguma capacidade de invasão de tecido, contrariada pela diminuição da resistência do hospedeiro.[39]

Infecções intrarradiculares primárias assintomáticas ou crônicas estão associadas à baixa virulência da comunidade microbiana presente no sistema de canais radiculares e que geralmente representa uma fonte persistente de agressão aos tecidos,[10,17] o que origina a periodontite apical crônica. Os microrganismos estão localizados principalmente nas paredes do canal radicular formando biofilmes protegidos, mantendo um contato próximo com o ligamento periodontal apical, que reage por inflamação persistente,[17] enquanto as periodontites apicais crônicas estão relacionadas a um menor número de espécies na infecção, compondo uma microbiota com baixa virulência e predomínio de bactérias anaeróbias facultativas.[10]

Há diferença composicional e estrutural entre comunidades microbianas presentes em infecções intrarradiculares primárias, associadas ou não à sintomatologia apical, conforme demonstrado por estudos que utilizaram métodos de cultivo microbiano ou moleculares para o estudo de comunidades microbianas.[9,36,40,41]

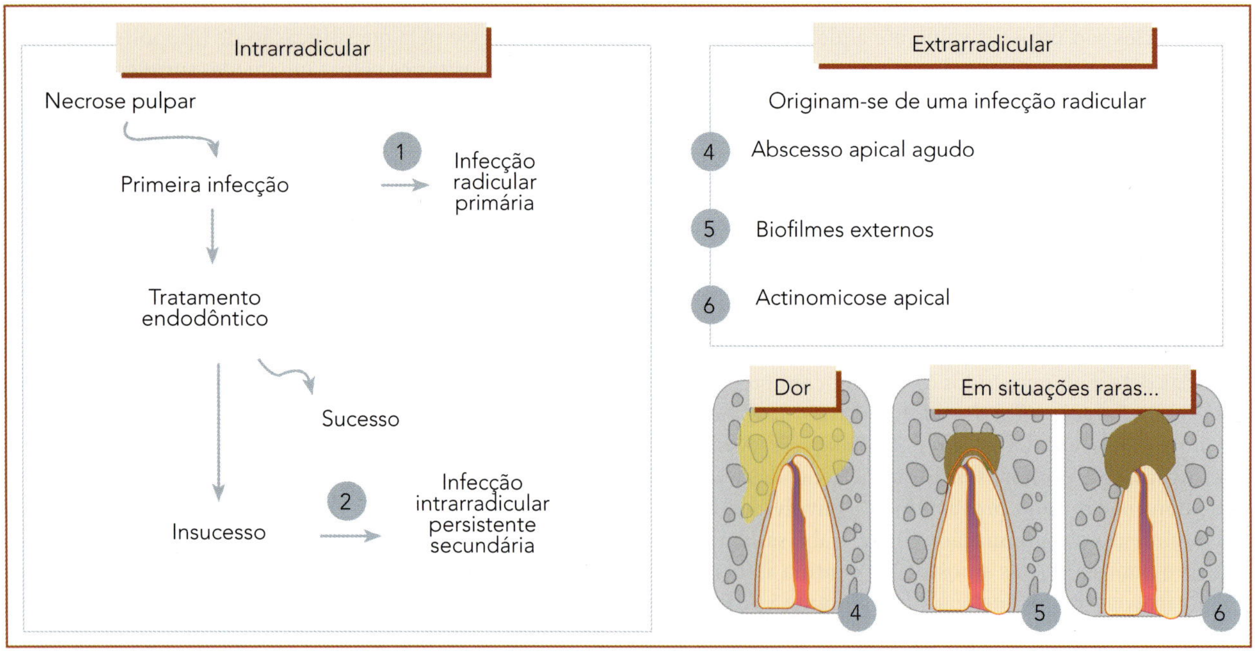

FIGURA 3 Classificação das infecções endodônticas, conforme sugerido por Siqueira.[34]

Fonte: acervo pessoal do Prof. Dr. Francisco Montagner.

Sakamoto et al.[41] associaram técnica de análise de fragmentos terminais de restrição e de análise de biblioteca de clones de gene 16S rRNA para o estudo de amostras de infecções intrarradiculares primárias assintomáticas e de infecções extrarradiculares agudas. Ambas as infecções compartilhavam o predomínio de táxons como *F. nucleatum*, *P. micros/Peptostreptococcus* sp. clone oral AJ062/BS044/FG014, *Prevotella* ssp., *Dialister* ssp., *Mogibacterium* ssp., *Lachnospiraceae* clone oral 55A-34, *Filifactor alocis*, *Megasphaera* sp clone oral CS025/BS073 e *Veillonella* sp clone oral BP1-85/*Veillonella dispar*/*V. parvula*. Porém, algumas espécies foram encontradas exclusivamente em amostras de dentes com necrose pulpar e sem sintomatologia dolorosa, como *Bacteroides-like* sp clone oral X083/*Bacteroidales* clone oral MCE7_20 e *Dialister* sp clone oral BS016/MCE7_134. Jacinto et al. (2007), ao utilizarem método de análise de biblioteca de clones e cromatografia líquida de alta performance em amostras de infecções primárias sintomáticas, indicaram que havia a presença de espécies de *Olsenella profusa*, *P. gingivalis*, *D. pneumosintes*, *D. invisus*, *Staphylococcus aureus*, *Pseudoramibacter alactolyticus*, *P. micros*, *E. faecalis*, *T. forsythia*, *Shuttleworthia satelles*, *F. alocis*, *Streptococcus anginosus* e *Lactobacillus* spp. Ambos os autores salientaram que havia um número expressivo de espécies ainda não cultiváveis ou mesmo não identificadas.

A presença de necrose pulpar associada à fístula e à radiolucidez apical caracteriza um abscesso apical crônico. Exsudação purulenta pode ou não estar sendo drenada pelo trato fistuloso, o que depende do quão ativa está a condição patológica periapical.[42] Sassone et al.[43] compararam comunidades microbianas de dentes com infecções primárias intrarradiculares com ou sem fístula por meio de hibridização DNA-DNA. A carga microbiana total e as espécies encontradas em ambas as situações foram similares, sendo elas *F. nucleatum* sp. *vincentii*, *P. gingivalis*, *V. parvula*, *E. faecalis*, *Campylobacter gracilis* e *Neisseria mucosa*. Porém, *E. faecalis*, *S. anginosus*, *C. sputigena* e *Capnocytophaga gingivalis* tiveram contagens significativamente maiores na ausência de fístula enquanto níveis mais elevados de *P. gingivalis* e *F. nucleatum* sp *nucleatum* foram observados em casos com fístula. Assim, parecem existir diferenças específicas entre a composição da microbiota das infecções primárias do canal radicular associadas ou não à fístula.

A utilização de métodos de sequenciamento de alta performance permitiu não apenas a ampla caracterização das infecções primárias, mas também o estabelecimento de relações de similaridade entre elas, considerando-se métricas de ecologia microbiana. Santos et al.[36] indicaram que os filos mais abundantes nas infecções agudas foram Firmicutes, Fusobacteria e Bacteroidetes, enquanto nas infecções crônicas os filos dominantes foram Firmicutes, Bacteroidetes e Actinobacteria. Membros do filo Fusobacteria foram muito mais prevalentes em casos agudos do que em casos crônicos. Os gêneros mais abundantes/prevalentes nas infecções agudas foram *Fusobacterium* e *Parvimonas*. Já em infecções crônicas, os gêneros mais abundantes foram *Phocaeicola*, *Eubacterium* e *Pseudoramibacter*, enquanto os gêneros *Eubacterium*, *Mogibacterium*, *Pseudoramibacter* e *Phocaeicola* ocorreram com maior frequência nos casos avaliados. As infecções agudas apresentam-se com comunidades microbianas mais diversas e ricas que as infecções crônicas, e o fator sintomatologia tende a promover um significativo agrupamento das amostras, o que sugere maior similaridade. Há um predomínio de bactérias pouco abundantes em infecções primárias tanto agudas como crônicas, sugerindo que essas espécies podem desempenhar um papel-chave dentro das comunidades microbianas complexas.

Além de interações bacterianas, recentes estudos têm explorado a interação entre os domínios Bacteria, Eukarya e Archaea em infecções endodônticas intrarradiculares primárias.[44-47] Koller et al. detectaram o protozoário *Entamoeba gingivalis* em amostras de canais radiculares, sugerindo que mais pesquisas devem ser realizadas para entender a participação de amebas nas infecções endodônticas e de que forma potencializam a virulência das bactérias em biofilmes.[45] Integrantes do domínio Archaea foram descritos no canal radicular de dentes com infecção endodôntica primária, sendo o principal representante pertencente à espécie *Methanobrevibacter oralis*,[45,47] com estimativa de que representem 2,5% da comunidade total de procariotos presentes no canal radicular.[44] Uma proporção considerável das infecções do canal radicular contém fungos, embora a diversidade fúngica seja limitada. A frequência do isolamento de fungos do gênero *Candida* em infecções intrarradiculares primárias é baixa quando se utiliza cultivo microbiano,[48] porém tende a aumentar com o uso de PCR espécie-específica.[49] Por meio de sequenciamento de alto rendimento, Persoon et al. indicaram que a frequência de fungos no interior do canal radicular de dentes com infecção primária associada à condição sintomática no periápice foi de 53%, pertencendo aos gêneros *Candida* e *Malassezia*. Os autores salientaram que a presença de fungos modulou o bacterioma das amostras.[46]

Infecção intrarradicular secundária/persistente

A infecção endodôntica secundária é causada por microrganismos que não estavam presentes inicialmente nos canais radiculares, mas que o invadiram, através da microinfiltração (geralmente coronária), em algum momento após o tratamento endodôntico ou mesmo durante o tratamento[34]. Já a infecção persistente é causada por microrganismos que já estavam presentes nos canais radiculares (com infecção primária ou secundária) e que de alguma maneira resistiram ao tratamento endodôntico.[14,34,49,51] Assim, casos de insucesso do tratamento endodôntico estão relacionados à presença concomitante de infecções secundárias e persistentes.

O perfil das comunidades microbianas associado a dentes com canais previamente tratados que apresentam infecção persistente/secundária é diferente das infecções endodônticas primárias, provavelmente em razão das condições ecológicas encontradas no interior dos canais radiculares. As infecções intrarradiculares primárias ocorrem no sistema de canais radiculares que apresenta polpa necrosada, espaço e nutrientes que oferecem condições de sobrevivência e multiplicação para uma série de espécies bacterianas que interagem entre si, formando uma comunidade numerosa, complexa e diversa. Em infecções secundárias/persistentes, há uma restrição ao aporte nutricional e limitações às interações bacterianas. Nessas infecções predominam espécies mais resistentes, as quais foram capazes de persistir à ação mecânica e antimicrobiana do tratamento endodôntico, além de patógenos oportunistas que conseguem penetrar nos canais tratados.

Embora espécies pertencentes ao gênero *Enterococcus* (especialmente *E. faecalis*) tenham sido associadas ao insucesso do tratamento endodôntico, sabe-se que as comunidades microbianas nessas são polimicrobianas, porém com carga microbiana reduzida.[52,53] Sakamoto et al. sugerem que há uma alta diferença composicional nas comunidades microbianas entre os pacientes. Do total de 74 taxa detectadas por meio de análise de clones, apenas 11 foram encontrados em mais de um caso, sendo elas *Bacteroidetes* clone oral X083, clone da bactéria *Saprospiraceae* não cultivada BR03BG08, *Prevotella oris*, *Prevotella baroniae*, *Pseudomonas aeruginosa*, *S. mutans*, *Synergistes* sp clone oral BA121, *Dialister* sp clone oral 9N-1, *E. faecalis*, *Flavobacteriaceae* genomosp. C1 e *Peptostreptococcus* sp clone oral FG014. Quanto à abundância, as taxa dominantes foram Bacteroidetes clone oral X083, *Synergistes* sp. clone oral BA121, *Flavobacteriaceae* genomosp. C1, clone de *Saprospiraceae* BR03BG08, *Pseudoramibacter alactolyticus*, *Corynebacterium durum*, *P. aeruginosa* e *Prevotella nigrescens*. Para os autores, 50% dos clones sequenciados representavam filotipos ainda não cultivados.[52]

Qian et al.[54] indicaram que dentes com processos apicais crônicos e tratamento endodôntico prévio apresentavam uma diversidade microbiana menor que dentes com infecções primárias, havendo um grupo menor de bactérias que dominam as comunidades microbianas em ambos os casos. Em casos de infecção persistente/secundária, há predomínio de espécies bacterianas dos filos Proteobacteria, Firmicutes, Bacteroidetes, Actinobacteria e Fusobacteria. Siqueira et al.[55] indicaram a presença de 103 gêneros bacterianos em ápices de dentes que apresentavam infecções persistentes/secundárias e canais radiculares adequadamente tratados, considerando-se aspectos radiográficos. Porém, alguns deles estavam presentes em todas as amostras, sendo eles *Pseudomonas*, *Fusobacterium*, *Klebsiella*, *Stenotrophomonas*, *Agrobacterium*, *Pseudoramibacter*, *Pyramidobacter*, *Burkholderia*. *Enterococcus* ssp. foram detectados em menos de 50% das amostras, e em baixa abundância. Os autores sugeriram que a presença de unidades taxonômicas operacionais (OTU, do inglês *operational taxonomic units*) pertencentes aos gêneros *Pseudomonas*, *Klebsiella* e *Stenotrophomonas* estaria associada à infecção secundária. Há que se considerar ainda que fatores como a localização geográfica[56] e a utilização de agentes antimicrobianos[57] parecem modular a composição microbiana em infecções secundárias/persistentes. A utilização de agentes antimicrobianos nos três meses que antecederam a coleta das amostras pode não ter modificado a riqueza e a diversidade de espécies bacterianas de todos os pacientes. Porém, algumas espécies identificadas apenas em infecções primárias (*Granulicatella adiacens* e *Dietzia* spp) ou outras nunca detectadas em canais radiculares (*Weissella hellenica* e *Cellulomonas* spp) estavam presentes nas amostras avaliadas.[57]

As interações entre as comunidades microbianas intrarradiculares associadas ao insucesso do tratamento endodôntico e as defesas do hospedeiro já foram demonstradas em alguns estudos.[58-60] Provenzano et al. avaliaram o metaproteoma humano e bacteriano associado a amostras de ápices dentais e lesões periapicais a eles associados. Observou-se um total de 460 e 153 proteínas associadas às células bacterianas e às humanas nos ápices dentais, respectivamente. A maioria das proteínas identificadas em ambos os sítios está envolvida com processos de transcrição/tradução e metabolismo energético, além de proteínas relacionadas à resistência a antibióticos (betalactamases e aos genes tetR e marR), à função proteolítica (proteases e peptidases), à resposta ao estresse da célula bacteriana, ao reparo do DNA e à adesão bacteriana.[59] Francisco et al. sugerem que espécies pertencentes aos gêneros *Enterococcus*, *Propionibacterium* e *Streptococcus* encontram-se metabolicamente ativas nesse grupo de infecções, expressando proteínas relacionadas à patogênese/virulência, à proteólise, à adesão celular e à resistência a antimicrobianos. Com menor frequência, foram observadas proteínas relacionadas a rotas metabólicas em espécies como *S. anginosus* e *C. albicans*.[60] O estudo de processos metabólicos que relacionem o ambiente intrarradicular e os tecidos apicais em casos de insucesso do tratamento endodôntico, especialmente em casos que seguiram os rigores técnicos e biológicos, é cada vez mais necessário para que estratégias mais eficazes de tratamento sejam adotadas.

Infecção extrarradicular – abscesso apical agudo

O abscesso apical agudo é a forma mais frequente de abscesso dentário e consiste no acúmulo de pus na região apical em decorrência de uma infecção intrarradicular, correspondendo ao estágio avançado da periodontite apical sintomática. Nestes casos, as bactérias e seus produtos presentes no interior do canal radicular invadem os tecidos periapicais induzindo uma resposta inflamatória intensa do organismo que acarreta a formação do abscesso.[61]

As comunidades bacterianas em amostras canais radiculares e exsudatos periapicais de um mesmo dente em um paciente são distintas em número de espécies e suas diversidades, sugerindo que o nicho é um fator de seleção importante.[24,62] As complexas relações microbianas que ocorrem nesses ambientes podem modular a presença de fatores de virulência específicos, como a expressão de genes de resistência a antibióticos.[62-65] Bactérias anaeróbias Gram-negativas têm um papel significativo nos abscessos apicais, pois existe uma forte associação entre altos níveis de endotoxinas encontradas em canais radiculares e exsudatos.[66]

Ao utilizar sequenciamento de alto rendimento e técnicas refinadas de bioinformática, Hsiao et al.[25] mostraram que a composição e a estrutura do bacterioma da saliva, do canal radicular e abscessos são dominadas por espécies bacterianas anaeróbias estritas, enquanto a microbiota bucal tem uma mistura de microrganismos aeróbios, anaeróbios facultativos e anaeróbios estritos. As microbiotas do sistema de canais radiculares e de abscessos apicais são mais semelhantes entre si que as amostras orais. Em revisão de literatura, Siqueira e Rôças[61] indicaram que há um predomínio de bactérias pertencentes aos filos Firmicutes (gêneros *Streptococcus, Dialister, Filifactor* e *Pseudoramibacter*), Bacteroidetes (gêneros *Porphyromonas, Prevotella* e *Tannerella*), Fusobacteria (gêneros *Fusobacterium* e *Leptotrichia*), Actinobacteria (gêneros *Actinomyces* e *Propionibacterium*), Spirochaetes (gênero *Treponema*), Synergistetes (gênero *Pyramidobacter* e alguns filotipos ainda não cultivados) e Proteobacteria (gêneros *Campylobacter* e *Eikenella*). Os autores salientam que os filos Firmicutes e Bacteroidetes juntos contribuem com mais de 70% das espécies encontradas em abscessos.

Estudos demonstram a ocorrência simultânea de bactérias e vírus em abscessos apicais agudos. Chen et al. sugerem que herpesvírus podem estar presentes, mas não necessariamente relacionados com o desenvolvimento dos abscessos apicais agudos e celulites de origem endodôntica.[67] Porém, Ferreira et al. demonstraram associações entre espécies bacterianas como *T. denticola, Porphyromonas endodontalis, T. forsythia, D. invisus, D. pneumosintes* e *F. alocis* e a presença de vírus como HHV-8 (herpesvírus humano 8) e HPV (papilomavírus humano).[68] Torna-se necessário explorar o papel dessa coinfecção na etiopatogenia dos abscessos apicais agudos.

O estudo das infecções endodônticas considera com frequência apenas a composição das comunidades microbianas. Porém, é necessário considerar os aspectos de fisiologia e patogenicidade microbianas, especialmente em um nicho como os tecidos apicais, no qual as células bacterianas estão em direto contato com as células do sistema de defesas. Metodologias de espectrometria de massa são uma abordagem consistente para a identificação de proteínas expressas em comunidades bacterianas, permitindo a detecção, identificação e quantificação de proteínas, o que gera um metaproteoma.[69] Provenzano et al.[70] compararam o proteoma bacteriano e humano em amostras de infecções intrarradiculares primárias assintomáticas e de abscesso apical agudo. Há um maior número de proteínas em amostras de abscesso quando comparadas às amostras da infecção assintomática, isso porque, nos casos agudos, as células bacterianas encontram-se em processo ativo da expressão de proteínas. Considerando-se a classe funcional, proteínas microbianas associadas a transcrição e translação, metabolismo energético, processos em DNA, funções de membrana, transporte, metabolismo de nucleotídeo e proteólise foram detectados. Em relação às proteínas humanas, sua grande maioria estava associada a funções intracelulares. Os autores sugeriram que, na dinâmica da formação dos abscessos agudos, a resposta intensa do hospedeiro provoca a morte das células, liberando uma grande quantidade de proteínas.

Infecção extrarradicular – biofilmes apicais

Em casos em que há necrose pulpar e lesão periapical, os microrganismos atingem a região periforaminal formando biofilmes, que são combatidos por meio de estratégias mecânicas (preparo com instrumentos) ou químicas (soluções irrigantes ou medicações intracanal)[71] (**Figura 4**). Porém, esses biofilmes podem proliferar e recobrir áreas na superfície radicular externa apical. Análises em microscopia sugerem a presença de bacilos e bactérias filamentosas aderidas ao cemento circundadas por material extracelular amorfo, especialmente em casos de periodontite apical persistente, o que sugere que os biofilmes extrarradiculares estão intimamente associados ao insucesso do tratamento endodôntico.[72,73]

As comunidades microbianas associadas aos biofilmes extrarradiculares são ricas, especialmente quando avaliadas por meio de métodos moleculares de diagnóstico. Há diferença na abundância das espécies entre os estudos, o que pode ser justificado pelo método de abordagem ou ainda por variações interindividuais. *Actinomyces* sp oral, *Propionibacterium* sp, *Enterococcus faecalis, Burkholderia cepacia, Fusobacterium nucleatum, Porphyromonas gingivalis* e *Prevotella intermedia* são frequentemente detectados em amostras obtidas por meio da curetagem da superfície radicular externa de ápices dentais.[74,76] Bactérias ainda não identificadas ou mesmo não passíveis de cultivo também foram detectadas.[74-76] A maioria das espécies apresentava-se em quantidades inferiores a 1% dos clones avaliados, demonstrando a presença de espécies pouco abundantes nesses casos.[74,75]

Em situações menos comuns, os biofilmes extrarradiculares podem estar associados a fenestrações da mucosa alveolar. A exposição direta do ápice dental à cavidade bucal permite que este seja revestido por cálculo dental e biofilme bacteriano não mineralizado. Em uma análise histobacteriológica, há áreas de reabsorção extensas, preenchidas por espesso biofilme bacteriano, irregularidades nas camadas do cemento e infecção dos espaços subjacentes e infecção intensa no forame apical.[77]

Infecções extrarradiculares: bactérias viáveis e actinomicose

Embora os microrganismos estejam nos tecidos periapicais quando há um abscesso apical agudo, não há consenso na literatura quanto a sua presença em outras situações clínicas. Sugere-se que há outras formas de infecção

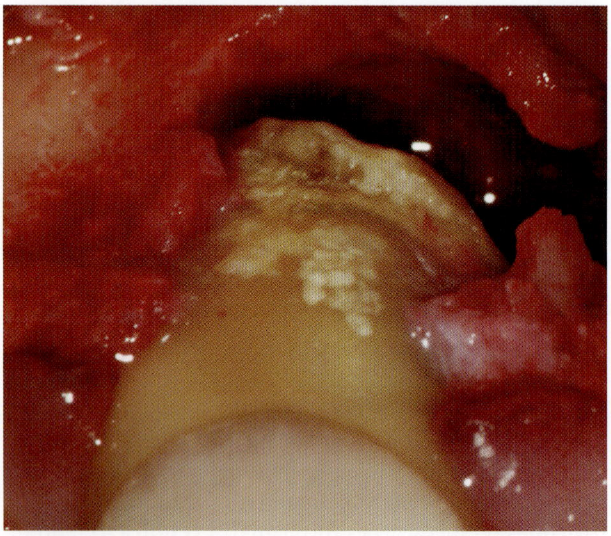

FIGURA 4 Biofilme na superfície radicular externa em incisivo central superior com anatomia complexa, visualizada em microscopia clínica operatória, durante microcirurgia periapical.

Fonte: imagem gentilmente cedida pelo Dr. Marcelo Fagundes Munhoz (Porto Alegre, RS).

extrarradicular e que estão associadas a lesões periapicais persistentes. As possíveis explicações para a origem desses microrganismos resistentes seriam as infecções intrarradiculares ou sua introdução durante o tratamento endodôntico. Estudos são necessários para determinar se existem infecções extrarradiculares independentes, que persistiriam mesmo após as abordagens para promover o controle da infecção intrarradicular que as originou.[78]

Uma comunidade bacteriana complexa e rica foi encontrada em lesões periapicais e nos ápices radiculares a elas associadas quando a análise das amostras se deu por meio de clonagem e sequenciamento do gene 16S rRNA. A carga microbiana nas amostras de tecido curetado foi maior do que nos respectivos ápices dentais, porém os parâmetros associados à sua complexidade (índice de diversidade) não diferiram entre si. Espécies como *E. faecalis*, *Streptococcus* genomosp. C8, *Burkholderia cepacia*, *Atopobium rimae*, *Streptococcus* sp. 2056B e *Achromobacter xylosoxidans* apresentaram frequência superior a 3% do total de clones, e a maioria das espécies apresentou carga inferior a 1%.[75]

Cistos e granulomas apicais associados a dentes que receberam tratamento endodôntico adequado abrigavam predominantemente bactérias Gram-positivas viáveis, sugerindo que essas espécies podem estar relacionadas à persistência do processo inflamatório apical.[79] Grupos com aproximadamente sete bactérias foram isolados das amostras, e em cistos há predominância de *Gemella morbillorum*, *Bacteroides ureolyticus*, *Eubacterium limosum* e *Anaerococcus prevotii*; já as espécies *Propionibacterium acnes*, *Gemella haemolysans* e *Actinomyces naeslundii* foram observadas em granulomas periapicais.[79] Embora com menor frequência, o fungo *C. albicans* também tem sido isolado nesses casos, mas sempre associado a espécies bacterianas. Sunde et al.[80] observaram bactérias pertencentes aos gêneros *Staphylococcus*, *Bacillus*, *Pseudomonas*, *Stenotrophomonas*, *Sphingomonas*, *Enterococcus* e *Enterobacter*. Sabeti et al. detectaram a presença de citomegalovírus humano (HCMV) e vírus Epstein-Barr (EBV) em tecido periapical coletado de dentes com tratamento endodôntico e lesões periapicais persistentes. A transcrição simultânea de HCMV e EBV ocorreu com maior frequência em lesões periapicais associadas à destruição óssea radiográfica mais intensas do que nas de menor tamanho.[81] Assim, a contribuição de vírus nos processos apicais precisa ser mais explorada.

Grânulos com coloração cinza-esbranquiçada, amarelo brilhante, marrom ou verde-amarronzada, duros ou moles, podem ser obtidos em coletas de tecido granulomatoso em lesões periapicais após procedimento cirúrgico. Análise em microscopia eletrônica de transmissão indica a presença de bactérias Gram-positivas e Gram-negativas, especialmente pertencentes ao gênero *Actinomyces*, e que se encontravam envoltas em substância extracelular.[80]

Uma recente revisão sistemática com meta-análise recente avaliou a prevalência de bactérias viáveis e vírus ativos em lesões periapicais de origem endodôntica. Bronzato et al.[82] relataram que a prevalência de microrganismos em lesões periapicais endodônticas foi de 87% (IC 95% 75-94) e a prevalência de microrganismos viáveis/ativos foi de 82% (IC 95% 66-91). Houve diferenças estatísticas no subgrupo área geográfica e entre bactérias viáveis e vírus ativos. O método de detecção de microrganismos mais comum foi o molecular (69%), seguido da cultura. As bactérias mais prevalentes foram as pertencentes aos gêneros *Actinomyces*, *Fusobacterium* e *Prevotella* (40%). A maioria dos estudos incluídos apresentou risco moderado de viés. Conforme observado no estudo, o número de artigos avaliando a presença de microrganismos em lesões periapicais tem aumentado. Porém, até o momento não há consenso sobre a prevalência e a viabilidade/atividade dos microrganismos nas lesões periapicais. Assim, os autores concluíram que a prevalência de microrganismos em lesões periapicais endodônticas foi de 87% e a prevalência de microrganismos viáveis/ativos foi de 82%.

A INTER-RELAÇÃO ENTRE MICROBIOTA ENDODÔNTICA E PERIODONTAL

As lesões endoperiodontais podem ser definidas como alterações patológicas que atingem tanto a polpa quanto os tecidos periodontais, de forma isolada em cada sítio ou mesmo combinadas. Cabe salientar que em casos de lesões endoperiodontais combinadas a polpa estará sempre necrótica, e os sinais clínicos da doença periodontal incluirão bolsas periodontais profundas e cônicas, perda de inserção e perda óssea visível radiograficamente.

Poucos são os estudos que buscaram caracterizar as comunidades microbianas em canais radiculares e bolsas periodontais presentes em um mesmo dente com necrose pulpar. Estudos das décadas de 1980 e 1990 sugeriam que microrganismos presentes nos canais radiculares de dentes livres com periodontite avançada geralmente se assemelhavam aos encontrados nas bolsas periodontais adjacentes, aventando a possibilidade de que houvesse uma infecção cruzada entre ambos os sítios.[83-85]

As comunidades microbianas no periodonto e nos canais radiculares de dentes com lesões endoperiodontais combinadas são complexas e diferentes, embora haja espécies que são compartilhadas entre ambos os sítios.[86,87] Nos canais radiculares e em bolsas periodontais há predominância de espécies dos gêneros *Porphyromonas* sp, *Filifactor* sp e *Parvimonas* sp, sendo as espécies mais prevalantes *F. alocis*, *P. micra*, *P. gingivalis* e *T. forsythia*.[87]

Em algumas situações, observa-se a presença de necrose pulpar e lesões periapicais, assim como a ocorrência de bolsas periodontais em um mesmo dente, mas que se desenvolvem de forma independente, uma vez que não parece haver comunicação direta entre ambas as condições. Tanto em canais radiculares quanto em bolsas periodontais, as comunidades microbianas são predominantemente constituídas por bactérias anaeróbias estritas e bacilos, porém demonstram equilíbrio entre espécies Gram-negativas e Gram-positivas. São frequentemente observados nos canais radiculares e nas bolsas periodontais bactérias pertencentes aos gêneros *Enterococcus*, *Dialistes*, *Streptococcus*, *Desulfobulbus*, *Parvimonas*, *Rothia* e *Veillonella*. Porém, alguns gêneros foram encontrados apenas em bolsas periodontais, como *Butyrivibrio*, *Centipeda*, *Chlamydophila*, *Delftia*, *Erythromicrobium*, *Flavobacteriales*, *Syntrophomonadaceae* [8] G-1 e *Turicella*.[88]

A relação entre o microbioma endodôntico e perdas ósseas em sítios adjacentes precisa ainda ser explorada, embora Muniz et al. tenham indicado que não parece haver relação entre a presença de espécies específicas no canal radicular e perda periodontal em pacientes sem periodontite ativa.[89]

Em 1997, Giuliana et al.[90] indicaram que raízes de dentes com comprometimento periodontal podem atuar como reservatórios bacterianos a partir dos quais pode ocorrer recontaminação de superfícies radiculares tratadas mecanicamente, bem como infecção da polpa dentária. Recentes achados indicam que canais radiculares de dentes com doença periodontal crônica e com polpas que respondem aos testes de sensibilidade pulpar (frio e elétrico) podem apresentar bactérias.[91,92] Esta situação, caso não abordada, pode contribuir para o insucesso da terapia periodontal, aumentando o risco da perda da inserção.[93] *E. faecalis*, *F. nucleatum*, *P. endodontalis*, *P. gingivalis*, *P. nigrescens*, *T. forsythia*, *A. naeslundii*, *F. alocis*, *Aggregatibacter actinomycetemcomitans*, *Prevotella tannerae* e *Streptococcus sobrinus* foram espécies microbianas encontradas simultaneamente nas bolsas periodontais e nos canais radiculares de dentes com envolvimento endodôntico secundário, o que evidencia a importância das vias de comunicação existentes entre polpa e periodonto e a capacidade de o tecido periodontal atuar como um reservatório de microrganismos.[91,92] Foram encontrados maiores níveis de lipopolissacarídeos e ácidos lipoteicoicos nas bolsas periodontais do que nos canais radiculares dos dentes em questão.[91,92]

INFECÇÕES ENDODÔNTICAS E ALTERAÇÕES SISTÊMICAS

A endocardite infecciosa (EI) é uma infecção causada por patógenos que atingem a corrente sanguínea e se instalam no endotélio cardíaco, em válvulas cardíacas ou mesmo em vasos sanguíneos, especialmente em pacientes com condições predisponentes. Procedimentos endodônticos poderiam ser causa de bacteremia, o que indica a prescrição de antibioticoterapia prévia para o grupo de pacientes com risco aumentado de desenvolver endocardite infecciosa e suas consequências, conforme recomendações da *American Heart Association*.[94]

Reis et al.[95] avaliaram a frequência e a magnitude da bacteremia em pacientes que apresentavam risco elevado ou insignificante para o desenvolvimento de endocardite infecciosa em dois momentos: 5 minutos e 30 minutos após preparo químico-mecânico, utilizando-se dos métodos de cultura e PCR quantitativa (qPCR) em tempo real. Todas as amostras de sangue coletadas antes e após os procedimentos de canal radicular foram negativas para o crescimento bacteriano, exceto uma. Observou-se o crescimento aeróbio de uma espécie de *Micrococcus*, que foi considerada um contaminante. Das amostras coletadas após 5 minutos do procedimento, as análises em qPCR demonstraram uma incidência de bacteremia de 19% (4/21) em pacientes com risco de EI e 18% (2/11) em pacientes sem risco de EI. Após 30 minutos, a incidência de bacteremia diminuiu para 10% (2/21) nos pacientes com risco de EI e não foi detectada nos pacientes sem risco. A incidência de bacteremia por estreptococos foi idêntica à detectada por qPCR para contagens de bactérias totais. Não houve diferença significativa para a frequência de bacteremia entre os pacientes que receberam antibioticoterapia profilática e os não tratados com antibióticos. Os autores sugerem que a frequência de bacteremia após procedimentos endodônticos em pacientes com doença cardíaca é baixa, independentemente da profilaxia antibiótica, sugerindo uma revisão nos protocolos de indicação de profilaxia com antibacterianos quando da realização de tratamentos endodônticos, mesmo em pacientes suscetíveis a desenvolver EI.

As infecções endodônticas agudas, especialmente os abscessos apicais agudos, estão relacionados a manifestações locais amplas (dor, aumento de volume) e sistêmicas (febre, mal-estar e prostração). A disseminação da infecção endodôntica em espaços fasciais profundos da região de cabeça e pescoço pode gerar condições que põem em risco a vida do paciente.

A angina de Ludwig é uma infecção bacteriana rara, porém grave e de rápida evolução, que afeta o assoalho da boca e o pescoço. É uma doença que pode ser fatal e que deve ter atendimento médico o mais rápido possível. É um tipo de celulite dos tecidos moles que envolve três compartimentos no assoalho bucal (os espaços submentoniano, sublingual e submandibular), bilateralmente associada a estreptococos, *S. aureus* do grupo *viridans*, além dos anaeróbios estritos *Bacteroides*, *Peptostreptococcus* e *Peptococcus*.[96,97]

A trombose do seio cavernoso é uma doença muito rara na qual um coágulo sanguíneo (trombose) se forma no seio cavernoso. Os seios cavernosos são espaços trabeculados revestidos por endotélio, localizados na base do crânio, e que drenam o sangue venoso das veias faciais. O seio cavernoso está situado bilateralmente em cada lado da sela túrcica, na face superior da parte oca do osso esfenoide, medial ao osso temporal.[98] A inflamação resultante pode comprimir diretamente os nervos cranianos e se estender aos seios durais, causando meningite, empiema subdural e necrose hipofisária, causando uma doença devastadora.[98] Os principais microrganismos associados a essa condição são *S. aureus*, outros Gram-positivos e anaeróbios.[99]

Estudos recentes indicam associação entre periodontite apical crônica e alterações sistêmicas como *diabetes mellitus*[100] e eventos cardiovasculares.[101] A possível conexão entre tais eventos parece ser a resposta inflamatória (mediadores químicos) que ocorre nos tecidos apicais em resposta à infecção endodôntica, o que não geraria apenas fenômenos locais, mas também sistêmicos.[102] Embora insuficientes para estabelecer uma relação causal, há necessidade de aplicação de métodos de estudo mais robustos.

ENDOTOXINAS E ÁCIDO LIPOTEICOICO

Os componentes das células bacterianas e os produtos do seu metabolismo têm a capacidade de atuar como fatores de virulência. Os componentes estruturais da célula bacteriana, como lipopolissacarídeos (LPS) e ácido lipoteicoico (LTA), ativam a resposta imune do hospedeiro causando danos aos tecidos.[103,104]

O LPS é uma endotoxina encontrada exclusivamente na parede celular das bactérias Gram-negativas, enquanto o LTA é característico das bactérias Gram-positivas, ambos sendo responsáveis por causar um efeito pró-inflamatório.[12] Os LPS são liberados da célula Gram-negativa durante a lise da parede ou no processo de divisão celular (na forma de vesículas). Um dos componentes da molécula do LPS, o lipídio A, é responsável pelos efeitos biológicos,[105] já que mesmo em baixas concentrações são potentes estimuladores da resposta inata do sistema de defesa do hospedeiro,[106,107] induzindo uma cascata de eventos biológicos que causam reações inflamatórias[108] e a reabsorção dos tecidos mineralizados.[109,110] LPS bacteriano normalmente é detectado em 100% dos canais radiculares de dentes com infecção endodôntica primária e presença de lesão periapical,[103,111-113] dentes com insucesso do tratamento endodôntico,[114] abscessos apicais agudos[66] e lesões apicais.[115]

Os LTA estão presentes na superfície de células Gram-positivas e possuem propriedades de adesão ao dente por sua atividade adsortiva à hidroxiapatita, ligando-se através de sua porção lipídica. São estimuladores de leucócitos, monócitos e macrófagos na liberação de mediadores inflamatórios.[116] Assim, o LTA pode estar associado à resistência às medicações utilizadas durante o tratamento endodôntico,[117,118] além de exercer um importante papel na formação do biofilme, provendo resistência bacteriana a antibióticos ou desinfetantes. Altos níveis de LTA podem ser responsáveis pela manutenção de um processo inflamatório na região periapical e consequente falha do tratamento endodôntico.[104]

LPS e LTA ativam o sistema imune por mecanismos similares e mesmo em baixas concentrações possuem a capacidade de estimular a resposta inata do sistema de defesa do hospedeiro, que em níveis mais elevados têm sido relacionados à dor de origem pulpar e à inflamação perirradicular.[113] Bronzato et al.[115] encontraram níveis de LTA significativamente mais elevados que de LPS em lesões apicais relacionadas a infecções secundárias. No entanto, níveis mais elevados de LPS foram associados a características clínicas desses mesmos casos, incluindo dor espontânea, dor à percussão e dor prévia.[103,111,114] Um estudo laboratorial concluiu que os TLR4 das células nervosas são capazes de se ligar ao LPS e, consequentemente, liberam neuropeptídeos relacionados à dor.[119] A resposta imune inata contra o conteúdo bacteriano leva à liberação de diferentes mediadores inflamatórios, incluindo interleucina 1-beta (IL-1-beta), prostaglandina E2 (PGE2) e fator de necrose tumoral alfa (TNF-alfa), que podem sensibilizar nociceptores. Níveis mais altos de PGE2 foram relacionados a dentes com sintomatologia clínica. Níveis mais altos de PGE2 foram encontrados em sobrenadantes de macrófagos estimulados com conteúdo bacteriano de dentes mostrando sensibilidade à percussão.[103] Martinho et al. indicaram níveis mais elevados de endotoxinas em dentes com sensibilidade à percussão, o que estava relacionado a níveis mais elevados de IL-1-beta em sobrenadantes de macrófagos estimulados com conteúdo bacteriano de dentes com esta sintomatologia clínica.[111]

CONSIDERAÇÕES FINAIS

A presença de microrganismos em diferentes sítios do corpo humano tem sido explorada. Eventualmente, fragmentos de DNA microbiano são detectados mesmo em sítios considerados estéreis, como é o caso da polpa dental. Porém, a simples presença de tais componentes não pode ser considerada uma infecção, pois o surgimento de uma doença está relacionado à disbiose. A cárie dental e a doença periodontal são exemplos de disbiose que podem contribuir para o acesso dos microrganismos ao sistema de canais radiculares. Se essa invasão não for interrompida, ocorrerá desde uma pulpite reversível até uma necrose pulpar, posteriormente provocando envolvimento dos tecidos apicais e sistêmico. Adicionalmente, a falha do tratamento endodôntico tem um componente microbiano importante, que surge a partir de um tratamento não efetivo ou provocado por um selamento coronário não efetivo. Fatores de virulência como lipopolissacarídeos (presentes em bactérias Gram-negativas) e o ácido lipoteicoico (presente em bactérias Gram-positivas) estimulam resposta inata do sistema de defesa do hospedeiro. Em níveis mais elevados podem causar dor espontânea, dor à percussão, dor à palpação, exsudato purulento e lesões periapicais, entre outras manifestações clínicas.

Em resumo, entende-se que a comunidade microbiana nas infecções endodônticas é complexa, constituída predominantemente por bactérias e por fungos, vírus e arqueias. Independentemente do método utilizado para sua caracterização, as espécies mais abundantes pertencem aos filos Firmicutes, Bacterioidetes, Proteobacteria, Actinobacteria e Fusobacteria, distribuídos em diferentes proporções. Algumas espécies bacterianas são encontradas em maior abundância nas infecções endodônticas primárias, como *Fusobacterium nucleatum*, *Parvimonas micra* e *Porphyromonas endodontalis*, enquanto os *Streptococcus* e *Enterococcus* parecem participar das infecções em casos de insucesso do tratamento endodôntico. Há diferença entre as comunidades microbianas que estão no interior do canal radicular e nos tecidos apicais, quando se avaliam amostras de pacientes com abscessos apicais agudos. Algumas espécies predominam em ambos os tipos de amostras, incluindo *Dialister* ssp., *Fusobacterium* ssp., *Parvimonas* ssp., *Porphyromonas* ssp., *Prevotella* ssp., *Treponema* ssp. e *Streptococcus* spp. Bolsas periodontais e canais radiculares de dentes com lesões endoperiodontais combinados apresentam uma microbiota diversificada, compartilhando, porém, alguns gêneros como *Enterococcus*, *Dialister*, *Streptococcus*, *Desulfobulbus*, *Parvimonas*, *Rothia* e *Veillonella*. Lesões periapicais também abrigam bactérias e vírus viáveis, especialmente dos gêneros *Actinomyces*, *Fusobacterium* e *Prevotella*.

Nas infecções endodônticas, o nicho e a condição clínica parecem exercer importante papel na seleção dos grupos microbianos e na expressão de seus fatores de virulência, apresentando diferentes desafios ao sistema de defesa do hospedeiro. Recentes avanços na caracterização das comunidades microbianas em infecções endodônticas apontam a necessidade de que sejam avaliados não apenas a composição, mas também sua função, a interação entre os componentes e ainda quais seus impactos em alterações locais e sistêmicas.

RESUMO

As comunidades microbianas associadas às infecções endodônticas são caracterizadas por apresentarem peculiaridades tanto em composição quanto em funcionalidade, impostas pelo ambiente seletivo do sistema de canais radiculares ou dos tecidos apicais. Este capítulo apresenta as vias de infecção do sistema de canais radiculares e tecidos periapicais e a composição microbiana associada às diferentes condições clínicas, com uma abordagem direcionada às novas estratégicas para a análise e caracterização da microbiota das infecções endodônticas. A resposta pulpar às agressões promovidas pela cárie dental, fraturas ou mesmo alterações periodontais pode ser variável.

Nas infecções endodônticas, o nicho e a condição clínica parecem exercer importante papel na seleção dos grupos microbianos e na expressão de seus fatores de virulência, apresentando diferentes desafios ao sistema de defesas do hospedeiro. Infecções primárias no canal radicular são causadas por comunidades microbianas diversas, com predomínio de bactérias anaeróbias estritas. Casos de insucesso do tratamento endodôntico estão relacionados à presença concomitante de microrganismos que atingem os canais radiculares após o tratamento endodôntico estar concluído, ou persistem aos procedimentos de preparo químico mecânico e medicação intracanal. Ao atingir os tecidos periapicais, microrganismos causam infecções extrarradiculares agudas (abscessos apicais agudos) ou mesmo crônicas (biofilmes apicais e actinomicoses). Embora causem manifestações locais importantes, como aumento de volume e dor, as infecções endodônticas agudas estão associadas a febre, mal-estar e prostração, podendo gerar condições que põem em risco a vida do paciente.

Estudos recentes buscam determinar os mecanismos que poderiam associar doenças periapicais crônicas de origem endodôntica às alterações sistêmicas, como diabetes ou mesmo eventos cardiovasculares. A possível conexão entre tais eventos parece ser a resposta inflamatória que ocorre nos tecidos apicais em resposta à infecção endodôntica. A partir do exposto, constata-se a necessidade de que sejam exploradas não apenas a composição, mas também as diversas funções desempenhadas pelos microrganismos associados às infecções endodônticas, a interação entre eles e ainda quais seus impactos em alterações locais e sistêmicas.

QUESTÕES

1. Considerando a dinâmica do estabelecimento das infecções endodônticas, observe as seguintes sequências:

I) saliva → biofilme supragengival → cárie dental → infecção intrarradicular primária
II) infecção intrarradicular secundária → insucesso do tratamento endodôntico → infecção intrarradicular primária
III) biofilme apical → infecção intrarradicular secundária/persistente
A seta indica origem. Pode-se afirmar que a sequência correta de eventos está presente em:
a) Apenas I.
b) Apenas II.
c) Apenas III.
d) Apenas I e II.
e) Apenas I e III.

2. Ao avaliar amostras coletadas de dentes que necessitavam de tratamento endodôntico, o pesquisador ABC obteve os seguintes dados, que foram agrupados na tabela abaixo, sendo UFC/mL = unidades formadoras de colônia por mililitro; EU/mL = unidades de endotoxina por mililitro.

		Amostra 1	Amostra 2	Amostra 3
1.	Contagem de células bacterianas (UFC/mL)	30.000	800.000	1.200.000
2.	Quanto ao requerimento gasoso			
	a) % de bactérias anaeróbias estritas	5%	50%	80%
	b) % de bactérias anaeróbias facultativas	95%	50%	20%
3.	Quanto à coloração de Gram			
	a) % de bactérias Gram-positivas	85%	55%	5%
	b) % de bactérias Gram-negativas	15%	45%	95%
4.	Contagem de *Enterococcus faecalis* (UFC/mL)	150	0	0
5.	Contagem total de células de fungos (UFC/mL)	3.500	0	0
6.	Carga de endotoxinas (EU/mL)	2.000	60.000	1.000.000

Assinale a alternativa incorreta:
a) A Amostra 1 refere-se a um caso de infecção intrarradicular associada ao insucesso do tratamento endodôntico.
b) A Amostra 2 refere-se a um caso de infecção intrarradicular primária associada à ausência de sintomatologia dolorosa.
c) A Amostra 3 refere-se a um caso de infecção intrarradicular primária associada à presença de sintomatologia dolorosa.
d) A Amostra 1 refere-se a um caso de infecção extrarradicular, do tipo abscesso apical agudo.

3. Quanto às infecções extrarradiculares, é incorreto afirmar:

a) São originadas a partir de uma infecção intrarradicular.
b) Biofilmes podem estar localizados na superfície radicular externa, como comunidades microbianas ricas que foram descritas de forma mais consistente com o uso de métodos moleculares de diagnóstico.
c) Não há um consenso quanto à presença de microrganismos viáveis em lesões periapicais persistentes. Porém, quando presentes, foram detectadas bactérias dos gêneros *Enterococcus* e *Streptococcus*.
d) Casos de actinomicose têm sido associados à presença de grânulos de coloração amarelada, nos quais foram observadas células semelhantes à Actinomyces.
e) Abscessos apicais agudos apresentam comunidades microbianas idênticas àquelas presentes nos canais radiculares dos dentes aos quais estão relacionados.

QUESTÕES

4. Considere as afirmações quanto à relação entre alterações sistêmicas e as infecções endodônticas:

I – A frequência de bacteremia após procedimentos endodônticos é baixa.
II – As infecções endodônticas agudas, especialmente os abscessos apicais agudos, estão relacionados a manifestações sistêmicas como febre, mal-estar e prostração.
III – Embora insuficientes para estabelecer uma relação causal, a possível conexão entre periodontite apical crônica e alterações sistêmicas como *diabetes melltus* e eventos cardiovasculares parece ser a resposta inflamatória (mediadores químicos) que ocorre nos tecidos apicais em resposta à infecção endodôntica.
Assinale a alternativa correta:
a) Apenas a afirmação I está correta.
b) Apenas as afirmações I e II estão corretas.
c) Apenas as afirmações II e III estão corretas.
d) Todas as afirmações estão corretas.
e) Todas as afirmações estão incorretas.

Gabarito: 1a; 2d; 3e; 4d

REFERÊNCIAS

1. Kakehashi S, Stanley HR, Fitzgerald RJ. The effects of surgical exposure of dental pulps in germ-free and conventional laboratory rats. Oral Surg Oral Med Oral Pathol. 1965 Sep;20:340-9.
2. Sundqvist G. Ecology of the root canal flora. J Endod. 1992 Sep;18(9):427-30.
3. Love RM, Jenkinson HF. Invasion of dentinal tubules by oral bacteria. Crit Rev Oral Biol Med. 2002;13(2):171-83.
4. Ricucci D, Siqueira JF. Fate of the tissue in lateral canals and apical ramifications in response to pathologic conditions and treatment procedures. J Endod. 2010;36(1):1-15.
5. Anachoresis. In: Segen's Medical Dictionary [Internet]. Farlex Inc.; 2011. Disponível em: https://medical-dictionary.thefreedictionary.com/anachoresis [acesso 08 fev. 2021].
6. Delivanis PD, Snowden RB, Doyle RJ. Localization of blood-borne bacteria in instrumented unfilled root canals. Oral Surg Oral Med Oral Pathol. 1981;52(4):430-2.
7. Dezan E, Holland R, Consolaro A, Ciesielski FIN, Jardim EG. Experimentally induced anachoresis in the periapical region after root canal filling. Int J Odontostomat. 2012;6(1):5-10.
8. Gomes BP, Lilley JD, Drucker DB. Associations of endodontic symptoms and signs with particular combinations of specific bacteria. Int Endod J. 1996;29(2):69-75.
9. Park OJ, Jeong MH, Lee EH, Cho MR, Hwang J, Cho S, Yun CH, Han SH, Kim SY. A Pilot Study of Chronological Microbiota Changes in a Rat Apical Periodontitis Model. Microorganisms. 2020 Aug 2;8(8):1174.
10. Jacinto RC, Gomes BPFA, Ferraz CCR, Zaia AA, Filho FJS. Microbiological analysis of infected root canals from symptomatic and asymptomatic teeth with periapical periodontitis and the antimicrobial susceptibility of some isolated anaerobic bacteria. Oral Microbiol Immunol. 2003;18(5):285-92.
11. Moraes LC, Lang PM, Arcanjo RA, Rampelotto PH, Fatturi-Parolo CC, Ferreira MBC, et al. Microbial ecology and predicted metabolic pathways in various oral environments from patients with acute endodontic infections. Int Endod J. 2020;53(12):1603-17.
12. Gomes BP, Herrera DR. Etiologic role of root canal infection in apical periodontitis and its relationship with clinical symptomatology. Braz Oral Res. 2018;32(suppl 1):e69.
13. Drucker DB, Gomes BP, Lilley JD. Role of anaerobic species in endodontic infection. Clin Infect Dis. 1997;25 Suppl 2:S220-221.
14. Siqueira JF, Rôças IN. Diversity of endodontic microbiota revisited. J Dent Res. 2009;88(11):969-81.
15. Park OJ, Jeong MH, Lee EH, Cho MR, Hwang J, Cho S, Yun CH, Han SH, Kim SY. A Pilot Study of Chronological Microbiota Changes in a Rat Apical Periodontitis Model. Microorganisms. 2020 Aug 2;8(8):1174.
16. Alves FRF, Siqueira JF, Carmo FL, Santos AL, Peixoto RS, Rôças IN, et al. Bacterial community profiling of cryogenically ground samples from the apical and coronal root segments of teeth with apical periodontitis. J Endod. 2009;35(4):486-92.
17. Siqueira JF, Rôças IN. Community as the unit of pathogenicity: an emerging concept as to the microbial pathogenesis of apical periodontitis. Oral Surg Oral Med Oral Pathol Oral Radiol Endod. 2009;107(6):870-8.
18. Peters LB, Wesselink PR, Buijs JF, van Winkelhoff AJ. Viable bacteria in root dentinal tubules of teeth with apical periodontitis. J Endod. 2001;27(2):76-81.
19. Matsuo T, Shirakami T, Ozaki K, Nakanishi T, Yumoto H, Ebisu S. An immunohistological study of the localization of bacteria invading root pulpal walls of teeth with periapical lesions. J Endod. 2003;29(3):194-200.
20. Sen BH, Safavi KE, Spångberg LS. Growth patterns of Candida albicans in relation to radicular dentin. Oral Surg Oral Med Oral Pathol Oral Radiol Endod. 1997;84(1):68-73.
21. Siqueira JF, Rôças IN, Lopes HP, Elias CN, de Uzeda M. Fungal infection of the radicular dentin. J Endod. 2002;28(11):770-3.
22. Bergenholtz G. Micro-organisms from necrotic pulp of traumatized teeth. Odontol Revy. 1974;25(4):347-58.
23. Möller AJ, Fabricius L, Dahlén G, Ohman AE, Heyden G. Influence on periapical tissues of indigenous oral bacteria and necrotic pulp tissue in monkeys. Scand J Dent Res. 1981;89(6):475-84.
24. Montagner F, Gomes BPFA, Kumar PS. Molecular fingerprinting reveals the presence of unique communities associated with paired samples of root canals and acute apical abscesses. J Endod. 2010;36(9):1475-9.
25. Hsiao WW, Li KL, Liu Z, Jones C, Fraser-Liggett CM, Fouad AF. Microbial transformation from normal oral microbiota to acute endodontic infections. BMC Genomics. 28 2012;13:345.
26. Morse DR. Endodontic flare-ups: prevention and treatment. Hawaii Dent J. 1987;18(11):10-3, 24, 26.
27. Widmer C, Skutas J, Easson C, Lopez JV, Torneck C, Flax M, et al. Culture-independent characterization of the microbiome of healthy pulp. J Endod. 2018;44(7):1132-1139.e2.
28. Sun C, Xie Y, Hu X, Fu J, Zhou J, Wu L. Relationship between clinical symptoms and the microbiota in advanced caries.

29. Rôças IN, Lima KC, Assunção IV, Gomes PN, Bracks IV, Siqueira JF. Advanced caries microbiota in teeth with irreversible pulpitis. J Endod. 2015;41(9):1450-5.
30. Zheng J, Wu Z, Niu K, Xie Y, Hu X, Fu J, et al. Microbiome of deep dentinal caries from reversible pulpitis to irreversible pulpitis. J Endod. 2019;45(3):302-309.e1.
31. Zargar N, Ashraf H, Marashi SMA, Sabeti M, Aziz A. Identification of microorganisms in irreversible pulpitis and primary endodontic infections with respect to clinical and radiographic findings. Clin Oral Investig. 2020;24(6):2099-108.
32. Arruda-Vasconcelos R, Louzada LM, Feres M, Tomson PL, Cooper PR, Gomes BPFA. Investigation of microbial profile, levels of endotoxin and lipoteichoic acid in teeth with symptomatic irreversible pulpitis: a clinical study. Int Endod J. 2021;54(1):46-60.
33. Schein B, Schilder H. Endotoxin content in endodontically involved teeth. J Endod. 1975;1(1):19-21.
34. Siqueira JF. Endodontic infections: concepts, paradigms, and perspectives. Oral Surg Oral Med Oral Pathol Oral Radiol Endod. 2002;94(3):281-93.
35. Fabricius L, Dahlén G, Ohman AE, Möller AJ. Predominant indigenous oral bacteria isolated from infected root canals after varied times of closure. Scand J Dent Res. 1982;90(2):134-44.
36. Santos AL, Siqueira JF, Rôças IN, Jesus EC, Rosado AS, Tiedje JM. Comparing the bacterial diversity of acute and chronic dental root canal infections. PLoS One. 2011;6(11):e28088.
37. Siqueira JF, Jung I-Y, Rôças IN, Lee C-Y. Differences in prevalence of selected bacterial species in primary endodontic infections from two distinct geographic locations. Oral Surg Oral Med Oral Pathol Oral Radiol Endod. 2005;99(5):641-7.
38. Hommez GMG, Verhelst R, Vaneechoutte M, Claeys G, De Moor RJG. Terminal restriction fragment length polymorphism analysis of the microflora in necrotic teeth of patients irradiated in the head and neck region. J Endod. 2008;34(9):1048-51.
39. Siqueira JF, Rôças IN. Bacterial pathogenesis and mediators in apical periodontitis. Braz Dent J. 2007;18(4):267-80.
40. Siqueira JF, Rôças IN, Rosado AS. Investigation of bacterial communities associated with asymptomatic and symptomatic endodontic infections by denaturing gradient gel electrophoresis fingerprinting approach. Oral Microbiol Immunol. 2004;19(6):363-70.
41. Sakamoto M, Rôças IN, Siqueira JF, Benno Y. Molecular analysis of bacteria in asymptomatic and symptomatic endodontic infections. Oral Microbiol Immunol. 2006;21(2):112-22.
42. Gutmann JL, Baumgartner JC, Gluskin AH, Hartwell GR, Walton RE. Identify and define all diagnostic terms for periapical/periradicular health and disease states. J Endod. 2009;35(12):1658-74.
43. Sassone LM, Fidel R, Faveri M, Fidel S, Figueiredo L, Feres M. Microbiological evaluation of primary endodontic infections in teeth with and without sinus tract. Int Endod J. 2008;41(6):508-15.
44. Vianna ME, Conrads G, Gomes BPFA, Horz HP. Identification and quantification of Archaea involved in primary endodontic infections. J Clin Microbiol. 2006;44(4):1274-82.
45. Koller G, Foschi F, Mitchell P, Witherden E, Bruce K, Mannocci F. Amoebae in chronic, polymicrobial endodontic infections are associated with altered microbial communities of increased virulence. J Clin Med. 2020;9(11).
46. Persoon IF, Buijs MJ, Özok AR, Crielaard W, Krom BP, Zaura E, et al. The mycobiome of root canal infections is correlated to the bacteriome. Clin Oral Investig. 2017;21(5):1871-81.
47. Brzezińska-Błaszczyk E, Pawłowska E, Płoszaj T, Witas H, Godzik U, Agier J. Presence of archaea and selected bacteria in infected root canal systems. Can J Microbiol. 2018;64(5):317-26.
48. Abraham SB, al Marzooq F, Himratul-Aznita WH, Ahmed HMA, Samaranayake LP. Prevalence, virulence and antifungal activity of C. albicans isolated from infected root canals. BMC Oral Health [Internet]. 2020;20. Disponível em: https://www.ncbi.nlm.nih.gov/pmc/articles/PMC7708210/ [acesso 06 fev. 2021].
49. Baumgartner JC, Watts CM, Xia T. Occurrence of Candida albicans in infections of endodontic origin. J Endod. 2000;26(12):695-8.
50. Bicego-Pereira EC, Barbosa-Ribeiro M, de-Jesus-Soares A, Zaia AA, Ferraz CCR, Almeida JFA, et al. Evaluation of the presence of microorganisms from root canal of teeth submitted to retreatment due to prosthetic reasons and without evidence of apical periodontitis. Clin Oral Investig. 2020;24(9):3243-54.
51. Barbosa-Ribeiro M, Arruda-Vasconcelos R, Mendes Louzada L, Rodrigues Lima A, Marciano M, Affonso de Almeida JF, et al. Microbiological investigation in teeth with persistent/secondary endodontic infection in different stages of root canal retreatment. Eur Endod J. 2020;5(3):219025.
52. Sakamoto M, Siqueira JF, Rôças IN, Benno Y. Molecular analysis of the root canal microbiota associated with endodontic treatment failures. Oral Microbiol Immunol. 2008;23(4):275-81.
53. Rôças IN, Siqueira JF. Characterization of microbiota of root canal-treated teeth with posttreatment disease. J Clin Microbiol. 2012;50(5):1721-4.
54. Qian W, Ma T, Ye M, Li Z, Liu Y, Hao P. Microbiota in the apical root canal system of tooth with apical periodontitis. BMC Genomics. 2019;20(Suppl 2):189.
55. Siqueira JF, Antunes HS, Rôças IN, Rachid CTCC, Alves FRF. Microbiome in the apical root canal system of teeth with post-treatment apical periodontitis. PLoS One [Internet]. 2016;11(9). Disponível em: https://www.ncbi.nlm.nih.gov/pmc/articles/PMC5045198/ [acesso 07 fev. 2021].
56. Siqueira JF, Rôças IN, Debelian GJ, Carmo FL, Paiva SSM, Alves FRF, et al. Profiling of root canal bacterial communities associated with chronic apical periodontitis from Brazilian and Norwegian subjects. J Endod. 2008;34(12):1457-61.
57. Al-Ahmad A, Elamin F, Gärttner R, Anderson A, Wittmer A, Mirghani Y, et al. New bacterial combinations in secondary endodontic infections of patients with a recent systematic antibiotic therapy. Monogr Oral Sci. 2021;29:144-54.
58. Nandakumar R, Madayiputhiya N, Fouad AF. Proteomic analysis of endodontic infections by liquid chromatography-tandem mass spectrometry. Oral Microbiol Immunol. 2009;24(4):347-52.
59. Provenzano JC, Antunes HS, Alves FRF, Rôças IN, Alves WS, Silva MRS, et al. Host-bacterial interactions in post-treatment apical periodontitis: a metaproteome analysis. J Endod. 2016;42(6):880-5.
60. Francisco PA, Delboni MG, Lima AR, Xiao Y, Siqueira WL, Gomes BPFA. Proteomic profile of root canal contents in teeth with post-treatment endodontic disease. Int Endod J. 2019;52(4):451-60.
61. Siqueira JF, Rôças IN. Microbiology and treatment of acute apical abscesses. Clin Microbiol Rev. 2013;26(2):255-73.
62. Montagner F, Jacinto RC, Signoretti FGC, Sanches PF, Gomes BPFA. Clustering behavior in microbial communities from acute endodontic infections. J Endod. 2012;38(2):158-62.
63. Rôças IN, Siqueira JF. Detection of antibiotic resistance genes in samples from acute and chronic endodontic infections and after treatment. Arch Oral Biol. 2013;58(9):1123-8.
64. Moraes LC, Só MVR, Dal Pizzol T da S, Ferreira MBC, Montagner F. Distribution of genes related to antimicrobial resistance in different oral environments: a systematic review. J Endod. 2015;41(4):434-41.
65. Moraes LC, Fatturi-Parolo CC, Ferreira MBC, Só MVR, Montagner F. Saliva, supragingival biofilm and root canals can harbor gene associated with resistance to lactamic agents. Braz Oral Res. 2015;29:52.
66. Sousa ELR, Martinho FC, Nascimento GG, Leite FRM, Gomes BPFA. Quantification of endotoxins in infected root canals and acute apical abscess exudates: monitoring the effectiveness of

root canal procedures in the reduction of endotoxins. J Endod. 2014;40(2):177-81.
67. Chen V, Chen Y, Li H, Kent K, Baumgartner JC, Machida CA. Herpesviruses in abscesses and cellulitis of endodontic origin. J Endod. 2009;35(2):182-8.
68. Ferreira DC, Rôças IN, Paiva SSM, Carmo FL, Cavalcante FS, Rosado AS, et al. Viral-bacterial associations in acute apical abscesses. Oral Surg Oral Med Oral Pathol Oral Radiol Endod. 2011;112(2):264-71.
69. Schneider T, Riedel K. Environmental proteomics: analysis of structure and function of microbial communities. Proteomics. 2010;10(4):785-98.
70. Provenzano JC, Siqueira JF, Rôças IN, Domingues RR, Paes Leme AF, Silva MRS. Metaproteome analysis of endodontic infections in association with different clinical conditions. PLoS One. 2013;8(10):e76108.
71. Leonardo MR, Rossi MA, Silva LAB, Ito IY, Bonifácio KC. EM evaluation of bacterial biofilm and microorganisms on the apical external root surface of human teeth. J Endod. 2002;28(12):815-8.
72. Noiri Y, Ehara A, Kawahara T, Takemura N, Ebisu S. Participation of bacterial biofilms in refractory and chronic periapical periodontitis. J Endod. 2002;28(10):679-83.
73. Wang J, Chen W, Jiang Y, Liang J. Imaging of extraradicular biofilm using combined scanning electron microscopy and stereomicroscopy. Microsc Res Tech. 2013;76(9):979-83.
74. Noguchi N, Noiri Y, Narimatsu M, Ebisu S. Identification and localization of extraradicular biofilm-forming bacteria associated with refractory endodontic pathogens. Appl Environ Microbiol. 2005;71(12):8738-43.
75. Subramanian K, Mickel AK. Molecular analysis of persistent periradicular lesions and root ends reveals a diverse microbial profile. J Endod. 2009;35(7):950-7.
76. Wang J, Jiang Y, Chen W, Zhu C, Liang J. Bacterial flora and extraradicular biofilm associated with the apical segment of teeth with post-treatment apical periodontitis. J Endod. 2012;38(7):954-9.
77. Ricucci D, Siqueira JF, Loghin S, Grosso A, Valois EM, Leal ASM. Management and histobacteriological findings of mucosal fenestration: a report of 2 cases. J Endod. 2018;44(10):1583-92.
78. Ricucci D, Siqueira JF. Apical actinomycosis as a continuum of intraradicular and extraradicular infection: case report and critical review on its involvement with treatment failure. J Endod. 2008;34(9):1124-9.
79. Signoretti FGC, Gomes BPFA, Montagner F, Jacinto RC. Investigation of cultivable bacteria isolated from longstanding retreatment-resistant lesions of teeth with apical periodontitis. J Endod. 2013;39(10):1240-4.
80. Sunde PT, Olsen I, Debelian GJ, Tronstad L. Microbiota of periapical lesions refractory to endodontic therapy. J Endod. 2002;28(4):304-10.
81. Sabeti M, Valles Y, Nowzari H, Simon JH, Kermani-Arab V, Slots J. Cytomegalovirus and Epstein-Barr virus DNA transcription in endodontic symptomatic lesions. Oral Microbiol Immunol. 2003;18(2):104-8.
82. Bronzato JD, Bomfim RA, Hayasida GZP, Cúri M, Estrela C, Paster BJ, et al. Analysis of microorganisms in periapical lesions: a systematic review and meta-analysis. Arch Oral Biol. 2021;124:105055.
83. Kipioti A, Nakou M, Legakis N, Mitsis F. Microbiological findings of infected root canals and adjacent periodontal pockets in teeth with advanced periodontitis. Oral Surg Oral Med Oral Pathol. 1984;58(2):213-20.
84. Kobayashi T, Hayashi A, Yoshikawa R, Okuda K, Hara K. The microbial flora from root canals and periodontal pockets of non--vital teeth associated with advanced periodontitis. Int Endod J. 1990;23(2):100-6.
85. Kerekes K, Olsen I. Similarities in the microfloras of root canals and deep periodontal pockets. Endod Dent Traumatol. 1990;6(1):1-5.
86. Xia M, Qi Q. Bacterial analysis of combined periodontal-endodontic lesions by polymerase chain reaction-denaturing gradient gel electrophoresis. J Oral Sci. 2013;55(4):287-91.
87. Li H, Guan R, Sun J, Hou B. Bacteria community study of combined periodontal-endodontic lesions using denaturing gradient gel electrophoresis and sequencing analysis. J Periodontol. 2014;85(10):1442-9.
88. Gomes BPFA, Berber VB, Kokaras AS, Chen T, Paster BJ. Microbiomes of endodontic-periodontal lesions before and after chemomechanical preparation. J Endod. 2015;41(12):1975-84.
89. Muniz FWMG, Montagner F, Jacinto RC, Rösing CK, Gomes BPFA. Correlation between crestal alveolar bone loss with intracanal bacteria and apical lesion area in necrotic teeth. Arch Oral Biol. 2018;95:1-6.
90. Giuliana G, Ammatuna P, Pizzo G, Capone F, D'Angelo M. Occurrence of invading bacteria in radicular dentin of periodontally diseased teeth: microbiological findings. J Clin Periodontol. 1997;24(7):478-85.
91. Duque TM, Prado M, Herrera DR, Gomes BPFA. Periodontal and endodontic infectious/inflammatory profile in primary periodontal lesions with secondary endodontic involvement after a calcium hydroxide-based intracanal medication. Clin Oral Investig. 2019;23(1):53-63.
92. Louzada LM, Arruda-Vasconcelos R, Duque TM, Casarin RCV, Feres M, Gomes BPFA. Clinical investigation of microbial profile and levels of endotoxins and lipoteichoic acid at different phases of the endodontic treatment in teeth with vital pulp and associated periodontal disease. J Endod. 2020;46(6):736-47.
93. Kwon E-Y, Cho Y, Lee J-Y, Kim S-J, Choi J. Endodontic treatment enhances the regenerative potential of teeth with advanced periodontal disease with secondary endodontic involvement. J Periodontal Implant Sci. 2013;43(3):136-40.
94. AAE Position Statement: AAE Guidance on the use of systemic antibiotics in endodontics. J Endod. 2017;43(9):1409-13.
95. Reis LC, Rôças IN, Siqueira JF, de Uzeda M, Lacerda VS, Domingues RMCP, et al. Bacteremia after endodontic procedures in patients with heart disease: culture and molecular analyses. J Endod. 2016;42(8):1181-5.
96. Shemesh A, Yitzhak A, Ben Itzhak J, Azizi H, Solomonov M. Ludwig angina after first aid treatment: possible etiologies and prevention-case report. J Endod. 2019;45(1):79-82.
97. Lemonick D. Ludwig's angina: diagnosis and treatment. Hospital Physician. 2002;38(7):31-7.
98. Colbert S, Cameron M, Williams J. Septic thrombosis of the cavernous sinus and dental infection [Internet]. Br J Oral Maxillofac Surg. 2011;49(6). Disponível em: https://pubmed.ncbi.nlm.nih.gov/20691517/ [acesso 08 fev. 2021].
99. Southwick FS, Richardson EP Jr, Swartz MN. Septic thrombosis of the dural venous sinuses [Internet]. Medicine (Baltimore). 1986 Mar;65(2):82-106. Disponível em: https://pubmed.ncbi.nlm.nih.gov/3512953/ [acesso 08 fev. 2021].
100. Tibúrcio-Machado CDS, Bello MDC, Maier J, Wolle CFB, Bier CAS. Influence of diabetes in the development of apical periodontitis: a critical literature review of human studies. J Endod. 2017;43(3):370-6.
101. Souza CMC, Pereira Junior SA, Moraes T da S, Damasceno JL, Amorim Mendes S, Dias HJ, et al. Antifungal activity of plant-derived essential oils on Candida tropicalis planktonic and biofilms cells. Med Mycol. 2016;54(5):515-23.
102. Segura-Egea JJ, Martín-González J, Castellanos-Cosano L. Endodontic medicine: connections between apical periodontitis and systemic diseases. Int Endod J. 2015;48(10):933-51.
103. Martinho FC, Chiesa WMM, Zaia AA, Ferraz CCR, Almeida JFA, Souza-Filho FJ, et al. Comparison of endotoxin levels in previous studies on primary endodontic infections. J Endod. 2011;37(2):163-7.
104. Barbosa-Ribeiro M, De-Jesus-Soares A, Zaia AA, Ferraz CCR, Almeida JFA, Gomes BPFA. Quantification of lipoteichoic acid

contents and cultivable bacteria at the different phases of the endodontic retreatment. J Endod. 2016;42(4):552-6.
105. Rietschel ET, Brade H. Bacterial endotoxins. Sci Am. 1992;267(2):54-61.
106. Beutler B, Poltorak A. The search for Lps: 1993-1998. J Endotoxin Res. 2000;6(4):269-93.
107. Hong C-Y, Lin S-K, Kok S-H, Cheng S-J, Lee M-S, Wang T-M, et al. The role of lipopolysaccharide in infectious bone resorption of periapical lesion. J Oral Pathol Med. 2004;33(3):162-9.
108. Khabbaz MG, Anastasiadis PL, Sykaras SN. Determination of endotoxins in the vital pulp of human carious teeth: association with pulpal pain. Oral Surg Oral Med Oral Pathol Oral Radiol Endod. 2001;91(5):587-93.
109. Mattison GD, Haddix JE, Kehoe JC, Progulske-Fox A. The effect of Eikenella corrodens endotoxin on periapical bone. J Endod. 1987;13(12):559-65.
110. Stashenko P, Jandinski JJ, Fujiyoshi P, Rynar J, Socransky SS. Tissue levels of bone resorptive cytokines in periodontal disease. J Periodontol. 1991;62(8):504-9.
111. Jacinto RC, Gomes BP, Shah HN, Ferraz CC, Zaia AA, Souza-Filho FJ. Quantification of endotoxins in necrotic root canals from symptomatic and asymptomatic teeth. J Med Microbiol. 2005;54(Pt 8):777-83.
112. Vianna ME, Horz H-P, Conrads G, Zaia AA, Souza-Filho FJ, Gomes BPFA. Effect of root canal procedures on endotoxins and endodontic pathogens. Oral Microbiol Immunol. 2007;22(6):411-8.
113. Martinho FC, Chiesa WMM, Leite FRM, Cirelli JA, Gomes BPFA. Antigenic activity of bacterial endodontic contents from primary root canal infection with periapical lesions against macrophage in the release of interleukin-1beta and tumor necrosis factor alpha. J Endod. 2010;36(9):1467-74.
114. Gomes BPFA, Endo MS, Martinho FC. Comparison of endotoxin levels found in primary and secondary endodontic infections. J Endod. 2012;38(8):1082-6.
115. Bronzato JD, Davidian MES, de Castro M, de-Jesus-Soares A, Ferraz CCR, Almeida JFA, et al. Bacteria and virulence factors in periapical lesions associated with teeth following primary and secondary root canal treatment. Int Endod J. 2020;54(5):660-71.
116. Ginsburg I. Role of lipoteichoic acid in infection and inflammation. Lancet Infect Dis. 2002;2(3):171-9.
117. Zhao L, Chen J, Cheng L, Wang X, Du J, Wang F, et al. Effects of Enterococcus faecalis lipoteichoic acid on receptor activator of nuclear factor-κB ligand and osteoprotegerin expression in periodontal ligament fibroblasts. Int Endod J. 2014;47(2):163-72.
118. Signoretto C, Lleò MM, Tafi MC, Canepari P. Cell wall chemical composition of Enterococcus faecalis in the viable but nonculturable state. Appl Environ Microbiol. 2000;66(5):1953-9.
119. Diogenes A, Ferraz CCR, Akopian AN, Henry MA, Hargreaves KM. LPS sensitizes TRPV1 via activation of TLR4 in trigeminal sensory neurons. J Dent Res. 2011;90(6):759-64.

CAPÍTULO 12

Micobioma da cavidade bucal e doenças associadas

- Juliana Campos Junqueira*
- Ana Marisa Fusco Almeida
- Manoela Domingues Martins
- Maria José Soares Mendes Giannini**

✔ PONTOS IMPORTANTES

- Os fungos têm grande importância na Odontologia, podendo causar uma ampla variedade de doenças.
- Os fungos podem apresentar-se como leveduras, filamentosos e dimórficos, sendo que estes podem transitar entre formas leveduriformes e filamentosas em resposta às condições ambientais.
- As doenças fúngicas na cavidade bucal desenvolvem-se com o avançar da idade ou em condições de imunossupressão. Fatores locais e sistêmicos podem promover desequilíbrio microbiológico na cavidade bucal ou alterar as funções do sistema imunológico predispondo o hospedeiro ao desenvolvimento de infecções fúngicas. *Candida albicans* é o fungo mais prevalente no micobioma bucal, sendo comumente encontrado em ambos os estados de saúde e doença.
- A candidíase (manifestação clínica da infecção fúngica por *Candida*) pode-se manifestar na cavidade bucal em diferentes formas: candidíase pseudomembranosa, eritematosa aguda, eritematosa crônica e hiperplásica.
- Além de *Candida* spp., outros fungos que podem causar doenças em humanos envolvendo também a cavidade bucal, são *Paracoccidioides* spp., *Histoplasma* spp., *Coccidioides* spp., *Sporothrix* spp., *Aspergillus fumigatus*, agentes de *mucormicose*, *Cryptococcus* spp. e *Geotrichum* spp.
- As infecções fúngicas por esses microrganismos são de suma importância na odontologia, pois os pacientes podem apresentar infecções que podem ser superficiais ou indicativo de uma doença sistêmica mais grave.
- Além das infecções fúngicas, os fungos (especialmente o gênero *Candida*) parecem também participar do desenvolvimento de outras doenças na cavidade bucal, como cárie dentária, doenças periodontais, infecções endodônticas e câncer bucal.

Agradecimentos:
* Office of Naval Research Global (ONRG): N62909-20-1-2034 e Bolsa de Produtividade em Pesquisa - Conselho Nacional de Desenvolvimento Científico e Tecnológico (CNPq)(306330/2018-0).
** Bolsa de Produtividade em Pesquisa - Conselho Nacional de Desenvolvimento Científico e Tecnológico (CNPq) (310524/2018-0).

INTRODUÇÃO

O micobioma bucal é o conjunto de fungos que habitam a cavidade bucal. Nas mucosas, tecidos dentários, saliva e sulco gengival são encontrados diferentes microrganismos, sendo a maior parte de espécies bacterianas. Enquanto as bactérias correspondem, aproximadamente, a 99% dos microrganismos isolados da cavidade bucal, os fungos constituem menos de 0,1% do total de microrganismos.[1] Embora menos abundantes na cavidade bucal do que as bactérias, os fungos têm grande importância na odontologia, podendo causar uma ampla variedade de doenças. O aparecimento de doenças fúngicas na cavidade bucal está principalmente associado com o *status* do sistema imunológico, podendo se desenvolver com o avançar da idade ou em condições de imunossupressão por doenças sistêmicas ou tratamentos quimioterápicos.

Atualmente, sabe-se que existem cerca de 100 espécies de fungos que podem colonizar a cavidade bucal. Dessas espécies, a maior parte é cultivável em meios de cultura, mas existem algumas que só podem ser identificadas por análises de DNA.[2,3] Desse modo, os avanços em técnicas de biologia molecular e sequenciamento genético têm permitido aos pesquisadores identificar espécies fúngicas na cavidade bucal que antes não eram conhecidas. Com esses avanços científicos, a caracterização do micobioma bucal está evoluindo significativamente, contribuindo para o melhor conhecimento sobre o papel dos fungos nos estados de saúde e doença. Na última década, vários estudos foram realizados buscando-se identificar sua composição a partir de um conjunto de amostras de enxágue bucal, saliva, esfregaço de mucosa e biofilme dental, nos quais foi possível estabelecer um panorama dos gêneros de fungos mais comuns na cavidade bucal (**Figura 1**).[4]

Inquestionavelmente, o gênero *Candida* é o mais prevalente no micobioma bucal, sendo comumente encontrado em ambos os estados (de saúde e doença). As espécies do gênero *Candida* possuem grande relevância clínica, por levarem ao desenvolvimento de infecções com vários tipos de manifestações, denominadas candidíase. Existem também fungos de origem exógena que podem causar importantes infecções nos tecidos orofaciais.

Além de causar infecções bucais, os fungos têm o potencial de se disseminar pela circulação sanguínea e levar ao desenvolvimento de doenças sistêmicas com altas taxas de mortalidade. Outra relevância clínica do micobioma bucal é sua participação em doenças bacterianas, como cárie dentária, infecções endodônticas e doença periodontal, além de ter possível influência no desenvolvimento do câncer bucal.

CARACTERÍSTICAS GERAIS DOS FUNGOS

Os fungos são seres vivos eucarióticos, aeróbios obrigatórios ou facultativos, e quimiotróficos (organismos que utilizam compostos químicos para obtenção de energia). A maioria dos fungos patogênicos para os seres humanos é exógena, sendo encontrados na natureza em ambientes terrestres ou aquáticos. Entretanto, algumas espécies são capazes de colonizar os tecidos humanos, como parte do micobioma bucal, e causar infecções oportunistas em indivíduos com sistema imunológico debilitado.

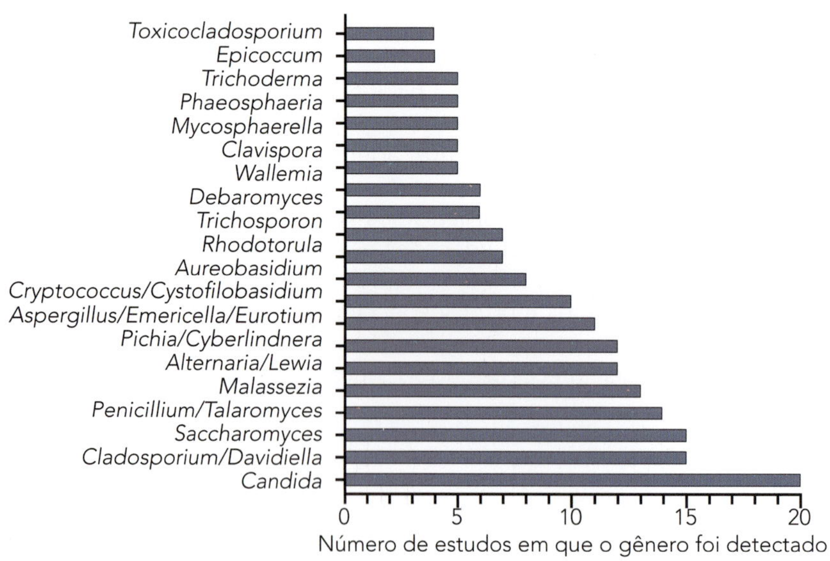

FIGURA 1 Gêneros de fungos mais comuns no micobioma bucal, encontrados em amostras de enxágue bucal, saliva, esfregaço de mucosa e biofilme dental em um total de 20 estudos realizados em diferentes países.[4]

Fonte: acervo pessoal das autoras.

Em relação à morfologia, os fungos podem apresentar-se como leveduras e formas filamentosas. As leveduras são células isoladas (unicelulares) esféricas ou elipsoides, que se reproduzem por brotamento (forma de reprodução assexuada em que uma nova célula é formada a partir de um crescimento para fora de uma célula mãe) ou fissão binária (forma de reprodução assexuada dos seres unicelulares na qual a célula se divide para formar duas células-filhas). As formas filamentosas são organismos multicelulares constituídos de estruturas tubulares denominadas hifas, que crescem por extensão apical formando micélios (massa de filamentos ramificados ou enovelados). Entretanto, alguns fungos podem apresentar ambas as formas e são chamados de fungos dimórficos. Grande parte dos fungos patogênicos é dimórfica, podendo transitar entre formas leveduriformes e filamentosas em resposta às condições ambientais[5] (**Figura 2**).

Tanto as leveduras como as formas filamentosas apresentam células constituídas por núcleo; citoplasma com retículo endoplasmático, mitocôndrias e aparelho secretor; membrana plasmática que tem como principal componente o ergosterol; e parede celular rígida composta por quitina, manana e glucano. A parede celular dos fungos é uma estrutura dinâmica que passa por constante remodelação em resposta às condições ambientais, o que é essencial para a viabilidade celular, morfogênese e patogênese desses microrganismos. As modificações na parede celular são importantes para aderência às superfícies do hospedeiro e interações com o sistema imunológico, por exemplo protegendo as células fúngicas da fagocitose.[6] Além dessas estruturas celulares, alguns fungos também possuem cápsula, que é uma camada protetora constituída por polissacarídeos que circunda a parede celular.

CANDIDÍASE BUCAL

Gênero *Candida*

O gênero *Candida* pode estar presente na cavidade bucal de indivíduos saudáveis como membro normal e inofensivo do microbioma bucal, sem causar sinais e sintomas de doença. A porcentagem de indivíduos saudáveis que são portadores assintomáticos do gênero *Candida* varia conforme a população em estudo, mas no geral *Candida* está presente na cavidade bucal de 45 a 65% das crianças e de 30 a 55% dos adultos saudáveis.[7]

Quando na presença de alguns fatores predisponentes, como debilidade do sistema imunológico, o gênero *Candida* prolifera na cavidade bucal e passa a invadir a mucosa do hospedeiro, causando sinais e sintomas clínicos de infecção, a candidíase. Por essa característica de causar uma infecção oportunista, a candidíase tem sido considerada desde o tempo de Hipócrates (cerca de 400 anos antes de Cristo) como a "doença do doente".[8] O termo candidíase é sinônimo de candidose. Embora candidíase seja o termo mais amplamente utilizado, alguns autores preferem usar o termo candidose pelo fato de o sufixo "ose" ser usado para a maioria das infecções fúngicas. A candidíase também é chamada de monilíase, entretanto esse termo deve ser evitado porque atribui essa doença incorretamente a outro gênero de fungo (*Monilia*).[9]

Existem vários fatores que predispõem ao desenvolvimento da candidíase bucal, seja por alterarem as funções do sistema imunológico que prejudicam a defesa contra *Candida*, seja por levarem a um desequilíbrio da microbiota bucal residente. Esses fatores predisponentes são classificados em locais e sistêmicos. Entre os fatores locais estão: uso

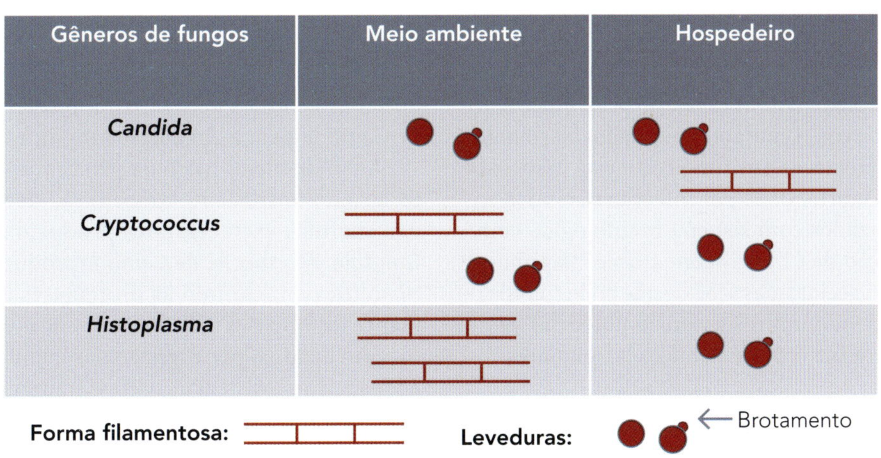

FIGURA 2 Estado morfológico dos fungos dimórficos patogênicos de acordo com as condições externas do meio ambiente ou dos tecidos hospedeiros.

Fonte: adaptada de Min et al.[5]

de prótese dentária, redução do fluxo salivar, uso de corticosteroides inalados, tabagismo, dieta rica em carboidratos e higiene bucal deficiente.[10] Os fatores sistêmicos incluem: extremos de idade (crianças de baixa idade e indivíduos idosos), uso de antibióticos de amplo espectro, uso de corticosteroides sistêmicos, desnutrição, disfunções endócrinas como *diabetes mellitus*, quimioterapia, radioterapia e infecção pelo vírus da imunodeficiência humana (HIV).[11]

O gênero *Candida* é composto por diferentes espécies, sendo *Candida albicans* a espécie mais frequentemente isolada da cavidade bucal e a mais patogênica para o desenvolvimento da candidíase. Entretanto, várias outras espécies também podem estar presentes e causar candidíase, como: *Candida glabrata, Candida tropicalis, Candida krusei, Candida dubliniensis, Candida parapsilosis, Candida stellatoidea, Candida guilliermondii, Candida kefyr, Candida lusitaniae* e *Candida novergenis*.

Há cerca de 30 anos, *C. albicans* correspondia a 80% das espécies de *Candida* encontradas na cavidade bucal. Embora *C. albicans* continue sendo a espécie mais isolada, o número de espécies de *Candida* não *albicans* tem aumentado significativamente nas últimas décadas. Esse aumento de espécies não *albicans* pode ser atribuído aos avanços nos métodos de diagnóstico com a introdução de técnicas moleculares e aos elevados índices de resistência aos fármacos antifúngicos encontrados entre as espécies não *albicans*. Em estudo com análises de amostras de saliva e lesões de candidíase de indivíduos portadores do HIV na cidade de São Paulo, verificou-se que *C. albicans* e *C. glabrata* foram as espécies mais encontradas, representando, respectivamente, 51,56% e 15,62% do total de espécies isoladas. As outras espécies identificadas foram *C. parapsilosis, C. dubliniensis, C. tropicalis, C. krusei, C. lusitaniae, C. guilliermondi* e *C. norvegensis*. Nesse estudo, também foi verificado que 42% dos indivíduos apresentavam colonização oral mista por mais de uma espécie do gênero *Candida*.[12]

Recentemente, uma nova espécie de *Candida* associada à candidíase sistêmica foi identificada, sendo denominada *Candida auris*. *C. auris* foi identificada pela primeira vez no Japão, em 2009, e rapidamente se espalhou pelos cinco continentes. Essa espécie emergente apresenta dados alarmantes de resistência aos fármacos antifúngicos e está associada com altas taxas de mortalidade por infecção sistêmica em pacientes hospitalizados com sistema imunológico comprometido. A relação de *C. auris* com a candidíase bucal ainda não está estabelecida, mas sabe-se que pode colonizar a cavidade bucal, sendo um reservatório potencial desse microrganismo para infecções sistêmicas hospitalares.[13]

Mecanismos de virulência das espécies de *Candida*

As espécies de *Candida* são equipadas com uma variedade de fatores de virulência que podem contribuir diretamente para a ruptura da barreira mucosa e o desenvolvimento de lesões de candidíase em indivíduos suscetíveis. Dentre esses fatores, pode-se enfatizar: a) expressão de adesinas na superfície celular fúngica; b) capacidade de dimorfismo; c) produção de enzimas histolíticas e toxinas; e d) formação de biofilmes.

A aderência de *Candida* às células do hospedeiro é o primeiro passo para o sucesso da colonização e desenvolvimento da infecção. Os mecanismos de aderência são fundamentais para evitar que as células fúngicas sejam removidas pela ação mecânica do fluxo salivar e deglutição. Desse modo, as espécies de *Candida* possuem adesinas na sua superfície celular, com capacidade de aderência a vários tipos de células do hospedeiro, incluindo células epiteliais, endoteliais e fagocíticas. Entre essas adesinas, destacam-se as glicoproteínas da parede celular fúngica, que são codificadas por uma família de genes denominados *agglutinin-like sequence* (Als), que têm sido alvo de muitos estudos para o desenvolvimento de terapias antifúngicas. Outro fator importante na aderência aos tecidos do hospedeiro é a capacidade de formação de tubos germinativos pela espécie *C. albicans*. Tubo germinativo é uma extensão filamentosa a partir de uma levedura, que contribui para sua aderência e, consequentemente, invasão aos tecidos.

Uma vez aderida aos tecidos, *Candida* aproveita de sua capacidade de dimorfismo para alterar sua forma de levedura para filamentosa. As formas filamentosas podem se apresentar como cadeias de células tubulares, denominadas hifas, ou como cadeias de células alongadas com estreitamento nos locais de septação, denominadas pseudo-hifas (**Figura 3**). *Candida* apresenta-se na forma de leveduras no estado comensal no microbioma bucal, enquanto exibe ambas as formas de leveduras e filamentos (hifas e pseudo-hifas) no estado patogênico. A forma filamentosa facilita a penetração de *Candida* nos tecidos, além de dificultar a fagocitose das células de defesa do hospedeiro pelas suas dimensões físicas. As hifas penetram ativamente nos tecidos pela sua capacidade de crescimento direcional em resposta ao contato com a superfície tecidual, permitindo ao fungo alcançar especificamente as junções intracelulares, propriedade denominada tigmotropismo. Por fim, as formas filamentosas podem retornar a forma de levedura, o que possibilita a disseminação de *Candida* para a circulação sanguínea e outros tecidos.

Além do efeito físico da penetração ativa das hifas, os tecidos do hospedeiro também são degradados pela ação das enzimas extracelulares produzidas pelas células de *Candida*. As espécies de *Candida* produzem várias enzimas histolíticas, incluindo as proteinases aspartil secretoras (Sap) e fosfolipases (PL). Essas enzimas estão envolvidas na invasão tecidual por digestão das membranas celulares do hospedeiro e resistência à defesa imunológica por degradarem proteínas importantes do sistema imune. As Sap são classificadas em Sap 1 a Sap 10 e são capazes de degradar substratos fisiologicamente importantes, como albumina, imunoglobulina e proteínas da pele. As fosfolipases são classificadas em PL-A, PL-B, PL-C e PL-D e são responsáveis pela degradação dos fosfolipídeos da membrana celular das células do hospedeiro. *Candida* também secreta uma toxina peptídica citolítica, denominada candidalisina, que degrada as células dos tecidos epiteliais.

Desse modo, os mecanismos de aderência aos tecidos, a morfogênese e a produção de enzimas e toxinas constituem um conjunto de fatores de virulência que determinam o desenvolvimento da candidíase bucal. Além desses fatores, as infecções por *Candida* na cavidade bucal estão fortemente associadas à formação de biofilmes.

Biofilmes de *Candida* spp.

A capacidade de formação de biofilmes é um importante fator de virulência das espécies de *Candida*. Na cavidade bucal, *Candida* spp. pode formar biofilmes sobre as mucosas, superfície dentária ou dispositivos protéticos, resultando em diferentes manifestações e implicações clínicas. Os biofilmes de *Candida* são formados por um aglomerado de leveduras, pseudo-hifas e hifas embebidas em uma matriz extracelular e aderidas a uma superfície da cavidade bucal (**Figura 4**). A matriz extracelular é composta por uma estrutura complexa de macromoléculas com 55% de proteínas, 25% de carboidratos, 15% de lipídeos e 5% de ácidos nucleicos.[15] Entre os carboidratos, os polissacarídeos manana e glucano são os mais comumente encontrados. As células de *Candida* nos biofilmes também podem se agregar com bactérias da cavidade bucal, formando biofilmes multiespécie de importância clínica por estarem associados a doenças como cárie dentária e doença periodontal.

O desenvolvimento do biofilme de *Candida* ocorre progressivamente, sendo dividido em 4 etapas: 1) aderência de leveduras às superfícies da cavidade bucal; 2) proliferação de células com formação de pseudo-hifas/hifas e secreção de matriz extracelular, formando a camada basal do biofilme; 3) maturação com aumento de células e matriz extracelular resultando no crescimento da biomassa do biofilme; 4) dispersão das células do biofilme maduro para colonizar outras partes da cavidade bucal ou do organismo. Essas células dispersas tornam-se mais virulentas do que as células iniciais que se aderiram para formar o biofilme.

Uma vez formado e estabelecido, o biofilme oferece várias vantagens para as espécies de *Candida*. Nos biofilmes, os microrganismos ficam mais protegidos do estresse mecânico, gerado pelas condições do ambiente bucal, e da ação das células do sistema imunológico que apresentam dificuldades para reconhecer e fagocitar as células de *Candida* dentro do biofilme. Além disso, em biofilmes, *Candida* torna-se mais tolerante à ação dos fármacos e de outros agentes antifúngicos. Os biofilmes podem ser de 30 a 2 mil vezes mais resistentes aos fármacos antifúngicos do que as células de *Candida* livres na cavidade bucal. Desse modo, o biofilme funciona como um reservatório para as células de *Candida*, podendo levar a recidivas da candidíase após o tratamento.

Manifestações clínicas da candidíase bucal

A candidíase pode se manifestar na cavidade bucal em diferentes formas clínicas, embora todas sejam causadas pelas mesmas espécies de *Candida*. As razões pelas quais a candidíase se manifesta de forma diferente entre os pacientes não são bem esclarecidas, mas provavelmente se deve a uma combinação de fatores do hospedeiro, fatores microbianos e fatores ambientais. Com base nas manifestações clínicas, a candidíase bucal é classificada em quatro formas distintas: candidíase pseudomembranosa, candidíase eritematosa aguda, candidíase eritematosa crônica e candidíase hiperplásica.[8]

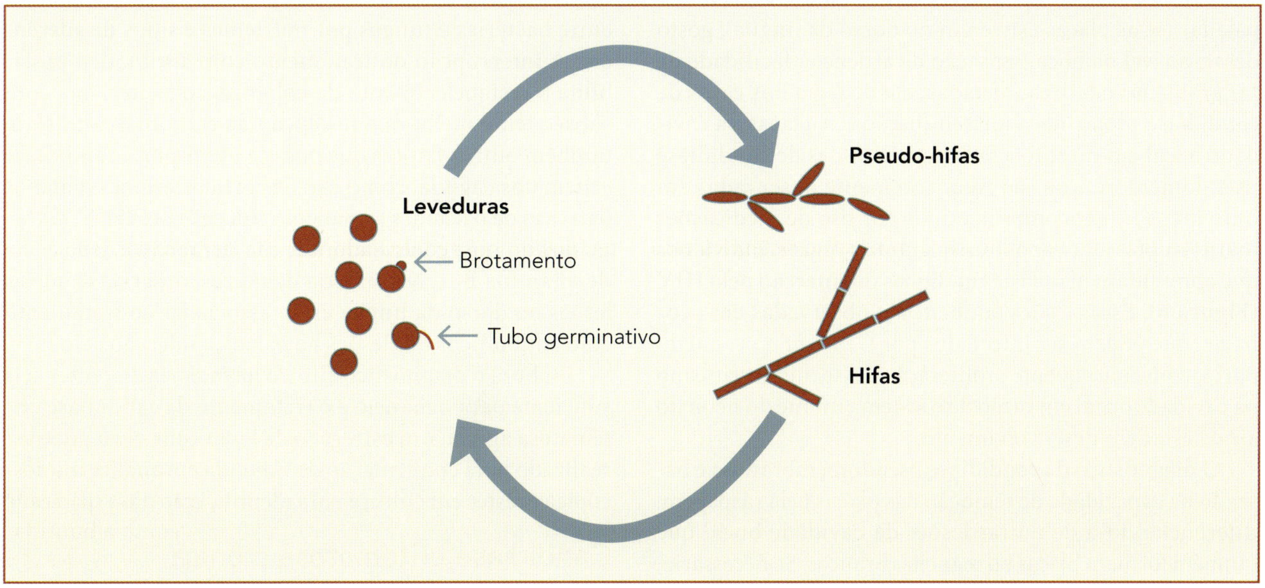

FIGURA 3 Esquema representando o dimorfismo de *C. albicans* no qual é possível observar leveduras, leveduras com brotamentos, leveduras com tubos germinativos, pseudo-hifas e hifas. A transição morfológica de leveduras para pseudo-hifas/hifas pode ser reversível.

Fonte: adaptada de Talapko et al.[14]

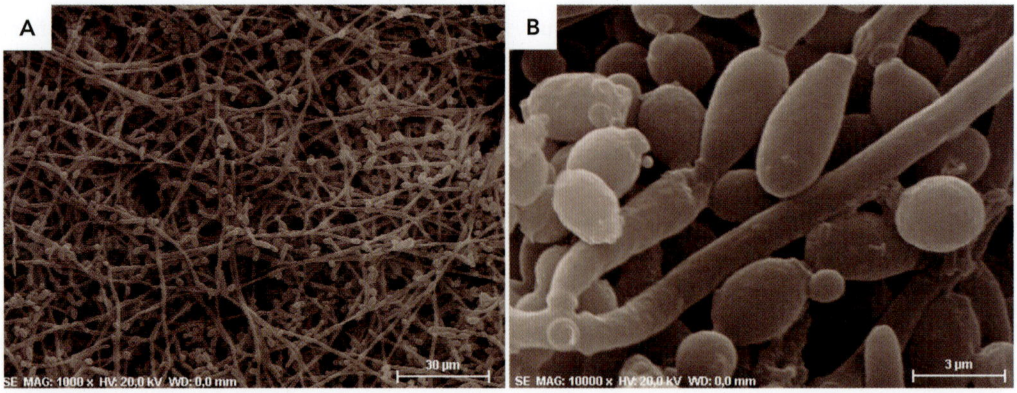

FIGURA 4 Biofilmes de *C. albicans* observados em microscopia eletrônica de varredura. (A) Imagem em menor aumento (1.000x) mostrando um aglomerado de leveduras e hifas formando um biofilme maduro. (B) Imagem em maior aumento (10.000x) evidenciando a presença de leveduras, brotamentos, pseudo-hifas e hifas.

Fonte: acervo pessoal das autoras.

Candidíase pseudomembranosa

A candidíase pseudomembranosa é a apresentação clínica clássica da candidíase bucal, conhecida popularmente como "sapinho". Essa forma de candidíase ocorre em um terço ou mais dos casos de candidíase bucal.[7] A candidíase pseudomembranosa é caracterizada pela presença de placas brancas (**Figura 5**) ou amarelo-esbranquiçadas que são facilmente removidas por uma raspagem suave da lesão, evidenciando uma superfície eritematosa. Em exame microscópico, essas placas esbranquiçadas mostram um acúmulo de hifas de *Candida*, células inflamatórias, células epiteliais descamadas, queratina, fibrina e tecido necrótico. Essas lesões podem ser localizadas ou generalizadas, afetando principalmente dorso da língua, mucosa jugal, palato e orofaringe.

A candidíase pseudomembranosa pode ser assintomática ou sintomática. Os sintomas podem variar de distúrbios do paladar (se as placas estiverem no dorso da língua), gosto desagradável na boca, sensação de ardência, facilidade de sangramento nas áreas afetadas, até disfagia nos casos de candidíase orofaríngea (disseminação das placas da cavidade bucal em direção à faringe). As lesões de candidíase pseudomembranosa são frequentemente observadas em indivíduos imunocomprometidos por uso de medicações imunossupressoras, após transplantes de órgãos, indivíduos que apresentam neoplasias malignas ou infecção pelo HIV (**Figura 6**). Essas lesões também são observadas em neonatos, que podem ser infectados por *Candida* no canal do parto, com consequente proliferação desse microrganismo na cavidade bucal em razão de o sistema imune do neonato ainda estar em desenvolvimento.

O diagnóstico da candidíase pseudomembranosa é baseado na capacidade de remoção das placas pela raspagem, diferenciando-a de outras lesões da cavidade bucal que também formam placas ou manchas brancas. Se necessário, pode ser realizado um esfregaço da lesão para análise microscópica, no qual é evidenciada a presença de leveduras e hifas juntamente com as células epiteliais. Alternativamente, uma amostra da lesão pode ser coletada com *swab* e enviada para cultura, fornecendo a identificação das espécies de *Candida* presentes na lesão.[8]

Candidíase eritematosa aguda

A candidíase eritematosa aguda apresenta-se como lesões avermelhadas, comumente encontradas no dorso da língua ou no palato (**Figura 7**). No dorso da língua, são acompanhadas por atrofia das papilas da mucosa da língua com alteração de paladar. Diferentemente das outras formas clínicas da candidíase bucal, as lesões de candidíase eritematosa aguda são dolorosas.

A candidíase eritematosa aguda normalmente se desenvolve em consequência do tratamento com antibióticos de amplo espectro. Os antibióticos causam redução na viabilidade das bactérias no microbioma bucal, favorecendo o crescimento de *Candida* por diminuírem a competição entre bactérias e fungos por nutrientes e sítios de aderência. A interrupção do tratamento com antibiótico possibilita o restabelecimento da colonização bacteriana, com subsequente melhora e resolução da candidíase. Existem também outros fatores que podem predispor à candidíase eritematosa aguda, como uso de corticosteroides inalados (em caso de pacientes asmáticos), infecção pelo HIV, *diabetes mellitus* não controlado, anemia ferropriva e deficiência de vitamina B_{12}.[7] Na maioria das vezes, observa-se que as lesões no dorso da língua estão associadas ao tratamento com antibióticos e as lesões no palato, a infecção pelo HIV.

Embora o diagnóstico clínico na maioria das vezes seja suficiente para o manejo e o tratamento da candidíase eritematosa aguda, um esfregaço da lesão com *swab* pode ser realizado para confirmação de *Candida* em análise microscópica e testes em cultura para identificação das espécies.[8,9]

Candidíase eritematosa crônica

A candidíase eritematosa crônica ocorre em pacientes usuários de próteses dentárias, sendo conhecida também como estomatite protética. É uma lesão típica de pacientes que usam próteses removíveis de acrílico, principalmente próteses totais superiores. A colonização da superfície das próteses por *Candida* é viabilizada pelo fato dessas próteses apresentarem uma certa rugosidade, inerente ao material dentário utilizado na sua confecção (resina acrílica). Essa candidíase se apresenta como uma inflamação crônica da mucosa, caracterizada por lesões avermelhadas (eritematosas) restritas às áreas da mucosa cobertas pela prótese, como palato duro e rebordo alveolar. Essa inflamação ocorre em resposta à colonização fúngica da superfície das próteses. Essas lesões podem aparecer como petéquias hemorrágicas pontuais, eritemas difusos ou hiperplasia granular. Embora sejam na maioria das vezes assintomáticas, alguns pacientes podem apresentar desconforto e sensação de ardência (**Figura 8**).

A candidíase eritematosa crônica ocorre em 50 a 65% dos indivíduos usuários de próteses,[10] sendo mais comum nas mucosas da maxila do que na mandíbula. Esse tipo de candidíase está normalmente associado a hábitos de higiene inadequados, mal adaptação da prótese na cavidade bucal e uso contínuo da prótese. Esses fatores ainda se somam à idade avançada dos pacientes.

Coleta de amostras para análises de citologia e cultura podem ser realizadas para confirmação da presença de *Candida* e identificação das espécies. Como a colonização de *Candida* ocorre principalmente na prótese, é recomendada a coleta de amostra tanto da lesão da mucosa como da superfície da prótese. Em estudo recente, O'Donnell et al. encontraram colonização por *Candida*, nas amostras da mucosa e/ou prótese, em 78% dos pacientes com estomatite protética.[16] Importante ressaltar que, apesar do componente fúngico, essas lesões associadas ao uso de próteses também apresentam um importante componente bacteriano, sendo *Actinomyces, Capnocytophaga, Streptococcus, Veillonella* e *Neisseria* os gêneros bacterianos mais prevalentes.[17]

Candidíase hiperplásica

A candidíase hiperplásica é a forma clínica menos comum de candidíase bucal. É caracterizada pela formação de placas espessas brancas ou translúcidas, que se apresentam bem delimitadas. Diferencia-se da candidíase pseudomembranosa porque as placas da candidíase hiperplásica são mais aderentes à mucosa e não podem ser facilmente removidas pela raspagem. As lesões se localizam, principalmente, na mucosa jugal, comissura labial (apenas com envolvimento da mucosa, sem acometimento da pele) e borda lateral da língua (**Figura 9**). A candidíase hiperplásica apresenta-se de forma crônica e assintomática, estando amplamente correlacionada com o tabagismo. Apenas uma pequena porcentagem de casos ocorre em associação com deficiências de ferro ou imunidade celular debilitada.

Em análises microscópicas, verifica-se que as lesões de candidíase hiperplásica podem apresentar vários graus de displasia, que corresponde a um crescimento desordenado de células com potencial para transformação em neoplasias malignas. O papel de *Candida* no desenvolvimento de displasia epitelial e carcinogênese é bastante discutido. Até o momento, não se sabe se a invasão de *Candida* nos tecidos epiteliais da mucosa é o fator etiológico primário da candidíase hiperplásica, ou se a invasão de *Candida* é um fator secundário que pode ocorrer na presença de uma leucoplasia (desordem potencialmente maligna que também se manifesta como placa ou mancha branca). A Organização Mundial de Saúde (OMS) não considera a candidíase hiperplásica como desordem potencialmente maligna.[18] Desta forma, na prática clínica deve-se fazer o diagnóstico diferencial entre candidíase hiperplásica e leucoplasia. Após o tratamento com antifúngico, caso a lesão não regrida, a biópsia incisional é mandatória para avaliação de displasia epitelial e risco de transformação maligna.

Além das formas clínicas primárias de candidíase bucal descritas anteriormente, existem também manifestações clínicas secundárias de *Candida* que estão associadas a outras doenças. As doenças associadas a *Candida* incluem: queilite angular, glossite romboide mediana e candidíase mucocutânea crônica.[8,18]

- **Queilite angular:** a queilite angular se manifesta como lesões ulceradas na comissura labial (com acometimento da pele apenas), que podem ser uni ou bilaterais. Essas lesões são eritematosas e frequentemente apresentam formação de crostas e fissuras, causando dor e irritação (**Figura 10**). As lesões podem permanecer por dias ou até anos. A queilite angular é comum em indivíduos idosos e em pacientes portadores de próteses totais, que apresentam perda da dimensão vertical de oclusão. As rugas e dobras profundas da pele na região de comissura labial levam ao acúmulo de saliva, propiciando um ambiente úmido favorável ao crescimento de *Candida*. Muitas vezes, essa lesão é acompanhada de uma infecção bacteriana por *Staphylococcus* ou *Streptococcus*. Desse modo, a queilite angular pode ser uma infecção causada apenas por *Candida*, uma infecção mista causada por uma combinação de *Candida* e bactérias, ou ainda uma infecção causada apenas por bactérias.
- **Glossite romboide mediana:** a glossite romboide mediana é uma lesão incomum e está associada à *Candida*, estando presente em menos de 1% da população total. Apresenta-se como uma lesão eritematosa simétrica localizada na linha mediana do dorso da língua anterior às papilas circunvaladas. As lesões apresentam superfície lisa e brilhante em decorrência da perda das papilas filiformes (**Figura 11**). Os pacientes são geralmente assintomáticos. A etiologia da glossite romboide mediana ainda é desconhecida, mas sabe-se que frequentemente está associada com o uso de corticosteroides inalados, tabagismo e infecções por *Candida*. O papel de *Candida* na etiologia da doença é bastante discutido e está baseado nos dados de isolamento de *Candida* da superfície ou biópsias dessa lesão e nas evidências de que o tratamento com antifúngico fluconazol usualmente leva à resolução dos sinais e sintomas.

- **Candidíase mucocutânea crônica:** a candidíase mucocutânea crônica é uma condição específica na qual são encontradas várias infecções por *Candida* nas membranas mucosas, pele, couro cabeludo e unhas. As lesões da cavidade bucal aparecem na forma de queilite angular ou candidíase hiperplásica. É uma doença muito comum em crianças, especialmente nas imunocomprometidas. A deficiência congênita da imunidade celular tem sido considerada o principal fator predisponente. A candidíase mucocutânea crônica também tem sido associada com endocrinopatias, como hipoparatireoidismo, hipertireoidismo e *diabetes mellitus*.

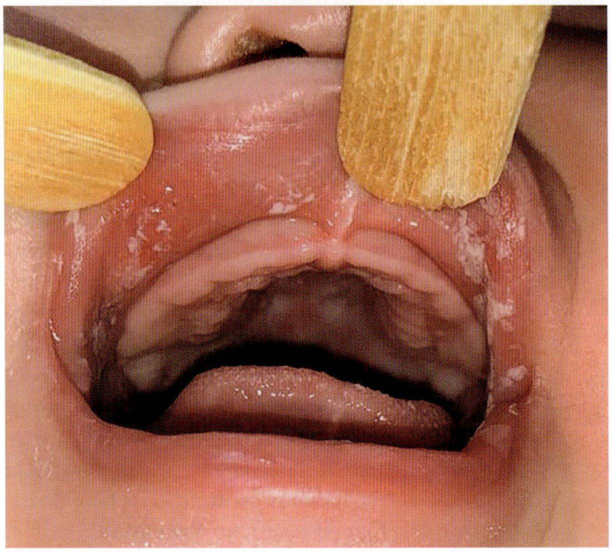

FIGURA 5 Aspecto clínico de candidíase pseudomembranosa em criança. Notam-se múltiplas placas esbranquiçadas que se destacam à raspagem.

Fonte: acervo pessoal das autoras.

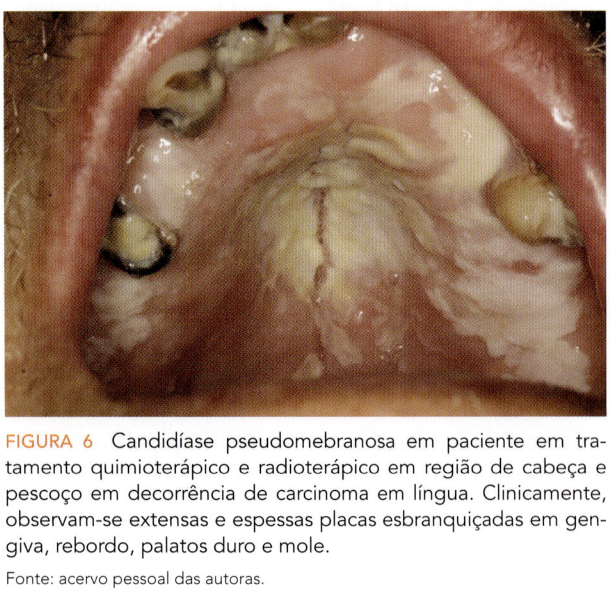

FIGURA 6 Candidíase pseudomebranosa em paciente em tratamento quimioterápico e radioterápico em região de cabeça e pescoço em decorrência de carcinoma em língua. Clinicamente, observam-se extensas e espessas placas esbranquiçadas em gengiva, rebordo, palatos duro e mole.

Fonte: acervo pessoal das autoras.

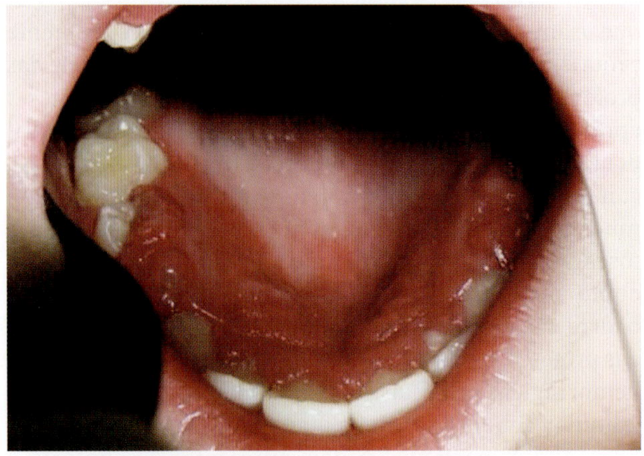

FIGURA 7 Candidíase eritematosa aguda em palato de adolescente. Lesão eritematosa associada ao uso de corticosteroide inalatório em decorrência de asma.

Fonte: acervo pessoal das autoras.

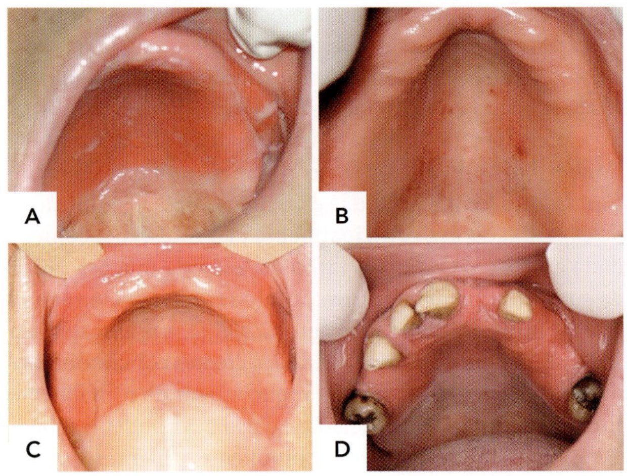

FIGURA 8 Manifestações bucais de candidíase eritematosa crônica associadas ao uso de aparelhos protéticos removíveis com base acrílica. As lesões variam de extensas áreas eritematosas (A-D) a eritemas de aspecto puntiforme (B-C) em palato duro.

Fonte: acervo pessoal das autoras.

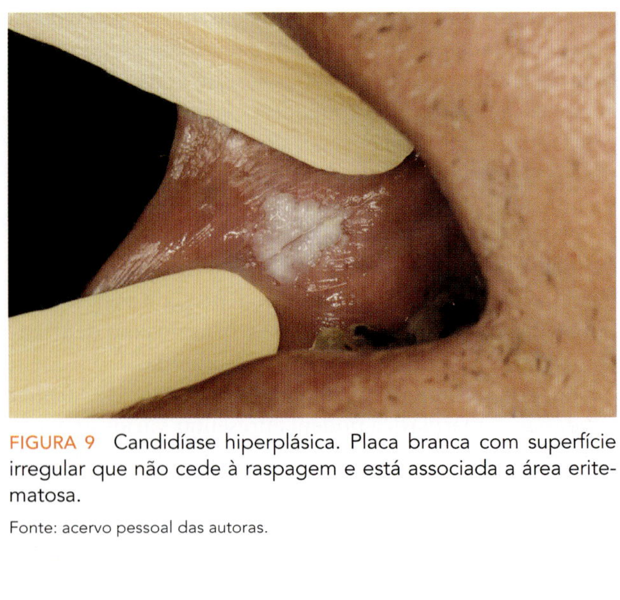

FIGURA 9 Candidíase hiperplásica. Placa branca com superfície irregular que não cede à raspagem e está associada a área eritematosa.

Fonte: acervo pessoal das autoras.

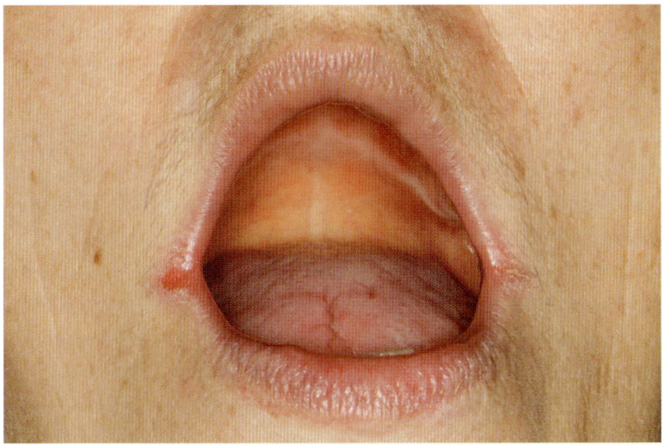

FIGURA 10 Queilite angular. Presença de fissura e eritema em comissuras labiais.

Fonte: acervo pessoal das autoras.

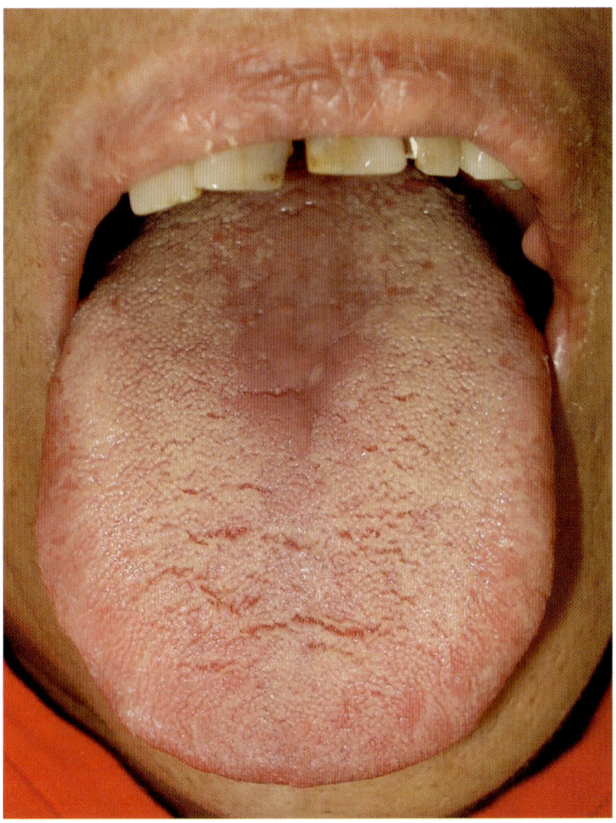

FIGURA 11 Glossite romboide mediana. Observa-se neste caso o despapilamento das porções central e posterior da língua.

Fonte: acervo pessoal das autoras.

OUTRAS INFECÇÕES FÚNGICAS OROFACIAIS

Além de *Candida* spp., outros fungos que podem causar doenças que também envolvem a cavidade bucal de seres humanos são *Paracoccidioides* spp., *Histoplasma* spp., *Coccidioides* spp., *Sporothrix* spp., *Aspergillus fumigatus*, agentes de mucormicose, *Cryptococcus* spp. e *Geotrichum* spp.[19] Estes são os agentes mais frequentes, mas existem outros, como *Blastomyces dermatitidis, Talaromyces marneffei, Fusarium* spp., *Rhodotorula* spp. e *Saccharomyces* spp., patógenos raros na cavidade bucal e alguns ainda não descritos no Brasil.[20,21] As infecções fúngicas por esses microrganismos são de suma importância na odontologia, pois os pacientes podem apresentar infecções que podem ser superficiais ou indicativas de uma doença sistêmica mais grave.[19]

A incidência de algumas dessas micoses aumentou substancialmente na última década pela maior prevalência de pacientes imunocomprometidos, particularmente em decorrência de infecção por HIV, uso de terapia imunossupressora ou uso prolongado de antibióticos de amplo espectro e de corticosteroides.[22] As manifestações bucais desses fungos são incomuns e ocasionalmente são encontradas lesões isoladas, geralmente detectadas em associação com infecções do trato respiratório ou infecções fúngicas disseminadas.

Mais recentemente, a síndrome respiratória aguda grave causada pelo coronavírus 2 (SARS-CoV-2) é o principal agente patogênico da pneumonia de rápida disseminação chamada Covid-19. Além da patogênese da SARS-CoV-2, a coinfecção microbiana desempenha um papel importante na ocorrência e no desenvolvimento da infecção pela SARS-CoV-2, aumentando as dificuldades de diagnóstico, tratamento, prognóstico de Covid-19 e até mesmo aumentando os sintomas da doença e sua mortalidade. Os fungos também estão envolvidos na coinfecção desse vírus e correlacionam-se com doenças bucais.[23-25]

Alguns desses fungos eram geograficamente restritos, mas agora são observados de maneira mais globalizada. A seguir, é descrita uma breve revisão sobre algumas das doenças micóticas que podem causar lesões na cavidade bucal.

Paracoccidioidomicose

A paracoccidioidomicose (PCM) é uma micose sistêmica humana que assume importância clínica cada vez maior pelo aumento de prevalência e das taxas de mortalidade. Essa micose é endêmica na área que se estende do México à Argentina, e é causada por *Paracoccidioides* spp. Embora seja uma doença rara sob a perspectiva global, na América Latina a PCM é a micose endêmica mais prevalente, seguida pela histoplasmose.[26]

Atualmente, estima-se que 10 milhões de latino-americanos estejam infectados com esse fungo, e a incidência no Brasil é de cerca de 1 a 3,7 casos por 100 mil habitantes ao ano,[26,27] enquanto representa a oitava causa de mortalidade entre as doenças infecciosas crônicas, com 1,65 óbito por 1 milhão de habitantes.[28,29] O Brasil apresenta áreas endêmicas, divididas segundo o grau de incidência da doença: as regiões Sudeste, Sul e Centro-Oeste como altamente endêmicas; as regiões localizadas ao leste da Amazônia, incluindo os estados do Pará, Maranhão e Tocantins, são moderadamente endêmicas; e as regiões do extremo-oeste da Amazônia, o estado de Rondônia e o Nordeste do país apresentam baixa endemicidade.[29,30]

O fungo foi reclassificado, por meio de estudos moleculares e fenotípicos, em cinco espécies: *Paracoccidioides brasiliensis* (S1), *Paracoccidioides americana* (PS2), *Paracoccidioides restrepiensis* (PS3), *Paracoccidioides venezuelensis* (PS4) e *Paracoccidioides lutzii*.[31] *Paracoccidioides* pertence ao grupo de fungos termodimórficos (ou seja, modificam a morfologia de acordo com a temperatura ambiental), apresentando forma filamentosa (ou miceliar) em temperatura ambiente (25 °C) e leveduriforme em temperatura de 37 °C.

Paracoccidioides spp. está presente nos solos de regiões endêmicas, especialmente em áreas de cultivo de café e cana-de-açúcar.[29,30] A infecção ocorre após inalação pelo hospedeiro de conídios (formas de reprodução) ou fragmentos de hifas da fase miceliar dispersos no meio ambiente, e essas estruturas se diferenciam em formas características da fase leveduriforme. Essa transição é essencial para o estabelecimento da infecção, na qual o pulmão é o primeiro sítio afetado, caracterizando uma doença de via pulmonar primária.

As manifestações da doença podem ser classificadas em formas aguda e crônica. Indivíduos saudáveis que vivem em áreas endêmicas podem ser infectados por inalação de propágulos de fungos e desenvolver uma das duas formas clínicas: i) forma aguda ou subaguda, com envolvimento grave do sistema fagocitário mononuclear; ou ii) forma crônica, com evolução insidiosa e acometimento de um ou mais órgãos. A forma aguda atinge crianças e jovens de ambos os sexos e é caracterizada por causar linfadenomegalia, hepatoesplenomegalia e lesões cutâneas. Já a forma crônica acomete principalmente adultos do sexo masculino e a manifestação principal é pulmonar, mas pode afetar outros órgãos, como fígado, baço, mucosas, pele, glândulas adrenais, ossos e articulações, olhos, trato urogenital e sistema nervoso central.[32,33] Em decorrência desse comportamento, manifestações polimórficas (ou seja, acometendo simultaneamente vários órgãos e associadas à diferentes sintomas) são frequentemente observadas, o que dificulta o estabelecimento do diagnóstico pelos aspectos clínicos.

Embora a via primária de infecção da PCM seja a pulmonar, a doença é frequentemente diagnosticada por manifestações bucais extensas, ulcerativas e dolorosas correspondendo à forma clínica crônica do tipo multifocal.[34-36] As lesões orais geralmente são múltiplas e envolvem lábio, gengiva, mucosa bucal, palato, língua e assoalho da boca. As apresentações clínicas clássicas são lesões granulares, eritematosas ou ulceradas, circundadas por bordas recortadas e pontilhado hemorrágico fino[37,38] (**Figura 12**). Lesões pequenas (0,5 cm) ou placas extensas podem ser vistas, e diferentes regiões são frequentemente envolvidas. Às vezes, as lesões orais são dolorosas, principalmente com a ingestão de alimentos quentes ou salgados.[39] A incidência das lesões bucais da PCM requer atenção nas políticas públicas de saúde para diagnóstico e tratamento. Estudos epidemiológicos baseados em biópsias bucomaxilofaciais obtidas em serviços especializados fornecem dados mais precisos para esses objetivos.

As diferenças entre as formas clínicas da doença dependem de diversos fatores, como sexo, idade, padrão genético, sistema imunológico e quantidade de conídios inalados. Pressupondo que o hábitat do fungo é o solo, atividades ligadas ao solo, como agricultura, terraplanagem, preparo do solo, corte de árvores e outras, são consideradas fatores de risco, pelo fato de a maioria dos pacientes acometidos relatar ter exercido alguma atividade agrícola. Além disso, outros prováveis fatores de risco são o tabagismo e o alcoolismo, também relatados entre os acometidos pela doença.[28-30]

A habilidade de formar biofilmes por *P. brasiliensis* tanto *in vitro* como *in vivo*,[40] assim como a interação de *P. brasiliensis* com *C. albicans*, foram descritas. Desse modo, os dois microrganismos podem coexistir em um mesmo ambiente na forma de biofilme, como a cavidade bucal.[41]

Existem diversas metodologias para o diagnóstico da PCM, baseadas nos sintomas clínicos, seguidos de exames laboratoriais. O método considerado padrão-ouro é a cultura, mas o exame direto do material recolhido de lesões ou de tecidos infectados é importante para a identificação de elementos fúngicos de *Paracoccidioides* spp.[42] No exame direto a fresco, em colorações com metenamina prata de Gomori-Grocott ou com ácido periódico de Schiff (também denominado coloração PAS), observam-se células de duplo contorno com múltiplas células-filhas, resultando na aparência de "orelhas de Mickey" ao microscópio e cultura. Além disso, o diagnóstico pode ser feito por testes sorológicos ou métodos moleculares, como a reação em cadeia da polimerase (PCR) com *primers* específicos para esse fungo.[43]

Histoplasmose

Histoplasma spp., é um fungo dimórfico cuja principal espécie, *Histoplasma capsulatum*, está associada à doença

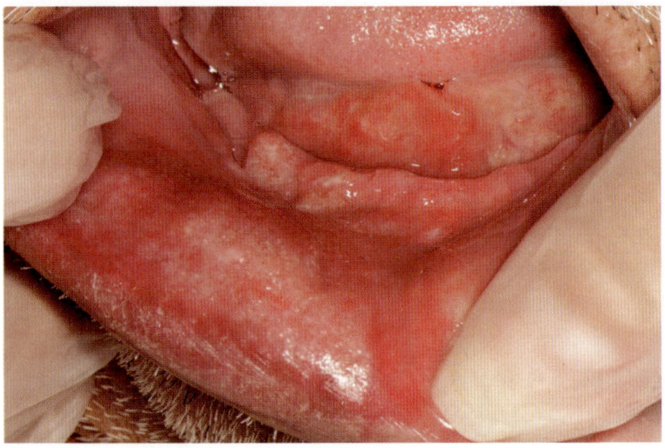

FIGURA 12 Paracoccidioidomicose com aspecto de úlceras granulomatosas, de textura irregular, com pontos hemorrágicos, do tipo estomatite moriforme, em mucosa labial, gengiva e soalho da boca do lado direito.

Fonte: acervo pessoal das autoras.

infecciosa de distribuição mundial, a histoplasmose.[44] A histoplasmos é também uma das principais doenças associadas a HIV/Aids na América Latina[45] e pode causar múltiplas manifestações clínicas. É mais prevalente em algumas regiões da América do Norte, Central e Latina, bem como na África, e é normalmente encontrada em áreas rurais de regiões que apresentam climas tropicais e temperados.

A doença é adquirida pela inalação de partículas de poeira do solo ou partículas contaminadas com fezes de morcegos ou pássaros, ambas contendo esporos desse fungo, os quais são considerados a forma infecciosa do microrganismo.[27] Teste cutâneo com histoplasmina e recuperação ambiental de *H. capsulatum* de animais ou solo podem ser considerados ferramentas úteis para uma melhor compreensão do hábitat natural desse fungo. Em algumas partes do Brasil, estudos soroepidemiológicos têm indicado que até 90% da população foi exposta a *H. capsulatum*.[44]

No Brasil, casos de histoplasmose foram descritos em todo o país, principalmente nas regiões Centro-Oeste, Nordeste e Sudeste.[46] Apesar do reconhecimento do Brasil como área endêmica para histoplasmose, onde a doença foi considerada a quarta causa mais comum de morte entre micoses sistêmicas, a real incidência em nosso país é desconhecida, uma vez que não está incluída na Lista Nacional de Notificação Compulsória de doenças, agravos e eventos de saúde pública no Brasil. Na verdade, apenas o número de indivíduos com histoplasmose hospitalizados é notificado no Ministério da Saúde do Brasil e a frequência geral da doença só pode ser estimada com base em casos publicados.[47]

A histoplasmose está associada a uma variedade de síndromes clínicas. O espectro clínico desta doença varia de uma doença assintomática e autolimitada a uma doença disseminada progressiva. O foco principal desta infecção fúngica é o pulmão, e a gravidade da doença e o prognóstico dependem da resposta imune do hospedeiro, do tamanho do inóculo inalado e da virulência fúngica. Indivíduos imunocomprometidos, especialmente portadores do HIV, pacientes submetidos a corticosteroides ou outras formas de terapia imunossupressora e aqueles submetidos à quimioterapia citotóxica, podem desenvolver formas mais graves da doença, em decorrência da disseminação do fungo para diversos órgãos.[46,48]

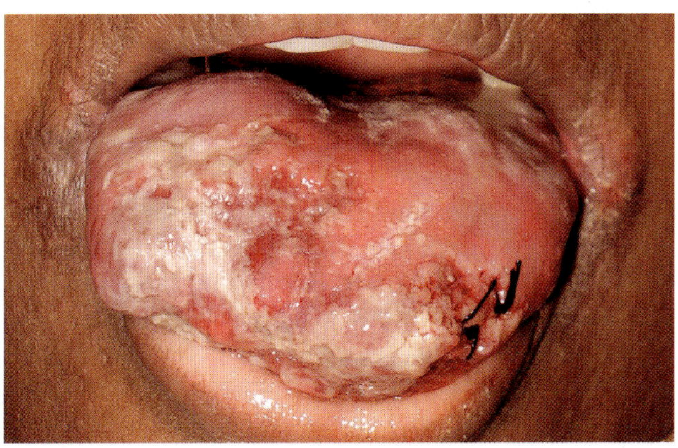

FIGURA 13 Histoplasmose bucal. Lesão extensa ulcerada em língua em paciente imunossuprimido por HIV.

Fonte: acervo pessoal das autoras.

A histoplasmose pode aparecer em forma mucocutânea, afetando a mucosa bucal. Os locais mais comumente acometidos são língua, palato e mucosa orofaríngea[49-52] (**Figura 13**). A apresentação clínica na área orofaríngea inclui ulceração, lesões nódulo-ulcerativas, granulomas, lesões verrucosas e em placa, com sintomas de odinofagia (dor ao deglutir). As úlceras podem ter aparência semelhante a carcinomas de células escamosas com uma base firme, centro necrótico e bordas enroladas. A apresentação de fungos na cavidade bucal costuma ser rara e geralmente está associada a um estado de imunocomprometimento.[53] Mas há casos relatados de histoplasmose em pacientes imunocompetentes, com apresentação oral discreta.[54] Pacientes com histoplasmose disseminada apresentam envolvimento orofaríngeo, que quase sempre faz parte do quadro clínico que conduz ao diagnóstico da doença.[55,56]

No Brasil, lesões orais de histoplasmose podem levar o dentista a suspeitar de outras infecções, como a paracoccidioidomicose. Embora o número de lesões fúngicas orais diagnosticadas nos centros de referência brasileiros seja relativamente baixo, os casos de histoplasmose disseminada com manifestação oral têm aumentado nos últimos anos, principalmente em homens sul-americanos e, consequentemente, têm causado preocupação. Além disso, no momento do diagnóstico de histoplasmose oral, o profissional de saúde deve investigar a presença de doenças concomitantes, como neoplasias malignas ou outras infecções, como a tuberculose.[57,58]

O diagnóstico é feito com base na combinação de achados clínicos, micológicos e sorológicos. O raspado (coleta de material da lesão), a biópsia para histopatologia e cultura das lesões bucais suspeitas realizadas pelo dentista, principalmente em pacientes imunossuprimidos, é obrigatória para o estabelecimento do diagnóstico dessa infecção fúngica. O fungo é intracelular e aparece em macrófagos e histiócitos, após colorações específicas, como Leishman, Giemsa ou Wright ou em cortes histológicos corados por PAS ou Gomori-Grocott. O padrão-ouro para a identificação é o isolamento do fungo, a partir de cultura positiva de raspado de lesões bucais, do sangue, de medula óssea, dos linfonodos, da pele, das membranas mucosas, do fígado, do pulmão ou de outro sítio acometido. Quando não é possível isolar e identificar o fungo em espécimes clínicos, os testes sorológicos e moleculares são úteis no diagnóstico.[59]

Coccidioidomicose

Coccidioidomicose é micose endêmica causada por fungo dimórfico do gênero *Coccidioides* (*Coccidioides immitis* e *Coccidioides posadasii*). É endêmica no sudoeste dos Estados Unidos, em estados como Arizona e Califórnia, e na América do Sul e Central, mas tem sido observada em qualquer região do mundo. No sul da Califórnia, até 75% da população tem imunidade ao organismo. Pacientes de fora dessas áreas podem adquirir a doença viajando para regiões endêmicas ou pela reativação de doença latente durante períodos de imunossupressão.[60-63] A região semiárida do Nordeste do Brasil só recentemente foi identificada como uma área endêmica de coccidioidomicose.[64]

A infecção é adquirida pela inalação de artroconídios (fragmentação das hifas em segmentos retangulares) infectantes presentes no solo, na forma filamentosa. O envolvimento cutâneo é a manifestação extrapulmonar mais frequente, principalmente encontrado na face e nas extremidades (pés e mãos). Lesões orais são incomuns e foram descritas como nódulos granulomatosos ulcerados.[65] Clinicamente, as úlceras parecem inespecíficas e geralmente se curam por hialinização e cicatrização. Na face, têm predileção pelo sulco nasolabial. Úlceras de língua e lábios compreendem quase 20% das lesões. Também pode ocorrer envolvimento ósseo e esquelético subjacente.[62]

O exame direto deve ser feito como rotina em material como escarro, líquido cefalorraquidiano, exsudato de lesões tegumentares, pus de abscesso, lavado brônquico, aspirado de lesões ósseas e de articulações, urina, aspirado de medula óssea e linfonodos. O diagnóstico é baseado no exame histopatológico de amostras biológicas, cultura, sorologia, PCR e imagens da área afetada. A pesquisa pelo fungo é feita em preparados com solução de hidróxido de potássio a 10% para demonstrar a presença de esférulas imaturas (diagnóstico presuntivo) ou maduras, com endósporos (estruturas de reprodução), que são patognomônicos da doença.[64] Pode-se também usar cortes histológicos, nas colorações por PAS e por impregnação pela prata (Gomori-Grocott). Em razão da virulência dos agentes (*C. immitis* e *C. posadasii*) e do elevado risco de contaminação em laboratório, os cultivos devem ser evitados. No entanto, uma vez realizados, sua manipulação deve ser feita em cabine de segurança biológica, classe II B2.

Esporotricose

A esporotricose é micose subcutânea subaguda ou crônica, causada pelo fungo dimórfico do complexo *Sporothrix*, que acomete o homem e uma grande variedade de animais. A doença é mais frequentemente encontrada na América Central, Brasil e México, mas agora tem distribuição mundial. O complexo *Sporothrix* spp. é formado por diferentes espécies, como *Sporothrix schenckii*, *Sporothrix globosa*, *Sporothrix brasiliensis* e *Sporothrix mexicana*. *S. globosa* é de distribuição mundial e *S. brasiliensis* e *S. schenkii* são mais encontradas no Brasil.[66,67]

São fungos termodimórficos, apresentando forma filamentosa na natureza ou *in vitro* a 25 °C, e desenvolvem células semelhantes a leveduras no hospedeiro mamífero ou *in vitro* a 35-37 °C. Este fungo pode ser encontrado no solo, palha, vegetais, espinhos e madeira apodrecida, com maior incidência de infecção entre trabalhadores agrícolas, floristas e mineradores do que na população em geral. Animais contaminados, em especial gatos, também transmitem a doença, por meio de arranhões, mordidas e contato direto da pele lesionada do indivíduo. O fungo tem acesso ao tecido subcutâneo por meio de lesões traumáticas, e a proliferação do fungo leva ao aparecimento de um nódulo ou pequena úlcera.[68]

Normalmente, as manifestações clínicas da esporotricose são divididas em formas cutâneas e extracutâneas. Os pacientes imunossuprimidos apresentam maior risco de disseminação sanguínea da esporotricose, especialmente em decorrência de alcoolismo, uso crônico de drogas ilícitas, uso de medicação imunossupressora ou mesmo como manifestação secundária a imunodeficiências como a Aids. Nesses casos, ossos e articulações, pulmões e sistema nervoso central, além da pele e membranas mucosas, são preferencialmente afetados, embora qualquer órgão possa estar envolvido. A esporotricose oral primária pode ser observada, mas ocorre mais comumente como secundária à doença disseminada da pele ou do pulmão. Amplo espectro de lesões orais é associado a infecção viral da imunodeficiência humana (HIV) ou Aids e pode ser o primeiro sinal clínico.[69,70] As lesões orais podem se manifestar de várias formas, como eritematosas, ulcerativas, supurativas, granulomatosas, vegetativas ou papilomatosas e geralmente são dolorosas. O diagnóstico diferencial da esporotricose oral inclui úlceras aftosas, líquen plano ou leishmaniose cutânea secundária, por sua semelhança clínica com essas lesões orais.

O diagnóstico de esporotricose é baseado no isolamento e na identificação das espécies de *Sporothrix* a partir de amostras clínicas, como lesões cutâneas, cutaneomucosas, biópsia e aspirado de abscessos, bem como expectoração, pus, líquido sinovial, sangue e líquido cefalorraquidiano. É um método diagnóstico simples e de baixo custo, embora possa não ser útil para algumas formas sistêmicas e atípicas de esporotricose. A histologia e a cultura são valiosas para confirmar o diagnóstico. Como a forma leveduriforme desse fungo é difícil de observar ao microscópio em materiais de origem humana, o isolamento em meio de cultura ainda permanece o método diagnóstico padrão-ouro. Atualmente métodos moleculares também são usados para o conhecimento do perfil epidemiológico-molecular, para o controle da doença e para seleção do tratamento específico.[71]

Aspergilose

Aspergillus é um fungo ubíquo e pode ser encontrado no solo e na vegetação em decomposição. A maioria das espécies de *Aspergillus* não cresce na temperatura normal do corpo humano; apenas as espécies patogênicas têm essa capacidade. *Aspergillus fumigatus* é a espécie mais frequentemente implicada em doenças humanas. A aspergilose é relatada como a segunda infecção fúngica oportunista mais comum após a candidíase.[72,73] A via primária de infecção é a inalação de conídios que se depositam nos pulmões ou nasofaringe.

O fungo invade os vasos sanguíneos, causando trombose e infarto do tecido circundante ou invade os seios da face, causando progressivamente lesão palatina e da língua.[20,74] A aspergilose oral é observada predominantemente em indivíduos imunocomprometidos, mas pode ocorrer em indivíduos imunocompetentes.[75] A gengiva marginal e o sulco gengival têm sido citados como porta de entrada dos esporos. Na região oral e maxilar, a rinossinusite é a manifestação mais comum, que pode ser invasiva, invasiva destrutiva ou alérgica. Menos comumente, cavidade oral, laringe, traqueia e ouvido estão envolvidos.[19,75-77]

A rinossinusite invasiva frequentemente ocorre em associação com aspergilose pulmonar invasiva. Os esporos ocasionalmente são introduzidos por meio de uma fístula oroantral (comunicação entre a cavidade bucal e o seio maxilar) durante procedimento odontológico, como uma perfuração do canal radicular ou uma extração dentária. O seio maxilar é o mais comumente afetado. A sinusite fúngica invasiva pode ter um curso agudo e fulminante com alta taxa de mortalidade, ocorrendo predominantemente no paciente imunocomprometido, ou uma forma granulomatosa, indolente, crônica e com progressão através da mucosa sinusal, subjacente ao osso e tecido. Clinicamente, a rinossinusite por *Aspergillus* pode se manifestar com cefaleia, febre, congestão nasal, edema facial, secreção nasal purulenta ou com sangue. Ulcerações gengivais dolorosas e edema dos tecidos moles da mucosa com matiz cinza ou violáceo foram relatados (**Figura 14**). Isso pode progredir para uma necrose extensa e se apresentar clinicamente como uma úlcera amarela ou preta com edema facial.

Lesões orais associadas com aspergilose e outras micoses sistêmicas geralmente ocorrem como parte de uma doença disseminada dos pulmões, mas ocasionalmente podem refletir extensão de uma estrutura contígua, como o seio maxilar ou uma infecção primária da mucosa oral. Aspergilose perioral pode ter um amplo espectro de apresentações clínicas. Úlceras necróticas são uma das lesões mais frequentemente observadas. As lesões orais apresentam três estágios clínico-patológicos distintos. Os estágios iniciais são caracterizados por áreas isoladas de crescimento marginal violáceo consistindo em epitélio degenerado e hifas fúngicas infiltradas no tecido conjuntivo. No estágio avançado, essas lesões se transformam em lesões necróticas estendendo-se para a gengiva com ulceração e pseudomembrana. A invasão vascular é encontrada na base das úlceras. Pode ocorrer osteomielite orofacial, incluindo seios paranasais, mandíbula e base do crânio. No estágio tardio, observa-se destruição progressiva do osso alveolar e dos músculos faciais circundantes, com evidência histopatológica de infiltração de hifas fúngicas nos tecidos.

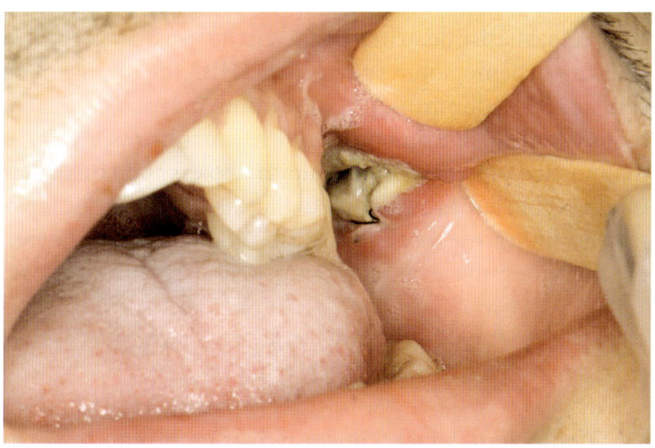

FIGURA 14 Aspergilose em paciente imunossuprimido. Clinicamente nota-se úlcera com bordas elevadas em mucosa jugal, lado esquerdo e dolorosa à palpação. O diagnóstico foi estabelecido após biópsia incisional e cultura para fungos, que foi positiva para *Aspergillus fumigatus*.

Fonte: acervo pessoal das autoras.

Os principais diagnósticos diferenciais da aspergilose oral são mucormicose e infecção oral por *Pseudomonas*. No entanto, as apresentações ulcerativas palatinas de aspergilose podem mimetizar lesões como úlcera tuberculosa, hanseníase, úlcera sifilítica, granulomatose de Wegener, lúpus eritematoso sistêmico, poliarterite nodosa, doença de Crohn, síndrome de Churg-Strauss, sarcoidose, lesões necrosantes, carcinoma de células escamosas e linfoma.[20,74]

O diagnóstico de aspergilose requer um exame histopatológico e cultura do tecido e fluido afetados. Os fungos aparecem como hifas septadas com ramificação dicotômica (bifurcada) em ângulos agudos. A angioinvasão (invasão dos vasos sanguíneos) é característica de *Aspergillus* junto com a necrose tecidual e óssea. O diagnóstico pode ser confirmado por cortes corados com PAS, cultura, sorodiagnóstico e PCR. Em lesões primárias orais ou dos seios paranasais, a biópsia pode fornecer um diagnóstico definitivo.[78,79]

Mucormicose

Zigomicose é um termo que foi classicamente usado para descrever infecções fúngicas causadas por zigomicetos: fungos filamentosos, geralmente saprobióticos (dependem de matéria orgânica em decomposição), amplamente distribuídos na natureza, de crescimento rápido, caracterizados por hifas sem septos e esporangiosporos (formas de reprodução). Duas ordens são de importância clínica: Mucorales e Entomophthorales. A infecção causada por Mucorales é conhecida como mucormicose e inclui os gêneros mais frequentemente implicados em doenças humanas: *Rhizopus*, *Mucor*, *Absidia* e *Cunninghamella*.[19,80]

A doença pode ser adquirida por meio da inalação de esporos de fungos ou penetração direta através da pele. São comumente considerados patógenos oportunistas. Esses microrganismos são responsáveis por micoses profundas agudas com evolução rápida e fatal que geralmente afetam pacientes imunocomprometidos, embora alguns casos tenham sido registrados mesmo em indivíduos saudáveis. Os fatores de risco para o desenvolvimento de mucormicose incluem diabetes não controlado, uso de drogas intravenosas, doses altas de glicocorticoides, traumas, queimaduras, hemodiálise concomitante, uso de curativos, desnutrição e tratamento precário de feridas.

Na literatura, casos de mucormicose bucal foram mais frequentemente descritos em pacientes com leucemia, diabetes e imunocomprometidos com discrasia sanguínea, pacientes sob terapia imunossupressora ou sob corticoterapia e em pacientes que apresentam hepatite ou tuberculose. O palato ou tecidos moles da boca representam os sítios de localização primária, ou uma localização secundária seguindo infecção pulmonar. Antes do HIV/Aids, a acidose diabética representava cerca de 50-70% dos pacientes relatados com mucormicose. Recentemente, essa infecção fúngica também tem sido frequentemente encontrada em indivíduos portadores do HIV. As manifestações orais mais comuns são úlceras presentes no palato, que frequentemente são necróticas, bem delimitadas e com bordas bem definidas. A apresentação do envolvimento oral e maxilofacial, incluindo face, nariz ou palato, é vista em 50% dos casos, mas foi observado que são sinais de diagnósticos precoces.[19,20,81]

Estabelecer diagnóstico precoce é essencial e pode ser realizado por biópsia, exame radiográfico ou tomografia computadorizada ou ressonância magnética. O diagnóstico definitivo de mucormicose é obtido por histopatológico e isolamento do microrganismo em cultura.[80,82,83]

Criptococose

Inúmeras espécies de *Cryptococcus* são conhecidas, mas duas são mais relevantes por causarem doenças em humanos: *Cryptococcus neoformans* e *Cryptococcus* gattii. Ambas as espécies são caracterizadas pela presença de cápsula polissacarídica. *C. neoformans* é de distribuição ubíqua (estando presente no solo e nas fezes de pássaros, como pombos, canários e papagaios) e geralmente afeta hospedeiros imunocomprometidos. *C. gattii* é mais frequentemente isolado em indivíduos imunocompetentes e frequentemente encontrado em árvores do gênero *Eucalyptus* e outras. A criptococose humana é adquirida por meio da inalação de basidiósporos ou leveduras dessecadas.

Na população imunocompetente, o fungo geralmente não causa nenhuma manifestação e a infecção pode permanecer subclínica. Mas, em hospedeiros imunocomprometidos, além dos pulmões, a criptococose também infecta o sistema nervoso central, a pele e a mucosa bucal. Pode produzir uma variedade de manifestações cutâneas e na mucosa bucal, como úlceras superficiais, nódulos, granulomas ou lesões semelhantes a carcinoma. Os locais intraorais comumente afetados são gengiva e palato. Nódulos violáceos de tecido de granulação, inchaço e úlceras são as várias formas de lesões orais relatadas.[84-86] *Cryptococcus* spp. têm uma predileção pelo sistema nervoso central, onde causam quadros de meningoencefalite.

O diagnóstico da criptococose é feito pelo isolamento do organismo em amostras de escarro ou lavado broncoalveolar para infecção pulmonar, líquido cefalorraquidiano (LCR) e sangue para formas disseminadas. Para as formas cutâneas e subcutâneas, o estudo histopatológico é útil. O teste de tinta da China do LCR e a demonstração de antígenos circulantes em amostras de soro e/ou LCR são considerados confiáveis para identificação fúngica.[87]

Geotricose

Geotricose é uma micose oportunista, mais comumente causada por *Geotrichum candidum*. É encontrada com pouca frequência, no entanto, muitos estudos sugerem que essa micose pode ser subdiagnosticada por sua grande semelhança com doença causada por *Candida* spp., particularmente da cavidade bucal.

Espécies de *Geotrichum* são leveduras onipresentes e podem ser isoladas do solo, plantas, frutas e vegetais. Esta levedura é considerada como micobiota em humanos e foi isolada de boca, trato respiratório, trato gastrointestinal, pele e vagina. Normalmente considerada não patogênica em hospedeiros imunocompetentes, *G. candidum* pode causar infecção invasiva no paciente imunocomprometido, especialmente pacientes com *diabetes mellitus*, HIV/Aids, leucemia, linfoma e pacientes em uso de agentes imunossupressores e antibióticos por longos períodos.

A geotricose bucal assemelha-se clinicamente à candidíase bucal e pode ser descrita como pseudomembranosa (75% dos casos), seguida por hiperplásica e úlcera palatina. Geotricose pseudomembranosa aparece como placas brancas em um fundo eritematoso, que pode ser facilmente raspado e confundido com candidíase. Envolve principalmente a língua, juntamente com mucosa jugal, palato mole e, raramente, a faringe. Também foi associada com queilite angular. Os pacientes tendem a apresentar ardor e dificuldade para engolir.[19,88]

Em suma, infecções fúngicas bucais podem significar a presença de infecção fúngica subjacente; consequentemente, é preciso o envolvimento precoce do médico de atenção primária para correto manejo da condição.[89,90] O paciente precisa fazer uma bateria de exames, incluindo hemograma completo, análise de urina, contagem de leucócitos, cultura de escarro, hemoglobina glicosilada (HBA1c), contagem de células CD4, albumina/pré-albumina, biópsia/esfregaço, biópsia incisional e possivelmente hemoculturas. Assim, o diagnóstico precoce para a maioria dos casos de infecções fúngicas com lesões orais e maxilofaciais pode contribuir para a diminuição de morbidade e mortalidade, especialmente em infecções invasivas, como mucormicose e aspergilose.

ESTRATÉGIAS DE MANEJO DAS INFECÇÕES FÚNGICAS BUCAIS

O manejo das infecções fúngicas com manifestação bucal envolve o conhecimento dos fatores etiológicos e predisponentes e avaliação das características clínicas da doença, bem como o perfil imunológico do paciente. Os agentes antifúngicos estão disponíveis em várias formas, cada uma com diferentes indicações e regimes de dosagem.

O conhecimento sobre seus efeitos adversos e interações medicamentosas é de extrema importância. Alguns antifúngicos estão disponíveis como agentes tópicos, como suspensões orais, pastilhas ou cremes, enquanto outros são administrados sistemicamente em cápsulas/comprimidos ou por via intravenosa.[3,11]

Os medicamentos antifúngicos são agrupados principalmente em três grandes famílias: polienos (anfotericina B e nistatina), equinocandinas (anidulafungina, caspofungina e micafungina) e azólicos. Este último constitui o mais extenso grupo, sendo dividido em imidazóis (clotrimazol, miconazol, cetoconazol etc.) e triazóis (fluconazol, isavuconazol, itraconazol, posaconazol e voriconazol).

Os principais mecanismos de ação antifúngica consistem na alteração da membrana ou da parede celular fúngica pela inibição de moléculas essenciais para estas, como ergosterol (azólicos), 1,3-beta-D-glucana (equinocandinas), ou pela ligação a ergosterol (polienos), causando a formação de poros e alterando a integridade e permeabilidade da membrana celular.[91,92] Mais detalhes sobre o mecanismo de ação de diferentes compostos antifúngicos serão apresentados nos **Capítulos 19** e **20**.

A seguir, serão apresentadas as principais formas de manejo das infecções fúngicas com manifestação bucal, em especial o manejo da candidíase bucal, que é a doença fúngica mais frequentemente observada na prática clínica do cirurgião-dentista.[3,11,91]

Manejo da candidíase bucal

O tratamento da candidíase bucal usualmente é farmacológico, utilizando medicamentos tópicos ou sistêmicos. A escolha deve ser baseada no diagnóstico, nas características específicas da doença (apresentação clínica, etiologia, suscetibilidade aos antifúngicos, localização, grau de disseminação), estado imunológico do hospedeiro, falta de resposta à terapia anterior e características farmacológicas dos antifúngicos disponíveis (administração, metabolismo, eliminação, interações com outros medicamentos e toxicidade).[3,7,11]

Incialmente, diante dos quadros de candidíase bucal deve-se, sempre que possível:

- Reforçar a manutenção da higiene bucal diária por meio de escovação dos dentes e língua e uso do fio dental.
- Higienizar e verificar a adaptação de próteses e aparelhos ortodônticos removíveis. A higienização pode ser obtida com escovação e imersão das próteses e aparelhos no período noturno em soluções de gluconato de clorexidina a 2% ou hipoclorito de sódio a 0,1%.
- Investigar e corrigir fatores predisponentes ou facilitadores, como doenças de base (HIV, diabetes, anemia, hipossalivação etc.) e uso de medicamentos (antibióticos, corticosteroides, imunossupressores etc.).

O tratamento de primeira escolha para candidíase bucal envolve o uso de medicamentos tópicos. Isto se deve principalmente à alta toxicidade e à ameaça de resistência quando os antifúngicos são utilizados na forma sistêmica. Assim sendo, sempre que possível, dá-se preferência aos antifúngicos tópicos, que têm se mostrado eficazes na resolução da maior parte dos casos de candidíase bucal em poucas semanas. Sabe-se que alguns pontos negativos da terapia tópica devem ser levados em consideração, como: curto tempo de contato com a mucosa bucal, necessidade de várias doses diárias e alta colaboração por parte dos pacientes para a efetividade do tratamento. Os antifúngicos tópicos têm poucos efeitos adversos leves porque sua absorção é muito limitada (mesmo que pelo trato gastrointestinal) e não interagem com outros medicamentos.[3,7]

A terapia tópica com nistatina (polieno) e miconazol (azol) ainda é o principal tratamento recomendado para a candidíase bucal por sua alta eficácia, baixo custo e menos efeitos colaterais. A seguir estão descritas as principais formas de utilização desses medicamentos:

Nistatina: suspensão oral (100.000 UI), enxágue da cavidade bucal 4 vezes por dia, pelo período de 7 a 14 dias. O paciente deve ser reavaliado semanalmente e o medicamento, suspenso até 2 dias após a resolução clínica. Deve-se orientar a remoção das próteses antes da realização do bochecho. Lembrar ao paciente que a solução deve permanecer em contato com a região das lesões por alguns minutos para potencializar o efeito da medicação. Tendo em vista que o tratamento é tópico, deve ser recomendado ao paciente não comer nem ingerir líquidos por 30 minutos após o uso do medicamento. Caso a candidíase se estenda para a orofaringe, o paciente deve engolir a nistatina. Porém, por sua composição conter açúcar, esse antifúngico deve ser usado com cautela ou mesmo ser evitado em pacientes diabéticos. No caso de candidíase em crianças, chupetas infantis e bicos de mamadeira devem ser frequentemente fervidos; em bebês amamentados, as aréolas da mama da mãe podem ser tratadas com antifúngicos tópicos como a nistatina durante o tratamento do bebê.

Novas formas de apresentação da nistatina vêm sendo testadas, como sua encapsulação em nanopartículas ou inclusão em dentifrícios ou condicionadores de tecidos. Essas novas formulações apresentam propriedades que possibilitam sua funcionalidade *in vitro* e podem fornecer a base para novas abordagens de sucesso para o tratamento da candidíase bucal no futuro.[91]

Miconazol: gel oral (20 mg/mL), de 5 (1 colher de chá) a 10 mL por vez, 4 vezes ao dia, pelo período de 7 a 14 dias. Em caso de candidíase eritematosa crônica no palato (estomatite protética), o paciente também deve aplicar o antifúngico na base da prótese (quando o paciente usar prótese total ou prótese parcial removível). Desta forma, garante-se um contato prolongado do medicamento com a mucosa bucal.

A administração de medicamentos sistêmicos é considerada o tratamento de segunda escolha e preconizada para casos que não respondem ao tratamento tópico ou em pacientes imunocomprometidos. Entre os mais recomendados para tratamento de candidíase bucal, tem-se:

Cetoconazol: 200-400 mg ao dia, durante 7 a 14 dias. O cetoconazol deve ser administrado durante uma das refeições diárias para absorção máxima. Apresentação: cetoconazol comprimido de 200 mg em embalagem contendo 10 e 30 comprimidos. Contraindicações: não deve ser administrado aos pacientes com doença hepática aguda ou crônica, nem aos pacientes com hipersensibilidade conhecida ao antifúngico.

Fluconazol: nos casos de candidíase orofaríngea, a dose usual é de 50 a 100 mg em dose única diária, durante 7 a 14 dias. Quando necessário, o tratamento pode ser continuado por períodos mais longos em pacientes com função imune seriamente comprometida. Nos casos de candidíase eritematosa crônica (estomatite protética), a dose usual é de 50 mg em dose única diária durante 14 dias, administrada concomitantemente com medidas antissépticas locais para próteses. Para a prevenção de infecções fúngicas em pacientes em tratamento oncológico, a dose deve ser de 50 mg em doses únicas diárias, enquanto o paciente estiver correndo riscos como consequência da administração de quimioterapia citotóxica ou radioterapia.

Nos casos mais graves, podem ser utilizadas doses mais elevadas de fluconazol (100-200 mg por dia), durante 7-14 dias. O fluconazol pode ser usado profilaticamente em bebês e crianças imunocomprometidas com 6 meses de idade ou mais e a dose preconizada é de 6 mg/kg no dia 1, seguidos de 3 mg/kg diariamente por pelo menos 14 dias. O fluconazol tem uma boa atividade antifúngica contra a maioria das espécies de *Candida*. O fluconazol tem demonstrado resultados superiores quando comparado a outros antifúngicos no tratamento da candidíase bucal, mostrando desfecho com cura micológica.[93]

Nos últimos anos, têm sido investigados novos sistemas de entrega de medicamentos (do inglês *drug delivery systems*). Diferentes tipos de dispositivos bioadesivos (mucoadesivos, copolímeros à base de quitosana ou nanoemulsões) contendo clotrimazol, nistatina ou miconazol têm sido testados e mostram resultados promissores para o tratamento de diferentes formas de candidíase bucal, mas necessitam de mais estudos para sua ampla utilização na prática clínica. Alternativas terapêuticas em desenvolvimento também têm sido reportadas na literatura para o manejo de candidíase bucal, como o uso de novos antifúngicos, terpenos, probióticos, peptídeos com atividade antifúngica, soros com anticorpos policlonais ou monoclonais ou coquetéis de citocinas e uso de terapia fotodinâmica antimicrobiana (aPDT).[94] Mais evidências sobre o potencial uso de probióticos no manejo das infecções fúngicas da cavidade bucal serão apresentadas no **Capítulo 18**.

Manejo das outras infecções fúngicas

Infecções fúngicas profundas e/ou graves como paracoccidiodomicose, aspergilose, histoplasmose, mucormicose, criptococose, entre outras, necessitam de tratamento sistêmico, conduzido por médicos, geralmente infectologistas. O tratamento é personalizado e a escolha do tipo de medicamento, dose e tempo de uso será baseada na manifestação clínica da doença e no estado imunológico do paciente. Muitas dessas doenças se manifestam em pacientes imunossuprimidos e se apresentam como quadros graves, representando um grande desafio na prática médica. Nestes casos, se faz necessário o tratamento em paralelo do quadro de imunossupressão ou das doenças de base. Além das medicações sistêmicas, em algumas doenças como mucormicose e aspergilose deve-se realizar o desbridamento cirúrgico do tecido necrótico produzido na região afetada.

Os principais fármacos utilizados no manejo destas infeções fúngicas profundas/sistêmicas ou graves são a anfotericina B e os triazóis de uso sistêmico, como fluconazol, isavuconazol, itraconazol, voriconazol, posaconazol e ravuconazol, pois possuem um espectro mais amplo de atuação. Atualmente existem formulações orais e intravenosas dos triazóis, mas algumas delas não estão disponíveis em muitos países.

Uma das principais desvantagens do uso de triazóis é que inibem várias isoformas do citocromo P450, o que provoca uma inibição do metabolismo de outros fármacos metabolizados por essa via, aumentando assim suas concentrações plasmáticas. Por sua vez, a anfotericina B tem sido relacionada com nefrotoxicidade. Portanto, uma compreensão profunda da farmacocinética dos medicamentos é crucial para sua administração clínica bem-sucedida. A interação medicamentosa deve ser cuidadosamente avaliada no momento da escolha do antifúngico sistêmico a ser utilizado, bem como os efeitos adversos que os fármacos podem apresentar com seu uso em curto e longo prazo especialmente a hepatotoxicidade e nefrotoxicidade.[95-97]

PARTICIPAÇÃO DOS FUNGOS EM OUTRAS DOENÇAS BUCAIS

Recentemente, diversas pesquisas demonstraram que o micobioma bucal, além de causar infecções fúngicas orofaciais, pode ter uma participação importante em outras doenças da cavidade bucal, como cárie dentária, doença periodontal, infecções endodônticas e câncer. Entretanto, seu papel no desenvolvimento ou progressão dessas doenças ainda não está esclarecido e tem sido alvo de muitas investigações.

Os fungos têm sido detectados em amostras de biofilme supragengival de indivíduos de diferentes faixas etárias e condições de saúde bucal, sugerindo uma correlação positiva com a cárie dentária. Baraniya et al.[98] analisaram amostras de biofilmes supragengivais de crianças livres de cárie, crianças com lesões iniciais de cárie e crianças com lesões de cárie avançada. Foram encontrados os seguintes gêneros de fungos: *Candida*, *Cryptococcus*, *Trichoderma* e *Malassezia*. No grupo de crianças livres de cáries houve predominância de *Malassezia globosa*, enquanto no grupo de crianças com cáries iniciais, *Cryptococcus neoformans* e *Candida sake* foram os mais abundantes. Entre as amostras de biofilmes de crianças com lesões de cárie avançada, *C. albicans* foi a espécie mais prevalente. De fato, as espécies de *Candida* têm sido consideradas os principais fungos com participação na cárie dentária. Em revisão sistemática incluindo 30 estudos de diferentes países, Eidt et al.[99] verificaram que a prevalência de cárie foi 2,3 vezes maior em indivíduos portadores do gênero *Candida* na cavidade bucal do que indivíduos sem colonização para esse microrganismo.

Sabe-se que *C. albicans* é capaz de formar biofilmes em associação com bactérias cariogênicas, como *Streptococcus* spp. e *Lactobacillus* spp. (**Figura 15**). Estudos realizados *in vitro* e *in vivo* revelaram que a presença de *Candida* no biofilme dentário estimulou o crescimento de *Streptococcus mutans*, aumentando o volume e a cariogenicidade do biofilme. Além disso, a inoculação de *S. mutans* e *C. albicans* promoveu o desenvolvimento de cárie rampante em ratos alimentados com dieta rica em sacarose.[4,100] As evidências sugerem que a interação entre *Candida* e *S. mutans* ocorre pelo contato físico direto entre esses microrganismos e também pelo contato mediado por polissacarídeos extracelulares presentes na matriz do biofilme (como discutido em detalhes no **Capítulo 8**). As espécies de *Candida* conseguem se aderir em todas as superfícies do dente (esmalte, dentina e cemento), podendo ser encontradas tanto na cárie de dentina (cárie coronária) como na cárie radicular. As leveduras de *Candida* conseguem penetrar pelos túbulos dentinários, o que também possibilita sua participação nas infecções endodônticas.

Em geral, os fungos têm sido isolados em aproximadamente 3-18% dos canais radiculares infectados.[101] Gomes et al.[102] isolaram vários fungos dos canais radiculares de polpa necrosada, incluindo *Aspergillus* spp., *Penicillium* spp., *Fusarium* spp., *Aureobasidium pullulans*, *Exophiala jeanselmei*, *Eurotium amstelodame* e *Cladosporium sphaerospermum*. Persoon et al.[103] também encontram uma diversidade de fungos em canais radiculares infectados, sendo *Candida* spp., *Cladosporium* spp., *Malassezia* spp. e *Saccharomyces* spp. os mais prevalentes. Entre esses fungos, comprovadamente *C. albicans* é a espécie mais abundante nos canais radiculares. Essa espécie tem capacidade de formar biofilmes nas paredes da dentina e túbulos dentinários, o que a torna mais resistente às soluções irrigantes antimicrobianas, levando à sua persistência dentro do sistema de canais radiculares e à infecção crônica mesmo após a terapia endodôntica. Portanto, a prevalência de *Candida* em infecções persistentes tem sido considerada maior do que em infecções primárias dos canais radiculares.[104]

Em relação à doença periodontal, alguns estudos mostram que os fungos podem fazer parte dos biofilmes subgengivais e favorecer o desenvolvimento da periodontite.[4,18,105] Rubio et al.[105] verificaram que 35% dos pacientes com doença periodontal apresentavam espécies de *Candida* no biofilme subgengival e bolsa periodontal. Além disso, foram encontradas hifas de *C. albicans* nos tecidos moles periodontais de pacientes com periodontite, demonstrando que os fungos têm um papel tanto na formação dos biofilmes como na invasão tecidual. Estudos *in vitro* demonstraram que *C. albicans* estabelece relações ecológicas sinérgicas com as bactérias periodontopatogênicas, como *Porphyromonas gingivalis* e *Fusobacterium nucleatum*.[4,18] Por exemplo, verificou-se que, na presença de oxigênio no biofilme, *C. albicans* cria um ambiente protetivo para *P. gingivalis*, que é uma bactéria anaeróbia.[18] Além disso, os componentes da parede celular de *C. albicans* (manana e glucano) facilitam a invasão tecidual de *P. gingivalis*, cujos mecanismos ainda não são conhecidos.[1] *Candida* e *P. gingivalis* podem coagregar mediante interação entre adesinas Als fúngicas e proteínas de superfície do tipo InlJ presentes na superfície bacteriana.[106] Já em relação ao *F. nucleatum*, a coagregação ocorre pela interação entre uma manoproteína (denominada Flo9) encontrada na superfície da *Candida* e uma proteína de superfície (RadD) presente na superfície de *F. nucleatum*.[107] Tem sido demonstrado que essa interação entre *Candida* e *F. nucleatum* torna *Candida* mais resistente à fagocitose e induz menor resposta inflamatória, o que pode contribuir para a persistência desses microrganismos no sítio de infecção.[108]

Além das doenças infecciosas já descritas, a composição do micobioma bucal também tem sido considerada um fator de risco para o início e a progressão do câncer bucal. Tem sido observado que a disbiose no micobioma bucal com supercrescimento dos gêneros *Candida*, *Hannaella* e *Gibberella* predispõe ao carcinoma de células escamosas.[1] *C. albicans* é o fungo mais estudado na associação entre micobioma e câncer bucal. Evidências mostram que lesões da cavidade bucal infectadas por *Candida* possuem maior propensão de transformação maligna. Embora a influência de *Candida* na carcinogênese ainda não esteja elucidada, alguns mecanismos têm sido sugeridos, incluindo a produção de candidalisina, que danifica os tecidos epiteliais, e a produção de substâncias carcinogênicas pelas células fúngicas, como nitrosaminas e acetaldeídos.[1,109] Como já exposto, esses resultados sugerem a existência de uma importante interação entre o micobioma e a comunidade bacteriana da cavidade bucal, que pode potencializar o desenvolvimento de biofilmes mais virulentos.

MODELOS *IN VITRO* E *IN VIVO* PARA ESTUDO DAS INFECÇÕES FÚNGICAS

Para a investigação das infecções fúngicas bucais, os pesquisadores dispõem de diferentes modelos de estudo *in vitro* e *in vivo*. Nos modelos de estudo *in vitro*, é possível estudar os fungos na forma livre, ou seja, em crescimento planctônico ou na forma de biofilmes. Os estudos em crescimento planctônico fornecem dados importantes sobre a sensibilidade dos microrganismos aos agentes antimicrobianos, podendo-se determinar a atividade fungistática ou fungicida de um determinado agente antifúngico. Entretanto, na cavidade bucal os fungos formam biofilmes, tornando-se mais resistentes às terapias antimicrobianas.

Vários modelos de formação de biofilme *in vitro* têm sido desenvolvidos. Esses biofilmes podem ser formados

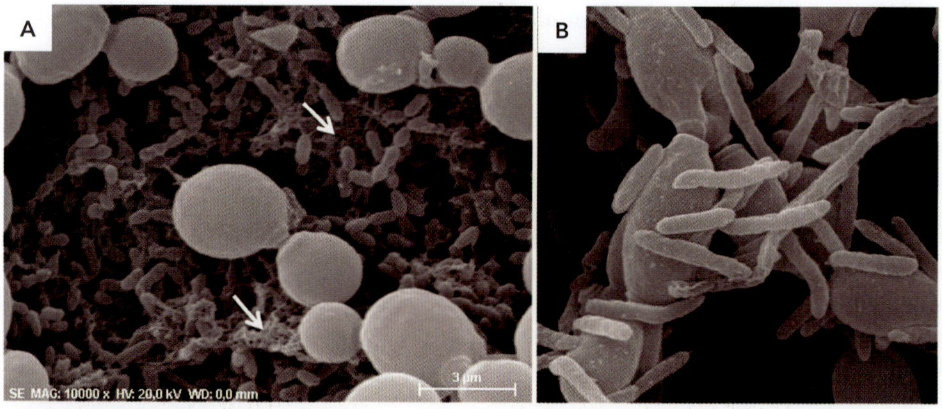

FIGURA 15 Biofilmes multiespécies formados por *Candida* e bactérias, observados em microscopia eletrônica de varredura. (A) Biofilmes de *Candida albicans* e *Streptococcus mutans*. (B) Biofilmes formados por *Candida albicans* e *Lactobacillus acidophilus*. As células de *Candida* são maiores em comparação aos *Streptococcus* e *Lactobacillus*. Em (A), nota-se ainda a presença de matriz extracelular (*seta*), que também atua viabilizando a interação entre esses microrganismos.

Fonte: acervo pessoal das autoras.

utilizando dentes humanos ou bovinos, bem como materiais restauradores ou protéticos como substrato. Os biofilmes podem também ser formados pela inoculação de uma ou mais espécies de fungos ou bactérias, formando então biofilmes monoespécies ou multiespécies. Assim, os biofilmes podem reproduzir algumas condições da cavidade bucal, permitindo estudar mecanismos de virulência (aderência, formação de hifas, produção de enzimas histolíticas), interações microbianas e sensibilidade aos antifúngicos.[110]

Entretanto, os modelos de estudo *in vitro* não são suficientes para reproduzir o processo de infecção fúngica no organismo humano. Sabe-se que, para a infecção no organismo, os fungos aumentam a expressão de fatores de virulência que os permitem vencer as defesas do sistema imunológico e invadir os tecidos. Assim, modelos *in vivo* são fundamentais em pesquisas sobre infecções fúngicas. Há muitos anos, ratos e camundongos são usados como modelos de estudo por conseguirem reproduzir várias condições observadas em humanos. Em virtude das restrições éticas no uso desses animais e do aumento do número de pesquisas científicas, foram introduzidos novos modelos *in vivo* alternativos.

Entre os modelos alternativos, a lagarta da mariposa (*Galleria mellonella*) tem sido amplamente utilizada como modelo hospedeiro para estudar patógenos bucais, incluindo bactérias e fungos (**Figura 16**). Em relação aos modelos vertebrados de ratos e camundongos, *G. mellonella* apresenta as seguintes vantagens: menor tamanho do animal, facilidade de manuseio, possibilidade de trabalho com maior número de animais por grupo experimental, custo reduzido da criação, menor ciclo de vida, rapidez na obtenção de resultados e maior aceitação ética.

O modelo hospedeiro de *G. mellonella* tem sido utilizado com sucesso em estudos de diferentes fungos, como *Candida* spp.,[111-113] *Cryptococcus* spp.,[114,115] *Paracoccidioides* spp.,[115,116] *Aspergillus* spp.,[117] entre outros. Todos esses microrganismos testados foram capazes de infectar as larvas de *G. mellonella* com resultados compatíveis aos observados nos animais convencionais, como ratos e camundongos. No organismo da lagarta de *G. mellonella*, os fungos expressam diversos fatores de virulência e interagem com o sistema imunológico desse animal. O sistema imune de G. mellonella é constituído pelo sistema inato, sendo composto por células similares aos fagócitos presentes nos mamíferos, chamadas de hemócitos. Hemócitos são células nucleadas que participam ativamente das funções imunológicas dos invertebrados, atuando em eventos de fagocitose, opsonização e produção de peptídeos antimicrobianos e citocinas.

Diante dessas vantagens, *G. mellonella* tornou-se um modelo muito útil para estudar a virulência microbiana, a eficácia de tratamentos antifúngicos e a resposta do sistema imunológico diante da infecção. Portanto, o modelo de G. mellonella está sendo cada vez mais utilizado em pesquisas odontológicas como triagem prévia ao estudo em ratos e camundongos, diminuindo assim o número de animais vertebrados necessários para uma pesquisa científica.

Após triagem e refinamento nos modelos invertebrados, é importante que a pesquisa científica avance para os modelos de ratos e camundongos, pois esses animais reproduzem condições próximas do ambiente bucal humano, como fluxo salivar, variações de pH, presença de dentes, participação de uma microbiota residente, características da mucosa e ação do sistema imunológico. A imunobiologia da mucosa desses animais é bem conhecida e caracterizada, permitindo uma avaliação adequada dos componentes que participam das respostas imunes tanto inatas como adaptativas.

Entre as infecções fúngicas bucais, a candidíase é a mais estudada em ratos e camundongos. Diferentes modelos de estudo foram desenvolvidos e estabelecidos ao longo dos anos, como a candidíase pseudomembranosa induzida pelo tratamento dos animais com imunossupressores (**Figura 17**), a candidíase eritematosa pelo tratamento com antibióticos e a estomatite protética pela instalação de um dispositivo protético no palato dos animais. Portanto, o estudo da candidíase bucal em ratos e camundongos constitui uma ferramenta importante para o entendimento da patogenicidade das espécies de *Candida* na mucosa bucal e a interferência dos fatores predisponentes locais e sistêmicos. Esses modelos também são muito úteis para estudar novos tratamentos para a candidíase bucal.[118]

O micobioma bucal tem ganhado destaque por sua variedade de gêneros e de espécies fúngicas, que apresentam capacidade de colonizar a cavidade bucal humana como comensais e tornar-se patogênicas em condições específicas do hospedeiro, levando a diferentes infecções fúngicas e manifestações clínicas. Antigamente, a importância dos fungos era subestimada por sua menor abundância populacional em relação às bactérias, porém pesquisas recentes têm mostrado a necessidade de se estudar as comunidades fúngicas e sua interação com os demais microrganismos orais e o sistema imune do hospedeiro, buscando-se, assim, compreender o papel do micobioma bucal no estado de saúde e doença.

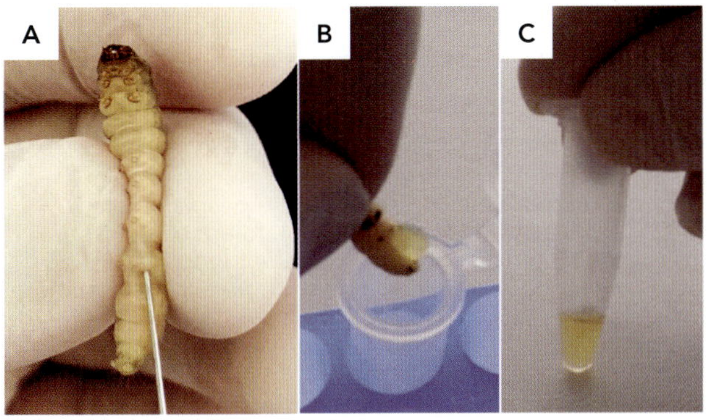

FIGURA 16 Modelo de estudo *in vivo* de candidíase em *Galleria mellonella*. (A) Infecção de *Candida albicans* por meio de injeção do inóculo fúngico na hemolinfa da lagarta. (B) Remoção da hemolinfa da lagarta com candidíase sistêmica 24 horas após infecção por *C. albicans*. (C) Hemolinfa coletada para análise de células de *Candida*, células do sistema imune e fagocitose.

Fonte: acervo pessoal das autoras.

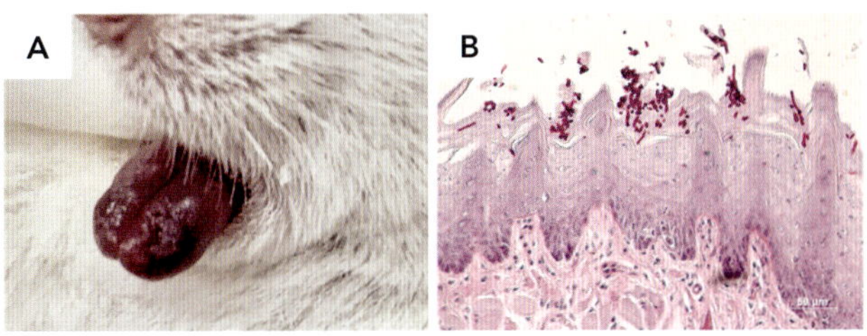

FIGURA 17 Modelo de estudo *in vivo* de candidíase bucal em camundongo. (A) Lesões de candidíase pseudomembrana formada no dorso da língua de camundongo após tratamento com imunossupressor e infecção por *Candida albicans*. (B) Corte histológico do dorso da língua do camundongo apresentando leveduras e hifas de *C. albicans* (coradas em roxo mais escuro) penetrando na camada de queratina da mucosa.

Fonte: acervo pessoal das autoras.

Muito já se tem avançado em relação a alguns gêneros e espécies de fungos, com a determinação de seus genomas, características fisiológicas e fatores de patogenicidade. Entretanto, entendê-los ainda é um desafio e estamos apenas começando a estudá-los. Estudos futuros, planejados para aprofundar a compreensão de como os fungos interagem com o microbioma bucal e nosso sistema imunológico, podem levar a novas abordagens terapêuticas para combater infecções fúngicas, bem como tratar outras doenças de relevância da cavidade bucal.

RESUMO

O micobioma bucal é o conjunto de fungos que habitam a cavidade bucal. Enquanto as bactérias correspondem a 99% dos microrganismos isolados da boca, os fungos constituem menos de 0,1% do total de microrganismos. Embora menos abundantes, os fungos têm grande importância na odontologia. Atualmente, cerca de 100 espécies de fungos já foram identificadas na cavidade bucal graças aos avanços no sequenciamento genético. Vários estudos analisaram a composição do micobioma em amostras de saliva, mucosa e biofilme, encontrando-se entre os gêneros mais frequentes: *Candida* spp., *Cladosporium* spp., *Saccharomyces* spp., *Penicillium* spp. e *Malassezia* spp. Inquestionavelmente, o gênero *Candida* spp. é o mais prevalente em ambos os estados, de saúde e doença. Outros fungos associados com doenças bucais incluem *Paracoccidioides* spp., *Histoplasma* spp., *Coccidioides* spp., *Sporothrix* spp., *Aspergillus fumigatus*, agentes de mucormicose e *Cryptococcus* spp., que muitas vezes podem ser indicativos de uma doença sistêmica mais grave. O micobioma bucal também tem participação em doenças bacterianas, como cárie dentária, infecções endodônticas e doença periodontal, além de terem possível influência no câncer bucal. Embora muito já se tenha avançado na caracterização do micobioma bucal, estudos futuros são necessários para o entendimento de como os fungos interagem com a microbiota e o sistema imunológico bucal, permitindo assim uma melhor compreensão sobre a transição entre os estados de saúde-doença e o desenvolvimento de novas abordagens terapêuticas.

QUESTÕES

1. Em relação às características gerais dos fungos, assinale a alternativa incorreta:
   a) Os fungos podem apresentar-se como leveduras e formas filamentosas.
   b) As células fúngicas são constituídas por parede celular rígida composta por quitina, manana e glucano.
   c) Os fungos são seres vivos eucarióticos e aeróbios obrigatórios ou facultativos.
   d) As hifas são organismos unicelulares.
   e) Grande parte dos fungos patogênicos é dimórfica.

2. O gênero *Candida* pode colonizar a cavidade bucal humana como comensal e causar infecções na presença de fatores predisponentes. Considerando essa afirmação, assinale a alternativa incorreta:
   a) Entre os mecanismos de virulência de *Candida*, podem-se citar a capacidade de aderência às mucosas, a transição morfológica e a produção de enzimas histolíticas.
   b) A capacidade de formação de biofilmes por *Candida* spp. aumenta sua resistência aos componentes do sistema imunológico e aos tratamentos antifúngicos.
   c) *Candida albicans* é a única espécie do gênero *Candida* capaz de causar candidíase.
   d) Entre os fatores predisponentes para a candidíase bucal estão as condições de imunossupressão e o uso de antibióticos de largo espectro de ação.
   e) A candidíase é a infecção fúngica mais comum na cavidade bucal.

3. Paciente de 57 anos, realizando tratamento oncológico radioterápico para câncer de cabeça e pescoço, procurou atendimento odontológico com queixa de ardência em boca. Ao exame físico intrabucal, foram observadas inúmeras placas brancas que cediam à raspagem em palato duro, palato mole, mucosa jugal e fundo de vestíbulo. O leito da lesão era eritematoso. Qual a principal hipótese de diagnóstico e forma de tratamento para esta condição?
   a) Candidíase eritematosa crônica – iniciar com nistatina suspensão oral (100.000 UI), 4 vezes por dia e reavaliar. Caso não tenha resposta, iniciar tratamento sistêmico.
   b) Candidíase eritematosa aguda – iniciar com antifúngico sistêmico tipo fluconazol 100 mg, dose única diária, durante 7 a 14 dias.
   c) Candidíase pseudomembranosa – iniciar com nistatina suspensão oral (100.000 UI), 4 vezes por dia, e reavaliar a cada semana. Caso não tenha resposta após pelo menos 15 dias, deve-se iniciar tratamento sistêmico.
   d) Candidíase eritematosa aguda – iniciar com antifúngico sistêmico tipo fluconazol 100 mg, dose única diária, durante 7 a 14 dias.
   e) Candidíase pseudomembranosa – iniciar com antifúngico sistêmico tipo nistatina 100 mg, dose única diária, durante 7 a 14 dias.

4. Paciente do gênero masculino, 23 anos, agricultor, procura o serviço de emergência do hospital de clínicas com queixa de diarreia, dispneia e febre há 15 dias. Relatou dificuldade respiratória com início 20 dias antes da internação, tratada com azitromicina e amoxicilina + clavulanato, sem melhoras. Relata perda de peso acentuada neste período. Trouxe uma tomografia computadorizada de tórax com aspecto sugestivo de uma doença infecciosa. Negou o uso de drogas e álcool. Em boca foi observada úlcera com base necrótica e bordas elevadas em mucosa jugal, dolorosa à palpação. Foram realizados exames laboratoriais que foram negativos, a saber: VDRL (teste para diagnóstico de sífilis), anti-HCV (teste para detecção de anticorpos contra o vírus da hepatite C), anti-HIV (teste para detecção de anticorpos contra o vírus da Aids), histoplasmose, hepatite B. Em relação ao caso clínico, assinale a alternativa INCORRETA:
   a) Provavelmente trata-se de uma micose superficial e pode ser tratada com antifúngicos tópicos.
   b) Existe a necessidade de estabelecimento do diagnóstico e são necessários biópsia incisional da lesão bucal seguida de exame histopatológico.
   c) As informações da anamnese a respeito de febre, dispneia e perda de peso são indicativos importantes de comprometimento sistêmico.
   d) Deve ser realizada investigação pulmonar com exames de imagem.
   e) Deve-se investigar a condição imunológica do paciente, pois pode se tratar de um quadro de doença infecciosa sistêmica com manifestação bucal.

Gabarito: 1d, 2c, 3c, 4a

REFERÊNCIAS

1. Bandara H, Panduwawala CP, Samaranayake LP. Biodiversity of the human oral mycobiome in health and disease. Oral Dis. 2019;25(2):363-71.
2. Ghannoum MA, Jurevic RJ, Mukherjee PK, Cui F, Sikaroodi M, Naqvi A, et al. Characterization of the oral fungal microbiome (mycobiome) in healthy individuals. PLoS Pathog. 2010;6(1):e1000713.
3. Baumgardner DJ. Oral fungal microbiota: to thrush and beyond. J Patient Cent Res Rev. 2019;6(4):252-61.
4. Diaz PI, Dongari-Bagtzoglou A. Critically appraising the significance of the oral mycobiome. J Dent Res. 2021;100(2):133-40.
5. Min K, Neiman AM, Konopka JB. Fungal pathogens: shape--shifting invaders. Trends Microbiol. 2020;28(11):922-33.
6. Gow NAR, Latge JP, Munro CA. The fungal cell wall: structure, biosynthesis, and function. Microbiol Spectr. 2017;5(3).
7. Millsop JW, Fazel N. Oral candidiasis. Clin Dermatol. 2016;34(4):487-94.
8. Lewis MAO, Williams DW. Diagnosis and management of oral candidosis. Br Dent J. 2017;223(9):675-81.
9. Hellstein JW, Marek CL. Candidiasis: red and white manifestations in the oral cavity. Head Neck Pathol. 2019;13(1):25-32.
10. Patil S, Rao RS, Majumdar B, Anil S. Clinical appearance of oral Candida infection and therapeutic strategies. Front Microbiol. 2015;6:1391.
11. Lombardi A, Ouanounou A. Fungal infections in dentistry: Clinical presentations, diagnosis, and treatment alternatives. Oral Surg Oral Med Oral Pathol Oral Radiol. 2020;130(5):533-46.
12. Junqueira JC, Vilela SFG, Rossoni RD, Barbosa JO, Costa ACBP, Rasteiro VMC, et al. Oral colonization by yeasts in HIV-positive patients in Brazil. Rev Inst Med Trop S Paulo. 2012;54(1):17-24.
13. Biswal M, Rudramurthy SM, Jain N, Shamanth AS, Sharma D, Jain K, et al. Controlling a possible outbreak of Candida auris infection: lessons learnt from multiple interventions. J Hosp Infect. 2017;97(4):363-70.
14. Talapko J, Juzbasic M, Matijevic T, Pustijanac E, Bekic S, Kotris I, et al. Candida albicans-the virulence factors and clinical manifestations of infection. J Fungi (Basel). 2021;7(2).
15. 15. Ponde NO, Lortal L, Ramage G, Naglik JR, Richardson JP. Candida albicans biofilms and polymicrobial interactions. Crit Rev Microbiol. 2021:1-21.
16. O'Donnell LE, Robertson D, Nile CJ, Cross LJ, Riggio M, Sherriff A, et al. The oral microbiome of denture wearers is influenced by levels of natural dentition. PLoS One. 2015;10(9):e0137717.
17. Shi B, Wu T, McLean J, Edlund A, Young Y, He X, et al. The denture-associated oral microbiome in health and stomatitis. mSphere. 2016;1(6).
18. Warnakulasuriya S, Kujan O, Aguirre-Urizar JM, Bagan JV, Gonzalez-Moles MA, Kerr AR, et al. Oral potentially malignant disorders: a consensus report from an international seminar on nomenclature and classification, convened by the WHO Collaborating Centre for Oral Cancer. Oral Dis. 2020.
19. Telles DR, Karki N, Marshall MW. Oral Fungal Infections: Diagnosis and management. Dent Clin North Am. 2017;61(2):319-49.
20. Iatta R, Napoli C, Borghi E, Montagna MT. Rare mycoses of the oral cavity: a literature epidemiologic review. Oral Surg Oral Med Oral Pathol Oral Radiol Endod. 2009;108(5):647-55.
21. Deepa A, Nair BJ, Sivakumar T, Joseph AP. Uncommon opportunistic fungal infections of oral cavity: a review. J Oral Maxillofac Pathol. 2014;18(2):235-43.
22. Limper AH, Adenis A, Le T, Harrison TS. Fungal infections in HIV/AIDS. Lancet Infect Dis. 2017;17(11):e334-e43.
23. Chen X, Liao B, Cheng L, Peng X, Xu X, Li Y, et al. The microbial coinfection in COVID-19. Appl Microbiol Biotechnol. 2020;104(18):7777-85.
24. de Macedo PM, Freitas DFS, Varon AG, Lamas CDC, Ferreira LCF, Freitas AD, et al. COVID-19 and acute juvenile paracoccidioidomycosis coinfection. PLoS Negl Trop Dis. 2020;14(8):e0008559.
25. Dziedzic A, Wojtyczka R. The impact of coronavirus infectious disease 19 (COVID-19) on oral health. Oral Dis. 2021;27 Suppl 3:703-6.
26. Queiroz-Telles F, Fahal AH, Falci DR, Caceres DH, Chiller T, Pasqualotto AC. Neglected endemic mycoses. Lancet Infect Dis. 2017;17(11):e367-e77.
27. Colombo AL, Tobon A, Restrepo A, Queiroz-Telles F, Nucci M. Epidemiology of endemic systemic fungal infections in Latin America. Med Mycol. 2011;49(8):785-98.
28. Coutinho ZF, Silva D, Lazera M, Petri V, Oliveira RM, Sabroza PC, et al. Paracoccidioidomycosis mortality in Brazil (1980-1995). Cad Saude Publica. 2002;18(5):1441-54.
29. Martinez R. New trends in paracoccidioidomycosis epidemiology. J Fungi (Basel). 2017;3(1).
30. Shikanai-Yasuda MA, Mendes RP, Colombo AL, Queiroz-Telles F, Kono ASG, Paniago AMM, et al. Brazilian guidelines for the clinical management of paracoccidioidomycosis. Rev Soc Bras Med Trop. 2017;50(5):715-40.
31. Turissini DA, Gomez OM, Teixeira MM, McEwen JG, Matute DR. Species boundaries in the human pathogen Paracoccidioides. Fungal Genet Biol. 2017;106:9-25.
32. de Oliveira HC, Assato PA, Marcos CM, Scorzoni L, de Paula ESAC, Da Silva Jde F, et al. Paracoccidioides-host interaction: an overview on recent advances in the paracoccidioidomycosis. Front Microbiol. 2015;6:1319.
33. Mendes RP, Cavalcante RS, Marques SA, Marques MEA, Venturini J, Sylvestre TF, et al. Paracoccidioidomycosis: current perspectives from Brazil. Open Microbiol J. 2017;11:224-82.
34. Abreu e Silva MA, Salum FG, Figueiredo MA, Cherubini K. Important aspects of oral paracoccidioidomycosis--a literature review. Mycoses. 2013;56(3):189-99.
35. de Arruda JAA, Schuch LF, Abreu LG, Silva LVO, Mosconi C, Monteiro J, et al. A multicentre study of oral paracoccidioidomycosis: analysis of 320 cases and literature review. Oral Dis. 2018;24(8):1492-502.
36. Marques SA. Fungal infections of the mucous membrane. Dermatol Ther. 2010;23(3):243-50.
37. Trindade AH, Meira HC, Pereira IF, de Lacerda JCT, de Mesquita RA, Santos VR. Oral paracoccidioidomycosis: retrospective analysis of 55 Brazilian patients. Mycoses. 2017;60(8):521-5.
38. Webber LP, Martins MD, de Oliveira MG, Munhoz EA, Carrard VC. Disseminated paracoccidioidomycosis diagnosis based on oral lesions. Contemp Clin Dent. 2014;5(2):213-6.
39. Brazao-Silva MT, Andrade MF, Franco T, Ribeiro RI, Silva Wdos S, Faria G, et al. Paracoccidioidomycosis: a series of 66 patients with oral lesions from an endemic area. Mycoses. 2011;54(4):e189-95.
40. Sardi Jde C, Pitangui Nde S, Voltan AR, Braz JD, Machado MP, Fusco Almeida AM, et al. In vitro Paracoccidioides brasiliensis biofilm and gene expression of adhesins and hydrolytic enzymes. Virulence. 2015;6(6):642-51.
41. Oliveira LT, Medina-Alarcon KP, Singulani JL, Fregonezi NF, Pires RH, Arthur RA, et al. Dynamics of mono- and dual-species biofilm formation and interactions between Paracoccidioides brasiliensis and Candida albicans. Front Microbiol. 2020;11:551256.
42. da Silva JF, de Oliveira HC, Marcos CM, Assato PA, Fusco-Almeida AM, Mendes-Giannini MJS. Advances and challenges in paracoccidioidomycosis serology caused by Paracoccidioides species complex: an update. Diagn Microbiol Infect Dis. 2016;84(1):87-94.

43. Pinheiro BG, Hahn RC, Camargo ZP, Rodrigues AM. Molecular tools for detection and identification of Paracoccidioides species: current status and future perspectives. J Fungi (Basel). 2020;6(4).
44. Almeida MA, Almeida-Silva F, Guimaraes AJ, Almeida-Paes R, Zancope-Oliveira RM. The occurrence of histoplasmosis in Brazil: a systematic review. Int J Infect Dis. 2019;86:147-56.
45. Adenis AA, Valdes A, Cropet C, McCotter OZ, Derado G, Couppie P, et al. Burden of HIV-associated histoplasmosis compared with tuberculosis in Latin America: a modelling study. Lancet Infect Dis. 2018;18(10):1150-9.
46. Damasceno LS, Ramos AN, Jr., Alencar CH, Goncalves MV, de Mesquita JR, Soares AT, et al. Disseminated histoplasmosis in HIV-infected patients: determinants of relapse and mortality in a north-eastern area of Brazil. Mycoses. 2014;57(7):406-13.
47. Giacomazzi J, Baethgen L, Carneiro LC, Millington MA, Denning DW, Colombo AL, et al. The burden of serious human fungal infections in Brazil. Mycoses. 2016;59(3):145-50.
48. Ferreira OG, Cardoso SV, Borges AS, Ferreira MS, Loyola AM. Oral histoplasmosis in Brazil. Oral Surg Oral Med Oral Pathol Oral Radiol Endod. 2002;93(6):654-9.
49. Akin L, Herford AS, Cicciu M. Oral presentation of disseminated histoplasmosis: a case report and literature review. J Oral Maxillofac Surg. 2011;69(2):535-41.
50. de Paulo LF, Rosa RR, Durighetto Junior AF. Primary localized histoplasmosis: oral manifestations in immunocompetent patients. Int J Infect Dis. 2013;17(2):e139-40.
51. Pincelli T, Enzler M, Davis M, Tande AJ, Comfere N, Bruce A. Oropharyngeal histoplasmosis: a report of 10 cases. Clin Exp Dermatol. 2019;44(5):e181-e8.
52. Souza BC, Munerato MC. Oral manifestation of histoplasmosis on the palate. An Bras Dermatol. 2017;92(5 Suppl 1):107-9.
53. Epifanio RN, Brannon RB, Muzyka BC. Disseminated histoplasmosis with oral manifestation. Spec Care Dentist. 2007;27(6):236-9.
54. Khetarpal S, Mhapsekar T, Nagar R, Parihar A. Oral histoplasmosis masquerading as acute necrotizing ulcerative gingivitis: a rare case report. Int J Health Sci (Qassim). 2019;13(5):37-40.
55. Goodwin RA, Jr., Shapiro JL, Thurman GH, Thurman SS, Des Prez RM. Disseminated histoplasmosis: clinical and pathologic correlations. Medicine (Baltimore). 1980;59(1):1-33.
56. Antonello VS, Zaltron VF, Vial M, Oliveira FM, Severo LC. Oropharyngeal histoplasmosis: report of eleven cases and review of the literature. Rev Soc Bras Med Trop. 2011;44(1):26-9.
57. de Freitas Filho SAJ, Garcia NG, de Souza MC, Oliveira DT. A case of oral histoplasmosis concomitant with pulmonary tuberculosis. Case Rep Dent. 2019;2019:6895481.
58. Swindells S, Durham T, Johansson SL, Kaufman L. Oral histoplasmosis in a patient infected with HIV. A case report. Oral Surg Oral Med Oral Pathol. 1994;77(2):126-30.
59. Scheel CM, Gomez BL. Diagnostic methods for histoplasmosis: focus on endemic countries with variable infrastructure levels. Curr Trop Med Rep. 2014;1(2):129-37.
60. Bajwa AK, Rongkavilit C. Update on coccidioidomycosis in the United States and beyond. Glob Pediatr Health. 2020;7:2333794X20969282.
61. Hector RF, Laniado-Laborin R. Coccidioidomycosis--a fungal disease of the Americas. PLoS Med. 2005;2(1):e2.
62. Laniado-Laborin R, Arathoon EG, Canteros C, Muniz-Salazar R, Rendon A. Coccidioidomycosis in Latin America. Med Mycol. 2019;57(Supplement_1):S46-S55.
63. Kirkland TN, Fierer J. Coccidioides immitis and posadasii; a review of their biology, genomics, pathogenesis, and host immunity. Virulence. 2018;9(1):1426-35.
64. Deus Filho A, Deus AC, Meneses Ade O, Soares AS, Lira AL. [Skin and mucous membrane manifestations of coccidioidomycosis: a study of thirty cases in the Brazilian states of Piaui and Maranhao]. An Bras Dermatol. 2010;85(1):45-51.
65. Deus Filho A. Chapter 2: coccidioidomycosis. J Bras Pneumol. 2009;35(9):920-30.
66. Rodrigues AM, de Hoog G, Zhang Y, de Camargo ZP. Emerging sporotrichosis is driven by clonal and recombinant Sporothrix species. Emerg Microbes Infect. 2014;3(5):e32.
67. Rodrigues AM, de Hoog GS, de Camargo ZP. Sporothrix species causing outbreaks in animals and humans driven by animal-animal transmission. PLoS Pathog. 2016;12(7):e1005638.
68. Orofino-Costa R, Macedo PM, Rodrigues AM, Bernardes-Engemann AR. Sporotrichosis: an update on epidemiology, etiopathogenesis, laboratory and clinical therapeutics. An Bras Dermatol. 2017;92(5):606-20.
69. Aarestrup FM, Guerra RO, Vieira BJ, Cunha RM. Oral manifestation of sporotrichosis in AIDS patients. Oral Dis. 2001;7(2):134-6.
70. Fontes PC, Kitakawa D, Carvalho YR, Brandao AA, Cabral LA, Almeida JD. Sporotrichosis in an HIV-positive man with oral lesions: a case report. Acta Cytol. 2007;51(4):648-50.
71. Lopes-Bezerra LM, Mora-Montes HM, Zhang Y, Nino-Vega G, Rodrigues AM, de Camargo ZP, et al. Sporotrichosis between 1898 and 2017: the evolution of knowledge on a changeable disease and on emerging etiological agents. Med Mycol. 2018;56(suppl_1):126-43.
72. Latge JP, Chamilos G. Aspergillus fumigatus and Aspergillosis in 2019. Clin Microbiol Rev. 2019;33(1).
73. Muzyka BC, Epifanio RN. Update on oral fungal infections. Dent Clin North Am. 2013;57(4):561-81.
74. Samaranayake LP, Keung Leung W, Jin L. Oral mucosal fungal infections. Periodontol 2000. 2009;49:39-59.
75. Costa Paiva SS, Viana de Siqueira AP, Damaceno Costa L, Saddi Godinho TC, Marques Fortes P, Sucasas Costa P. Invasive oral and nasal aspergillosis in an immunocompetent child. Lancet Infect Dis. 2020;20(2):260.
76. Ganesh P, Nagarjuna M, Shetty S, Kumar P, Bhat V, Salins PC. Invasive aspergillosis presenting as swelling of the buccal mucosa in an immunocompetent individual. Oral Surg Oral Med Oral Pathol Oral Radiol. 2015;119(2):e60-4.
77. Rubin MM, Jui V, Sadoff RS. Oral aspergillosis in a patient with acquired immunodeficiency syndrome. J Oral Maxillofac Surg. 1990;48(9):997-9.
78. Arvanitis M, Mylonakis E. Diagnosis of invasive aspergillosis: recent developments and ongoing challenges. Eur J Clin Invest. 2015;45(6):646-52.
79. Bassetti M, Giacobbe DR, Grecchi C, Rebuffi C, Zuccaro V, Scudeller L, et al. Performance of existing definitions and tests for the diagnosis of invasive aspergillosis in critically ill, adult patients: A systematic review with qualitative evidence synthesis. J Infect. 2020;81(1):131-46.
80. Reid G, Lynch JP, 3rd, Fishbein MC, Clark NM. Mucormycosis. Semin Respir Crit Care Med. 2020;41(1):99-114.
81. Bonifaz A, Tirado-Sanchez A, Paredes-Farrera F, Moreno-Moreno J, Araiza J, Gonzalez GM. Oral involvement in mucormycosis. A retrospective study of 55 cases. Enferm Infecc Microbiol Clin. 2020.
82. Cornely OA, Alastruey-Izquierdo A, Arenz D, Chen SCA, Dannaoui E, Hochhegger B, et al. Global guideline for the diagnosis and management of mucormycosis: an initiative of the European Confederation of Medical Mycology in cooperation with the Mycoses Study Group Education and Research Consortium. Lancet Infect Dis. 2019;19(12):e405-e21.
83. Skiada A, Lass-Floerl C, Klimko N, Ibrahim A, Roilides E, Petrikkos G. Challenges in the diagnosis and treatment of mucormycosis. Med Mycol. 2018;56(suppl_1):93-101.
84. Glick M, Cohen SG, Cheney RT, Crooks GW, Greenberg MS. Oral manifestations of disseminated Cryptococcus neoformans in a patient with acquired immunodeficiency syndrome. Oral Surg Oral Med Oral Pathol. 1987;64(4):454-9.
85. Patel S, Navas M, Batt C, Jump RL. Oral cryptococcosis in a patient with chronic lymphocytic leukemia. Int J Infect Dis. 2016;50:18-20.

86. Chapple IL, Hamburger J. The significance of oral health in HIV disease. Sex Transm Infect. 2000;76(4):236-43.
87. Zavala S, Baddley JW. Cryptococcosis. Semin Respir Crit Care Med. 2020;41(1):69-79.
88. Bonifaz A, Vazquez-Gonzalez D, Macias B, Paredes-Farrera F, Hernandez MA, Araiza J, et al. Oral geotrichosis: report of 12 cases. J Oral Sci. 2010;52(3):477-83.
89. Lai CC, Yu WL. COVID-19 associated with pulmonary aspergillosis: a literature review. J Microbiol Immunol Infect. 2020.
90. Song G, Liang G, Liu W. Fungal co-infections associated with global COVID-19 pandemic: a clinical and diagnostic perspective from China. Mycopathologia. 2020;185(4):599-606.
91. Liang J, Peng X, Zhou X, Zou J, Cheng L. Emerging applications of drug delivery systems in oral infectious diseases prevention and treatment. Molecules. 2020;25(3).
92. Quindos G, Gil-Alonso S, Marcos-Arias C, Sevillano E, Mateo E, Jauregizar N, et al. Therapeutic tools for oral candidiasis: current and new antifungal drugs. Med Oral Patol Oral Cir Bucal. 2019;24(2):e172-e80.
93. Fang J, Huang B, Ding Z. Efficacy of antifungal drugs in the treatment of oral candidiasis: a Bayesian network meta-analysis. J Prosthet Dent. 2021;125(2):257-65.
94. Silvestre ALP, Di Filippo LD, Besegato JF, de Annunzio SR, Almeida Furquim de Camargo B, de Melo PBG, et al. Current applications of drug delivery nanosystems associated with antimicrobial photodynamic therapy for oral infections. Int J Pharm. 2021;592:120078.
95. Singh A, Gauri M, Gautam P, Gautam D, Haq M, Handa AC, et al. Head and neck involvement with histoplasmosis; the great masquerader. Am J Otolaryngol. 2019;40(5):678-83.
96. Jeong W, Keighley C, Wolfe R, Lee WL, Slavin MA, Chen SC, et al. Contemporary management and clinical outcomes of mucormycosis: a systematic review and meta-analysis of case reports. Int J Antimicrob Agents. 2019;53(5):589-97.
97. Jovic Z, Jankovic SM, Ruzic Zecevic D, Milovanovic D, Stefanovic S, Folic M, et al. Clinical pharmacokinetics of second-generation triazoles for the treatment of invasive aspergillosis and candidiasis. Eur J Drug Metab Pharmacokinet. 2019;44(2):139-57.
98. Baraniya D, Chen T, Nahar A, Alakwaa F, Hill J, Tellez M, et al. Supragingival mycobiome and inter-kingdom interactions in dental caries. J Oral Microbiol. 2020;12(1):1729305.
99. Eidt G, Waltermann EDM, Hilgert JB, Arthur RA. Candida and dental caries in children, adolescents and adults: a systematic review and meta-analysis. Arch Oral Biol. 2020;119:104876.
100. Falsetta ML, Klein MI, Colonne PM, Scott-Anne K, Gregoire S, Pai CH, et al. Symbiotic relationship between Streptococcus mutans and Candida albicans synergizes virulence of plaque biofilms in vivo. Infect Immun. 2014;82(5):1968-81.
101. Yoo YJ, Kim AR, Perinpanayagam H, Han SH, Kum KY. Candida albicans virulence factors and pathogenicity for endodontic infections. Microorganisms. 2020;8(9).
102. Gomes C, Fidel S, Fidel R, de Moura Sarquis MI. Isolation and taxonomy of filamentous fungi in endodontic infections. J Endod. 2010;36(4):626-9.
103. Persoon IF, Buijs MJ, Ozok AR, Crielaard W, Krom BP, Zaura E, et al. The mycobiome of root canal infections is correlated to the bacteriome. Clin Oral Investig. 2017;21(5):1871-81.
104. Alshanta OA, Shaban S, Nile CJ, McLean W, Ramage G. Candida albicans biofilm heterogeneity and tolerance of clinical isolates: implications for secondary endodontic infections. Antibiotics (Basel). 2019;8(4).
105. Rubio NA, Puia S, Toranzo S, Brusca MI. [Fungal invasion of connective tissue in patients with gingival-periodontal disease]. Rev Iberoam Micol. 2015;32(1):20-4.
106. Sztukowska MN, Dutton LC, Delaney C, Ramsdale M, Ramage G, Jenkinson HF, et al. Community development between Porphyromonas gingivalis and Candida albicans mediated by InlJ and Als3. mBio. 2018;9(2).
107. Wu T, Cen L, Kaplan C, Zhou X, Lux R, Shi W, et al. Cellular components mediating coadherence of Candida albicans and Fusobacterium nucleatum. J Dent Res. 2015;94(10):1432-8.
108. Bor B, Cen L, Agnello M, Shi W, He X. Morphological and physiological changes induced by contact-dependent interaction between Candida albicans and Fusobacterium nucleatum. Sci Rep. 2016;6:27956.
109. Engku Nasrullah Satiman EAF, Ahmad H, Ramzi AB, Abdul Wahab R, Kaderi MA, Wan Harun WHA, et al. The role of Candida albicans candidalysin ECE1 gene in oral carcinogenesis. J Oral Pathol Med. 2020;49(9):835-41.
110. Costa AC, Pereira CA, Freire F, Junqueira JC, Jorge AO. Methods for obtaining reliable and reproducible results in studies of Candida biofilms formed in vitro. Mycoses. 2013;56(6):614-22.
111. Junqueira JC, Fuchs BB, Muhammed M, Coleman JJ, Suleiman JM, Vilela SF, et al. Oral Candida albicans isolates from HIV-positive individuals have similar in vitro biofilm-forming ability and pathogenicity as invasive Candida isolates. BMC Microbiol. 2011;11:247.
112. Rossoni RD, Dos Santos Velloso M, Figueiredo LMA, Martins CP, Jorge AOC, Junqueira JC. Clinical strains of Lactobacillus reduce the filamentation of Candida albicans and protect Galleria mellonella against experimental candidiasis. Folia Microbiol (Praha). 2018;63(3):307-14.
113. Rossoni RD, Ribeiro FC, Dos Santos HFS, Dos Santos JD, Oliveira NS, Dutra M, et al. Galleria mellonella as an experimental model to study human oral pathogens. Arch Oral Biol. 2019;101:13-22.
114. Grizante Bariao PH, Tonani L, Cocio TA, Martinez R, Nascimento E, von Zeska Kress MR. Molecular typing, in vitro susceptibility and virulence of Cryptococcus neoformans/Cryptococcus gattii species complex clinical isolates from south-eastern Brazil. Mycoses. 2020;63(12):1341-51.
115. Singulani JL, Galeane MC, Ramos MD, Gomes PC, Dos Santos CT, de Souza BM, et al. Antifungal activity, toxicity, and membranolytic action of a mastoparan analog peptide. Front Cell Infect Microbiol. 2019;9:419.
116. Scorzoni L, de Paula ESACA, de Oliveira HC, Marcos CM, Singulani JL, Fusco-Almeida AM, et al. Can passage in Galleria mellonella activate virulence factors of Paracoccidioides brasiliensis as in the murine model? Med Mycol. 2018;56(3):374-7.
117. Staczek S, Zdybicka-Barabas A, Wiater A, Pleszczynska M, Cytrynska M. Activation of cellular immune response in insect model host Galleria mellonella by fungal alpha-1,3-glucan. Pathog Dis. 2020;78(9).
118. Costa AC, Pereira CA, Junqueira JC, Jorge AO. Recent mouse and rat methods for the study of experimental oral candidiasis. Virulence. 2013;4(5):391-9.

CAPÍTULO 13

Arqueoma da cavidade bucal

- Nailê Damé-Teixeira
- Jéssica Alves de Cena
- Aline Belmok
- Cynthia Maria Kyaw

✔ PONTOS IMPORTANTES

- O domínio *Archaea* é formado por um grupo de organismos que historicamente foram associados à colonização de ambientes extremos à vida, mas hoje sabe-se que esses microrganismos estão presentes em diferentes ambientes terrestres e aquáticos, não estando limitados a condições extremas.
- As arqueias são organismos ubíquos em nosso planeta, sendo encontrados virtualmente em todos os ambientes, inclusive como membros da microbiota normal de seres humanos (tais como no trato gastrointestinal, pele, sistema respiratório, vagina e na cavidade oral). As evidências sugerem que a colonização do corpo humano pelas arqueias é sítio-específica.
- As arqueias são microrganismos procarióticos que apresentam algumas características de bactérias, algumas de eucariotos, além de características exclusivas.
- A maior diversidade de arqueias no corpo humano é encontrada no intestino, onde esses microrganismos parecem estabelecer uma relação de sintrofia com o bacterioma intestinal. Arqueias são também normalmente encontradas na pele, no trato respitatório e no trato genito-urinário feminino.
- Evidências sugerem que arqueias são membros da microbiota indígena de vários sítios bucais, como biofilmes subgengivais, sistemas radiculares endodônticos, dentina cariada, saliva, além de saburra lingual, tanto em situação de saúde quanto de doença. Ainda há muitas questões quanto à prevalência e diversidade de arqueias na cavidade oral e seu potencial patogênico e interações no microbioma oral permanecem pouco conhecidos.
- Pelo fato das arqueias metabolizarem compostos que poderiam ser tóxicos às bactérias patogênicas, elas colaborariam para a sobrevivência das bactérias patogênicas. Por isso, acredita-se que as arqueias atuem como patógenos secundários por propiciar condições favoráveis ao crescimento dos patógenos primários.

O DOMÍNIO *ARCHAEA* – UM POUCO DE SUA HISTÓRIA

Quando o assunto envolve as arqueias, também chamadas por alguns de arqueobactérias, uma série de informações e conceitos imprecisos vem à tona. Até hoje, muitos acreditam que estes organismos são os ancestrais das bactérias, pois o prefixo arqueo assim sugere. Outros afirmam que as arqueias são organismos que habitam ambientes inóspitos, impossíveis à vida. Tais afirmações correspondem às primeiras conclusões obtidas nos estudos pioneiros destes organismos. No entanto, ao longo de sua história, estas ideias caíram por terra, uma vez que os resultados de centenas de trabalhos revelam que as arqueias não são os ancestrais das bactérias nem estão restritas a ambientes extremos. Na realidade, são organismos ubíquos em nosso planeta, sendo encontrados virtualmente em todos os ambientes, inclusive como membros da microbiota normal de seres humanos.

Os diferentes estudos que culminaram na proposta do domínio *Archaea* estão fortemente ligados à história e ao desenvolvimento da Microbiologia como ciência. Na década de 1960, os microbiologistas ainda debatiam o conceito de bactérias. Na época, o termo procarioto, definido pelo microscopista Edouard Chatton em 1938, foi resgatado por Stanier e van Niel (1962) e passou a ser utilizado como a principal característica que unificava os organismos descritos como bactérias.[1] Assim, muitas vezes os termos bactéria e procarioto passaram a ser utilizados como sinônimos. Vale ressaltar que os termos procarioto e eucarioto foram cunhados apenas para descrever dois tipos celulares distintos em termos de complexidade estrutural, sendo os procariotos células desprovidas de núcleo definido e organelas membranosas. No entanto, essa dicotomia passou a ser utilizada também para estabelecer relações evolutivas entre os seres vivos, como discutido de forma detalhada por Katscher (2004) em seu artigo sobre a história dos termos procarioto e eucarioto.[2]

Ao final dos anos 1960 e início da década de 1970, era consenso na comunidade científica que o estudo da filogenia de bactérias era impossível, visto se tratarem de seres microscópicos com tipos morfológicos similares, o que impedia qualquer inferência sobre suas relações evolutivas. Enquanto animais e vegetais eram classificados com base nos aspectos anatômicos e embrionários, o mesmo não podia ser adotado para as bactérias. Assim, em razão da simplicidade estrutural das células procarióticas quando comparadas às eucarióticas, tornou-se senso comum a ideia de que as bactérias consistiam em organismos primitivos, a partir dos quais os organismos eucarióticos se originaram. Tal conceito foi ainda mais sedimentado no artigo publicado por Robert Whittaker em 1969, que propunha a classificação dos seres vivos em cinco reinos (Monera, Protista, Fungi, Plantae e Animalia).[3]

Paralelamente, na mesma época, foram publicados os trabalhos pioneiros de filogenia molecular, que descreviam os resultados obtidos a partir de análises comparativas de sequências de aminoácidos de proteínas de organismos pouco relacionados. O trabalho publicado por Zuckerkandl e Pauling (1965) é considerado o marco zero da evolução molecular. Nesse artigo, intitulado "Moléculas como registros da história evolutiva", os autores compararam a sequência de aminoácidos presentes na hemoglobina de vários primatas, visando inferir as relações evolutivas entre eles.[4]

O artigo de Zuckerkandl e Pauling foi a pedra fundamental dos estudos sobre a filogenia molecular de procariotos, destacando-se os realizados por Carl Woese e seus colaboradores, que empregaram como sondas filogenéticas os RNAs ribossômicos (rRNA). Dentre os vários trabalhos, um de grande importância foi o publicado por Fox et al., em janeiro de 1977, em que os autores realizaram a análise comparativa de sequências de rRNA 16S de várias espécies da bactéria do gênero *Bacillus* a fim de verificar se os resultados obtidos seriam compatíveis com os obtidos por meio de técnicas tradicionais de classificação dessas espécies.[5] Os resultados obtidos nesse trabalho permitiram aos autores concluir que a metodologia de análise comparativa dos rRNAs 16S mostrava-se plenamente adequada para estudos envolvendo a sistemática de procariotos.

Nesse sentido, poucos meses depois, em outubro de 1977, Fox et al. publicaram outro artigo, que pode ser considerado a semente da futura classificação dos seres vivos em três domínios.[6] Nesse trabalho, os autores empregaram a mesma metodologia descrita anteriormente, dessa vez para classificar 16 organismos procarióticos, descritos como bactérias metanogênicas (produtoras de metano). Os resultados obtidos foram surpreendentes, pois quando comparadas a outras bactérias bastante conhecidas, como *Bacillus*, vibriões entéricos ou cianobactérias, as bactérias metanogênicas formavam um

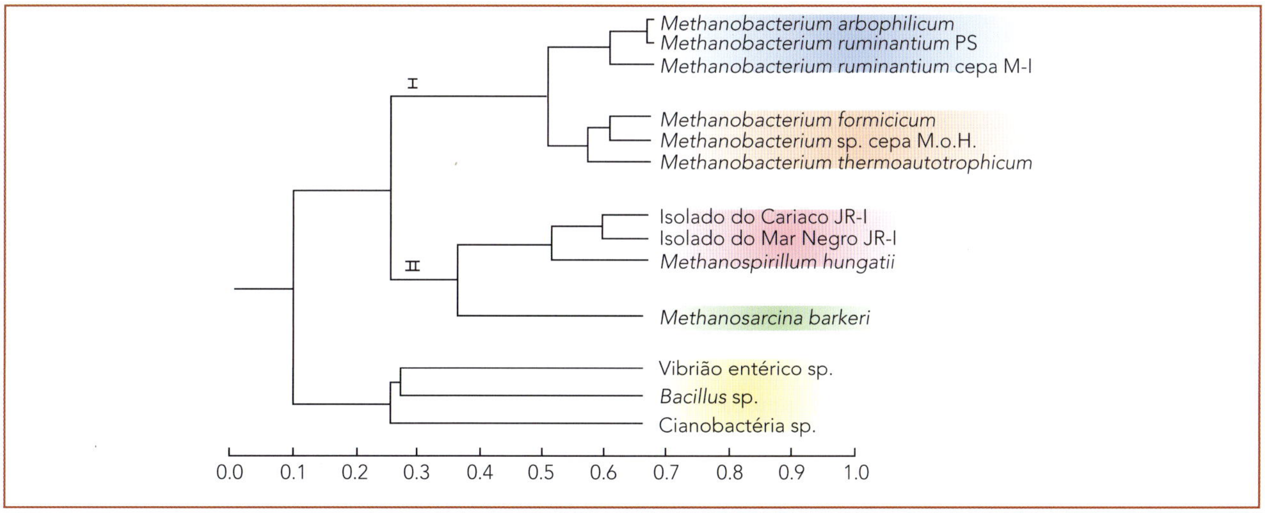

FIGURA 1 Dendrograma baseado em coeficientes de associação calculados a partir de catálogos de oligonucleotídeos de RNA ribossômico 16S. Revela que as chamadas "bactérias" metanogênicas correspondiam a um grupo (clado) distinto de organismos. A divisão dos organismos metanogênicos estudados à época em dois grupos filogenéticos (I e II) também foi evidenciada.

Fonte: adaptada de Fox et al., 1977.[6]

grupo (ou clado específico no dendograma) sem qualquer relação com este bem conhecido grupo de bactérias. Além disso, também era possível verificar que as bactérias metanogênicas organizavam-se em dois grupos claramente distintos (**Figura 1**).

A partir desses resultados promissores, novas amostras de bactérias e células eucarióticas foram submetidas às mesmas análises e os dados obtidos resultaram na publicação que pode ser considerada o marco de "nascimento" do domínio *Archaea*, à época ainda denominado reino *Archaebacteria*.[7] Nesse artigo, disponibilizado na versão impressa do periódico *Proceedings of the National Academy of Sciences of U.S.A.*, em 03 de novembro de 1977, Woese e Fox analisaram sequências de rRNA 16S e 18S de três células eucarióticas, seis bactérias e quatro bactérias metanogênicas. Mais uma vez, os resultados eram contundentes, no sentido de mostrar claramente que esses organismos se agrupavam em clados distintos, quando organizados em dendrogramas. Por essa razão, os autores propuseram que os organismos procarióticos deveriam ser separados em dois reinos primários, denominados *Eubacteria* (as bactérias "verdadeiras") e *Archaebacteria* (as bactérias "ancestrais"), enquanto os eucariotos analisados seriam agrupados em um reino denominado *Urcariotos*.

Embora as bactérias metanogênicas fossem conhecidas há décadas, relatos de trabalhos realizados por outros pesquisadores revelavam que tais organismos não possuíam peptideoglicano em sua parede celular, o que contrariava a regra de ouro de que todas as bactérias que possuem parede celular possuem peptideoglicano nesta estrutura. Além disso, análises bioquímicas revelaram que as vias metabólicas empregadas na metanogênese eram absolutamente inéditas, nunca detectadas em outras bactérias ou em qualquer outro ser vivo. Assim, os achados de Woese et al. apenas reforçaram as diferenças deste grupo em relação às bactérias comumente conhecidas até então. Em seu artigo, os autores justificam a escolha da denominação arqueobactérias: "A aparente antiguidade do fenótipo metanogênico, além do fato de tal fenótipo parecer bastante adequado ao tipo de ambiente que provavelmente existia na Terra há 3-4 bilhões de anos, nos levou a denominar este reino de *Archaebacteria*".[7] Assim, naquele momento as arqueobactérias foram consideradas "ancestrais" das bactérias atuais, bastante conhecidas.

A repercussão desse artigo que propunha a separação dos procariotos nos reinos *Eubacteria* e *Archaeabacteria* foi catastrófica e Woese foi duramente criticado, principalmente pelos microbiologistas, que não estavam familiarizados com as metodologias de sequenciamento de ácidos nucleicos e com o uso de análises comparativas dessas sequências com finalidades filogenéticas. No entanto, apesar dos problemas e da hostilidade da comunidade científica, Woese não desistiu de sua hipótese e continuou realizando trabalhos com esses organismos, além de compilar uma série de dados publicados independentemente, por vários pesquisadores. Assim, em 1978 foi publicado um artigo intitulado "*Archaebacteria*", no qual as diferenças desses organismos em relação às bactérias são claramente apontadas.[8]

Na verdade, mesmo discordando ou desconhecendo os resultados apresentados por Woese, uma rápida busca nos artigos científicos publicados nessa mesma década de 1970, ou até mesmo na década de 1980, revela que apesar de Woese propor um "novo reino", vários trabalhos relatavam a detecção ou caracterização de "bactérias" oriundas de ambientes extremos.[9,10] Nesse sentido, é importantíssimo que fique claro que as arqueias não foram "descobertas" em 1977, pois o primeiro relato sobre arqueias data de 1878, quando um microrganismo foi isolado de amostras de sal usado para salgar bacalhau, nos EUA.[11] Assim, arqueias já existiam há milhares de anos, no entanto, somente em 1977 foram reconhecidas como um grupo separado das bactérias.[6]

No ano de 1990, com a popularização de técnicas de sequenciamento de DNA e da caracterização de inúmeras proteínas e demais moléculas presentes nos diferentes tipos celulares, mais uma vez Woese et al. publicam um artigo no qual propunham um novo sistema de classificação dos seres vivos, introduzindo uma nova categoria taxonômica, superior a reino, denominada domínio.[9] De acordo com essa proposta, os seres vivos seriam agrupados em três domínios: *Eukarya*, *Bacteria* e *Archaea*, que englobariam, respectivamente, os organismos eucarióticos, as bactérias e as antigas arqueobactérias (**Figura 2**). No artigo, Woese deixa claro que substitui o nome arqueobactéria por archaea (ou arqueia) exatamente pelo fato desses organismos não serem bactérias, mas sim um grupo de organismos procarióticos, com algumas outras características de bactérias, mas também com características de eucariotos e ainda características exclusivas,[9] as quais serão discutidas mais adiante.

Assim, após verificar que não somente seus estudos de análises comparativas dos rRNA 16S e 18S, mas também inúmeros estudos sobre lipídeos de membrana, estrutura de enzimas como RNA polimerase e análises da composição de paredes celulares indicavam a existência de três grupos distintos de organismos, finalmente a proposta de Woese, classificando os seres vivos em três domínios, passou a ser respeitada e aceita por grande parte da comunidade cientifica.

Atualmente, tal sistema de classificação vem sofrendo propostas de modificação, exatamente em razão dos inúmeros trabalhos que vêm sendo realizados com arqueias dos mais variados ambientes e pelo fato de se verificar que este domínio exibe muito mais semelhanças com eucariotos do que previamente imaginado. Existem correntes que defendem a separação dos seres vivos em dois domínios apenas: *Bacteria* e *Arkarya*, este último composto por arqueias e eucariotos.[12] Tal visão foi recentemente reforçada com a descrição de novas arqueias, cujas características celulares e genômicas apresentam muitas semelhanças com eucariotos, trazendo importantes pistas sobre a origem desses organismos (denominada eucariogênese).[13,14] Certamente os próximos anos ainda trarão muitos ingredientes a esse novo debate científico.

DIVERSIDADE DE *ARCHAEA*

O rápido desenvolvimento de ferramentas moleculares que embasaram os estudos em Microbiologia nas últimas

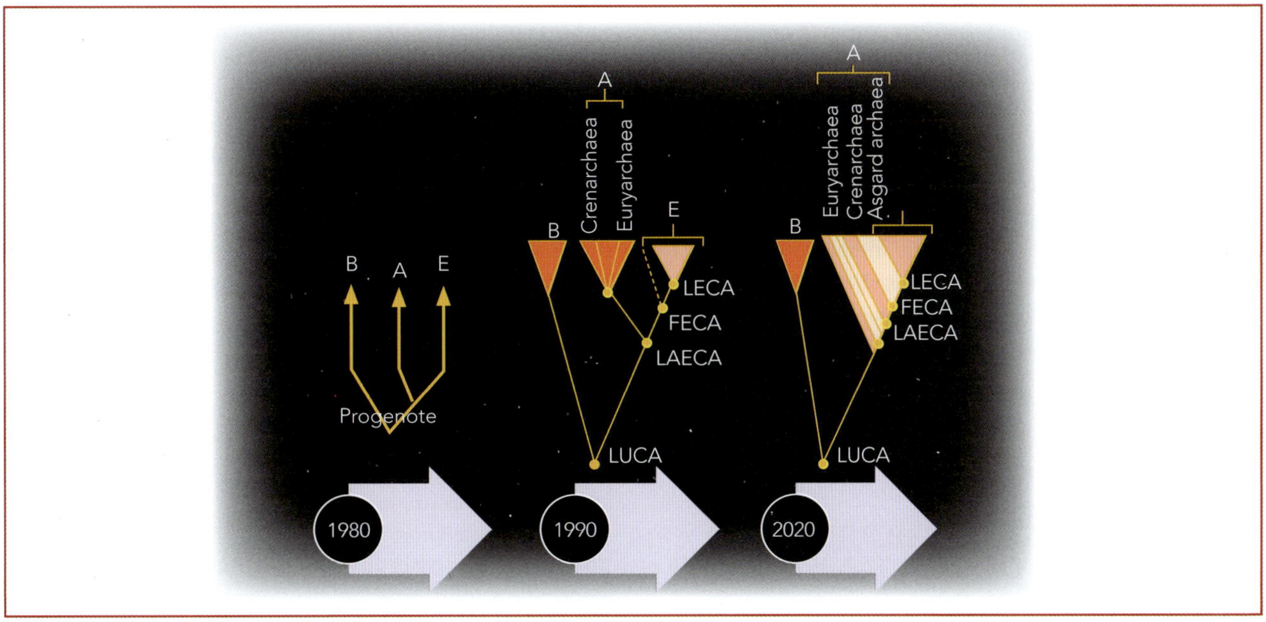

FIGURA 2 Evolução das propostas e árvores da vida. Nos anos 1980, os três domínios (*Bacteria*, B; *Archaea*, A; e *Eukarya*, E) já eram aceitos, com a bifurcação entre *Archaea* e *Eukarya*. Nos anos 1990, a árvore se torna mais robusta, com *Archaea* e *Eukarya* como domínios irmãos, que partilham um ancestral comum (LAECA, do inglês *last archaeal and eukaryal common ancestor*). Em 2020, estudos filogenéticos sugerem a existência de apenas dois domínios: *Bacteria* e *Archaea* (ou *Arkarya*, para alguns autores). Os eucariotos não seriam mais um domínio à parte, mas sim um grupo que surgiu a partir de *Archaea*. LUCA: último ancestral universal comum a todos os seres vivos (do inglês *last universal common ancestor*); FECA: primeiro organismo considerado um verdadeiro eucarioto (do inglês *first eukaryotic common ancestor*), com muitos descendentes que podem ter sido extintos (linha tracejada); LECA: último ancestral comum a todos os eucariotos que existem hoje (do inglês *last eukaryotic common ancestor*). Assim, o domínio *Archaea* não seria monofilético, uma vez que os filos *Euryarchaeota* e *Crenarchaeota* surgiram antes do LAECA.

Fonte: adaptada de Doolittle, 2020.[15]

décadas e, mais recentemente, o advento de tecnologias de sequenciamento de alto desempenho, vêm expandindo significativamente o conhecimento acerca da diversidade das arqueias em nosso planeta. As primeiras análises filogenéticas que alicerçaram a proposta do domínio *Archaea* já revelavam sua subdivisão em dois grupos evolutivos distintos, denominados filos *Euryarchaeota* e *Crenarchaeota*.[9] O filo *Euryarchaeota* se mostrava bastante heterogêneo, sendo composto de organismos com fisiologias variadas, incluindo produtores de metano (metanogênicos), redutores de sulfato e organismos adaptados a altas concentrações de sal (halófilos) e altas temperaturas (hipertermófilos). Já o filo *Crenarchaeota*, inicialmente sugerido como mais ancestral, se apresentava relativamente mais homogêneo, contendo muitas arqueias hipertermófilas e acidófilas (habitantes de ambientes com pH baixo). Assim, os dois filos de arqueia definidos naquela época, e que ainda são formalmente aceitos até os dias de hoje, eram amplamente associados a ambientes considerados extremos à vida.

No entanto, com a consolidação do conceito de que as arqueias constituem um domínio à parte e com o grande aumento de investigações de microbiologia ambiental por meio de técnicas moleculares, a ocorrência de membros de *Archaea* nos mais variados ambientes foi se tornando cada vez mais evidente. A presença de arqueias em diferentes ambientes terrestres e aquáticos sem qualquer associação com condições extremas foi detectada, revelando seu caráter mesofílico.[10,16] Além disso, arqueias foram encontradas em associação com diversos outros organismos, fazendo parte da microbiota natural de organismos eucarióticos mais simples, como esponjas marinhas,[11] até os mais complexos, como mamíferos,[17] incluindo seres humanos.[18]

VOCÊ SABIA?

Arqueias metanogênicas produzem metano (CH_4) sob condições anaeróbias e são fontes biológicas de CH_4 na Terra. Uma vez que o CH_4 é um gás com acentuado efeito estufa, com um potencial de aquecimento global 21 vezes maior que o CO_2, arqueias metanogênicas têm sido extensivamente estudadas em biologia ambiental. No entanto, o metano já foi utilizado como biocombustível na década de 1970 e, atualmente, tem sido considerado novamente como uma fonte atraente de energia. As composteiras e os biorreatores caseiros geram, além de adubo, metano, que pode ser usado em residências como fonte de gás.

A descoberta da ampla distribuição das arqueias veio associada a uma grande expansão do conhecimento acerca de sua diversidade. O grande número de sequências de DNA de arqueias identificadas nas últimas duas décadas levou à proposta de vários novos filos, alterando drasticamente a topologia da árvore filogenética de *Archaea*.[19] Embora nem todos os filos propostos tenham recebido o reconhecimento oficial das entidades curadoras de taxonomia procariótica, a **Figura 3** indica a evolução da diversidade das arqueias, que vêm sendo agrupadas em superfilos nos últimos anos. Entre esses, o grupo denominado Asgard tem recebido grande atenção pelo fato de trabalhos recentes sugerirem que tal grupo provavelmente corresponda ao elo que explicaria a evolução dos eucariotos. Trabalhos recentes revelam a grande similaridade genética que membros do superfilo Asgard apresentam, quando comparados a organismos eucarióticos. Membros do superfilo TACK (*Proteoarchaeota*), especialmente os pertencentes aos filos *Thaumarchaeota*, *Bathyarchaeota* e *Verstraetearchaeota*, vêm sendo crescentemente associados à ciclagem de nutrientes como nitrogênio e carbono, evidenciando sua importante contribuição ecológica nos mais diversos ambientes.

CARACTERÍSTICAS CELULARES E MOLECULARES DOS ORGANISMOS DO DOMÍNIO *ARCHAEA*

Como mencionado anteriormente, organismos do domínio *Archaea* apresentam características em comum tanto com bactérias quanto com eucariotos, além de possuírem aspectos únicos. Em termos de morfologia e tamanho, arqueias são, na maioria dos casos, muito semelhantes às bactérias, com dimensões que variam de 0,5 a 3,0 μm de comprimento e cerca de 1,0 μm de largura, assumindo frequentemente morfologia cocoide ou bacilar. No entanto, curiosas exceções foram descritas, como as células quadradas ou retangulares de *Haloquadratum*,[20] uma arqueia de ambientes salinos, ou as células enormes de *Giganthauma*, que formam filamentos de até 30 mm de extensão, encontradas em associação com bactérias em manguezais.[21]

Em termos de estruturas celulares, uma das características mais marcantes desse domínio talvez seja relacionada à composição e estrutura de sua membrana plasmática. Diferentemente dos eucariotos e das bactérias que possuem seus ácidos graxos de membrana ligados ao glicerol-3-fosfato por uma ligação do tipo éster, as arqueias não apresentam cadeias de ácidos graxos, mas sim cadeias laterais de hidrocarbonetos que se ligam a moléculas de glicerol-1-fosfato por meio de ligações do tipo éter (**Figura 4A**).[22] Os hidrocarbonetos de membrana são essencialmente polímeros de isopreno contendo de 20 a 40 unidades de carbono. Outra peculiaridade da membrana das arqueias é a presença de monocamadas lipídicas em algumas espécies em vez do conhecido padrão de bicamada presente em todos os eucariotos e bactérias. Nas monocamadas, a fluidez é modulada pela ciclização de alguns componentes das cadeias laterais dos hidrocarbonetos, um importante fator na manutenção da estrutura da membrana de hipertermófilos.[23]

Outra importante diferença entre arqueias e bactérias está relacionada à estrutura e composição de suas paredes celulares. Enquanto a parede celular de bactérias apresenta quantidades variáveis de peptideoglicano (heteropolissacarídeo de N-acetilglicosamina e ácido N-acetilmurâmico unidos por ligações beta-1,4, associado a peptídeos), a composição e estruturação da parede celular das arqueias é extremamente heterogênea, podendo conter diferentes proteínas e biopolímeros, mas desprovida de peptideoglicano. Como apresentado na **Figura 4B**, a parede celular de algumas arqueias metanogênicas, como *Mathanosphaera* e *Methanothermus*, é composta por espessas camadas de pseudomureína ou pseudopeptideoglicano, heteropolissacarídeos que, apesar de se assemelharem funcional e estruturalmente ao peptideoglicano, apresentam importantes diferenças químicas. Essas diferenças incluem, por exemplo, ligações glicosídicas beta-1,3 entre os açúcares.[24] Outras arqueias, como membros do gênero *Methanosarcina*, apresentam em suas paredes celulares o polímero fibrilar metanocondroitina, semelhante à condroitina encontrada em tecidos de animais vertebrados. Já na espécie hipertermófila *Ignicoccus hospitalis*, a parede celular é constituída de uma membrana externa composta por bicamadas lipídicas associadas a complexos proteicos que formam poros.[25] Além disso, muitas arqueias podem apresentar também, ou ter como único envoltório celular, uma camada proteica cristalina denominada "camada S" (**Figura 4B**). Essa camada é geralmente composta por apenas um tipo de proteína ou glicoproteína variando de 40 a 200 kDa e, na maioria das arqueias, encontra-se aderida à membrana plasmática. Uma interessante característica dessas proteínas formadoras da camada S é sua capacidade de se auto-organizar em arranjos cristalinos bidimensionais, normalmente de formato hexagonal nas arqueias.[25] Outros exemplos de compostos que podem ser encontrados nas paredes celulares de arqueias incluem heteropolissacarídeos sulfatados, halomucina ou glutaminoglicano, formando diferentes tipos de organização tridimensional.[24]

O cromossomo de *Archaea* é circular e a replicação ocorre de forma bidirecional, semelhante ao que acontece nas bactérias. No entanto, a maquinaria responsável por esse processo poderia ser descrita como uma versão simplificada da encontrada nos eucariotos.[26] No que diz respeito aos sistemas relacionados à transcrição e tradução do material genético, as arqueias também se assemelham muito mais aos eucariotos que às bactérias. A maquinaria de transcrição em *Archaea* é semelhante aos sistemas dos eucariotos em termos da estrutura e função da RNA polimerase, no entanto esta depende de um conjunto mínimo de fatores de transcrição e elementos relacionados aos promotores bacterianos.[27] Além disso, já foi descrita a resistência da RNA polimerase de arqueias a antibióticos frequentemente utilizados contra bactérias, evidenciando suas diferenças estruturais.

Em termos de estrutura e organização dos ribossomos, é notória a maior proximidade de *Archaea* com *Eukarya*, especialmente no que se refere ao número e à similaridade de sequências de aminoácidos das proteínas que compõem os ribossomos. Enquanto os rRNAs de cada domínio da vida têm sequências distintivas, que permitem sua separação, as proteínas exibem certas semelhanças, apesar de ribossomos

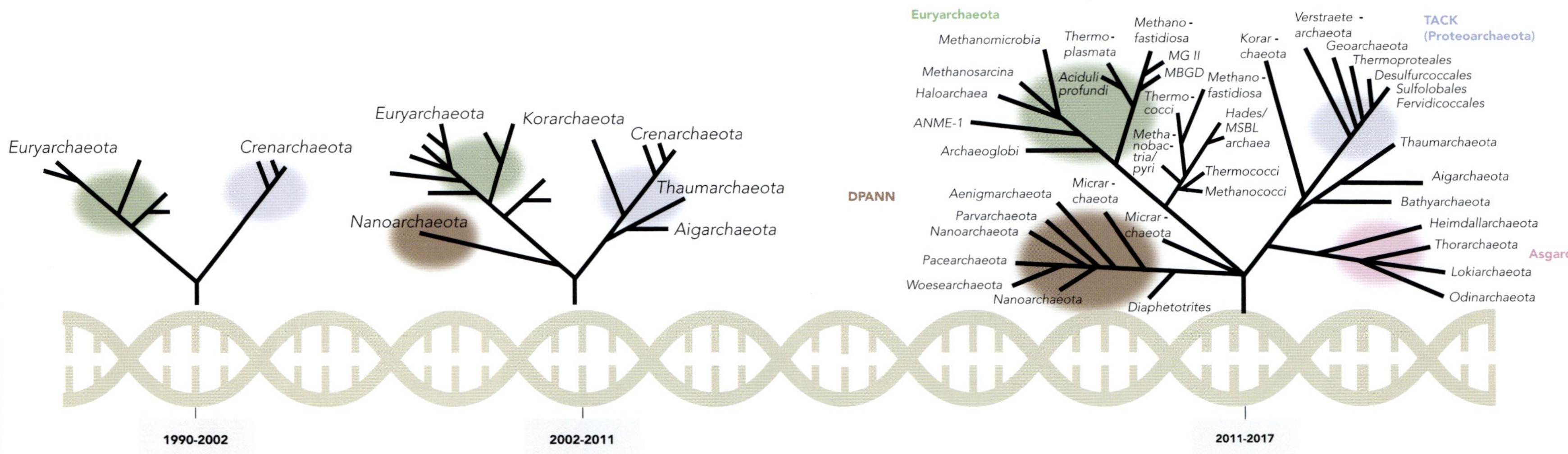

FIGURA 3 Evolução da filogenia do domínio *Archaea* nos últimos 30 anos.

Fonte: adaptada de Spang et al., 2017.[19]

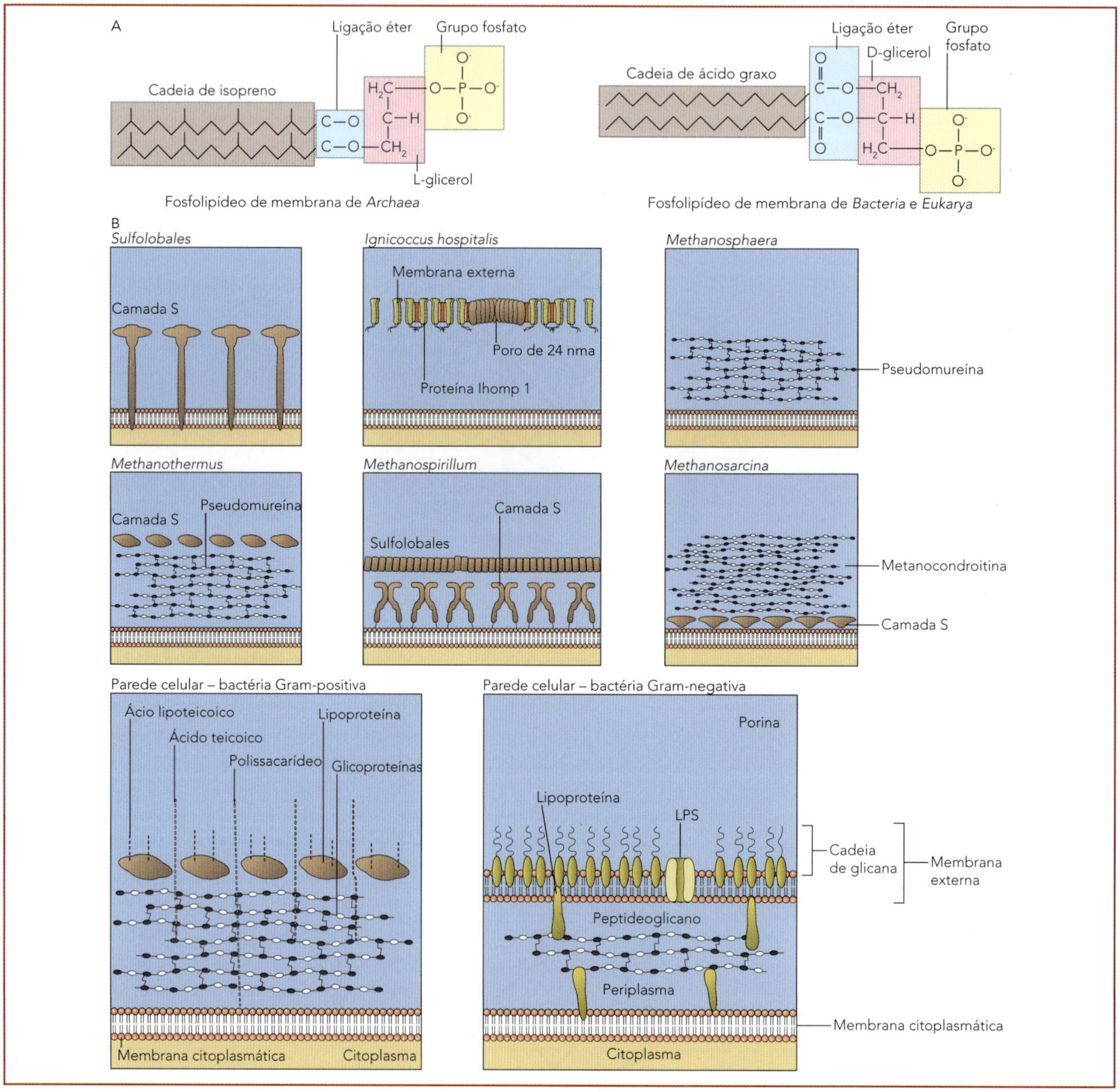

FIGURA 4 Diferenças na composição química dos lipídeos de membrana de arqueias e bactérias/eucariotos (**A**) e na estrutura das paredes celulares de algumas arqueias em relação a bactérias Gram-positivas ou Gram-negativas (**B**). LPS: lipopolissacarídeo.

Fonte: adaptada de Albers et al., 2011.[24]

procarióticos apresentarem coeficiente de sedimentação de 70S e os de eucariotos, 80S. A **Tabela 1** resume essas diferenças e o esquema de Venn, ilustrado na **Figura 5**, revela o número de proteínas ribossomais partilhadas entre os domínios *Archaea* (A), *Bacteria* (B) e *Eukarya* (E), evidenciando que mesmo com coeficientes de sedimentação distintos, os ribossomos de arqueias partilham um número expressivo de proteínas com os eucariotos, sugerindo maior proximidade evolutiva com esse domínio.

Curiosamente, no entanto, não há um consenso em relação às características moleculares quando se comparam os diferentes filos de *Archaea*. Por exemplo, enquanto alguns filos, como *Euryarchaeota*, possuem um aparato de divisão semelhante ao observado em bactérias, outros, como *Crenarchaeota*, possuem um sistema comumente observado em células eucarióticas. Mais instigante ainda é o fato de alguns filos, como *Thaumarchaeota*, possuírem genes relativos aos aparatos de divisão tanto de procariotos como eucariotos.

O ARQUEOMA HUMANO

A compreensão sobre os membros do domínio *Bacteria* constituintes do microbioma humano ("bacterioma") evoluiu muito nos últimos anos. No entanto, pouco se sabe sobre os demais microrganismos componentes do microbioma

Tabela 1 Principais características de bactérias, arqueias e eucariotos. Para "sim", o traço específico pode estar em todos ou alguns membros

Recurso	Bactérias	Arqueias	Eucariotos
Núcleo e organelas	Não	Não	Sim
Íntrons spliceossômicos	Não	Não	Sim
Forma do cromossomo	Circular e linear	Circular	Linear
Operons	Sim	Sim	Raros
DNA/RNA polimerase	Tipo bacteriano	Tipo eucariótico	Tipo eucariótico
Tipo de ribossomo	70S	70S	80S
Primeiro aminoácido	Formilmetionina	Metionina	Metionina
Histonas	Não	Sim, em algumas	Sim
Peptideoglicano	Sim	Não	Não
Motilidade	Flagelos bacterianos	Flagelos de arqueia	Flagelos eucarióticos
lipopolissacarídeo	Sim	Não	Não
Lipídeos de membrana	Ligação éster (glicerol-3-P)	Ligação éter (glicerol-1-P)	Ligação éster (glicerol-3-P)
Metanogênese	Não	Sim, em algumas	Não
Fotossíntese oxigênica	Sim	Não	Sim
Formação de esporos	Sim	Não	Sim
Patogenicidade em humanos	Sim	Não	Sim

Fonte: adaptada de Borrel, 2020.[28]

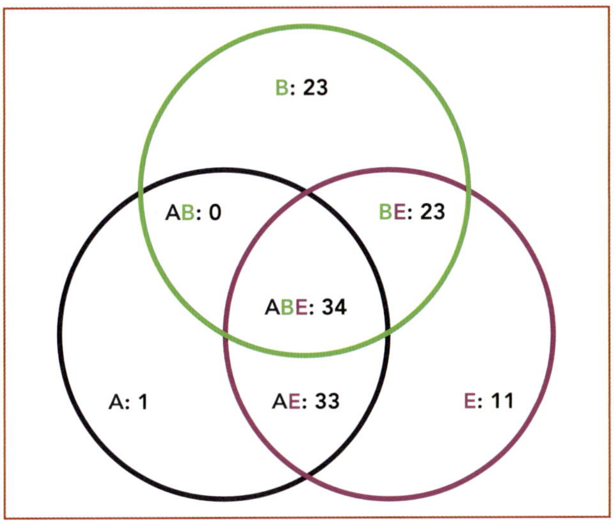

FIGURA 5 Esquema de Venn com distribuição e similaridade de proteínas ribossomais entre arqueias "A", bactérias "B" e eucariotos "E".

Fonte: adaptada de Doolittle, 2020.[15]

humano: arqueias ("arqueoma"), vírus ("viroma") e fungos ("micobioma") (para definições, ver **Capítulo 6**).[30,31]

As arqueias foram identificadas em sítios do corpo humano mesmo antes de serem reconhecidas como um domínio à parte. A literatura revela a ocorrência de arqueias em diversos sítios corpóreos, como trato gastrointestinal, pele, sistema respiratório, vagina e cavidade oral,[32,33] com uma diversidade muito maior que a previamente imaginada (**Figura 6**).

Contudo, os estudos sobre o arqueoma humano ainda são incipientes, quando comparados aos estudos sobre bacterioma e micobioma, provavelmente pela falta de protocolos e metodologias voltados especificamente à detecção desse domínio da vida. Por suas características estruturais distintas, e por uma provável menor abundância no microbioma humano, é possível que as arqueias não sejam recuperadas das amostras e caracterizadas com a mesma eficiência que bactérias.[34] Trabalhos recentes sugerem que as arqueias tendem a ter menor diversidade que bactérias quando ambas coexistem em um sítio. Mesmo assim, as arqueias contribuem com uma grande proporção do total de filótipos procarióticos presentes na maioria dos ambientes estudados até o momento, e não deve ser diferente no corpo humano.[35]

As dificuldades relacionadas ao cultivo e estudos fisiológicos de arqueias presentes no corpo são evidenciadas ao analisar o histórico dos trabalhos realizados nas últimas décadas. Desde o primeiro isolamento e cultivo de uma arqueia a partir do ser humano, em 1982, até o ano de 2012, apenas quatro espécies de metanogênicas foram cultivadas a partir de amostras coletadas em sítios humanos: *Methanobrevibacter smithii*,[36] *Methanosphaera stadtmanae*,[37] *Methanobrevibacter oralis*[38] e *Methanomassiliicoccus luminyensis*.[39]

Estudos voltados ao arqueoma humano começaram a elucidar possíveis funções relacionadas aos membros desse domínio em condições de saúde e de doença. Porém, os trabalhos que descrevem a associação de membros de *Archaea* a doenças específicas são ainda escassos, geralmente envolvendo manifestações intestinais ou doenças periodontais.[40] Os resultados apresentados não permitem determinar efetivamente se arqueias seriam colonizadoras secundárias

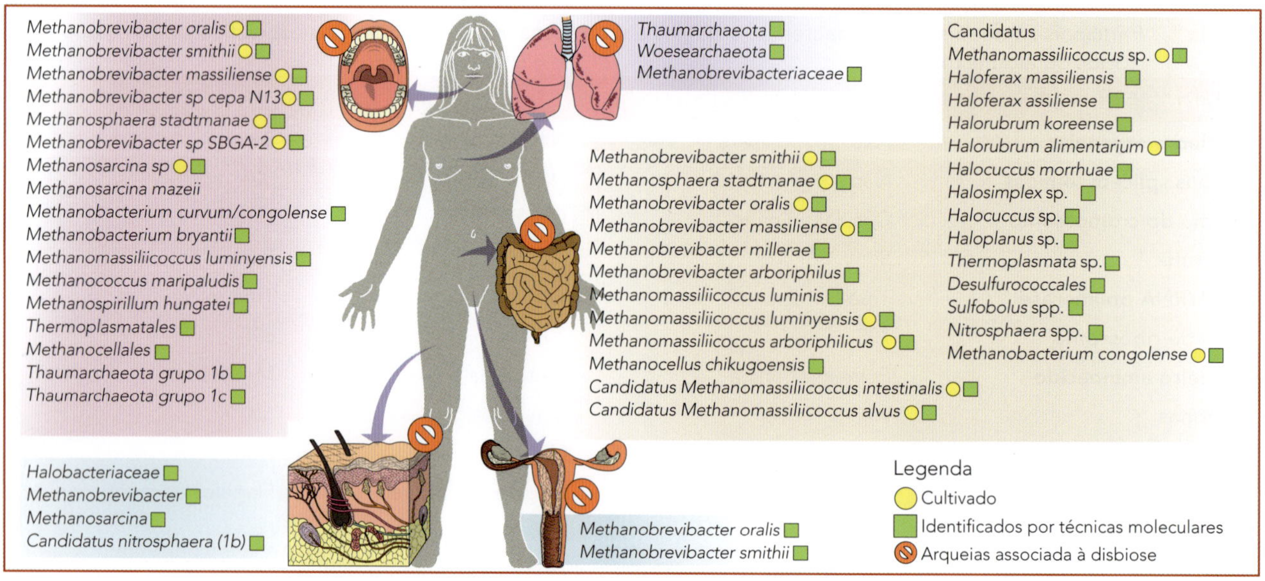

FIGURA 6 Arqueoma humano.
Fonte: acervo pessoal das autoras.

em áreas com disbiose, se poderiam atuar fornecendo condições favoráveis aos patógenos, ou se arqueias teriam papel central na promoção da disbiose. Ao que parece, a hipótese de atuar como patógenos secundários por propiciar condições favoráveis aos patógenos primários é a que se mostra mais plausível. As arqueias metabolizam compostos que poderiam ser tóxicos às bactérias patogênicas, colaborando para a sobrevivência das bactérias patogênicas. Nesse contexto, há uma questão que traz preocupações não apenas aos profissionais da área da saúde, mas também aos pesquisadores que estudam tais organismos: se arqueias forem efetivamente patogênicas, quais seriam as estratégias para um tratamento adequado? Como as arqueias apresentam processos celulares muito semelhantes aos observados em células eucarióticas, a escolha de drogas torna-se limitada, pois o composto deverá ser eficaz contra as células de arqueia, sem causar danos às células eucarióticas.

De acordo com os relatos da literatura, arqueias podem se apresentar como patobiontes (organismos que habitualmente não causam danos à saúde, porém aumentam em abundância em algumas situações de disbiose) em alguns processos infecciosos. Isso explicaria a hipótese anteriormente descrita e que considera as arqueias como patógenos secundários. Dentre essas características atribuídas aos patobiontes estão a ubiquidade, o enriquecimento em condições de disbiose/infecção e o reconhecimento desses microrganismos pelo sistema imune do hospedeiro. Esse reconhecimento acontece por vários mecanismos inter-relacionados, incluindo o reconhecimento de padrões moleculares associados a patógenos (também denominados PAMP) pelo sistema imune inato e adaptativo, indução de vias de resposta do hospedeiro que são ativadas por fatores de virulência de patógenos e capacidades adquiridas para reconhecimento de antígenos.[41,42]

Assim como há uma biogeografia (para definição, ver **Capítulo 6**) no que diz respeito à colonização sítio-específica dos microrganismos no corpo humano, a distribuição de arqueias parece seguir essa mesma lógica. Determinados filos são especialistas em regiões especificas, como a dominância de *Thaumarchaeota* na pele, ou de arqueias metanogênicas no trato gastrointestinal.[43] A seguir, são apresentadas algumas características do arqueoma especializado para os sítios do corpo humano onde já há relatos de detecção de arqueias.

Arqueias no intestino

Os primeiros estudos que identificaram a presença de arqueias na microbiota humana foram realizados a partir de amostras do trato gastrointestinal, sítio que até hoje apresenta o maior volume de informações sobre o arqueoma humano. As primeiras espécies foram identificadas há mais de 30 anos quando, em 1982, Miller[36] caracterizou a arqueia metanogênica *Metanobrevibacter smithii* a partir de fezes humanas, a espécie mais descrita e detectada a partir de então.[18]

Durante muito tempo, basicamente duas espécies de arqueias metanogênicas eram detectadas no trato gastrointestinal: *M. smithii* e *M. stadtmanae*. Essas arqueias têm vias de metanogênese um pouco diferentes, sendo que *M. smithii* usa H_2 (ou formato) para reduzir o CO_2 e *M. stadtmanae* usa H_2 para reduzir o metanol (**Quadro 1**). *M. smithii* é capaz de colonizar o trato gastrointestinal humano, pelo menos do ceco ao reto.[43]

Hoje, no entanto, entende-se que a diversidade do arqueoma intestinal engloba três filos de *Archaea*: *Crenarchaeota*, *Thaumarchaeota* e *Euryarchaeota*. O trato gastrointestinal humano pode ser colonizado por pelo menos sete ordens de

Quadro 1 Metanogênese

Arqueias metanogênicas que colonizam o corpo humano contribuem com uma emissão média de metano de cerca de 0,35 litros por dia. Considerando uma população mundial de 7,5 bilhões de pessoas, a emissão total de metano humano seria equivalente a 410 ± 113 Gg por ano e cerca de 0,2% do metano humano é emitido por arqueias.[28]
A síntese de metano pode ocorrer a partir da decomposição microbiana da matéria orgânica em ambientes anaeróbicos, ou pela fermentação microbiana de substratos orgânicos que geram CO_2, acetato (CH_3COO-), formato e H_2 como produtos finais. Esses compostos podem então ser utilizados como substrato para a síntese de metano (CH_4), como ilustrado abaixo:

$$CH_3COO^- + H^+ \rightarrow CO_2 + CH_4 \ \Delta G^{0,} = -36 kj\ mol^{-1}$$

$$4H_2 + CO_2 \rightarrow CH_4 + 2H_2O \ \Delta G^{0,} = -131 kj\ mol^{-1}$$

$$4HCOO^- + 4H^+ \rightarrow CH_4 + 3CO_2 + 2H_2O \ \Delta G^{0,} = -144{\cdot}5\ kj\ mol^{-1}$$

A metanogênese pode ser didaticamente dividida em duas etapas: oxidativa e redutora. Na etapa oxidativa, há a formação de um intermediário central do processo, denominado metilcoenzima M. Esta molécula é sintetizada a partir da união da coenzima M (CoM) com acetato, CO, ou outros compostos carbônicos reduzidos. Então, a metilcoenzima M é oxidada em conjunto com a coenzima B (CoB), o que resulta na formação de metano e heterodissulfeto das coenzimas M e B (CoM-S-S-CoB).

$$CH_3\text{-}S\text{-}CoM + H\text{-}S\text{-}CoB \rightarrow CH_4 + CoM\text{-}S\text{-}S\text{-}CoB \ \Delta G^{0,} = -45\ kj\ mol^{-1}$$

Na etapa redutora da metanogênese ocorre a síntese de ATP, necessária para o crescimento dessas arqueias. Nesta etapa, o heterodissulfeto de coenzimas M e B é reduzido, em um processo no qual ocorre a fosforilação concomitante de moléculas de ADP. Nesta reação, os elétrons transferidos ao heterodissulfeto são oriundos da oxidação de H, acetil-CoA, formato, etanol, acetato ou outros compostos carbônicos reduzidos. A figura abaixo ilustra as duas etapas da metanogênese.

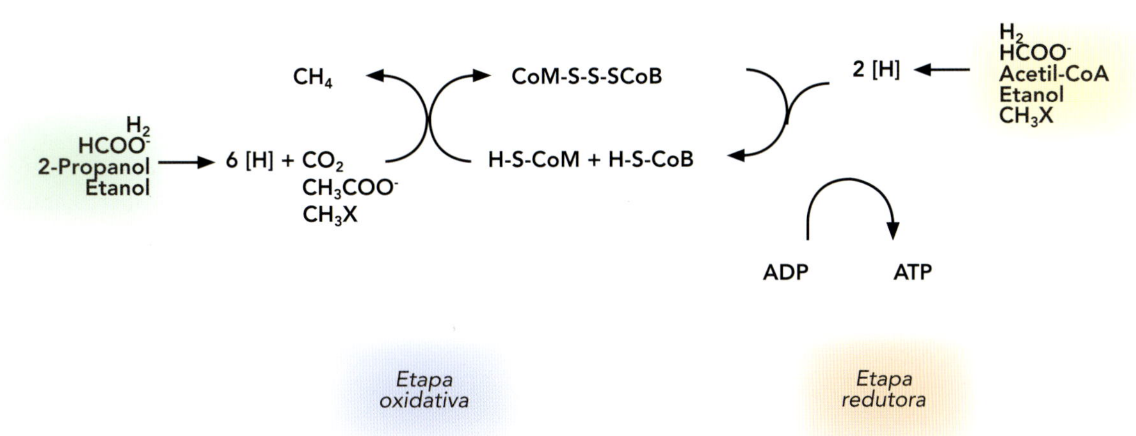

(continua)

Quadro 1 Metanogênese *(continuação)*

Vale ressaltar que, enquanto a coenzima M e metilcoenzima M são encontradas somente em arqueias metanogênicas, todas as demais enzimas e coenzimas envolvidas na metanogênese são encontradas em outros grupos de arqueias, como espécies redutoras de sulfato. Por isso, o gene *mcrA*, que codifica a última enzima da etapa redutora, denominada metilcoenzima redutase (Metil-CoM), é utilizado amplamente como marcador molecular para detecção de arqueias. Como exemplo, é apresentada a via metabólica abaixo, que resume as etapas de oxidação e redução do acetato a metano (representado em vermelho) por *M. smithii* (adaptado de *Kyoto Encyclopedia of Genes and Genomes*, KEGG).

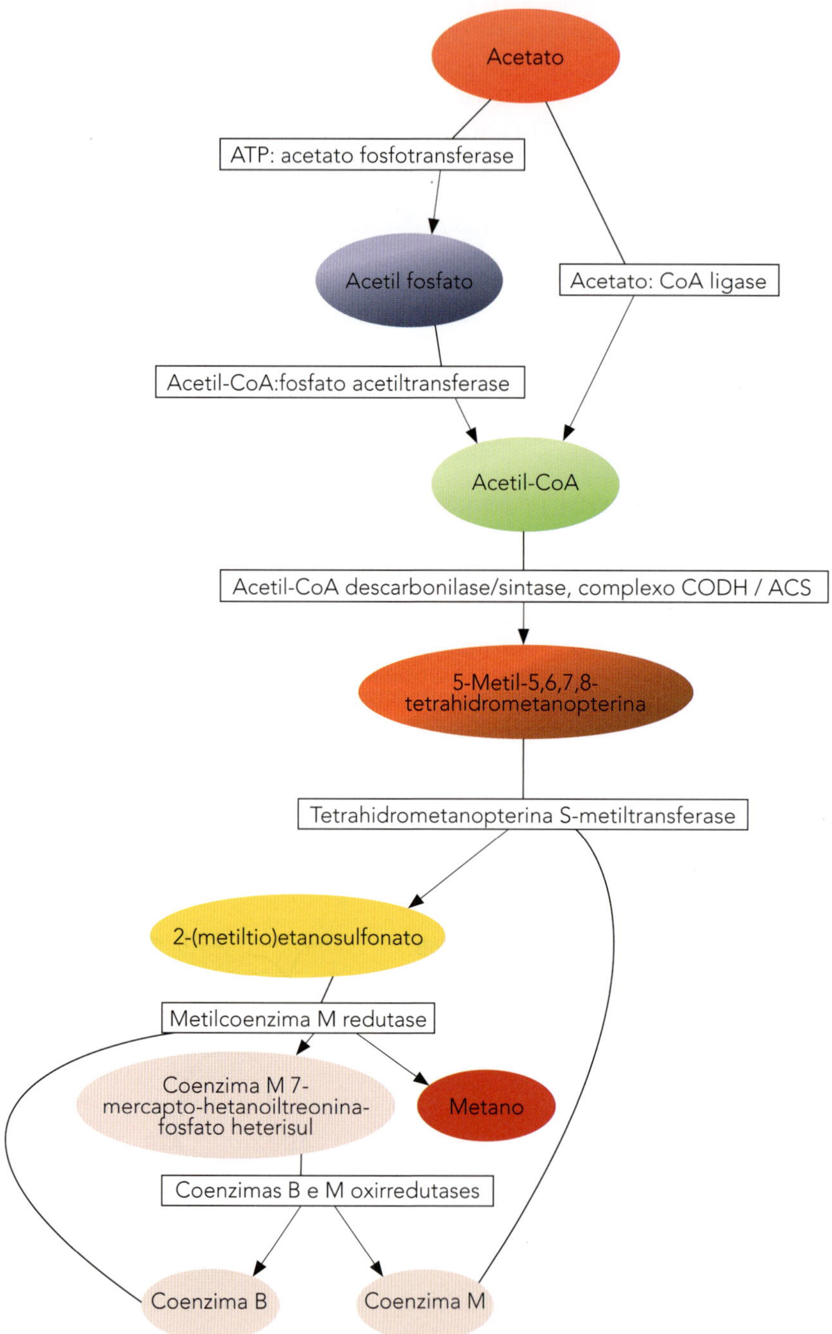

arqueias metanogênicas, além de membros não metanogênicos da ordem *Thermoplasmatales*. Já entre as espécies identificadas, estão *M. oralis*, *Methanobrevibacter massiliense*, *M. stadtmanae*, *Methanobrevibacter arboriphilus*, *Methanobrevibacter milleraee*, *Methanomassicoccus luminis* e a arqueia não metanogênica *Haloferax massiliense*.[43] Pelo menos nove espécies de *Methanomassiliicoccales* já foram detectadas no intestino, sendo as mais comuns *Methanomashiliicoccus intestinalis* e *Methanomethylophilus alvus*.[28]

Curiosamente, resultados recentes revelam a detecção de arqueias halófilas no trato gastrointestinal.[44] Esse grupo se caracteriza por habitar ambientes com salinidades moderadas ou extremamente elevadas, como salinas ou mesmo amostras de sal de cozinha. Sua presença em amostras do cólon humano, um ambiente com baixa concentração de sal, foi intrigante, levantando a hipótese de que estas espécies halófilas poderiam ser microrganismos transitórios e provavelmente carreados pelos alimentos ingeridos, uma vez que em certas culturas o consumo de sal na dieta é elevado.[44] Embora a colonização persistente do trato gastrointestinal por arqueias halófilas ainda seja uma questão obscura, a diversidade de espécies identificadas nesse sítio corpóreo é relativamente alta.[43] Considerando a estreita associação do trato gastrointestinal e da cavidade oral, a capacidade desses grupos colonizarem sítios da cavidade bucal já é especulada há algum tempo.[45] Porém, os estudos são ainda muito incipientes e novas investigações relacionadas às arqueias halófilas devem ser realizadas.

Além desse grupo de arqueias, já foram detectadas sequências de DNA afiliadas às espécies de *Sulfolobus* do filo *Crenarchaeota*. Contudo, tal achado se mostra muito curioso, uma vez que as espécies deste gênero são encontradas naturalmente em ambientes extremos, com temperaturas bastante elevadas e pH muito ácidos. Como até o momento não há na literatura a descrição de espécies mesófilas de *Sulfolobus*, pode-se especular que a detecção de DNA deste gênero em amostras gastrointestinais também indique uma colonização transitória ou até mesmo uma contaminação acidental da amostra durante o manuseio em laboratório para sua caracterização taxonômica. Além disso, vale ressaltar que há somente um relato de sua detecção no ser humano.[46]

Representantes do gênero *Nitrososphaera*, do filo *Thaumarcheota*, foram identificados em amostras do trato gastrointestinal, porém na ausência de *M. smithii*. Este gênero se caracteriza pela capacidade de oxidar amônia sob condições de aerobiose, o que poderia explicar sua pequena abundância nesse sítio predominantemente anaeróbio.[43]

Vários fatores influenciam a presença, abundância e diversidade de arqueias no intestino humano e há correlação com a geografia e etnia, corroborando os dados que indicam a influência da carga genética do hospedeiro, de seus hábitos alimentares e sua história de vida na composição da microbiota intestinal. Apesar dessa alta diversidade, o contexto metabólico e ecológico das arqueias intestinais é compreendido especialmente para as arqueias metanogênicas, como será discutido a seguir.

Contexto ecológico de arqueias no intestino em saúde e doença

Arqueias metanogênicas são representantes típicas da microbiota intestinal anaeróbica madura saudável. Representam 10% de todos os anaeróbios intestinais e parecem ajudar na eficiência da digestão.[47] Com relação à prevalência, *M. smithii* é encontrado em pelo menos 50% da população adulta[43] e estimativas sugerem que seja membro da microbiota de mais de 90% dos indivíduos,[18] provavelmente desempenhando importante papel no microbioma central (para definição, ver **Capítulo 6**). A adequação de metanogênicas para os diferentes sítios do trato gastrointestinal está provavelmente relacionada com: a) sua capacidade de adesão na mucosa intestinal; b) sua capacidade de consumir uma grande variedade de produtos metabólicos de fermentação por bactérias sacarolíticas; e c) competir efetivamente para fontes de nutrientes nitrogenados.[43,45]

Análises da composição e interação de membros do microbioma intestinal revelam a ocorrência de sintrofia entre metanogênicas e bactérias. A sintrofia é definida como uma relação em que organismos que se associam são capazes de realizar reações metabólicas que, quando separados, não são capazes de realizar. No intestino humano, o acúmulo de H_2 promove uma acidificação do meio e, por essa razão, reduz a eficiência dos processos microbianos, com consequente redução do rendimento energético. Nesse sentindo, arqueias metanogênicas podem auxiliar no crescimento de bactérias fermentativas a partir do consumo de H_2 na metanogênese. Porém, patógenos oportunistas também podem se beneficiar dessa função, o que demostra o papel de destaque das arqueias no fluxo de microrganismos intestinais.[48]

A presença de arqueias já foi associada a certas doenças do trato gastrointestinal, como doença inflamatória intestinal, obesidade, constipação, distúrbios intestinais crônicos e câncer de colón,[28,43,44,49] este último correlacionado ao aumento de arqueias halófilas e à diminuição de metanogênicas no intestino.[50] Muitos desses agravos têm caráter inflamatório e parecem não estar associados a um patógeno especifico, mas sim ocasionados por uma disbiose que favorece um consórcio anaeróbio de arqueias e parceiras bacterianas sintróficas, entre estas, espécies patogênicas.[51] A seguir, essas possíveis relações serão discutidas.

A capacidade das arqueias metanogênicas otimizarem a eficiência da fermentação bacteriana dos polissacarídeos da dieta pode resultar em efeitos adversos, uma vez que o desequilíbrio entre as comunidades intestinais de arqueias e bactérias parece ter um papel em quadros de obesidade. Ao que parece, a presença de metanogênicas ajuda no aumento da população bacteriana (especialmente de membros do filo *Firmicutes*) em indivíduos obesos quando comparados a indivíduos com peso normal ou pós-cirurgia bariátrica.[52] Além disso, foi observado aumento da lipogênese em camundongos livres de germes e consequente aumento de peso na inoculação de *M. smithii* associado a *B. thetaiotaomicron*.[53] As metanogênicas também podem influenciar diretamente no trânsito intestinal: há uma correlação direta entre a produção de metano e a constipação, em que o metano produzido retardaria o trânsito no intestino delgado.[54]

Doenças inflamatórias intestinais se caracterizam por uma inflamação exacerbada da mucosa intestinal, incluindo a doença de Crohn e a colite ulcerativa. Foi observado que a espécie *M. stadtmanae* teve sua prevalência aumentada nesses quadros, sendo também verificado o aumento de anticorpos da classe IgG específicos para seu antígeno de superfície.[55]

A possibilidade da relação de espécies de arqueias com o desenvolvimento de câncer de colón também foi sugerida. Em 1977, Haines et al.[56] verificaram que 80% dos pacientes com câncer colorretal eram produtores de metano quando comparados a indivíduos saudáveis, sugerindo uma possível diferença na microbiota anaeróbica intestinal. Já os resultados de Piqué et al., em 1984,[57] sugerem que a produção de metano aumenta com a gravidade do câncer colorretal. Mais recentemente, Coker et al. correlacionaram o aumento de arqueias halofílicas e a diminuição de metanogênicas com o câncer de cólon.[50]

Porém, algumas arqueias metanogênicas podem exercer papéis positivos no trato gastrointestinal, uma vez que são associadas a processos importantes para a saúde, por exemplo, pela remoção do excesso de H_2 em certos microambientes. Como um litro de gás metano é formado a partir de quatro litros de H_2, as metanogênicas podem reduzir os sintomas associados às condições decorrentes do acúmulo de gás.[58] Outro processo associado à saúde do hospedeiro humano é a metabolização da trimetilamina (TMA) em metano. A TMA é um produto derivado do metabolismo de alguns nutrientes (lecitina, colina, TMAO, L-carnitina) que, quando em grandes concentrações, pode causar a trimetilaminúria (ou síndrome do odor de peixe), além de problemas cardiovasculares. Por metabolizar a TMA ainda no intestino, as arqueias metanogênicas reduzem a quantidade do produto que chega ao fígado, diminuindo assim seus níveis plasmáticos.[28,43,59,60] A TMA é convertida a metano por membros da ordem *Methanomassiliicoccales*, que, por esta razão, têm sido considerados potenciais probióticos – ou, neste caso, um "arqueobiótico".[43] Assim, embora ainda pouco numerosos, os estudos vêm trazendo dados de grande relevância para um maior entendimento acerca do papel das arqueias no microbioma intestinal.

Arqueias na pele

Outra região corpórea que vem sendo explorada quanto à presença de arqueias é a pele, sítio onde há um grande número de microrganismos que, entre outros papéis, protegem sua superfície contra patógenos e outras influências ambientais.[61] Os primeiros estudos foram realizados por Caporaso et al.,[62] que encontraram representantes do filo *Thaumarchaeota* em amostras coletadas nas palmas das mãos. Já Hulcr et al.[63] coletaram amostras de umbigo e detectaram DNA de arqueias halofílicas e metanogênicas. Contudo, nesses dois estudos os autores consideraram as arqueias como membros transitórios da microbiota. Por outro lado, Probst et al.[64] foram os primeiros a revelar a presença sistemática de arqueias na pele humana, especialmente as thaumarchaeotas.

Ao que parece, a abundância de arqueias na pele está relacionada à idade, sendo idosos e crianças aqueles que possuem maiores taxas, com thaumarchaeotas constituindo até 10% do microbioma central especializado nesse nicho.[63,65] Apesar dos representantes identificados até o momento serem caracterizados pela capacidade de oxidar amônia, nem todas as espécies de *Thaumarchaeota* exibem tal capacidade e possuem metabolismo energético bem distinto.[66] Sua presença como especialista na colonização desse sítio poderia ser justificada quando se considera que a pele humana libera constantemente baixas quantidades de amônia. Assim, é possível que essas arqueias nitrificantes influenciem a regulação do pH da pele humana.[64,67] Até o momento não foi verificada qualquer associação entre arqueias e processos patológicos na pele.

VOCÊ SABIA?

A presença de microrganismos em um determinado ambiente pode refletir a diversidade microbiana presente na pele e no corpo dos indivíduos ali presentes. Por isso, estudos realizados sobre a presença de microrganismos em salas, a princípio estéreis, onde ocorria a montagem de espaçonaves revelaram que possivelmente arqueias seriam membros persistentes da microbiota da pele.[19,39] A presença de sequências de DNA afiliadas às thaumarchaeotas em amostras coletadas nessas salas sugeria que as arqueias teriam contaminado superfícies e equipamentos por intermédio do contato das mãos dos operadores. A partir desses resultados, as agências espaciais passaram a se preocupar com as arqueias como uma possível fonte de contaminação em pesquisas voltadas à busca de indícios de vida em outros planetas, pois a contaminação de peças e componentes de astronaves poderia levar a resultados falso-positivos, uma vez que muitas arqueias são conhecidas por sua capacidade de sobreviver a condições ambientais extremas.[68,69]

Arqueias em outros sítios em humanos – trato respiratório e vagina

Até o momento, poucos trabalhos foram realizados em relação à presença de arqueias em outros sítios, como trato respiratório e vagina. Koskinen et al.[39] constataram em suas amostras a seguinte ordem de diversidade de arqueias em outros sítios além do trato gastrointestinal, da maior para menor: amostras nasais, de pele, de intestino e de pulmão.

As amostras oriundas do pulmão apresentavam uma elevada abundância de sequências de DNA afiliadas ao grupo *Woesearchaeota*,[39,70,71] um dos filos pertencentes ao superfilo denominado DPANN. O superfilo é formado por mais de 10 filos distintos de *Archaea*, que se caracterizam principalmente por conterem organismos de dimensões diminutas, algumas vezes nanométricas, com genomas extremamente pequenos e capacidades metabólicas limitadas.

Muitos membros desse superfilo são dependentes de interações simbióticas e podem até mesmo incluir novas espécies parasíticas.[72] No nariz, por sua vez, foram detectadas sequências específicas de DNA tanto de arqueias metanogênicas como de membros do filo *Thaumarchaeota*.[39,70]

A diversidade de arqueias nos seios da face em condições de saúde e em quadros de sinusite crônica revelou uma grande variação quanto à composição do arqueoma, impossibilitando a correlação entre o estado de doença e a existência de arqueias específicas,[71] embora membros da família *Methanobrevibacteriaceae* tenham sido os representantes detectados com frequência em amostras sinusais.

Até o momento, a presença de arqueias em vagina, cérebro e músculos foi detectada apenas em pacientes que estavam sofrendo algum tipo de processo infeccioso.[28] Apesar da detecção de *M. smithii* e *M. oralis* na vagina (vaginose) e no cérebro (abscesso), respectivamente, não existem muitos relatos sobre a presença de arqueias nesses sítios, impossibilitando qualquer inferência acerca do potencial patogênico desses organismos nessas duas condições.[73-75]

HISTÓRICO DOS ESTUDOS DE *ARCHAEA* NA CAVIDADE BUCAL

A cavidade bucal humana abriga a segunda comunidade microbiana mais abundante e diversa do corpo humano. Dessa forma, diversos estudos buscam entender sua real composição e suas funções na saúde e na doença.[76] Na década de 1980, motivados pela identificação prévia de microrganismos produtores de metano a partir de biofilmes subgengivais de primatas,[77] estudos investigaram a presença de arqueias em biofilmes orais. A partir de culturas enriquecidas em H_2 e CO_2, foi possível identificar pela primeira vez a presença de arqueias em biofilmes subgengivais.[78,79]

Posteriormente, em 1994, Ferrari et al.[38] utilizaram amostras subgengivais de dez indivíduos saudáveis para realizar culturas seguindo os parâmetros já definidos para o cultivo de outras arqueias metanogênicas. Após obtenção das culturas, foram aplicadas técnicas de cromatografia gasosa[80] visando à detecção do metano produzido pelos organismos, seguida do sequenciamento do DNA dos microrganismos isolados nessas culturas.

A cepa obtida nesta cultura apresentou muitas diferenças fisiológicas e genéticas em relação às outras espécies do gênero, incluindo *M. smithii*, que já era considerada como predominante no trato gastrointestinal humano e havia sido identificada em estudo anterior na cavidade oral. O microrganismo recém-isolado era menor que as cepas das outras espécies e sua parede celular apresentava inúmeras invaginações. A partir disso, foi proposta uma nova espécie metanogênica: *Methanobrevibacter oralis* (**Quadro 2**). Na época, as arqueias ainda eram classificadas como bactérias metanogênicas, conhecidas como "arqueobactérias".

À época, análises microscópicas de epifluorescência também eram usadas, visto que as coenzimas de metanogênicas apresentam fluorescência característica quando submetidas a determinados comprimentos de onda. O estudo de Belay et al.[79] analisou a presença de metano em biofilmes dentários, por meio de imunofluorescência indireta associada à cromatografia gasosa para a identificação imunológica de metanogênicas. O estudo mostrou estreita relação antigênica com a espécie de referência *M. smithii* e também com *M. stadtmanae*.

Quadro 2 Diferenças entre *Methanobrevibacter smithii* e *Methanobrevibacter oralis*

Enquanto *M. smithii* e *M. oralis* são filogeneticamente próximos (seus genes de rRNA 16S compartilham 98% de identidade), esses organismos são especializados na colonização de intestino e de cavidade oral, respectivamente. Um aspecto dessa especialização é apoiado pela presença de um gene de hidrolase de sal biliar e de genes *mtaABC* (codificam metiltransferases necessárias para utilização de metanol) em *M. smithii*, mas que estão ausentes em *M. oralis*. Vias metanogênicas de *M. oralis* reduzem CO_2 e H_2, mas não o formato, outra diferença em comparação ao *M. smithii*.[43] Obviamente, essa colonização sítio-específica depende de outras propriedades ainda desconhecidas, o que exigirá mais investigações.

Após o primeiro sequenciamento de DNA de uma arqueia oral em 2001, metodologias independentes de cultura, como a amplificação de genes marcadores, seguida de clonagem e sequenciamento de DNA, passaram a ser bastante utilizadas. Outras técnicas, como hibridização fluorescente *in situ* e reação em cadeia da polimerase (PCR, do inglês *polymerase chain reaction*) quantitativa (qPCR), também foram empregadas. Mais recentemente, com o advento da metagenômica e metatranscritômica, as pesquisas na área ganharam impulso significativo, principalmente na compreensão da diversidade de arqueias (**Figura 7**). Contudo, até o momento as informações sobre esses microrganismos e seu envolvimento em doenças bucais ainda são escassas. Evidências sugerem que arqueias são membros da microbiota indígena de vários sítios bucais, como biofilmes subgengivais, sistemas radiculares endodônticos, dentina cariada e saliva, além de saburra lingual, tanto em situação de saúde quanto de doença. Ainda há muitas questões quanto à prevalência e diversidade de arqueias na cavidade oral e seu potencial patogênico e interações no microbioma oral permanecem pouco conhecidos. A seguir, serão discutidas evidências disponíveis do que se sabe a respeito da presença e função de arqueias em sítios da cavidade bucal.

Biogeografia do arqueoma oral em saúde e doença

Arqueias em sítios periodontais

A detecção de arqueias em sítios periodontais tem sido consistentemente relacionada à doença periodontal, que afeta cerca de 40% da população adulta mundial e se desenvolve a partir de uma disbiose entre os microrganismos que

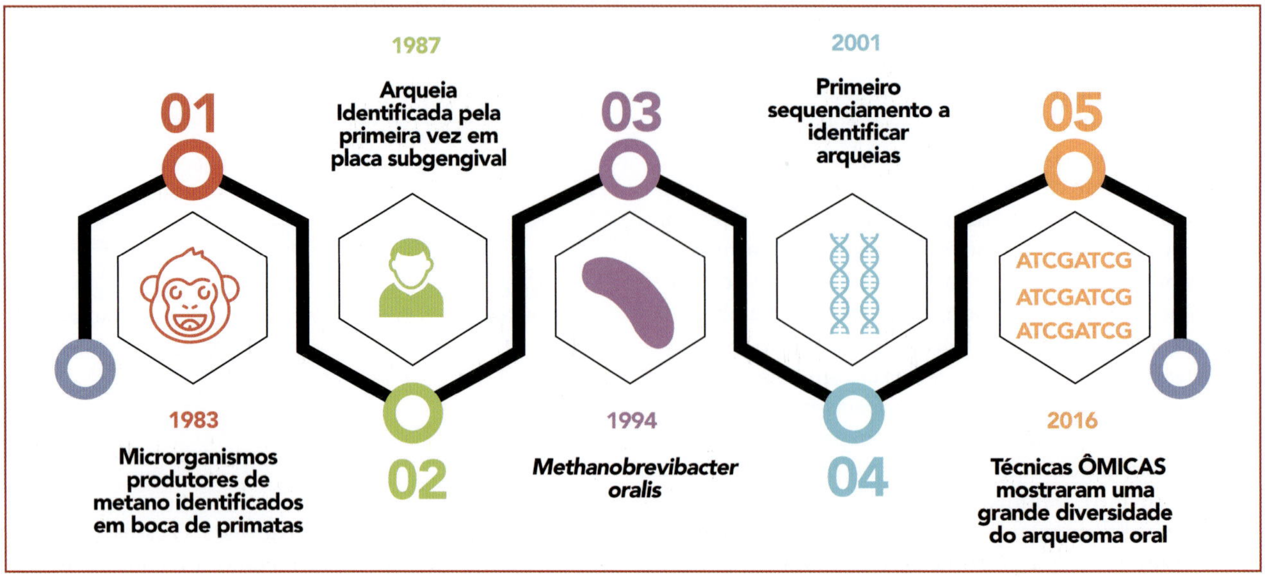

FIGURA 7 Evolução do conhecimento do arqueoma oral através do tempo.
Fonte: acervo pessoal das autoras.

colonizam as áreas próximas aos tecidos de sustentação do dente e que resulta em perda óssea e inflamação dos tecidos moles,[81] conforme discutido no **Capítulo 9**.

Os primeiros estudos sobre arqueias na cavidade oral já sugeriam uma correlação entre proporções mais elevadas de arqueias metanogênicas e a gravidade da doença periodontal, com proporções variando de 0,5 a 18% de toda a carga procariótica.[79] Estudos mais recentes confirmam estes achados, sugerindo que a presença de arqueias na cavidade oral seria um fator preditivo para a doença periodontal.[82-86]

Usando a abordagem de sequenciamento do gene *mcrA*, voltado para *M. oralis*, Lepp et al.[87] detectaram DNA de arqueias em 36% dos indivíduos com periodontite, mas em nenhum dos controles saudáveis. O estudo também revelou uma correlação positiva entre a proporção de arqueias em relação ao total de procariotos e a gravidade da doença periodontal. Ashok et al.[84] investigaram amostras de biofilme subgengival e detectaram uma prevalência 2,5 vezes maior de arqueias em pacientes com periodontite crônica, quando comparados a controles saudáveis. Já Aleksandrowicz et al.[88] identificaram DNA de arqueias em 53% dos sítios com periodontite leve e em 64% com periodontite moderada/avançada, enquanto nenhum DNA de arqueia foi detectado em sítios de implante saudáveis. *M. oralis* foi a espécie mais comum detectada por Huyan et al.[89] em 47,7% pacientes com periodontite e apenas 6,7% indivíduos saudáveis. *M. smithii* e uma nova espécie de *Methanobrevibacter*, cepa N13, também foram encontrados, sendo a última com menor prevalência.

Apesar de alguns autores não relatarem a presença de arqueias em biofilmes subgengivais de indivíduos saudáveis,[34,90,91] também há relatos de detecção desses microrganismos em biofilmes subgengivais de indivíduos sem qualquer comprometimento periodontal.[78,92-95] Entretanto, vale lembrar que a identificação do DNA de arqueias a partir de amostras orais ainda é um desafio e, embora aspectos étnicos e dietéticos possam influenciar na detecção de arqueias na cavidade oral de algumas populações,[96] dados recentes indicam que arqueias são membros comuns de biofilmes subgengivais, independentemente da localização geográfica dos indivíduos amostrados.

Em uma análise das vias metabólicas, foi observado que a fermentação bacteriana e a metanogênese são mecanismos de transferência de energia mais predominantes em periodontite do que em saúde periodontal.[97] Uma vez que vários autores sugerem forte associação entre arqueias e doença periodontal, foram realizados estudos visando avaliar as respostas desses microrganismos ao tratamento, com a observação da redução na concentração de DNA de arqueias após o tratamento periodontal. Pacientes com periodontite submetidos a raspagem e alisamento radicular apresentaram uma diminuição significativa na abundância relativa de arqueias quando comparados aos resultados obtidos nos mesmos locais antes do tratamento.[87,98,99]

O uso de metodologias mais sensíveis para detecção e caracterização de ácidos nucleicos de arqueias, como a metagenômica e a metatranscritômica, forneceram novas informações sobre a diversidade desse domínio e corroboraram a maior abundância em sítios periodontais com doença. O primeiro estudo de metagenômica a detectar arqueias em biofilmes subgengivais[97] identificou 11 táxons de arqueias, confirmando a maior abundância de *M. oralis* descrita em estudos anteriores. Porém, outras metanogênicas foram detectadas, incluindo *M. smithii, Methanomassiliicocus luminyensis* e *M. stadtmaniae*. Em uma análise de metatranscriptoma,[100] 145 táxons diferentes de arqueia foram detectados em biofilmes subgengivais, e os 10 mais abundantes correspondiam a 72% do arqueoma do sítio. Apenas cinco arqueias eram metanogênicas (*Methanosarcina vacuolata, Methanosalsum zhilinae, Methanosarcina lacustris, Methanotorris igneus* e *Methanosarcina barkeri*). Os outros cinco grupos detectados foram *Natronococcus occultus, Nanoarchaeum equitans, Pyrolobus fumarii, Halovivax ruber* e *Nitrososphaera everglandensis. M. vacuolata*, um anaeróbio metanogênico, foi a espécie mais abundante e detectada tanto em saúde quanto em periodontite, sendo responsável por 21,5% dos transcritos de arqueia. Os transcritos de arqueia representaram 0,22% do total de transcritos em doença periodontal e 0,27% em saúde. Apesar de ter sido 100 vezes menos prevalente que as bactérias, as arqueias foram consideradas membros daquela microbiota.

A ocorrência de outras metanogênicas como *Methanobacterium curvum/congolense, Methanosarcina mazeii* e, mais recentemente, representantes de *Methanomassiliicoccales*, também foi relatada em sítios periodontais. Esta última foi detectada no cólon e na cavidade oral, onde foram identificadas duas cepas mais próximas filogeneticamente de espécies do gênero *Methanomethylophilus*. Portanto, é provável que algumas espécies de *Methanomassiliicoccales* sejam mais adaptadas à cavidade oral, enquanto outras são mais adaptadas ao ambiente do cólon, de forma semelhante ao observado para *M. smithii* e *M. oralis*, que colonizam o cólon e a cavidade oral, respectivamente.[28]

Há pouco conhecimento da diversidade de arqueias além das espécies metanogênicas. Membros da classe *Thermoplasmata*, uma classe de *Euryarchaeota*, foram identificadas em pacientes com periodontite, sugerindo que outros grupos possam também colonizar o sulco periodontal[34,91] e amostras arqueológicas de cálculos dentários.[101] Porém, a detecção de *Thermoplamatales* em ambientes orais provavelmente indica a ocorrência de organismos com propriedades fisiológicas distintas dos organismos associados a esse clado, que é majoritariamente associado a ambientes com altas temperaturas e baixos pH. Como sequências de DNA afiliadas a essa ordem foram identificados em estudos que investigavam a presença do gene *mcrA*, associado à metanogênese, especulou-se a existência de um novo grupo geneticamente semelhante e provavelmente capaz de produzir metano.[45] Esforços futuros para a obtenção dessas arqueias em cultivos laboratoriais seriam importantes para entender melhor a fisiologia e o papel desses organismos associados a thermoplasmatales na cavidade oral.

Recentemente, sequências de DNA de arqueias halófilas foram detectadas em uma análise metatranscriptômica de amostras de biofilmes subgengivais de sítios com periodontite, indicando a presença desses organismos na cavidade oral.[100] Apesar de usualmente habitarem ambientes com elevadas concentrações de sais, como citado anteriormente, as haloarchaeas apresentam características fisiológicas e metabólicas muito diversas, crescendo em condições aeróbias e anaeróbias, com potencial metabólico para catabolizar diferentes compostos. Além disso, a formação de biofilmes por diferentes espécies de halófilas já foi descrita, evidenciando que essas arqueias são capazes de se aderir de forma estável a superfícies e formar biofilmes.[102] Assim, é possível que esses organismos sejam capazes de colonizar sítios orais em diferentes condições. Estudos futuros poderão auxiliar na elucidação do papel e das prováveis funções desempenhadas pelas haloarqueias nesse nicho.

Arqueias em sítios endodônticos

As doenças endodônticas, especialmente pulpites, possuem variados fatores etiológicos, os quais ser de origem física, química ou biológica. Todavia, o crescimento de microrganismos associados à superfície e o potencial patogênico da microbiota do canal radicular são as principais causas de infecções endodônticas.[103] Por essa razão, o tratamento endodôntico tem como objetivo eliminar, ou pelo menos reduzir ao máximo, o número de microrganismos que contaminam o sistema de canais radiculares, evitando assim uma falha no tratamento e a disseminação da infecção para tecidos adjacentes.[104] Desta forma, o conhecimento da composição de biofilmes endodônticos pode ajudar a entender o potencial patogênico da microbiota do canal radicular e a desenvolver novas abordagens para sua desinfecção.[103]

As infecções endodônticas são associadas a uma microbiota altamente complexa, especialmente em seu terço apical, que alberga uma comunidade mais diversa e de natureza predominantemente anaeróbica,[105] e a detecção de arqueias nessas infecções reforçou tal constatação.[106-110] Inicialmente, a busca por arqueias em sítios endodônticos foi infrutífera, levando à hipótese de que espécies do domínio *Archaea* não faziam parte da microbiota dos diferentes tipos de infecções endodônticas. Naquele momento, então, as arqueias não foram implicadas na etiologia da periodontite apical.[111] No entanto, a detecção posterior de arqueias por meio de abordagens moleculares revelou a presença desses organismos em sítios endodônticos, indicando que as metodologias usadas até então poderiam estar negligenciando a ocorrência desses microrganismos nesses sítios orais. Apesar de a baixa prevalência e abundância sugerirem que o sistema de canais radiculares não seria um sítio preferencial de arqueias,[105] foi detectada a presença de arqueias metanogênicas em tecidos pulpares inflamados, com possível papel na infecção endodôntica. Entre as espécies já identificadas estão *M. oralis* e *M. smithii, Methanobacterium bryantii, Methanococcus maripaludis* e *Methanospirillum hungatei*.[106,107,109,110]

Arqueias foram identificadas tanto em infecções primárias como em infecções persistentes ou secundárias, e esta última condição está associada à falha no tratamento endodôntico em razão da sobrevivência de microrganismos patogênicos ao preparo químico-mecânico do sistema de canais radiculares. Ainda não se sabe o comportamento das arqueias diante de soluções irrigadoras de uso mais comum, como hipoclorito de sódio ou clorexidina.[112]

Outros sítios orais

A primeira detecção de metanogênicas, incluindo *M. oralis* e *M. smithii* na saliva de indivíduos com cavidade oral clinicamente saudável, sugere que esses organismos sejam parte da microbiota oral e não mera contaminação de amostras investigadas.[95] Foi observada uma correlação altamente significativa entre a presença de metanogênicas e tabagismo, a partir da análise da saliva de indivíduos fumantes e não fumantes com a cavidade oral clinicamente saudável. A saliva de fumantes demonstrou altíssima prevalência de *M. oralis*: 90% das amostras coletadas de fumantes, contra apenas 11% dos não fumantes.[95]

A presença de arqueias em biofilme formado sobre o dorso da língua pode estar relacionada a quadros de saúde ou à doença periodontal, sendo essa relação diretamente proporcional: quanto maior a abundância de arqueias colonizando o dorso da língua, maior a gravidade da doença periodontal. Contudo, a detecção de DNA de arqueias em bolsas periodontais é cerca de quatro vezes mais frequente do que em dorso de língua.[86,93] Dois estudos se dedicaram à detecção de arqueias em língua por meio da análise de amostras de biofilme do terço médio do dorso da língua submetidas à PCR quantitativa (qPCR). Göhler et al.[93] analisaram 176 amostras divididas igualmente entre indivíduos com e sem doença periodontal, resultando na detecção de arqueias em 23 indivíduos com doença periodontal e em 17 sem a doença. Em 2018, o mesmo grupo de pesquisa mostrou que 74,6% de 237 amostras de biofilme de dorso de língua foram positivas para a presença de arqueia.[86]

Recentemente, foi relatada a ocorrência de arqueias em tecido dentinário cariado e em biofilmes supragengivais, com indícios da presença de *Thaumarchaeota* e *Methanocellales* nestes sítios. A sequência de DNA obtida foi afiliada ao gênero *Methanocella*, arqueias produtoras de metano exclusivamente a partir de H_2/CO_2, produtos gerados na fermentação bacteriana de ácido lático.[113] Isso justificaria sua presença no ambiente cariogênico e poderia indicar a associação de arqueias com outras doenças orais, além da doença periodontal.[114]

A detecção e o isolamento de arqueias metanogênicas em sítios aeróbicos como língua, saliva e biofilmes supragengivais podem parecer controversos, considerando que essas espécies são anaeróbias estritas e extremamente sensíveis ao oxigênio.[36,38] Porém, as interações com microrganismos aeróbios, capazes de metabolizar espécies reativas de oxigênio, podem promover um efeito protetor e permitir que as metanogênicas prosperem em locais aeróbios.[115] Além disso, é sabido que biofilmes consistem em ambientes bastante heterogêneos, com regiões aeróbicas e outras anaeróbicas em seu interior. Assim, a ocorrência de microambientes anaeróbios em sítios orais expostos ao oxigênio é um evento relativamente comum. Além disso, vale também ressaltar que as diferentes espécies metanogênicas exibem diferentes sensibilidades ao oxigênio, com algumas linhagens bastante aerotolerantes quando comparadas às metanogênicas mais sensíveis.

VOCÊ SABIA?

Altas proporções de uma espécie de arqueia também foram detectadas em amostras arqueológicas de cálculo dentário de um espécime de neandertal com indícios de doenças bucais, o que não foi observado em outras amostras de neandertais com condições bucais saudáveis.[116] Esses estudos corroboram as evidências quanto ao envolvimento de arqueias em doenças orais em nossos ancestrais hominídeos mais próximos. Além disso, a presença de arqueias em amostras arqueológicas reforça o papel desse domínio na nossa microbiota.[115]

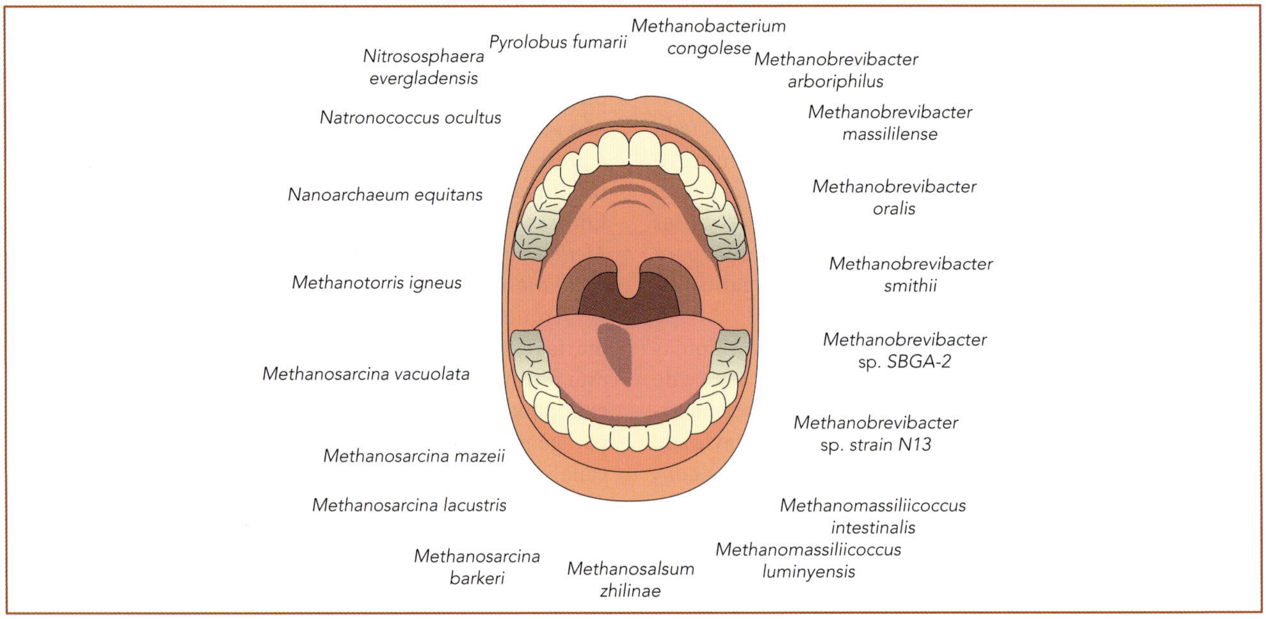

FIGURA 8 Arqueoma da cavidade bucal.

Fonte: acervo pessoal das autoras.

Contexto ecológico de arqueias na cavidade bucal

Como visto, as espécies metanogênicas correspondem ao grupo mais conhecido e explorado no contexto do arqueoma oral.[18] Pelo fato de biofilmes serem heterogêneos quanto às tensões de oxigênio, a detecção de arqueias metanogênicas não deveria ser incomum, especialmente porque as espécies apresentam diferentes graus de tolerância a O_2. Porém, ainda não foi revelada a "caixa-preta" dos complexos biofilmes orais em relação a esse domínio. Na **Figura 9**, propõem-se hipóteses para a participação de arqueias no contexto ecológico dos biofilmes orais.

Com a utilização de carboidratos pelos colonizadores iniciais, o aumento de H_2 e CO_2 e a consequente redução do potencial redox no meio permitem o crescimento de organismos anaeróbios, facultativos ou estritos, incluindo as arqueias metanogênicas. Estas, por sua vez, utilizarão produtos intermediários para seu metabolismo, favorecendo o meio para o crescimento de colonizadores anaeróbios tardios. Essas espécies colonizadoras tardias podem produzir H_2 e ácidos graxos voláteis (ou ácidos graxos de cadeia curta, com volatilidade relacionada a suas cadeias com menos de seis carbonos) como produtos finais de fermentação. Entre eles, destacam-se o acetato, o propionato e o butirato.

Embora os ácidos graxos voláteis sejam metabólitos intermediários importantes, eles são substratos desfavoráveis para microrganismos anaeróbios nesse contexto ecológico.[45] É importante entender que a fermentação de ácidos graxos voláteis não é inibida pelo acúmulo de H_2 (ou seja, inibição por presença do produto final). Nesse caso, a remoção simples e não enzimática de H_2 do sistema ecológico (p. ex., por difusão) faria com que a reação bioquímica ocorresse de forma autônoma. Em vez disso, a energia que se torna disponível pela oxidação anaeróbica de H_2 acontece por via distinta, tornando o consumo metabólico de H_2 essencial para o uso anaeróbico de ácidos graxos voláteis. As metanogênicas metabolizam especificamente o H_2 produzido pelo uso de subprodutos da fermentação anaeróbica de carboidratos para a produção de metano, porém podem formar metano independentemente de H_2 usando outros doadores de elétrons, como metanol, metilamina ou etanol. Contudo, somente no caso do uso de H_2 como substrato é que ocorre a sintrofia de bactérias fermentativas e arqueias metanogênicas, similar ao que acontece no intestino.[45]

Associado à maior prevalência em doença periodontal, esse mecanismo de interação sintrófica sugere que as arqueias metanogênicas possam atuar como organismos-chave (em inglês, *keystone*), ou seja, mesmo com baixa abundância na comunidade microbiana, sua presença altera drasticamente o microambiente, podendo promover a transição de homeostase para disbiose.[112] Em razão desse papel, foi sugerido que o metronidazol (composto altamente eficaz contra o *M. oralis*) e estatinas (que inibem a atividade da coenzima A redutase) poderiam ser explorados no tratamento da doença periodontal.[117] Porém, é possível que o tratamento baseado na eliminação de arqueias dos sítios periodontais não obtenha sucesso clínico, já que muitos microrganismos coexistentes e taxonomicamente distintos podem apresentar as mesmas funções metabólicas de produção de energia em uma comunidade microbiana.[118]

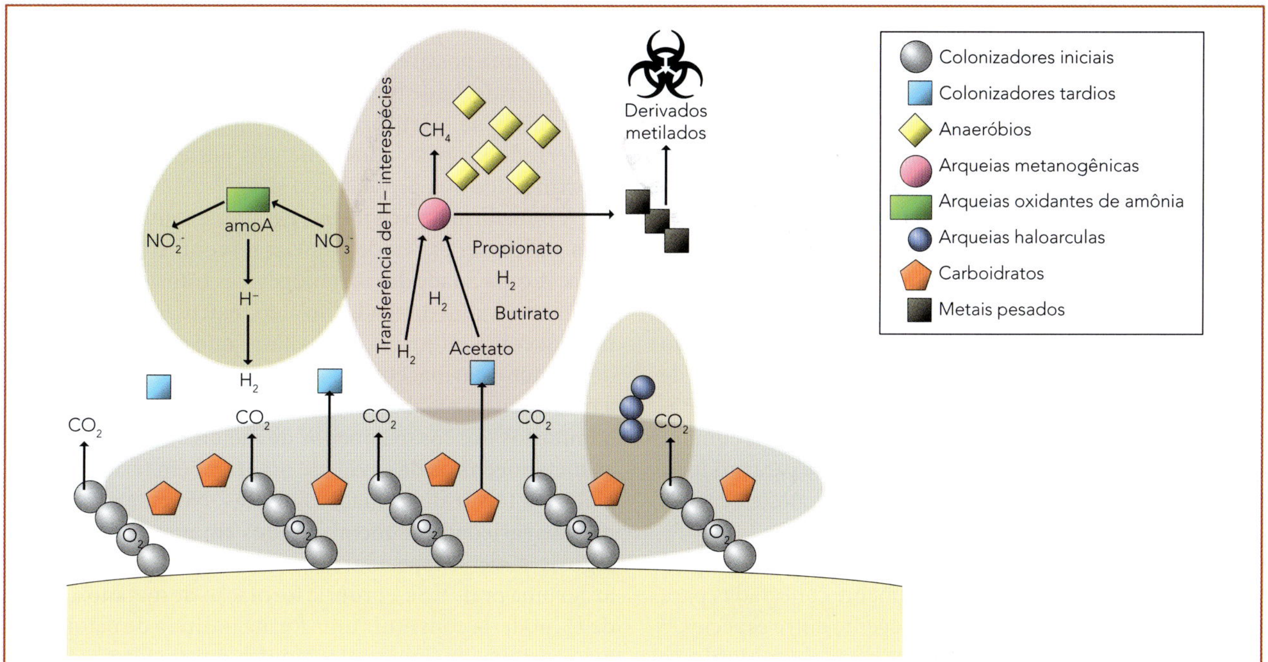

FIGURA 9 Hipótese para as funções de diferentes grupos de arqueias em biofilmes da cavidade bucal.

Fonte: acervo pessoal das autoras.

Na cavidade oral, o papel das metanogênicas pode ser substituído por grupos funcionais diferentes do domínio *Bacteria*, como as bactérias redutoras de sulfato (BRS). As BRS podem crescer em ambientes ricos em H_2, H_2S e acetato. Foi proposta uma possível coexistência entre as BRS e arqueias metanogênicas na cavidade oral de indivíduos com doença periodontal,[119] entretanto a co-ocorrência desses organismos tem se mostrado rara, com ausência em sítios periodontais associados à saúde.[82] Como visto no **Capítulo 6**, isso é o que ser chama de redundância funcional, ou seja, o potencial metabólico não necessariamente cabe a um único organismo no ecossistema. Isso significa que, em caso de eliminação de uma espécie no microbioma, sua função pode ser desempenhada por outro organismo. Embora outros organismos possam cumprir o mesmo papel na remoção de H_2 do ecossistema, as arqueias metanogênicas se posicionam na parte inferior da cadeia alimentar anaeróbica, tornando o ambiente energeticamente mais eficaz. De fato, a fisiologia e o metabolismo energético das metanogênicas sugerem que estas possam desempenhar um papel anteriormente subestimado na manutenção da homeostase e na transição de microambientes orais para uma situação de disbiose.

Algumas interações interdomínios com os demais membros do microbioma periodontal foram observadas. Estudos revelaram a correlação positiva entre os níveis de arqueia e *Porphyromonas gingivalis* e *Tannerella forsythia*,[51] sendo a abundância de *M. oralis* relatada como sendo pelo menos dez vezes maior em pacientes que também abrigavam a espécie *Prevotella intermedia*.[83] Horz et al.[83] consideraram que provavelmente a correlação positiva entre esses microrganismos se deve muito ao fato de que ambos os organismos se favorecem das condições ambientais nas bolsas periodontais. *P. intermedia* exibe versatilidade quanto à metabolização de substratos fermentáveis, possibilitando a produção de uma gama mais ampla de ácidos graxos voláteis que permitem a transferência de hidrogênio entre diferentes espécies, o que, por sua vez, possibilita o envolvimento de diversas espécies em interações sintróficas com metanogênicas.[83] Por outro lado, grandes proporções da bactéria *Treponema,* bastante associada com doença periodontal, foram encontradas em sítios periodontais sem a ocorrência de arqueias metanogênicas, além de apresentar abundância relativa diminuída em locais com a presença de arqueias. Isso pode sugerir outra relação interdomínio de competição entre elas.[87] Já em amostras de infecções endodônticas, há relatos de interação entre metanogênicas e *Synergistes* spp., uma espécie bacteriana comum em infecções em todo o corpo, com capacidade para produzir H_2 e CO_2, os quais já sabemos que são substratos essenciais para o metabolismo de metanogênicas.[120]

Nos biofilmes orais, as metanogênicas e bactérias parceiras sintróficas devem estar fisicamente conectadas para uma transferência eficiente de hidrogênio entre espécies.[45] Essa relação física ainda não é conhecida em biofilmes orais, mas poderia ocorrer por coagregação mediada por fímbrias, membranas externas e carboidratos extracelulares. Há anos, outras interações interespécies têm sido estudadas em biofilmes orais, representando um papel crítico em sua ecologia, sendo a principal interação a coagregação, que pode ser definida como o reconhecimento mútuo entre moléculas de superfície de diferentes células microbianas, de modo que um agregado de células mistas seja formado.[121] Interações físicas de arqueias e bactérias, resultando na estimulação da metanogênese, já foram demonstradas em amostras ambientais,[76] talvez também ocorrendo em outros microambientes complexos, como biofilmes orais. Contudo, é importante salientar que vizinhos parceiros nem sempre apresentam coagregação e suas interações em consórcios metabólicos podem não requerer obrigatoriamente contato célula a célula, mas envolver comunicação metabólica dentro de uma matriz polimérica extracelular (muito bem conhecida nos biofilmes – ver **Capítulo 4**).

Outro fator que poderia refletir o papel das arqueias metanogênicas em biofilmes orais é o fato de poderem otimizar a fermentação de polissacarídeos, evitando o acúmulo de ácidos e outros produtos finais da reação.[18] Espécies de *Methanobrevibacter* e *Methanosphaera* produzem diversas glicosiltransferases. No contexto de formação de biofilme dental supragengival com potencial cariogênico, como discutido no **Capítulo 8**, glicosiltransferases desempenham um papel importante na manutenção da integridade dos biofilmes orais pela produção da matriz extracelular e permitem a adesão das células no biofilme, como ocorre principalmente pelas glicosiltransferases de *Streptococcus mutans*.[53] Tomando como exemplo o arqueoma intestinal, a gama de genes de glicosiltransferases da *M. smithii* confere grande flexibilidade de adesão dessa espécie ao sítio pelo arranjo de sua superfície com glicanos, como sugerido em relação à formação de biofilmes com arqueias metanogênicas em mucosas humanas.[42] Esse fato justifica uma possível extrapolação para a mucosa dos sulcos gengivais, onde também poderia haver a participação de arqueias na estruturação dos biofilmes subgengivais, conferindo propriedades benéficas neste microambiente e justificando sua presença no sítio.[28]

A transformação de metais pesados e a nitrificação também podem ser papéis de arqueias no contexto de biofilmes orais. A capacidade das metanogênicas transformarem metais em derivados metilados voláteis tóxicos foi demonstrada no arqueoma intestinal. Ressalta-se que o uso prolongado de produtos farmacêuticos contendo bismuto é associado a insuficiência renal e distúrbios mentais pela produção de compostos tóxicos originados de metais.[112] Não se sabe se as metanogênicas da cavidade oral também teriam potencial para tais transformações tóxicas. No entanto, dada a grande variedade de metais usados em materiais odontológicos, pode-se especular a ocorrência desse fenômeno no arqueoma oral.[112] Se a própria formação de metano a partir de H_2 poderia constituir uma forma indireta de patogênese pelo enriquecimento de patobiontes, a transformação desses metais poderia ser considerada um fator de virulência e deve ser explorada no futuro.

Por dependerem de atividades metabólicas bacterianas para a disponibilidade de seu próprio substrato, as metanogênicas podem ser biomarcadores do estado do microbioma, em homeostase ou disbiose. Porém, o significado do metabolismo metanogênico nos biofilmes orais e sua patogenicidade ainda estão longe de serem elucidados. As informações apresentadas ainda são especulativas e dependentes de isolamento e cultivo laboratorial de outras espécies de arqueias presentes nos biofilmes para que se possa avaliar de forma mais adequada a fisiologia das arqueias e seu papel potencial no curso das doenças bucais associadas às condições de disbiose.

CONSIDERAÇÕES FINAIS

As interações que ocorrem nos diversos microambientes orais ainda continuam envoltas em mistério. Certamente, o uso de modernas ferramentas moleculares, sobretudo o sequenciamento de DNA em larga escala, trouxe as primeiras evidências sobre as interações do microbioma humano. Como nos demais sítios do corpo, estudos sobre a presença e o papel do domínio *Archaea* ainda estão em fase inicial de compreensão nos sítios orais, principalmente pelas limitações metodológicas envolvidas em sua detecção. Assim, provavelmente a prevalência e a diversidade de *Archaea* são ainda subestimadas. Os resultados obtidos até o momento indicam que arqueias são importantes membros do microbioma oral, atuando como agentes metabolizadores de produtos secundários e explorando diferentes sítios da cavidade bucal. Não há informações consistentes sobre a patogenia de arqueias e, pela escassez de informações, sua associação com a doença periodontal ainda deve ser analisada com cautela. A compreensão limitada de seu contexto ecológico, quando comparado com outros componentes da microbiota central, como bactérias e fungos, sugere a grande necessidade de novos estudos.

RESUMO

Em 1977, ocorre o "nascimento" do domínio *Archaea*, organismos que apresentam características em comum tanto com bactérias quanto com eucariotos, além de possuírem aspectos únicos como a composição e a estrutura de suas paredes celulares.

As arqueias foram identificadas em sítios do corpo humano mesmo antes de serem reconhecidas como um domínio à parte. Um grupo de arqueias metanogênicas foi o primeiro a ser detectado no arqueoma do trato gastrointestinal, mas organismos pertencentes ao domínio *Archaea* também já foram detectados na pele, sistema respiratório, vagina e cavidade oral.

Embora estudos anteriores tenham concluído que as arqueias constituem apenas um componente menor do microbioma oral e que sua diversidade é restrita às metanogênicas, estudos mais recentes revelam que a diversidade de espécies no arqueoma humano é ainda subestimada e pouco conhecida. Porém, os estudos são consistentes ao observar maior prevalência de arqueias em sítios periodontais de indivíduos que apresentam doença periodontal quando comparadas aos indivíduos que apresentam periodonto saudável. É provável que as arqueias se beneficiem de condições criadas por outros organismos do microbioma, ou como resultado de processos patológicos, passando então a ocupar os microambientes e, eventualmente, atuando como patógenos secundários no sentido de propiciarem condições que favorecem a proliferação e a manutenção de microrganismos patogênicos.

QUESTÕES

1. Quantas das definições abaixo estão corretas quanto ao domínio *Archaea*?

    1) São organismos extremófilos, semelhantes às bactérias.
    2) São organismos com paredes celulares desprovidas de peptideoglicano.
    3) São organismos com ribossomos 80S.
    4) Podem apresentar membrana citoplasmática sob a forma de bicamada ou monocamada lipídica.
    5) Possuem representantes halófilos, metanogênicos e termoacidófilos.
    6) Podem ser encontradas na cavidade oral e no trato digestório.

    a) 2
    b) 3
    c) 4
    d) 5
    e) 6

2. Quanto à proposta de separação dos seres vivos em três domínios, escolha a alternativa correta:

    a) Foi baseada em caracteres morfofuncionais.
    b) Foi baseada na análise comparativa de sequências de proteínas de membrana.
    c) Foi baseada na análise comparativa de sequências de RNA ribossomais.
    d) Foi baseada nos tipos de metabolismo energético.
    e) Foi baseada na complexidade estrutural dos diferentes tipos celulares.

3. Correlacione as colunas de acordo com a evidência atual do arqueoma humano:

    a) *Methanobrevibacter smithii*
    b) *Methanobrevibacter oralis*
    c) *Thaumarchaeota*
    d) *Methanosphaera stadtmanae*
    e) *Nitrososphaera*
    f) *Woesearchaeota*

    ( ) Espécie que tem sua prevalência aumentada em quadros de doenças inflamatórias intestinais.
    ( ) Primeira espécie de arqueia que foi isolada e cultivada a partir de amostras humanas.
    ( ) Gênero capaz de colonizar o trato gastrointestinal na ausência de *Methanobrevibacter smithii.*
    ( ) Filo predominante encontrado no trato respiratório.
    ( ) Filo cujo alguns de seus representantes conseguem oxidar amônia.
    ( ) Espécie de arqueia predominante em sítios periodontais.

4. Leia a sentença e julgue os itens:
    A adequação de arqueias metanogênicas para os diferentes sítios do trato gastrointestinal está provavelmente relacionada com:

    I) Sua capacidade de adesão na mucosa intestinal.
    II) Sua capacidade de consumir uma grande variedade de produtos metabólicos de fermentação por bactérias sacarolíticas.
    III) Competir efetivamente para fontes de nutrientes nitrogenados.

    a) Todos os itens estão corretos.
    b) Apenas I e II estão corretos.
    c) II está incorreto.
    d) Apenas I está correto.
    e) Todos os itens estão incorretos.

Gabarito: 1c; 2c; 3: daefcb; 4a

REFERÊNCIAS

1. Stanier RY, Van Niel CB. The concept of a bacterium. Arch Mikrobiol. 1962;42:17-35.
2. Katscher F. The history of the terms prokaryotes and eukaryotes. Protist. 2004;155(2):257-63.
3. Whittaker RH. New concepts of kingdoms or organisms. Evolutionary relations are better represented by new classifications than by the traditional two kingdoms. Science. 1969;163(3863):150-60.
4. Zuckerkandl E, Pauling L. Molecules as documents of evolutionary history. J Theor Biol. 1965;8(2):357-66.
5. Fox G, Pechman K, Woese C. Comparative cataloging of 16S ribosomal ribonucleic acid: molecular approach to procaryotic systematics. Int J Syst Bacteriol. 1977:44-57.
6. Fox GE, Magrum LJ, Balch WE, Wolfe RS, Woese CR. Classification of methanogenic bacteria by 16S ribosomal RNA characterization. Proc Natl Acad Sci U S A. 1977;74(10):4537-41.
7. Woese CR, Fox GE. Phylogenetic structure of the prokaryotic domain: the primary kingdoms. Proc Natl Acad Sci U S A. 1977;74(11):5088-90.
8. Woese CR, Magrum LJ, Fox GE. Archaebacteria. J Mol Evol. 1978;11(3):245-51.
9. Woese CR, Kandler O, Wheelis ML. Towards a natural system of organisms: proposal for the domains Archaea, Bacteria, and Eucarya. Proc Natl Acad Sci U S A. 1990;87(12):4576-9.
10. Bintrim SB, Donohue TJ, Handelsman J, Roberts GP, Goodman RM. Molecular phylogeny of Archaea from soil. Proc Natl Acad Sci U S A. 1997;94(1):277-82.
11. Margot H, Acebal C, Toril Eea. Consistent association of crenarchaeal Archaea with sponges of the genus Axinella. Mar Biol. 2002:739-45.
12. Williams TA, Foster PG, Cox CJ, Embley TM. An archaeal origin of eukaryotes supports only two primary domains of life. Nature. 2013;504(7479):231-6.
13. Imachi H, Nobu MK, Nakahara N, Morono Y, Ogawara M, Takaki Y, et al. Isolation of an archaeon at the prokaryote-eukaryote interface. Nature. 2020;577(7791):519-25.
14. Spang A, Saw JH, Jørgensen SL, Zaremba-Niedzwiedzka K, Martijn J, Lind AE, et al. Complex archaea that bridge the gap between prokaryotes and eukaryotes. Nature. 2015;521(7551):173-9.
15. Doolittle WF. Evolution: two domains of life or three? Curr Biol. 2020;30(4):R177–R179.
16. DeLong EF. Everything in moderation: archaea as 'non-extremophiles'. Curr Opin Genet Dev. 1998;8(6):649-54.
17. Raymann K, Moeller AH, Goodman AL, Ochman H. Unexplored archaeal diversity in the great ape gut microbiome. mSphere. 2017;2(1).
18. Dridi B, Raoult D, Drancourt M. Archaea as emerging organisms in complex human microbiomes. Anaerobe. 2011;17(2):56-63.
19. Spang A, Caceres EF, Ettema TJG. Genomic exploration of the diversity, ecology, and evolution of the archaeal domain of life. Science. 2017;357(6351).
20. Stoeckenius W. Walsby's square bacterium: fine structure of an orthogonal procaryote. J Bacteriol. 1981;148(1):352-60.
21. Muller F, Brissac T, Le Bris N, Felbeck H, Gros O. First description of giant Archaea (Thaumarchaeota) associated with putative bacterial ectosymbionts in a sulfidic marine habitat. Environ Microbiol. 2010;12(8):2371-83.
22. Kates M. Membrane lipids of archaea. In: Kates M, Kushner D, Matheson A, editors. The biochemistry of Archaea (Archaebacteria). Amsterdam: Elsevier; 1993. p. 261-95.
23. DeRosa M, Trincone A, Nicolaus B, Gambacorta A. Archaebacteria: lipids, membrane structure, and adaptation to environmental stresses. In: di Prisco G, editor. Life under extreme conditions. Berlin: Springer: 1991.
24. Albers SV, Meyer BH. The archaeal cell envelope. Nat Rev Microbiol. 2011;9(6):414-26.
25. Rodrigues-Oliveira T, Belmok A, Vasconcellos D, Schuster B, Kyaw CM. Archaeal S-layers: overview and current state of the art. Front Microbiol. 2017;8:2597.
26. Ishino Y, Ishino S. Rapid progress of DNA replication studies in Archaea, the third domain of life. Sci China Life Sci. 2012;55(5):386-403.
27. Grohmann D, Werner F. Recent advances in the understanding of archaeal transcription. Curr Opin Microbiol. 2011;14(3):328-34.
28. Borrel G, Brugere J-F, Gribaldo S, Schmitz RA, Moissl-Eichinger C. The host-associated archaeome. Nat Rev Microbiol. 2020;18(11):622-36.
29. Forterre P. The universal tree of life: an update. Front Microbiol. 2015;6:717.
30. Turnbaugh PJ, Ley RE, Hamady M, Fraser-Liggett CM, Knight R, Gordon JI. The human microbiome project. Nature. 2007;449(7164):804-10.
31. Zerón A. Genoma, microbioma y epigenoma humano. Una visión contemporánea de la tríada ecológica. Revista ADM. 2014;71(4).
32. Nottingham P, Hungate R. Isolation of methanogenic bacteria from feces of man. J Bacteriol. 1968;96(6):2178.
33. Diaz PI. Subgingival fungi, Archaea, and viruses under the omics loupe. Periodontol 2000. 2021;85(1):82-9.
34. Horz HP. Archaeal lineages within the human microbiome: absent, rare or elusive? Life (Basel). 2015;5(2):1333-45.
35. Aller JY, Kemp PF. Are Archaea inherently less diverse than Bacteria in the same environments? FEMS Microbiol Ecol. 2008;65(1):74-87.
36. Miller TL, Wolin MJ. Enumeration of Methanobrevibacter smithii in human feces. Arch Microbiol. 1982;131(1):14-8.
37. Miller TL, Wolin MJ. Methanosphaera stadtmaniae gen. nov., sp. nov.: a species that forms methane by reducing methanol with hydrogen. Arch Microbiol. 1985;141(2):116-22.
38. Ferrari A, Brusa T, Rutili A, Canzi E, Biavati B. Isolation and characterization of Methanobrevibacter oralis sp. nov. Curr Microbiol. 1994;29(1):7-12.
39. Koskinen K, Pausan MR, Perras AK, Beck M, Bang C, Mora M, et al. First insights into the diverse human archaeome: specific detection of Archaea in the gastrointestinal tract, lung, and nose and on skin. MBio. 2017;8(6).
40. Aminov RI. Role of archaea in human disease. Front Cell Infect Microbiol. 2013;3:42.
41. Bik EM, Eckburg PB, Gill SR, Nelson KE, Purdom EA, Francois F, et al. Molecular analysis of the bacterial microbiota in the human stomach. Proc Natl Acad Sci U S A. 2006;103(3):732-7.
42. Bang C, Schmitz RA. Archaea associated with human surfaces: not to be underestimated. FEMS Microbiol Rev. 2015;39(5):631-48.
43. Gaci N, Borrel G, Tottey W, O'Toole PW, Brugère J-F. Archaea and the human gut: new beginning of an old story. World J Gastroenterol. 2014;20(43):16062.
44. Oxley AP, Lanfranconi MP, Würdemann D, Ott S, Schreiber S, McGenity TJ, et al. Halophilic archaea in the human intestinal mucosa. Environ Microbiol. 2010;12(9):2398-410.
45. Horz HP, Conrads G. Methanogenic Archaea and oral infections - ways to unravel the black box. J Oral Microbiol. 2011;3.
46. Rieu-Lesme F, Delbès C, Sollelis L. Recovery of partial 16S rDNA sequences suggests the presence of Crenarchaeota in the human digestive ecosystem. Curr Microbiol. 2005;51(5):317-21.
47. Nkamga VD, Huynh HT, Aboudharam G, Ruimy R, Drancourt M. Diversity of human-associated Methanobrevibacter smithii isolates revealed by multispacer sequence typing. Curr Microbiol. 2015;70(6):810-5.

48. Guindo CO, Terrer E, Chabrière E, Aboudharam G, Drancourt M, Grine G. Culture of salivary methanogens assisted by chemically produced hydrogen. Anaerobe. 2020;61:102128.
49. Barrera-Vázquez OS, Gomez-Verjan JC. The unexplored world of human virome, mycobiome, and archaeome in aging. J Gerontol A Biol Sci Med Sci. 2020;75(10):1834-7.
50. Coker OO, Wu WKK, Wong SH, Sung JJ, Yu J. Altered gut archaea composition and interaction with bacteria are associated with colorectal cancer. Gastroenterology. 2020;159(4):1459-70. e5.
51. Matarazzo F, Ribeiro AC, Faveri M, Taddei C, Martinez MB, Mayer MP. The domain Archaea in human mucosal surfaces. Clin Microbiol Infect. 2012;18(9):834-40.
52. Zhang H, DiBaise JK, Zuccolo A, Kudrna D, Braidotti M, Yu Y, et al. Human gut microbiota in obesity and after gastric bypass. Proc Natl Acad Sci U S A. 2009;106(7):2365-70.
53. Samuel BS, Hansen EE, Manchester JK, Coutinho PM, Henrissat B, Fulton R, et al. Genomic and metabolic adaptations of Methanobrevibacter smithii to the human gut. Proc Natl Acad Sci U S A. 2007;104(25):10643-8.
54. Pimentel M, Lin HC, Enayati P, van den Burg B, Lee H-R, Chen JH, et al. Methane, a gas produced by enteric bacteria, slows intestinal transit and augments small intestinal contractile activity. Am J Physiol Gastrointest Liver Physiol. 2006;290(6):G1089-G95.
55. Lecours PB, Marsolais D, Cormier Y, Berberi M, Haché C, Bourdages R, et al. Increased prevalence of Methanosphaera stadtmanae in inflammatory bowel diseases. PLoS One. 2014;9(2):e87734.
56. Haines A, Dilawari J, Metz G, Blendis L, Wiggins H. Breath-methane in patients with cancer of the large bowel. Lancet. 1977;310(8036):481-3.
57. Piqué JM, Pallarés M, Cusó E, Vilar-Bonet J, Gassull MA. Methane production and colon cancer. Gastroenterology. 1984;87(3):601-5.
58. Cavicchioli R, Curmi PM, Saunders N, Thomas T. Pathogenic archaea: do they exist? Bioessays. 2003;25(11):1119-28.
59. Brugère J-F, Borrel G, Gaci N, Tottey W, O'Toole PW, Malpuech-Brugère C. Archaebiotics: proposed therapeutic use of archaea to prevent trimethylaminuria and cardiovascular disease. Gut Microbes. 2014;5(1):5-10.
60. Moissl-Eichinger C, Pausan M, Taffner J, Berg G, Bang C, Schmitz RA. Archaea are interactive components of complex microbiomes. Trends Microbiol. 2018;26(1):70-85.
61. Moissl-Eichinger C, Probst AJ, Birarda G, Auerbach A, Koskinen K, Wolf P, et al. Human age and skin physiology shape diversity and abundance of Archaea on skin. Sci Rep. 2017;7(1):1-10.
62. Caporaso JG, Lauber CL, Costello EK, Berg-Lyons D, Gonzalez A, Stombaugh J, et al. Moving pictures of the human microbiome. Genome Biol. 2011;12(5).
63. Hulcr J, Latimer AM, Henley JB, Rountree NR, Fierer N, Lucky A, et al. A jungle in there: bacteria in belly buttons are highly diverse, but predictable. PloS One. 2012;7(11):e47712.
64. Probst AJ, Auerbach AK, Moissl-Eichinger C. Archaea on human skin. PloS One. 2013;8(6):e65388.
65. Aerobic culture of methanogenic archaea without an external source of hydrogen, 35 (2016).
66. Pester M, Schleper C, Wagner M. The Thaumarchaeota: an emerging view of their phylogeny and ecophysiology. Curr Opin Microbiol. 2011;14(3):300-6.
67. Lurie-Weinberger MN, Gophna U. Archaea in and on the human body: health implications and future directions. PLoS Pathog. 2015;11(6):e1004833.
68. Moissl-Eichinger C. Archaea in artificial environments: their presence in global spacecraft clean rooms and impact on planetary protection. ISME J. 2011;5(2):209-19.
69. Moissl C, Bruckner JC, Venkateswaran K. Archaeal diversity analysis of spacecraft assembly clean rooms. ISME J. 2008;2(1):115-9.
70. Pausan MR, Csorba C, Singer G, Till H, Schöpf V, Santigli E, et al. Exploring the archaeome: detection of archaeal signatures in the human body. Front Microbiol. 2019;10:2796.
71. Wagner Mackenzie B, West AG, Waite DW, Lux CA, Douglas RG, Taylor MW, et al. A novel description of the human sinus archaeome during health and chronic rhinosinusitis. Front Cell Infect Microbiol. 2020;10:398.
72. Dombrowski N, Lee J-H, Williams TA, Offre P, Spang A. Genomic diversity, lifestyles and evolutionary origins of DPANN archaea. FEMS Microbiol Lett. 2019;366(2):fnz008.
73. Drancourt M, Nkamga VD, Lakhe NA, Régis J-M, Dufour H, Fournier P-E, et al. Evidence of archaeal methanogens in brain abscess. Clin Infect Dis. 2017;65(1):1-5.
74. Grine G, Drouet H, Fenollar F, Bretelle F, Raoult D, Drancourt M. Detection of Methanobrevibacter smithii in vaginal samples collected from women diagnosed with bacterial vaginosis. Eur J Clin Microbiol Infect Dis. 2019;38(9):1643-9.
75. Belay N, Mukhopadhyay B, De Macario EC, Galask R, Daniels L. Methanogenic bacteria in human vaginal samples. J Clin Microbiol. 1990;28(7):1666-8.
76. Willis JR, Gabaldón T. The human oral microbiome in health and disease: from sequences to ecosystems. Microorganisms. 2020;8(2):308.
77. Kemp C, Curtis M, Robrish S, Bowen W. Biogenesis of methane in primate dental plaque. FEBS Lett. 1983;155(1):61-4.
78. Brusa T, Conca R, Ferrara A, Ferrari A, Pecchioni A. The presence of methanobacteria in human subgingival plaque. J Clin Periodontol. 1987;14(8):470-1.
79. Belay N, Johnson R, Rajagopal BS, Conway de Macario E, Daniels L. Methanogenic bacteria from human dental plaque. Appl Environ Microbiol. 1988;54(2):600-3.
80. Bartle KD, Myers P. History of gas chromatography. TrAC Trends in Analytical Chemistry. 2002;21(9-10):547-57.
81. Nazir M, Al-Ansari A, Al-Khalifa K, Alhareky M, Gaffar B, Almas K. Global prevalence of periodontal disease and lack of its surveillance. Sci World J. 2020;2020.
82. Vianna ME, Holtgraewe S, Seyfarth I, Conrads G, Horz HP. Quantitative analysis of three hydrogenotrophic microbial groups, methanogenic archaea, sulfate-reducing bacteria, and acetogenic bacteria, within plaque biofilms associated with human periodontal disease. J Bacteriol. 2008;190(10):3779-85.
83. Horz HP, Robertz N, Vianna ME, Henne K, Conrads G. Relationship between methanogenic archaea and subgingival microbial complexes in human periodontitis. Anaerobe. 2015;35(Pt A):10-2.
84. Ashok N, Warad S, Singh VP, Chaudhari H, Narayanan A, Rodrigues J. Prevalence of archaea in chronic periodontitis patients in an Indian population. Indian J Dent Res. 2013;24(3):289.
85. Bringuier A, Khelaifia S, Richet H, Aboudharam G, Drancourt M. Real-time PCR quantification of Methanobrevibacter oralis in periodontitis. J Clin Microbiol. 2013;51(3):993-4.
86. Gohler A, Samietz S, Schmidt CO, Kocher T, Steinmetz I, Holtfreter B. Comparison of oral microbe quantities from tongue samples and subgingival pockets. Int J Dent. 2018;2018:2048390.
87. Lepp PW, Brinig MM, Ouverney CC, Palm K, Armitage GC, Relman DA. Methanogenic Archaea and human periodontal disease. Proc Natl Acad Sci U S A. 2004;101(16):6176-81.
88. Aleksandrowicz P, Brzezińska-Błaszczyk E, Dudko A, Agier J. Archaea occurrence in the subgingival biofilm in patients with peri-implantitis and periodontitis. Int J Periodontics Restorative Dent. 2020;40(5).
89. Huynh HT, Nkamga VD, Drancourt M, Aboudharam G. Genetic variants of dental plaque Methanobrevibacter oralis. Eur J Clin Microbiol Infect Dis. 2015;34(6):1097-101.
90. Yamabe K, Maeda H, Kokeguchi S, Tanimoto I, Sonoi N, Asakawa S, et al. Distribution of Archaea in Japanese patients with periodontitis and humoral immune response to the components. FEMS Microbiol Lett. 2008;287(1):69-75.

91. Li CL, Liu DL, Jiang YT, Zhou YB, Zhang MZ, Jiang W, et al. Prevalence and molecular diversity of Archaea in subgingival pockets of periodontitis patients. Oral Microbiol Immunol. 2009;24(4):343-6.
92. Faveri M, Goncalves LF, Feres M, Figueiredo LC, Gouveia LA, Shibli JA, et al. Prevalence and microbiological diversity of Archaea in peri-implantitis subjects by 16S ribosomal RNA clonal analysis. J Periodontal Res. 2011;46(3):338-44.
93. Göhler A, Hetzer A, Holtfreter B, Geisel MH, Schmidt CO, Steinmetz I, et al. Quantitative molecular detection of putative periodontal pathogens in clinically healthy and periodontally diseased subjects. PLoS One. 2014;9(7):e99244.
94. Li CL, Jiang YT, Liu DL, Qian J, Liang JP, Shu R. Prevalence and quantification of the uncommon Archaea phylotype Thermoplasmata in chronic periodontitis. Arch Oral Biol. 2014;59(8):822-8.
95. Grine G, Terrer E, Boualam MA, Aboudharam G, Chaudet H, Ruimy R, et al. Tobacco-smoking-related prevalence of methanogens in the oral fluid microbiota. Sci Rep. 2018;8(1):9197.
96. Brusa T, Canzi E, Allievi L, Del Puppo E, Ferrari A. Methanogens in the human intestinal tract and oral cavity. Curr Microbiol. 1993;27(5):261-5.
97. Dabdoub SM, Ganesan SM, Kumar PS. Comparative metagenomics reveals taxonomically idiosyncratic yet functionally congruent communities in periodontitis. Sci Rep. 2016;6:38993.
98. Lira E, Ramiro F, Chiarelli F, Dias R, Feres M, Figueiredo L, et al. Reduction in prevalence of Archaea after periodontal therapy in subjects with generalized aggressive periodontitis. Aust Dent J. 2013;58(4):442-7.
99. Ramiro F, de Lira E, Soares G, Retamal-Valdes B, Feres M, Figueiredo L, et al. Effects of different periodontal treatments in changing the prevalence and levels of Archaea present in the subgingival biofilm of subjects with periodontitis: a secondary analysis from a randomized controlled clinical trial. Int J Dent Hyg. 2018;16(4):569-75.
100. Deng Z-L, Szafrański SP, Jarek M, Bhuju S, Wagner-Döbler I. Dysbiosis in chronic periodontitis: key microbial players and interactions with the human host. Sci Rep. 2017;7(1):1-13.
101. Huynh HT, Verneau J, Levasseur A, Drancourt M, Aboudharam G. Bacteria and archaea paleomicrobiology of the dental calculus: a review. Mol Oral Microbiol. 2016;31(3):234-42.
102. Fröls S, Dyall-Smith M, Pfeifer F. Biofilm formation by haloarchaea. Environ Microbiol. 2012;14(12):3159-74.
103. Yoo Y-J, Perinpanayagam H, Oh S, Kim A, Han S-H, Kum K-Y. Endodontic biofilms: contemporary and future treatment options. Restor Dent Endod. 2018;44(1).
104. Ricucci D, Siqueira Jr JF. Fate of the tissue in lateral canals and apical ramifications in response to pathologic conditions and treatment procedures. J Endod. 2010;36(1):1-15.
105. Ozok AR, Persoon IF, Huse SM, Keijser BJ, Wesselink PR, Crielaard W, et al. Ecology of the microbiome of the infected root canal system: a comparison between apical and coronal root segments. Int Endod J. 2012;45(6):530-41.
106. Brzezinska-Blaszczyk E, Pawlowska E, Ploszaj T, Witas H, Godzik U, Agier J. Presence of archaea and selected bacteria in infected root canal systems. Can J Microbiol. 2018;64(5):317-26.
107. Efenberger M, Agier J, Pawlowska E, Brzezinska-Blaszczyk E. Archaea prevalence in inflamed pulp tissues. Cent Eur J Immunol. 2015;40(2):194-200.
108. Anderson AC, Hellwig E, Vespermann R, Wittmer A, Schmid M, Karygianni L, et al. Comprehensive analysis of secondary dental root canal infections: a combination of culture and culture-independent approaches reveals new insights. PLoS One. 2012;7(11):e49576.
109. Vickerman MM, Brossard KA, Funk DB, Jesionowski AM, Gill SR. Phylogenetic analysis of bacterial and archaeal species in symptomatic and asymptomatic endodontic infections. J Med Microbiol. 2007;56(Pt 1):110-8.
110. Vianna ME, Conrads G, Gomes BP, Horz HP. Identification and quantification of archaea involved in primary endodontic infections. J Clin Microbiol. 2006;44(4):1274-82.
111. Siqueira JF, Jr., Rocas IN, Baumgartner JC, Xia T. Searching for Archaea in infections of endodontic origin. J Endod. 2005;31(10):719-22.
112. Horz HP, Conrads G. The discussion goes on: What is the role of Euryarchaeota in humans? Archaea. 2010;2010:967271.
113. Llena-Puy M, Almerich-Silla JM, Forner-Navarro L. Determinación de ácido láctico en el dorso de la lengua: Su relación con la presencia de caries activa. RCOE. 2004;9(3):303-8.
114. Dame-Teixeira N, de Cena JA, Côrtes DA, Belmok A, dos Anjos Borges LG, Marconatto L, et al. Presence of Archaea in dental caries biofilms. Arch Oral Biol. 2020;110:104606.
115. Belmok A, de Cena J, Kyaw C, Damé-Teixeira N. The oral archaeome: a scoping review. J Dent Res. 2020;99(6):630-43.
116. Weyrich LS, Duchene S, Soubrier J, Arriola L, Llamas B, Breen J, et al. Neanderthal behaviour, diet, and disease inferred from ancient DNA in dental calculus. Nature. 2017;544(7650):357-61.
117. Chaudhary PP, Conway PL, Schlundt J. Methanogens in humans: potentially beneficial or harmful for health. Appl Microbiol Biotechnol. 2018;102(7):3095-104.
118. Louca S, Polz MF, Mazel F, Albright MBN, Huber JA, O'Connor MI, et al. Function and functional redundancy in microbial systems. Nat Ecol Evol. 2018;2(6):936-43.
119. Robichaux M, Howell M, Boopathy R. Methanogenic activity in human periodontal pocket. Curr Microbiol. 2003;46(1):0053-8.
120. Vianna ME, Conrads G, Gomes BP, Horz HP. T-RFLP-based mcrA gene analysis of methanogenic archaea in association with oral infections and evidence of a novel Methanobrevibacter phylotype. Oral Microbiol Immunol. 2009;24(5):417-22.
121. Kolenbrander PE. Intergeneric coaggregation among human oral bacteria and ecology of dental plaque. Annu Rev Microbiol. 1988;42(1):627-56.

CAPÍTULO 14

Viroma da cavidade bucal

- Rafael dos Santos Bezerra
- João Paulo Bianchi Ximenez
- Svetoslav Nanev Slavov
- Wilson Araújo da Silva Junior

✔ PONTOS IMPORTANTES

- Os vírus são pequenos agentes subcelulares incapazes de se multiplicar fora da célula hospedeira (o que os torna parasitas intracelulares obrigatórios) sendo sua estrutura formada basicamente por proteínas e ácido nucleico que normalmente é de apenas um único tipo (DNA ou RNA).
- DNA de fita simples (ssDNA), DNA de fita dupla (dsDNA), RNA de fita simples (ssRNA) e RNA de fita dupla (dsRNA) são as diferentes possibilidades de material genético presente nos vírus.
- Material genético do tipo RNA estão presentes em cerca de 70% dos vírus. Devido à alta taxa de erro das enzimas envolvidas na replicação do RNA, esses vírus geralmente apresentam taxas de mutação muito mais altas do que os vírus de DNA.
- Todo o material genético viral é protegido por uma estrutura proteica denominada de capsídeo. Alguns vírus apresentam uma estrutura externa ao capsídeo, denominada de envelope, a qual é formada por resquícios do sistema de membranas da célula hospedeira infectada.
- A morfologia viral, determinada pelo capsídeo, a presença ou não de envelope, bem como o tipo de material genético viral, fornecem a base para agrupar os vírus em famílias.
- Uma vez que o genoma viral tenha penetrado e, assim, infectado a célula hospedeira, a replicação do vírus depende principalmente da maquinaria da célula hospedeira para requisitos de energia e sintéticos. Os ribossomos da célula hospedeira traduzem em proteínas a informação presente no genoma viral. Essas proteínas virais são então utilizadas na replicação do genoma viral e na montagem de novos vírus, as proteínas estruturais são aquelas que fazem parte da estrutura física da partícula viral (capsídeo, envelope), enquanto as proteínas não estruturais são produzidas dentro da célula infectada e desempenham diferentes funções na replicação viral.
- Lítico, lisogênico e latência são exemplos de estados virais no curso da infecção das células hospedeiras.
- Infecções herpéticas, varicela-zóster, papilomatose e doença "mão-pé-boca" estão dentre as infecções virais que apresentam manifestações na cavidade bucal.

Além das bactérias, fungos e arqueias, os vírus também podem estar presentes na cavidade bucal. A maioria dos vírus, por exemplo, é transportada para a cavidade bucal pela circulação sanguínea em decorrência de uma infecção viral em outra parte do corpo. Em alguns casos, os vírus presentes na cavidade bucal infectam ou se replicam nos tecidos ali presentes acarretando sintomas e desenvolvimento de lesões. Com exceção de alguns vírus que estão associados a processos tumorais malignos (como os papilomavírus humanos [HPV] 16 e 18, associados ao carcinoma espinocelular e o vírus Epstein-Barr, associado ao câncer de nasofaringe), ainda não se sabe ao certo qual é a participação dos vírus nas condições de saúde e doença encontradas na cavidade bucal.

Neste capítulo, serão apresentados os aspectos básicos da virologia e as principais infecções virais com manifestações na cavidade bucal. Por fim, será apresentada uma discussão sobre métodos de identificação do genoma viral, bem como perspectivas de identificação viral na área da Odontologia.

UMA BREVE INTRODUÇÃO

Estudos epidemiológicos mostram que, em países desenvolvidos, infecções virais são a causa mais comum de doenças agudas que não requerem hospitalização. Nos países em desenvolvimento, as doenças virais também causam um grande número de mortes e incapacidades permanentes, especialmente entre bebês e crianças. Doenças virais emergentes, como as causadas pelo HIV, vírus ebola e hantavírus, são detectadas regularmente. Agora que os antibióticos controlam com eficácia a maioria das infecções bacterianas, as infecções virais representam uma ameaça relativamente maior e menos controlada à saúde humana. Alguns dados sugerem que uma ampla gama de doenças virais estabelecidas recentemente poderá ser incluída entre doenças humanas graves, como diabetes juvenil, artrite reumatoide, vários distúrbios neurológicos e imunológicos e alguns tumores.[1]

Os vírus são pequenos agentes subcelulares incapazes de se multiplicar fora da célula hospedeira (o que os torna parasitas intracelulares obrigatórios) (**Figura 1**), com uma estrutura formada basicamente por proteínas e ácido nucleico. A proteína forma um envoltório denominado capsídeo, formado por vários capsômeros e que pode ser usado como forma de classificação dos vírus. A função principal dos capsídeos é proteger o material genético, que normalmente é de apenas um único tipo (DNA ou RNA), apesar de alguns vírus apresentarem os dois tipos (citomegalovírus). Além dessa função, os capsídeos permitem a fixação do vírion (vírus montado) na membrana da célula hospedeira, cuja carga negativa repeliria um ácido nucleico puro. Alguns vírus possuem ainda um envelope, localizado externamente ao capsídeo, o qual é formado por lipídios, proteínas e carboidratos. Essa estrutura deriva do sistema de membranas da célula parasitada e é adquirida no momento em que o vírus é eliminado pela célula hospedeira. Uma vez que o genoma viral tenha penetrado e, assim, infectado a célula hospedeira, a replicação do vírus depende principalmente da maquinaria da célula hospedeira para requisitos de energia e sintéticos.[2]

Embora alguns vírus possam estabelecer algumas formas silenciosas de infecção, sua multiplicação geralmente causa dano celular ou morte; entretanto, uma vez que os vírus dependem da sobrevivência do hospedeiro para sua própria sobrevivência, eles tendem a estabelecer infecções leves, nas quais a morte do hospedeiro é mais uma aberração do que um resultado normal. Exceções notáveis são HIV, ebola, hantavírus, vírus da raiva e SARS-CoV-2.[3,4]

A localização intracelular do vírus frequentemente o protege contra alguns dos mecanismos imunológicos do hospedeiro; ao mesmo tempo, essa localização torna o vírus vulnerável por sua dependência da maquinaria sintética da célula hospedeira, que pode ser alterada até mesmo por sutis mudanças físicas e químicas produzidas pela infecção viral (inflamação, febre, alterações circulatórias e interferon).[5]

CARACTERÍSTICAS GERAIS E PRINCIPAIS ROTAS DE TRANSMISSÃO DAS INFECÇÕES VIRAIS

As características epidemiológicas e de transmissibilidade das infecções virais dependem muito das características da associação vírus-hospedeiro. Por exemplo, alguns vírus transmitidos por artrópodes (dengue, zika, febre chikungunya e febre amarela) requerem uma faixa estreita de temperatura para se multiplicar em insetos; como resultado, esses vírus são encontrados apenas em certas condições sazonais e geográficas. É o caso, por exemplo, da dengue e do vírus da febre amarela. Sazonalidade também está presente em infecções virais que acometem o trato respiratório, como gripes causadas por vírus influenza, que são mais prevalentes no inverno. Nesse caso, o vírus é expelido ou exalado para o ambiente por meio de aerossóis ou secreções (muco) altamente contaminados com o vírus. A inalação desses aerossóis ou o contato direto com as secreções (que podem posteriormente contaminar boca, olhos ou nariz) constituem as principais vias de transmissão desses vírus. Em se tratando de infecções virais respiratórias, o convívio próximo entre as pessoas em ambientes fechados (característicos de dias frios ou de estações mais frias) contribuem para o aumento da transmissibilidade. Ausência de saneamento básico e de adequado tratamento da água de abastecimento público viabilizam a transmissão de infecções virais que acometem o trato gastrointestinal. Nesse caso, a rota de transmissão é denominada rota fecal-oral. Vírus presentes na corrente sanguínea podem ser transmitidos para diferentes indivíduos a partir do contato com gotículas do sangue contaminado, quer seja por acidentes com instrumentos perfurocortantes em ambiente odontológico ou hospitalar, quer seja por controle inadequado da assepsia/esterilização de instrumentais de uso clínico, compartilhamento de agulhas e seringas entre usuários de drogas injetáveis, transmissão da mãe para a criança no momento do parto, entre outras possibilidades. O vírus da hepatite B e o vírus HIV são exemplos importantes de infecções virais transmitidas pelo contato com sangue de indivíduo contaminado.

CLASSIFICAÇÃO DE VÍRUS

Com base em características compartilhadas (em termos de morfologia e tipo de material genético), os vírus são agrupados em diferentes níveis hierárquicos de ordem, família, subfamília, gênero e espécie. Mais de 30 mil isolados de vírus diferentes são conhecidos hoje e agrupados em mais de 3.600 espécies, 164 gêneros e 71 famílias. A morfologia viral fornece a base para agrupar os vírus em famílias. Uma família de vírus pode consistir em membros que se replicam apenas em vertebrados, apenas em invertebrados, apenas em plantas ou apenas em bactérias. Certas famílias contêm vírus que se replicam em mais de um desses hospedeiros.[4,6]

Como já relatado, os vírus não se reproduzem de forma independente. Eles necessitam obrigatoriamente da presença de outro organismo ou hospedeiro para se reproduzir ou replicar, uma vez que o hospedeiro possui ribossomos que o próprio vírus não consegue sintetizar. Isso ocorre porque a estrutura básica dos vírus é formada apenas por material genético (DNA ou RNA) circundado por uma camada proteica (capsídeo). Dessa forma, um vírus nunca surge diretamente e de forma independente a partir de um vírus preexistente, mas sim a partir dos processos ocorridos no interior da célula hospedeira infectada. Nesse caso, os ribossomos da célula hospedeira traduzem em proteínas a informação presente no genoma viral. Essas proteínas virais são então utilizadas na replicação do genoma viral e na montagem de novos vírus. Com base na conformação do capsídeo, os vírus podem sem estruturalmente classificados em vírus icosaédricos ou em vírus helicoidais (ou espiralados) (**Figura 2**). Quase todos os vírus que infectam células humanas são icosaédricos. A área dentro do capsídeo, onde está o genoma viral, é chamada de núcleo. Além do capsídeo, alguns vírus também possuem um envelope externo envolvendo o capsídeo. Este envelope é composto por lipídios derivados das membranas das células hospedeiras. Ali, proteínas virais, assim como glicoproteínas derivadas da célula hospedeira, podem estar presentes. Essas glicoproteínas auxiliam o vírus na adesão e infecção do hospedeiro. Os vírus que possuem o envelope externo são denominados vírus envelopados, enquanto os vírus que não possuem envelope são denominados vírus não envelopados.

No que diz respeito ao material genético, quatro tipos diferentes de genomas de ácido nucleico são encontrados em vírus humanos: DNA de fita simples (ssDNA), DNA de fita dupla (dsDNA), RNA de fita simples (ssRNA) e RNA de fita dupla (dsRNA).[7]

A maioria dos vírus de DNA contém um único genoma de dsDNA na forma linear. É o caso, por exemplo da família Hepadnavírus (da qual faz parte o vírus da hepatite B) e família Herpesvírus (da qual fazem parte os vírus herpes 1, 2 e 6, vírus varicela-zóster, citomegalovírus e vírus Epstein-Barr). Os Papovavírus, compreendendo os vírus polioma (normalmente presentes de forma latente em tecido renal, mas capazes de induzir nefropatia em casos de transfusão renal) e papiloma (papilomavírus humano), entretanto, apresentam dsDNA na forma circular, com cerca de 5,1 e 7,8 pares de kb de tamanho. A fita dupla de DNA (dsDNA) serve como um modelo para mRNA e para a autotranscrição. Duas a três proteínas estruturais compõem o capsídeo dos Papovavírus, enquanto outras 5 a 6 proteínas não estruturais são codificadas e funcionais na transcrição do vírus e replicação do DNA viral na célula hospedeira. Em suma, as proteínas estruturais são aquelas que fazem parte da estrutura física da partícula viral (capsídeo, envelope), enquanto as proteínas não estruturais são produzidas dentro da célula infectada e desempenham diferentes funções na replicação viral.

Já o ssDNA linear, de 4 a 6 kb de tamanho, é encontrado nos membros da família Parvovírus. O vírion contém de 2

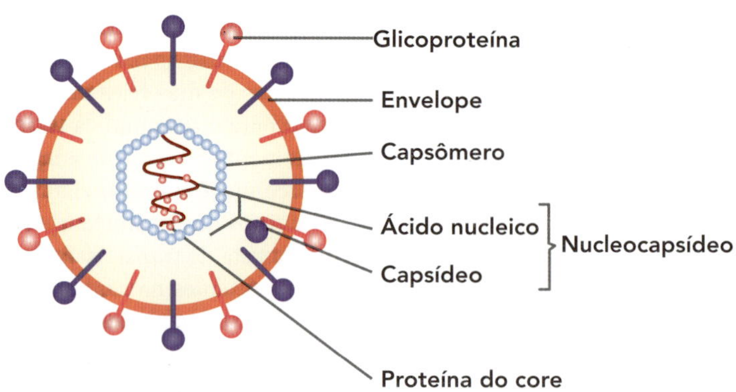

FIGURA 1 Estrutura viral.

Fonte: adaptada de Modrow, 2013.[7]

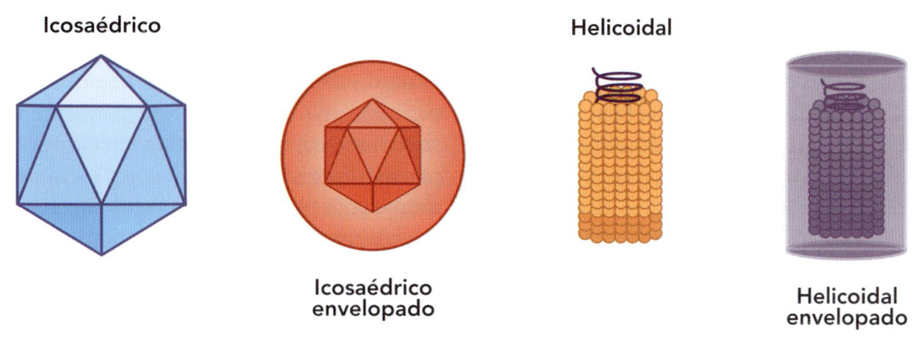

FIGURA 2 Vírus e suas diferentes conformações. O vírus icosaédrico pode ser constituído apenas do capsômero e material genético, assim como também ser envelopado. O mesmo comportamento é reproduzido em vírus helicoidais.

Fonte: acervo pessoal dos autores.

a 4 proteínas estruturais que são derivadas de forma diferente do mesmo produto gênico. O vírus adeno-associado (Dependoparvovirus; AAV) é incapaz de produzir vírions descendentes, portanto, é considerado um vírus defeituoso de replicação. A exceção ocorre quando o AAV infecta células já infectadas com outros vírus, como os adenovírus ou herpesvírus (ambos dsDNA), que neste caso atuam como vírus auxiliares permitindo a replicação do AAV. O ssDNA na forma circular, apresentando-se de 1,7 a 2,3 kb, é encontrado em membros da família dos Circovírus que compreendem os menores vírus propagados autonomamente, ou seja, sem a necessidade de um hospedeiro para transmiti-lo. O capsídeo desses vírus mede cerca de 17 nm e é composto por apenas 2 tipos de proteínas.[4,8]

Os vírus que possuem material genético do tipo RNA compreendem cerca de 70% de todos os vírus. Em virtude das altas taxas de erro das enzimas envolvidas na replicação do RNA, esses vírus geralmente apresentam taxas de mutação muito mais altas que os vírus de DNA. Mutações levam à geração contínua de variantes do vírus, que mostram grande adaptabilidade aos hospedeiros (resistindo à resposta imune ou desenvolvendo mecanismos de escape da resposta imune) ou maior resistência às terapias antivirais.

O RNA (na forma de ssRNA ou de dsRNA) pode estar estruturalmente organizado como um único segmento de RNA no genoma viral ou distribuído em dois ou mais segmentos separados (o que faz com que os vírus que apresentam esse tipo de organização genômica sejam classificados como vírus de genoma segmentado).[4,8] As famílias Flavivírus (da qual faz parte o vírus da hepatite C), Togavírus (da qual faz parte o vírus da rubéola), Coronavirus (da qual faz parte o SARS-CoV-2) e Retrovírus (da qual faz parte o vírus HIV) apresentam genoma na forma de ssRNA. A família Orthomyxovirus (vírus influenza A e B) e a família Paramyxovírus (vírus da caxumba) apresentam ssRNA segmentado. Além disso, o RNA de um genoma ssRNA pode ser uma fita *sense* (fita positiva), ou seja, o RNA do genoma tem a mesma polaridade do mRNA. O genoma desses vírus funciona de forma semelhante ao mRNA e logo que o vírus penetra na célula este se liga ao ribossomo e é traduzido para proteínas.[8] Já os vírus de RNA de fita simples de sentido negativo (-ssRNA) apresentam uma fita *antisense*, o que significa que o mRNA pode ser sintetizado diretamente do genoma pela enzima viral RNA polimerase dependente de RNA (RdRp). Especificamente, os Retrovírus apresentam duas moléculas de ssRNA de sentido positivo idênticas (de cerca de 7-11 kb de tamanho), que são ligadas de forma não covalente sobre uma região terminal curta. Além disso, eles apresentam 2 proteínas de envelope codificadas pelo gene *env*, 4 a 6 proteínas centrais não glicosiladas e 3 proteínas funcionais não estruturais (denominadas transcriptase reversa ou RT, integrase ou IN e protease ou PR) codificadas pelo gene *gag*. A RT transcreve o ssRNA viral em DNA pró-viral circular de fita dupla. Este DNA, mediado pela IN, torna-se covalentemente ligado ao DNA da célula hospedeira para tornar possível a transcrição subsequente das fitas *sense* que darão origem à progênie de retrovírus.[8] Após a montagem, os retrovírus apresentam maturação estrutural e funcional que ocorre no citoplasma da célula hospedeira. Em vírions imaturos, as proteínas estruturais do núcleo estão presentes como uma grande camada proteica precursora. Após o processamento proteolítico pela protease viral, as proteínas do vírion maduro são rearranjadas e formam o núcleo isométrico denso ou em forma de cone típico do vírion maduro, e a partícula torna-se infecciosa. Por fim ocorre o processo de brotamento, ou seja, a liberação dos vírus montados das células hospedeiras.

INFECÇÃO VIRAL E REPLICAÇÃO

Os efeitos patológicos das doenças virais resultam de: a) efeito tóxico dos produtos dos genes virais no metabolismo das células infectadas; b) reações do hospedeiro às células infectadas que expressam genes do vírus; e c) modificações das funções celulares pela interação de DNA celular ou proteínas com produtos de genes virais. Em muitos casos, os sintomas e sinais de doenças virais agudas podem estar diretamente relacionados à destruição de células do hospedeiro pelo vírus infectante.[2]

O resultado da infecção depende do estado viral. Se o vírus estiver em um *estado* lítico, após a replicação viral a célula hospedeira é destruída possibilitando a liberação da progênie do vírus no meio circundante (corrente sanguínea). Isso normalmente ocorre com vírus não envelopados. No estado lisogênico, o vírus integra seu genoma ao genoma do hospedeiro e se vale da replicação de seu material genético para também se replicar sem que haja qualquer interferência na função celular do hospedeiro. O vírus permanece ali "inativo", até que algum fator induza sua ativação com consequente migração para o estado lítico. Por fim, no estado de latência, uma forma de lisogenia (ou de estado lisogênico), o genoma viral permanece na célula hospedeira, mas não é necessariamente incorporado ao material genético do hospedeiro. O genoma viral está presente na célula hospedeira, mas não gera muitos produtos. O hospedeiro pode permanecer infectado pelo vírus durante anos sem apresentar qualquer sintoma de infecção. Esse é um importante mecanismo que permite que o vírus escape da resposta imune do hospedeiro. Mediante ativação, o genoma viral pode então ser expresso acarretando doença no hospedeiro.[9]

Os vírus se ligam às células hospedeiras por meio de receptores celulares. Uma célula não pode ser infectada, a menos que expresse a molécula que serve como um receptor para aquele vírus específico em sua superfície externa. A ligação constitui a interação específica de uma proteína do vírion (o antirreceptor) a um constituinte da superfície celular (o receptor). O exemplo clássico de um antirreceptor é a hemaglutinina do vírus influenza (família Orthomyxovirus). Os antirreceptores são distribuídos pelas superfícies dos vírus que infectam células humanas e animais. Vírus complexos, como o vírus herpes simplex (família Herpesvírus), podem ter mais de uma espécie de molécula antirreceptor. Um caso notável que se pode citar é o SARS-CoV-2, que tem como alvo as células através da proteína S (antirreceptor), que se liga ao receptor da enzima conversora de angiotensina humana 2 (ACE2). Notavelmente, o receptor ACE2 é expresso em vários tecidos e sistemas de órgãos em todo o corpo, incluindo sistema nervoso central, sistema gastrointestinal, coração, pulmão, testículos e rim.[10] Mutações nos genes que especificam antirreceptores podem resultar na perda da capacidade de interagir com certos receptores. Os receptores celulares para os antirreceptores virais identificados até agora são em grande parte glicoproteínas, mas incluem o ácido siálico e o sulfato de heparano.[11]

A penetração viral na célula hospedeira é uma etapa dependente de energia. Esse processo ocorre quase que instantaneamente após a adesão e envolve um dos três mecanismos a seguir: a) translocação do vírion através da membrana plasmática; b) endocitose da partícula do vírus, resultando no acúmulo de vírions dentro de vacúolos citoplasmáticos; e c) fusão da membrana celular com o envelope do vírion. Os vírus não envelopados penetram pelos dois primeiros mecanismos. Por exemplo, no curso da adsorção do poliovírus à célula hospedeira, o capsídeo se modifica e perde sua integridade ao ser translocado para o citoplasma. No caso de vírus que penetram como consequência da fusão de seus envelopes com a membrana plasmática (p. ex., herpesvírus), o envelope permanece na membrana plasmática da célula hospedeira, enquanto os constituintes internos se derramam no citoplasma. A fusão dos envelopes virais com a membrana plasmática requer a interação de proteínas virais específicas no envelope viral com proteínas na membrana celular.[9]

No caso da maioria dos vírus, logo após a penetração, o vírion se desagrega sozinho ou com o auxílio de enzimas celulares, de forma que apenas o ácido nucleico ou um complexo de ácido nucleico-proteína viral permanecem no citoplasma das células hospedeiras. Nos adenovírus, herpesvírus e papilomavírus (vírus DNA), o capsídeo é transportado para os poros presentes no envoltório nuclear da célula hospedeira permitindo que o DNA viral seja liberado diretamente no núcleo. Em células infectadas com vírus da família Orthomyxovírus (como o vírus influeza; ssRNA), o capsídeo é absorvido pela célula por uma vesícula endocítica. Um canal iônico embutido no envelope viral acidifica a partícula do vírus, altera a estrutura da hemaglutinina (antirreceptor viral) e permite a fusão do envelope viral com a membrana da vesícula e a liberação do capsídeo viral no citoplasma. Excepcionalmente no caso de retrovírus (vírus HIV; ssRNA), apenas porções do capsídeo são removidas, e o genoma viral expressa todas as suas funções, embora nunca seja totalmente liberado do capsídeo. O genoma dos vírus da família Poxvírus (da qual faz parte o vírus da varíola; ds-DNA) não apresenta o capsídeo em dois estágios: enquanto no primeiro estágio a cobertura externa é removida pelas enzimas do hospedeiro, a liberação do DNA viral do núcleo parece exigir a participação de produtos do gene viral produzidos após a infecção.

Após a penetração, o genoma viral é liberado na célula hospedeira e inicia-se a transcrição genética. Essa transcrição é provocada por fatores virais ou celulares. A transcrição do DNA viral (ssDNA ou dsDNA) ocorre no núcleo da célula hospedeira. Em um primeiro momento, o genoma ssDNA é convertido em dsDNA. Na sequência, dsDNA é transcrito em mRNA que é transportado ao citoplasma, a partir do qual ocorre a tradução em proteínas. Parte dessas proteínas apresenta função estrutural (formando o capsídeo para montagem das novas partículas virais) e parte delas migra para o núcleo para promover a replicação do genoma viral. No caso de vírus dsRNA, o genoma é transcrito em mRNA através da enzima RdRp, o qual por sua vez é transcrito em proteínas, que, da mesma forma anteriormente citada, auxilia na replicação do genoma viral e na montagem de novas partículas virais. Para os ssRNA fita *sense* (ou fita positiva), a tradução ocorre de forma direta no citoplasma e parte das proteínas permite a síntese de ssRNA *antisense* pela RdRp necessária para a replicação do genoma viral. Dessa forma, os primeiros produtos genéticos são normalmente proteínas reguladoras. Essas proteínas regulam a transcrição de genes virais e a replicação do genoma viral. Além disso, proteínas estruturais são necessárias para a construção de novos capsídeos. Os produtos do gene tardio se acumulam no local de replicação e, por fim, são montados em capsídeos vazios. A RdRp (ou RNA replicase, como também é conhecida) é uma enzima que catalisa a replicação de RNA a partir de um molde de RNA. Especificamente, essa enzima catalisa a síntese da fita de RNA complementar a um determinado modelo de RNA. A RdRp é uma proteína essencial codificada nos genomas de todos os vírus contendo RNA (sem estágio de DNA), incluindo o SARS-CoV-2. Alguns eucariotos também contêm RdRp. Uma grande desvantagem da replicação ocorrida através da RdRp é a imensa taxa de erro durante a transcrição. Um resumo dessas etapas está apresentado na **Figura 3**.

VIROLOGIA CLÍNICA

Infecções virais com manifestações bucais

Infecções herpéticas

As infecções herpéticas são das infecções mais comuns na cavidade bucal. Este tipo de infecção é altamente contagioso e causado por dois diferentes agentes virais: os vírus do herpes simplex 1 e 2 (HSV-1 e 2), cujas lesões são comumente identificadas por meio de exames clínicos. Similarmente a todos os membros da família Herpetoviridae, HSV-1 e HSV-2 são vírus envelopados e que apresentam ssDNA. Esses vírus apresentam as células epiteliais como alvo e possuem tropismo por células nervosas.

A infecção por HSV-1 é uma das mais comuns na Odontologia. Geralmente é adquirida na infância, via contato com a saliva de uma pessoa contaminada ou contato direto com as lesões herpéticas presentes na pele. Clinicamente a infecção por HSV-1 pode ser classificada em duas formas: infecção primária e infecção secundária. A infecção primária ocorre na infância e é geralmente assintomática. Em alguns casos, a infecção primária pode evoluir para estomatites, também denominada gengivoestomatite herpética. Essa condição acomete crianças de 6 meses a 5 anos de idade. Essa apresentação do HSV-1 inclui sintomas gripais como febre, calafrios e linfadenopatia cervical, lesões cutâneas e lesões localizadas no interior da boca (2-3 mm). Essas lesões intrabucais são caracterizadas pela presença de bolhas pequenas e preenchidas por líquido que se distribuem bilateralmente por todo o epitélio da mucosa bucal. Geralmente, a infecção primária é resolvida entre 2 e 3 semanas. Na infecção primária o vírus atinge os nervos sensoriais que inervam a cavidade bucal e migra até os gânglios, onde estabelece latência. A infecção secundária, por sua vez, é resultado da reativação de uma infecção latente. Fatores como estresse, febre alta, ansiedade e deficiência imune podem promover ativação do vírus, que migra pelas fibras nervosas até atingir as células epiteliais presentes ao final da inervação. Nesse caso, a infecção se manifesta unilateralmente com o aparecimento de bolha avermelhada e muito dolorida, frequentemente associada a prurido e desconforto na região afetada. O interior da lesão apresenta-se cheio de líquido, altamente contagioso e de elevada carga viral. Com o passar

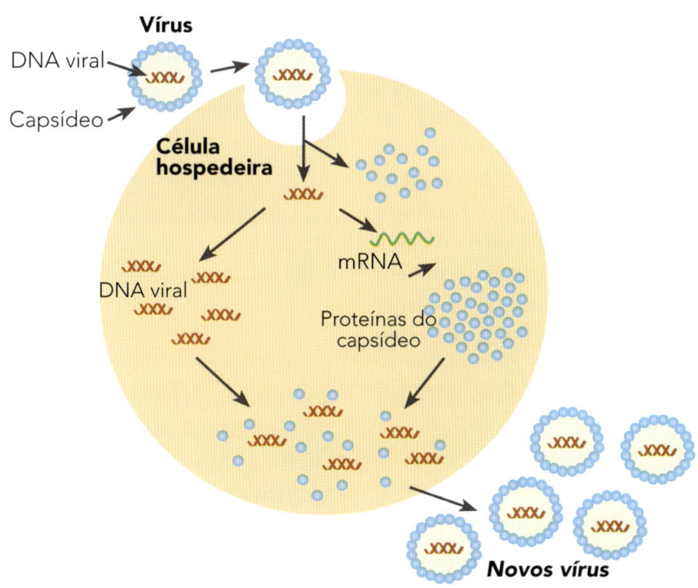

FIGURA 3 Estratégias de replicação viral.

Fonte: adaptada de Louten, 2016.[9]

do tempo (em torno de 1 semana), essas bolhas se confluem e formam crostas que caracterizam a cura da doença[12] (**Figura 4**). Outra forma de lesão associada ao HSV-1 é o panarício herpético (**Figura 5**). Essas lesões, caracterizadas por múltiplas vesículas, podem se desenvolver em dedos ou em mãos de indivíduos que entraram em contato com secreções infectadas, sendo comuns em profissionais da área da saúde, como médicos, enfermeiros e dentistas. Essas lesões desaparecem em 4 a 6 semanas.[12]

A estrutura viral do HSV-2 é igual à do HSV-1, porém tem forte tropismo na mucosa genital. A transmissão desse vírus ocorre durante contato oral-genital. O HSV-2 estabelece latência na região lombossacral, podendo dar origem a infecções recorrentes. O HSV-2 pode causar lesões em recém-nascidos, e a transmissão ocorre via mães infectadas durante o período periparto pelo contato do feto com membranas rompidas ou contato direto com os líquidos vaginais da mãe. As manifestações clínicas do HSV-2 são parecidas com as do HSV-1 no adulto, porém em recém-nascidos a infecção por HSV-2 pode ser particularmente grave.[13] A presença de HSV-1 e HSV-2 pode ser determinada pela detecção do vírus ou do genoma viral nas lesões ou nas secreções contaminadas com o vírus. Isso pode ser feito por meio de imuno-histoquímica ou de caracterização genômica (apresentada a seguir neste capítulo).

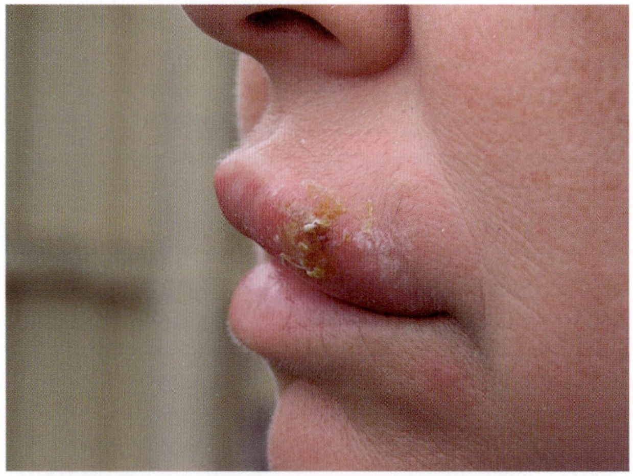

FIGURA 4 Lesão associada à infecção por herpesvírus.

Fonte: extraída de Crimi et al., 2019.[14]

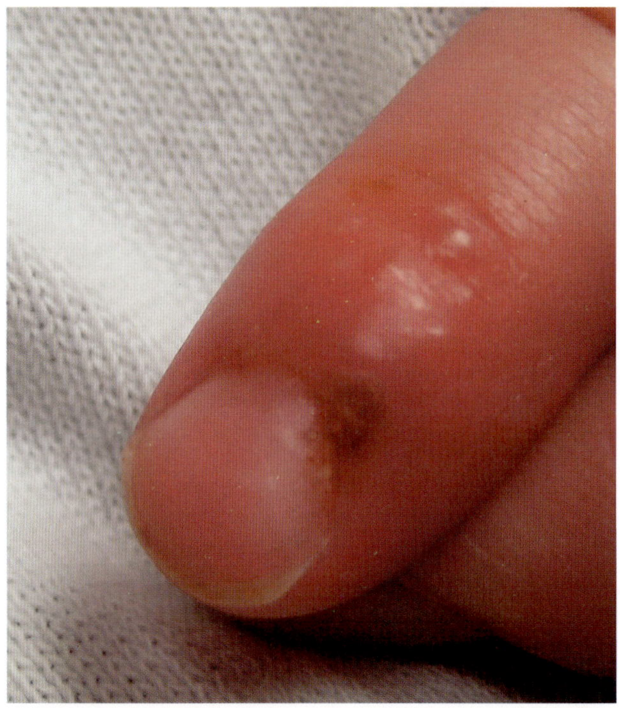

FIGURA 5 Lesão cutânea de panarício herpético.

Fonte: extraída de Crimi et al., 2019.[14]

Varicela-zóster

O vírus varicela-zóster (VZV) está associado a duas condições clínicas inter-relacionadas: a ocorrência de varicela (também denominada catapora) e de herpes-zóster. Semelhante ao HSV-1, a infecção primária é adquirida na infância e manifesta como exantema cutâneo que evolui para a formação de vesículas ou bolhas acompanhadas de prurido, com duração de 1 a 2 semanas. Na cavidade bucal, a infecção primária em sua fase aguda pode produzir lesões (bolhas) na mucosa bucal. A infecção primária também está associada a migração e latência do vírus nos gânglios nervosos. Durante a reativação viral (ou infecção secundária, comumente denominada herpes-zóster), cujas causas são semelhantes às descritas para reativação do vírus HSV-1, lesões bolhosas são identificadas na região inervada pelo respectivo gânglio infectado, podendo ou não estar associadas à condição de neuralgia.[15] A transmissão ocorre pelo contato direto com as lesões ou por meio de aerossóis contaminados (no caso da infecção primária). A presença do VZV pode ser determinada pela detecção do vírus ou do genoma viral nas lesões por meio de imuno-histoquímica ou por meio de caracterização genômica.[16]

Papilomatose oral

Os vírus associados à papilomatose são vírus dsDNA não envelopados. Aproximadamente 25 tipos do papilomavírus causam infecções com importância na área de Odontologia. As lesões papilomatosas bucais incluem dois tipos que são mais comuns: verrugas comuns e papiloma bucal escamoso. Pacientes HIV positivo têm maior chance de apresentar lesões papilomatosas na boca por sua condição de imunossupressão. Os vírus HPV-7 e HPV-32 são os mais frequentemente detectados na cavidade bucal e estão frequentemente associados às hiperplasias, porém muitos outros tipos de HPV, inclusive com alto risco cancerígeno, podem ser detectados na mucosa bucal, como HPV-6, 18, 31, 33 e 35.[12]

A papilomatose bucal escamosa é caracterizada por lesões pequenas esbranquiçadas, geralmente com pedúnculo (**Figura 6**). Esse tipo de lesão localiza-se predominantemente em palato duro e mole, úvula e na parte vermelha dos lábios. A papilomatose oral escamosa é observada em indivíduos de média idade e com histórico de atividade sexual recente. Histopatologicamente, esse tipo de lesão é caracterizado pelo crescimento expressivo do epitélio escamoso. As lesões são de aparência exofítica, com extensões na forma de dedos e conectadas com o epitélio oral com tecido conjuntivo.

Outro tipo de condição causada pelo HPV são as verrugas comuns orais. Os tipos de HPV causadores dessas infecções são o HPV-2 e o HPV-57. Esse tipo de lesão é parecido com a papilomatose oral escamosa, e as verrugas aparecem nos lábios, gengivas e no palato duro. Esse tipo de lesão pode ser removido com a utilização de *lasers* ou eletrocoagulação.

O condiloma oral (também denominado condiloma acuminado) é uma condição clínica resultante de proliferação do epitélio estratificado escamoso da mucosa oral e laringe em decorrência de infecção por HPV dos tipos 6 e 11. A infecção é transmitida via contato sexual e o período de incubação é de 1 a 2 meses. Quando a infecção atinge a mucosa oral, a apresentação clínica envolve o surgimento de múltiplos nódulos de cor rosa em mucosa labial, palato mole e língua. O tamanho dos condilomas varia entre 1 e 1,5 cm.[12] O tratamento das infecções orais causadas por HPV pode incluir remoção cirúrgica, como aplicação de criocirurgia, excisão com bisturi e ablação com *laser*. As recorrências são comuns e relacionadas à presença latente do HPV no tecido saudável adjacente.

Doença mão-pé-boca

A doença mão-pé-boca é causada pelo vírus coxsackie A ou pelo enterovírus 71, vírus não envelopados e que possuem ssRNA. A infecção é normalmente encontrada em crianças e por múltiplas bolhas presentes na cavidade bucal, mas também nas mãos e nos pés (**Figura 7**). A transmissão ocorre por contato direto com as lesões. O conhecimento da doença é importante para os dentistas, uma vez que as lesões vesiculares e ulcerativas orais são geralmente seus primeiros sinais clínicos, e os padrões epidemiológicos tornam provável que o dentista contraia a doença ou, possivelmente, se torne portador do vírus. As lesões da doença geralmente regridem em duas a três semanas, e as complicações são raras. O tratamento é basicamente paliativo, para reduzir a dor e a irritação. O diagnóstico diferencial deve incluir a consideração de herpes simplex, herpangina, aftas recorrentes, eritema multiforme e febre aftosa animal.[18]

Outras infecções virais com apresentações na cavidade bucal

Muitos outros agentes virais podem causar sintomatologia específica envolvendo a cavidade oral. As doenças causadas por esses outros agentes virais não são especificamente limitadas à mucosa oral, porém os agentes causadores provocam infecções sistêmicas com envolvimento da mucosa oral. Estes incluem o citomegalovírus humano com quadro clínico da mononucleose infecciosa, os vírus pertencentes à família Coxsackieviridae que causam a herpangina, os vírus da rubéola e o sarampo. Como estes agentes virais causam doenças sistêmicas e não especificamente manifestações orais, eles são objeto de estudo da infectologia clínica.

Infecções virais com potencial de transmissão pela prática odontológica

A presença de determinados vírus na cavidade bucal expõe cirurgião-dentista e equipe de saúde bucal a um maior risco ocupacional de infecção decorrente de acidentes com instrumentos pérfuro-cortantes. As seguintes infecções virais não estão necessariamente associadas à alguma manifestação bucal característica que permita o seu diagnóstico durante o exame clínico intraoral. Por isso, uma correta entrevista dialogada deve ser realizada com o paciente a fim de identificar essas condições.

Entre essas infecções, estão os vírus causadores da hepatite. As hepatites constituem um grupo de doenças inflamatórias do fígado com diversas etiologias (viral, medicamentosa, bacteriana, por consumo excessivo de álcool),

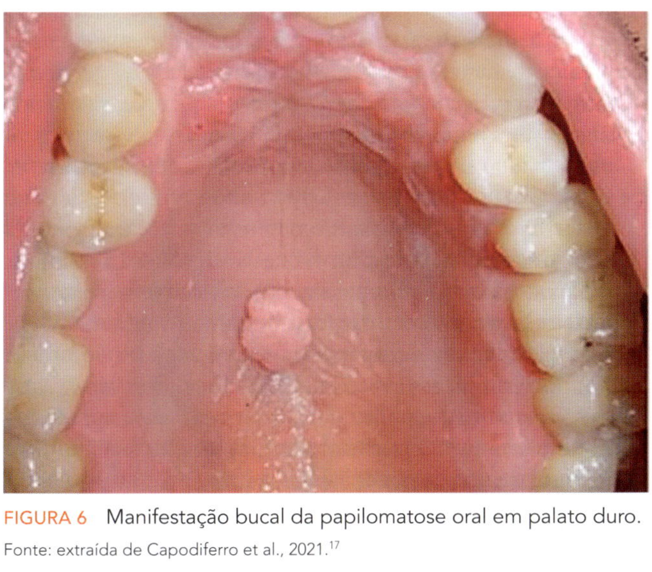

FIGURA 6 Manifestação bucal da papilomatose oral em palato duro.

Fonte: extraída de Capodiferro et al., 2021.[17]

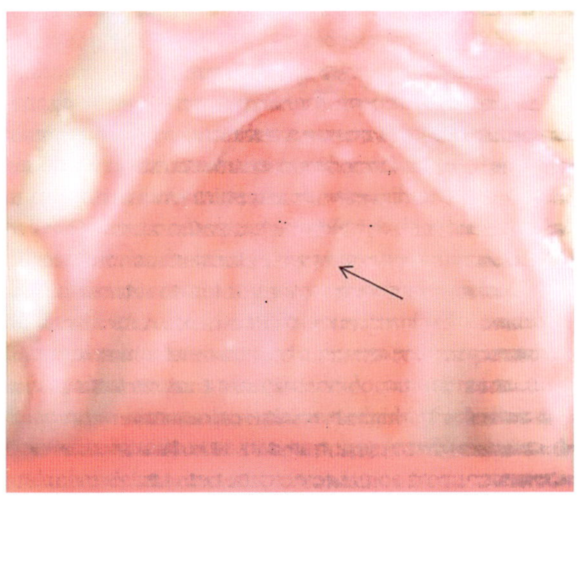

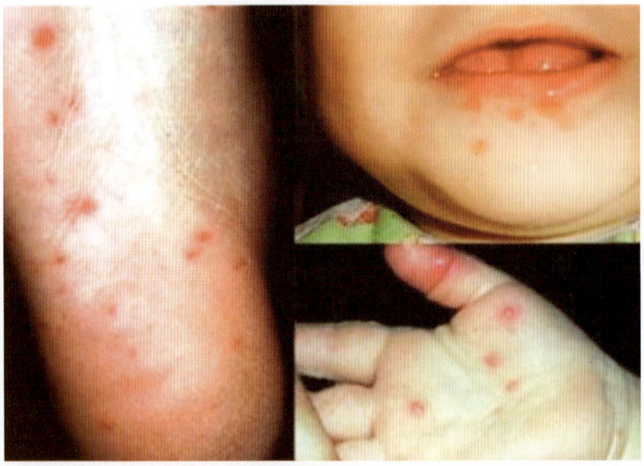

FIGURA 7 Manifestações cutâneas associadas à doença mão-pé-boca.

Fonte: extraída de Yee e Poh, 2015.[19]

sendo mais comuns aquelas causadas pelos vírus da hepatite A-E. As hepatites A e E apresentam forma clínica aguda e autolimitada, porém as hepatites B e C podem apresentar um quadro crônico e evoluir para a cirrose hepática. Os sinais e sintomas das hepatites são semelhantes e a evolução da forma crônica é silenciosa, e a doença é descoberta por acaso, muitas vezes em estágios avançados. Os trabalhadores da área da saúde têm maior risco de adquirir hepatites, principalmente pelos vírus B e C.[20]

Outro vírus que também pode representar um risco ocupacional é o HIV. No HIV, pode-se dizer que existem lesões bucais inespecíficas (cujo fator etiológico não é o vírus em si), que se desenvolvem em decorrência da imunodeficiência, como candidíase, leucoplasia pilosa, gengivite ulcerativa necrosante, periodontite ulcerativa necrosante e, em casos mais avançados, lesões correspondentes ao sarcoma de Kaposi. Lesões características de outras infecções virais, como infecção herpética e papilomatosas, também podem ser encontradas em pacientes HIV positivo.[21]

GENÔMICA APLICADA À VIROLOGIA

Sequenciamento de última geração

Em 1977, Fred Sanger e Alan R. Coulson revolucionaram a compreensão da genômica apresentando à comunidade científica uma nova metodologia para sequenciamento do DNA. O método, denominado sequenciamento de Sanger, é utilizado até os dias atuais e apresenta alta resolutividade em questões simples e complexas. Um dos maiores marcos desta tecnologia é sua utilização para o sequenciamento do genoma humano, um projeto que levou cerca de uma década para ser executado, mudando a compreensão sobre o DNA e abrindo espaço para uma gama de questionamentos da genômica moderna.[22]

Porém, com o rápido avanço das tecnologias de sequenciamento, este método (que é considerado a "primeira" geração de sequenciamento) se tornou extremamente oneroso para sequenciamento de grandes genomas e deu lugar a aparelhos de sequenciamento de nova geração (SNG). As tecnologias baseadas em SNG permitem uma geração de dados muito mais elevada e rápida em relação aos seus antecessores, permitindo uma análise global e robusta.[23] Com isso, o tempo de sequenciamento e a mão de obra necessária caíram drasticamente. Como exemplo, pode-se citar o próprio projeto de sequenciamento do genoma humano, que demorou mais de 10 anos e envolveu milhares de pessoas: hoje, com o SNG, o mesmo processo poderia ser executado por uma única pessoa em apenas algumas horas. Um dos grandes diferenciais é a alta capacidade de geração de dados sequenciais, que trazem maior suporte à veracidade das sequências geradas a um custo relativamente baixo. O tamanho médio das sequências geradas pelo SNG varia de 50 a 500 pares de base.

As tecnologias de SNG atualmente disponíveis no mercado compreendem sequenciadores de segunda e de terceira gerações, e os sequenciadores de segunda geração (representados pelos equipamentos GS454, Solexa, Ion Torrent e Illumina), neste momento, estão sendo mais amplamente utilizados. Entre alguns equipamentos (também denominados plataformas) disponíveis, podem-se citar os sequenciadores NovaSeq/HiSeq/NextSeq/MiSeq/ISeq da Illumina e o Ion Proton da Ion Torrent (Life Technologies).[24] Essas diferentes plataformas de sequenciamento, apesar de possuírem metodologias específicas para sequenciamento e detecção, de forma geral são semelhantes no que diz respeito às fases iniciais do processo de sequenciamento que correspondem à extração do material genético da amostra a ser analisada, conversão desse material genético para DNA (no caso de genomas baseados em RNA), amplificação das diferentes sequências genômicas produzidas e sua organização em bibliotecas (fase de construção do material genético). Como um último estágio, são formados *clusters*, agrupamentos de sequências semelhantes que serão sucessivamente clonados e sequenciados de maneira massiva. O tamanho médio das sequências geradas pelos sequenciadores de segunda geração varia de 50 a 500 pares de base. Os sequenciafores de primeira e de segunda geração são considerados geradores de sequências curtas.

Existem algumas diferenças no processo de sequenciamento (como as sequências são organizadas e montadas) entre as duas plataformas citadas. O Ion Proton tem como conceito geral a realização do sequenciamento por detecção de sínteses eletroquímicas[25] que correspondem à detecção de íons hidrogênio desprendidos durante a adição de bases nitrogenadas ao material genético. Nesse caso, cada base nitrogenada gerará uma leitura diferente para o íon hidrogênio, possibilitando a identificação individual de cada uma dessas bases nitrogenadas.[26] Por outro lado, a plataforma Illumina adota um sistema de sequenciamento por fluorescência e síntese. A biblioteca genômica é gerada por adaptadores fixos que são postos em uma *flowcell*, seguida de amplificação em pontes para formar *clusters* que contêm fragmentos de DNA clonal.[27]

Com o passar dos anos, foi possível verificar uma melhora considerável e uma precisão cada vez mais alta dos equipamentos de sequenciamento. Entre os diferentes modelos existentes de SNG disponíveis no mercado, destaca-se o Illumina NextSeq 550. Este aparelho é bastante utilizado no mercado mundial por seu baixo custo e alta cobertura, gerando sequências curtas com até 300 pares de bases (pb).[22,28] Em comparação, o Ion Torrent é capaz de gerar leituras mais longas que o Illumina, porém com uma entrada de dados reduzida (material genético a ser sequenciado), gerando assim uma maior taxa de erros.[29] Os sequenciadores de terceira geração, como o PacBio e o Nanopore, produzem leituras mais longas (sequências contínuas de até 1000 pares de base). No entanto, essas plataformas possuem alta taxa de erros intrínsecos (~10%) e, para obter dados relevantes, apresentam custo alto comparados com a plataforma Illumina.[29] Porém, com os avanços e melhoramentos, essas tecnologias tendem a ter uma queda no custo (como rapidamente está ocorrendo com o Nanopore) e uma diminuição nas taxas de erros.

O que chama atenção nas técnicas de SNG, independentemente da tecnologia envolvida, são as possibilidades de atuação dessas plataformas. Uma das aplicações de estudo é a metagenômica, que se encontra em crescente utilização e vem se demonstrando um eficiente método para diagnóstico e entendimento das interações entre ambiente (ou hospedeiro) e microrganismos.

Aspectos históricos da metagenômica

O termo *metagenômica* foi utilizado pela primeira vez pela pesquisadora norte-americana Jo Emily Handelsman em 1998, em um estudo sobre amostras ambientais, para descobrir a diversidade microbiológica presente no solo. No mesmo estudo surgiu a ideia de que com um único sequenciamento poderia ser obtido o conjunto de genomas de múltiplos organismos presentes naquela amostra.[30] No entanto, a metagenômica viral teve seu início apenas em 2002, com a descoberta de dois novos vírus não cultiváveis presentes em comunidades virais marinhas. Esses vírus foram classificados como pertencentes às famílias Podoviridae e Siphoviridae.[31] Estes resultados iniciais demonstraram a aplicabilidade da metagenômica e provocaram um impacto profundo na comunidade científica, uma vez que ficou claro o potencial para uso desse método para caracterização das comunidades microbiológicas em diversos tipos de amostras, inclusive amostras clínicas.

Em 2003, a caracterização das comunidades virais também começou a ser realizada em amostras humanas, como fezes, biópsia de pele, saliva, entre outros, dando início à caracterização das comunidades virais em humanos. Em 2003, Breitbart et al. apresentaram a primeira análise de metagenoma em fezes humanas, usando o método de sequenciamento *shotgun* parcial (método em que o genoma dos organismos presentes na amostra é quebrado em diversos fragmentos). Em 2006, Gill et al.[32] analisaram cerca de 78 milhões de pares de bases obtidos de um único sequenciamento proveniente de duas amostras fecais de dois adultos saudáveis.

Outro aspecto de extrema importância na metagenômica viral foi a descoberta de novos vírus humanos, como os da família Polyomaviridae. Entre os vírus desta família pode-se destacar o poliomavírus de células de Merkel (MCPyV), um vírus emergente que teve grande implicação clínica, pois está diretamente relacionado ao aparecimento do carcinoma maligno de Merkel.[33,34] Recentemente, outros dois representantes adicionais do gênero poliomavírus humano (HPyV), denominados HPyV6 e HPyV7, foram encontrados na superfície da pele de indivíduos saudáveis sem quaisquer manifestações clínicas.[35] Em 2009, Willner et al. foram responsáveis pelo primeiro estudo metagenômico de comunidades virais nas vias aéreas de indivíduos doentes e saudáveis e detectaram uma gama de herpesvírus (HHV), incluindo o vírus Epstein-Barr (herpesvírus humano-4, HHV-4) e o herpesvírus humano dos tipos 6B e 8P.

Com a utilização da metagenômica em amostras clínicas, pode-se descrever o viroma do paciente, desde vírus comensais a agentes infecciosos causadores de graves quadros clínicos, assim como agentes com etiologia desconhecida. Com isso, é possível verificar as interações patógenos/hospedeiros de uma forma ampla. Entre algumas aplicações na prática clínica, pode-se citar o caso de pacientes que recebem transfusões de bolsas de sangue que por eventualidade estejam contaminadas com algum agente nocivo à saúde do paciente e que, pela testagem não obrigatória de alguns agentes virais, passaria despercebido.[36] Enquanto em pacientes assintomáticos ou imunocompetentes essa infecção viral, decorrente da transfusão de sangue contaminado com vírus de testagem não obrigatória, pode gerar quadros clínicos menos graves, o mesmo não pode ser dito de pacientes transfundidos e que apresentem comprometimento imunológico.[37] Desta maneira, a metagenômica viral, além de se tornar uma abordagem robusta e confiável para a identificação de vírus conhecidos e desconhecidos em amostras ambientais, também se tornou uma poderosa ferramenta na análise de amostras clínicas.[38] Porém, nesse contexto ainda são necessárias múltiplas melhorias, tanto nas atuais plataformas de sequenciamento quanto na análise e processamento dos dados pela bioinformática.

Análises bioinformáticas

Após as sequências serem geradas pelos equipamentos de sequenciamento, é necessário realizar a análise dos dados. Os arquivos gerados têm formatos específicos e seria impossível averiguar essa quantidade massiva de dados de forma manual. Para que essa análise seja realizada com a devida eficácia e confiabilidade, contamos com a ajuda de ferramentas computacionais poderosas e que geralmente necessitam de estruturas de alto processamento, e a maioria dessas tarefas é extremamente onerosa.[39] Para que essas análises sejam devidamente executadas, é preciso um profissional chamado bioinformata, cuja área de conhecimento é representada por uma subárea da genômica conhecida como bioinformática. Para que esses dados sejam extraídos e analisados de forma eficiente, primeiro eles devem passar por uma *pipeline* bioinformática.

Pipeline bioinformática de identificação viral

Pipeline tem como definição uma sequência de passos a serem executados para alcançar o melhor resultado possível ao final do processo.[40] Em análises genômicas, se busca, dessa mesma maneira, uma sequência de passos para melhor extrair informações dos dados sequenciados. A implementação de uma *pipeline* para análise metagenômica viral é composta por estágios usuais, como verificação de qualidade dos dados e limpeza de sequências que podem não ser verdadeiras (erroneamente geradas durante o processo de sequenciamento), e por estágios específicos, como classificação taxonômica massiva das sequências geradas.[39] Simplificadamente, pode-se descrever esse processo em algumas etapas principais: primeiro as sequências produzidas pelas plataformas de sequenciamento passam por um controle de qualidade para determinar o quão bom foi o sequenciamento; em seguida, é executada a remoção de sequências duplicadas e com bases ambíguas, e então é realizada uma segunda limpeza a fim de eliminar caudas poli-x (A, G, C, T), possibilitando a classificação taxonômica dos microrganismos presentes na amostra e a montagem do genoma *ab initio* (o genoma é montado sem nenhuma referência de organismo conhecido).[36]

Perspectivas na utilização da metagenômica viral

A utilização da metagenômica viral pode ir além do diagnóstico de agentes etiológicos desconhecidos em amostras clínicas, mas também pode responder perguntas-chave de como alguns vírus não patogênicos, assim como bactérias, podem modular o ambiente onde estão inseridos. Há centenas de estudos descrevendo como bactérias comensais participam dos processos de saúde e de doença do hospedeiro, porém o papel dos vírus comensais é pouco estudado e entendido. Alguns estudos demonstraram, por meio da metagenômica viral, que vírus comensais existentes no intestino em estado de disbiose podem causar doenças inflamatórias.[41] Ainda faltam evidências fisiológicas suficientes para comprovar este fato. Porém, um estudo publicado por Liu et al., em 2019, demonstra que os vírus comensais são essenciais para a homeostase dos linfócitos intraepiteliais intestinais, assim regulando de forma direta a imunidade.

O papel destes vírus em outros sistemas anatômicos, como o plasma sanguíneo, ainda permanece obscuro e pouco estudado. Bezerra et al.[36] encontram uma ampla gama de vírus não patogênicos em amostras de plasma, entre os quais pode-se citar o pegivírus humano -1 (HPgV-1, anteriormente GBV-C),[42] um vírus comum que foi controversamente ligado ao atraso na progressão da Aids no cenário de coinfecção pelo HIV-1.[43] Outro vírus constantemente achado e com abundância similar ao pegivírus humano são os vírus da família Anelloviridae. Muitos estudos associaram os anellovírus a algumas doenças, incluindo hepatite, esclerose múltipla, carcinomas hepatocelulares, infecções respiratórias, doenças do sangue e autoimunes, mas nenhum deles foi capaz de confirmar que os anellovírus são o agente etiológico dessas doenças.[43-45] Por outro lado, os anellovírus estão presentes em indivíduos saudáveis e são comumente detectados com alta prevalência em vários tipos de amostras, principalmente sangue.[46] Desta maneira, pode-se utilizar esta ferramenta da genética moderna para melhor compreensão de determinadas doenças da cavidade bucal comprovadamente associadas às condições de disbiose, nas quais a maioria das evidências está relacionada ao estudo e à caracterização de comunidades bacterianas, carecendo de evidências sobre o papel dos vírus nesse processo.

CONSIDERAÇÕES FINAIS

A maioria das evidências relacionadas ao estudo do viroma da cavidade bucal restringe-se à identificação dos vírus associados às infecções apresentadas neste capítulo (infecções herpéticas e papilomatosas), e mais recentemente à infecção causada pelo vírus SARS-CoV-2 (que será abordada no **Capítulo 22**). Há um consenso entre profissionais da saúde e a comunidade científica de que a doença periodontal e a cárie dentária são desencadeadas por microrganismos patogênicos (e até mesmo com a participação de alguns fungos) que geralmente estão mais abundantes na cavidade bucal em estado de disbiose do microbioma.[47,48] Embora os vírus também estejam presentes na cavidade bucal, apresentando diferenças relativas entre pacientes saudáveis e doentes, o conhecimento sobre a interação ou o papel da comunidade viral com essas doenças ainda é limitado. Estudos sugerem que alguns vírus, incluindo herpes simplex-1 e 2,[49,50] Epstein-Barr[48,51] e citomegalovírus,[49,52] provavelmente podem desempenhar algum papel importante na doença periodontal. Além disso, em estudos recentes, outros vírus diferentes foram associados à doença periodontal, como o torque teno minivírus, que é considerado um vírus não patogênico ao humano.[53,54] Para a cárie dentária, as evidências são ainda mais escassas. Dessa forma, uma avaliação abrangente do viroma da cavidade bucal usando técnicas de metagenômica, tanto em modelo animal quanto em estudos clínicos, é necessária para compreender se os vírus atuam de forma independente ou se atuam em conjunto com a comunidade microbiana da cavidade bucal, modulando os estágios de saúde ou de doença, ou mesmo contribuindo para o estabelecimento do estado de disbiose. Os resultados dessas pesquisas podem até contribuir para modificar o entendimento do processo saúde-doença na cavidade bucal e possibilitar novas formas de prevenção e tratamento dessas doenças.

RESUMO

Neste capítulo, foi possível aprender um pouco mais sobre o que são vírus e como esses microrganismos parasitas intracelulares obrigatórios podem afetar a segurança ocupacional dos profissionais de saúde. Também foi visto que o papel dos vírus na saúde oral ainda é desconhecido. Em suma, o capítulo discorreu sobre vias de contaminação e um breve contexto epidemiológico sobre esses microrganismos e como podem ser transmitidos de seus diferentes reservatórios para o hospedeiro final. Foram abordados os mecanismos de replicação viral, desde a infecção na célula do hospedeiro até seus mecanismos de reprodução usando a maquinaria celular do hospedeiro por ele infectado, assim como os tipos de vírus e sua estrutura, como os vírus de DNA e RNA. Também foram apresentadas as variedades de vírus de importância para o conhecimento pelos cirurgiões-dentistas, bem como as manifestações bucais relacionadas a tais microrganismos. Por fim, foram apresentadas possíveis aplicações da genômica moderna e suas ferramentas, como a bioinformática e técnicas de sequenciamento de nova geração no entendimento de como esses vírus agem e interagem com outros organismos, assim como sua possível influencia no estado saúde/doença do hospedeiro.

QUESTÕES

1. Os vírus são organismos intracelulares obrigatórios que podem causar graves complicações ao seu hospedeiro. Entretanto, muitas vezes antes de chegar ao seu hospedeiro final, os vírus passam por reservatórios como artrópodes ou animais silvestres. Quais dos vírus abaixo são exclusivamente provenientes de transmissão zoonótica?
   a) Dengue, zika, chikungunya e febre amarela.
   b) HIV, zika, dengue e HBV.
   c) Febre amarela, dengue, HCV e zika.
   d) HPV, HBV, HCV e HIV.

2. Os vírus são organismos extremamente simples em sua estrutura, porém com um complexo mecanismo de replicação. Entre os vírus de DNA e RNA há diferentes mecanismos ligados estritamente a seu material genético. Entre esses mecanismos, aquele em que os vírus de RNA apresentam diferenças na obtenção do RNA mensageiro (mRNA) responsável pela produção de proteínas virais nas células hospedeiras. Acerca disso, assinale a alternativa correta:
   a) Os vírus de ssRNA são também conhecidos como vírus RNA-positivos, porque o RNA do genoma tem polaridade diferente da do mRNA, que é negativa.
   b) Nos vírus de RNA fita negativa (-ssRNA), o RNA viral é complementar ao mRNA; assim, o vírion já contém o molde para a síntese do mRNA.
   c) Nos vírus de RNA, o mRNA produz proteínas de forma independente das células sem a necessidade de utilizar a estrutura de ribossomos da célula infectada.
   d) Nos vírus de RNA fita negativa (-ssRNA), o RNA viral tem polaridade igual à do mRNA, que é negativa.

3. Qual é a função da enzima viral RNA polimerase dependente de RNA (RdRp) nos vírus de RNA que a utilizam?
   a) Transformar o RNA em DNA para que possa ocorrer o processo de replicação viral.
   b) Realizar a síntese das proteínas virais na célula hospedeira.
   c) Catalisar a síntese da fita de RNA complementar a partir um determinado modelo de RNA.
   d) Catalisar a síntese da fita de RNA complementar a um determinado modelo de RNA apenas de vírus de RNA que têm uma fase de DNA.

4. Sobre as técnicas de sequenciamento utilizadas, incluindo desde as de primeira às de terceira geração, qual das afirmações abaixo está incorreta?
   a) As técnicas de sequenciamento de nova geração compreendem a segunda e a terceira geração.
   b) O sequenciamento de Sanger tem uma capacidade de produção de dados limitada em relação aos sequenciadores de nova geração, porém ainda é amplamente utilizada e altamente resolutiva.
   c) Sequenciadores de terceira geração produzem sequências mais longas em relação aos sequenciadores de segunda geração.
   d) Entre os sequenciadores de segunda geração, o mais utilizado para pesquisa é o Nanopore, pela economia e praticidade de transporte.

Gabarito: 1a; 2b; 3c; 4d

REFERÊNCIAS

1. Hupp JR, Ferneini EM. Head, neck, and orofacial infections: an interdisciplinary approach. St. Louis: Elsevier; 2015.
2. Roizman B. Multiplication. In: Baron S. Medical microbiology. Galveston (TX): University of Texas Medical Branch at Galveston; 1996.
3. Fields BN. Fundamental virology. Philadelphia: Lippincott-Raven; 1996.
4. Gladwin M, Trattler B, Mahan CS. Clinical microbiology made ridiculously simple. Miami: MedMaster; 2004.
5. Regezi JA, Sciubba J, Jordan RCK. Oral pathology: clinical pathologic correlations. St. Louis: Elsevier; 2016.
6. Morse SS. The evolutionary biology of viruses. New York: Raven Press; 1994.
7. Modrow S. Viruses: definition, structure, classification. Mol Virol. 2013;17.
8. Gelderblom HR. Structure and classification of viruses. In: Baron S. Medical Microbiology. Medical microbiology. Galveston (TX): University of Texas Medical Branch at Galveston; 1996.
9. Louten J. Virus replication. Essential Human Virology. 2016:49-70.
10. Hoffmann M, Kleine-Weber H, Krüger N, Müller M, Drosten C, Pöhlmann S. The novel coronavirus 2019 (2019-nCoV) uses the SARS-coronavirus receptor ACE2 and the cellular protease TMPRSS2 for entry into target cells [Internet]. bioRxiv. 2020. doi: 10.1101/2020.01.31.
11. Kielian M. Mechanisms of virus membrane fusion proteins. Ann Rev Virol. 2014;1:171-89.
12. Clarkson E, Mashkoor F, Abdulateef S. Oral viral infections: diagnosis and management. Dent Clin North Am. 2017;61(2):351-63.
13. Chatterjee A, Chartrand SA, Harrison CJ, Felty-Duckworth A, Bewtra C. Severe intrauterine herpes simplex disease with pla-

centitis in a newborn of a mother with recurrent genital infection at delivery. J Perinatol. 2001;21(8):559-64.
14. Crimi S, Fiorillo L, Bianchi A, D'Amico C, Amoroso G, Gorassini F, et al. Herpes virus, oral clinical signs and qol: systematic review of recent data. Viruses. 2019:11(5):463. https://creativecommons.org/licenses/by-sa/4.0/
15. Singh G, Subhalakshmi V, Balasubramanian S, Patidar M, Ealla KKR. Ramsay Hunt syndrome: a diagnostic challenge for general dental practitioners. Contemp Clin Dent. 2017;8(2):337-9.
16. Thakur I, Shilpa B, Satheesha Reddy H, Koppula S. Herpes zoster infection of maxillary nerve: a case report. J Indian Acad Oral Med Radiol. 2017;29(2):156. http://creativecommons.org/licenses/by/4.0/
17. Capodiferro S, Limongelli L, Favia G. Oral and maxillo-facial manifestations of systemic diseases: an overview. Medicina (Kaunas). 2021;57(3):271.
18. McKinney RV. Hand, foot, and mouth disease: a viral disease of importance to dentists. J Am Dent Assoc. 1975;91(1):122-7.
19. Yee PTI, Poh CL. Development of novel vaccines against Enterovirus-71. Viruses. 2015;8(1):1. http://creativecommons.org/licenses/by/4.0/
20. Resende VLS. Viral hepatites in dental practice: risks and prevention. Pesquisa Brasileira em Odontopediatria e Clínica Integrada. 2010;10(2):317-23.
21. Asai D, Nakashima H. Pathogenic viruses commonly present in the oral cavity and relevant antiviral compounds derived from natural products. Medicines (Basel). 2018;5(4):120.
22. Eid J, Fehr A, Gray J, Luong K, Lyle J, Otto G, et al. Real-time DNA sequencing from single polymerase molecules. Science. 2009;323(5910):133–8.
23. Wold B, Myers RM. Sequence census methods for functional genomics. Nat Methods. 2008;5(1):19-21.
24. Sauvage V, Gomez J, Boizeau L, Laperche S. The potential of viral metagenomics in blood transfusion safety. Transfus Clin Biol. 2017;24(3):218-22.
25. Leamon JH, Rothberg JM. Cramming more sequencing reactions onto microreactor chips. Chem Rev. 2007;107(8):3367-76.
26. Merriman B, Ion Torrent R&D Team, Rothberg JM. Progress in Ion Torrent semiconductor chip based sequencing: nanoanalysis. Electrophoresis. 2012;33(23):3397-417.
27. Mardis ER. The impact of next-generation sequencing technology on genetics. Trends Genet. 2008;24(3):133-41.
28. Li JZ, Chapman B, Charlebois P, Hofmann O, Weiner B, Porter AJ, et al. Comparison of Illumina and 454 Deep Sequencing in participants failing raltegravir-based antiretroviral therapy. PLoS One. 2014;9(3):e90485.
29. Reuter JA, Spacek DV, Snyder MP. High-throughput sequencing technologies. Mol Cell. 2015;58(4):586-97.
30. Handelsman J, Rondon MR, Brady SF, Clardy J, Goodman RM. Molecular biological access to the chemistry of unknown soil microbes: a new frontier for natural products. Chem Biol. 1998;5(10):R245-9.
31. Breitbart M, Salamon P, Andresen B, Mahaffy JM, Segall AM, Mead D, et al. Genomic analysis of uncultured marine viral communities. Proc Natl Acad Sci U S A. 2002;99(22):14250-5.
32. Gill SR, Pop M, Deboy RT, Eckburg PB, Turnbaugh PJ, Samuel BS, et al. Metagenomic analysis of the human distal gut microbiome. Science. 2006;312(5778):1355-9.
33. Shuda M, Feng H, Kwun HJ, Rosen ST, Gjoerup O, Moore PS, et al. T antigen mutations are a human tumor-specific signature for Merkel cell polyomavirus. Proc Natl Acad Sci U S A. 2008;105(42):16272-7.
34. Feng H, Shuda M, Chang Y, Moore PS. Clonal integration of a polyomavirus in human Merkel cell carcinoma. Science. 2008;319(5866):1096-100.
35. Schowalter RM, Pastrana DV, Pumphrey KA, Moyer AL, Buck CB. Merkel cell polyomavirus and two previously unknown polyomaviruses are chronically shed from human skin. Cell Host Microbe. 2010;7(6):509-15.
36. Bezerra RDS. Viral metagenomics in blood donations with post-donation illness reports from Brazil. Blood Transfus. 2020;19(2):93-101.
37. Sauvage V, Laperche S, Cheval J, Muth E, Dubois M, Boizeau L, et al. Viral metagenomics applied to blood donors and recipients at high risk for blood-borne infections. Blood Transfus. 2016;14(5):400-7.
38. Rose R, Constantinides B, Tapinos A, Robertson DL, Prosperi M. Challenges in the analysis of viral metagenomes. Virus Evol. 2016;2(2):vew022.
39. Knight R, Vrbanac A, Taylor BC, Aksenov A, Callewaert C, Debelius J, et al. Best practices for analysing microbiomes. Nat Rev Microbiol. 2018;16(7):410-22.
40. Tatusova T, DiCuccio M, Badretdin A, Chetvernin V, Nawrocki EP, Zaslavsky L, et al. NCBI prokaryotic genome annotation pipeline. Nucleic Acids Res. 2016;44(14):6614-24.
41. Lopetuso LR, Ianiro G, Scaldaferri F, Cammarota G, Gasbarrini A. Gut virome and inflammatory bowel disease. Inflamm Bowel Dis. 2016;22(7):1708-12.
42. Simons, JN. Isolation of novel virus-like sequences associated with human hepatitis. Nat Med. 1995; 1(6):564-9.
43. García-Álvarez M, Berenguer J, Alvarez E, Guzmán-Fulgencio M, Cosín J, Miralles P, et al. Association of torque teno virus (TTV) and torque teno mini virus (TTMV) with liver disease among patients coinfected with human immunodeficiency virus and hepatitis C virus. Eur J Clin Microbiol Infect Dis. 2013;32(2):289-97.
44. Mancuso R, Saresella M, Hernis A, Agostini S, Piancone F, Caputo D, et al. Torque teno virus (TTV) in multiple sclerosis patients with different patterns of disease: TTV in multiple sclerosis patients. J Med Virol. 2013;85(12):2176-83.
45. Masouridi-Levrat S, Pradier A, Simonetta F, Kaiser L, Chalandon Y, Roosnek E. Torque teno virus in patients undergoing allogeneic hematopoietic stem cell transplantation for hematological malignancies. Bone Marrow Transplant. 2016;51(3):440-2.
46. de Souza WM, Fumagalli MJ, de Araujo J, Sabino-Santos G Jr, Maia FGM, Romeiro MF, et al. Discovery of novel anelloviruses in small mammals expands the host range and diversity of the Anelloviridae. Virology. 2018;514:9-17.
47. Nibali L. Aggressive periodontitis: microbes and host response, who to blame? Virulence. 2015;6(3):223-8.
48. Gao L, Kang M, Zhang MJ, Reza Sailani M, Kuraji R, Martinez A, et al. Polymicrobial periodontal disease triggers a wide radius of effect and unique virome. NPJ Biofilms Microbiomes. 2020;6(1):10.
49. Slots J. Periodontal herpesviruses: prevalence, pathogenicity, systemic risk. Periodontol 2000. 2015;69(1):28-45.
50. Slots J. Focal infection of periodontal origin. Periodontol 2000. 2019;79(1):233-5.
51. Wang Z, Gerstein M, Snyder M. RNA-Seq: a revolutionary tool for transcriptomics. Nat Rev Genet. 2009;10(1):57-63.
52. Contreras A, Botero JE, Slots J. Biology and pathogenesis of cytomegalovirus in periodontal disease: biology and pathogenesis of cytomegalovirus in periodontal disease. Periodontol 2000. 2014;64(1):40-56.
53. Zhang Y, Li F, Chen X, Shan T-L, Deng X-T, Delwart E, et al. Detection of a new species of torque teno mini virus from the gingival epithelium of patients with periodontitis. Virus Genes. 2017;53(6):823-30.
54. Abbas AA, Taylor LJ, Dothard MI, Leiby JS, Fitzgerald AS, Khatib LA, et al. Redondoviridae, a family of small, circular DNA viruses of the human oro-respiratory tract associated with periodontitis and critical illness. Cell Host Microbe. 2019;26(2):297.

CAPÍTULO 15

Microbioma da cavidade bucal e câncer bucal

- Leonardo da Silva Bittencourt
- Rodrigo Alex Arthur
- Marcelo Lazzaron Lamers

✔ PONTOS IMPORTANTES

- O carcinoma espinocelular bucal (CEC bucal) corresponde a 95% dos tumores orais e ocupa a oitava posição no *ranking* de incidência de câncer.
- O estabelecimento do câncer oral pode ser explicado pelas mutações do DNA acumuladas ao longo do tempo, os quais levam as células a adquirirem um fenótipo independente e agressivo.
- Fatores externos, como hábitos ou costumes próprios de um ambiente social e cultural (consumo de álcool e uso de tabaco, por exemplo), e os fatores internos, ocasionados por desordens moleculares as quais levam a diversas mutações genéticas que alteram a proliferação e o perfil de diferenciação celular, influenciam o surgimento e ação das mutações.
- As marcas registradas do processo cancerígeno são: a sustentação da sinalização proliferativa, a evasão dos fatores supressores de crescimento, resistência à morte celular, imortalidade replicativa, indução de angiogênese, ativação de invasão tecidual e presença de metástases.
- Instabilidade genômica, reprogramação metabólica, tolerância ao processo inflamatório e a evasão à resposta imune específica do hospedeiro são facilitadores do desenvolvimento tumoral.
- Evidências crescentes têm sugerido que o microbioma da cavidade bucal (*bacterioma, micobioma* e *viroma*) pode estar relacionada ao desenvolvimento de cânceres de cavidade oral, especialmente do CEC. Diversos estudos sugerem que *Fusobacterium* spp. pode ser uma parte essencial da interação entre microbioma da cavidade bucal e o processo de desenvolvimento tumoral.
- O mecanismo pelo qual o microbioma está relacionado ao desenvolvimento de câncer ainda não é muito bem conhecido. Entende-se que metabólitos produzidos pela comunidade microbiana disbiótica, ou mesmo uma maior abundância de determinados padrões moleculares associados à patógenos específicos da comunidade disbiótica poderiam ativar diferentes vias de sinalização celular promovendo alterações malignizáveis. Por outro lado, subprodutos secretados pelas células cancerosas também podem atuar sobre a microbiota promovendo modificação na sua composição.

INTRODUÇÃO

O câncer é uma doença caracterizada por um crescimento celular desordenado e descontrolado, e tais células podem invadir os tecidos adjacentes e se disseminar para outros órgãos através da circulação sanguínea e linfática, levando ao estabelecimento de outros tumores em sítios distantes do sítio primário (processo denominado "metástase").[1]

O estabelecimento do câncer oral pode ser explicado pelas mutações do DNA acumuladas ao longo do tempo, as quais levam as células a adquirirem um fenótipo independente e agressivo. O surgimento e a ação das mutações ocorrem por fatores externos (hábitos ou costumes próprios de um ambiente social e cultural, como consumo de álcool e de tabaco) e fatores internos (ocasionados por desordens moleculares as quais levam a diversas mutações genéticas que alteram a proliferação e o perfil de diferenciação celular).[2]

Nos estágios iniciais dos tumores de origem epitelial, as células tumorais alteram sua morfologia epitelial altamente diferenciada para um fenótipo migratório e invasivo, com perfil de células com aspecto mesenquimal. Este processo é referido como **transição epitélio-mesênquima** (TEM, do inglês *epithelial-mesenchymal transition*). Esta modificação é fundamental para invasão tecidual e disseminação tumoral para órgãos distantes formando metástases. Por isso, é importante identificar os fatores que contribuem para este processo, bem como sua relação com a formação de metástase.

O câncer de boca é considerado um problema de saúde pública em diversos países, pelo número de casos e alta taxa de morte. Vários tipos de cânceres podem começar na boca ou na orofaringe:

- ***Carcinoma de células escamosas:*** 90% dos cânceres da cavidade oral e da orofaringe são carcinomas de células escamosas. Estes tumores começam nas células que normalmente formam o revestimento da mucosa da boca. Em algumas situações na clínica, é possível identificar o carcinoma de células escamosas em um estágio prévio à franca invasão dos tecidos adjacentes. Esta condição é definida como carcinoma *in situ* e é diferente de um carcinoma de células invasivas, em que as células cancerígenas já progrediram e invadiram as camadas mais profundas da cavidade oral ou da orofaringe. Nesse sentido, as desordens potencialmente malignas do tipo carcinoma *in situ* são entidades clínicas nas quais mutações já estão incorporadas ao genoma das células epiteliais, porém essas células ainda não apresentam a capacidade de invasão. ***Carcinoma verrucoso:*** o carcinoma verrucoso é um tipo de carcinoma de células escamosas que representa menos de 5% de todos os cânceres orais. É um câncer de crescimento lento que raramente se dissemina para outras partes do corpo, mas pode invadir camadas profundas do tecido adjacente.
- ***Carcinoma de glândulas salivares:*** o câncer de glândulas salivares pode se desenvolver nas glândulas da mucosa da boca e próximo da garganta. Existem vários tipos de câncer de glândulas salivares, incluindo carcinoma adenoide cístico, carcinoma mucoepidermoide e adenocarcinoma polimorfo de baixo grau.
- ***Linfomas:*** as amígdalas e a base da língua pertencem ao sistema imunológico (linfoide). Os cânceres que se iniciam nessa região são denominados linfomas.

O carcinoma espinocelular (CEC) bucal corresponde a 95% dos tumores orais e ocupa a oitava posição no *ranking* de incidência de câncer, com 300 mil novos casos diagnosticados a cada ano em todo o mundo. A taxa de sobrevida dos pacientes com CEC continua baixa, 50% após 5 anos, em decorrência do diagnóstico tardio da doença. Os cânceres de boca e orofaringe ocorrem com mais frequência nos seguintes locais:

- Língua.
- Amígdalas e orofaringe.
- Gengivas e assoalho da boca.
- Lábios, glândulas salivares menores e outros locais (porém, em menor frequência comparados aos anteriormente descritos).

O aparecimento do CEC bucal é influenciado por diversas condições/fatores, como:

- Tabagismo: quem fuma cigarro ou utiliza outros produtos derivados do tabaco, como cigarro de palha, de Bali, de cravo, fumo de rolo, tabaco mascado, charutos, cachimbos e narguilé, entre outros, tem risco muito maior de desenvolver câncer de boca e de faringe do que indivíduos não fumantes. Quanto maior o número de cigarros fumados, maior o risco de câncer.
- Consumo regular de bebidas alcoólicas.
- Exposição ao sol (sem adequada proteção) apresenta-se como fator de risco importante para o desenvolvimento de câncer de lábios.
- Exposição a óleo de corte, amianto, poeira de madeira, de couro, de cimento, de cereais, formaldeído, sílica, fuligem de carvão, solventes orgânicos e agrotóxicos está associada ao desenvolvimento de câncer de boca. Os trabalhadores da agricultura e da criação de animais, de indústria (têxtil, de couro, metalúrgica, borracha, construção civil, oficina mecânica, fundição, mineração de carvão), assim como profissionais cabeleireiros, carpinteiros, encanadores, instaladores de carpete, moldadores e modeladores de vidro, oleiros, açougueiros, barbeiros, mineiros, canteiros, pintores e mecânicos de automóveis podem apresentar risco aumentado de desenvolvimento da doença.
- Infecção pelo vírus papilomavírus humano (HPV) está relacionada a alguns casos de câncer de orofaringe (**Capítulo 14**).
- Doenças crônicas da cavidade bucal, como doença periodontal, infecções virais, fúngicas e bacterianas.

- Higiene oral deficitária (o que na prática também contribui para o desenvolvimento de cárie dentária e doença periodontal), permitindo a proliferação de microrganismos que potencialmente contribuem para induzir modificações no epitélio.
- Hábitos dietéticos e condições socioeconômicas.[1-3]

HALLMARKS DO CÂNCER E PROCESSO TRANSIÇÃO EPITÉLIO-MESÊNQUIMA

Após um quarto de século de rápidos avanços, a pesquisa sobre o câncer gerou um corpo rico e complexo de conhecimentos, revelando ser uma doença que envolve mudanças dinâmicas no genoma das células. O fundamento foi estabelecido na descoberta de mutações que produzem oncogenes (genes responsáveis pelo controle de divisão, migração e sobrevivência celular) com ganho dominante de função, e genes supressores de tumor com perda recessiva de função; ambas as classes de genes do câncer foram identificadas por meio de sua alteração nas células cancerígenas humanas e animais e pela obtenção de fenótipos de câncer em modelos experimentais (**Figura 1**).

As características do câncer compreendem várias capacidades biológicas adquiridas durante o desenvolvimento de vários estágios dos tumores humanos. As marcas registradas do processo cancerígeno (também denominadas *hallmarks*) constituem um princípio organizador para racionalizar as complexidades da doença neoplásica. Entre esses *hallmarks* das células tumorais estão: a sustentação da sinalização proliferativa, a evasão dos fatores supressores de crescimento, resistência à morte celular, imortalidade replicativa, indução de angiogênese, ativação de invasão tecidual e presença de metástases. Subjacentes a essas características, existem fatores facilitadores do desenvolvimento tumoral, como: instabilidade genômica (que facilita a proliferação celular), reprogramação metabólica (que faz com que o tumor consiga se adaptar aos diversos microambientes), a tolerância ao processo inflamatório e a evasão à resposta imune específica do hospedeiro[4] (**Figura 1**).

A TEM é crucial no início da migração de células tumorais e no desenvolvimento de metástases. O microambiente tumoral apresenta maior liberação de fatores de crescimento (EGF, FGF, HGF, BMPs, TGF-beta) e uma maior ativação dos receptores desses fatores, resultando em aumento da expressão de fatores de transcrição da família Snail/Slug, o que resulta em alterações na expressão e na relação E-caderina/N-caderina. As proteínas E-caderina, as citoqueratinas e as lamininas são proteínas tipicamente produzidas nas células epiteliais e a redução na expressão dessas proteínas é uma característica importante do processo TEM. Nas células mesenquimais, ocorre um aumento de fatores específicos, incluindo fibronectina, vimentina ou N-caderina, Slug (Snail2) e Snail (Snail1). As alterações na expressão de E-caderina/N-caderina estão positivamente correlacionadas com o aumento da invasão celular e os fatores de transcrição da família Snail são um dos principais responsáveis pela redução da expressão de E-caderina. Adicionalmente observam-se alterações nos

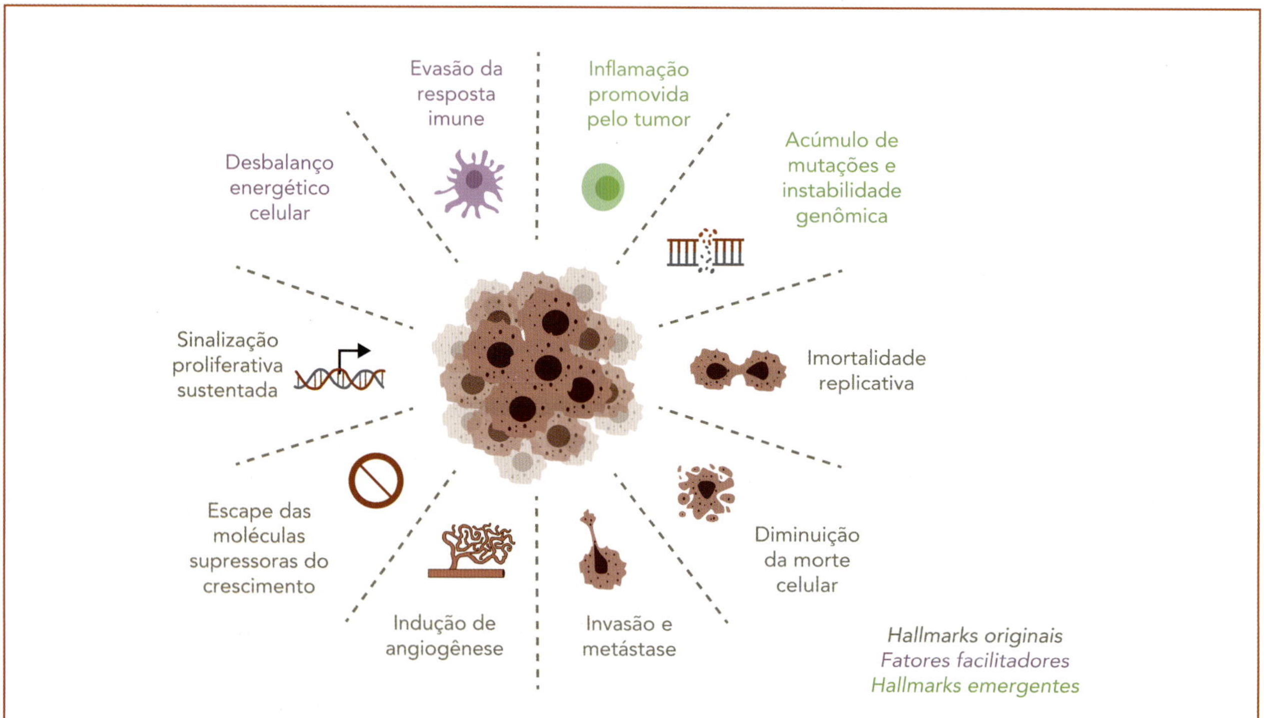

FIGURA 1 *Hallmarks* (características principais) do câncer.

Fonte: adaptada de Hanahan et al., 2011.[4]

principais reguladores do metabolismo energético (denominado fenótipo Warburg) nas células tumorais pela modulação negativa (redução) da atividade/expressão da enzima frutose-1,6-bifosfatase.

Para que ocorra metástase (ou seja, a disseminação do tumor), as células cancerígenas adquirem as seguintes características: a) capacidade de degradar a matriz extracelular tecidual; b) motilidade necessária para atingir vasos sanguíneos e de extravasar para a corrente sanguínea e; c) plasticidade para crescer em um tecido diferente. O processo de TEM é descrito em detalhes na **Figura 2**.[5-9]

MICROBIOTA DA CAVIDADE BUCAL E CÂNCER: O QUE SE SABE ATÉ AGORA?

A cavidade bucal é um dos ecossistemas mais diversos e complexos do corpo humano e apresenta condições favoráveis para o crescimento microbiano, como níveis distintos de oxigênio e de disponibilidade de nutrientes. Além disso, a saliva desempenha um papel importante e influencia diretamente na homeostase desse complexo ecossistema e na interação entre microbiota e hospedeiro[10-12] (conforme discutido nos **Capítulos 2** e **3**).

Existem mais de mil espécies bacterianas presentes na cavidade bucal de humanos. Essas espécies bacterianas pertencem a 185 gêneros e 12 filos, sendo essa comunidade microbiana dominada pelos filos Firmicutes (36,7%), seguido por Bacteroidetes e Proteobacteria (34,2%), Actinobacteria (11,6%), Spirochaetes (7,9%) e Fusobacteria (5,2%) e pelos gêneros *Actinomyces* spp., *Atopobium* spp., *Bergeyella* spp., *Cardiobacterium* spp., *Campylobacter* spp., *Capnocytophaga* spp., *Corynebacterium* spp., *Granicatella* spp., *Haemophilus* spp., *Prevotella* spp., *Rothia* spp., *Streptococcus* spp. e *Veillonella* spp. (**Figura 3**). Em razão dos mecanismos regulatórios do hospedeiro e das interações entre os próprios microrganismos (ver **Capítulos 2** e **3**), essa microbiota

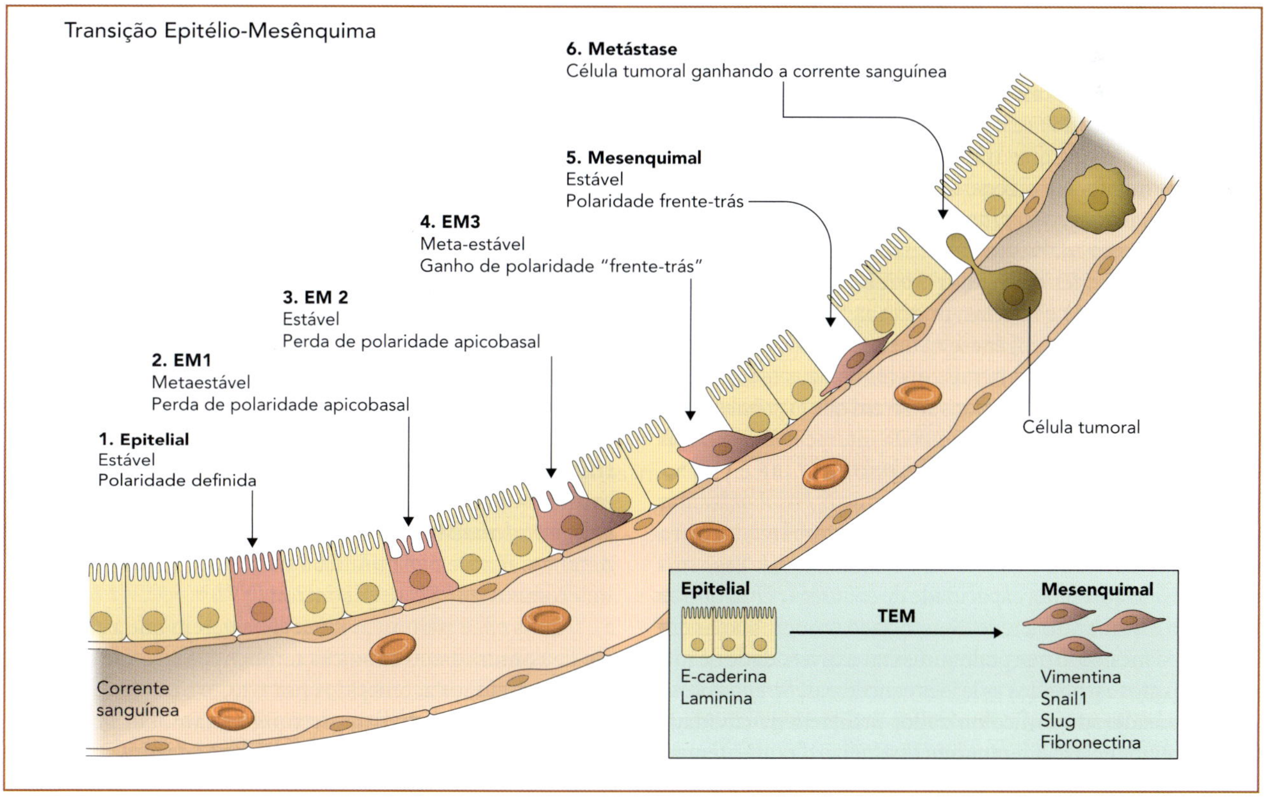

FIGURA 2 Ilustração dos estágios de transição epitélio-mesênquima (TEM). Estágio 1 – células epiteliais estão ligadas firmemente umas às outras através de complexos de adesão envolvendo *tight junctions* (também conhecidas como zônulas ocludentes), junções aderentes e desmossomos; Estágios 2, 3 e 4 – a ativação da TEM ocorre por estímulos que aumentam a expressão de fatores de transcrição mesenquimais (Snail/Slug, Twist, ZEB 1/2). Estes induzem a supressão de "marcadores epiteliais", como E-caderina, citoqueratinas (K8, K18 e K198) e ativação de "marcadores mesenquimais", como N-caderina, alfa-actina de músculo liso (alfa-SMA) e proteína específica de fibroblastos (FSP-1). Este conjunto intrincado de mecanismos tem como principal resultado a quebra dos complexos de adesão, a perda de polaridade basal e a degradação da membrana basal. Nesses estágios, a TEM é considerada parcial, pois as células apresentam marcadores tanto epiteliais como mesenquimais. É importante mencionar que este processo pode ser revertido (por um processo denominado transição mesênquima-epitélio); Estágios 5 e 6 – as células já apresentam um perfil fenotípico mesenquimal, com a perda dos principais marcadores de adesão célula-célula, aumento das enzimas de degradação da matriz extracelular e aumento de motilidade. Este cenário permite que as células tumorais se disseminem tanto no "modo célula única" quanto no modo "migração coletiva", no qual blocos de células tumorais se desprendem, alcançam a corrente sanguínea e colonizam outros órgãos.

Fonte: acervo pessoal do Prof. Leonardo da Silva Bittencourt.

altamente diversificada e que também contém outros microrganismos, como fungos, vírus e arqueias, está em equilíbrio com o hospedeiro em uma condição compatível com a saúde.[12,13] Evidências crescentes têm sugerido, entretanto, que o microbioma da cavidade bucal (*bacterioma, micobioma e viroma*) pode estar relacionada ao desenvolvimento de cânceres de cavidade oral, especialmente do CEC.[14-19]

Estudos realizados com base em análises de sequenciamento de 16S-rRNA permitiram comparar as comunidades microbianas da cavidade bucal entre pacientes com câncer e indivíduos sadios. Os resultados revelaram relações abrangentes entre o CEC e as bactérias da cavidade bucal. Especificamente, bactérias periodontopatogênicas podem contribuir para a piora do estado inflamatório do microambiente tumoral, o que pode induzir danos ao DNA em células epiteliais em progressão do câncer. Há uma tendência ao aumento na abundância dos gêneros *Fusobacterium* spp., *Peptostreptococcus* spp., *Filifactor* spp., *Parvimonas* spp., *Pseudomonas* spp., *Campylobacter* spp. e *Capnocytophaga* spp. na cavidade bucal de pacientes que apresentam CEC. Em acréscimo, os gêneros *Peptostreptococcus* spp. e *Parvimonas* spp. (bactérias anaeróbias mais comumente associadas ao câncer de pulmão) também parecem estar relacionadas ao CEC.[20-24] Estudos recentes têm ainda mostrado que a saliva de pacientes que apresentam câncer bucal possui maior abundância dos gêneros bacterianos *Dialister* spp., *Selenomonas* spp., *Streptococcus* spp. e *Treponema* spp. quando comparada à saliva de pacientes saudáveis.[25-29] Estruturas presentes nas células microbianas, como lipopolissacarídeos (LPS) e flagelos, podem desempenhar papéis importantes na carcinogênese neutralizando as defesas do hospedeiro e induzindo danos diretos ao seus tecidos.[30-33]

Além disso, diversos estudos sugerem que *Fusobacterium* spp. pode ser uma parte essencial da interação entre o microbioma da cavidade bucal e o processo de desenvolvimento tumoral. Evidências até sugerem que o *Fusobacterium nucleatum* poderia ser considerado um biomarcador para o desenvolvimento de câncer na cavidade bucal. Esse microrganismo apresenta capacidade de coagregar com outras bactérias e formar uma rede de associações microbianas em torno de si mesmo, o que pode aumentar a diversidade de microrganismos associados às lesões cancerosas. *Streptococcus* spp. é considerado um colonizador primário da cavidade bucal, e evidências sugerem que esse gênero pode atenuar a resposta pró-inflamatória mediada por células epiteliais da cavidade bucal induzidas por *F. nucleatum*. Tem sido reportado que o risco de desenvolvimento de CEC aumenta em cerca de 2 vezes na presença de uma elevada abundância de *Prevotella tannerae*, *Prevotella intermedia* e de *F. nucleatum* na saliva.[34-36]

A transição de tecido sadio e/ou de desordem potencialmente maligna para lesão maligna também é acompanhada de modificação microbiológica. Os filos Firmicutes (do qual faz parte o gênero *Streptococcus*), Actinobacteria (do qual faz parte o gênero *Rothia*) e Fusobacteria foram encontrados em maior proporção nos tecidos tumorais quando comparados aos tecidos saudáveis. O microbioma associado às lesões malignas tende a apresentar maior abundância de Bacteroidetes que o microbioma associado às desordens potencialmente malignas. Além disso, foi encontrada correlação negativa entre abundância de Firmicutes e Actinobacteria com presença de desordens potencialmente malignas, sugerindo que estes filos podem estar alterados precocemente no desenvolvimento do câncer. Nessa condição, aumento na abundância de Firmicutes e Actinobacteria, juntamente com aumento na proporção de *F. nucleatum*, pode indicar a transição de um estado "pré-canceroso" para um estado de estabelecimento da lesão cancerígena (**Figura 3**). O mesmo ocorre em relação aos gêneros *Megasphaera micronuciformis*, *Prevotella melaninogenica*, *Porphyromonas* spp. e *Prevotella veroralis*, cujas abundâncias são maiores na presença de lesão cancerosa comparada à abundância na presença de desordem potencialmente maligna.

No que diz respeito ao desenvolvimento da lesão cancerosa (em termos de estadiamento), a abundância de *Fusobacterium* spp. e de *Acinetobacter* spp. aumenta durante a progressão da lesão (do estadiamento T1 para T4), enquanto a abundância de *Streptococcus* spp., *Haemophilus* spp., *Porphyromonas* spp. e *Actinomyces* spp. é menor em lesões mais avançadas.[36]

O microambiente tumoral é constituído de uma grande variedade de células não mutadas (linfócitos, macrófagos, fibroblastos e neutrófilos) e a própria matriz extracelular, que contribuem de forma decisiva para o processo de carcinogênese. Estudos recentes mostram que a microbiota local modula o microambiente tumoral por meio da liberação de metabólitos e outras moléculas citotóxicas como o LPS. Essas moléculas contribuem, por exemplo, para o aumento da expressão/ativação de metaloproteinases, como as MMP-1, 2, 3, 9 e 10, que degradam a matriz extracelular e, dessa forma, contribuem para o processo de invasão e metástase. Bactérias do gênero *Porphyromonas* spp. e *Fusobacterium* spp. contribuem para o aumento da angiogênese e diminuição da atividade fagocítica dos macrófagos que ali se encontram.[32,33,36]

Apesar de restritas, evidências sugerem que a abundância de comunidades fúngicas também parece ser diferente entre indivíduos acometidos por CEC e indivíduos sadios, sugerindo que uma disbiose fúngica também pode estar relacionada ao desenvolvimento de tumores. A análise de amostras provenientes de biópsia de mucosa afetada por CEC indica que o micobioma associado à lesão de CEC apresenta maior abundância de *Candida* spp., enquanto amostras de sítios sadios apresentam maior abundância de *Trametes* spp. e de *Alternaria* spp. A abundância relativa de *Candida albicans* e de *Candida etchellsii* parece ser maior em sítios com CEC.[37] Cerca de 90% de amostras coletadas da superfície de mucosas afetadas por CEC apresentam comunidades fúngicas, em especial *Candida* spp., enquanto este fungo está presente somente em 30% de amostras coletadas de mucosas sadias.[38] Nesse sentido, lesões de leucoplasia (lesões potencialmente malignas) associadas à infecção por

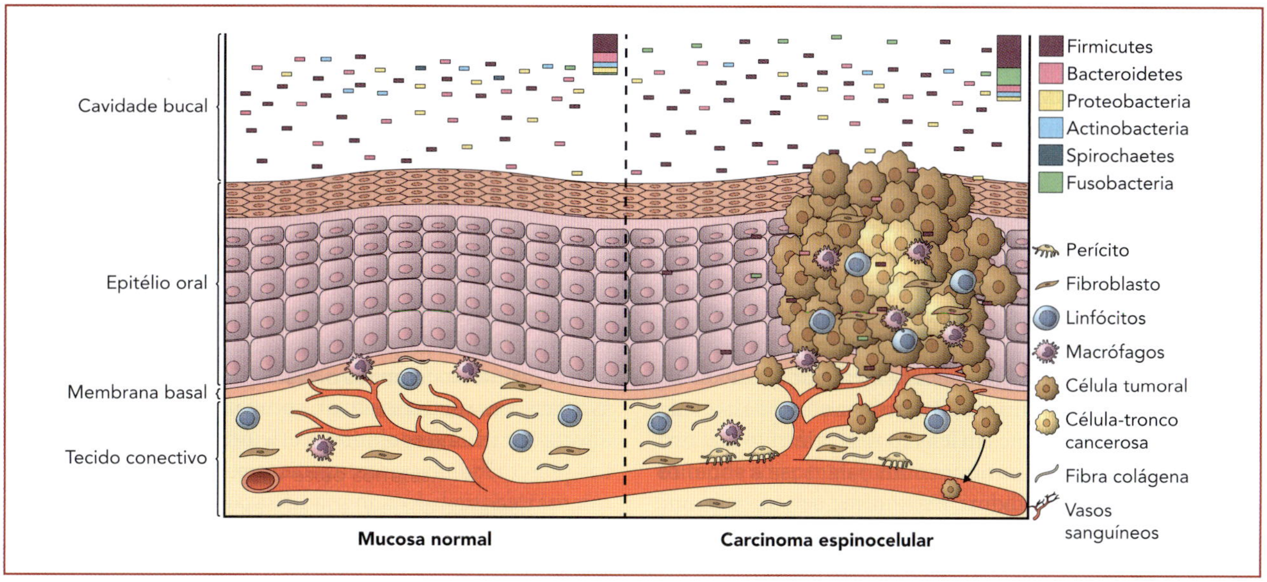

FIGURA 3 Perfil microbiológico associado à mucosa normal e associado ao carcinoma espinocelular.
Fonte: adaptada de Li et al., 2020.[36]

Candida spp. apresentam risco maior de transformação maligna quando comparadas a lesões não infectadas por esse fungo. Em acréscimo, *C. albicans, Candida dubliniensis, Candida tropicalis, Candida pintolopesii, Candida glabrata* e *Saccharomyces cerevisiae* são frequentemente isolados de pacientes com candidíase hiperplásica crônica (lesão potencialmente maligna e que apresenta uma elevada taxa de transformação displásica).[38]

Em relação a outros componentes da microbiota da cavidade bucal, sabe-se que as arqueias metanogênicas (*Methanosarcina vacuolata, Methanosarcina lacustris, Methanosalsum zhilinae, Methanotorris igneus* e *Methanobrevibacter oralis*, entre outras) são frequentemente associadas a sítios acometidos por doença periodontal, e a presença desse grupo de microrganismos na cavidade bucal é até mesmo considerada um fator preditivo para o desenvolvimento dessa doença (ver **Capítulo 13**). A metilação de metais pesados promovida por essas arqueias pode produzir compostos tóxicos para as células humanas. Além disso, o processo de síntese de metano pode culminar com a produção de formaldeído, que também se apresenta tóxico para as células humanas. Enquanto o aumento da abundância dessas arqueias metanogênicas está associado com o desenvolvimento de câncer de cólon, até este momento nenhuma evidência relaciona arqueias metanogênicas e CEC. Considerando a relação de sintrofia existente entre esse grupo de arqueias e alguns periodontopatógenos, especula-se que a presença de arqueias poderia indiretamente promover o crescimento de bactérias relacionadas ao desenvolvimento de CEC, porém não existem evidências de que isso realmente ocorra. No que diz respeito ao viroma da cavidade bucal, estudos de caso-controle têm sugerido que a infecção da cavidade bucal pelo vírus Epstein-Barr aumenta em cerca de 5 vezes a chance de desenvolvimento de CEC, embora ainda não se conheça claramente qual é a relação existente entre a infecção viral e o desenvolvimento de CEC.[39,40]

Cabe mencionar que desordens potencialmente malignas podem levar muito tempo para evoluírem para lesões cancerosas. Portanto, a identificação precoce de microrganismos que possam atuar como biomarcadores de doença seria um avanço significativo em termos de prevenção primária na evolução do CEC. A identificação de uma assinatura microbiana poderia ser utilizada como alvo terapêutico. Infelizmente os resultados dos estudos são muito incipientes e conflitantes, mostrando que ainda não se alcançou um consenso e que mais estudos (principalmente os longitudinais) são necessários para a identificação desses potenciais biomarcadores.[24,36]

Torna-se necessário também mencionar que, tão importante quanto aumento ou redução na abundância ou prevalência de determinados microrganismos, é a função desempenhada por essa microbiota. É possível que o metabolismo da comunidade microbiana disbiótica induza modificações celulares. Um bom exemplo disso é a produção de acetaldeído (ver **Capítulo 5**). *Rothia* e *Prevotella* estão entre os microrganismos produtores desse composto que é capaz de induzir danos ao DNA das células do hospedeiro. A produção de acetaldeído é aumentada na presença de tabagismo ou do consumo de álcool. Um enriquecimento de vias metabólicas associadas à síntese de acetaldeído tem sido associada à carcinogênese. A síntese de nitrosaminas e de acetaldeído por *Candida* spp. sugere um possível papel desse fungo na iniciação e promoção da carcinogênese (conforme discutido no **Capítulo 5**). De forma geral, a análise preditiva do padrão funcional do microbioma associado ao CEC e a lesões potencialmente malignas (como a leucoplasia) indica o enriquecimento de moléculas relacionadas à captura de ferro e de enzimas dependentes de menaquinona (vitamina K2).[41] Enquanto o ferro atua como um nutriente necessário para vários processos celulares, sob elevadas concentrações pode promover morte celular por um mecanismo denominado ferroptose, o que significa que níveis adequados de ferro no microambiente tumoral são essenciais para o desenvolvimento do tumor. Além disso, a vitamina K2 pode atuar inibindo a proliferação de células cancerígenas e induzindo apoptose. Síntese de grupamentos prostéticos ricos em ferro (grupo heme) está enriquecida no microbioma associado às lesões potencialmente malignas, enquanto moléculas associadas aos transportadores de ferro (presentes na membrana celular bacteriana) parecem mais enriquecidas no microbioma associado ao CEC. Além disso, tanto em lesão potencialmente maligna quanto em CEC há um enriquecimento de enzimas que são dependentes de menaquinona. Isso indica que o microbioma associado às lesões potencialmente malignas ou ao CEC está utilizando o ferro e a vitamina K2, reduzindo a disponibilidade desses compostos no microambiente tumoral, o que pode indicar que o microbioma cria um ambiente favorável para a proliferação do tumor. Nesse caso, apesar de a composição do microbioma associado a tais lesões ser diferente, a função do microbioma parece ser semelhante. Esses achados reforçam que, além da análise metagenômica, estudos futuros idealmente devem avaliar também o metatranscritptoma ou o metametaboloma das comunidades microbianas a fim de que a função das comunidades microbianas e sua relação com o desenvolvimento do CEC sejam mais bem compreendidas.[41]

É importante também ressaltar que essa associação entre microbiota oral e câncer não é específica da condição de CEC. Diversos estudos têm sugerido que a microbiota da cavidade bucal (em especial os periodontopatógenos) está diretamente associada ao desenvolvimento de câncer em outros locais do corpo. Estudos sugerem que indivíduos que apresentam altos níveis de anticorpos no plasma sanguíneo contra *Porphyromonas gingivalis* apresentam maior risco para desenvolvimento de câncer de pâncreas. Além disso, abundância de *P. gingivalis* e de *Aggregatibacter actinomycetemcomitans* na cavidade bucal parece estar associada a um maior risco de desenvolvimento desse tipo de câncer. Uma das possíveis explicações seria o fato de que a inflamação sistêmica decorrente da exposição às toxinas produzidas pelos periodontopatógenos poderia contribuir para o desenvolvimento desse tipo de tumor. Em acréscimo, maior abundância de *Tannerella forsythia* e de *P. gingivalis* na saliva parece estar associada com câncer de esôfago, sugerindo que a microbiota pode alterar a função das mucosas, modular a resposta inflamatória ou mesmo produzir substâncias potencialmente carcinogênicas. Elevados níveis de *Treponema denticola* e de *P. intermedia* parecem estar associados com risco de desenvolvimento de câncer de cólon e reto. Associações semelhantes têm sido reportadas na relação entre microbioma da cavidade bucal e câncer de fígado e de pulmão. Isso demonstra a importante relação existente entre a cavidade bucal e demais órgãos do corpo humano (ver **Capítulo 16**).[28-43]

Como visto, o microbioma associado ao CEC parece ser distinto do microbioma de indivíduos sadios ou mesmo de desordens potencialmente malignas. O mecanismo pelo qual isso ocorre ainda não é muito bem conhecido. Sugere-se que a interação entre uma microbiota disbiótica e o hospedeiro induz modificações nas células, tornando-as potencialmente malignas. Nesse caso, metabólitos produzidos pela comunidade microbiana disbiótica, ou mesmo maior abundância de determinados padrões moleculares associados à patógenos específicos da comunidade disbiótica, poderiam ativar diferentes vias de sinalização celular promovendo alterações malignizáveis. Ou, ainda, pode ser que as alterações celulares atuem como precursores induzindo alterações no microbioma. Neste último caso, subprodutos secretados pelas células cancerosas atuariam sobre a microbiota promovendo modificação em sua composição.

POSSÍVEIS MECANISMOS PELOS QUAIS A MICROBIOTA DA CAVIDADE BUCAL PODE INFLUENCIAR O DESENVOLVIMENTO DO CARCINOMA ESPINOCELULAR

Recentemente, com base nas alterações em termos de composição e abundância de bactérias específicas durante a progressão do CEC, diversos estudos procuraram compreender os prováveis mecanismos pelos quais esses microrganismos afetariam o desenvolvimento e a progressão do tumor. Embora múltiplos fatores estejam relacionados ao desenvolvimento do câncer, os estudos têm se concentrado nas diversas vias de sinalização envolvidas na inflamação crônica associada à tumorigênese e à progressão do tumor. Dessa forma, a seguir são apresentados os possíveis mecanismos envolvidos na relação entre as bactérias da cavidade bucal e o CEC.

A microbiota da cavidade bucal pode influenciar o processo carcinogênico por mecanismos diretos (atuação da microbiota no comportamento tumoral, p. ex., promovendo a liberação de subprodutos metabólicos) ou mecanismos indiretos (microbiota modula outros elementos, p. ex., a inflamação local, que afeta o comportamento das células tumorais). A seguir são descritas as principais evidências de como o microbioma atua, direta ou indiretamente, sobre os principais eventos celulares do processo de carcinogênese.

Proliferação celular

Estudos mostram que as espécies *P. gingivalis* e *F. nucleatum* podem atuar como gatilhos modificando determinadas vias de sinalização celular. O aumento na abundância desses microrganismos está associado a um aumento na proliferação celular e expressão de oncogenes. Além disso, parece que esses microrganismos ativam fatores pró-inflamatórios (como o fator NF-kB, MAP14, MAP18 e NF-kB1), exercem controle do ciclo celular através de ciclinas ou a regulação negativa de quinases (Chk2, Aurora A, CK1-delta e CK1-épsilon) interferindo em p53 (gene de supressão tumoral envolvido no controle do ciclo celular), produção de interleucina-6 (IL-6) que leva à ativação de STAT 3 (fator de transcrição ativado em resposta às citocinas e fatores de crescimento) e um aumento na atividade/expressão de ciclina D1 (proteína envolvida na progressão do ciclo celular) (**Figura 4**). Este cenário tem como consequência principal o aumento da proliferação celular tanto de células tumorais como de outras que são constituintes do microambiente tumoral. A **Figura 4** mostra em detalhes esta intrincada rede de correlações e seu efeito na proliferação das células normais e tumorais.[44-47]

Apoptose

A apoptose ou morte celular programada é um processo vital para a manutenção da homeostase tecidual. Diversos estudos sugerem que bactérias presentes na cavidade bucal influenciam em diversos níveis esse mecanismo autorregulatório, tanto em células normais quanto em células tumorais.

P. gingivalis pode inibir a apoptose em células epiteliais normais e induzir apoptose em células T (linfócitos T) com o aumento da ativação da via PI3K/Akt (uma das principais vias de regulação do ciclo e sobrevivência celular, metabolismo, crescimento e angiogênese) e modulação das proteínas da família Bcl-2 (proteínas responsáveis pela manutenção do equilíbrio entre proliferação e apoptose celular). (**Figura 5**). A ativação da morte celular em células T acarreta diminuição da eficiência da resposta imune contra células tumorais. Além disso, *P. gingivalis* ativa receptores B7-H1, também resultando em apoptose de células T, o que contribui para a evasão da resposta imune.

Além disso, o receptor TLR4 (receptor do tipo *Toll*) detecta LPS bacteriano, presente na membrana externa de bactérias Gram-negativas (como *Campylobacter* spp., *Capnocytophaga* spp., *Fusobacterium* spp., *Porphyromonas* spp., *Prevotella* spp. e *Pseudomonas* spp.). Como já descrito, essas bactérias são as que estão em maior abundância na cavidade bucal de pacientes com CEC. O reconhecimento do LPS peloTLR4 modula negativamente a apoptose em

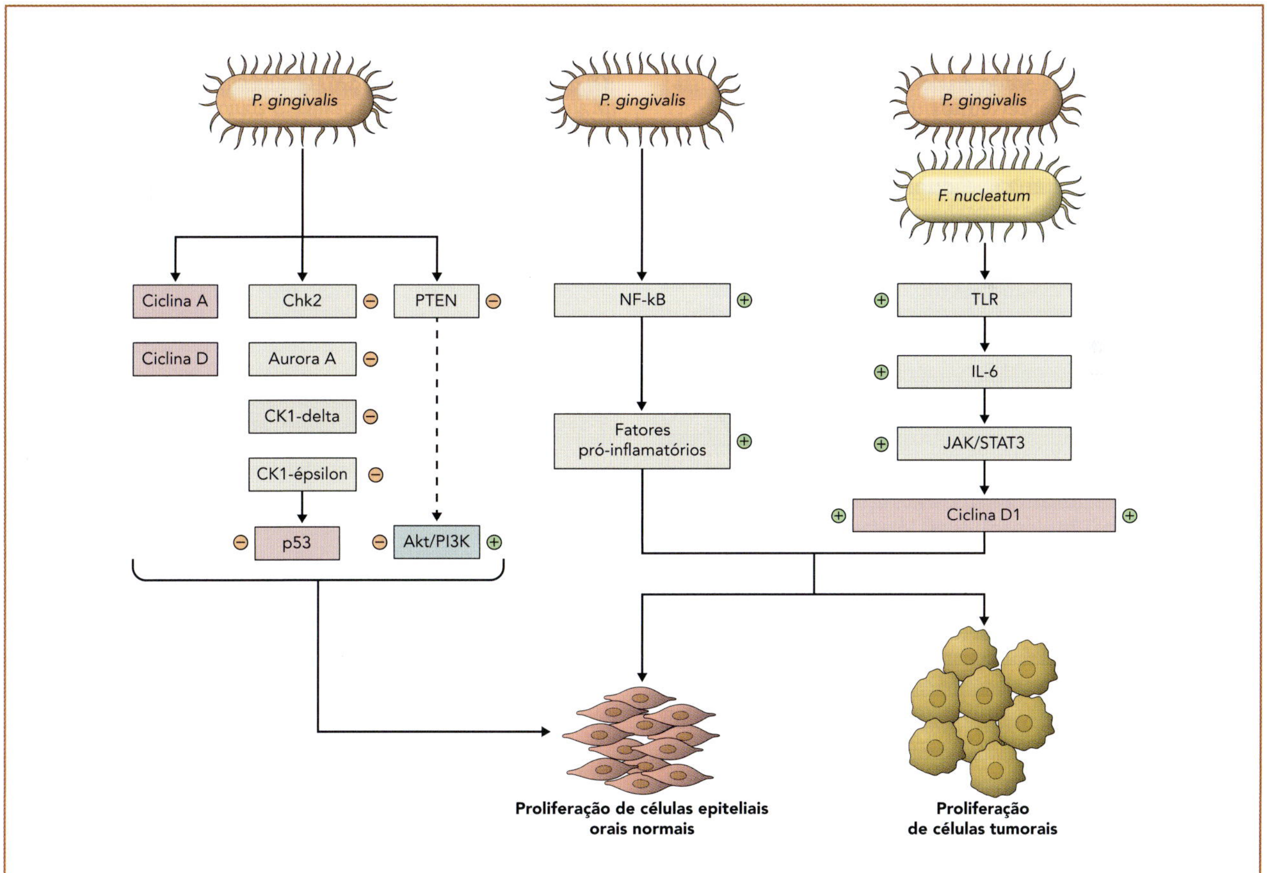

FIGURA 4 Vias de sinalização relacionadas à proliferação celular que são moduladas na presença dos microrganismos. O sinal "+" representa ativação, e o sinal "-" representa regulação negativa/supressão. Chk2, Aurora A, CK1-delta e CK1-épsilon: quinases; p53: gene de supressão tumoral envolvido no controle do ciclo celular; Akt/PI3K: vias de regulação do ciclo e sobrevivência celular, metabolismo, crescimento e angiogênese; NF-KB: fator pró-inflamatório nuclear kappa B; TLR: receptor celular do tipo Toll responsável pelo reconhecimento microbiano; IL-6: interleucina-6; STAT 3: fator de transcrição; ciclina A, D e D1: proteínas envolvidas na progressão do ciclo celular; PTEN: proteína supressora de tumor.

Fonte: adaptada de Li et al., 2020.[36]

células tumorais orais. Em acréscimo, esses microrganismos estimulam a via de sinalização MAPK e PTEN. A via MAPK (do inglês *mitogen-activated protein kinase*) é uma via central que regula uma ampla variedade de processos celulares, incluindo proliferação, diferenciação, apoptose e resposta ao estresse. Portanto, a desregulação dessas vias está envolvida na indução e progressão de doenças como câncer, diabetes, doenças autoimunes e anormalidades do desenvolvimento. PTEN (do inglês *phosphatase and tensin homologue*) é uma proteína supressora de tumor que regula sobrevivência, crescimento, proliferação e metabolismo celular pela regulação negativa (diminuição da sinalização) da via PI3K/Akt/mTOR (**Figura 5**).

Estudos *in vitro* sugerem que a interação entre células SCC25 (linhagem celular agressiva de CEC de origem lingual), monócitos e LPS estimula consistentemente a produção de IL-6, fator de crescimento endotelial vascular (VEGF) e citocinas quimiotáticas, moléculas estruturalmente homólogas que estimulam o movimento dos leucócitos e regulam a migração destes do sangue para os tecidos. O reconhecimento dos microrganismos, especialmente os Gram-negativos, pelo TLR2, induz a expressão de miR-146a-5p (molécula de microRNA envolvida na regulação da expressão de diversos genes) que suprime a molécula reguladora de apoptose CARD10. Em decorrência disso, há inibição da morte celular. Além disso, a ativação de Snail e Twist (fatores de transcrição mesenquimais) e diminuição da E-caderina indicam um papel durante a TEM (como já ilustrado na **Figura 2**). Em conjunto, essas evidências sugerem um papel potencial dos microrganismos Gram-negativos no comportamento das células tumorais e, consequentemente, seu impacto nos desfechos clínicos.[46-51]

Invasão e metástase

É possível que a microbiota afete a carcinogênese indiretamente, através da liberação de substâncias citotóxicas e modulando a atividade/expressão de diversas proteases. Existem evidências de que *P. gingivalis* e *F. nucleatum* aumentam a produção de IL-6 e IL-8, que, por sua vez, provocam alterações na expressão e atividade de metaloproteases como MMP-1, 2, 3, 9 e 10, que resulta na degradação da matriz extracelular (MEC) e, consequentemente, contribui para a invasão tumoral e metástase (**Figura 6A**). Seria interessante hipotetizar que um ambiente pró-inflamatório potencializado pela presença de uma microbiota disbiótica poderia aumentar a expressão do receptor NOTCH ou que este fosse superativado pelo seu ligante imediato pertencente à família JAG. Este cenário aumenta inclusive a plasticidade com que o tumor responde às citocinas inflamatórias influenciando a sobrevivência celular, o crescimento do tumor (que são significativamente influenciados pela via Akt/GSK-3-beta), senescência e processos de metástase. Como resultado da estimulação dessas vias, ocorre a estabilização de Snail/Twist promovendo a TEM. Uma vez que a MEC tenha sido degradada, ocorre a invasão tecidual no sítio primário do tumor. As células tumorais penetram nos vasos sanguíneos (por um processo mediado por integrinas) atingindo sítios distantes (sítios metastáticos) onde ocorre a implementação e colonização pelas células tumorais (**Figura 6B**). As bactérias

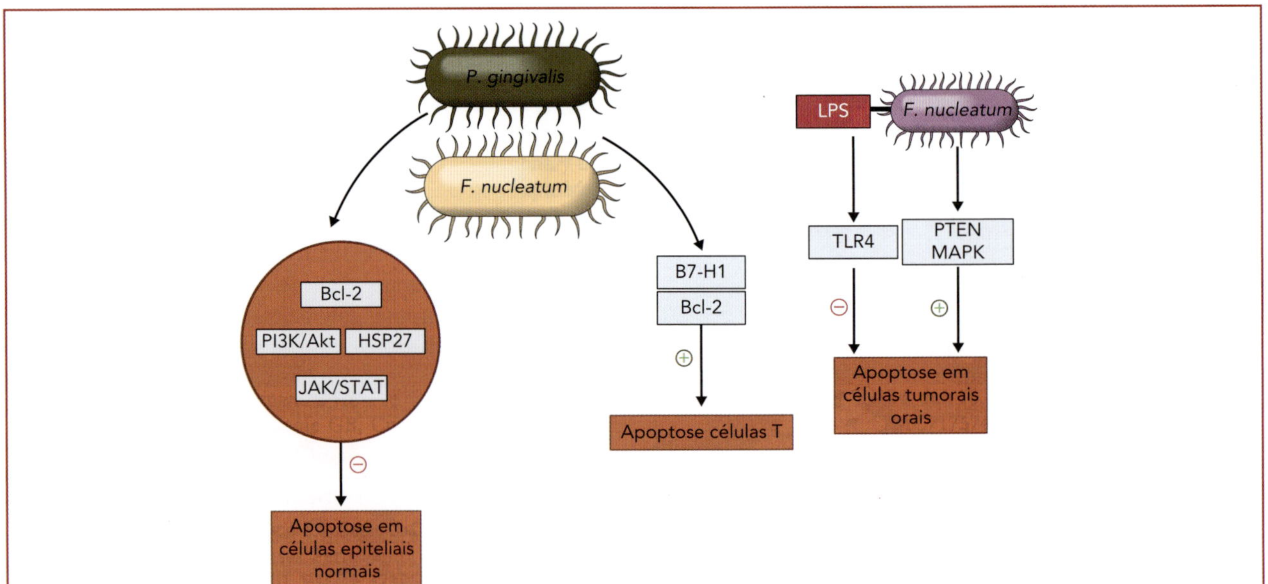

FIGURA 5 Vias de sinalização relacionadas à apoptose e moduladas na presença dos microrganismos. O sinal "+" representa ativação e o sinal "-" representa regulação negativa/supressão. Bcl-2: proteínas responsáveis pela manutenção do equilíbrio entre proliferação e apoptose celular; Akt/PI3K: vias de regulação do ciclo e sobrevivência celular, metabolismo, crescimento e angiogênese; JAK/STAT: fator de transcrição; HSP27: receptor; TLR4: receptor celular do tipo Toll; PTEN: proteína supressora de tumor; MAPK: vias de sinalização centrais que regulam processos celulares.

Fonte: adaptada de Li et al., 2020.[36]

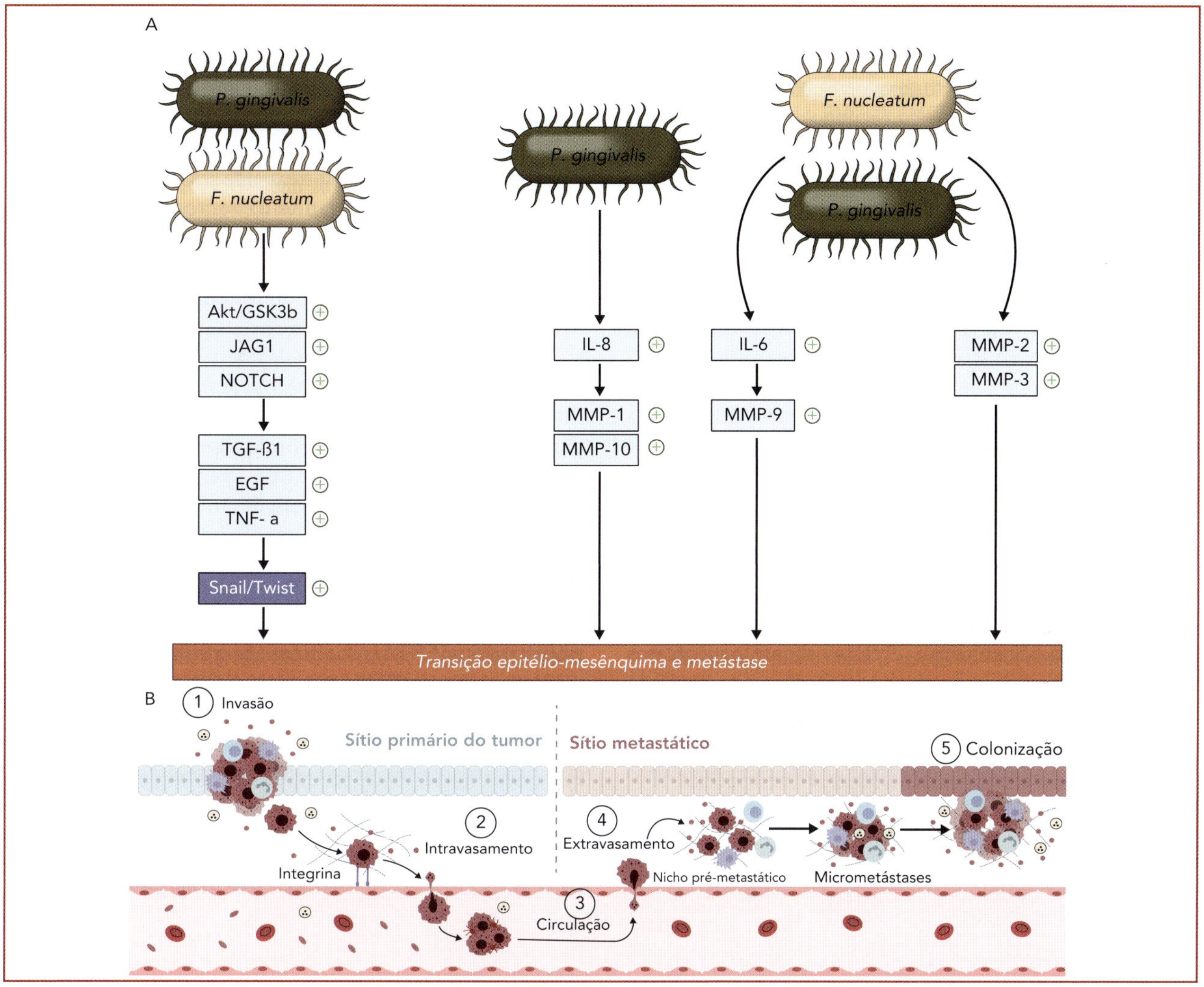

FIGURA 6 Vias de sinalização relacionadas à TEM e etapas do processo de metástase. (**A**) Influência dos microrganismos na sinalização envolvida na TEM. (**B**) Etapa 1 – microambiente tumoral no sítio primário; Etapa 2 – migração da célula tumoral. Neste estágio, as células estão mais permissivas à infiltração tanto no tecido subjacente quando em vasos sanguíneos; Etapa 3 – as células tumorais ganham a circulação sanguínea, tanto na modalidade célula única quanto bloco de células; Etapa 4 – invasão das células tumorais em sítios remotos (micro ou macrometástases); Etapa 5 – alojamento e colonização do sítio secundário ou metastático. Akt/GSK3b: via de sinalização relacionada a sobrevivência, proliferação e diferenciação celular; JAG1: proteína ancorada na superfície celular que está envolvida na via de sinalização de NOTCH; NOTCH: família de receptores altamente conservados em mamíferos que está relacionada às interações célula-célula; Snail/Twist: fatores de transcrição mesenquimais; IL-6 e IL-8: interleucinas; MMP-1, 2, 3, 9 e 10: metaloproteinases. O sinal "+" representa ativação, e o sinal "-" representa regulação negativa/supressão. Células na cor azul representam células de defesa do hospedeiro. Os pequenos fragmentos semelhantes a células dendríticas em vermelho ao redor do tumor circulante são as plaquetas ativadas. As esferas vermelhas representam os fatores secretados pelas células tumorais.

Fonte: adaptada de Li et al., 2020.[36]

orais inibem a fagocitose de células tumorais por macrófagos (um importante mecanismo de defesa do hospedeiro), bem como levam a uma alteração fenotípica de macrófagos para o fenótipo M2, o que facilita o desenvolvimento do tumor. Com o tempo, esses efeitos indiretos da microbiota podem resultar em carcinogênese.[47,52,53]

Angiogênese

As células tumorais são capazes de proliferar e invadir os tecidos rapidamente. Isto acontece porque essas células estão sempre em um estado hipermetabólico. Portanto, a angiogênese é de vital importância no desenvolvimento do câncer.

Existem fortes evidências de que a angiogênese não apenas esteja relacionada ao crescimento tumoral, mas também desempenhe uma importante ação no processo de formação e desenvolvimento de metástases. Estudos experimentais demonstram ser bastante infrequente a formação de metástases a partir de tumores primários antes do desenvolvimento de neovascularização, porém, após a neovascularização a migração de células neoplásicas através da circulação sanguínea é facilitada. Suportando estes achados, diversos autores referem uma correlação positiva entre a microdensidade vascular ao redor do tumor e o risco de desenvolvimento de metástases. Além disso, existem evidências de que a capacidade dessas células neoplásicas liberarem fatores angiogênicos (estimuladores de neovascularização) contribui para a formação de metástases através da ativação de plasminogênio e colagenases, causando degradação da membrana basal endotelial.

O câncer de língua, por exemplo, é o câncer oral que apresenta acesso a um rico suprimento de sangue. Neste cenário, o VEGF é o mediador-chave da angiogênese. Esta molécula estimula a formação irregular de vasos sanguíneos ao redor das células tumorais para fornecer nutrição e oxigênio. Estudos recentes mostraram que a IL-6 é capaz de induzir a produção de VEGF neste tipo de câncer. E a pergunta aqui é: como as bactérias orais podem afetar este processo?

P. gingivalis e *F. nucleatum* podem induzir a produção de IL-6 e IL-8, o que poderia ativar a via de sinalização JAK/STAT (do inglês *Janus kinase/signal transducers and activators of transcription*) e, desta forma, estimular angiogênese. A via de sinalização JAK/STAT é essencial em diversos processos, incluindo proliferação celular, resposta imune e angiogênese. Após ser fosforilada, a proteína STAT se dimeriza e é translocada para o núcleo. Lá, interage com genes diretamente ligados ao crescimento e desenvolvimento de novos vasos sanguíneos. Esta proposta mecanística pode ser uma explicação plausível pela qual *P. gingivalis* e *F. nucleatum* poderiam facilitar o desenvolvimento do câncer oral (**Figura 7**).

No CEC oral, o desenvolvimento tumoral inclui muitos mecanismos, como proliferação celular, evasão da vigilância imunológica adquirindo a capacidade de invadir e metastatizar, inibição de apoptose celular e promoção da angiogênese. Os estudos mais recentes mostram que durante o desenvolvimento do CEC (e de forma semelhante em outros tipos de câncer), a abundância de bactérias orais é alterada: enquanto algumas bactérias apresentam abundância significativamente maior em pacientes com CEC, outras bactérias apresentam maior abundância em amostras de indivíduos saudáveis (**Figura 3**).

Com base nas mudanças de composição das bactérias orais no CEC, algumas combinações de microrganismos diferentes poderiam ser consideradas potenciais marcadores para o diagnóstico de câncer oral. Algumas bactérias orais, como *P. gingivalis* e *F. nucleatum*, participam da maioria das vias celulares associadas ao desenvolvimento de CEC. Além disso, o processo inflamatório pode ser um agente fundamental da carcinogênese e várias interleucinas inflamatórias, como IL-6, IL-8, TNF (fator de necrose tumoral) e PGE (prostaglandina E) têm impactos no microambiente tumoral, o que poderia facilitar a progressão do tumor.[47,54-59]

É importante ressaltar que a "associação" entre abundância de determinados microrganismos e câncer não necessariamente significa "estabelecimento de causa". Estudos clínicos prospectivos necessitam ser realizados para que resultados mais conclusivos sejam obtidos em relação ao papel do microbioma no desenvolvimento de câncer.[60-65]

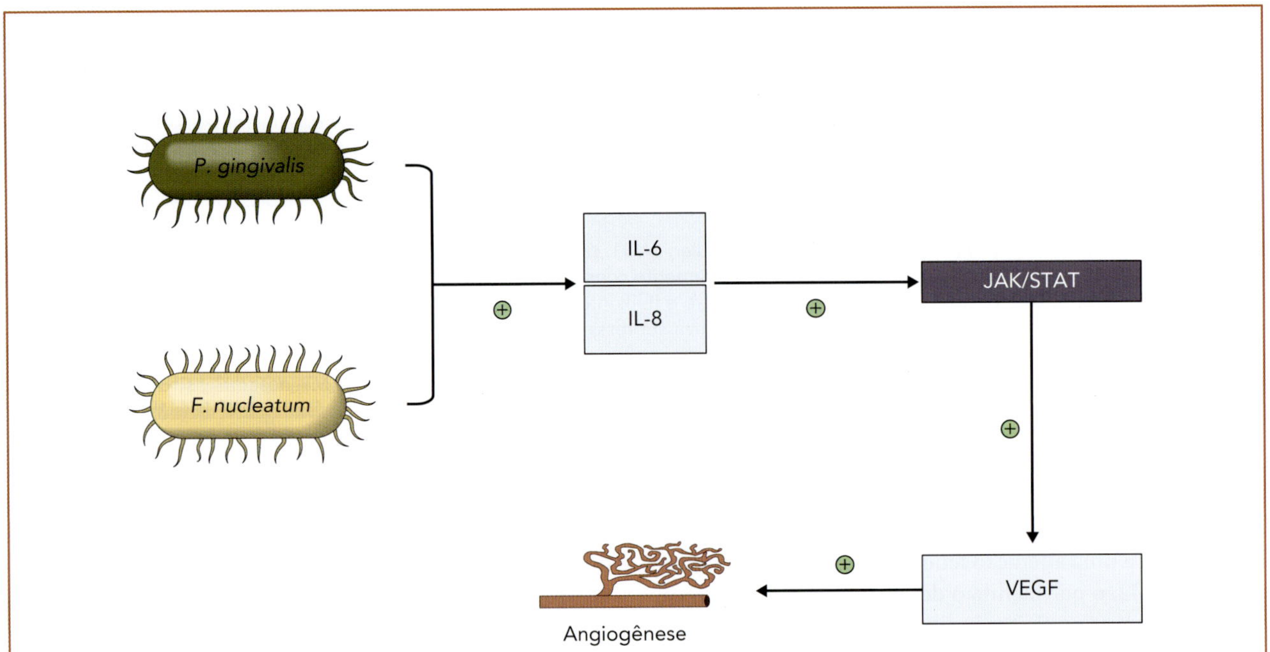

FIGURA 7 Efeito modulatório da microbiota nos mecanismos de angiogênese. O sinal "+" representa ativação; IL-6 e IL-8: interleucinas; JAK/STAT: fator de transcrição; VEGF: fator de crescimento relacionado à angiogênese.

Fonte: adaptada de Li et al., 2020.[36]

CONSIDERAÇÕES FINAIS

Este capítulo abordou, de forma sucinta, as mudanças na composição das bactérias orais no CEC, relatando alguns dos estudos divulgados nos últimos anos e os vários possíveis mecanismos de como os microrganismos orais poderiam influenciar a progressão do câncer bucal, discutindo os possíveis mecanismos e como este conhecimento poderia auxiliar de forma precisa no diagnóstico precoce das lesões cancerosas e, desta, forma, desenvolver abordagens preventivas/terapêuticas eficazes.

RESUMO

O câncer é uma doença caracterizada por um crescimento celular desordenado e descontrolado, e tais células podem invadir os tecidos adjacentes e se disseminar para outros órgãos através da circulação sanguínea e linfática, levando ao estabelecimento de outros tumores em sítios distantes do sítio primário.

O carcinoma espinocelular bucal (CEC bucal) corresponde a 95% dos tumores orais e ocupa a oitava posição no *ranking* de incidência de câncer. A sustentação da sinalização proliferativa, a evasão dos fatores supressores de crescimento, resistência à morte celular, imortalidade replicativa, indução de angiogênese, ativação de invasão tecidual e presença de metástases estão entre as marcas registradas do processo cancerígeno.

Evidências crescentes têm sugerido que a microbiota da cavidade bucal pode estar relacionada ao desenvolvimento de cânceres de cavidade oral, especialmente do CEC. Especificamente, bactérias periodontopatogênicas podem contribuir para a piora do estado inflamatório do microambiente tumoral, o que pode induzir danos ao DNA em células epiteliais em progressão do câncer. De forma geral, indivíduos que apresentam CEC possuem maior abundância de *Fusobacterium* spp., *Peptostreptococcus* spp., *Porphyromonas* spp., *Campylobacter* spp., *Capnocytophaga* spp., *Treponema* spp., *Dialister* spp., *Selenomonas* spp., *Streptococcus* spp. e *Parvimonas* spp. na cavidade bucal, sugerindo uma possível participação no processo cancerígeno.

Torna-se necessário também mencionar que, tão importante quanto o aumento ou a redução na abundância ou na prevalência de determinados microrganismos, é a função desempenhada por essa microbiota no microambiente tumoral. Estudos mostram que as espécies *P. gingivalis* e *F. nucleatum* podem atuar como gatilhos modificando determinadas vias de sinalização celular. O aumento na abundância desses microrganismos está associado a um aumento na proliferação celular e expressão de oncogenes. *P. gingivalis* pode inibir a apoptose em células epiteliais normais e induzir apoptose em células T, o que acarreta diminuição da eficiência da resposta imune contra células tumorais e evasão da resposta imune do hospedeiro. *P. gingivalis* e *F. nucleatum* alteram a expressão e atividade de metaloproteases teciduais, o que resulta na degradação da matriz extracelular e, consequentemente, contribui para invasão tumoral e metástase. Além disso, esses microrganismos parecem estimular angiogênese, o que é fundamental no processo de formação e desenvolvimento de metástases. É importante ressaltar que a "associação" entre abundância de determinados microrganismos e câncer não necessariamente significa "estabelecimento de causa". Estudos clínicos prospectivos necessitam ser realizados para que resultados mais conclusivos sejam obtidos em relação ao papel do microbioma no desenvolvimento de câncer. Entretanto, o conhecimento desses mecanismos descritos pode auxiliar de forma precisa no diagnóstico precoce das lesões cancerosas e no desenvolvimento de abordagens preventivas/terapêuticas eficazes.

QUESTÕES

1. Das características descritas abaixo, qual não é considerada *hallmark* do processo cancerígeno?
   a) Sustentação da sinalização proliferativa.
   b) Evasão dos fatores ativadores de crescimento celular.
   c) Resistência à morte celular.
   d) Indução de angiogênese.
   e) Ativação de invasão tecidual.

2. Sobre a transição epitélio-mesênquima (TEM), assinale a alternativa INCORRETA:
   a) As proteínas E-caderina, as citoqueratinas e as lamininas são proteínas tipicamente produzidas nas células epiteliais e a redução na expressão dessas proteínas é uma característica importante do processo TEM.
   b) Nas células mesenquimais, ocorre um aumento de fatores específicos, incluindo fibronectina, vimentina ou N-caderina, Slug e Snail.
   c) As alterações na expressão de E-caderina/N-caderina estão negativamente correlacionadas com o aumento da invasão celular.
   d) Redução da atividade/expressão da enzima frutose-1,6-bifosfatase é observada durante a TEM.

3. A seguinte sentença é verdadeira ou falsa?

   "O microbioma associado ao CEC parece ser distinto do microbioma de indivíduos sadios. Associação entre abundância de determinados microrganismos e câncer não necessariamente significa 'estabelecimento de causa'. Estudos clínicos prospectivos necessitam ser realizados para que resultados mais conclusivos sejam obtidos em relação ao papel do microbioma no desenvolvimento de câncer."

4. No que diz respeito à relação entre microbioma oral e desenvolvimento do CEC, assinale a alternativa INCORRETA:
   a) *P. gingivalis* e *F. nucleatum* aumentam a atividade/expressão de ciclina D1 resultando no aumento da proliferação celular tanto de células tumorais como outras que são constituintes do microambiente tumoral.
   b) *P. gingivalis* pode inibir a apoptose em células epiteliais normais e induzir apoptose em linfócitos T através do aumento da ativação da via PI3K/Akt e modulação das proteínas da família Bcl-2.
   c) Expressão de metaloproteinases celulares é alterada na presença de *F. nucleatum* ou de *P. gingivalis*, resultando em degradação da matriz extracelular e invasão tumoral.
   d) *P. gingivalis* e *F. nucleatum* inibem a via de sinalização JAK/STAT e, desta forma, estimulam a angiogênese.

Gabarito: 1b; 2c; 3 verdadeiro; 4d

REFERÊNCIAS

1. American Cancer Society. What Are Oral Cavity and Oropharyngeal Cancers? Disponível em: https://www.cancer.org/cancer/oral-cavity-and-oropharyngeal-cancer/about/what-is-oral--cavity-cancer.html [acesso 07 out. 2021].
2. Oeffinger KC, Baxi SS, Novetsky Friedman D, Moskowitz CS. Solid tumor second primary neoplasms: who is at risk, what can we do? Semin Oncol. 2013;40(6):676-89.
3. Ghantous Y, Elnaaj IA. Global incidence and risk factors of oral cancer. Harefuah. 2017;156:645-9.
4. Hanahan D, Weinberg Robert A. Hallmarks of cancer: the next generation. Cell. 2011;144(5):646-74.
5. Lamouille S, Xu J, Derynck R. Molecular mechanisms of epithelial--mesenchymal transition. Nat Rev Mol Cell Biol. 2014;15(3):178-96.
6. Sciacovelli M, Frezza C. Metabolic reprogramming and epithelial-to-mesenchymal transition in cancer. FEBS J. 2017;284(19):3132-44.
7. DeBerardinis RJ, Chandel NS. Fundamentals of cancer metabolism. Sci Adv. 2016;2(5):e1600200.
8. Scully C, Bagan J. Oral squamous cell carcinoma overview. Oral Oncol. 2009;45(4-5):301-8.
9. Albuquerque RPP, Richards A. Squamous-cell carcinoma of the tongue. N Engl J Med. 2016;374(25):e32.
10. Dewhirst FE, Chen T, Izard J, Paster BJ, Tanner AC, Yu W-H, et al. The human oral microbiome. J Bacteriol. 2010;192(19):5002-17. doi: 10.1128/JB.00542-10.
11. Wade WG. The oral microbiome in health and disease. Pharmacol Res. 2013;69(1):137-43. doi: 10.1016/j.phrs.2012.11.006.
12. Huttenhower C, Gevers D, Knight R, Abubucker S, Badger JH, Chinwalla AT, et al. Structure, function and diversity of the healthy human microbiome. Nature. 2012;486(7402):207. doi: 10.1038/nature11234.
13. Bik EM, Long CD, Armitage GC, Loomer P, Emerson J, Mongodin EF, et al. Bacterial diversity in the oral cavity of 10 healthy individuals. ISME J. 2010;4(8):962-74. doi: 10.1038/ismej.2010.30.
14. Zhang L, Liu Y, Zheng HJ, Zhang CP. The oral microbiota may have influence on oral cancer. Front Cell Infect Microbiol. 2020;9. doi: 10.3389/fcimb.2019.00476.
15. Zhao H, Chu M, Huang Z, Yang X, Ran S, Hu B, Zhang C, Liang J. Variations in oral microbiota associated with oral cancer. Sci Rep. 2017;7(1):11773.

16. Mok SF, Karuthan C, Cheah YK, Ngeow WC, Rosnah Z, Yap SF, Ong HKA. The oral microbiome community variations associated with normal, potentially malignant disorders and malignant lesions of the oral cavity. Malays. J Pathol. 2017;39:1-15.
17. Hashimoto K, Shimizu D, Hirabayashi S, Ueda S, Miyabe S, Oh-Iwa I, et al. Changes in oral microbial profiles associated with oral squamous cell carcinoma vs leukoplakia. J Investig Clin Dent. 2019;10:e12445.
18. Schmidt BL, Kuczynski J, Bhattacharya A, Huey B, Corby PM, Queiroz EL, et al. Changes in abundance of oral microbiota associated with oral cancer. PLoS One. 2014;9:e98741.
19. Hsiao J-R, Chang C-C, Lee W-T, Huang C-C, Ou C-Y, Tsai S-T, et al. The interplay between oral microbiome, lifestyle factors and genetic polymorphisms in the risk of oral squamous cell carcinoma. Carcinogenesis. 2018;39:778-87. doi: 10.1093/carcin/bgy053.
20. Takahashi Y, Park J, Hosomi K, Yamada T, Kobayashi A, Yamaguchi Y, et al. Analysis of oral microbiota in Japanese oral cancer patients using 16S rRNA sequencing. J. Oral Biosci. 2019;61:120-8.
21. Perera M, Al-hebshi NN, Speicher DJ, Perera I, Johnson NW. Emerging role of bacteria in oral carcinogenesis: a review with special reference to perio-pathogenic bacteria. J Oral Microbiol. 2016;8(1):32762. doi: 10.3402/jom.v8.32762.
22. Hong B-Y, Furtado Araujo MV, Strausbaugh LD, Terzi E, Ioannidou E, Diaz PI. Microbiome profiles in periodontitis in relation to host and disease characteristics. PLoS One. 2015;10:e0127077. doi: 10.1371/journal.pone.0127077.
23. Chattopadhyay I, Verma M, Panda M. Role of oral microbiome signatures in diagnosis and prognosis of oral cancer. Technol Cancer Res Treat. 2019;18:153303381986735. doi: 10.1177/1533033819867354.
24. Yan X, Yang M, Liu J, Gao R, Hu J, Li J, et al. Discovery and validation of potential bacterial biomarkers for lung cancer. Am J Cancer Res. 2015;5:3111-22.
25. Edgar W. Saliva: its secretion, composition and functions. Br Dent J. 1992;172(8):305-12. doi: 10.1038/sj.bdj.4807861.
26. Hu X, Zhang Q, Hua H, Chen F. Changes in the salivary microbiota of oral leukoplakia and oral cancer. Oral Oncol. 2016;56:e6-8. doi: 10.1016/j.oraloncology.2016.03.007.
27. Humphrey SP, Williamson RT. A review of saliva: normal composition, flow, and function. J Prosthet Dent. 2001;85(2):162-9. doi: 10.1067/mpr.2001.113778.
28. Lee WH, Chen HM, Yang SF, Liang C, Peng CY, Lin FM, et al. Bacterial alterations in salivary microbiota and their association in oral cancer. Sci Rep. 2017;7:16540.
29. Wang K, Huang Y, Zhang Z, Liao J, Ding Y, Fang X, et al. A preliminary study of microbiota diversity in saliva and bronchoalveolar lavage fluid from patients with primary bronchogenic carcinoma. Med Sci Monit. 2019;25:2819-34.
30. Al-hebshi NN, Nasher AT, Maryoud MY, Homeida HE, Chen T, Idris AM, Johnson NW. Inflammatory bacteriome featuring Fusobacterium nucleatum and Pseudomonas aeruginosa identified in association with oral squamous cell carcinoma. Sci Rep. 2017;7:1834.
31. Perera M, Al-hebshi NN, Perera I, Ipe D, Ulett GC, Speicher DJ, et al. Inflammatory bacteriome and oral squamous cell carcinoma. J Dent Res. 2018;97:725-32.
32. Francescone R, Hou V, Grivennikov SI. Microbiome, inflammation, and cancer. Cancer J. 2014;20:181-9.
33. Multho G, Molls M, Radons J. Chronic inflammation in cancer development. Front Immunol. 2011;2:98.
34. Ahn J, Segers S, Hayes RB. Periodontal disease, Porphyromonas gingivalis serum antibody levels and orodigestive cancer mortality. Carcinogenesis. 2012;33:1055-8. doi: 10.1093/carcin/bgs112.
35. Long X, Wong CC, Tong L, Chu ESH, Ho Szeto C, Go MYY, et al. Peptostreptococcus anaerobius promotes colorectal carcinogenesis and modulates tumour immunity. Nat Microbiol. 2019;4:2319-30.
36. Li Q, Hu Y, Zhou X, Liu S, Han Q, Cheng L. Role of oral bacteria in the development of oral squamous cell carcinoma. Cancers (Basel). 2020;12(10):2797.
37. Perera M, Al-hebshi NN, Perera I, Ipe D, Ulett G, Speicher DJ, et al. A dysbiotic mycobiome dominated by Candida albicans is identified within oral squamous-cell carcinomas. J Oral Microbiol. 2017;9(1):1385369.
38. Berkovits C, Tóth A, Szenzenstein J, et al. Analysis of oral yeast microflora in patients with oral squamous cell carcinoma. SpringerPlus. 2016;5:1257.
39. Horz H.-P, Conrads G. Methanogenic Archaea and oral infections - ways to unravel the black box. J. Oral Microbiol. 2011;3. doi: 10.3402/jom.v3i0.5940.
40. She Y, Nong X, Zhang M, Wang M. Epstein-Barr virus infection and oral squamous cell carcinoma risk: a meta-analysis. PLoS One. 2017;12:e0186860. doi: 10.1371/journal.pone.0186860.
41. Arthur RA, Bezerra RS, Ximenez JPB, Merlin BL, Morraye RA, Neto JV, et al. Microbiome and oral squamous cell carcinoma: a possible interplay on iron metabolism and its impact on tumor microenvironment. Braz J Microbiol 2021;52(3):1287-302.
42. Bakri M, Mohd Hussaini H, Rachel Holmes A, David Cannon R, Mary Rich A. Revisiting the association between candidal infection and carcinoma, particularly oral squamous cell carcinoma. J. Oral Microbiol. 2010;2. doi: 10.3402/jom.v2i0.5780.
43. Hansen TH, Kern T, Bak EG, Kashani A, Allin KH, Nielsen T, et al. Impact of a vegan diet on the human salivary microbiota. Sci Rep. 2018;8:5847.
44. Groeger S, Jarzina F, Domann E, Meyle J. Porphyromonas gingivalis activates NFκB and MAPK pathways in human oral epithelial cells. BMC Immunol. 2017;18:1.
45. Elsen S, Collin-Faure V, Gidrol X, Lemercier C. The opportunistic pathogen Pseudomonas aeruginosa activates the DNA double--strand break signaling and repair pathway in infected cells. Cell Mol Life Sci. 2013;70:4385-97.
46. Kurago ZB, Lam-ubol A, Stetsenko A, De La Mater C, Chen Y, Dawson DV. Lipopolysaccharide-squamous cell carcinoma-monocyte interactions induce cancer-supporting factors leading to rapid STAT3 activation. Head Neck Pathol. 2008;2(1):1-12. doi: 10.1007/s12105-007-0038-x.
47. Henderson V, Smith B, Burton LJ, Randle D, Morris M, Odero-Marah VA. Snail promotes cell migration through PI3K/AKT-dependent Rac1 activation as well as PI3K/AKT-independent pathways during prostate cancer progression. Cell Adh Migr. 2015;9(4):255-64.
48. Carmeliet P. VEGF as a key mediator of angiogenesis in cancer. Oncology. 2005;69 (Suppl. 3):4-10.
49. Groeger S, Domann E, Gonzales JR, Chakraborty T, Meyle J. B7-H1 and B7-DC receptors of oral squamous carcinoma cells are upregulated by Porphyromonas gingivalis. Immunobiology. 2011;216(12):1302-10. doi: 10.1016/j.imbio.2011.05.005.
50. Hofmann K, Bucher P, Tschopp J. The CARD domain: a new apoptotic signalling motif. Trends Biochem Sci. 1997;22(5):155-6. doi: 10.1016/s0968-0004(97)01043-8.
51. Pisani LP, Estadella D, Ribeiro DA. The role of Toll Like Receptors (TLRs) in oral carcinogenesis. Anticancer Res. 2017;37(10):5389-94. doi: 10.21873/anticanres.11965.
52. Friedrich M, Jasinski-Bergner S, Lazaridou MF, Subbarayan K, Massa C, Tretbar S, et al. Tumor-induced escape mechanisms and their association with resistance to checkpoint inhibitor therapy. Cancer Immunol Immunother. 2019;68:1689-700.
53. Nobbs AH, Jenkinson HF, Jakubovics NS. Stick to your gums: mechanisms of oral microbial adherence. J Dent Res. 2011;90:1271-8.
54. Liu S, Zhou X, Peng X, Li M, Ren B, Cheng G, Cheng L. Porphyromonas gingivalis promotes immunoevasion of oral cancer by protecting cancer from macrophage attack. J Immunol. 2020;205:282-9.

55. Zhang G, Chen R, Rudney JD. Streptococcus cristatus modulates the Fusobacterium nucleatum-induced epithelial interleukin-8 response through the nuclear factor-kappa B pathway. J Periodontal Res. 2011;46:558-67.
56. Beatty GL, Gladney WL. Immune escape mechanisms as a guide for cancer immunotherapy. Clin Cancer Res. 2015;21:687-92.
57. Gellatly SL, Hancock RE. Pseudomonas aeruginosa: new insights into pathogenesis and host defenses. Pathog Dis. 2013;67:159-73.
58. Mirkeshavarz M, Ganjibakhsh M, Aminishakib P, Farzaneh P, Mahdavi N, Vakhshiteh F, et al. Interleukin-6 secreted by oral cancer- associated fibroblast accelerated VEGF expression in tumor and stroma cells. Cell Mol Biol. 2017;63:131-6.
59. Patel KR, Vajaria BN, Begum R, Patel JB, Shah FD, Joshi GM, Patel PS. VEGFA isoforms play a vital role in oral cancer progression. Tumour Biol. 2015;36:6321-32.
60. Wen S, Zhu D, Huang P. Targeting cancer cell mitochondria as a therapeutic approach. Future Med Chem. 2013;5(1):53-67.
61. Yang Y, Cai Q, Shu XO, Steinwandel MD, Blot WJ, Zheng W, et al. Prospective study of oral microbiome and colorectal cancer risk in low-income and African American populations. Int J Cancer. 2019;144(10):2381-9.
62. Guindo CO, Drancourt M, Grine G. Digestive tract methanodrome: physiological roles of human microbiota-associated methanogens. Microb Pathog. 2020;149:104425. doi: 10.1016/j.micpath.2020.104425.
63. Struzycka I. The oral microbiome in dental caries. Pol J Microbiol. 2014;63(2):127-3.
64. Fan X, Alekseyenko AV, Wu J, Peters BA, Jacobs EJ, Gapstur SM, et al. Human oral microbiome and prospective risk for pancreatic cancer: a population-based nested case-control study. Gut. 2018;67:120-7. doi: 10.1136/gutjnl-2016-312580.
65. Michaud DS, Izard J, Wilhelm-Benartzi CS, You DH, Grote VA, Tjønneland A, et al. Plasma antibodies to oral bacteria and risk of pancreatic cancer in a large European prospective cohort study. Gut. 2013;62:1764-70. doi: 10.1136/gutjnl-2012-303006.
66. Peters BA, Wu J, Pei Z, Yang L, Purdue MP, Freedman ND, et al. Oral microbiome composition reflects prospective risk for esophageal cancers. Cancer Res. 2017;77:6777-87. doi: 10.1158/0008-5472.CAN-17-1296.

CAPÍTULO 16

Microbioma da cavidade bucal e doenças sistêmicas

- Thais de Cássia Negrini
- Tamires Timm Maske
- Iracilda Zeppone Carlos
- Rodrigo Alex Arthur

✔ PONTOS IMPORTANTES

- Um crescente número de evidências tem sugerido uma associação entre doenças da cavidade bucal e doenças sistêmicas.
- Rotas entérica, hematogênica ou microaspiração estão dentre as possíveis rotas pelas quais a microbiota da cavidade bucal pode se disseminar para outros locais do corpo.
- Enquanto a rota hematogênica está presente na maioria das doenças sistêmicas que possuem alguma associação com a cavidade bucal, a rota entérica está mais relacionada às doenças do sistema gastrointestinal e a rota de microaspiração está mais relacionada às doenças do sistema respiratório.
- A disbiose na microbiota intestinal é considerada como uma das causas de doenças intestinais, tais como doença inflamatória intestinal, síndrome do intestino irritável e câncer (coloretal, pâncreas, fígado, estômago e esôfago). Muitos dos microrganismos com abundância aumentada nos órgãos afetados por essas doenças são encontrados na cavidade bucal.
- A cavidade bucal e o sistema respiratório fazem parte de uma mesma estrutura contínua. Dentre outros fatores, o grau de disbiose da microbiota pulmonar parece modular a implementação de microrganismos da cavidade bucal nos pulmões. Citocinas pró-inflamatórias e metabólitos produzidos na cavidade bucal podem atingir os pulmões via microaspiração ou via corrente sanguínea. Em indivíduos suscetíveis, esses mecanismos podem levar ao desenvolvimento de doenças respiratórias (tais como, pneumonia, doença pulmonar obstrutiva crônica, fibrose cística e asma).
- Evidências crescentes têm sugerido uma associação entre periodontite e doenças cardiovasculares. Citocinas pró-inflamatórias produzidas pelas células de defesa no sulco gengival em resposta ao biofilme subgengival de pacientes com periodontite podem se deslocar pela circulação sistêmica, potencialmente ativando as células endoteliais e contribuindo para a progressão da aterosclerose. O dano secundário induzido no endotélio vascular em resposta à inflamação sistêmica decorrente da periodontite também parece estar associado à condição de hipertensão.
- Uma relação bidirecional entre periodontite, obesidade, dislipidemia, diabetes e síndrome metabólica tem sido proposta. Essa relação é estabelecida devido às características inflamatórias dessas doenças
- Periodontopatógenos parecem estar envolvidos no desenvolvimento e progressão de doenças autoimunes, como lupus eritematoso sistêmico e artrite reumatóide. Poucas evidências sugerem também uma possível associação entre periodontopatógenos e desordens cognitivas (Doenças de Alzheimer e de Parkinson).

INTRODUÇÃO

Como mencionado em capítulos anteriores, sabe-se que o microbioma da cavidade bucal sofre diversas modificações ao longo da vida do indivíduo. A microbiota é mais simples na infância e vai se tornando mais complexa ao longo da idade adulta. Entre os fatores que modulam a microbiota bucal estão as alterações fisiológicas normais do corpo humano, e também alterações patológicas, como as doenças sistêmicas.

Um crescente número de evidências tem sugerido uma associação entre doenças da cavidade bucal e doenças sistêmicas. Essa inter-relação entre cavidade bucal e doenças sistêmicas é mais evidente para doenças periodontais, as quais estão associadas à maioria das doenças crônicas não transmissíveis. As doenças não transmissíveis são a principal causa de morbidade e mortalidade em todo o mundo.[1]

Um levantamento realizado em uma base de dados de registros de estudos clínicos encontrou mais de 50 doenças sistêmicas possivelmente relacionadas às doenças periodontais.[2] A periodontite compartilha determinantes sociais e fatores de risco com muitas doenças não transmissíveis, como diabetes, obesidade, doenças cardiovasculares, câncer e doenças do sistema respiratório.[3]

Neste capítulo, serão apresentadas as evidências da inter-relação entre cavidade bucal e algumas doenças dos sistemas gastrointestinal, respiratório e cardiovascular, bem como algumas desordens metabólicas, autoimunes e cognitivas, e os possíveis mecanismos responsáveis por essas associações (**Figura 1**).

A microbiota da cavidade bucal pode contribuir para o desenvolvimento de doenças sistêmicas em indivíduos suscetíveis por intermédio de algumas rotas. (A) Entérica: a deglutição dos microrganismos possibilita acesso da microbiota bucal ao estômago e intestino. (B) Microaspiração: a microaspiração de microrganismos da cavidade bucal possibilita acesso da microbiota bucal às vias aéreas e pulmões. (C) Circulação sanguínea (ou rota hematogênica): microrganismos da cavidade bucal e seus fatores de virulência (como o lipopolissacarídeo – LPS) atingem a circulação sanguínea via sulco gengival (especialmente em pacientes com doenças periodontais) ou por injúria nas mucosas que revestem a cavidade bucal (durante mastigação, escovação dentária, trauma ou procedimentos cirúrgicos), causando bacteremia e endotoxemia transitórias.[5] A rota (A) parece estar mais relacionada às doenças do sistema gastrointestinal, a rota (B) parece estar mais relacionada às doenças do sistema respiratório e a rota (C) parece estar envolvida na maioria das doenças sistêmicas que possuem alguma associação com a cavidade bucal.

DOENÇAS DO SISTEMA GASTROINTESTINAL

Embora cavidade bucal e intestino estejam conectados, a composição microbiana desses ambientes não é a mesma. Essa diferença é atribuída às condições ambientais distintas que possibilitam o crescimento de microrganismos

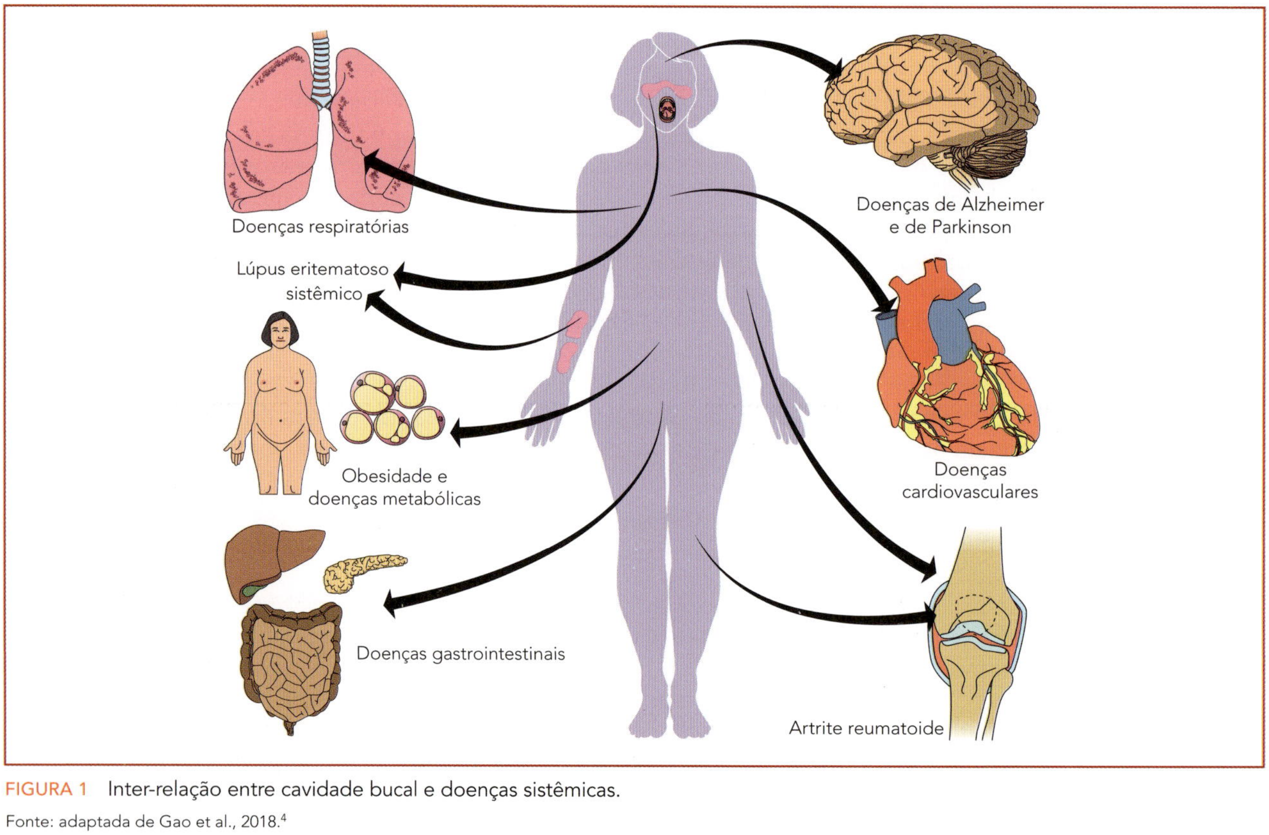

FIGURA 1 Inter-relação entre cavidade bucal e doenças sistêmicas.

Fonte: adaptada de Gao et al., 2018.[4]

específicos em cada um desses ambientes. Além disso, a acidez presente no estômago e a secreção de sais biliares no duodeno atuam como barreiras que limitam o acesso de microrganismos da cavidade bucal ao trato gastrointestinal.[6,7] Apenas os microrganismos que sobrevivem à baixa acidez do estômago e ao efeito antimicrobiano desempenhado pelos sais biliares conseguem se translocar até intestino.[8] De forma geral, a presença de uma microbiota intestinal comensal e em equilíbrio com o hospedeiro modula a colonização do intestino por microrganismos exógenos, o que significa que a grande maioria dos microrganismos deglutidos não é capaz de efetivamente colonizar esse ambiente. Porém, quando há ruptura no equilíbrio microbiológico intestinal, microrganismos exógenos são capazes de colonizar o intestino. Essa ruptura pode ser induzida pela dieta, pelo uso de antimicrobianos, por uma resposta imune deficiente ou por fatores desconhecidos. Por isso, considera-se que a presença de disbiose intestinal é pré-requisito para a colonização do intestino por microrganismos exógenos. A disbiose na microbiota intestinal é considerada uma das causas de doenças intestinais, como doença inflamatória intestinal, síndrome do intestino irritável e câncer. Um aumento na abundância de microrganismos tipicamente encontrados na cavidade bucal colonizando a membrana mucosa do estômago ou do intestino pode estar associada à patogênese dessas doenças gastrointestinais. A seguir, serão apresentadas algumas evidências da associação entre microrganismos da cavidade bucal e doenças gastrointestinais.

Síndrome do intestino irritável

A síndrome do intestino irritável (SII) é caracterizada pela presença de episódios recorrentes de dor abdominal e é considerada a manifestação mais comum das desordens intestinais.[9] A microbiota intestinal de indivíduos acometidos pela SII apresenta maior abundância das famílias Enterobacteriaceae e Lactobacillaceae, e uma redução na abundância de *Clostridium* spp., *Faecalibacterium* spp. e *Bifidobacterium* spp..[10] Além disso, um aumento na abundância de microrganismos da cavidade bucal, como *Streptococcus* spp. e família Veillonellaceae, é observada nas fezes de indivíduos com SII.[8,11] Como *Veillonella* spp. produz uma grande quantidade de H_2 (que pode promover distensão abdominal e cólica), considera-se que esse é um dos principais microrganismos envolvidos na patogênese da SII.[12,13]

Doença inflamatória intestinal

A doença inflamatória intestinal (DII), caracterizada por condições imunomediadas, causa inflamação crônica do cólon e/ou intestino delgado. Trata-se de uma doença idiopática (sem causa definida), mas acredita-se que seja resultante de interações complexas entre os genes de suscetibilidade, o sistema imunológico e o microbioma do hospedeiro, resultando em uma resposta imunológica excessiva e anormal contra a microbiota comensal do intestino em indivíduos geneticamente suscetíveis.[14] Colite ulcerativa e doença de Crohn (DC) são dois tipos principais de DII.[15] A colite é uma condição que pode ser debilitante, decorrente de inflamação crônica limitada à mucosa do cólon. A presença de diarreia com sangue e muco é um sinal universal dessa doença.[16] A DC pode acometer qualquer região do trato gastrointestinal, mas parece afetar mais comumente o cólon e a região do íleo terminal. Caracteriza-se pela formação de ulcerações, granulomas intestinais, estenoses e fístulas, com fases alternadas de agravamento e remissão.[14,17] O sintoma mais comum é a presença de dor abdominal associada a diarreia prolongada, com ou sem sangramento intenso, falta de apetite e perda de peso.[18] Disbiose na microbiota intestinal também parece estar associada à patogênese da DII.[19]

Indivíduos afetados pela DC apresentam maior abundância de Veillonellaceae, Pasteurellaceae, Enterobacteriaceae, Neisseriaceae, Gemellaceae e Fusobacteriaceae e redução na abundância de Bacteroidales, Erysipelotrichales e de Clostridiales no intestino.[20] Similarmente ao observado para SII, muitos dos microrganismos com abundância aumentada no intestino de indivíduos com DC são encontrados na cavidade bucal. É o caso, por exemplo, da *Klebsiella* spp.. Embora sua proporção na cavidade bucal seja pequena, estudos com ratos demonstram que, em animais suscetíveis, a colonização do intestino por este microrganismo ativa a produção da citocina IL-18, a qual ativa e recruta células Th1 desencadeando uma severa resposta inflamatória.[21] Além disso, a colonização do intestino por *Fusobacterium nucleatum* é frequentemente encontrada nos indivíduos portadores de DII e associada aos estágios iniciais de disbiose da microbiota intestinal.[22]

A composição da microbiota salivar de indivíduos que apresentam DII é diferente da de indivíduos sadios. Maior abundância de Bacteroidetes, *Prevotella* spp. e *Veillonella* spp. e redução de Proteobacteria, *Streptococcus* spp. e de *Haemophilus* spp. são observadas em indivíduos com DC e colite. Abundância de *Neisseria* spp. e de *Gemella* spp. é menor na saliva de indivíduos com DC. Em acréscimo, os níveis salivares de IL-1 beta, IL-6 e TNF-alfa e IL-8 também são maiores na saliva de indivíduos com DII, indicando a presença de um estado inflamatório na cavidade bucal.[23] Um estudo que utilizou modelo experimental de indução de periodontite e de colite em ratos observou que a presença de periodontite leva à expansão de patobiontes *Klebsiella* spp. e *Enterobacter* spp. na cavidade bucal. Esses microrganismos podem ser translocados ao intestino pela via entérica ou pela circulação sanguínea (em decorrência de injúria tecidual induzida pela periodontite), onde atuam como microrganismos exógenos ativando resposta pró-inflamatória, com a produção de IL-1 beta, pelos fagócitos mononucleares do cólon inflamado. Paralelamente, a periodontite também resulta na geração de células Th17 reativas aos microrganismos patogênicos da cavidade bucal. Essas células T apresentam tropismo intestinal e acabam migrando para o intestino inflamado. Nesse novo ambiente, as células Th17 poderiam ser ativadas pelos microrganismos bucais ali translocados e aumentar a inflamação intestinal. Assim, a presença da inflamação na cavidade bucal, decorrente da periodontite, poderia ser capaz de exacerbar a inflamação intestinal, por meio direto (fornecendo microrganismos patogênicos) e por meio indireto (fornecendo células Th17).[13] Esses resultados revelam que a cavidade bucal e o intestino estão microbiologicamente e imunologicamente conectados. Nesse sentido, meta-análise demonstra haver uma associação significativa entre periodontite e DII, o que pode sugerir que os processos inflamatórios da cavidade bucal e do intestino podem estar interconectados, embora ainda faltem dados sobre os mecanismos envolvidos nesta associação.[24]

Câncer no sistema gastrointestinal

Uma associação entre disbiose na microbiota intestinal e o desenvolvimento de câncer colorretal,[25] câncer de pâncreas,[26] câncer de fígado[27] e câncer de esôfago[28] tem sido observada. Evidências sugerem que pode haver alguma associação da microbiota da cavidade bucal com essas doenças.

Câncer colorretal

Apesar de ter tido uma incidência baixa durante várias décadas, atualmente o câncer colorretal (CCR) é o terceiro tipo de câncer mais comum no mundo, sendo responsável por aproximadamente 10% da mortalidade relacionada a câncer nos países ocidentais. Esse aumento pode ser atribuído a fatores genéticos, ao envelhecimento crescente da população e a hábitos não saudáveis, como má alimentação associada à vida moderna, obesidade, tabagismo e sedentarismo. Apesar de avanços nas estratégias de tratamento, 40 a 50% dos pacientes acometidos podem morrer em decorrência da doença.[29]

A DII é considerada um dos principais fatores de risco para o desenvolvimento e a progressão do CCR.[30] O desenvolvimento de células tumorais no cólon torna-se favorável em decorrência do microambiente criado por determinados microrganismos. A composição do microbioma intestinal em indivíduos que apresentam CCR é diferente do microbioma intestinal de indivíduos sadios.[25] Além disso, como já exposto para outras condições do sistema gastrointestinal, muitas das bactérias encontradas no intestino de pacientes com CCR são microrganismos presentes na cavidade bucal, como os gêneros *Atopobium* spp., *Actinomyces* spp., *Fusobacterium* spp., *Parvimonas* spp., *Peptostreptococcus* spp., *Porphyromonas* spp. e *Solobacterium* spp..[31-33] Também tem sido observado que a taxa de translocação de bactérias da cavidade bucal para o intestino é maior em pacientes com CCR do que em pacientes saudáveis.[34]

Câncer de pâncreas

O câncer de pâncreas (CP) tem baixa incidência, no entanto, é uma das neoplasias malignas mais destrutivas e letais, ocupando o 4º lugar dentre todas as mortes no mundo. O mau prognóstico se deve ao seu crescimento com sintomas inespecíficos e de início tardio, rápida progressão e pela ausência de métodos eficazes para o diagnóstico precoce da doença.[35] Idade avançada, suscetibilidade genética, fatores hereditários, pancreatite crônica, diabetes, tabagismo, dieta não vegetariana e obesidade estão entre os fatores de risco que podem influenciar e contribuir para o desenvolvimento do CP.[36]

Estudos têm demonstrado o potencial papel dos microrganismos (bactérias, vírus e fungos) no desenvolvimento do câncer de pâncreas. Embora sejam necessários mais estudos, os microrganismos podem alterar o microambiente tumoral imunológico regulando suas características e podem estar envolvidos na resistência à quimioterapia.[37] Maior abundância de *Streptococcus mitis* e de *Neisseria elongata* é encontrada na saliva de pacientes com câncer de pâncreas.[38] Níveis de *Porphyromonas gingivalis* e de *Aggregatibacter actinomycetemcomitans* na cavidade bucal parecem aumentar o risco para desenvolvimento do câncer de pâncreas.[39,40]

Câncer de fígado

Estima-se que em 2025 a incidência mundial do câncer de fígado (CF) seja superior a 1 milhão de casos. O carcinoma hepatocelular é a forma mais comum (aproximadamente 90% dos casos) desse tipo de neoplasia. Embora a esteato-hepatite não alcoólica, associada à síndrome metabólica ou *diabetes mellitus*, esteja se tornando um fator de risco frequente para CF em regiões ocidentais, seus principais fatores de risco são a infecção pelos vírus da hepatite B e C.[41]

A composição do biofilme formado sobre o dorso da língua de indivíduos que possuem câncer de fígado é diferente de indivíduos sadios. Maior abundância de Epsilonproteobacteria, Actinobacteria, Clostridia e Fusobacteria foi observada em indivíduos com câncer de fígado, enquanto maior abundância de Gammaproteobacteria e Bacteroidetes foi observada em indivíduos sadios. Ainda, diferenças na abundância de *Fusobacterium* spp. e de *Oribacterium* spp. poderiam diferenciar indivíduos sadios de indivíduos com câncer.[42] Tem sido reportado que a abundância de *Haemophilus* spp., *Porphyromonas* spp. e de *Filifactor* spp. é maior na saliva de pacientes com câncer de fígado e que a menor abundância de *Moryella* spp., *Leptotrichia* spp., *Lactobacillus* spp., *Dialister* spp., *Serratia* spp., *Enterococcus* spp. e *Actinobacillus* spp. na saliva poderia ser um indicativo de doenças no fígado (como câncer, hepatite e cirrose).[43]

Câncer gástrico

O câncer gástrico ocupa mundialmente, o quinto lugar entre todos os cânceres, tanto em termos de incidência quanto de mortalidade, incluindo todas as idades e gêneros. Estima-se que mais de 1 milhão de novos casos são diagnosticados por ano, e que mais de 783 mil pessoas poderão morrer desta doença a cada ano.[44] Em geral, idade avançada, sexo masculino, tabagismo, elevado consumo de sal, baixo consumo de frutas e verduras e presença de bactérias patogênicas (p. ex., *Helicobater pylori*) contribuem para a patogênese do câncer gástrico.[45]

A presença de *H. pylori* no estômago é considerada um fator de risco para o desenvolvimento de câncer gástrico. Essa bactéria é capaz atravessar a camada de muco que recobre a mucosa gástrica e de penetrar nas células epiteliais. Uma proteína denominada CagA, sintetizada por *H. pylori*, interage intracelularmente com muitas proteínas celulares, o que pode resultar em resposta inflamatória e no rompimento das junções celulares. A longo prazo, esse estímulo contribui para o desenvolvimento do fenótipo celular neoplásico.[46] Apesar desse importante papel desempenhado pelo *H. pylori*, evidências recentes têm sugerido que outras bactérias poderiam agravar a carcinogênse gástrica, entre elas, algumas do microbioma bucal, como *F. nucleatum*.[47]

Recentemente encontraram-se altos níveis de *Fusobacterium* spp. e de *Clostridium* spp. colonizando a mucosa gástrica de pacientes com câncer gástrico.[48] Altos níveis de *F. nucleatum*, *Clostridium colicanis* e de *Lactobacillus* spp. podem ser considerados uma assinatura bacteriana para o câncer gástrico, sugerindo que esses microrganismos podem desempenhar um papel ativo na carcinogênese gástrica.[48] Além desses microrganismos, maior abundância de *Peptostreptococcus stomatis*, *Dialister pneumosintes*, *Slackia exigua*, *Parvimonas micra* e *Streptococcus anginosus* parecem associados à progressão do câncer gástrico.[49]

Câncer de esôfago

O câncer de esôfago (CE) é o oitavo tipo de câncer mais comum em todo o mundo, ocupando a sexta posição em causa de morte por câncer. Existem dois tipos de câncer de esôfago: o carcinoma de células escamosas, associado ao consumo de álcool, bebidas quentes, tabagismo e deficiência de micronutrientes (vitamina C, vitamina E e ácido fólico); e o adenocarcinoma associado a obesidade, tabagismo, doença do refluxo gastroesofagico e esôfago de Barrett (condição resultante da agressão crônica do epitélio esofágico pelo refluxo gastroesofágico em que ocorre a substituição do epitélio escamoso da mucosa esofágica por um epitélio metaplásico). Embora o carcinoma epidermoide escamoso seja o tipo mais prevalente em todo o mundo, o adenocarcinoma está se tornando o tipo mais prevalente nos países desenvolvidos.[50,51] Parece haver uma relação entre CE e disbiose intestinal. A comunidade microbiana intestinal de indivíduos com CE é mais rica do que a de indivíduos sem câncer. Existe maior abundância de Firmicutes, Actinobacteria, *Streptococcus* spp., *Bifidobacterium* spp., *Subdoligranulum* spp., *Blautia* spp., *Romboutsia* spp., *Collinsella* spp., *Paeniclostridium* spp., *Dorea* spp. e *Atopobium* spp., e menor abundância de *Lachnospira* spp., *Bacteroides* spp., *Agathobacter* spp., *Lachnoclostridium* spp., *Fusicatenibacter* spp. e *Sutterella* spp. nos indivíduos com CE, quando comparados aos indivíduos sadios.[28]

A saliva de indivíduos com CE apresenta maior abundância de Firmicutes, Negativicutes, Selenomonadales, Prevotellaceae, *Prevotella* spp. e Veillonellaceae, e menor abundância de Proteobacteria, Betaproteobacteria, Neisseriales, Neisseriaceae, e de *Neisseria* spp..[52] Tecidos de câncer de esôfago contêm mais DNA de *F. nucleatum* do que a mucosa esofágica normal. A presença desse microrganismo em tecidos com câncer de esôfago contribui para um comportamento mais agressivo do tumor pela ativação de mediadores inflamatórios e, além disso, a presença desse microrganismo foi associada a uma sobrevida mais curta.[53] Também tem sido detectada a presença de *P. gingivalis* e *Tannerella forsythia* em lesões pré-cancerígenas, as quais podem se tornar um elemento importante no diagnóstico do câncer de esôfago.[54] Embora essas diferenças tenham sido verificadas, mais estudos são necessários para verificar os possíveis papéis dessa microbiota no desenvolvimento e/ou patogêneses de CE.

Papel desempenhado pelos microrganismos da cavidade bucal nas doenças do sistema gastrointestinal

Apesar de o papel direto dos microrganismos nas doenças do sistema gastrointestinal não ser bem conhecido, algumas funções desempenhadas por determinados microrganismos da cavidade bucal podem contribuir para o desenvolvimento dessas doenças. Os mecanismos mais bem conhecidos estão relacionados aos microrganismos *F. nucleatum* e *P. gingivalis* e estão descritos a seguir:

F. nucleatum: a adesina de superfície Fap2 do *F. nucleatum* desempenha importantes papéis nas doenças do sistema gastrointestinal, particularmente na carcinogênese. Essa adesina é capaz de se ligar a resíduos de galactose N-acetilgalactosamina presentes na superfície das células epiteliais do câncer colorretal viabilizando a colonização desse ambiente por este microrganismo.[55] Além disso, essa adesina ativa vias de sinalização que promovem proliferação celular.[56] Ainda, a Fap2 pode interagir com receptores de superfície de linfócitos alterando a função citotóxica dessas células de defesa.[57] Com isso, a presença de *F. nucleatum* contribui para que a célula tumoral escape da atuação das células de defesa natural killer e de linfócitos T. Essa bactéria também reduz a suscetibilidade das células neoplásicas aos quimioterápicos[58] e promove estímulo para a produção de IL-8 por células epiteliais.[59] Coletivamente, o *F. nucleatum* contribui para a manutenção de um ambiente inflamatório e de estímulo para a proliferação celular.

P. gingivalis: de forma similar ao *F. nucleatum*, a proliferação celular pode ser estimulada na presença de *P. gingivalis*.[60,61] Este microrganismo inibe apoptose celular[62] e estimula a síntese de metaloproteinases que contribuem para a invasividade das células tumorais.[63,64] Gingipaína sintetizada por esse microrganismo pode atuar degradando imunoglobulinas e sistema complemento (C3 e C5) afetando a resposta imune do hospedeiro.[54] Dessa forma, esta bactéria também cria um ambiente propício para a proliferação de células alteradas.

Com exceção desses possíveis mecanismos associados ao desenvolvimento de neoplasias gastrointestinais, ainda são escassas as evidências a respeito do mecanismo de atuação da microbiota da cavidade bucal nas demais doenças do sistema gastrointestinal.

Apesar da observação de maior abundância de alguns periodontopatógenos na cavidade bucal de indivíduos que apresentam câncer no sistema gastrointestinal, e apesar das evidências indicarem uma possível associação entre a inflamação crônica induzida pela doença periodontal e a carcinogênese (ver **Capítulo 15**, sobre o papel da inflamação como um dos fatores necessários para o desenvolvimento de neoplasias), a relação entre doença periodontal e a maioria dos cânceres no sistema gastrointestinal é inconclusiva. Parece existir uma associação mais forte entre doença periodontal e câncer esofágico.[65]

DOENÇAS DO SISTEMA RESPIRATÓRIO

Durante muito tempo, os pulmões foram considerados órgãos estéreis presentes no corpo humano. Acreditava-se que a infecção por microrganismos invasores levava ao desenvolvimento de pneumonia. Entretanto, com o avanço nos métodos de identificação microbiana, verificou-se que os pulmões não são estéreis e que apresentam uma microbiota residente que é compatível com o estado de saúde.[66] Há um entendimento de que o trato respiratório é um ecossistema único que se estende das cavidades bucal e nasal até os alvéolos. Esse ecossistema apresenta diferentes gradientes e hábitats que modulam a dispersão, retenção, sobrevivência e proliferação de diferentes microrganismos.[67] Diferenças na temperatura, tensão de oxigênio, disponibilidade de nutrientes, movimentos ciliares, reflexo da tosse, presença de uma camada de surfactante sobre a mucosa do trato respiratório, fatores anatômicos e do próprio hospedeiro (resposta imune) modulam a colonização microbiana do trato respiratório.

A epiglote evita que saliva, alimentos e líquidos presentes na cavidade bucal sejam direcionados à traqueia. Porém, microaerossóis produzidos na cavidade bucal podem ultrapassar a epiglote e serem aspirados, em um processo denominado *microaspiração*. A inalação do ar também é uma fonte potencial de microrganismos para os pulmões. A análise da microbiota presente nas cavidades bucal e nasal e nos pulmões indica que a cavidade nasal e os pulmões apresentam menor riqueza de espécies comparados à cavidade bucal. Além disso, a composição da comunidade microbiana presente nos pulmões é diferente daquela presente, na cavidade bucal, porém alguns gêneros microbianos encontrados nos pulmões são compartilhados com a cavidade bucal, mas não com a cavidade nasal. Isso sugere que a *microaspiração* pode contribuir de forma mais efetiva para a composição da microbiota pulmonar do que a inalação.[68] Além disso, a dispersão microbiana via mucosas contíguas (considerando a continuidade das mucosas a partir da cavidade bucal até os pulmões) também pode contribuir para a colonização pulmonar.[69] Nesse sentido, a conexão anatômica entre a cavidade bucal e os pulmões oferece uma oportunidade para que os microrganismos da cavidade bucal participem da colonização microbiana dos pulmões.[70] Independentemente da origem da microbiota, os microrganismos que atingem os pulmões necessitam resistir à atuação do sistema imune e se adaptar às condições ambientais e topográficas dos pulmões para que a colonização seja efetiva. De forma geral, a densidade microbiana presente nos pulmões é menor do que aquela presente na cavidade bucal.

A composição da microbiota pulmonar é determinada pela taxa de translocação microbiana (principalmente a partir da cavidade bucal), pela taxa de eliminação microbiana (pelo reflexo da tosse, movimentos ciliares e resposta imune do hospedeiro) e pela taxa de crescimento regional dos microrganismos no pulmão.[71] O crescimento regional é determinado por fatores físicos (como disponibilidade de oxigênio, temperatura, nutrientes) e pelo sistema imune do hospedeiro. Em condição de saúde, o crescimento regional é muito baixo, o que implica que translocação e eliminação estão em equilíbrio. Essa microbiota pulmonar residente é constituída predominantemente por *Pseudomonas* spp., *Streptococcus* spp., *Prevotella* spp. e *Fusobacterium* spp.[72] Alterações nas condições locais (induzidas por processos patológicos) pode favorecer o crescimento de microrganismos mais adaptados, alterando a dinâmica entre translocação e eliminação e levando ao desenvolvimento de doença. Nesse estágio, o microbioma pulmonar é dominado por Proteobacteria.[66,71,72]

Dessa forma, compreende-se que a cavidade bucal e o sistema respiratório não são entidades clínicas distintas, mas que fazem parte de uma mesma estrutura contínua. Não é compreendido, porém, por que mediante a translocação de microrganismos da cavidade bucal para os pulmões alguns indivíduos desenvolvem infecções pulmonares, enquanto outros não desenvolvem doença. Isso pode estar relacionado a vários fatores, como frequência e volume da fonte microbiana, eficácia dos mecanismos de eliminação das vias aéreas e dos pulmões, presença de comorbidades, capacidade de atuação do sistema imune do hospedeiro e virulência microbiana, que em conjunto modulam a implantação microbiana nos pulmões. Além disso, o grau de disbiose da microbiota pulmonar também pode modular este processo. Da mesma forma descrita para o sistema gastrointestinal, a presença de disbiose pulmonar pode favorecer a implementação e colonização por microrganismos exógenos. Em acréscimo, citocinas pró-inflamatórias e metabólitos produzidos na cavidade bucal podem atingir os pulmões via *microaspiração* ou corrente sanguínea, promovendo ou acentuando processos inflamatórios nos pulmões. Em indivíduos suscetíveis, esses mecanismos podem levar ao desenvolvimento de doenças respiratórias.

Pneumonia

Pneumonia é uma inflamação do parênquima pulmonar desencadeada pela presença de infecção microbiana. Um tipo específico, denominado pneumonia nosocomial, ocorre em pacientes hospitalizados, principalmente em unidades de terapia intensiva (UTI). A realização de higiene bucal nesses pacientes normalmente é dificultada, especialmente naqueles que estão sob ventilação mecânica. O fluxo salivar pode ser reduzido como efeito colateral do uso de muitos medicamentos, e essa condição favorece, por exemplo, a aderência de *Klebsiella pneumoniae* nas superfícies mucosas da cavidade bucal.[74] Consequemente, a redução do fluxo salivar reduz a atividade antimicrobiana das proteínas salivares (**Capítulo 3**). A movimentação da língua e das bochechas durante a fala e a mastigação também é reduzida nesses pacientes, especialmente naqueles que estão sedados.[75] Coletivamente, essas alterações viabilizam o acúmulo de biofilme dentário e sobre as mucosas. Nessa condição, microrganismos presentes no ambiente e que normalmente não fazem parte da cavidade bucal tornam-se capazes de colonizar as superfícies mucosas e dentárias, podendo ser aspirados e potencialmente causar pneumonia.[76] A análise do biofilme dentário de pacientes em UTI e que estavam sob ventilação mecânica identificou presença de *Staphylococcus aureus, Pseudomonas aeruginosa* e *Acinetobacter* spp., que também foram encontrados na secreção broncoalveolar coletada desses pacientes. Observou-se ainda, que cerca de um terço das cepas de *P. aeruginosa* presentes no biofilme dentário era geneticamente idêntica àquelas presentes nos pulmões dos pacientes.[76] Esses microrganismos também podem colonizar a superfície dos tubos endotraqueais aumentando a chance de infecções respiratórias. Também foi encontrada correlação entre a microbiota presente no dorso da língua e patógenos respiratórios presentes nos pulmões de indivíduos hospitalizados sob ventilação.[77] Estimativas sugerem que cerca de 65% dos pacientes em UTI e sob ventilação mecânica apresentam patógenos respiratórios colonizando superfícies dentárias e mucosas da cavidade bucal.[78] Esses achados mostram que a cavidade bucal é um importante reservatório de patógenos respiratórios em pacientes que estão sob ventilação mecânica e demonstram a importância de cuidados de higiene bucal nesses pacientes hospitalizados como forma de prevenir a ocorrência de pneumonia nosocomial.

Pneumonia por aspiração e não relacionada à ventilação mecânica pode ocorrer em indivíduos que apresentam disfagia (dificuldade de deglutição). Nesse caso, o conteúdo da cavidade bucal (saliva e outros líquidos) podem passar para a traqueia e para as vias respiratórias inferiores. Nesse sentido, evidências sugerem que idosos fragilizados que apresentam disfagia possuem uma chance cerca de 8 vezes maior de desenvolver pneumonia por aspiração.[79]

Doença pulmonar obstrutiva crônica

A doença pulmonar obstrutiva crônica (DPOC) é caracterizada pela obstrução da passagem do ar pelos pulmões, cujo fator etiológico primário é o tabagismo. Nessa doença, há um comprometimento da função pulmonar como consequência da inflamação das vias respiratórias e destruição alveolar. A fumaça do cigarro reduz os movimentos ciliares das vias respiratórias, interferindo na capacidade de eliminação dos microrganismos que foram microaspirados a partir da cavidade bucal. Os produtos metabólicos dos microrganismos ali estabelecidos causam dano epitelial com consequente desenvolvimento de resposta inflamatória. Essa resposta dificulta ainda mais a movimentação ciliar, viabilizando o acúmulo e a persistência desses microrganismos. Esse círculo vicioso possibilita a manutenção da infecção e de uma inflamação crônica. Essa condição promove um dano pulmonar progressivo mesmo após o insulto primário (fumaça do cigarro) ser removido, e todo esse processo é exacerbado pela alteração na microbiota pulmonar também induzida pela fumaça do cigarro.[80] Maior abundância de Proteobacteria e dos gêneros *Moraxella* spp. e *Haemophilus* spp., menor abundância de Firmicutes e de *Streptococcus* spp. e redução na diversidade microbiana são encontradas no microbioma pulmonar de pacientes acometidos pela DPOC. Tem sido indicado que o aumento na abúndância de Proteobacteria e dos gêneros anteriormente descritos são indicativos de disbiose pulmonar, de exacerbação da resposta inflamatória e de piora nos sintomas.[81] Por isso, a gravidade da DPOC depende de hábitos (tabagismo), resposta imune do hospedeiro e disbiose na microbiota pulmonar. Ao longo do tempo, pode haver perda da parede de revestimento dos alvéolos, hipertensão pulmonar e fibrose do epitélio pulmonar.

Alguns trabalhos sugerem que condições de saúde bucal, especificamente presença de periodontite, podem estar associadas à DPOC. Uma correlação negativa entre indicadores periodontais e piora na função respiratória tem sido relatada. Indivíduos acometidos pela DPOC apresentam maior profundidade de sondagem, maior nível de perda de inserção clínica e maior acúmulo de biofilme. Os indicadores de profundidade de sondagem e de perda de inserção clínica foram ainda piores em indivíduos que apresentavam DPOC grave (representada pela piora no quadro clínico de bronquite) quando comparados aos indivíduos que apresentavam DPOC moderada.[82] A comparação do microbioma do biofilme subgengival entre indivíduos periodontalmente saudáveis com e sem DPOC demonstra que indivíduos com DPOC apresentam menor abundância de *Actinobaculum suis, Arcanobacterium* spp., *Prevotella intermedia, Leptotrichia trevisanii* e de *Streptomyces* ssp em comparação com indivíduos sem DPOC, os quais possuem maior abundância de *Oribacterium sinus, Prevotella tannearae, Prevotella ourolum, Prevotella veiroralis, Prevotella histicola, Prevotella denticola, Streptococcus vestibularis* e de *Veillonella dispar.*[83] A análise salivar de indivíduos com periodontite e DPOC mostra uma composição microbiana distinta de indivíduos sadios e indivíduos que apresentam apenas periodontite. Indivíduos sadios apresentam maior abundância de *Fusobacterium* spp. e indivíduos com periodontite apresentam maior abundância de *Peptostreptococcus* spp., *Alloprevotella* spp.

e Flavobacteriaceae. Porém, indivíduos acometidos por periodontite e DPOC apresentam maior abundância de Actinobacteria, Selenomonadales, Veillonellaceae, *Rothia* spp., *Veillonella* spp., Actinomicetaceae e *Actinomyces* spp. De forma geral, o microbioma de indivíduos com DPOC e periodontite tende a ser diferente do microbioma de indivíduos que possuem periodontite ou de indivíduos sadios.[84]

Diversos mecanismos têm sido propostos para explicar essa associação entre periodontite e DPOC. Em ambas as doenças, uma resposta inflamatória é desenvolvida em relação ao estímulo agressor (representado pelos microrganismos na periodontite e pelo cigarro na DPOC), causando dano tecidual. É possível que citocinas produzidas no curso de desenvolvimento da periodontite entrem em contato com o epitélio do trato respiratório tanto via circulação sistêmica quanto durante os momentos de *microaspiração*. Essas citocinas estimulam o epitélio respiratório a produzir outras citocinas, que em conjunto promovem dano ao epitélio e exacerbação da resposta inflamatória.[85] Além disso, patógenos presentes na cavidade bucal (especialmente no biofilme subgengival associado à condição de periodontite) podem se aderir ao epitélio respiratório também estimulando a produção de citocinas. Esses microrganismos poderiam ainda acentuar o estado de disbiose na microbiota pulmonar previamente induzido pelo cigarro.[70,73] Considerando esses prováveis mecanismos, discute-se que a periodontite poderia contribuir para o desenvolvimento e a exacerbação da DPOC em indivíduos suscetíveis, mas a existência de uma associação causal ainda é desconhecida.[86]

Fibrose cística

A fibrose cística é uma doença autossômica causada por uma mutação no gene *cftr* que codifica a proteína reguladora da condutância transmembrana em fibrose cística (CFTR, do inglês *cystic fibrosis transmembrane conductance regulator*). Essa proteína regula o movimento de íons cloro, bicarbonato e sódio através da membrana da célula epitelial e está envolvida na produção de várias secreções, como suor, secreções do trato gastrointestinal e muco. A proteína CFTR possibilita o transporte de íons cloro e de bicarbonato através da membrana apical das células epiteliais, e também atua em outros canais, como de sódio, reduzindo a absorção desse íon pelas células epiteliais. Por isso, diante da mutação do gene *cftr*, a atividade dos canais de sódio aumenta, uma vez que a CFTR é incapaz de exercer seu efeito inibitório, levando a um aumento na absorção de sódio para o interstício. Nessa condição, o cloreto, impedido de ser controlado pela CFTR, passa a ser transportado para o interstício celular por outros canais iônicos. Como há acúmulo de cloreto e de sódio no interstício, a água também é absorvida em decorrência do gradiente osmótico, e isso reduz o volume de líquido que recobre a superfície do epitélio das vias respiratórias, dos ductos pacreáticos e de outros órgãos. Isso resulta no acúmulo de uma camada viscosa, densa e espessa de muco sobre as células. Além disso, o comprometimento da atividade da CFTR reduz a secreção de bicarbonato para o lúmen das vias áereas, permitindo redução no pH no lúmen, o que pode resultar em inflamação.[87]

Diante desse acúmulo de muco, há uma redução na capacidade de eliminação de microrganismos translocados para as vias aéreas, resultando em inflamação e dano tecidual. Esses microrganismos frequentemente associados à fibrose cística são normalmente encontrados no ambiente e são capazes de causar infecção em indivíduos imunocomprometidos ou quando a integridade tecidual do epitélio respiratório está comprometida (como no caso da inflamação já referida). Dentre esses microrganismos, os mais comumente associados à fibrose cística são *P. aeruginosa* e *S. aureus*,[88] mas outros como *Burkholderia cepacia*, *Achromobacter xylosoxidans*, *Stenotrophomonas maltophilia* e micobacteria não associada à tuberculose também estão envolvidos. Pacientes com fibrose cística apresentam episódios frequentes de infecção respiratória e, nesse processo, os microrganismos podem se adaptar ao ambiente pulmonar e ocasionar a instalação de uma infecção crônica que pode comprometer a função pulmonar. Por isso, um dos desafios na fibrose cística é evitar a infecção pulmonar e adotar o tratamento ideal para resolução da infecção e da inflamação.

A cavidade nasal é considerada um potencial reservatório de microrganismos capazes de colonizar as vias aéreas e pulmões de indivíduos com fibrose cística, o que poderia contribuir para episódios de reinfecção pulmonar.[89-91] Conforme já mencionado, os microaerossóis liberados pela cavidade bucal são importante fonte de microrganismos para os pulmões. Nesse sentido, em cerca de 74% dos pacientes com fibrose cística, o mesmo microrganismo presente no escarro e associado à infecção pulmonar também foi detectado na saliva desses pacientes. Além disso, o patógeno em questão também foi isolado das escovas de dentes dos pacientes. Importante mencionar que em cada indivíduo o mesmo genótipo do patógeno foi encontrado em diferentes sítios analisados (vias aéreas superiores, vias aéreas inferiores, saliva e escova de dentes). Em alguns pacientes analisados, o mesmo genótipo encontrado na saliva foi isolado cerca de 3 meses depois do escarro, sugerindo que a cavidade bucal também pode ser um reservatório desse microrganismo e contribuir para a infecção pulmonar nos pacientes com fibrose cística.[92,93] Não é possível estimar, porém, qual é o real impacto na infecção pulmonar decorrente da presença dos microrganismos na cavidade bucal ou nas escovas. De qualquer forma, considerando que as escovas de dente podem ser uma fonte potencial de reinfecção, os pacientes com fibrose cística devem ser orientados quanto a uma correta higienização e desinfecção das escovas dentais para reduzir o risco de reinfecção.[93] Além disso, o microbioma salivar de indivíduos acometidos pela fibrose cística é diferente do microbioma salivar de indivíduos sadios. Nos indivíduos com a doença, encontrou-se maior abundância na saliva de patógenos frequentemente associados às infecções pulmonares.[94]

Parece haver uma interação entre microrganismos normalmente presentes na cavidade bucal e *P. aeruginosa*, podendo contribuir para a permanência e patogenicidade da *P. aeruginosa* na infecção pulmonar. O metabólito 2,3-butanodiol sintetizado na cavidade bucal por *Streptococcus* spp. pode se difundir pelas vias aéreas e ser utilizado como fonte de carbono por *P. aeruginosa*, o que poderia estar relacionado à patogênese da infecção pulmonar nos indivíduos com fibrose cística.[95] *Rothia mucilaginosa*, frequentemente encontrada na cavidade bucal de indivíduos sadios, também está frequentemente associada à *P. aeruginosa* nas infecções pulmonares. Muitos dos metabólitos sintetizados por *R. mucilaginosa* são utilizados por *P. aeruginosa* como precursores para a síntese de outros compostos, como glutamato.[96] Esses resultados indicam a existência de uma importante cadeia de alimentação cruzada entre microrganismos normalmente encontrados na cavidade bucal e um dos principais patógenos associados aos casos de infecção pulmonar em fibrose cística.

Apesar das evidências mostrando uma possível associação entre cavidade bucal e fibrose cística, mais estudos, porém, devem ser realizados para esclarecer se essa associação é verdadeira, e qual o impacto da cavidade bucal na piora da infecção pulmonar.

Asma

Asma é uma doença inflamatória crônica das vias aéreas, caracterizada por obstrução reversível das vias e recorrentes episódios de falta de ar, tosse e aperto no peito. Presença de inflamação e de resposta exacerbada das vias aéreas a diferentes agentes agressores, incluindo microrganismos, também são características dessa doença. A asma é multifatorial, mas sabe-se que interações entre marcadores imunológicos e microrganismos colonizadores das vias aéreas contribuem para sua progressão e exacerbação. Predisposição hereditária para reação alérgica e distúrbios na colonização inicial das vias aéreas por microrganismos durante a infância são considerados potenciais fatores de risco para o desenvolvimento da asma. Uma disbiose na microbiota das vias aéreas, representada pelo aumento na abundância de Bacteroidetes, Actinobacteria, Firmicutes (especialmente *Streptococcus* spp.) e Proteobacteria (*Haemophilus* spp., *Moraxella* spp. e *Neisseria* spp.), parece estar associada ao desenvolvimento dessa doença.[97] Maior predominância de *Prevotella* spp., *Actinomyces* spp., *Porphyromonas* spp. e *Streptococcus* spp. tem sido identificada nos brônquios dos indivíduos acometidos pela asma.[98]

Alguns estudos têm avaliado se existe alguma associação entre microbiota da cavidade bucal e asma. Apesar das evidências serem restritas e dos resultados encontrados serem contraditórios, considera-se a cavidade bucal como um potencial reservatório de microrganismos capazes de colonizar as vias aéreas de indivíduos asmáticos. Estudo demonstra esse papel desempenhado pela cavidade bucal ao constatar que a microbiota presente na saliva responde por mais de 60% da complexidade da microbiota brônquica de indivíduos asmáticos.[98] Dentre os gêneros compartilhados entre cavidade bucal e pulmões, destacam-se *Fusobacterium* spp., *Porphyromonas* ssp, *Neisseria* spp., *Streptococcus* spp., *Corynebacterium* spp., *Staphylococcus* spp. e *Haemophilus* spp.[98] Ao comparar crianças asmáticas com crianças não asmáticas, observou-se que as crianças asmáticas apresentavam maior abundância de *Veillonella* spp. na saliva em contraste com as crianças não asmáticas, que apresentavam maior abundância de *Streptococcus* spp. A razão para essas diferenças não é clara, tampouco se sabe se isso tem alguma relação com a condição clínica de asma.[99]

Câncer de pulmão

O câncer de pulmão (CPu) é a principal causa de morte por câncer em todo o mundo. A cada ano, aproximadamente 14 milhões de novos casos são diagnosticados e mais de 8,2 milhões de pessoas morrem em decorrência da doença.[100] Um dos principais fatores de risco para o desenvolvimento do CPu é o tabagismo, uma vez que o cigarro contém substâncias carcinogênicas capazes de induzir transformações malignas nas células.[101] Apesar disso, o CPu também se desenvolve em indivíduos não fumantes. Existem evidências sugerindo que disbiose nas vias aéreas também pode contribuir para o desenvolvimento do câncer de pulmão[102,103] pela indução de uma resposta inflamatória ou pela produção de toxinas bacterianas e de metabólitos potencialmente carcinogênicos.[104]

Algumas evidências também sugerem uma associação entre microbiota da cavidade bucal e câncer de pulmão. Em um estudo prospectivo realizado com adultos, observou-se que um aumento na abundância da classe Spirochaetia (do filo Spirochaetes) e do filo Bacteroidetes na saliva reduziu o risco de desenvolvimento de câncer de pulmão, ao passo que aumento na abundância do filo Firmicutes, da classe Bacilli e da ordem Lactobacillales aumentou o risco de desenvolvimento de câncer em indivíduos não fumantes.[105] Essa é uma observação importante considerando que a lavagem broncoalveolar de indivíduos acometidos por câncer de pulmão apresenta uma elevada abundância de Firmicutes.[106] Por outro lado, uma tendência oposta foi relatada em outro estudo, no qual uma menor abundância do filo Firmicutes esteve presente na saliva de indivíduos não fumantes com câncer de pulmão.[107] Maior abundância de *Capnocytophaga* spp., *Selenomonas* spp., *Veillonella* spp. e menor abundância de *Neisseria* spp. também têm sido relatadas na saliva de pacientes fumantes com câncer de pulmão.[108] As vias aéreas de pacientes não fumantes que apresentam câncer de pulmão possuem elevada abundância de microrganismos comumente encontrados na cavidade bucal, como *Streptococcus* spp., *Veillonella* spp. e *Prevotella* spp.[109] Especificamente, observou-se que *Veillonella* spp. é capaz de ativar a via de sinalização PI3K (que regula a proliferação e diferenciação celular), a qual está diretamente envolvida na carcinogênese pulmonar.[110] Apesar desses achados, a real participação da microbiota da cavidade bucal no desenvolvimento e progressão de câncer de pulmão ainda é desconhecida.

Sinusite odontogênica

Entre as doenças do sistema respiratório destaca-se a inflamação dos seios paranasais (maxilar, etmoidal, frontal e esfenoidal). Os seios paranasais são espaços interconectados com a cavidade nasal, revestidos por membrana mucosa e preenchidos por ar, por isso as infecções respiratórias também podem causar inflamação nesses locais. Essa inflamação dos seios paranasais é denominada rinossinusite e pode ter um alérgeno ou microrganismo como causa. A rinossinusite crônica (RSC) é caracterizada por sintomas de congestão nasal, secreção, dor e pressão e perda de olfato que persistem por pelo menos 12 semanas.[111] Quando a inflamação tem origem dentária, atingindo principalmente o seio maxilar, a RSC recebe o nome de sinusite odontogênica.

Cerca de 10 a 40% dos casos de sinusite crônica são de origem odontogênica.[112] A sinusite de origem odontogênica pode ser ocasionada por diversos fatores, dentre eles, ruptura da membrana sinusal, doença do osso maxilar, trauma dentário, causas iatrogênicas durante extrações dentárias, inserção de implantes ou por infecções originárias de dentes maxilares (p. ex., infecção endodôntica ou periodontite). A infecção ocorre mais frequentemente com os dentes cujos ápices das raízes localizam-se mais próximos do assoalho dos seios maxilares, como no caso dos dentes posteriores. Dessa forma, a ruptura da membrana sinusal possibilita acesso direto da microbiota bucal ao seio maxilar. Tem sido relatado que, em pacientes com doença periodontal ou infecção endodôntica crônica em região próxima ao seio maxilar, a sinusite é um achado comum.[113] A microbiota associada à sinusite odontogênica é polimicrobiana e sua composição depende da causa primária da infecção. De forma geral, em cerca de 67% dos casos a inflamação é desencadeada por microrganismos anaeróbios e há uma correlação entre os microrganismos presentes na infecção do seio maxilar e aqueles presentes no dente infectado.[114]

> Os estudos sugerem que a cavidade bucal atua como um reservatório de microrganismos que podem colonizar as vias aéreas e os pulmões de indivíduos suscetíveis.

DOENÇAS CARDIOVASCULARES

As doenças cardiovasculares são a principal causa de morte em todo o mundo e caracterizam-se, de forma geral, pela presença de um importante estado inflamatório sistêmico capaz de induzir dano nas células endoteliais ou de exacerbar um dano tecidual preexistente. Esse estado inflamatório estimula o fígado a produzir proteína C reativa e fibrinogênio. A proteína C reativa ativa a cascata do complemento, o que pode exacerbar a inflamação sistêmica. Além disso, essa proteína atua sobre monócitos e macrófagos, promovendo um estado de hipercoagulação sanguínea, evento também promovido pelo fibrinogênio. A elevação nos níveis sanguíneos de fibrinogênio, de lipoproteína de baixa densidade (LDL) e de lipoproteína de densidade muito baixa (VLDL) também contribuem para aumento na viscosidade do sangue. Essas alterações estão diretamente relacionadas à aterogênese (formação de placas de gordura aderidas às paredes dos vasos sanguíneos) e à trombogênese (formação de trombos que podem ocluir os vasos sanguíneos), que, em conjunto, contribuem para a ocorrência dos acidentes vasculares isquêmicos. Sendo assim, níveis sanguíneos elevados de proteína C reativa e de fibrinogênio são considerados fatores de risco para doenças cardiovasculares.[115] Além deles, tabagismo, dislipidemia, hipertensão arterial e disfunção no metabolismo de glicose estão entre os fatores de risco de doenças cardiovasculares. Esses mesmos fatores também parecem aumentar o risco de acidente vascular encefálico. Disfunção no metabolismo de glicose contribui para o desenvolvimento de obesidade e de *diabetes mellitus*, doenças que também aumentam o risco de infarto do miocárdio.[116]

Evidências crescentes têm sugerido associação entre periodontite e doenças cardiovasculares. Pacientes com periodontite apresentam maior risco de desenvolvimento de infarto do miocárdio e de acidente vascular encefálico isquêmico. Esses pacientes também apresentam maiores níveis séricos de proteína C reativa e de fibrinogênio.[117] Considerando a importância da aterosclerose e da hipertensão dentre as doenças cardiovasculares, a seguir serão apresentadas as associações entre essas condições e a periodontite. Em seguida, serão demonstradas as possíveis condições associadas ao desenvolvimento de endocardite infecciosa.

Aterosclerose

Aterosclerose é uma doença progressiva caracterizada pelo acúmulo de placas de gordura (ateromas) nas artérias de médio e de grande calibre (principalmente artérias aorta e coronária) primariamente como consequência de uma resposta inflamatória decorrente de um aumento nos níveis sanguíneos de LDL ("colesterol ruim"). A aterosclerose, também denominada doença aterosceletótica, engloba as doenças coronarianas isquêmicas, doenças cerebrovasculares e doenças vasculares periféricas.

O primeiro passo necessário para a formação de um ateroma é a ativação das células endoteliais que revestem o lúmen dessas artérias. Essa ativação ocorre em decorrência de vários fatores. Um desses fatores é o aumento nos níveis sanguíneos de LDL, o qual se acumula na matriz subendotelial dos vasos sanguíneos. A interação de constituintes do LDL (como a apoliproteína B) com proteoglicanas da matriz possibilita a retenção do LDL no vaso sanguíneo. Ali, o LDL passa por um processo de oxidação e o acúmulo do composto oxidado ativa as células endoteliais que passam a secretar moléculas pró-inflamatórias, moléculas de adesão, fatores de crescimento e fatores quimiotáticos (incluindo fatores para migração de monócitos). As moléculas pró-inflamatórias induzem diferenciação e proliferação de macrófagos na região subendoletial, os quais passam a sintetizar espécies reativas de oxigênio que aumentam o nível de oxidação do LDL. A interação entre o LDL altamente oxidado e os macrófagos criam estruturas denominadas células espumosas com alto conteúdo gorduroso. Com o passar do tempo, as células espumosas passam por um processo de apoptose, porém a gordura ainda permanece na região subendotelial na forma de um núcleo gorduroso.

Além dessa alteração, observa-se também um aumento na expressão de proteínas de superfície, como a molécula de adesão intercelular-1 (ICAM-1), de adesão endotélio-leucocitária (ELAM-1) e de adesão vasculocelular (VCAM-1) na célula endotelial ativada, o que permite a adesão de monócitos e linfócitos circulantes. Essas células migram para o interior do tecido e os monócitos se diferenciam em macrófagos. Citocinas e fatores de crescimento secretados por macrófagos e células T estimulam a proliferação de músculo liso e de colágeno na camada média arterial ao redor do núcleo gorduroso, promovendo um espessamento da artéria que envolve a região ocupada pelas células espumosas. Com isso, cria-se uma região de acúmulo de gordura que é mais fibrosa. Em conjunto, o espessamento arterial e o acúmulo de placas de gordura reduzem o diâmetro interno dos vasos e o fluxo sanguíneo. Contrariamente, o HDL ("colesterol bom") tem uma função protetora. Ele atua removendo o excesso de colesterol dos tecidos periféricos e possui ação antioxidante, inibindo a oxidação de lipoproteínas (como a oxidação do LDL).[118]

Além de serem ativadas pelo acúmulo e oxidação do LDL, as células endoteliais podem ser ativadas por substâncias químicas (presentes no cigarro), por microrganismos presentes na circulação sanguínea, ou mesmo por uma maior força de cisalhamento sobre o revestimento vascular, como no caso de hipertensão arterial. Esses diferentes mecanismos de ativação também desencadeiam uma resposta inflamatória que pode contribuir para a formação de ateroma e para a exacerbação do processo inflamatório no endotélio de indivíduos suscetíveis. Nesse caso, a ativação das células endoteliais pelas substâncias químicas, microrganismos ou pelo cisalhamento pode promover uma progressão da aterosclerose.

É importante mencionar que a ruptura do ateroma expõe o tecido lesionado ao sangue circulante. Plaquetas e via de coagulação são ativadas, formando um coágulo (ou trombo) rico em fibrina que se deposita sobre a região lesionada. Esse trombo pode ocluir completamente a luz do vaso, causando o evento isquêmico conhecido como angina ou infarto do miocárdio. Eventos isquêmicos podem ocorrer quando o trombo se solta da parede do vaso promovendo oclusão vascular em outros locais, potencialmente aumentando o risco de infarto do miocárdio e de acidente vascular encefálico.[118]

Cerca de 23 taxa diferentes foram identificados no ateroma, mostrando a presença de uma comunidade polimicrobiana associada às placas de gordura. Dentre esses microrganismos, alguns periodontopatógenos foram identificados, como *Aggregatibacter actinomycetecomitans, P. gingivalis, T. forsythia, P. intermedia, F. nucleatum, Campylobacter rectus* e *Treponema denticola*.[119] Dessa forma, estima-se que exista uma associação entre periodontite e aterosclerose e alguns mecanismos (diretos e indiretos) têm sido propostos a fim de explicar essa associação (**Figura 2**).

A destruição tecidual promovida pela periodontite possibilita que os microrganismos presentes no biofilme subgengival, bem como fragmentos bacterianos contendo LPS (endotoxina), fímbria e outros fatores de virulência, migrem para a corrente sanguínea promovendo uma bacteremia e uma endotoxemia de baixo grau (via direta da associação entre periodontite e aterosclerose). Estudos em animais demonstram que a administração intravenosa de *P. gingivalis* ou de *A. actinomycetemcomitans* promove aterogênese.[120,121] Em acréscimo, *P. gingivalis* é capaz aumentar a expressão de moléculas de adesão ICAM-1 e VCAM-1 e do TLR-4 (do inglês, *Toll-like receptor*) em células endoteliais.[122] Os microrganismos presentes na corrente sanguínea são então capazes de se aderir às celulas endoteliais e promover invasão tecidual, induzindo um processo inflamatório. O LPS da *P. gingivalis* é reconhecido pelo TLR-4 das células endoteliais, desencadeando a produção de mediadores pró-inflamatórios que promovem quimiotaxia para os leucócitos migrarem pelo tecido endotelial.[123] Inoculação da cavidade bucal de uma linhagem de ratos hiperlipidêmicos com *P. gingivalis, T. denticola, T. fosythia* e *F. nucleatum* alterou o perfil lipídico desses animais, promovendo aumento nos níveis séricos de LDL oxidado e de triglicérides, e promoveu aumento na expressão de genes das células endoteliais envolvidos com a aterogênese, o que contribuiu para a maior formação de ateromas nesses animais. Além disso, microrganismos vivos foram detectados colonizando a aorta desses animais.[124]

Além desses mecanismos já descritos, também se compreende que os periodontopatógenos podem desencadear uma inflamação sistêmica de baixo grau (via indireta da associação entre periodontite e aterosclerose) que pode iniciar ou exacerbar o desenvolvimento dos ateromas. Citocinas pró-inflamatórias produzidas pelas células de defesa no sulco gengival em resposta ao biofilme subgengival de pacientes com periodontite podem se deslocar pela circulação sistêmica, potencialmente ativando as células endoteliais e contribuindo para a progressão da aterosclerose (**Figura 2**). Os microrganismos, bem como o LPS, podem ser reconhecidos pelas células de defesa, as quais produzem mediadores pró-inflamatórios que, por sua vez, ativam a cascata de coagulação, o sistema complemento e a migração de leucócitos com a finalidade de eliminação desses microrganismos. Como consequência, a viscosidade do sangue aumenta e um estado de hipercoagulação é atingido. Pacientes que apresentam periodontite possuem um estado crônico de endotoxemia.[126] Alguns microrganismos frequentemente encontrados no biofilme subgengival, como *Streptococcus sanguinis* e *P. gingivalis*, apresentam em suas superfícies uma

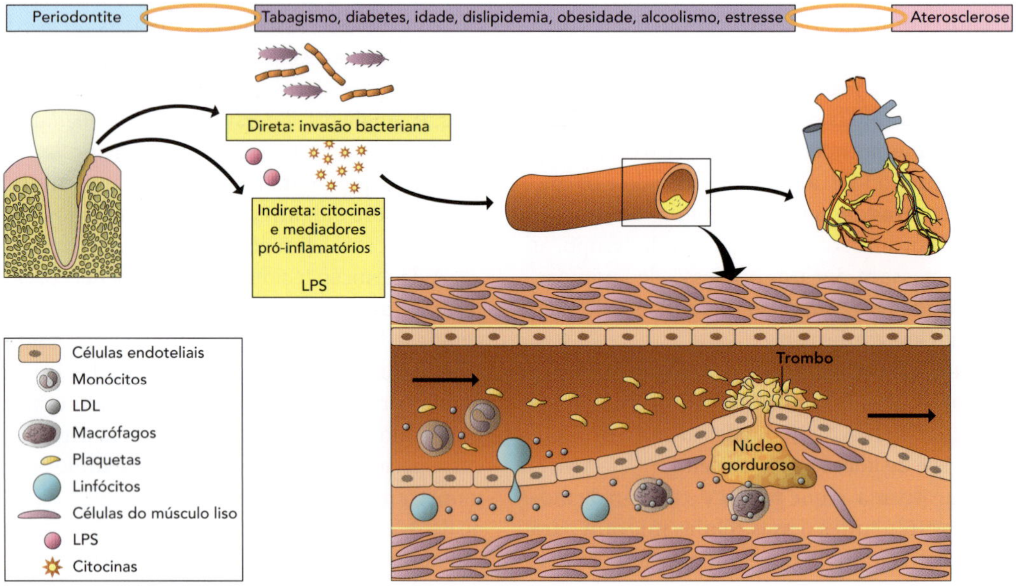

FIGURA 2 Associação entre periodontite e aterosclerose.
Fonte: extraída e adaptada de Zardawi et al., 2021.[125]

proteína capaz de se ligar às plaquetas promovendo agregação plaquetária na corrente sanguínea, o que pode estar relacionado à ocorrência de eventos tromboembolíticos. De forma combinada, esses eventos podem contribuir para o desenvolvimento de aterosclerose e de eventos isquêmicos em indivíduos suscetíveis.

? CURIOSIDADES

Além do LPS, outros componentes associados a microrganismos periodontopatogênicos podem contribuir para um estado de inflamação sistêmica de baixo grau e, consequentemente, para a formação de aterosclerose em indivíduos suscetíveis. *A. actinomycetemcomitans, T. forsythia, T. denticola* e *P. gingivalis* secretam vesículas que contêm, além de LPS, ácidos graxos, ácidos nucleicos, fragmentos de peptidoglicanos, fímbrias e fatores de virulência, como leucotoxina e gingipaína, que podem ativar as células endoteliais.[127]

A colonização do ateroma por microrganismos da cavidade bucal pode ocorrer mesmo na ausência de periodontite. Um estudo avaliou a composição microbiana do ateroma de indivíduos que não tinham periodontite, mas apresentavam algum nível de gengivite. Foi observado que 76% das amostras de ateroma apresentaram microrganismos, e *Gemella haemolysans* e *S. mitis* foram encontrados tanto no ateroma quanto no biofilme subgengival dos indivíduos avaliados. Apesar dos participantes do estudo terem tido periodontite no passado, os autores não encontraram periodontopatógenos no ateroma, o que poderia indicar que a colonização microbiana do ateroma reflete a condição atual de saúde bucal.[128]

Como previamente mencionado, a literatura tem mostrado evidências que indicam associação entre periodontite e o desenvolvimento da aterosclerose. Outros fatores, porém, como tabagismo, diabetes, idade, dislipidemia, obesidade, alcoolismo e estresse podem modular o desenvolvimento tanto de periodontite quanto da aterosclerose. Dessa forma, qualquer associação entre periodontite e aterosclerose deve ser cuidadosamente interpretada, uma vez que esses fatores podem resultar em uma superestimação da associação entre essas duas condições (**Figura 2**).

Hipertensão

Uma associação entre periodontite e hipertensão também tem sido demonstrada. O que parece desencadear o aumento da pressão sanguínea em pacientes que apresentam periodontite é a inflamação sistêmica (mediada por proteína C reativa, citocinas, fatores de crescimento, entre outros) e o dano secundário induzido no endotélio vascular.[129] A inflamação pode afetar o endotélio vascular levando ao comprometimento da função vasodilatadora e consequentemente aumentando os níveis da pressão arterial.[130]

Sabe-se que o óxido nítrico (NO) apresenta efeito vasodilatador, contribuindo para o controle da pressão arterial. O NO é produzido de forma endógena a partir da oxidação de elétrons pela enzima endotelial óxido nítrico sintase (eNOS).[131] O NO produzido no endotélio é difundido para o músculo liso subjacente, fazendo com que esse músculo relaxe. Isso resulta em vasodilatação, causando uma redução na pressão arterial sistêmica e um aumento no fluxo sanguíneo e no fornecimento de oxigênio a leitos vasculares específicos. Uma importante fonte de NO é a redução do nitrato em nitrito e a conversão final do nitrito em NO. Como apresentado nos **Capítulos 3** e **5**, várias bactérias da cavidade bucal são capazes de converter o nitrato presente na dieta em nitrito, o qual pode ser posteriormente convertido em NO em reação independente da enzima eNOS. Muitos microrganismos são capazes de reduzir o nitrato em nitrito, como *Granulicatella adiacens, Haemophilus parainfluenzae, Actinomyces odontolyticus, Actinomyces viscosus, Actinomyces oris, Neisseria flavescens, Neisseria mucosa, Neisseria sicca, Neisseria subflava, Prevotella melaninogenica, Prevotella salivae, V. dispar, Veillonella parvula* e *Veillonella atypica*.[132] Evidências sugerem que o consumo regular de nitrato desempenha efeitos benéficos de controle na pressão arterial.[133] Por isso, especula-se que uma disbiose na microbiota bucal, com redução na abundância de microrganismos redutores de nitrato, poderia contribuir consequentemente para o aumento da pressão arterial.

Endocardite infecciosa

Endocardite é caracterizada como uma infecção no endocárdio (revestimento interno do coração) que ocorre quando há dano nesse tecido. Esse dano pode ser consequência de um episódio prévio de infecção cardíaca, da inserção de prótese valvar, de doença cardíaca reumática ou de defeitos cardíacos congênitos que causam um fluxo sanguíneo alterado com potencial de induzir lesão tecidual. O dano tecidual desencadeia a deposição de um coágulo rico em plaquetas e fibrina. Esse coágulo (livre de microrganismos) pode atuar como sítio de adesão para microrganismos circulantes na corrente sanguínea (como resultado de uma bacteremia transitória), o que induz uma resposta inflamatória com maior liberação de citocinas e de fatores pró-coagulantes que favorecem a formação de um trombo. Na maioria das vezes, a endocardite infecciosa afeta as válvulas cardíacas. Esse processo pode culminar em disfunção e destruição da válvula cardíaca, eventos tromboembólicos e formação de abscessos. Por isso, a endocardite infecciosa é uma condição extremamente grave.[134]

Em indivíduos sadios e sem risco de desenvolvimento de endocardite, a bacteremia transitória não tem significado clínico. Porém, em indivíduos sob risco de desenvolvimento de endocardite infecciosa (aqueles que apresentam evento prévio de endocardite, prótese valvar ou anomalias cardíacas congênitas), a bacteremia pode possibilitar o desenvolvimento de processos infecciosos. A cavidade bucal está entre as possíveis fontes de microrganismos que podem ser translocados para a circulação sanguínea. Como forma de reduzir o risco de desenvolvimento de endocardite nos indivíduos suscetíveis, o uso pré-operatório de antibiótico em Odontologia é preconizado pela Sociedade Brasileira de Cardiologia (SBC) e pela *American Heart Association* (AHA) para os procedimentos em que houver maior risco de sangramento. O nível de evidência para esta recomendação, entretanto, é limitado, uma vez que os estudos que suportam esta recomendação apresentam limitações metodológicas.[134] As indicações detalhadas conforme as recomendações da SBC e da AHA quanto ao uso de antimicrobianos e a endocardite infecciosa serão apresentados no **Capítulo 20**.

DESORDENS METABÓLICAS

Obesidade, dislipidemia, *diabetes mellitus* e síndrome metabólica

Uma relação bidirecional entre periodontite, obesidade, dislipidemia, diabetes e síndrome metabólica tem sido proposta.[135,136] Essa relação é estabelecida em virtude das características inflamatórias dessas doenças. A seguir, será mostrado como essas desordens metabólicas desenvolvem-se e a relação existente entre elas e a periodontite.

Obesidade

A obesidade é uma doença crônica, multifatorial e inflamatória, caracterizada por um acúmulo excessivo e anormal de gordura no corpo, o que pode acarretar problemas de saúde. A obesidade é considerada um dos principais indutores de inflamação sistêmica. Isso ocorre porque células de defesa se infiltram no tecido adiposo e, juntamente com os adipócitos, promovem um desequilíbrio na liberação de adipocitocinas promovendo um estado pró-inflamatório que pode afetar pâncreas, fígado, músculo esquelético, coração e cérebro. A contribuição da obesidade abdominal (ou visceral) na promoção da inflamação sistêmica parece ser maior do que a da obesidade periférica. Esse estado pró-inflamatório induzido pela obesidade pode alterar a sensibilidade à insulina e o metabolismo de glicose.

Existe uma associação positiva entre obesidade e desenvolvimento e progressão de doenças periodontais.[137] Estudos também demonstram a existência de uma relação linear entre obesidade (a partir de estimativas de índice de massa corpórea – IMC) e periodontite e entre progressão de periodontite e aumento no IMC. Estima-se que periodontite e obesidade desempenhem um efeito sinérgico em promover inflamação sistêmica, resultando em desregulação metabólica.

São potenciais mecanismos pelos quais a obesidade pode aumentar o risco de desenvolvimento de periodontite:

- Inflamação sistêmica acentuando na inflamação local: o tecido adiposo é fonte de citocinas secretadas pelos adipócitos e pelas células de defesa infiltradas nesse tecido. Na obesidade, há um desequilíbrio na secreção dessas citocinas levando a uma redução na secreção de citocinas anti-inflamatórias e um aumento na secreção de citocinas pró-inflamatórias que desencadeiam uma inflamação sistêmica de baixo grau.[138] Essa inflamação de baixo grau aumenta os níveis de mediadores pró-inflamatórios no periodonto,[139] os quais atuam recrutando células de defesa, aumentando a resposta inflamatória local e estimulando a secreção de metaloproteinases.[140] Maiores níveis séricos de ácidos graxos livres e de espécies reativas de oxigênio são encontrados no sangue de indivíduos obesos.[141] Em conjunto, essas alterações acentuam a resposta inflamatória e o estresse oxidativo, promovendo destruição do periodonto.[139] A obesidade também pode contribuir indiretamente para um maior risco de desenvolvimento de periodontite, uma vez que as citocinas inflamatórias presentes na circulação sanguínea podem bloquear os receptores celulares para insulina, promovendo resistência à insulina.[142] Para suprir essa resistência, o organismo aumenta a secreção de insulina, acarretando hiperinsulinemia, o que resulta em hiperglicemia. O estado de hiperglicemia induz a formação de compostos glicosilados. Ao se ligarem a receptores específicos de células imunomodulatórias presentes no periodonto, esses compostos estimulam a secreção de citocinas pró-inflamatórias. Além disso, os compostos glicosilados podem se ligar ao colágeno, dificultando a renovação/reparo tecidual. Por isso, a hiperglicemia desencadeia uma exacerbação da resposta inflamatória local, contribuindo para a destruição periodontal[143] (**Figura 3**).

- Imunodeficiência: os ácidos graxos livres, abundantes no sangue de indivíduos obesos, bloqueiam receptores presentes em células de defesa responsáveis pelo reconhecimento de microrganismos e ativação da resposta imune. Com isso, essas células são incapazes de responder adequadamente aos microrganismos.[144] Isso pode contribuir para a progressão do dano aos tecidos de suporte dentário promovido pela periodontite.
- Modificação microbiológica: estudos demonstram que o biofilme subgengival de indivíduos obesos apresenta maior quantidade de *T. forsythia, Fusobacterium* spp. e *P. gingivalis,*[145] mas ainda não está claro se essa alteração é de fato induzida pela obesidade.
- Endotoxemia pós-prandial: tem sido observado que o excesso de ingestão de nutrientes (supernutrição) pode induzir endotoxemia por alterações promovidas pela obesidade na microbiota intestinal e na permeabilidade do intestino.[146] A endotoxemia pode contribuir tanto para a inflamação sistêmica quanto para a inflamação no sítio periodontal, contribuindo para a destruição periodontal.

São potenciais mecanismos pelos quais a periodontite pode aumentar o risco do desenvolvimento de obesidade:

- Inflamação local e hiperinsulinemia: durante o desenvolvimento da periodontite, citocinas pró-inflamatórias secretadas pelas células de defesa podem se disseminar pela circulação sanguínea, promovendo um estado de inflamação sistêmica. De forma semelhante ao descrito na obesidade, essas citocinas podem bloquear os receptores celulares para insulina, provendo resistência à insulina. Consequentemente, para suprir essa resistência, o organismo aumenta a secreção de insulina, acarretando hiperinsulinemia. O excesso de insulina poderia viabilizar o armazenamento de gordura, contribuindo para o desenvolvimento de obesidade.[136]
- Perda dentária: a perda dentária decorrente da periodontite pode comprometer a função mastigatória, afetando a escolha de alimentos, que tendem a ser mais calóricos e ricos em gordura, predispondo os indivíduos ao desenvolvimento da obesidade.[147]

Ao contrário dos mecanismos que potencialmente associam obesidade à periodontite, cujos níveis de evidência são maiores, os mecanismos que potencialmente associam periodontite à obesidade possuem menor nível de evidência, porém, em razão da plausibilidade biológica, são considerados importantes na associação entre essas duas doenças.

Dislipidemia

A associação entre periodontite e dislipidemia também tem sido demonstrada, embora o mecanismo não seja completamente conhecido. O que se sabe por estudos laboratoriais é que o LPS aumenta a atividade lipolítica de adipócitos. Isso ocorre quando adipócitos e macrófagos são cocultivados,[148] simulando o que ocorre no tecido adiposo de indivíduos obesos. Essa maior atividade lipolítica poderia explicar elevação nos níveis séricos de ácidos graxos livres e de triglicérides, que, por sua vez, contribuem para imunodeficiência das células de defesa acentuando a resposta inflamatória local, conforme descrito anteriormente. Além disso, a endotoxemia induzida pela presença de LPS na circulação sanguínea pode estimular a secreção de TNF-alfa e de IL-1 beta pelas células de defesa do sangue, que, por sua vez, podem desencadear uma série de reações que alteram a utilização de aminoácidos por vários tecidos envolvidos no metabolismo de lipídeos. Essas citocinas poderiam ainda atuar sobre o eixo hipotálamo-hipófise-adrenal, estimulando lipogênese no fígado. Em conjunto, a lipólise do tecido adiposo e a lipogênese hepática contribuem para o aumento de ácidos graxos livres, de triglicérides, de LDL e de VLDL no sangue.[149] A redução relativa nos níveis séricos de HDL, então, contribui para a manutenção de elevados níveis de LDL e de VLDL. A hiperlipidemia (aumento nos níveis de LDL e/ou de triglicerídeos) estimula células de defesa a produzirem mediadores pró-inflamatórios que contribuem para a promoção de inflamação sistêmica.

Diabetes mellitus

O *diabetes mellitus* (DM) é um distúrbio metabólico associado à hiperglicemia crônica que ocorre como resultado da secreção deficiente de insulina e/ou da resistência à insulina. A insulina é um hormônio produzido pelas células betapancreáticas das ilhotas de Langerhans e sua função principal é manter a homeostase dos níveis de açúcar no sangue. Esse hormônio é secretado em resposta ao aumento dos níveis circulantes de glicose e aminoácidos após uma refeição. Para manter os níveis de açúcar no sangue, esse hormônio reduz a produção hepática de glicose (reduzindo a gliconeogênese e a glicogenólise) e aumenta a taxa de captação de glicose, principalmente pelo músculo

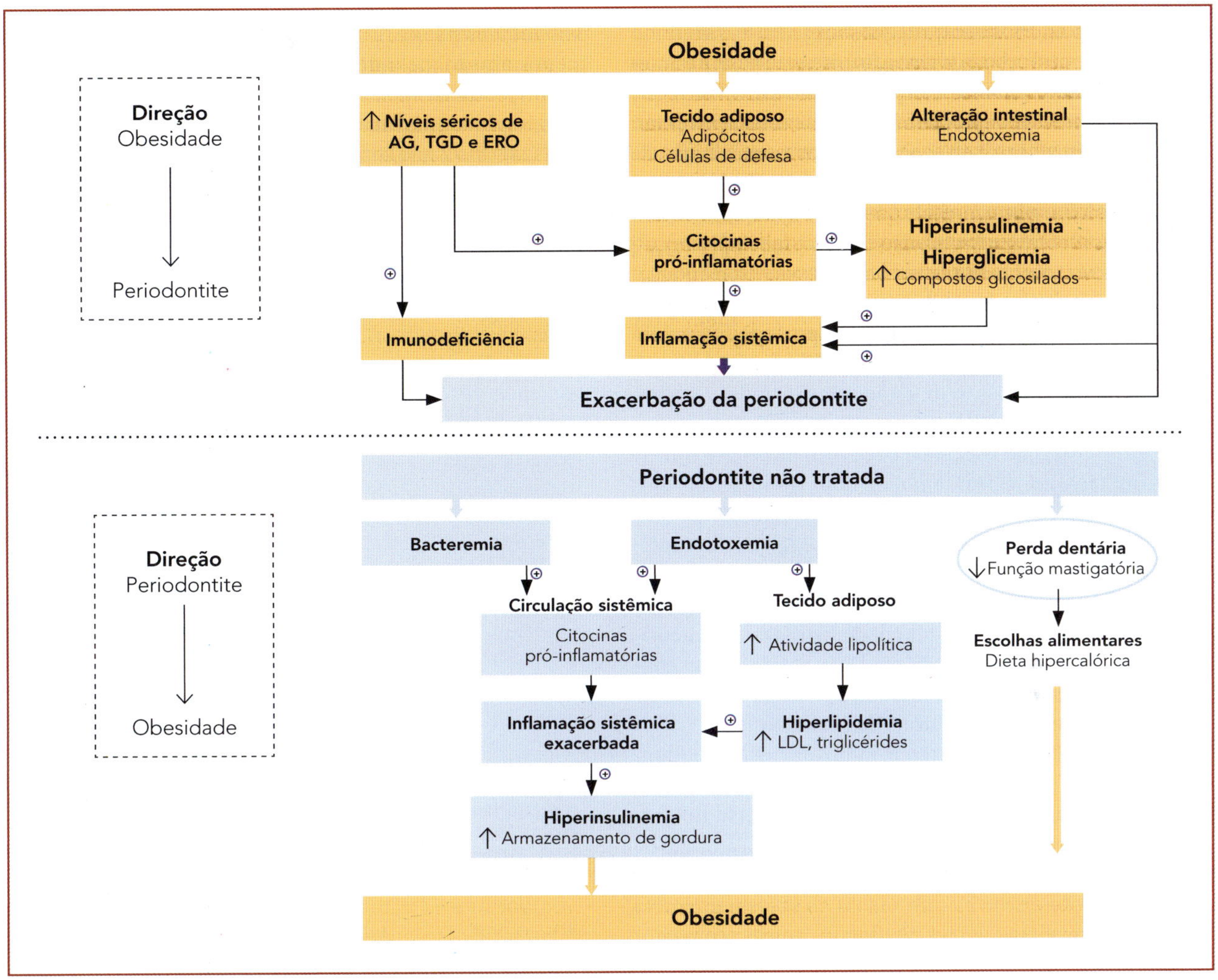

FIGURA 3 Possíveis mecanismos relacionados à associação bidirecional entre obesidade e periodontite. AG: ácidos graxos livres; TGD: triglicérides; ERO: espécies reativas de oxigênio o sinal de "+" significa regulação positiva/estímulo.

Fonte: adaptada de Jepsen et al., 2020.[136]

estriado e pelo tecido adiposo. Além disso, a insulina também afeta o metabolismo lipídico, aumentando a síntese lipídica no fígado e nas células adiposas e atenuando a liberação de ácidos graxos dos triglicerídeos no tecido adiposo e nos músculos. A resistência à insulina ocorre quando as concentrações normais de hormônios circulantes são insuficientes para regular adequadamente esses processos.[150] Estimativas indicam que mais de 400 milhões de pessoas possuem DM e que esta doença é responsável por cerca de 1,6 milhão de mortes por ano.[151] De forma geral, obesidade, dislipidemia, hipertensão e hiperglicemia são fatores comumente associados à DM.[152] Indivíduos com DM apresentam disfunção na resposta imune e são mais suscetíveis à infecção.[152] O estado de hiperglicemia crônica, além de aumentar o risco de desenvolvimento de doenças cardiovasculares, pode também viabilizar a adesão de determinados microrganismos às células epiteliais e endoteliais.[153,154]

O DM pode ser classificado em quatro categorias:

- **Tipo 1:** pode ser de causa autoimune (células T "atacam" as células beta-pancreáticas), decorrente de interações entre fatores ambientais e do próprio indivíduo e, também, pode ser de natureza idiopática.
- **Tipo 2:** a causa é desconhecida, porém não associada a causa autoimune. Caracteriza-se pela resistência periférica à insulina em tecidos como músculo esquelético, tecido adiposo e fígado. Essa resistência causa um aumento na produção de insulina que, por sua vez, leva a um aumento da massa celular das células betapancreáticas e ao aumento na secreção de insulina para manter a normoglicemia. Essa resposta compensatória resulta em hipersecreção de insulina, levando ao desenvolvimento de hiperinsulinemia. A resistência à insulina e a hiperinsulinemia precedem o desenvolvimento da hiperglicemia que ocorre quando as células betapancreáticas não conseguem compensar a resistência periférica à insulina. Esse tipo corresponde a mais de 90% de todos os casos de DM.

- **Gestacional:** geralmente diagnosticada entre o segundo e o terceiro trimestre de gestação, estando ausente antes do período gestacional.
- ***Diabetes mellitus* associado a outras causas:** entre elas, diabetes induzido por medicamentos (como o uso de glicocorticoides).[155]

Estudos indicam uma relação bidirecional entre periodontite e DM tipo 2, e os prováveis mecanismos responsáveis por essa associação estão descritos a seguir (**Figura 4**):

- O DM induz alterações nas células do sistema imune estimulando secreção de citocinas pró-inflamatórias, criando um estado de inflamação crônica que promove danos vascular e tecidual e redução na capacidade de reparo tecidual. O DM também induz dislipidemia, que, por sua vez, acentua as alterações nas células imunes induzidas pelo DM.[156] O estado de hiperglicemia, característico de DM não controlada, está relacionado com uma exacerbação da resposta inflamatória no periodonto (como já descrito). Tem sido demonstrada uma intensificação na secreção de IL-17 em DM, o que pode promover inflamação gengival e reabsorção óssea, exacerbando, por exemplo, os efeitos locais da periodontite.[157]
- A bacteremia e a endotoxemia induzidas pela periodontite promovem elevação nos níveis séricos de citocinas pró-inflamatórias, as quais modificam o perfil lipídico acentuando a hiperlipidemia. Dessa forma, a atuação da periodontite na inflamação sistêmica e na dislipidemia favorece o desenvolvimento de DM, uma vez que o perfil pró-inflamatório e a hiperlipidemia podem promover/acentuar o estado de hiperglicemia.[156,158] Em acréscimo, presença de periodontite grave está associada com aumento nos níveis séricos de hemoglobina glicada (sinalizando um aumento na glicemia) tanto em indivíduos sem DM quanto em indivíduos com DM.[135] A gravidade da periodontite está diretamente relacionada com dislipidemia e complicações atribuídas ao DM, como doenças cardiovasculares, doenças renais e retinopatias.[135] Os mecanismos responsáveis não são completamente compreendidos, mas se hipotetiza que o estresse oxidativo, os elevados níveis séricos de proteína C reativa, a dislipidemia e o dano às células endoteliais induzidos pela periodontite poderiam afetar o curso dessas complicações. Indivíduos com periodontite apresentam um baixo controle glicêmico e maior risco de desenvolvimento de DM. Por outro lado, indivíduos com DM têm piora no controle glicêmico se também apresentarem periodontite.[159]

Além de todas as alterações descritas, alguns estudos mostram uma associação entre DM e modificação microbiológica no biofilme subgengival de indivíduos com periodontite. Indivíduos diabéticos (DM tipo 2) não controlados apresentam maior abundância de *Actinomyces* spp., *Aggregatibacter* spp., *Capnocytophaga* spp., *Eikenella* spp., *Fusobacterium* spp., *Gemella* spp., *Neisseria* spp., *Selenomonas* spp., *Streptococcus* spp. e *Veillonella* spp. e menor abundância de *Eubacterium* spp., *Filifactor* spp., *Porphyromonas* spp., *Tannerella* spp. e *Treponema* spp. do que indivíduos não diabéticos.[160] Por outro lado, indivíduos com DM tipo 2 não controlado apresentam maior contagem de *P. gingivalis* no biofilme subgengival.[161] Esses achados sugerem que essas modificações microbiológicas poderiam exacerbar a condição de periodontite.

Existe uma relação bidirecional entre DM e periodontite: DM aumenta o risco de desenvolvimento de periodontite. Esta, por sua vez, exerce um efeito negativo no controle do DM e nas complicações associadas ao DM. Este é um bom exemplo de como uma doença sistêmica predipõe ao desenvolvimento de uma doença bucal que, quando instalada, promove uma exacerbação da doença sistêmica. O contrário também é verdadeiro: uma doença bucal aumenta o risco de desenvolvimento de uma doença sistêmica que, quando instalada, exacerba o desenvolvimento da doença bucal. Por isso, educação para a saúde bucal deve ser fornecida para todos os pacientes diabéticos, os quais devem ser informados do maior risco de desenvolvimento de periodontite. Além disso, os pacientes devem ser conscientizados de que o tratamento periodontal pode promover efeito positivo no controle metabólico e das complicações associadas ao DM.[135]

Estudos demonstram que indivíduos diabéticos apresentam hipossalivação e maior prevalência de xerostomia.[162] Há também uma correlação entre os níveis de glicose na saliva e no plasma sanguíneo, de forma que a hiperglicemia está associada a uma maior concentração salivar de glicose. Esse aumento tem sido considerado um dos responsáveis pela modificação microbiológica encontrada na cavidade bucal de pacientes diabéticos: há um aumento na abundância do filo Firmicutes, *Actinomyces* spp. e *Selenomonas* spp. e redução de Bacteroidetes.[163,164] Níveis elevados de *Streptococcus* spp. e de *Lactobacillus* spp. também são encontrados no biofilme supragengival de indivíduos com DM. No que diz respeito à cárie dentária, apesar do baixo nível de evidência, parece que adultos com DM (independentemente do tipo) apresentam maior experiência de cárie, adultos com DM tipo 2 apresentam maior prevalência de cárie radicular e adultos diabéticos não controlados também apresentam maior prevalência e experiência de cárie dentária.[165] A razão para esses achados não é clara, mas como o consumo de açúcar pode ser considerado fator comum à DM e à cárie dentária, é possível que um elevado consumo de açúcar seja um dos fatores responsáveis pela maior prevalência/experiência em cárie em diabéticos e em indivíduos com DM não controlado. Além disso, a redução no fluxo salivar decorrente do DM compromete as funções salivares, principalmente no que diz respeito à capacidade de limpeza. A grande variabilidade que existe entre os estudos, no que diz respeito aos níveis de hemoglobina glicada dos participantes, dificulta comparações e conclusões definitivas. De qualquer forma, esses achados sugerem que a cárie dentária pode ser sinal de um pobre controle glicêmico em indivíduos diabéticos.[165]

Síndrome metabólica

A síndrome metabólica é definida pela presença pelo menos três das seguintes condições: obesidade abdominal, dislipidemia, hipertensão e disglicemia,[166] levando a

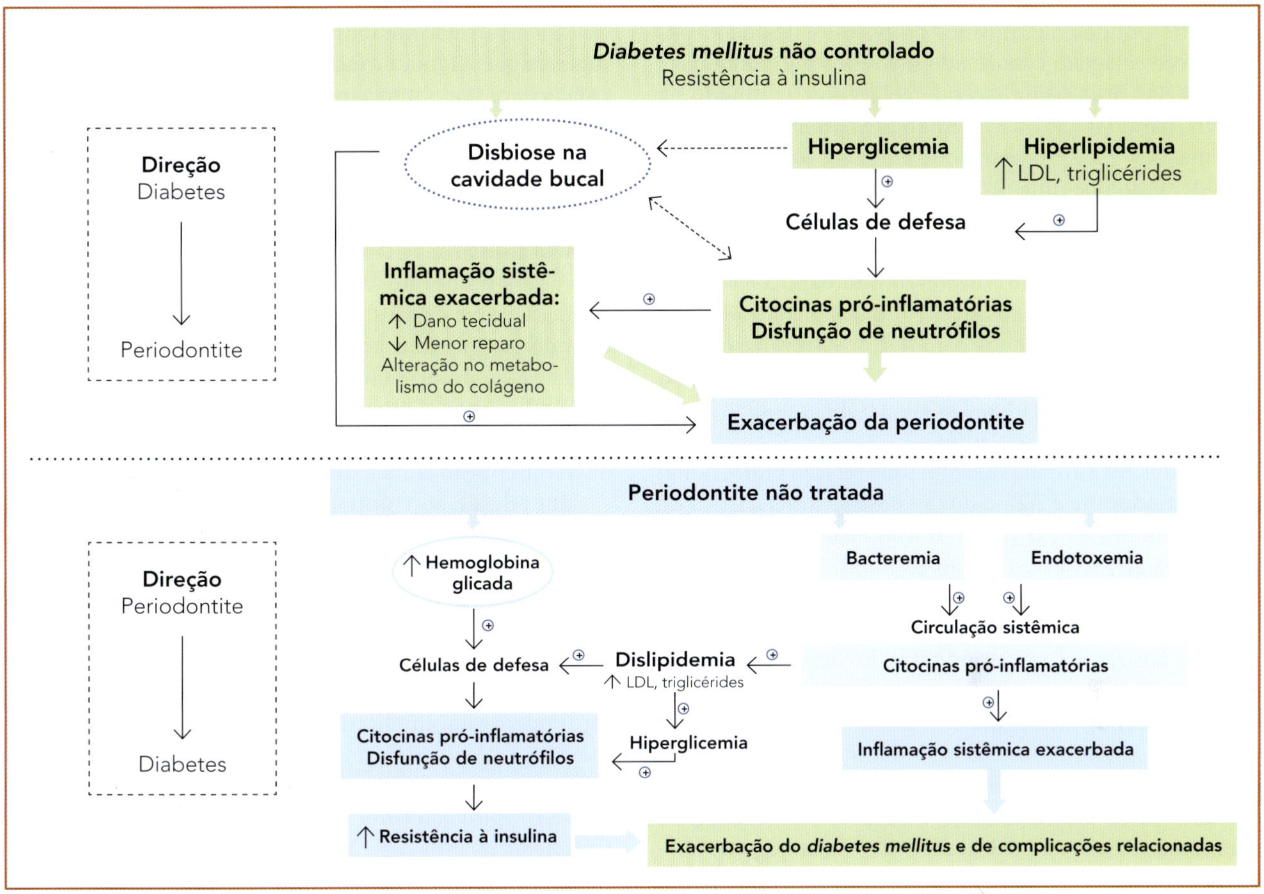

FIGURA 4 Possíveis mecanismos relacionados à associação bidirecional entre diabetes e periodontite. O sinal de "+" significa regulação positiva/estímulo.

Fonte: acervo pessoal dos autores.

um aumento no risco de desenvolvimento de DM tipo 2 e de doenças cardiovasculares ateroscleróticas. De forma geral, a síndrome metabólica parece ser uma resposta do corpo à inflamação sistêmica desencadeada pela obesidade. Evidências crescentes demonstram que a periodontite está associada à síndrome metabólica[136] e, como descrito, também aos seus componentes.

DOENÇAS AUTOIMUNES

Como descrito no **Capítulo 7**, dentro da cavidade bucal o sistema imunológico precisa harmonizar-se com bactérias, fungos e vírus comensais que estão ali presentes, e também precisa ser capaz de defender o ambiente bucal de microrganismos patogênicos. Algumas condições, entretanto, são capazes de perturbar o equilíbrio do sistema imunológico do hospedeiro e, como consequência, também são capazes de modular o perfil do microbioma bucal. Entre algumas doenças autoimunes, destaca-se a artrite reumatoide.

Artrite reumatoide

A artrite reumatoide (AR) é considerada uma doença autoimune caracterizada pela inflamação crônica das articulações.[167] Em indivíduos suscetíveis, uma desregulação do sistema imune, que pode ser causada por fatores genéticos predisponentes, fatores ambientais, presença de inflamação sistêmica, de infecção ou decorrente de causas desconhecidas, desencadeia a produção de autoanticorpos que "atacam" o tecido que envolve as articulações, conhecido como sinóvia. A resposta inflamatória decorrente da atuação desses autoanticorpos pode levar à destruição das articulações. Um desses autoanticorpos, denominado proteína anticitrulinada (PAC), parece estar especificamente associado com a AR. Esse autoanticorpo reconhece proteínas citrulinadas desencadeando a resposta inflamatória. O processo denominado citrulinação é uma modificação pós-transcricional de resíduos de arginina presentes em peptídeos. Esse processo é fisiológico e não causa maiores danos ao organismo. Não se sabe exatamente o que modifica a tolerância do nosso organismo às PACs.

O sítio subgengival de pacientes com doença periodontal apresenta elevados níveis de proteínas citrulinadas,[168] e a PAC também é encontrada no exsudato inflamatório presente nesses sitios inflamados. *P. gingivalis* possui uma enzima denominada peptidil-arginina-deiminase (PAD), capaz de citrulinar proteínas endógenas e do próprio hospedeiro que atuam como autoantígenos relacionados ao desenvolvimento da AR.[169] Um dos mecanismos propostos é de que a PAC reconhece colágeno citrulinado nos sítios periodontais e, a partir daí, atua reconhecendo colágeno citrulinado na sinóvia, dando início ou exacerbando a autoimunidade nas articulações. Esse processo pode ainda ser potencializado considerando que uma proteína presente na superfície de *P. gingivalis*, denominada alfaenolase, também pode ser citrulinada pela PAD. A citrulinação dessa proteína pode desencadear uma reação cruzada com autoanticorpos para proteínas do tipo alfaenolase citrulinada encontradas nas articulações de indivíduos com AR.[170] Além disso, neutrófilos e monócitos recrutados nas articulações podem produzir histonas citrulinadas que também podem atuar como autoantígenos para a PAC.[167]

Estudos em animais sugerem uma relação bidirecional entre periodontite e AR, o que se deve à característica de ambas serem doenças inflamatórias crônicas associadas a uma progressiva destruição tecidual. Em modelo experimental de periodontite e de AR induzidas em ratos, observou-se que, após 28 dias de experimento, a perda óssea alveolar nos ratos com periodontite foi maior do que nos ratos com AR, porém ratos com periodontite + AR apresentaram perda óssea significativamente maior em relação àqueles que apresentavam ou periodontite, ou AR ou grupo controle (sem periodontite e sem AR) (**Figura 5**). Níveis elevados de IL-17 foram encontrados no tecido gengival apenas na presença de AR (tanto AR isolada quanto AR + periodontite).[171] A IL-17 está associada à osteoclastogênese, o que contribui para reabsorção óssea e destruição periodontal.[172] Além disso, níveis elevados de IL-17 são também observados na sinóvia de animais com AR, exercendo um importante papel na inflamação sinovial e na destruição da articulação.[173] Osteoclastogênese em AR é responsável pela degradação óssea ao redor das articulações e pela perda óssea generalizada nos indivíduos afetados. Esses resultados sugerem que AR pode exacerbar a destruição óssea promovida pela periodontite, o que justifica a maior perda óssea encontrada nos animais com AR.[171] Além disso, maiores níveis de PAC foram encontrados no tecido gengival de ratos com AR + periodontite, e a periodontite exacerbou o edema articular associado à AR.[171] Em acréscimo, outro estudo em modelo animal de AR experimental observou que articulações e gengiva de ratos com AR apresentam maiores níveis de mediadores pró-inflamatórios e de metaloproteinases quando comparadas aos ratos do grupo controle. Maior perda óssea alveolar também foi encontrada nos animais com AR.[174] Esse e outros estudos demonstram que periodontite e AR interagem entre si aumentando a gravidade da manifestação clínica dessas doenças.

Em relação ao componente microbiano da cavidade bucal, observa-se uma grande variabilidade nos resultados reportados pelos estudos. Apesar dos mecanismos já descritos, nem sempre os estudos confirmam o papel ou contribuição da *P. gingivalis* na AR, indicando que outros microrganismos, como *A. actinomyctemcomitans, Filifactor alocis, Prevotella* spp., *Prevotella intermedia* e *Leptotrichia* spp. podem estar implicados na associação entre periodontite e AR.[175] Além disso, maior abundância de *Lactobacillus salivarius, Atopobium* spp., *Leptotrichia* spp., *Prevotella* spp. *e Cryptobacterium curtum* e menor abundância de *Corynebacterium* spp., *Streptococcus* spp., *Rothia aeria, Klingella orallis, Haemophilus* spp. e *Actinomyces* spp. são encontradas na cavidade bucal de indivíduos com AR.[176] Hipotetiza-se que os níveis aumentados de mediadores inflamatórios nos tecidos periodontais de indivíduos com AR poderiam alterar as condições ecológicas e, consequentemente, favorecer a presença das espécies bacterianas patogênicas e exacerbar o desenvolvimento da periodontite. A

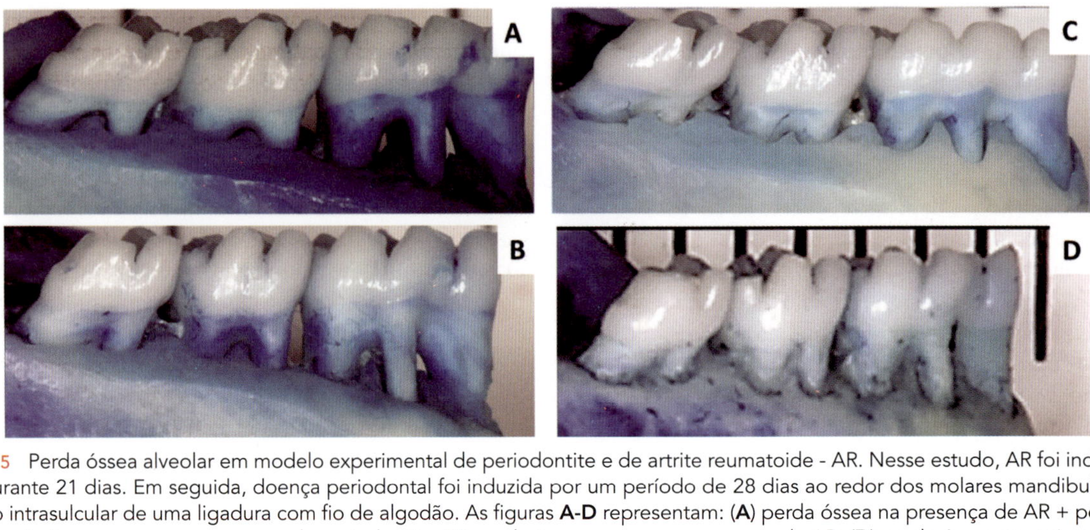

FIGURA 5 Perda óssea alveolar em modelo experimental de periodontite e de artrite reumatoide - AR. Nesse estudo, AR foi induzida em ratos durante 21 dias. Em seguida, doença periodontal foi induzida por um período de 28 dias ao redor dos molares mandibulares pela inserção intrasulcular de uma ligadura com fio de algodão. As figuras **A-D** representam: (**A**) perda óssea na presença de AR + periodontite; (**B**) perda óssea na presença apenas de periodontite; (**C**) perda óssea na presença apenas de AR; (**D**) perda óssea em animais do grupo controle. Perda óssea em (**A**) foi estatisticamente maior comparada aos demais grupos; perda óssea em (**B**) foi estatisticamente maior que (**C**) e (**D**).

Fonte: extraída e adaptada de Corrêa et al., 2017.[171]

inflamação local intensificada pela doença sistêmica poderia alterar a composição microbiana para uma composição que seja mais adaptada a um ambiente inflamatório e, portanto, com maior potencial de induzir inflamação. Assim, as mudanças na inflamação sistêmica e local poderiam interromper a homeostase microbiana e, consequentemente, aumentar a patogenicidade bacteriana e a suscetibilidade à doença periodontal.[176]

O conjunto de evidências disponível mostra que há maior prevalência de AR em pacientes com periodontite, da mesma forma que há maior prevalência e risco de desenvolvimento de periodontite em pacientes com AR.[175] Entretanto, isso não significa que todos os indivíduos que possuem periodontite desenvolverão AR e vice-versa, uma vez que, como a AR é uma doença autoimune, fatores genéticos e ambientais também podem contribuir para o desenvolvimento dessa doença. Um ponto importante é que nem sempre presença ou maior atividade de PAD é observada em pacientes com AR. Apesar dessas evidências, ainda não está completamente claro como a relação entre periodontite e AR é estabelecida.[175]

Lúpus eritematoso sistêmico

O lúpus eritematoso sistêmico (LES) é uma doença inflamatória autoimune, mais frequente em mulheres, que pode acometer quase todos os sistemas corporais acarretando sintomas clínicos com diferentes graus de gravidade. Uma rede complexa de interação entre fatores genéticos/epigenéticos, hormonais e ambientais, leva a uma desregulação imunológica e a uma perda da tolerância aos autoantígenos, resultando na produção de autoanticorpos, inflamação (períodos recorrentes de inflamação aguda ou crônica) e disfunção de vários tecidos, como rins, articulações e pele (manchas vermelhas ou eritematosas, principalmente nas áreas mais expostas ao sol), sendo uma característica da doença o apareceimento de lesão eritematosa no rosto em formato de "asa de borboleta" (localizada no dorso do nariz e nas regiões malares – abaixo dos olhos). Em virtude da heterogeneidade da doença, diagnosticar, tratar e identificar novas terapias para o lúpus é um desafio para a comunidade científica.[177,178]

No que diz respeito à cavidade bucal, existe alguma evidência de que indivíduos com LES apresentam menor fluxo salivar, menor capacidade tamponante da saliva e menor pH salivar, o que pode estar relacionado a uma maior experiência de cárie dentária encontrada nesses indivíduos.[179] Pacientes com LES parecem apresentar maior risco para periodontite quando comparados aos indivíduos sem LES.[180] Esses pacientes também apresentam maior prevalência de periodontite. Em acréscimo, maior proporção de periodontopatógenos (como *Prevotella* spp., *Treponema* spp. e *Selenomonas* spp.) foram encontrados no biofilme subgengival de indivíduos com LES, mesmo em sítios periodontais saudáveis. Pacientes que possuem LES e periodontite apresentam maior carga microbiana no biofilme subgengival e maiores níveis salivares de citocinas pró-inflamatórias IL-6, IL-17 e de IL-33 do que indivíduos com periodontite e sem LES.[181] Quantidades elevadas de anticorpos contra *A. actinomycetemcomitans*, *P. gingivalis*, *T. denticola* e *Capnocytophaga ochracea* foram detectadas no soro sanguíneo de pacientes com LES, e os níveis de anticorpos para *A. actinomycetemcomitans* e *P. gingivalis* estiveram diretamente relacionados à gravidade do LES.[182] Apesar desses achados, não está claro neste estudo se os pacientes investigados possuíam periodontite.[182] *T. denticola* e *T. forsythia* também se encontram presentes em uma abundância aumentada nos sítios periodontais de pacientes com LES em comparação a indivíduos saudáveis. Além disso, a presença dos periodontopatógenos aumentou a produção de mediadores inflamatórios e a inflamação sistêmica de baixo grau induzida por esses mediadores influenciou a atividade e a gravidade do LES.[183] Periodontopatógenos também estimulam a expressão de TLR-2 e TLR-4 no periodonto e ativam os mecanismos de autoimunidade local e sistêmica relacionados ao LES.[178] Esses mecanismos poderiam explicar uma possível associação entre periodontite e LES.

Também foi relatado que a abundância das famílias Lactobacillaceae, Veillonellaceae e Moraxellaceae e dos gêneros *Barnesiella* spp., *Blautia* spp., *Lactobacillus* spp., *Pyramidobacter* spp. e *Veillonella* spp. é maior na cavidade bucal de indivíduos que apresentam LES em comparação com indivíduos sem a doença.[184] O papel desempenhado por esses microrganismos e uma explicação biológica para esses achados ainda não são conhecidos. Diferente das demais condições apresentadas neste capítulo, ainda não são claros os mecanismos responsáveis pela associação entre LES e cavidade bucal.

DESORDENS COGNITIVAS

Doença de Alzheimer

Demência é um termo geral utilizado para designar um declínio na capacidade cognitiva de um indivíduo o suficiente para interferir em suas atividades cotidianas.[185] A doença de Alzheimer (DA) é o tipo mais comum de demência, sendo responsável por pelo menos dois terços dos casos de demência em pessoas com 65 anos ou mais. Trata-se de uma enfermidade neurodegenerativa que apresenta um comprometimento progressivo e irreversível das funções comportamentais e cognitivas, as quais incluem memória, compreensão, linguagem, atenção, raciocínio e julgamento.[185] Essa doença é caracterizada pelo acúmulo de placas de beta-amiloide no cérebro que, com o passar do tempo, promovem neurodegeneração, comprometimento cognitivo e demência. Esse acúmulo de beta-amiloide se inicia muitos anos antes do aparecimento dos sinais clínicos de demência.

O material beta-amiloide é normalmente produzido a partir da proteólise de uma glicoproteína transmembrana precursora presente em astrócitos, células gliais e neurônios. Degradação enzimática, fagocitose e translocação do peptídeo amiloide para compartimentos periféricos são mecanismos de "limpeza" que contribuem para a remoção desse composto do cérebro. A translocação ocorre via barreira hematoencefálica e pela barreira hematocefalorraquidiana e é mediada por proteínas específicas. Indivíduos com DA possuem menores níveis dessas proteínas, levando a um desequilíbrio no processo de limpeza que culmina com maior acúmulo de beta-amiloide no cérebro (denominado amiloidose). O acúmulo de beta-amiloide e de células degeneradas pode induzir astrócitos e células gliais a produzirem citocinas pró-inflamatórias que causam disfunção nas sinapses e neurodegeneração. A inflamação reduz ainda mais o processo de limpeza e de remoção de beta-amiloide do cérebro. Existem evidências sugerindo que a produção de beta-amiloide também é resultado da integração de processos inflamatórios sistêmicos e locais. Inflamação sistêmica (p. ex., induzida por LPS) pode induzir os astrócitos a produzirem beta-amiloide, e o acúmulo desse material no cérebro induz células gliais a produzirem mediadores pró-inflamatórios. Esse processo inflamatório pode ser desencadeado por microrganismos e, como será visto a seguir, microrganismos periodontopatogênicos, especificamente *P. gingivalis*, podem participar deste processo.[186]

Resultados de estudos realizados com animais sistematicamente infectados com *P. gingivalis* ou que foram submetidos à periodontite experimental, mostraram a presença de DNA microbiano e LPS no cérebro desses animais. Também foi possível observar neuroinflamação, neurodegeneração e aumento na quantidade de beta-amiloide no cérebro.[187-189] Importante mencionar que essas alterações induzidas por *P. gingivalis*/LPS foram mais intensas em ratos mais velhos quando comparadas às alterações induzidas em ratos mais jovens.[190,191] Uma explicação para esse achado é a constatação de que um estado pró-inflamatório está normalmente presente no cérebro em virtude do envelhecimento.[192] É possível que o estado de inflamação sistêmica induzido por bacteremia e endotoxemia decorrentes de estágios mais avançados da periodontite aumente a permeabilidade da barreira hematoencefálica, possibilitando o acesso de microrganismos e seus metabólitos ao cérebro,[193] intensificando a inflamação. Em acréscimo às evidências de estudos em animais, a presença de *P. gingivalis* foi observada no cérebro de indivíduos com DA.[194,195]

Estudos observacionais indicam que há um aumento na incidência de DA em pacientes com doença periodontal, e que pessoas com demência apresentam maior prevalência de doença periodontal.[186] Apesar dessas observações e dos achados dos estudos em animais, ainda não está claro se as alterações neurodegenerativas são induzidas apenas por *P. gingivalis* ou se outros microrganismos periodontopatogênicos contribuem para esse processo de neurodegeneração e de formação de beta-amiloide. Considerando essas evidências e alterações desses estudos, é possível que a doença periodontal possa ser um fator de risco biologicamente plausível para DA, porém mais estudos ainda são necessários para que conclusões definitivas possam ser obtidas.[186]

Doença de Parkinson

A doença de Parkinson (DP) é a segunda doença neurodegenerativa mais comum e apresenta incidência crescente. Atualmente acomete mais de 6 milhões de pessoas em todo o mundo, sendo considerada multietiológica e de etiopatogenia incerta. Comumente a DP é conhecida por causar tremores, acometer pessoas mais velhas e ser incurável.[196]

A doença é caracterizada por dois processos patológicos principais: a) perda prematura de neurônios dopaminérgicos (responsáveis pela produção de dopamina, neurotransmissor que age no controle dos movimentos auxiliando a conduzir os comandos entre o cérebro e os músculos); e b) acúmulo de corpos de Lewy (agregados de neurofilamentos presentes nas células do sistema nervoso central) na região do tronco encefálico chamada substância negra. Ainda não está claro qual processo ocorre primeiro. Entretanto, com base em estudos patológicos, acredita-se que há uma degeneração gradual dos neurônios ao longo de muitos anos, com cada local afetado correspondendo a sintomatologia específica na DP. Quando os sintomas motores se tornam evidentes ao exame patológico, é possível a detecção de 30 a 70% de morte celular na substância negra.[197]

Evidências recentes sugerem que a microbiota pode estar envolvida no desenvolvimento e patologia da DP. Acredita-se, por exemplo, que a disbiose no microbioma intestinal possa estar associada a alterações fisiopatológicas não apenas no próprio sistema gastrointestinal, mas também nos sistemas nervoso entérico e central e que, com isso, ocorra a perda de neurônios por meio de vários mecanismos, os quais incluem a liberação de neurotoxinas na circulação sistêmica, diminuição da produção de fatores neuroprotetores e desencadeamento de respostas inflamatórias e autoimunes.[198] Acredita-se, portanto, que a disbiose intestinal está associada a diferentes doenças do sistema nervoso que se manifestam por meio de uma conversa cruzada entre o intestino, o sistema nervoso e o sistema imunológico.[199]

Apesar da incerteza quanto à fisiologia exata da neurotoxicidade induzida por *Helicobacter pylori* na DP, há evidências de que a infecção por *H. pylori* em pacientes que sofrem de DP está associada a uma piora dos sintomas motores.[200] *H. pylori* é uma bactéria que pode ser transmitida por via oral-oral ou fecal-oral. Embora a maioria dos indivíduos positivos para *H. pylori* permaneça assintomática, a infecção por esse microrganismo predispõe ao desenvolvimento de várias condições clínicas, como úlceras pépticas, adenocarcinomas gástricos e linfomas associados à mucosa gástrica. Isso ocorre porque *H. pylori* é um patógeno que possui vários mecanismos de virulência que melhoram sua capacidade de aderência ao microambiente gástrico, o qual é extremamente ácido,[201] e a interação de *H. pylori* com o epitélio gástrico facilita o reconhecimento desse microrganismo por células do sistema imune e células epiteliais locais. Com isso, inicia-se a produção de mediadores inflamatórios como uma tentativa de combate a esse agente agressor. A inflamação induzida por *H. pylori* é o principal resultado da colonização por esse microrganismo[202,203] e esse processo inflamatório no trato gastrointestinal pode limitar a absorção de medicamentos utilizados para o tratamento da DP. Portanto, a erradicação desse microrganismo poderia acarretar uma melhora dos sintomas motores relacionados à DP.[204] Porém, o tratamento dessa infecção é um grande desafio porque *H. pylori* é resistente à terapia antimicrobiana, o que dificulta sua erradicação.[201]

Em um estudo em modelo animal observou-se que a administração de *P. gingivalis* via oral resulta em disbiose na microbiota intestinal e aumento na permeabilidade da membrana intestinal.[205] Além disso, essa administração via oral de *P. gingivalis* 3 vezes por semana por um periodo de 30 dias resultou em degeneração neuronal nos animais avaliados.[206] Pacientes em estágios iniciais da DP apresentam maiores níveis salivares de citocinas IL-1 beta e TNF-alfa em comparação aos indivíduos sem DP. Interessantemente, esses indivíduos apresentavam boa condição de saúde bucal.[207] Um estudo comparativo mostrou que a cavidade bucal de indivíduos com DP apresenta maior abundância de *Prevotella* spp., Prevotellaceae, *Veillonella* spp., *Solobacterium* spp., Veillonellaceae, Lactobacillaceae e Coriobacteriaceae, e menor abundância de *Actinomyces spp.*, *Capnocytophaga* spp., *Corynebacterium* spp., *Gemella* spp., *Granulicatella* spp., *Haemophilus* spp., *Kingella* spp., *Leptotrichia* spp., *Neisseria* spp., *Rothia* spp., entre outros.[208] Esses são achados preliminares que podem indicar uma possível relação entre cavidade bucal e desenvolvimento/agravamento da DP. Porém, neste momento, os resultados são inconclusivos.

CONSIDERAÇÕES FINAIS

Neste capítulo, mostrou-se que a cavidade bucal está associada a algumas doenças sistêmicas. O mecanismo exato envolvido nesse processo ainda não está completamente elucidado. Alterações na microbiota da cavidade bucal são encontradas em pacientes com algumas doenças gastrointestinais, respiratórias e autoimunes (como o lúpus eritematoso sistêmico). A presença de estresse oxidativo e de uma inflamação sistêmica e de baixo grau parece ser um dos fatores responsáveis pela associação entre periodontite e algumas doenças sistêmicas, como as doenças cardiovasculares e desordens metabólicas. Um menor nível de evidência também indica a atuação da inflamação sistêmica como mediadora entre periodontite e artrite reumatoide, lúpus eritematoso e doença de Alzheimer. Ao mesmo tempo que a inflamação sistêmica (induzida pelo processo de desenvolvimento de determinadas doenças) atua sobre a cavidade bucal exacerbando a resposta inflamatória local e o dano tecidual, a resposta inflamatória na cavidade bucal induzida pela periodontite contribui para o fornecimento de citocinas pró-inflamatórias, de microrganismos e de LPS para a corrente sanguínea, criando um *loop* de inflamação. A própria resposta inflamatória induzida pela doença sistêmica pode contribuir para a manutenção ou indução do estado de disbiose na cavidade bucal,[176] enquanto a presença de disbiose na cavidade bucal pode induzir uma resposta pró-inflamatória crônica e sistêmica capaz de afetar vários órgãos e agravar doenças sistêmicas já existentes.[5] Nesse sentido, é possível que a microbiota da cavidade bucal seja passivamente alterada em resposta a uma determinada doença sistêmica, ou que a microbiota bucal desempenhe um papel ativo, mesmo que indireto, no desenvolvimento de determinadas doenças em outro local do corpo humano.

É importante ressaltar, porém, que a maioria das evidências acerca das associações apresentadas neste capítulo é proveniente de estudos transversais. Isso implica que não é possível estabelecer a direção da associação, nem relação causal, pela ausência de temporalidade. Desta forma, estudos longitudinais devem ser conduzidos para maiores esclarecimentos sobre essas associações. É importante considerar também que estudos em modelos animais são realizados sob condições experimentais extremamente controladas e que nem sempre simulam toda a complexidade das doenças desenvolvidas no corpo humano. Por isso, para muitas das associações identificadas, ainda são necessários estudos clínicos para elucidar e validar os mecanismos relacionados. Além disso, as informações disponíveis referem-se apenas à associação de bactérias específicas ou grupos específicos de microrganismos com a condição/doença analisada, carecendo de dados sobre o papel desempenhado pelo microbioma da cavidade bucal nas associações encontradas. De qualquer forma, apesar dessas limitações, as evidências demonstram a existência um importante eixo cavidade bucal-doenças sistêmicas.

RESUMO

Um crescente número de evidências tem sugerido uma associação entre cavidade bucal e doenças sistêmicas. Microrganismos da cavidade bucal e seus fatores de virulência podem atingir outros órgãos do corpo humano. Em indivíduos suscetíveis, esses microrganismos podem contribuir para o desenvolvimento de doença ou agravamento das doenças já existentes. É o caso, por exemplo, da síndrome do intestino irritável, da doença inflamatória intestinal, da pneumonia, da doença pulmonar obstrutiva crônica, da asma, da fibrose cística e dos cânceres dos sistemas gastrointestinal e pulmonar.

Presença de inflamação sistêmica e de baixo grau parece ser um dos principais fatores responsáveis pela associação entre periodontite e desordens metabólicas (como obesidade, dislipidemia, diabetes e síndrome metabólica) e doenças cardiovasculares (como aterosclerose e hipertensão). A bacteremia e a endotoxemia induzidas pela periodontite promovem elevação nos níveis séricos de citocinas pró-inflamatórias, as quais contribuem tanto para o aumento nos níveis de hemoglobina glicada quanto para promoção/agravamento da dislipidemia e hiperglicemia. A inflamação sistêmica desencadeada pelas doenças sistêmicas e desordens metabólicas também contribui para o agravamento da destruição periodontal em pacientes com periodontite.

A produção de autoantígenos por *P. gingivalis* parece ser o mecanismo responsável pela associação entre periodontite e desenvolvimento da autoimunidade na artrite reumatoide. Além disso, estudos em animais sugerem que bacteremia e endotoxemia atribuídas à *P. gingivalis* estão possivelmente associadas à neuroinflamação e neurodegeneração encontradas na doença de Alzheimer. Apesar dessas evidências de associação entre cavidade bucal e doenças sistêmicas, muitos dos mecanismos responsáveis ainda não são completamente compreendidos e ainda não é possível estabelecer a direção da associação, nem a relação causal entre elas.

QUESTÕES

1. Leia as sentenças abaixo e assinale a alternativa correta:

   I) A acidez presente no estômago e a secreção de sais biliares no duodeno atuam como barreiras que limitam o acesso de microrganismos da cavidade bucal ao trato gastrointestinal.

   II) A presença de uma microbiota intestinal comensal e em equilíbrio com o hospedeiro modula a colonização do intestino por microrganismos exógenos, o que significa que a grande maioria dos microrganismos deglutidos não é capaz de efetivamente colonizar esse ambiente.

   III) Disbiose intestinal não é pré-requisito para a colonização do intestino por microrganismos exógenos.

   IV) Modificação na microbiota da cavidade bucal tem sido encontrada em pacientes acometidos por algumas doenças no sistema gastrointestinal.

   a) Todas as sentenças estão corretas.
   b) Somente as sentenças II e IV estão corretas.
   c) As sentenças I, III e IV estão corretas.
   d) A sentenças I, II e IV estão corretas.
   e) Somente as sentenças III e IV estão corretas.

2. Em relação às doenças do sistema respiratório, qual é a alternativa incorreta?

   a) A composição da microbiota pulmonar é determinada pelo equilíbrio entre taxa de translocação microbiana (principalmente a partir da cavidade bucal), taxa de eliminação microbiana (pelo reflexo da tosse, movimentos ciliares e resposta imune do hospedeiro) e pela taxa de crescimento regional dos microrganismos no pulmão. Qualquer alteração nesse equilíbrio aumenta a predisposição para o desenvolvimento de doenças respiratórias.
   b) A cavidade bucal atua como um dos principais reservatórios de microrganismos que podem colonizar os pulmões de indivíduos suscetíveis.
   c) Não existem evidências que suportem o envolvimento da microbiota da cavidade bucal no agravamento da doença pulmonar obstrutiva crônica.
   d) Pneumonia nosocomial é uma complicação que pode ser encontrada em pacientes submetidos à ventilação mecânica. Colonização da cavidade bucal por patógenos respiratórios contribui para o desenvolvimento a agravamento dessa doença.
   e) Metabólitos produzidos pela microbiota da cavidade bucal podem se difundir pelas vias aéreas e atuar como fonte de nutrientes para microrganismos associados às infecções pulmonares em fibrose cística.

3. Sobre a inter-relação entre periodontite e desordens metabólicas, leia as sentenças abaixo e assinale a alternativa correta:

   I) Presença de periodontite parece estar associada à hiperinsulinemia e dislipidemia, mas não à hiperglicemia.

   II) A endotoxemia induzida pelo LPS é capaz de estimular lipólise pelo tecido adiposo e lipogênese no fígado, acarretando aumento nos níveis séricos de ácidos graxos livres e de triglicérides.

   III) Tem sido demonstrada uma intensificação na secreção de IL-17 em indivíduos diabéticos, o que pode promover inflamação gengival e reabsorção óssea, exacerbando os efeitos locais da periodontite.

   IV) A gravidade da periodontite pode estar diretamente relacionada com dislipidemia e complicações atribuídas ao diabetes, como doenças cardiovasculares, doenças renais e retinopatias.

   a) As sentenças I, III e IV estão corretas.
   b) As sentenças I, II e III estão corretas.
   c) Todas as sentenças estão corretas.
   d) As sentenças II, III e IV estão corretas.
   e) Somente as sentenças II e IV estão corretas.

4. Assinale a alternativa incorreta:

   a) A enzima peptidil-arginina-deiminase do microrganismo *P. gingivalis* é capaz de citrulinar proteínas endógenas e do próprio hospedeiro que atuam como autoantígenos relacionados ao desenvolvimento da artrite reumatoide.
   b) Estudos sugerem haver uma bidirecionalidade entre periodontite e artrite reumatoide. Essas doenças interagem entre si aumentando a gravidade de suas manifestações clínicas
   c) Estudos epidemiológicos demonstram maior prevalência de artrite reumatoide em pacientes com periodontite, o que significa que todos os pacientes com periodontite desenvolvem artrite reumatoide algum dia.
   d) Estudos em animais sugerem um mecanismo biológico associando periodontopatógenos (como *P. gingivalis*) com neurodegeneração e demência.

Gabarito: 1d; 2c; 3d; 4c

REFERÊNCIAS

1. Saklayen MG. The global epidemic of the metabolic syndrome. Curr Hypertens Rep. 2018;20(2):12. doi: 10.1007/s11906-018-0812-z. PMID: 29480368; PMCID: PMC5866840.
2. Monsarrat P, Blaizot A, Kémoun P, Ravaud P, Nabet C, Sixou M, Vergnes JN. Clinical research activity in periodontal medicine: a systematic mapping of trial registers. J Clin Periodontol. 2016;43(5):390-400. doi: 10.1111/jcpe.12534. Epub 2016 Apr 13. PMID: 26881700.
3. Tonetti MS, Jepsen S, Jin L, Otomo-Corgel J. Impact of the global burden of periodontal diseases on health, nutrition and well-being of mankind: a call for global action. J Clin Periodontol. 2017;44(5):456-62. doi: 10.1111/jcpe.12732. Epub 2017 May 8. PMID: 28419559.
4. Gao L, Xu T, Huang G, Jiang S, Gu Y, Chen F. Oral microbiomes: more and more importance in oral cavity and whole body. Protein Cell. 2018;9(5):488-500. http://creativecommons.org/licenses/by/4.0/
5. Kleinstein SE, Nelson KE, Freire M. Inflammatory networks linking oral microbiome with systemic health and disease. J Dent Res. 2020;99(10):1131-9. doi: 10.1177/0022034520926126. Epub 2020 May 27. PMID: 32459164; PMCID: PMC7443998.
6. Martinsen TC, Bergh K, Waldum HL. Gastric juice: a barrier against infectious diseases. Basic Clin Pharmacol Toxicol. 2005;96(2):94-102. doi: 10.1111/j.1742-7843.2005.pto960202.x. PMID: 15679471.
7. Ridlon JM, Kang DJ, Hylemon PB, Bajaj JS. Bile acids and the gut microbiome. Curr Opin Gastroenterol. 2014;30(3):332-8. doi: 10.1097/MOG.0000000000000057. PMID: 24625896; PMCID: PMC4215539.
8. Kitamoto S, Nagao-Kitamoto H, Hein R, Schmidt TM, Kamada N. The bacterial connection between the oral cavity and the gut diseases. J Dent Res. 2020;99(9):1021-9. doi: 10.1177/0022034520924633. Epub 2020 May 28. PMID: 32464078; PMCID: PMC7375741.
9. Simrén M, Tack J. New treatments and therapeutic targets for IBS and other functional bowel disorders. Nat Rev Gastroenterol Hepatol. 2018;15(10):589-605. doi: 10.1038/s41575-018-0034-5. PMID: 29930260.
10. Pittayanon R, Lau JT, Yuan Y, Leontiadis GI, Tse F, Surette M, Moayyedi P. Gut microbiota in patients with irritable bowel syndrome-a systematic review. Gastroenterology. 2019;157(1):97-108. doi: 10.1053/j.gastro.2019.03.049. Epub 2019 Mar 30. PMID: 30940523.
11. Rajilić-Stojanović M, Biagi E, Heilig HG, Kajander K, Kekkonen RA, Tims S, de Vos WM. Global and deep molecular analysis of microbiota signatures in fecal samples from patients with irritable bowel syndrome. Gastroenterology. 2011;141(5):1792-801. doi: 10.1053/j.gastro.2011.07.043. Epub 2011 Aug 5. PMID: 21820992.
12. Pham VT, Lacroix C, Braegger CP, Chassard C. Lactate-utilizing community is associated with gut microbiota dysbiosis in colicky infants. Sci Rep. 2017;7(1):11176. doi: 10.1038/s41598-017-11509-1. PMID: 28894218; PMCID: PMC5593888.
13. Kitamoto S, Nagao-Kitamoto H, Jiao Y, Gillilland MG 3rd, Hayashi A, Imai J, et al. The intermucosal connection between the mouth and gut in commensal pathobiont-driven colitis. Cell. 2020;182(2):447-62.e14. doi: 10.1016/j.cell.2020.05.048. Epub 2020 Jun 16. PMID: 32758418; PMCID: PMC7414097.
14. Wallace KL, Zheng LB, Kanazawa Y, Shih DQ. Immunopathology of inflammatory bowel disease. World J Gastroenterol. 2014;20(1):6-21. doi: 10.3748/wjg.v20.i1.6. PMID: 24415853; PMCID: PMC3886033.
15. Khor B, Gardet A, Xavier RJ. Genetics and pathogenesis of inflammatory bowel disease. Nature. 2011;474(7351):307-17. doi: 10.1038/nature10209. PMID: 21677747; PMCID: PMC3204665.
16. Pascual V, Dieli-Crimi R, López-Palacios N, Bodas A, Medrano LM, Núñez C. Inflammatory bowel disease and celiac disease: overlaps and differences. World J Gastroenterol. 2014;20(17):4846-56. doi: 10.3748/wjg.v20.i17.4846. PMID: 24803796; PMCID: PMC4009516.
17. Baumgart M, Dogan B, Rishniw M, Weitzman G, Bosworth B, Yantiss R, et al. Culture independent analysis of ileal mucosa reveals a selective increase in invasive Escherichia coli of novel phylogeny relative to depletion of Clostridiales in Crohn's disease involving the ileum. ISME J. 2007;1(5):403-18. doi: 10.1038/ismej.2007.52. Epub 2007 Jul 12. PMID: 18043660.
18. Ezri J, Marques-Vidal P, Nydegger A. Impact of disease and treatments on growth and puberty of pediatric patients with inflammatory bowel disease. Digestion. 2012;85(4):308-19. doi: 10.1159/000336766. Epub 2012 Jun 8. PMID: 22688404.
19. Vich Vila A, Imhann F, Collij V, Jankipersadsing SA, Gurry T, Mujagic Z, et al. Gut microbiota composition and functional changes in inflammatory bowel disease and irritable bowel syndrome. Sci Transl Med. 2018;10(472):eaap8914. doi: 10.1126/scitranslmed.aap8914. PMID: 30567928.
20. Gevers D, Kugathasan S, Denson LA, Vázquez-Baeza Y, Van Treuren W, Ren B, et al. The treatment-naive microbiome in new-onset Crohn's disease. Cell Host Microbe. 2014;15(3):382-92. doi: 10.1016/j.chom.2014.02.005. PMID: 24629344; PMCID: PMC4059512.
21. Atarashi K, Suda W, Luo C, Kawaguchi T, Motoo I, Narushima S, et al. Ectopic colonization of oral bacteria in the intestine drives TH1 cell induction and inflammation. Science. 2017;358(6361):359-65. doi: 10.1126/science.aan4526. PMID: 29051379; PMCID: PMC5682622.
22. Huh JW, Roh TY. Opportunistic detection of Fusobacterium nucleatum as a marker for the early gut microbial dysbiosis. BMC Microbiol. 2020;20(1):208. doi: 10.1186/s12866-020-01887-4. PMID: 32660414; PMCID: PMC7359021.
23. Said HS, Suda W, Nakagome S, Chinen H, Oshima K, Kim S, et al. Dysbiosis of salivary microbiota in inflammatory bowel disease and its association with oral immunological biomarkers. DNA Res. 2014;21(1):15-25. doi: 10.1093/dnares/dst037. Epub 2013 Sep 7. PMID: 24013298; PMCID: PMC3925391.
24. She YY, Kong XB, Ge YP, Liu ZY, Chen JY, Jiang JW, et al. Periodontitis and inflammatory bowel disease: a meta-analysis. BMC Oral Health. 2020;20(1):67. doi: 10.1186/s12903-020-1053-5. PMID: 32164696; PMCID: PMC7069057.
25. Wang T, Cai G, Qiu Y, Fei N, Zhang M, Pang X, et al. Structural segregation of gut microbiota between colorectal cancer patients and healthy volunteers. ISME J. 2012;6(2):320-9. doi: 10.1038/ismej.2011.109. Epub 2011 Aug 18. PMID: 21850056; PMCID: PMC3260502.
26. Thomas RM, Gharaibeh RZ, Gauthier J, Beveridge M, Pope JL, Guijarro MV, et al. Intestinal microbiota enhances pancreatic carcinogenesis in preclinical models. Carcinogenesis. 2018;39(8):1068-78. doi: 10.1093/carcin/bgy073. PMID: 29846515; PMCID: PMC6067127.
27. Ni J, Huang R, Zhou H, Xu X, Li Y, Cao P, et al. Analysis of the relationship between the degree of dysbiosis in gut microbiota and prognosis at different stages of primary hepatocellular carcinoma. Front Microbiol. 2019;10:1458. doi: 10.3389/fmicb.2019.01458. PMID: 31293562; PMCID: PMC6603198.
28. Deng Y, Tang D, Hou P, Shen W, Li H, Wang T, Liu R. Dysbiosis of gut microbiota in patients with esophageal cancer. Microb Pathog. 2021;150:104709. doi: 10.1016/j.micpath.2020.104709. Epub 2020 Dec 27. PMID: 33378710.
29. Kuipers EJ, Grady WM, Lieberman D, Seufferlein T, Sung JJ, Boelens PG, et al. Colorectal cancer. Nat Rev Dis Primers.

2015;1:15065. doi: 10.1038/nrdp.2015.65. PMID: 27189416; PMCID: PMC4874655.

30. Triantafillidis JK, Nasioulas G, Kosmidis PA. Colorectal cancer and inflammatory bowel disease: epidemiology, risk factors, mechanisms of carcinogenesis and prevention strategies. Anticancer Res. 2009;29(7):2727-37. PMID: 19596953.
31. Thomas AM, Manghi P, Asnicar F, Pasolli E, Armanini F, Zolfo M, et al. Metagenomic analysis of colorectal cancer datasets identifies cross-cohort microbial diagnostic signatures and a link with choline degradation. Nat Med. 2019;25(4):667-78. doi: 10.1038/s41591-019-0405-7. Epub 2019 Apr 1. Erratum in: Nat Med. 2019 Dec;25(12):1948. PMID: 30936548.
32. Wirbel J, Pyl PT, Kartal E, Zych K, Kashani A, Milanese A, et al. Meta-analysis of fecal metagenomes reveals global microbial signatures that are specific for colorectal cancer. Nat Med. 2019;25(4):679-89. doi: 10.1038/s41591-019-0406-6. Epub 2019 Apr 1. PMID: 30936547; PMCID: PMC7984229.
33. Yachida S, Mizutani S, Shiroma H, Shiba S, Nakajima T, Sakamoto T, et al. Metagenomic and metabolomic analyses reveal distinct stage-specific phenotypes of the gut microbiota in colorectal cancer. Nat Med. 2019;25(6):968-76. doi: 10.1038/s41591-019-0458-7. Epub 2019 Jun 6. PMID: 31171880.
34. Schmidt TS, Hayward MR, Coelho LP, Li SS, Costea PI, Voigt AY, et al. Extensive transmission of microbes along the gastrointestinal tract. Elife. 2019;8:e42693. doi: 10.7554/eLife.42693. PMID: 30747106; PMCID: PMC6424576.
35. Kenner B, Chari ST, Kelsen D, Klimstra DS, Pandol SJ, Rosenthal M, et al. Artificial intelligence and early detection of pancreatic cancer: 2020 summative review. Pancreas. 2021;50(3):251-79. doi: 10.1097/MPA.0000000000001762. PMID: 33835956; PMCID: PMC8041569.
36. Midha S, Chawla S, Garg PK. Modifiable and non-modifiable risk factors for pancreatic cancer: A review. Cancer Lett. 2016;381(1):269-77. doi: 10.1016/j.canlet.2016.07.022. Epub 2016 Jul 25. PMID: 27461582.
37. Lu SY, Hua J, Xu J, Wei MY, Liang C, Meng QC, et al. Microorganisms in chemotherapy for pancreatic cancer: an overview of current research and future directions. Int J Biol Sci. 2021;17(10):2666-82. doi: 10.7150/ijbs.59117. PMID: 34326701; PMCID: PMC8315022.
38. Farrell JJ, Zhang L, Zhou H, Chia D, Elashoff D, Akin D, et al. Variations of oral microbiota are associated with pancreatic diseases including pancreatic cancer. Gut. 2012;61(4):582-8. doi: 10.1136/gutjnl-2011-300784. Epub 2011 Oct 12. PMID: 21994333; PMCID: PMC3705763.
39. Michaud DS, Izard J, Wilhelm-Benartzi CS, You DH, Grote VA, Tjønneland A, et al. Plasma antibodies to oral bacteria and risk of pancreatic cancer in a large European prospective cohort study. Gut. 2013;62(12):1764-70. doi: 10.1136/gutjnl-2012-303006. Epub 2012 Sep 18. PMID: 22990306; PMCID: PMC3815505.
40. Fan X, Alekseyenko AV, Wu J, Peters BA, Jacobs EJ, Gapstur SM, et al. Human oral microbiome and prospective risk for pancreatic cancer: a population-based nested case-control study. Gut. 2018;67(1):120-7. doi: 10.1136/gutjnl-2016-312580. Epub 2016 Oct 14. PMID: 27742762; PMCID: PMC5607064.
41. Llovet JM, Kelley RK, Villanueva A, Singal AG, Pikarsky E, Roayaie S, et al. Hepatocellular carcinoma. Nat Rev Dis Primers. 2021;7(1):6. doi: 10.1038/s41572-020-00240-3. PMID: 33479224.
42. Lu H, Ren Z, Li A, Zhang H, Jiang J, Xu S, et al. Deep sequencing reveals microbiota dysbiosis of tongue coat in patients with liver carcinoma. Sci Rep. 2016;6:33142. doi: 10.1038/srep33142. PMID: 27605161; PMCID: PMC5015078.
43. Li D, Xi W, Zhang Z, Ren L, Deng C, Chen J, et al. Oral microbial community analysis of the patients in the progression of liver cancer. Microb Pathog. 2020;149:104479. doi: 10.1016/j.micpath.2020.104479. Epub 2020 Sep 11. PMID: 32920149.
44. Bray F, Ferlay J, Soerjomataram I, Siegel RL, Torre LA, Jemal A. Global cancer statistics 2018: GLOBOCAN estimates of incidence and mortality worldwide for 36 cancers in 185 countries. CA Cancer J Clin. 2018;68(6):394-424. doi: 10.3322/caac.21492. Epub 2018 Sep 12. Erratum in: CA Cancer J Clin. 2020 Jul;70(4):313. PMID: 30207593.
45. Karimi P, Islami F, Anandasabapathy S, Freedman ND, Kamangar F. Gastric cancer: descriptive epidemiology, risk factors, screening, and prevention. Cancer Epidemiol Biomarkers Prev. 2014;23(5):700-13. doi: 10.1158/1055-9965.EPI-13-1057. Epub 2014 Mar 11. PMID: 24618998; PMCID: PMC4019373.
46. Tohidpour A. CagA-mediated pathogenesis of Helicobacter pylori. Microb Pathog. 2016;93:44-55. doi: 10.1016/j.micpath.2016.01.005. Epub 2016 Jan 12. PMID: 26796299.
47. Şurlin P, Nicolae FM, Şurlin VM, Pătraşcu Ş, Ungureanu BS, Didilescu AC, Gheonea DI. Could periodontal disease through periopathogen Fusobacterium nucleatum be an aggravating factor for gastric cancer? J Clin Med. 2020;9(12):3885. doi: 10.3390/jcm9123885. PMID: 33260439; PMCID: PMC7761398.
48. Hsieh YY, Tung SY, Pan HY, Yen CW, Xu HW, Lin YJ, et al. Increased abundance of Clostridium and Fusobacterium in gastric microbiota of patients with gastric cancer in Taiwan. Sci Rep. 2018;8(1):158. doi: 10.1038/s41598-017-18596-0. PMID: 29317709; PMCID: PMC5760541.
49. Coker OO, Dai Z, Nie Y, Zhao G, Cao L, Nakatsu G, et al. Mucosal microbiome dysbiosis in gastric carcinogenesis. Gut. 2018;67(6):1024-32. doi: 10.1136/gutjnl-2017-314281. Epub 2017 Aug 1. PMID: 28765474; PMCID: PMC5969346.
50. Guillem PG. How to make a Barrett esophagus: pathophysiology of columnar metaplasia of the esophagus. Dig Dis Sci. 2005;50(3):415-24. doi: 10.1007/s10620-005-2451-x. PMID: 15810619.
51. Uhlenhopp DJ, Then EO, Sunkara T, Gaduputi V. Epidemiology of esophageal cancer: update in global trends, etiology and risk factors. Clin J Gastroenterol. 2020;13(6):1010-21. doi: 10.1007/s12328-020-01237-x. Epub 2020 Sep 23. PMID: 32965635.
52. Zhao Q, Yang T, Yan Y, Zhang Y, Li Z, Wang Y, et al. Alterations of oral microbiota in Chinese patients with esophageal cancer. Front Cell Infect Microbiol. 2020;10:541144. doi: 10.3389/fcimb.2020.541144. PMID: 33194789; PMCID: PMC7609410.
53. Yamamura K, Baba Y, Nakagawa S, Mima K, Miyake K, Nakamura K, et al. Human microbiome Fusobacterium nucleatum in esophageal cancer tissue is associated with prognosis. Clin Cancer Res. 2016;22(22):5574-81. doi: 10.1158/1078-0432.CCR-16-1786. Epub 2016 Oct 21. PMID: 27769987.
54. Malinowski B, Węsierska A, Zalewska K, Sokołowska MM, Bursiewicz W, Socha M, et al. The role of Tannerella forsythia and Porphyromonas gingivalis in pathogenesis of esophageal cancer. Infect Agent Cancer. 2019;14:3. doi: 10.1186/s13027-019-0220-2. PMID: 30728854; PMCID: PMC6352356.
55. Abed J, Emgård JE, Zamir G, Faroja M, Almogy G, Grenov A, et al. Fap2 mediates Fusobacterium nucleatum colorectal adenocarcinoma enrichment by binding to tumor-expressed Gal-GalNAc. Cell Host Microbe. 2016;20(2):215-25. doi: 10.1016/j.chom.2016.07.006. PMID: 27512904; PMCID: PMC5465824.
56. Rubinstein MR, Wang X, Liu W, Hao Y, Cai G, Han YW. Fusobacterium nucleatum promotes colorectal carcinogenesis by modulating E-cadherin/β-catenin signaling via its FadA adhesin. Cell Host Microbe. 2013;14(2):195-206. doi: 10.1016/j.chom.2013.07.012. PMID: 23954158; PMCID: PMC3770529.
57. Gur C, Ibrahim Y, Isaacson B, Yamin R, Abed J, Gamliel M, et al. Binding of the Fap2 protein of Fusobacterium nucleatum to human inhibitory receptor TIGIT protects tumors from immune cell attack. Immunity. 2015 7;42(2):344-55. doi: 10.1016/j.immuni.2015.01.010. Epub 2015 Feb 10. PMID: 25680274; PMCID: PMC4361732.

58. Yu T, Guo F, Yu Y, Sun T, Ma D, Han J, et al. Fusobacterium nucleatum promotes chemoresistance to colorectal cancer by modulating autophagy. Cell. 2017;170(3):548-63.e16. doi: 10.1016/j.cell.2017.07.008. PMID: 28753429; PMCID: PMC5767127.
59. Han YW, Shi W, Huang GT, Kinder Haake S, Park NH, Kuramitsu H, Genco RJ. Interactions between periodontal bacteria and human oral epithelial cells: Fusobacterium nucleatum adheres to and invades epithelial cells. Infect Immun. 2000;68(6):3140-6. doi: 10.1128/IAI.68.6.3140-3146.2000. PMID: 10816455; PMCID: PMC97547.
60. Zhou Y, Sztukowska M, Wang Q, Inaba H, Potempa J, Scott DA, et al. Noncanonical activation of β-catenin by Porphyromonas gingivalis. Infect Immun. 2015;83(8):3195-203. doi: 10.1128/IAI.00302-15. Epub 2015 Jun 1. PMID: 26034209; PMCID: PMC4496596.
61. Pan C, Xu X, Tan L, Lin L, Pan Y. The effects of Porphyromonas gingivalis on the cell cycle progression of human gingival epithelial cells. Oral Dis. 2014;20(1):100-8. doi: 10.1111/odi.12081. Epub 2013 Feb 28. PMID: 23444918.
62. Yilmaz O, Yao L, Maeda K, Rose TM, Lewis EL, Duman M, et al. ATP scavenging by the intracellular pathogen Porphyromonas gingivalis inhibits P2X7-mediated host-cell apoptosis. Cell Microbiol. 2008;10(4):863-75. doi: 10.1111/j.1462--5822.2007.01089.x. Epub 2007 Nov 13. PMID: 18005240; PMCID: PMC2637656.
63. Inaba H, Sugita H, Kuboniwa M, Iwai S, Hamada M, Noda T, et al. Porphyromonas gingivalis promotes invasion of oral squamous cell carcinoma through induction of proMMP9 and its activation. Cell Microbiol. 2014;16(1):131-45. doi: 10.1111/cmi.12211. Epub 2013 Sep 19. PMID: 23991831; PMCID: PMC3939075.
64. Inaba H, Amano A, Lamont RJ, Murakami Y. Involvement of protease-activated receptor 4 in over-expression of matrix metalloproteinase 9 induced by Porphyromonas gingivalis. Med Microbiol Immunol. 2015;204(5):605-12. doi: 10.1007/s00430-015-0389-y. Epub 2015 Feb 11. PMID: 25670650.
65. Nwizu N, Wactawski-Wende J, Genco RJ. Periodontal disease and cancer: Epidemiologic studies and possible mechanisms. Periodontol 2000. 2020;83(1):213-33. doi: 10.1111/prd.12329. PMID: 32385885; PMCID: PMC7328760.
66. Dickson RP, Erb-Downward JR, Huffnagle GB. The role of the bacterial microbiome in lung disease. Expert Rev Respir Med. 2013;7(3):245-57. doi: 10.1586/ers.13.24. PMID: 23734647; PMCID: PMC4007100.
67. Dickson RP, Erb-Downward JR, Huffnagle GB. Towards an ecology of the lung: new conceptual models of pulmonary microbiology and pneumonia pathogenesis. Lancet Respir Med. 2014;2(3):238-46. doi: 10.1016/S2213-2600(14)70028-1. PMID: 24621685; PMCID: PMC4004084.
68. Bassis CM, Erb-Downward JR, Dickson RP, Freeman CM, Schmidt TM, Young VB, et al. Analysis of the upper respiratory tract microbiotas as the source of the lung and gastric microbiotas in healthy individuals. mBio. 2015;6(2):e00037. doi: 10.1128/mBio.00037-15. PMID: 25736890; PMCID: PMC4358017.
69. Dickson RP, Erb-Downward JR, Freeman CM, McCloskey L, Falkowski NR, Huffnagle GB, Curtis JL. Bacterial topography of the healthy human lower respiratory tract. mBio. 2017;8(1):e02287-16. doi: 10.1128/mBio.02287-16. PMID: 28196961; PMCID: PMC5312084.
70. Mammen MJ, Scannapieco FA, Sethi S. Oral-lung microbiome interactions in lung diseases. Periodontol 2000. 2020;83(1):234-41. doi: 10.1111/prd.12301. PMID: 32385873.
71. Dickson RP, Huffnagle GB. The lung microbiome: new principles for respiratory bacteriology in health and disease. PLoS Pathog. 2015;11(7):e1004923. doi: 10.1371/journal.ppat.1004923. PMID: 26158874; PMCID: PMC4497592.
72. Downward JR, Thompson DL, Han MK, Freeman CM, McCloskey L, Schmidt LA, et al. Analysis of the lung microbiome in the "healthy" smoker and in COPD. PLoS One. 2011;6(2):e16384. doi: 10.1371/journal.pone.0016384. PMID: 21364979; PMCID: PMC3043049.
73. Gaeckle NT, Pragman AA, Pendleton KM, Baldomero AK, Criner GJ. The oral-lung axis: the impact of oral health on lung health. Respir Care. 2020;65(8):1211-20. doi: 10.4187/respcare.07332. Epub 2020 Mar 10. PMID: 32156792.
74. Ayars GH, Altman LC, Fretwell MD. Effect of decreased salivation and pH on the adherence of Klebsiella species to human buccal epithelial cells. Infect Immun. 1982;38(1):179-82. doi: 10.1128/iai.38.1.179-182.1982. PMID: 6754612; PMCID: PMC347715.
75. Amaral SM, Cortês Ade Q, Pires FR. Nosocomial pneumonia: importance of the oral environment. J Bras Pneumol. 2009;35(11):1116-24. English, Portuguese. doi: 10.1590/s1806-37132009001100010. PMID: 20011848.
76. Heo SM, Haase EM, Lesse AJ, Gill SR, Scannapieco FA. Genetic relationships between respiratory pathogens isolated from dental plaque and bronchoalveolar lavage fluid from patients in the intensive care unit undergoing mechanical ventilation. Clin Infect Dis. 2008;47(12):1562-70. doi: 10.1086/593193. PMID: 18991508; PMCID: PMC3582026.
77. Bahrani-Mougeot FK, Paster BJ, Coleman S, Barbuto S, Brennan MT, Noll J, et al. Molecular analysis of oral and respiratory bacterial species associated with ventilator-associated pneumonia. J Clin Microbiol. 2007;45(5):1588-93. doi: 10.1128/JCM.01963-06. Epub 2007 Feb 14. PMID: 17301280; PMCID: PMC1865865.
78. Scannapieco FA, Stewart EM, Mylotte JM. Colonization of dental plaque by respiratory pathogens in medical intensive care patients. Crit Care Med. 1992;20(6):740-5. doi: 10.1097/00003246-199206000-00007. PMID: 1597025.
79. van der Maarel-Wierink CD, Vanobbergen JN, Bronkhorst EM, Schols JM, de Baat C. Meta-analysis of dysphagia and aspiration pneumonia in frail elders. J Dent Res. 2011;90(12):1398-404. doi: 10.1177/0022034511422909. Epub 2011 Sep 22. PMID: 21940518.
80. Mammen MJ and Sethi S. COPD and the microbiome. Respirology. 2016;21:590-9. doi: 10.1111/resp.12732.
81. Wang Z, Bafadhel M, Haldar K, Spivak A, Mayhew D, Miller BE, et al. Lung microbiome dynamics in COPD exacerbations. Eur Respir J. 2016;47(4):1082-92. doi: 10.1183/13993003.01406-2015. Epub 2016 Feb 25. PMID: 26917613.
82. Peter KP, Mute BR, Doiphode SS, Bardapurkar SJ, Borkar MS, Raje DV. Association between periodontal disease and chronic obstructive pulmonary disease: a reality or just a dogma? J Periodontol. 2013;84(12):1717-23. doi: 10.1902/jop.2013.120347. Epub 2013 Jan 23. PMID: 23339345.
83. Wu X, Chen J, Xu M, Zhu D, Wang X, Chen Y, et al. 16S rDNA analysis of periodontal plaque in chronic obstructive pulmonary disease and periodontitis patients. J Oral Microbiol. 2017;9(1):1324725. doi: 10.1080/20002297.2017.1324725. PMID: 28748030; PMCID: PMC5508401.
84. Lin M, Li X, Wang J, Cheng C, Zhang T, Han X, et al. Saliva microbiome changes in patients with periodontitis with and without chronic obstructive pulmonary disease. Front Cell Infect Microbiol. 2020;10:124. doi: 10.3389/fcimb.2020.00124. PMID: 32351901; PMCID: PMC7175749.
85. Usher AK, Stockley RA. The link between chronic periodontitis and COPD: a common role for the neutrophil? BMC Med. 2013;11:241. doi: 10.1186/1741-7015-11-241. PMID: 24229090; PMCID: PMC4225606.
86. Gomes-Filho IS, Cruz SSD, Trindade SC, Passos-Soares JS, Carvalho-Filho PC, Figueiredo ACMG, et al. Periodontitis and respiratory diseases: a systematic review with meta-analysis. Oral Dis. 2020;26(2):439-46. doi: 10.1111/odi.13228. Epub 2019 Nov 28. PMID: 31715080.
87. Bergeron C, Cantin AM. Cystic fibrosis: pathophysiology of lung disease. Semin Respir Crit Care Med. 2019;40(6):715-26. doi: 10.1055/s-0039-1694021. Epub 2019 Oct 28. PMID: 31659725.

88. Elborn JS. Cystic fibrosis. Lancet. 2016;388(10059):2519-31. doi: 10.1016/S0140-6736(16)00576-6. Epub 2016 Apr 29. PMID: 27140670.
89. Hansen SK, Rau MH, Johansen HK, Ciofu O, Jelsbak L, Yang L, et al. Evolution and diversification of Pseudomonas aeruginosa in the paranasal sinuses of cystic fibrosis children have implications for chronic lung infection. ISME J. 2012;6(1):31-45. doi: 10.1038/ismej.2011.83. Epub 2011 Jun 30. PMID: 21716309; PMCID: PMC3246239.
90. Aanæs K. Bacterial sinusitis can be a focus for initial lung colonisation and chronic lung infection in patients with cystic fibrosis. J Cyst Fibros. 2013;12 Suppl 2:S1-20. doi: 10.1016/S1569-1993(13)00150-1. PMID: 24064077.
91. Aanaes K, Eickhardt S, Johansen HK, von Buchwald C, Skov M, Høiby N, Bjarnsholt T. Sinus biofilms in patients with cystic fibrosis: is adjusted eradication therapy needed? Eur Arch Otorhinolaryngol. 2015;272(9):2291-7. doi: 10.1007/s00405-014-3322-x. Epub 2014 Oct 9. PMID: 25297534.
92. Passarelli Mantovani R, Sandri A, Boaretti M, Grilli A, Volpi S, Melotti P, et al. Toothbrushes may convey bacteria to the cystic fibrosis lower airways. J Oral Microbiol. 2019;11(1):1647036. doi: 10.1080/20002297.2019.1647036. PMID: 31489126; PMCID: PMC6713191.
93. Passarelli Mantovani R, Sandri A, Boaretti M, Burlacchini G, Li Vigni V, Scarazzai M, et al. Longitudinal monitoring of sinonasal and oral bacterial reservoirs to prevent chronic lung infection in people with cystic fibrosis. ERJ Open Res. 2020;6(3):00115-2020. doi: 10.1183/23120541.00115-2020. PMID: 32864382; PMCID: PMC7445119.
94. Willis JR, Saus E, Iraola-Guzmán S, Cabello-Yeves E, Ksiezopolska E, Cozzuto L, et al. Citizen-science based study of the oral microbiome in cystic fibrosis and matched controls reveals major differences in diversity and abundance of bacterial and fungal species. J Oral Microbiol. 2021;13(1):1897328. doi: 10.1080/20002297.2021.1897328. PMID: 34104346; PMCID: PMC8143623.
95. Whiteson KL, Meinardi S, Lim YW, Schmieder R, Maughan H, Quinn R, et al. Breath gas metabolites and bacterial metagenomes from cystic fibrosis airways indicate active pH neutral 2,3-butanedione fermentation. ISME J. 2014;8(6):1247-58. doi: 10.1038/ismej.2013.229. Epub 2014 Jan 9. PMID: 24401860; PMCID: PMC4030226.
96. Gao B, Gallagher T, Zhang Y, Elbadawi-Sidhu M, Lai Z, Fiehn O, Whiteson KL. Tracking polymicrobial metabolism in cystic fibrosis airways: Pseudomonas aeruginosa metabolism and physiology are influenced by Rothia mucilaginosa-derived metabolites. mSphere. 2018b;3(2):e00151-18. doi: 10.1128/mSphere.00151-18. PMID: 29695623; PMCID: PMC5917424.
97. Alamri A. Diversity of microbial signatures in asthmatic airways. Int J Gen Med. 2021;14:1367-78. doi: 10.2147/IJGM.S304339. PMID: 33889017; PMCID: PMC8057789.
98. Durack J, Huang YJ, Nariya S, Christian LS, Ansel KM, Beigelman A, et al.; National Heart, Lung and Blood Institute's "AsthmaNet". Bacterial biogeography of adult airways in atopic asthma. Microbiome. 2018;6(1):104. doi: 10.1186/s40168-018-0487-3. PMID: 29885665; PMCID: PMC5994066.
99. Espuela-Ortiz A, Lorenzo-Diaz F, Baez-Ortega A, Eng C, Hernandez-Pacheco N, Oh SS, et al. Bacterial salivary microbiome associates with asthma among african american children and young adults. Pediatr Pulmonol. 2019;54(12):1948-56. doi: 10.1002/ppul.24504. Epub 2019 Sep 9. PMID: 31496123; PMCID: PMC6851413.
100. Nigro E, Perrotta F, Scialò F, D'Agnano V, Mallardo M, Bianco A, Daniele A. Food, nutrition, physical activity and microbiota: which impact on lung cancer? Int J Environ Res Public Health. 2021;18(5):2399. doi: 10.3390/ijerph18052399. PMID: 33804536; PMCID: PMC7967729.
101. Hecht SS. Lung carcinogenesis by tobacco smoke. Int J Cancer. 2012;131(12):2724-32. doi: 10.1002/ijc.27816. Epub 2012 Oct 3. PMID: 22945513; PMCID: PMC3479369.
102. Mao Q, Jiang F, Yin R, Wang J, Xia W, Dong G, et al. Interplay between the lung microbiome and lung cancer. Cancer Lett. 2018;415:40-8. doi: 10.1016/j.canlet.2017.11.036. Epub 2017 Dec 2. PMID: 29197615.
103. Liu NN, Ma Q, Ge Y, Yi CX, Wei LQ, Tan JC, et al. Microbiome dysbiosis in lung cancer: from composition to therapy. NPJ Precis Oncol. 2020;4(1):33. doi: 10.1038/s41698-020-00138-z. PMID: 33303906; PMCID: PMC7730185.
104. Schwabe RF, Jobin C. The microbiome and cancer. Nat Rev Cancer. 2013;13(11):800-12. doi: 10.1038/nrc3610. Epub 2013 Oct 17. PMID: 24132111; PMCID: PMC3986062.
105. Hosgood HD, Cai Q, Hua X, Long J, Shi J, Wan Y, et al. Variation in oral microbiome is associated with future risk of lung cancer among never-smokers. Thorax. 2021;76(3):256-63. doi: 10.1136/thoraxjnl-2020-215542. Epub 2020 Dec 14. PMID: 33318237.
106. Lee SH, Sung JY, Yong D, Chun J, Kim SY, Song JH, et al. Characterization of microbiome in bronchoalveolar lavage fluid of patients with lung cancer comparing with benign mass like lesions. Lung Cancer. 2016;102:89-95. doi: 10.1016/j.lungcan.2016.10.016. Epub 2016 Oct 31. PMID: 27987594.
107. Yang J, Mu X, Wang Y, Zhu D, Zhang J, Liang C, et al. Dysbiosis of the salivary microbiome is associated with non-smoking female lung cancer and correlated with immunocytochemistry markers. Front Oncol. 2018;8:520. doi: 10.3389/fonc.2018.00520. PMID: 30524957; PMCID: PMC6256243.
108. Yan X, Yang M, Liu J, Gao R, Hu J, Li J, et al. Discovery and validation of potential bacterial biomarkers for lung cancer. Am J Cancer Res. 2015;5(10):3111-22. PMID: 26693063; PMCID: PMC4656734.
109. Tsay JJ, Wu BG, Badri MH, Clemente JC, Shen N, Meyn P, et al. Airway microbiota is associated with upregulation of the PI3K pathway in lung cancer. Am J Respir Crit Care Med. 2018;198(9):1188-98. doi: 10.1164/rccm.201710-2118OC. PMID: 29864375; PMCID: PMC6221574.
110. Gustafson AM, Soldi R, Anderlind C, Scholand MB, Qian J, Zhang X, et al. Airway PI3K pathway activation is an early and reversible event in lung cancer development. Sci Transl Med. 2010;2(26):26ra25. doi: 10.1126/scitranslmed.3000251. PMID: 20375364; PMCID: PMC3694402.
111. Fokkens WJ, Lund VJ, Mullol J, Bachert C, Alobid I, Baroody F, et al. European position paper on rhinosinusitis and nasal polyps 2012. Rhinol Suppl. 2012;23:3 p preceding table of contents, 1-298. PMID: 22764607.
112. Patel NA, Ferguson BJ. Odontogenic sinusitis: an ancient but under-appreciated cause of maxillary sinusitis. Curr Opin Otolaryngol Head Neck Surg. 2012;20(1):24-8. doi: 10.1097/MOO.0b013e32834e62ed. PMID: 22157162.
113. de Lima CO, Devito KL, Baraky Vasconcelos LR, Prado MD, Campos CN. Correlation between endodontic infection and periodontal disease and their association with chronic sinusitis: a clinical-tomographic study. J Endod. 2017;43(12):1978-83. doi: 10.1016/j.joen.2017.08.014. Epub 2017 Oct 21. PMID: 29033085.
114. Taschieri S, Torretta S, Corbella S, Del Fabbro M, Francetti L, Lolato A, Capaccio P. Pathophysiology of sinusitis of odontogenic origin. J Investig Clin Dent. 2017;8(2). doi: 10.1111/jicd.12202. Epub 2015 Dec 14. PMID: 26662929.
115. Schenkein HA, Loos BG. Inflammatory mechanisms linking periodontal diseases to cardiovascular diseases. J Periodontol. 2013;84(4 Suppl):S51-69. doi: 10.1902/jop.2013.134006. PMID: 23631584.
116. Joseph P, Leong D, McKee M, Anand SS, Schwalm JD, Teo K, et al. Reducing the global burden of cardiovascular disease, Part 1: The

epidemiology and risk factors. Circ Res. 2017;121(6):677-94. doi: 10.1161/CIRCRESAHA.117.308903. PMID: 28860318.
117. Sanz M, Marco Del Castillo A, Jepsen S, Gonzalez-Juanatey JR, D'Aiuto F, Bouchard P, et al. Periodontitis and cardiovascular diseases: Consensus report. J Clin Periodontol. 2020;47(3):268-88. doi: 10.1111/jcpe.13189. Epub 2020 Feb 3. PMID: 32011025; PMCID: PMC7027895.
118. Lusis AJ. Atherosclerosis. Nature. 2000;407(6801):233-41. doi: 10.1038/35025203. PMID: 11001066; PMCID: PMC2826222.
119. Chhibber-Goel J, Singhal V, Bhowmik D, Vivek R, Parakh N, Bhargava B, Sharma A. Linkages between oral commensal bacteria and atherosclerotic plaques in coronary artery disease patients. NPJ Biofilms Microbiomes. 2016;2:7. doi: 10.1038/s41522-016-0009-7. PMID: 28649401; PMCID: PMC5460270.
120. Li L, Messas E, Batista EL Jr, Levine RA, Amar S. Porphyromonas gingivalis infection accelerates the progression of atherosclerosis in a heterozygous apolipoprotein E-deficient murine model. Circulation. 2002;105(7):861-7. doi: 10.1161/hc0702.104178. Erratum in: Circulation 2002 Apr 2;105(13):1617. PMID: 11854128.
121. Tuomainen AM, Jauhiainen M, Kovanen PT, Metso J, Paju S, Pussinen PJ. Aggregatibacter actinomycetemcomitans induces MMP-9 expression and proatherogenic lipoprotein profile in apoE--deficient mice. Microb Pathog. 2008;44(2):111-7. doi: 10.1016/j.micpath.2007.08.011. Epub 2007 Aug 24. PMID: 17889499.
122. Huang CY, Shih CM, Tsao NW, Lin YW, Shih CC, Chiang KH, et al. The GroEL protein of Porphyromonas gingivalis regulates atherogenic phenomena in endothelial cells mediated by upregulating toll-like receptor 4 expression. Am J Transl Res. 2016;8(2):384-404. PMID: 27158334; PMCID: PMC4846891.
123. Kocgozlu L, Elkaim R, Tenenbaum H, Werner S. Variable cell responses to P. gingivalis lipopolysaccharide. J Dent Res. 2009;88(8):741-5. doi: 10.1177/0022034509341166. PMID: 19734462.
124. Chukkapalli SS, Velsko IM, Rivera-Kweh MF, Zheng D, Lucas AR, Kesavalu L. Polymicrobial oral infection with four periodontal bacteria orchestrates a distinct inflammatory response and atherosclerosis in ApoE null mice. PLoS One. 2015;10(11):e0143291. doi: 10.1371/journal.pone.0143291. PMID: 26619277; PMCID: PMC4664240.
125. Zardawi F, Gul S, Abdulkareem A, Sha A, Yates J. Association between periodontal disease and atherosclerotic cardiovascular diseases: revisited. Front Cardiovasc Med. 2021;7:625579. doi: 10.3389/fcvm.2020.625579. PMID: 33521070; PMCID: PMC7843501. http://creativecommons.org/licenses/by/4.0/
126. Pussinen PJ, Vilkuna-Rautiainen T, Alfthan G, Palosuo T, Jauhiainen M, Sundvall J, et al. Severe periodontitis enhances macrophage activation via increased serum lipopolysaccharide. Arterioscler Thromb Vasc Biol. 2004;24(11):2174-80. doi: 10.1161/01.ATV.0000145979.82184.9f. Epub 2004 Sep 23. PMID: 15388525.
127. Cecil JD, O'Brien-Simpson NM, Lenzo JC, Holden JA, Chen YY, Singleton W, et al. Differential responses of pattern recognition receptors to outer membrane vesicles of three periodontal pathogens. PLoS One. 2016;11(4):e0151967. doi: 10.1371/journal.pone.0151967. PMID: 27035339; PMCID: PMC4818014.
128. Eberhard J, Stumpp N, Winkel A, Schrimpf C, Bisdas T, Orzak P, et al. Streptococcus mitis and Gemella haemolysans were simultaneously found in atherosclerotic and oral plaques of elderly without periodontitis-a pilot study. Clin Oral Investig. 2017;21(1):447-52. doi: 10.1007/s00784-016-1811-6. Epub 2016 Apr 2. PMID: 27037569.
129. Surma S, Romańczyk M, Witalińska-Łabuzek J, Czerniuk MR, Łabuzek K, Filipiak KJ. Periodontitis, blood pressure, and the risk and control of arterial hypertension: epidemiological, clinical, and pathophysiological aspects-review of the literature and clinical trials. Curr Hypertens Rep. 2021;23(5):27. doi: 10.1007/s11906-021-01140-x. PMID: 33961166; PMCID: PMC8105217.
130. Czesnikiewicz-Guzik M, Osmenda G, Siedlinski M, Nosalski R, Pelka P, Nowakowski D, et al. Causal association between periodontitis and hypertension: evidence from Mendelian randomization and a randomized controlled trial of non-surgical periodontal therapy. Eur Heart J. 2019;40(42):3459-70. doi: 10.1093/eurheartj/ehz646. PMID: 31504461; PMCID: PMC6837161.
131. Antonakoudis G, Poulimenos L, Kifnidis K, Zouras C, Antonakoudis H. Blood pressure control and cardiovascular risk reduction. Hippokratia. 2007;11(3):114-9. PMID: 19582204; PMCID: PMC2658793.
132. Hyde ER, Andrade F, Vaksman Z, Parthasarathy K, Jiang H, Parthasarathy DK, et al. Metagenomic analysis of nitrate-reducing bacteria in the oral cavity: implications for nitric oxide homeostasis. PLoS One. 2014;9(3):e88645. doi: 10.1371/journal.pone.0088645. PMID: 24670812; PMCID: PMC3966736.
133. 133. Li D, Nishi SK, Jovanovski E, Zurbau A, Komishon A, Mejia SB, et al. Repeated administration of inorganic nitrate on blood pressure and arterial stiffness: a systematic review and meta-analysis of randomized controlled trials. J Hypertens. 2020;38(11):2122-40. doi: 10.1097/HJH.0000000000002524. PMID: 32723980.
134. Otto CM, Nishimura RA, Bonow RO, Carabello BA, Erwin JP 3rd, Gentile F, et al. 2020 ACC/AHA Guideline for the management of patients with valvular heart disease: a report of the American College of Cardiology/American Heart Association joint committee on clinical practice guidelines. Circulation. 2021;143(5):e72--e227. doi: 10.1161/CIR.0000000000000923. Epub 2020 Dec 17. Erratum in: Circulation. 2021 Feb 2;143(5):e229. PMID: 33332150.
135. Sanz M, Ceriello A, Buysschaert M, Chapple I, Demmer RT, Graziani F, et al. Scientific evidence on the links between periodontal diseases and diabetes: Consensus report and guidelines of the joint workshop on periodontal diseases and diabetes by the International Diabetes Federation and the European Federation of Periodontology. J Clin Periodontol. 2018;45(2):138-49. doi: 10.1111/jcpe.12808. Epub 2017 Dec 26. PMID: 29280174.
136. Jepsen S, Suvan J, Deschner J. The association of periodontal diseases with metabolic syndrome and obesity. Periodontol 2000. 2020;83(1):125-53. doi: 10.1111/prd.12326. PMID: 32385882.
137. Czesnikiewicz Suvan JE, Finer N, D'Aiuto F. Periodontal complications with obesity. Periodontol 2000. 2018;78(1):98-128. doi: 10.1111/prd.12239. PMID: 30198136.
138. Adamczak M, Wiecek A. The adipose tissue as an endocrine organ. Semin Nephrol. 2013;33(1):2-13. doi: 10.1016/j.semnephrol.2012.12.008. PMID: 23374889.
139. Garlet GP. Destructive and protective roles of cytokines in periodontitis: a re-appraisal from host defense and tissue destruction viewpoints. J Dent Res. 2010;89(12):1349-63. doi: 10.1177/0022034510376402. Epub 2010 Aug 25. PMID: 20739705.
140. Nokhbehsaim M, Eick S, Nogueira AV, Hoffmann P, Herms S, Fröhlich H, et al. Stimulation of MMP-1 and CCL2 by NAMPT in PDL cells. Mediators Inflamm. 2013;2013:437123. doi: 10.1155/2013/437123. Epub 2013 Aug 22. PMID: 24058270; PMCID: PMC3766615.
141. Boden G. Obesity and free fatty acids. Endocrinol Metab Clin North Am. 2008;37(3):635-46, viii-ix. doi: 10.1016/j.ecl.2008.06.007. PMID: 18775356; PMCID: PMC2596919.
142. Plomgaard P, Bouzakri K, Krogh-Madsen R, Mittendorfer B, Zierath JR, Pedersen BK. Tumor necrosis factor-alpha induces skeletal muscle insulin resistance in healthy human subjects via inhibition of Akt substrate 160 phosphorylation. Diabetes. 2005;54(10):2939-45. doi: 10.2337/diabetes.54.10.2939. PMID: 16186396.
143. Schmidt AM, Weidman E, Lalla E, Yan SD, Hori O, Cao R, et al. Advanced glycation endproducts (AGEs) induce oxidant stress in the gingiva: a potential mechanism underlying accelerated periodontal disease associated with diabetes. J Periodontal Res. 1996;31(7):508-15. doi: 10.1111/j.1600-0765.1996.tb01417.x. PMID: 8915955.

144. Amar S, Zhou Q, Shaik-Dasthagirisaheb Y, Leeman S. Diet-induced obesity in mice causes changes in immune responses and bone loss manifested by bacterial challenge. Proc Natl Acad Sci U S A. 2007;104(51):20466-71. doi: 10.1073/pnas.0710335105. Epub 2007 Dec 12. PMID: 18077329; PMCID: PMC2154454.
145. Al-Rawi N, Al-Marzooq F. The relation between periodontopathogenic bacterial levels and resistin in the saliva of obese Type 2 diabetic patients. J Diabetes Res. 2017;2017:2643079. doi: 10.1155/2017/2643079. Epub 2017 Aug 23. PMID: 29138754; PMCID: PMC5613684.
146. Laugerette F, Alligier M, Bastard JP, Drai J, Chanséaume E, Lambert-Porcheron S, et al. Overfeeding increases postprandial endotoxemia in men: Inflammatory outcome may depend on LPS transporters LBP and sCD14. Mol Nutr Food Res. 2014;58(7):1513-8. doi: 10.1002/mnfr.201400044. Epub 2014 Mar 31. PMID: 24687809.
147. Staudte H, Kranz S, Völpel A, Schütze J, Sigusch BW. Comparison of nutrient intake between patients with periodontitis and healthy subjects. Quintessence Int. 2012;43(10):907-16. PMID: 23115770.
148. Nakarai H, Yamashita A, Takagi M, Adachi M, Sugiyama M, Noda H, et al. Periodontal disease and hypertriglyceridemia in Japanese subjects: potential association with enhanced lipolysis. Metabolism. 2011;60(6):823-9. doi: 10.1016/j.metabol.2010.07.034. Epub 2010 Sep 3. PMID: 20817211.
149. Iacopino AM, Cutler CW. Pathophysiological relationships between periodontitis and systemic disease: recent concepts involving serum lipids. J Periodontol. 2000;71(8):1375-84. doi: 10.1902/jop.2000.71.8.1375. PMID: 10972656.
150. Pessin JE, Saltiel AR. Signaling pathways in insulin action: molecular targets of insulin resistance. J Clin Invest. 2000;106(2):165-9. doi: 10.1172/JCI10582. PMID: 10903329; PMCID: PMC314316.
151. World Health Organization. Diabetes. 2020. Disponível em: https://www.who.int/health-topics/diabetes#tab=tab_1 [acesso 14 abr. 2021].
152. Daryabor G, Atashzar MR, Kabelitz D, Meri S, Kalantar K. The effects of Type 2 diabetes mellitus on organ metabolism and the immune system. Front Immunol. 2020;11:1582. doi: 10.3389/fimmu.2020.01582. PMID: 32793223; PMCID: PMC7387426.
153. Geerlings SE, Hoepelman AI. Immune dysfunction in patients with diabetes mellitus (DM). FEMS Immunol Med Microbiol. 1999;26(3-4):259-65. doi: 10.1111/j.1574-695X.1999.tb01397.x. PMID: 10575137.
154. American Diabetes Association. Diagnosis and classification of diabetes mellitus. Diabetes Care. 2014;1:S81-90. doi: 10.2337/dc14--S081.
155. American Diabetes Association. Classification and diagnosis of diabetes: standards of medical care in diabetes – 2020. Diabetes Care. 2020;1:S14-31. doi: 10.2337/dc20-S002.
156. Iacopino AM. Periodontitis and diabetes interrelationships: role of inflammation. Ann Periodontol. 2001;6(1):125-37. doi: 10.1902/annals.2001.6.1.125. PMID: 11887455.
157. Huang Z, Pei X, Graves DT. The interrelationship between diabetes, IL-17 and bone loss. Curr Osteoporos Rep. 2020;18(1):23-31. doi: 10.1007/s11914-020-00559-6. PMID: 32002770.
158. 158. Lalla E, Papapanou PN. Diabetes mellitus and periodontitis: a tale of two common interrelated diseases. Nat Rev Endocrinol. 2011;7(12):738-48. doi: 10.1038/nrendo.2011.106. PMID: 21709707.
159. Graziani F, Gennai S, Solini A, Petrini M. A systematic review and meta-analysis of epidemiologic observational evidence on the effect of periodontitis on diabetes An update of the EFP-AAP review. J Clin Periodontol. 2018;45(2):167-87. doi: 10.1111/jcpe.12837. Epub 2017 Dec 26. PMID: 29277926.
160. Casarin RC, Barbagallo A, Meulman T, Santos VR, Sallum EA, Nociti FH, et al. Subgingival biodiversity in subjects with uncontrolled type-2 diabetes and chronic periodontitis. J Periodontal Res. 2013;48(1):30-6. doi: 10.1111/j.1600-0765.2012.01498.x. Epub 2012 Jul 4. PMID: 22762355.
161. Aemaimanan P, Amimanan P, Taweechaisupapong S. Quantification of key periodontal pathogens in insulin-dependent type 2 diabetic and non-diabetic patients with generalized chronic periodontitis. Anaerobe. 2013;22:64-8. doi: 10.1016/j.anaerobe.2013.06.010. Epub 2013 Jul 1. PMID: 23827459.
162. López-Pintor RM, Casañas E, González-Serrano J, Serrano J, Ramírez L, de Arriba L, Hernández G. Xerostomia, hyposalivation, and salivary flow in diabetes patients. J Diabetes Res. 2016;2016:4372852. doi: 10.1155/2016/4372852. Epub 2016 Jul 10. PMID: 27478847; PMCID: PMC4958434.
163. Ogawa T, Honda-Ogawa M, Ikebe K, Notomi Y, Iwamoto Y, Shirobayashi I, et al. Characterizations of oral microbiota in elderly nursing home residents with diabetes. J Oral Sci. 2017;59(4):549-55. doi: 10.2334/josnusd.16-0722. Epub 2017 Oct 6. PMID: 28993578.
164. Chen B, Wang Z, Wang J, Su X, Yang J, Zhang Q, Zhang L. The oral microbiome profile and biomarker in Chinese type 2 diabetes mellitus patients. Endocrine. 2020;68(3):564-72. doi: 10.1007/s12020-020-02269-6. Epub 2020 Apr 3. PMID: 32246318.
165. de Lima AKA, Amorim Dos Santos J, Stefani CM, Almeida de Lima A, Damé-Teixeira N. Diabetes mellitus and poor glycemic control increase the occurrence of coronal and root caries: a systematic review and meta-analysis. Clin Oral Investig. 2020;24(11):3801-12. doi: 10.1007/s00784-020-03531-x. Epub 2020 Aug 22. PMID: 32829477.
166. Lamster IB, Pagan M. Periodontal disease and the metabolic syndrome. Int Dent J. 2017;67(2):67-77. doi: 10.1111/idj.12264. Epub 2016 Nov 9. PMID: 27861820.
167. de Smit MJ, Westra J, Brouwer E, Janssen KM, Vissink A, van Winkelhoff AJ. Periodontitis and rheumatoid arthritis: What do we know? J Periodontol. 2015;86(9):1013-9. doi: 10.1902/jop.2015.150088. Epub 2015 May 13. PMID: 25968957.
168. Nesse W, Westra J, van der Wal JE, Abbas F, Nicholas AP, Vissink A, Brouwer E. The periodontium of periodontitis patients contains citrullinated proteins which may play a role in ACPA (anti--citrullinated protein antibody) formation. J Clin Periodontol. 2012;39(7):599-607. doi: 10.1111/j.1600-051X.2012.01885.x. Epub 2012 Apr 24. PMID: 22530757.
169. Wegner N, Wait R, Sroka A, Eick S, Nguyen KA, Lundberg K, et al. Peptidylarginine deiminase from Porphyromonas gingivalis citrullinates human fibrinogen and α-enolase: implications for autoimmunity in rheumatoid arthritis. Arthritis Rheum. 2010;62(9):2662-72. doi: 10.1002/art.27552. PMID: 20506214; PMCID: PMC2941529.
170. Lundberg K, Kinloch A, Fisher BA, Wegner N, Wait R, Charles P, et al. Antibodies to citrullinated alpha-enolase peptide 1 are specific for rheumatoid arthritis and cross-react with bacterial enolase. Arthritis Rheum. 2008;58(10):3009-19. doi: 10.1002/art.23936. PMID: 18821669.
171. Corrêa MG, Sacchetti SB, Ribeiro FV, Pimentel SP, Casarin RC, Cirano FR, Casati MZ. Periodontitis increases rheumatic factor serum levels and citrullinated proteins in gingival tissues and alter cytokine balance in arthritic rats. PLoS One. 2017;12(3):e0174442. doi: 10.1371/journal.pone.0174442. PMID: 28358812; PMCID: PMC5373534. http://creativecommons.org/licenses/by/4.0/
172. Sato K, Suematsu A, Okamoto K, Yamaguchi A, Morishita Y, Kadono Y, et al. Th17 functions as an osteoclastogenic helper T cell subset that links T cell activation and bone destruction. J Exp Med. 2006;203(12):2673-82. doi: 10.1084/jem.20061775. Epub 2006 Nov 6. PMID: 17088434; PMCID: PMC2118166.
173. Lubberts E, Joosten LA, Oppers B, van den Bersselaar L, Coenen-de Roo CJ, Kolls JK, et al. IL-1-independent role of IL-17 in synovial inflammation and joint destruction during collagen-induced arthritis. J Immunol. 2001;167(2):1004-13. doi: 10.4049/jimmunol.167.2.1004. PMID: 11441109.
174. Ramamurthy NS, Greenwald RA, Celiker MY, Shi EY. Experimental arthritis in rats induces biomarkers of periodontitis which are ameliorated by gene therapy with tissue inhibitor

of matrix metalloproteinases. J Periodontol. 2005;76(2):229-33. doi: 10.1902/jop.2005.76.2.229. PMID: 15974846.

175. Bartold PM, Lopez-Oliva I. Periodontitis and rheumatoid arthritis: An update 2012-2017. Periodontol 2000. 2020;83(1):189-212. doi: 10.1111/prd.12300. PMID: 32385878.

176. Graves DT, Corrêa JD, Silva TA. The oral microbiota is modified by systemic diseases. J Dent Res. 2019;98(2):148-56. doi: 10.1177/0022034518805739. Epub 2018 Oct 25. PMID: 30359170; PMCID: PMC6761737.

177. Moulton VR, Suarez-Fueyo A, Meidan E, Li H, Mizui M, Tsokos GC. Pathogenesis of human systemic lupus erythematosus: a cellular perspective. Trends Mol Med. 2017;23(7):615-35. doi: 10.1016/j.molmed.2017.05.006. Epub 2017 Jun 13. PMID: 28623084; PMCID: PMC5650102.

178. Sojod B, Pidorodeski Nagano C, Garcia Lopez GM, Zalcberg A, Dridi SM, Anagnostou F. Systemic lupus erythematosus and periodontal disease: a complex clinical and biological interplay. J Clin Med. 2021;10(9):1957. doi: 10.3390/jcm10091957. PMID: 34063235; PMCID: PMC8125164.

179. Yang L, Wang J, Xiao Y, Wang X, Sun Q, Shang J, Zhao Y. Saliva dysfunction and oral microbial changes among systemic lupus erythematosus patients with dental caries. Biomed Res Int. 2018;2018:8364042. doi: 10.1155/2018/8364042. PMID: 29808167; PMCID: PMC5902118.

180. Rutter-Locher Z, Smith TO, Giles I, Sofat N. Association between systemic lupus erythematosus and periodontitis: a systematic review and meta-analysis. Front Immunol. 2017;8:1295. doi: 10.3389/fimmu.2017.01295. PMID: 29089946; PMCID: PMC5650969.

181. Corrêa JD, Calderaro DC, Ferreira GA, Mendonça SM, Fernandes GR, Xiao E, et al. Subgingival microbiota dysbiosis in systemic lupus erythematosus: association with periodontal status. Microbiome. 2017;5(1):34. doi: 10.1186/s40168-017-0252-z. PMID: 28320468; PMCID: PMC5359961.

182. Bagavant H, Dunkleberger ML, Wolska N, Sroka M, Rasmussen A, Adrianto I, et al. Antibodies to periodontogenic bacteria are associated with higher disease activity in lupus patients. Clin Exp Rheumatol. 2019;37(1):106-11. Epub 2018 Jun 25. PMID: 29998833; PMCID: PMC6309750.

183. Pessoa L, Aleti G, Choudhury S, Nguyen D, Yaskell T, Zhang Y, et al. Host-microbial interactions in systemic lupus erythematosus and periodontitis. Front Immunol. 2019;10:2602. doi: 10.3389/fimmu.2019.02602. PMID: 31781106; PMCID: PMC6861327.

184. Li BZ, Zhou HY, Guo B, Chen WJ, Tao JH, Cao NW, et al. Dysbiosis of oral microbiota is associated with systemic lupus erythematosus. Arch Oral Biol. 2020;113:104708. doi: 10.1016/j.archoralbio.2020.104708. Epub 2020 Mar 14. PMID: 32203722.

185. Kumar A, Sidhu J, Goyal A, Tsao JW. Alzheimer disease. 2020. StatPearls [Internet]. Treasure Island (FL): StatPearls Publishing; 2021 Jan–. PMID: 29763097.

186. Kamer AR, Craig RG, Niederman R, Fortea J, de Leon MJ. Periodontal disease as a possible cause for Alzheimer's disease. Periodontol 2000. 2020 Jun;83(1):242-271. doi: 10.1111/prd.12327. PMID: 32385876.

187. Ilievski V, Zuchowska PK, Green SJ, Toth PT, Ragozzino ME, Le K, et al. Chronic oral application of a periodontal pathogen results in brain inflammation, neurodegeneration and amyloid beta production in wild type mice. PLoS One. 2018;13(10):e0204941. doi: 10.1371/journal.pone.0204941. PMID: 30281647; PMCID: PMC6169940.

188. Leira Y, Iglesias-Rey R, Gómez-Lado N, Aguiar P, Campos F, D'Aiuto F, et al. Porphyromonas gingivalis lipopolysaccharide--induced periodontitis and serum amyloid-beta peptides. Arch Oral Biol. 2019;99:120-5. doi: 10.1016/j.archoralbio.2019.01.008. Epub 2019 Jan 16. PMID: 30665148.

189. Zhang J, Yu C, Zhang X, Chen H, Dong J, Lu W, et al. Porphyromonas gingivalis lipopolysaccharide induces cognitive dysfunction, mediated by neuronal inflammation via activation of the TLR4 signaling pathway in C57BL/6 mice. J Neuroinflammation. 2018;15(1):37. doi: 10.1186/s12974-017-1052-x. PMID: 29426327; PMCID: PMC5810193.

190. Hart AD, Wyttenbach A, Perry VH, Teeling JL. Age related changes in microglial phenotype vary between CNS regions: grey versus white matter differences. Brain Behav Immun. 2012;26(5):754-65. doi: 10.1016/j.bbi.2011.11.006. Epub 2011 Dec 2. PMID: 22155499; PMCID: PMC3381227.

191. Ding Y, Ren J, Yu H, Yu W, Zhou Y. Porphyromonas gingivalis, a periodontitis causing bacterium, induces memory impairment and age-dependent neuroinflammation in mice. Immun Ageing. 2018;15:6. doi: 10.1186/s12979-017-0110-7. PMID: 29422938; PMCID: PMC5791180.

192. Frank MG, Barrientos RM, Biedenkapp JC, Rudy JW, Watkins LR, Maier SF. mRNA up-regulation of MHC II and pivotal pro--inflammatory genes in normal brain aging. Neurobiol Aging. 2006;27(5):717-22. doi: 10.1016/j.neurobiolaging.2005.03.013. PMID: 15890435.

193. Wu Z, Tokuda Y, Zhang XW, Nakanishi H. Age-dependent responses of glial cells and leptomeninges during systemic inflammation. Neurobiol Dis. 2008;32(3):543-51. doi: 10.1016/j.nbd.2008.09.002. Epub 2008 Sep 21. PMID: 18848892.

194. Poole S, Singhrao SK, Kesavalu L, Curtis MA, Crean S. Determining the presence of periodontopathic virulence factors in short-term postmortem Alzheimer's disease brain tissue. J Alzheimers Dis. 2013;36(4):665-77. doi: 10.3233/JAD-121918. PMID: 23666172.

195. Dominy SS, Lynch C, Ermini F, Benedyk M, Marczyk A, Konradi A, et al. Porphyromonas gingivalis in Alzheimer's disease brains: Evidence for disease causation and treatment with small-molecule inhibitors. Sci Adv. 2019;5(1):eaau3333. doi: 10.1126/sciadv.aau3333. PMID: 30746447; PMCID: PMC6357742.

196. Ntetsika T, Papathoma PE, Markaki I. Novel targeted therapies for Parkinson's disease. Mol Med. 2021;27(1):17. doi: 10.1186/s10020-021-00279-2. PMID: 33632120; PMCID: PMC7905684.

197. Rizek P, Kumar N, Jog MS. An update on the diagnosis and treatment of Parkinson disease. CMAJ. 2016;188(16):1157-65. doi: 10.1503/cmaj.151179. Epub 2016 May 24. PMID: 27221269; PMCID: PMC5088077.

198. Elfil M, Kamel S, Kandil M, Koo BB, Schaefer SM. Implications of the gut microbiome in Parkinson's disease. Mov Disord. 2020;35(6):921-33. doi: 10.1002/mds.28004. Epub 2020 Feb 24. PMID: 32092186.

199. Marietta E, Horwath I, Taneja V. Microbiome, immunomodulation, and the neuronal system. Neurotherapeutics. 2018;15(1):23-30. doi: 10.1007/s13311-017-0601-4. PMID: 29313275; PMCID: PMC5794710.

200. Tan AH, Mahadeva S, Marras C, et al. Helicobacter pylori infection is associated with worse severity of Parkinson's disease. Parkinsonism Relat Disord 2015;21(3):221-5.

201. de Brito BB, da Silva FAF, Soares AS, Pereira VA, Santos MLC, Sampaio MM, et al. Pathogenesis and clinical management of Helicobacter pylori gastric infection. World J Gastroenterol. 2019;25(37):5578-89. doi: 10.3748/wjg.v25.i37.5578. PMID: 31602159; PMCID: PMC6785516.

202. Peek RM Jr, Fiske C, Wilson KT. Role of innate immunity in Helicobacter pylori-induced gastric malignancy. Physiol Rev. 2010;90(3):831-58. doi: 10.1152/physrev.00039.2009. PMID: 20664074; PMCID: PMC2990353.

203. Johnson KS, Ottemann KM. Colonization, localization, and inflammation: the roles of H. pylori chemotaxis in vivo. Curr Opin Microbiol. 2018;41:51-7. doi: 10.1016/j.mib.2017.11.019. Epub 2017 Dec 1. PMID: 29202336; PMCID: PMC5862749.

204. Rahne KE, Tagesson C, Nyholm D. Motor fluctuations and Helicobacter pylori in Parkinson's disease. J Neurol. 2013;260(12):2974-80. doi: 10.1007/s00415-013-7089-6. Epub 2013 Sep 4. PMID: 24002418.

205. Nakajima M, Arimatsu K, Kato T, Matsuda Y, Minagawa T, Takahashi N, et al. Oral administration of P. gingivalis induces dysbiosis of gut

microbiota and impaired barrier function leading to dissemination of Enterobacteria to the liver. PLoS One. 2015;10(7):e0134234. doi: 10.1371/journal.pone.0134234. PMID: 26218067; PMCID: PMC4517782.

206. Feng YK, Wu QL, Peng YW, Liang FY, You HJ, Feng YW, et al. Oral P. gingivalis impairs gut permeability and mediates immune responses associated with neurodegeneration in LRRK2 R1441G mice. J Neuroinflammation. 2020;17(1):347. doi: 10.1186/s12974-020-02027-5. PMID: 33213462; PMCID: PMC7677837.

207. Fleury V, Zekeridou A, Lazarevic V, Gaïa N, Giannopoulou C, Genton L, et al. Oral dysbiosis and inflammation in Parkinson's disease. J Parkinsons Dis. 2021;11(2):619-31. doi: 10.3233/JPD-202459. PMID: 33646178; PMCID: PMC8150470.

208. Pereira PAB, Aho VTE, Paulin L, Pekkonen E, Auvinen P, Scheperjans F. Oral and nasal microbiota in Parkinson's disease. Parkinsonism Relat Disord. 2017;38:61-7. doi: 10.1016/j.parkreldis.2017.02.026. Epub 2017 Feb 22. PMID: 28259623.

CAPÍTULO 17

Estratégias promissoras e biologicamente guiadas para o controle de biofilmes na cavidade bucal

- Yuan Liu
- Marlise Inêz Klein

PONTOS IMPORTANTES

- A presença da matriz extracelular aumenta a viscoelasticidade do biofilme fazendo com que o biofilme se torne mais resistente à atuação de forças mecânicas.
- O uso de enzimas que degradem os componentes da matriz extracelular e de substâncias antimicrobianas direcionadas para microrganismos patobiontes são abordagens que poderiam contribuir para um melhor controle de acúmulo de biofilme sobre a superfície dentária.
- Os biofilmes podem ser controlados por meio de estratégias que tenham a adesão inicial, a formação inicial de biofilme, a maturação do biofilme ou a dispersão dos microrganismos de um biofilme maduro como alvos de atuação.
- Nanopartículas de ouro-prata e nanofios de silício são capazes de interagir com adesinas microbianas reduzindo adesão inicial. Nanopartículas podem ainda interromper as interações mediadas por adesina entre os microrganismos patogênicos e a superfície dentária. Superfícies superhidrofílicas ou superhidrofóbicas podem potencialmente prevenir a formação de biofilme.
- A inibição da síntese de glicanos por pequenas moléculas inibitórias diminuiu o acúmulo de biofilme. Uso de enzimas, como glicanohidrolases e DNAases podem dificultar a formação da matriz extracelular ou mesmo desestruturar uma matriz já existente.
- Nanopartículas funcionalizadas podem ser concebidas para liberar ou ativar agentes antimicrobianos dentro dos biofilmes quando acionadas por microambientes patogênicos (por exemplo, pH ácido). Nanopartículas catalíticas inorgânicas como óxido de ferro (F_3O_4), com atividade peroxidase catalisada por peróxido de hidrogênio (H_2O_2) e de forma dependente do pH têm apresentado resultados promissores no controle de biofilmes.
- Compostos que atuem interferindo nos mecanismos de comunicação celular (*quorum sensing*) bem como aqueles que atuem induzindo dispersão microbiana a partir de biofilmes maduros estão sendo estudados e os resultados de estudos laboratoriais são promissores.

INTRODUÇÃO

Em decorrência do processo de coevolução, os microrganismos que habitam o corpo humano estão em harmonia com seu hospedeiro (homeostase). Conforme discutido nos capítulos anteriores, uma série de eventos pode induzir uma ruptura neste equilíbrio promovendo um estado de disbiose que, com o passar do tempo, pode levar ao desenvolvimento de doenças.[1] Assim, o conhecimento do complexo ambiente da cavidade bucal, das características microbianas e dos biofilmes e dos fatores que induzem a disbiose tem ajudado a conceber abordagens tanto para prevenir o desenvolvimento de biofilmes disbióticos quanto para reverter o processo de disbiose e restabelecer a homeostasia do biofilme com seu hospedeiro. Todas as abordagens, de forma geral, devem ser capazes de restaurar (ou manter) biofilmes microbianos que sejam compatíveis com a condição de saúde bucal. Algumas delas já são empregadas com fins de prevenção e/ou tratamento de doenças da cavidade bucal. Algumas evidências sobre o uso de prebióticos e probióticos serão apresentadas no **Capítulo 18**. O uso controlado de antimicrobianos sob condições clínicas específicas será apresentado nos **Capítulos 19** e **20**. Este capítulo apresentará estratégias experimentais promissoras para o controle de biofilme na cavidade bucal. Ponto comum a todas elas é permitir um controle biologicamente guiado do crescimento do biofilme.

ABORDAGENS ROTINEIRAMENTE ADOTADAS PARA CONTROLE DE BIOFILME E MANUTENÇÃO DA SAÚDE BUCAL

As estratégias tradicionais e essenciais para controle de biofilme dentário incluem escovação dentária e uso de fio ou fita dental. Substâncias antimicrobianas, como digluconato de clorexidina e óleos essenciais, também podem ser utilizadas. Redução na frequência de ingestão de açúcares é orientada com o objetivo de evitar a transição do biofilme para um estado de disbiose e de desenvolvimento de doença cárie. O sucesso dessas estratégias, entretanto, é altamente dependente da colaboração e motivação do indivíduo.

Em relação à dieta, o tipo e a quantidade de açúcar, assim como a frequência de seu consumo, estão intimamente associados ao desenvolvimento de biofilme supragengival disbiótico. A exposição a açúcares resulta na acidificação do biofilme dentário[2-4] e, conforme apresentado no **Capítulo 8**, as frequentes quedas no pH do biofilme dentário induzem um desequilíbrio mineral. Estudos clássicos, como os de Vipeholm, Hopewood House e de Turku, forneceram evidências que sustentam o importante papel desempenhado pela dieta no desenvolvimento de cárie dentária.[5-7] Hoje se compreende que a sacarose é o açúcar mais cariogênico e que o consumo simultâneo de amido e sacarose apresenta um elevado potencial cariogênico.[8] Assim, a orientação para restrição do consumo de açúcar, principalmente no que diz respeito à frequência de consumo, é importante, não somente em relação à saúde geral, mas também para a manutenção de saúde bucal,[9] evitando o desenvolvimento de biofilme cariogênico.

No que diz respeito ao controle mecânico do biofilme, a presença da matriz extracelular aumenta a viscoelasticidade do biofilme (**Capítulo 4**). Isso faz com que o biofilme se torne mais resistente à atuação de forças mecânicas, o que pode dificultar sua remoção "completa" das superfícies dentárias.[10] Essa condição é agravada em indivíduos pouco motivados para controle mecânico do biofilme (com uso de escova e de fio dental) e em indivíduos com pouca destreza manual ou incapazes de realizar uma adequada higiene bucal (p. ex., idosos, crianças muito jovens, pacientes hospitalizados). Considerando essa dificuldade, o uso de enzimas que degradem os componentes da matriz extracelular (responsáveis pela viscoelasticidade e pela estrutura tridimensional do biofilme) e de substâncias antimicrobianas direcionadas para microrganismos patobiontes são abordagens que poderiam contribuir para um melhor controle de acúmulo de biofilme sobre a superfície dentária,[11] conforme discutido no item "Destruição de biofilmes maduros" neste capítulo.

Entre os antimicrobianos disponíveis, o digluconato de clorexidina é a substância padrão-ouro. Como será apresentado em detalhes no **Capítulo 19**, o uso prolongado de clorexidina pode causar alguns efeitos colaterais, como manchamento dentário, formação de cálculo dentário, perda de paladar, entre outras manifestações.[12] Por possuir um amplo espectro de atuação, o efeito antimicrobiano é exercido tanto sobre microrganismos patobiontes como sobre microrganismos comensais (benéficos). Isso pode causar desequilíbrio ecológico, aumentando a suscetibilidade à reinfecção por patógenos oportunistas.[13] Desenvolvimento de resistência microbiana à clorexidina também tem sido relatado.[14,15] Em vista dessas limitações, esse antimicrobiano deve ser utilizado mediante indicações específicas (ver **Capítulo 19** para mais detalhes). Além disso, por ser uma substância catiônica, a clorexidina pode ser "capturada" e imobilizada por componentes aniônicos presentes na matriz do biofilme, o que pode prejudicar seu efeito antimicrobiano. Por outro lado, essa "captura" pode fazer com que o fármaco permaneça por mais tempo na cavidade bucal. Em acréscimo, os biofilmes possuem várias características que podem promover tolerância aos antimicrobianos. Esses mecanismos incluem: a) presença de uma matriz extracelular que afeta a difusão da substância e cria microambientes distintos dentro do biofilme; b) células em diferentes fases de crescimento (isto é, células de crescimento lento, dormentes e persistentes); c) grande diversidade dos membros da comunidade microbiana, o que implica que nem todos os microrganismos são igualmente suscetíveis ao mesmo antimicrobiano.

É importante notar que uma substância/molécula antimicrobiana pode não ser necessariamente um agente antibiofilme, enquanto um composto com atividade antibiofilme pode não ser necessariamente uma substância antimicrobiana. É o caso, por exemplo, de moléculas que atuam sobre as enzimas extracelulares responsáveis pela construção da matriz extracelular, que, apesar de reduzirem a formação do biofilme, não exercem efeito antimicrobiano. Pesquisas têm sido realizadas na busca de potenciais substâncias antimicrobianas obtidas a partir de fontes naturais (microrganismos, plantas, peptídeos antimicrobianos), também visando modificar moléculas promissoras para melhorar o controle do biofilme. Além disso, existem preocupações no uso de compostos que possam provocar resistência antimicrobiana. Portanto, é fundamental considerar esses fatores ao elaborar estratégias de prevenção e controle do biofilme que possam ser utilizadas como adjuntos às abordagens citadas.

ABORDAGENS EXPERIMENTAIS

Conforme apresentado, o uso de agentes antimicrobianos de largo espectro de ação e que não são capazes de degradar a matriz extracelular do biofilme estão entre as estratégias rotineiramente utilizadas na clínica. A melhor compreensão sobre os biofilmes microbianos e o rápido desenvolvimento da biotecnologia têm possibilitado o desenvolvimento de novas estratégias que poderão ser usadas para o tratamento das doenças mediadas por biofilmes.

A formação de biofilme pode ser didaticamente dividida em estágios distintos (**Figura 1**): "adesão inicial": os microrganismos se aderem a uma superfície do hospedeiro ou se fixam em superfícies de dispositivos médicos por meio de adesinas associadas à superfície celular; "formação inicial de biofilme": os microrganismos começam a se dividir e produzir polímeros extracelulares (exopolissacarídeos – EPS), o que aumenta a adesão microbiana e forma uma matriz que embebe as células; "maturação do biofilme": os EPS fornecem uma estrutura de suporte e de proteção que viabiliza o crescimento tridimensional do biofilme, criando microambientes heterogêneos; e finalmente a "dispersão": microrganismos abandonam o biofilme para se implantarem em outros locais e reiniciarem a formação de biofilme.[16] Em vista disso, os biofilmes poderiam ser controlados por meio de estratégias que utilizem qualquer um desses estágios como alvo de atuação.

O desenvolvimento de novas estratégias para controle dos biofilmes inicia-se com estudos laboratoriais usando modelos experimentais simples baseados em um microrganismo-modelo cultivado sob uma condição específica. Por exemplo, *Streptococcus mutans* é um organismo modelo Gram-positivo para cárie dentária[17], *Porphyromonas gingivalis* é um microrganismo-modelo Gram-negativo relacionado às doenças periodontais[18] e *Enterococcus faecalis* é um modelo Gram-positivo para infecções endodônticas, enquanto *Pseudomonas aeruginosa* e *Escherichia coli* são organismos-modelo Gram-negativos importantes para infecções médicas distintas.[16] Estes dois últimos microrganismos não fazem parte da microbiota bucal compatível com saúde, mas podem colonizar a cavidade bucal em condições de disbiose ou estar associados à superfície de materiais protéticos. O fungo *Candida albicans* é um organismo-modelo para o estudo de candidíase associada ao uso de próteses, mas também para o desenvolvimento de biofilme cariogênico.[19,20] Além dessas possibilidades, modelos *in vitro* mais elaborados usam um consórcio de espécies microbianas para verificar se a estratégia afeta microrganismos cultivados em comunidades microbianas mais diversificadas. Por fim, o efeito dos compostos ou abordagens promissores nos estudos laboratoriais é avaliado sobre a microbiota bucal em modelos animais e em ensaios pré-clínicos *in situ*.

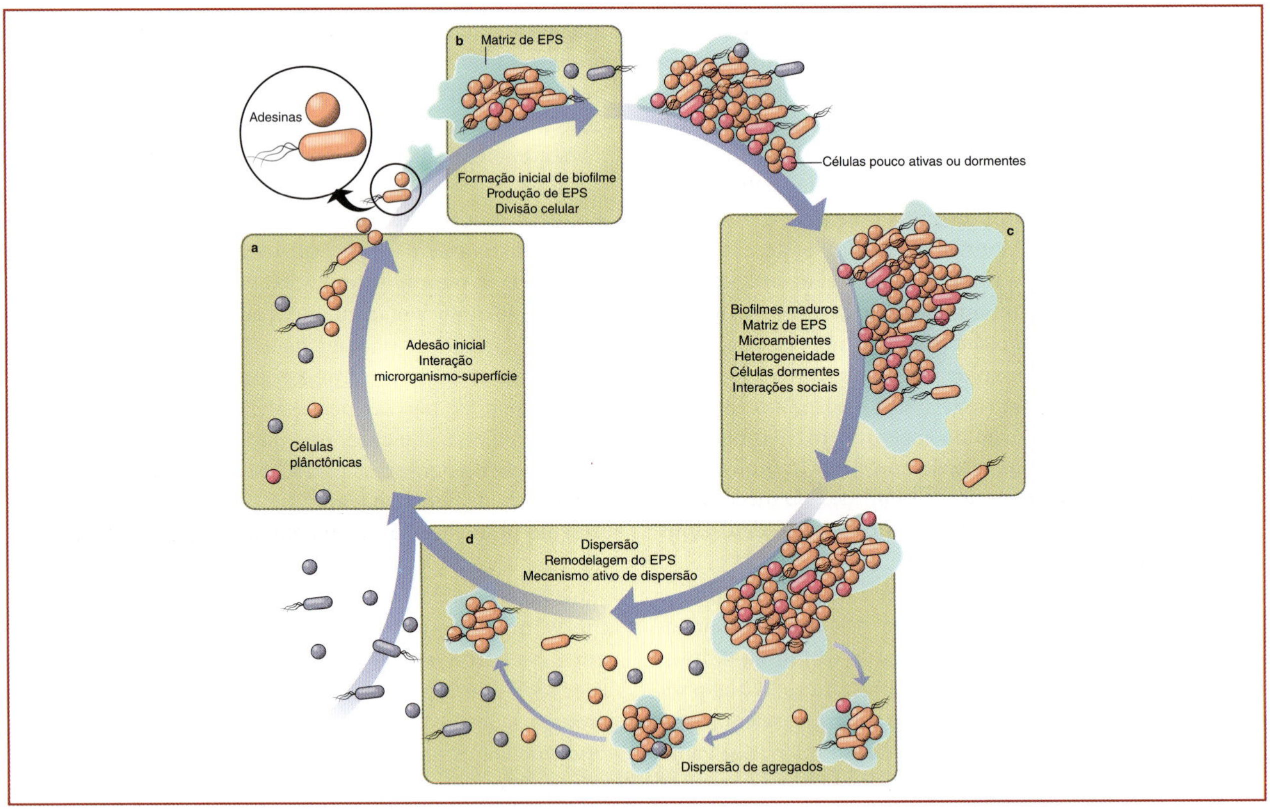

FIGURA 1 Ciclo de vida do biofilme. As letras "a, b, c, d" indicam os distintos estágios de formação do biofilme. Estratégias estão sendo desenvolvidas considerando esses estágios como alvo.[16]

Fonte: adaptada de Koo et al., 2017.[16]

Interferência na adesão inicial

Como a adesão de microrganismos é o primeiro passo de formação de biofilme, a interferência nessa etapa é essencial para seu controle. Uma vez que as superfícies dentárias são revestidas continuamente com película salivar na área supragengival e fluido crevicular na área subgengival, a adesão microbiana ocorre por meio da interação específica entre adesina microbiana e receptor presente na película salivar ou de proteínas do fluido crevicular (**Capítulo 4**). Dessa forma, qualquer estratégia que atue evitando essa interação ou que atue especificamente sobre as adesinas microbianas pode controlar o desenvolvimento de biofilmes. Por exemplo, nanopartículas de ouro-prata e nanofios de silício são capazes de interagir com adesinas microbianas reduzindo a adesão inicial.[21] Além disso, o revestimento da superfície de titânio com óxido de zinco desempenhou um efeito inibidor sobre a expressão de genes de adesão de bactérias, como glucosiltransferases em *S. mutans*.[22]

Além disso, a interação célula-célula entre microrganismos, que está intimamente relacionada à carga de superfície microbiana, também pode ser modulada.[23] Nanopartículas de ouro que se ligam fortemente a *C. albicans* e *P. aeruginosa* exibem forte atividade na inibição da formação de biofilme por esses microrganismos.[24] Uma possível explicação para isso é a forte atração eletrostática entre as nanopartículas de ouro e a superfície da célula microbiana, o que pode interromper as interações mediadas por adesina entre os microrganismos patogênicos e a superfície. O tratamento de canais radiculares com nanopartículas catiônicas antimicrobianas, como óxido de zinco, reduziu significativamente a adesão de *E. faecalis* à dentina,[25] provavelmente pelo mesmo mecanismo já descrito.

Por outro lado, agentes carregados negativamente incorporados na estrutura da matriz do biofilme podem interferir na adesão das bactérias à superfície por meio do aumento da carga negativa superficial, resultando no desenvolvimento de forças repulsivas. Um exemplo é um nanocomplexo caseína-fosfopeptídeo com fosfato de cálcio amorfo (CPP-ACP).[26] A adesão célula-célula entre microrganismos pode ser modificada pela mudança da carga de superfície. Um complexo formado por carboximetilquitosana e fosfato de cálcio amorfo (CMC/ACP) tem sido capaz de inibir a adesão celular bacteriana e a formação de biofilme.[27] O mecanismo de ação neste caso refere-se ao fato dos grupos de cátions amino do CMC/ACP neutralizarem total ou parcialmente a carga negativa na superfície bacteriana.

A colonização da superfície dentária é um processo sequencial e bem ordenado (**Capítulo 4**). Colonizadores primários, como estreptococos e actinomices, e seus metabólitos, criam condições para que outros microrganismos também consigam colonizar essas superfícies. Alguns materiais podem impedir efetivamente a adesão dos colonizadores iniciais por meio da ligação competitiva aos receptores na película adquirida, alterando o microambiente para crescimento microbiano e a composição microbiana, bem como a virulência dos biofilmes.[28] Por exemplo, CPP-ACP retarda a formação de biofilme por estreptococos "mascarando" receptores necessários para a adesão desses microrganismos.[29]

Filmes condicionantes que atuem como um "reservatório" de antimicrobianos têm sido estudados como uma possível estratégia para inibir a adesão bacteriana e a formação de biofilme.[30] Avanços na engenharia de materiais têm proporcionado o desenvolvimento de materiais com características topográficas específicas que dificultam a formação de biofilme.[31] Superfícies super-hidrofílicas ou super-hidrofóbicas podem prevenir a formação de biofilme.[32] Por exemplo, a incorporação de óxido de nanografeno em polimetilmetacrilato torna a superfície mais hidrofílica e reduz a formação de biofilme.[33]

Interferência na formação inicial de biofilme

Durante a formação inicial de biofilme, os EPS são constantemente produzidos pelos microrganismos aderidos na superfície. A composição da matriz EPS é temporal e estruturalmente variável, dependendo do tipo de microrganismo e das forças de cisalhamento mecânicas que atuam no local, bem como da disponibilidade de substrato e de condições ambientais.[16] A matriz de EPS promove a aderência microbiana a uma superfície, a coagregação entre microrganismos[34] e funciona como arcabouço que dá suporte e estabilidade ao biofilme e protege os microrganismos contra antimicrobianos e contra o sistema imune do hospedeiro. A matriz cria gradientes químicos e nutricionais no biofilme, contribuindo para o desenvolvimento de microambientes potencialmente patogênicos (de anaerobiose e reduzido pH).[35] Por isso, o uso de estratégias que tenham os EPS como alvo pode prevenir ou desagregar os biofilmes e reduzir seu potencial patogênico.[36] Inibição da síntese de EPS ou sua degradação em biofilmes já estabelecidos estão entre algumas possibilidades.

A bactéria cariogênica *S. mutans* produz glicanos pela ação enzimática das exoenzimas glicosiltransferases (Gtf), as quais contribuem para a composição dos EPS. A inibição da síntese de glicanos por pequenas moléculas inibitórias diminuiu o acúmulo de biofilme e o desenvolvimento de lesões cariosas em modelo animal sem causar perturbação na microbiota residente da cavidade bucal.[11,37] O efeito terapêutico exercido pela clorexidina ou pelo fluoreto é potencializado quando esses compostos são utilizados de forma combinada com essas moléculas inibidoras.[37] Pequenas moléculas (peptídeos ou manosídeos) capazes de interferir na interação entre EPS e células do hospedeiro reduziram a infectividade de biofilmes bacterianos e fúngicos em modelos animais.[38,39]

Algumas enzimas, como glicano-hidrolases (dextranase e mutanase), são capazes de degradar a matriz de biofilmes patogênicos.[40] Tanto dextranase quanto mutanase reduzem o acúmulo de biofilme em estudos laboratoriais e em animais e humanos.[41-43] Tais enzimas podem ser aplicadas diretamente na película salivar ou sobre o biofilme dentário, onde as Gtf ainda estão ativas. Essas enzimas interferem na síntese de glicanos afetando a atividade de ligação, remodelação e ramificação desempenhados pelas Gtf, e isso afeta a formação, maturação e as propriedades físicas dos glicanos.[44]

Outra abordagem enzimática é o uso de DNAase. É sabido desde a década de 1940 que as bactérias podem liberar DNA extracelularmente (eDNA).[45] Como mostrado nos **Capítulos 4** e **8**, o eDNA também desempenha um papel estrutural importante nos biofilmes.[46] Estudos laboratoriais mostram que o uso de DNAase pode "enfraquecer" a estrutura do biofilme, podendo causar sua ruptura.[47-49] No entanto, a síntese de DNAases é um processo caro. Assim, o aprimoramento dos métodos de produção será necessário para uma futura aplicação clínica.

Destruição de biofilmes maduros

Biofilmes maduros possuem uma estrutura tridimensional mais complexa e rica em EPS. A presença de gradientes de pH, de nutrientes e de oxigênio e a atuação da matriz formando uma barreira de difusão para determinadas moléculas contribuem para o estabelecimento de microambientes distintos. Os avanços científicos e a melhor compreensão da importância desses distintos microambientes têm possibilitado o desenvolvimento de estratégias terapêuticas com múltiplos alvos, tanto para prevenir e controlar formação de biofilme quanto para melhorar a eficácia de antimicrobianos.

Por exemplo, nanopartículas funcionalizadas podem ser concebidas para liberar ou ativar agentes antimicrobianos dentro dos biofilmes quando acionadas por microambientes patogênicos (p. ex., pH ácido), sendo capazes de exercer um efeito antimicrobiano e, simultaneamente, degradar a matriz extracelular.[50] Nesse sentido, nanoestruturas poliméricas (nanopartículas carreadoras de fármacos ou micelas), foram projetadas para liberar antimicrobianos apenas sob condições de pH ácido.[51] Ajustes realizados na superfície externa dessas nanoestruturas parecem aumentar a afinidade delas com superfícies apatíticas revestidas com película salivar e EPS por fortes interações eletrostáticas[51] (**Figura 2**). Esses nanocarreadores solúveis em água podem carregar substâncias antimicrobianas hidrofóbicas e polares, como o *tt*-farnesol, por uma solução aquosa. Essas nanopartículas podem ser desestabilizadas em resposta a diferentes pHs, liberando a substância antimicrobiana no local de interesse (p. ex., microambientes acidificados do biofilme cariogênico). Esse sistema é capaz de aumentar o efeito antimicrobiano desempenhado pelo *tt*-farnesol em até 4 vezes, exercendo um excelente efeito anticárie em modelos animais. As nanoestruturas poliméricas podem ser adaptadas para transporte de diferentes agentes antimicrobianos e antibiofilme, como a miricetina.[52]

Outra abordagem promissora emprega nanopartículas catalíticas inorgânicas (CAT-NP), como óxido de ferro (Fe_3O_4), com atividade peroxidase catalisada por peróxido

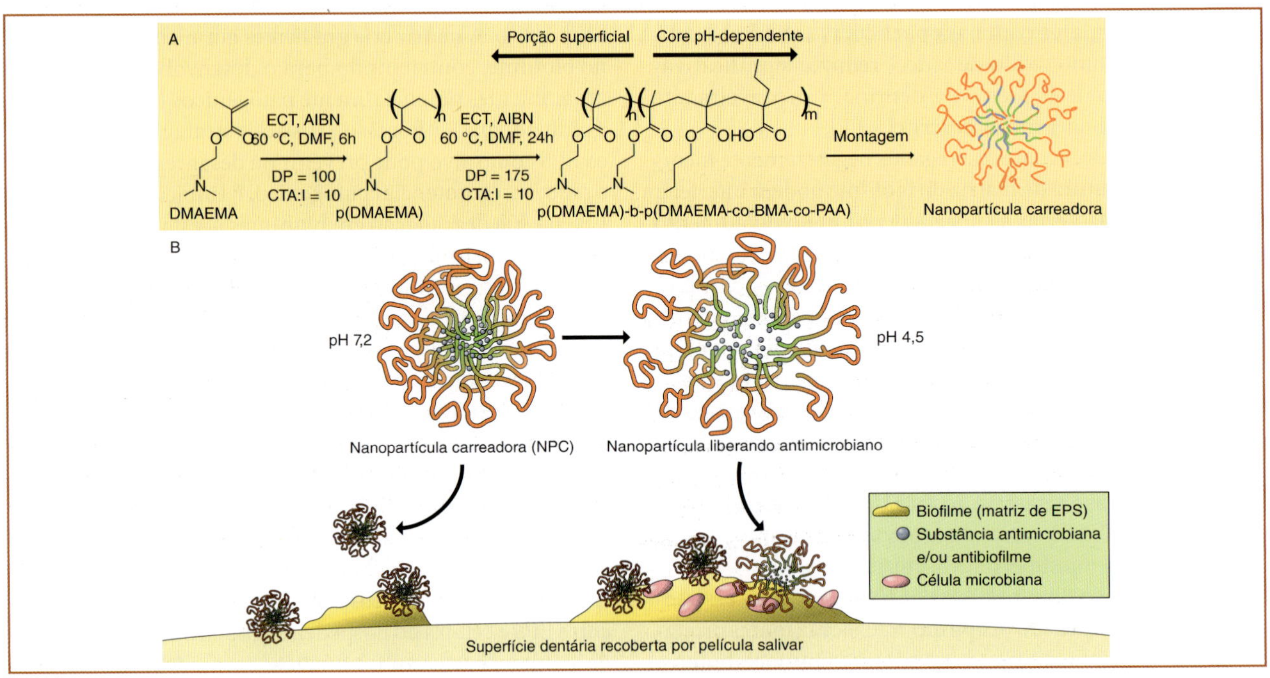

FIGURA 2 Estrutura e função do nanocarreador ativado por pH como um sistema de carreamento e liberação de antimicrobiano e/ou antibiofilme. (**A**) Montagem do copolímero. A conjugação do polímero e suas subsequentes características físico-químicas resultam em uma superfície externa hidrofílica carregada positivamente e um núcleo hidrofóbico, no qual o agente hidrofóbico (p. ex., *tt*-farnesol) pode ser incorporado. O núcleo responsivo ao pH acelera a liberação do composto em pH ácido. (**B**) O nanocarreador tem uma alta afinidade tanto para a película quanto para a matriz de EPS (afinidade multissítio). As mudanças ambientais (pH ácido) desencadeiam a liberação de *tt*-farnesol induzindo morte microbiana dentro dos biofilmes.

FONTE: extraída de Horev et al.[51] Os nanocarreadores e diagramas foram projetados por Michael Osadciw/University of Rochester.

de hidrogênio (H_2O_2) e de forma dependente do pH (alta atividade catalítica em pH baixo *versus* nenhuma atividade em pH neutro),[53] como mostrado na **Figura 3**. Essas nanopartículas podem ficar retidas no biofilme. Sob condições de baixo pH, essas partículas são ativadas e produzem radicais livres a partir do H_2O_2, os quais simultaneamente apresentam efeito antimicrobiano e capacidade de degradar a matriz de EPS.[53] Na presença dessa nanopartícula, houve menor desenvolvimento de cárie em modelos animais. O revestimento de nanopartículas de óxido de ferro com polímeros, como o dextrano, aumentou sua estabilidade em uma formulação aquosa e aumentou sua biocompatibilidade com os tecidos moles da cavidade bucal.[54,55]

O desenvolvimento de agentes que apresentam atividade antimicrobiana específica contra determinados microrganismos também está dentro das possibilidades de controle dos biofilmes patogênicos. É o caso, por exemplo, do peptídeo antimicrobiano sintético (AMP), genericamente denominado C16G2, que apresenta a bactéria *S. mutans* como alvo.[13] O elevado acúmulo da região G2 (sítio antimicrobiano) na superfície bacteriana, mediado pela porção peptídica C16 da molécula, promoveu uma rápida morte celular de *S. mutans* comparado com outros microrganismos.[13] Em outra configuração, um peptídeo específico e que apresenta como alvo o domínio ComC do CSP de *S. mutans* (ver **Capítulo 4**) conjugado com um AMP foi capaz de seletivamente exercer efeito antimicrobiano em *S. mutans,* mas não em *Streptococcus sanguinis* nem em *Streptococcus gordonii.*[56] Essa estratégia parece promover um efeito antimicrobiano mais controlado e direcionado aos patógenos sem, no entanto, promover desequilíbrio ecológico, pois não atua sobre microrganismos benéficos. Porém, ainda não foram realizados estudos clínicos com essa abordagem.

O *quorum sensing* regula a virulência microbiana e a formação de biofilme (entre outras funções) (**Capítulo 4**). Esse sistema de comunicação necessita da ligação de uma molécula de sinalização a um regulador transcricional correspondente, que ativa a transcrição de genes-alvo. Como a síntese de muitos fatores de virulência microbianos depende da comunicação celular via *quorum sensing*, a inibição nesse sistema de comunicação promove redução na formação de biofilme tanto em estudos laboratoriais quanto em modelo animal.[16] Um estudo recente identificou que um derivado de benzamida-benzimidazol, denominado M64, interfere no *quorum sensing* de *P. aeruginosa* regulando a formação de biofilme e a produção de fatores de virulência por esse microrganismo.[57] Nanopartículas contendo prata também parecem reduzir a expressão de genes que regulam o *quorum sensing*, especialmente relacionados aos fatores de virulência.[58] Essas nanopartículas podem bloquear a síntese de moléculas de sinalização a partir da inibição de LASI/RHLI sintase.[59] Além disso, nanopartículas de ouro,[24] de dióxido de titânio[60] e de óxido de zinco[61] também parecem apresentar atividade anti-*quorum sensing*. Como o sistema *quorum sensing* atua como um sensor de densidade populacional, ele atua tanto nas fases iniciais de formação do biofilme quanto nas fases subsequentes de sua maturação, especialmente nos processos de coadesão e coagregação. Dessa forma, análogos de moléculas do *quorum sensing* poderiam ser usados para promover a colonização da supefície dentária por microrganismos específicos enquanto controlaria a colonização por microrganismos potencialmente patogênicos.

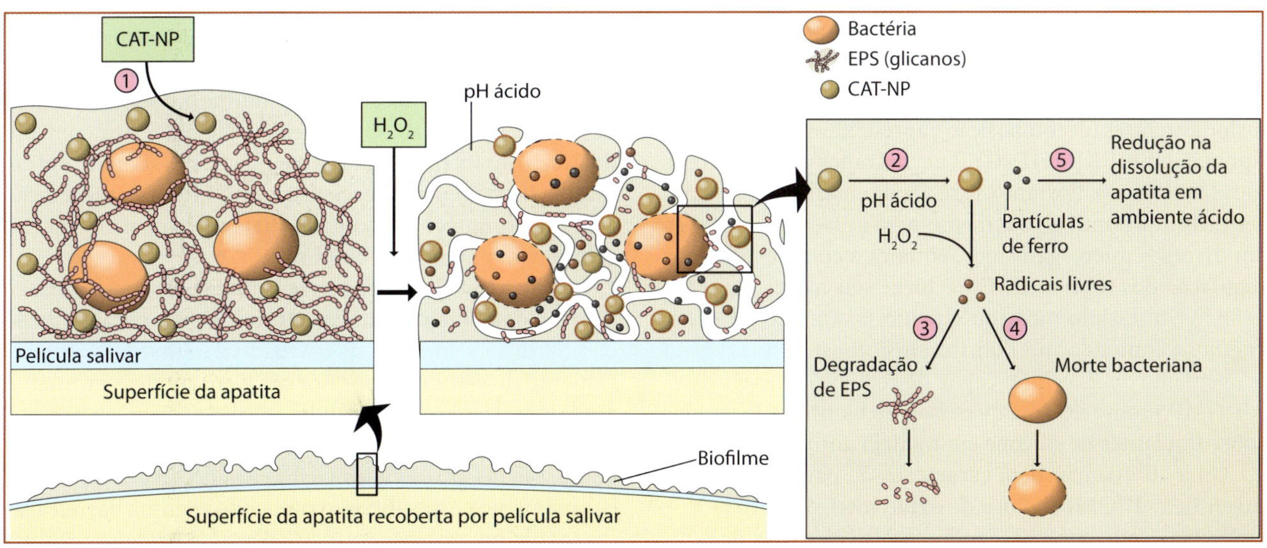

FIGURA 3 Esquemas de desagregação do biofilme sob condição de baixo pH por nanopartículas catalíticas (CAT-NP) ativadas por peróxido de hidrogênio (H_2O_2). (1) CAT-NP ligam-se e permanecem retidas no biofilme, apesar da breve exposição tópica, tornando-as adequadas para um regime de tratamento tópico tipicamente usado em produtos de higiene bucal; (2) a atividade enzimática é dependente de pH, catalisando rapidamente baixas concentrações de H_2O_2 em pH ácido para produzir radicais livres que, simultaneamente, (3) degradam a matriz do biofilme e (4) exercem efeito antimicrobiano. Além disso, (5) as CAT-NP podem reduzir a desmineralização dentária.

Fonte: Liu et al., 2018.[50]

Além disso, tanto a terapia fotodinâmica antimicrobiana quanto o plasma atmosférico frio produzem espécies reativas de oxigênio que possuem como alvo tanto a matriz quando as células microbianas.[62,63] Vários estudos foram realizados em laboratório e em modelos animais e alguns estudos clínicos com poucos participantes. Existem muitos estudos que avaliam o emprego da terapia fotodinâmica no tratamento da candidíase bucal e vários estudos apresentam *P. gingivalis* como alvo. Tanto para candidíase quanto para doença periodontal, a estratégia pode ter um duplo efeito: reduzir a carga microbiana e modular a resposta imune local. Ambas as abordagens afirmam que sua vantagem mais significativa é não induzir resistência antimicrobiana por causa da "explosão" de espécies reativas que não permite que as estratégias de tolerância ao estresse oxidativo microbiano sejam ativadas antes da morte celular. As desvantagens seriam que a espessura do biofilme pode reduzir a eficácia dessas estratégias, além do elevado custo de equipamentos específicos.

Induzindo a dispersão do biofilme

A dispersão do biofilme é um processo regulado que envolve a ruptura da matriz de EPS por meio da qual as células deixam o biofilme e entram novamente na fase planctônica. Esse processo natural pode ser utilizado como modelo para estratégias que promovam uma autorruptura do biofilme possibilitando que os microrganismos permaneçam na fase planctônica, sendo mais suscetíveis ao efeito exercido pelos antimicrobianos. Essa dispersão pode ser induzida pela remodelação da matriz de EPS ou pela ativação do mecanismo de dispersão.

O mensageiro secundário intracelular c-di-GMP desempenha um papel fundamental no ciclo de vida do biofilme bacteriano. Níveis elevados de c-di-GMP promovem formação de biofilme, enquanto níveis reduzidos promovem desmontagem do biofilme.[64] As enzimas que regulam os níveis de c-di-GMP, como diguanilato ciclases (síntese) e fosfodiesterases (decomposição), apresentam domínios dos tipos GGDEF, EAL e HD-GYP, encontrados em numerosos filos bacterianos. Portanto, essa via de sinalização poderia ser utilizada como alvo atraente para atuação simultânea em diversos microrganismos, embora a complexidade da regulação dos níveis c-di-GMP torne seu controle um desafio.[65] Um estudo mostrou que um fragmento de *P. aeruginosa* contendo um domínio fosfodiesterase exógeno proveniente de *E. coli* foi capaz de reduzir os níveis de c-di-GMP promovendo a dispersão de biofilmes formados sobre implantes de silicone em modelo animal.[66]

Uma abordagem bem caracterizada para modular os níveis de c-di-GMP é o uso de óxido nítrico (NO). O NO, em baixas concentrações, pode regular os níveis de c-di-GMP e mediar a dispersão do biofilme de *P. aeruginosa*.[67] Entretanto, a utilização do NO é difícil por sua potencial citotoxicidade em termos de exposição sistêmica, ausência de um alvo específico no biofilme, e elevado custo. Além disso, o NO é lábil, e a concentração ótima para promover dispersão dos biofilmes é difícil de ser determinada. Em um estudo pré-clínico, uma dose baixa de NO gasoso (com concentração variando de nanomolar a picomolar) foi capaz de reduzir o tamanho de agregados de *P. aeruginosa* encontrados no escarro de pacientes com fibrose cística.[68] Para superar a limitação do elevado custo e reduzir o potencial de citotoxicidade sistêmica do NO, cefalosporina-3'-diazeniodiolato, composta de um doador de NO diazeniodiolato estabilizado ligado na posição 3' da cefalosporina, parece ser capaz de seletivamente liberar NO para dispersar biofilmes *in vitro* de *P. aeruginosa*, e a liberação do NO é promovida pela clivagem do anel betalactâmico da cefalosporina por betalactamases bacterianas.[69]

Além da atuação sobre a sinalização c-di-GMP, a remodelagem da matriz de EPS é também uma estratégia potencial de dispersão dos biofilmes. Um estudo utilizou microscopia de força atômica para medir as forças de adesão intermoleculares da matriz de EPS de biofilmes de *Staphylococcus epidermidis*.[70] Observou-se que baixas concentrações de íons prata foram capazes de desestabilizar a matriz por se ligarem a grupos doadores de elétrons. Essa desestabilização ocorreu por uma redução no número de sítios de ligação para ligações de hidrogênio e interações eletrostáticas e hidrofóbicas. Além disso, nanopartículas com atividade enzimática podem degradar a matriz de EPS[53-55] e promover a dispersão do biofilme. Os microrganismos dispersos do biofilme perdem a proteção exercida pela matriz, e assim podem ser eficientemente mortos pelos antimicrobianos. No entanto, uma desvantagem das abordagens de dispersão é que as células microbianas dispersas, se não forem inativadas, podem colonizar outras superfícies.

CONSIDERAÇÕES FINAIS

Abordagens para controle de biofilmes que mantenham a microbiota bucal em hemostasia com o hospedeiro são ideais. A remoção mecânica do biofilme por escovação/uso de fio/fita dental são abordagens essenciais para controle do desenvolvimento dos biofilmes dentários. Porém, outras estratégias podem ser necessárias para situações específicas a fim de promover um controle mais eficiente da formação e desenvolvimento dos biofilmes.

Neste capítulo, foram apresentadas algumas estratégias biologicamente guiadas e promissoras para controle de biofilme. A maioria das evidências, entretanto, é proveniente de estudos laboratoriais e em modelo animal, e ainda é necessário que estudos clínicos sejam realizados. Enquanto algumas dessas abordagens apresentam um custo baixo, outras apresentam custo elevado, necessitando de equipamentos específicos, o que pode ser uma barreira ao desenvolvimento e uso rotineiro dessas estratégias mas que poderia ser utilizadas em ambiente clínico (odontológico ou hospitais). Outro desafio é a implementação de abordagens que não desencadeiem resistência/tolerância aos antimicrobianos. Dessa forma, ainda há muito o que ser feito e pesquisado, mas as evidências apresentadas neste capítulo poderão guiar o desenvolvimento de novas formas de controle das doenças mediadas por biofilmes.

RESUMO

O conhecimento do complexo ambiente da cavidade bucal, das características microbianas e dos biofilmes e dos fatores que induzem disbiose tem ajudado a conceber abordagens tanto para prevenir o desenvolvimento de biofilmes disbióticos quanto para reverter o processo de disbiose e para restabelecer a homeostasia do biofilme com seu hospedeiro. Nesse sentido, algumas estratégias experimentais promissoras para o controle de biofilme na cavidade bucal foram apresentadas neste capítulo. Ponto comum a todas elas é permitir um controle biologicamente guiado do crescimento do biofilme. Um dos alvos dessas estratégias é a inibição da adesão microbiana nas superfícies presentes na cavidade bucal, o que pode ser conseguido por meio da modificação fisicoquímica das superfícies ou pela interferência nas interações célula-célula entre os microrganismos.

A formação inicial do biofilme pode ser interrompida pelo uso de enzimas capazes de degradar a matriz extracelular dos biofilmes. Essas enzimas podem ser aplicadas diretamente na película salivar ou sobre o biofilme dentário. Biofilmes maduros podem ser combatidos por nanopartículas funcionalizadas que liberam ou ativam agentes antimicrobianos dentro dos biofilmes quando acionadas por microambientes patogênicos, por exemplo, pH ácido. Compostos que apresentam efeito antimicrobiano direcionado e específico, assim como substâncias capazes de modular ou interromper as vias de comunição microbiana (*quorum sensing*) estão entre as possibilidades. Por fim, o biofilme pode ser modulado de forma a estimular a autorruptura da estrutura tridimensional e dispersão microbiana. A maioria das evidências, entretanto, é proveniente de estudos laboratoriais e em modelo animal, e ainda é necessário que estudos clínicos sejam realizados. De qualquer forma, as evidências apresentadas neste capítulo poderão guiar o desenvolvimento de novas formas de controle das doenças mediadas por biofilmes.

QUESTÕES

1. Em relação às novas abordagens que estão sendo pesquisadas para controle de biofilme, qual delas têm mostrado resultados promissores?
   a) Alteração das propriedades físico-químicas das superfícies.
   b) Uso de enzimas para degradar matriz extracelular dos biofilmes.
   c) Modulação e interferência do sistema de comunicação celular (*quorum sensing*).
   d) Nanopartículas guiadas pelas condições ambientais do biofilme.
   e) Todas as sentenças anteriores estão corretas.

2. Sobre as sentenças abaixo, qual delas está incorreta?
   a) Nanopartículas de ouro podem interromper as interações mediadas por adesina entre os microrganismos patogênicos e a superfície.
   b) Agentes carregados negativamente incorporados à estrutura da matriz do biofilme podem interferir na adesão das bactérias à superfície por meio do aumento da carga negativa superficial, resultando no desenvolvimento de forças repulsivas.
   c) Alguns materiais podem impedir efetivamente a adesão dos colonizadores iniciais por meio da ligação competitiva aos receptores na película adquirida, alterando o microambiente para crescimento microbiano.
   d) Superfícies super-hidrofílicas ou super-hidrofóbicas viabilizam a formação de biofilme.

3. Leia as sentenças abaixo e assinale a alternativa CORRETA:

   I-Tanto dextranase quanto mutanase reduzem o acúmulo de biofilme em estudos laboratoriais e em animais e humanos.
   II-O uso de DNAase pode "enfraquecer" a estrutura do biofilme, podendo resultar em ruptura.
   III-Nanopartículas têm sido desenvolvidas para exercer efeito antimicrobiano independente de pH.
   IV-Níveis elevados de c-di-GMP promovem formação de biofilme, enquanto níveis reduzidos promovem desmontagem do biofilme. A regulação dos níveis desse mensageiro secundário intracelular é um importante alvo para estratégias que visem à dispersão dos biofilmes.

   a) Somente a sentença I é correta
   b) Somente a sentença II é correta
   c) A sentença IV é incorreta
   d) As sentenças I e III são incorretas
   e) Todas as sentenças são corretas

Gabarito: 1e; 2d; 3e

REFERÊNCIAS

1. Marsh PD, Devine DA. How is the development of dental biofilms influenced by the host? J Clin Periodontol. 2011;38(Suppl.11):28-35.
2. Stephan RM. Changes in hydrogen-ion concentration on tooth surfaces and in carious lesions. J Am Dent Assoc. 1940;27(5):718-23.
3. Stephan RM. Intra-oral hydrogen-ion concentrations associated with dental caries activity. J Dent Res. 1944;23(4):257-66.
4. Bowen WH. The Stephan curve revisited. Odontology. 2013;101(1):2-8.
5. Krasse B. The Vipeholm dental caries study: recollections and reflections 50 years later. J Dent Res. 2001;80(9):1785-8.
6. Harris R. The biology of the children of Hopewood House, Bowral, N.S.W. VI. The pattern of dental caries experience. Aust Dent J. 1967;12(3):220-7.
7. Scheinin A, Mäkinen KK, Ylitalo K. Turku sugar studies V: final report on the effect of sucrose, fructose and xylitol diets on the caries incidence in man. Acta Odontol Scand. 1976;34(4):179-216.
8. Campain AC, Morgan MV, Evans RW, Ugoni A, Adams GG, Conn JA, et al. Sugar-starch combinations in food and the relationship to dental caries in low-risk adolescents. Eur J Oral Sci. 2003;111(4):316-25.
9. Moynihan P, Kelly S. Effect on caries of restricting sugars intake: systematic review to inform WHO guidelines. J Dent Res. 2014;93(1):8-18.
10. Hwang G, Klein MI, Koo H. Analysis of the mechanical stability and surface detachment of mature Streptococcus mutans biofilms by applying a range of external shear forces. Biofouling. 2014;30(9):1079-91.
11. Ren Z, Cui T, Zeng J, Chen L, Zhang W, Xu X, et al. Molecule targeting glucosyltransferase inhibits Streptococcus mutans biofilm formation and virulence. Antimicrob Agents Chemother. 2015;60(1):126-35.
12. Autio-Gold J. The role of chlorhexidine in caries prevention. Oper Dent. 2008;33(6):710-6.
13. Guo L, McLean JS, Yang Y, Eckert R, Kaplan CW, Kyme P, et al. Precision-guided antimicrobial peptide as a targeted modulator of human microbial ecology. Proc Natl Acad Sci U S A. 2015;112(24):7569-74.
14. Yamamoto T, Tamura Y, Yokota T. Antiseptic and antibiotic resistance plasmid in Staphylococcus aureus that possesses ability to confer chlorhexidine and acrinol resistance. Antimicrob Agents Chemother. 1988;32(6):932-5.

15. McDonnell G, Russell AD. Antiseptics and disinfectants: activity, action, and resistance. Clin Microbiol Rev. 1999;12(1):147-79.
16. Koo H, Allan RN, Howlin RP, Stoodley P, Hall-Stoodley L. Targeting microbial biofilms: current and prospective therapeutic strategies. Nat Rev Microbiol. 2017;15(12):740-55.
17. Lemos JA, Quivey RG, Koo H, Abranches J. Streptococcus mutans: a new Gram-positive paradigm? Microbiology (Reading). 2013;159(Pt 3):436-45.
18. Hajishengallis G, Lamont RJ. Beyond the red complex and into more complexity: the polymicrobial synergy and dysbiosis (PSD) model of periodontal disease etiology. Mol Oral Microbiol. 2012;27(6):409-19.
19. Cannon RD, Lyons KM, Chong K, Newsham-West K, Niimi K, Holmes AR. Adhesion of yeast and bacteria to oral surfaces. Methods Mol Biol. 2017;1537:165-90.
20. Falsetta ML, Klein MI, Colonne PM, Scott-Anne K, Gregoire S, Pai CH, et al. Symbiotic relationship between Streptococcus mutans and Candida albicans synergizes virulence of plaque biofilms in vivo. Infect Immun. 2014;82(5):1968-81.
21. Liao W, Lin Q, Xu Y, Yang E, Duan Y. Preparation of Au@Ag core-shell nanoparticle decorated silicon nanowires for bacterial capture and sensing combined with laser induced breakdown spectroscopy and surface-enhanced Raman spectroscopy. Nanoscale. 2019;11(12):5346-54.
22. Liu W, Su P, Chen S, Wang N, Ma Y, Liu Y, et al. Synthesis of TiO2 nanotubes with ZnO nanoparticles to achieve antibacterial properties and stem cell compatibility. Nanoscale. 2014;6(15):9050-62.
23. Hu C, Wang L, Lin Y, Liang H, Zhou S, Zheng F, et al. Nanoparticles for the treatment of oral biofilms: current state, mechanisms, influencing factors, and prospects. Adv Healthc Mater. 2019;8(24):e1901301.
24. Yu Q, Li J, Zhang Y, Wang Y, Liu L, Li M. Inhibition of gold nanoparticles (AuNPs) on pathogenic biofilm formation and invasion to host cells. Sci Rep. 2016;6:26667.
25. Allaker RP, Ian Douglas C. Non-conventional therapeutics for oral infections. Virulence. 2015;6(3):196-207.
26. Dashper S, Shen P, Sim C, Liu S, Butler C, Mitchell H, et al. CPP-ACP promotes SnF2 efficacy in a Polymicrobial caries model. J Dent Res. 2019;98(2):218-24.
27. He J, Bao Y, Li J, Qiu Z, Liu Y, Zhang X. Nanocomplexes of carboxymethyl chitosan/amorphous calcium phosphate reduce oral bacteria adherence and biofilm formation on human enamel surface. J Dent. 2019;80:15-22.
28. Allaker RP, Ian Douglas C. Non-conventional therapeutics for oral infections. Virulence. 2015;6(3):196-207.
29. Rahiotis C, Vougiouklakis G, Eliades G. Characterization of oral films formed in the presence of a CPP-ACP agent: an in situ study. J Dent. 2008;36(4):272-80.
30. Busscher HJ, van der Mei HC, Subbiahdoss G, Jutte PC, van den Dungen JJ, Zaat SA, et al. Biomaterial-associated infection: locating the finish line in the race for the surface. Sci Transl Med. 2012;4(153):153rv10.
31. Swartjes JJ, Sharma PK, Kooten Tv, van der Mei, Henny C, Mahmoudi M, et al. Current developments in antimicrobial surface coatings for biomedical applications. Curr Med Chem. 2015;22(18):2116-29.
32. Song F, Koo H, Ren D. Effects of material properties on bacterial adhesion and biofilm formation. J Dent Res. 2015;94(8):1027-34.
33. Lee J, Jo J, Kim D, Patel KD, Kim H, Lee H. Nano-graphene oxide incorporated into PMMA resin to prevent microbial adhesion. Dent Mater. 2018;34(4):e63-e72.
34. Flemming H, Wingender J. The biofilm matrix. Nat Rev Microbiol. 2010;8(9):623-33.
35. Flemming H, Wingender J, Szewzyk U, Steinberg P, Rice SA, Kjelleberg S. Biofilms: an emergent form of bacterial life. Nat Rev Microbiol. 2016;14(9):563-75.
36. Gunn JS, Bakaletz LO, Wozniak DJ. What's on the outside matters: the role of the extracellular polymeric substance of Gram-negative biofilms in evading host immunity and as a target for therapeutic intervention. J Biol Chem. 2016;291(24):12538-46.
37. Falsetta ML, Klein MI, Lemos JA, Silva BB, Agidi S, Scott-Anne KK, et al. Novel antibiofilm chemotherapy targets exopolysaccharide synthesis and stress tolerance in Streptococcus mutans to modulate virulence expression in vivo. Antimicrob Agents Chemother. 2012;56(12):6201-11.
38. Nett JE, Cabezas-Olcoz J, Marchillo K, Mosher DF, Andes DR. Targeting fibronectin to disrupt in vivo Candida albicans biofilms. Antimicrob Agents Chemother. 2016;60(5):3152-5.
39. Totsika M, Kostakioti M, Hannan TJ, Upton M, Beatson SA, Janetka JW, et al. A FimH inhibitor prevents acute bladder infection and treats chronic cystitis caused by multidrug-resistant uropathogenic Escherichia coli ST131. J Infect Dis. 2013;208(6):921-8.
40. Pleszczyńska M, Wiater A, Janczarek M, Szczodrak J. (1→3)-α-D-glucan hydrolases in dental biofilm prevention and control: a review. Int J Biol Macromol. 2015;79:761-78.
41. Hamada S, Ooshima T, Masuda N, Sobue S. Effect of dextranase prepared from Spicaria violacea on dental caries in the hamster. J Dent Res. 1976;55(3):552.
42. Inoue M, Yakushiji T, Mizuno J, Yamamoto Y, Tanii S. Inhibition of dental plaque formation by mouthwash containing an endo--alpha-1, 3 glucanase. Clin Prev Dent. 1990;12(5):10-4.
43. Jiao Y, Wang S, Lv M, Jiao B, Li W, Fang Y, et al. Characterization of a marine-derived dextranase and its application to the prevention of dental caries. J Ind Microbiol Biotechnol. 2014;41(1):17-26.
44. Hayacibara MF, Koo H, Smith AMV, Kopec LK, Scott-Anne K, Cury JA, et al. The influence of mutanase and dextranase on the production and structure of glucans synthesized by streptococcal glucosyltransferases. Carbohydr Res. 2004;339(12):2127-37.
45. Avery OT, MacLeod CM, McCarty M. Studies on the chemical nature of the substance inducing transformation of pneumococcal types: induction of transformation by a desoxyribonucleic acid fraction isolated from pneumococcus type III. J Exp Med. 1944;79(2):137-58.
46. Whitchurch CB, Tolker-Nielsen T, Ragas PC, Mattick JS. Extracellular DNA required for bacterial biofilm formation. Science. 2002;295(5559):1487.
47. Hall-Stoodley L, Nistico L, Sambanthamoorthy K, Dice B, Nguyen D, Mershon WJ, et al. Characterization of biofilm matrix, degradation by DNase treatment and evidence of capsule downregulation in Streptococcus pneumoniae clinical isolates. BMC Microbiol. 2008;8:173.
48. Kaplan JB, LoVetri K, Cardona ST, Madhyastha S, Sadovskaya I, Jabbouri S, et al. Recombinant human DNase I decreases biofilm and increases antimicrobial susceptibility in staphylococci. J Antibiot. 2012;65(2):73-7.
49. Nijland R, Hall MJ, Burgess JG. Dispersal of biofilms by secreted, matrix degrading, bacterial DNase. PloS One. 2010;5(12):e15668.
50. Liu Y, Ren Z, Hwang G, Koo H. Therapeutic strategies targeting cariogenic biofilm microenvironment. Adv Dent Res. 2018;29(1):86-92. http://creativecommons.org/licenses/by/4.0/
51. Horev B, Klein MI, Hwang G, Li Y, Kim D, Koo H, et al. pH--activated nanoparticles for controlled topical delivery of farnesol to disrupt oral biofilm virulence. ACS Nano. 2015;9(3):2390-404.
52. Sims Jr KR, Maceren JP, Liu Y, Rocha GR, Koo H, Benoit DS. Dual antibacterial drug-loaded nanoparticles synergistically improve treatment of Streptococcus mutans biofilms. Acta Biomater. 2020;115:418-31.
53. Gao L, Liu Y, Kim D, Li Y, Hwang G, Naha PC, et al. Nanocatalysts promote Streptococcus mutans biofilm matrix degradation and enhance bacterial killing to suppress dental caries in vivo. Biomaterials. 2016;101:272-84.
54. Liu Y, Naha PC, Hwang G, Kim D, Huang Y, Simon-Soro A, et al. Topical ferumoxytol nanoparticles disrupt biofilms and prevent

tooth decay in vivo via intrinsic catalytic activity. Nat Commun. 2018;9(1):1-12.
55. Naha PC, Liu Y, Hwang G, Huang Y, Gubara S, Jonnakuti V, et al. Dextran-coated iron oxide nanoparticles as biomimetic catalysts for localized and pH-activated biofilm disruption. ACS Nano. 2019;13(5):4960-71.
56. Mai J, Tian XL, Gallant JW, Merkley N, Biswas Z, Syvitski R, et al. A novel target-specific, salt-resistant antimicrobial peptide against the cariogenic pathogen Streptococcus mutans. Antimicrob Agents Chemother. 2011;55(11):5205-13.
57. Starkey M, Lepine F, Maura D, Bandyopadhaya A, Lesic B, He J, et al. Identification of anti-virulence compounds that disrupt quorum-sensing regulated acute and persistent pathogenicity. PLoS Pathog. 2014;10(8):e1004321.
58. Singh BR, Singh BN, Singh A, Khan W, Naqvi AH, Singh HB. Mycofabricated biosilver nanoparticles interrupt Pseudomonas aeruginosa quorum sensing systems. Sci Rep. 2015;5(1):1-14.
59. Hayat S, Muzammil S, Aslam B, Siddique MH, Saqalein M, Nisar MA. Quorum quenching: role of nanoparticles as signal jammers in Gram-negative bacteria. Future Microbiol. 2019;14(1):61-72.
60. Colino CI, Millán CG, Lanao JM. Nanoparticles for signaling in biodiagnosis and treatment of infectious diseases. Int J Mol Sci. 2018;19(6):1627.
61. Fan W, Sun Q, Li Y, Tay FR, Fan B. Synergistic mechanism of Ag+-Zn2+ in anti-bacterial activity against Enterococcus faecalis and its application against dentin infection. J Nanobiotechnology. 2018;16(1):1-16.
62. Pinto RM, Soares FA, Reis S, Nunes C, Van Dijck P. Innovative strategies toward the disassembly of the EPS matrix in bacterial biofilms. Front Microbiol. 2020;11:952.
63. Rao Y, Shang W, Yang Y, Zhou R, Rao X. Fighting mixed-species microbial biofilms with cold atmospheric plasma. Front Microbiol. 2020;11:1000. doi:10.3389/fmicb.2020.01000.
64. McDougald D, Rice SA, Barraud N, Steinberg PD, Kjelleberg S. Should we stay or should we go: mechanisms and ecological consequences for biofilm dispersal. Nat Rev Microbiol. 2012;10(1):39-50.
65. Römling U, Balsalobre C. Biofilm infections, their resilience to therapy and innovative treatment strategies. J Intern Med. 2012;272(6):541-61.
66. Christensen LD, van Gennip M, Rybtke MT, Wu H, Chiang WC, Alhede M, et al. Clearance of Pseudomonas aeruginosa foreign--body biofilm infections through reduction of the cyclic Di-GMP level in the bacteria. Infect Immun. 2013;81(8):2705-13.
67. Barraud N, Schleheck D, Klebensberger J, Webb JS, Hassett DJ, Rice SA, et al. Nitric oxide signaling in Pseudomonas aeruginosa biofilms mediates phosphodiesterase activity, decreased cyclic di-GMP levels, and enhanced dispersal. J Bacteriol. 2009;191(23):7333-42.
68. Howlin RP, Cathie K, Hall-Stoodley L, Cornelius V, Duignan C, Allan RN, et al. Low-dose nitric oxide as targeted anti-biofilm adjunctive therapy to treat chronic Pseudomonas aeruginosa infection in cystic fibrosis. Mol Ther. 2017;25(9):2104-16.
69. Barraud N, Kardak BG, Yepuri NR, Howlin RP, Webb JS, Faust SN, et al. Cephalosporin-3--diazeniumdiolates: targeted NO-donor prodrugs for dispersing bacterial biofilms. Angew Chem Int Ed Engl. 2012;51(36):9057-60.
70. Chaw KC, Manimaran M, Tay FE. Role of silver ions in destabilization of intermolecular adhesion forces measured by atomic force microscopy in Staphylococcus epidermidis biofilms. Antimicrob Agents Chemother. 2005;49(12):4853-9.

CAPÍTULO 18

Uso de prebióticos e probióticos na Odontologia

- Gustavo Eidt
- Heitor Sales de Barros Santos
- Maria Eduarda Lisboa Pagnussatti
- Rodrigo Alex Arthur

✔ PONTOS IMPORTANTES

- Prebióticos são substratos seletivamente utilizados por microrganismos do hospedeiro, podendo tanto estimular o crescimento e/ou a atividade de microrganismos benéficos quanto inibir os microrganismos maléficos. Oligossacarídeos, arginina, ureia, nitrato e aminoaçúcares estão dentre alguns exemplos de prebióticos.
- Probiótico são microrganismos vivos que, quando administrados em quantidades adequadas, conferem benefícios à saúde do hospedeiro. Os principais microrganismos tradicionalmente utilizados como probióticos são leveduras do gênero *Saccharomyces* e bactérias dos gêneros *Bacillus, Bifidobacterium, Enterococcus, Streptococcus*, dentre outros, sendo que os mais estudados até o momento são os *Lactobacillus*.
- Modulação imunológica, modulação do microbioma e modulação de hábitos alimentares estão dentre as possíveis linhas de ação de prebióticos e de probióticos.
- Frente à disbiose, o uso de prebióticos e de probióticos para reestabelecimento de mecanismos regulatórios que promovam a homeostase entre microbiota e o hospedeiro, bem como a modulação da resposta imune do hospedeiro em sítios doentes, parecem ser estratégias terapêuticas complementares promissoras.
- O uso de probióticos, principalmente o *L. salivarius* REN, pode apresentar efeitos antiproliferativos capazes de induzir apoptose das células cancerígenas. Parece que os probióticos podem promover algum benefício no que diz respeito à prevenção ou redução na severidade de mucosite bucal induzida por radio/quimioterapia.
- Estudos clínicos demonstram um efeito superior da arginina no controle das lesões de cárie, porém o nível de evidência ainda é considerado baixo para que uma recomendação de uso seja proposta.
- Probióticos presentes em produtos lácteos são capazes de reduzir contagens de estreptococos do grupo mutans na cavidade bucal, porém, o uso de probióticos não tem mostrado redução significativa da incidência ou experiência de cárie.
- Parece haver algum benefício da combinação do uso de probióticos com tratamento não cirúrgico das doenças periodontais no que diz respeito à melhoria de parâmetros microbiológicos e clínicos (redução de profundidade de sondagem e aumento nos níveis de inserção clínica).
- Probióticos parecem contribuir para o tratamento do mau hálito. Efeitos moderados são observados do ponto de vista organoléptico, mas não no que diz respeito à redução na produção dos compostos sulfurados voláteis.
- Indivíduos que consomem probióticos apresentam uma chance 76% menor de apresentarem candidíase.

✔ PONTOS IMPORTANTES

- Mesmo que o uso de prebióticos ou probióticos seja capaz de trazer benefícios, as evidências até o momento são insuficientes para que recomendações clínicas sejam formuladas. Existe a necessidade de mais ensaios clínicos com protocolos padronizados para uma melhor elucidação da atuação dos prebióticos e probióticos na prevenção/controle das doenças da cavidade bucal.

INTRODUÇÃO

A busca por saúde comumente nos leva a acreditar que determinadas práticas podem nos beneficiar de alguma maneira. Exemplos de crenças populares e receitas milagrosas não faltam. Enquanto a maior parte delas é inofensiva e até pode ajudar, algumas podem envolver riscos e não trazer nenhum ganho real de saúde. Neste contexto, é importante discutir as evidências para o uso de prebióticos e probióticos na Odontologia, uma vez que a comercialização e o consumo desses produtos estão aumentando e o interesse de diferentes setores da sociedade sobre este assunto se amplia a cada dia. Sendo assim, este capítulo abordará um pouco do histórico do uso de prebióticos e probióticos, como foram introduzidos na Odontologia, quais são as evidências atuais que suportam seu uso, quais são os desafios envolvidos e as perspectivas futuras de sua aplicação com fins de promoção da saúde bucal.

DEFININDO ALGUNS CONCEITOS

A introdução do termo **prebiótico** ocorreu para designar um ingrediente alimentício não digerível que conferia benefícios ao hospedeiro por estimular seletivamente o crescimento e/ou a atividade de um número limitado de microrganismos residentes no cólon.[1,2] Contudo, o consenso científico atual entende que os prebióticos são substratos seletivamente utilizados por microrganismos do hospedeiro, podendo tanto estimular o crescimento e/ou a atividade de microrganismos benéficos quanto inibir os microrganismos maléficos, promovendo assim um benefício à saúde.[3]

O termo **probiótico** foi introduzido por pesquisadores que observaram que alguns microrganismos tinham a capacidade de produzir substâncias que prolongavam a fase de crescimento de outras espécies microbianas.[4] E, antes mesmo, o termo probiótico já havia sido usado como um oposto do termo antibiótico em um contexto nutricional.[5] Atualmente, a Organização Mundial da Saúde (OMS) define o termo probiótico como microrganismos vivos que, quando administrados em quantidades adequadas, conferem benefícios à saúde do hospedeiro.[6]

A junção desses dois conceitos dá origem ao termo **simbiótico**, que pode ser entendido como um produto que ao combinar probiótico e prebiótico beneficia o hospedeiro, aumentando a sobrevivência e a implantação de microrganismos vivos no trato gastrointestinal, pela ativação metabólica e/ou pelo estímulo seletivo ao crescimento microbiano.[7] Mais recentemente, novas definições acerca dessa temática têm surgido. Não apenas relacionadas ao uso de compostos não digeríveis ou microrganismos vivos, mas também em relação ao uso de microrganismos não viáveis ou subprodutos microbianos.[8] Veja mais algumas definições no **Quadro 1**.

Também é bastante comum a apropriação de termos técnicos pela indústria e pelos consumidores. Porém, muitas vezes alguns termos acabam sendo aplicados em contextos diferentes e sua ressignificação não é incomum. Veja o **Quadro 2** para um exemplo clássico de uso informal do termo probiótico referindo-se a bebidas fermentadas tradicionais como o kefir e a kombucha, que, de acordo com um consenso internacional, deveriam apenas ser reconhecidos por conter culturas microbianas vivas.[9]

CONHECENDO O HISTÓRICO

A presença em nossa alimentação de ingredientes e microrganismos que participam ativamente dos nossos processos fisiológicos é algo intrínseco da humanidade.[10] Portanto, não se pode atribuir um marco histórico à introdução de prebióticos ou probióticos em nosso passado recente. Inclusive, alimentos e bebidas fermentadas tradicionais – como o kefir e a kombucha – já têm sido associados com efeitos positivos na saúde há centenas de anos.[11-13]

Quadro 1 Definições importantes

Prebióticos – substratos seletivamente utilizados por microrganismos do hospedeiro e que promovem um benefício à saúde.
Probióticos – microrganismos vivos que, quando administrados em quantidades adequadas, conferem benefícios à saúde.
Simbióticos – produtos que, ao combinarem probióticos e prebióticos, beneficiam a saúde de quem os consome.
Paraprobióticos – também chamados de probióticos fantasmas ou probióticos inativados, são produtos contendo **células microbianas não viáveis** que, quando administradas em quantidades adequadas, conferem benefícios a quem os consome.
Posbióticos – produtos contendo **metabólitos microbianos** com atividade biológica em quem os consome.

Quadro 2 Kefir e kombucha são probióticos?

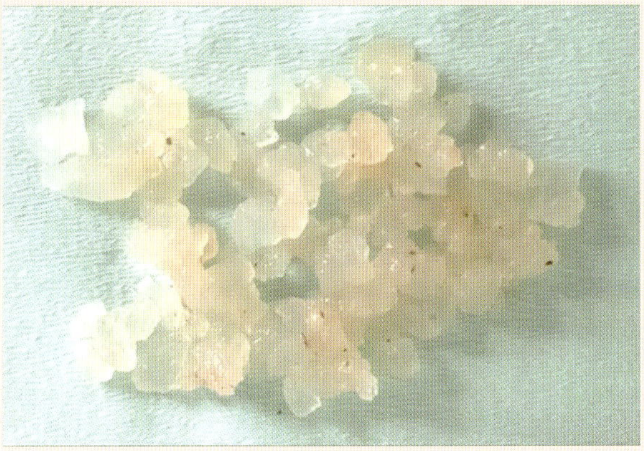

Tecnicamente não. Basicamente porque a composição dos grãos de kefir (imagem acima) e da cultura simbiótica de bactérias e leveduras (SCOBY, do inglês *symbiotic culture of bacteria and yeast*) da kombucha varia muito de produtor para produtor e até mesmo entre uma produção é outra. Além disso, mesmo que alguns probióticos estejam presentes nessas culturas microbianas tradicionais – e comum a presença de diversos *Lactobacillus*, principalmente no kefir – é praticamente impossível assegurar quantidades adequadas para poder sustentar algum benefício à saúde de quem os consome. Dessa forma, apesar de serem popularmente conhecidos como bebidas probióticas, elas não se enquadram formalmente como probióticos. Mesmo assim, essas bebidas costumam apresentar outras características nutricionais muito importantes para a saúde humana e talvez seja só questão de tempo – e mais estudos – para que exista um maior reconhecimento de suas propriedades probióticas.

Porém, cientificamente pode-se dizer que existem responsáveis pelas curvas de inovação tecnológica observadas no século passado. E talvez conceitualmente um dos mais importantes pioneiros tenha sido Ilya Ilych Mechnikov. Conhecido internacionalmente como Elie Metchnikoff, o cientista nascido em 1845 na Rússia e ganhador do prêmio Nobel em 1908 foi quem publicou e disseminou a ideia do uso de microrganismos para melhorar a longevidade e a saúde humana.[14]

De fato, as observações de Metchnikoff fortaleceram a associação da longevidade e saúde de populações idosas na Bulgária com um consumo regular de produtos fermentados por bactérias produtoras de ácido lático.[8] Poucos anos depois da circulação dessas ideias pela Europa, a indústria de laticínios incorporou importantes inovações como o uso de bactérias selecionadas para a fermentação de iogurtes.[15] Recentemente, novos produtos não lácteos contendo prebióticos e/ou probióticos têm ganhado espaço crescente nos laboratórios de pesquisa e desenvolvimento, assim como nas prateleiras dos mercados.[16,17]

Uma nova e importante curva de inovação (**Figura 1**) que se iniciou ainda em meados do século passado foi a introdução de prebióticos e probióticos, não em produtos alimentícios, mas sim em produtos farmacêuticos. Recentemente nessa curva, o nicho mercadológico de produtos destinados à saúde bucal tem sido cada vez mais explorado. Dentifrícios contendo prebióticos ou gomas e cápsulas mastigáveis contendo probióticos já são realidade no mercado mundial. Um avanço em andamento são os probióticos de nova geração, que, diferentemente dos probióticos utilizados até então,

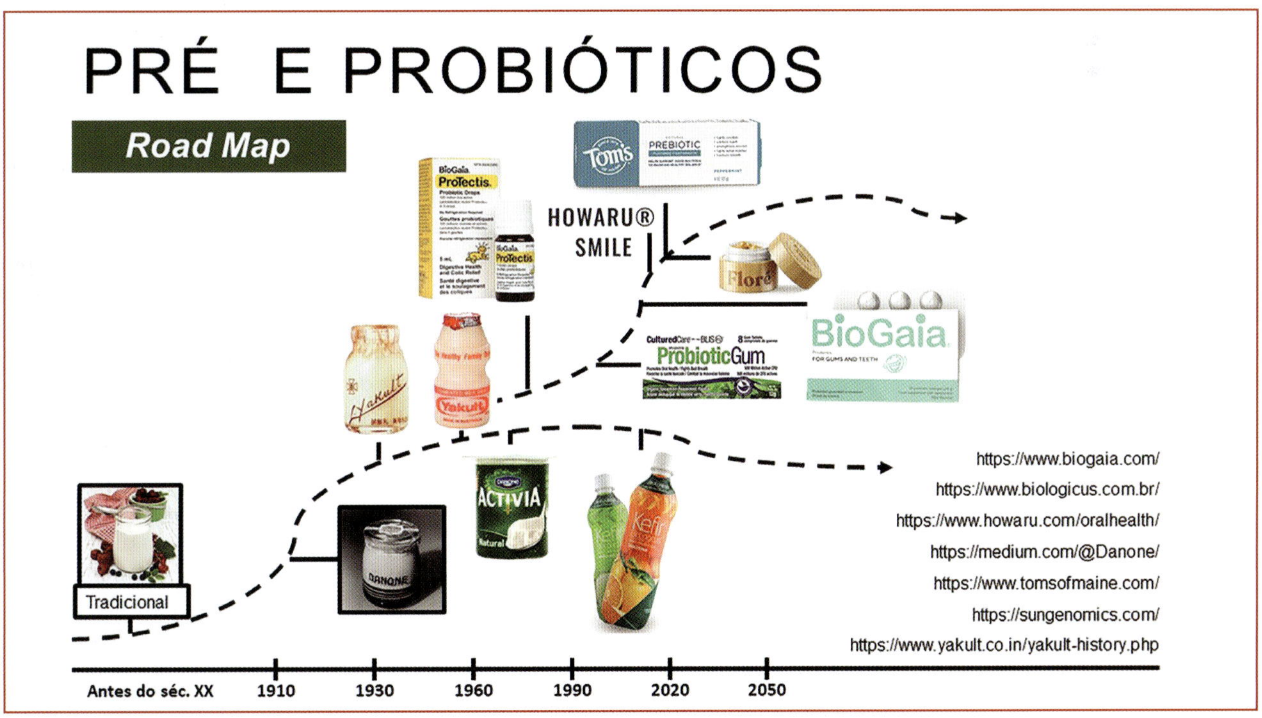

FIGURA 1 *Roadmap* de prebióticos e probióticos.

Fonte: acervo pessoal do autor Gustavo Eidt.

consistem em microrganismos identificados com base em análises de microbiota.[8]

Ou seja, novas tecnologias de sequenciamento de DNA e RNA (que analisam o genoma e o transcriptoma, respectivamente) ou de análise de metabólitos (metaboloma) revelam mecanismos relacionados ao consumo de probióticos e os impactos desse consumo no metabolismo do hospedeiro e de seus microrganismos residentes.[18] Essa nova geração certamente tem impulsionado uma abordagem mais customizada do uso de produtos bioterapêuticos vivos,[8] tudo isso em prol de mais segurança a longo prazo e de uma maior eficácia quando comparada aos probióticos tradicionais.[18]

ENTENDENDO O FUNCIONAMENTO

É importante ressaltar a conexão existente entre a cavidade bucal e o restante do corpo humano, especialmente no que diz respeito a sua relação com condições sistêmicas.[19] Por isso, espera-se que, além de um possível efeito local, o uso de prebióticos e probióticos possa também promover benefícios indiretos, contribuindo para a saúde geral do indivíduo. A modulação imunológica é um ótimo exemplo disso: além da possível diminuição nos níveis de mediadores inflamatórios na cavidade bucal promovida por alguns prebióticos e probióticos (como será descrito a seguir neste capítulo), também pode haver um efeito anti-inflamatório sistêmico.[20]

Inclusive é altamente provável que mais de uma linha de ação seja ativada por um mesmo produto, uma vez que seus possíveis mecanismos (resumidos no **Quadro 3** a seguir) estão intimamente relacionados. Não obstante, a resposta imune do hospedeiro é altamente complexa, estando relacionada, por exemplo, com diversos estímulos nas células epiteliais, desde antioxidantes presentes nos alimentos até a regulação da permeabilidade da mucosa por metabólitos microbianos.[21]

Quadro 3 Linhas de ação de prebióticos e probióticos

Algumas linhas de ação:

I. Modulação imunológica:
   a. Ação anti-inflamatória local.
   b. Ação anti-inflamatória sistêmica.
   c. Mudança da resposta imune.
II. Modulação do microbioma:
   a. Mudança na composição microbiana.
   b. Mudança no arranjo tridimensional do biofilme.
   c. Mudança na atividade funcional microbiana.
III. Modulação dos hábitos alimentares:
   a. Alterações de paladar.
   b. Efeitos psicológicos.
   c. Efeitos digestivos.

Além da modulação imunológica, os prebióticos e probióticos podem ainda promover a modulação da comunidade microbiana. Entre as possíveis linhas de ação, destacam-se promoção de competição e/ou cooperação entre microrganismos (evitando disbiose), modificação no arranjo tridimensional do biofilme decorrente de mudança na constituição da matriz extracelular (o que pode diminuir o potencial patogênico do biofilme), ou ainda pela mudança na atividade funcional do biofilme, exemplificada por uma diminuição da produção de metabólitos ácidos e/ou um aumento da produção de metabólitos alcalinos.[22,23]

Por fim, mas não menos importante, os prebióticos e probióticos também podem atuar promovendo mudanças nos hábitos alimentares. Tal frente de ação é bastante promissora por atuar com diversos fatores diretamente relacionados à etiopatologia de doenças crônicas não transmissíveis, como obesidade, diabetes e doenças cardiovasculares. Isso é possível sabendo, por exemplo, que o paladar pode ser alterado ao longo da vida e que existem vias bilaterais onde os alimentos ingeridos modulam aspectos hedônicos e motivacionais de recompensa alimentar, que justamente afetam nossas escolhas alimentares. Sem falar nos demais possíveis efeitos psicológicos e digestivos, como alterações de humor e no fluxo intestinal.[24,25]

USO NA ODONTOLOGIA

Conforme discutido nos **Capítulos 2** e **6**, a cavidade bucal abriga uma comunidade microbiana altamente diversificada, em termos taxonômicos e funcionais,[26] que normalmente está em equilíbrio com o hospedeiro em uma condição compatível com a saúde bucal. Nesse ambiente complexo, a homeostase é mantida em decorrência de diversas interações microbianas, incluindo aquelas que inibem o crescimento de microrganismos patogênicos.[27,28] Esse é, por exemplo, o caso da produção de peróxido de hidrogênio pelo microrganismo comensal *Streptococcus sanguinis*, que inibe o crescimento do *Streptococcus mutans*, microrganismo que apresenta elevado potencial cariogênico.[29,30]

Contudo, conforme discutido nos **Capítulos 8, 9, 10, 12** e **15**, mudanças no ambiente bucal (pH, temperatura, disponibilidade de nutrientes etc.), associadas às mudanças no hospedeiro (estilo de vida e hábitos, condição de saúde sistêmica, idade etc.), podem promover disbiose e doenças como cárie dentária, doenças periodontais e peri-implantares, câncer, entre outras condições.[31-33] Diante da disbiose, o uso de prebióticos e de probióticos para restabelecimento de mecanismos regulatórios que promovam a homeostase entre microbiota e hospedeiro, bem como a modulação da resposta imune do hospedeiro em sítios doentes, parecem ser estratégias terapêuticas complementares promissoras.[34,35]

Ou seja, prebióticos, probióticos e demais produtos relacionados podem ser úteis tanto na manutenção da saúde quanto na sua restauração, em casos de doença. Evidentemente, esse efeito pode ser potencializado considerando também as modificações de estilo de vida que visem minimizar a exposição a determinados fatores (como por exemplo alto consumo de açúcar e tabagismo) frequentemente associados à algumas doenças da cavidade bucal.[36,37]

A seguir, serão apresentados os principais prebióticos e probióticos utilizados na Odontologia.

Prebióticos

Como visto no início deste capítulo, os prebióticos são substratos que promovem um benefício à saúde ao serem seletivamente utilizados por microrganismos da cavidade bucal. Eles vão muito além das fibras alimentares ou oligossacarídeos não digeríveis, tradicionalmente associados com saúde gastrointestinal. De fato, a popularidade de produtos com características capazes de gerar ganhos fisiológicos a quem os consome, além dos já esperados benefícios nutricionais, abriu uma nova fronteira expansionista para o mercado alimentício e farmacêutico. Recentemente, seu uso começou a despertar também o interesse da comunidade científica com fins de manutenção da saúde bucal.[38] As abordagens são similares às utilizadas para o trato gastrointestinal, mas envolvem também alguns compostos e estratégias adicionais.[39,40] Os principais compostos que podem ser entendidos como prebióticos na Odontologia podem ser vistos no Quadro 4 e estão descritos na sequência.

Quadro 4 Os principais prebióticos na Odontologia

- Oligossacarídeos
- Arginina
- Ureia
- Nitrato
- Aminoaçúcares

Substratos potencialmente prebióticos:

- Polióis
- Polifenóis

Oligossacarídeos

Oligossacarídeos são polímeros que apresentam monossacarídeos unidos entre si por ligações glicosídicas. Eles são naturalmente encontrados em diversos vegetais. Alimentos ricos em oligossacarídeos são comumente denominados "alimentos ricos em fibras". Entre os principais oligossacarídeos, destaca-se a inulina, um polímero de frutose proveniente das raízes da chicória e de vegetais como a cebola e o alho-poró. Além da inulina, também merecem destaque outros fruto-oligossacarídeos (FOS), os galacto-oligossacarídeos (GOS), os xilo-oligossacarídeos (XOS) e os isomalto-oligossacarídeos (IMO), polímeros de frutose, galactose, xilose e glicose, respectivamente. Apesar desses oligossacarídeos não serem digeríveis para os humanos, eles servem como importante fonte de energia para alguns microrganismos, principalmente aqueles presentes no cólon, que os metabolizam em ácidos graxos de cadeia curta (AGCC) que, por sua vez, acabam nutrindo também as células do epitélio intestinal humano.[41]

Os principais AGCC são o acetato, o butirato e o propionato. Esses ácidos graxos, além da questão energética, apresentam comprovadas propriedades na fisiologia humana, afetando positivamente a saúde. Isso pode ocorrer por diferentes vias, como pela sua influência no sistema imunológico, onde os AGCC são capazes de inibir enzimas envolvidas na expressão de genes associados com doenças e ativar receptores envolvidos na sinalização celular em processos imunológicos que ajudam a manter a integridade da barreira epitelial e o equilíbrio intestinal.[42] Os AGCC podem também atuar por vias endócrinas e neurais, principalmente pelo nervo vago. Dessa forma, eles podem inclusive ter impactos psicológicos importantes, como na regulação da ingestão de alimentos, no humor, na memória e no aprendizado.[43]

Além dos efeitos sistêmicos dos oligossacarídeos que possivelmente também estão relacionados com a saúde bucal, sabe-se que tais prebióticos não servem de substrato para microrganismos cariogênicos como o *S. mutans*,[44] o que poderia implicar desvantagem seletiva para esse microrganismo em relação aos demais presentes no biofilme dentário. Além disso, apesar de alguns resultados controversos de estudos laboratoriais que avaliaram AGCC em relação às células epiteliais do periodonto,[45] estudos clínicos corroboram o efeito benéfico de uma dieta rica em fibras em relação à redução da inflamação periodontal, salientando a profunda relação entre dieta e doença periodontal.[46,47]

Arginina

A arginina é um aminoácido importante para a fisiologia humana, sendo encontrada naturalmente na saliva em uma concentração média de 50 µmol/L.[48] Ainda na primeira metade do século XX, foi observado que diversos microrganismos, incluindo várias bactérias produtoras de ácido lático, são capazes de metabolizar a arginina.[49] Entre esses microrganismos, temos *Streptococcus* como *S. sanguinis, S. gordonii, S. parasanguinis* e *S. mitis*, além de certas linhagens de *Actinomyces* e *Lactobacillus*. Conforme discutido no **Capítulo 5**, a metabolização da arginina ocorre basicamente via sistema arginina desaminase (SAD), havendo produção de gás carbônico e amônia (NH_3) como metabólitos finais.[50]

O catabolismo da arginina pelo sistema SAD (**Equação 1**) fornece adenosina trifosfato (ATP) aos microrganismos. Nessa perspectiva, diz-se que a arginina é uma importante fonte de nitrogênio e de energia, proporcionando assim vantagens tanto ecológicas quanto bioenergéticas para os microrganismos SAD-positivos e também para os demais membros de tais comunidades microbianas.[48,51]

$$\text{Arginina} \xrightarrow[\text{ATP}]{\text{Arginina desaminase}} NH_3 + CO_2 + H_2O$$

Equação 1. Sistema arginina desaminase resumido.

Além disso, a amônia resultante dessa reação atua como aceptora de íons hidrogênio, desempenhando importante papel no controle do pH extra e intracelular. Nesse sentido, o metabolismo da arginina pela microbiota bucal cria condições para manutenção do pH em condições de neutralidade. Dessa forma, a amônia desempenharia um importante efeito ecológico aumentando a competitividade de microrganismos menos ácido-tolerantes, o que poderia promover algum benefício em termos de proteção contra a cárie dentária.[48,52]

Com base nisso, a incorporação de arginina em dentifrícios se apresenta como uma possibilidade de intervenção no processo de desenvolvimento da lesão de cárie.[53] Formulações combinando linhagens de probióticos com fenótipos que expressem níveis elevados de atividade SAD, com baixa acidogenicidade e com atividade antagônica em relação a microrganismos associados com doença, também parecem altamente promissoras, principalmente se utilizadas em conjunto, em um produto simbiótico.[54,55]

Ureia

A ureia desempenha um papel importante no metabolismo dos compostos nitrogenados. No corpo humano, o ciclo da ureia ocorre no fígado, onde a amônia (produto do catabolismo de aminoácidos) é convertida em ureia para ser então excretada pelos rins. Descrito em 1932 e também conhecido como ciclo da ornitina, esse foi o primeiro ciclo descoberto pelo bioquímico Hans Krebs.[56] Já na cavidade bucal, em indivíduos saudáveis, a ureia pode ser encontrada em concentrações muito semelhantes às do plasma sanguíneo, em cerca de 3-10 mmol/L, e é fornecida continuamente nas secreções salivares e no exsudato do fluido crevicular gengival, permitindo que os microrganismos a utilizem como fonte de energia. Isso se dá pela ação da enzima microbiana urease (**Equação 2**), presente em diversos microrganismos como *Actinomyces naeslundii, Haemophilus* spp. e *Streptococcus salivarius*,[48,57] que possibilita a conversão da ureia em gás carbônico e amônia. Como já descrito, a amônia pode atuar como aceptora de íons hidrogênio, promovendo controle do pH bucal.

$$\text{Ureia} + H_2O \rightarrow 2NH_3 + CO_2$$

Equação 2. Atividade da urease.

O conhecimento sobre a produção de amônia na cavidade bucal a partir do metabolismo da ureia pelos microrganismos impulsionou pesquisas desde o século passado para avaliar seu papel na neutralização de ácidos produzidos pelos microrganismos do biofilme dentário com fins de proteção contra a cárie dentária. Bochecho com solução contendo ureia mostrou-se capaz de promover um rápido aumento no pH do biofilme dentário (dentro dos 5 primeiros minutos após o bochecho) tanto em indivíduos livres de cárie quanto em indivíduos com cárie ativa, não havendo diferença entre os grupos.[58]

Outros trabalhos mostraram que a atividade enzimática da urease tende a ser maior no biofilme dentário de indivíduos livres de cárie quando comparada aos indivíduos que apresentam cárie dentária,[52,59] sugerindo um provável mecanismo de controle das condições ambientais do biofilme dentário.[60] Porém, a avaliação da suplementação de ureia como prebiótico se restringe a poucos trabalhos que não foram capazes de demonstrar um efeito anticárie desse prebiótico incorporado em gomas de mascar.[61,62]

Nitrato

Ainda relacionado aos compostos nitrogenados, como a arginina e a ureia, o nitrato (NO_3^-) recentemente tem ganhado destaque também como um prebiótico para a cavidade bucal.[63] O nitrato é predominantemente obtido pela nossa dieta, principalmente de vegetais como cenoura, beterraba e em folhas verdes, por exemplo. Seu mecanismo de ação como prebiótico se dá pela denitrificação do nitrato em nitrito (NO_2^-) e subsequentemente em óxido nítrico (NO). A denitrificação (**Equação 3**) ocorre principalmente pela atuação de microrganismos colonizadores do dorso da língua, como *Neisseria* e *Rothia*.[64] A sequência redutora de denitrificação é mediada por enzimas bacterianas específicas e reitera importantes interações de simbiose entre hospedeiro e microrganismos comensais.[65]

$$NO_3^- \rightarrow NO_2^- \rightarrow NO$$

Equação 3. Denitrificação.

Para melhor compreender tal relação de simbiose, é importante relembrar que o óxido nítrico participa na fisiologia humana em diversos aspectos, sendo a vasodilatação talvez um dos mais marcantes. O consumo de alimentos ricos em nitrato tem forte relação com uma diminuição da pressão arterial e, consequentemente, do risco de doenças cardiovasculares, o que tem sido atribuído à produção de óxido nítrico.[66] Tal observação é suportada também por estudos epidemiológicos que mostram que os riscos de mortalidade são reduzidos mediante o consumo de dietas baseadas em plantas.[67]

Além da clássica via de síntese do NO, que ocorre por intermédio de enzimas humanas específicas a partir da conversão de arginina e oxigênio em citrulina e óxido nítrico, existe uma via dependente do metabolismo microbiano: justamente a via da denitrificação, onde a cavidade bucal desempenha um papel central.[68] Esse é um dos muitos exemplos de integração da cavidade bucal com o restante do corpo humano, especificamente no que diz respeito aos efeitos locais e sistêmicos desse prebiótico (**Figura 2**).

É importante destacar que o corpo humano tem a habilidade de circular e preservar o nitrato.[68] Parte do nitrato não denitrificado pode retornar à cavidade bucal por meio de um ciclo êntero-salivar, o qual permite que esse composto seja secretado na cavidade bucal pelas glândulas salivares (**Capítulo 3**). A concentração salivar de nitrato é cerca de

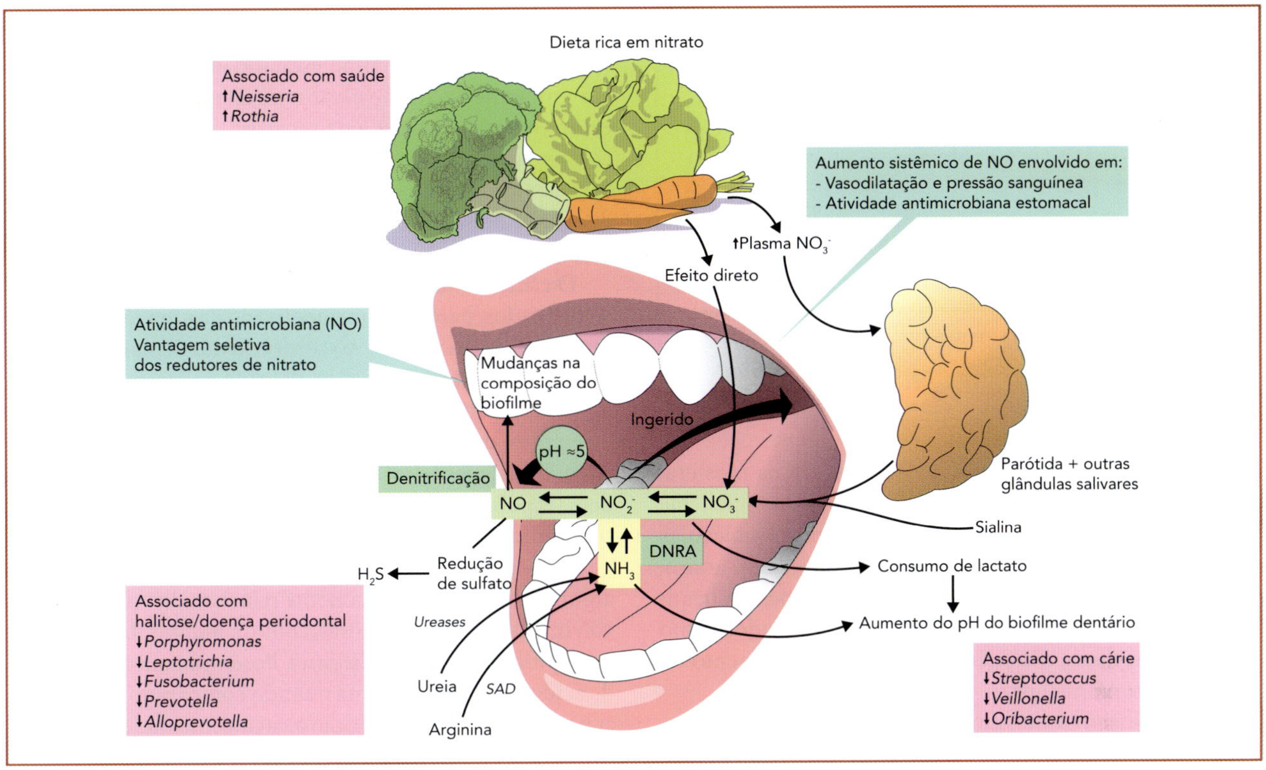

FIGURA 2 Efeitos de uma dieta rica em nitratos.

Fonte: adaptada de Rosier et al., 2020.[63]

10 vezes superior à do plasma sanguíneo, mesmo quando não estamos nos alimentando.[69]

Vários efeitos têm sido atribuídos ao nitrato. O óxido nítrico a partir dele produzido, além de apresentar efeito na vasodilatação, apresenta também atividade antimicrobiana. Além do potencial efeito antimicrobiano do óxido nítrico (ver estresse oxidativo, discutido no **Capítulo 5**) proveniente da denitrificação na cavidade bucal, esse efeito antimicrobiano também pode ocorrer quando o nitrato reage com os ácidos estomacais, sendo convertido em espécies reativas de nitrogênio (entre elas o óxido nítrico), promovendo assim uma barreira contra possíveis patógenos ingeridos.[70]

Além disso, mediante o consumo de alimentos ricos em nitrato, os microrganismos capazes de metabolizar esse composto apresentam uma vantagem seletiva na obtenção de energia, o que tem potencial de induzir modificações na composição microbiológica das comunidades microbianas da cavidade bucal. Parece que tal mudança na composição dos biofilmes poderia prevenir a disbiose, uma vez que diversos gêneros associados com cárie (*Streptococcus, Veillonella, Oribacterium*) ou com doença periodontal e halitose (*Porphyromonas, Leptotrichia, Fusobacterium, Prevotella, Alloprevotella*) diminuem em abundância na presença de nitrato.[63]

Ainda, é importante observar que o nitrito também pode ser reduzido em amônia – através da via DNRA (do inglês *dissimilatory nitrate reduction to ammonium*) – o que pode contribuir para maior resiliência do biofilme em relação aos períodos de acidificação, pelo mesmo mecanismo já descrito para arginina e ureia.[39] Além disso, parece que o aumento no consumo de alimentos ricos em nitrato também possibilita uma redução na produção de ácido lático por microrganismos sacarolíticos e/ou a um aumento no consumo desse ácido como fonte de energia por microrganismos redutores de nitrato,[71] o que de certa forma também contribui para o controle do pH do biofilme dentário.

Estudos têm sugerido que as condições de disbiose na cavidade bucal podem estar relacionadas a uma menor diversidade microbiana e menor abundância de microrganismos capazes de metabolizar nitrato.[72] E como os níveis de óxido nítrico no plasma sanguíneo estão relacionados à composição da microbiota bucal, pode-se dizer que uma disbiose na cavidade bucal também poderia afetar a saúde vascular.[73] Nesse sentido, restaurar a homeostase na cavidade bucal pelo uso de probióticos que possam aumentar a capacidade de geração de óxido nítrico a partir do nitrato parece ser uma boa perspectiva para a promoção de saúde tanto da boca quanto do restante do corpo.[74] Esse seria um exemplo de produto simbiótico, ou seja, um produto contendo nitrato como prebiótico, juntamente com microrganismos redutores de nitrato como probióticos.[64]

Aminoaçúcares

Aminoaçúcares, que incluem glicosamina (GlcN) e N-acetilglicosamina (GlcNAc), são comumente encontrados em alimentos consumidos por humanos. Na verdade,

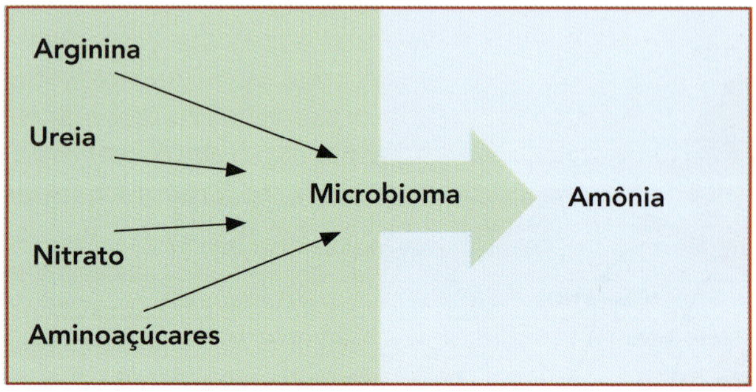

FIGURA 3 Integração de diferentes prebióticos levando à síntese de amônia como produto comum.

Fonte: acervo pessoal do autor Gustavo Eidt.

eles estão entre os açúcares mais prevalentes na biosfera, fazendo parte do exoesqueleto de crustáceos, do componente estrutural de microrganismos e de outras macromoléculas abundantes, como glicoproteínas salivares. Sendo assim, não surpreende que tais aminoaçúcares também estejam presentes na cavidade bucal e possam ser utilizados como fonte de carbono e nitrogênio durante o crescimento de muitos microrganismos.[75]

O catabolismo desses aminoaçúcares pelo microbioma, assim como ocorre com a arginina, a ureia e o nitrato, gera quantidades significativas de amônia (**Figura 3**), que, por sua vez, pode aumentar o pH citoplasmático e ambiental, favorecendo microrganismos na sua capacidade de sobrevivência em ambientes ácidos e influenciando a ecologia do biofilme.[76] E, considerando que o metabolismo de carboidratos é central no processo de desenvolvimento da lesão de cárie, o impacto da glicosamina e da N-acetilglicosamina nas interações entre diferentes espécies de *Streptococcus* pode influenciar o desenvolvimento do biofilme cariogênico.[77]

Além dos compostos descritos até o momento, produtos com polióis ou polifenóis também são capazes de promover um efeito benéfico na saúde bucal de quem os consome. Apesar de não serem tradicionalmente reconhecidos como prebióticos, boa parte desses compostos é seletivamente metabolizada, principalmente por microrganismos no intestino grosso, ou seja, podem atuar como potenciais prebióticos.[78,79] Além disso, o uso de polióis na Odontologia é objeto de estudo há muitos anos e o uso de polifenóis tem ganhado cada vez mais destaque. A seguir, serão dados mais detalhes a respeito desses substratos potencialmente prebióticos.

Polióis

Polióis são álcoois de açúcar, dentre os quais sorbitol, xilitol, manitol, maltitol e eritritol são exemplos. O xilitol e o sorbitol são os polióis mais conhecidos, largamente utilizados como substitutos do açúcar em gomas de mascar e pastilhas. Por serem pobremente/lentamente metabolizados pelos microrganismos da cavidade bucal (ou não serem metabolizados, como no caso do xilitol), a incorporação de polióis em goma de mascar parece controlar o desenvolvimento de cárie dentária nos indivíduos que fazem uso dessa goma quando comparados aos indivíduos que não o fazem.[80]

Para viabilizar seu uso, os polióis necessitam de características funcionais, como estabilidade relativamente alta em ambientes ácidos e alcalinos, alta estabilidade contra calor, doçura próxima à da sacarose, redução calórica em comparação com a sacarose, segurança, nenhum potencial cariogênico e baixo índice glicêmico. Assim como existem diferenças nessas características entre os tipos de polióis, também existem diferenças em relação aos seus efeitos na saúde.[81]

O eritritol, naturalmente presente em frutas e alimentos fermentados, parece ser metabolizado de uma maneira diferente dos outros polióis. Ao contrário dos demais, o eritritol é bem absorvido no intestino delgado e excretado na urina sem ser modificado. Tal característica contribui para que esse poliol desempenhe um efeito antioxidante sistêmico. Além disso, o eritritol acaba sendo mais tolerado do que os demais polióis, que podem causar efeitos laxativos quando consumidos em excesso.[82,83]

O sorbitol e o manitol podem ser metabolizados por algumas bactérias intimamente relacionadas com o desenvolvimento de lesões cariosas, como *S. mutans, Lactobacillus acidophilus* e *Lactobacillis casei*. Porém, a taxa de produção de ácido é muito mais lenta quando comparado com outros açúcares.[84] Ainda em relação à cariogenicidade de sorbitol e manitol, os dois apresentam vantagem sobre os açúcares porque, quando consumidos em pequenas quantidades, a queda de pH induzida por eles no biofilme dentário não é suficiente para induzir desmineralização da estrutura dentária. Por isso esses compostos podem ser considerados adoçantes de baixa cariogenicidade.[85]

Já o xilitol não é metabolizado por bactérias da cavidade bucal e, portanto, não é capaz de promover desmineralização dentária. Além disso, o xilitol apresenta a capacidade de promover uma redução na proliferação de alguns microrganismos cariogênicos, como *S. mutans*, reduzindo a formação de biofilme e diminuindo a expressão de genes microbianos envolvidos no metabolismo da sacarose.[81] Essa redução na viabilidade dos microrganismos deve-se ao fato de que o metabolismo do xilitol faz com que ocorra uma perda energética que pode retardar o crescimento e até levar à morte de *S. mutans*. O denominado "ciclo fútil" ocorre da seguinte forma: o xilitol é absorvido para o interior do *S. mutans*, onde posteriormente é metabolizado em xilitol-5-fosfato. Esse metabólito inibe enzimas glicolíticas, resultando em acúmulo de glicose-6-fosfato e na paralisação da glicólise. Consequentemente, há inibição do crescimento microbiano e da produção de ácidos. Além disso, o xilitol-5-fosfato não pode ser metabolizado. Ou seja, os microrganismos gastam energia para transportá-lo ao meio intracelular, mas não são capazes de utilizá-lo para produzir energia.[86,87]

Portanto, considerando a dieta como fator de suma importância para o desenvolvimento da cárie dentária, os substitutos de açúcar mencionados parecem ser bons candidatos a prebióticos para utilização no dia a dia. Eles apresentam uma doçura semelhante ou bem superior ao açúcar comum, mas seu conteúdo calórico é reduzido, podendo, assim, ser empregados na preparação de alimentos, na confeitaria ou em gomas de mascar, por exemplo. Porém, quando consumidos em grandes quantidades, os polióis podem promover diarreia osmótica, principalmente no caso do xilitol.[82] Mediante o uso prolongado do sorbitol, a microbiota da cavidade bucal pode se adaptar a metabolizá-lo com mais eficiência, o que promove quedas mais intensas no pH do biofilme dentário. Isso promove uma modificação negativa no biofilme, favorecendo microrganismos cariogênicos capazes utilizar o sorbitol como fonte alternativa de carbono, como o *S. mutans*.[88] Além disso, na presença de outros açúcares (como glicose ou frutose), a utilização do sorbitol e de xilitol pelos microrganismos é reprimida até que as concentrações dos demais açúcares esteja muito reduzida. Isso ocorre porque os transportadores de açúcares presentes na superfície bacteriana possuem uma afinidade maior por glicose ou frutose quando comparadas ao sorbitol ou xilitol. Por isso, a inibição de crescimento microbiano e da produção de ácidos induzida pelo xilitol não ocorre quando este composto é oferecido juntamente com a sacarose.[89] Dessa forma, a reduzida cariogenicidade do sorbitol ou a não cariogenicidade do xilitol só ocorrem na ausência de qualquer outro tipo de açúcar.

Polifenóis

Polifenóis são compostos caracterizados pela presença de grupos fenólicos (anéis aromáticos com hidroxilas) e são abundantes em alimentos derivados de plantas, como frutas, vegetais, leguminosas, cereais, azeite e chá, assim como em alimentos e bebidas fermentadas, como café, cerveja, chocolate e vinho. Em geral, parece que o processo de fermentação dos polifenóis pode melhorar suas propriedades antioxidantes.[90] Existe um grande número de polifenóis, sendo os flavonoides (quercetina, campferol, apigenina, catequinas, entre outros) e os ácidos fenólicos seus principais grupos. Muitos desses compostos são pigmentos responsáveis pela cor do alimento, mas sua função biológica vai muito além disso, tendo inclusive relevância para a saúde bucal.[91,92]

Além da famosa ação antioxidante, alguns benefícios adicionais para a saúde envolvem suas propriedades antimicrobianas, antimutagênicas, antidiabéticas, hipocolesterolêmicas e anti-inflamatórias. Portanto, esses compostos apresentam potencial de uso para tratamento de doenças neurodegenerativas, inflamatórias e cardiovasculares, assim como com o câncer, o diabetes e a obesidade.[93] Evidências apontam que os polifenóis atingem uma maior concentração na mucosa bucal do que no restante do corpo, pelo contato direto com os tecidos bucais antes mesmo de serem absorvidos e metabolizados. Portanto, suas relações com a saúde bucal são esperadas.[91]

Porém, questões como a biodisponibilidade e a segurança do uso de polifenóis no tratamento de doenças ainda precisam de atenção. Além disso, a grande diversidade de compostos e a dificuldade em acessar o consumo dietético desses compostos dificultam a geração de evidências mais robustas e específicas. Mesmo assim, os polifenóis parecem apresentar benefícios relacionados ao câncer, em que potencialmente atuam modulando eventos moleculares ligados tanto à iniciação quanto à progressão do tumor.[94] Em relação à doença periodontal, além da atividade antioxidante, suas propriedades antimicrobianas e imunomoduladoras também podem fazer com que os polifenóis contribuam para reduzir a inflamação do periodonto.[95] Em relação à cárie, alguns polifenóis podem reduzir a quantidade de biofilme, inibir o crescimento e atenuar fatores de virulência de microrganismos associados com a doença.[96]

Probióticos

Como exposto no início deste capítulo, os probióticos podem atuar de diversas maneiras, inclusive alterando a composição da microbiota bucal.[97] Isso pode ocorrer pelo fortalecimento de interações benéficas entre os microrganismos comensais ou mesmo pela competição do probiótico com microrganismos potencialmente patogênicos. O resultado esperado seria um impacto positivo na manutenção ou promoção de condições compatíveis com a saúde bucal. Para isso, a concepção de um probiótico baseia-se na observação de interações que naturalmente ocorrem nas comunidades microbianas.[98]

Exemplos clássicos seriam o antagonismo entre *Lactobacillus* e *Candida*,[99-101] ou mesmo o antagonismo de diversas espécies comensais do gênero *Streptococcus*, como *S. oralis*, *S. sanguinis*, *S. gordonii*, *S. mitis* e *S. cristatus*, com bactérias associadas com inflamação periodontal, como *Aggregatibacter actinomycetemcomitans*, *Prevotella intermedia* e *Porphyromonas gingivalis*.[102] Além disso, sabe-se que diversas espécies de *Lactobacillus*, como *L. plantarum*, *L. paracasei*, *L. salivarius*, *L. rhamnosus*, *L. fermentum* e *L. gasseri*, estão presentes na microbiota residente da cavidade bucal e podem apresentar importantes relações de antagonismo com microrganismos associados com doenças da cavidade bucal, como *A. actinomycetemcomitans*, *P. intermedia*, *P. gingivalis* e *S. mutans*, e também com doenças em outros locais do corpo, como *Staphylococcus aureus*, *Micrococcus flavus*, *Salmonella enteritidis* e *Streptococcus pneumoniae*.[103,104]

Essas observações permitem ainda compreender que diferentes espécies do mesmo gênero microbiano podem apresentar comportamento distinto no que diz respeito a uma determinada interação microbiana de interesse. É o caso, por exemplo, de nem todas as espécies de *Lactobacillus* serem capazes de inibir o crescimento de *Candida*, o que tem sido principalmente atribuído à produção de ácido lático por tais bactérias.[105] Portanto, por haver diferenças entre espécies e até mesmo entre linhagens de uma mesma espécie, é importante não assumir efeitos de uma maneira generalizada.[106] Também é importante lembrar que existem relações de antagonismo inclusive entre membros de um mesmo gênero microbiano, como é comumente observado entre diferentes espécies de *Streptococcus*, como o antagonismo entre *S. mutans* e *Streptococcus* A12, *S. sanguinis, S. gordonii* e *S. salivarius*.[107-109]

Os principais microrganismos tradicionalmente utilizados como probióticos são *Bacillus* (*B. coagulans, B. clausii, B. subtilis*), *Bifidobacterium* (*B. adolescentes, B. animalis, B. bifidum, B. brevis, B. infantis, B. lactis, B. longum*), *Enterococcus* (*E. faecalis, E. faecium*), *Escherichia coli* Nissle 1917, *Lactobacillus* (*L. acidophillus, L. delbrueckii subsp. bulgaricus, L. gasseri, L. helveticus, L. johnsonii, L. kefiranofaciens*), *Lacticaseibacillus* (*L. casei, L. paracasei, L. rhamnosus*), *Lactiplantibacillus plantarum, Levilactobacillus brevis, Limosilactobacillus* (*L. fermentum, L. reuteri*), *Ligilactobacillus salivarius, Lactococcus lactis, Leuoconostoc mesenteroides, Pediococcus acidilactici, Propionibacterium freundenreichii, Saccharomyces* (*S. boulardii, S. cerevisiae*), *Streptococcus* (*S. dentisani, S. oralis, S. rattus, S. salivarius, S. thermophilus, S. uberis*) e *Weisella cibaria*.Os mais estudados até o momento são os *Lactobacillus*. Em relação a esse gênero bacteriano em específico, cabe contextualizar que foi descrito pela primeira vez no início do século XX e até recentemente compreendia mais de 250 espécies. Porém, uma alta heterogeneidade elucidada por estudos genômicos fez com que uma profunda reorganização taxonômica fosse necessária. Isso não apenas gerou novos gêneros bacterianos, mas também reduziu para menos de 40 o número remanescente de espécies dentro desse gênero original.[110] Dentre os microrganismos acima citados, *B. coagulans, B. lactis, L. acidophilus, L. casei, L. paracasei* e *L. reuteri* são algumas linhagens reconhecidas pela Agência Nacional de Vigilância Sanitária (ANVISA),

Partindo-se do ponto de vista da saúde geral, um probiótico deveria ser reconhecidamente seguro para o consumo (GRAS, do inglês *generally recognized as safe*), ser resistente à passagem no trato gastrointestinal, ter uma boa adesão aos tecidos humanos e produzir substâncias eficazes contra patógenos, além de ser geneticamente estável e de não transmitir genes de resistência antimicrobiana.[111] Em diversas partes do mundo, os probióticos não são entendidos como agentes terapêuticos e, portanto, alegações de saúde em produtos contendo probióticos não poderiam ser feitas. No Brasil, a ANVISA reconhece apenas algumas linhagens de probióticos e permite que alegações de efeitos na saúde sejam feitas para produtos contendo essas linhagens específicas de tais microrganismos, normalmente ligados a grandes companhias multinacionais.

A maioria dos estudos tem associado o uso desses probióticos à promoção de saúde geral, mas nem sempre o uso desses microrganismos traz benefícios para a saúde bucal: é o caso, por exemplo, de uma bebida láctea com *Lactobacillus casei* Shirota, que, apesar de ser utilizada para fins de promoção de saúde do sistema gastrointestinal, parece não atuar em parâmetros de promoção de saúde bucal.[112] Nesse contexto, considerando a elevada abundância de *Streptococcus* na cavidade bucal, e considerando que esse gênero é um dos representantes da microbiota residente, os probióticos à base de *Streptococcus* têm sido considerados promissores para fins de promoção da saúde bucal em diversos estudos laboratoriais e clínicos.[113,114]

Como características desejáveis à atuação de um probiótico na cavidade bucal, consideram-se suas capacidades de: adesão aos tecidos ali presentes; não transmissão de genes de resistência antimicrobiana aos membros das comunidades microbianas; diminuir ou controlar a produção de compostos voláteis associados à halitose; diminuir a produção da matriz extracelular do biofilme ou de ácidos orgânicos pelos microrganismos sacarolíticos, promovendo benefício em termos de controle de cárie dentária; diminuir ou controlar a produção de substâncias ou metabólitos microbianos pró-inflamatórios ligados à exacerbação e desregulação da resposta imune do hospedeiro associada ao câncer e à progressão da doença periodontal; exercer atividade antimicrobiana seletiva; não apresentar potencial tóxico ou risco de desenvolvimento de problemas sistêmicos.[115,116]

Um dos principais limitantes do uso de probióticos para fins de promoção da saúde bucal é que sua presença na boca é temporária e limitada pela deglutição,[97] o que pode reduzir os efeitos desejáveis e decorrentes de seu uso.[117] Além disso, seu efetivo estabelecimento como componente das comunidades microbianas da cavidade bucal não é imediato nem observado em todos os indivíduos,[118] o que pode ser explicado pelo fato dos microrganismos da cavidade bucal serem especializados na colonização de sítios específicos (ver **Capítulo 6**) e no fato de que a microbiota residente tende a ocupar todos os sítios disponíveis para colonização, dificultando, assim, a colonização por microrganismos transitórios.[119,120] Dessa forma, especula-se que a administração precoce dos probióticos (na primeira infância, p. ex.) poderia contribuir para sua implementação na cavidade bucal a longo prazo e trazer benefícios.[121]

Nesse sentido, promover uma colonização inicial com microrganismos associados com a saúde poderia ajudar a prevenir a ocorrência de disbiose.[112,123] Porém, obviamente isso depende de vários fatores e não pode ser entendido de maneira tão simplista.[124] De fato, a colonização microbiana nos primeiros anos de vida é um tanto caótica e somente se estabiliza quando padrões dietéticos são mantidos.[125] Isso pode ser visto nos resultados de um estudo de intervenção em que a administração na primeira infância do probiótico *Bifidobacterium animalis subsp. lactis* BB-12 não resultou em uma colonização da cavidade bucal permanente por tal bactéria, nem afetou significativamente a colonização das crianças pelo *S. mutans*.[126]

O veículo para fornecimento de probióticos também é algo muito importante. Existem diferentes possibilidades, como leite, leite em pó, cereais, sorvetes, gotas, comprimidos e até mesmo gel para aplicação tópica.[113,127] Entre os produtos lácteos, matrizes líquidas parecem ser mais eficazes. Porém, ainda não existe um consenso sobre qual seria o melhor veículo para utilização de probióticos para a saúde bucal.[128]

Outro ponto importante e pouco claro em relação ao uso de probióticos diz respeito à concentração de microrganismos nos veículos anteriormente descritos e também à dose necessária para ser ingerida. Sugere-se que uma dose alta favoreça maior permanência dos probióticos na cavidade bucal,[117] porém não existem evidências clínicas de que tal permanência a longo prazo realmente ocorra.

Como exposto, existe uma série de barreiras e dificuldades no desenvolvimento de produtos com probióticos, especialmente no que diz respeito às características ideais para uso na cavidade bucal. Além disso, a indústria está atrelada a poucas linhagens de microrganismos e muitas vezes produtos não tão robustos acabam ganhando mercado e perdendo a confiança dos consumidores por não produzirem os resultados desejados. A percepção negativa por parte dos consumidores pode diminuir a busca por novos produtos e, consequentemente, reduzir a demanda por evidências científicas.[129]

Apesar de bastante raros, existem alguns relatos de caso que apontam para efeitos adversos relacionados ao uso de probióticos, especialmente em pacientes com condições graves de saúde, como bebês doentes, indivíduos em unidades de terapia intensiva ou com quadro pós-cirúrgico ou comprometimento imune, em que casos de sepse poderiam ocorrer com mais facilidade.[130] Dessa forma, a inovação e superação dessas barreiras são fundamentais para o desenvolvimento de produtos seguros e eficazes na promoção da saúde, conforme será discutido na parte final deste capítulo.

EVIDÊNCIAS ATUAIS

A seguir, serão apresentadas as evidências mais recentes a respeito do uso de prebióticos e probióticos em relação a cada uma das principais doenças da cavidade bucal: câncer, cárie dentária, doença periodontal, halitose e candidíase. A pergunta que gostaríamos de responder é: esses produtos realmente funcionam no que diz respeito ao restabelecimento de condições de saúde bucal? Existem evidências claras e consolidadas que suportem o uso desses produtos na prática clínica odontológica?

Câncer

O câncer é caracterizado como uma doença decorrente de uma proliferação celular descontrolada. As células cancerígenas surgem pela deficiência no reparo das moléculas de DNA danificadas por mutações que ocorrem durante o processo de replicação e que modificam as funções celulares originais.[131] Além de fatores genéticos envolvidos nesse processo, sabe-se que fatores como presença de microrganismos, produtos químicos, radiação, condições sociais e comportamentais também podem influenciar no desenvolvimento de lesões cancerígenas.[132,133] Nesse sentido, especula-se que estratégias alimentares, inclusive envolvendo uso de prebióticos e de probióticos, possam diminuir o risco de desenvolvimento de câncer.[134,135]

Enquanto os biofilmes microbianos estão diretamente relacionados à cárie dentária e à doença periodontal, o reconhecimento da participação dos microrganismos na carcinogênese é um processo relativamente recente. Porém, a importância das comunidades microbianas para o desenvolvimento ou perpetuação do microambiente tumoral é cada vez mais evidente (conforme discutido no **Capítulo 15**). Hoje já é reconhecido que determinados microrganismos podem contribuir para o desenvolvimento de cânceres, sendo eles: vírus do papiloma humano HPV-16, HPV-18, HPV-31 e HPV-45 (câncer de colo de útero, nasofaringe e carcinoma bucal espinocelular); vírus da hepatite B e da hepatite C (câncer de fígado); vírus herpes simplex HSV-8 (sarcoma de Kaposi) e vírus Epstein-Barr (câncer de nasofaringe e linfomas, incluindo linfoma de Burkitt). Importante ressaltar que *Helicobacter pylori* é a única bactéria reconhecida como fator causal para o desenvolvimento de lesões cancerígenas, estimando-se que 75 a 90% de todos os casos de câncer de estômago se atribuam à infecção por esse microrganismo.[136]

Contudo, estudos recentes sugerem associação de câncer de cabeça e pescoço com maior abundância de determinados microrganismos da cavidade bucal, como *Fusobacterium*,[137,138] *Acinetobacter*,[139] *Prevotella*,[139-141] *Pseudomonas*[142] e outros gêneros bacterianos, como *Treponema, Streptococcus, Peptostreptococcus, Carnobacterium, Tannerella, Parvimonas* e *Filifactor*.[143] Adicionalmente, não apenas bactérias, mas também outros tipos de microrganismos, como fungos e vírus, parecem estar associados com câncer de cabeça e pescoço.[144,145]

Entende-se que a carcinogênese tenha relação com a inflamação crônica desencadeada pela presença de microrganismos no microambiente tumoral.[31] Esse processo inflamatório crônico pode induzir proliferação celular, angiogênese e ativação de oncogenes.[146] Além disso, já existem evidências de que *Fusobacterium nucleatum* e *P. gingivalis*, bactérias diretamente relacionadas com a doença periodontal, apresentam a capacidade de modular a proliferação tumoral por meio da ativação do fator nuclear kappa B (NF-κB) em células epiteliais humanas: o NF-κB é um importante fator de transcrição celular que pode regular a expressão de genes envolvidos em muitos processos associados ao desenvolvimento e progressão do câncer, como proliferação, migração e apoptose – ou morte celular programada.[31,147,148]

Ainda neste sentido, sabe-se que a *P. gingivalis* apresenta capacidade de inibir a apoptose celular por meio de estímulos químicos através da sinalização PI3K/Akt, via envolvida na regulação do ciclo e sobrevivência celular dentre outras funções.[31,149] Conforme discutido no **Capítulo 15**, essas vias são responsáveis pela ativação do NF-κB descrito anteriormente. Outro mecanismo envolvido com o desenvolvimento de câncer é invasão tecidual e metástase de células tumorais. *P. gingivalis* e *F. nucleatum* contribuem com invasão tecidual, principalmente por ativarem as metaloproteinases das células cancerígenas, como MMP-1, MMP-9, MMP-10 e MMP-13.[149-151]

Além disso, alguns microrganismos da cavidade bucal apresentam a capacidade de produzir substâncias que podem ter um efeito carcinogênico, como espécies reativas de

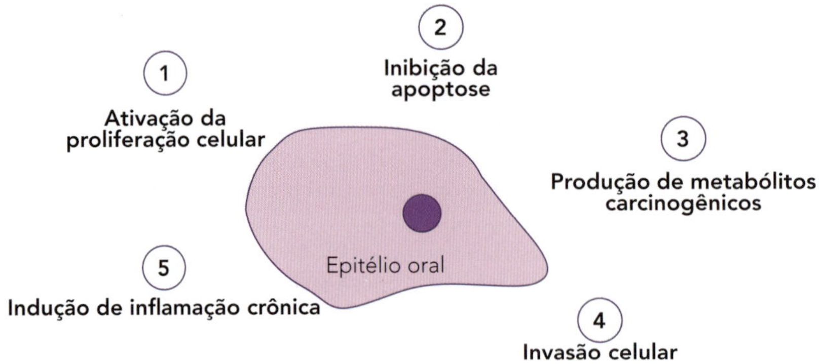

FIGURA 4 Mecanismos que relacionam os microrganismos da cavidade bucal ao câncer.

Fonte: adaptada de Perera et al., 2016.[149]

oxigênio ou de nitrogênio, compostos voláteis de enxofre, ácidos orgânicos e radicais livres que são capazes de induzir danos genéticos nas células do hospedeiro. Alguns microrganismos possuem a enzima álcool desidrogenase, responsável pela conversão do álcool (etanol) em acetaldeído, uma substância reconhecidamente cancerígena.[31,146] Sendo assim, pesquisas científicas têm sido realizadas utilizando microrganismos e substâncias com o intuito de modular os mecanismos citados e resumidos na **Figura 4**.

Apesar das evidências acerca da existência de inter-relações entre microbioma e câncer de cabeça e pescoço, ainda não está claro nem se existe uma relação causal, nem se existem alvos microbiológicos que possam ser seguramente utilizados como alvos de tratamento ou como biomarcadores para identificar presença e/ou progressão de doença.[152] Uma consideração importante é que prebióticos e probióticos também podem ser utilizados para melhorar a saúde geral de indivíduos em tratamento de câncer. Ou seja, tais estratégias podem ser interessantes não apenas sob a perspectiva de ações diretas na saúde bucal ou no processo tumoral em si.[153]

Estudos laboratoriais

Diversos estudos laboratoriais sugerem que alguns compostos naturais podem exercer efeito contra células cancerígenas. É o caso, por exemplo, de catequinas presentes no chá verde. Esses polifenóis apresentaram capacidade de inibir fatores de crescimento tumoral e de induzir a apoptose de linhagens celulares isoladas de câncer de cabeça e pescoço.[154] Em outro estudo, observou-se que galato de epigalocatequina (EGCG), polifenol presente no chá verde, exerceu um efeito transitório de inibição da proliferação e migração de células cancerosas da cavidade bucal por promover uma diminuição na expressão do fator de crescimento epidérmico fosforilado.[155]

Outra molécula bastante estudada é a quercetina, polifenol que faz parte dos flavonoides. Uma pesquisa demonstrou que a quercetina foi capaz de interferir no crescimento e induzir apoptose em linhagem celular da cavidade bucal de carcinoma de células escamosas (linhagem SCC-9). Os efeitos observados foram dependentes da dose e do tempo de exposição à quercetina.[156] Outro estudo demonstrou que a quercetina e o campferol, outro tipo de flavonoide, inibiram significativamente a proliferação celular (a uma concentração de 40 μM) como consequência da indução de apoptose.[157] A luteolina, também um composto flavonoide, mostrou-se capaz de diminuir a expressão de enzimas quinases dependentes de ciclinas e de proteína antiapoptótica ao mesmo tempo que induziu aumento na expressão de proteínas proapoptóticas suprimindo o crescimento tumoral em modelo de câncer de células escamosas em ratos.[158] Assim, o uso desses compostos como agentes anticancerígenos na cavidade bucal parece promissor.

Além do potencial efeito de prebióticos como os polifenóis, evidências laboratoriais também sugerem que a utilização de probióticos pode ajudar na prevenção de carcinoma de células escamosas. Por exemplo, um estudo que utilizou a bactéria *Acetobacter syzygii* observou que os metabólitos secretados por esse microrganismo apresentaram efeitos citotóxicos (indução de apoptose) semelhantes ao quimioterápico cisplatina em linhagens cancerígenas de células escamosas, sugerindo uma possível atividade biológica dessa bactéria contra esse tipo de câncer.[159]

Além dos efeitos antiproliferativos por indução de apoptose, alguns microrganismos, como o *L. salivarius* REN, podem inibir a enzima COX-2. A superexpressão dessa enzima é comumente vista em muitos tipos de câncer e seu produto, conhecido como prostagladina E_2, pode estimular a progressão do câncer. Um estudo *in vivo* em ratos verificou que a administração de uma alta dose desse probiótico diminuiu a incidência de neoplasias. Assim, parece que sua utilização interferiu no desenvolvimento do câncer bucal protegendo o DNA contra danos oxidativos e regulando negativamente expressão da COX-2.[160]

Outro estudo avaliou o efeito de terapia imunológica com linfócitos *natural killer* (NK) *supercharged* sobre o desenvolvimento tumoral em camundongos. Os linfócitos NK são células que fazem parte do sistema imune inato e são muito importantes no combate às células tumorais indiferenciadas. O termo *supercharged* se refere a uma modificação genética feita para que essas células tenham ação mais efetiva. No estudo em questão, os cientistas implantaram células indiferenciadas de tumores orais em camundongos que tiveram seu sistema imunológico modificado pelo transplante de células-tronco hematopoiéticas e imunológicas humanas. Paralelamente, esse estudo também avaliou o impacto da alimentação artificial das culturas celulares de células NK com probióticos (*S. thermophilus, B. breve, B. longum, B. infantis, L. acidophilus, L. plantarum, L. casei* e *L. bulgaricus*), principalmente para auxiliar na maturação em células NK *supercharged*. Os resultados desse estudo, no qual camundongos que receberam terapia imunológica com células NK *supercharged* exibiram menor perda de peso e menor desenvolvimento do tumor oral, demonstram um promissor caminho para tais terapias e salientam a potencial importância de probióticos na maturação do sistema imunológico, com potencial efeito protetor no desenvolvimento de câncer.[161]

Estudos clínicos

Em relação aos prebióticos, parece que o consumo de oligossacarídeos tem mostrado algum efeito pré-operatório benéfico em indicadores imunológicos em pacientes com câncer de cólon,[162] mas não há relatos do efeito de prebióticos em relação ao câncer de cabeça e pescoço. No que diz respeito aos probióticos, um estudo clínico randomizado verificou que a utilização de uma combinação de probióticos, composta por *Bifidobacterium longum, Lactobacillus lactis* e *Enterococcus faecium*, administrada em forma de cápsula, resultou em redução da mucosite bucal e em melhor recuperação da microbiota intestinal de pacientes submetidos ao tratamento radio/quimioterápico de carcinoma orofaríngeo quando comparado ao placebo.[163]

Dessa forma, não são muitas as evidências clínicas de uso de prebióticos ou probióticos como adjunto ao tratamento do câncer de cabeça e pescoço. E mesmo que dados de estudos observacionais sugiram um potencial efeito protetor do consumo desses produtos em relação ao desenvolvimento de câncer,[164] existe a necessidade da realização de mais estudos prospectivos de intervenção para que resultados mais consistentes e conclusivos sejam obtidos.

Revisões sistemáticas

Revisões sistemáticas com meta-análise também têm avaliado os efeitos de probióticos na inibição da carcinogênese na cavidade bucal. Após incluir cinco estudos laboratoriais na análise, os autores concluíram que o uso de probióticos, principalmente o *L. salivarius* REN, pode apresentar efeitos antiproliferativos capazes de induzir apoptose das células cancerígenas.[135] Além disso, parece que os probióticos podem promover algum benefício no que diz respeito à prevenção ou redução na gravidade de mucosite bucal induzida por radio/quimioterapia.[165] Porém, é preciso ter cautela ao concluir que prebióticos ou probióticos podem ser utilizados como terapia preventiva ou adjunta contra o câncer bucal, uma vez que o nível de evidência ainda é baixo e não há muitas evidências de estudos clínicos.

Cárie dentária

Como já discutido no **Capítulo 8**, a cárie dentária é uma das doenças que mais afeta a população mundial. Nesse sentido, uma das principais abordagens para sua prevenção e tratamento é a desorganização periódica do biofilme dentário e a redução da frequência de ingestão de açúcares fermentáveis (principalmente a sacarose), com o objetivo de reduzir a frequência de quedas de pH na cavidade bucal e os períodos de desequilíbrio mineral entre os tecidos dentários e fluidos adjacentes (como fluido do biofilme e saliva). Esse processo de perda de minerais é diretamente dependente do metabolismo do biofilme supragengival em resposta aos carboidratos presentes na nossa dieta.[166] Além dessa estratégia, sabe-se que o fluoreto é um dos principais agentes responsáveis pelo declínio da cárie dentária no mundo, por sua capacidade de modular a dinâmica entre os processos de desmineralização e de remineralização, reduzindo o primeiro e ativando o segundo. Contudo, tem sido discutido que esse efeito anticárie poderia ser potencializado pela adoção de abordagens complementares e ecológicas voltadas para manutenção e promoção de microrganismos comensais e compatíveis com a saúde no biofilme supragengival.[167,168]

Entre tais abordagens complementares, destaca-se a produção de compostos alcalinos, a partir da metabolização de arginina, ureia, nitrato e aminoaçúcares, que podem modular o pH e controlar o nível de acidificação do biofilme. Além disso, o uso de polióis e polifenóis está entre outras opções disponíveis. A modulação da microbiota do biofilme induzida por probióticos também poderia contribuir para esse processo de desenvolvimento de biofilme compatível com a saúde. A seguir, são apresentadas algumas evidências sobre o uso de prebióticos e probióticos relacionado à cárie dentária.

Estudos laboratoriais

O efeito de substâncias prebióticas estimulando o crescimento de microrganismos comensais e suprimindo do crescimento de microrganismos patogênicos pode ser observado em estudos laboratoriais. O fornecimento de N-acetil-D-manosamina a um biofilme multiespécies cultivado em quimiostato promoveu aumento na proporção de microrganismos benéficos (como *Veillonella parvula, Streptococcus salivarius, Streptococcus gordonii, Streptococcus oralis, Streptococcus mitis* e *Streptococus sanguinis*) em detrimento de microrganismos patogênicos (*Porphyromonas gingivalis, Fusobacterium nucleatum* e *Prevotella intermedia*).[169] Além disso, observou-se que, na presença dos aminoaçúcares N-acetilglicosamina e glicosamina o microrganismo comensal *S. gordonii* torna-se mais competitivo em relação ao *S. mutans*, inclusive apresentando maior capacidade de produção de peróxido de hidrogênio, ao qual o *S. mutans* é sensível,[75,77] o que sugere uma importante via de controle ecológico no biofilme supragengival.

Outros estudos verificaram que o fornecimento de arginina a biofilmes microbianos aumenta a resiliência da microbiota em relação aos períodos de acidificação do biofilme, favorece o crescimento de microrganismos associados com a saúde (*S. gordonii* e *A. naeslundii*), restringe o crescimento de microrganismos associados com cárie (como *Candida* e *S. mutans*) e diminui substancialmente a quantidade de polissacarídeos extracelulares insolúveis presentes na matriz do biofilme, reduzindo assim a cariogenicidade dos biofilmes.[170,171]

Chás são grandes aliados da saúde bucal. Por serem ricos em polifenóis, os chás possuem efeitos inibitórios evidentes em alguns patógenos causadores de doenças bucais, suprimindo fatores de virulência desses microrganismos.[172] Como exemplo, pode-se citar o extrato de chá oolong – rico em polifenóis – que se mostrou capaz de reduzir tanto a adesão de *S. mutans* às superfícies dentárias quanto a acidogenicidade desse microrganismo.[173] O mesmo efeito pode ser observado para *Lactobacillus*, em que concentrações elevadas de chás contendo polifenóis suprimiram seu crescimento, diminuindo a produção de ácidos e dificultando a aderência à hidroxiapatita.[174,175]

Existem evidências disponíveis de que compostos bioativos produzidos por probióticos (como *L. paracasei*, *L. reuteri* e *S. oligofermentum*) apresentam potencial de inibir *S. mutans* e sua biomassa total em biofilmes cariogênicos multiespécies.[176-178] Por exemplo, o fornecimento de *L. reuteri* em biofilme multiespécies de *S. mutans, L. rhamnosus* e *A. naeslundii* foi capaz de reduzir o desenvolvimento de lesão de cárie em esmalte.[178] E a linhagem *L. paracasei* 28.4, isolada da cavidade bucal de indivíduo livre de cárie, apresentou capacidade de reduzir a expressão de importantes genes de virulência (como os genes *gtf*B e *gbp*B) em *S. mutans*.[177] Ver **Capítulo 8** para mais detalhes sobre as funções desses genes.

Além do potencial de inibição do crescimento bacteriano (*S. mutans*), o uso de alguns probióticos, como o *L. salivarius*, também pode reduzir a cariogenicidade de biofilmes multiespécies que contenham *C. albicans*. Além do efeito direto na redução da viabilidade desses microrganismos e na redução da biomassa do biofilme, o *L. salivarius* foi capaz de inibir a transição da forma leveduriforme para forma de hifas, o que também pode contribuir para a redução da patogenicidade de *C. albicans*.[179]

Porém, uma pesquisa *in vitro*, que teve como objetivo verificar o efeito do probiótico *L. rhamnosus* GG em relação à cárie dentária, teve um resultado surpreendente. O estudo apresentou três grupos: biofilmes de *L. rhamnonus* GG, biofilmes de *S. mutans* e biofilmes de duas espécies formados por *L. rhamnonus* GG com *S. mutans*. O resultado foi que os biofilmes de duas espécies causaram uma perda mineral significativamente maior em comparação com os biofilmes de uma única espécie. Assim, os autores concluíram que o probiótico *L. rhamnonus* GG não apresenta efeitos inibitórios sobre *S. mutans* e pode inclusive contribuir para o desenvolvimento de lesões de cárie no modelo utilizado *in vitro*.[180] Esse estudo reforça, portanto, a necessidade de cautela ao indicar o uso de probióticos para cárie, sendo sempre necessária a busca por evidências científicas.

Ainda, a associação entre prebiótico e probiótico também parece potencializar o efeito dos probióticos sobre microrganismos cariogênicos. É o caso, por exemplo, da combinação de dois oligossacarídeos prebióticos (GOS e FOS) e um probiótico (*L. acidophilus*). Essa associação foi capaz de reduzir significativamente a taxa de crescimento de *S. mutans*, apresentando-se, portanto, como uma ferramenta potencial para a utilização clínica, com o intuito de inibir o crescimento de *S. mutans*.[181]

O uso de nitritos combinados com *Streptococcus* comensais (como *S. parasanguinis*) produtores de peróxido de hidrogênio, medeia a geração de espécies reativas de nitrogênio, que tem atividade antimicrobiana, inibindo o crescimento de *S. mutans* e a formação de biofilme *in vitro*. Ainda, o cultivo na presença de nitrito e *S. parasanguinis* inibiu a produção de polissacarídeos extracelulares pelo *S. mutans* e resultou em menor desenvolvimento de cárie.[182] Além do efeito de simbióticos, o uso de paraprobióticos para cárie também mostra resultados promissores. Inclusive, um estudo laboratorial que avaliou o efeito do probiótico *B. animalis* BB12, tanto em sua forma viva quanto na forma de paraprobiótico inativado pelo calor, sobre a redução da cariogenicidade de biofilmes de *S. mutans*, constatou melhor efeito do paraprobiótico.[180]

Estudos clínicos

A maioria dos estudos clínicos conduzidos para avaliação de prebióticos e probióticos e sua relação com a cárie dentária não avaliam desfechos diretamente relacionados à doença, como controle da atividade de doença ou avaliação do incremento de cárie na amostra analisada, mas avaliam desfechos ou indicadores secundários associados a um possível risco de desenvolvimento da doença, como contagens de microrganismos, variações de pH na cavidade bucal ou mesmo análises bioquímicas de amostras de biofilme e/ou saliva, uma vez que esses desfechos ou indicadores possibilitam avaliações de efeito a curto prazo.

Como já se sabe, algumas bactérias da cavidade bucal possuem a enzima urease e podem converter a ureia em amônia (NH_3), que apresenta potencial de neutralização dos ácidos do biofilme dentário. Porém, os resultados dos estudos clínicos são contraditórios. Vários estudos indicam uma baixa atividade da enzima urease em biofilmes de indivíduos que apresentam cárie dentária, sugerindo que uma redução na capacidade de geração de álcalis por bactérias (como *S. salivarius* e *A. naeslundii*) pode aumentar o risco de desenvolvimento de cárie.[52,59,183]

Porém, os resultados obtidos a partir do uso de gomas de mascar contendo ureia indicam não haver um efeito evidente do fornecimento da ureia no controle da acidificação do biofilme, nem uma promoção de benefícios clínicos diretos em termos de ganho mineral. Em um estudo *in situ*, observou-se que a queda e o restabelecimento do pH no biofilme dentário após bochecho com solução contendo sacarose foram semelhantes entre indivíduos que utilizaram goma contendo ureia (em uma frequência de 6 vezes ao dia por 4 semanas) e indivíduos que utilizaram goma sem ureia durante o mesmo período. Além disso, nenhum efeito adicional do uso da goma contendo ureia foi observado na remineralização de blocos de esmalte e de dentina que apresentavam lesão de cárie.[184] Em outro estudo, o uso de goma contendo ureia (3 vezes ao dia durante 5 semanas) também não exerceu efeito na acidogenicidade do biofilme dentário após bochecho com solução contendo sacarose, quando comparado aos indivíduos que usaram goma sem ureia.[185] Outros dois estudos clínicos avaliaram o uso das gomas contendo ureia (consumo de 3 a 5 gomas por dia, por um período de 2 a 3 anos de acompanhamento) no incremento de cárie em crianças.[61,62] Após 3 anos de uso, não foi observada diferença no incremento entre crianças que utilizaram gomas contendo ureia e sorbitol e o grupo controle (que não utilizou gomas de mascar),[62] o que pode ser atribuído ao fato de que todos os grupos receberam modificação nos hábitos de higiene bucal e receberam escovação supervisionada com dentifrício fluoretado durante todo o período do estudo. Por outro lado, o uso de gomas contendo ureia, sorbitol e xilitol promoveu menor incremento de cárie em superfície oclusal após um período de 3 anos de uso, comparado ao uso de gomas sem ureia.[61]

Estudos que avaliaram arginina em concentrações entre 1,5% e 8% em dentifrícios (que foram utilizados 2x/dia por um período que variou de 2 a 8 semanas) demonstram que pode haver um aumento na produção de amônia no biofilme dentário (em decorrência do aumento da atividade do SAD), além da diminuição da produção de ácido lático e redução da acidificação do biofilme.[53,186,187] Após 12 semanas de uso de um dentifrício sem fluoreto contendo 1,5% de arginina, observou-se que, além do aumento na atividade do SAD em amostras de biofilme dentário, o perfil metabólico do biofilme se alterou, sugerindo uma possível modificação microbiológica em comparação aos indivíduos que utilizaram dentifrício fluoretado sem arginina.[188] Além disso, quando se avalia o efeito da arginina considerando cárie dentária como desfecho principal, os resultados dos estudos sugerem que o uso do dentifrício fluoretado contendo 1,5 % de arginina (2x/dia, por um período de 6 a 24 meses) promove melhores resultados no controle das lesões cariosas quando comparado ao uso do dentifrício fluoretado sem arginina.[189-193]

Porém, apesar de algum efeito positivo ter sido encontrado na paralisação de lesões não cavitadas ativas em esmalte (em termos de redução no volume dessas lesões), ou mesmo na paralisação das lesões em dentina radicular, a magnitude das diferenças encontradas no grupo que utilizou dentifrício fluoretado contendo arginina, quando comparadas com os resultados obtidos nos grupos controle (que utilizaram dentifrício fluoretado sem arginina), foi considerada pequena, o que pode ter pequeno significado clínico que justique uma superioridade de efeito em relação ao uso do dentifrício fluoretado sem arginina. Essa superioridade do dentifrício fluoretado contendo arginina na inibição da desmineralização do esmalte dentário não foi observada em estudo *in situ* no qual blocos de esmalte dentário foram expostos a um desafio cariogênico representado por uma solução de sacarose, gotejada sobre os blocos a uma frequência de 4 ou 8 vezes ao dia durante 14 dias. Ao final do período, observou-se que tanto o dentifrício fluoretado convencional quanto o dentifrício fluoretado contendo 1,5% de arginina foram igualmente capazes de reduzir a desmineralização nos blocos de esmalte, não havendo benefício adicional da arginina.[194]

Por fim, um estudo que avaliou uma intervenção em escolas para melhorar a saúde bucal de crianças observou, durante um período de 2 anos, que as crianças que receberam escovação dentária supervisionada com dentifrício fluoretado contendo arginina 2x/dia (1.450 ppm F^- e 1,5% arginina) apresentaram menor incremento de cárie quando comparadas às crianças não receberam tal intervenção, ou seja, que utilizaram dentifrício fluoretado (< 1000 ppm F^-) sem arginina sob mínima ou nenhuma supervisão durante a escovação.[195] É importante ressaltar que o delineamento adotado pelos pesquisadores não permite excluir o efeito da orientação de higiene e supervisão de escovação recebidos pelos pacientes que utilizaram o dentifrício contendo arginina. Em outras palavras, o mau desempenho do grupo controle na redução do incremento de cárie em vez de ser atribuído à ausência de arginina, pode ter sido causado pelo uso de dentifrícios de baixa concentração de flúor pelas crianças, além da carência de orientação quanto à correta higiene bucal. Além dessas questões metodológicas e da limitada relevância clínica das diferenças encontradas, muitos dos estudos que mostram superioridade do dentifrício contendo arginina foram financiados pela empresa detentora da patente do dentifrício, o que requer cautela na interpretação dos resultados.

No que diz respeito aos polióis, o eritritol e o xilitol suplementados na forma de pastilhas mastigáveis (em uma frequência de 2 pastilhas 6x/dia totalizando uma dosagem de pelo menos 7 g/dia por um período mínimo de 6 meses), acompanhados do uso de dentifrícios contendo esses polióis, foram capazes de reduzir a quantidade de estreptococos do grupo mutans na saliva e a quantidade de biofilme formado durante o período de uso.[196] O consumo diário de 7,5 g de eritritol na forma de doces por um período de 3 anos resultou em redução na formação de biofilme e menores concentrações de ácido acético e de ácido propiônico no biofilme, além de menores contagens de estreptococos do grupo mutans no biofilme e na saliva quando comparado ao consumo de doces contendo xilitol ou sorbitol.[197]

Em acréscimo, o consumo do eritritol pelo período de 3 anos também possibilitou uma redução no incremento de cárie quando comparado ao consumo de xilitol e de sorbitol (4 balas 3x/dia correspondendo à uma dose diária de 12 balas ou 7,5g de poliól),[198] no que diz respeito às lesões envolvendo tanto esmalte quanto dentina, e também na progressão dessas lesões. Esse efeito anticárie foi ainda observado 3 anos após a interrupção do programa de fornecimento dos doces contendo eritritol.[199] O uso prolongado de eritritol (também na frequência de 4 balas 3x/dia correspondendo à uma dose diária de 12 balas ou 7,5g de poliól) também altera a composição do microbioma da cavidade bucal promovendo um aumento na abundância de *Veillonella* e *Streptococcus* na saliva em comparação ao uso de xilitol ou de sorbitol, enquanto a abundância de *Rothia, Actinomyces, Enterobacter* e *Solobacterium* foi maior e a de *Leptotrichia* e *Alloprevotella* foi menor após uso do eritritol quando comparado com o xilitol.[200] Nesse sentido, o uso de goma contendo maltitol por um período de 28 dias (2 gomas 5x/dia) foi capaz de reduzir a abundância de *Actinomyces massiliensis* HOT 852 e *Lautropia mirabilis* HOT 022 no biofilme dentário.[201]

O consumo de xilitol na forma de gomas de mascar (3 a 5 gomas por dia) por crianças de 3 a 5 anos de idade durante um período de 3 semanas[202] a 6 meses[203] mostrou redução nas contagens de estreptococos do grupo mutans no biofilme e na saliva comparado com uso de goma contendo sorbitol ou com o grupo controle que não utilizou goma.[202,203] Redução nas contagens de estreptococos do grupo mutans também foi observada em adultos de 18 a 73 anos que utilizaram gomas contendo xilitol por um período de 5 semanas[204] (6 gomas 2x/dia ou 4 gomas 3x/dia ou 3 gomas 4x/dia, representando uma dose diária de 12 gomas correpondendo à aproximadamente 10g poliól por dia) a 6 meses[205] comparados com indivíduos que usaram goma contendo sorbitol ou maltitol.[204,205] Outros estudos também mostraram resultados semelhantes aos já descritos. O uso de gomas de mascar contendo xilitol ou maltitol (2 gomas 5x/dia correspondendo à uma dose diária de 10g de poliól) por pelo menos 4 semanas reduziu acidogenicidade e formação de biofilme, níveis de *S. mutans, S. sobrinus, A. viscosus* e *Lactobacillus* no biofilme dentário e níveis de polissacarídeos extracelulares insolúveis no biofilme quando comparado ao grupo que não utilizou gomas de mascar.[206] Uso de xilitol (na forma de doces) por um período maior (3 anos) por crianças de 7 a 8 anos de idade também mostrou efeito de redução nas contagens de estreptococos do grupo mutans no biofilme e na saliva quando comparado ao consumo de sorbitol.[197]

Além disso, avaliando o desfecho cárie, o uso de gomas de mascar contendo xilitol (cerca de 2,5 a 7,5 gramas por dia por um período de 2 a 3 anos de acompanhamento) por crianças ou adultos foi capaz de reduzir incrementos de cárie dentária,[198,207,208] e esses resultados também são encontrados em outros estudos clínicos reportados pelas revisões sistemáticas. Entretanto, é importante frisar que em muitos dos estudos que avaliaram o efeito dos polióis na cavidade bucal, gomas de mascar não foram disponibilizadas para o grupo controle. Sabendo que o grupo que utilizou as gomas contendo os polióis teve um estímulo da secreção salivar, e considerando o importante papel desempenhado pelo fluxo salivar e pelo íon bicarbonato presente na saliva estimulada (ver **Capítulo 3**), é muito provável que o efeito de redução no incremento de cárie tenha sido consequência do constante estímulo do fluxo salivar (e do aumento da capacidade tamponante da saliva pela secreção de íons bicarbonato).[209] O mesmo é verdadeiro para os estudos que observaram um benefício da ureia adicionada às gomas de mascar, quando comparado ao grupo controle que não recebeu goma.

Quando se segue para a linha de modulação do biofilme, alguns estudos clínicos demonstraram que probióticos do gênero *Streptococcus*, como o *S. dentisani* 7746 e o *S. salivarius* M18, produzem bacteriocinas capazes de reduzir os níveis de microrganismos associados com cárie, como o *S. mutans*. Além disso, uma menor formação de biofilme dentário foi observada no grupo de indivíduos que recebeu o probiótico *S. salivarius* M18 na forma de pastilha consumida 2x/dia por 6 meses[107] ou na forma de gel aplicado a cada 48 horas na cavidade bucal durante 4 semanas[113], o que possivelmente está associado à presença de atividade da enzima dextranase na linhagem utilizada.[107,113] O uso de bactérias probióticas como *L. rhamnosus, L. acidophilus, L. paracasei, B. bifidum, B. lactis* e *B. longum* em sorvetes, iogurtes ou em leite também tem se mostrado capaz de reduzir os níveis de *S. mutans* na cavidade bucal, quando consumidos regularmente (uso diário ou 3x/semana por um período que varia de 10 dias a 6 meses).[210-214] Consumo de leite suplementado com probióticos (*L. rhamnosus* ou *L. paracasei* SD1) parece ser capaz de reduzir a progressão de lesões de cárie dentária quando consumido diariamente por 3 a 10 meses.[215,216] Além disso, o uso de enxaguantes bucais (2 vezes ao dia por 1 mês) contendo uma mistura de probióticos (*S. oralis, S. uberis* e *S. rattus*) foi capaz de reduzir os níveis de microrganismos associados tanto com cárie quanto com doença periodontal.[114] Ressalta-se a não existência de grupo controle neste último estudo[114].

Um dos grandes problemas associados ao uso de probióticos é a capacidade de colonização da cavidade bucal pelos microrganismos utilizados. As bactérias probióticas não colonizam permanentemente a cavidade bucal. Além disso, os resultados microbiológicos de redução na viabilidade de microrganismos cariogênicos são transitórios e não se sustentam por muito tempo quando o uso dos probióticos é interrompido. Uma comparação direta entre diferentes estudos mostra resultados conflitantes, uma vez que parâmetros como duração da intervenção, dose e veículo utilizado são diferentes entre os estudos. Elevado risco de viés e baixa qualidade metodológica estão presentes em alguns dos estudos clínicos disponíveis.[127,217] Por isso, mesmo que os benefícios sejam potencialmente maiores do que qualquer dano potencial, ainda são necessárias mais evidências para que o uso de probióticos possa ser recomendado em níveis comunitário e individual.

Revisões sistemáticas

Revisões sistemáticas sobre o benefício da arginina no manejo da cárie dentária mostram que, por mais que alguns estudos clínicos demonstrem efeito superior da arginina no controle das lesões de cárie, o nível de evidência ainda é considerado baixo para que uma recomendação de uso seja proposta.[222] Além disso, os estudos que suportam o uso de arginina em produtos odontológicos parecem ter limitações metodológicas importantes.[223] A presença de conflito de interesse nos estudos publicados indica que mais estudos com delineamento independente são necessários.[222]

Em relação aos polióis, o conjunto de estudos parece indicar que o xilitol é capaz de promover redução nas contagens de estreptococos do grupo mutans na cavidade bucal.[224] O uso de goma de mascar contendo xilitol, sorbitol ou uma mistura de ambos promove benefícios no que diz respeito à redução no incremento de cárie quando comparado ao não uso de gomas de mascar.[80,209,225] Porém, algumas lacunas, como a relação dose-resposta e a eficácia relativa de alguns polióis, devem ser abordadas em pesquisas futuras. Ademais, estudos mais rigorosos com grupos controle adequados e qualidade metodológica superior, também necessitam ser realizados.[80,209,225]

Probióticos presentes em produtos lácteos são capazes de reduzir contagens de estreptococos do grupo mutans na cavidade bucal e promover aumento do pH salivar. Por isso, especula-se que o consumo diário de alimentos contendo probióticos poderia ser um método de prevenção de cárie.[128,226] Porém, o uso de probióticos não mostrou redução significativa da incidência ou experiência de cárie em comparação ao grupo controle.[227] No que diz respeito aos simbióticos, as evidências sobre seu efeito na prevenção e controle de cárie ainda são fracas e não há estudos clínicos que permitam que uma recomendação seja proposta. Estudos devem ser realizados para analisar a combinação de diferentes prebióticos (como a arginina) com probióticos com fins de controle de microrganismos cariogênicos e da doença cárie.[228]

Doenças periodontais

A resposta inflamatória agressiva e desregulada, desencadeada pela interação entre microbiota do biofilme subgengival e tecidos do hospedeiro, está frequentemente associada à progressão da doença periodontal. Dessa forma, discute-se que estratégias capazes de reduzir a produção de mediadores inflamatórios, por exemplo por meio de terapias complementares baseadas na redução do número e/ou da atividade da microbiota do biofilme subgengival, podem promover benefícios ao tratamento periodontal de raspagem e alisamento radicular.[229] O uso de prebióticos e probióticos parece promissor tanto para auxiliar na manutenção da integridade do periodonto por meio de efeitos locais, quanto para modular possíveis efeitos sistêmicos decorrentes da atividade microbiana, considerando que existe uma interconexão entre microbiota do biofilme subgengival e ativação de resposta inflamatória em outros locais do corpo humano.[230]

Estudos laboratoriais

Os efeitos antagônicos de probióticos sobre microrganismos associados com doença periodontal podem ser demostrados por diversos estudos laboratoriais. Por exemplo, a bactéria *P. gingivalis* afeta negativamente as células epiteliais da gengiva, inibindo sua proliferação e induzindo a morte celular. Nesse contexto, o probiótico *L. acidophilus* é capaz de atenuar tal destruição de maneira dose-dependente quando cultivado em conjunto com a *P. gingivalis*.[231]

Interessante observar que tais efeitos também podem ser observados pelo uso de paraprobióticos ou posbióticos. Por exemplo, células da bactéria *L. reuteri* inativadas por calor ou mesmo o sobrenadante livre de células da cultura dessa bactéria exerceram atividade antimicrobiana sobre a *P. gingivalis* em um modelo *in vivo* utilizando larvas do inseto *Galleria mellonella*.[232] Ou seja, metabólitos produzidos pelo *L. reuteri*, entre eles a reuterina, são capazes de exercer atividade antimicrobiana sobre microrganismos associados com doenças bucais, como *P. gingivalis* e *F. nucleatum*, e esse efeito não depende da presença ou viabilidade do probiótico no momento da aplicação do produto.[233]

Além da atividade antimicrobiana, probióticos também podem modular a virulência dos microrganismos. Por exemplo, o probiótico *L. acidophilus* LA 5 foi capaz de reduzir a proporção da *P. gingivalis* em relação aos comensais *S. oralis* e *S. gordonii* em biofilmes *in vitro* e reduzir a transcrição de genes de virulência da *P. gingivalis* – como os genes *mfa*1 e *kgp*, relacionados à codificação de fímbrias e de proteases, respectivamente.[234] Aqui cabe comentar que existem evidências apontando uma forte presença de proteases como lisina-gingipaina (codificada pelo gene *kgp*) no líquido cefalorraquidiano de indivíduos com doença de Alzheimer, ligando assim a *P. gingivalis* à mais prevalente doença neurodegenerativa.[235]

Além dos *Lactobacillus*, outros microrganismos probióticos também foram alvo de investigações laboratoriais. Por exemplo, a bactéria mucolítica *Akkermansia muciniphila*, normalmente encontrada no intestino humano e associada à saúde, foi capaz de reduzir o infiltrado inflamatório e a destruição óssea em um modelo de infecção induzida por *P. gingivalis* em camundongos. Nesse estudo, a administração por gavagem (alimentação forçada) de uma dose diária (10^9 células) de *A. muciniphila* por duas semanas foi capaz de apresentar resultados promissores, reduzindo a perda óssea alveolar no modelo experimental de periodontite. O cocultivo *in vitro* de *P. gingivalis* e de *A. muciniphila* foi capaz de promover aumento na secreção de citocinas anti-inflamatórias e na expressão de marcadores relacionados à integridade da barreira epitelial (demonstrada pelo aumento na expressão de marcadores como integrinas e caderinas nas células do epitélio gengival), enquanto a expressão dos genes *kgp* e *rgp* (relacionados à gingipaína de *P. gingivalis*) foi diminuída, reiterando assim as perspectivas do uso de novos probióticos na complementação do tratamento periodontal.[236]

Estudos clínicos

Diversos ensaios clínicos randomizados e controlados têm sido conduzidos para avaliar a eficácia de prebióticos e probióticos como adjuntos ao tratamento não-cirúrgico das doenças periodontais e peri-implantares. Esses estudos avaliam, por intermédio de desfechos clínicos, imunológicos e microbiológicos, o efeito de probióticos presentes em pastilhas, sachês e leite fermentado ou em enxaguatórios bucais. *Lactobacillus* é o gênero mais frequentemente utilizado como probiótico nesses estudos clínicos.

O consumo de pastilhas contendo *L. salivarius* WB21 ou xilitol (3x/dia, por 8 semanas) por pacientes sistematicamente saudáveis e apresentando periodontite leve promoveu redução no índice de sangramento gengival, no índice de placa e no sangramento à sondagem em ambos os grupos, sem diferença entre eles.[237] O consumo de leite fermentado com *L. casei* Shirota (65 mL 1x/dia, por 8 semanas) por adultos jovens e saudáveis (sem doença periodontal) não promoveu melhora no índice de sangramento gengival nem no índice de placa em relação ao controle (que não recebeu probiótico), entretanto, alguns indicadores imunológicos apresentaram melhora no grupo de indivíduos que recebeu o probiótico.[238] Nesse mesmo sentido, uso de enxaguatório bucal contendo *Bacillus subtilis* (2x/dia, por 4 semanas) por pacientes adultos com doença periodontal também não promoveu redução no índice de sangramento gengival e nem na profundidade de sondagem em relação ao grupo controle (que não usou o probiótico, mas sim um produto diferente), mas os autores observaram redução na proporção de *P. gingivalis, T. denticola* e *T. forsythia* no grupo que recebeu o probiótico.[239] Redução nas contagens de *P. gingivalis* no biofilme subgengival também foi observada após uso de enxaguatório bucal contendo *S. oralis* KJ3, *S. uberis* KJ2 e *S. rattus* JH145 (2x/dia, por 4 semanas) por adultos jovens e saudáveis.[114]

Enquanto que o consumo de pastilhas contendo *L. reuteri* (2x/dia, por um período de 3 a 12 semanas), *B. lactis* HN019 (2x/dia, por um período de 4 semanas) ou *Weissella cibaria* (1x/dia, por 8 semanas) ou uso de enxaguante bucal contendo *L. salivarius* e *L. reuteri* (2x/dia, por 2 semanas) por adultos com doença periodontal promoveu melhoria em pelo menos um dos seguintes indicadores: índices de placa e de sangramento à sondagem, redução na profundidade de sondagem, melhora no nível de inserção clínica, melhora em indicadores imunológicos (redução de metaloproteinases, aumento nos níveis de inibidor tecidual de metaloproteinases, maior expressão de BD-3, TLR4 e CD-4) e redução nas contagens de *A. actinomycetemcomitans, P. intermedia* e *P. gingivalis* quando o probiótico foi utilizado como adjunto à raspagem e alisamento radicular (tratamento não cirúrgico)[118,240-246] o consumo de pastilhas contendo *L. reuteri* (2x/dia, por 4 semanas) ou uma mistura de *S. oralis* KJ3, *S. uberis* KJ2 e de *S. rattus* JH145 (2x/dia, por 12 semanas) ou de sachês contendo *L. rhamnosus* SP1 (1x/dia, por 12 semanas) associados à raspagem e alisamento radicular não promoveu melhora nos indicadores clínicos, imunológicos e/ou microbiológicos [247-250] em comparação ao grupo no qual a raspagem e alisamento radicular foi realizada com placebo (pastilhas e sachês sem probiótico)[118,242-250] ou em comparação à raspagem e alisamento radicular associada ao uso de azitromicina.[251] Uso de paraprobiótico fornecido na forma de cápsulas contendo *L. plantarum* L-137 (1x/dia, por 12 semanas) ou aplicação subgengival de simbiótico contendo *S. boulardii* e FOS (dose única contendo 800 mg de probiótico e 200 mg de prebiótico) em adultos com doença periodontal promoveu redução na profundidade de sondagem e melhora no nível de inserção clínica quando esses compostos foram usados como adjuntos á raspagem e alisamento radicular em comparação aos grupo de pacientes que recebeu a raspagem e alisamento radicular associada ao placebo[252] ou apenas a raspagem e alisamento radicular.[253]

Como pode ser observado, enquanto alguns estudos são capazes de mostrar que o uso de probióticos promove melhora em indicadores clínicos, imunológicos e microbiológicos, outros estudos não observaram qualquer benefício do uso de probióticos em relação ao grupo controle. Na maior parte dos estudos, os probióticos foram utilizados como tratamento adjunto ao tratamento periodontal não cirúrgico. Assim, quando analisados individualmente, observam-se resultados contraditórios em relação ao benefício do uso de probióticos para o manejo da doença periodontal. Observa-se também a existência de problemas metodológicos em alguns estudos no que diz respeito à ausência de grupo controle adequado, e também devido à presença de conflito de interesse reportado pelos autores.[114,237,245,246]

Revisões sistemáticas

O uso de *L. reuteri* como probiótico administrado como adjunto a raspagem e alisamento radicular foi recentemente avaliado por uma revisão sistemática com meta-análise que incluiu 8 ensaios clínicos randomizados e controlados por placebo em sua análise quantitativa. Os autores puderam identificar que a combinação de probióticos com tratamento não cirúrgico resultou em melhoria de parâmetros microbiológicos (como redução nas contagens de *A. actinomycetmcomitans, P. intermedia* e *P. gingivalis*) após 3 semanas de acompanhamento e redução de profundidade de sondagem e aumento nos níveis de inserção clínica mesmo após 3 meses de acompanhamento.[254]

Outra revisão sistemática avaliou trabalhos que também incluíam outros probióticos além do *L. reuteri* (como algumas espécies de *Streptococcus* e outras espécies de *Lactobacillus*) como complemento ao tratamento não cirúrgico de doença periodontal. Dos 8 ensaios clínicos randomizados e controlados por placebo que avaliaram a profundidade de sondagem, apenas 2 deles (avaliando o probiótico *L. reuteri*) apresentaram uma redução estatisticamente maior da profundida de sondagem no grupo de indivíduos que recebeu probióticos em relação aos que receberam placebo.[229]

Apesar de diferentes resultados serem comumente encontrados na literatura, existem evidências que indicam que a terapia com probióticos encontra espaço no manejo da doença periodontal.[227,255] Porém, mesmo que o tratamento adjunto com probióticos seja capaz de trazer benefícios, principalmente em casos de doença periodontal mais grave, as evidências até o momento são insuficientes para que recomendações clínicas sejam formuladas, sobretudo pela alta heterogeneidade dos estudos e porque alguns deles apresentavam problemas metodológicos na randomização, sigilo de alocação ou cegamento dos participantes/avaliadores em relação ao tratamento.[256]

Halitose

Halitose pode ser definida como um odor desagradável emitido da cavidade bucal. A halitose (ou mau hálito) atinge cerca de uma em cada três pessoas.[257] Problemas hepáticos, gastrointestinais ou no trato respiratório, como sinusite crônica, amigdalite ou até bronquiectasia (distúrbio pulmonar que ocorre em decorrência da dilatação permanente dos brônquios), bem como distúrbios metabólicos, estão entre suas possíveis causas.[258,259] Contudo, além dessa origem sistêmica e extrabucal, a halitose também pode apresentar causas intrabucais, como higiene bucal inadequada, promovendo acúmulo de biofilme dentário e no dorso da língua (saburra lingual), presença de cárie, doença periodontal e infecções endodônticas ou da orofaringe. O desequilíbrio da microbiota bucal também parece estar relacionado à halitose.[260] Dessa forma, para que essa condição seja tratada de forma adequada, em primeiro lugar a causa deve ser identificada.

No que diz respeito à halitose de causas intrabucais, é importante mencionar que entre os microrganismos responsáveis por esta condição, alguns também estão relacionados com doenças periodontais, como *P. gingivalis, Treponema denticola* e *Tannerella forsythia*. Existe inclusive na cavidade bucal uma associação forte entre presença de bolsas periodontais e compostos sulfurados voláteis, que estão entre os compostos responsáveis pelo mau odor bucal.[260] Outro fator altamente associado com halitose é a presença da saburra lingual, onde microrganismos podem produzir compostos sulfurosos, como sulfeto de hidrogênio (H_2S) ou metilmercaptana (CH_4S). Por isso, o tratamento de condições bucais faz parte da linha de frente no enfrentamento da halitose de origem intrabucal. Mas é importante lembrar que o tratamento da halitose também tem como objetivo melhorar o convívio social. Logo, o tratamento multidisciplinar é a melhor forma de resolver esse problema, que ainda é considerado um tabu por muitos indivíduos.[261,262]

Uma adequada higiene bucal e o tratamento das doenças da cavidade bucal estão dentre as abordagens necessárias para o tratamento da halitose de origem intrabucal, e substâncias antimicrobianas podem auxiliar o paciente no controle dessa condição a curto prazo.[262] O uso de probióticos também tem sido proposto como possibilidade de tratamento para a halitose.[263-265]

Estudos laboratoriais

Alguns estudos laboratoriais testaram o potencial da utilização de bactérias do gênero *Streptococcus* no tratamento da halitose. Tanto *S. salivarius* K12 quanto *S. thermophilus* são candidatos que inibiram o crescimento de microrganismos associados com a halitose, como *Solobacterium moorei, Atopobium parvulum, Eubacterium sulci, Eubacterium saburreum, Parvimonas micra* e *P. gingivalis*. Dessa forma parece que eles poderiam impedir a geração ou até mesmo neutralizar os compostos voláteis ricos em enxofre, diminuindo, assim, o mau odor característico da halitose.[266,267]

Ainda neste sentido, uma pesquisa avaliou se o uso combinado de *L. salivarius* WB21 com galato de epigalocatequina (EGCG), uma catequina presente no chá verde, poderia ser futuramente utilizada no tratamento do mau hálito. Os pesquisadores perceberam que o *L. salivarius* apresentava a capacidade de inibir o crescimento de *P. gingivalis*, que, conforme discutido anteriormente, pode estar relacionada com halitose. Além disso, a EGCG inibiu diretamente a produção de metilmercaptana – que é um composto responsável pelo mau hálito – de uma maneira dependente da concentração de EGCG empregada. Além disso, esses efeitos foram potencializados pela associação entre probiótico e prebiótico.[268]

Estudos clínicos

Alguns estudos clínicos procuram avaliar a eficácia de prebióticos e probióticos no tratamento da halitose. Por exemplo, estudos avaliaram a utilização via oral de tabletes contendo o probiótico *L. salivarius* WB21 juntamente com o xilitol (os tabletes foram consumidos 3x/dia após as refeições, durante 2 a 4 semanas) no tratamento da halitose. O que pôde ser percebido foi que, além da redução no nível de halitose, essa terapia ainda foi capaz de demonstrar efeitos benéficos na redução do sangramento à sondagem e na redução de contagens salivares de *F. nucleatum*.[269,270] Nesse sentido, a disponibilização local de probióticos (*L. salivarius* e *L. reuteri*) no sulco gengival por até 4 semanas após raspagem e alisamento radicular e o uso de enxaguatório bucal contendo os mesmos probióticos por 14 dias (2x/dia) foi capaz de reduzir os níveis de halitose (em termos de indicadores organolépticos) em adultos que apresentavam doença periodontal crônica.[246]

O uso de gomas de mascar (2x/dia por 2 semanas) contendo *L. reuteri* foi capaz de controlar indicadores organolépticos de mau hálito, demonstrando uma redução no nível de halitose em adultos.[271] Também para o controle do mau hálito, um ensaio clínico testou a linhagem *L. salivarius* G60, tanto na forma isolada quanto combinada com o prebiótico inulina, fornecida por uma goma de mascar consumida 2x/dia. Comparado ao grupo controle (no qual foi utilizada goma placebo, sem prebiótico ou probiótico), não houve diferenças estatisticamente significativas no nível de halitose 10 dias após a intervenção. Porém, ambos os tratamentos apresentaram redução nos níveis de halitose, quando comparados ao início do estudo. Além disso, o probiótico analisado foi capaz de inibir o crescimento *in vitro* de *P. gingivalis* e *P. intermedia*.[272] Outro estudo avaliou clinicamente a utilização de pastilhas com *S. salivarius* K12 em adultos com halitose. Os resultados demonstraram que o uso de pastilhas 2x/dia, durante 2 semanas foi capaz de reduzir os níveis de compostos sulfurosos produzidos na cavidade bucal e de modificar a composição da microbiota, representada pela diminuição do crescimento de microrganismos associados à halitose, como *Streptococcus anginosis, E. saburreum* e *Micromonas micros* em comparação ao grupo placebo, reforçando assim o potencial identificado em laboratório para a utilização clínica de *S. salivarius* K12.[273] Importante ressaltar que nos primeiros 3 dias de experimento, todos os participantes fizeram enxágue bucal com clorexidina.[273]

Sabe-se que a utilização de aparelhos ortodônticos dificulta a higiene bucal, o que poderia contribuir com o desenvolvimento da halitose. O uso diário de pastilhas contendo o probiótico *S. salivarius* M18 (2x/dia durante 4 semanas) foi capaz de diminuir a produção de compostos voláteis de enxofre, o que sugere que essas plastilhas podem auxiliar no controle da halitose durante o tratamento ortodôntico.[274] Outro ensaio clínico teve como objetivo verificar se a utilização de um produto contendo probióticos aplicado diretamente no dorso da língua após higienização da língua apresentava ação contra halitose comparado à higienização apenas ou enxágue da cavidade bucal. No primeiro mês de uso de *B. lactis, S. thermophilus e L. bulgaricus* combinado à higiene do dorso da língua, o nível de halitose diminuiu significativamente, mantendo-se em níveis baixos mesmo após o término do tratamento, mostrando potenciais benefícios da aplicação desses probióticos no dorso da língua.[275]

Revisões sistemáticas

Embora alguns estudos tenham buscado avaliar o efeito inibitório do uso de probióticos ou da associação entre prebióticos e probióticos no controle da halitose, a análise isolada e independente de cada estudo tem pouco peso para a tomada de decisão clínica. Por isso, torna-se necessário que revisões sistemáticas sejam feitas. Nessa perspectiva, parece realmente que as evidências atuais encontradas em ensaios clínicos randomizados apoiam o uso de probióticos para o tratamento do mau hálito. Porém, tais terapias que tiveram uma duração média de duas semanas, apresentam apenas efeitos moderados do ponto de vista organoléptico, mas não no que diz respeito à produção dos compostos sulfurados voláteis. Além disso, as referências disponíveis são quantitativa e qualitativamente insuficientes para recomendações adicionais, especialmente no que diz respeito às estratégias de administração dos probióticos.[276] Uma revisão sistemática avaliou os efeitos da administração de probióticos de forma isolada ou como um adjunto a outros tratamentos para halitose. Os autores concluíram que, apesar de a terapia com probióticos ser capaz de promover melhora em indicadores organolépticos ou na redução de compostos sulfurados voláteis, os dados são limitados e existe muita heterogeneidade nos estudos. Portanto, existe a necessidade de mais ensaios clínicos com protocolos padronizados para melhor elucidação da atuação dos probióticos na halitose.[264]

Candidíase

A candidíase bucal é um problema crescente de saúde, apresentando etiologia multifatorial e relacionada ao envelhecimento da população, aumento da prevalência de doenças crônicas, introdução de novos medicamentos para tratamento de tais doenças e imunodeficiência, entre outras condições.[277] Como visto no **Capítulo 12**, clinicamente a candidíase pode se manifestar de diversas formas e, apesar de ser uma doença predominantemente fúngica associada à *Candida albicans*, bactérias também podem estar presentes em interação com esse fungo. Outras espécies de *Candida*, como *Candida tropicalis, Candida glabrata, Candida parapsilosis, Candida krusei* e *Candida auris*, também podem estar associadas a casos de candidíase. Um ponto importante é o aumento crescente no número de isolados fúngicos que são resistentes ao tratamento antifúngico, o que faz com que novas abordagens para controle dessas infecções fúngicas sejam necessárias.[278]

Estudos laboratoriais

Com isso em vista, pesquisas utilizando probióticos têm sido realizadas para o controle dessa infecção fúngica. Nesse sentido, diferentes espécies de *Lactobacillus* (*L. paracasei, L. plantarum, L. fermentum* e *L. rhamnosus*) apresentaram capacidade de inibir crescimento de diferentes espécies de *Candida* (*C. albicans, C. glabrata, C. krusei, C. parapsilosis* e *C. tropicalis*). Nesse estudo, os experimentos *in vitro* demonstraram que todas as espécies de *Lactobacillus* testadas possuíam ação inibitória contra as espécies de *Candida*.[279] De fato, o sobrenadante de culturas de *Lactobacillus* (*L. rhamnosus, L. acidophilus, L. plantarum* e *L. reuteri*) mostrou-se capaz de inibir a formação de hifas e de biofilmes por *C. albicans*. Essa inibição foi dependente da concentração do sobrenadante e do tempo de exposição. Isso indica que esses *Lactobacillus* poderiam ser considerados bons candidatos para protocolos terapêuticos tanto para o tratamento como para a prevenção de candidíase.[280]

Outro estudo avaliou a ação antifúngica do *L. paracasei* como probiótico e posbiótico em *Candida auris*, um patógeno importante do ponto de vista médico por apresentar considerável resistência a diversos agentes antifúngicos. Os pesquisadores observaram que tanto o probiótico quanto o posbiótico apresentaram atividade antifúngica superior ao fluconazol. Redução na biomassa e na atividade metabólica de biofilmes de *C. auris* também foi observada na presença do probiótico e do posbiótico. A injeção do posbiótico em larvas de *Galleria mellonella* infectadas por *C. auris* foi capaz de aumentar a sobrevida dessas larvas em virtude do aumento na expressão do peptídeo antimicrobiano galiomicina e também pelo aumento nos níveis de hemócitos circulantes – células de defesa da larva.[281]

Evidências laboratoriais indicam diversos mecanismos de ação antifúngica dos probióticos. Inibição direta, seja pela competição por sítios de adesão, seja por metabólitos antimicrobianos, assim como inibição indireta por estímulo ao sistema imune do hospedeiro, são os principais mecanismos conhecidos. Apesar da necessidade de maior elucidação dessas e de outras possíveis linhas de ação, a maior parte dos estudos evidencia propriedades relacionadas a determinadas linhagem de *Lactobacillus* que podem auxiliar no controle clínico da candidíase bucal, sugerindo mecanismos específicos e dependentes do probiótico em questão.[282]

Estudos clínicos

Evidências também sugerem uma redução nas contagens de fungos do gênero *Candida* na cavidade bucal com o consumo regular de probióticos. Um estudo avaliou a eficácia do tratamento com queijos contendo os probióticos *L. rhamnosus* e *P. freundenreichii* em 294 indivíduos acima de 70 anos de idade e observou que, após 4 meses do consumo diário de 50 g de queijo, os participantes que consumiram o queijo contendo probiótico apresentaram uma redução de 75% no risco de apresentar altas contagens de *Candida* na saliva quando comparados aos participantes que consumiram queijo sem probióticos.[283]

Além disso, parece que probióticos podem potencializar atividade antifúngica de determinados compostos. Um ensaio clínico randomizado comparou agentes antifúngicos tópicos (gargarejo com solução de bicarbonato de sódio 2% e aplicação de pasta de nistatina 2%) com o uso desses mesmos agentes combinado ao uso dos probióticos *S. thermophilus, B. longum* e *L. bulgaricus* 3 vezes ao dia, por um mês. Foi observado que a associação entre antifúngico e probióticos promoveu maior redução das contagens de *Candida*, uma vez que nesse estudo sua detecção passou de 100% para apenas 8% nos indivíduos que receberam probióticos, contra uma redução de 100% para 35% nos indivíduos que receberam apenas antifúngicos.[284]

Consumo de leite fermentado contendo *L. casei* e *B. breves* 3 vezes ao dia durante 1 mês foi capaz de reduzir contagens de *Candida* na saliva de idosos quando comparada às contagens presentes na cavidade bucal previamente ao consumo desse leite.[285] Além disso, consumo de tabletes contendo *L. reuteri* 2 vezes ao dia, por 3 meses, promoveu redução nas contagens salivares de *Candida* em idosos quando comparado aos indivíduos que consumiram tabletes sem probiótico.[286]

Dessa forma, o uso de probióticos com fins de prevenção e de tratamento de candidíase parece promissor. Quando probióticos foram administrados em usuários de próteses dentárias que apresentavam estomatite assintomática, observou-se redução na presença de *Candida* no palato duro. Após aplicação diária por 5 semanas de uma mistura liofilizada (na forma de pó) contendo *L. rhamnosus, L. acidophillus* e *B. bifidum* na base das próteses (superfície em contato com o palato duro), detectou-se *Candida* na mucosa do palato duro de apenas 16% dos idosos que utilizam os probióticos, ao passo que este fungo foi encontrado em cerca de 92% dos idosos que não utilizaram os probióticos.[287]

Revisões sistemáticas

As revisões sistemáticas indicam que o consumo de probióticos pode promover redução de cerca de 46% na chance de indivíduos apresentarem elevadas contagens de *Candida* na cavidade bucal.[288] A chance da presença de *Candida* na cavidade bucal e no palato duro também foi cerca de 47% menor em indivíduos que utilizam probióticos, e esse efeito tende a ser maior em usuários de próteses dentárias.[289] Indivíduos que consomem probióticos apresentam uma chance 76% menor de apresentar candidíase.[290]

Entretanto, há necessidade de cautela na interpretação dos resultados, sendo imprescindível a realização de mais estudos. Além disso, são necessários estudos que também avaliem o uso de prebióticos no tratamento da candidíase bucal,[289] assim como estudos que comparem a efetividade de tais abordagens com aquela de tratamentos convencionais.[290] Também é importante considerar o desenvolvimento e a avaliação de novos microrganismos para controle de infecções por *Candida*, inclusive utilizando fungos probióticos e não apenas bactérias. Nesse sentido, existem evidências de que alguns probióticos do gênero *Saccharomyces* são capazes de inibir adesão e formação de biofilmes de *Candida*, ou ainda de reduzir sua virulência e os danos teciduais relacionados.[278,291]

PERSPECTIVAS FUTURAS

A humanidade está em um momento de transição alimentar em que algumas mudanças são necessárias não apenas pensando na saúde humana, mas também na saúde planetária. Tal transição, em nível global (**Figura 5**), envolve a diminuição do consumo de alguns itens da alimentação (ilustrados em amarelo e em vermelho, respectivamente), como açúcares adicionados aos alimentos ou bebidas, vegetais ricos em amido e produtos de origem animal. Da mesma forma, o aumento do consumo de outros itens (ilustrados em verde), como cereais integrais, frutas, vegetais e oleaginosas, deve ser encorajado.[292] É importante lembrar que a dieta planetária, proposta por diversos cientistas reconhecidos mundialmente em diversas áreas do conhecimento e que integram a comissão *EAT-Lancet*, é uma dieta à base de plantas, mas que pode incluir quantidades modestas de produtos de origem animal. Além disso, é preciso compreender que, embora consistente com padrões alimentares tradicionais, a dieta planetária não implica que a população global deve comer os mesmos alimentos, nem prescreve uma dieta exata. A interpretação local e adaptação da dieta deve considerar a cultura alimentar e a acessibilidade das diferentes populações a esses alimentos, exigindo em alguns casos intervenções locais para que possa ser incorporada à prática alimentar diária.[293]

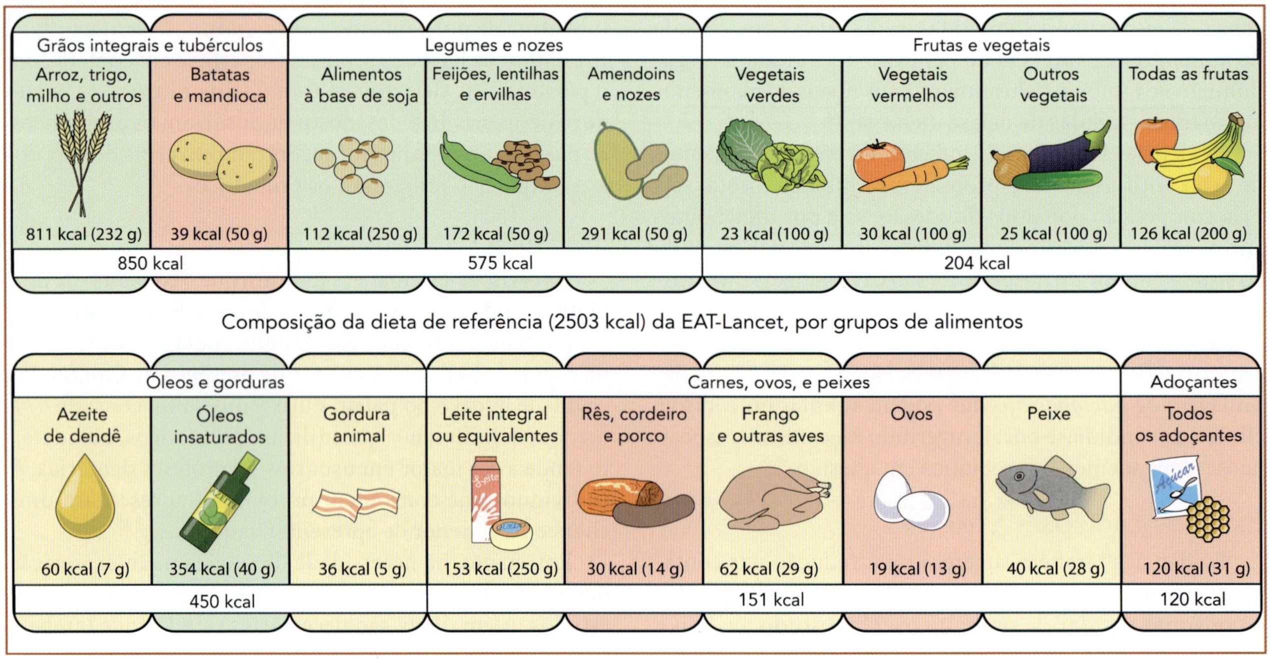

FIGURA 5 Dieta planetária criada a partir da Comissão EAT-Lancet.[293]

Dessa forma, a introdução de prebióticos e/ou probióticos na nossa dieta poderia fazer parte dessa transição alimentar, reforçando ainda mais as conexões entre alimentação e saúde.[294] A incorporação de tais formulações em nossa dieta é uma estratégia interessante de suplementação alimentar a ser explorada, especialmente considerando que a síntese de alguns compostos essenciais para a fisiologia humana – incluindo diversas vitaminas – pode ser realizada por microrganismos probióticos.[295,296] E, apesar das incertezas quanto à custo-efetividade de tais produtos, a disseminação de seu uso fará com que os profissionais sejam cada vez mais procurados para orientações a esse respeito e cada vez mais formulações personalizadas serão desenvolvidas, testadas e aplicadas.[297,298] Nesse sentido, muitas terapias medicamentosas poderão ser desenvolvidas considerando não apenas o genoma humano, mas também o microbioma dos pacientes.[299]

Estratégias alternativas para o controle de doenças mediadas por biofilme deveriam idealmente reduzir a formação de biofilme sem afetar o equilíbrio biológico/ecológico da cavidade bucal. Abordagens complementares, combinando diferentes mecanismos de ação e princípios ativos – como diferentes microrganismos e plantas – podem aumentar muito a efetividade de tais estratégias.[300] De fato, a associação de ingredientes seletivamente fermentáveis e microrganismos apresenta grande potencial de sinergia.[301] Tal sinergia também pode ser obtida pela associação de diferentes microrganismos, o que pode trazer maiores benefícios do que seu uso individualizado.[302]

Novos candidatos a probióticos podem ser encontrados não só em indivíduos saudáveis, mas também em matrizes alimentares, sejam elas lácteas ou não.[303,304] E tais microrganismos potencialmente probióticos não se limitam ao domínio Bacteria, podendo eventualmente incluir membros do domínio Archaea e certamente incluindo membros do domínio Eukarya, como os fungos do gênero *Saccharomyces*.[305]

Considerando as evidências atuais e os potenciais aprimoramentos científicos do uso de prebióticos e probióticos na Odontologia, fica evidente que, apesar das revisões sistemáticas e meta-análises indicarem que mais estudos ainda são necessários para mais evidências que indubitavelmente suportem seu uso para prevenção ou tratamento das doenças da cavidade bucal, a relevância do tema e as perspectivas parecem bastante promissoras.[38,306] Contudo, é fundamental que se tenha uma compreensão mais ampla das mudanças ecológicas que ocorrem na cavidade bucal pelo uso de tais produtos, principalmente considerando os impactos de sua ingestão a longo prazo.[38]

Nesse sentido, talvez ainda estejamos distantes de uma possível estratégia terapêutica bem antiga e famosa: o transplante de microbiota.[307,308] Muito utilizado no tratamento de infecções intestinais recorrentes por *Clostridium difficile*, o transplante fecal de microbiota é uma prática complexa. Conforme ilustrado na **Figura 6**, uma microbiota com alta diversidade genética e funcional (A) pode ser perturbada pelo uso de antimicrobianos (B). Nesse contexto, a ingestão de esporos de *C. difficile* pode gerar quadros de infecção que ironicamente são tratados pela prescrição de antimicrobianos ineficazes na eliminação dos esporos dessa bactéria, gerando quadros de infecção recorrente (C). Nesses casos, o transplante fecal de microbiota, a partir de um doador saudável, pode restaurar a microbiota intestinal saudável (D), resolvendo essa condição clínica.[309] Veja mais detalhes no **Quadro 5**.

No contexto da cavidade bucal, tal medida envolveria o transplante de toda a comunidade microbiana bucal de

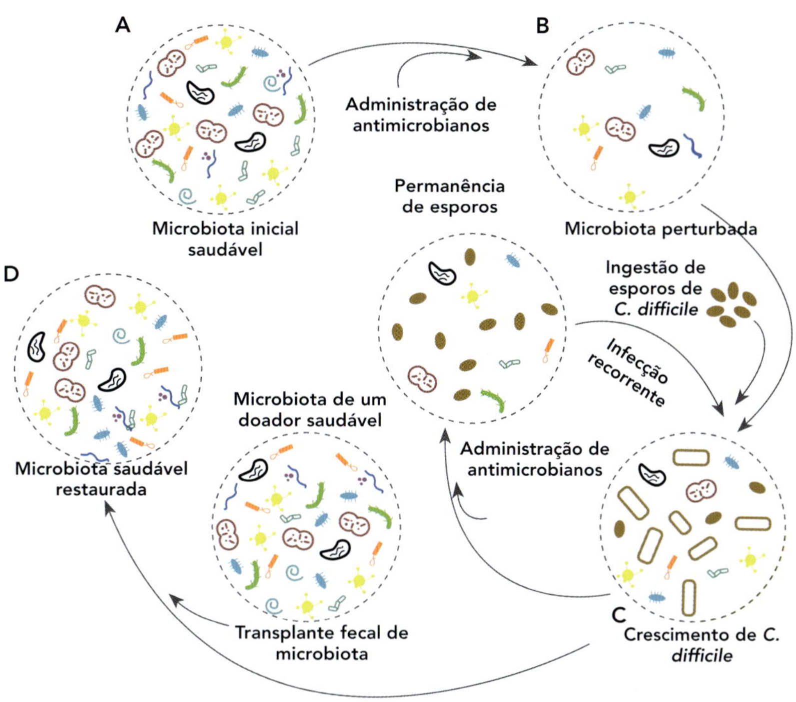

FIGURA 6 Visão esquemática do mecanismo de funcionamento do transplante fecal de microbiota.

Fonte: adaptada de Xiao et al., 2020.[309]

Quadro 5 Curiosidades sobre transplante fecal de microbiota

Talvez baseado em observações de animais que praticam a coprofagia, nome dado ao ato de comer fezes, o transplante fecal de microbiota é uma prática muito antiga na humanidade. De fato, para diversos animais que não conseguem realizar uma digestão completa do que ingerem, tal prática é essencial do ponto de vista nutricional. Isso acontece porque as fezes continuam sendo fermentadas ao entrarem em contato com o ar e somente são ingeridas após algum tempo, quando nutrientes antes inacessíveis ao animal ficam disponíveis. Por mais estranho que possa parecer, isso acontece naturalmente entre roedores (coelhos e porquinhos-da-índia). No caso dos seres humanos, o efeito terapêutico se dá pelo transplante da comunidade microbiana presente nas fezes de um doador saudável que são implantadas no trato gastrointestinal de um receptor que apresenta infecções recorrentes ou doenças inflamatórias crônicas. Os primeiros relatos de administração terapêutica da microbiota presente nas fezes para tratar casos de diarreia grave vêm do médico chinês Ge Hong, ainda no século IV. Mais recentemente, existem relatos de soldados no norte da África utilizando fezes de camelos para tratar disenteria. Atualmente as técnicas de transplante da microbiota presente nas fezes têm sido aperfeiçoadas e apresentam resultados extremamente promissores para o tratamento de infecções por *C. difficile* e outras condições. Porém, essa técnica deve ser empregada criteriosamente, uma vez que diversos riscos ainda estão a ela associados.

um doador saudável para um paciente doente. Tal lógica se baseia no fato de que as comunidades microbianas são diferentes em condições de saúde e doença e supõe que o transplante dessas comunidades poderia restaurar a microbiota saudável após a supressão por antimicrobianos da microbiota bucal original em indivíduos com doença periodontal, por exemplo.[310]

CONSIDERAÇÕES FINAIS

É fascinante o fato de que muitas bactérias produtoras de ácido lático e com potencial probiótico possam ser encontradas na microbiota vaginal e no leite materno.[311] Essa parece ser mais uma prova da intrínseca relação entre humanos e microrganismos que coevoluíram juntos. Além da via maternal, microrganismos do ambiente também convivem conosco. Contudo, as atividades humanas – da urbanização à industrialização da agricultura – acarretam importantes perdas de biodiversidade. Nesse caso, não se trata somente de perda de espécies de animais e plantas, mas também de importantes microrganismos, o que pode inclusive afetar nossa saúde.[312,313]

Considerando o estilo de vida do humano moderno e sabendo que existem variações em nosso microbioma relacionadas às nossas escolhas alimentares,[314,315] o uso de prebióticos e probióticos parece ser uma importante ferramenta para minimizar os impactos de tais escolhas e nos reaproximar de nosso passado evolutivo, em que a alimentação sempre desempenhou papel central.[316,317]

Além disso, quando se fala na ingestão especialmente de prebióticos, é importante entender que existe uma diferença fundamental entre a ingestão de um ingrediente isolado e a ingestão de um alimento contendo esse ingrediente. A matriz do alimento e as interações complexas com os demais ingredientes fazem com que a visão reducionista do efeito de um único ingrediente seja muito limitada.[318] Estudos com mensuração de fluxos metabólicos poderiam elucidar de forma mais precisa a cinética dos prebióticos em diferentes localizações de nosso corpo, incluindo a cavidade bucal.[319] De fato, assinaturas metabólicas do microbioma presente no biofilme dentário têm sido estudadas para auxiliar no diagnóstico de atividade de cárie.[320]

Além disso, a alimentação humana necessita de alimentos e não apenas de nutrientes. E existe um microbioma rico e diverso associado a muitos alimentos.[321] Em especial, alimentos fermentados podem nos trazer diversos benefícios que vão muito além do prazer e da nutrição[322] e muito além também da simples presença de determinados ingredientes ou microrganismos. De fato, são os resultados de interações complexas que, muitas vezes, potencializam os efeitos de tais produtos em nossa saúde.[323]

Sem falar que nossos hábitos alimentares não só influenciam, mas também são influenciados por nossa microbiota, seja pela alteração de nossa percepção sensorial, seja pela recompensa neural consequente da produção de neurotransmissores pelos nossos microrganismos.[324] A compreensão de tal bilateralidade é fundamental para que intervenções efetivas possam ser desenvolvidas, principalmente visando à diminuição da ingestão de alimentos altamente processados e de açúcares adicionados em nossa dieta.[325]

Por fim, promover uma microbiota bucal residente benéfica é um dos desafios da Odontologia atual pois, apesar de tal conceito já ser amplamente discutido na literatura, os desenvolvimentos tecnológicos ainda permanecem limitados. Mesmo que o uso de prebióticos e probióticos na prática clínica para prevenção ou tratamento das doenças da cavidade bucal não seja indubitavelmente suportado por evidências de estudos clínicos, as perspectivas parecem bastante promissoras. De qualquer forma, as doenças da cavidade bucal são um problema global de saúde e a Odontologia não é capaz de resolver esse problema sozinha, especialmente em países de baixa e média renda. Por isso, o combate aos determinantes sociais e comerciais, compartilhados entre diversas doenças, deveria ser uma prioridade pública,[326,327] juntamente com uma transição alimentar que possa beneficiar a saúde da população e com a transformação global do sistema de produção de alimentos.[292]

RESUMO

Uma maior compreensão da ecologia bucal impulsionou o avanço de estratégias de modulação do microbioma para manejo de condições como câncer, cárie, doença periodontal, halitose e candidíase. O uso de prebióticos e probióticos, ou seja, tanto o uso de substratos seletivamente utilizados pelos microrganismos do hospedeiro quanto o uso de microrganismos vivos ou seus derivados, constituem tais estratégias para alcançar um efeito na saúde bucal. O avanço tecnológico dessas estratégias tem um passado rico e um futuro promissor, principalmente nas áreas farmacêutica e da ciência e tecnologia dos alimentos, uma vez que os principais produtos utilizados na Odontologia são dentifrícios, enxaguatórios, gomas de mascar, pastilhas e produtos alimentícios suplementados com prebióticos, probióticos ou uma combinação de ambos.

Juntamente com uma modificação dos hábitos alimentares e de higiene, tais produtos poderiam diminuir os riscos do desenvolvimento e progressão das principais doenças que acometem a cavidade bucal. Os mecanismos relacionados são bastante complexos e ainda precisam ser mais bem elucidados. Porém, sabe-se que as principais linhas de ação envolvem a modulação imunológica e a modulação dos hábitos alimentares, além da modulação do microbioma em si. Muitos efeitos são consequência de mais de uma linha de ação e dependem de fatores específicos, tanto do produto quanto do hospedeiro e seu microbioma. Essa alta especificidade acarreta uma grande variabilidade de resultados, que, somada à heterogeneidade das próprias pesquisas científicas, acaba dificultando a extrapolação e a translação do conhecimento.

Em relação ao câncer bucal, a maior parte das evidências ainda se limita a desenhos laboratoriais, envolvendo a ação de prebióticos e/ou probióticos sobre culturas de células ou em modelo animal. A inibição da proliferação de células tumorais, a indução de sua morte celular e a ação anti-inflamatória parecem ser os potenciais de ação nesse contexto.

Em relação à cárie dentária, estudos clínicos envolvendo diferentes faixas etárias mostram efeitos principalmente do uso de gomas de mascar e dentifrícios com prebióticos e de pastilhas e produtos lácteos com probióticos em desfechos microbiológicos, como redução de contagens de estreptococos do grupo mutans na cavidade bucal, ou em indicadores clínicos, em que alguns poucos estudos observam redução na incidência ou progressão das lesões de cárie. Contudo, resultados contraditórios e presença de limitações metodológicas ou conflito de interesse dos autores exigem cautela na interpretação dos dados.

Em relação à doença periodontal, diversos estudos clínicos avaliam o uso principalmente de probióticos como adjuntos ao tratamento periodontal não cirúrgico de raspagem e alisamento radicular. Alguns resultados positivos demonstram diminuição da presença de patógenos periodontais, como *Porphyromonas gingivalis*, ou mesmo uma melhora superior nos indicadores clínicos, como redução do sangramento à sondagem ou melhora nos níveis de inserção clínica na presença dos probióticos. Porém, diversos estudos são incapazes de encontrar qualquer benefício do uso de probióticos quando comparado ao placebo

Em relação à halitose, o uso principalmente de probióticos parece ser capaz de reduzir os níveis bucais de compostos químicos associados ao mau hálito. Contudo, as referências disponíveis são quantitativamente e qualitativamente insuficientes para recomendações adicionais, especialmente no que diz respeito às estratégias de administração dos probióticos para manejo da halitose.

Quanto à candidíase, estudos clínicos sugerem que o uso de probióticos pode diminuir tanto a presença de *Candida* na cavidade bucal quanto o risco do desenvolvimento de uma infecção por esse fungo oportunista. Mesmo assim, tal antagonismo e modulação de virulência dependem de fatores como a linhagem do probiótico e não são observados em todos os casos.

Portanto, considerando as evidências atuais e os potenciais aprimoramentos científicos do uso de prebióticos e probióticos na Odontologia, fica evidente que, apesar das revisões sistemáticas e meta-análises indicarem que mais estudos ainda são necessários para a obtenção de mais evidências que indubitavelmente suportem seu uso para prevenção ou tratamento das doenças da cavidade bucal, a relevância do tema e as perspectivas parecem bastante promissoras. Principalmente no contexto da necessidade de uma transformação global no sistema alimentar, em que a incorporação na dieta de alimentos ricos em prebióticos e probióticos poderia beneficiar não somente a saúde sistêmica, mas também a saúde bucal da população.

QUESTÕES

1. Assinale a alternativa INCORRETA em relação aos prebióticos na Odontologia:
   a) A amônia gerada pela metabolização de arginina, ureia, nitrato ou aminoaçúcares na cavidade oral pode auxiliar na manutenção da neutralidade do pH.
   b) Os oligossacarídeos podem ser metabolizados por microrganismos no cólon e isso pode levar à produção de ácidos graxos de cadeia curta que têm importante papel na fisiologia humana.
   c) O consumo de carnes processadas, que são ricas em nitrito, faz bem para a saúde, uma vez que esse composto é capaz de reduzir a pressão sanguínea ao ser metabolizado na cavidade bucal.
   d) Os polióis apresentam vantagens para a saúde como substitutos da sacarose e alguns podem ser metabolizados por microrganismos no cólon.
   e) Vegetais são fontes de inulina, que é considerada uma fibra alimentar, e também de luteína, que é um polifenol com propriedades antioxidantes.

2. Assinale a alternativa CORRETA em relação aos probióticos na Odontologia:
   a) Os *Lactobacillus* são utilizados como probióticos somente para a saúde intestinal e não para saúde bucal.
   b) *Saccharomyces* é um gênero bacteriano importante na pesquisa com probióticos.
   c) O conhecimento da linhagem de uma espécie de microrganismo é irrelevante no contexto de prescrição de probióticos.
   d) Kefir é uma bebida fermentada que comumente apresenta diversos *Lactobacillus*, mas que tecnicamente não é considerada um probiótico.
   e) A alta produção de ácidos orgânicos e de matriz extracelular no biofilme é uma característica desejável para um probiótico.

3. Assinale a alternativa CORRETA em relação aos mecanismos de ação de prebióticos e probióticos na Odontologia:
   a) A ação anti-inflamatória promovida pelo consumo regular de prebióticos e probióticos pode ser local e sistêmica.
   b) A ação antimicrobiana do consumo de probióticos ou seus derivados é inespecífica, afetando toda a microbiota bucal.
   c) Uma atuação em neurotransmissores não pode ser relacionada ao consumo de prebióticos ou probióticos.
   d) Alterações de paladar associadas ao consumo de prebióticos ou probióticos não se relacionam com a saúde bucal.
   e) A modulação do sistema imune é importante, mas não pode ser atribuída ao consumo de prebióticos ou probióticos.

4. Assinale a alternativa INCORRETA em relação às condições de saúde bucal e ao consumo de prebióticos ou probióticos:
   a) O carcinoma de células escamosas é associado a fatores ambientais e comportamentais que podem ser parcialmente modificados.
   b) A candidíase na cavidade bucal pode ser influenciada por alguns probióticos.
   c) A halitose pode ter origem na cavidade bucal e o consumo regular de alguns microrganismos vivos pode reduzir o mau hálito.
   d) A doença periodontal é relacionada apenas à falta de higiene e não tem relação com hábitos alimentares.
   e) A cárie dentária é fortemente influenciada pelo consumo de sacarose, mas além da redução de açúcares adicionados na dieta o aumento no consumo de vegetais também pode contribuir para a diminuição do risco de cárie.

Gabarito: 1c;2d;3a;4d

LEITURAS RECOMENDADAS

1. Collen A. 10% Humano: como os microrganismos são a chave para a saúde do corpo e da mente. Rio de Janeiro: Sextante; 2016. ISBN 9788543103440
2. Enders G. O discreto charme do intestino: tudo sobre um órgão maravilhoso. São Paulo: WMF Martins Fontes; 2017. ISBN 8546901759
3. Knight R. A vida secreta dos micróbios: como as criaturas que habitam o nosso corpo definem hábitos, moldam a personalidade e influenciam a saúde. São Paulo: Alaúde; 2016. ISBN 8578813367
4. Perlmutter D. Amigos da mente. São Paulo: Paralela; 2015. ISBN 8584390146
5. Watson RR, Preedy VR. Probiotics, prebiotics, and synbiotics: bioactive foods in health promotion. Hoboken, NJ: Elsevier Inc.; 2015. https://doi.org/10.1016/C2015-0-01023-1

REFERÊNCIAS

1. Gibson GR, Probert HM, Van Loo J, Rastall RA, Roberfroid MB. Dietary modulation of the human colonic microbiota: updating the concept of prebiotics. Nutr Res Rev. 2004;17(2):259-75.
2. Gibson GR, Roberfroid MB. Dietary modulation of the human colonic microbiota: introducing the concept of prebiotics. J Nutr. 1995;125(6):1401-12.
3. Gibson GR, Hutkins R, Sanders ME, Prescott SL, Reimer RA, Salminen SJ, et al. Expert consensus document: The International Scientific Association for Probiotics and Prebiotics (ISAPP) consensus statement on the definition and scope of prebiotics. Nat Rev Gastroenterol Hepatol. 2017;14:491-502.
4. Lilly DM, Stillwell RH. Probiotics: growth-promoting factors produced by microorganisms. Science. 1965;147(3659):747-8.
5. Rusch V. Probiotics and definitions: a short overview. Probiotics: Bacteria and bacterial fragments as immunomodulatory agents. 2002:1-4.
6. FAO, WHO. Health and nutritional properties of probiotics in food including powder milk with live lactic acid bacteria – Report of a Joint FAO/WHO Expert Consultation. 2001.
7. Roberfroid MB. Prebiotics and synbiotics: concepts and nutritional properties. Br J Nutr. 1998;80:S197-S202.
8. Martín R, Langella P. Emerging health concepts in the probiotics field: streamlining the definitions. Front Microbiol. 2019;10:1047.
9. Hill C, Guarner F, Reid G, Gibson GR, Merenstein DJ, Pot B, et al. Expert consensus document. The International Scientific Association for Probiotics and Prebiotics consensus statement on the scope and appropriate use of the term probiotic. Nat Rev Gastroenterol Hepatol. 2014;11(8):506-14.
10. Pasolli E, De Filippis F, Mauriello I, Cumbo F, Walsh A, Leech J, et al. Large-scale genome-wide analysis links lactic acid bacteria from food with the gut microbiome. Nat Commun. 2020.
11. Bourrie BCT, Willing BP, Cotter PD. The microbiota and health promoting characteristics of the fermented beverage kefir. Front Microbiol. 2016;7:647.
12. Slattery C, Cotter PD, O'Toole PW. Analysis of health benefits conferred by Lactobacillus species from kefir. Nutrients. 2019;11.
13. Villarreal-Soto SA, Beaufort S, Bouajila J, Souchard JP, Taillandier P. Understanding kombucha tea fermentation: a review. J Food Sci. 2018;83(3):580-8.
14. Metchnikoff E, Mitchell PC, editor. The prolongation of life. New York: GP Putnam's Sons; 1908.
15. Veiga P, Miret S, Jimenez L. Danone: The gut microbiomeand probiotics – 100 years ofshared history. Nat. 2020;577(7792).
16. Min M, Bunt CR, Mason SL, Hussain MA. Non-dairy probiotic food products: An emerging group of functional foods. Crit Rev Food Sci Nutr. 2018:1-16.
17. Montet D, Ray RC. Fermented foods, Part II: Technological intervention. Boca Raton: CRC Press; 2016.
18. Suez J, Zmora N, Elinav E. Probiotics in the next-generation sequencing era. Gut Microbes. 2020;11(1):77-93.
19. Teixeira FCF, Marin-Leon L, Gomes EP, Pedrão AMN, Pereira ADC, Francisco PMSB. Relationship between periodontitis and subclinical risk indicators for chronic non-communicable diseases. Braz Oral Res. 2020;34:e058.
20. Shokryazdan P, Faseleh Jahromi M, Navidshad B, Liang JB. Effects of prebiotics on immune system and cytokine expression. Med Microbiol Immunol. 2017;206(1):1-9.
21. Guarino MPL, Altomare A, Emerenziani S, Di Rosa C, Ribolsi M, Balestrieri P, et al. Mechanisms of action of prebiotics and their effects on gastro-intestinal disorders in adults. Nutrients. 2020;12(4).
22. Bowen WH, Burne RA, Wu H, Koo H. Oral biofilms: pathogens, matrix, and polymicrobial interactions in microenvironments. Trends Microbiol. 2017.
23. Marsh PD. In Sickness and in health-what does the oral microbiome mean to us? An ecological perspective. Adv Dent Res. 2018;29(1):60-5.
24. Torres-Fuentes C, Schellekens H, Dinan TG, Cryan JF. The microbiota–gut–brain axis in obesity. Lancet Gastroenterol Hepatol. 2017;2(10):747-56.
25. Suganya K, Koo BS. Gut-brain axis: role of gut microbiota on neurological disorders and how probiotics/prebiotics beneficially modulate microbial and immune pathways to improve brain functions. Int J Mol Sci. 2020;21(20).
26. Aas JA, Paster BJ, Stokes LN, Olsen I, Dewhirst FE. Defining the normal bacterial flora of the oral cavity. J Clin Microbiol. 2005;43(11):5721-32.
27. Redanz S, Cheng X, Giacaman RA, Pfeifer CS, Merritt J, Kreth J. Live and let die: Hydrogen peroxide production by the commensal flora and its role in maintaining a symbiotic microbiome. Mol Oral Microbiol. 2018;33:337-52.
28. Samot J, Badet C. Antibacterial activity of probiotic candidates for oral health. Anaerobe. 2013;19:34-8.
29. Giacaman RA, Torres S, Gómez Y, Muñoz-Sandoval C, Kreth J. Correlation of Streptococcus mutans and Streptococcus sanguinis colonization and ex vivo hydrogen peroxide production in carious lesion-free and high caries adults. Arch Oral Biol. 2015;60:154-9.
30. Kreth J, Merritt J, Shi W, Qi F. Competition and coexistence between Streptococcus mutans and Streptococcus sanguinis in the dental biofilm. J Bacteriol. 2005;187:7193-203.
31. La Rosa GRM, Gattuso G, Pedullà E, Rapisarda E, Nicolosi D, Salmeri M. Association of oral dysbiosis with oral cancer development. Oncol Lett. 2020;19(4):3045-58.
32. Marsh PD. Microbial ecology of dental plaque and its significance in health and disease. Adv Dent Res. 1994;8(2):263-71.
33. Marsh PD. Are dental diseases examples of ecological catastrophes? Microbiology. 2003;149:279-94.
34. Lamont RJ, Koo H, Hajishengallis G. The oral microbiota: dynamic communities and host interactions. Nat Rev Microbiol. 2018;16:745-59.
35. Nascimento MM. Approaches to modulate biofilm ecology. Dent Clin North Am. 2019;63(4):581-94.
36. Hoare A, Marsh PD, Diaz PI. Ecological therapeutic opportunities for oral diseases. Microbiol Spectr. 2017;5(4).
37. Chapple IL, Bouchard P, Cagetti MG, Campus G, Carra MC, Cocco F, et al. Interaction of lifestyle, behaviour or systemic diseases with dental caries and periodontal diseases: consensus report of group 2 of the joint EFP/ORCA workshop on the boundaries between caries and periodontal diseases. J Clin Periodontol. 2017;44 Suppl 18:S39-s51.
38. Devine DA, Marsh PD. Prospects for the development of probiotics and prebiotics for oral applications. J Oral Microbiol. 2009;1.
39. Rosier BT, Marsh PD, Mira A. Resilience of the oral microbiota in health: mechanisms that prevent dysbiosis. J Dent Res. 2018;97(4):371-80.
40. Slomka V, Hernandez-Sanabria E, Herrero ER, Zaidel L, Bernaerts K, Boon N, et al. Nutritional stimulation of commensal oral bacteria suppresses pathogens: the prebiotic concept. J Clin Periodontol. 2017;44(4):344-52.
41. Tungland BC, Meyer D. Nondigestible oligo- and polysaccharides (dietary fiber): their physiology and role in human health and food. Compr Rev Food Sci Food Saf. 2002;1(3):90-109.
42. Ratajczak W, Ryl A, Mizerski A, Walczakiewicz K, Sipak O, Laszczyńska M. Immunomodulatory potential of gut microbiome-derived short-chain fatty acids (SCFAs). Acta Biochim Pol. 2019;66(1):1-12.

43. Dalile B, Van Oudenhove L, Vervliet B, Verbeke K. The role of short-chain fatty acids in microbiota-gut-brain communication. Nat Rev Gastroenterol Hepatol. 2019;16(8):461-78.
44. Kaur N, Gupta AK. Applications of inulin and oligofructose in health and nutrition. J Biosci. 2002;27(7):703-14.
45. Magrin GL, Strauss FJ, Benfatti CAM, Maia LC, Gruber R. Effects of short-chain fatty acids on human oral epithelial cells and the potential impact on periodontal disease: a systematic review of in vitro studies. Int J Mol Sci. 2020;21(14).
46. Woelber JP, Bremer K, Vach K, König D, Hellwig E, Ratka-Krüger P, et al. An oral health optimized diet can reduce gingival and periodontal inflammation in humans - a randomized controlled pilot study. BMC Oral Health. 2016;17(1):28.
47. Woelber JP, Gärtner M, Breuninger L, Anderson A, König D, Hellwig E, et al. The influence of an anti-inflammatory diet on gingivitis. A randomized controlled trial. J Clin Periodontol. 2019;46(4):481-90.
48. Liu Y-L, Nascimento M, Burne RA. Progress toward understanding the contribution of alkali generation in dental biofilms to inhibition of dental caries. Int J Oral Sci. 2012;4:135-40.
49. Niven CF, Smiley KL, Sherman JM. The hydrolysis of arginine by Streptococci. J Bacteriol. 1942;43:651-60.
50. Hwang H, Lee JH. characterization of arginine catabolism by lactic acid bacteria isolated from kimchi. Molecules. 2018;23(11).
51. Huang X, Exterkate RA, ten Cate JM. Factors associated with alkali production from arginine in dental biofilms. J Dent Res. 2012;91(12):1130-4.
52. 52. Nascimento MM, Gordan VV, Garvan CW, Browngardt CM, Burne RA. Correlations of oral bacterial arginine and urea catabolism with caries experience. Oral Microbiol Immunol. 2009;24:89-95.
53. Koopman JE, Hoogenkamp MA, Buijs MJ, Brandt BW, Keijser BJ, Crielaard W, et al. Changes in the oral ecosystem induced by the use of 8% arginine toothpaste. Arch Oral Biol. 2017;73:79-87.
54. Huang X, Browngardt CM, Jiang M, Ahn S-J, Burne RA, Nascimento MM. Diversity in antagonistic interactions between commensal oral Streptococci and Streptococcus mutans. Caries Res. 2018;52:88-101.
55. Nascimento MM. Potential uses of arginine in dentistry. Adv Dent Res. 2018;29(1):98-103.
56. Kornberg H. Krebs and his trinity of cycles. Nat Rev Mol Cell Biol. 2000;1(3):225-8.
57. Carlsson J. Nutritional requirements of Streptococcus salivarius. J Gen Microbiol. 1971;67(1):69-76.
58. Hassan H, Lingström P, Carlén A. Plaque pH in caries-free and caries-active young individuals before and after frequent rinses with sucrose and urea solution. Caries Res. 2015;49(1):18-25.
59. Shu M, Morou-Bermudez E, Suárez-Pérez E, Rivera-Miranda C, Browngardt CM, Chen YY, et al. The relationship between dental caries status and dental plaque urease activity. Oral Microbiol Immunol. 2007;22(1):61-6.
60. Morou-Bermudez E, Loza-Herrero MA, Garcia-Rivas V, Suarez-Perez E, Billings RJ. Oral bacterial acid-base metabolism in caries screening: a proof-of-concept study. JDR Clin Trans Res. 2017;2:132-41.
61. Machiulskiene V, Nyvad B, Baelum V. Caries preventive effect of sugar-substituted chewing gum. Community Dent Oral Epidemiol. 2001;29(4):278-88.
62. Petersen PE, Razanamihaja N. Carbamide-containing polyol chewing gum and prevention of dental caries in schoolchildren in Madagascar. Int Dent J. 1999;49(4):226-30.
63. Rosier BT, Buetas E, Moya-Gonzalvez EM, Artacho A, Mira A. Nitrate as a potential prebiotic for the oral microbiome. Sci Rep. 2020;10(1):12895.
64. Rosier BT, Moya-Gonzalvez EM, Corell-Escuin P, Mira A. Isolation and characterization of nitrate-reducing bacteria as potential probiotics for oral and systemic health. Front Microbiol. 2020;11:555465.
65. Schreiber F, Stief P, Gieseke A, Heisterkamp IM, Verstraete W, de Beer D, et al. Denitrification in human dental plaque. BMC Biol. 2010;8:24.
66. Ashworth A, Bescos R. Dietary nitrate and blood pressure: evolution of a new nutrient? Nutr Res Rev. 2017;30(2):208-19.
67. Arnett DK, Khera A, Blumenthal RS. 2019 ACC/AHA Guideline on the primary prevention of cardiovascular disease: Part 1, Lifestyle and behavioral factors. JAMA Cardiol. 2019;4(10):1043-4.
68. Hezel MP, Weitzberg E. The oral microbiome and nitric oxide homoeostasis. Oral Dis. 2015;21(1):7-16.
69. Lundberg JO, Govoni M. Inorganic nitrate is a possible source for systemic generation of nitric oxide. Free Radic Biol Med. 2004;37(3):395-400.
70. Fang FC. Antimicrobial reactive oxygen and nitrogen species: concepts and controversies. Nat Rev Microbiol. 2004;2(10):820-32.
71. Li H, Thompson I, Carter P, Whiteley A, Bailey M, Leifert C, et al. Salivary nitrate--an ecological factor in reducing oral acidity. Oral Microbiol Immunol. 2007;22(1):67-71.
72. Zhurakivska K, Troiano G, Caponio VCA, Dioguardi M, Laino L, Maffione AB, et al. Do changes in oral microbiota correlate with plasma nitrite response? A systematic review. Front Physiol. 2019;10:1029.
73. Vanhatalo A, Blackwell JR, L'Heureux JE, Williams DW, Smith A, van der Giezen M, et al. Nitrate-responsive oral microbiome modulates nitric oxide homeostasis and blood pressure in humans. Free Radic Biol Med. 2018;124:21-30.
74. Pignatelli P, Fabietti G, Ricci A, Piattelli A, Curia MC. How periodontal disease and presence of nitric oxide reducing oral bacteria can affect blood pressure. Int J Mol Sci. 2020;21(20).
75. Zeng L, Farivar T, Burne RA. Amino sugars enhance the competitiveness of beneficial commensals with Streptococcus mutans through multiple mechanisms. Appl Environ Microbiol. 2016;82(12):3671-82.
76. Chen L, Chakraborty B, Zou J, Burne RA, Zeng L. Amino sugars modify antagonistic interactions between commensal oral Streptococci and Streptococcus mutans. Appl Environ Microbiol. 2019;85.
77. Chen L, Walker AR, Burne RA, Zeng L. Amino sugars reshape interactions between Streptococcus mutans and Streptococcus gordonii. Appl Environ Microbiol. 2020;87(1).
78. Moorthy M, Chaiyakunapruk N, Jacob SA, Palanisamy UD. Prebiotic potential of polyphenols, its effect on gut microbiota and anthropometric/clinical markers: A systematic review of randomised controlled trials. Trends in Food Science & Technology. 2020;99:634-49.
79. Salli K, Lehtinen MJ, Tiihonen K, Ouwehand AC. Xylitol's health benefits beyond dental health: a comprehensive review. Nutrients. 2019;11(8).
80. Deshpande A, Jadad AR. The impact of polyol-containing chewing gums on dental caries: a systematic review of original randomized controlled trials and observational studies. J Am Dent Assoc. 2008;139(12):1602-14.
81. de Cock P, Mäkinen K, Honkala E, Saag M, Kennepohl E, Eapen A. Erythritol is more effective than xylitol and sorbitol in managing oral health endpoints. Int J Dent. 2016;2016:9868421.
82. Benahmed AG, Gasmi A, Arshad M, Shanaida M, Lysiuk R, Peana M, et al. Health benefits of xylitol. Appl Microbiol Biotechnol. 2020;104(17):7225-37.
83. de Cock P. Erythritol functional roles in oral-systemic health. Adv Dent Res. 2018;29(1):104-9.
84. Edwardsson S, Birkhed D, Mejàre B. Acid production from Lycasin, maltitol, sorbitol and xylitol by oral streptococci and lactobacilli. Acta Odontol Scand. 1977;35(5):257-63.

85. Burt BA. The use of sorbitol- and xylitol-sweetened chewing gum in caries control. J Am Dent Assoc. 2006;137(2):190-6.
86. Ly KA, Milgrom P, Rothen M. The potential of dental-protective chewing gum in oral health interventions. J Am Dent Assoc. 2008;139(5):553-63.
87. Söderling EM. Xylitol, mutans streptococci, and dental plaque. Adv Dent Res. 2009;21(1):74-8.
88. Duran-Pinedo AE. Metatranscriptomic analyses of the oral microbiome. Periodontol 2000. 2021;85(1):28-45.
89. Chan A, Ellepola K, Truong T, Balan P, Koo H, Seneviratne CJ. Inhibitory effects of xylitol and sorbitol on Streptococcus mutans and Candida albicans biofilms are repressed by the presence of sucrose. Arch Oral Biol. 2020;119:104886.
90. Verni M, Verardo V, Rizzello CG. How fermentation affects the antioxidant properties of cereals and legumes. Foods. 2019;8(9).
91. Petti S, Scully C. Polyphenols, oral health and disease: A review. J Dent. 2009;37(6):413-23.
92. Varoni EM, Lodi G, Sardella A, Carrassi A, Iriti M. Plant polyphenols and oral health: Old phytochemicals for new fields. Curr Med Chem. 2012;19(11):1706-20.
93. Cory H, Passarelli S, Szeto J, Tamez M, Mattei J. The role of polyphenols in human health and food systems: a mini-review. Front Nutr. 2018;5:87.
94. Zhou Y, Zheng J, Li Y, Xu DP, Li S, Chen YM, et al. Natural polyphenols for prevention and treatment of cancer. Nutrients. 2016;8(8).
95. Bunte K, Hensel A, Beikler T. Polyphenols in the prevention and treatment of periodontal disease: a systematic review of in vivo, ex vivo and in vitro studies. Fitoterapia. 2019;132:30-9.
96. Xu X, Zhou XD, Wu CD. Tea catechin epigallocatechin gallate inhibits Streptococcus mutans biofilm formation by suppressing gtf genes. Arch Oral Biol. 2012;57(6):678-83.
97. Vestman NR, Chen T, Lif Holgerson P, Öhman C, Johansson I. Oral microbiota shift after 12-week supplementation with Lactobacillus reuteri DSM 17938 and PTA 5289; a randomized control trial. PLoS One. 2015;10:e0125812-e.
98. Loozen G, Ozcelik O, Boon N, De Mol A, Schoen C, Quirynen M, et al. Inter-bacterial correlations in subgingival biofilms: a large-scale survey. J Clin Periodontol. 2014;41(1):1-10.
99. Aarti C, Khusro A, Varghese R, Arasu MV, Agastian P, Al-Dhabi NA, et al. In vitro investigation on probiotic, anti-Candida, and antibiofilm properties of Lactobacillus pentosus strain LAP1. Arch Oral Biol. 2018;89:99-106.
100. Dos Santos AL, Jorge AO, Dos Santos SS, Silva CR, Leao MV. Influence of probiotics on Candida presence and IgA anti-Candida in the oral cavity. Braz J Microbiol. 2009;40(4):960-4.
101. Jiang Q, Stamatova I, Kari K, Meurman JH. Inhibitory activity in vitro of probiotic lactobacilli against oral Candida under different fermentation conditions. Benef Microbes. 2015;6(3):361-8.
102. Herrero ER, Slomka V, Bernaerts K, Boon N, Hernandez-Sanabria E, Passoni BB, et al. Antimicrobial effects of commensal oral species are regulated by environmental factors. J Dent. 2016;47:23-33.
103. Kõll P, Mändar R, Marcotte H, Leibur E, Mikelsaar M, Hammarström L. Characterization of oral lactobacilli as potential probiotics for oral health. Oral Microbiol Immunol. 2008;23(2):139-47.
104. Strahinic I, Busarcevic M, Pavlica D, Milasin J, Golic N, Topisirovic L. Molecular and biochemical characterizations of human oral lactobacilli as putative probiotic candidates. Oral Microbiol Immunol. 2007;22(2):111-7.
105. Tortelli BA, Lewis WG, Allsworth JE, Member-Meneh N, Foster LR, Reno HE, et al. Associations between the vaginal microbiome and Candida colonization in women of reproductive age. Am J Obstet Gynecol. 2020;222(5):471.e1-.e9.
106. Cornacchione LP, Klein BA, Duncan MJ, Hu LT. Interspecies inhibition of Porphyromonas gingivalis by yogurt-derived Lactobacillus delbrueckii requires active pyruvate oxidase. Appl Environ Microbiol. 2019;85(18).
107. Burton JP, Drummond BK, Chilcott CN, Tagg JR, Thomson WM, Hale JD, et al. Influence of the probiotic Streptococcus salivarius strain M18 on indices of dental health in children: a randomized double-blind, placebo-controlled trial. J Med Microbiol. 2013;62(Pt 6):875-84.
108. Kreth J, Zhang Y, Herzberg MC. Streptococcal antagonism in oral biofilms: Streptococcus sanguinis and Streptococcus gordonii interference with Streptococcus mutans. J Bacteriol. 2008;190(13):4632-40.
109. Lee K, Walker AR, Chakraborty B, Kaspar JR, Nascimento MM, Burne RA. Exploring novel probiotic mechanisms of Streptococcus A12 with functional genomics. Appl Environ Microbiol. 2019;85(21):e01335-19.
110. Zheng J, Wittouck S, Salvetti E, Franz CMAP, Harris HMB, Mattarelli P, et al. A taxonomic note on the genus Lactobacillus : Description of 23 novel genera, emended description of the genus Lactobacillus Beijerinck 1901, and union of Lactobacillaceae and Leuconostocaceae. Int J Syst Evol Microbiol. 2020;70(4):2782-858.
111. Pandey KR, Naik SR, Vakil BV. Probiotics, prebiotics and synbiotics- a review. J Food Sci Technol. 2015;52:7577-87.
112. Sutula J, Coulthwaite LA, Thomas LV, Verran J. The effect of a commercial probiotic drink containing Lactobacillus casei strain Shirota on oral health in healthy dentate people. Microb Ecol Health Dis. 2013;24.
113. Ferrer MD, López-López A, Nicolescu T, Perez-Vilaplana S, Boix-Amorós A, Dzidic M, et al. Topic application of the probiotic Streptococcus dentisani improves clinical and microbiological parameters associated with oral health. Front Cell Infect Microbiol. 2020;10:465.
114. Zahradnik RT, Magnusson I, Walker C, McDonell E, Hillman CH, Hillman JD. Preliminary assessment of safety and effectiveness in humans of ProBiora3, a probiotic mouthwash. J Appl Microbiol. 2009;107(2):682-90.
115. Terai T, Okumura T, Imai S, Nakao M, Yamaji K, Ito M, et al. Screening of probiotic candidates in human oral bacteria for the prevention of dental disease. PLoS One. 2015;10(6):e0128657-e.
116. Wescombe PA, Hale JDF, Heng NCK, Tagg JR. Developing oral probiotics from Streptococcus salivarius. Future Microbiol. 2012;7(12):1355-71.
117. Burton JP, Wescombe PA, Macklaim JM, Chai MHC, Macdonald K, Hale JDF, et al. Persistence of the oral probiotic Streptococcus salivarius M18 is dose dependent and megaplasmid transfer can augment their bacteriocin production and adhesion characteristics. PLoS One. 2013;8:e65991-e.
118. Tekce M, Ince G, Gursoy H, Dirikan Ipci S, Cakar G, Kadir T, et al. Clinical and microbiological effects of probiotic lozenges in the treatment of chronic periodontitis: a 1-year follow-up study. J Clin Periodontol. 2015;42(4):363-72.
119. Mark Welch JL, Dewhirst FE, Borisy GG. Biogeography of the oral microbiome: the site-specialist hypothesis. Annu Rev Microbiol. 2019;73:335-58.
120. Proctor DM, Shelef KM, Gonzalez A, Davis CL, Dethlefsen L, Burns AR, et al. Microbial biogeography and ecology of the mouth and implications for periodontal diseases. Periodontol 2000. 2020;82(1):26-41.
121. Twetman S, Stecksén-Blicks C. Probiotics and oral health effects in children. Int J Paediatr Dent. 2008;18(1):3-10.
122. Díaz-Garrido N, Lozano CP, Kreth J, Giacaman RA. Competition and caries on enamel of a dual-species biofilm model with Streptococcus mutans and Streptococcus sanguinis. Appl Environ Microbiol. 2020;86(21).
123. Xiao J, Fiscella KA, Gill SR. Oral microbiome: possible harbinger for children's health. Int J Oral Sci. 2020;12(1):12.
124. Socransky SS, Haffajee AD. Periodontal microbial ecology. Periodontol 2000. 2005;38:135-87.

125. Voreades N, Kozil A, Weir TL. Diet and the development of the human intestinal microbiome. Front Microbiol. 2014;5:494-.
126. Taipale T, Pienihäkkinen K, Salminen S, Jokela J, Söderling E. Bifidobacterium animalis subsp. lactis BB-12 administration in early childhood: A randomized clinical trial of effects on oral colonization by mutans streptococci and the probiotic. Caries Res. 2012;46(1):69-77.
127. Zaura E, Twetman S. Critical appraisal of oral pre-and probiotics for caries prevention and care. Caries Res. 2019:1-13.
128. Nadelman P, Magno MB, Masterson D, da Cruz AG, Maia LC. Are dairy products containing probiotics beneficial for oral health? A systematic review and meta-analysis. Clin Oral Investig. 2018;22:2763-85.
129. Van den Nieuwboer M, Van De Burgwal LHM, Claassen E. A quantitative key-opinion-leader analysis of innovation barriers in probiotic research and development: valorisation and improving the tech transfer cycle. PharmaNutrition. 2016;4(1):9-18.
130. Didari T, Solki S, Mozaffari S, Nikfar S, Abdollahi M. A systematic review of the safety of probiotics. Expert Opin Drug Saf. 2014;13(2):227-39.
131. Hassanpour SH, Dehghani M. Review of cancer from perspective of molecular. J Cancer Res Pract. 2017;4(4):127-9.
132. Anand P, Kunnumakkara AB, Kunnumakara AB, Sundaram C, Harikumar KB, Tharakan ST, et al. Cancer is a preventable disease that requires major lifestyle changes. Pharm Res. 2008;25(9):2097-116.
133. Inchingolo F, Santacroce L, Ballini A, Topi S, Dipalma G, Haxhirexha K, et al. Oral cancer: a historical review. Int J Environ Res Public Health. 2020;17(9).
134. Bedada TL, Feto TK, Awoke KS, Garedew AD, Yifat FT, Birri DJ. Probiotics for cancer alternative prevention and treatment. Biomed Pharmacother. 2020;129:110409.
135. Kamaluddin WNFWM, Rismayuddin NAR, Ismail AF, Aidid EM, Othman N, Mohamad NAH, et al. Probiotic inhibits oral carcinogenesis: a systematic review and meta-analysis. Arch Oral Biol. 2020;118:104855.
136. Wild C, Weiderpass E, Stewart B. World Cancer Report: cancer research for cancer prevention. Lyon, France: International Agency for Research on Cancer; 2020.
137. Fujiwara N, Kitamura N, Yoshida K, Yamamoto T, Ozaki K, Kudo Y. Involvement of Fusobacterium species in oral cancer progression: a literature review including other types of cancer. Int J Mol Sci. 2020;21(17).
138. Zhang L, Liu Y, Zheng HJ, Zhang CP. The oral microbiota may have influence on oral cancer. Front Cell Infect Microbiol. 2019;9:476.
139. Zhang Z, Yang J, Feng Q, Chen B, Li M, Liang C, et al. Compositional and functional analysis of the microbiome in tissue and saliva of oral squamous cell carcinoma. Front Microbiol. 2019;10:1439.
140. Rai AK, Panda M, Das AK, Rahman T, Das R, Das K, et al. Dysbiosis of salivary microbiome and cytokines influence oral squamous cell carcinoma through inflammation. Arch Microbiol. 2020;203(1):137-52.
141. Wirth R, Maróti G, Mihók R, Simon-Fiala D, Antal M, Pap B, et al. A case study of salivary microbiome in smokers and non--smokers in Hungary: analysis by shotgun metagenome sequencing. J Oral Microbiol. 2020;12(1):1773067.
142. Kakabadze MZ, Paresishvili T, Karalashvili L, Chakhunashvili D, Kakabadze Z. Oral microbiota and oral cancer: Review. Oncol Rev. 2020;14(2):476.
143. Zhou J, Wang L, Yuan R, Yu X, Chen Z, Yang F, et al. Signatures of mucosal microbiome in oral squamous cell carcinoma identified using a random forest model. Cancer Manag Res. 2020;12:5353-63.
144. Hong BY, Hoare A, Cardenas A, Dupuy AK, Choquette L, Salner AL, et al. The salivary mycobiome contains 2 ecologically distinct mycotypes. J Dent Res. 2020;99(6):730-8.
145. Zapatka M, Borozan I, Brewer DS, Iskar M, Grundhoff A, Alawi M, et al. The landscape of viral associations in human cancers. Nat Genet. 2020;52(3):320-30.
146. Karpiński TM. Role of oral microbiota in cancer development. Microorganisms. 2019;7(1).
147. Dolcet X, Llobet D, Pallares J, Matias-Guiu X. NF-kB in development and progression of human cancer. Virchows Arch. 2005;446(5):475-82.
148. Milward MR, Chapple IL, Wright HJ, Millard JL, Matthews JB, Cooper PR. Differential activation of NF-kappaB and gene expression in oral epithelial cells by periodontal pathogens. Clin Exp Immunol. 2007;148(2):307-24.
149. Perera M, Al-Hebshi NN, Speicher DJ, Perera I, Johnson NW. Emerging role of bacteria in oral carcinogenesis: a review with special reference to perio-pathogenic bacteria. J Oral Microbiol. 2016;8:32762.
150. Al-Hebshi NN, Borgnakke WS, Johnson NW. The microbiome of oral squamous cell carcinomas: a functional perspective. Current Oral Health Reports. 2019;6(2):145-60.
151. Inaba H, Sugita H, Kuboniwa M, Iwai S, Hamada M, Noda T, et al. Porphyromonas gingivalis promotes invasion of oral squamous cell carcinoma through induction of proMMP9 and its activation. Cell Microbiol. 2014;16(1):131-45.
152. Teles FRF, Alawi F, Castilho RM, Wang Y. Association or causation? Exploring the oral microbiome and cancer links. J Dent Res. 2020;99(13):1411-24.
153. Yeh KY, Wang HM, Chang JW, Huang JS, Lai CH, Lan YJ, et al. Omega-3 fatty acid-, micronutrient-, and probiotic-enriched nutrition helps body weight stabilization in head and neck cancer cachexia. Oral Surg Oral Med Oral Pathol Oral Radiol. 2013;116(1):41-8.
154. Masuda M, Suzui M, Weinstein IB. Effects of epigallocatechin-3--gallate on growth, epidermal growth factor receptor signaling pathways, gene expression, and chemosensitivity in human head and neck squamous cell carcinoma cell lines. Clin Cancer Res. 2001;7(12):4220-9.
155. Belobrov S, Seers C, Reynolds E, Cirillo N, McCullough M. Functional and molecular effects of a green tea constituent on oral cancer cells. J Oral Pathol Med. 2019;48(7):604-10.
156. Haghiac M, Walle T. Quercetin induces necrosis and apoptosis in SCC-9 oral cancer cells. Nutr Cancer. 2005;53(2):220-31.
157. Kang JW, Kim JH, Song K, Kim SH, Yoon JH, Kim KS. Kaempferol and quercetin, components of Ginkgo biloba extract (EGb 761), induce caspase-3-dependent apoptosis in oral cavity cancer cells. Phytother Res. 2010;24 Suppl 1:S77-82.
158. Yang SF, Yang WE, Chang HR, Chu SC, Hsieh YS. Luteolin induces apoptosis in oral squamous cancer cells. J Dent Res. 2008;87(4):401-6.
159. Aghazadeh Z, Pouralibaba F, Yari Khosroushahi A. The prophylactic effect of Acetobacter syzygii probiotic species against squamous cell carcinoma. J Dent Res Dent Clin Dent Prospects. 2017;11(4):208-14.
160. Zhang M, Wang F, Jiang L, Liu R, Zhang L, Lei X, et al. Lactobacillus salivarius REN inhibits rat oral cancer induced by 4-nitroquioline 1-oxide. Cancer Prev Res (Phila). 2013;6(7):686-94.
161. Kaur K, Topchyan P, Kozlowska AK, Ohanian N, Chiang J, Maung PO, et al. Super-charged NK cells inhibit growth and progression of stem-like/poorly differentiated oral tumors. Oncoimmunology. 2018;7(5):e1426518.
162. Xie X, He Y, Li H, Yu D, Na L, Sun T, et al. Effects of prebiotics on immunologic indicators and intestinal microbiota structure in perioperative colorectal cancer patients. Nutrition. 2019;61:132-42.
163. Jiang C, Wang H, Xia C, Dong Q, Chen E, Qiu Y, et al. A randomized, double-blind, placebo-controlled trial of probiotics to reduce the severity of oral mucositis induced by chemoradio-

therapy for patients with nasopharyngeal carcinoma. Cancer. 2019;125(7):1081-90.
164. Yang JJ, Yu D, Xiang YB, Blot W, White E, Robien K, et al. Association of dietary fiber and yogurt consumption with lung cancer risk: a pooled analysis. JAMA Oncol. 2020;6(2):e194107.
165. Shu Z, Li P, Yu B, Huang S, Chen Y. The effectiveness of probiotics in prevention and treatment of cancer therapy-induced oral mucositis: a systematic review and meta-analysis. Oral Oncol. 2020;102:104559.
166. Featherstone JD. The continuum of dental caries--evidence for a dynamic disease process. J Dent Res. 2004;83 Spec No C:C39-42.
167. Philip N, Suneja B, Walsh LJ. ecological approaches to dental caries prevention: paradigm shift or shibboleth? Caries Res. 2018;52:153-65.
168. Twetman S. Prevention of dental caries as a non-communicable disease. Eur J Oral Sci. 2018;126 Suppl 1:19-25.
169. Slomka V, Herrero ER, Boon N, Bernaerts K, Trivedi HM, Daep C, et al. Oral prebiotics and the influence of environmental conditions in vitro. J Periodontol. 2018;89:708-17.
170. Koopman JE, Röling WF, Buijs MJ, Sissons CH, ten Cate JM, Keijser BJ, et al. Stability and resilience of oral microcosms toward acidification and Candida outgrowth by arginine supplementation. Microb Ecol. 2015;69(2):422-33.
171. He J, Hwang G, Liu Y, Gao L, Kilpatrick-Liverman L, Santarpia P, et al. l-Arginine modifies the exopolysaccharide matrix and thwarts Streptococcus mutans Outgrowth within mixed-species oral biofilms. J Bacteriol. 2016;198(19):2651-61.
172. Li Y, Jiang X, Hao J, Zhang Y, Huang R. Tea polyphenols: application in the control of oral microorganism infectious diseases. Arch Oral Biol. 2019;102:74-82.
173. Matsumoto M, Minami T, Sasaki H, Sobue S, Hamada S, Ooshima T. Inhibitory effects of oolong tea extract on caries-inducing properties of mutans streptococci. Caries Res. 1999;33(6):441-5.
174. Xiao Y, Liu T, Zhan L, Zhou X. [The effects of tea polyphenols on the adherence of cariogenic bacterium to the collagen in vitro]. Hua Xi Kou Qiang Yi Xue Za Zhi. 2000;18(5):340-2.
175. Huang ZW, Zhou XD, Xiao Y, Liu TJ, Li JY. [In vitro study of the effect of 11 kinds of natural drugs on the growth and acid production of Lactobacillus]. Shanghai Kou Qiang Yi Xue. 2005;14(1):67-70.
176. Rossoni RD, Velloso MDS, de Barros PP, de Alvarenga JA, Santos JDD, Santos Prado ACCD, et al. Inhibitory effect of probiotic Lactobacillus supernatants from the oral cavity on Streptococcus mutans biofilms. Microb Pathog. 2018;123:361-7.
177. de Alvarenga JA, de Barros PP, de Camargo Ribeiro F, Rossoni RD, Garcia MT, Dos Santos Velloso M, et al. Probiotic effects of Lactobacillus paracasei 28.4 to Inhibit Streptococcus mutans in a gellan-based formulation. Probiotics Antimicrob Proteins. 2021;13(2):506-17.
178. Chen Z, Schlafer S, Göstemeyer G, Schwendicke F. Probiotic effects on multispecies biofilm composition, architecture, and caries activity. Microorganisms. 2020;8(9).
179. Krzysciak W, Koscielniak D, Papiez M, Vyhouskaya P, Zagorska-Swiezy K, Kolodziej I, et al. Effect of a Lactobacillus salivarius probiotic on a double-species Streptococcus mutans and Candida albicans caries biofilm. Nutrients. 2017;9(11).
180. Schwendicke F, Horb K, Kneist S, Dörfer C, Paris S. Effects of heat-inactivated Bifidobacterium BB12 on cariogenicity of Streptococcus mutans in vitro. Arch Oral Biol. 2014;59:1384-90.
181. Nunpan S, Suwannachart C, Wayakanon K. Effect of prebiotics--enhanced probiotics on the growth of Streptococcus mutans. Int J Microbiol. 2019;2019:4623807.
182. Scoffield J, Michalek S, Harber G, Eipers P, Morrow C, Wu H. Dietary nitrite drives disease outcomes in oral polymicrobial infections. J Dent Res. 2019;98(9):1020-6.
183. Morou-Bermudez E, Elias-Boneta A, Billings RJ, Burne RA, Garcia-Rivas V, Brignoni-Nazario V, et al. Urease activity in dental plaque and saliva of children during a three-year study period and its relationship with other caries risk factors. Arch Oral Biol. 2011;56(11):1282-9.
184. Sjögren K, Ruben J, Lingström P, Lundberg AB, Birkhed D. Fluoride and urea chewing gums in an intra-oral experimental caries model. Caries Res. 2002;36(1):64-9.
185. Smith CA, Higham SM, Smith PW, Verran J. The effect of chewing urea-containing gum on plaque acidogenic and alkaligenic parameters. Caries Res. 2004;38(2):124-9.
186. Nascimento MM, Browngardt C, Xiaohui X, Klepac-Ceraj V, Paster BJ, Burne RA. The effect of arginine on oral biofilm communities. Mol Oral Microbiol. 2014;29(1):45-54.
187. Zheng X, He J, Wang L, Zhou S, Peng X, Huang S, et al. Ecological effect of arginine on oral microbiota. Sci Rep. 2017;7(1):7206.
188. Nascimento MM, Alvarez AJ, Huang X, Browngardt C, Jenkins R, Sinhoreti MC, et al. Metabolic profile of supragingival plaque exposed to arginine and fluoride. J Dent Res. 2019;98(11):1245-52.
189. Yin W, Hu DY, Li X, Fan X, Zhang YP, Pretty IA, et al. The anti--caries efficacy of a dentifrice containing 1.5% arginine and 1450ppm fluoride as sodium monofluorophosphate assessed using Quantitative Light-induced Fluorescence (QLF). J Dent. 2013;41:S22-S8.
190. Srisilapanan P, Korwanich N, Yin W, Chuensuwonkul C, Mateo LR, Zhang YP, et al. Comparison of the efficacy of a dentifrice containing 1.5% arginine and 1450 ppm fluoride to a dentifrice containing 1450 ppm fluoride alone in the management of early coronal caries as assessed using Quantitative Light-induced Fluorescence. J Dent. 2013;41 Suppl 2:S29-34.
191. Hu DY, Yin W, Li X, Feng Y, Zhang YP, Cummins D, et al. A clinical investigation of the efficacy of a dentifrice containing 1.5% arginine and 1450 ppm fluoride, as sodium monofluorophosphate in a calcium base, on primary root caries. J Clin Dent. 2013;24 Spec no A:A23-31.
192. Souza MLR, Cury JA, Tenuta LMA, Zhang YP, Mateo LR, Cummins D, et al. Comparing the efficacy of a dentifrice containing 1.5% arginine and 1450ppm fluoride to a dentifrice containing 1450ppm fluoride alone in the management of primary root caries. J Dent. 2013;41:S35-S41.
193. Kraivaphan P, Amornchat C, Triratana T, Mateo LR, Ellwood R, Cummins D, et al. Two-year caries clinical study of the efficacy of novel dentifrices containing 1.5% arginine, an insoluble calcium compound and 1,450 ppm fluoride. Caries Res. 2013;47(6):582-90.
194. Sanchez AY, de Oliveira CL, Negrini TC, Hashizume LN, Hara AT, Maltz M, et al. In situ effect of arginine-containing dentifrice on plaque composition and on enamel demineralization under distinct cariogenic conditions. Caries Res. 2018;52(6):588-97.
195. Petersen PE, Hunsrisakhun J, Thearmontree A, Pithpornchaiyakul S, Hintao J, Jürgensen N, et al. School-based intervention for improving the oral health of children in southern Thailand. Community Dent Health. 2015;32(1):44-50.
196. Mäkinen KK, Saag M, Isotupa KP, Olak J, Nõmmela R, Söderling E, et al. Similarity of the effects of erythritol and xylitol on some risk factors of dental caries. Caries Res. 2005;39(3):207-15.
197. Runnel R, Mäkinen KK, Honkala S, Olak J, Mäkinen PL, Nõmmela R, et al. Effect of three-year consumption of erythritol, xylitol and sorbitol candies on various plaque and salivary caries-related variables. J Dent. 2013;41(12):1236-44.
198. Honkala S, Runnel R, Saag M, Olak J, Nõmmela R, Russak S, et al. Effect of erythritol and xylitol on dental caries prevention in children. Caries Res. 2014;48(5):482-90.
199. Falony G, Honkala S, Runnel R, Olak J, Nõmmela R, Russak S, et al. Long-term effect of erythritol on dental caries development during childhood: a posttreatment survival analysis. Caries Res. 2016;50(6):579-88.
200. Štšepetova J, Truu J, Runnel R, Nõmmela R, Saag M, Olak J, et al. Impact of polyols on oral microbiome of Estonian schoolchildren. BMC Oral Health. 2019;19(1):60.

201. Keijser BJF, van den Broek TJ, Slot DE, van Twillert L, Kool J, Thabuis C, et al. The impact of maltitol-sweetened chewing gum on the dental plaque biofilm microbiota composition. Front Microbiol. 2018;9:381.
202. Autio JT. Effect of xylitol chewing gum on salivary Streptococcus mutans in preschool children. ASDC J Dent Child. 2002;69(1):81-6, 13.
203. Mäkinen KK, Isotupa KP, Mäkinen PL, Söderling E, Song KB, Nam SH, et al. Six-month polyol chewing-gum programme in kindergarten-age children: a feasibility study focusing on mutans streptococci and dental plaque. Int Dent J. 2005;55(2):81-8.
204. Ly KA, Milgrom P, Roberts MC, Yamaguchi DK, Rothen M, Mueller G. Linear response of mutans streptococci to increasing frequency of xylitol chewing gum use: a randomized controlled trial [ISRCTN43479664]. BMC Oral Health. 2006;6:6.
205. Haresaku S, Hanioka T, Tsutsui A, Yamamoto M, Chou T, Gunjishima Y. Long-term effect of xylitol gum use on mutans streptococci in adults. Caries Res. 2007;41(3):198-203.
206. Thabuis C, Cheng CY, Wang X, Pochat M, Han A, Miller L, et al. Effects of maltitol and xylitol chewing-gums on parameters involved in dental caries development. Eur J Paediatr Dent. 2013;14(4):303-8.
207. Alanen P, Isokangas P, Gutmann K. Xylitol candies in caries prevention: results of a field study in Estonian children. Community Dent Oral Epidemiol. 2000;28(3):218-24.
208. Cocco F, Carta G, Cagetti MG, Strohmenger L, Lingström P, Campus G. The caries preventive effect of 1-year use of low--dose xylitol chewing gum. A randomized placebo-controlled clinical trial in high-caries-risk adults. Clin Oral Investig. 2017;21(9):2733-40.
209. Newton JT, Awojobi O, Nasseripour M, Warburton F, Di Giorgio S, Gallagher JE, et al. A systematic review and meta-analysis of the role of sugar-free chewing gum in dental caries. JDR Clin Trans Res. 2020;5(3):214-23.
210. Caglar E, Kuscu OO, Selvi Kuvvetli S, Kavaloglu Cildir S, Sandalli N, Twetman S. Short-term effect of ice-cream containing Bifidobacterium lactis Bb-12 on the number of salivary mutans streptococci and lactobacilli. Acta Odontol Scand. 2008;66:154-8.
211. Cildir SK, Germec D, Sandalli N, Ozdemir FI, Arun T, Twetman S, et al. Reduction of salivary mutans streptococci in orthodontic patients during daily consumption of yoghurt containing probiotic bacteria. Eur J Orthod. 2009;31:407-11.
212. Ghasemi E, Mazaheri R, Tahmourespour A. Effect of probiotic yogurt and xylitol-containing chewing gums on salivary S Mutans count. J Clin Pediatr Dent. 2017;41(4):257-63.
213. Zare Javid A, Amerian E, Basir L, Ekrami A, Haghighizadeh MH, Maghsoumi-Norouzabad L. Effects of the consumption of probiotic yogurt containing Bifidobacterium lactis Bb12 on the levels of Streptococcus mutans and Lactobacilli in saliva of students with initial stages of dental caries: a double-blind randomized controlled trial. Caries Res. 2020;54(1):68-74.
214. Manmontri C, Nirunsittirat A, Piwat S, Wattanarat O, Pahumunto N, Makeudom A, et al. Reduction of Streptococcus mutans by probiotic milk: a multicenter randomized controlled trial. Clin Oral Investig. 2020;24(7):2363-74.
215. Rodríguez G, Ruiz B, Faleiros S, Vistoso A, Marró ML, Sánchez J, et al. Probiotic compared with standard milk for high-caries children: a cluster randomized trial. J Dent Res. 2016;95(4):402-7.
216. Pahumunto N, Piwat S, Chankanka O, Akkarachaneeyakorn N, Rangsitsathian K, Teanpaisan R. Reducing mutans streptococci and caries development by Lactobacillus paracasei SD1 in preschool children: a randomized placebo-controlled trial. Acta Odontol Scand. 2018;76(5):331-7.
217. Zhang Y, Wang X, Li H, Ni C, Du Z, Yan F. Human oral microbiota and its modulation for oral health. Biomed Pharmacother. 2018;99:883-93.
218. Hedayati-Hajikand T, Lundberg U, Eldh C, Twetman S. Effect of probiotic chewing tablets on early childhood caries--a randomized controlled trial. BMC Oral Health. 2015;15:112-.
219. Gizani S, Petsi G, Twetman S, Caroni C, Makou M, Papagianoulis L. Effect of the probiotic bacterium Lactobacillus reuteri on white spot lesion development in orthodontic patients. Eur J Orthod. 2016;38(1):85-9.
220. Villavicencio J, Villegas LM, Arango MC, Arias S, Triana F. Effects of a food enriched with probiotics on Streptococcus mutans and Lactobacillus spp. salivary counts in preschool children: a cluster randomized trial. J Appl Oral Sci. 2018;26:e20170318.
221. Lai S, Lingström P, Cagetti MG, Cocco F, Meloni G, Arrica MA, et al. Effect of Lactobacillus brevis CD2 containing lozenges and plaque pH and cariogenic bacteria in diabetic children: a randomised clinical trial. Clin Oral Investig. 2021;25(1):115-23.
222. Ástvaldsdóttir Á, Naimi-Akbar A, Davidson T, Brolund A, Lintamo L, Attergren Granath A, et al. Arginine and caries prevention: a systematic review. Caries Res. 2016;50(4):383-93.
223. Bijle MNA, Ekambaram M, Lo ECM, Yiu CKY. A meta-epidemiological review of meta-analysis on anti-caries effect of arginine-containing formulations. J Evid Based Dent Pract. 2019;19(1):28-33.
224. Söderling E, Pienihäkkinen K. Effects of xylitol and erythritol consumption on mutans streptococci and the oral microbiota: a systematic review. Acta Odontol Scand. 2020;78(8):599-608.
225. Mickenautsch S, Leal SC, Yengopal V, Bezerra AC, Cruvinel V. Sugar-free chewing gum and dental caries: a systematic review. J Appl Oral Sci. 2007;15(2):83-8.
226. Laleman I, Detailleur V, Slot DE, Slomka V, Quirynen M, Teughels W. Probiotics reduce mutans streptococci counts in humans: a systematic review and meta-analysis. Clin Oral Investig. 2014;18(6):1539-52.
227. Gruner D, Paris S, Schwendicke F. Probiotics for managing caries and periodontitis: Systematic review and meta-analysis. J Dent. 2016;48:16-25.
228. Bijle MN, Ekambaram M, Lo ECM, Yiu CKY. Synbiotics in caries prevention: a scoping review. PLoS One. 2020;15(8):e0237547.
229. Vives-Soler A, Chimenos-Küstner E. Effect of probiotics as a complement to non-surgical periodontal therapy in chronic periodontitis: a systematic review. Med Oral Patol Oral Cir Bucal. 2020;25(2):e161-e7.
230. Olsen I. From the Acta Prize Lecture 2014: the periodontal--systemic connection seen from a microbiological standpoint. Acta Odontol Scand. 2015;73(8):563-8.
231. Zhao JJ, Jiang L, Zhu YQ, Feng XP. Effect of Lactobacillus acidophilus and Porphyromonas gingivalis on proliferation and apoptosis of gingival epithelial cells. Adv Med Sci. 2019;64(1):54-7.
232. Geraldo BMC, Batalha MN, Milhan NVM, Rossoni RD, Scorzoni L, Anbinder AL. Heat-killed Lactobacillus reuteri and cell-free culture supernatant have similar effects to viable probiotics during interaction with Porphyromonas gingivalis. J Periodontal Res. 2020;55(2):215-20.
233. Yang KM, Kim JS, Kim HS, Kim YY, Oh JK, Jung HW, et al. Lactobacillus reuteri AN417 cell-free culture supernatant as a novel antibacterial agent targeting oral pathogenic bacteria. Sci Rep. 2021;11(1):1631.
234. Ishikawa KH, Mita D, Kawamoto D, Nicoli JR, Albuquerque-Souza E, Lorenzetti Simionato MR, et al. Probiotics alter biofilm formation and the transcription of Porphyromonas gingivalis virulence-associated genes. J Oral Microbiol. 2020;12(1):1805553.
235. Haditsch U, Roth T, Rodriguez L, Hancock S, Cecere T, Nguyen M, et al. Alzheimer's disease-like neurodegeneration in Porphyromonas gingivalis infected neurons with persistent expression of active gingipains. J Alzheimers Dis. 2020;75(4):1361-76.
236. Huck O, Mulhall H, Rubin G, Kizelnik Z, Iyer R, Perpich JD, et al. Akkermansia muciniphila reduces Porphyromonas gingivalis--induced inflammation and periodontal bone destruction. J Clin Periodontol. 2020;47(2):202-12.
237. Shimauchi H, Mayanagi G, Nakaya S, Minamibuchi M, Ito Y, Yamaki K, et al. Improvement of periodontal condition by

probiotics with Lactobacillus salivarius WB21: a randomized, double-blind, placebo-controlled study. J Clin Periodontol. 2008;35(10):897-905.

238. Staab B, Eick S, Knöfler G, Jentsch H. The influence of a probiotic milk drink on the development of gingivitis: a pilot study. J Clin Periodontol. 2009;36(10):850-6.
239. Tsubura S, Mizunuma H, Ishikawa S, Oyake I, Okabayashi M, Katoh K, et al. The effect of Bacillus subtilis mouth rinsing in patients with periodontitis. Eur J Clin Microbiol Infect Dis. 2009;28(11):1353-6.
240. Vivekananda MR, Vandana KL, Bhat KG. Effect of the probiotic Lactobacilli reuteri (Prodentis) in the management of periodontal disease: a preliminary randomized clinical trial. J Oral Microbiol. 2010;2.
241. Teughels W, Durukan A, Ozcelik O, Pauwels M, Quirynen M, Haytac MC. Clinical and microbiological effects of Lactobacillus reuteri probiotics in the treatment of chronic periodontitis: a randomized placebo-controlled study. J Clin Periodontol. 2013;40(11):1025-35.
242. İnce G, Gürsoy H, İpçi Ş, Cakar G, Emekli-Alturfan E, Yılmaz S. Clinical and biochemical evaluation of lozenges containing Lactobacillus reuteri as an adjunct to non-surgical periodontal therapy in chronic periodontitis. J Periodontol. 2015;86(6):746-54.
243. Penala S, Kalakonda B, Pathakota KR, Jayakumar A, Koppolu P, Lakshmi BV, et al. Efficacy of local use of probiotics as an adjunct to scaling and root planing in chronic periodontitis and halitosis: A randomized controlled trial. J Res Pharm Pract. 2016;5(2):86-.
244. Grusovin MG, Bossini S, Calza S, Cappa V, Garzetti G, Scotti E, e tal. Clinical efficacy of Lactobacillus reuteri-containing lozenges in the supportive therapy of generalized periodontitis stage III and IV, grade C: 1-year results of a double-blind randomized placebo--controlled pilot study. Clin Oral Investig. 2020;24(6):2015-24.
245. Kang MS, Lee DS, Lee SA, Kim MS, Nam SH. Effects of probiotic bacterium Weissella cibaria CMU on periodontal health and microbiota: a randomised, double-blind, placebo-controlled trial. BMC Oral Health. 2020;20(1):243.
246. Invernici MM, Furlaneto FAC, Salvador SL, Ouwehand AC, Salminen S, Mantziari A, et al. Bifidobacterium animalis subsp lactis HN019 presents antimicrobial potential against periodontopathogens and modulates the immunological response of oral mucosa in periodontitis patients. PLoS One. 2020;15(9):e0238425.
247. Laleman I, Yilmaz E, Ozcelik O, Haytac C, Pauwels M, Herrero ER, et al. The effect of a streptococci containing probiotic in periodontal therapy: a randomized controlled trial. J Clin Periodontol. 2015;42(11):1032-41.
248. Hallström H, Lindgren S, Widén C, Renvert S, Twetman S. Probiotic supplements and debridement of peri-implant mucositis: a randomized controlled trial. Acta Odontol Scand. 2015;74:60-6.
249. Morales A, Carvajal P, Silva N, Hernandez M, Godoy C, Rodriguez G, et al. Clinical effects of Lactobacillus rhamnosus in non-surgical treatment of chronic periodontitis: a randomized placebo-controlled trial with 1-year follow-up. J Periodontol. 2016;87(8):944-52.
250. Pelekos G, Ho SN, Acharya A, Leung WK, McGrath C. A double-blind, paralleled-arm, placebo-controlled and randomized clinical trial of the effectiveness of probiotics as an adjunct in periodontal care. J Clin Periodontol. 2019;46(12):1217-27.
251. Morales A, Gandolfo A, Bravo J, Carvajal P, Silva N, Godoy C, et al. Microbiological and clinical effects of probiotics and antibiotics on nonsurgical treatment of chronic periodontitis: a randomized placebo- controlled trial with 9-month follow-up. J Appl Oral Sci. 2018;26:e20170075.
252. Iwasaki K, Maeda K, Hidaka K, Nemoto K, Hirose Y, Deguchi S. Daily intake of heat-killed Lactobacillus plantarum L-137 decreases the probing depth in patients undergoing supportive periodontal therapy. Oral Health Prev Dent. 2016;14(3):207-14.
253. Chandra RV, Swathi T, Reddy AA, Chakravarthy Y, Nagarajan S, Naveen A. Effect of a locally delivered probiotic-prebiotic mixture as an adjunct to scaling and root planing in the management of chronic periodontitis. J Int Acad Periodontol. 2016;18(3):67-75.
254. Song D, Liu XR. Role of probiotics containing Lactobacillus reuteri in adjunct to scaling and root planing for management of patients with chronic periodontitis: a meta-analysis. Eur Rev Med Pharmacol Sci. 2020;24(8):4495-505.
255. Yanine N, Araya I, Brignardello-Petersen R, Carrasco-Labra A, González A, Preciado A, et al. Effects of probiotics in periodontal diseases: a systematic review. Clin Oral Investig. 2013;17(7):1627-34.
256. Ho SN, Acharya A, Sidharthan S, Li KY, Leung WK, McGrath C, et al. A systematic review and meta-analysis of clinical, immunological, and microbiological shift in periodontitis after nonsurgical periodontal therapy with adjunctive use of probiotics. J Evid Based Dent Pract. 2020;20(1):101397.
257. Silva MF, Leite FRM, Ferreira LB, Pola NM, Scannapieco FA, Demarco FF, et al. Estimated prevalence of halitosis: a systematic review and meta-regression analysis. Clin Oral Investig. 2018;22(1):47-55.
258. Scully C. Halitosis. BMJ Clin Evid. 2014;2014:1305.
259. Wu J, Cannon RD, Ji P, Farella M, Mei L. Halitosis: prevalence, risk factors, sources, measurement and treatment - a review of the literature. Aust Dent J. 2020;65(1):4-11.
260. De Geest S, Laleman I, Teughels W, Dekeyser C, Quirynen M. Periodontal diseases as a source of halitosis: a review of the evidence and treatment approaches for dentists and dental hygienists. Periodontol 2000. 2016;71(1):213-27.
261. Bicak DA. A Current approach to halitosis and oral malodor - a mini review. Open Dent J. 2018;12:322-30.
262. Bollen CM, Beikler T. Halitosis: the multidisciplinary approach. Int J Oral Sci. 2012;4(2):55-63.
263. Bustamante M, Oomah BD, Mosi-Roa Y, Rubilar M, Burgos-Díaz C. Probiotics as an adjunct therapy for the treatment of halitosis, dental caries and periodontitis. Probiotics Antimicrob Proteins. 2020;12(2):325-34.
264. Georgiou AC, Laine ML, Deng DM, Brandt BW, van Loveren C, Dereka X. Efficacy of probiotics: clinical and microbial parameters of halitosis. J Breath Res. 2018;12(4):046010.
265. Martinez RC, Bedani R, Saad SM. Scientific evidence for health effects attributed to the consumption of probiotics and prebiotics: an update for current perspectives and future challenges. Br J Nutr. 2015;114(12):1993-2015.
266. Lee S-H, Baek D-H. Effects of Streptococcus thermophilus on volatile sulfur compounds produced by Porphyromonas gingivalis. Arch Oral Biol. 2014;59:1205-10.
267. Masdea L, Kulik EM, Hauser-Gerspach I, Ramseier AM, Filippi A, Waltimo T. Antimicrobial activity of Streptococcus salivarius K12 on bacteria involved in oral malodour. Arch Oral Biol. 2012;57(8):1041-7.
268. Higuchi T, Suzuki N, Nakaya S, Omagari S, Yoneda M, Hanioka T, et al. Effects of Lactobacillus salivarius WB21 combined with green tea catechins on dental caries, periodontitis, and oral malodor. Arch Oral Biol. 2019;98:243-7.
269. Iwamoto T, Suzuki N, Tanabe K, Takeshita T, Hirofuji T. Effects of probiotic Lactobacillus salivarius WB21 on halitosis and oral health: an open-label pilot trial. Oral Surg Oral Med Oral Pathol Oral Radiol Endod. 2010;110:201-8.
270. Suzuki N, Yoneda M, Tanabe K, Fujimoto A, Iha K, Seno K, et al. Lactobacillus salivarius WB21--containing tablets for the treatment of oral malodor: a double-blind, randomized, placebo--controlled crossover trial. Oral Surg Oral Med Oral Pathol Oral Radiol Endod. 2014;117:462-70.
271. Keller MK, Bardow A, Jensdottir T, Lykkeaa J, Twetman S. Effect of chewing gums containing the probiotic bacterium Lactobacillus reuteri on oral malodour. Acta Odontol Scand. 2012;70(3):246-50.

272. Mousquer CR, Della Bona A, Milani DC, Callegari-Jacques SM, Ishikawa K, Mayer MPA, et al. Are Lactobacillus salivarius G60 and inulin more efficacious to treat patients with oral halitosis and tongue coating than the probiotic alone and placebo? A randomized clinical trial. J Periodontol. 2020;91(6):775-83.
273. Burton JP, Chilcott CN, Moore CJ, Speiser G, Tagg JR. A preliminary study of the effect of probiotic Streptococcus salivarius K12 on oral malodour parameters. J Appl Microbiol. 2006;100(4):754-64.
274. Benic GZ, Farella M, Morgan XC, Viswam J, Heng NC, Cannon RD, et al. Oral probiotics reduce halitosis in patients wearing orthodontic braces: a randomized, triple-blind, placebo-controlled trial. J Breath Res. 2019;13:036010-.
275. Gurpinar B, Yildirim G, Kumral TL, Akgun MF, Sari H, Tutar B, et al. A simple method to reduce halitosis; tongue scraping with probiotics. J Breath Res. 2019;14(1):016008.
276. Yoo J-I, Shin I-S, Jeon J-G, Yang Y-M, Kim J-G, Lee D-W. The effect of probiotics on halitosis: a systematic review and meta-analysis. Probiotics Antimicrob Proteins. 2017:1-8.
277. Matsubara VH, Bandara HM, Mayer MP, Samaranayake LP. Probiotics as antifungals in mucosal candidiasis. Clin Infect Dis. 2016;62(9):1143-53.
278. Kunyeit L, Kurrey NK, Anu-Appaiah KA, Rao RP. Probiotic yeasts inhibit virulence of non-albicans Candida species. mBio. 2019;10(5).
279. Verdenelli MC, Coman MM, Cecchini C, Silvi S, Orpianesi C, Cresci A. Evaluation of antipathogenic activity and adherence properties of human Lactobacillus strains for vaginal formulations. J Appl Microbiol. 2014;116(5):1297-307.
280. Orsi CF, Sabia C, Ardizzoni A, Colombari B, Neglia RG, Peppoloni S, et al. Inhibitory effects of different lactobacilli on Candida albicans hyphal formation and biofilm development. J Biol Regul Homeost Agents. 2014;28(4):743-52.
281. Rossoni RD, de Barros PP, Mendonça IDC, Medina RP, Silva DHS, Fuchs BB, et al. The postbiotic activity of Lactobacillus paracasei 28.4 against Candida auris. Front Cell Infect Microbiol. 2020;10:397.
282. Ribeiro FC, Rossoni RD, de Barros PP, Santos JD, Fugisaki LRO, Leão MPV, et al. Action mechanisms of probiotics on Candida spp. and candidiasis prevention: an update. J Appl Microbiol. 2020;129(2):175-85.
283. Hatakka K, Ahola AJ, Yli-Knuuttila H, Richardson M, Poussa T, Meurman JH, et al. Probiotics reduce the prevalence of oral candida in the elderly--a randomized controlled trial. J Dent Res. 2007;86(2):125-30.
284. Li D, Li Q, Liu C, Lin M, Li X, Xiao X, et al. Efficacy and safety of probiotics in the treatment of Candida-associated stomatitis. Mycoses. 2014;57(3):141-6.
285. Mendonça FH, Santos SS, Faria Ida S, Gonçalves e Silva CR, Jorge AO, Leão MV. Effects of probiotic bacteria on Candida presence and IgA anti-Candida in the oral cavity of elderly. Braz Dent J. 2012;23(5):534-8.
286. Kraft-Bodi E, Jørgensen MR, Keller MK, Kragelund C, Twetman S. Effect of probiotic bacteria on oral Candida in frail elderly. J Dent Res. 2015;94(9):181S-6S.
287. Ishikawa KH, Mayer MP, Miyazima TY, Matsubara VH, Silva EG, Paula CR, et al. A multispecies probiotic reduces oral Candida colonization in denture wearers. J Prosthodont. 2015;24(3):194-9.
288. Ai R, Wei J, Ma D, Jiang L, Dan H, Zhou Y, et al. A meta-analysis of randomized trials assessing the effects of probiotic preparations on oral candidiasis in the elderly. Arch Oral Biol. 2017;83:187-92.
289. Mundula T, Ricci F, Barbetta B, Baccini M, Amedei A. Effect of probiotics on oral candidiasis: a systematic review and meta-analysis. Nutrients. 2019;11(10).
290. Hu L, Zhou M, Young A, Zhao W, Yan Z. In vivo effectiveness and safety of probiotics on prophylaxis and treatment of oral candidiasis: a systematic review and meta-analysis. BMC Oral Health. 2019;19(1):140.
291. Kunyeit L, K A AA, Rao RP. Application of probiotic yeasts on Candida species associated infection. J Fungi (Basel). 2020;6(4).
292. Willett W, Rockström J, Loken B, Springmann M, Lang T, Vermeulen S, et al. Food in the Anthropocene: the EAT-Lancet Commission on healthy diets from sustainable food systems. Lancet. 2019;393:447-92.
293. Hirvonen K, Bai Y, Headey D, Masters WA. Affordability of the EAT-Lancet reference diet: a global analysis. Lancet Glob Health. 2020;8(1):e59-e66.
294. Meurman JH. Probiotics: Do they have a role in oral medicine and dentistry? Eur J Oral Sci. 2005;113(3):188-96.
295. Arena MP, Russo P, Capozzi V, López P, Fiocco D, Spano G. Probiotic abilities of riboflavin-overproducing Lactobacillus strains: a novel promising application of probiotics. Appl Microbiol Biotechnol. 2014;98(17):7569-81.
296. Xie C, Coda R, Chamlagain B, Varmanen P, Piironen V, Katina K. Co-fermentation of Propionibacterium freudenreichii and Lactobacillus brevis in wheat bran for in situ production of vitamin B12. Front Microbiol. 2019;10:1541.
297. Veiga P, Suez J, Derrien M, Elinav E. Moving from probiotics to precision probiotics. Nat Microbiol. 2020;5:878-80.
298. Zmora N, Zilberman-Schapira G, Suez J, Mor U, Dori-Bachash M, Bashiardes S, et al. Personalized gut mucosal colonization resistance to empiric probiotics is associated with unique host and microbiome features. Cell. 2018;174:1388-405.e21.
299. Spanogiannopoulos P, Bess EN, Carmody RN, Turnbaugh PJ. The microbial pharmacists within us: a metagenomic view of xenobiotic metabolism. Nat Rev Microbiol. 2016;14:273-87.
300. Allaker RP, Ian Douglas CW. Non-conventional therapeutics for oral infections. Virulence. 2015;6(3):196-207.
301. Arena MP, Russo P, Capozzi V, Rascon A, Felis GE, Spano G, et al. Combinations of cereal beta-glucans and probiotics can enhance the anti-inflammatory activity on host cells by a synergistic effect. J Funct Foods. 2016;23:12-23.
302. Jansen PM, Abdelbary MMH, Conrads G. A concerted probiotic activity to inhibit periodontitis-associated bacteria. PLoS One. 2021;16(3):e0248308.
303. Comelli EM, Guggenheim B, Stingele F, Neeser J-R. Selection of dairy bacterial strains as probiotics for oral health. Eur J Oral Sci. 2002;110:218-24.
304. Vergalito F, Testa B, Cozzolino A, Letizia F, Succi M, Lombardi SJ, et al. Potential application of Apilactobacillus kunkeei for human use: evaluation of probiotic and functional properties. Foods. 2020;9(11).
305. Sambrani R, Abdolalizadeh J, Kohan L, Jafari B. Recent advances in the application of probiotic yeasts, particularly Saccharomyces, as an adjuvant therapy in the management of cancer with focus on colorectal cancer. Mol Biol Rep. 2021.
306. Mahasneh SA, Mahasneh AM. Probiotics: a promising role in dental health. Dent J (Basel). 2017;5.
307. Zhang F, Luo W, Shi Y, Fan Z, Ji G. Should we standardize the 1,700-year-old fecal microbiota transplantation? Am J Gastroenterol. 2012;107(11):1755; author reply p. 1755-6.
308. Jiménez-Avalos JA, Arrevillaga-Boni G, González-López L, García-Carvajal ZY, González-Avila M. Classical methods and perspectives for manipulating the human gut microbial ecosystem. Crit Rev Food Sci Nutr. 2021;61(2):234-58.
309. Xiao Y, Angulo MT, Lao S, Weiss ST, Liu YY. An ecological framework to understand the efficacy of fecal microbiota transplantation. Nat Commun. 2020;11(1):3329.
310. Pozhitkov AE, Leroux BG, Randolph TW, Beikler T, Flemmig TF, Noble PA. Towards microbiome transplant as a therapy for periodontitis: an exploratory study of periodontitis microbial signature contrasted by oral health, caries and edentulism. BMC Oral Health. 2015;15:125.
311. Arboleya S, Ruas-Madiedo P, Margolles A, Solís G, Salminen S, de Los Reyes-Gavilán CG, et al. Characterization and in vitro

properties of potentially probiotic Bifidobacterium strains isolated from breast-milk. Int J Food Microbiol. 2011;149:28-36.
312. Blum WEH, Zechmeister-Boltenstern S, Keiblinger KM. Does soil contribute to the human gut microbiome? Microorganisms. 2019;7.
313. Sonnenburg ED, Sonnenburg JL. Starving our microbial self: the deleterious consequences of a diet deficient in microbiota--accessible carbohydrates. Cell Metab. 2014;20(5):779-86.
314. Johnson AJ, Vangay P, Al-Ghalith GA, Hillmann BM, Ward TL, Shields-Cutler RR, et al. Daily sampling reveals personalized diet-microbiome associations in humans. Cell Host Microbe. 2019;25(6):789-802.
315. Reimer RA. Establishing the role of diet in the microbiota-disease axis. Nat Rev Gastroenterol Hepatol. 2019;16(2):86-7.
316. Houghteling PD, Walker WA. From birth to "immunohealth," allergies and enterocolitis. J Clin Gastroenterol. 2015;49 Suppl 1:S7-S12.
317. Ley RE, Lozupone CA, Hamady M, Knight R, Gordon JI. Worlds within worlds: evolution of the vertebrate gut microbiota. Nat Rev Microbiol. 2008;6(10):776-88.
318. Fardet A, Rock E. Perspective: reductionist nutrition research has meaning only within the framework of holistic and ethical thinking. Adv Nutr. 2018;9:655-70.
319. Verbeke KA, Boobis AR, Chiodini A, Edwards CA, Franck A, Kleerebezem M, et al. Towards microbial fermentation metabolites as markers for health benefits of prebiotics. Nutr Res Rev. 2015;28:42-66.
320. Zandona F, Soini HA, Novotny MV, Santiago E, Eckert GJ, Preisser JS, et al. A Potential biofilm metabolite signature for caries activity-a pilot clinical study. Metabolomics. 2015;5(1).
321. Jarvis KG, Grim CJ, Daquigan N, Morin PM, Howard LM, Manetas JE, et al. Microbiomes associated with foods from plant and animal sources. Front Microbiol. 2018;9:2540-.
322. Melini F, Melini V, Luziatelli F, Ficca AG, Ruzzi M. Health-promoting components in fermented foods: an up-to-date systematic review. Nutrients. 2019;11(5).
323. Hur SJ, Lee SY, Kim Y-C, Choi I, Kim G-B. Effect of fermentation on the antioxidant activity in plant-based foods. Food Chem. 2014;160:346-56.
324. Niccolai E, Boem F, Russo E, Amedei A. The Gut-brain axis in the neuropsychological disease model of obesity: a classical movie revised by the emerging director "microbiome". Nutrients. 2019;11.
325. Schulte AG, Tsakos G. The Joint ORCA-EADPH Symposium on Sugar: the oral health perspective - a commentary. Caries Res. 2019;53:145-8.
326. Watt RG, Daly B, Allison P, Macpherson LMD, Venturelli R, Listl S, et al. Ending the neglect of global oral health: time for radical action. Lancet. 2019;394(10194):261-72.
327. Peres MA, Macpherson LMD, Weyant RJ, Daly B, Venturelli R, Mathur MR, et al. Oral diseases: a global public health challenge. Lancet. 2019;394(10194):249-60.

CAPÍTULO 19

Antimicrobianos de uso local e o microbioma da cavidade bucal

- Sandra Liana Henz
- Lina Naomi Hashizume
- Rogério de Castilho Jacinto
- Francisco Montagner

✔ PONTOS IMPORTANTES

- O fluoreto presente nos dentifrícios é o agente mais importante e fundamental na prevenção e tratamento da cárie dentária.
- Os dentifrícios possuem vários componentes que auxiliam na remoção do biofilme dental e são veículos importantes para as substâncias antimicrobianas.
- Os dentifrícios contendo extratos herbais não apresentam desempenho superior no controle do biofilme e da inflamação. Porém, são importantes veículos para diferentes substâncias que podem auxiliar no controle do biofilme dental, da gengivite e no processo de des-remineralização.
- Apesar de a utilização de bochechos apresentar resultados positivos, a eliminação mecânica ainda é a abordagem básica e essencial para o controle de biofilmes dentais.
- A utilização e prescrição de bochechos contendo substâncias antimicrobianas deve ser cuidadosa, uma vez que tais substâncias apresentam efeitos colaterais e podem contribuir para modificações do microbioma bucal, além do potencial de induzir o aumento de resistência aos antimicrobianos.
- As soluções de clorexidina são recomendadas para casos agudos ou uso de curto prazo, enquanto os enxaguatórios bucais contendo óleos essenciais ou cloreto de cetilpiridínio podem ser usados para tratamento de longo prazo ou de manutenção.
- O bochecho pré-operatório é indicado para que se reduza o risco de contaminação do profissional e do ambiente durante e após os procedimentos odontológicos, uma vez que promove a diminuição da carga microbiana a ser dispersada em aerossóis.
- A solução de nistatina é empregada no protocolo de tratamento para a candidíase orofaríngea em adultos quando as medidas locais de controle do biofilme e ajustes na prótese não demonstram ser eficazes.
- A desinfecção química deve ser complementar à limpeza mecânica das próteses dentárias removíveis.
- Até o presente momento, a clorexidina é o agente químico mais eficaz na redução da colonização por *Candida albicans* em próteses dentárias removíveis. As demais substâncias têm mostrado efeito inferior ou similar ao da clorexidina, sendo necessários mais estudos clínicos para avaliar sua real eficácia clínica.
- Os irrigantes e as medicações entre sessões fazem parte de uma gama de procedimentos, como a remoção total do tecido cariado na etapa de abertura coronária, o isolamento absoluto do campo operatório, o preparo químico mecânico, a obturação e a restauração definitiva do dente, que visam ao controle da infecção do sistema de canais radiculares.

INTRODUÇÃO

A remoção dos biofilmes que se formam na superfície externa do dente, nos ambientes supragengival e subgengival, no interior do sistema de canais radiculares e em materiais restauradores diretos ou mesmo que servem para base ou armações de próteses se dá de forma efetiva quando métodos mecânicos são empregados.

A escovação dental, o uso de fio dental e a raspagem supragengival permitem a remoção do biofilme nas faces dentais e nos espaços interdentais. A raspagem e o alisamento subgengival garantem a remoção do cálculo e do biofilme subgengival. O preparo do canal radicular com instrumentos endodônticos e o fluxo e refluxo das soluções irrigadoras favorecem a remoção de dentina infectada, de resíduos de polpa e de microrganismos. A escovação de próteses dentárias remove biofilmes em superfícies de resina acrílica e nas armações metálicas de próteses removíveis. O uso de soluções, cremes e géis com substâncias com potencial antimicrobiano associado a esses procedimentos busca ampliar a ação sobre os biofilmes, impedindo sua formação ou desestruturando-os.

Neste capítulo, serão descritos os medicamentos que podem ser empregados na cavidade bucal de forma local e que complementam a ação dos procedimentos mecânicos no controle dos biofilmes, prevenindo ou tratando infecções nos tecidos duros do dente, na gengiva ou na mucosa bucal.

CREMES PARA HIGIENIZAÇÃO DENTAL

Os primeiros produtos utilizados para a higiene dental no formato de pastas ou cremes foram criados pelos egípcios por volta de 4.000 a.C, e eram compostos por pedra-pomes e vinagre. Entre 300 e 500 a.C, chineses usavam cinza, ossos de boi, arroz em pó e casca de ovos em pó, cujo principal componente é o carbonato de cálcio. Giz, tijolo pulverizado e sal eram utilizados com a escova dental. O creme dental como conhecemos hoje foi criado em 1850, recebendo o nome de Creme Dentifrício Dr. Sheffield, um dentista norte-americano. Inicialmente era um pó. Posteriormente foi preparado no formato de pasta, sendo o primeiro creme dental comercializado em tubos metálicos.

Os produtos utilizados em escovas dentais para auxiliar a remoção do biofilme da superfície dentária podem ser apresentados na forma de pasta, creme, gel ou espuma (**Figura 1**). Além do flúor, efetivo no controle e tratamento da cárie, os dentifrícios podem conter ingredientes ativos para ajudar a melhorar a sensibilidade dentária, branquear os dentes, reduzir a gengivite ou o acúmulo de cálculo dental. Na **Tabela 1** são apresentados os principais constituintes dos cremes dentais.[1]

Os **abrasivos** são pós insolúveis em água. Os mais frequentemente utilizados são fosfato ácido de cálcio ($CaHPO_4$), carbonato de cálcio ($CaCO_3$), pirofosfato de cálcio ($Ca_2P_2O_7$), dióxido de silício (SiO_2), óxido de magnésio (MgO) e óxido de alumínio (Al_2O_3). Auxiliam na remoção do biofilme, no controle da pigmentação e no polimento da superfície dental. O **espumante** é um detergente que diminui a tensão superficial e auxilia na limpeza das ranhuras e depressões dos dentes, sendo frequentemente empregado o lauril sulfato de sódio. Os **umectantes** como a glicerina, o sorbitol ou o polietilenoglicol são utilizados para melhorar a consistência, o aspecto e para prevenir o ressecamento do creme dental. A **água** é utilizada como solvente para misturar os ingredientes e deixar a pasta fluida. Os **aglutinantes**, como a carboximetilcelulose, servem para impedir a separação dos elementos sólidos dos líquidos e para manter a consistência do creme dental. O sabor doce é dado pelos **edulcorantes**, como sorbitol e sacarina, entre outros. Os **corantes** são utilizados para melhorar a aparência dos cremes dentais.

Os **agentes terapêuticos** são adicionados com diferentes funções. O flúor é o mais eletronegativo e reativo de todos os elementos químicos. Na natureza somente é encontrado na sua forma iônica, fluoreto, combinado a metais ou ao

Tabela 1 Constituintes dos cremes dentais e suas funções, segundo Subramanian et al.[1]

Ingredientes	Funções	Exemplos
Abrasivos (10-40%)	Limpar e polir os dentes	Carbonato de cálcio, bicarbonato de sódio, pirofosfato de cálcio etc.
Umectantes (20-70%)	Reter a umidade e evitar a secagem ao ar	Glicerina, sorbitol, polietilenoglicol
Ligantes/ aglutinantes (1-2%)	Evitar a separação de ingredientes sólidos e líquidos	Carboximetilcelulose
Solvente/água (5-30%)		Água destilada, água deionizada
Detergente (1-3%)	Agentes espumantes ou surfactantes	Lauril sulfato de sódio, N-lauril sarcosinato de sódio
Agentes aromatizantes (1-2%)	Agem como um refrescante	Óleos essenciais, mentol
Conservantes (2-3%)	Aumentar a vida útil	Alcoóis, benzoatos de sódio, metilparabeno
Adoçantes/ edulcorantes (2-3%)	Tornam o sabor agradável	Sorbitol, sacarina sódica, manitol
Tinturas e corantes (2-3%)	Tornam o produto atrativo	Dióxido de titânio
Agentes terapêuticos (0,1-0,5%)	Reduzem cáries, sensibilidade e inflamação gengival	Fluoreto de sódio, fluoreto de estanho, triclosan, pirofosfatos

hidrogênio. O fluoreto é o agente mais importante e fundamental na prevenção e tratamento da cárie dentária. Há ainda agentes terapêuticos para prevenção da formação de cálculo dentário, tratamento da hipersensibilidade, clareamento dental e prevenção da erosão dental.

Outros agentes ativos também foram incluídos nos dentifrícios, como: enzimas, álcoois de amina, produtos à base de ervas ou naturais, triclosan, bisbiguanidas como a clorexidina, compostos de amônio quaternário, como o cloreto de cetilpiridínio e diferentes íons metálicos (sais de zinco, fluoreto estanoso e fluoreto de amina). Os dentifrícios são veículos ideais para a adicionar princípios ativos que podem ser utilizados como medidas preventivas da saúde bucal, pois são utilizados em combinação com a escovação, que é o método de higiene bucal mais utilizado.

Recente metarrevisão sugere que os dentifrícios que contêm triclosan ou fluoreto de estanho, quando comparados com os dentifrícios fluoretados normais, têm um efeito positivo substancial na saúde gengival e nos níveis de placa, mostrando que esses dentifrícios são clinicamente efetivos em relação à gengivite e à placa dental. Entretanto, em relação aos escores de placa as evidências são inconclusivas em virtude dos diferentes índices de placa utilizados nos estudos.[2]

Em revisão, Supranoto et al.[3] fizeram uma análise descritiva de 9 estudos que utilizaram e compararam dentifrícios com clorexidina e convencionais. O efeito da utilização de dentifrícios contendo clorexidina a 0,4% ou 1% em comparação a dentifrícios convencionais mostrou que a utilização de dentifrícios contendo clorexidina teve um efeito positivo em relação à redução dos escores de placa dental. Nesses estudos também se verificou que em relação ao sangramento gengival, utilizado como parâmetro para observar gengivite, os dentifrícios contendo clorexidina proporcionaram redução significativa quando comparados ao placebo ou controle.

A potencial utilização da clorexidina em cremes dentais foi demonstrada em estudo no qual alguns dentes foram protegidos da escovação e se utilizou um dentifrício que continha clorexidina. Observou-se nesse estudo que houve uma redução significativa de acúmulo de placa e gengivite quando comparada ao placebo.[4] Deve-se ressaltar que cuidados adicionais devem ser tomados nos cremes dentais com clorexidina, pois componentes presentes nos dentifrícios, como os flavorizantes ou detergentes aniônicos, podem inativar a clorexidina por sua natureza catiônica.[5] O efeito do dentifrício contendo clorexidina em relação a inflamação e sangramento gengival foi menor do que quando comparado aos bochechos de clorexidina.[3]

O triclosan, apesar de ter um efeito antibacteriano e antifúngico importante e ser utilizado em vários produtos como sabonetes e detergentes, teve seu uso questionado pela suspeita de possíveis efeitos à saúde e ao meio ambiente, tendo seu uso restrito em alguns países da Europa e recentemente nos Estados Unidos. Além disso, tem sido sugerida a possibilidade do desenvolvimento de reações cruzadas de resistência a antimicrobianos com sua utilização. Recente meta-análise mostrou que em alguns estudos o triclosan foi efetivo na redução do índice de placa Q&H, e também na redução do índice gengival, e quando associado ao citrato de zinco também foi efetivo na redução do índice de placa Silness e Löe.[2] Estudo que avaliou a utilização de protótipos de cremes dentais contendo enzimas observou, em testes laboratoriais realizados em placas de crescimento de estreptococos do grupo *mutans*, que os cremes tiveram a capacidade de inibir o crescimento dessa bactéria. Quando esses dentifrícios foram avaliados em testes por um período curto, observou-se uma redução nos índices de placa e no índice de sangramento gengival, no entanto, são necessários mais estudos de longa duração para verificar se esses efeitos são clinicamente relevantes e se têm efeito na saúde oral do indivíduo.[6]

Apesar da bem conhecida eficácia dos fluoretos em relação ao controle da cárie dentária, muito pouco se sabe em relação aos seus efeitos bacterianos, ou se os fluoretos exercem alguma influência na formação ou modificação do biofilme dental. Os fluoretos estão presentes em inúmeros produtos, como cremes dentais, enxaguatórios, géis e vernizes e normalmente estão combinados com outras substâncias, como cátions e íons metálicos, que também podem exercer efeitos antimicrobianos sobre os microrganismos da cavidade bucal.

Pesquisas *in vitro* têm demonstrado que concentrações de fluoreto acima de 300 ppm podem reduzir a acidogenicidade e a aciduricidade, bem como o desenvolvimento de comunidades bacterianas de *Streptococcus mutans*. Além disso, os fluoretos também podem inibir algumas enzimas bacterianas.[7]

O fluoreto de estanho pode inibir as enzimas bacterianas aldolase e gliceraldeído desidrogenase pela oxidação dos grupos tiol; como consequência, o metabolismo bacteriano é negativamente influenciado. Além disso, a coesão célula-célula bacteriana e a adesão ao esmalte são inibidas pelos íons de estanho.[8]

Outro estudo mostrou que o uso contínuo de dentifrício contendo fluoreto de estanho ou bochechos com cloreto de estanho afetaram a composição da película adquirida, aumentando a presença de mucinas como a MUC 7 e MUC5B, albumina e anidrase carbônica. Essas proteínas podem aumentar a sinergia com outras proteínas como amilase e, dessa maneira, afetar a adesão dos microrganismos à superfície do dente. Nesse estudo também foi possível verificar pontos eletrodensos na película adquirida, os quais correspondiam a precipitados do íon estanho que poderiam atuar como reservatórios desse íon na película adquirida e exercer seu potencial antimicrobiano por mais tempo.[9] Estudo realizado *in situ*, com fluoreto estanoso e cloreto estanoso puro, mostrou consideráveis efeitos antiaderentes e alterações na ultraestrutura da película. Também foram encontrados efeitos antiaderentes significativos quando se utilizaram soluções contendo íons de estanho na colonização bacteriana inicial.[10]

Além das substâncias químicas apresentadas anteriormente, existem substâncias naturais que podem auxiliar no controle do biofilme dentário e que serão discutidas a seguir. Muitas ervas ou extratos de plantas têm sido estudadas considerando suas propriedades anti-inflamatórias, antipiréticas, analgésicas, antibacterianas, antivirais, anticarcinogênicas e antioxidantes.[11,12] Os produtos herbais mais comumente incorporados aos produtos de cuidados orais (cremes dentais e bochechos) são: sanguinarina, própolis, *Azadirachta indica* (neem), cravo, carvão, camomila, aloe vera, calêndula, vaikrantha, salvadora pérsica, quitosana, *Punica granatum* (romã), *Lippia sidoides* (alecrim-pimenta).[13]

Para caracterizar a ação antimicrobiana das substâncias naturais adicionadas em cremes dentais, é importante analisar alguns estudos *in vitro*. Karadağlıoğlu et al.[14] realizaram estudo *in vitro* para avaliar e comparar a atividade antimicrobiana dos óleos de *Origanum dubium* (orégano) e *Cinnamomum cassia* (canela) combinados com cremes dentais fitoterápicos diante do *S. mutans*. Os resultados desse estudo apontaram que os cremes dentais fitoterápicos apresentam atividade antibacteriana estatisticamente maior contra *S. mutans* do que suas formas iniciais após a adição de óleos essenciais. Korkmaz et al.[15] avaliaram a atividade antimicrobiana de três diferentes cremes dentais comerciais à base de diferentes ervas. Os cremes dentais comerciais LR Aloe vera (HTP1 – com suco da folha de *Aloe barbadensis*, *Echinacea purpurea* e própolis – LR Health & Beauty Systems GmbH, Ahlen, Alemanha), ESI Aloe fresh (HTP2 – com óleo da folha de *Menta arvensis*, *Aloe barbadensis*, extrato da folha *de Betula alba*, extrato da raiz de *Arctium lappa*, extrato da raiz de *Krameria triandra*, extrato da raiz de *Potentilla erecta*, mentol, extrato da fruta *Citrus aurantium dulcis*, óleo da folha de *Melaleuca alternifolia* – ESI, Itália) e ROCS Teens (HTP3 – com limoneno – ROCS, Greinheim, Alemanha) foram testados contra dois microrganismos *S. mutans* RSKK07038 (*S. mutans*) e *S. aureus* ATCC 25923 (*S. aureus*). A suscetibilidade aos cremes dentais à base de plantas testados em relação a cada microrganismo foi expressa como a média da zona clara dentro do intervalo de diâmetros de 6-16 mm. HTP1 e HTP2 foram considerados mais eficazes contra ambas as bactérias em comparação com HTP3. Monoterpenos oxigenados (99,34%, 91,44% e 83,48%) foram os grupos mais abundantes na microextração de fase sólida (SPME) dos grupos HTP1-3. Mentol, eucaliptol, isomentona e mentona foram os principais compostos voláteis identificados na análise de SPME de HTP1-2, respectivamente. O carvone foi encontrado apenas no HTP3 (0,49%), em pequena quantidade. Os autores sugeriram que os cremes dentais com compostos fitoterápicos podem ter vantagens em diminuir o acúmulo bacteriano nos dentes com proteção da cavidade bucal.

Braga et al.[16] avaliaram os efeitos de dentifrícios comerciais e enxaguatórios bucais contendo agentes naturais/fitoterápicos na viabilidade do biofilme, na produção de polissacarídeo extracelular (EPS) e na desmineralização do esmalte *in vitro*. Os cremes dentais Propolis & Myrrh® e Colgate Total 12® Clean Mint e os bochechos Malvatricin® Plus e PerioGard® reduziram significativamente a viabilidade do biofilme. Apenas a solução para bochecho PerioGard® teve efeitos significativos na espessura do biofilme e EPS. Apesar da indicação de que Tom's Propolis & Myrrh® reduziu significativamente a profundidade da lesão de cárie em esmalte, apenas o creme dental Colgate Total 12® reduziu significativamente a perda mineral. Malvatricin® Plus reduziu significativamente a perda mineral e a profundidade da lesão, assim como o PerioGard®. Alguns produtos fitoterápicos (Malvatricin® Plus e Tom's Propolis & Myrrh®) apresentaram efeitos anticárie.

Há poucos estudos que avaliaram o efeito dos cremes dentais contendo produtos fitoterápicos em desfechos clínicos. Geidel et al.[17] compararam a eficácia de um creme dental à base de ervas a dois outros dentifrícios quimicamente ativos, um contendo triclosan/copolímero e o outro, fluoreto de amina/estanho no controle de placa e gengivite. Durante o período de estudo de 24 semanas, o creme dental à base de plantas foi tão eficaz quanto os outros cremes dentais testados. Não foram relatados efeitos colaterais. Em termos de melhoria das condições periodontais, o creme dental à base de plantas testado pode ser uma alternativa adequada aos cremes dentais convencionais com ingredientes químicos artificiais.

George et al.[18] avaliaram a eficácia de duas formulações de creme dental, uma à base de ervas, na redução da placa bacteriana e da inflamação gengival. Ambos os dentifrícios reduziram os níveis de placa e a inflamação gengival. Porém, o pH da saliva não foi alterado. No entanto, não houve benefícios adicionais do creme dental Colgate® Herbal dental em relação ao creme Parodontax®. Shanmugapriya et al.[19] compararam a eficácia de um dentifrício preparado à base de plantas com um disponível comercialmente. O dentifrício à base de ervas foi preparado misturando 1 g de $NaHCO_3$, 2-3 gotas de óleo essencial de hortelã-pimenta, 1 gota de óleo de cravo, 1 ml de óleo de coco e 4-5 gotas de água. Os ingredientes do dentifrício comercial consistiam em óxido de alumínio, fluoreto estanoso, lauril sulfato de sódio, triclosan, hortelã e hortelã-pimenta. Ambas as pastas de dentes eram de cor e sabor semelhantes. Embora tenha se observado que o dentifrício à base de ervas apresentava adequada ação antibiofilme, esta foi menor que a do dentifrício comercial.

Com o intuito de sintetizar o conhecimento produzido em estudos clínicos relacionados ao efeito de cremes dentais e soluções para bochecho que contêm fitoterápicos, Janakiram et al.[13] realizaram uma revisão sistemática com meta-análise. No estudo, foram considerados como desfechos principais o índice de placa e o sangramento gengival. Constatou-se que cremes dentais herbais são igualmente efetivos aos não herbais, mas não são superiores aos cremes dentais fluoretados no controle desses parâmetros. Em relação aos bochechos herbais, estes não foram superiores aos bochechos de clorexidina, sendo a qualidade de evidência baixa ou muito baixa para recomendar os produtos herbais como substitutos aos produtos convencionais de higiene oral.

A partir da análise dos estudos, sugere-se que produtos contendo extratos herbais parecem não ser superiores aos convencionais na redução da placa dental e no controle da inflamação gengival. Além disso, frequentemente apresentam um preço mais elevado e muitos não contêm fluoretos, indispensáveis para tratamento e prevenção da cárie dentária.

ENXAGUATÓRIOS BUCAIS

Com o intuito de melhorar o controle de biofilme supragengival, sem depender exclusivamente do controle mecânico, várias classes de agentes químicos foram propostas e testadas, como enzimas, antibióticos, sais de íons metálicos e antissépticos de diferentes naturezas[20]. Os agentes químicos podem ser utilizados como coadjuvantes ou substitutivos ao controle mecânico de placa. A utilização de bochechos pré-procedimento para reduzir aerossóis microbianos quando da realização de procedimentos odontológicos tem sido proposta.[21,22]

As principais características necessárias para que uma substância seja utilizada de forma eficaz no controle químico do biofilme supragengival são:[23]

a) **Substantividade:** a capacidade que a substância tem de ficar retida na cavidade bucal, possibilitando ao agente químico tempo de contato suficiente para atuar sobre as bactérias.
b) **Eficácia:** atuar contra as bactérias responsáveis pela inflamação gengival.
c) **Segurança:** para ser utilizado no controle da placa bacteriana, deve ser testado previamente em laboratório e clinicamente em animais.
d) **Estabilidade:** necessita ser estável à temperatura ambiente por períodos prolongados.

Neste capítulo, serão abordadas as soluções de clorexidina, os compostos quaternários de amônio, os óleos essenciais e a nistatina.

Clorexidina

A clorexidina é uma bisguanidina, disponível nas formas de gluconato, digluconato, acetato e cloridrato. Os sais de gluconato e digluconato são os mais utilizados nas formulações. A clorexidina é uma molécula dicatiônica que em altas concentrações é bactericida (provoca a perda dos constituintes citoplasmáticos) e em baixas concentrações é bacteriostática (inibe enzimas importantes para o metabolismo bacteriano).[24]

A clorexidina possui um amplo espectro de ação: atua sobre bactérias Gram-positivas, Gram-negativas, fungos, alguns vírus e leveduras.[25,26] A molécula catiônica da clorexidina tem a capacidade de se unir a compostos aniônicos como glicoproteínas salivares, radicais fosfatados e radicais carboxílicos, interferindo na formação da película adquirida.[27] A clorexidina apresenta uma alta substantividade, que se deve a sua carga catiônica. Essa carga catiônica permite a ligação com vários sítios na cavidade bucal que são negativamente carregados, levando a uma lenta liberação do antisséptico das superfícies, prolongando seu efeito antimicrobiano.[28]

A clorexidina é considerada o padrão-ouro para o controle químico do biofilme supragengival, sendo utilizada também como controle positivo em estudos que testam efeito antimicrobiano de outros enxaguatórios bucais.[25,29,30]

A clorexidina, em suas diferentes apresentações, pode ser utilizada de maneira substitutiva ou coadjuvante ao controle mecânico de placa. Existe uma vasta literatura demonstrando seu efeito antibiofilme e antigengivite. Segundo James et al.,[26] o principal efeito da clorexidina usada como adjuvante à escovação por 4 a 6 semanas ou 6 meses é a redução no acúmulo do biofilme supragengival.

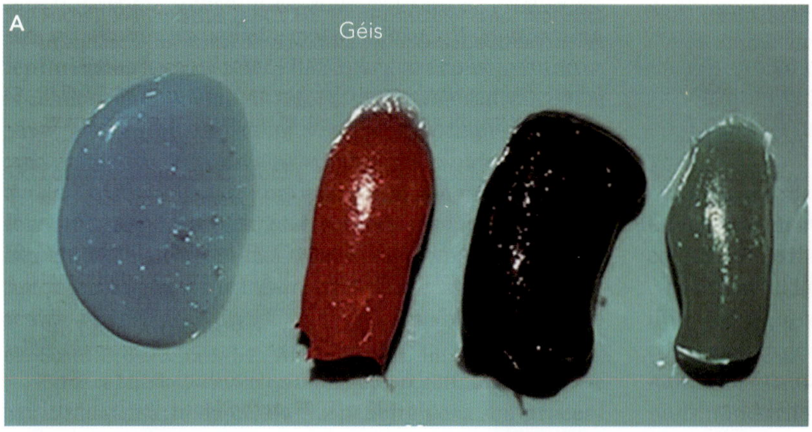

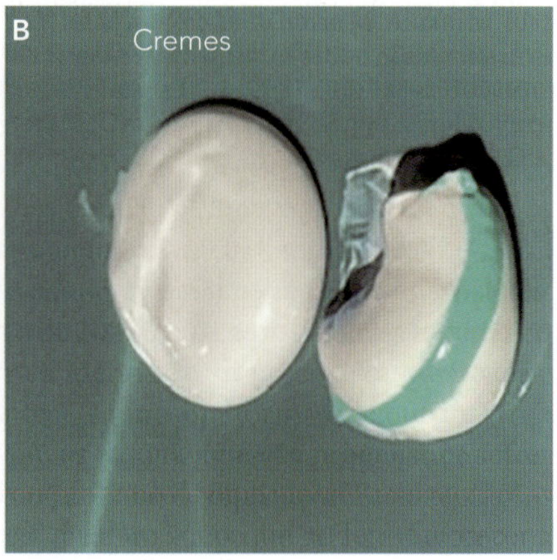

FIGURA 1 Diferentes apresentações de dentifrícios. **(A)** géis. **(B)** cremes.

Fonte: acervo pessoal dos autores.

Em relação à gengivite, após 4 a 6 semanas de uso, o enxaguatório bucal com clorexidina reduziu a gengivite (índice gengival - IG - escala de 0 a 3) em 0,2 em comparação com placebo, controle ou nenhum enxaguatório bucal nos participantes com inflamação gengival leve. Um tamanho de efeito semelhante foi encontrado na redução da gengivite em 6 meses. Não havia dados suficientes para determinar a redução da gengivite associada ao uso de enxaguatório bucal com clorexidina em indivíduos com níveis moderados ou graves de inflamação gengival.

Em relação às concentrações dos bochechos, Lang et al. demonstraram que bochechos de 15 mL de clorexidina 2 vezes ao dia, com concentrações de 0,12% e 0,2%, previnem o desenvolvimento do biofilme supragengival e gengivite.[31] Outros autores mostraram que bochechos de 10 mL de uma solução a 0,2% de clorexidina e de 15 mL de uma solução a 0,12% tiveram o mesmo efeito, pois o efeito sobre a placa é dose-dependente.[32,33] Em recente revisão sistemática, não foi encontrada diferença na efetividade comparando as concentrações utilizadas em bochechos para redução de placa e gengivite. Com isso, a concentração menor tem sido preferida, pois o paladar é melhor e os efeitos colaterais são menores.[26]

A clorexidina apresenta efeitos adversos locais, como manchamento extrínseco dos dentes (**Figura 2**), da língua, de restaurações e próteses, formação de cálculo supragengival, descamação da mucosa oral e alteração do paladar.[31] O manchamento dos dentes tem sido considerado o principal efeito colateral da clorexidina e é um fator importante, que pode diminuir a adesão dos pacientes ao tratamento. Por isso, foram testadas formulações com adição de agentes antidescolorantes para diminuir o efeito colateral e foi observado que a adição não afetou significativamente a eficácia da clorexidina em relação ao seu efeito antiplaca e antigengivite.[34] Geralmente, os efeitos colaterais da clorexidina são proporcionais à duração do tratamento.

O bochecho com clorexidina pode ser utilizado de maneira profilática ou terapêutica, dependendo das concentrações utilizadas. As concentrações de clorexidina utilizadas clinicamente em bochechos variam entre as 0,1 a 0,2% e permitem atingir a dosagem ideal de 18 a 20 mg por aplicação. Para alcançar uma dose de 20 mg com 0,2% de concentração, devem-se aplicar 10 mL de solução por no mínimo 30 segundos; com 0,12% de concentração, 15 mL de solução devem ser aplicados por 60 segundos.[35] Revisão sistemática sobre o uso de bochechos após cirurgia periodontal e de implante concluiu que o enxágue com clorexidina ajuda a reduzir o acúmulo de biofilme e reduz inflamação gengival após esses procedimentos. A curto prazo, a clorexidina é uma valiosa ferramenta quimiopreventiva, especialmente durante o período no qual a higiene bucal autorrealizada está comprometida.[36]

Géis e *sprays* de digluconato de clorexidina, em concentrações de 0,2%, 0,5% e 1%, podem ser usados topicamente para o tratamento de cáries e como coadjuvantes ao controle mecânico do biofilme, assim como para tratamento adjuvante em casos de candidíase bucal (incluindo estomatite de dentadura, aplicada à superfície da dentadura e/ou à mucosa oral) e úlceras aftosas. Nessas situações, cerca de 2 cm de gel podem ser aplicados no local uma ou duas vezes ao dia. *Sprays* de clorexidina (0,14 mL a 0,2%) também podem ser aplicados duas vezes ao dia nas superfícies gengivais ou mucosas, como adjuvantes ao tratamento de gengivite, candidíase e úlceras de maneira semelhante.[35]

Em concentrações mais elevadas, o digluconato de clorexidina, nas formas de solução ou gel, também pode ser empregado como substância química auxiliar no preparo dos canais radiculares, durante o tratamento endodôntico, como será descrito a seguir.

Escovas de dentes e fio dental revestidos com clorexidina também estão disponíveis comercialmente. No entanto, nenhuma meta-análise apropriada ou revisão sistemática da eficácia clínica de tais produtos odontológicos pode ser identificada neste momento.[35]

A emergência clínica de cepas resistentes à clorexidina remonta à década de 1980, quando o uso indiscriminado de clorexidina em pacientes que usavam cateteres resultou em infecções urinárias com bactérias Gram-negativas multirresistentes, como cepas de *Proteus mirabilis*, *Providencia stuartii* e *Pseudomonas aeruginosa*.[37,38] Recentemente, outro estudo demonstrou alta frequência de microrganismos com reduzida suscetibilidade à clorexidina. Eles causavam infecções na corrente sanguínea, associadas a cateteres centrais, com proporção significativamente maior em pacientes que receberam banhos diários de clorexidina.[39] No caso da Odontologia, o uso da clorexidina para o controle do biofilme dental não tem sido considerado uma possível fonte de desenvolvimento de resistência, sendo necessários estudos que avaliem essa possibilidade.

Compostos de amônio quaternário

Os compostos de amônio quaternário (CAQ) são pequenas moléculas anfifílicas contendo uma carga positiva e um átomo de nitrogênio quaternário conectado a uma cauda hidrofóbica. Os CAQ têm sido utilizados em diferentes produtos, como surfactantes para cosméticos, soluções para lentes de contato e antimicrobianos. O mecanismo de ação antibacteriano está relacionado com a carga positiva dessa pequena molécula que permite a interação com a carga negativa da camada dupla de fosfolipídio presente na membrana da parede celular das bactérias.

Os primeiros estudos que utilizaram CAQ foram realizados no início do século XX e mostraram que alguns de seus derivados possuíam ação bactericida *in vitro*. Um passo significativo no desenvolvimento de CAQ biologicamente ativos e com uso na prática médica foi a descoberta do cloreto de benzalcônio (CBA) por Domagk em 1935. O CBA é uma mistura de mono-CAQ com substitutos benzil, metil e alquil com diferentes comprimentos de cadeia de C8 a C1. Existem vários tipos de CAQ com ação biocida. Na

Odontologia, um dos mais utilizados é o cloreto de cetilpiridínio, que será apresentado a seguir em maior detalhe.

O cloreto de cetilpiridínio (CCP) é um composto monocatiônico com uma cadeia alifática e normalmente é utilizado em uma concentração de 0,05%. Atua sobre um amplo espectro de bactérias bucais.[40] O mecanismo de ação sugerido é o rompimento da membrana com extravasamento do conteúdo citoplasmático, resultando em um colapso celular.[41] Recentemente também tem sido evidenciado efeito antiviral do CCP e sua ação se dá pelo rompimento do envelope lipídico do vírus.[42] Como é um composto catiônico como a clorexidina, liga-se muito bem às estruturas bucais, entretanto, o CCP é rapidamente liberado dos sítios de ligação. Tem uma capacidade de retenção em torno de 3 horas, por essa razão sua substantividade é baixa.[43] A eficácia clínica é menor quando comparada com a clorexidina, em virtude da baixa substantividade. Estudo realizado por Vandekerckhove et al. mostrou que bochechos de clorexidina foram mais eficazes quando comparados aos de CCP na inibição da formação de placa e no desenvolvimento de gengivite.[44]

No intuito de melhorar o desempenho dos colutórios, são adicionadas novas substâncias que podem trazer benefícios relevantes. Em estudo clínico comparando duas formulações de CCP com placebo, foi verificada melhora na efetividade do enxaguatório nos parâmetros de sangramento gengival com adição de 0,28% de lactato de zinco.[45] Em outro ensaio clínico randomizado, foi adicionado ácido hialurônico ao bochecho de CCP 0,05%. Foi observado que, após 21 dias de utilização, o colutório teste apresentou resultado similar na prevenção de placa comparado com o bochecho de clorexidina 0,2% e com menor efeito de manchamento dos dentes.[46] A melhora na eficácia do colutório, associada à menor ocorrência de efeitos adversos, pode contribuir para alternativas de tratamentos em pacientes que não possam fazer uso da clorexidina.

As reações adversas são semelhantes às que ocorrem com a clorexidina: manchamento dos dentes e da língua, formação de cálculo supragengival, sensação de queimação e descamação da mucosa.[40,44] Essas reações adversas foram observadas utilizando-se concentrações baixas de CCP (0,05%). Revisão sistemática que avaliou os efeitos adversos do CCP verificou que nos estudos de curta duração praticamente não houve efeitos colaterais ou ocorreu um leve manchamento dos dentes, enquanto nos estudos de longa duração o manchamento dos dentes ocorreu de forma significativa. Alguns estudos também relataram queimaduras e alteração na percepção de sabor.[47]

O CCP na Odontologia está disponível normalmente na forma de enxaguatórios bucais utilizados para bochecho, como coadjuvante ao controle mecânico de placa.

Alguns produtos comerciais disponíveis na forma de solução/bochechos:

- Cepacol®
- Oral B®
- Plax® sem álcool/Colgate

Óleos essenciais

Os óleos essenciais têm sido utilizados em produtos para bochechos desde o final do século XIX. Geralmente esses produtos possuem ingredientes como álcool, água e agentes tamponantes, flavorizantes e surfactantes. Em relação aos bochechos que contêm óleos essenciais, o álcool tem sido acrescentado para servir como preservativo e para a solubilização dos óleos essenciais, a fim de manter sua biodisponibilidade. Normalmente são utilizadas combinações de óleos essenciais naturais como fenol, timol, eucaliptol, mentol e metil salicilato. Apresentam uma carga elétrica neutra. Têm um amplo espectro antimicrobiano, atuando sobre bactérias Gram-positivas, Gram-negativas e leveduras. Seu efeito bactericida envolve a ruptura da parede celular e inibição enzimática. Os óleos essenciais também interferem na colonização bacteriana da superfície dental, impedindo a agregação de espécies com as espécies Gram-positivas pioneiras, diminuindo a multiplicação bacteriana e extraindo endotoxinas das bactérias Gram-negativas.[48] Os colutórios contendo óleos essenciais possuem substantividade comparável à da clorexidina. Quintas et al. relataram que os óleos essenciais apresentam efeito antibacteriano imediato, capacidade de penetração no biofilme e duração de ação de pelo menos 7 horas após sua aplicação.[49] Em estudo *in vivo*, Pan et al. verificaram que 30 minutos após

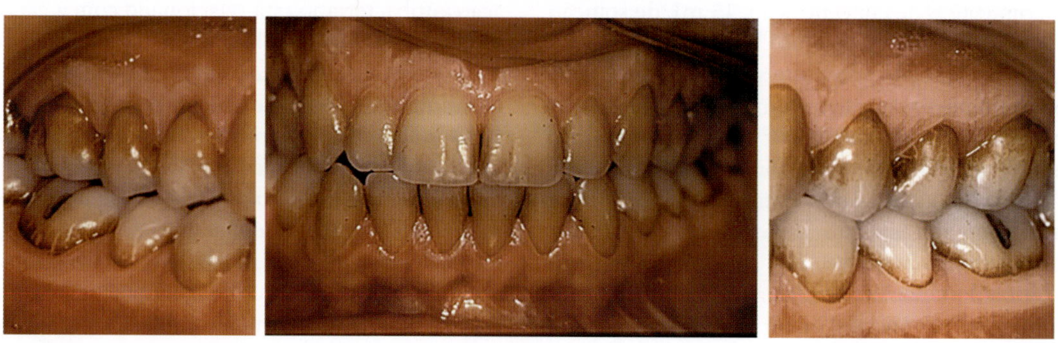

FIGURA 2 Manchamento extrínseco dos dentes por uso continuado de clorexidina.

Fonte: acervo pessoal da Profa. Dra. Sandra Liana Henz.

o bochecho com óleos essenciais, 78,7% das bactérias das amostras de placa estavam mortas contra 27,9% do placebo, em análise de microscopia.[50] Em uma recente revisão sistemática, foi encontrado resultado que corrobora os achados desses ensaios clínicos, indicando que os óleos essenciais estão entre os agentes químicos mais eficazes para o controle do biofilme supragengival e da gengivite.[51]

Apesar do teor de álcool presente na sua formulação, Gandini et al. não observaram associação estatisticamente significativa entre o uso de enxaguatório bucal e o risco de câncer oral, nem qualquer tendência significativa no risco com o aumento do uso diário; além disso, não encontraram nenhuma associação entre o uso de enxaguatório bucal contendo álcool e o risco de câncer bucal.[52] Porém, pelo alto conteúdo de álcool, os enxaguatórios à base de óleos essenciais podem ocasionar sensação de queimação e manchas nos dentes. Considerando os efeitos colaterais do colutório com álcool, foi realizado estudo clínico randomizado comparando a efetividade de uma solução sem álcool e outra com álcool. Esse estudo clínico, com 6 meses de duração, avaliando o efeito de bochechos contendo óleos essenciais com e sem álcool nos escores de placa e gengivite, mostrou que ambos foram efetivos em reduzir o índice de placa, gengivite e sangramento gengival quando comparados à utilização somente da higiene mecânica.[53] Revisão sistemática que avaliou os efeitos adversos dos óleos essenciais verificou que, na maioria dos estudos, sua utilização em bochechos era conjunta com a realização da higiene oral mecânica, e os estudos tinham uma duração de 2 semanas a 6 meses. A maioria dos efeitos adversos apareceu em torno de 1 mês ou menos e os mais frequentes eram pigmentação dos dentes, cálculo dental, alteração na percepção do sabor, alteração na sensação bucal e lesões na mucosa.[47] Os óleos essenciais normalmente são utilizados como coadjuvantes ao controle mecânico de placa.

O principal representante deste grupo é o Listerine®.

Em relação ao controle do biofilme dental, quando se consideram os efeitos colaterais, tem sido sugerido que as soluções de clorexidina sejam recomendadas para casos agudos ou uso de curto prazo.[47,54] Os enxaguatórios bucais contendo óleos essenciais ou CCP podem ser usados para tratamento de longo prazo ou de manutenção, apesar de sua eficácia reduzida em comparação com a clorexidina.[55]

Bochechos contendo clorexidina e óleos essenciais proporcionam reduções nos escores de biofilme dentário e gengivite.[56]

É importante lembrar que as comunidades de bactérias, fungos e vírus que residem dentro dos diferentes nichos da boca compõem o microbioma bucal.[57,58] Um microbioma bucal diversificado é essencial para manter uma boa saúde bucal e sistêmica.[58] Portanto, quando se utilizam antimicrobianos, deve-se pensar na manutenção desse equilíbrio para não levar a uma disbiose da cavidade oral.

Nistatina para bochecho

A candidíase é uma infecção oportunista da mucosa, causada, na maioria das vezes, pelo fungo *Candida albicans* e também por outras espécies, como *C. glabrata*, *C. tropicalis* e *C. krusei*.[59] A prevalência de candidíase entre usuários de próteses varia de 15% a mais de 70%, especialmente em pacientes idosos e mulheres. Os fatores etiológicos incluem má higiene da dentadura, uso contínuo e noturno de dentaduras removíveis, acúmulo de placa dentária e contaminação por fungos na superfície da prótese.[60] Próteses mal ajustadas podem aumentar o trauma da mucosa. Esses aumentam a capacidade de a *C. albicans* colonizar tanto a prótese quanto as superfícies da mucosa oral, onde atua como um patógeno oportunista. Outros fatores podem estar associados à candidíase orofaríngea, como: pacientes tratados com antibióticos, quimioterapia ou radioterapia na cabeça e pescoço, e aqueles com estados de imunodeficiência celular, como infecção por HIV.[59]

As abordagens de tratamento envolvem diagnóstico precoce e preciso do tipo de candidíase, correção dos fatores predisponentes, identificação/tratamento das doenças de base e uso dos antifúngicos mais adequados. A promoção de uma boa higiene bucal e o exame bucal periódico, controlando os fatores predisponentes ou facilitadores, são fundamentais para prevenir infecções e facilitar o tratamento caso ocorram. Os cirurgiões-dentistas devem reforçar medidas de controle local do biofilme, como a remoção mecânica do biofilme e a desinfecção química da prótese, além de realizar ajustes nos aparelhos protéticos. Quando essas medidas não se demonstram eficazes, podem-se associar bochechos com antifúngicos.

A escolha do antifúngico deve levar em consideração o estado imunológico do paciente, as características específicas da candidíase orofaríngea (apresentação clínica, etiologia, suscetibilidade aos antifúngicos, localização orgânica, disseminação) e as características farmacológicas dos antifúngicos disponíveis (administração, metabolismo, eliminação, interações com outros medicamentos e toxicidade).[61] A ação antifúngica ocorre por meio da ligação hidrofóbica ao esterol da membrana celular e posterior formação de poros e canais, aumentando a permeabilidade da célula fúngica.

A solução de nistatina para bochecho está disponível na concentração de 100.000UI/mL. Para pacientes adultos, a dose indicada é de 400.000-600.000UI por dose, aplicada na forma de bochecho, 4 vezes ao dia, por até 14 dias.[62] Após o bochecho, o paciente deve deglutir o medicamento. Essa escolha deve-se ao fato de a nistatina ser pouco absorvida pelo trato intestinal e, portanto, tende a ser excretada sem sofrer nenhuma alteração, reduzindo a hepatotoxicidade. Porém, o sabor desagradável e o padrão prolongado comprometem a adesão do paciente ao tratamento.[63,64]

Há que se considerar ainda a necessidade da utilização de medicamentos sistêmicos, prescritos quando a infecção é mais disseminada e não tem sido suficientemente controlada com as medidas de higienização além da terapia tópica. Reforça-se a necessidade de que o tratamento seja planejado pelo cirurgião-dentista em conjunto com o médico que assiste o paciente, especialmente nas condições em que alterações sistêmicas estão associadas ao desenvolvimento da candidíase.

Bochechos pré-procedimentos odontológicos

A equipe de saúde bucal, ao prestar atendimento ao paciente, pode correr um alto risco de se contaminar e de contaminar o ambiente, uma vez que, em vários procedimentos, são utilizados equipamentos que geram aerossóis, como as turbinas de baixa e alta rotação, os aparelhos de ultrassom e a seringa tríplice, que podem disseminar esses aerossóis para o ambiente. Os aerossóis podem atingir distâncias de 1 a 3 m da fonte, podendo ser uma via importante para a ocorrência de contaminação cruzada,[65,66] e o tempo de duração do procedimento parece modular o nível de contaminação.[67] Nesse sentido, é muito importante considerar o uso e avaliar substâncias que possam diminuir o risco de contaminação do profissional e do ambiente durante e após os procedimentos odontológicos. Substâncias antimicrobianas na forma de colutórios têm sido largamente utilizadas na odontologia de forma profilática para diminuir a quantidade de bactérias e o risco de contaminação do profissional e do ambiente.

Em 2019, revisão sistemática conduzida por Marui et al.[22] avaliou a eficiência da utilização de bochechos pré-procedimento odontológico contendo diferentes princípios ativos sobre a redução do número de bactérias viáveis, por meio da análise do percentual médio de redução das unidades formadoras de colônia (UFC). Foram incluídos 12 estudos na metanálise, e quatro tipos/grupos de substâncias nos bochechos foram consideradas: clorexidina, cloreto de cetilpiridínio, óleos essenciais e produtos herbais. As análises foram realizadas conforme o tipo de enxaguatório bucal. Estimativas combinadas sugeriram que, quando comparados com um enxaguatório bucal de controle, houve redução percentual significativa no número de UFC após o uso de enxaguatórios com clorexidina (redução média de 78,9%), cloreto de cetilpiridínio (redução média de 61,2%) e óleos essenciais (redução média de 61,3%). O uso de enxaguatório bucal à base de ervas não resultou em uma redução significativa no número de UFC em comparação com o enxaguatório bucal de controle. Os autores sugeriram que, de forma geral, um enxágue bucal pré-procedimento reduziu significativamente o número de UFC (redução média de 64,8%), com uma qualidade moderada de evidência.

Em relação aos fungos e vírus presentes na cavidade bucal, ainda não existem estudos clínicos randomizados que avaliaram esses microrganismos para saber se os bochechos seriam efetivos em sua redução previamente aos procedimentos odontológicos. Os bochechos pré-procedimento podem ser uma alternativa interessante para diminuir o risco de contaminação cruzada e em relação às bactérias, como visto anteriormente, têm sua indicação justificada, pois diminuem o número de UFC. Protocolos relacionados aos bochechos e que foram introduzidos durante o período da pandemia de SARS-CoV-2 serão discutidos no **Capítulo 22**.

AGENTES PARA DESINFECÇÃO DE PRÓTESES DENTÁRIAS REMOVÍVEIS

A estomatite protética é uma reação inflamatória da mucosa em contato com a prótese, sendo caracterizada por diferentes níveis de eritema e afeta principalmente os usuários de próteses totais superiores.[68-70] Apesar da etiologia multifatorial dessa doença, a *C. albicans* ainda é reportada como agente etiológico primário.[71] A superfície da prótese dentária contém microporosidades que podem se tornar um reservatório para microrganismos e fornece um ambiente ideal para o crescimento da *C. albicans*, uma vez que o fungo facilmente se adere a essa superfície de resina acrílica.[72,73]

A escovação da superfície da prótese dentária removível é um método efetivo de controlar o crescimento microbiano, por meio da desorganização mecânica do biofilme ali formado. Entretanto, alguns pacientes usuários de próteses dentárias, como os idosos e indivíduos com destreza motora limitada, têm dificuldade de manter suas próteses limpas somente com o controle mecânico do biofilme.[74-76] Para esses pacientes, é recomendado o uso da limpeza mecânica associada à química, reduzindo o acúmulo de biofilme nas superfícies da prótese dentária.[77,78]

Diversos estudos *in vitro* têm sido conduzidos para avaliar o potencial antifúngico de diferentes agentes químicos, como peróxidos alcalinos,[79,80] bicarbonato de sódio,[81,82] digluconato de clorexidina,[80,83-85] hipoclorito de sódio,[86-88] vinagre,[84,87,89] ácido peracético,[90] glutaraldeído[83] e dióxido de cloro[80] (**Tabela 2**). Os resultados apontam para uma efetividade de vários deles na redução das contagens de microrganismos ou na formação de biofilme na superfície de próteses dentárias removíveis. Os estudos *in vitro* não refletem adequadamente a situação clínica, pois as características superficiais dos materiais (metal ou resina acrílica), as propriedades salivares e outros fatores relacionados ao paciente também podem modular os resultados.[91]

Poucos estudos clínicos avaliaram o efeito dos agentes químicos na desinfecção de próteses dentárias. As substâncias avaliadas foram: vinagre 10%,[94] peróxido alcalino, clorexidina 2%, dióxido de cloro,[80] clorexidina 0,12%, hipoclorito de sódio 0,5% e bicarbonato de sódio.[95] Os resultados sugerem melhora das condições clínicas dos usuários das próteses e redução nas contagens de leveduras com a utilização dos agentes químicos descritos, exceto para o peróxido alcalino (**Tabela 3**). Os autores sugerem que o uso da desinfecção química deve ser complementar à limpeza mecânica das próteses.

Apesar de apresentarem propriedades benéficas, alguns efeitos adversos têm sido associados ao uso prolongado desses agentes químicos. A solução de clorexidina utilizada por longos períodos pode causar manchas em base das próteses[96] e no epitélio da língua,[97] além de reduzir a

Tabela 2 Estudos *in vitro* sobre o efeito de agentes químicos na desinfecção de materiais para base de prótese, metais e próteses dentárias removíveis

Autores (ano)	Amostra	Agentes químicos	Resultados
Da Silva et al., 2008[83]	Resina acrílica	Digluconato de clorexidina 2%; hipoclorito de sódio 1%; glutaraldeído 2%; vinagre 100%; tabletes à base de perborato de sódio; perborato de sódio 3,8%	Digluconato de clorexidina 2%, hipoclorito de sódio 1% e glutaraldeído 2% foram mais efetivos na desinfecção
Montagner et al., 2009[85]	Resina acrílica	Clorexidina 2%; hipoclorito de sódio 0,5%; hipoclorito de sódio modificado; peróxido de hidrogênio 10 volumes; agente efervescente	Soluções à base de hipoclorito de sódio e peróxido de hidrogênio foram superiores contra *C. albicans*
Kumar et al., 2012[89]	Resina acrílica	Vinagre; vinagre diluído 50%; limpadores comerciais de prótese à base de peróxido alcalino (Clinsodent®) e perborato de sódio/ bicarbonato de sódio (Fittydent®)	Limpadores comerciais foram mais efetivos que o vinagre (puro ou diluído) contra *C. albicans* aderida em base de prótese
Rodríguez Acosta et al., 2015[92]	Resina acrílica	Clorexidina 4% Hipoclorito de sódio 1%, com ou sem a película adquirida	A presença da película adquirida aumenta o efeito dos agentes químicos sobre *C. albicans*
Hashizume et al., 2015[84]	Resina acrílica	Clorexidina 2%; hipoclorito de sódio 1%; peróxido de hidrogênio 10 volumes; vinagre	Clorexidina 2% e hipoclorito de sódio 1% foram melhores contra *C. albicans* que vinagre
Salles et al., 2015[86]	Resina acrílica	Hipoclorito de sódio 0,25% e 0,5%; óleo de castor 10%	Hipoclorito de sódio 0,25% e 0,5% eliminaram os microrganismos testados. Óleo de castor 10% teve eficácia moderada
Pires et al., 2017[87]	Biofilme coletado de próteses	Digluconato de clorexidina 0,12%; hipoclorito de sódio diluído a 1%; vinagre 100%; ácido peracético 0,2%; peróxido alcalino; salicilato de sódio 0,05%; detergente enzimático	Hipoclorito de sódio diluído a 1%, digluconato de clorexidina 0,12% e vinagre foram 100% efetivos em inibir crescimento microbiano
Soto et al., 2019[88]	Resina acrílica	Hipoclorito de sódio 0,5%; ácido peracético 0,2%; peróxido de hidrogênio + vinagre; peróxido de hidrogênio + água	Peróxido de hidrogênio + vinagre eficaz em eliminar *C. albicans* e *S. aureus*
Feldman et al., 2021[93]	Liga de cromo-cobalto	Hipoclorito de sódio 0,5%; peróxido de hidrogênio + água; vinagre + água; peróxido de hidrogênio + vinagre	Peróxido de hidrogênio + vinagre não altera propriedades superficiais da liga testada

Tabela 3 Estudos *in vivo* sobre o efeito de agentes químicos na desinfecção de próteses dentárias removíveis

Autor (Ano)	Amostra	Agentes químicos	Resultados
Pinto et al., 2008[94]	55 pacientes	Solução de vinagre diluída a 10%, por 45 dias	Redução nos níveis salivares de *Candida* spp. e no número de pacientes com estomatite protética
Uludamar et al., 2010[80]	90 pacientes	Três marcas de tabletes de peróxido alcalino (Fittydent®, Polident®, Efferdent®) Dióxido de cloro (CloSYS II®) Clorexidina 0,2% (Corsodyl®)	Dióxido de cloro (CloSYS II®) e Clorexidina 0,2% (Corsodyl®) reduziram o número de *C. albicans* nas próteses
Valentini-Mioso et al., 2019[95]	40 pacientes	Digluconato de clorexidina 0,12%; hipoclorito de sódio 0,5%; bicarbonato de sódio 5%	Digluconato de clorexidina 0,12% e hipoclorito de sódio 0,5%, aliados à limpeza mecânica, reduziram a viabilidade microbiana

dureza dos dentes artificiais de acrílico.[98] A imersão em hipoclorito de sódio por longos períodos, pode ser corrosiva para metais e pode influenciar na estabilidade de cor, resistência à flexão, rugosidade e dureza da resina acrílica de base de prótese.[99-101]

Há que se considerar ainda o potencial efeito citotóxico dos agentes químicos, utilizados para desinfecção das próteses, aos tecidos bucais. A solução de hipoclorito de sódio é moderadamente tóxica às diversas células humanas, incluindo células da derme e do epitélio bucal.[102,103] Mesmo em concentrações muito baixas, como as empregadas na prática clínica, a solução de clorexidina causa efeitos citotóxicos significativos a diversas células, como fibroblastos da derme,[104] células do epitélio bucal[105] e linfócitos.[106] Além disso, tem sido reportado, por meio da utilização de diferentes modelos experimentais *in vitro*, que as formulações de clorexidina para uso clínico podem causar genotoxicidade e citotoxicidade às células e aos tecidos bucais.[103,104,106,107]

Por outro lado, clinicamente, o contato entre os agentes químicos e os tecidos que suportam a prótese não ocorre diretamente, mas sim com o remanescente impregnado dentro da base de resina acrílica, mesmo após o enxágue das próteses desinfetadas. Em um estudo *in vitro*, Procópio et al.[108] mostraram que, com a desinfecção diária realizada à noite utilizando solução de clorexidina 2%, simulando períodos de 9 meses a um ano e meio, os resíduos químicos podem resultar em algum grau de toxicidade na mucosa que suporta a prótese a longo prazo. Soto et al.[88] avaliaram uma mistura de vinagre e peróxido de hidrogênio quanto ao seu efeito antimicrobiano contra *C. albicans* e *S. aureus* e a atividade citotóxica em relação aos queratinócitos HaCaT. Os autores verificaram que a mistura dos dois agentes químicos foi efetiva para os microrganismos testados, mas as diluições iguais ou menores que 100 vezes apresentaram efeito citotóxico elevado, sugerindo o emprego clínico de diluições superiores dessa mistura. Feldmann et al.,[93] avaliando a mesma mistura de vinagre-peróxido de hidrogênio, mostraram que a imersão nessa solução não altera as propriedades superficiais da liga de cromo-cobalto utilizada na confecção de próteses parciais removíveis.

Uma recente revisão sistemática conduzida por Ribeiro Rocha et al.,[109] quanto aos métodos de limpeza química de próteses colonizadas por *Candida* spp., demonstrou evidência fraca dos efeitos de agentes químicos para reduzir as contagens de *Candida* spp., além dos estudos avaliados apresentarem um alto risco de viés. Somente a clorexidina e o dióxido de cloro demonstraram alguma evidência para a redução da colonização. Os autores indicaram que são necessários mais ensaios clínicos com melhor desenho metodológico para esclarecer a real eficácia dessas soluções na descontaminação de próteses.

Até o presente momento, os estudos *in vitro* e *in vivo* indicam que o digluconato de clorexidina é superior aos demais agentes químicos testados, podendo ser utilizado como complementar à limpeza mecânica das próteses dentárias removíveis quando for recomendado. As demais substâncias têm mostrado efeito inferior ou similar ao da clorexidina, sendo necessários mais estudos clínicos para avaliar a real eficácia clínica.

ANTIMICROBIANOS DE USO LOCAL EM TRATAMENTOS ENDODÔNTICOS

Com a infecção do sistema de canais radiculares, os microrganismos permanecem aderidos às paredes de dentina, invadem os túbulos dentinários em diferentes profundidades e estão suspensos na luz do canal radicular. As estratégias para controle da infecção incluem a remoção total do tecido cariado na etapa de abertura coronária, o isolamento absoluto do campo operatório, o preparo químico mecânico, a aplicação de medicamentos entre sessões, a obturação e a restauração definitiva do dente. Embora cimentos endodônticos empregados na obturação possam demonstrar ação antimicrobiana, neste capítulo serão abordadas as substâncias químicas auxiliares e os medicamentos empregados na cavidade pulpar entre as sessões de tratamento.

Substâncias químicas auxiliares

A limpeza e a modelagem do sistema de canais radiculares por meio de instrumentos e substâncias químicas auxiliares são os procedimentos que reduzem significativamente a carga microbiana (**Figura 3**). Como os instrumentos não conseguem atingir todas as irregularidades do sistema de canais radiculares, é necessário o emprego de substâncias químicas (ou irrigantes), as quais exercem efeito antimicrobiano por meio de sua ação química e física.[110,111] A ação química depende da estrutura das moléculas e da composição. A ação física se dá pelo fluxo e refluxo das soluções durante o processo de irrigação ou ativação (como o ultrassom) (**Figura 4**). As principais substâncias químicas empregadas no preparo químico-mecânico são as soluções de hipoclorito (de sódio ou de cálcio), o digluconato de clorexidina (em solução ou em gel) e os quelantes.

As soluções de hipoclorito de sódio (NaOCl) têm sido empregadas no preparo dos canais radiculares, com concentrações variando de 0,5% a 10-12%. Estudos *in vitro* e *in vivo* (modelo animal) avaliaram as propriedades do hipoclorito de cálcio [$Ca(OCl)_2$] como potencial agente para a irrigação de canais radiculares. Enquanto as soluções de hipoclorito de sódio são preparadas a partir de outras mais concentradas, as soluções de hipoclorito de cálcio são preparadas a partir da dissolução de grânulos. As principais propriedades das soluções de hipoclorito são capacidade antimicrobiana e dissolução tecidual. Elas decorrem de seu elevado pH alcalino, gerado a partir de dissociação iônica. A concentração das soluções, o pH, a forma de armazenamento e a temperatura de uso modulam suas propriedades.[110,111]

O efeito antimicrobiano do hipoclorito de sódio decorre de seu pH elevado, próximo a 12. Em células bacterianas, o NaOCl altera a integridade da membrana citoplasmática, promovendo uma inativação enzimática irreversível. Outro mecanismo estaria associado à formação de compostos contendo cloro ativo, como ácido hipocloroso (HOCl) e íon hipoclorito.[110,111] Além disso, o NaOCl rompe a matriz extracelular de biofilmes, o que depende do volume aplicado.[112,113] Petridis et al.[113] indicaram que a arquitetura mais ou menos densa de biofilmes de *Streptococcus oralis* J22 e *Actinomyces naeslundii* T14V-J1 induzidos *in vitro* modula o efeito antibiofilme de soluções de hipoclorito de sódio. Há ruptura, dissolução e formação de bolhas de forma mais intensa com o aumento da concentração de NaOCl. Assim, a remoção de biofilme parece ser dependente da concentração e da estrutura do biofilme. Pereira et al.[114] sugerem que o fluxo da solução de hipoclorito de sódio aplicado durante a irrigação exerce mais efeito sobre biofilmes induzidos em raízes com istmos (achatamentos) do que a própria concentração da solução.

Em razão da instabilidade das soluções a partir das quais as soluções de hipoclorito de sódio são preparadas, iniciam-se pesquisas em endodontia para avaliação do uso de soluções de hipoclorito de cálcio no preparo dos canais radiculares. Sua apresentação em forma granulada permite uma diluição imediata, gerando soluções mais estáveis e com concentração mais exata que as de NaOCl. Leonardo et al.[115] indicaram que soluções de $Ca(OCl)_2$ apresentam concentração de cloro livre superior às mesmas soluções de NaOCl em diferentes períodos e temperatura de armazenamento. Diferentes modelos *in vitro* foram empregados para a análise da ação antimicrobiana de soluções de hipoclorito de cálcio. Os resultados indicam que seu efeito é proporcional à concentração[116,117] e pode ser potencializado pela sua associação com surfactantes como a cetrimida a 0,1% ou a 0,2%.[118] Até o presente momento, não foram realizados ensaios clínicos que avaliem o efeito do hipoclorito de cálcio durante o tratamento endodôntico.

O digluconato de clorexidina é empregado como substância auxiliar no preparo dos canais radiculares em concentrações que variam de 0,12% a 2%, em apresentações na forma de solução ou de gel com base hidrossolúvel (natrosol).[111] Os mecanismos relacionados ao efeito antimicrobiano da clorexidina foram mencionados anteriormente. Entre as vantagens para o emprego da clorexidina no tratamento endodôntico, pode ser citada a lenta liberação após sua adsorção à dentina, demonstrando um efeito residual que varia de 48 horas a 30 dias.[119,120] A clorexidina demonstra menor potencial de irritação aos tecidos apicais caso seja ali introduzida, quando comparada às soluções de hipoclorito de sódio. Porém, a clorexidina não é capaz de promover a dissolução do tecido pulpar.[121] Dessa forma, estudos indicam que não modifica o colágeno da dentina, contribuindo para o processo de adesão de materiais odontológicos como sistemas adesivos, cimentos e resinas compostas.[122-124]

Quando se consideram resultados clínicos relacionados à redução microbiana promovida pelo uso do hipoclorito de sódio e da clorexidina, estudo de Ruksakiet et al. [125] indicou que não há diferença significativa na incidência de amostras com crescimento bacteriano positivo após a irrigação, nem na carga microbiana. Embora possuam mecanismos de ação distintos, quando empregados em protocolos clínicos de preparo químico-mecânico, tanto clorexidina quanto NaOCl podem reduzir infecções bacterianas após irrigação, sem qualquer diferença significativa na eficácia antimicrobiana entre eles. Os irrigantes endodônticos contribuem também para a redução da carga de endotoxinas. Em estudo do tipo revisão sistemática, Neelakantan et al.[126] concluíram que o preparo químico mecânico do canal com NaOCl e clorexidina reduziu os níveis de endotoxina em comparação com os iniciais encontrados nas infecções endodônticas primárias. Quando o NaOCl foi utilizado, os níveis de endotoxinas foram menores do que os obtidos após o preparo químico mecânico com clorexidina.

Durante o preparo dos canais, a ação dos instrumentos endodônticos nas paredes de dentina produz uma camada de material orgânico, inorgânico e resíduos de microrganismos, denominada lama dentinária ou *smear layer*.[127] Esta camada inibe a ação de medicações intracanal e a penetração dos cimentos utilizados na obturação do sistema de canais radiculares. As soluções de hipoclorito e de clorexidina não são capazes de removê-la. Para isso, realiza-se uma irrigação final com o ácido etilenodiamino tetra-acético (EDTA) na concentração de 17%. O efeito antimicrobiano do EDTA é limitado, podendo estar associado à quelação de cátions da membrana externa das bactérias.[128] O efeito antibacteriano do EDTA seria rápido, pois se manteria apenas enquanto os quelantes não formarem ligações com os íons metálicos.129 Morgental et al.[130] não observaram inibição de crescimento de *Enterococcus faecalis* em suspensão, na presença ou não de dentina pulverizada, promovida por EDTA 17%. Álvarez-Sagües et al.[131] indicaram que a solução de EDTA 17% contribuiu para a redução do número de unidades formadoras de colônias de biofilmes de *E. faecalis* induzidos in vitro em canais radiculares de dentes extraídos. Cháves de Paz et al.[132] demonstraram que a exposição ao EDTA (50 mmol/L) in vitro removeu poucas células dos biofilmes de *E. faecalis, Lactobacillus paracasei* e *Streptococcus anginosus*, sem modificar sua estrutura.

Na tentativa de somar propriedades, combinações de substâncias químicas auxiliares têm sido propostas. Por exemplo, o uso de solução de hipoclorito de sódio durante o preparo químico mecânico, seguido de irrigação final com EDTA 17%, alia a ação antimicrobiana e a capacidade de dissolução tecidual do NaOCl à capacidade de remoção da *smear layer* do EDTA. No entanto, há que se considerar que podem ocorrer interações negativas. A associação do NaOCl à clorexidina origina um precipitado potencialmente tóxico, composto por paracloroanilina, que causa manchamento dental (marrom-alaranjado).[133] Há ainda combinações disponíveis comercialmente, prontas para uso, como o Qmix 2in1® e o BioPure MTAD® (Dentsply Tulsa Dental Specialities, EUA).

Medicação entre sessões

O uso de antimicrobianos químicos aplicados topicamente dentro dos canais radiculares é um adjuvante necessário ao preparo químico-mecânico em situações que impedem a conclusão do tratamento endodôntico em uma única sessão[134] (**Figura 5**). O medicamento intracanal deve atuar sobre os biofilmes remanescentes para erradicar bactérias ao longo do seu período de aplicação, além de impedir a recontaminação dos canais entre as sessões do tratamento.[135]

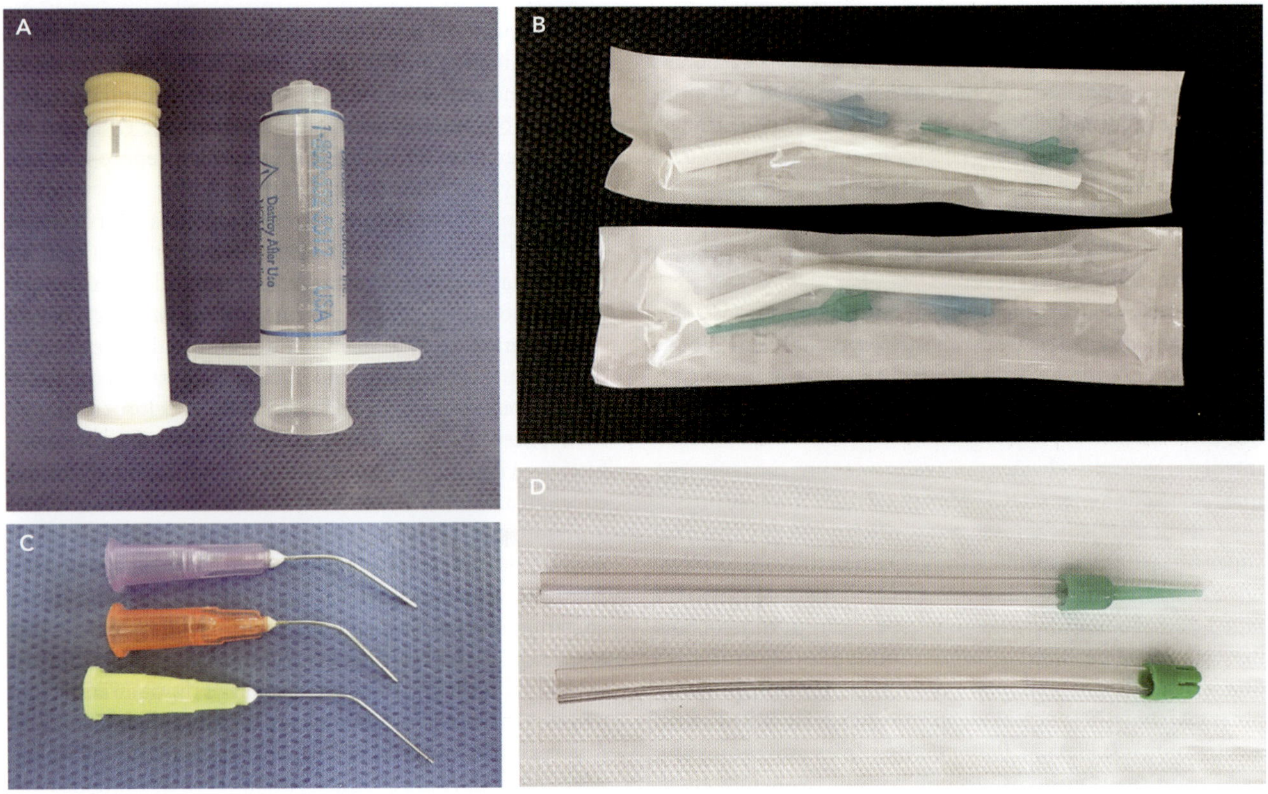

FIGURA 3 Instrumentais empregados para protocolo de irrigação e aspiração de substâncias químicas auxiliares ao preparo mecânico dos canais radiculares. (**A**) Seringa plástica descartável com trava (*lock*). (**B**) Agulhas para irrigação descartáveis. (**C**) Aspiradores descartáveis com ponta mais ampla (verde) e fina (azul-claro). (**D**) Comparação entre aspirador endodôntico (ponta fina, verde-claro) e aspirador de saliva (ponta maior, verde-escuro)

Fonte: acervo pessoal dos autores.

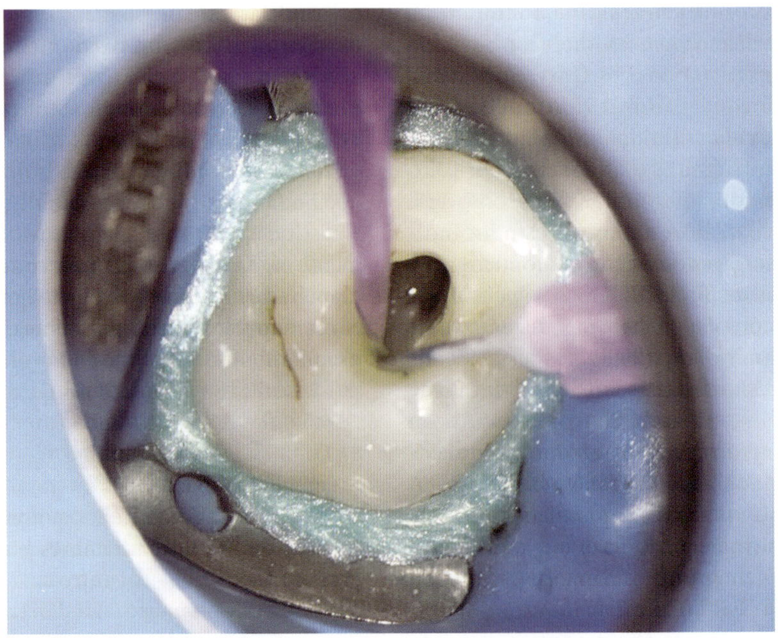

FIGURA 4 Preparo químico-mecânico dos canais radiculares: posicionamento da cânula de aspiração (porção coronária) e da agulha de irrigação (interior do canal radicular) para a movimentação de fluidos promovida pela renovação da substância química auxiliar e sua aspiração.

Fonte: imagem gentilmente cedida pelo Prof. Lucas Carpena (Cirurgião-dentista, Especialista em Endodontia, Pelotas, RS).

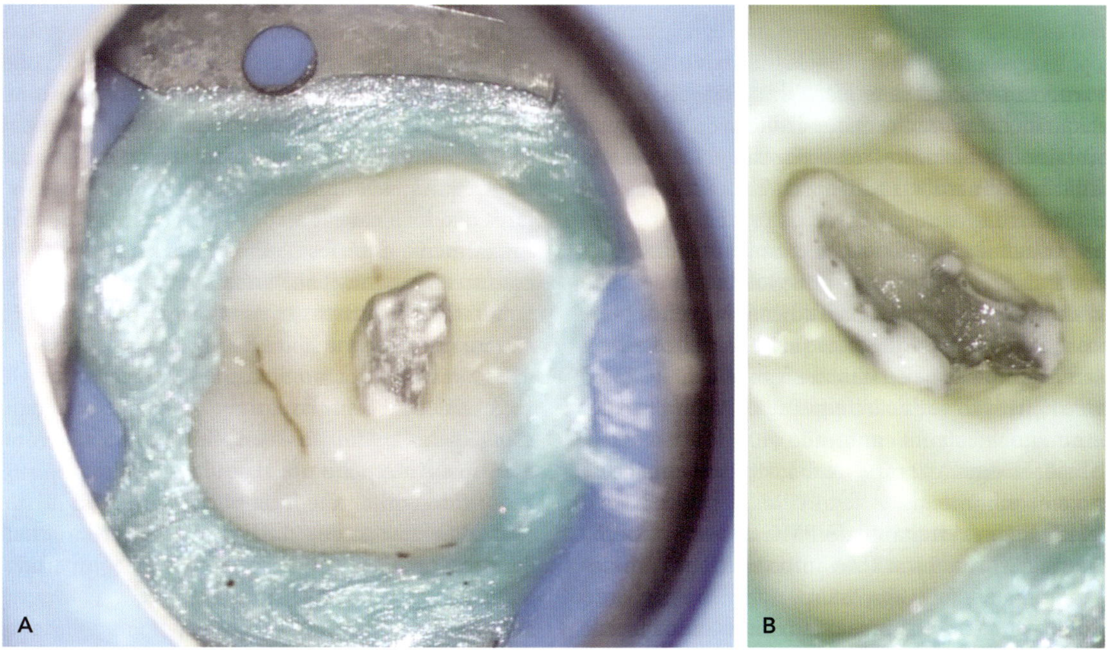

FIGURA 5 Pasta de hidróxido de cálcio inserida nos canais radiculares de um molar superior, após o preparo químico mecânico. (**A**) Imagem em menor aumento. (**B**) Imagem em maior aumento.

Fonte: imagens gentilmente cedidas pelo Prof. Lucas Carpena.

A medicação entre as sessões de tratamentos endodônticos é empregada principalmente em atendimentos de urgência ou quando não se pode concluir o tratamento endodôntico em uma única sessão. Os principais motivos são fatores relacionados ao paciente (diagnóstico, caso clínico, anatomia) ou ao profissional (cansaço, dificuldade técnica). Embora existam diferentes grupos de medicamentos intracanal, como associação esteroide-antimicrobiano, derivados fenólicos e clorexidina, as pastas de hidróxido de cálcio são os mais frequentemente empregados.[136]

As pastas com hidróxido de cálcio aumentam o pH da superfície radicular e mantêm o pH da região apical elevado. A atividade antimicrobiana das pastas está associada à liberação de íons cálcio. Tais íons também promovem a liberação de fatores de crescimento que induzem a formação de dentina ou dentinogênese.[137] Na presença de água, o hidróxido de cálcio se decompõe em íons cálcio e hidroxila. Assim, quando usado como medicamento intracanal, os íons penetram nos túbulos dentinários. Além dos efeitos intracanal favoráveis, o hidróxido de cálcio libera íons cálcio e hidroxila e acelera a cicatrização periapical. O pH alcalino do hidróxido de cálcio neutraliza o ácido lático produzido pelos osteoclastos na região periapical e previne a desmineralização. Outra ação importante do hidróxido de cálcio é a ativação da enzima fosfatase alcalina e de fatores de crescimento, que aumentam a formação de tecido duro, favorecendo o reparo na região apical e inibindo a reabsorção radicular após o trauma dental.[138,139]

A atividade antimicrobiana do hidróxido de cálcio está associada à liberação de íons hidroxila em ambiente aquoso, causando danos direto à membrana citoplasmática das bactérias, supressão da atividade enzimática, modificações no metabolismo e interferência na replicação do material genético. O efeito de indução da formação de tecido mineralizado também decorre do alto pH, que neutraliza o ácido lático secretado por osteoclastos.[140]

O tipo de veículo escolhido para a pasta de hidróxido de cálcio determina suas características químicas (dissociação em íons cálcio e hidroxila, difusão) e físicas (capacidade de preenchimento), modulando seu comportamento biológico. Veículos aquosos favorecem uma dissociação iônica mais rápida, produzindo maiores valores de pH.[141] Para que as pastas de hidróxido de cálcio exerçam seus efeitos biológicos, os íons hidroxila devem se difundir no maciço dentinário, em concentração suficiente, atingindo os microrganismos remanescentes após o preparo químico-mecânico ou alcalinizando a superfície radicular externa, neutralizando as reações ácidas produzidas pelo processo inflamatório.[142]

As propriedades antimicrobianas das pastas de hidróxido de cálcio têm sido amplamente estudadas. Sabe-se que o hidróxido de cálcio apresenta potencial antimicrobiano máximo quando em contato direto com a célula microbiana, momento em que há máximo pH. Ensaios *in vitro* demonstram efeito antimicrobiano limitado, especialmente diante de cepas facultativas e Gram-positivas como *E. faecalis*.[143] No entanto, o comportamento dos microrganismos, na presença de hidróxido de cálcio, pode ser alterado quando esses se encontram organizados em biofilmes. Van der Waal et al. expuseram biofilmes de *E. faecalis* e *P. aeruginosa* a uma pasta contendo 10% de hidróxido de cálcio por 8 horas. Esses biofilmes apresentaram uma proporção maior de células de *E. faecalis* (30,6%) do que os que não foram expostos (8,7%). Os autores sugeriram que essa alteração no microambiente, proporcionada pelo hidróxido de cálcio, pode favorecer a presença de *E. faecalis*.[144] Haapasalo et al. e Portenier et al. demonstraram que a adição de pó de dentina à solução saturada de hidróxido de cálcio foi capaz de abolir o efeito antimicrobiano diante do *E. faecalis*, mesmo após 24 horas de exposição.[145,146]

Uma vez que a alcalinização da dentina não é suficiente para eliminar espécies microbianas que sobrevivem em alto pH, uma possível estratégia seria a adição de veículos que atuem nas células microbianas por meio de outros mecanismos.[147] Os veículos que conferem efeito antimicrobiano adicional ao hidróxido de cálcio frequentemente empregados são o paramonoclorofenol canforado (PMCC) e o digluconato de clorexidina (0,2 ou 2%). O PMCC origina-se da combinação do paramonoclorofenol (PMC) com a cânfora, que reduz o potencial irritante do PMC e funciona como seu veículo. O PMC tem sua ação antimicrobiana relacionada ao componente fenol e ao cloro. Assim, a associação do PMCC ao hidróxido de cálcio aumenta sua atividade antimicrobiana.[148]

Sob o ponto de vista microbiológico, as pastas de hidróxido de cálcio exercem efeitos seletivos sobre as comunidades microbianas e sobre o metabolismo das células bacterianas e não garantem a remoção completa do conteúdo de endotoxinas ou de ácido lipoteicoico do sistema de canais radiculares. No entanto, o uso de medicação de hidróxido de cálcio por 14 a 30 dias é mais efetivo para a redução dos níveis de endotoxina dos canais radiculares quando comparado ao tratamento em sessão única, além de evitar a reorganização das comunidades microbianas.[149]

O efeito antimicrobiano do hidróxido de cálcio está associado a um tempo de contato mais prolongado com os microrganismos, já que a maioria dos patógenos não sobrevive no ambiente altamente alcalino criado por este medicamento. Porém, clinicamente esse contato nem sempre é possível. Além disso, a baixa solubilidade e difusibilidade do hidróxido de cálcio pode tornar difícil que se alcance um aumento rápido e significativo no pH para eliminar as bactérias presentes em biofilmes, túbulos dentinários, restos de tecido e variações anatômicas, além da resistência apresentada por algumas espécies de bactéria.[150,151]

Por outro lado, vários estudos indicaram que o tratamento com medicamentos intracanal pode afetar de forma marcante a diversidade e a quantidade de microrganismos cultiváveis em canais infectados, sendo alguns grupos de microrganismos mais resistentes ao tratamento do que outros. Peters et al.[152] afirmam que o número de culturas microbianas positivas aumenta no período entre consultas quando se usa medicação de hidróxido de cálcio. Zerella et al.[153] indicaram que a desinfecção completa dos canais radiculares não foi alcançada, mas todos os casos que abrigavam inicialmente espécies de *Enterococcus* foram desinfetados com sucesso. Chu et al.[154] relatam que os cocos anaeróbios facultativos Gram-positivos tendem a predominar em relação aos bastonetes anaeróbios obrigatórios Gram-negativos após o tratamento. No estudo de Sinha et al.,[155] o $Ca(OH)_2$ mostrou eficácia limitada contra anaeróbios facultativos e espécies de *Candida*, mas foi eficaz contra anaeróbios obrigatórios. A despeito dos dados discutidos anteriormente, de acordo com Siqueira et al., um curativo de hidróxido de cálcio, quando associado ao PMCC, proporciona maior número de culturas negativas quando comparado apenas à ação do preparo químico mecânico.[156]

Como as bactérias são os principais agentes etiológicos da periodontite apical, o objetivo microbiológico do tratamento endodôntico deve ser a erradicação completa ou pelo menos a redução máxima da população bacteriana dos canais radiculares. Embora o impacto da medicação intracanal no desfecho do tratamento ainda permaneça discutível, principalmente pela falta de estudos clínicos bem controlados, com amostra de tamanho adequado, carece de esclarecimento qual o protocolo que torna os canais radiculares livres de bactérias cultiváveis de forma mais confiável antes de sua obturação definitiva.

CONSIDERAÇÕES FINAIS

Os agentes antimicrobianos de uso local são importantes adjuvantes aos procedimentos mecânicos de controle do biofilme nos diversos sítios da cavidade bucal, tanto para a manutenção quanto para o restabelecimento do equilíbrio que favorece a saúde. Há uma gama de medicamentos que podem ser indicados em cada situação, e frequentemente surgem novas apresentações comerciais. Portanto, o cirurgião-dentista deve revisar constantemente a literatura científica para manter-se a par das indicações, da posologia, do modo de utilização e de como orientar seu paciente para que os melhores resultados sejam obtidos, dentro da peculiaridade de cada caso.

QUESTÕES

1. Considere as afirmações quanto aos dentifrícios:

I – São produtos utilizados em escovas dentais para auxiliar a remoção do biofilme da superfície dentária, apresentados apenas na forma de pasta.
II – Contêm ingredientes ativos em sua composição, como fluoretos, triclosan e clorexidina.
III – Podem conter substâncias naturais, que não apresentam propriedades antimicrobianas ou anti-inflamatórias.

a) Apenas a afirmação I está correta.
b) Apenas as afirmações I e II estão corretas.
c) Apenas as afirmações II e III estão corretas.
d) Apenas as afirmações I e III estão corretas.
e) Todas as afirmações estão incorretas.

2. Enxaguatórios bucais podem ser empregados como coadjuvantes ou substitutivos ao controle mecânico de placa, ou ainda para bochechos pré-procedimento em Odontologia. São propriedades desejáveis desses produtos, exceto:

a) Substantividade.
b) Eficácia.
c) Viscosidade.
d) Estabilidade.
e) Baixa toxicidade.

3. A escovação da superfície da prótese dentária removível é um método efetivo de controlar o crescimento microbiano, por meio da desorganização mecânica do biofilme ali formado, sendo uma importante medida para o tratamento da candidíase bucal. Considere as sentenças a seguir quanto ao uso de agentes químicos para a desinfecção de próteses:

I – São empregados como medida complementar à escovação, principalmente por meio de imersão da prótese.
II – Contribuem para a melhora das condições clínicas dos pacientes usuários das próteses e redução nas contagens de leveduras.
II – Soluções de hipoclorito de sódio não causam corrosão de metais, nem manchamento na base acrílica da prótese.

a) Apenas a afirmação I está correta.
b) Apenas as afirmações I e II estão corretas.
c) Apenas as afirmações II e III estão corretas.
d) Apenas as afirmações I e III estão corretas.
e) Todas as afirmações estão incorretas.

4. Assinale a alternativa incorreta a respeito das soluções irrigantes utilizadas durante o tratamento de canais radiculares:

a) As principais propriedades das soluções de hipoclorito são capacidade antimicrobiana e dissolução tecidual. Elas decorrem de seu elevado pH alcalino, gerado a partir de dissociação iônica.
b) As soluções de hipoclorito de cálcio são uma alternativa ao hipoclorito de sódio, pois sua apresentação em forma granulada permite uma diluição imediata, gerando soluções mais estáveis e com concentração mais exata que as de NaOCl.
c) Dentre as vantagens para o emprego da clorexidina no tratamento endodôntico, pode ser citada a lenta liberação após sua adsorção à dentina, demonstrando um efeito residual que varia de 48 horas a 30 dias.
d) O efeito antimicrobiano do EDTA é limitado, podendo estar associado à quelação de cátions da membrana externa das bactérias. No entanto, este efeito é compensado pela sua capacidade de dissolução da matéria orgânica.
e) A associação do NaOCl à CHX origina um precipitado potencialmente tóxico, composto por paracloroanilina, que causa manchamento dental (marrom-alaranjado).

QUESTÕES

5. O medicamento intracanal deve atuar sobre os biofilmes remanescentes para erradicar bactérias ao longo de seu período de aplicação, além de impedir a recontaminação dos canais entre as sessões do tratamento. A principal medicação intracanal utilizada em endodontia é o hidróxido de cálcio. Assinale a alternativa que não se enquadra nas propriedades desta medicação:
   a) As pastas com hidróxido de cálcio aumentam o pH da superfície radicular e mantêm o pH da região apical elevado.
   b) Na presença de água, o hidróxido de cálcio se decompõe em íons cálcio e hidroxila.
   c) O hidróxido de cálcio ativa a enzima fosfatase alcalina e fatores de crescimento, que aumentam a formação de tecido duro, favorecendo o reparo na região apical e inibindo a reabsorção radicular após o trauma dental.
   d) O uso de medicação de hidróxido de cálcio por 14 a 30 dias é mais efetivo para a redução dos níveis de endotoxina dos canais radiculares quando comparado ao tratamento em sessão única.
   e) A alcalinização da dentina promovida pelo hidróxido de cálcio faz com que ele seja capaz de eliminar todas as espécies microbianas que sobrevivem em alto pH, como o Enterococcus faecalis.

Gabarito: 1a; 2c; 3b; 4d; 5e

REFERÊNCIAS

1. Subramanian S, Appukuttan D, Tadepalli A, Gnana PPS, Victor DJ. The role of abrasives in dentifrices. J Pharm Sci. 2017;9:4.
2. Valkenburg C, Slot DE, Bakker EWP, Van der Weijden FA. Does dentifrice use help to remove plaque? A systematic review. J Clin Periodontol. 2016;43(12):1050-8.
3. Supranoto SC, Slot DE, Addy M, Van der Weijden GA. The effect of chlorhexidine dentifrice or gel versus chlorhexidine mouthwash on plaque, gingivitis, bleeding and tooth discoloration: a systematic review. Int J Dent Hyg. 2015;13(2):83-92.
4. Putt MS, Van der Weijden GA, Kleber CJ, Saxton CA. Validation of a 21-day, partial-mouth gingivitis model for evaluating chemotherapeutic dentifrices. J Periodontal Res. 1993;28(4):301-7.
5. Addy M, Jenkins S, Newcombe R. Studies on the effect of toothpaste rinses on plaque regrowth. (I). Influence of surfactants on chlorhexidine efficacy. J Clin Periodontol. 1989;16(6):380-4.
6. Paqué PN, Schmidlin PR, Wiedemeier DB, Wegehaupt FJ, Burrer PD, Körner P, et al. Toothpastes with enzymes support gum health and reduce plaque formation. Int J Environ Res Public Health. 2021;18(2):835.
7. Pandit S, Cai J-N, Jung J-E, Jeon J-G. Effect of 1-minute fluoride treatment on potential virulence and viability of a cariogenic biofilm. Caries Res. 2015;49(4):449-57.
8. Ganss C, Schlueter N, Hardt M, Schattenberg P, Klimek J. Effect of fluoride compounds on enamel erosion in vitro: a comparison of amine, sodium and stannous fluoride. Caries Res. 2008;42(1):2-7.
9. Algarni AA, Mussi MCM, Moffa EB, Lippert F, Zero DT, Siqueira WL, et al. The impact of stannous, fluoride ions and its combination on enamel pellicle proteome and dental erosion prevention. PLoS One. 2015;10(6):e0128196.
10. Kirsch J, Hannig M, Winkel P, Basche S, Leis B, Pütz N, et al. Influence of pure fluorides and stannous ions on the initial bacterial colonization in situ. Sci Rep. 2019;9(1):18499.
11. Kumar VS, Navaratnam V. Neem (Azadirachta indica): prehistory to contemporary medicinal uses to humankind. Asian Pac J Trop Biomed. 2013;3(7):505-14.
12. Alzohairy MA. Therapeutics role of Azadirachta indica (neem) and their active constituents in diseases prevention and treatment. Evid Based Complement Alternat Med. 2016;2016:7382506.
13. Janakiram C, Venkitachalam R, Fontelo P, Iafolla TJ, Dye BA. Effectiveness of herbal oral care products in reducing dental plaque & gingivitis - a systematic review and meta-analysis. BMC Complement Med Ther. 2020;20(1):43.
14. Karadağlıoğlu Öİ, Ulusoy N, Başer KHC, Hanoğlu A, Şık İ. Antibacterial activities of herbal toothpastes combined with essential oils against Streptococcus mutans. Pathogens. 2019;8(1):E20.
15. Korkmaz FM, Ozel MB, Tuzuner T, Korkmaz B, Yayli N. Antimicrobial activity and volatile constituent analysis of three commercial herbal toothpastes containing Aloe vera L. and Fragaria vesca L. extracts. Niger J Clin Pract. 2019;22(5):718-26.
16. Braga AS, Girotti LD, de Melo Simas LL, Pires JG, Pelá VT, Buzalaf MAR, et al. Effect of commercial herbal toothpastes and mouth rinses on the prevention of enamel demineralization using a microcosm biofilm model. Biofouling. 2019;35(7):796-804.
17. Geidel A, Krüger M, Schrödl W, Jentsch H. Control of plaque and gingivitis by an herbal toothpaste - a randomised controlled study. Oral Health Prev Dent. 2017;15(5):407-13.
18. George J, Hegde S, Rajesh KS, Kumar A. The efficacy of a herbal-based toothpaste in the control of plaque and gingivitis: a clinico-biochemical study. Indian J Dent Res. 2009;20(4):480-2.
19. Shanmugapriya R, Arunmozhi U, Kadhiresan R, Sabitha S, Anirudhya R, Sujatha G. Comparison of antiplaque effectiveness of herbal toothpaste: A randomized triple-blinded cross-over clinical trial. Ayu. 2019;40(2):109-13.
20. Fine DH, Furgang D, Lieb R, Korik I, Vincent JW, Barnett ML. Effects of sublethal exposure to an antiseptic mouthrinse on representative plaque bacteria. J Clin Periodontol. 1996;23(5):444-51.
21. Chiramana S, Hima Bindu OS, Kishore Kadiyala K, Prakash M, Durga Prasad T, Chaitanya SK. Evaluation of minimum required safe distance between two consecutive dental chairs for optimal asepsis. Yadav NS, organizador. JOFR. 15 de janeiro de 2013;3:12-5.
22. Marui VC, Souto MLS, Rovai ES, Romito GA, Chambrone L, Pannuti CM. Efficacy of preprocedural mouthrinses in the reduction of microorganisms in aerosol: A systematic review. J Am Dent Assoc. 2019;150(12):1015-1026.e1.
23. Loesche WJ. Chemotherapy of dental plaque infections. Oral Sci Rev. 1976;9:65-107.
24. Davies A. The mode of action of chlorhexidine. J Periodontal Res Suppl. 1973;12:68-75.
25. Jones CG. Chlorhexidine: is it still the gold standard? Periodontol 2000. 1997;15:55-62.
26. James P, Worthington HV, Parnell C, Harding M, Lamont T, Cheung A, et al. Chlorhexidine mouthrinse as an adjunctive treatment for gingival health. Cochrane Database Syst Rev. 2017;3:CD008676.
27. Rölla G, Melsen B. On the mechanism of the plaque inhibition by chlorhexidine. J Dent Res. 1975;54 Spec No B:B57-62.

28. Bonesvoll P, Lökken P, Rölla G, Paus PN. Retention of chlorhexidine in the human oral cavity after mouth rinses. Arch Oral Biol. 1974;19(3):209-12.
29. Nishad A, Sreesan NS, Joy J, Lakshmanan L, Thomas J, Anjali VA. Impact of mouthwashes on antibacterial activity of subjects with fixed orthodontic appliances: a randomized clinical trial. J Contemp Dent Pract. 2017;18(12):1112-6.
30. Leiva-Cala C, Lorenzo-Pouso AI, Centenera-Centenera B, López-Palafox J, Gándara-Vila P, García-García A, et al. Clinical efficacy of an Aloe Vera gel versus a 0.12% chlorhexidine gel in preventing traumatic ulcers in patients with fixed orthodontic appliances: a double-blind randomized clinical trial. Odontology. 2020;108(3):470-8.
31. Lang NP, Hotz P, Graf H, Geering AH, Saxer UP, Sturzenberger OP, et al. Effects of supervised chlorhexidine mouthrinses in children. A longitudinal clinical trial. J Periodontal Res. 1982;17(1):101-11.
32. Segreto V, Collins E, Beiswanger B, de La Rosa M, Isaacs R, Lang N, et al. A comparison of mouthrinses containing two concentrations of chlorhexidine. J Periodontal Res 1986;21:23-32.
33. Binney A, Addy M, McKeown S, Everatt L. The effect of a commercially available triclosan-containing toothpaste compared to a sodium-fluoride-containing toothpaste and a chlorhexidine rinse on 4-day plaque regrowth. J Clin Periodontol. 1995;22(11):830-4.
34. Van Swaaij BWM, van der Weijden GAF, Bakker EWP, Graziani F, Slot DE. Does chlorhexidine mouthwash, with an anti-discoloration system, reduce tooth surface discoloration without losing its efficacy? A systematic review and meta-analysis. Int J Dent Hyg. 2020;18(1):27-43.
35. Brookes ZLS, Bescos R, Belfield LA, Ali K, Roberts A. Current uses of chlorhexidine for management of oral disease: a narrative review. J Dent. 2020;103:103497.
36. Solderer A, Kaufmann M, Hofer D, Wiedemeier D, Attin T, Schmidlin PR. Efficacy of chlorhexidine rinses after periodontal or implant surgery: a systematic review. Clin Oral Investig. 2019;23(1):21-32.
37. Stickler DJ, Thomas B. Antiseptic and antibiotic resistance in Gram-negative bacteria causing urinary tract infection. J Clin Pathol. 1980;33(3):288-96.
38. Stickler DJ. Susceptibility of antibiotic-resistant Gram-negative bacteria to biocides: a perspective from the study of catheter biofilms. J Appl Microbiol. 2002;92 Suppl:163S-70S.
39. Suwantarat N, Carroll KC, Tekle T, Ross T, Maragakis LL, Cosgrove SE, et al. High prevalence of reduced chlorhexidine susceptibility in organisms causing central line-associated bloodstream infections. Infect Control Hosp Epidemiol. 2014;35(9):1183-6.
40. Jenkins S, Addy M, Newcombe RG. A comparison of cetylpyridinium chloride, triclosan and chlorhexidine mouthrinse formulations for effects on plaque regrowth. J Clin Periodontol. 1994;21(6):441-4.
41. Haps S, Slot DE, Berchier CE, Van der Weijden GA. The effect of cetylpyridinium chloride-containing mouth rinses as adjuncts to toothbrushing on plaque and parameters of gingival inflammation: a systematic review. Int J Dent Hyg. 2008;6(4):290-303.
42. Popkin DL, Zilka S, Dimaano M, Fujioka H, Rackley C, Salata R, et al. Cetylpyridinium chloride (CPC) exhibits potent, rapid activity against influenza viruses in vitro and in vivo. Pathog Immun. 2017;2(2):252-69.
43. Moran J, Addy M, Roberts S. A comparison of natural product, triclosan and chlorhexidine mouthrinses on 4-day plaque regrowth. J Clin Periodontol. 1992;19(8):578-82.
44. Vandekerckhove BN, Van Steenberghe D, Tricio J, Rosenberg D, Encarnacion M. Efficacy on supragingival plaque control of cetylpyridinium chloride in a slow-release dosage form. J Clin Periodontol. 1995;22(11):824-9.
45. Rösing CK, Cavagni J, Gaio EJ, Muniz FWMG, Ranzan N, Oballe HJR, et al. Efficacy of two mouthwashes with cetylpyridinium chloride: a controlled randomized clinical trial. Braz Oral Res. 2017;31:e47.
46. Tadakamadla SK, Bharathwaj VV, Duraiswamy P, Sforza C, Tartaglia GM. Clinical efficacy of a new cetylpyridinium chloride-hyaluronic acid-based mouthrinse compared to chlorhexidine and placebo mouthrinses-A 21-day randomized clinical trial. Int J Dent Hyg. 2020;18(1):116-23.
47. Tartaglia GM, Tadakamadla SK, Connelly ST, Sforza C, Martín C. Adverse events associated with home use of mouthrinses: a systematic review. Ther Adv Drug Saf. 2019;10:2042098619854881.
48. Fine DH. Chemical agents to prevent and regulate plaque development. Periodontol 2000. 1995;8:87-107.
49. Quintas V, Prada-López I, Prados-Frutos JC, Tomás I. In situ antimicrobial activity on oral biofilm: essential oils vs. 0.2 % chlorhexidine. Clin Oral Investig. 2015;19(1):97-107.
50. Pan P, Barnett ML, Coelho J, Brogdon C, Finnegan MB. Determination of the in situ bactericidal activity of an essential oil mouthrinse using a vital stain method. J Clin Periodontol. 2000;27(4):256-61.
51. Figuero E, Nóbrega DF, García-Gargallo M, Tenuta LMA, Herrera D, Carvalho JC. Mechanical and chemical plaque control in the simultaneous management of gingivitis and caries: a systematic review. J Clin Periodontol. 2017;44 Suppl 18:S116-34.
52. Gandini S, Negri E, Boffetta P, La Vecchia C, Boyle P. Mouthwash and oral cancer risk quantitative meta-analysis of epidemiologic studies. Ann Agric Environ Med. 2012;19(2):173-80.
53. Lynch MC, Cortelli SC, McGuire JA, Zhang J, Ricci-Nittel D, Mordas CJ, et al. The effects of essential oil mouthrinses with or without alcohol on plaque and gingivitis: a randomized controlled clinical study. BMC Oral Health. 2018;18(1):6.
54. Tartaglia GM, Kumar S, Fornari CD, Corti E, Connelly ST. Mouthwashes in the 21st century: a narrative review about active molecules and effectiveness on the periodontal outcomes. Expert Opin Drug Deliv. 2017;14(8):973-82.
55. Serrano J, Escribano M, Roldán S, Martín C, Herrera D. Efficacy of adjunctive anti-plaque chemical agents in managing gingivitis: a systematic review and meta-analysis. J Clin Periodontol. 2015;42 Suppl 16:S106-138.
56. Takenaka S, Ohsumi T, Noiri Y. Evidence-based strategy for dental biofilms: Current evidence of mouthwashes on dental biofilm and gingivitis. Jpn Dent Sci Rev. 2019;55(1):33-40.
57. Gao L, Xu T, Huang G, Jiang S, Gu Y, Chen F. Oral microbiomes: more and more importance in oral cavity and whole body. Protein Cell. 2018;9(5):488-500.
58. Kilian M, Chapple ILC, Hannig M, Marsh PD, Meuric V, Pedersen AML, et al. The oral microbiome - an update for oral healthcare professionals. Br Dent J. 2016;221(10):657-66.
59. Pankhurst CL. Candidiasis (oropharyngeal). BMJ Clin Evid. 2013;2013:1304.
60. Gendreau L, Loewy ZG. Epidemiology and etiology of denture stomatitis. J Prosthodont. 2011;20(4):251-60.
61. Quindós G, Gil-Alonso S, Marcos-Arias C, Sevillano E, Mateo E, Jauregizar N, et al. Therapeutic tools for oral candidiasis: current and new antifungal drugs. Med Oral Patol Oral Cir Bucal. 2019;24(2):e172-80.
62. Mycostatin, Nilstat (nystatin) dosing, indications, interactions, adverse effects, and more [Internet]. Disponível em: https://reference.medscape.com/drug/mycostatin-nilstat-nystatin-342594#0 [acesso 26 jul. 2021].
63. Goins RA, Ascher D, Waecker N, Arnold J, Moorefield E. Comparison of fluconazole and nystatin oral suspensions for treatment of oral candidiasis in infants. Pediatr Infect Dis J. 2002;21(12):1165-7.
64. Garcia-Cuesta C, Sarrion-Pérez M-G, Bagán JV. Current treatment of oral candidiasis: A literature review. J Clin Exp Dent. 2014;6(5):e576-582.
65. Logothetis DD, Martinez-Welles JM. Reducing bacterial aerosol contamination with a chlorhexidine gluconate pre-rinse. J Am Dent Assoc. 1995;126(12):1634-9.

66. Veena HR, Mahantesha S, Joseph PA, Patil SR, Patil SH. Dissemination of aerosol and splatter during ultrasonic scaling: a pilot study. J Infect Public Health. 2015;8(3):260-5.
67. Bahador M, Alfirdous RA, Alquria TA, Griffin IL, Tordik PA, Martinho FC. Aerosols generated during endodontic treatment: a special concern during the coronavirus disease 2019 pandemic. J Endod. 2021;47(5):732-9.
68. Webb BC, Thomas CJ, Willcox MD, Harty DW, Knox KW. Candida-associated denture stomatitis. Aetiology and management: a review. Part 2. Oral diseases caused by Candida species. Aust Dent J. 1998;43(3):160-6.
69. Arendorf TM, Walker DM. Oral candidal populations in health and disease. Br Dent J. 1979;147(10):267-72.
70. Cumming CG, Wight C, Blackwell CL, Wray D. Denture stomatitis in the elderly. Oral Microbiol Immunol. 1990;5(2):82-5.
71. Nikawa H, Yamamoto T, Hamada T, Sadamori S, Agrawal S. Cleansing efficacy of commercial denture cleansers: ability to reduce Candida albicans biofilm activity. Int J Prosthodont. 1995;8(6):527-34.
72. Baysan A, Whiley R, Wright PS. Use of microwave energy to disinfect a long-term soft lining material contaminated with Candida albicans or Staphylococcus aureus. J Prosthet Dent. 1998;79(4):454-8.
73. Coulthwaite L, Verran J. Potential pathogenic aspects of denture plaque. Br J Biomed Sci. 2007;64(4):180-9.
74. Kulak-Ozkan Y, Kazazoglu E, Arikan A. Oral hygiene habits, denture cleanliness, presence of yeasts and stomatitis in elderly people. J Oral Rehabil. 2002;29(3):300-4.
75. Odman PA. The effectiveness of an enzyme-containing denture cleanser. Quintessence Int. 1992;23(3):187-90.
76. Budtz-Jørgensen E. Materials and methods for cleaning dentures. J Prosthet Dent. 1979;42(6):619-23.
77. Nikawa H, Hamada T, Yamashiro H, Kumagai H. A review of in vitro and in vivo methods to evaluate the efficacy of denture cleansers. Int J Prosthodont. 1999;12(2):153-9.
78. Barnabé W, de Mendonça Neto T, Pimenta FC, Pegoraro LF, Scolaro JM. Efficacy of sodium hypochlorite and coconut soap used as disinfecting agents in the reduction of denture stomatitis, Streptococcus mutans and Candida albicans. J Oral Rehabil. 2004;31(5):453-9.
79. de Andrade IM, Cruz PC, Silva-Lovato CH, de Souza RF, Souza-Gugelmin MCM, Paranhos H de FO. Effect of chlorhexidine on denture biofilm accumulation. J Prosthodont. 2012;21(1):2-6.
80. Uludamar A, Ozkan YK, Kadir T, Ceyhan I. In vivo efficacy of alkaline peroxide tablets and mouthwashes on Candida albicans in patients with denture stomatitis. J Appl Oral Sci. 2010;18(3):291-6.
81. Sousa FACG de, Paradella TC, Koga-Ito CY, Jorge AOC. Effect of sodium bicarbonate on Candida albicans adherence to thermally activated acrylic resin. Braz Oral Res. 2009;23(4):381-5.
82. Silhacek KJ, Taake KR. Sodium bicarbonate and hydrogen peroxide: the effect on the growth of Streptococcus mutans. J Dent Hyg. 2005;79(4):7.
83. da Silva FC, Kimpara ET, Mancini MNG, Balducci I, Jorge AOC, Koga-Ito CY. Effectiveness of six different disinfectants on removing five microbial species and effects on the topographic characteristics of acrylic resin. J Prosthodont. 2008;17(8):627-33.
84. Hashizume LN, Hoscharuk MF, Moreira MJS. Effect of affordable disinfectant solutions on Candida albicans adhered to acrylic resin for dental prosthesis. RGO, Rev Gaúch Odontol. 2015;63:309-14.
85. Montagner H, Montagner F, Braun KO, Peres PEC, Gomes BPF de A. In vitro antifungal action of different substances over microwaved-cured acrylic resins. J Appl Oral Sci. 2009;17(5):432-5.
86. Salles MM, Oliveira V de C, Souza RF, Silva CHL, Paranhos H de FO. Antimicrobial action of sodium hypochlorite and castor oil solutions for denture cleaning - in vitro evaluation. Braz Oral Res. 2015;29:1-6.
87. Pires CW, Fraga S, Beck ACO, Braun KO, Peres PEC. Chemical methods for cleaning conventional dentures: what is the best antimicrobial option? An in vitro study. Oral Health Prev Dent. 2017;15(1):73-7.
88. Soto AF, Mendes EM, Arthur RA, Negrini T de C, Lamers ML, Mengatto CM. Antimicrobial effect and cytotoxic activity of vinegar-hydrogen peroxide mixture: a possible alternative for denture disinfection. J Prosthet Dent. 2019;121(6):966.e1-966.e6.
89. Kumar MN, Thippeswamy HM, Raghavendra Swamy KN, Gujjari AK. Efficacy of commercial and household denture cleansers against Candida albicans adherent to acrylic denture base resin: an in vitro study. Indian J Dent Res. 2012;23(1):39-42.
90. Chassot ALC, Poisl MIP, Samuel SMW. In vivo and in vitro evaluation of the efficacy of a peracetic acid-based disinfectant for decontamination of acrylic resins. Braz Dent J. 2006;17(2):117-21.
91. Avon SL, Goulet J-P, Deslauriers N. Removable acrylic resin disk as a sampling system for the study of denture biofilms in vivo. J Prosthet Dent. 2007;97(1):32-8.
92. Rodríguez Acosta EJT, da Silva PMB, Jacobina M, Lara VS, Neppelenbroek KH, Porto VC. Candida albicans adherence to denture base material: chemical disinfection and the effect of acquired salivary pellicle formation. J Prosthodont. 2015;24(3):200-6.
93. Feldmann A, Alexandrino LD, Santos VRD, Kapczinski MP, Fraga S, Silva WJ da, et al. Effect of a vinegar-hydrogen peroxide mixture on the surface properties of a cobalt-chromium alloy: a possible disinfectant for removable partial dentures. J Prosthet Dent. 2021;S0022-3913(20)30753-8.
94. Pinto TMS, Neves ACC, Leão MVP, Jorge AOC. Vinegar as an antimicrobial agent for control of Candida spp. in complete denture wearers. J Appl Oral Sci. 2008;16(6):385-90.
95. Valentini-Mioso F, Maske TT, Cenci MS, Boscato N, Pereira-Cenci T. Chemical hygiene protocols for complete dentures: a crossover randomized clinical trial. J Prosthet Dent. 2019;121(1):83-9.
96. Asad T, Watkinson AC, Huggett R. The effects of various disinfectant solutions on the surface hardness of an acrylic resin denture base material. Int J Prosthodont. 1993;6(1):9-12.
97. Budtz-Jörgensen E, Löe H. Chlorhexidine as a denture disinfectant in the treatment of denture stomatitis. Scand J Dent Res. 1972;80(6):457-64.
98. Campanha NH, Pavarina AC, Jorge JH, Vergani CE, Machado AL, Giampaolo ET. The effect of long-term disinfection procedures on hardness property of resin denture teeth. Gerodontology. 2012;29(2):e571-576.
99. Davi LR, Peracini A, Ribeiro N de Q, Soares RB, da Silva CHL, Paranhos H de FO, et al. Effect of the physical properties of acrylic resin of overnight immersion in sodium hypochlorite solution. Gerodontology. 2010;27(4):297-302.
100. Felipucci DNB, Davi LR, Paranhos HFO, Bezzon OL, Silva RF, Barbosa Junior F, et al. Effect of different cleansers on the weight and ion release of removable partial denture: an in vitro study. J Appl Oral Sci. 2011;19(5):483-7.
101. Paranhos H de FO, Peracini A, Pisani MX, Oliveira V de C, de Souza RF, Silva-Lovato CH. Color stability, surface roughness and flexural strength of an acrylic resin submitted to simulated overnight immersion in denture cleansers. Braz Dent J. 2013;24(2):152-6.
102. Hidalgo E, Bartolome R, Dominguez C. Cytotoxicity mechanisms of sodium hypochlorite in cultured human dermal fibroblasts and its bactericidal effectiveness. Chem Biol Interact. 2002;139(3):265-82.
103. Sagripanti JL, Bonifacino A. Cytotoxicity of liquid disinfectants. Surg Infect (Larchmt). 2000;1(1):3-14.
104. Hidalgo E, Dominguez C. Mechanisms underlying chlorhexidine-induced cytotoxicity. Toxicol In Vitro. 2001;15(4-5):271-6.

105. Eren K, Ozmeriç N, Sardaş S. Monitoring of buccal epithelial cells by alkaline comet assay (single cell gel electrophoresis technique) in cytogenetic evaluation of chlorhexidine. Clin Oral Investig. 2002;6(3):150-4.
106. Arabaci T, Türkez H, Çanakçi CF, Özgöz M. Assessment of cytogenetic and cytotoxic effects of chlorhexidine digluconate on cultured human lymphocytes. Acta Odontol Scand. 2013;71(5):1255-60.
107. Shetty AV, Geethashri A, Palaksha KJ, Sridhar KR, Sanjeev G. Antimicrobial activity and stability of electron beam irradiated dental irrigants. J Clin Diagn Res. 2014;8(11):DC21-24.
108. Procópio ALF, da Silva RA, Maciel JG, Sugio CYC, Soares S, Urban VM, et al. Antimicrobial and cytotoxic effects of denture base acrylic resin impregnated with cleaning agents after long-term immersion. Toxicol In Vitro. 2018;52:8-13.
109. Ribeiro Rocha GDS, Neves Duarte T, de Oliveira Corrêa G, Nampo FK, de Paula Ramos S. Chemical cleaning methods for prostheses colonized by Candida spp.: a systematic review. J Prosthet Dent. 2020;124(6):653-8.
110. Haapasalo M, Shen Y, Qian W, Gao Y. Irrigation in endodontics. Dent Clin North Am. abril de 2010;54(2):291–312.
111. Zehnder M. Root canal irrigants. J Endod. 2006;32(5):389-98.
112. Del Carpio-Perochena AE, Bramante CM, Duarte MAH, Cavenago BC, Villas-Boas MH, Graeff MS, et al. Biofilm dissolution and cleaning ability of different irrigant solutions on intraorally infected dentin. J Endod. 2011;37(8):1134-8.
113. Petridis X, Busanello FH, So MVR, Dijkstra RJB, Sharma PK, van der Sluis LWM. Chemical efficacy of several NaOCl concentrations on biofilms of different architecture: new insights on NaOCl working mechanisms. Int Endod J. 2019;52(12):1773-88.
114. Pereira TC, Boutsioukis C, Dijkstra RJB, Petridis X, Versluis M, de Andrade FB, et al. Biofilm removal from a simulated isthmus and lateral canal during syringe irrigation at various flow rates: a combined experimental and Computational Fluid Dynamics approach. Int Endod J. 2021;54(3):427-38.
115. Leonardo NG e S, Carlotto IB, Luisi SB, Kopper PMP, Grecca FS, Montagner F. Calcium hypochlorite solutions: evaluation of surface tension and effect of different storage conditions and time periods over ph and available chlorine content. J Endod. 2016;42(4):641-5.
116. Paula KBD, Carlotto IB, Marconi DF, Ferreira MBC, Grecca FS, Montagner F. Calcium hypochlorite solutions - an in vitro evaluation of antimicrobial action and pulp dissolution. Eur Endod J. 2019;4(1):15-20.
117. Soligo LT, Lodi E, Farina AP, Souza MA, Vidal C de MP, Cecchin D. Antibacterial efficacy of synthetic and natural-derived novel endodontic irrigant solutions. Braz Dent J. 2018;29(5):459-64.
118. Iglesias JE, Pinheiro LS, Weibel DE, Montagner F, Grecca FS. Influence of surfactants addition on the properties of calcium hypochlorite solutions. J Appl Oral Sci. 2019;27:e20180157.
119. Souza M, Cecchin D, Farina AP, Leite CE, Cruz FF, Pereira C da C, et al. Evaluation of chlorhexidine substantivity on human dentin: a chemical analysis. J Endod. 2012;38(9):1249-52.
120. Böttcher DE, Sehnem NT, Montagner F, Fatturi Parolo CC, Grecca FS. Evaluation of the effect of Enterococcus faecalis biofilm on the 2% chlorhexidine substantivity: an in vitro study. J Endod. 2015;41(8):1364-70.
121. Okino LA, Siqueira EL, Santos M, Bombana AC, Figueiredo J a. P. Dissolution of pulp tissue by aqueous solution of chlorhexidine digluconate and chlorhexidine digluconate gel. Int Endod J. 2004;37(1):38-41.
122. Moreira DM, Almeida JFA, Ferraz CCR, Gomes BPF de A, Line SRP, Zaia AA. Structural analysis of bovine root dentin after use of different endodontics auxiliary chemical substances. J Endod. 2009;35(7):1023-7.
123. Cecchin D, de Almeida JFA, Gomes BPFA, Zaia AA, Ferraz CCR. Effect of chlorhexidine and ethanol on the durability of the adhesion of the fiber post relined with resin composite to the root canal. J Endod. 2011;37(5):678-83.
124. Cecchin D, de Almeida JFA, Gomes BPFA, Zaia AA, Ferraz CCR. Influence of chlorhexidine and ethanol on the bond strength and durability of the adhesion of the fiber posts to root dentin using a total etching adhesive system. J Endod. 2011;37(9):1310-5.
125. Ruksakiet K, Hanák L, Farkas N, Hegyi P, Sadaeng W, Czumbel LM, et al. Antimicrobial efficacy of chlorhexidine and sodium hypochlorite in root canal disinfection: a systematic review and meta-analysis of randomized controlled trials. J Endod. 2020;46(8):1032-1041.e7.
126. Neelakantan P, Herrera DR, Pecorari VGA, Gomes BPFA. Endotoxin levels after chemomechanical preparation of root canals with sodium hypochlorite or chlorhexidine: a systematic review of clinical trials and meta-analysis. Int Endod J. 2019;52(1):19-27.
127. McComb D, Smith DC. A preliminary scanning electron microscopic study of root canals after endodontic procedures. J Endod. 1975;1(7):238-42.
128. Patterson SS. In vivo and in vitro studies of the effect of the disodium slat of ethylenediamine tetra-acetate on human dentine and its endodontic implications. Oral Surg Oral Med Oral Pathol. 1963;16:83-103.
129. Hülsmann M, Heckendorff M, Lennon A. Chelating agents in root canal treatment: mode of action and indications for their use. Int Endod J. 2003;36(12):810-30.
130. Morgental RD, Singh A, Sappal H, Kopper PMP, Vier-Pelisser FV, Peters OA. Dentin inhibits the antibacterial effect of new and conventional endodontic irrigants. J Endod. 2013;39(3):406-10.
131. Álvarez-Sagües A, Herce N, Amador U, Llinares-Pinel F, Nistal-Villan E, Presa J, et al. Efficacy of EDTA and HEDP chelators in the removal of mature biofilm of Enterococcus faecalis by PUI and XPF file activation. Dent J (Basel). 2021;9(4):41.
132. Chávez de Paz LE, Bergenholtz G, Svensäter G. The effects of antimicrobials on endodontic biofilm bacteria. J Endod. 2010;36(1):70-7.
133. Krishnamurthy S, Sudhakaran S. Evaluation and prevention of the precipitate formed on interaction between sodium hypochlorite and chlorhexidine. J Endod. 2010;36(7):1154-7.
134. Abbott PV. Endodontics - current and future. J Conserv Dent. 2012;15(3):202-5.
135. Kishen A. Advanced therapeutic options for endodontic biofilms. Endodontic Topics. 2010;22(1):99-123.
136. Al-Nahlawi T, Doumani M, Alalo HA, Habib A. Dentists' knowledge, attitude and practice of root canal treatment procedure: survey-based research. J Contemp Dent Pract. 2019;20(3):347-54.
137. Sangwan P, Sangwan A, Duhan J, Rohilla A. Tertiary dentinogenesis with calcium hydroxide: a review of proposed mechanisms. Int Endod J. 2013;46(1):3-19.
138. Ba-Hattab R, Al-Jamie M, Aldreib H, Alessa L, Alonazi M. Calcium hydroxide in endodontics: an overview. Open J Stomatol. 2016;6(12):274-89.
139. Tronstad L, Andreasen JO, Hasselgren G, Kristerson L, Riis I. pH changes in dental tissues after root canal filling with calcium hydroxide. J Endod. 1981;7(1):17-21.
140. Mohammadi Z, Dummer PMH. Properties and applications of calcium hydroxide in endodontics and dental traumatology. Int Endod J. 2011;44(8):697-730.
141. Siqueira JF, de Uzeda M. Influence of different vehicles on the antibacterial effects of calcium hydroxide. J Endod. 1998;24(10):663-5.
142. Haapasalo M, Qian W, Portenier I, Waltimo T. Effects of dentin on the antimicrobial properties of endodontic medicaments. J Endod. 2007;33(8):917-25.
143. Evans M, Davies JK, Sundqvist G, Figdor D. Mechanisms involved in the resistance of Enterococcus faecalis to calcium hydroxide. Int Endod J. 2002;35(3):221-8.

144. van der Waal SV, Connert T, Crielaard W, de Soet JJ. In mixed biofilms Enterococcus faecalis benefits from a calcium hydroxide challenge and culturing. Int Endod J. 2016;49(9):865-73.
145. Haapasalo HK, Sirén EK, Waltimo TM, Ørstavik D, Haapasalo MP. Inactivation of local root canal medicaments by dentine: an in vitro study. Int Endod J. 2000;33(2):126-31.
146. Portenier I, Haapasalo H, Rye A, Waltimo T, Ørstavik D, Haapasalo M. Inactivation of root canal medicaments by dentine, hydroxylapatite and bovine serum albumin. Int Endod J. 2001;34(3):184-8.
147. Vianna ME, Gomes BPF de A, Sena NT, Zaia AA, Ferraz CCR, de Souza Filho FJ. In vitro evaluation of the susceptibility of endodontic pathogens to calcium hydroxide combined with different vehicles. Braz Dent J. 2005;16(3):175-80.
148. Jara M, Salcedo-Moncada D, Ayala G, Watanabe R, Alvítez-Temoche D, Mayta-Tovalino F. Antibacterial efficacy of calcium hydroxide with iodoform versus calcium hydroxide with camphorated paramonochlorophenol as intrachannel pastes on an Enterococcus faecalis biofilm: a comparative in vitro study. J Int Soc Prev Community Dent. 2020;10(5):555-60.
149. Nascimento GG, Rabello DGD, Corazza BJM, Gomes APM, Silva EG, Martinho FC. Comparison of the effectiveness of single- and multiple-sessions disinfection protocols against endotoxins in root canal infections: systematic review and meta-analysis. Sci Rep. 2021;11(1):1226.
150. Krithikadatta J, Indira R, Dorothykalyani AL. Disinfection of dentinal tubules with 2% chlorhexidine, 2% metronidazole, bioactive glass when compared with calcium hydroxide as intracanal medicaments. J Endod. 2007;33(12):1473-6.
151. Sathorn C, Parashos P, Messer H. Antibacterial efficacy of calcium hydroxide intracanal dressing: a systematic review and meta-analysis. Int Endod J. 2007;40(1):2-10.
152. Peters LB, van Winkelhoff AJ, Buijs JF, Wesselink PR. Effects of instrumentation, irrigation and dressing with calcium hydroxide on infection in pulpless teeth with periapical bone lesions. Int Endod J. 2002;35(1):13-21.
153. Zerella JA, Fouad AF, Spångberg LSW. Effectiveness of a calcium hydroxide and chlorhexidine digluconate mixture as disinfectant during retreatment of failed endodontic cases. Oral Surg Oral Med Oral Pathol Oral Radiol Endod. 2005;100(6):756-61.
154. Chu FCS, Leung WK, Tsang PCS, Chow TW, Samaranayake LP. Identification of cultivable microorganisms from root canals with apical periodontitis following two-visit endodontic treatment with antibiotics/steroid or calcium hydroxide dressings. J Endod. 2006;32(1):17-23.
155. Sinha N, Patil S, Dodwad PK, Patil AC, Singh B. Evaluation of antimicrobial efficacy of calcium hydroxide paste, chlorhexidine gel, and a combination of both as intracanal medicament: an in vivo comparative study. J Conserv Dent. 2013;16(1):65-70.
156. Siqueira JF, Rôças IN, Riche FNSJ, Provenzano JC. Clinical outcome of the endodontic treatment of teeth with apical periodontitis using an antimicrobial protocol. Oral Surg Oral Med Oral Pathol Oral Radiol Endod. 2008;106(5):757-62.

CAPÍTULO 20

Antimicrobianos para uso sistêmico em Odontologia

- Pauline Mastella Lang
- Karen Barea de Paula Duarte
- Sarah Kessler Quadros dos Santos
- Francisco Montagner

✔ PONTOS IMPORTANTES

- As situações que podem exigir ao uso de antimicrobianos com ação sistêmica em Odontologia são a profilaxia de infecções ou o tratamento de infecções já instaladas.
- De forma terapêutica, os antimicrobianos são indicados como coadjuvantes ao tratamento local, estabelecido para o controle de infecções presentes na cavidade bucal.
- Nas infecções de origem odontogênica, observa-se o predomínio de bactérias.
- A escolha de um antimicrobiano para o tratamento dos diferentes tipos de infecções na cavidade bucal deve ser baseada no conhecimento prévio dos microrganismos causadores da infecção, unindo a efetividade microbiológica e a eficácia clínica às particularidades do paciente.
- Em Odontologia, os principais antibacterianos utilizados pertencem às classes dos betalactâmicos, macrolídeos, lincosamidas e nitroimidazólicos.
- A resistência antimicrobiana ocorre quando bactérias, vírus, fungos e parasitas mudam com o tempo e não respondem mais aos medicamentos, tornando as infecções mais difíceis de tratar e aumentando o risco de propagação de doenças, ocorrência de formas graves e, eventualmente, morte.
- Os principais fatores relacionados ao desenvolvimento de resistência antimicrobiana são: prescrições inapropriadas; uso inadequado do fármaco pelos pacientes; diagnósticos limitados; venda não autorizada; falta de mecanismos adequados para a regulamentação de medicamentos em utilização; o uso em seres não humanos, como na agricultura e em animais.

INTRODUÇÃO

Os antimicrobianos ou fármacos anti-infecciosos – incluindo antibacterianos, antivirais, antifúngicos e antiparasitários – são medicamentos usados para prevenir e tratar infecções em seres humanos, animais e plantas.[1] De acordo com seu mecanismo de ação, podem inibir o crescimento de microrganismos ou eliminá-los. É importante lembrar que o acréscimo do sufixo -cida remete à eliminação dos microrganismos (bactericida, fungicida, virucida [ou viricida] e protozoocida). Por outro lado, o acréscimo do sufixo -stático remete à inibição do crescimento dos microrganismos (bacteriostático, fungistático, virostático e protozoostático).

Além disso, os antimicrobianos podem ser categorizados a partir de sua origem. Os agentes produzidos a partir de substâncias naturais são chamados, tecnicamente, de antibióticos. Cita-se como exemplo o grupo das penicilinas, obtidas a partir do fungo *Penicillium notatum*. Os agentes produzidos a partir de síntese laboratorial são denominados, por sua vez, antimicrobianos quimioterápicos. Pelo fato de a maioria dos antimicrobianos hoje ser produzida a partir de substâncias sintetizadas em laboratórios e o termo quimioterápico ser tradicionalmente empregado para agentes antineoplásicos, sugere-se que a denominação mais adequada para a classe de antimicrobianos que tem eficácia comprovada contra bactérias seja "antibacterianos" em vez de "antibióticos". Neste capítulo, serão abordados fármacos com ação sobre bactérias, fungos e vírus, de origem tanto natural quanto sintética.

Em Odontologia, fazem-se usos tópico e sistêmico de antimicrobianos, em diferentes especialidades.[2-6] A ação local ocorre quando o efeito acontece no ponto de aplicação, enquanto a ação sistêmica decorre da distribuição do fármaco, através da circulação sanguínea, para diferentes tecidos. Existem substâncias que possuem primeiro uma ação local e que, após sua absorção, determinam ação sistêmica. Pelo fato de os antimicrobianos com ação local terem sido abordados no **Capítulo 19**, o presente texto discorrerá sobre antimicrobianos de ação sistêmica.

QUAIS SÃO AS INDICAÇÕES PARA O USO SISTÊMICO DE ANTIMICROBIANOS EM ODONTOLOGIA?

Há duas grandes situações que podem levar ao uso de antimicrobianos com ação sistêmica em Odontologia: 1) a profilaxia de infecções; e 2) o tratamento de infecções instaladas.

Profilaxia antimicrobiana

É realizada com o objetivo de evitar a ocorrência de infecção em pacientes e/ou procedimentos de risco, prevenindo complicações e eventualmente mortalidade pós-operatória.[7] Cabe lembrar que a cavidade bucal abriga a segunda maior e mais diversa microbiota do corpo humano, contendo mais de 700 espécies de bactérias, as quais colonizam dentes e tecidos moles.[8]

De acordo com as diretrizes propostas pela Associação Americana de Endodontia,[7] a profilaxia antimicrobiana está indicada para pacientes de risco submetidos a procedimentos de risco ou procedimentos invasivos. Estes últimos incluem procedimentos odontológicos que envolvem manipulação de tecido gengival, de região periapical ou perfuração da mucosa oral. Quanto aos pacientes, há indicação de profilaxia para aqueles com risco de desenvolver endocardite infecciosa ou com comprometimento do sistema imune.

A lesão endotelial decorrente de predisposição anatômica cardíaca é o principal fator determinante para a ocorrência da endocardite. Nesses casos, há deposição de plaquetas e fibrina no endocárdio, gerando endocardite trombótica não bacteriana. Esse trombo pode favorecer o depósito de microrganismos circulantes na corrente sanguínea, resultando em endocardite infecciosa. Dispositivos vasculares ou agente infeccioso de alta patogenicidade também podem favorecer o desenvolvimento de endocardite infecciosa, até mesmo em indivíduos com coração estruturalmente normal. O termo "endocardite infecciosa" também abrange infecções no endotélio vascular que podem ocorrer em duto arterial patente, fístulas arteriovenosas e coarctação da aorta.

As endocardites de origem bacteriana são as mais frequentes, pois cocos Gram-positivos pertencentes aos gêneros *Staphylococcus* spp., *Streptococcus* spp. e *Enterococcus* spp. são responsáveis por 80 a 90% das endocardites infecciosas.[9] De acordo com as recomendações da Sociedade Brasileira de Cardiologia (SBC),[10] apresentam risco grave de desenvolver endocardite bacteriana e devem receber profilaxia antimicrobiana os pacientes com:

a) Prótese cardíaca valvar.
b) Valvopatia corrigida com material protético.
c) Antecedente de endocardite infecciosa.
d) Cardiopatia congênita cianogênica não corrigida.
e) Cardiopatia congênita corrigida com material protético (primeiros 6 meses).
f) Cardiopatia congênita cianogênica corrigida com lesão residual.
g) Valvopatia em paciente transplantado cardíaco.

Em países da Europa e nos Estados Unidos, os critérios para indicação de profilaxia têm sido revisados e restringidos. No Brasil, a SBC[10] expande a indicação para a profilaxia em pacientes com lesão em valva nativa, ainda que não possuam prótese valvar. No caso de prolapso de valva mitral, indica-se apenas em caso de insuficiência valvar moderada ou importante. As principais justificativas para tal decisão seriam a inexistência de estudos de profilaxia em nosso meio e as condições de acesso à assistência à saúde, o que poderia estar associado a higiene bucal inadequada e um consequente maior risco de bacteremia após procedimentos odontológicos invasivos.

A SBC[10] recomenda a utilização de profilaxia para endocardite antes de procedimentos dentários que envolvam a manipulação de tecido gengival, região periodontal ou perfuração da mucosa bucal para todos os indivíduos com doença valvar anatomicamente significativa. A profilaxia não está indicada para: anestesia local em tecido não infectado; radiografia odontológica; colocação, ajustes ou remoção de aparelhos ortodônticos; esfoliação de dente decíduo; e sangramento oriundo de trauma da mucosa bucal ou lábios.

No que diz respeito a pacientes com sistema imune comprometido, podem-se citar os que fazem uso de medicamentos imunossupressores e imunodepressores (como anti-inflamatórios esteroides [corticosteroides] de uso contínuo e medicamentos que evitam a rejeição de transplante), pacientes oncológicos ou com síndrome da imunodeficiência adquirida (SIDA ou AIDS).

A **Tabela 1** apresenta os principais antibacterianos indicados para profilaxia antimicrobiana em Odontologia de acordo com a Associação Americana de Endodontia.[11] Cabe aqui ressaltar que o intervalo mínimo entre os atendimentos é de uma semana, com no máximo dois atendimentos em um único mês.

Tratamento das infecções instaladas

De forma terapêutica, os antimicrobianos são indicados como coadjuvantes ao tratamento local estabelecido para o controle de infecções presentes na cavidade bucal.[3-6] É de suma importância destacar que as infecções bacterianas que acometem a cavidade bucal diferem de muitas infecções clássicas. Estas últimas são causadas por uma ou poucas espécies de bactérias, geralmente não encontradas no sítio de infecção, com atuação de fatores de virulência específicos. Além disso, o(s) patógeno(s) causador(es) da doença pode(m) ser mais facilmente identificado(s).[12] Por outro lado, nas infecções bacterianas bucais, observa-se envolvimento de uma microbiota polibacteriana. Assim, ao realizar o tratamento da infecção com medidas locais, o cirurgião-dentista interrompe relações fundamentais nas comunidades microbianas presentes nas infecções que acometem a cavidade bucal, favorecendo a atuação do sistema de defesa e dos medicamentos.[13]

Como exemplos de infecções de origem dental ou odontogênicas em que há necessidade de terapia antimicrobiana sistêmica terapêutica, têm-se: abscessos apicais agudos, osteomielites, abscessos periodontais agudos e pericoronarites. Nessas situações, quando os pacientes apresentam alguma comorbidade com comprometimento clínico ou em casos de envolvimento sistêmico, representados por edemas difusos, temperatura corporal elevada (> 38 °C), mal-estar, linfadenopatia, trismo; infecções de progressão rápida (início rápido de infecção grave [< 24 horas], osteomielite, celulite ou infecção disseminada), o antimicrobiano está indicado. Ainda há que se considerar a prescrição de antimicrobiano quando há trauma de tecido mole que requer sutura ou desbridamento e pericoronarites.[6,14] As infecções odontogênicas são predominantemente causadas por bactérias e a participação de fungos e vírus nas comunidades microbianas associadas a elas necessita ser aprofundada. As infecções fúngicas e virais são menos frequentes na cavidade bucal, e compreendem principalmente candidíase e herpes, respectivamente. Explica-se assim a ênfase maior do presente capítulo nos antimicrobianos do grupo dos antibacterianos.

A **Tabela 2** apresenta os principais antibacterianos indicados para o tratamento de infecções de origem odontogênica.[6]

COMO SELECIONAR DE FORMA ADEQUADA UM AGENTE ANTIMICROBIANO?

A escolha de um antimicrobiano para o tratamento dos diferentes tipos de infecções na cavidade bucal deve ser baseada no conhecimento prévio dos microrganismos causadores da infecção, unindo a efetividade microbiológica e a eficácia clínica. Deve-se empregar o medicamento apropriado, na dosagem correta e com duração de tratamento adequada para erradicar microrganismos no local da infecção, minimizando eventos adversos para o paciente e a seleção de microrganismos resistentes.[15] Para a Organização Mundial da Saúde,[1] a seleção de um antimicrobiano deve ser realizada de forma racional, tendo em vista primeiro sua eficácia contra a infecção, seguida pela segurança do fármaco em relação ao paciente, pela comodidade do esquema terapêutico prescrito e pelo acesso ao medicamento.

Em Odontologia, os antimicrobianos são indicados e administrados sem que haja o isolamento prévio dos microrganismos do sítio de infecção e, consequentemente, sem se conhecer a suscetibilidade diante do medicamento. O cirurgião-dentista toma por base informações de estudos prévios que avaliaram tanto a resposta laboratorial dos isolados aos medicamentos quanto a resposta clínica. Tais resultados são frequentemente compilados em referências da literatura.[6,7]

Espectro de Ação

A suscetibilidade dos microrganismos isolados nas infecções da cavidade bucal aos antimicrobianos comumente indicados em Odontologia é avaliada por meio de testes *in vitro*. Como exemplos, podem-se citar os métodos de diluição em ágar, de diluição em caldo (micro e macrodiluição), de difusão em disco (antibiograma) e métodos com gradiente

Tabela 1 Principais antibacterianos utilizados para profilaxia antimicrobiana

Antibacteriano	Condição	Via	Dose para adulto	Dose para crianças	Dose única
Amoxicilina	Não alérgicos a penicilinas	Oral	2 g	50 mg/kg (dose máxima: 2 g)	30 a 60 minutos antes do procedimento
Cefalexina	Alérgicos a penicilinas ou ampicilinas	Oral	2 g	50 mg/kg (dose máxima: 2 g)	30 a 60 minutos antes do procedimento
Clindamicina	Alérgicos a penicilinas ou ampicilinas	Oral	600 mg	20 mg/kg (dose máxima: 600 mg)	30 a 60 minutos antes do procedimento
Azitromicina	Alérgicos a penicilinas ou ampicilinas	Oral	500 mg	15 mg/kg (dose máxima: 500 mg)	30 a 60 minutos antes do procedimento
Cefazolina	Alérgicos a penicilinas ou ampicilina e com incapacidade de uso por via oral	IM ou IV	1 g	50 mg/kg (dose máxima: 1 g)	30 a 60 minutos antes do procedimento

Tabela 2 Principais antibacterianos utilizados no tratamento de infecções odontogênicas

Antibacteriano	Eficácia	Segurança	Comodidade	Custo
Amoxicilina	Infecções de origem endodôntica Pericoronarite	Reações de hipersensibilidade	Via oral 1 comprimido de 500 mg, a cada 8 horas, por 3 a 7 dias	Baixo
Amoxicilina 500 mg + ácido clavulânico 125 mg	Infecções de origem endodôntica	Reações de hipersensibilidade	Via oral 1 comprimido a cada 8 horas, por 7 dias	Elevado
Cefalexina	Alternativa em pacientes alérgicos a betalactâmicos Infecções de origem endodôntica Abscessos periodontais	Diarreia, náuseas, vômitos	Via oral 1 comprimido de 500 mg, a cada 6 horas, por 3 a 7 dias	Baixo
Azitromicina	Alternativa em infecções endodônticas	Diarreia, náuseas e dor abdominal	Via oral 1 comprimido de 500 mg como primeira dose, seguido de 1 comprimido de 250 mg a cada 24 horas, por 4 dias	Baixo
Clindamicina	Alternativa em infecções endodônticas Infecções de espaços fasciais profundos Osteomielite	Colite pseudomembranosa	Via oral 1 comprimido de 300 mg, a cada 6 horas, por 3-7 dias	Elevado
Metronidazol	Gengivite necrosante Periodontite necrosante Pericoronarite Abscesso periodontal	Náuseas e desconforto epigástrico, diarreia	Via oral 1 comprimido de 400 mg, a cada 8 horas, por 7 dias	Baixo
Amoxicilina + metronidazol	Periodontite grau C Infecções de origem endodôntica	Náuseas, desconforto epigástrico, diarreia Reações de hipersensibilidade	Via oral 1 comprimido de amoxicilina (500 mg) + 1 comprimido de metronidazol (500 mg), a cada 8 horas, por 7 dias	Moderado

de concentração, como Epsilometer test (E-test®).[16] Ao contrário dos ensaios antibacterianos, métodos padronizados para testar os agentes antifúngicos geralmente não estão disponíveis na maioria dos laboratórios microbiológicos. Os testes mais amplamente utilizados na rotina laboratorial para avaliar a eficácia microbiológica dos antifúngicos são: teste de difusão em discos, E-test® e métodos de micro e macrodiluição em caldo.

O Clinical Laboratory Standards Institute (CLSI, anteriormente denominado NCLLS) e o Comitê Europeu para Testes de Suscetibilidade Antimicrobiana (Eucast)[17] são organizações que produzem guias contendo métodos e práticas laboratoriais padronizados para avaliar a suscetibilidade aos agentes antimicrobianos. No Brasil, o Comitê Brasileiro em Testes de Susceptibilidade Antimicrobiana (BrCast) auxilia laboratórios de microbiologia a implementar as normas do Eucast.[18]

O método de diluição em ágar consiste na incorporação de concentrações seriadas e logarítmicas de um agente antimicrobiano ao meio de cultura em placas de Petri individuais. O método de microdiluição em caldo emprega antimicrobianos liofilizados ou congelados, em distintas concentrações, em uma placa de 96 poços. O método de difusão em disco consiste na avaliação da difusão de antibióticos contidos em um disco, aplicados sobre placas contendo ágar. O método E-test® baseia-se na difusão em ágar de antimicrobianos com concentrações contínuas e exponenciais presentes em uma única tira plástica.[19]

Os métodos de diluição em ágar e E-test® utilizam como referência, para determinação da suscetibilidade laboratorial de um microrganismo, as concentrações de antimicrobianos encontradas no sangue ou em tecidos, quando da utilização do fármaco pelo paciente.[20] A concentração inibitória mínima (CIM) representa a menor concentração de um agente antimicrobiano capaz de inibir completamente o crescimento de um microrganismo. A partir do valor da concentração inibitória mínima, o microrganismo é classificado em "suscetível", "intermediário" ou "resistente" ao antimicrobiano testado. Salienta-se que, quanto menor a CIM, menor é a concentração de antimicrobiano necessária no sítio para causar a inibição do patógeno. A **Figura 1** ilustra o método E-test® e o método da difusão em disco.

Um estudo avaliou a microbiota de 70 canais radiculares de diferentes pacientes (faixa etária de 10-64 anos) com quadros agudos ou crônicos de abscessos apicais. Foram isoladas 352 cepas, pertencentes a 69 diferentes espécies. Dentre as cepas encontradas, 83% eram anaeróbias estritas, sendo 47,5% bactérias Gram-negativas. Todas as cepas de *P. gingivalis* foram suscetíveis a amoxicilina, amoxicilina + ácido clavulânico, cefaclor, clindamicina, benzilpenicilina, metronidazol e tetraciclina. Observou-se uma cepa resistente à eritromicina, e oito cepas eram resistentes à azitromicina.[21]

Kuriyama et al.[22] avaliaram a suscetibilidade de isolados de infecções orofaciais em 163 pacientes (infecção dentoalveolar, periodontite e pericoronarite) a sete antibióticos. Um total de 800 cepas foram isoladas, e as cepas predominantes foram *Streptococcus viridans, Peptostreptococcus, Prevotella, Porfiromonas* e *Fusobacterium*. A benzilpenicilina (penicilina G) foi eficaz contra quase todos os microrganismos. A eritromicina foi ineficaz contra S. viridans e a maioria das espécies Fusobacterium. A clindamicina exerceu forte atividade antimicrobiana sobre anaeróbios. Para Skucaite et al., a clindamicina tem se mostrado eficaz contra 73,8% das cultiváveis de Streptococcus e anaeróbios obrigatórios. Todavia, cepas de Enterococcus faecalis isoladas de infecções odontogênicas se mostraram resistentes à clindamicina.[23]

Eficácia e segurança clínica

Na maioria dos casos, o tratamento de infecções na cavidade bucal envolve a prescrição de um único agente antimicrobiano, em esquema de monoterapia. Quando não ocorre remissão do quadro infeccioso no período de 48 a 72 horas e o antimicrobiano foi utilizado pelo paciente de forma correta, é necessário realizar nova avaliação clínica, revisando a terapêutica local e considerando-se, então, a troca do antimicrobiano prescrito. Dependendo do quadro infeccioso estabelecido e da resposta do hospedeiro, pode ser necessário o uso de uma associação de antimicrobianos, com a finalidade de aumentar o espectro de ação para combater aquela infecção.[24,25] Cabe salientar que é fundamental que se observe o uso racional de medicamentos, a fim de evitar a ocorrência de efeitos adversos mais graves, aumentos das taxas de resistência e um custo mais elevado para o tratamento.

Quando os resultados de eficácia sugerem mais de uma opção de tratamento, a escolha deve ser realizada a partir de critérios como segurança e possíveis interações medicamentosas. É de fundamental importância respeitar condições especiais como gestação, lactação, imunodepressão, extremos de idade (crianças e idosos), presença de insuficiência hepática ou renal, histórico de cirurgias bariátricas e hipersensibilidade a algum dos componentes do fármaco.[26-29]

Comodidade do esquema de administração e acesso

Em relação à comodidade de uso pelo paciente, é importante considerar a via de administração, o intervalo entre as doses e o tempo de tratamento. Na rotina clínica em Odontologia, prefere-se a utilização da via oral. Porém, em casos mais graves, pode ser necessária a administração pela via intravenosa, para que se obtenham níveis plasmáticos mais elevados em um curto período.

É importante que o profissional prescritor conheça o custo dos antimicrobianos nos estabelecimentos de dispensação, para que, assim, possa fornecer opções para o paciente. Há décadas, o Brasil vem investindo na publicação e no aperfeiçoamento de listas de medicamentos essenciais, como instrumento para garantia do acesso à assistência farmacêutica e para a promoção do uso racional de medicamentos. A Relação Nacional de Medicamentos Essenciais, denominada RENAME, busca atender às necessidades de saúde prioritárias da população brasileira. Essa relação é constantemente atualizada. As Relações Municipais de Medicamentos Essenciais (REMUME) são listas de medicamentos essenciais a serem disponibilizados em um município, elaboradas tendo a Rename como documento norteador. Tanto o RENAME quanto as REMUME permitem ao prescritor conhecer os antimicrobianos disponibilizados gratuitamente pelo sistema de saúde local.[30]

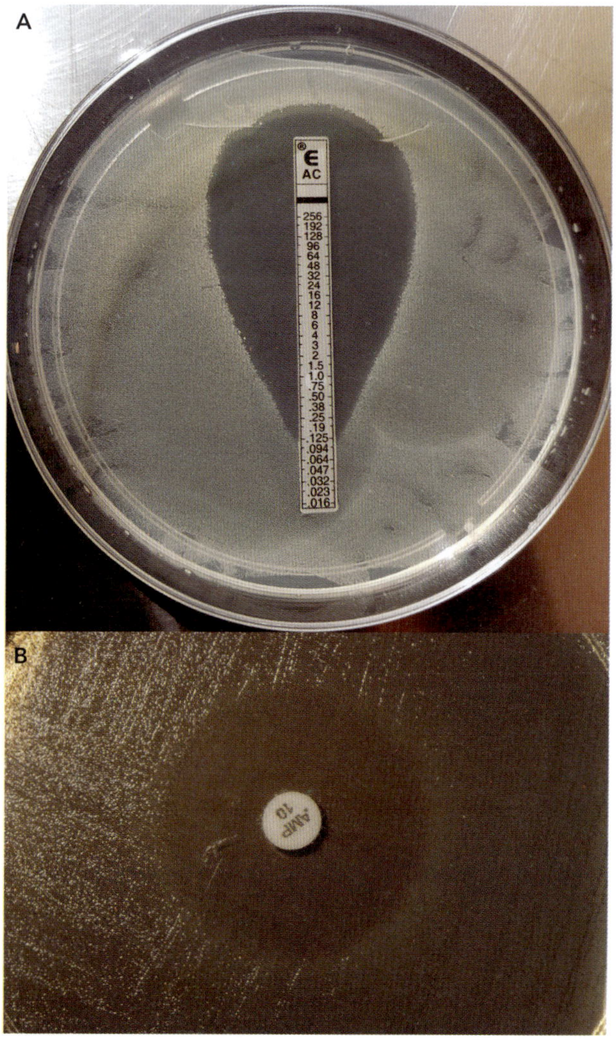

FIGURA 1 (**A**) método Epsilometer test (E-test®). (**B**) método da difusão em disco.

Fonte: acervo pessoal dos autores.

COMO SÃO CLASSIFICADOS OS ANTIMICROBIANOS?

Os antimicrobianos podem ser classificados de acordo com o mecanismo de ação, os microrganismos suscetíveis e os efeitos sobre tais microrganismos. Para melhor compreensão, e pelo fato das infecções que acometem a cavidade bucal serem causadas por bactérias, fungos ou vírus, optou-se, no presente capítulo, pela classificação que abrange o grupo microbiano em que o medicamento exerce sua ação.

Antibacterianos

Os antibacterianos são medicamentos capazes de inibir a multiplicação ou eliminar bactérias. Em Odontologia, os principais antibacterianos utilizados pertencem às classes dos betalactâmicos, macrolídeos, lincosamidas, tetraciclinas e nitroimidazólicos.[6,11] No que diz respeito à eficácia microbiológica, a **Tabela 3** apresenta o espectro de ação de diferentes antibacterianos diante de microrganismos da cavidade bucal.

A seguir, são abordadas as diferentes classes de antibacterianos separadamente, enfatizando seu mecanismo de ação, suas vantagens e desvantagens em relação ao uso.

Betalactâmicos

Os antibacterianos do grupo dos betalactâmicos caracterizam-se por possuírem o anel betalactâmico em sua estrutura química central. Todos os agentes betalactâmicos ligam-se, por meio desse anel, às enzimas necessárias para a síntese de componentes da parede celular bacteriana (síntese de peptideoglicanos), também denominadas proteínas de ligação a penicilinas (PLP). Ao inativá-las, ocasionam o rompimento da parede celular, por meio da diferença de osmolaridade entre os meios intracelular e extracelular levando, consequentemente, à morte bacteriana.[34] Por isso, de acordo com esse efeito sobre os microrganismos, os antibacterianos capazes de interferir na síntese da parede celular são considerados bactericidas.

É importante destacar que as PLP são divididas em subclasses, em virtude de sua ação catalítica e seu peso molecular (baixo ou alto).[35-37] Assim, os antibacterianos betalactâmicos apresentam padrões distintos de atuação sobre a inativação das PLP para o controle da infecção e os mecanismos de resistência a esse tipo de fármaco.[37]

Os peptideoglicanos que compõem parte da parede celular bacteriana são os responsáveis por conferir as diferenças dos padrões no método de coloração de Gram (Gram-positivas e Gram-negativas), em razão de sua espessura. O peptidoglicano de bactérias Gram-positivas apresenta múltiplas camadas acima de sua membrana celular única. Já o peptidoglicano das bactérias Gram-negativas é uma estrutura mais fina (com uma ou duas camadas), localizada no espaço periplasmático entre as membranas externa e interna.[37]

Em virtude dessa diferença de espessura, ao serem submetidas ao método de coloração de Gram, as bactérias Gram-positivas possuem coloração roxa, enquanto as Gram-negativas possuem coloração rosa.

Os antibacterianos betalactâmicos são divididos em subclasses, que incluem: penicilinas, cefalosporinas e cefamicinas, carbacefemas, carbapenêmicos e monobactâmicos.[34] Os inibidores da betalactamase não são antibacterianos por si só. Isoladamente, não exercem efeito clínico. Atuam inibindo a enzima betalactamase, presente em bactérias ditas resistentes e que é capaz de destruir o anel betalactâmico. Em

Tabela 3 Microrganismos suscetíveis a antibacterianos de interesse em Odontologia

Antibacterianos	Microrganismos suscetíveis
Amoxicilina	*Bifidobacterium* spp., *Rothia* spp., *Bacteroides* spp., *Corynebacterium* spp., *Prevotella* spp., *Parabacteroides* spp., *Faecalibacterium* spp., *Blautia* spp., *Enterococcus* spp., *Atopobium* spp., *Solobacterium* spp., *Streptococcus* spp., *Gemella* spp., *Abiotrophia* spp., *Fusobacterium* spp.[31]
Ampicilina	*Bifidobacterium*, *Streptococcus*, *Bacillus*, *Escherichia*, *Salmonella*, *Strigelia*, *Enterobacter*, *Klebsiella*[31]
Amoxicilina + ácido clavulânico	*Bacteroides* spp., *Prevotella* spp., *Enterococcus* spp., *Ruminococcus* spp.[31]
Cefalexina	*Bifidobacterium* spp., *Faecalibacterium* spp.[31]
Claritromicina	*Bateroides* spp., *Bifidobacterium* spp., *Faecalibacterium* spp., *Prevotella* spp., *Ruminococcus* spp., *Streptococcus* spp.[31]
Azitromicina	*Bacteroides* spp., *Bifidobacterium* spp., *Clostridium* spp.[31]
Clindamicina	*Bifidobacterium* spp., *Bacteroides* spp., *Prevotella* spp., *Enterococcus* spp., *Roseburia* spp., *Lachnospira* spp., *Coprococcus* spp., *Dorea* spp., *Ruminococcus* spp., *Lactococcus* spp., *Eubacterium* spp., *Leptotrichia* spp., *Fusobacterium* spp., *Escherichia* spp., *Clostridium* spp.[31]
Metronidazol	*Prevotella* spp., *Lactobacillus* spp., *Gardnerella* spp.;[31] bacilos Gram-negativos anaeróbios resistentes à penicilina e de ação moderada contra cocos Gram-positivos microaerofílicos;[32] *Bacteroides* spp., *Clostridium* spp. (incluindo *C. perfringens* e *C. difficile*), *Fusobacterium* spp., *Peptococcus* spp., *Peptostreptococcus* spp., *Lactobacillus* spp., *Porphyromonas* spp. e *Helicobacter pylori*[33]

Odontologia, merecem destaque as penicilinas, as cefalosporinas e os inibidores da betalactamase (em associação com as penicilinas). Cabe lembrar que os agentes antibacterianos são utilizados como auxiliares às terapêuticas locais para infecções odontogênicas. As terapêuticas locais envolvem, por exemplo, a sanificação do sistema de canais radiculares, a raspagem da bolsa periodontal, a remoção do biofilme e a drenagem cirúrgica, e contribuem decisivamente para o controle das infecções de origem odontogênica.[6]

Penicilinas

As penicilinas são antibacterianos cujo mecanismo de ação interfere na síntese da parede celular bacteriana. A ação das penicilinas sobre as cepas bacterianas Gram-positivas e Gram-negativas é dependente de sua ligação às PLP, presentes na parede celular, e da penetrabilidade de seu conteúdo no interior da célula bacteriana.[34] O mecanismo de ação das penicilinas foi descrito no estudo clássico de Tipper e Strominger.[38]

De acordo com sua origem, as penicilinas podem ser naturais, semissintéticas ou sintéticas. A benzilpenicilina cristalina (ou penicilina G cristalina), a benzilpenicilina procaína (ou penicilina G procaína), a benzilpenicilina benzatina (ou penicilina G benzatina) e a fenoximetilpenicilina (ou penicilina V) são naturais, ou seja, podem ser chamadas de antibióticos. As três primeiras são de uso parenteral, uma vez que são inativadas pelo suco gástrico. Já a fenoximetilpenicilina, por ser resistente à ação do suco gástrico, é administrada por via oral. As penicilinas semissintéticas ou sintéticas surgiram da necessidade de ampliar o espectro de ação das penicilinas naturais, em virtude da emergência de resistência bacteriana, especialmente em infecções tratadas na área médica. Como exemplos de penicilinas semissintéticas e sintéticas, podem-se citar a amoxicilina e a ampicilina.

A amoxicilina é a principal representante do grupo das penicilinas de uso clínico odontológico, empregada tanto para a realização de profilaxia antimicrobiana[11] quanto para o tratamento das infecções de origem odontogênica.[6] As seguintes características favorecem seu uso:[7]

a) Espectro mais amplo que a fenoximetilpenicilina diante de anaeróbios Gram-negativos, por sua melhor penetração na célula microbiana.
b) Absorção mais rápida no trato gastrintestinal (GI) que a fenoximetilpenicilina, o que tende a gerar menos alterações GI.
c) Sua absorção não é modulada pela alimentação, atingindo níveis plasmáticos máximos após 2 horas de ingestão.
d) Apenas 20% da amoxicilina absorvida está ligada a proteínas plasmáticas, estando mais prontamente disponível para a ação.
e) A meia-vida da amoxicilina é maior que a da fenoximetilpenicilina, necessitando de administração 2-3 vezes ao dia, em oposição à fenoximetilpenicilina (4 vezes ao dia).

Cabe salientar que a literatura tem apontado taxas de suscetibilidade das espécies bacterianas isoladas de infecções odontogênicas à amoxicilina e à fenoximetilpenicilina, sobretudo em casos de abscesso apical agudo, de 92,3% e de 84,5%, respectivamente.[13]

A ampicilina tem sido indicada como uma alternativa à amoxicilina para a realização da profilaxia antimicrobiana, quando o paciente não consegue utilizar o medicamento via oral, podendo ser administrada tanto por via intramuscular como por via intravenosa.[11] A ampicilina, assim como a amoxicilina, apresenta maior eficácia contra bactérias Gram-negativas,[34] usualmente presentes em infecções de origem odontogênica.

No que diz respeito à segurança, reações alérgicas a penicilinas podem ocorrer em aproximadamente 5% dos pacientes, apresentando-se imediatamente após o uso ou mesmo tardiamente.[39,40] Para Shenoy et al., a redução nas taxas de alergias à penicilina mediadas por IgE deve-se à diminuição no uso de penicilinas parenterais e ao fato de serem raras as reações anafiláticas graves à amoxicilina quando utilizadas por via oral.[40]

Ainda quanto à segurança, a utilização da amoxicilina tanto isolada como em associação com inibidor de betalactamase (como o ácido clavulânico ou o sulbactam) proporciona uma alteração na composição da microbiota gastrointestinal,[41] podendo causar desconforto gastrintestinal ou mesmo diarreia. Em virtude de infecção secundária, a diarreia também pode ser causada por *Clostridium difficile*, uma vez que a presença de cepas desse microrganismo foi relatada em pacientes em uso de amoxicilina e de amoxicilina + ácido clavulânico.[41]

A duração de tratamento utilizando agentes betalactâmicos varia de 3 a 7 dias.[6] Embora classicamente o curso do tratamento abranja um período de 5 a 7 dias, Ellison indica que o esquema de 3 dias de tratamento tem se mostrado eficaz.[42] É importante ressaltar que a definição da duração do tratamento deve ser baseada em critérios avaliados pelo cirurgião-dentista, considerando-se a progressão da infecção e as características de cada paciente.

A amoxicilina, nas formas de cápsula e de comprimido, na dose de 500 mg, consta na RENAME.[30]

Cefalosporinas

As cefalosporinas são uma alternativa terapêutica para pacientes com reações de hipersensibilidade tardia às penicilinas, ou seja, reações alérgicas que se manifestam dias após o início do uso do medicamento.[43] É de fundamental importância destacar que as cefalosporinas não estão indicadas para pacientes que apresentam história de hipersensibilidade imediata ou mediata às penicilinas, uma vez que também são agentes betalactâmicos.[7]

Considerando-se a estrutura química, o ácido 7-aminocefalosporânico exibe uma semelhança com o ácido 6-aminopenicilânico.[44] Suas moléculas exibem atividade antibacteriana com CIM frequentemente $\leq$ 4 mcg/mL contra estafilococos, *Streptococcus pneumoniae* e bactérias entéricas não produtoras de betalactamase. As cefalosporinas estão disponíveis para usos parenteral e oral.

As cefalosporinas são classificadas, de acordo com a ordem cronológica de produção, em primeira, segunda, terceira e quarta gerações. A cefazolina e a cefalexina são consideradas cefalosporinas de primeira geração, com emprego indicado para tratamento de infecções bucais, como alternativas à amoxicilina em profilaxia antimicrobiana e no tratamento de infecções de origem odontogênica.[6,11]

A cefalexina apresenta em sua composição um anel betalactâmico que atua na inibição da síntese de peptidoglicano. No entanto, mecanismos de resistência têm sido observados, com a expressão de enzimas betalactamases, modificação das proteínas de ligação ao seu local-alvo e síntese de bombas de efluxo, que bombeiam o antibiótico para fora da célula bacteriana.[45]

A cefalexina (cápsulas ou comprimidos de 500 mg ou suspensão oral com 50 mg/mL) consta na RENAME.[30]

Inibidores de betalactamases

Os inibidores de betalactamases são medicamentos que atuam impedindo a ação de enzimas (betalactamases) produzidas por algumas espécies bacterianas.[46,47] Essas enzimas ligam-se ao sítio de ligação das penicilinas, inibindo a ligação das penicilinas e sua ação sobre os microrganismos. Os inibidores das enzimas lactamases não têm ação antimicrobiana por si só, mas atuam como substratos que se ligam às enzimas de forma irreversível, impedindo que elas degradem os antibacterianos betalactâmicos. O principal representante é o ácido clavulânico. Cabe mencionar que o mecanismo de resistência de bactérias Gram-positivas para agentes betalactâmicos ocorre pela alteração do sítio de ligação (PLP) em decorrência de mutações, e não pela produção de betalactamases.[37]

A detecção de cepas que apresentam enzima lactamase ativa parece ser reduzida em infecções odontogênicas, principalmente em infecções agudas de origem endodôntica.[47] Mesmo quando tais cepas estão presentes, a ruptura das interações bacterianas dentro das comunidades microbianas presentes nas infecções de origem odontogênica, em virtude das intervenções locais, contribui para a eficácia clínica dos antimicrobianos indicados em Odontologia.[13] A taxa de suscetibilidade de isolados de infecções de origem odontogênica para a associação referida é de 96,5%.[13]

Em Odontologia, a associação de agentes betalactâmicos ao ácido clavulânico tem sido indicada em casos de falha na terapia antimicrobiana inicial.[6] O esquema terapêutico recomendado é a utilização de comprimidos contendo 500 mg de amoxicilina + 125 mg de ácido clavuânico em intervalo de 8 horas. Há ainda a associação em comprimidos, contendo 875 mg de amoxicilina + 125 mg de ácido clavulânico, que deve ser utilizada em intervalo de 12 horas. A associação na dose de 500 mg de amoxicilina + 125 mg de ácido clavulânico consta na RENAME.[30]

Macrolídeos

Os macrolídeos são um grupo de antibacterianos cujo mecanismo de ação se relaciona à inibição da síntese de proteínas. Esses fármacos atuam como moduladores durante a etapa de tradução[48] que ocorre no ribossomo bacteriano. Todavia, a dinâmica da interação fármaco-ribossomo pode ter implicações práticas importantes. Dependendo de sua estrutura, os macrolídeos podem variar significativamente em sua capacidade de simplesmente paralisar a proliferação bacteriana (e, portanto, agem como agentes bacteriostáticos) ou causar a morte da célula bacteriana (agindo, assim, como agentes bactericidas).[49]

Os principais representantes deste grupo de antibacterianos são a eritromicina, a azitromicina e a claritromicina. Alguns autores consideram a azitromicina um antibacteriano da classe dos azalídeos, "parentes próximos" dos macrolídeos, dos quais diferem apenas pela inserção de um átomo de nitrogênio no anel lactônico de 15 átomos. Esta modificação estrutural promove melhores estabilidade e penetração tecidual, além de ampliar seu espectro de ação.[50]

Em Odontologia, tanto no emprego profilático como no terapêutico, a claritromicina e a azitromicina são indicadas como alternativas aos pacientes que apresentam alergia às penicilinas.[6,7,11] Ambas possuem ótima absorção e biodisponibilidade, quando administradas via oral. A eritromicina não tem sido considerada como opção para o tratamento de infecções bucais. As taxas de resistência laboratorial de bactérias anaeróbias estritas isoladas de infecções endodônticas agudas a esse medicamento são próximas a 60%.[13]

Uma revisão sistemática avaliando o uso da azitromicina associada à terapia periodontal não cirúrgica mostrou benefício adicional quando do uso do antibacteriano. Em casos com bolsas periodontais maiores que 6 mm, houve redução do sangramento à sondagem e da profundidade à sondagem em todos os estudos.[51] Avaliando especificamente os efeitos clínicos e microbiológicos da azitromicina, em complemento à terapia periodontal não cirúrgica no tratamento da periodontite associada a *Aggregatibacter actinomycetemcomitans*, pode-se observar melhora significativa dos parâmetros clínicos, como redução da profundidade à sondagem, redução do sangramento à sondagem e ganho de inserção clínica. Houve redução no número de indivíduos com *A. actinomycetemcomitans*, também mostrando melhora nos parâmetros microbiológicos, associada ao uso da azitromicina como complemento à terapia periodontal não cirúrgica.[52]

Em relação à segurança, há relatos de distúrbios gastrointestinais associados ao uso de claritromicina e azitromicina.[53,54] Cefaleias e tonturas foram relatadas por 1 a 5% dos pacientes que fizeram uso de azitromicina.[54]

Lincosamidas

As lincosamidas atuam inibindo a síntese proteica nos ribossomos. Os agentes farmacológicos pertencentes a esse grupo ligam-se à subunidade 50S do ribossomo bacteriano, alterando assim a superfície bacteriana, facilitando a opsonização, a fagocitose e a destruição intracelular dos microrganismos. De acordo com Ferrer et al.,[31] a clindamicina apresenta eficácia microbiológica contra *Bifidobacterium* spp., *Bacteroides* spp., *Prevotella* spp., *Enterococcus* spp., *Roseburia* spp., *Lachnospira* spp., *Coprococcus* spp., *Dorea* spp., *Ruminococcus* spp., *Lactococcus* spp., *Eubacterium* spp., *Leptotrichia* spp., *Fusobacterium* spp., *Escherichia* spp. e *Clostridium* spp.

A clindamicina é uma alternativa a penicilinas em pacientes alérgicos aos betalactâmicos,[7] derivando quimicamente da lincomicina, substância-padrão do grupo, mas que não possui indicação para uso odontológico. A clindamicina é conhecida por ter um espectro de atividade muito favorável contra infecções anaeróbias.

Em relação aos efeitos adversos, a clindamicina tem menor segurança, se comparada a outros antibióticos orais comumente prescritos por cirurgiões-dentistas, observando-se com frequência diarreia,[55] que pode estar associada ao desenvolvimento de colite pseudomenbranosa. O cirurgião-dentista deve estar atento a tal condição e determinar a necessidade de encaminhamento para atendimento médico.

A clindamicina pode ser administrada por via oral, via intramuscular (IM) e via intravenosa (IV). Possui absorção pelo trato gastrointestinal (90%) e não **é** influenciada pela presença de alimentos. A clindamicina apresenta boa penetração tecidual, sendo sua concentração óssea particularmente alta quando comparada aos níveis séricos. Não ultrapassa a barreira hematoencefálica ou a membrana de cistos odontogênicos apicais, mas é capaz de atravessar a placenta. É metabolizada principalmente no fígado, necessitando de ajuste de dose ou intervalo de administração na presença de insuficiência hepática grave.[7,56]

No que diz respeito ao acesso, a clindamicina é disponibilizada pelo Sistema Único de Saúde (SUS), na forma de cápsulas, nas doses de 150 mg e 300 mg.[30]

Nitroimidazólicos

O **metronidazol** é um composto sintético, derivado do nitroimidazol. Possui baixo peso molecular e penetra com facilidade em membranas celulares de microrganismos aeróbios e anaeróbios. Os anaeróbios estritos são mais suscetíveis a esse antibacteriano, uma vez que, ao penetrar na membrana celular de tal grupo de bactérias, a molécula de metronidazol é convertida em um radical nitroso livre de curta duração, por meio de redução intracelular, que inclui a transferência de um elétron para o grupo nitro do fármaco. Essa redução resulta em produtos tóxicos para as células anaeróbias, tornando o DNA bacteriano instável.[57,58]

Em Odontologia, o metronidazol é frequentemente indicado para o tratamento de infecções periodontais bacterianas agudas, como as pericoronarites, os abscessos periodontais e a gengivite ulcerativa necrosante.[59,60]

O metronidazol é utilizado em conjunto com as penicilinas para garantir cobertura contra bactérias anaeróbias estritas em infecções odontogênicas graves.[6] É lipossolúvel, bem absorvido por via oral e penetra adequadamente em todos os sítios, incluindo a barreira hematoencefálica. Sua associação aos betalactâmicos, amoxicilina ou fenoximetilpenicilina, é indicada como alternativa em casos de infecções odontogênicas agudas não responsivas apenas aos betalactâmicos.[6]

Entre as reações adversas mais comumente relatadas e que podem ser associadas ao uso do metronidazol, estão distúrbios gastrointestinais (náuseas e diarreia) e reações cutâneas.[55] O metronidazol consta na RENAME, na forma de comprimidos de 250 mg e 400 mg.[30]

ANTIFÚNGICOS

Os antifúngicos, como relatado anteriormente, são substâncias capazes de inibir o crescimento ou eliminar fungos. Em Odontologia, são considerados a opção terapêutica farmacológica para tratamento da candidíase bucal (enfermidade cujo agente etiológico pertence ao gênero *Candida*). Sua administração pode ser tópica ou sistêmica. O tratamento da candidíase bucal é baseado prioritariamente na terapia tópica. Quando não há regressão dos sinais e sintomas e/ou quando há disseminação fúngica, pode-se lançar mão dos fármacos sistêmicos.[61]

É importante lembrar que as infecções fúngicas geralmente acometem pacientes imunodeprimidos. Entre os fatores sistêmicos predisponentes, podem ser citados: deficiência nutricional, neutropenia, AIDS, neoplasia, quimioterapia antineoplásica, radioterapia, idade extrema (bebês e idosos); uso de medicamentos (antibacterianos de amplo espectro, corticosteroides sistêmicos, medicamentos que causem xerostomia); disfunção endócrina (diabete melito, síndrome de Cushing) e/ou fumo. No que diz respeito aos fatores locais, os mais comuns são: função da glândula salivar diminuída e consequente xerostomia, higiene bucal deficiente, uso de próteses dentárias, terapia com corticosteroides inalatórios, terapia com corticosteroides tópicos orais e/ou dieta rica em carboidratos.[62,63]

Quando não se observam os fatores predisponentes citados anteriormente e/ou em casos de lesões disseminadas por toda a boca ou se estendendo para a orofaringe, indica-se avaliação sistêmica (hemograma, glicemia em jejum e avaliação de HIV, a fim de descartar quadros de anemia e imunossupressão, associados ou não ao HIV). Nos casos que não respondem ao tratamento tópico, deve-se realizar a mesma investigação em nível sistêmico anteriormente descrita. Para essas duas situações clínicas, a comunicação entre o cirurgião-dentista e o médico que assiste o paciente torna-se essencial, a fim de aumentar as perspectivas de sucesso do tratamento.

Previamente à seleção do antifúngico, o cirurgião-dentista deve considerar o estado imunológico do paciente, as características da candidíase bucal (apresentação clínica, etiologia, suscetibilidade a antifúngicos, localização, disseminação) e as características farmacológicas dos antifúngicos disponíveis (administração, metabolismo, eliminação, interações com outros fármacos e toxicidade).[63]

Os antifúngicos, assim como os antibacterianos, geralmente são prescritos na ausência de um teste de suscetibilidade *in vitro*. Todavia, quando se está em uma situação de resistência clínica, na qual os sinais e sintomas não regridem ou quando há uma infecção fúngica disseminada, os testes de laboratório (relatados anteriormente) podem auxiliar na escolha do fármaco adequado.

Neste capítulo, serão abordados os antifúngicos administrados pela via sistêmica. A seguir, são apresentadas as principais classes de antifúngicos que podem ser utilizadas no tratamento da candidíase bucal. É importante ressaltar que, quando se opta por essa via, são necessários cautela e embasamento científico, em virtude da toxicidade observada em situações em que há uso excessivo de antifúngicos, evidenciando-se, em geral, hepatotoxicidade, cardiotoxicidade e acometimento da medula óssea.[64]

De acordo com o mecanismo de ação, os antifúngicos podem interferir na síntese de ergosterol (azóis, alilaminas), na integridade da membrana celular (polienos), na síntese da parede celular (equinocandinas), entre outros sítios celulares.[65,66] Os polienos e os azóis são as duas classes mais amplamente empregadas nos casos de candidíase bucal e possuem como alvo a membrana celular fúngica.

Polienos

Os polienos ligam-se de maneira hidrofóbica a uma porção esterol, basicamente ergosterol, presente na membrana de fungos sensíveis, formando poros ou canais. O resultado é um aumento na permeabilidade da membrana, que permite o extravasamento de diversas pequenas moléculas, levando à morte celular.[67] Os antifúngicos poliênicos mais empregados para o tratamento da candidíase bucal são a nistatina e a anfotericina B.

A nistatina é um polieno formulado apenas para uso tópico.

A anfotericina B é produzida naturalmente pelo *Streptomyces nodosus.*[68] Seu espectro de ação antifúngica abrange os agentes etiológicos das principais micoses endêmicas: *Paracoccidioides brasiliensis*, *Histoplasma capsulatum*, *Coccidioides immitis*, *Blastomyces dermatitidis*, *Cryptococcus neoformans* var. *neoformans* e var. *gattii* e *Sporothrix schenckii*. Possui boa atividade contra espécies de *Candida*, embora algumas poucas cepas de *Candida* não *albicans* possam ser resistentes. Visto que a candidíase bucal é causada por leveduras do gênero *Candida*, este fármaco se torna uma opção no tratamento dessa enfermidade.[69]

A administração da anfotericina ocorre por via endovenosa. Nessa formulação, o efeito adverso mais comum da anfotericina B é a nefrotoxicidade. O fármaco pode provocar algum grau de redução da função renal em mais de 80% dos pacientes que recebem o medicamento.[70] Embora isto geralmente seja revertido após a interrupção do tratamento, sempre permanece alguma deficiência da filtração glomerular.[71] Também são relatados como efeitos colaterais comuns edema, taquicardia, hipertensão, insônia, náusea, diarreia e constipação.[70]

Azóis

Os azóis são compostos totalmente sintéticos. O mecanismo de ação destes fármacos baseia-se na inibição da esterol-14-alfadesmetilase, um sistema enzimático microssomal dependente do citocromo P450. Os azóis comprometem a síntese do ergosterol na membrana citoplasmática, causando acúmulo de 14-alfametilesteróis. Os metilesteróis não possuem a mesma forma e propriedades físicas que o ergosterol, levando à formação da membrana com propriedades alteradas, que não desempenha as funções básicas necessárias ao desenvolvimento do fungo.[67]

A maioria destes fármacos possui farmacocinética favorável, incluindo biodisponibilidade oral adequada, toxicidade baixa, espectro de ação sobre a atividade antifúngica e amplo índice terapêutico.[72] Possuem amplo espectro de ação, incluindo as infecções fúngicas causadas por *Candida* spp., *C. neoformans* e as micoses endêmicas causadas por *B. dermatitidis* (blastomicose), *C. immitis* e *Coccidioides posadasii* (coccidioidomicose). Portanto, também são considerados no tratamento da candidíase bucal, pois possuem ação contra leveduras do gênero *Candida.*[73]

A classe dos azóis pode ser dividida em dois grupos, de acordo com o número de nitrogênios que possuem no anel azol. Os imidazóis possuem dois nitrogênios no anel azol, enquanto os triazóis, três.

Entre os imidazóis utilizados para o tratamento da candidíase bucal, podem ser citados o miconazol e o cetoconazol. O miconazol é formulado apenas para uso tópico. O cetoconazol foi o primeiro imidazol a ser empregado sistemicamente, estando disponível para uso na forma de creme ou em comprimidos. Seu espectro de ação engloba os seguintes microrganismos: *B. dermatitidis*, *Candida* spp., *C. immitis*, *Epidermophyton floccosum*, *Histoplasma capsulatum*, *Malassezia* spp. e *Trichopyton rubrum.*[74] O uso sistêmico dos imidazóis pode produzir efeitos adversos como falta de apetite, náusea, vômito, cansaço anormal e/ou febre.[75]

Os triazóis possuem amplo espectro de atividade e são comumente usados para tratar candidíase. O fluconazol demonstra ser eficaz contra a candidíase, especialmente em infecções por *C. albicans* e *Candida parapsilosis*. Sua administração está associada a efeitos adversos como dores de cabeça e náusea.[76] O itraconazol possui espectro de ação mais amplo, quando comparado ao fluconazol. Demonstra atividade antifúngica contra muitos isolados clínicos da cavidade bucal de *Candida glabrata* e *Candida krusei*, resistentes ao fluconazol.[63] Os efeitos adversos mais comumente associados à administração do itraconazol estão relacionados a distúrbios gastrointestinais (náusea e vômito).[77]

Para a tomada de decisão quanto à terapia fúngica sistêmica a ser adotada, é importante observar que a utilização frequente e excessiva dos azóis levou ao surgimento de resistência fúngica em espécies que anteriormente eram suscetíveis.[67] O custo e a comodidade também são fatores que devem ser considerados. Em relação aos esquemas terapêuticos dos agentes antifúngicos, estes devem ser discutidos pela equipe (dentistas e médicos) que assiste o paciente, respeitando a singularidade de cada situação clínica.

ANTIVIRAIS

Os antivirais são uma classe de medicamentos utilizados para o tratamento de infecções causadas por vírus. O termo antiviral refere-se unicamente a substâncias capazes de inibir o desenvolvimento do vírus, ou seja, não abrange substâncias virucidas. Como os vírus utilizam as células do hospedeiro para se replicar, torna-se difícil encontrar uma substância capaz de interferir somente no vírus, sem danificar as células do hospedeiro.[78]

De acordo com o desenvolvimento dos medicamentos antivirais, eles podem ser classificados em duas diferentes abordagens: os direcionados ao próprio vírus e os direcionados aos fatores das células hospedeiras.[78] Em Odontologia, utilizam-se fármacos antivirais direcionados ao próprio vírus, como aciclovir, valaciclovir, ganciclovir, famciclovir e penciclovir.[79] Eles atuam inibindo a DNA polimerase viral.[78]

Embora os antivirais tópicos, na forma de creme ou solução, sejam usualmente prescritos para o tratamento do herpes labial e do herpes recorrentes, os antivirais prescritos por via oral (aciclovir, famciclovir, valaciclovir) podem ser uma opção de tratamento.[80]

Segundo Arduino e Porter,[79] a administração de aciclovir de forma sistêmica tem se mostrado eficaz na redução dos sintomas de infecção recorrente pelo vírus herpes simplex tipo 1 (HSV-1). Os autores ainda reportam que o aciclovir e o famciclovir podem ser benéficos no tratamento de HSV-1 em pacientes imunocomprometidos e que a utilização profilática de aciclovir em pacientes imunocomprometidos pode reduzir a frequência e a gravidade da doença. Para Leung e Barankin,[80] o valaciclovir e o famciclovir têm maior biodisponibilidade oral e são mais bem absorvidos que o aciclovir. Além disso, eles requerem esquemas terapêuticos que favorecem a adesão do paciente, pois o número de doses diárias é menor. Contudo, são mais caros **e** seu uso não é recomendado para crianças.

Em relação aos esquemas terapêuticos dos agentes antivirais, estes devem ser discutidos pela equipe que assiste o paciente, respeitando a singularidade de cada situação clínica.

O QUE É RESISTÊNCIA ANTIMICROBIANA E COMO OCORRE?

A resistência a antimicrobianos surge quando bactérias, vírus, fungos e parasitas antes suscetíveis sofrem alterações e passam a não responder aos medicamentos, tornando as infecções mais difíceis de tratar e aumentando o risco de propagação de doenças, de ocorrência de formas graves e, eventualmente, de morte. Como resultado, os medicamentos tornam-se ineficazes e as infecções persistem, aumentando o risco de propagação a outras pessoas.[81]

Embora os microrganismos possam apresentar resistência intrínseca a um agente antimicrobiano, é frequente que ocorra o desenvolvimento de resistência (resistência adquirida), que pode ocorrer pela aquisição de material genético de uma fonte exógena (transferência horizontal de gene) ou por meio de mutação.[82,83] Cabe lembrar que a transferência horizontal de gene acontece por meio de três mecanismos:

a) Transformação, em que fragmentos livres de uma bactéria morta são incorporados ao DNA da bactéria receptora.
b) Transdução, que envolve a transferência de material genético entre um doador e uma bactéria receptora, por meio de um bacteriófago.
c) Conjugação, na qual ocorre a transferência do material genético de uma célula bacteriana para outra, por contato direto.[84]

Para Christaki et al.,[84] há que se considerar ainda a "resistência adaptativa", definida como a resistência a um ou mais antimicrobianos, induzida por um sinal ambiental específico (p. ex., estresse, estado de crescimento, pH, concentrações de íons, condições de nutrientes, níveis subinibitórios de antibióticos). Em contraste com a resistência intrínseca e adquirida, a resistência adaptativa é transitória e parece ser o resultado de modulações na expressão gênica. Diante disso, é possível considerar o fato de que o fenômeno da resistência adaptativa pode ser responsável pelas diferenças observadas na comparação das eficácias *in vitro* e *in vivo* de um antimicrobiano e poderia estar envolvido na eventual falha clínica de tratamentos antimicrobianos.

O sequenciamento e a análise do genoma de extensas bibliotecas bacterianas proporcionaram que grandes bancos de dados fossem criados e que milhares de genes de resistência a antimicrobianos em potencial fossem listados.[85,86]

Em 2015, Moraes et al.[87] realizaram uma revisão sistemática com o objetivo de avaliar a presença desses genes em bactérias isoladas de diferentes sítios da cavidade bucal. De acordo com os artigos incluídos, um total de 33 diferentes genes foram detectados e, destes, 27 conferem resistência aos principais antibacterianos utilizados no controle de infecções em Odontologia:

a) Betalactâmicos – *blaTEM*, *blaZ*, *cfxA*, *cfXA2*, *blaCMY2*, *ampC*, *mecA*, *pbp1A*, *pbp2X* e *pbp2B*.
b) Macrolídeos – *ermA*, *ermB*, *ermC*, *ermE* e *ermV*.
c) Tetraciclinas – *tetA*, *tetB*, *tetC*, *tetD*, *tetK*, *tetL*, *tetM*, *tetO*, *tetS*, *tetW* e *tet32*.

Dos genes citados, é importante ainda destacar, segundo a revisão, que *blaTEM*, *cfxA*, *tetW* e *ermC* foram detectados com maior frequência. No entanto, os autores alertam que a presença do gene não significa sua expressão.[87]

No caso dos macrolídeos, um dos mecanismos mais importantes de resistência é a modificação de um resíduo de adenina na porção 23S rRNA (A2058 em *Escherichia coli*) no local de ligação do antimicrobiano.[88] A resistência aos macrolídeos parece ocorrer mais frequentemente nas espécies *S. viridans*, em estreptococos anaeróbios estritos e *Prevotella*.[32]

O mecanismo comumente envolvido na resistência à clindamicina é o de uma mutação do sítio receptor ribossomal, o que confere resistência cruzada aos macrolídeos. Outro tipo de mecanismo de resistência está associado a genes que codificam metiltransferases, modificando o local alvo comum de macrolídeos e lincosamidas, ou seja, RNA ribossômico 23S (p. ex., genes *erm*A e *erm*C). Observa-se, também, inativação enzimática da clindamicina e prevenção do acesso do antibacteriano ao alvo, incluindo permeabilidade reduzida e efluxo aumentado.[89]

A resistência bacteriana às tetraciclinas geralmente se dá pela produção de proteínas que interferem na ligação do fármaco ao ribossomo, pela inativação enzimática e pelo efluxo aumentado, por meio de uma bomba proteica transportadora ativa.[90]

O mecanismo principal de resistência ao metronidazol em bactérias anaeróbias estritas está relacionado à diminuição da atividade da enzima nitrorredutase, responsável pela redução do pró-fármaco, gerando diminuição da captação do fármaco. Outros mecanismos incluem efluxo ativo, inativação da droga e aumento no reparo de danos ao DNA. Genes de resistência específicos (*nim*) que conferem resistência aos nitroimidazóis foram isolados em diferentes gerações de bactérias anaeróbias Gram-positivas e Gram-negativas, incluindo espécies Bacteroides. Os genes *nim* codificam uma redutase alternativa que pode converter nitroimidazol em um derivado não tóxico, contornando assim o efeito tóxico que causa a quebra do DNA.[58]

Em relação à resistência relatada aos antifúngicos, para a classe dos polienos, pode ocorrer por meio da alteração do conteúdo de ergosterol celular e consequente redução da afinidade pelo antifúngico.[91] Defeitos e mutações no gene ERG3 também têm sido relatados.[92,93]

Já os azóis, que são amplamente utilizados na terapia antifúngica, apresentam diversos mecanismos de resistência: ativação de bombas de efluxo; mutação do gene *ERG-11*; desregulação da expressão do gene *ERG-11* e alteração da via de biossíntese do ergosterol.[94,95]

Assim como acontece com antibacterianos e antifúngicos, há relatos de resistência antimicrobiana aos antivirais comumente prescritos.[96] Exemplo disso é a alta prevalência de HSV resistente ao aciclovir em pacientes imunocomprometidos (3,6% a 10%).[97] Segundo Gilbert et al.,[98] os seguintes mecanismos de resistência do HSV ao aciclovir têm sido relatados: diminuição da produção de timidina quinase viral; deficiência completa da atividade de timidina quinase viral; e alteração da proteína timidina quinase viral e da DNA polimerase como substrato. Salienta-se que a timidina quinase viral é responsável pela conversão intracelular do aciclovir à forma de monofosfato, o qual é convertido a difosfato e, por fim, a trifosfato, que é o componente ativo. Pan e Coen[99] indicam que as mutações virais são as principais responsáveis por causar a resistência do HSV ao aciclovir.

Os principais fatores relacionados à resistência antimicrobiana são: prescrições inapropriadas; uso inadequado do fármaco pelos pacientes; diagnósticos imprecisos; venda sem prescrição; falta de mecanismos adequados para a regulamentação de medicamentos em utilização.[100-102]

O uso disseminado de antimicrobianos apresenta graves consequências para a terapêutica pelo surgimento de cepas resistentes e, portanto, falhas no tratamento. A resistência antimicrobiana está associada a concentrações inibitórias mínimas elevadas, desfechos clínicos desfavoráveis e infecções invasivas.

Assim, ao indicar a terapia antimicrobiana, o cirurgião-dentista deve ter em mente as seguintes questões:

a) O paciente está de fato sendo acometido por um processo infeccioso?
b) O antimicrobiano selecionado é eficaz para o controle da infecção?
c) A dose do antimicrobiano, o intervalo de administração e o tempo de tratamento são adequados?
d) O paciente é capaz de aderir ao tratamento antimicrobiano?
e) O paciente apresenta alterações sistêmicas que podem dificultar a metabolização do agente antimicrobiano?

COMO DEVE SER FEITA A PRESCRIÇÃO DO ANTIMICROBIANO SELECIONADO?

No Brasil, por meio da Resolução da Direção Colegiada (RDC) n. 20, de 05 de maio de 2011,[103] revisada pela RDC n. 471, de 23 de fevereiro de 2021,[104] a Agência Nacional de Vigilância Sanitária (Anvisa) determinou que a prescrição de antimicrobianos para uso sistêmico deve ser realizada em receituário comum, em duas vias. A primeira via deverá ficar retida no estabelecimento farmacêutico, e a segunda via permanecerá com o paciente. Essas Resoluções estabeleceram que as receitas de antimicrobianos possuem validade de 10 (dez) dias, a contar da data de sua emissão. A receita deve ser prescrita de forma legível, sem rasuras, contendo os seguintes dados obrigatórios:

a) Identificação do paciente: nome completo, idade e sexo.
b) Medicamento e esquema de administração: nome do medicamento ou da substância prescrita, sob a forma de Denominação Comum Brasileira (DCB), dose ou concentração, forma farmacêutica, posologia e quantidade (em algarismos arábicos).
c) Identificação do emitente: nome do profissional, com sua inscrição no Conselho Regional ou nome da instituição, endereço completo, telefone, assinatura e marcação gráfica (carimbo).
d) Data da emissão.

Além dos itens obrigatórios, é de suma importância que o profissional prescritor alerte o usuário em relação a recomendações que possam alterar a eficácia do fármaco, como a ingestão de alimentos previamente ao uso, quando for o caso.

A **Figura 2** ilustra os dados obrigatórios para a realização da prescrição de antimicrobianos.

CONSIDERAÇÕES FINAIS

Os antimicrobianos de uso sistêmico podem ser indicados em Odontologia para o tratamento ou para a prevenção de infecções. Contudo, seu uso **é** restrito a situações específicas, pois a maioria das infecções odontogênicas, fúngicas ou virais, **é** mais bem tratada por medidas de intervenção local. Além disso, a utilização dos antimicrobianos de uso sistêmico é caracterizada pela prescrição baseada em fatores epidemiológicos clínicos e microbiológicos. Para Oberoi et al.,[105] tal fato contribuiu para o desenvolvimento de resistência antimicrobiana e a consequente ineficácia dos antimicrobianos comumente usados. Todavia, ainda segundo os autores, os cirurgiões dentistas podem contribuir com o uso criterioso de antimicrobianos – prescrevendo o medicamento correto, na dosagem padrão e no regime apropriado – somente quando o envolvimento sistêmico da infecção é evidente. É necessário não apenas monitorar o desenvolvimento de resistência aos agentes antimicrobianos de uso sistêmico, mas também propor diretrizes para nortear a prescrição e ações educativas que estimulem o uso racional desse grupo de medicamentos na Odontologia.[105]

RESUMO

Os antimicrobianos ou medicamentos anti-infecciosos (antibacterianos, antivirais, antifúngicos e antiparasitários) são medicamentos usados para prevenir e tratar infecções em seres humanos, animais e plantas. Em Odontologia, os antimicrobianos com ação sistêmica são indicados para a profilaxia de infecções e para o tratamento de infecções já instaladas. O cirurgião-dentista utiliza informações quanto à eficácia clínica e ao espectro de ação do antimicrobiano, além de fatores associados ao paciente e ao curso da infecção, para a escolha do agente antimicrobiano. No presente capítulo, foram apresentados os principais antibacterianos, antifúngicos e antivirais de uso sistêmico em Odontologia. Como frequentemente as infecções na cavidade bucal são de origem odontogênica e as bactérias apresentam-se de forma predominantes nessas infecções, foi dada maior ênfase aos grupos dos antibacterianos.

Em relação aos esquemas terapêuticos dos agentes antifúngicos e antivirais para uso sistêmico, salientamos que estes devem ser discutidos de forma integrada pela equipe que assiste o paciente, respeitando a singularidade de cada situação clínica. É fundamental que se observe o uso racional de medicamentos, a fim de evitar aumentos nas taxas de resistência antimicrobiana. Diante disso, é de suma importância que os antimicrobianos de efeito sistêmico sejam prescritos de maneira criteriosa e, sempre que possível, precedidos de medidas locais de controle da infecção.

RECEITUÁRIO SIMPLES (2 VIAS)

I) IDENTIFICAÇÃO DO PACIENTE
NOME COMPLETO: ______________________________
IDADE: ____________ SEXO: ( ) FEMININO ( ) MASCULINO

VIA DE ADMINISTRAÇÃO
NOME DO MEDICAMENTO – DOSE, QUANTIDADE E FORMA FARMACÊUTICA
POSOLOGIA – INTERVALO ENTRE AS DOSES E DURAÇÃO DO TRATAMENTO.

RECOMENDAÇÕES, SE NECESSÁRIO

II) IDENTIFICAÇÃO DO EMITENTE
NOME DO PROFISSIONAL: ______________________________
MARCA GRÁFICA (CARIMBO)
CRO: ________
Endereço completo: ______________________________
Telefone: ________________

FIGURA 2 Exemplo de prescrição.

Fonte: acervo pessoal dos autores.

QUESTÕES

1. Os sufixos -cida e -stático são amplamente utilizados na classificação dos agentes antimicrobianos, de acordo com seu mecanismo de ação. Assinale a alternativa que indica corretamente seu(s) significado(s):
   a) Os dois sufixos possuem o mesmo significado.
   b) O sufixo -cida refere-se àqueles agentes que possuem a capacidade de eliminar microrganismos.
   c) O sufixo -stático remete àqueles antimicrobianos que são utilizados preferencialmente em casos de infecções graves.
   d) Os dois sufixos possuem significados diferentes: -stático remete à eliminação e -cida, à inibição de crescimento de microrganismos.
   e) Os sufixos acima mencionados são utilizados para antibacterianos e antifúngicos, apenas.

2. Existem situações específicas em que os antimicrobianos são prescritos em Odontologia, exceto para:
   a) Profilaxia de endocardite bacteriana, em casos em que haja história da doença.
   b) Pericoronarite.
   c) História ou presença de cardiopatias.
   d) Abscesso apical agudo.
   e) Profilaxia para procedimento restaurador sem presença de fatores sistêmicos associados.

3. A eficácia microbiológica dos antimicrobianos pode ser avaliada por testes de suscetibilidade *in vitro*. Assinale a alternativa que não representa teste empregado na rotina laboratorial:
   a) E-test®.
   b) Difusão em discos.
   c) Microdiluição.
   d) Benchmark.

4. É considerado um medicamento de primeira escolha para o tratamento de uma infecção odontogênica e pacientes que não apresentam alergia aos betalactâmicos:
   a) Amoxicilina.
   b) Clindamicina.
   c) Metronidazol.
   d) Amoxicilina + ácido clavulânico.
   e) Cefalexina.

5. Sobre a sentença "Os inibidores da betalactamase não são antibacterianos por si só. Isoladamente, não exercem efeito clínico. Atuam inibindo a enzima betalactamase, presente em bactérias ditas resistentes, e capaz de destruir o anel betalactâmico", é possível afirmar que:
   a) É falsa, uma vez que os inibidores de betalactamase exercem efeito clínico de maneira isolada, não dependendo de outro antimicrobiano.
   b) É falsa, porque os inibidores de betalactamase não são ativos contra bactérias.
   c) É correta. Os inibidores de betalactamase atuam em associação com as penicilinas.
   d) É falsa, afinal os inibidores de betalactamase não atuam inibindo enzimas.
   e) É falsa, pois os inibidores de betalactamase não inibem as enzimas do anel betalactâmico.

6. Os antifúngicos sistêmicos aplicados para o tratamento da candidíase bucal são uma alternativa quando há falha da terapia tópica instalada anteriormente ou quando há infecção disseminada para a orofaringe. Assinale a alternativa que apresenta uma opção terapêutica nesta condição:
   a) Fluconazol.
   b) Metronidazol.
   c) Nistatina.
   d) Miconazol.

Gabarito: 1b; 2e; 3d; 4a; 5c; 6a

REFERÊNCIAS

1. WHO International Working Group for Drug Statistics Methodology, WHO Collaborating Centre for Drug Statistics Methodology & WHO Collaborating Centre for Drug Utilization Research and Clinical Pharmacological Services. 2003. Introduction to drug utilization research. World Health Organization.
2. Matesanz-Pérez P, García-Gargallo M, Figuero E, Bascones-Martínez A, Sanz M, Herrera D. A systematic review on the effects of local antimicrobials as adjuncts to subgingival debridement, compared with subgingival debridement alone, in the treatment of chronic periodontitis. J Clin Periodontol. 2013;40(3):227-41.
3. Sgolastra F, Gatto R, Petrucci A, Monaco A. Effectiveness of systemic amoxicillin/metronidazole as adjunctive therapy to scaling and root planing in the treatment of chronic periodontitis: a systematic review and meta-analysis. J Periodontol. 2012;83(10):1257-69.
4. Rabelo CC, Feres M, Gonçalves C, Figueiredo LC, Faveri M, Tu Y-K, et al. Systemic antibiotics in the treatment of aggressive periodontitis. A systematic review and a Bayesian Network meta-analysis. J Clin Periodontol. 2015;42(7):647-57.
5. Siqueira JF, Rôças IN. Microbiology and treatment of acute apical abscesses. Clin Microbiol Rev. 2013;26(2):255-73.
6. Lockhart PB, Tampi MP, Abt E, Aminoshariae A, Durkin MJ, Fouad AF, et al. Evidence-based clinical practice guideline on antibiotic use for the urgent management of pulpal- and periapical-related dental pain and intraoral swelling: a report from the American Dental Association. J Am Dent Assoc. 2019;150(11):906-921.e12.
7. AAE Position Statement: AAE Guidance on the use of systemic antibiotics in endodontics. J Endod. 2017;43(9):1409-13.
8. Kilian M, Chapple ILC, Hannig M, Marsh PD, Meuric V, Pedersen AML, et al. The oral microbiome – an update for oral healthcare professionals. Br Dent J. 2016;221(10):657-66.
9. Cahill TJ, Prendergast BD. Infective endocarditis. Lancet. 2016;387(10021):882-93.
10. Gualandro D, Yu P, Caramelli B, Marques A, Calderaro M, Fornari L. 3a Diretriz de Avaliação Cardiovascular Perioperatória da Sociedade Brasileira de Cardiologia. Arq Bras Cardiol. 2017;109(3 Supl.1):1-104.
11. American Association of Endodontics. AAE Guidance on antibiotic prophylaxis for patients at risk of systemic disease [Internet]. 2017. Disponível em: https://www.aae.org/specialty/wp-content/uploads/sites/2/2017/06/aae_antibiotic-prophylaxis.pdf [acesso 22 out. 2021].
12. Belibasakis GN, Bostanci N, Marsh PD, Zaura E. Applications of the oral microbiome in personalized dentistry. Arch Oral Biol. 2019;104:7-12.
13. Lang PM, Jacinto RC, Dal Pizzol TS, Ferreira MBC, Montagner F. Resistance profiles to antimicrobial agents in bacteria isolated from acute endodontic infections: systematic review and meta-analysis. Int J Antimicrob Agents. 2016;48(5):467-74.
14. Segura-Egea JJ, Gould K, Şen BH, Jonasson P, Cotti E, Mazzoni A, et al. European Society of Endodontology position statement: the use of antibiotics in endodontics. Int Endod J. 2018;51(1):20-5.
15. Zinner SH. Antibiotic use: present and future. New Microbiol. 2007;30(3):321-5.
16. Olsson-Liljequist B, Nord CE. Methods for susceptibility testing of anefiobic bacteria. Clin Infect Dis. 1994;18 Suppl 4:S293-296.
17. European Committee on Antimicrobial Susceptibility Testing (Eucast). [Internet]. Disponível em: https://www.eucast.org/organization/ [acesso 22 out. 2021].
18. Brazilian Committee on Antimicrobial Susceptibility Testing (BrCast). [Internet]. 2021. Disponível em: http://brcast.org.br/missao-e-objetivo/ [acesso 22 out. 2021].
19. Baumgartner JC, Xia T. Antibiotic susceptibility of bacteria associated with endodontic abscesses. J Endod. 2003;29(1):44-7.
20. Clinical and Laboratorial Standards Institute (CLSI). Methods for antimicrobial susceptibility testing of anaerobic bacteria: approved standard – Eighth edition, CLSI document M11-A8. 2012.
21. Jacinto RC, Gomes BPFA, Shah HN, Ferraz CC, Zaia AA, Souza-Filho FJ. Incidence and antimicrobial susceptibility of Porphyromonas gingivalis isolated from mixed endodontic infections. Int Endod J. 2006;39(1):62-70.
22. Kuriyama T, Williams DW, Yanagisawa M, Iwahara K, Shimizu C, Nakagawa K, et al. Antimicrobial susceptibility of 800 anaerobic isolates from patients with dentoalveolar infection to 13 oral antibiotics. Oral Microbiol Immunol. 2007;22(4):285-8.
23. Skucaite N, Peciuliene V, Vitkauskiene A, Machiulskiene V. Susceptibility of endodontic pathogens to antibiotics in patients with symptomatic apical periodontitis. J Endod. 2010;36(10):1611-6.
24. B Abraham S, Abdulla N, Himratul-Aznita WH, Awad M, Samaranayake LP, Ahmed HMA. Antibiotic prescribing practices of dentists for endodontic infections; a cross-sectional study. PLoS One. 2020;15(12):e0244585.
25. Ahmadi H, Ebrahimi A, Ahmadi F. Antibiotic therapy in dentistry. Int J Dent. 2021;2021:6667624.
26. Gilbert B, Robbins P, Livornese LL. Use of antibacterial agents in renal failure. Infect Dis Clin North Am. 2009;23(4):899-924, viii.
27. Maher RL, Hanlon J, Hajjar ER. Clinical consequences of polypharmacy in elderly. Expert Opin Drug Saf. 2014;13(1):57-65.
28. Stein J, Stier C, Raab H, Weiner R. Review article: The nutritional and pharmacological consequences of obesity surgery. Aliment Pharmacol Ther. 2014;40(6):582-609.
29. Bookstaver PB, Bland CM, Griffin B, Stover KR, Eiland LS, McLaughlin M. A review of antibiotic use in pregnancy. Pharmacotherapy. 2015;35(11):1052-62.
30. Brasil. Ministério da Saúde. Secretaria de Ciência, Tecnologia, Inovação e Insumos Estratégicos em Saúde. Departamento de Assistência Farmacêutica e Insumos Estratégicos. Relação Nacional de Medicamentos Essenciais: Rename [Internet]. 2020. Disponível em: https://bvsms.saude.gov.br/bvs/publicacoes/relacao_medicamentos_rename_2020.pdf [acesso 22 out. 2021].
31. Ferrer M, Méndez-García C, Rojo D, Barbas C, Moya A. Antibiotic use and microbiome function. Biochem Pharmacol. 2017;134:114-26.
32. Shweta, Prakash SK. Dental abscess: a microbiological review. Dent Res J (Isfahan). 2013;10(5):585-91.
33. Stefanopoulos PK, Kolokotronis AE. The clinical significance of anaerobic bacteria in acute orofacial odontogenic infections. Oral Surg Oral Med Oral Pathol Oral Radiol Endod. 2004;98(4):398-408.
34. Bush K, Bradford PA. β-lactams and β-lactamase inhibitors: an overview. Cold Spring Harb Perspect Med. 2016;6(8):a025247.
35. Goffin C, Ghuysen JM. Multimodular penicillin-binding proteins: an enigmatic family of orthologs and paralogs. Microbiol Mol Biol Rev. 1998;62(4):1079-93.
36. Massova I, Mobashery S. Kinship and diversification of bacterial penicillin-binding proteins and beta-lactamases. Antimicrob Agents Chemother. 1998;42(1):1-17.
37. Fisher JF, Mobashery S. β-lactam resistance mechanisms: Gram-positive bacteria and Mycobacterium tuberculosis. Cold Spring Harb Perspect Med. 2016;6(5):a025221.
38. Tipper DJ, Strominger JL. Mechanism of action of penicillins: a proposal based on their structural similarity to acyl-D-alanyl-D-alanine. Proc Natl Acad Sci U S A. 1965;54(4):1133-41.
39. DesBiens M, Scalia P, Ravikumar S, Glick A, Newton H, Erinne O, et al. A closer look at penicillin allergy history: systematic review and meta-analysis of tolerance to drug challenge. Am J Med. 2020;133(4):452-462.e4.

40. Shenoy ES, Macy E, Rowe T, Blumenthal KG. Evaluation and management of penicillin allergy: a review. JAMA. 2019;321(2):188-99.
41. Elvers KT, Wilson VJ, Hammond A, Duncan L, Huntley AL, Hay AD, et al. Antibiotic-induced changes in the human gut microbiota for the most commonly prescribed antibiotics in primary care in the UK: a systematic review. BMJ Open. 2020;10(9):e035677.
42. Ellison SJ. An outcome audit of three day antimicrobial prescribing for the acute dentoalveolar abscess. Br Dent J. 2011;211(12):591-4.
43. Campagna JD, Bond MC, Schabelman E, Hayes BD. The use of cephalosporins in penicillin-allergic patients: a literature review. J Emerg Med. 2012;42(5):612-20.
44. Hamilton-Miller JMT. Development of the semi-synthetic penicillins and cephalosporins. Int J Antimicrob Agents. 2008;31(3):189-92.
45. Herman TF, Hashmi MF. Cephalexin. In: StatPearls [Internet]. Treasure Island (FL): StatPearls Publishing; 2021. Disponível em: http://www.ncbi.nlm.nih.gov/books/NBK549780/ [acesso 22 out. 2021].
46. Babic M, Hujer AM, Bonomo RA. What's new in antibiotic resistance? Focus on beta-lactamases. Drug Resist Updat. 2006;9(3):142-56.
47. Montagner F, Jacinto RC, Correa Signoretti FG, Scheffer de Mattos V, Grecca FS, Gomes BPF de A. Beta-lactamic resistance profiles in Porphyromonas, Prevotella, and Parvimonas species isolated from acute endodontic infections. J Endod. 2014;40(3):339-44.
48. Vázquez-Laslop N, Mankin AS. How macrolide antibiotics work. Trends Biochem Sci. 2018;43(9):668-84.
49. Credito KL, Ednie LM, Jacobs MR, Appelbaum PC. Activity of telithromycin (HMR 3647) against anaerobic bacteria compared to those of eight other agents by time-kill methodology. Antimicrob Agents Chemother. 1999;43(8):2027-31.
50. Bakheit AHH, Al-Hadiya BMH, Abd-Elgalil AA. Azithromycin. Profiles Drug Subst Excip Relat Methodol. 2014;39:1-40.
51. O'Rourke VJ. Azithromycin as an adjunct to non-surgical periodontal therapy: a systematic review. Aust Dent J. 2017;62(1):14-22.
52. Martande SS, Pradeep AR, Singh SP, Kumari M, Naik SB, Suke DK, et al. Clinical and microbiological effects of systemic azithromycin in adjunct to nonsurgical periodontal therapy in treatment of Aggregatibacter actinomycetemcomitans associated periodontitis: a randomized placebo-controlled clinical trial. J Investig Clin Dent. 2016;7(1):72-80.
53. Amsden GW. Erythromycin, clarithromycin, and azithromycin: are the differences real? Clin Ther. 1996;18(1):56-72; discussion 55.
54. Firth A, Prathapan P. Azithromycin: the first broad-spectrum therapeutic. Eur J Med Chem. 2020;207:112739.
55. Thornhill MH, Dayer MJ, Durkin MJ, Lockhart PB, Baddour LM. Oral antibiotic prescribing by NHS dentists in England 2010-2017. Br Dent J. 2019;227(12):1044-50.
56. Fuchs F, Wannmacher L. FUCHS, F. D. Farmacologia dos processos infecciosos. In: Farmacologia clínica e terapêutica. Rio de Janeiro: Guanabara Koogan; 2017. p. 161-87.
57. Tally FP, Sullivan CE. Metronidazole: in vitro activity, pharmacology and efficacy in anaerobic bacterial infections. Pharmacotherapy. 1981;1(1):28-38.
58. Löfmark S, Edlund C, Nord CE. Metronidazole is still the drug of choice for treatment of anaerobic infections. Clin Infect Dis. 2010;50 Suppl 1:S16-23.
59. Andrade ED, Del Fiol FS, Groppo F. Uso de antibióticos no tratamento ou na prevenção das infecções bacterianas bucais. In: Andrade ED. Terapêutica medicamentosa em odontologia. 3. ed. São Paulo: Artes Médicas; 2014. p. 61-2.
60. Susin C, Ferreira MBC. Anaerobicidas. In: Wannmacher L, Ferreira M, eds. Farmacologia clínica para dentistas. 3. ed. Rio de Janeiro: Guanabara Koogan; 2007. p. 298-310.
61. Pankhurst CL. Candidiasis (oropharyngeal). BMJ Clin Evid. 2013;2013:1304.
62. Zhang L-W, Fu J-Y, Hua H, Yan Z-M. Efficacy and safety of miconazole for oral candidiasis: a systematic review and meta-analysis. Oral Dis. 2016;22(3):185-95.
63. Quindós G, Gil-Alonso S, Marcos-Arias C, Sevillano E, Mateo E, Jauregizar N, et al. Therapeutic tools for oral candidiasis: current and new antifungal drugs. Med Oral Patol Oral Cir Bucal. 2019;24(2):e172-80.
64. Soares CVD, Duarte ABS, Júnior FP de A, Firmino L de A, Soares GVD, Bezerra AS. Uso irracional de antifúngicos: resistência e toxicidade. J Biol Pharm Agric Manag [Internet]. 2021;17(2). Disponível em: http://revista.uepb.edu.br/index.php/biofarm/article/view/5959 [acesso 08 ago. 2021].
65. Georgopapadakou NH. Antifungals: mechanism of action and resistance, established and novel drugs. Curr Opin Microbiol. 1998;1(5):547-57.
66. Ghannoum MA, Rice LB. Antifungal agents: mode of action, mechanisms of resistance, and correlation of these mechanisms with bacterial resistance. Clin Microbiol Rev. 1999;12(4):501-17.
67. Bergold Am, Georgiadis S. Novidades em fármacos antifúngicos: uma revisão. Visão Acadêmica. 2004;5(2):159-72.
68. Samaranayake LP. Superficial oral fungal infections. Curr Opin Dent. 1991;1(4):415-22.
69. Martinez R. Atualização no uso de agentes antifúngicos. J Bras Pneumol. 2006;32:449-60.
70. AmBisome (amphotericin B liposomal) dosing, indications, interactions, adverse effects, and more [Internet]. Disponível em: https://reference.medscape.com/drug/ambisome-amphotericin-b-liposomal-999576#4 [acesso 22 out. 2021].
71. Gonçalves AH. Mecanismo de ação e toxicidade da anfotericina B no tratamento de micoses. [dissertação]. Belo Horizonte: Universidade Federal de Minas Gerais; 2011.
72. Cha R, Sobel JD. Fluconazole for the treatment of candidiasis: 15 years experience. Expert Rev Anti Infect Ther. 2004;2(3):357-66.
73. Sheppard D, Lampiris HW, eds. Farmacologia básica e clínica. Agentes antifúngicos. Porto Alegre: McGraw-Hill; 2008. p. 707-14.
74. Corelli RL. Agentes antifúngicos. In: Sheppard D, Lampiris HW, eds. Farmacologia básica e clínica. 10. ed. Porto Alegre: McGraw-Hill; 2017. p. 947-55.
75. Batista JM, Birman EG, Cury AE. Suscetibilidade a antifúngicos de cepas de Candida albicans isoladas de pacientes com estomatite protética. Rev Odontol Univ São Paulo. 1999;13(4):343-8.
76. Diflucan (fluconazole) dosing, indications, interactions, adverse effects, and more [Internet]. Disponível em: https://reference.medscape.com/drug/diflucan-fluconazole-342587#4 [acesso 22 out. 2021].
77. Sporanox, Onmel, Tolsura (itraconazole) dosing, indications, interactions, adverse effects, and more [Internet]. Disponível em: https://reference.medscape.com/drug/sporanox-omnel-itraconazole-342591#4 [acesso 22 out. 2021].
78. Kausar S, Said Khan F, Ishaq Mujeeb Ur Rehman M, Akram M, Riaz M, Rasool G, et al. A review: mechanism of action of antiviral drugs. Int J Immunopathol Pharmacol. 2021;35:20587384211002620.
79. Arduino PG, Porter SR. Oral and perioral herpes simplex virus type 1 (HSV-1) infection: review of its management. Oral Dis. 2006;12(3):254-70.
80. Leung AKC, Barankin B. Herpes labialis: an update. Recent Pat Inflamm Allergy Drug Discov. 2017;11(2):107-13.
81. Antimicrobial resistance [Internet]. Disponível em: https://www.who.int/westernpacific/health-topics/antimicrobial-resistance [acesso 22 out. 2021].
82. Holmes AH, Moore LSP, Sundsfjord A, Steinbakk M, Regmi S, Karkey A, et al. Understanding the mechanisms and drivers of antimicrobial resistance. Lancet. 2016;387(10014):176-87.
83. Munita JM, Arias CA. Mechanisms of antibiotic resistance. Microbiol Spectr. 2016;4(2).
84. Christaki E, Marcou M, Tofarides A. Antimicrobial resistance in bacteria: mechanisms, evolution, and persistence. J Mol Evol. 2020;88(1):26-40.

85. McArthur AG, Waglechner N, Nizam F, Yan A, Azad MA, Baylay AJ, et al. The comprehensive antibiotic resistance database. Antimicrob Agents Chemother. 2013;57(7):3348-57.
86. Lakin SM, Dean C, Noyes NR, Dettenwanger A, Ross AS, Doster E, et al. MEGARes: an antimicrobial resistance database for high throughput sequencing. Nucleic Acids Res. 2017;45(Database issue):D574-80.
87. Moraes LC, Só MVR, Dal Pizzol T da S, Ferreira MBC, Montagner F. Distribution of genes related to antimicrobial resistance in different oral environments: a systematic review. J Endod. 2015;41(4):434-41.
88. Weisblum B. Erythromycin resistance by ribosome modification. Antimicrob Agents Chemother. 1995;39(3):577-85.
89. Spízek J, Novotná J, Rezanka T. Lincosamides: chemical structure, biosynthesis, mechanism of action, resistance, and applications. Adv Appl Microbiol. 2004;56:121-54.
90. Grossman TH. Tetracycline antibiotics and resistance. Cold Spring Harb Perspect Med. 2016;6(4):a025387.
91. Perea S, Patterson TF. Antifungal resistance in pathogenic fungi. Clin Infect Dis. 2002;35(9):1073-80.
92. Espinel-Ingroff A. Mechanisms of resistance to antifungal agents: yeasts and filamentous fungi. Rev Iberoam Micol. 2008;25(2):101-6.
93. Cannon RD, Lamping E, Holmes AR, Niimi K, Baret PV, Keniya MV, et al. Efflux-mediated antifungal drug resistance. Clin Microbiol Rev. 2009;22(2):291-321, Table of Contents.
94. Tobudic S, Kratzer C, Presterl E. Azole-resistant Candida spp. – emerging pathogens? Mycoses. 2012;55(s1):24-32.
95. Fuentefria AM, Pippi B, Dalla Lana DF, Donato KK, de Andrade SF. Antifungals discovery: an insight into new strategies to combat antifungal resistance. Lett Appl Microbiol. 2018;66(1):2-13.
96. Jiang Y-C, Feng H, Lin Y-C, Guo X-R. New strategies against drug resistance to herpes simplex virus. Int J Oral Sci. 2016;8(1):1-6.
97. Schnitzler P, Koch C, Reichling J. Susceptibility of drug-resistant clinical herpes simplex virus type 1 strains to essential oils of ginger, thyme, hyssop, and sandalwood. Antimicrob Agents Chemother. 2007;51(5):1859-62.
98. Gilbert C, Bestman-Smith J, Boivin G. Resistance of herpesviruses to antiviral drugs: clinical impacts and molecular mechanisms. Drug Resist Updat. 2002;5(2):88-114.
99. Pan D, Coen DM. Quantification and analysis of thymidine kinase expression from acyclovir-resistant G-string insertion and deletion mutants in herpes simplex virus-infected cells. J Virol. 2012;86(8):4518-26.
100. de Paula VAC, de Carvalho Ferreira D, Cavalcante FS, do Carmo FL, Rosado AS, Primo LG, et al. Clinical signs and bacterial communities of deciduous necrotic root canals detected by PCR-DGGE analysis: research association. Arch Oral Biol. 2014;59(8):848-54.
101. Segura-Egea JJ, Martín-González J, Jiménez-Sánchez M del C, Crespo-Gallardo I, Saúco-Márquez JJ, Velasco-Ortega E. Worldwide pattern of antibiotic prescription in endodontic infections. Int Dent J. 2017;67(4):197-205.
102. Rodriguez-Núñez A, Cisneros-Cabello R, Velasco-Ortega E, Llamas-Carreras JM, Tórres-Lagares D, Segura-Egea JJ. Antibiotic use by members of the Spanish Endodontic Society. J Endod. 2009;35(9):1198-203.
103. Ministério da Saúde (BR). Resolução – RDC n. 20, de 5 de maio de 2011. Dispõe sobre o controle de medicamentos à base de substâncias classificadas como antimicrobianos, de uso sob prescrição, isoladas ou em associação [Internet]. Disponível em: http://bvsms.saude.gov.br/bvs/saudelegis/anvisa/2011/rdc0020_05_05_2011.html [acesso 22 out. 2021].
104. Ministério da Saúde. Resolução RDC n. 471, de 23 de fevereiro de 2021 - DOU - Imprensa Nacional [Internet]. Disponível em: https:// www.in.gov.br/web/dou [acesso 08 ago. 2021].
105. Oberoi SS, Dhingra C, Sharma G, Sardana D. Antibiotics in dental practice: how justified are we. Int Dent J. 2015;65(1):4-10.

CAPÍTULO 21

Biomateriais para restaurações dentárias com atividade antimicrobiana

- Isadora Martini Garcia
- Vicente Castelo Branco Leitune
- Mary Anne Sampaio de Melo
- Fabrício Mezzomo Collares

✔ PONTOS IMPORTANTES

- Agentes antimicrobianos, como moléculas que contenham quaternários de amônio, podem ser uma alternativa para auxiliar na prevenção da cárie recorrente quando incorporados a materiais restauradores resinosos.
- Estima-se que mais de 500 milhões de restaurações diretas sejam feitas anualmente no mundo, sendo 50 a 60% desses trabalhos substituições de restaurações diretas.
- A reintervenção de restaurações leva a altos custos financeiros e à perda significativa de tecido dentário ao longo do tempo, o que pode levar à chamada espiral de morte dentária.
- Pacientes com baixo risco de cárie apresentam probabilidade de sobrevida de 66% de restaurações diretas em classe II com resina composta, enquanto pacientes com alto risco de cárie apresentam apenas 35% de probabilidade de sobrevida.
- A degradação da interface pode ocorrer pela perda acentuada de minerais dos tecidos dentários duros, degradação do material restaurador por hidrólise, ação de enzimas ou ácidos e degradação das fibras colágenas da dentina.
- A interface dente-material restaurador pode ser comprometida por enzimas produzidas por bactérias orais, contribuindo para a progressão da cárie recorrente.
- Sistemas carreadores de fármacos são usados com o intuito de vetorizar substâncias e endereçá-las a sítios específicos, promovendo uma liberação lenta da substância encapsulada na interface dente-material restaurador.

INTRODUÇÃO

Biomateriais para uso em Odontologia têm sido desenvolvidos intensamente nas últimas décadas pela aplicação de diversas tecnologias em suas composições.[1-3] A busca pelo aprimoramento desses biomateriais decorre das falhas clínicas que ainda são associadas aos materiais restauradores.[4] Entre esses biomateriais, destacam-se os materiais restauradores resinosos. As falhas nas restaurações ocorrem em virtude do desenvolvimento de uma das mais prevalentes doenças humanas induzidas por bactérias: a cárie dentária.[4] Esta é uma doença biofilme-açúcar-dependente que, quando não tratada, progride de forma lenta, porém bastante invasiva, destruindo os tecidos mineralizados dentários e formando cavitações nos dentes[5].

A vulnerabilidade dos materiais restauradores resinosos em relação à cárie dentária ainda é um grande desafio a ser superado.[6] Sistemas adesivos e resinas compostas são os materiais preferencialmente utilizados em restaurações diretas após a ocorrência de cárie.[7] Entretanto, estima-se que aproximadamente metade das restaurações adesivas realizadas precisa ser refeita. Nesse contexto, cárie "secundária" ou "recorrente" é a causa mais frequente do insucesso das restaurações[8] (**Figura 1**).

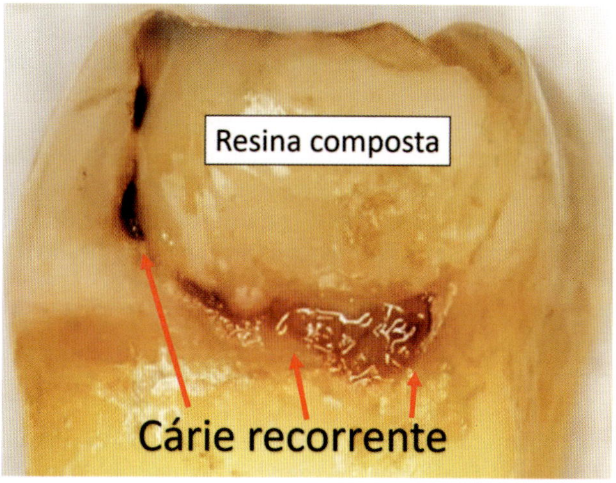

FIGURA 1 Lesão de cárie na interface dente-material restaurador observada em dente extraído por razões terapêuticas.

Fonte: acervo pessoal dos autores.

Agentes antimicrobianos e bioativos que tragam benefícios aos tratamentos restauradores vêm sendo explorados, principalmente quando incorporados aos sistemas adesivos e resinas compostas. A introdução de partículas dispersas na matriz resinosa ou moléculas capazes de copolimerizar são os principais exemplos.[3,9-11]

Agentes antimicrobianos, como moléculas que contenham quaternários de amônio, poderiam ser uma alternativa para auxiliar na prevenção da cárie recorrente.[10] A inserção desses compostos à matriz resinosa dos materiais restauradores busca reduzir a adesão de microrganismos na interface dente-material restaurador.[10] Já agentes bioativos atuam com o objetivo de auxiliar na prevenção dessa doença por meio da deposição de minerais e do fornecimento de íons fosfato e íons cálcio na interface dente-material restaurador[11] (**Figura 2**).

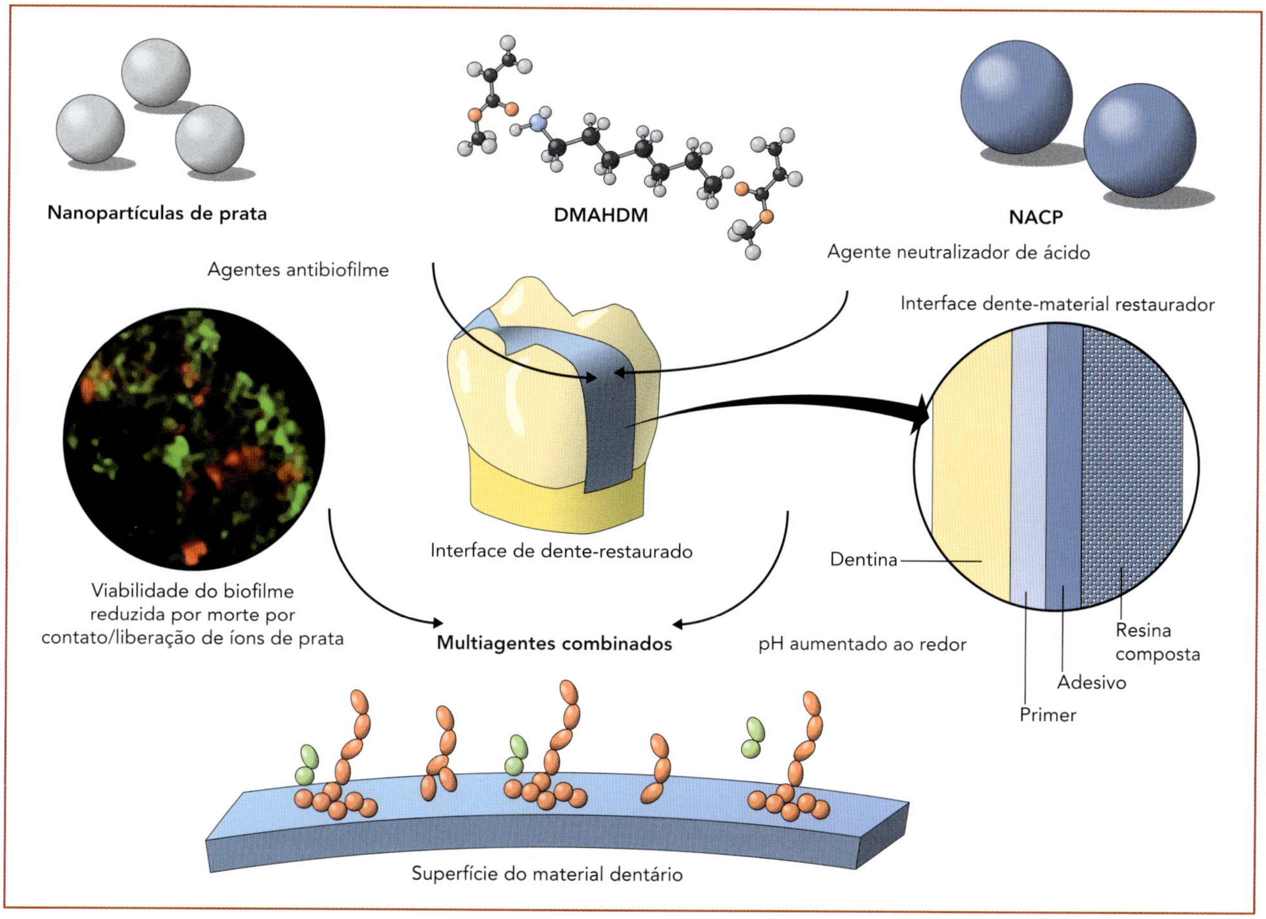

FIGURA 2. Materiais restauradores resinosos como resinas compostas e sistemas adesivos podem ser modificados pela adição de agentes antimicrobianos, como partículas dispersas na matriz resinosa ou moléculas que copolimerizem na resina. A ilustração exemplifica a alteração da composição de materiais restauradores com nanopartículas de prata (*nanosilver*), as quais permanecerão dispersas na resina, e moléculas com quaternários de amônio e grupamento metacrilato responsável pela ligação covalente com a matriz resinosa (no exemplo, metacrilato de dimetilamino-hexadecil, DMAHDM). As nanopartículas de prata e a molécula com quaternário de amônio são agentes antimicrobianos. Agentes bioativos que induzam a remineralização dentária, como nanopartículas de fosfato de cálcio amorfo (NACP), também podem ser adicionados aos materiais restauradores. A combinação de agentes antimicrobianos e agentes bioativos pode permitir a redução da viabilidade de biofilme sobre os materiais restauradores e o aumento do pH em torno do material, reduzindo a chance de desenvolvimento de biofilme e desmineralização dentária.

Fonte: reproduzido com permissão de ACS Appl Mater Interfaces 2016;18(8):11779-11787. Copyright © 2016 American Chemical Society (Melo et al., 2016[12]).

Entre os compostos antimicrobianos incorporados às resinas, aqueles em nanodimensão vêm ganhando destaque. Nanomateriais são aqueles com dimensão entre 1 e 100 nm. Para fins comparativos, um fio de cabelo humano apresenta aproximadamente 80.000 a 100.000 nanômetros de diâmetro. A Odontologia tem procurado não se excluir da corrida pelas nanotecnologias, e a área de materiais dentários tem sido beneficiada por esse segmento científico e tecnológico.[13,14] O uso da nanotecnologia vem modificando substancialmente a aplicabilidade e a forma de utilização de diversos agentes. Exemplos de nanomateriais incorporados a materiais dentários resinosos com ação antimicrobiana são nanopartículas de prata e nanopartículas de óxido de zinco.[12,15,16] O aumento da área de superfície de contato das nanopartículas quando comparada à área de superfície de micro e macropartículas explica, em parte, a maior reatividade dos nanomateriais.[17] Novas contribuições surgem a partir das pesquisas de materiais dentários com o uso de nanotubos de dióxido de titânio[18] ou de haloisita (nanoargila naturalmente encontrada na natureza).[19,20] Eles têm sido empregados como sistemas carreadores de agentes antimicrobianos.

Recentemente, outra importante classe de materiais testada como agente antimicrobiano é composta por quaternários de amônio.[21,22] Esses materiais são orgânicos e derivados de sais de amônio quaternário. Por isso, eles contêm um grupamento catiônico derivado da estrutura do amônio (NH_4^+), apresentando um nitrogênio ligado a quatro grupos funcionais, que podem ser cadeias de carbono iguais entre si ou não (NR_4^+).[10] O grupamento catiônico é responsável pela atividade antimicrobiana dessas moléculas. A seguinte sequência de eventos ocorre quando bactérias entram em contato com compostos quaternários de amônio:[23-25]

1. Adsorção do agente antimicrobiano na parede bacteriana.
2. Difusão através da parede celular.
3. Ligação à membrana citoplasmática.
4. Ruptura da membrana citoplasmática.
5. Liberação de íons e outros constituintes do citoplasma bacteriano.
6. Morte celular.

Os compostos quaternários de amônio podem ser copolimerizados à matriz resinosa, caso tenham um grupamento metacrilato.[10] Assim, esse agente antimicrobiano é copolimerizado com outros monômeros presentes no sistema adesivo ou na resina composta e permanece imobilizado na matriz polimérica, exercendo ação contra bactérias que entram em contato com o polímero.[10,26]

Este capítulo revisa o atual desenvolvimento de materiais restauradores resinosos com agentes antimicrobianos tendo em vista o potencial que esses materiais apresentam, relacionado principalmente à redução bacteriana localizada. Espera-se que, ao final deste capítulo, o leitor compreenda as justificativas do desenvolvimento de materiais restauradores com agentes antimicrobianos e entenda a importância de pesquisas que modifiquem materiais dentários na tentativa de transformá-los em coadjuvantes na manutenção de restaurações. Serão descritas as principais alterações nas formulações dos materiais e será realizada uma revisão acerca dos materiais existentes no mercado e na pesquisa. Por fim, serão discutidas brevemente algumas pesquisas *in situ* e será feita uma análise crítica acerca dos pontos que ainda precisam ser investigados.

SUBSTITUIÇÃO DE RESTAURAÇÕES DE RESINA COMPOSTA

Estima-se que mais de 500 milhões de restaurações diretas sejam feitas anualmente no mundo. Contudo, de 50 a 60% desses trabalhos são substituições de restaurações diretas, representando significativas despesas econômicas, com custo de cerca de 5 bilhões de dólares por ano apenas nos Estados Unidos. A substituição de restaurações é citada como o procedimento mais comum em clínica geral, constituindo de 50 a 70% de toda a rotina de trabalho dos cirurgiões-dentistas.[27-29]

Além dos altos custos, a reintervenção leva à perda significativa de tecido dentário ao longo do tempo, o que pode levar à chamada espiral de morte dentária.[30] Nesse contexto, cada restauração realizada subsequentemente aumenta o risco de lesão pulpar e enfraquece a estrutura dentária, aumentando as chances de falha da restauração.[30] Essa cascata de eventos ocorre visto que cada superfície extra incluída em uma restauração aumenta o risco de falha de 30 a 40%.[4] Esse processo, eventualmente, leva à perda total do elemento dentário.

CAUSAS DE FALHA DE RESTAURAÇÕES

Apesar da melhoria dos materiais dentários ao longo do tempo, a longevidade das restaurações ainda é uma preocupação. Quando os motivos de realização e substituição de restaurações diretas ao longo do tempo são revisados, observa-se que cárie recorrente é a principal causa de falha.[31] Além disso, são realizadas mais substituições de restaurações diretas de resina composta em comparação à realização de restaurações primárias.[31] Por isso, características dos pacientes influenciam diretamente na longevidade dos tratamentos restauradores.

Pacientes com alto risco de cárie apresentam taxa de falha anual de 4,6% em dez anos, enquanto aqueles com baixo risco de cárie mostram taxa de 1,6% no mesmo período.[4] Portanto, a taxa de falha anual de pacientes com alto risco de cárie é cerca de 2,6 vezes maior em relação aos pacientes com baixo risco.[4] Enquanto a sobrevivência das restaurações em pacientes de baixo risco é de cerca de 60%, pacientes com alto risco de cárie apresentam sobrevivência de apenas 35% em 20 anos.[4]

Os dados citados são referentes a uma revisão sistemática que analisou estudos clínicos com até 5 anos de acompanhamento dos tratamentos restauradores.[4] Assim como nessa revisão, o estudo clínico com maior tempo de acompanhamento de restaurações diretas com resina composta mostrou a expressiva importância das características dos pacientes na sobrevida dos tratamentos.[32] Cerca de 54% das falhas de restaurações classe II, durante 27 anos de acompanhamento, ocorreram em razão de cárie recorrente, e pacientes com baixo risco apresentaram probabilidade de sobrevida de 66%, enquanto pacientes com alto risco, apenas 35%.[32]

Além das características de cada paciente, a tomada de decisão por parte dos cirurgiões-dentistas acerca da substituição ou manutenção das restaurações influencia em sua sobrevivência.[33] Portanto, o desempenho do tratamento não depende apenas do material utilizado, mas principalmente de fatores relacionados ao paciente e ao operador. Cárie dentária é uma doença biofilme-açúcar-dependente, com classe social, renda, conhecimento, educação e comportamento como fatores modificadores da gravidade da doença. Logo, abordagens clínicas centradas no paciente devem estar sempre em foco visando à manutenção e maior longevidade das restaurações.[33]

DEGRADAÇÃO DA INTERFACE DENTE-MATERIAL RESTAURADOR

Cárie recorrente, ou cárie secundária, define-se por "lesão de cárie desenvolvida adjacente a uma restauração".[34] Além do aspecto mais importante da condição particular dos próprios pacientes, a característica primária relacionada a esse fenômeno é a presença de um biofilme bacteriano, possivelmente associado a uma descontinuidade entre o material restaurador e o tecido dentário.[35] Essa descontinuidade pode estar associada à presença de uma margem inicialmente defeituosa, mas que geralmente é resultado de uma degradação posterior da interface.[35] Manter o selamento da interface dente-material restaurador é importante para a manutenção e a longevidade da restauração e para o sucesso de tratamentos de lesões profundas de cárie.

Resumidamente, a degradação da interface pode ocorrer pela perda acentuada dos minerais dos tecidos dentários, degradação do material restaurador (hidrólise acentuada ou não pela presença de enzimas e ácidos e por estresse mecânico), degradação das fibras colágenas da dentina por hidrólise (também pode ser acentuada pela presença de enzimas e ácidos).[36-39] (**Figura 3** e **Figura 4**) Por esses motivos, o material restaurador ideal teria as seguintes propriedades:

- Seria um polímero autoadesivo e resistente à degradação.
- Composto por uma matriz polimérica hidrófoba com alta resistência mecânica capaz de promover o autorreparo.
- Poderia ser inserido em grandes incrementos com baixo estresse de contração (como as resinas *bulk fill*).
- Teria uma união estável e resistente à degradação por hidrólise, enzimas e produtos bacterianos.
- Teria partículas que liberassem agentes antibacterianos e remineralizantes, especialmente em baixo pH.

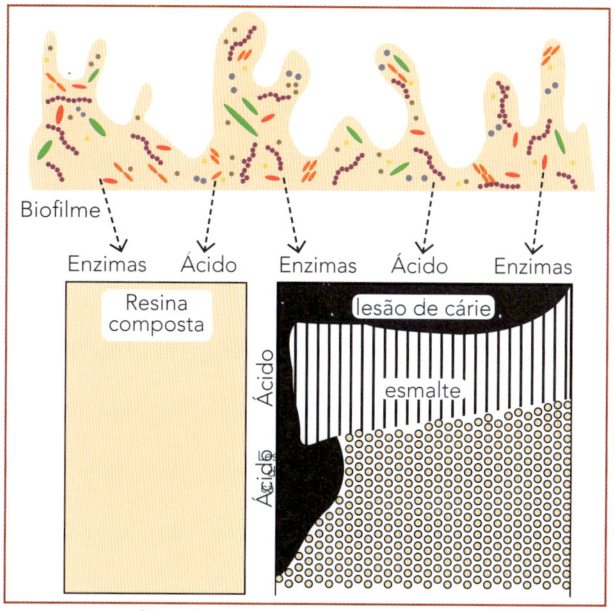

FIGURA 3 Biofilme formado sobre material restaurador e dente. A produção de ácidos e enzimas pelo biofilme leva à degradação dos materiais restauradores e perda de minerais dos tecidos dentários, formando lesões de cárie na superfície do dente próxima à margem da restauração e ao longo de fendas interfaciais na parede dentária.[40]

Fonte: acervo pessoal dos autores.

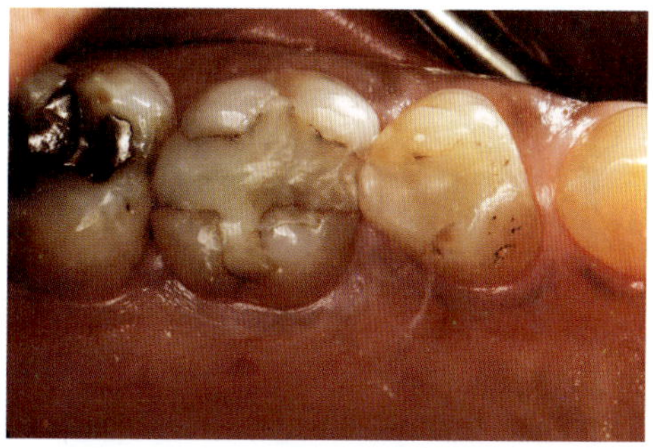

FIGURA 4 Restauração de resina composta classe II com manchas na interface dente-material restaurador decorrente de processos de degradação ao longo do tempo. É imprescindível a avaliação de cada caso para a tomada de decisão clínica acerca da substituição da restauração ou seu reparo.[41]

Fonte: acervo pessoal dos autores.

INTERAÇÃO BIOFILME-MATERIAL RESTAURADOR

Várias estratégias podem ser utilizadas para reduzir os processos de degradação da interface dente-material restaurador. Entre as modificações nos materiais restauradores, as estratégias para dificultar a adesão microbiana nesse sítio vêm sendo intensamente pesquisadas, como a incorporação de agentes antimicrobianos na resina.[36,42] A incorporação de agentes antimicrobianos em materiais restauradores resinosos tem a finalidade primária de reduzir a formação de biofilme (**Figura 5**) sobre a interface, destruindo células de microrganismos que entram em contato com os materiais. Contudo, outras abordagens vêm sendo utilizadas para reduzir a formação do biofilme, como as modificações físicas da superfície dos materiais restauradores. Adicionalmente, a incorporação de cargas que aumentem a hidrofobia do material pelo uso de nanotubos de nitreto de boro[43] ou peptídeos anfifílicos antimicrobianos capazes de se ligar à dentina na extremidade hidrófila podem aumentar a hidrofobicidade na superfície externa pela outra extremidade.[44] Pesquisas vêm sugerindo a alteração do perfil e composição dos biofilmes formados sobre a interface[45] ou a modificação dos produtos bacterianos formados por esses biofilmes.[36,46]

É reconhecida a natureza altamente dinâmica das interações entre biofilme e material restaurador. Nesse contexto, as propriedades dos materiais podem influenciar os biofilmes, e estes podem influenciar os materiais restauradores[42,47] (**Figura 6**). O biofilme cariogênico é formado quando a população de bactérias acidúricas aumenta após alta frequência de exposição a carboidratos fermentáveis. A atividade metabólica dessa microbiota acidifica o biofilme, levando à desmineralização dos tecidos dentários e danificando a superfície do material restaurador.[42,47] As alterações nos tecidos dentários e no material restaurador aumentam a fixação do biofilme nesses sítios e levam à deterioração da restauração. A incapacidade dos

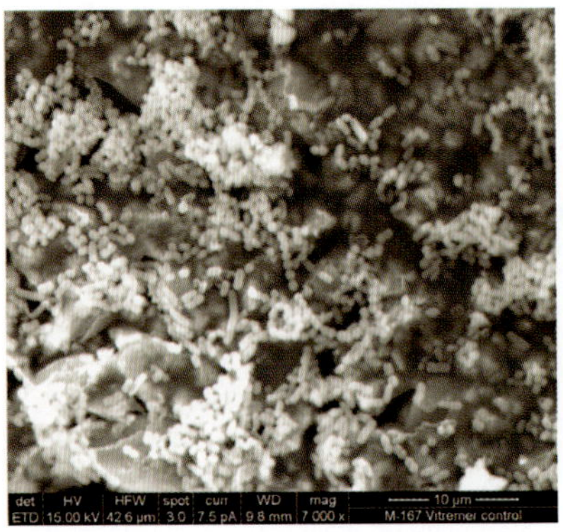

FIGURA 5 Imagem de microscopia eletrônica de varredura (MEV) de *Streptococcus mutans* sobre a superfície de material restaurador resinoso após 48 horas de contato com meio de cultura contendo esse microrganismo.

Fonte: acervo pessoal dos autores.

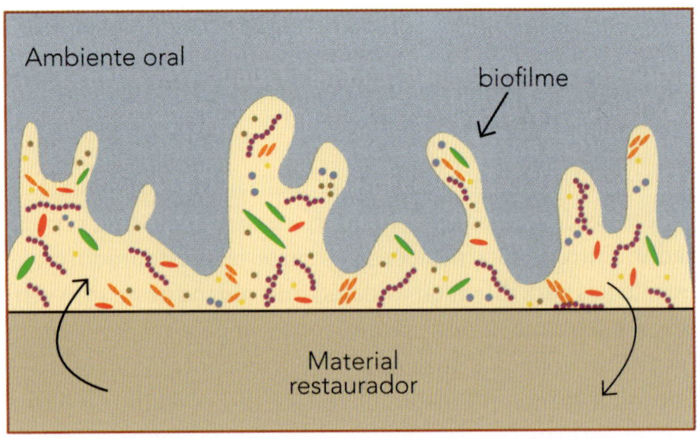

FIGURA 6 Biofilme sobre material restaurador. A ilustração sugere que as propriedades do material restaurador podem influenciar o biofilme e os biofilmes podem alterar os materiais restauradores.

Fonte: acervo pessoal dos autores.

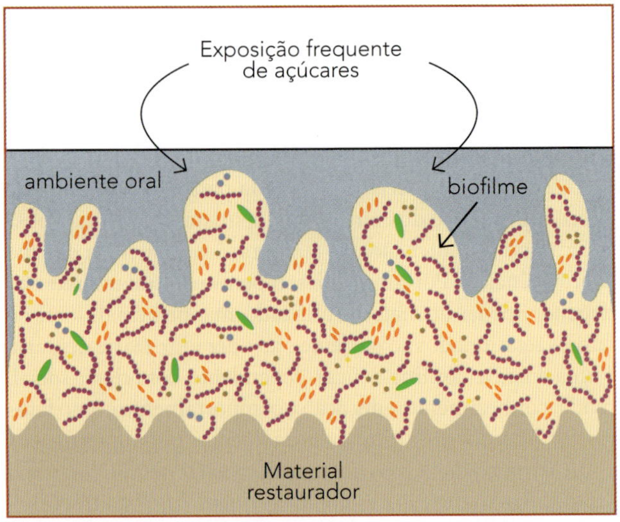

FIGURA 7 Biofilme sobre material restaurador com alterações superficiais. O biofilme sobre o material restaurador não apenas leva à desmineralização dos tecidos dentários, mas também altera a superfície do material, aumentando a rugosidade superficial e a degradação do polímero. A ausência de higienização adequada e a incapacidade do material de neutralizar ácidos e enzimas produzidos pelo biofilme aceleram a degradação do polímero e a fixação e maturação do biofilme.

Fonte: acervo pessoal dos autores.

materiais restauradores de neutralizar os ácidos provenientes do metabolismo bacteriano sustenta o crescimento de bactérias cariogênicas. Esse processo causa a crescente degradação dos materiais e o incremento do acúmulo microbiano, induzindo mudanças na composição do biofilme que são vantajosas para esse grupo de bactérias (**Figura 7**).

Ácidos e enzimas produzidos pelos biofilmes podem acarretar a hidrólise dos monômeros, aumentando a degradação dos polímeros. Os produtos dessa degradação, sejam monômeros não polimerizados que estavam parcialmente presos na rede polimérica, sejam subprodutos da hidrólise molecular, são lixiviados para o meio, podendo regular a virulência do biofilme, aumentando, inclusive, o desenvolvimento do biofilme[42,47] (**Figura 8**).

S. mutans produzem esterases capazes de degradar resina composta e adesivos.[48] Quando amostras desses materiais restauradores foram incubadas com *S. mutans* ou com meio de cultura sem a bactéria, após 30 dias *in vitro* observaram-se produtos de degradação do bisfenol A-glicidilmetacrilato (Bis-GMA) (**Figura 9**). Quanto maior o tempo de contato com as bactérias, maior a liberação desse produto e maior a degradação superficial de todos os materiais restauradores em comparação aos materiais que não tiveram contato com *S. mutans*.[48] Além disso, análises em microscopia eletrônica de varredura confirmaram o aumento da degradação superficial de todos os materiais com *S. mutans* em comparação ao meio sem bactérias.[48]

Portanto, *S. mutans* produzem esterases em níveis capazes que degradar resinas compostas e adesivos, com grau de degradação dependente da formulação química do material restaurador. Assim, os autores indicaram que a interface dente-material restaurador pode ser comprometida por enzimas de bactérias bucais e que isso talvez contribua para a progressão da cárie

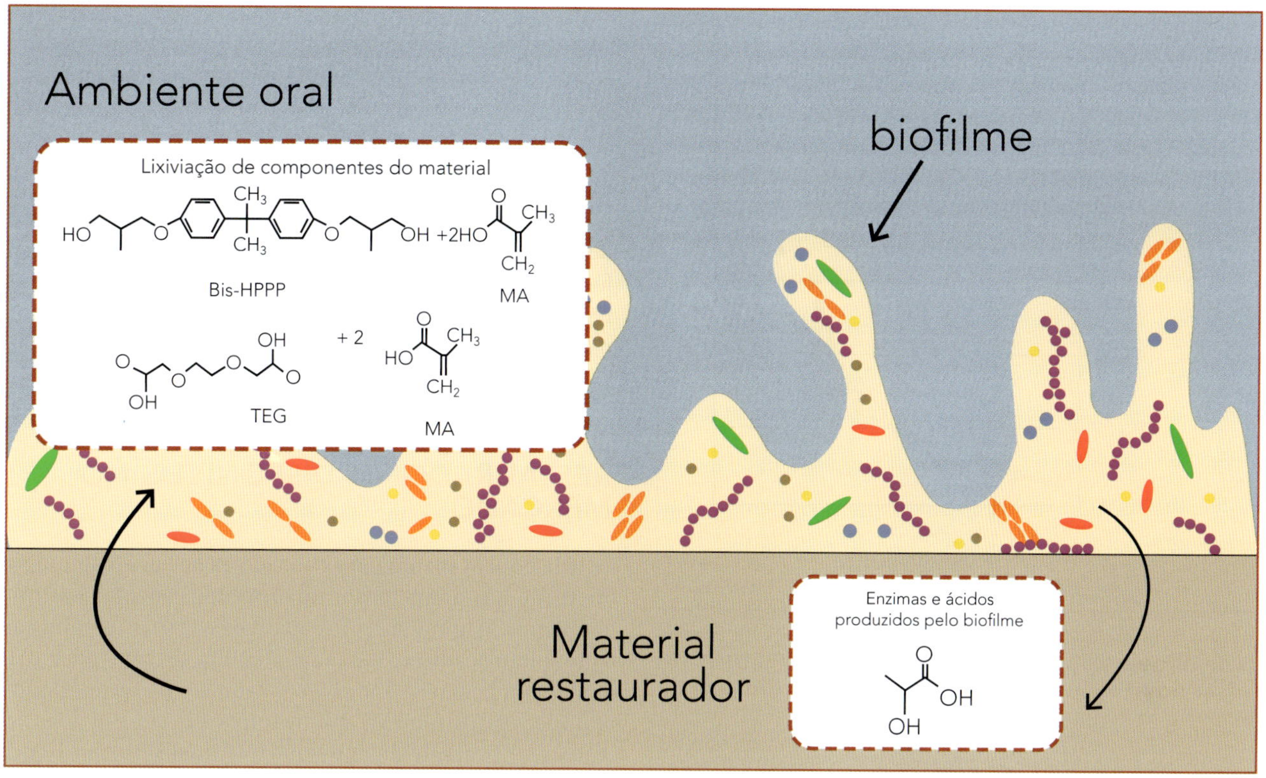

FIGURA 8 Biofilme sobre material restaurador. Ácidos e enzimas produzidos pelos biofilmes podem acarretar hidrólise dos monômeros. Produtos da degradação dos monômeros são capazes de regular a virulência do biofilme e promover seu desenvolvimento.

Fonte: acervo pessoal dos autores.

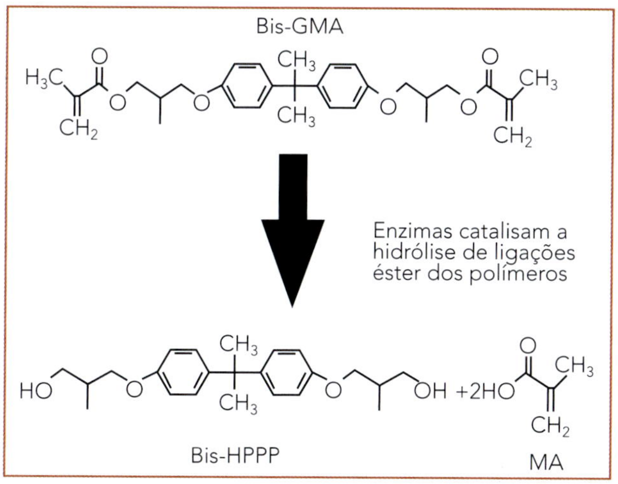

FIGURA 9 Estrutura química do bisfenol A-glicidilmetacrilato (Bis--GMA), um dos monômeros mais frequentemente utilizados em materiais restauradores resinosos. Esse monômero é degradado em 2,2-Bis[4(2,3-hidroxipropoxi)fenil]propano (Bis-HPPP) e ácido metacrílico (MA). Bis-HPPP e MA são quantificados em pesquisas que almejam quantificar a degradação do Bis-GMA na presença de água, enzimas ou microrganismos.

Fonte: acervo pessoal dos autores.

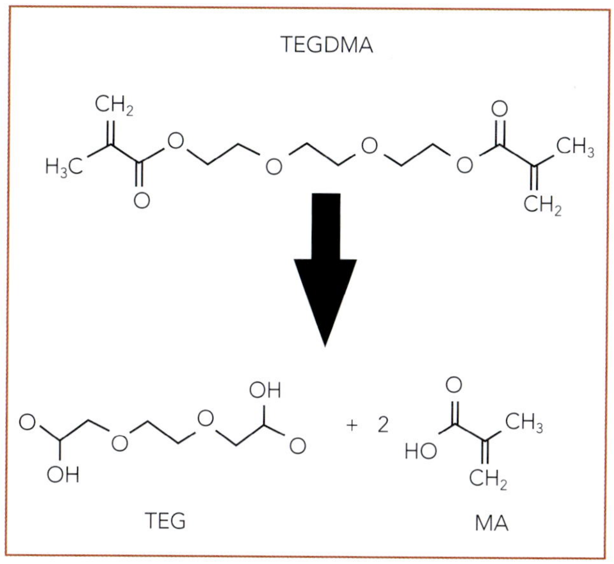

FIGURA 10 Estrutura química do dimetacrilato de trietilenoglicol (TEGDMA), frequentemente utilizado em materiais restauradores resinosos como monômero diluente. Esse monômero é degradado em trietilenoglicol (TEG) e ácido metacrílico (MA).

Fonte: acervo pessoal dos autores.

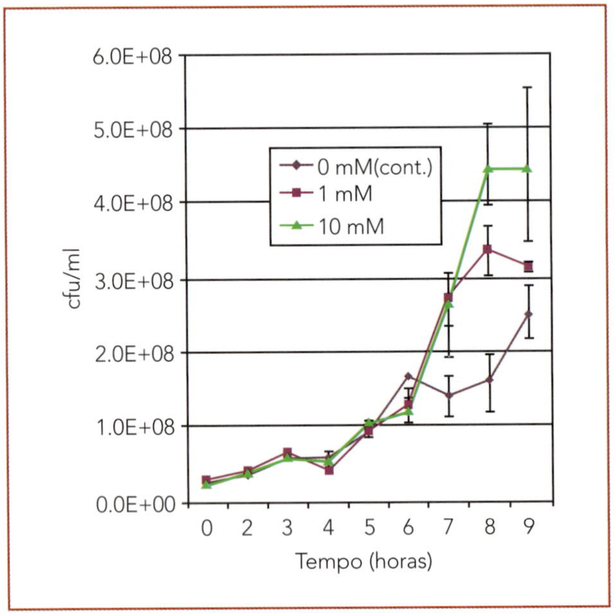

FIGURA 11 Tendência de crescimento de *S. mutans* na presença de TEG, molécula resultante da degradação de TEGDMA, versus contagem de unidades formadoras de colônia (UFC/mL) por tempo.

Fonte: reproduzido com permissão de Biomaterials. 2004;25(24):5467-5472. Copyright © 2004 Elsevier (Khalichi et al., 2004.49).

recorrente.[48] Ao mesmo tempo, observa-se que os produtos de degradação das resinas, como subprodutos do dimetacrilato de trietilenoglicol (TEGDMA) (**Figura 10**), podem favorecer o crescimento microbiano. Nesse contexto, há evidências de que, quanto maior a quantidade de produtos da degradação de TEGDMA, maior a viabilidade de *S. mutans* (**Figura 11**).[49]

Esse efeito provavelmente decorre da alteração de expressão gênica dos microrganismos.[50] Produtos da degradação de monômeros como o Bis-GMA, o qual está presente na maioria dos materiais resinosos, aumentam a expressão de genes responsáveis pela produção de esterases por parte dos microrganismos. A presença de subprodutos da hidrólise dos monômeros reduz o pH do microambiente vinculado à interface dente-material restaurador e induz mecanismos de adaptação dos microrganismos ao estimular o crescimento bacteriano e aumentar a regulação de genes importantes para a virulência desses microrganismos.[50]

Por exemplo, um dos produtos da degradação do Bis-GMA, o Bis-HPPP, é uma molécula hidrófoba e fracamente carregada eletricamente em ambiente ácido. Por isso, o Bis-HPPP acumula-se em torno das células do biofilme em alta concentração, o que pode alterar seu microambiente.[50] Esse processo leva a flutuações de pH, interrupção do fluxo de fluidos e nutrientes pelo interior do biofilme, incrementando a expressão de genes que aumentam a virulência microbiana, como pelo aumento da produção de esterases que acabam catalisando as ligações éster dos monômeros. Essa cascata de eventos favorece a degradação polimérica, potencialmente acelerando a biodegradação da interface.[50]

Em razão do crescente conhecimento sobre a relação interativa entre biofilme e material restaurador, compreendeu-se a importância do desenvolvimento de materiais que dificultem a adesão microbiana e que sejam coadjuvantes no processo de prevenção da falha da interface dente-material restaurador. Como citado anteriormente, materiais que modifiquem o microambiente, para talvez auxiliar a reduzir o desenvolvimento de lesões de cáries ou previnam seu início, atualmente são o foco de investigações na área de desenvolvimento de materiais restauradores. Assim, esses materiais tendem a passar de um papel passivo para um papel mais interativo com o ambiente oral, como por meio da atividade antibacteriana.

ANTIMICROBIANOS EM MATERIAIS RESTAURADORES DISPONÍVEIS NO MERCADO

Há poucos materiais restauradores de base resinosa no mercado aos quais foram incorporados agentes antimicrobianos. Alguns sistemas adesivos e resinas compostas apresentam a adição desses agentes. Em sistemas adesivos, pode-se encontrar o monômero brometo de metacriloiloxidodecilpiridínio (MDPB) (**Figura 12**) em um adesivo autocondicionante de dois passos (Clearfil Protect Bond, Kuraray Dental, Kurashiki, Japão), glutaraldeído em um sistema adesivo convencional de dois passos (Gluma 2, Hanau, Alemanha), diacetato de clorexidina em um sistema adesivo convencional de dois passos (Peak Universal Bond, Ultradent Products Inc., South Jordan, UT Estados Unidos).

Na resina Beautifill II (Shofu XX), identificada como um giômero, há adição de 80% de partículas inorgânicas, e parte dessas partículas é composta por vidro de fluoraluminosilicano fabricado por reação ácido-base com ácido polialquenoico. Segundo o fabricante, por liberar fluoreto e borato, esse se enquadra como um material antimicrobiano. Em relação às resinas compostas, uma empresa israelense recentemente lançou no mercado materiais contendo sílica (SiO_2) funcionalizada com compostos quaternários de amônio (Infinix, Nobio, Kadima, Israel).

Glutaraldeído e diacetato de clorexidina são agentes que não apresentam ligação química com a matriz resinosa. Esses materiais geralmente alcançam sua atividade antimicrobiana por meio de sua liberação gradual da matriz orgânica. Essa abordagem pode levar a dosagem inconsistente, atividade antimicrobiana apenas a curto prazo, e propriedades mecânicas reduzidas do material.

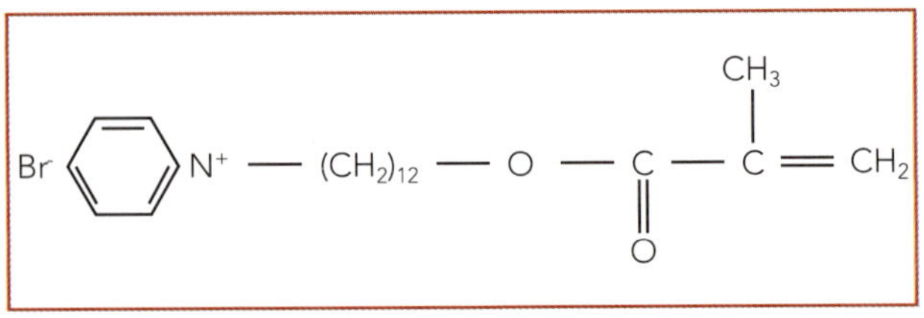

FIGURA 12 Estrutura química do monômero antimicrobiano brometo de metacriloiloxidodecilpiridínio (MDPB).

Fonte: acervo pessoal dos autores.

Por outro lado, monômeros antimicrobianos com grupamentos metacrilato podem realizar ligações covalentes com a matriz resinosa, levando a sua copolimerização.[12,18,51,52] Esse processo possivelmente reduz a lixiviação do agente antimicrobiano, desacelerando a perda de atividade antimicrobiana em comparação aos agentes sem ligação química com a resina. MDPB (Kuraray) e a molécula utilizada para funcionalizar partículas de sílica (Nobio) são monômeros com grupamento característico de compostos quaternários de amônio e apresentam grupamento metacrilato em uma das extremidades da cadeia alifática. Portanto, são capazes de copolimerizar com a matriz resinosa, diferentemente de compostos fluoretados e diacetato de clorexidina. A atividade antibacteriana desses monômeros ocorre pelo contato direto entre a membrana ou parede das bactérias (mais carregada negativamente) com a carga catiônica do composto quaternário de amônio, levando a ruptura da estrutura bacteriana e lixiviação de compostos citoplasmáticos. Assim, diversas abordagens podem ser realizadas para fornecer atividade antimicrobiana aos materiais. Contudo, atualmente aqueles que copolimerizam vêm sendo explorados (**Figura 13**).

ANTIMICROBIANOS EM MATERIAIS RESTAURADORES NA PESQUISA: ESTUDOS *IN VITRO*

A pesquisa de agentes antimicrobianos em materiais restauradores é intensa a partir de 1993, com as pesquisas do grupo do Dr. Satoshi Imazato, no Japão. Esse pesquisador investigou os efeitos da adição do monômero MDPB em sistema adesivo.[52,54] Além do MDPB, outros monômeros com quaternários de amônio começaram a se destacar com as pesquisas do grupo do Dr. Huakun (Hockin) Xu, nos Estados Unidos.[55-57] Esse grupo de pesquisa desenvolveu diversos monômeros contendo quaternários de amônio e investigou os efeitos do aumento da extensão da cadeia alifática nas propriedades antimicrobianas, físicas e químicas de adesivos dentários.[58] Foi observado que, quanto maior a extensão da cadeia alifática, maior era a atividade antimicrobiana.[58] Esse resultado decorre do aumento da lipofilicidade quanto maior a extensão da cadeia alifática. Ou seja, quanto maior a extensão da cadeia de carbonos, maior a lipofilia (ou hidrofobicidade), o que aumenta a compatibilidade entre o agente antimicrobiano e os compostos lipofílicos da membrana e parede microbiana, aumentando o efeito antimicrobiano.[58] Entre os monômeros, destacaram-se o metacrilato de dimetilamino-hexadecil (DMAHDM), com 16 carbonos na cadeia alifática, e o metacrilato dimetilaminododecil (DMADDM), com 12 carbonos na cadeia alifática. Esses materiais vêm sendo usados em pesquisa, pois apresentam alta atividade antimicrobiana, com baixa citotoxicidade, além de manter, de forma geral, as propriedades físicas e químicas dos materiais.

Atualmente, o mesmo material incorporado às resinas pode ter múltiplas funções, como bioatividade, ação contra metaloproteinases e incremento das propriedades físico-químicas do polímero, além de atividade antimicrobiana. Além disso, os agentes antimicrobianos apresentam composições cada vez mais diferenciadas e podem ser carregados na resina de forma distinta visando a uma liberação mais lenta ou controlada. Nesse contexto, alguns agentes têm funções voltadas para a modulação do biofilme, não mais visando à morte de todos os microrganismos, mas sim um processo de simbiose.

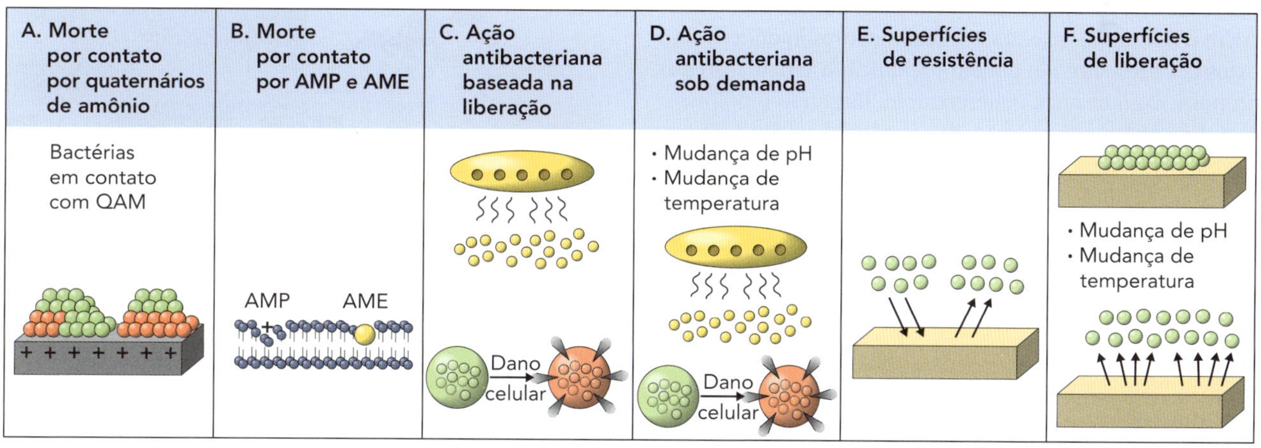

FIGURA 13 Diversas estratégias podem ser alcançadas para induzir a morte microbiana. O mecanismo de morte por contato direto pode ser fornecido por moléculas com quaternários de amônio (QAM). (**A**) materiais com essas moléculas apresentam superfícies carregadas positivamente, as quais interagem com a parede e membrana microbiana carregada negativamente, levando à morte microbiana. (**B**) peptídeos antimicrobianos (AMP) e enzimas antimicrobianas (AME) podem conduzir a morte por contato invadindo a membrana celular e tendo como alvo os principais componentes celulares. Os peptídeos antimicrobianos também podem conduzir a ação antibacteriana por meio de sua superfície carregada positivamente. A ação antibacteriana por meio da liberação de íons pode ser fornecida por materiais antibacterianos baseados na liberação (**C**) e sob demanda (**D**). Ou seja, em momentos em que poderia haver desmineralização dentária (baixo pH), o material restaurador apresenta propriedades antimicrobianas. Os materiais que interferem na adesão bacteriana podem ser projetados usando superfícies de resistência (como superfícies super-hidrófobas) e superfícies que liberem agentes antimicrobianos em determinadas condições (**E**, **F**).

Fonte: Mitwalli et al., 2020.[53]

Sistemas carreadores de fármacos

Sistemas carreadores de fármacos são "tecnologias projetadas para a entrega direcionada e/ou liberação controlada de agentes terapêuticos".[59] Eles podem ser sintetizados a partir de diversos materiais e os mais comumente encontrados são à base de polímeros e cerâmica, como cápsulas e nanotubos de titânio, respectivamente. São sistemas versáteis, pois suas propriedades são manipuladas dependendo dos requisitos farmacêuticos e farmacológicos do material. Essas partículas são usadas com o intuito de vetorizar substâncias e endereçá-las a sítios específicos, promovendo uma liberação lenta da substância encapsulada. O fato de a substância ser liberada de forma gradual tende a induzir maior eficácia terapêutica e menor citotoxicidade. Entre os sistemas carreadores de fármacos, os nanocarreadores têm se destacado pela possibilidade de melhor direcionamento dos fármacos e maior área de superfície.[60]

Esses sistemas apresentam diversas funções terapêuticas. Na Medicina, vêm sendo aplicados especialmente para administração parental, oftálmica ou oral de fármacos para reduzir efeitos colaterais, como comumente ocorre pelo uso de anti-inflamatórios não esteroides. Além disso, o encapsulamento auxilia na proteção do fármaco de processos de degradação, auxiliando em seu processo de biodisponibilidade. Por isso, esses sistemas ganham destaque no carreamento de anti-inflamatórios, antibióticos e anticancerígenos.[60-62] Na Odontologia, tais sistemas são utilizados no desenvolvimento de materiais especialmente para o carreamento de antimicrobianos e anti-inflamatórios.[63]

O encapsulamento de agentes antimicrobianos ainda pode trazer outras vantagens aos materiais dentários. Quando livres, os agentes tendem a ser rapidamente lixiviados da matriz resinosa, podendo prejudicar as propriedades das resinas. Além disso, alguns agentes, especialmente os lipofílicos com extensa cadeia alquila, podem prejudicar a reticulação dos monômeros durante a polimerização, tornando o polímero mais linear. A maior linearidade da rede polimérica e, consequentemente, a menor densidade de ligações cruzadas entre cadeias e monômeros, gera um polímero com propriedades mecânicas inferiores e maior tendência de degradação.[64,65] Por outro lado, o sistema carreador de fármaco pode não apenas reduzir ou eliminar esses desfechos, mas também melhorar as propriedades físico-químicas das resinas dependendo de sua composição.[18] Por exemplo, nanotubos de dióxido de titânio são cerâmicas que podem aprimorar propriedades mecânicas das resinas.[18] Além disso, podem ser usados como carreadores de fármacos e trazer os benefícios do agente antibacteriano sem comprometer as propriedades do polímero formulado.[18]

Os sistemas carreadores de fármacos que mais se destacam nas pesquisas de materiais dentários são os nanotubos de haloisita, nanotubos de titânia, nanocápsulas, microcápsulas poliméricas e microesferas. Esses sistemas podem conter agentes antimicrobianos em seu lúmen (no caso de nanotubos), núcleo (nanocápsulas e microcápsulas) ou parede polimérica (microesferas).

Nanotubos de haloisita são nanoargilas encontradas na natureza já na forma tubular. Esses materiais são bioativos pelo alto conteúdo de sílica na superfície (O-Si-O) que leva à deposição mineral em torno deles. Esses materiais foram misturados com um agente antimicrobiano (triclosan) e incorporados a resinas de metacrilato com diversas aplicações, como resinas compostas para restauração ou resinas compostas para colagem de bráquetes (**Figura 14**).[20] Além disso, nanotubos de haloisita foram misturados com um composto quaternário de amônio que não apresentava grupamento metacrilato e, portanto, não poderia ser copolimerizado na matriz resinosa.[19] No estudo de Garcia et al., nanotubos atuaram como carreadores de brometo de alquil trimetil amônio e foram incorporados em adesivo experimental (ou seja, formulado em laboratório, material não comercial) de sistema adesivo convencional de três passos.[19]

Nanotubos de titânia são materiais sintéticos formados por dióxido de titânio. Esses materiais foram sintetizados e misturados com uma molécula à base de triazina (**Figura 15**),[18] a qual apresentou efeito antimicrobiano em adesivo e resina composta para colagem de bráquetes.[66-68] No estudo de Stüner et al., os nanotubos de dióxido de titânio puros ou com triazina foram incorporados em adesivo de sistema adesivo convencional de três passos. Além de auxiliarem na

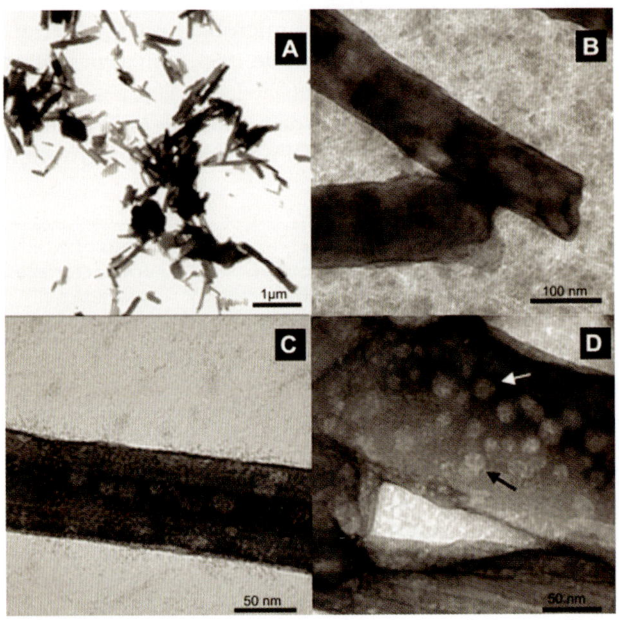

FIGURA 14 Imagens de microscopia eletrônica de transmissão (MET) evidenciando os nanotubos de haloisita sem (**A** e **B**) e com (**C** e **D**) triclosan, o qual foi usado como agente antibacteriano. Em (**D**), observa-se que os espaços vazios no lúmen dos nanotubos são preenchidos por triclosan *(seta branca)*. Observa-se ainda a presença de triclosan provavelmente na superfície externa dos nanotubos *(seta preta)*.

Fonte: reproduzido com permissão de Dent Mater. 2016;32(9):1133-43. (Degrazia et al., 2016.[20]).

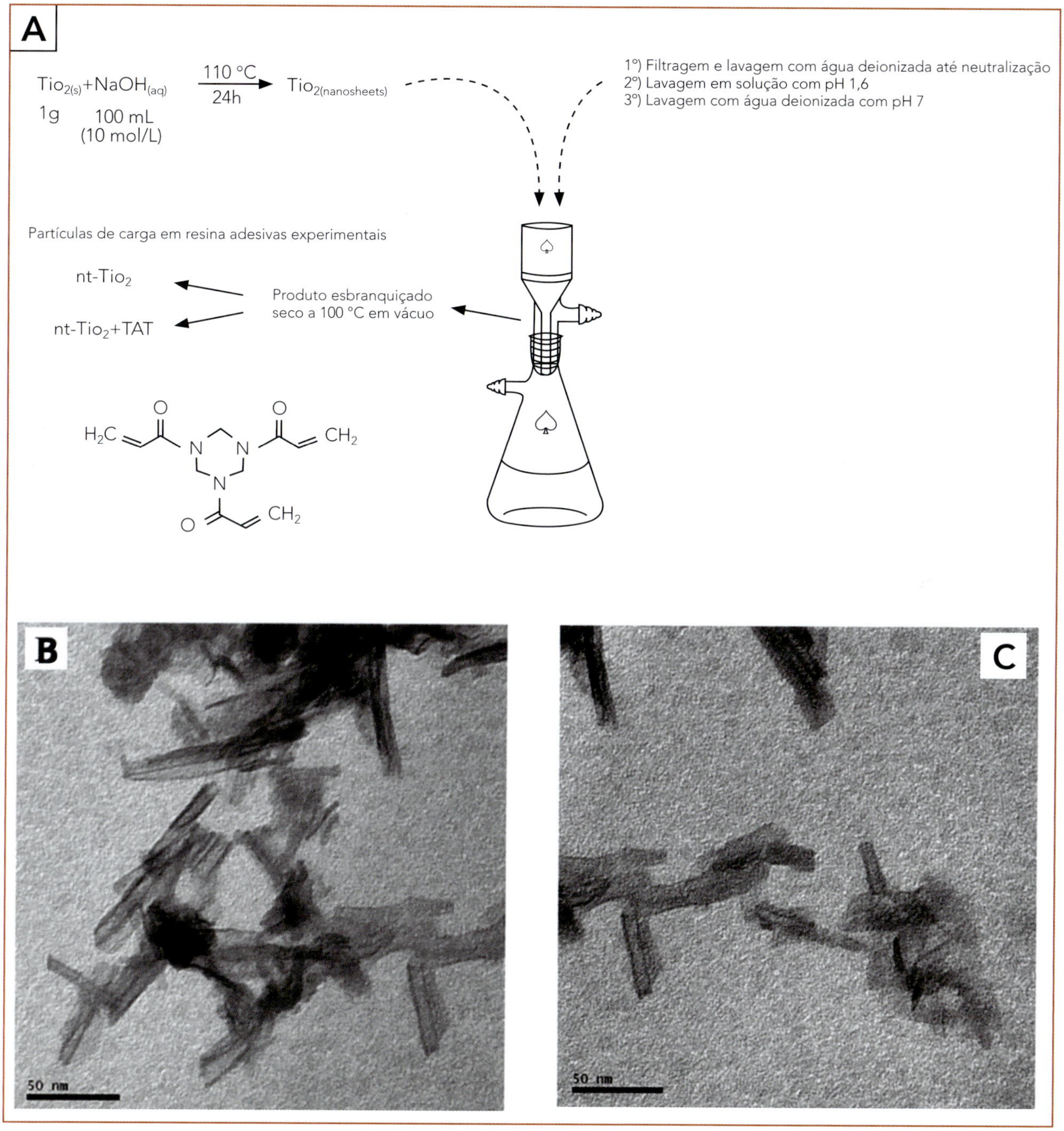

FIGURA 15 Esquema de síntese dos nanotubos de dióxido de titânio (nt-TiO_2) e imagens de microscopia eletrônica de transmissão dos nanotubos. O esquema (**A**) exibe o passo a passo da síntese por meio de um método hidrotérmico. Primeiro, nanofolhas de dióxido de titânio são sintetizadas. Em seguida, as nanofolhas são tratadas com uma solução ácida e enroladas como estruturas nanotubulares. Parte dos nt-TiO_2 foi misturada com um monômero à base de triazina (1,3,5-triacriloil-hexahidro-1,3,5-triazina, TAT), formando a carga chamada nt-TiO_2:TAT. As imagens de microscopia (**B** e **C**) mostram os nt-TiO_2:TAT.

Fonte: reproduzido com permissão de Dent Mater, 2020. 23. © 2016 The Academy of Dental Materials. Published by Elsevier Ltd. All rights reserved (Stürmer et al., 2021[18]).

manutenção da resistência de união entre a restauração e dentina e, quando misturados com a molécula de triazina, terem atividade antimicrobiana,[18] o dióxido de titânio é um material bioativo.[69] Portanto, assim como os nanotubos de haloisita, pode ser entendido como uma carga multifuncional para ser incorporada a materiais restauradores.

O uso de partículas poliméricas para carregamento e liberação lenta ou controlada de fármacos vem sendo foco de pesquisa em diversas áreas da saúde.[70] As nanocápsulas e microcápsulas são compostas por uma parede polimérica em torno de um núcleo. O núcleo constitui-se de um óleo, e o fármaco pode estar dissolvido no óleo ou adsorvido no polímero circundante.[70] Nanoesferas ou microesferas não contêm óleo na composição, e o núcleo é formado por polímero (**Figura 16**). O fármaco carregado por esferas estará retido no polímero, adsorvido ou apenas disperso nele.[70] Alguns exemplos de agentes antimicrobianos que já foram incorporados a essas partículas poliméricas são o triclosan[71] e compostos à base de clorexidina.[72]

Agentes antimicrobianos multifuncionais

Como exemplo de agente antimicrobiano multifuncional, podem-se citar os óxidos metálicos, como o óxido de zinco (ZnO). Além de ser um conhecido agente antimicrobiano, ZnO apresenta bioatividade, levando à formação de fosfato de cálcio na superfície de materiais restauradores nos quais eles são incorporados.[74] Partículas contendo zinco mostraram efeito contra metaloproteinases, as quais são responsáveis por parte da degradação do colágeno dentinário.[75]

Além da biocompatibilidade e bioatividade do ZnO, sabe-se que quanto menor o tamanho das partículas de ZnO, maior é a atividade antimicrobiana.[76] Por causa desse fenômeno, e porque pesquisadores perceberam que esse óxido poderia ser usado para sintetizar partículas nanométricas com dimensão muito inferior às tradicionais nanopartículas, o ZnO foi usado para sintetizar pontos quânticos.[77]

Pontos quânticos são partículas com 1 a 10 nm que tendem a não sofrer aglomeração (**Figura 17**). Esse comportamento ocorre pela repulsão eletrostática que partículas com essa dimensão apresentam por serem carregadas positivamente em decorrência do confinamento de elétrons que sofrem.[78] Além de driblarem um problema clássico na Odontologia, que é a aglomeração de nanopatículas, os pontos quânticos de óxido de zinco mostraram efeito antibacteriano.[15] Estudos ainda serão realizados para avaliar se esses materiais apresentam bioatividade e atividade contra metaloproteinases.

Visando a aprimorar o processo de síntese dos pontos quânticos, pesquisadores passaram a estabilizar essas nanopartículas utilizando líquidos iônicos,[79] os quais são

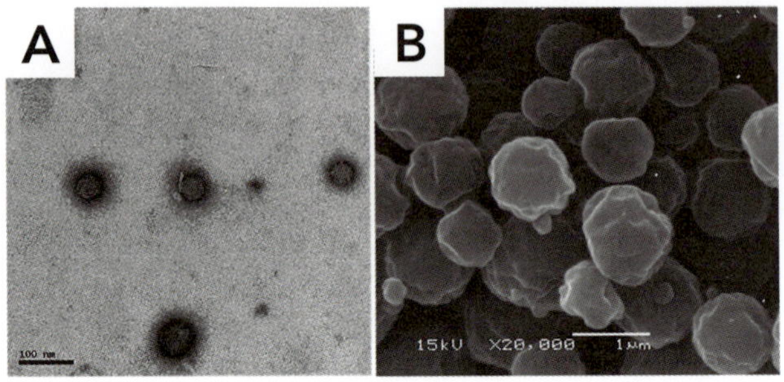

FIGURA 16 Nanocápsulas contendo indometacina e microesferas contendo amoxicilina. A imagem (**A**) foi obtida por meio de microscopia eletrônica de transmissão e evidencia a estrutura das nanocápsulas, com a parede polimérica mais espessa em relação ao núcleo. A imagem (**B**) foi obtida por meio de microscopia eletrônica de varredura e evidencia a morfologia das microesferas.

Fonte: reproduzido com permissão de Dent. Mater., 2019, 35, 3, 457-467. (Cuppini et al., 2019[73]).

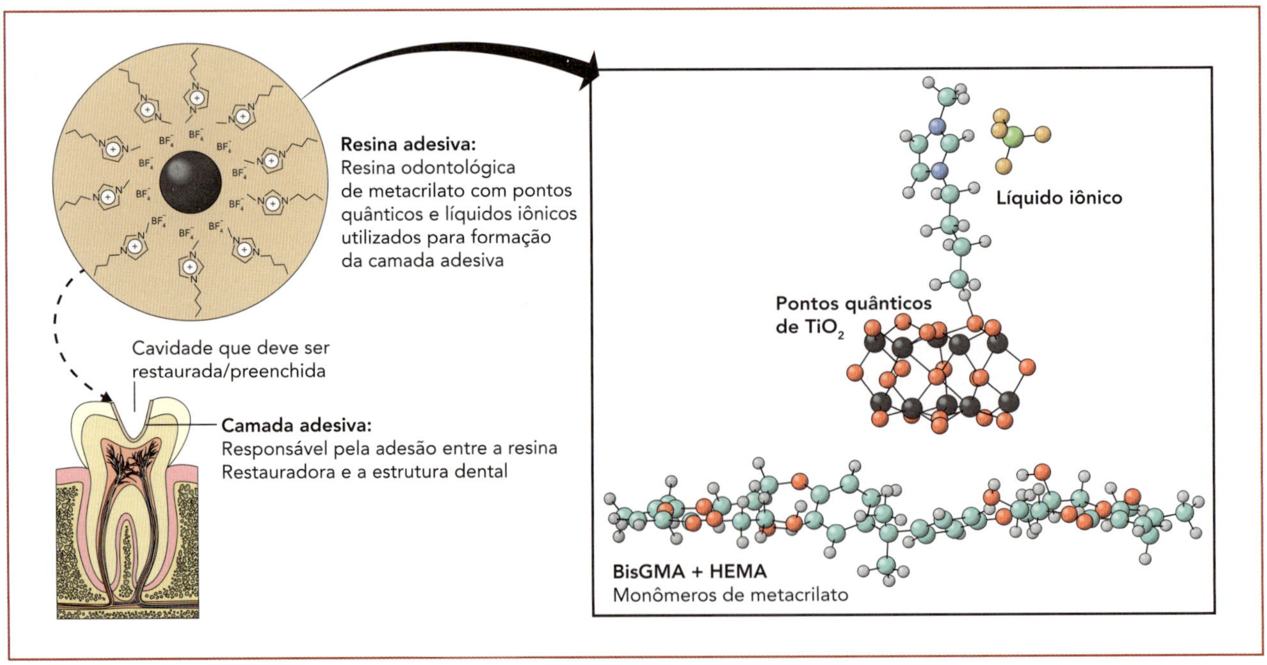

FIGURA 17 Pontos quânticos (quantum dots, QD) de dióxido de titânio foram sintetizados com líquido iônico como agente surfactante. O líquido iônico envolve os pontos quânticos. Esse material foi incorporado a um adesivo de uso odontológico. Observou-se que a presença do líquido iônico ao redor dos pontos quânticos auxiliou na estabilização dos pontos quânticos no adesivo, formado por Bis-GMA e hidroxietilmetacrilato (HEMA).

Fonte: reproduzido com permissão de Biophys Chem. 2020;265:106435. (Wrasse et al., 2020[80]).

solventes que podem ser usados para funcionalizar partículas inorgânicas. Segundo estudo de Garcia et al., os pontos quânticos de dióxido de titânio foram sintetizados com líquido iônico.[79] Essas partículas foram incorporadas a um adesivo de sistema adesivo convencional de três passos. Além de o líquido iônico possivelmente ter auxiliado na atividade antibacteriana do adesivo, esse agente teve outra função na resina, que foi promover a estabilidade desses pontos quânticos no adesivo[79] (**Figura 17**).

Assim como os líquidos iônicos, outros materiais que podem ser usados para estabilizar partículas com atividade antimicrobiana vêm sendo propostos, como silanos à base de compostos quaternários de amônio.[81] Resinas com partículas funcionalizadas com esses silanos reduziram a viabilidade de microrganismos quanto maior a quantidade de silano utilizada.[81]

Outro exemplo de agentes antimicrobianos multifuncionais são os peptídeos antimicrobianos anfifílicos.[36,82] Esses materiais induzem maior resistência hidrolítica à resina, além de apresentar efeito antibacteriano. Essas moléculas ligam sua extremidade hidrófila à dentina e deixam exposto o lado mais hidrófobo, aumentando a hidrofobia da camada híbrida e a resistência à hidrólise.[82] A atividade antibacteriana desses peptídeos foi observada contra biofilme, mostrando menor atividade metabólica e maior permeabilidade de membrana de microrganismos quando os discos de hidroxiapatita eram tratados com o peptídeo e expostos a meio contaminado.[82]

As pesquisas com peptídeos antimicrobianos vêm crescendo com o intuito de serem uma estratégia para driblar possíveis resistências microbianas. Essas moléculas são pesquisadas sob modelos teóricos para estabelecer o *design* ideal de peptídeos antimicrobianos.[83] Além do design variado e da atividade antimicrobiana, essas moléculas podem ser mediadoras de deposição de fosfato de cálcio na dentina, auxiliando em processos de remineralização dentária.[84]

Agentes antimicrobianos para modulação de biofilme

A utilização de agentes antimicrobianos para modulação de biofilme visa a reduzir ou eliminar patógenos específicos ou atingir componentes extracelulares. Assim, pode-se reduzir a virulência do biofilme sem necessariamente matar universalmente bactérias comensais e oportunistas. Apesar de a possível resistência microbiana de biofilmes sobre materiais restauradores ser uma temática controversa, a proposta de modulação de biofilme vem sendo indicada para minimizar esse possível efeito. Acredita-se que os biofilmes possam apresentar resistência contra agentes em materiais restauradores ao longo do tempo, especialmente quando o agente não tiver especificidade.[85]

Como medida de modulação de biofilme, sugeriu-se a redução da formação de matriz de exopolissacarídeos.[86] Essa matriz protege os microrganismos e é um importante componente de virulência dos biofilmes.[87] Uma alternativa seria o uso de moléculas que inibam glicosiltransferases (Gtfs). As Gtfs são enzimas que, na presença de carboidratos fermentáveis, sintetizam polissacarídeos extracelulares insolúveis, como glucanos, responsáveis pela integridade estrutural e aumento da porosidade do biofilme. Essas enzimas podem atuar como adesivos entre as Gtfs que estão na superfície bacteriana e as Gtfs que estão livres ou na película salivar adquirida, promovendo a adesão das bactérias ao material restaurador ou à estrutura dentária.[87]

Nesse contexto, há pesquisas que utilizam agentes que não visam a modificar a viabilidade bacteriana como um todo, mas que induzem à formação de menor massa de biofilme e menor quantidade de polissacarídeos insolúveis.[85] Assim, pode haver alteração na estrutura do biofilme quando esses agentes antimicrobianos são incorporados ao material restaurador.[45]

Outro exemplo de estratégia para modulação de biofilme são os agentes que elevam o pH.[36] Essa estratégia baseia-se no fato de que materiais restauradores convencionais são incapazes de aumentar o pH da interface quando esta é exposta a baixo pH, favorecendo o biofilme cariogênico.[36] Como agravante, a degradação polimérica pode reduzir ainda mais o pH, visto que a degradação de grupos éster dos monômeros com metacrilato produz ácidos carboxílicos, os quais estão presentes no ácido lático e são os responsáveis pela degradação induzida por esse ácido[36] (**Figura 18**). Por isso, monômeros básicos começaram a ser incorporados às resinas para agirem como receptores de hidrogênio para neutralizar ácidos. Além disso, aminoácidos básicos, como a lisina, começaram a ser incorporados às resinas com a função de capturar hidrogênio de ácidos e liberar hidroxilas visando à elevação do pH.[88]

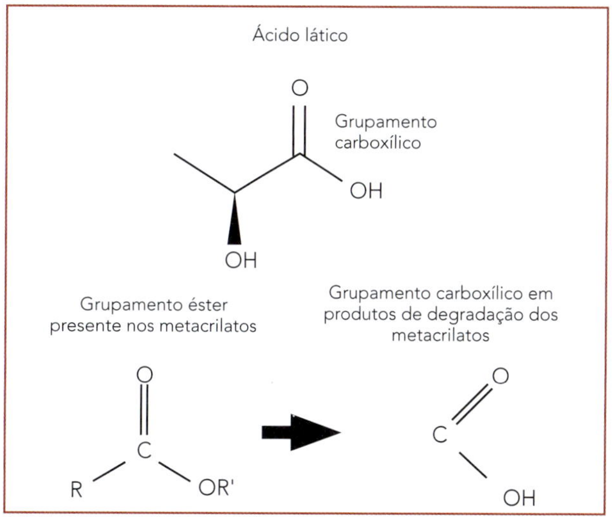

FIGURA 18 A degradação dos monômeros pode formar subprodutos ácidos, reduzindo o pH do meio.

Fonte: acervo pessoal dos autores.

ANTIMICROBIANOS EM MATERIAIS RESTAURADORES NA PESQUISA: ESTUDOS *IN SITU*

Poucos estudos incrementaram o conhecimento sobre os efeitos da atividade antimicrobiana de materiais restauradores gerado a partir de estudos *in vitro*. Essa contribuição adicional se dá majoritariamente por estudos *in situ* e alguns poucos estudos *ex vivo*. Não há estudos clínicos, por exemplo, que avaliaram o desempenho de restaurações realizadas com materiais antimicrobianos ao longo do tempo em comparação a materiais sem antimicrobianos.[85,89]

Materiais resinosos para colagem de bráquetes com agentes antimicrobianos já foram testados *in situ*, e demonstraram ser eficazes para a redução da viabilidade de microrganismos em torno dos bráquetes.[90] Resinas ortodônticas com agentes antimicrobianos são visadas para a redução da incidência de lesões de cárie em torno dos bráquetes. As "lesões de mancha branca" são resultado da desmineralização do esmalte e ocorrem em pacientes ortodônticos pela higiene inapropriada em torno dos bráquetes e alto consumo de carboidratos fermentáveis.[91] Materiais resinosos destinados a procedimentos restauradores foram testados in situ, também em modelos para colagem de bráquetes, principalmente pela facilidade de avaliação e possibilidade de aplicar os materiais em dentes posteriormente extraídos por indicação terapêutica na Ortodontia.

Clearfil Protect Bond (sistema adesivo autocondicionante de 2 passos com MDPB) é o material restaurador de base resinosa com agente antimicrobiano mais frequentemente avaliado. Esse adesivo foi testado quanto à capacidade de prevenir desmineralização do esmalte em torno de bráquetes em comparação a um sistema adesivo sem antimicrobianos. No estudo de Ulysal et al., um grupo de pacientes de 13 a 17 anos teve os bráquetes colados com um dos dois sistemas adesivos, além de resina composta tipo flow comercial sem agentes antimicrobianos.[92] Após 30 dias da aplicação, os bráquetes foram removidos, os pré-molares foram extraídos por indicação terapêutica, e foram feitas as análises de microdureza do esmalte dentário. O uso de Clearfil Protect Bond induziu a menor desmineralização do esmalte em torno dos bráquetes, sugerindo que esse material poderia auxiliar a reduzir o desenvolvimento de lesões de cárie.[92]

Já um estudo de 2009,[93] *in situ*, usou blocos de esmalte restaurados com o adesivo Clearfil SE Bond (sistema adesivo autocondicionante de 2 passos sem agentes antimicrobianos) versus o Clearfil Protect Bond. Nesse estudo, 14 voluntários de 18 a 27 anos usaram um aparelho palatino, de acrílico, contendo quatro blocos de esmalte com preparos cavitários e restaurações, as quais eram submetidas, extraoralmente, a solução de sacarose a 20%, 8 vezes ao dia, com o objetivo de induzir um alto desafio cariogênico aos blocos de esmalte. Após o uso do aparelho com os blocos de esmalte, estes foram avaliados por microscopia eletrônica de varredura, dureza Knoop e microscopia de luz polarizada. Como conclusão, o Clearfil Protect Bond reduziu a formação de lesões no esmalte em torno da restauração.[93] A microscopia por luz polarizada mostrou áreas desmineralizadas em toda a superfície do esmalte e ao redor das restaurações (parede e superfície externa) com o Clearfil SE Bond, enquanto áreas levemente ou não desmineralizadas foram observadas próximas às restaurações com o Clearfil Protect Bond. As imagens de microscopia eletrônica de varredura mostraram que as amostras de ambos os sistemas adesivos apresentavam áreas desmineralizadas em regiões subsuperficiais do esmalte, mas a desmineralização pareceu ser mais suave em cavidades restauradas com o Clearfil Protect Bond em comparação às restauradas com o Clearfil SE Bond.[93] Cabe salientar que o Clearfil Protect Bond não tem apenas MDPB, mas também flúor.

Pensando nisso, o sistema adesivo Clearfil Protect Bond foi testado posteriormente *in situ* com um adesivo contendo apenas flúor.[94] Os voluntários utilizavam o dispositivo palatino contendo blocos de esmalte e dentina. Após o uso do dispositivo palatino e a exposição de esmalte e dentina a alto desafio cariogênico, observou-se que as restaurações em esmalte restauradas com Clearfil Protect Bond mostraram redução significativa de *Streptococcus* e *S. mutans* ao seu redor. Ambos os adesivos foram incapazes de inibir completamente a desmineralização na dentina mais próxima à interface dente-material restaurador. Contudo, o grupo com MDPB e flúor apresentou menor profundidade de lesão de cárie comparado ao grupo apenas com flúor.[94] Ainda, a microscopia por luz polarizada indicou que a profundidade da lesão, tanto em esmalte quanto em dentina, foi menor quando as cavidades foram restauradas com o Clearfil Protect Bond. Portanto, apesar de nenhum dos adesivos ter prevenido totalmente a desmineralização e o crescimento microbiano, o grupo restaurado com adesivo com MDPB e flúor mostrou menor progresso da lesão de cárie em comparação ao grupo restaurado com adesivo contendo apenas flúor.[94]

Assim como o MDPB, outro monômero contendo grupamento quaternário de amônio foi investigado *in situ*. O brometo de bis(2-metacriloiloxietil) dimetilamônio (QADM) continha dois grupamentos metacrilato responsáveis pela copolimerização com a resina e um grupamento de amônio quaternário responsável pela ação antimicrobiana.[95] *In vitro*, o QADM já tinha demonstrado ação antimicrobiana e manutenção das propriedades físico-químicas quando incorporado a 10% em diferentes formulações de materiais resinosos. Por isso, um estudo *in situ* foi elaborado para observar o desempenho antibacteriano desse material em condições desafiadoras que imitassem o cenário clínico de áreas proximais retentivas de biofilme.[95] O desempenho antibacteriano foi analisado em uma resina composta contendo QADM contra biofilmes formados na cavidade oral. Esse biofilme foi exposto a condições acidogênicas capazes de causar perda mineral substancial e lesões profundas na superfície do esmalte. A adição de QADM à resina composta reduziu o acúmulo de biofilme de *S. mutans*, indicando que esse composto quaternário de amônio também é uma alternativa promissora para atuar como coadjuvante na prevenção de cárie dentária.

OBSTÁCULOS A SEREM SUPERADOS

Os avanços tecnológicos para aprimorar os materiais restauradores deve ser acompanhado de melhores avaliações desses materiais e sua translação para a aplicação clínica. Contudo, ao analisar como os materiais restauradores resinosos com agentes antimicrobianos vêm sendo avaliados, percebe-se que a grande maioria dos estudos utiliza biofilmes apenas de *S. mutans* ou com duas a três espécies de microrganismos, o que não reflete a complexidade do biofilme bucal[3] (**Figura 19**). Além disso, alguns estudos utilizam materiais restauradores com microrganismos pouco relevantes para o processo de cárie.[3,96]

Ademais, a maior parte dos estudos avalia os materiais restauradores com indução de biofilme de apenas até 24 horas de crescimento e, além de não considerarem a maturação do biofilme (**Figura 20**), pouquíssimos estudos incluem a influência da película salivar sobre as amostras, desconsiderando que ela é um componente intermediário entre o material restaurador e o biofilme formado sobre ele.

Diversos métodos são propostos para avaliar a atividade antimicrobiana de materiais restauradores com agentes antimicrobianos. Contudo, alguns não avaliam a viabilidade dos microrganismos e sim sua atividade metabólica, como o ensaio colorimétrico MTT (brometo de [3-(4,5-dimetiltiazol--2yl)-2,5-difeniltetrazólio]), ou condição da membrana bacteriana, como o ensaio de microscopia por fluorescência com *kit live/dead*.[3,96] Esses testes podem levar a uma informação pouco conclusiva, especialmente se avaliados sozinhos. Até o presente momento, o padrão de comparação para análises do efeito antimicrobiano se dá por meio da contagem de colônias e do cálculo de formação de contagem de UFC (**Figura 21**).[96]

Por fim, alguns estudos avaliam novos materiais apenas quanto às propriedades antimicrobianas, sem considerar suas propriedades físico-químicas quando agentes antimicrobianos são incorporados a eles.[3] Visto que a função primordial de um material restaurador é manter o selamento dente-restauração, é essencial avaliar suas propriedades físicas e químicas após a modificação de sua composição pela adição de antimicrobianos. Um material que rapidamente sofra degradação ou apresente propriedades mecânicas inferiores que levem à perda de sua função possivelmente seria substituído ao longo do tempo, assim como os materiais que enfrentam processo de cárie recorrente em sua margem.

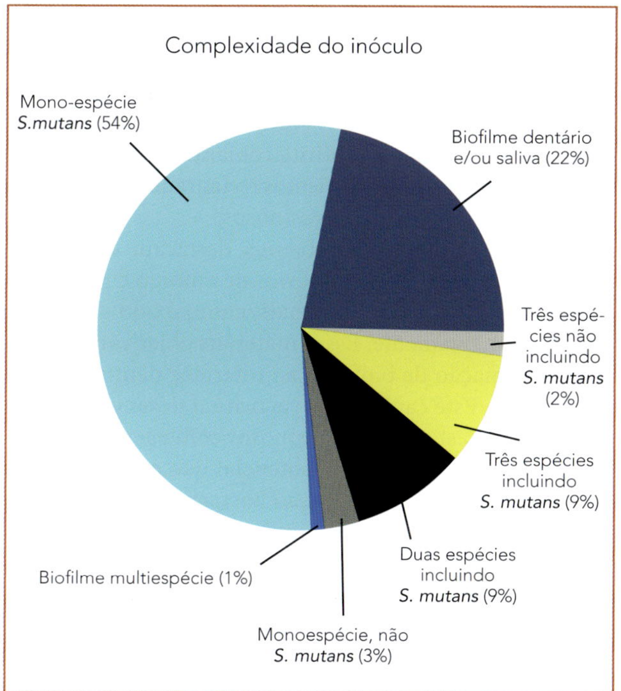

FIGURA 19 Complexidade dos inóculos utilizados para indução de biofilme sobre os materiais restauradores resinosos nos artigos disponíveis na literatura.

Fonte: reproduzido com permissão de J Dent. 2020;99:103369. (Ibrahim et al., 2020[3]).

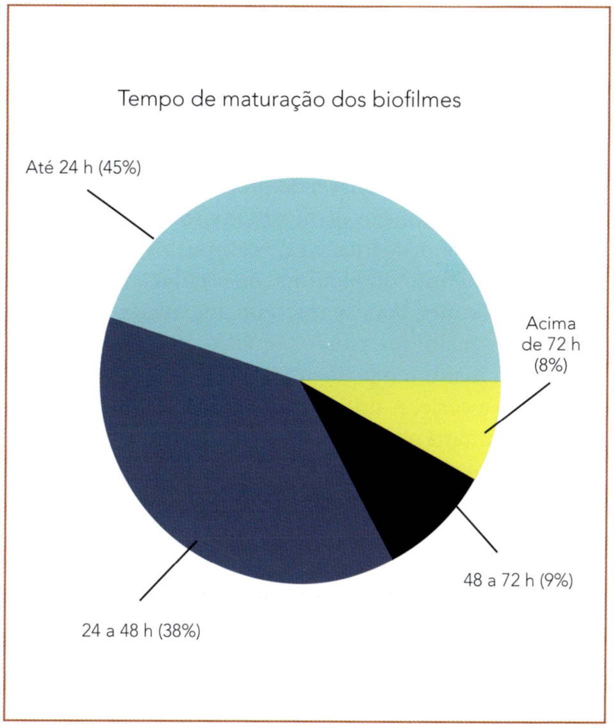

FIGURA 20 Tempo de maturação dos biofilmes sobre os materiais restauradores resinosos nos artigos disponíveis na literatura.

Fonte: reproduzido com permissão de J Dent. 2020;99:103369. (Ibrahim et al., 2020[3]).

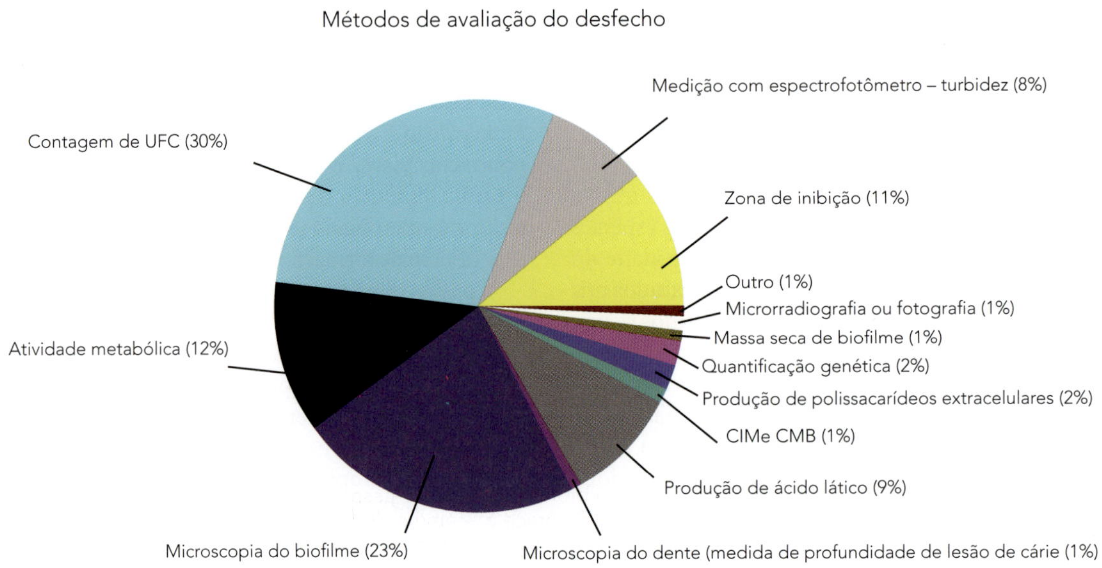

FIGURA 21 Métodos de avaliação dos materiais restauradores resinosos com agentes antimicrobianos nos artigos disponíveis na literatura. UFC: unidades formadoras de colônia; CIM: concentração inibitória mínima; CMB: concentração mínima bactericida.

Fonte: reproduzido com permissão de J Dent. 2020;99:103369. © 2020 Elsevier Ltd. All rights reserved (Ibrahim et al., 2020[3]).

CONSIDERAÇÕES FINAIS

O desenvolvimento de materiais restauradores com agentes antimicrobianos vem trazendo inovações à Odontologia. Diversas abordagens vêm sendo propostas, com focos distintos, como a indução de morte microbiana seletiva, a indução da menor formação de compostos importantes para a manutenção do biofilme, ou a redução dos efeitos dos produtos metabólicos microbianos. Atualmente, são necessários melhores estudos *in vitro*, que utilizem biofilmes com maior tempo de maturação e microrganismos associados à cárie. A utilização de biofilmes provenientes de saliva humana ou biofilme dentário parece ser a melhor opção para avaliações *in vitro*. Essas são alternativas promissoras para aproximar os resultados *in vitro* dos achados clínicos. Os resultados *in situ* disponíveis são promissores, mostrando vantagens dos materiais resinosos com agentes antimicrobianos, contribuindo para o enfrentamento de processos cariogênicos. Contudo, mais estudos *in situ* e clínicos devem ser efetuados para que os novos materiais restauradores com agentes antimicrobianos cheguem à clínica e para que se compreenda os efeitos desses materiais nos pacientes.

RESUMO

Biomateriais para uso em Odontologia têm se desenvolvido intensamente nas últimas décadas pela aplicação de diversas tecnologias em suas composições. A vulnerabilidade dos materiais restauradores resinosos em relação à cárie dentária ainda é um grande desafio. Para superar esse problema, agentes antimicrobianos e bioativos que tragam benefícios aos tratamentos restauradores vêm sendo incorporados aos materiais resinosos.

Como agentes antimicrobianos, destacam-se as moléculas compostas por quaternários de amônio e partículas provenientes de óxidos ou metais, como óxido de zinco e prata, respectivamente. Esses materiais objetivam a redução de formação de biofilme na interface dente-material restaurador. Este capítulo revisa o atual desenvolvimento de materiais restauradores resinosos com agentes antimicrobianos tendo em vista o potencial que esses materiais apresentam para reduzir a ação bacteriana localizada na interface. As principais alterações nas formulações dos materiais foram descritas neste capítulo e é apresentada uma revisão acerca dos materiais existentes no mercado e em pesquisas.

Observa-se que diversas abordagens vêm sendo propostas, com focos distintos, como a indução de morte microbiana seletiva, a indução da menor formação de compostos importantes para a manutenção do biofilme, ou a redução dos efeitos dos produtos metabólicos microbianos. Os resultados *in vitro* e *in situ* disponíveis são promissores, mostrando vantagens dos materiais resinosos com agentes antimicrobianos, contribuindo para o enfrentamento de processos cariogênicos.

QUESTÕES

1. Biomateriais para uso em Odontologia têm se desenvolvido como uma estratégia de aprimoramento de materiais diante das falhas clínicas que ainda são associadas principalmente aos materiais restauradores, decorrentes principalmente da cárie dental. Considere as afirmações:

   I – Agentes antimicrobianos podem ser inseridos à matriz resinosa dos materiais restauradores, reduzindo a adesão de microrganismos na interface dente-material restaurador.
   II – Agentes bioativos podem favorecer a deposição de minerais e o fornecimento de íons fosfato e íons cálcio na interface dente-material restaurador.
   III – Nanopartículas de prata e de óxido de zinco conferem ação antimicrobiana a materiais odontológicos restauradores.

   a) Apenas a afirmação I está correta.
   b) Apenas as afirmações I e II estão corretas.
   c) Apenas as afirmações II e III estão corretas.
   d) Apenas as afirmações I e III estão corretas.
   e) Todas as afirmações estão corretas.

2. As interações entre os materiais restauradores e os biofilmes têm sido estudadas. Assim, é correto afirmar:

   I – A atividade metabólica dessa microbiota acidifica o biofilme, levando à desmineralização dos tecidos dentários e danificando a superfície do material restaurador, o que favorece o acúmulo de biofilme.
   II – Ácidos e enzimas produzidos pelos biofilmes dificilmente acarretam a hidrólise dos monômeros, aumentando a degradação dos polímeros em materiais restauradores.
   III – Desenvolver materiais que dificultem a adesão microbiana e que sejam coadjuvantes no processo de prevenção da falha da interface dente-material restaurador é uma estratégia para evitar a degradação de materiais.

   a) Apenas a afirmação I está correta.
   b) Apenas as afirmações I e II estão corretas.
   c) Apenas as afirmações I e III estão corretas.
   d) Apenas as afirmações II e III estão corretas.
   e) Todas as afirmações estão corretas.

3. São compostos antimicrobianos que foram incorporados em materiais restauradores, exceto:

   a) hipoclorito de cálcio.
   b) acetato de clorexidina.
   c) quaternário de amônio.
   d) metacrilato de dimetilaminododecil.
   e) glutaraldeído.

4. Entende-se por "sistemas carreadores de fármacos" as tecnologias projetadas para a entrega direcionada e/ou liberação controlada de agentes terapêuticos. Assim, quanto ao seu uso em materiais odontológicos, é incorreto afirmar que:

   a) Podem ser sintetizados a partir de diversos materiais, como nanotubos de titânio.
   b) São usadas com o intuito de vetorizar substâncias e endereçá-las a sítios específicos.
   c) A liberação lenta promovida por tais sistemas tende a conferir ao material maior citotoxicidade.
   d) Podem aprimorar propriedades de polímeros formulados ou ao menos não as comprometer.
   e) Partículas poliméricas também podem ser empregadas para o carreamento de fármacos, que estarão retidos no polímero, adsorvidos ou apenas dispersos.

Gabarito: 1e; 2c; 3a; 4e

REFERÊNCIAS

1. Khurshid Z, Zafar M, Qasim S, Shahab S, Naseem M, Abu Reqaiba A. Advances in nanotechnology for restorative dentistry. Materials (Basel). 2015;8(2):717-31.
2. Pfeifer CS. Polymer-based direct filling materials. Dent Clin North Am. 2017;61(4):733-50.
3. Ibrahim MS, Garcia IM, Kensara A, Balhaddad AA, Collares FM, Williams MA, et al. How we are assessing the developing antibacterial resin-based dental materials? A scoping review. J Dent. 2020;99:103369.
4. Opdam NJ, van de Sande FH, Bronkhorst E, Cenci MS, Bottenberg P, Pallesen U, et al. Longevity of posterior composite restorations: a systematic review and meta-analysis. J Dent Res. 2014;93(10):943-9.
5. Paes Leme AF, Koo H, Bellato CM, Bedi G, Cury JA. The role of sucrose in cariogenic dental biofilm formation--new insight. J Dent Res. 2006;85(10):878-87.

6. Sarrett DC. Clinical challenges and the relevance of materials testing for posterior composite restorations. Dent Mater. 2005;21:9-20.
7. Christensen GJ. Should resin-based composite dominate restorative dentistry today? J Am Dent Assoc. 2010;141(12):1490-3.
8. Kuper NK, Opdam NJM, Bronkhorst EM, Huysmans MC. The influence of approximal restoration extension on the development of secondary caries. J Dent. 2012;40(3):241-7.
9. Fugolin APP, Pfeifer CS. New resins for dental composites. J Dent Res. 2017;96(10):1085-91.
10. Makvandi P, Jamaledin R, Jabbari M, Nikfarjam N, Borzacchiello A. Antibacterial quaternary ammonium compounds in dental materials: a systematic review. Dental Mater. 2018;34(6):851-67.
11. Balhaddad AA, Kansara AA, Hidan D, Weir MD, Xu HHK, Melo MAS. Toward dental caries: exploring nanoparticle-based platforms and calcium phosphate compounds for dental restorative materials. Bioact Mater. 2019;4(1):43-55.
12. Melo MA, Orrego S, Weir MD, Xu HH, Arola DD. Designing multiagent dental materials for enhanced resistance to biofilm damage at the bonded interface. ACS Appl Mater Interfaces. 2016;8(18):11779-87.
13. Priyadarsini S, Mukherjee S, Mishra M. Nanoparticles used in dentistry: a review. J Oral Biol Craniofac Res. 2018;8(1):58-67.
14. Moothedath M, Moothedath M, Jairaj A, Harshitha B, Baba SM, Khateeb SU. Role of nanotechnology in dentistry: systematic review. J Int Soc Prev Community Dent. 2019;9(6):535-41.
15. Garcia IM, Leitune VCB, Visioli F, Samuel SMW, Collares FM. Influence of zinc oxide quantum dots in the antibacterial activity and cytotoxicity of an experimental adhesive resin. J Dent. 2018;73:57-60.
16. Garcia IM, Balhaddad ARA, Ibrahim MS, Weir MD, Xu HHK, Collares FM, et al. Antibacterial response of oral microcosm biofilm to nano-zinc oxide in adhesive resin. Dent Mater. 2021;37(3):e182-e193.
17. Chaloupka K, Malam Y, Seifalian AM. Nanosilver as a new generation of nanoproduct in biomedical applications. Trends Biotechnol. 2010;28(11):580-8.
18. Stürmer M, Garcia IM, Souza VS, Visioli F, Scholten JD, Samuel SMW, et al. Titanium dioxide nanotubes with triazine-methacrylate monomer to improve physicochemical and biological properties of adhesives. Dent Mater. 2021;37(2):223-5.
19. Garcia IM, Leitune VCB, Arthur RA, Nunes J, Visioli F, Giovarruscio M, et al. Chemical, mechanical and biological properties of an adhesive resin with alkyl trimethyl ammonium bromide-loaded halloysite nanotubes. J Adhes Dent. 2020;22(4):399-407.
20. Degrazia FW, Leitune VC, Takimi AS, Collares FM, Sauro S. Physicochemical and bioactive properties of innovative resin-based materials containing functional halloysite-nanotubes fillers. Dent Mater. 2016;32(9):1133-43.
21. Chai Z, Li F, Fang M, Wang Y, Ma S, Xiao Y, et al. The bonding property and cytotoxicity of a dental adhesive incorporating a new antibacterial monomer. J Oral Rehabil. 2011;38(11):849-56.
22. Xiao YH, Chen JH, Fang M, Xing XD, Wang H, Wang YJ, et al. Antibacterial effects of three experimental quaternary ammonium salt (QAS) monomers on bacteria associated with oral infections. J Oral Sci. 2008;50(3):323-7.
23. Ikeda T, Yamaguchi H, Tazuke S. New polymeric biocides: synthesis and antibacterial activities of polycations with pendant biguanide groups. Antimicrob Agents Chemother. 1984;26(2):139-44.
24. Kenawy E-R, Abdel-Hay FI, El-Shanshoury AE-RR, El-Newehy MH. Biologically active polymers. V. Synthesis and antimicrobial activity of modified poly(glycidyl methacrylate-co-2-hydroxyethyl methacrylate) derivatives with quaternary ammonium and phosphonium salts. J Polym Sci A Polym Chem. 2002;40(14):2384-93.
25. Lu G, Wu D, Fu R. Studies on the synthesis and antibacterial activities of polymeric quaternary ammonium salts from dimethylaminoethyl methacrylate. React Funct Polym. 2007;67(4):355-66.
26. Zhang Y, Chen Y, Hu Y, Huang F, Xiao Y. Quaternary ammonium compounds in dental restorative materials. Dent Mater J. 2018;37(2):183-91.
27. Heintze SD, Rousson V. Clinical effectiveness of direct class II restorations - a meta-analysis. J Adhes Dent. 2012;14(5):407-31.
28. Jokstad A, Bayne S, Blunck U, Tyas M, Wilson N. Quality of dental restorations. FDI Commission Project 2-95. Int Dent J. 2001;51(3):117-58.
29. Beazoglou T, Eklund S, Heffley D, Meiers J, Brown LJ, Bailit H. Economic impact of regulating the use of amalgam restorations. Public Health Rep. 2007;122(5):657-63.
30. Sheiham A. Minimal intervention in dental care. Med Princ Pract. 2002;11 Suppl 1:2-6.
31. Eltahlah D, Lynch CD, Chadwick BL, Blum IR, Wilson NHF. An update on the reasons for placement and replacement of direct restorations. J Dent. 2018;72:1-7.
32. Pallesen U, van Dijken JW. A randomized controlled 27 years follow up of three resin composites in Class II restorations. J Dent. 2015;43(12):1547-58.
33. Demarco FF, Corrêa MB, Cenci MS, Moraes RR, Opdam NJ. Longevity of posterior composite restorations: not only a matter of materials. Dent Mater. 2012;28(1):87-101.
34. Machiulskiene V, Campus G, Carvalho JC, Dige I, Ekstrand KR, Jablonski-Momeni A, et al. Terminology of dental caries and dental caries management: consensus report of a workshop organized by ORCA and Cariology Research Group of IADR. Caries Res. 2020;54(1):7-14.
35. Ferracane JL. Models of caries formation around dental composite restorations. J Dent Res. 2017;96(4):364-71.
36. Spencer P, Ye Q, Song L, Parthasarathy R, Boone K, Misra A, et al. Threats to adhesive/dentin interfacial integrity and next generation bio-enabled multifunctional adhesives. J Biomed Mater Res. 2019;107(8):2673-83.
37. Breschi L, Maravic T, Cunha SR, Comba A, Cadenaro M, Tjäderhane L, et al. Dentin bonding systems: From dentin collagen structure to bond preservation and clinical applications. Dent Mater. 2018;34(1):78-96.
38. Frassetto A, Breschi L, Turco G, Marchesi G, Di Lenarda R, Tay FR, et al. Mechanisms of degradation of the hybrid layer in adhesive dentistry and therapeutic agents to improve bond durability-A literature review. Dent Mater. 2016;32(2):e41-53.
39. Tjäderhane L, Nascimento FD, Breschi L, Mazzoni A, Tersariol IL, Geraldeli S, et al. Optimizing dentin bond durability: control of collagen degradation by matrix metalloproteinases and cysteine cathepsins. Dent Mater. 2013;29(1):116-35.
40. Kidd EA. Caries diagnosis within restored teeth. Adv Dent Res. 1990;4:10-3.
41. Hickel R, Peschke A, Tyas M, Mjör I, Bayne S, Peters M, et al. FDI World Dental Federation: clinical criteria for the evaluation of direct and indirect restorations-update and clinical examples. Clin Oral Investig. 2010;14(4):349-66.
42. Lin NJ. Biofilm over teeth and restorations: What do we need to know? Dent Mater. 2017;33(6):667-80.
43. Degrazia FW, Leitune VCB, Samuel SMW, Collares FM. Boron nitride nanotubes as novel fillers for improving the properties of dental adhesives. J Dent. 2017;62:85-90.
44. Moussa DG, Fok A, Aparicio C. Hydrophobic and antimicrobial dentin: a peptide-based 2-tier protective system for dental resin composite restorations. Acta Biomater. 2019;88:251-65.
45. André CB, Rosalen PL, Galvão LCC, Fronza BM, Ambrosano GMB, Ferracane JL, et al. Modulation of Streptococcus mutans virulence by dental adhesives containing anti-caries agents Dent Mater. 2017;33(10):1084-92.
46. Song L, Ge X, Ye Q, Boone K, Xie S-X, Misra A, et al. Modulating pH through lysine integrated dental adhesives. Dent Mater. 2018;34(11):1652-60.

47. Kusuma Yulianto HD, Rinastiti M, Cune MS, de Haan-Visser W, Atema-Smit J, Busscher HJ, et al. Biofilm composition and composite degradation during intra-oral wear. Dent Mater. 2019;35(5):740-50.
48. Bourbia M, Ma D, Cvitkovitch DG, Santerre JP, Finer Y. Cariogenic bacteria degrade dental resin composites and adhesives. J Dent Res. 2013;92(11):989-94.
49. Khalichi P, Cvitkovitch DG, Santerre JP. Effect of composite resin biodegradation products on oral streptococcal growth. Biomaterials. 2004;25(24):5467-72.
50. Huang B, Sadeghinejad L, Adebayo OIA, Ma D, Xiao Y, Siqueira WL, et al. Gene expression and protein synthesis of esterase from Streptococcus mutans are affected by biodegradation by-product from methacrylate resin composites and adhesives. Acta Biomater. 2018;81:158-68.
51. Hashimoto M, Hirose N, Kitagawa H, Yamaguchi S, Imazato S. Improving the durability of resin-dentin bonds with an antibacterial monomer MDPB. Dent Mater J. 2018;37(4):620-7.
52. Imazato S, Ebi N, Takahashi Y, Kaneko T, Ebisu S, Russell RR. Antibacterial activity of bactericide-immobilized filler for resin-based restoratives. Biomaterials. 2003;24(20):3605-9.
53. Mitwalli H, Alsahafi R, Balhaddad AA, Weir MD, Xu HHK, Melo MAS. Emerging contact-killing antibacterial strategies for developing anti-biofilm dental polymeric restorative materials. Bioengineering (Basel, Switzerland). 2020;7(3). http://creativecommons.org/licenses/by/4.0/
54. Imazato S. Antibacterial properties of resin composites and dentin bonding systems. Dent Mater. 2003;19(6):449-57.
55. Cheng L, Weir MD, Zhang K, Arola DD, Zhou X, Xu HH. Dental primer and adhesive containing a new antibacterial quaternary ammonium monomer dimethylaminododecyl methacrylate. J Dent. 2013;41(4):345-55.
56. Cheng L, Weir MD, Zhang K, Xu SM, Chen Q, Zhou X, et al. Antibacterial nanocomposite with calcium phosphate and quaternary ammonium. J Dent Res. 2012;91(5):460-6.
57. Ibrahim MS, Garcia IM, Vila T, Balhaddad AA, Collares FM, Weir MD, et al. Multifunctional antibacterial dental sealants suppress biofilms derived from children at high risk of caries. Biomater Sci. 2020;8(12):3472-84.
58. Li F, Weir MD, Xu HH. Effects of quaternary ammonium chain length on antibacterial bonding agents. J Dent Res. 2013;92(10):932-8.
59. National Institutes of Health. Disponível em: https://www.nibib.nih.gov/science-education/ [acesso 24 out. 2021].
60. Patra JK, Das G, Fraceto LF, Campos EVR, Rodriguez-Torres MDP, Acosta-Torres LS, et al. Nano based drug delivery systems: recent developments and future prospects. J Nanobiotechnology. 2018;16(1):71.
61. Khodabandehloo H, Zahednasab H, A. AH. Nanocarriers usage for drug delivery in cancer therapy. Int J Cancer Manag. 2016;9(2):e3966.
62. Tiwari G, Tiwari R, Sriwastawa B, Bhati L, Pandey S, Pandey P, et al. Drug delivery systems: an updated review. Int J Pharm Investig. 2012;2(1):2-11.
63. Renugalakshmi A, Vinothkumar TS, Kandaswamy D. Nanodrug delivery systems in dentistry: a review on current status and future perspectives. Curr Drug Deliv. 2011;8(5):586-94.
64. Rodrigues SB, Collares FM, Leitune VC, Schneider LF, Ogliari FA, Petzhold CL, et al. Influence of hydroxyethyl acrylamide addition to dental adhesive resin. Dent Mater. 2015;31(12):1579-86.
65. Martini Garcia I, Jung Ferreira C, de Souza VS, Castelo Branco Leitune V, Samuel SMW, de Souza Balbinot G, et al. Ionic liquid as antibacterial agent for an experimental orthodontic adhesive. Dent Mater. 2019;35(8):1155-65.
66. Degrazia FW, Altmann ASP, Ferreira CJ, Arthur RA, Leitune VCB, Samuel SMW, et al. Evaluation of an antibacterial orthodontic adhesive incorporated with niobium-based bioglass: an in situ study. Braz Oral Res. 2019;33:e010.
67. Altmann AS, Collares FM, Ogliari FA, Samuel SM. Effect of methacrylated-based antibacterial monomer on orthodontic adhesive system properties. Am J Orthod Dentofacial Orthop. 2015;147(4 Suppl):S82-7.
68. Schiroky PR, Leitune VCB, Garcia IM, Ogliari FA, Samuel SMW, Collares FM. Triazine compound as copolymerized antibacterial agent in adhesive resins. Braz Dent J. 2017;28(2):196-200.
69. Kokubo T, Takadama H. A role of hydrated silica, titania and alumina in forming biologically active bone-like apatite on implant. Biomaterials. 2006;27:2907–15.
70. Schaffazick SR, Guterres SS, Freitas LdL, Pohlmann AR. Caracterização e estabilidade físico-química de sistemas poliméricos nanoparticulados para administração de fármacos. Quim Nova. 2003;26:726-37.
71. Genari B, Leitune VCB, Jornada DS, Camassola M, Arthurd RA, Pohlmann AR, et al. Antimicrobial effect and physicochemical-properties of an adhesive system containingnanocapsules. Dent Mater. 2017;33:735-42.
72. Priyadarshini BM, Selvan ST, Lu TB, Xie H, Neo J, Fawzy AS. Chlorhexidine nanocapsule drug delivery approach to the resin-dentin interface. J Dent Res. 2016;95(9):1065-72.
73. Cuppini M, Zatta KC, Mestieri LB, Grecca FS, Leitune VCB, Guterres SS, et al. Antimicrobial and anti-inflammatory drug-delivery systems at endodontic reparative material: synthesis and characterization. Dent Mater. 2019;35(3):457-67.
74. Osorio R, Cabello I, M T. Bioactivity of zinc-doped dental adhesives. J Dent. 2014;42:403-12.
75. Osorio R, Osorio E, Medina-Castillo AL, Toledano M. Polymer nanocarriers for dentin adhesion. J Dent Res. 2014;93:1258-63.
76. Raghupathi KR, Koodali RT, Manna AC. Size-dependent bacterial growth inhibition and mechanism of antibacterial activity of zinc oxide nanoparticles. Langmuir. 2011;27:4020-8.
77. Garcia IM, Leitune VCB, Kist TL, Takimi A, Samuel SMW, Collares FM. Quantum dots as nonagglomerated nanofillers for adhesive resins. J Dent Res. 2016;96(12):1401-7.
78. Bimberg D, Pohl UW. Quantum dots: promises and accomplishments. Materials Today. 2011;14(9):388-97.
79. Garcia IM, Souza VS, Hellriegel C, Scholten JD, Collares FM. Ionic liquid-stabilized titania quantum dots applied in adhesive resin. J Dent Res. 2019;98(6):682-8.
80. Wrasse EO, Garcia IM, Baierle RJ, de Souza VS, Scholten JD, Collares FM. Quantum chemistry study of the interaction between ionic liquid-functionalized TiO(2) quantum dots and methacrylate resin: Implications for dental materials. Biophys Chem. 2020;265:106435.
81. Shi-qiang Gong, Li-na Niu, Lisa K. Kemp, Cynthia K.Y. Yiu, Heonjune Ryou, Yi-pin Qi, et al. Quaternary ammonium silane-functionalized, methacrylate resin composition with antimicrobial activities and self-repair potential. Acta Biomater. 2012;8:3270-82.
82. Dina G. Moussa, Alex Fok, Aparicio C. Hydrophobic and antimicrobial dentin: a peptide-based 2-tier protective system for dental resin composite restorations. Acta Biomater. 2019;88:251-65.
83. Boone K, Camarda K, Spencer P, Tamerler C. Antimicrobial peptide similarity and classification through rough set theory using physicochemical boundaries. BMC Bioinformatics. 2018;19:469.
84. Qiang Ye, Paulette Spencer, Esra Yuca, Tamerler C. Engineered peptide repairs defective adhesive–dentin interface. Macromol Mater Eng. 2017;1600487:1-6.
85. André CB, Chan DC, Giannini M. Antibacterial-containing dental adhesives' effects on oral pathogens and on Streptococcus mutans biofilm: current perspectives. Am J Dent. 2018;31(Sp Is B):37b-41b.
86. Andréa CB, Rosalenb PL, Galvão LCC, Fronza BM, Ambrosano GMB, Ferracane JL, et al. Modulation of Streptococcus mutans virulence bydental adhesives containing anti-caries agents. Dent Mater. 2017;33:1084-92.

87. Koo H, Falsetta ML, Klein MI. The exopolysaccharide matrix: a virulence determinant of cariogenic biofilm. J Dent Res. 2013;92(12):1065-73.
88. Ge X, Ye Q, Song L, Spencer P, Laurence JS. Effect of crosslinking density of polymers and chemical structure of amine-containing monomerson the neutralization capacity of dentin adhesives. Dent Mater. 2015;31:1245-53.
89. Cocco AR, Rosa WL, Silva AF, Lund RG, Piva E. A systematic review about antibacterial monomers used in dental adhesive systems: current status and further prospects. Dent Mater. 2015;31(11):1345-62.
90. Degrazia FW, Altmann ASP, Ferreira CJ, Arthur RA, Leitune VC, Samuel SMW, et al. Evaluation of an antibacterial orthodontic adhesive incorporated with niobium-based bioglass: an in situ study. Braz Oral Res. 2019;33:e010.
91. Julien KC, Buschang PH, Campbell PM. Prevalence of white spot lesion formation during orthodontic treatment. Angle Orthod. 2013;83(4):641-7.
92. Uysal T, Amasyali M, Ozcan S, Koyuturk AE, Sagdic D. Effect of antibacterial monomer-containing adhesive on enamel demineralization around orthodontic brackets: an in-vivo study. Am J Orthod Dentofac Orthop. 2011;139(5):650-6.
93. Pinto CF, Paes Leme AF, Ambrosano GM, Giannini M. Effect of a fluoride- and bromide-containing adhesive system on enamel around composite restorations under high cariogenic challenge in situ. J Adhes Dent. 2009;11(4):293-7.
94. Pinto CF, Berger SB, Cavalli V, Da Cruz SE, Gonçalves RB, Ambrosano GM, et al. In situ antimicrobial activity and inhibition of secondary caries of self-etching adhesives containing an antibacterial agent and/or fluoride. Am J Dent. 2015;28(3):167-73.
95. Melo MAS, Weir MD, Passos VF, Rolim JPM, Lynch CD, Rodrigues LKA, et al. Human in situ study of the effect of Bis(2-methacryloyloxyethyl) dimethylammonium bromide immobilized in dental composite on controlling mature cariogenic biofilm. Int J Mol Sci. 2018;19(11).
96. Kreth J, Ferracane JL, Pfeifer CS, Khajotia S, Merritt J. At the interface of materials and microbiology: a call for the development of standardized approaches to assay biomaterial-biofilm interactions. J Dent Res. 2019;98(8):850-2.

CAPÍTULO 22

COVID-19: Aspectos gerais e impacto na Odontologia

- Thais de Cássia Negrini
- Luisa Weber Mercado
- Sandra Liana Henz
- Lina Naomi Hashizume
- Rodrigo Alex Arthur

✔ PONTOS IMPORTANTES

- O vírus SARS-CoV-2 apresenta genoma de RNA de fita simples positiva envolvida por proteínas do nucleocapsídeo (N) e é envolto por um envelope lipoproteico associado a proteínas estruturais: proteína de membrana (M), proteína de espícula (do inglês *spike*) (S) e proteína de envelope (E).
- A infecção do SARS-CoV-2 na célula hospedeira ocorre a partir da interação da proteína S com uma proteína transmembrana denominada de enzima conversora de angiotensina II (ACE2) que é expressa na superfície das células de vários tecidos corporais, incluindo pulmão, coração, rins, cérebro, intestino e mucosa bucal.
- Mutações na superfície da proteína S podem aumentar a afinidade entre o SARS-CoV-2 e o ACE2 aumentando a infectividade e transmissibilidade do vírus.
- O contágio em humanos pode ocorrer através da exposição de uma pessoa suscetível à saliva ou secreções respiratórias contaminadas com as partículas virais do SARS-CoV-2. A disseminação pode ocorrer pela liberação de gotículas contaminadas quando uma pessoa respira, fala, tosse e espirra.
- O agravamento da COVID-19 parece estar relacionado a um desequilíbrio na resposta imune ao SARS-CoV-2. No entanto, ainda não se sabe por que isso acontece e quais são os componentes do sistema de defesa que estão atuando de forma desregulada.
- A infecção pode se manifestar com uma vasta gama de sinais e sintomas, desde os mais leves até os mais graves. Dispneia (dificuldade para respirar), hipóxia, comprometimento do parênquima pulmonar, insuficiência respiratória e/ou disfunção de múltiplos órgãos são manifestações frequentemente associadas aos casos mais graves. Sequelas pós-agudas também são observadas em uma fração substancial de casos de COVID-19.
- O teste laboratorial de RT-PCR é considerado o padrão-ouro pela OMS para diagnosticar a COVID-19.
- A cavidade bucal é uma via potencial de colonização e infecção pelo SARS-CoV-2, semelhante às vias aéreas e aos olhos. O grande número de receptores para o SARS-CoV-2 nas glândulas salivares contribuem para que a cavidade bucal atue como um reservatório para o SARS-CoV-2.
- Distúrbios do paladar, disfunção das glândulas salivares e sialodenite são algumas das manifestações bucais associadas à COVID-19.

INTRODUÇÃO

O ano de 2020 foi um ano surpreendente e que nos fez modificar nossos hábitos e nossas relações. A emergência de um vírus devastador e de uma pandemia incontrolável dizimou milhões de indivíduos ao redor do mundo. A pandemia trouxe perdas e sofrimento, prejuízos econômicos e disputas políticas. Desencontros das autoridades na adoção de medidas de mitigação e de controle da transmissão do SARS-CoV-2 contribuíram para o agravo da condição e para uma taxa de mortalidade elevadíssima. Na contramão da inoperância e da hesitação das autoridades, pesquisadores trabalharam incessantemente, de modo que vacinas foram desenvolvidas em tempo recorde. Apesar disso, a COVID-19 ainda é uma doença sem cura, com alta taxa de mortalidade. Muitos dos indivíduos que foram infectados pelo vírus SARS-CoV-2 ainda permanecem com sequelas pós-infecção.

O contágio em humanos pode ocorrer através da exposição de uma pessoa suscetível à saliva ou secreções respiratórias contaminadas com partículas virais do SARS-CoV-2. A disseminação viral pode ocorrer pela liberação de gotículas contaminadas durante a respiração, fala, tosse e o espirro. Na medida em que as pesquisas foram avançando, foi constatado que este vírus apresenta afinidade por receptores específicos distribuídos por todo o corpo humano, incluindo a cavidade bucal, o que torna este ambiente um importante reservatório viral. Neste capítulo será apresentado um breve histórico sobre esta doença, sua etiologia, rotas de transmissão, manifestações clínicas mais frequentes, ferramentas de diagnóstico, vacinas e aspectos específicos da cavidade bucal.

COVID-19 – DO SURTO À PANDEMIA

A COVID-19 (do inglês, *coronavirus disease-19*, em que o número 19 faz referência ao ano de 2019) é uma doença infecciosa causada pelo novo coronavírus denominado SARS-CoV-2 (do inglês, *severe acute respiratory syndrome coronavírus 2*). O vírus teve o primeiro registro de surto na cidade de Wuhan, na província de Hubei, na China, em 31 de dezembro de 2019. Inicialmente, a doença foi declarada como uma pneumonia de etiologia desconhecida. Ao longo dos meses subsequentes, o SARS-CoV-2 disseminou-se rapidamente para inúmeros países, o que levou a Organização Mundial da Saúde (OMS), em 11 de março de 2020, a declarar formalmente a existência de uma pandemia.[1]

No Brasil, desde o primeiro registro, em fevereiro de 2020, houve uma rápida disseminação de casos e óbitos. Uma série de fatores pode ter contribuído para a propagação do vírus pelos estados e municípios, como o tamanho continental do país com distribuição desigual de renda e diferenças em quantidade e qualidade de recursos de saúde,[2] onde as disparidades regionais existentes resultaram em alta mortalidade de pacientes admitidos nos hospitais.[3] Outro aspecto diretamente associado ao agravamento da pandemia está relacionado às medidas de distanciamento social, mais restritivas em alguns locais, enquanto em outros o relaxamento dessas medidas resultou em picos de casos da doença.[2]

O Brasil é um dos países mais atingidos pela COVID-19, com registro de 21,8 milhões de casos e mais de 600 mil mortes, em outubro de 2021. Dentro deste cenário, a inexistência de um tratamento antiviral comprovadamente eficaz, atrasos na vacinação da população [2] e uma maior taxa de transmissibilidade podem ser os fatores que favoreceram o agravamento da pandemia desde o final do ano de 2020.[4]

A disseminação mundial da doença acarretou prejuízos não apenas ao sistema de saúde (em decorrência da altíssima demanda por serviços), mas também aos sistemas político, econômico, cultural e teve impacto social sem precedentes. O SARS-CoV-2 causou insegurança, trauma e ansiedade em toda a população e desafiou a comunidade científica a buscar, incansavelmente, o preenchimento das lacunas de uma doença até então desconhecida, mas com rápida evolução, agravamento e imprevisibilidade dos quadros clínicos. Atualmente, são contabilizados aproximadamente 5 milhões de mortes por COVID-19 em todo o mundo.[1]

> Você sabe onde a COVID-19 teve início no Brasil?
> O SARS-CoV-2 disseminou-se primeiro, em fevereiro de 2020, dentro das fronteiras estaduais de São Paulo e Rio de Janeiro e a transmissão comunitária sustentada (ou seja, quando não se consegue saber qual foi o primeiro paciente infectado que ocasionou a transmissão em cadeia do vírus) foi estabelecida no início do mês de março.[5]

ETIOLOGIA

Apesar de a origem do SARS-CoV-2 não ser completamente conhecida, considera-se que um vírus zoonótico tenha sido transmitido primeiro de um animal para o ser humano e, a partir disso, este vírus disseminou-se na população.[6] Estima-se que o vírus evoluiu de uma variante encontrada em morcegos, considerando a alta homologia (96%) observada nas comparações genômicas entre a linhagem de coronavírus (CoV) isolada desses animais e o SARS-CoV-2 encontrado em humanos.[6,7] Análises filogenéticas comparando o SARS-CoV-2 e outros vírus relacionados à síndrome do desconforto respiratório agudo (SDRA) sugerem que um ancestral comum derivado de CoV de morcegos passou de um hospedeiro animal para humanos, de forma direta ou indireta, por meio de uma espécie animal intermediária.[8] É provável que os morcegos sejam reservatórios naturais do vírus e algum animal comercializado no mercado de frutos do mar de Wuhan (China) tenha sido o hospedeiro intermediário a partir do qual o vírus passou a se espalhar na população, tendo em vista que, durante o período do surto inicial, não houve contato direto entre humanos e morcegos, pois os morcegos estavam em época de hibernação.[9,10] A hibernação é um fenômeno que ocorre com alguns animais homeotérmicos (que mantêm a temperatura do corpo constante) para poupar energia corporal em temporada de escassez de alimento durante o frio rigoroso do inverno (como no caso da região de Wuhan na China). Ao hibernar, o animal parece estar morto em virtude da redução brusca nas atividades de seu organismo, mas o que acontece é uma redução em sua temperatura corpórea, lentidão nos batimentos cardíacos (que se tornam imperceptíveis) e respiração praticamente nula.[11]

O SARS-CoV-2 foi inicialmente denominado 2019-n--CoV e, após análises filogenéticas e taxonômicas, o novo CoV recebeu a denominação SARS-CoV-2. Com isso, o vírus passou a pertencer ao gênero dos Betacoronavírus (BCoV), do qual fazem parte dois outros CoVs responsáveis por epidemias recentes: SARS-CoV-1, que entre 2002 e 2003 foi o vírus causador da síndrome respiratória aguda grave, e MERS-CoV, que em 2012 foi o vírus causador da síndrome respiratória do Oriente Médio.[12]

O SARS-CoV-2 é um vírus esférico com aproximadamente 50-200 nm (1 nanômetro é 1 bilhão de vezes menor que 1 metro). O vírus apresenta genoma de RNA de fita simples positiva envolvida por proteínas do nucleocapsídeo (N) e é envolto por um envelope lipoproteico associado a proteínas estruturais: proteína de membrana (M), proteína de espícula (do inglês, *spike*) (S) e proteína do envelope (E) **(Figura 1)**.[13] A proteína S é uma glicoproteína localizada na camada mais externa do envelope e que confere o aspecto de coroa (do latim, *corona*) para a estrutura viral.[12]

INFECÇÃO POR SARS-CoV-2

Os vírus são parasitas intracelulares obrigatórios, ou seja, dependem de todo o maquinário de uma célula hospedeira para conseguir realizar seu ciclo replicativo e se multiplicar.[14] Para causar infecção, os vírus precisam interagir com receptores específicos presentes na superfície das células do hospedeiro.[15] No caso do SARS-CoV-2, o vírus penetra nas células através da interação da proteína S com a enzima conversora de angiotensina II (ECA2 ou ACE2, do inglês *angiotensin-converting enzyme 2*).[12] O mecanismo pelo qual a invasão viral ocorre será explicado a seguir. A proteína S, por estar associada à entrada do vírus na célula hospedeira, é um dos principais alvos da resposta imune produzida pelo organismo diante do vírus. A ACE2 é uma proteína transmembrana expressa na superfície das células de vários tecidos corporais, incluindo pulmão, coração, rins, cérebro, intestino e mucosa bucal[16] **(Figura 2)**.

O SARS-CoV-2 tem uma alta afinidade pela ACE2, portanto, a expressão e distribuição dessa proteína pode indicar potenciais rotas de infecção do vírus e os diferentes sintomas que têm sido observados durante o curso da doença.[17,18] Um dos pontos-chave para que se consiga desenvolver estratégias de controle e combate ao SARS-CoV-2 é entender como esse patógeno consegue penetrar nas nossas células. Sabe-se que o vírus utiliza o ACE2 humano como receptor de entrada e as proteases humanas como ativadoras dessa entrada da seguinte forma: primeiro o domínio RBD (do inglês, *receptor-binding domain*) da proteína S liga-se ao ACE2. No entanto, a proteína S precisa ser clivada por algumas proteases humanas, de modo que suas subunidades (S1 e S2) se dissociem e, com isso, o vírus sofre importantes mudanças estruturais necessárias para sua fusão com a membrana da célula hospedeira. Uma das enzimas mais importantes neste processo é a serino-protease transmembranar 2 (do inglês, *transmembrane serine protease 2* – TMPRSS2).[19-21] Quando as

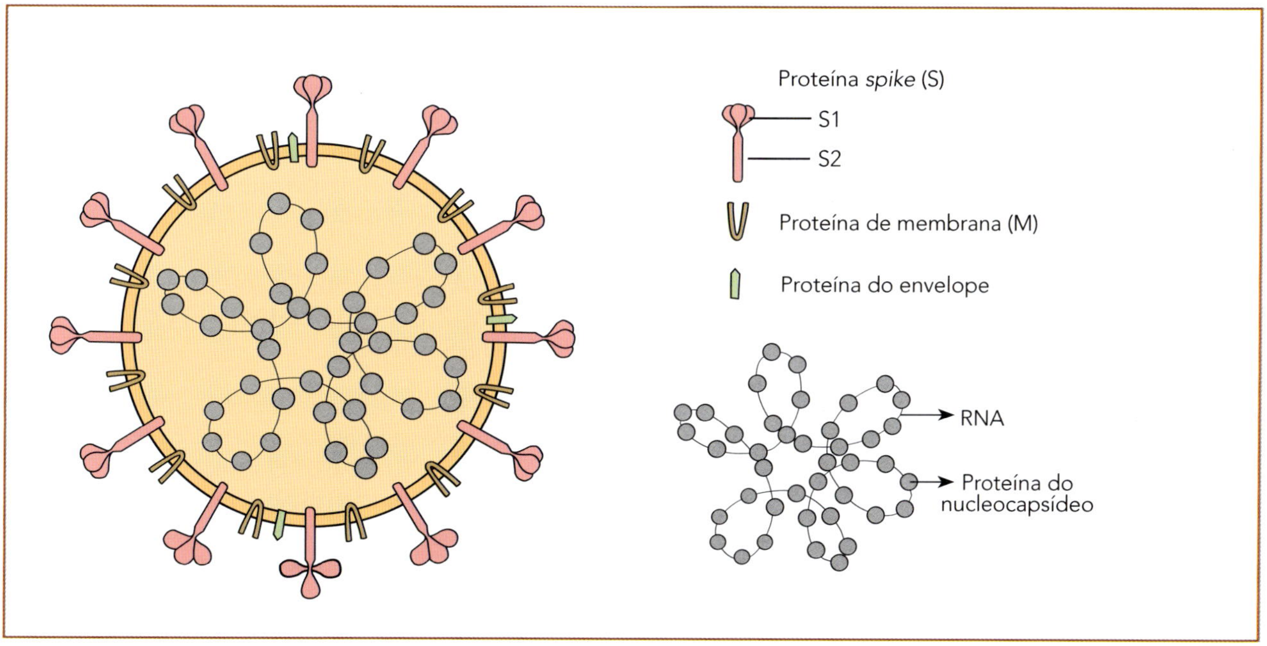

FIGURA 1 Representação esquemática da estrutura do SARS-CoV-2.

Fonte: adaptada de Chaudhry et al., 2020.[22]

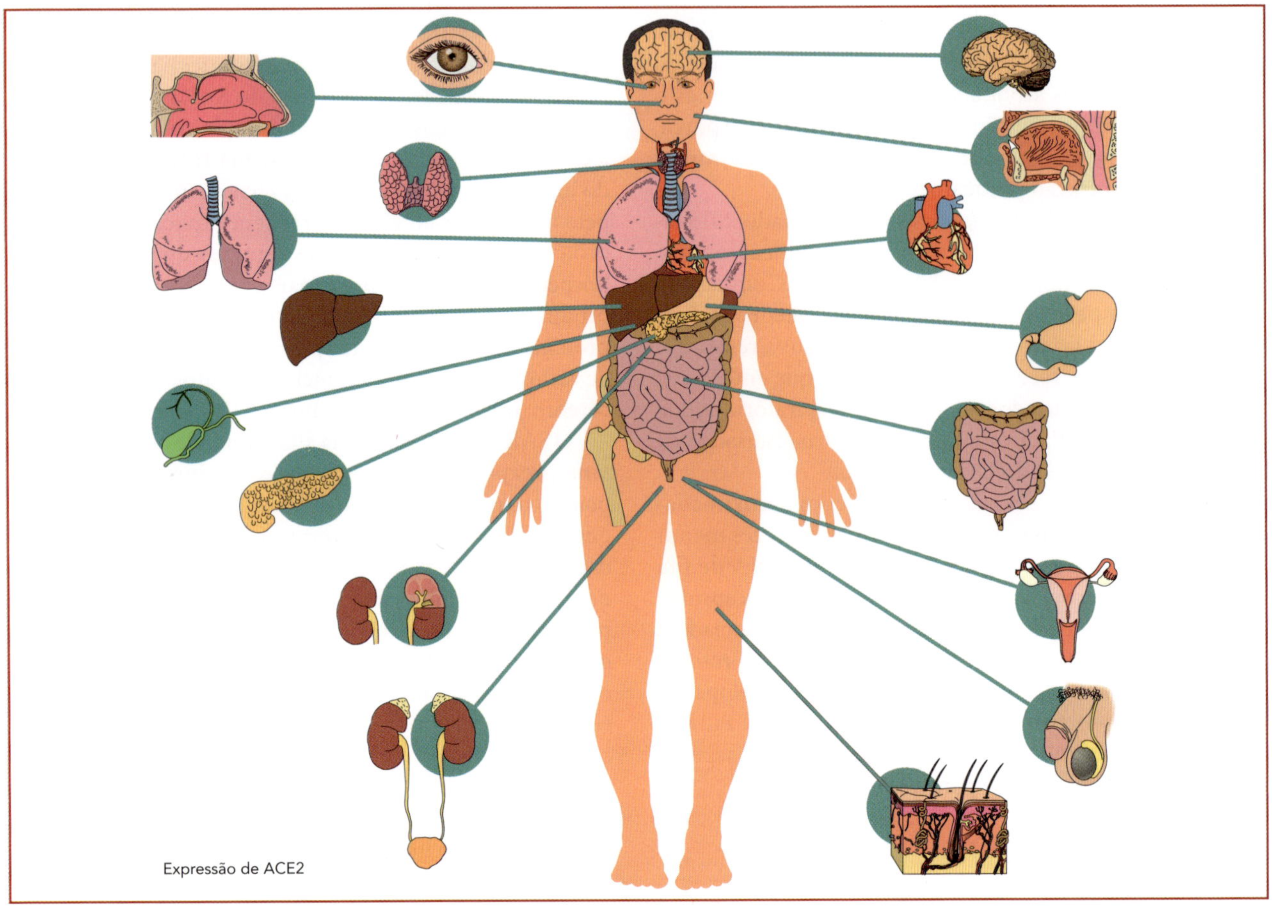

FIGURA 2 Representação esquemática da expressão de ACE2 em órgãos humanos. O ACE2 está presente no coração, rim, testículo, pulmão (células epiteliais alveolares), mucosa nasal, bucal e nasofaringe, células musculares lisas e células endoteliais dos vasos do estômago, intestino delgado e cólon, nas células musculares, nos enterócitos de todas as partes do intestino delgado, incluindo duodeno, jejuno e íleo (exceto cólon), pele, células endoteliais e células musculares lisas do cérebro.

Fonte: extraída e adaptada de Salamanna et al., 2020.[16]

células apresentam uma baixa expressão de TMPRSS2, uma via alternativa é possivelmente ativada. Nessa via, em vez de TMPRSS2 clivar a ligação entre S1 e S2, a protease furina (do inglês, *furin*) expressa em diferentes tecidos (especialmente no tecido pulmonar, onde é expressa em grande quantidade), passa a exercer essa função de clivagem da proteína S. Essa via alternativa permite que o SARS-CoV-2 tenha uma dependência menor de TMPRSS2 para que consiga infectar as células. Consequentemente, essa via alternativa reflete uma vantagem ao vírus, uma vez que ele pode penetrar em uma vasta gama de células que apresentam menor expressão de TMPRSS2, mas, por outro lado, isso significa uma desvantagem ao hospedeiro. É importante mencionar que esta etapa de clivagem das subunidades S1 e S2, também denominada *etapa de pré-ativação*, é necessária para que ocorra a penetração eficiente do vírus na célula hospedeira[19,22] (**Figura 3**).

Após a entrada do vírus na célula, o genoma viral utiliza a maquinaria da célula hospedeira para seu processo de replicação e síntese de proteínas virais (conforme apresentado no **Capítulo 14**), as quais se translocam para o retículo endoplasmático e complexo de Golgi da célula hospedeira e, a partir daí, vesículas secretoras contendo os novos vírions gerados são liberadas para o lúmen celular. Finalmente, esses novos vírions são liberados da célula infectada por exocitose, podendo infectar novas células e/ou novos hospedeiros[7] (**Figura 4**).

DIVERSIDADE GENÉTICA DO SARS-CoV-2 E O SURGIMENTO DE VARIANTES VIRAIS

Mais de 836 mil genomas completos de SARS-CoV-2 foram sequenciados e depositados em bancos de dados públicos (dados de março de 2021).[24] O sequenciamento genético é fundamental para a identificação precoce de variantes e linhagens emergentes. Da mesma forma que outros vírus com genoma de RNA, os coronavírus são propensos a sofrer mutações durante seu processo de replicação. Essas mutações podem induzir alterações proteicas que podem favorecer a adaptação e sobrevivência do vírus no ambiente.[24,25] Quanto maior a circulação viral na população e quanto mais pessoas

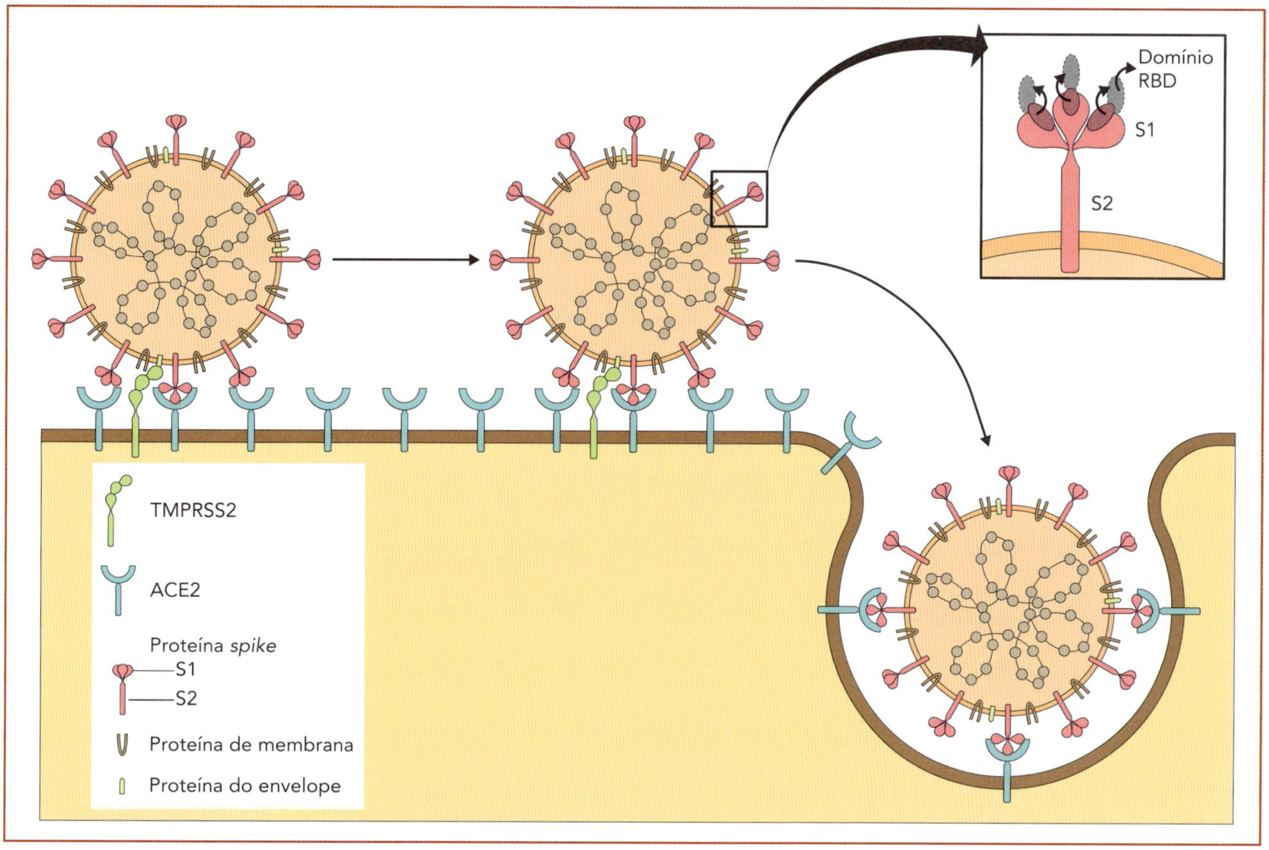

FIGURA 3 Entrada de SARS-CoV-2 na célula hospedeira. O SARS-CoV-2 liga-se ao ACE2 pelo RBD da proteína S. A proteína S é clivada em subunidades S1 e S2 por TMPRSS2. Alternativamente, essa clivagem pode ser realizada por furina em tecidos nos quais ocorre baixa expressão de TMPRSS2.

Fonte: adaptada de Chaudhry et al., 2020.[22]

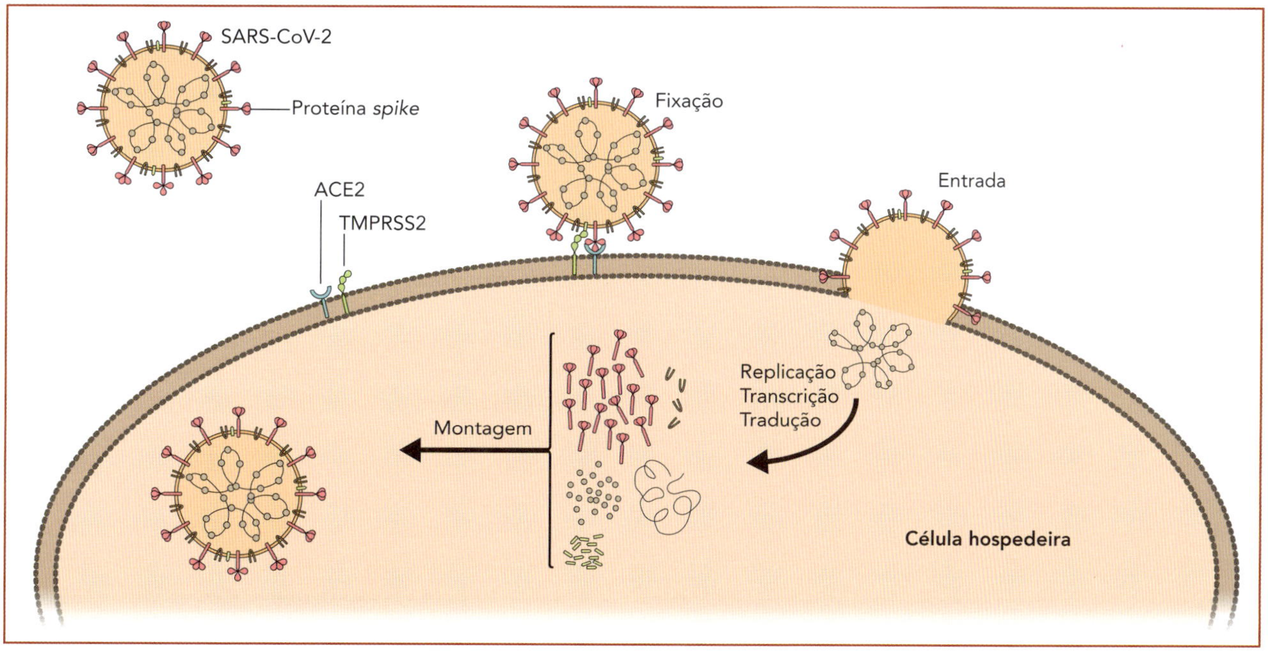

FIGURA 4 Representação do ciclo viral do SARS-CoV-2 na célula hospedeira.

Fonte: Chaudhry et al., 2020.[22]

CURIOSIDADES

Você sabia que a estrutura tridimensional do SARS-CoV-2 pode servir de modelo para o desenvolvimento de nanopartículas com fins medicinais?
As nanopartículas são materiais desenvolvidos em nanoescala com potencial de uso médico no diagnóstico e tratamento de diversas doenças. Um dos principais desafios no desenvolvimento das nanopartículas é fazer com que elas atinjam seu alvo de forma bem-sucedida. Por analogia, os vírus são considerados exemplos bem-sucedidos de nanopartículas direcionadas. No SARS-CoV-2, por exemplo, as proteínas S apresentam-se homogeneamente distribuídas na superfície viral, com distância aproximada de 15 nm entre cada uma delas, o que aumenta as chances de ligação do vírus ao seu receptor. Entretanto, essa homogeneidade de superfície não é observada em nanopartículas sintetizadas em laboratório, o que provavelmente dificulta a interação específica entre seus grupos ativos e os receptores celulares. Como o alvo almejado não é atingido, essas nanopartículas podem tornar-se tóxicas. Por esse motivo, um grupo de pesquisadores brasileiros[23] sugere que a chave para melhorar as estratégias de direcionamento das nanopartículas pode estar em imitar as características estruturais da superfície do SARS-CoV-2. Neste caso, os designers de nanopartículas poderiam utilizar estratégias que permitam o desenvolvimento desses nanomateriais com controle do distanciamento entre grupos bioativos presentes em sua superfície para que melhor interajam com seus receptores-alvo.[23]

infectadas, maior a multiplicação viral e, consequentemente, maior a chance de ocorrerem mutações. As mutações que ocorrem no vírus dão origem a uma variante. Mundialmente, há cerca de mil variantes do SARS-CoV-2 e, desse total, cerca de 60 a 100 circulam no Brasil (de acordo com dados da Fundação Oswaldo Cruz em junho de 2021). [25,26]

Segundo a OMS, muitas mutações apenas na proteína S do SARS-CoV-2 já foram identificadas. Como consequência dessas mutações, ou o vírus pode não conseguir mais se encaixar ao seu receptor na célula hospedeira e consequentemente deixar de infectá-la, ou a mutação pode contribuir para que o vírus tenha maior afinidade ao receptor e infecte mais facilmente as células do hospedeiro. As mutações na proteína S também podem dar ao vírus a possibilidade de infectar outros hospedeiros, ocasionando o espalhamento viral.[27] A partir do fim de 2020, variantes preocupantes foram identificadas em vários países (Reino Unido, África do Sul, Brasil e Índia). Essas variantes rapidamente tornaram-se dominantes no local de seu aparecimento, ocasionando altas taxas de infecção. Essas variantes circulam em todo o mundo. Parece que o RBD é um dos pontos críticos mutacionais. Essas mutações podem, portanto, ocasionar mudanças na superfície da proteína S aumentando a afinidade entre ACE2 e RBD e, consequentemente, aumentando potencialmente a infectividade e transmissibilidade do vírus. Além disso, as mutações podem reduzir a ligação de anticorpos ao RBD (os aspectos relacionados à resposta imune dos hospedeiros e à eficácia das vacinas diante dessas variantes serão mais bem explicados no decorrer do capítulo). As variantes citadas contêm alterações no RBD que aumentam a afinidade ao ACE2, o que pode estar desempenhando um papel no aumento da transmissibilidade e infectividade pelo vírus.[28]

Um dado digno de nota é que as estratégias e os recursos de vigilância genômica são altamente heterogêneos entre os países e isso faz com que uma grande parte da diversidade genética do SARS-CoV-2 permaneça sem amostragem. Com isso, caso novas variantes surjam em regiões onde a vigilância é deficiente, elas podem permanecer não detectadas por um longo período, o que acarreta consequências na sua disseminação e possibilidade de controle (ou falta dele). Portanto, ressalta-se que a vigilância genômica é um dos pontos essenciais para combater a disseminação e transmissão viral e que essa vigilância deve ser fortalecida, principalmente a partir das campanhas de vacinação mais aceleradas.[24]

VIAS DE TRANSMISSÃO DO SARS-CoV-2

O contágio de SARS-CoV-2 em humanos pode ocorrer através da exposição de uma pessoa suscetível à saliva ou secreções respiratórias contaminadas com as partículas virais.[29] A disseminação pode ocorrer pela liberação de gotículas contaminadas quando uma pessoa respira, fala, tosse e espirra. Como forma de evitar ou minimizar o contágio, deve-se evitar o contato pessoal próximo, como abraços, toque ou aperto de mãos, compartilhamento de objetos, e evitar o contato das mãos contaminadas com as mucosas dos olhos, nariz e boca.[30]

As partículas respiratórias infectadas são produzidas em uma ampla variedade de tamanhos (< 1 μm a > 100 μm)[31], no entanto, a concentração de microrganismos é maior nas gotículas menores (< 5 μm) e essas são prontamente respiráveis por indivíduos expostos, mesmo quando distantes de uma pessoa infectada.[32] Essa é a transmissão de longo alcance. Ambientes com pouca ventilação e/ou com aglomeração de pessoas podem favorecer a transmissão (**Figura 5**).[33] Em ambientes fechados ou com pouca ventilação, há o estabelecimento de uma condição ambiental propícia para que ocorra um acúmulo de aerossóis contaminados, os quais podem ser inalados por pessoas suscetíveis mesmo que essas mantenham um considerável distanciamento físico (> 2 metros) de uma pessoa infectada.[34] Já em ambientes abertos, há maior possibilidade de diluição das partículas virais no aerossol e diminuição da chance de contágio, entretanto, há possibilidade de transmissão nesses ambientes em locais que apresentem maior poluição atmosférica e maior densidade populacional.[35] As gotículas maiores (> 100 μm), por sua vez, tendem a cair mais rapidamente pela ação da gravidade e são depositadas em superfícies, criando os denominados fômites. Esse tipo de gotícula pode contribuir também para a transmissão a uma distância limitada (< 2 metros) (transmissão por contato próximo) (**Figura 5**). [33,36,37] Há estimativas de que o vírus pode permanecer viável por cerca de 3 dias sobre plástico e aço inoxidável.[38]

O entendimento atual é que a capacidade de contágio dos fômites depende da carga viral ali presente. Se os fômites contiverem uma carga viral muito baixa ou apenas traços virais, a capacidade de contágio pode ser baixa (como será discutido mais adiante neste Capítulo).

Estudos clínicos mostraram que, em hospitais ocupados por pacientes com COVID-19, foram identificados SARS-CoV-2 viáveis tanto no ar ambiente dos quartos quanto nos filtros e sistemas de ventilação. Nas unidades de terapia intensiva, o vírus foi isolado do ar ambiente e de superfícies. Um dado digno de nota é que amostras positivas para o material genético do vírus foram detectadas no ar a uma distância de 4 metros do paciente infectado.[39] Resultados de um outro estudo que analisou a presença do SARS-CoV-2 em hotéis sugeriram que houve transmissão do vírus, via aerossóis, entre pessoas hospedadas em quartos adjacentes durante o período de quarentena, sem evidência de contato próximo entre elas.[40] No entanto, a presença do vírus no aerossol não significa necessariamente que resultará em infecção. A transmissão pode ser afetada por diversos fatores, como a quantidade de microrganismos emitida pela pessoa infectada, a capacidade dos microrganismos permanecerem viáveis no aerossol e a habilidade que esses microrganismos apresentam para evadir-se ("escapar") do sistema imune do hospedeiro.[32] Ainda não está claro como os fatores ambientais (mudanças sazonais de temperatura) podem interferir na viabilidade e transmissão viral.[41] Diversas práticas são recomendadas com o objetivo de limitar a transmissão de SARS-CoV-2 em ambientes públicos (lavagem e desinfecção das mãos, uso de máscaras e luvas, desinfecção de superfícies e distanciamento social) e na prática clínica[42] (mais detalhes serão vistos no **Capítulo 23**).

VOCÊ SABIA?

Um grupo de pesquisadores desenvolveu um papel que contém micropartículas de prata, sendo capaz de eliminar 99,9% do SARS-CoV-2 em apenas 5 minutos de contato com o vírus. Embalagens feitas com esse papel poderão ser utilizadas em diferentes setores, como serviços de delivery e transporte de cargas.[43]

RESPOSTAS IMUNES INTEGRADAS FRENTE AO SARS-CoV-2

Desde o início da pandemia, a comunidade científica mundial procura elucidar como o hospedeiro responde à infecção pelo SARS-CoV-2 e chegou-se praticamente a um consenso de que o agravamento da COVID-19 está relacionado a um desequilíbrio na resposta imune ao SARS-CoV-2. No entanto, ainda não se sabe por que isso acontece e quais são os componentes do sistema de defesa que estão atuando de forma desregulada.

Em infecções virais, o sistema imune inato do hospedeiro, ou seja, a primeira linha de defesa do organismo, atua na tentativa de prevenir a invasão e/ou replicação viral antes que uma resposta mais elaborada seja gerada. O sistema imune inato (ou resposta imune inata) é composto por barreiras epiteliais e diversos componentes químicos de defesa, além de células fagocíticas. Entre essas células, neutrófilos e macrófagos expressam receptores de reconhecimento padrão (do inglês PRRs, *Pattern Recogntion Receptors*) que são capazes de reconhecer padrões moleculares específicos associados a patógenos (PAMPs, do inglês *Pathogen-associated Molecular Patterns*). Um dos principais PRRs responsáveis por esse reconhecimento são os receptores do tipo Toll (TLRs, do inglês *Toll-like receptors*), sendo, até o momento, 10 receptores identificados em humanos. Após o reconhecimento dos PAMPs, os TLRs ativam vias intracelulares específicas, desencadeando uma resposta diante do microrganismo agressor.[44,45] No caso de infecções ocasionadas por vírus, PRRs detectam componentes virais específicos, entre eles RNA ou DNA viral e, com isso, ativam vias de sinalização que ocasionam a produção de interferons (IFNs) e outras citocinas pró-inflamatórias na tentativa de combater o vírus.[46]

O sistema imune adaptativo (ou resposta imune adaptativa) desempenha um importante papel para o controle da maioria das infecções virais e é formado por linfócitos B (produtores de anticorpos) (imunidade humoral) e pelos linfócitos T (imunidade celular), também denominados células T. Os linfócitos T $CD4^{+}$ são células que apresentam a função de auxiliar outros tipos celulares e, por isso, são denominadas, em inglês, células *T helper* ou Th. Por exemplo, essas células ajudam os linfócitos B a produzirem anticorpos (moléculas de defesa produzidas pelo nosso organismo com o objetivo de "neutralizar" partes específicas dos patógenos, impedindo que consigam infectar nossas células) ou também ativam outros tipos celulares.[47] Linfócitos T $CD8^{+}$, entre outras funções, são reconhecidos por promover a eliminação de patógenos intracelulares como os vírus.[48]

Em um exemplo hipotético de uma infecção viral genérica, a imunidade inata pode atuar dentro de algumas horas após a infecção e, com isso, há uma diminuição na replicação e disseminação viral e também no fornecimento de sinais para a ativação de uma resposta imune adaptativa antígeno-específica (o termo antígeno refere-se a qualquer elemento capaz de desencadear uma resposta pelo sistema imunológico do hospedeiro). Entretanto, qualquer vírus que pode causar doenças em humanos apresenta pelo menos um mecanismo de evasão imunológica, ou seja, pelo menos um "truque" para conseguir "escapar" da resposta imune do hospedeiro. Sem essa capacidade de fuga, o vírus torna-se normalmente inofensivo. No caso do SARS-CoV-2, tem sido observado que o vírus é eficaz em evitar o desencadeamento de respostas imunes inatas precoces, como a produção de IFN e isso faz com que a COVID-19 se desenvolva como consequência desse mecanismo de evasão do vírus. Sem a atuação da resposta inata, há o processo de replicação viral e a resposta imune adaptativa não é iniciada até que ocorra fornecimento de um sinal pela imunidade inata. Quadros clínicos leves de COVID-19 podem ser ocasionados por atrasos na resposta imune inata

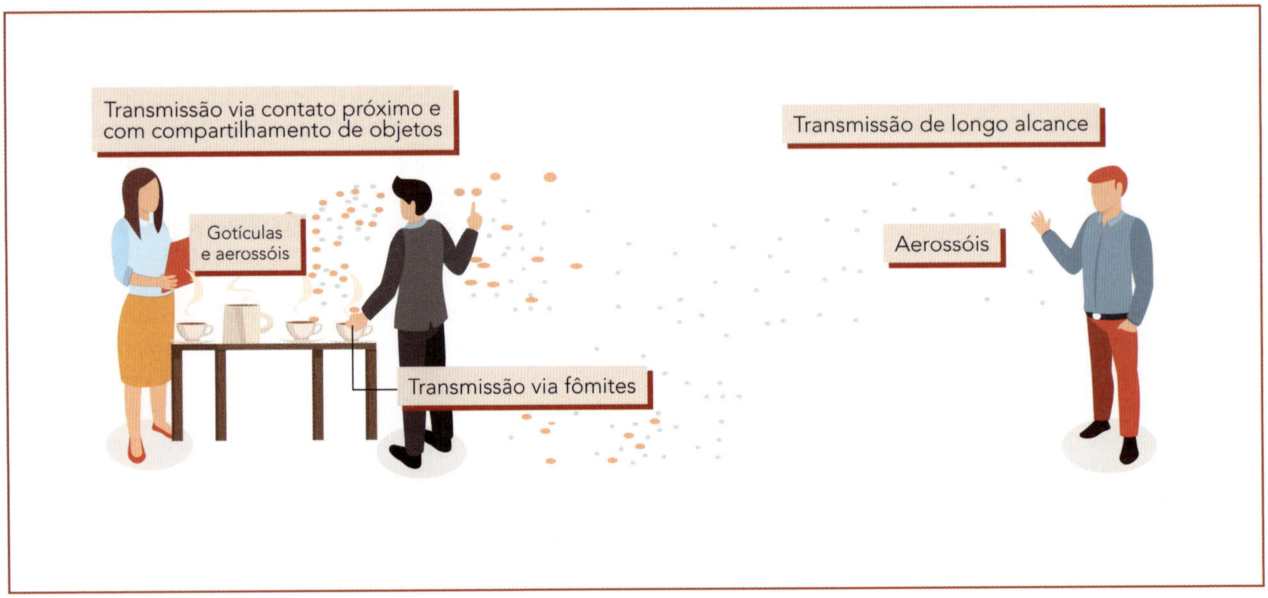

FIGURA 5 Representação das vias de transmissão da COVID-19.
Fonte: acervo pessoal de Ms. Luisa Weber Mercado.

e isso é suficiente para resultar em infecção assintomática ou em quadros clínicos que não requerem hospitalização. Isso porque, nesses casos, as respostas das células T e dos anticorpos atuam de forma relativamente rápida e, com isso, há um controle da infecção. Se houver um atraso muito longo da resposta imune inata, particularmente em decorrência de mecanismos de evasão viral e/ou imunidade inata deficiente, há um intenso processo de replicação viral e uma falha de estímulo para que a resposta imune adaptativa atue, resultando em quadros clínicos graves e de hospitalização.[47,49,50]

Mesmo que a resposta imune inata possa ter atrasos iniciais, ela tenta posteriormente preencher o "vazio" deixado pela ausência de uma resposta efetiva das células T na tentativa de controlar o vírus. Entretanto, essa tentativa de solucionar o problema acaba sendo inviável, uma vez que, nesses casos, há uma resposta inata intensa que resulta em uma imunopatologia pulmonar e resposta inflamatória sistêmica exacerbada.[47] As causas desse processo de hiperinflamação associado à COVID-19 têm sido incansavelmente estudadas. Por meio de experimentos *in vitro*, por exemplo, os cientistas descobriram que, ao internalizar uma célula infectada pelo vírus ainda ativo, o macrófago (uma das células da imunidade inata) passa a produzir quantidades excessivas de mediadores pró-inflamatórios, o que pode contribuir para o quadro conhecido como "tempestade de citocinas", observado em pacientes com a forma grave da doença.[51] Além disso, de acordo com o estudo, a internalização (ou fagocitose) de uma célula morta infectada com o SARS-CoV-2 reduz em até 12 vezes a capacidade do macrófago de reconhecer e fagocitar outras células mortas que são produzidas pelo organismo e isso pode contribuir para que o tecido pulmonar de pacientes com COVID-19 não seja reparado. Uma pergunta importante: Por que isso ocorre? Já sabemos que milhares de células do organismo morrem todos os dias e que elas precisam ser eliminadas de forma eficiente. Isso é necessário porque essas células mortas podem ser interpretadas como um sinal de perigo ao organismo, que passa a responder contra elas favorecendo o desenvolvimento de doenças autoimunes. No caso da infecção por SARS-CoV-2, a remoção contínua de células mortas por macrófagos no pulmão infectado é essencial para que haja o processo de regeneração tecidual. Se a presença do vírus em uma célula internalizada pelo macrófago impede que ele reconheça e fagocite outras células mortas, há uma contribuição para o dano tecidual extenso no pulmão, o que é característico dos casos graves de COVID-19. Em condições normais, ao internalizar células mortas, os macrófagos assumem um papel anti-inflamatório que favorece a reparação do tecido lesado. No entanto, quando essas células fagocitam células mortas que contêm em seu interior SARS-CoV-2 ainda ativo (capaz de infectar outras células), os macrófagos passam a assumir um papel pró-inflamatório secretando altas quantidades mediadores pró-inflamatórios, como IL-6 e IL-1 beta. Essa mudança de perfil inflamatório por macrófagos pode contribuir para a hiperinflamação associada à COVID-19.[51]

O aumento do número de neutrófilos circulantes e nos pulmões também foi descrito como um indicador da gravidade dos sintomas respiratórios e um mau resultado clínico na COVID-19.[47,52-54] Entre os mecanismos efetores de neutrófilos em doenças inflamatórias, a formação de armadilhas extracelulares derivadas de neutrófilos (do inglês, *neutrophil extracellular traps* - NETs) é um dos mais importantes. Em geral, este processo é caracterizado pela descondensação do material genético nuclear dos neutrófilos e, com isso, há formação de redes que são lançadas para o meio extracelular. Essas redes são as "armadilhas" dos neutrófilos e apresentam como principal função prender e eliminar invasores. No entanto, além da atividade microbicida, NETs também podem estar envolvidos no processo de lesão tecidual e, consequentemente, na patogênese de diversas doenças, entre elas a COVID-19, embora seu papel imunopatológico nesta doença não esteja totalmente esclarecido.[55,56] Veras et al.[55] verificaram que em pacientes com COVID-19 os neutrófilos circulantes e pulmonares liberam níveis mais elevados de NETs, os quais apresentam um papel deletério para as células epiteliais pulmonares, contribuindo para a fisiopatologia da COVID-19 grave.

Embora haja muito mais a ser aprendido sobre os mecanismos de resposta imune em relação ao SARS-CoV-2 e suas relações com a gravidade da doença, diante do exposto, torna-se claro que as respostas dos sistemas imune inato e adaptativo atuam conjuntamente em um processo infeccioso.[46] Uma melhor compreensão dessas respostas frente ao SARS-CoV-2 levará esperançosamente a estratégias de tratamento para prevenir os maus resultados da doença, principalmente nos indivíduos com comorbidades preexistentes ou variações genéticas que podem contribuir para as respostas imunes desreguladas.[57]

MANIFESTAÇÕES CLÍNICAS DA DOENÇA

A infecção pelo vírus apresenta diferentes manifestações clínicas, desde uma infecção silenciosa até uma doença letal. Uma pessoa pode ser considerada assintomática quando tem diagnóstico positivo para SARS-CoV-2 sem apresentar nenhum sintoma relacionado à doença[58] e, por esse motivo, os assintomáticos podem propagar o vírus e nem imaginar que isso esteja acontecendo. Por outro lado, a infecção pode se manifestar com uma vasta gama de sinais e sintomas, desde os mais leves até os mais graves, os quais serão descritos a seguir.[59]

O período de incubação do SARS-CoV-2 é de aproximadamente 2 a 14 dias e o período infeccioso, no qual pode ocorrer a transmissão do vírus para outras pessoas, tem início em torno de 2 dias anteriores ao surgimento dos sintomas (fase pré-sintomática).[60] Durante esse período, partículas virais estão presentes nas secreções dos indivíduos infectados e estima-se que indivíduos assintomáticos e pré-sintomáticos são responsáveis pela transmissão de pelo menos metade das infecções por SARS-CoV-2.[61]

Em pacientes sintomáticos com COVID-19, o curso da doença pode ser dividido didaticamente em quatro fases. Na fase 1, ocorre a entrada viral nas células hospedeiras. Essa fase inicia-se quando o indivíduo se torna sintomático e as manifestações clínicas mais comuns são: febre, tosse seca, perda da percepção do paladar e do reconhecimento do olfato, mal-estar geral e, para a maioria dos indivíduos, a doença limita-se a essa condição. A transição da fase 1 para a fase 2 é caracterizada por uma migração de células do sistema imunológico para os pulmões. A fase 2 é o estágio pulmonar da doença, ou seja, quando o indivíduo desenvolve inflamação pulmonar e pneumonia. Com base na presença ou ausência de hipóxia (baixa disponibilidade de oxigênio para determinado órgão), essa fase pode ser subdividida em IIa (sem hipóxia) ou IIb (com hipóxia). Nesse estágio, a maioria dos indivíduos necessita de hospitalização e aqueles com hipóxia prolongada precisam de ventilação mecânica. Na fase 3, os pacientes desenvolvem síndrome respiratória aguda e hiperinflamação sistêmica extrapulmonar, com pior prognóstico e aumento da mortalidade. A fase 4 é caracterizada pela fase de recuperação e sobrevivência.[62,63]

Dos casos sintomáticos, aproximadamente 80% dos indivíduos apresentam sintomas leves e se recuperam sem necessitar de hospitalização, 15% evoluem para quadros que apresentam uma maior gravidade incluindo dispneia (dificuldade para respirar), hipóxia e comprometimento do parênquima pulmonar (com necessidade de oxigenoterapia) e 5% evoluem para quadros críticos da doença, podendo apresentar insuficiência respiratória e/ou disfunção de múltiplos órgãos.[64] As manifestações clínicas da doença podem ser potencializadas pela idade e pela presença de comorbidades como doenças cardiovasculares, hipertensão, obesidade, diabetes, doença vascular, insuficiência renal e doença pulmonar obstrutiva crônica (DPOC).[65] Pinto et al.[66] analisaram 700 amostras pulmonares de pacientes com comorbidades (hipertensão, diabetes e DPOC) associadas a COVID-19 grave e verificaram que o receptor ACE2 foi altamente expresso nesses pacientes em comparação àqueles que não apresentavam comorbidades.[66] Neste sentido, pessoas com mais de 60 anos e/ou com alguma dessas doenças preexistentes têm maior risco de evoluir para casos mais graves da COVID-19, embora pessoas de qualquer idade, mesmo sem apresentar comorbidades, podem apresentar quadros críticos ocasionados pela infecção.[59]

Pacientes que apresentam quadros clínicos graves da COVID-19 não apenas desenvolvem doença pulmonar e síndrome respiratória aguda, mas também podem apresentar uma infinidade de problemas extrapulmonares, como coagulopatia, complicações tromboembólicas incluindo acidente vascular cerebral e embolia pulmonar, falência múltipla dos órgãos (incluindo lesões no coração, fígado e rins), sepse e choque séptico (sepse é uma disfunção causada por uma resposta inflamatória desregulada e desencadeada por infecção; o choque séptico ocorre quando o paciente necessita de vasopressores para o controle da pressão arterial, o que está associado a um maior risco de mortalidade que a sepse).[59,64,67]

Um estado de hipercoagulabilidade (coagulação exagerada com formação de agregados de células sanguíneas e proteínas, denominados coágulos ou trombos) é um evento patológico importante na COVID-19 e os eventos trombóticos (formação de trombos que podem interromper a circulação sanguínea) são frequentes em pacientes com quadros clínicos graves da doença. Há um aumento da incidência de tromboembolismo venoso e arterial e até complicações com risco de morte, como infarto do miocárdio, embolia pulmonar e acidente vascular encefálico isquêmico. Em casos letais de COVID-19, há um aumento de microtrombos alveolares e frequências mais altas de coagulação intravascular. As plaquetas são células sanguíneas que estão envolvidas tanto no processo de hemostasia quanto no processo de trombose patológica. Pacientes com formas graves de COVID-19 apresentam aumento na ativação das plaquetas e formação de agregados entre plaquetas e monócitos (células de defesa contra infecções que ao transitar da corrente sanguínea para os tecidos transformam-se em macrófagos), o que não ocorre em pacientes que apresentam manifestações leves ou nos casos assintomáticos. A ativação das plaquetas induz os monócitos a expressarem uma proteína, denominada fator tecidual. Esse fator é responsável por ativar o processo de coagulação sanguínea e anuncia prognósticos ruins dos pacientes, incluindo necessidade de ventilação mecânica e óbito.[68]

Outro sério agravante na COVID-19 é a coinfecção por diferentes microrganismos (bactérias, fungos e outros vírus) e o SARS-CoV-2. A prevalência de coinfecção é variável entre os pacientes com COVID-19 e os copatógenos incluem bactérias, como *Streptococcus pneumoniae*, *Staphylococcus aureus*, *Klebsiella pneumoniae*, *Mycoplasma pneumoniae*, *Chlamydia pneumoniae*, *Legionella pneumophila* e *Acinetobacter baumannii*; fungos, entre eles espécies de *Candida* spp. e *Aspergillus flavus*; e vírus, como influenza, rinovírus/enterovírus, parainfluenza, metapneumovírus e o vírus da imunodeficiência humana. Consequentemente, em casos de coinfecção, há um aumento da dificuldade em obter o correto diagnóstico e administrar o tratamento. Esses fatores complicadores colaboram para que ocorra aumento dos sintomas, pior prognóstico/desfecho clínico e aumento da taxa de mortalidade. Vale ressaltar que pacientes com quadros clínicos graves em decorrência do SARS-CoV-2 apresentam uma taxa significativamente maior de coinfecção e podem chegar a 50% entre os não sobreviventes. Até o momento, os resultados apresentados são baseados em um número limitado de estudos observacionais e outros estudos clínicos bem delineados e com um número maior de participantes são necessários para investigar a prevalência e a risco de coinfecção em indivíduos com COVID-19, assim como o impacto da coinfecção nos desfechos clínicos desses pacientes.[69-71]

Sequelas pós-agudas também são observadas em uma fração substancial de casos de COVID-19 sintomáticos. Essas condições são comumente chamadas de COVID persistente ou COVID longa (do inglês *long COVID*). COVID persistente é um termo utilizado para descrever as condições apresentadas por pacientes que, mesmo após se recuperarem da fase aguda da COVID-19, apresentam efeitos duradouros da infecção por um tempo maior que o esperado ou a presença de novos sinais e sintomas.[72] Cabrera Martimbianco et al.[72] reportaram resultados obtidos de 25 estudos, os quais ao todo contemplaram mais de 5.440 participantes. Os sinais/sintomas mais prevalentes associados a essa condição foram dor torácica, fadiga, dispneia, tosse e produção de escarro.[72] Vale ressaltar que essas sequelas pós-agudas de COVID-19 não se restringem a casos graves da doença.[73,74] No entanto, há necessidade de pesquisas adicionais, de longo prazo, que avaliem a duração desses sinais/sintomas persistentes até seu desaparecimento.[72]

Diante do exposto em relação às manifestações clínicas da doença, vale ressaltar que a resposta clínica variável ao vírus e a patogênese da COVID-19 permanecem uma incógnita[64] e há muito a se explorar para que se tenha uma melhor compreensão dos mecanismos imunopatológicos heterogêneos envolvidos no desenvolvimento da doença.[75]

DIAGNÓSTICO

O diagnóstico da COVID-19 é realizado pela investigação clínico-epidemiológica, por testes laboratoriais e por exames complementares (exames de imagem). A análise clínica é feita por meio de anamnese e exame físico do paciente, considerando os sinais e sintomas que normalmente são caracterizados como síndrome gripal. Além disso, deve ser considerado o histórico de contato próximo com uma pessoa com resultado positivo para SARS-CoV-2 no período de 14 dias que antecedem o início do quadro clínico.[76]

Existem vários tipos de testes sendo utilizados, mas neste capítulo serão descritos dois tipos principais: teste molecular (detecta a presença do material genético do vírus) e testes sorológicos (detectam a presença de anticorpos).[77]

Testes laboratoriais

RT-PCR

Considerado o padrão-ouro pela OMS para diagnosticar a COVID-19, o RT-PCR (do inglês *reverse transcription polymerase chain reaction*) é um teste molecular utilizado para detectar a presença do material genético do vírus na amostra coletada do paciente. De maneira geral, o teste consiste em detectar ácidos nucleicos virais (RNA) por meio da técnica de transcrição reversa (RT) (na qual o RNA do vírus é transformado em cDNA). Em seguida há uma amplificação do cDNA viral, pela reação em cadeia da polimerase (PCR), em que regiões específicas do vírus são replicadas exponencialmente, o que possibilita que o patógeno em questão seja identificado. As amostras podem ser coletadas da cavidade nasal e orofaringe, da saliva ou também de vias aéreas inferiores (aspirado pulmonar).[78] A coleta da amostra deve ser feita na fase aguda da doença (entre o 3º e 8º dias do início dos sintomas, período estimado de maior carga viral).[76] Os testes moleculares são considerados o padrão de escolha pela maior sensibilidade (capacidade de detectar corretamente a doença), embora possa variar dependendo do tipo de amostra coletada e do período da infecção.[79] No caso de resultado positivo, independentemente do quadro clínico, o paciente deve realizar quarentena e seus contatos próximos devem ser rastreados a fim de mitigar a cadeia de transmissão. No caso de resultado negativo, se existir suspeita clínica e/ou alta probabilidade de infecção, em razão do histórico de exposição relatado pelo paciente, o teste deve ser repetido, uma vez que pode ter sido feito logo após o contato com um indivíduo infectado e o resultado do RT-PCR pode dar negativo, mas ser falso negativo, ou seja, o vírus ainda não pôde ser detectado, mas a pessoa pode estar contaminada.[76,78]

Testes sorológicos

Os testes sorológicos detectam anticorpos (IgM e IgG, imunoglobulinas das classes M e G) produzidos pelo nosso corpo em resposta ao vírus. As técnicas utilizadas são resumidamente baseadas na ligação dos anticorpos presentes na amostra (sangue total, soro ou plasma) a antígenos recombinantes de SARS-CoV-2 (antígenos produzidos em laboratório que "imitam" estruturas específicas do vírus). Considerando a cinética de produção dos anticorpos, ou seja, a janela imunológica (período entre a infecção e a produção de anticorpos), a coleta da amostra deve ser realizada a partir do 7º dia após o início dos sintomas (esse período é variável entre os indivíduos).[80] Ambos os anticorpos contra o SARS-CoV-2, IgM e IgG, são encontrados em média a partir do 14º dia após o início dos sintomas, e esse período varia entre os indivíduos.[81] IgM é o primeiro anticorpo a ser produzido, e IgM reagente ou positivo reflete infecção recente. IgG reagente ou positivo significa que o paciente teve a infecção há algum tempo (infecção pregressa).[82] A detecção de anticorpos contra SARS-CoV-2 no organismo não deve ser interpretada como proteção, uma vez que um resultado positivo para anticorpos não significa que as pessoas possuam uma quantidade específica de imunidade contra a infecção pelo vírus. Ainda são necessários mais estudos para que isso possa ser confirmado ou não.[83]

O teste sorológico não é recomendado como método primário para o diagnóstico de casos agudos. Ele desempenha, no entanto, um papel importante para o diagnóstico de infecção anterior por SARS-CoV-2, para vigilância e avaliação epidemiológica populacional e para avaliar o curso, grau e durabilidade da imunidade. O teste também pode ser complementar ao teste molecular para confirmar casos suspeitos não detectados por ensaios moleculares, nos casos em que a coleta foi realizada fora do período ideal ou de forma inadequada. Além disso, a triagem sorológica de pacientes que tiveram COVID-19 e se recuperaram pode permitir a identificação de doadores de plasma convalescente para uso como terapia potencial contra COVID-19.[82,84]

É extremamente importante que o profissional de saúde responsável pelo paciente interprete o resultado de qualquer teste laboratorial, o qual será analisado juntamente a outros exames, como por exemplo, exames de imagem radiológicos.

Exame de imagem

O uso de imagens de tórax (raio X de tórax, ultrassonografia do pulmão e tomografia computadorizada de tórax) é indicado como alternativa para auxiliar no diagnóstico e para avaliação da gravidade do quadro clínico, considerando que a doença pode se manifestar como pneumonia.[6] Achados radiológicos típicos no pulmão de pacientes com quadros clínicos mais graves, por tomografia computadorizada, são a presença de áreas opacas com aspecto de vidro fosco.[52] Para diagnóstico, o exame é sugerido quando testes moleculares não estão disponíveis ou quando há evidente suspeita clínica com resultado do teste laboratorial negativo.[85]

> **⚠ ATENÇÃO!**
>
> Quarentena é um período de isolamento domiciliar por 14 dias. Indivíduos positivos para SARS-CoV-2, sintomáticos ou assintomáticos, devem, além de evitar o contato com pessoas externas à sua residência, também evitar o contato com outros moradores da própria residência, especialmente se forem idosos ou pessoas com doenças crônicas, a fim de evitar a propagação da transmissão viral. É imprescindível a utilização de máscara cirúrgica e a lavagem frequente das mãos. Além disso, não se deve compartilhar objetos. Em relação à casa, as superfícies devem ser frequentemente limpas com água sanitária ou álcool 70%. No quarto utilizado para isolamento do indivíduo positivo para SARS-Cov-2, as janelas devem ser mantidas sempre abertas (para circulação do ar) e a porta sempre fechada durante todo o isolamento, e a maçaneta deve ser frequentemente limpa com água sanitária ou álcool 70%. A distância mínima entre o indivíduo e os demais moradores da casa deve ser de 1 metro. Além disso, todos os demais moradores da casa também devem permanecer em isolamento domiciliar pelos mesmos 14 dias.[86,87]

TRATAMENTOS E VACINAS

Desde dezembro de 2019, com o surgimento do SARS-CoV-2, uma das prioridades dos cientistas de todo o mundo tem sido direcionar suas pesquisas sobre o vírus na tentativa de melhor compreender estrutura, funções, ciclo de vida e características fisiopatológicas do vírus causador da COVID-19. O grande volume de publicações relacionadas à COVID-19 mostram que os cientistas têm sido incansáveis nas buscas por estratégias de combate ao vírus. Em relação às abordagens farmacológicas de tratamento, de acordo com o projeto OMS e COVID-19-NMA,[88] há mais de 3600 estudos registrados atualmente em todo o mundo (dados de outubro de 2021). Entretanto, até o momento não há nenhum medicamento antiviral específico e clinicamente comprovado disponível para o tratamento da infecção pelo SARS-CoV-2. Além disso, após a publicação da sequência do genoma viral, inúmeros testes vacinais foram iniciados e aquelas que mostraram segurança e eficácia nos ensaios clínicos receberam autorização dos órgãos regulamentadores de vários países para serem aplicadas na população.[89,90] Em termos gerais, a vacina pode ser definida como uma suspensão que contém o vírus, ou parte dele, e que é capaz de estimular uma resposta imunológica no hospedeiro, sem causar a doença.[91] Para que uma vacina possa ser introduzida amplamente na população, é necessário um longo trabalho de pesquisa e desenvolvimento, com testes laboratoriais, testes em animais e, finalmente, ensaios clínicos em humanos. Os testes clínicos verificam a eficácia e a segurança da vacina em três fases, comparando grupos que recebem a vacina com um grupo que recebe placebo (uma preparação sem o composto ativo). A primeira fase é realizada em poucas pessoas, normalmente jovens e saudáveis, para verificar a segurança do uso e a dosagem correta, além de analisar a resposta imunológica. Nas fases 2 e 3, a segurança e a eficácia são avaliadas em um número maior de voluntários, de forma a abranger diferentes características populacionais como faixas etárias e sexo. Com resultados promissores, a vacina passa por diversas etapas de revisão da eficácia e segurança até ser aprovada em caráter emergencial ou definitivo, pelos órgãos regulatórios, e ser introduzida nos programas de imunização.[92] Em situações normais, exige-se que as vacinas tenham eficácia acima de 70%. No contexto de controle de uma pandemia, em que milhares de pessoas morreram, a OMS definiu que vacinas com proteção acima de 50% são aceitáveis, uma vez que esse índice é capaz de diminuir a circulação do vírus quando ocorre uma ampla cobertura vacinal. Para isso, é importante que se consiga uma imunidade coletiva, ou seja, de 70 a 80% da população vacinada, desconsiderando-se a população infantil.[93] Em vista disso, o imunizante deve ser aplicado de forma ampla, coordenada e ágil, atingindo o maior número de pessoas em um menor espaço de tempo.[94,95]

Estudo conduzido por pesquisadores do Instituto Butantan mostrou que a imunização de toda a população adulta do município de Serrana, interior do estado de São Paulo, possibilitou uma redução de 80% dos casos sintomáticos de COVID-19, de 86% nas internações e de 95% nos óbitos. Como a vacinação protegeu os adultos que receberam as duas doses do imunizante, indiretamente as crianças e adolescentes com menos de 18 anos e que não foram vacinados também ficaram protegidos. A redução do número de casos em pessoas que não receberam a vacina indica que houve uma diminuição significativa da circulação do vírus na cidade, demonstrando a importância da imunização coletiva.[96]

Entretanto, quando as medidas que evitam a disseminação do vírus não são cumpridas e a imunização é realizada lentamente, forma-se um cenário perfeito para que novas mutações virais aconteçam, dando origem a variantes contra as quais as vacinas podem apresentar menor eficácia. Além disso, essas variantes podem elevar o risco de reinfecção, ou seja, a possibilidade de um indivíduo que já teve COVID-19 ser infectado novamente, uma vez que já está cientificamente comprovado que a reinfecção por SARS-CoV-2 pode ocorrer, porém o risco de infecção permanece incerto.[97] Fintelman-Rodrigues et al.[98] mostraram que indivíduos que tiveram quadros clínicos leves de COVID-19 podem ter controlado a replicação do vírus, entretanto, sem desenvolver imunidade detectável, permanecendo suscetíveis a uma segunda infecção.[98] Consequentemente, é inquestionável que se sigam todas as diretrizes preventivas que evitam a disseminação viral (como higienização das mãos, uso regular de máscaras e distanciamento social). O que se sabe até o momento é que a imunização tem sido um método eficaz para a prevenção do surgimento dos sintomas e para evitar o agravamento da doença, caso ela ocorra.

É importante ressaltar que a proteção gerada pelas vacinas é decorrente da capacidade que elas apresentam de induzir o sistema imune do hospedeiro a produzir imunidade diante do patógeno. No entanto, não é possível estimar a proteção de uma pessoa vacinada somente a partir da avaliação da presença de anticorpos neutralizantes, uma vez que a proteção contra a doença também envolve a ativação de outras células de defesa do organismo. Tanto a infecção natural quanto a vacinação estimulam o sistema imunológico a produzir não somente anticorpos neutralizantes (que se ligam ao vírus e impedem a replicação viral no hospedeiro), mas também de anticorpos não neutralizantes que atuam como sinalizadores para que células T respondam à infecção exercendo um importante papel de proteção contra a COVID-19.[99] Como mencionado no item (Respostas imunes integradas frente ao SARS-CoV-2), diferentes respostas atuam diante do vírus e, portanto, há também a participação da imunidade inata operando nesta batalha contra a COVID-19.

Diferentes tipos de vacinas

Diferentes tecnologias vêm sendo utilizadas para o desenvolvimento de vacinas contra a COVID-19. Há as tecnologias clássicas, como as vacinas que utilizam o vírus inteiro (inativado ou atenuado), e tecnologias de nova geração que utilizam somente informações do material genético ou vetores virais não replicantes.[90]

As formas de vacinas que utilizam o vírus inteiro contêm o vírus inativado ou atenuado. Quando o vírus é inativado ("morto"), significa que perdeu completamente a capacidade infecciosa, seja pelo uso de radiação, seja por calor ou produtos químicos, por exemplo. No entanto, ao ser injetado no organismo, não é capaz de causar doença, mas as moléculas de superfície permanecem disponíveis para induzir resposta imunológica. Exemplo: Coronavac, vacina contra a COVID-19. Por outro lado, as vacinas que contêm o vírus atenuado, são aquelas em que o vírus se encontra ativo ("vivo"), porém enfraquecido (geralmente por alteração genética), sem capacidade de produzir doença, mas com capacidade de induzir resposta imunológica. Exemplo: vacinas contra sarampo, rubéola e caxumba. As vacinas de vetores virais não replicantes contêm um vírus inofensivo (que não causa doença em humanos). O adenovírus, por exemplo, que infecta chimpanzés, é manipulado geneticamente para poder carrear em seu interior o gene da proteína S de SARS-CoV-2. Os adenovírus não se replicam no indivíduo imunizado, pois são vírus não replicantes, mas, ao entrarem nas células do hospedeiro, fazem com que passem a produzir a proteína S, a qual se fixa na parede celular desencadeando uma resposta imune.

Exemplo: Oxford-AstraZeneca e Janssen, vacinas contra a COVID-19.[100,101]

A vacina de subunidades utiliza fragmentos virais (antígenos), purificados em laboratório. A maioria das vacinas de subunidades tem como foco a proteína S do SARS-CoV-2, "pedacinhos" do vírus injetados diretamente no nosso corpo. Logo, diferentemente das vacinas que utilizam vetores virais que carreiam o gene da proteína S em seu interior, ou seja, que transportam as informações para que as células hospedeiras passem a produzir a proteína S, a vacina de subunidades já entrega as proteínas prontas ao organismo, fazendo com que este desencadeie uma resposta protetora.[99,100] Exemplo: Novavax, vacina contra a COVID-19.

As vacinas de material genético podem ser de DNA ou RNA. Daremos foco à produção de vacinas de RNA mensageiro (mRNA). De maneira geral, em laboratório, os cientistas desenvolvem o mRNA que contém as instruções necessárias para que ocorra a produção de proteína S, ou seja, esse material transporta a "receita" para que o organismo humano possa produzir as proteínas virais que são fabricadas e transportadas até a superfície celular, onde são capazes de desencadear uma resposta protetora pelo hospedeiro.[99] Exemplo: Pfizer-BioNtec e Moderna, vacinas contra a COVID-19.

Soro e plasma contra COVID-19

Apesar do incrível progresso científico diante da COVID-19, os estudos permanecem em constante evolução e alta velocidade, pois muitos desafios permanecem mesmo após o desenvolvimento da vacina. Os principais deles são a incerteza sobre o tempo de imunidade e a eficácia das vacinas atuais contra variantes do SARS-CoV-2. Por esse motivo, pelo menos até que medicamentos mais eficazes estejam disponíveis, outras estratégias terapêuticas para impedir a infecção do vírus ou para neutralizar a propagação da doença ainda são necessárias.[102]

Como já exposto, a vacina prepara o organismo para responder a um futuro agente agressor. Para resumir e facilitar a compreensão de tudo o que já foi discutido a respeito das vacinas: o sistema imune do hospedeiro passa a responder ao estímulo proporcionado pelo agente imunizante, independentemente da tecnologia que foi aplicada para sua produção. A partir disso, espera-se o desenvolvimento de células efetoras e de memória. Células efetoras ou de memória? Já falamos sobre isso. Elas são as células do sistema imune adaptativo. Elas trabalham de duas formas: efetivamente durante a infecção e proporcionando uma memória imunológica posteriormente ao quadro infeccioso ser controlado. Como isso ocorre? Ao final de um processo infeccioso, a maioria das células do sistema imune adaptativo (células T e B), que estavam combatendo o agente agressor, "morrem". Entretanto, algumas permanecem no organismo por um período prolongado, proporcionando uma memória imunológica. É por esse motivo que em determinados casos, quando somos acometidos pelo mesmo agente infeccioso mais de uma vez, podemos não ficar doentes. Isso ocorre porque nossas células de memória "lembram" que já "viram" esse agente estranho e desencadeiam uma resposta protetora a partir desse segundo contato, não permitindo que ocorra um novo quadro infeccioso e, por isso, não ficamos doentes. Portanto, a imunização induz uma imunidade preventiva e duradoura.

Por outro lado, também podemos "ajudar" nosso sistema imune a reconhecer um agente agressor mais rapidamente. De que forma? Podemos obter anticorpos "prontos" passivamente (imunidade passiva), ou seja, esses anticorpos são introduzidos no nosso corpo via soro ou plasma, que são partes líquidas do sangue. A única diferença entre soro e plasma é que o soro não contém fibrinogênio, proteína que auxilia na coagulação sanguínea. A utilização de soro ou plasma não confere a imunidade duradoura e preventiva como no caso da imunização com a vacina, mas por que estamos falando sobre isso? Porque soro e plasma são uma possibilidade de tratamento da COVID-19 e sua forma de obtenção será descrita a seguir.

O soro é um concentrado de anticorpos (contra um determinado agente infeccioso). A produção envolve a imunização de cavalos com antígenos padronizados. No caso de soros para serem utilizados em pacientes com COVID-19, primeiro o SARS-CoV-2 foi isolado de um paciente infectado, cultivado e inativado em laboratório e, após vários testes, o vírus foi aplicado em cavalos para a produção dos anticorpos. Posteriormente, o plasma resultante foi coletado e processado industrialmente, resultando em um produto de alta qualidade, segurança e eficácia. Por seu processamento totalmente controlado, a quantidade e a potência dos anticorpos que serão administrados no paciente são conhecidas. No entanto, precisa obter autorização de órgãos regulamentadores para poder ser utilizado em seres humanos. O soro produzido no Brasil pelo Instituto Butantan foi encaminhado para aprovação da Agência Nacional de Vigilância Sanitária (Anvisa) e, após aprovação, será testado em pacientes com COVID-19.[103]

O plasma também pode ser utilizado com a finalidade de tratamento da COVID-19. Entretanto, o plasma difere do soro, pois é obtido de pacientes que já se recuperaram de uma determinada infecção e apresentam anticorpos em seu plasma sanguíneo que, nesses casos, recebe o nome de plasma convalescente. No caso da COVID-19, os doadores são indivíduos que foram infectados por SARS-CoV-2, adoeceram e se recuperaram. No processo de infecção, como explicado anteriormente, há uma resposta imune desencadeada diante do vírus e cada organismo pode responder de uma forma à infecção viral. Portanto, a quantidade de anticorpos presentes no plasma dos pacientes varia de um indivíduo para outro e, por esse motivo, não é possível controlar a quantidade que o indivíduo infectado recebe durante o processo de doação. Tanto o tratamento com o soro quanto com o plasma possui a mesma finalidade de estimular o organismo a reconhecer o vírus e desencadear uma reposta protetora com o objetivo de reduzir a gravidade dos casos de COVID-19.[104]

As recomendações sobre o uso de plasma convalescente para o tratamento da COVID-19 foram disponibilizadas pela Anvisa (Nota Técnica 33/2021). Embora no Brasil os ensaios clínicos e estudos experimentais com plasma convalescente não necessitem de aprovação prévia pela Anvisa, o órgão regulatório orienta que a realização de ensaios clínicos controlados deve estar de acordo com os requisitos de Boas Práticas Clínicas e terem aprovação ética pelo sistema CEP/Conep (Comitês de Ética em Pesquisa/Comissão Nacional de Ética em Pesquisa) vinculados ao Conselho Nacional de Saúde do Ministério da Saúde. Embora diversos estudos científicos mostrem resultados positivos com a utilização terapêutica de plasma convalescente, até o presente momento, os dados obtidos são apenas preliminares.[105] No entanto, embora mais estudos sejam necessários, a utilização de anticorpos prontos é uma opção atraente de tratamento enquanto outras ferramentas terapêuticas estão sendo pesquisadas e desenvolvidas.[102]

SARS-CoV-2 E A CAVIDADE BUCAL

A cavidade bucal como porta de entrada, reservatório e rota de transmissão para o SARS-CoV-2

Nos estágios iniciais pós-transmissão viral, aparentemente o vírus se instala na mucosa nasal, bucal e faríngea e, somente em um momento posterior, atinge os pulmões.[106] ACE2, TMPRSS2 e furina encontram-se abundantemente expressos na cavidade bucal, em células do dorso da língua, gengiva, papilas gustativas e glândulas salivares.[17,107,108] Também foi demonstrado que há um maior número de receptores para o SARS-CoV-2 nas glândulas salivares quando comparado aos pulmões. O estudo realizado por Liu et al.[107] mostrou, em macacos *rhesus* (um modelo de estudo mais próximo do que ocorre em humanos), as células ACE2 amplamente distribuídas no trato respiratório superior. A expressão de ACE2 nas glândulas salivares menores foi inclusive maior do que nos pulmões.[107] Isso significa que as células epiteliais das glândulas salivares podem ser infectadas logo após a infecção viral. Dessa forma, as glândulas salivares atuam como um importante reservatório viral e a saliva representa uma das principais rotas de transmissão para o SARS-CoV-2 (**Figura 6**).[109] Estudos clínicos têm mostrado que a saliva apresenta uma alta carga viral de SARS-CoV-2 logo no estágio inicial da doença, sendo o vírus detectado em 91,7% das amostras de saliva de pacientes com COVID-19, e essa carga permanece alta por um longo período.[110-114] O vírus também pode estar presente na saliva de pacientes convalescentes, ou seja, naqueles que já se recuperaram da doença. Embora esse seja somente um relato de caso, é um alerta que mostra a importância da vigilância ativa de SARS-CoV-2 para a avaliação da infecciosidade em casos convalescentes de COVID-19.[115] Além disso, Fernandes Matuck et al.[116] investigaram a presença de SARS-CoV-2 em tecidos periodontais (papila mesial dos molares superiores) de pacientes com COVID-19. As amostras clínicas foram coletadas *post-mortem* e os resultados mostraram, por meio de análises moleculares e histopatológicas, a presença do vírus nas amostras de 5 dos 7 indivíduos analisados. Gupta et al.[117] detectaram RNA viral no fluido crevicular gengival de pacientes com COVID-19. Amostras de biofilme dentário (localizado próximo da margem gengival) coletadas das superfícies vestibulares e linguais dos dentes superiores e inferiores de pacientes sintomáticos com COVID-19 também apresentaram RNA do SARS-CoV-2, indicando que esses sítios podem ser um reservatório viral.[118]

Devido às evidências apresentadas acima, sempre houve a preocupação de que cirurgião-dentista e equipe de saúde bucal estivessem sob um maior risco de contágio por SARS-CoV-2, por estarem expostos aos aerossóis produzidos durante os procedimentos odontológicos. Considerando essa preocupação, um estudo avaliou a origem dos microrganismos presentes no aerossol que se depositou (fômite) sobre o peito do paciente, sobre o *face-shield* utilizado pelo operador e pelo seu assistente e sobre uma superfície distante cerca de 1,8 metros da cavidade bucal do paciente, após determinados procedimentos odontológicos geradores de aerossóis. As amostras foram coletadas após 30 minutos do início dos procedimentos. O consultório odontológico no qual esses procedimentos foram realizados apresentava um sistema de ventilação que, promovia a troca de ar em uma frequência de 6 vezes por minuto e os procedimentos foram realizados com sugadores de saliva altamente potentes (capacidade de sucção aproximada de 7,1 L/minuto). Enxaguatório pré-procedimento à base de peróxido de hidrogênio a 1,0% foi utilizado em 23 dos 28 pacientes avaliados. Todos os pacientes eram assintomáticos para COVID-19 e a maioria desses pacientes era periodontalmente saudável. A análise da microbiota presente nos fômites depositados nessas superfícies revelou uma composição microbiana distinta daquela presente na saliva dos pacientes avaliados. Cerca de 70% da abundância microbiana presente nesses fômites foi atribuída aos microrganismos presentes nos sistemas de irrigação utilizados durante os procedimentos, enquanto que, a saliva apresentou uma pequena contribuição para a abundância de microrganismos ali encontrados (até 1,2% da abundância). Microrganismos da saliva foram encontrados nos fômites produzidos a partir de 8 pacientes, sendo que dentre esses pacientes, 5 não receberam o enxaguatório pré-procedimento. Nesses 8 pacientes, o fômite depositado sobre o peito apresentou as maiores abundâncias de microrganismos provenientes da cavidade bucal. Apesar de dezenove pacientes apresentarem carga viral de SARS-CoV-2 detectável na saliva, o vírus não foi identificado nos fômites analisados. Os autores deste estudo explicam que uma das razões para os resultados

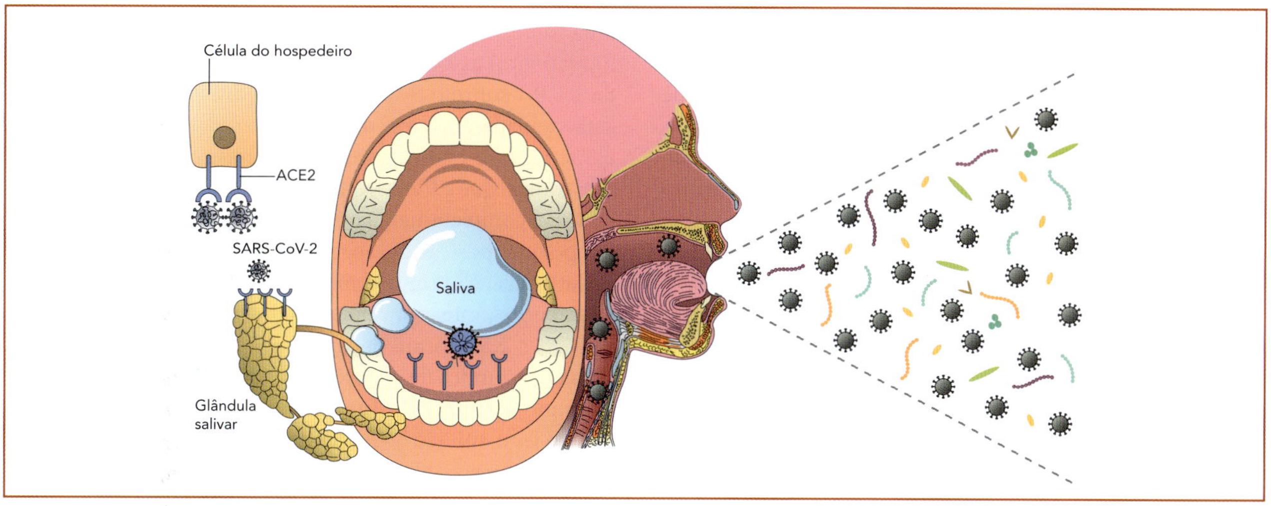

FIGURA 6 Representação esquemática da presença de ACE2 na cavidade bucal e da rota de transmissão viral pela saliva contaminada. Fonte: extraída e adaptada de Xu et al., 2020.[120]

encontrados é que o irrigante acaba por diluir consideravelmente a saliva do paciente reduzindo a dispersão de microrganismos a partir da cavidade bucal.[119] Apesar de ainda ser uma evidência restrita, com base nesses resultados, e dentro das condições avaliadas neste estudo, entende-se que o risco de transmissão de SARS-CoV-2 durante procedimentos odontológicos é baixa. Isso pode explicar o fato da proporção de profissionais de saúde bucal infectados por SARS-CoV-2 ser semelhante à proporção de infectados na população em geral. Mais detalhes sobre esses dados serão apresentados no próximo Capítulo.

Manifestações bucais do SARS-CoV-2

Amorim dos Santos et al.[121] realizou uma revisão sistemática da literatura com o objetivo de mostrar as evidências atuais sobre a prevalência de sinais e sintomas bucais em pacientes com COVID-19. Quarenta estudos foram incluídos nessa revisão, em que, no total, foram avaliados 10.228 pacientes pertencentes à 19 países. Cerca de 45% dos participantes apresentaram comprometimento gustativo. Entre os diferentes distúrbios do paladar, 38% corresponderam à disgeusia (sensação anormal ou alterada do sabor), 35% à hipogeusia (redução do paladar) e 24% à ageusia (perda do paladar). Essas alterações do paladar foram comumente encontradas tanto na fase inicial da doença quanto durante sua progressão. Outros estudos também mostraram que uma alta carga viral pode ocasionar disfunção das glândulas salivares[122] e que o SARS-CoV-2 pode induzir sialoadenite aguda (inflamação e aumento de uma ou mais glândulas salivares) e sintomas associados, como dor e disfunção glandular.[123, 124]

Os pacientes também apresentaram lesões na mucosa bucal que variaram em aspectos clínicos, quantidade, coloração e localização. Placas brancas e eritematosas, úlceras irregulares, bolhas, petéquias (lesões avermelhadas puntiformes) e gengivite descamativa estão dentre as lesões identificadas. Já em relação à localização das lesões bucais, foram afetados lábios, gengiva, língua, palato e mucosa jugal. Em pacientes com casos leves da doença, as lesões em mucosa bucal desenvolveram-se previamente ou ao mesmo tempo que os sintomas respiratórios iniciais; entretanto, nos pacientes que necessitaram de medicação e hospitalização, as lesões desenvolveram-se aproximadamente 7 a 24 dias após o início dos sintomas.[121] A maioria dos pacientes apresentou lesões na mucosa bucal durante o período de internação, e a hipótese é que essas lesões sejam resultantes de coinfecção e não da atuação direta do vírus.[121] Cabe ressaltar que, em pacientes com COVID-19, outros fatores podem modular o desenvolvimento de lesões na cavidade bucal, como falta de higiene bucal, infecções oportunistas, estresse, imunossupressão, vasculite e resposta inflamatória exacerbada secundária à COVID-19.[125, 126]

Apesar das evidências serem contraditórias, esses achados reforçam que o exame bucal em pacientes com COVID-19 não deve ser negligenciado e mostra a importância da atuação de uma equipe multidisciplinar formada por diferentes profissionais da área de saúde, incluindo cirurgiões-dentistas, durante o tratamento desses pacientes. É necessário que o paciente seja visto e tratado na sua totalidade por profissionais qualificados dentro das suas áreas de atuação. A finalidade da intervenção do cirurgião-dentista é controlar a dor e promover melhora na qualidade de vida desses pacientes.[121]

Enxaguatórios antissépticos bucais e SARS-CoV-2

Estudos mostram que a utilização de enxaguatórios com antissépticos pode reduzir a quantidade de microrganismos na cavidade bucal.[127] A utilização de enxaguatórios bucais tem sido recomendada como pré-procedimento odontológico para diminuir o risco de transmissão de SARS-CoV-2 via aerossóis e gotículas de saliva[128, 129] (discutidas no **Capítulo 23**).

Existem várias classes de soluções antissépticas que vêm sendo testadas contra o SARS-CoV-2, entre elas, digluconato de clorexidina (CHX), peróxido de hidrogênio (H_2O_2), iodopovidona (PVP-I), cloreto de cetilpiridínio (CPC) e óleos essenciais.

Digluconato de clorexidina

A clorexidina (CHX), uma molécula catiônica, apresenta atividade antiviral eficaz para vírus envelopados, como vírus da herpes 1 e 2, vírus da imunodeficiência humana, citomegalovírus, influenza A, parainfluenza e hepatite B.[130] Em estudo realizado com dois pacientes, Yoon et al.[113] verificaram que o enxágue da cavidade bucal com CHX 0,12% promoveu redução temporária na carga viral por 2 horas após o uso do enxaguatório. Porém, os valores da carga viral retornaram aos níveis iniciais logo após esse período. Vale ressaltar que há limitações no estudo, entre elas, número de participantes reduzido e ausência de um grupo controle para comparação, ou seja, um grupo de pacientes positivos para SARS-CoV-2 e que fizessem o bochecho por exemplo, com solução fisiológica.[113] Uma revisão sistemática observou que em 2 estudos clínicos, a CHX (em concentrações de 0,12 a 0,2%) apresentou atividade antiviral reduzindo temporariamente a carga viral de SARS-CoV-2 na saliva por um período de até 60 minutos após o enxágue em pacientes com COVID-19.[131] Ainda necessitamos, porém, que mais estudos clínicos sejam realizados para que se tenha melhor compreensão dos efeitos da CHX em relação ao SARS-CoV-2.

Peróxido de hidrogênio

Conhecido por aumentar a permeabilidade da membrana celular microbiana e causar danos ao DNA,[132] o peróxido de hidrogênio (H_2O_2) pode inativar os vírus por meio da oxidação de lipídios e/ou dano ao ácido nucleico. Estudo laboratorial observou que soluções de H_2O_2 em concentrações de 1,5% e 3% apresentaram um efeito antiviral mínimo contra SARS-CoV-2.[133] Gottsauner et al.[134] avaliaram se o uso de solução contendo H_2O_2 a 1% promovia algum efeito antiviral em 10 pacientes hospitalizados e positivos para SARS-CoV-2. Esses pacientes enxaguaram a cavidade bucal por 30 segundos com a referida solução, porém não houve redução da carga viral presente na saliva desses pacientes.[134] Por outro lado, outro estudo clínico mostrou que o enxágue da cavidade bucal com solução de peróxido de hidrogênio à 1,5% foi capaz de reduzir a carga viral salivar por até 30 minutos após o enxágue.[135] É importante destacar que o H_2O_2 pode causar lesões na mucosa bucal, mesmo quando utilizado em concentrações de 0,5%. Sendo assim, a indicação de seu uso deve ser feita com cautela pelo profissional de saúde.[136]

Iodopovidona

Resultados de estudos prévios mostram ação antiviral de iodopovidona (PVP-I) frente a outros vírus. O composto atua sobre as glicoproteínas do vírus influenza A inibindo a ligação viral às células hospedeiras.[137] Em relação ao efeito da PVP-I sobre o SARS-CoV-2, Bidra et al. [133] avaliaram a capacidade antiviral do composto nas concentrações de 0,5%, 1,25% e 1,5%. Os resultados desse estudo laboratorial mostraram que a PVP-I, em todas as concentrações testadas, inativou completamente o SARS-CoV-2, inclusive no menor tempo de exposição (15 segundos) do vírus às soluções-teste. Pelletier et al.[138] também mostraram em estudo laboratorial que soluções antissépticas contendo PVP-I nas concentrações de 0,5% a 2,5% foram eficazes para inativar o SARS-CoV-2 após 60 segundos de exposição viral aos compostos testados. Segundo os autores, essas formulações podem ajudar a reduzir a transmissão do SARS-CoV-2 se usadas para descontaminação nasal, bucal ou descontaminação de superfícies.

Já Martinez-Lamas et al.[139] avaliaram *in vivo* o efeito antiviral de um enxaguatório bucal contendo 1% de PVP-I. Participaram do estudo 4 pacientes com testes positivos para SARS-CoV-2. Coletas de saliva desses pacientes foram realizadas em diferentes tempos (inicial 0, 5 minutos, 1, 2 e 3 horas) após o uso do enxaguatório (por 1 minuto). Os resultados mostraram que a realização do bochecho reduziu significativamente a carga viral por, pelo menos, 3 horas (resultados obtidos das análises salivares de dois pacientes). Por fim, o estudo de Elzein et al.[140] mostrou que a redução na carga viral salivar promovida por uma solução de PVP-I a 1% foi semelhante à redução promovida pela solução de clorexidina a 0,2%, 5 minutos após o enxágue.

Cloreto de cetilpiridínio

O cetilpiridínio (CPC) é um composto de amônia quaternária com um amplo espectro de ação contra bactérias e fungos. As concentrações normalmente utilizadas para bochechos variam entre 0,02% e 0,07%. Estudos laboratoriais têm demonstrado que o CPC inativa o vírus influenza e outros vírus envelopados, como vírus sincicial respiratório e coronavírus. Estudo clínico no qual os indivíduos usaram spray intrabucal contendo 0,10% de CPC durante 75 dias mostrou que o CPC apresentou um efeito positivo em reduzir a incidência de infecções respiratórias do trato superior e que também pode desempenhar um efeito preventivo em infecções causadas pelos vírus influenza, adenovírus, vírus sincicial respiratório, rinovírus, coronavírus, entre outros.[141] O uso de uma solução contendo 0,075% de CPC associado a 0,28% de lactato de zinco foi capaz de reduzir a carga viral salivar de SARS-CoV-2 por um período de até 60 minutos após o enxágue.[135]

Óleos essenciais

Enxaguatório bucal à base de óleo essencial demonstrou inibir a infecção por HIV e vírus da herpes 1[142] e reduzir a infectividade dos vírus pela alteração da hidrofobicidade das glicoproteínas virais necessárias para a fixação viral. Os antissépticos à base de óleos essenciais apresentam eucaliptol, mentol, timol e salicilato de metila. Sprays nasais vendidos sem prescrição médica e enxaguatórios bucais contendo óleos essenciais foram testados em laboratório quanto à sua capacidade de inativar altas concentrações de HCoV (coronavírus humanos). Os testes de exposição dos vírus aos compostos foram realizados por 30 segundos, 1 e 2 minutos. Os resultados mostraram que os compostos foram altamente eficazes na inativação dos vírus, com um percentual de inativação viral de 99,9%, inclusive no tempo de 30 segundos.[143] Cabe salientar que esse estudo não utilizou o SARS-CoV-2 para a realização dos testes, portanto seus resultados não podem ser extrapolados para esse vírus.

E agora? O que podemos concluir sobre o efeito antiviral contra SARS-CoV-2 de enxaguatórios antissépticos bucais?

Mateos-Moreno et al.[144] realizaram uma revisão de literatura na tentativa de elucidar as evidências disponíveis, até o momento, que comprovem a atividade antiviral de enxaguatórios antissépticos diante do SARS-CoV-2. Com base na análise dos estudos, existem evidências laboratoriais demonstrando que os antissépticos bucais podem ser utilizados para reduzir temporariamente a carga viral de SARS-CoV-2 presente na saliva. No entanto, evidências obtidas de estudos clínicos bem delineados e com tamanho amostral adequado ainda são limitadas. Muitos resultados são controversos e o mecanismo de ação antiviral das substâncias avaliadas não é completamente conhecido.

Além disso, o uso de enxaguatórios com essa finalidade apresenta algumas limitações. O SARS-CoV-2 invade as células do hospedeiro para que consiga se replicar e isso ocorre, inclusive, nas células das glândulas salivares. Entretanto, o enxaguatório não é capaz de penetrar e "matar" os vírus que estão localizados nas glândulas salivares; assim, o que ocorre é que o composto pode ter efeito sobre os vírus que estão "livres" na cavidade bucal. No entanto, essa capacidade antiviral pode ter efeito temporário na medida em que a saliva é secretada na cavidade bucal e mais vírus circulantes estarão presentes na cavidade novamente. Como o vírus se replica também no trato respiratório, a secreção das vias aéreas superiores carrega partículas virais que podem entrar em contato com a cavidade bucal quando o paciente fala ou tosse.[135] Nesse caso, podemos questionar: se um composto realmente apresentar atividade antiviral, com qual periodicidade esse composto deve ser utilizado? Essa e muitas outras perguntas certamente serão respondidas pelos muitos estudos que estão sendo realizados. Os resultados desses estudos nos ajudarão a compreender melhor o papel desempenhado pelos enxaguatórios antissepticos no controle da carga viral salivar de SARS-CoV-2. Apesar dessas limitações, o uso pré-procedimento é recomendado como forma de reduzir o risco de contaminação da equipe de saúde bucal durante a realização de procedimentos odontológicos que produzam aerossóis. Mais detalhes serão fornecidos no próximo Capítulo.

CONSIDERAÇÕES FINAIS: IMPACTOS DA PANDEMIA

Com o avanço do SARS-CoV-2 pelo mundo, a pandemia da COVID-19 impôs a necessidade de mudanças de comportamento e alterações na conduta individual e coletiva. A pandemia da COVID-19 desencadeou um esforço da comunidade científica em nível global, pois, por se tratar de uma doença nova, as lacunas de informação e conhecimento ainda permanecem muito grandes e os estudos científicos são cruciais para melhor compreensão da doença e para o desenvolvimento de estratégias preventivas e terapêuticas em relação ao vírus. As necessidades de mudanças repercutiram não apenas na área de saúde, mas também nos aspectos econômicos e sociais. A estimativa de infectados e mortos concorre diretamente com o impacto sobre os sistemas de saúde, com a exposição de populações e grupos vulneráveis, com a sustentação econômica do sistema financeiro e da população e com a saúde mental das pessoas.[145,146] Trata-se de um tema de grande importância e em constante desenvolvimento. A cada dia, estudos científicos e epidemiológicos nos fornecem novas evidências sobre os mecanismos responsáveis pelo desenvolvimento desta doença, seus agravos e impacto na sociedade.

☑ RESUMO

A COVID-19 é uma doença infecciosa causada pelo vírus SARS-CoV-2. O contágio em humanos pode ocorrer através da exposição de uma pessoa suscetível à saliva ou secreções respiratórias contaminadas. A disseminação viral pode ocorrer pela liberação de gotículas contaminadas durante a respiração, fala, tosse e o espirro. Da mesma forma que outros vírus com genoma de RNA, os coronavírus são propensos a sofrer mutações durante seu processo de replicação. Essas mutações podem induzir alterações proteicas que podem favorecer a adaptação e sobrevivência do vírus no ambiente. Tem sido observado que o vírus é eficaz em evitar/atrasar o desencadeamento de respostas imunes inatas precoces e isso permite que a doença se desenvolva. Aproximadamente 80% dos indivíduos sintomáticos apresentam sintomas leves e se recuperam sem necessitar de hospitalização enquanto 15% evoluem para quadros que apresentam uma maior severidade incluindo dispneia, hipoxia e envolvimento do parênquima pulmonar e 5% evoluem para quadros críticos da doença podendo apresentar insuficiência respiratória e/ou disfunção de múltiplos órgãos. As manifestações clínicas da doença podem ser potencializadas pela idade e pela presença de comorbidades como doenças cardiovasculares, hipertensão, obesidade, diabetes, doença vascular, insuficiência renal e doença pulmonar obstrutiva crônica. Diferentes tipos de vacinas estão atualmente disponíveis para imunização da população. Na medida em que as pesquisas foram avançando, foi constatado que este vírus apresenta afinidade por receptores específicos que estão distribuídos por todo o corpo humano, incluindo a cavidade bucal, o que torna este ambiente um importante reservatório viral. Evidências laboratoriais sugerem que antissépticos bucais podem exercer algum efeito antiviral, no entanto, evidências obtidas de estudos clínicos bem delineados e com tamanho amostral adequado ainda são limitadas. Distúrbios do paladar, disfunção das glândulas salivares e sialodenite estão dentre as manifestações bucais decorrentes da infecção por este vírus. Lesões em mucosa bucal são frequentemente encontradas em pacientes com COVID-19 e estão possivelmente associadas à coinfecção por outros microrganismos.

QUESTÕES

1. A COVID-19 é uma doença infecciosa causada pelo vírus SARS-CoV-2. O SARS-CoV-2 disseminou-se rapidamente para inúmeros países, o que levou a Organização Mundial da Saúde declarar a existência uma pandemia. Sobre o vírus, é CORRETO afirmar que:
   a) É um parasita intracelular obrigatório.
   b) Não sofre mutações durante seu processo de replicação.
   c) Apresenta DNA ou RNA como material genético.
   d) É um vírus não envelopado.
   e) A proteína S confere o aspecto de estrela para a estrutura viral.

2. Leia cada uma das afirmativas abaixo e assinale, Verdadeiro (V) ou Falso (F):
   a) ( ) A COVID-19 teve início na cidade de Wuhan, na Índia.
   b) ( ) O contágio de SARS-CoV-2 em humanos não ocorre através da exposição de uma pessoa suscetível à saliva contaminada.
   c) ( ) O contato próximo e a transmissão de longo alcance podem ser consideradas as vias de transmissão.
   d) ( ) Toque e aperto de mãos são fundamentais para impedir a transmissão do SARS-CoV-2.
   e) ( ) O uso de máscaras não é recomendado como barreira para a disseminação do SARS-CoV-2.

3. Sobre o diagnóstico da COVID-19, é CORRETO afirmar que:
   a) Teste molecular detecta a presença de anticorpos produzidos pelo organismo em resposta ao vírus.
   b) RT-PCR é um teste sorológico que detecta ácidos nucleicos virais.
   c) Resultado de teste IgE positivo reflete infecção recente.
   d) Áreas opacas com aspecto de vidro fosco são achados radiológicos típicos presentes no pulmão de pacientes com quadros clínicos graves da doença.
   e) Indivíduos com diagnóstico positivo para SARS-CoV-2, sintomáticos ou assintomáticos, não precisam evitar o contato com familiares.

4. Assinale a alternativa CORRETA em relação aos diferentes tipos de vacinas contra COVID-19.
   a) Independentemente do tipo de tecnologia utilizada, as vacinas podem ser aplicadas sem que testes tenham sido realizados para comprovar segurança e eficácia.
   b) Existem vacinas que utilizam a tecnologia do vírus inativado.
   c) A vacina de vetor viral não replicante utiliza fragmentos de SARS-CoV-2 purificados em laboratório.
   d) RNA de SARS-CoV-2 é utilizado no desenvolvimento de vacinas de subunidades.
   e) O adenovírus, que infecta chimpanzés, é manipulado geneticamente para ser utilizado nas vacinas que utilizam o material genético do vírus

Gabarito: 1a; 2 FFVFF; 3d; 4b

REFERÊNCIAS

1. Organização Mundial de Saúde. Coronavírus (COVID-19) Dashboard [Internet]. 2021. Disponível em: https://covid19.who.int [acesso 28 out. 2021].
2. Castro MC, Kim S, Barberia L, Ribeiro AF, Gurzenda S, Ribeiro KB, et al. Spatiotemporal pattern of COVID-19 spread in Brazil. Science. 2021;372(6544):821-6.
3. Ranzani OT, Bastos LSL, Gelli JGM, Marchesi JF, Baião F, Hamacher S, et al. Characterisation of the first 250 000 hospital admissions for COVID-19 in Brazil: a retrospective analysis of nationwide data. Lancet Respir Med. 2021;9(4):407-18.
4. Faria NR, Mellan TA, Whittaker C, Claro IM, Candido D da S. Genomics and epidemiology of the P.1 SARS-CoV-2 lineage in Manaus, Brazil. Science. 2021;372(6544):815-21.
5. Candido DS, Claro IM, de Jesus JG, Souza WM, Moreira FRR, Dellicour S, et al. Evolution and epidemic spread of SARS-CoV-2 in Brazil. Science. 2020 Sep 4;369(6508):1255-1260. doi: 10.1126/science.abd2161. Epub 2020 Jul 23. PMID: 32703910; PMCID: PMC7402630.
6. Cascella M, Rajnik M, Aleem A, Dulebohn SC, Di Napoli R. Features, evaluation, and treatment of coronavirus (COVID-19). In: StatPearls [Internet]. Treasure Island (FL): StatPearls Publishing; 2021. Disponível em: http://www.ncbi.nlm.nih.gov/books/NBK554776/ [acesso 28 jul. 2021].
7. V'kovski P, Kratzel A, Steiner S, Stalder H, Thiel V. Coronavirus biology and replication: implications for SARS-CoV-2. Nat Rev Microbiol. 2021;19(3):155-70. doi: 10.1038/s41579-020-00468-6. Epub 2020 Oct 28. PMID: 33116300; PMCID: PMC7592455.
8. El-Sayed A, Kamel M. Coronaviruses in humans and animals: the role of bats in viral evolution. Environ Sci Pollut Res. 2021;28(16):19589-600.
9. Dhama K, Patel SK, Sharun K, Pathak M, Tiwari R, Yatoo MI, et al. SARS-CoV-2 jumping the species barrier: Zoonotic lessons from SARS, MERS and recent advances to combat this pandemic virus. Travel Med Infect Dis. 2020;37:101830.

10. Mulabbi EN, Tweyongyere R, Byarugaba DK. The history of the emergence and transmission of human coronaviruses. Onderstepoort J Vet Res. 2021;88(1):e1-8.
11. Vasconcelos Y. Quais animais hibernam? Por quê? Super Interessante [Internet]. 2011; Disponível em: https://super.abril.com.br/mundo-estranho/quais-animais-hibernam-por-que/ [acesso 26 out. 2021].
12. Zhu Z, Lian X, Su X, Wu W, Marraro GA, Zeng Y. From SARS and MERS to COVID-19: a brief summary and comparison of severe acute respiratory infections caused by three highly pathogenic human coronaviruses. Respir Res. 2020;21(1):224.
13. Wang M-Y, Zhao R, Gao L-J, Gao X-F, Wang D-P, Cao J-M. SARS-CoV-2: structure, biology, and structure-based therapeutics development. Front Cell Infect Microbiol [Internet]. 2020;0. Disponível em: https://www.frontiersin.org/articles/10.3389/fcimb.2020.587269/full [acesso 28 jul. 2021].
14. Strumillo ST, Kartavykh D, de Carvalho FF Jr, Cruz NC, de Souza Teodoro AC, Sobhie Diaz R, Curcio MF. Host-virus interaction and viral evasion. Cell Biol Int. 2021;45(6):1124-47. doi: 10.1002/cbin.11565. Epub 2021 Feb 19. PMID: 33533523; PMCID: PMC8014853.
15. Mohan SV, Hemalatha M, Kopperi H, Ranjith I, Kumar AK. SARS-CoV-2 in environmental perspective: Occurrence, persistence, surveillance, inactivation and challenges. Chem Eng J. 2021;405:126893.
16. Salamanna F, Maglio M, Landini MP, Fini M. Body Localization of ACE-2: on the trail of the keyhole of SARS-CoV-2. Front Med (Lausanne). 2020;7:594495. doi: 10.3389/fmed.2020.594495. PMID: 33344479; PMCID: PMC7744810.
17. Xu H, Zhong L, Deng J, Peng J, Dan H, Zeng X, et al. High expression of ACE2 receptor of 2019-nCoV on the epithelial cells of oral mucosa. Int J Oral Sci. 2020;12(1):8. doi: 10.1038/s41368-020-0074-x. PMID: 32094336; PMCID: PMC7039956.
18. South AM, Diz DI, Chappell MC. COVID-19, ACE2, and the cardiovascular consequences. Am J Physiol Heart Circ Physiol. 2020;318(5):H1084-H1090. doi: 10.1152/ajpheart.00217.2020
19. Lippi G, Lavie CJ, Henry BM, Sanchis-Gomar F. Do genetic polymorphisms in angiotensin converting enzyme 2 (ACE2) gene play a role in coronavirus disease 2019 (COVID-19)? Clin Chem Lab Med. 2020;58(9):1415-22. doi: 10.1515/cclm-2020-0727. PMID: 32598305.
20. Shang J, Wan Y, Luo C, Ye G, Geng Q, Auerbach A, Li F. Cell entry mechanisms of SARS-CoV-2. Proc Natl Acad Sci U S A. 2020;117(21):11727-34. doi: 10.1073/pnas.2003138117. Epub 2020 May 6. PMID: 32376634; PMCID: PMC7260975.
21. Walls AC, Park YJ, Tortorici MA, Wall A, McGuire AT, Veesler D. Structure, function, and antigenicity of the SARS-CoV-2 spike glycoprotein. Cell 2020;181:281-92. doi: 10.1016/j.cell.2020.02.058
22. Chaudhry F, Lavandero S, Xie X, Sabharwal B, Zheng YY, Correa A, et al. Manipulation of ACE2 expression in COVID-19. Open Heart. 2020;7(2):e001424. doi: 10.1136/openhrt-2020-001424. PMID: 33443121; PMCID: PMC7757413.
23. Ribeiro IRS, da Silva RF, Silveira CP, Galdino FE, Cardoso MB. Nano-targeting lessons from the SARS-CoV-2. Nano Today. 2021;36:101012. doi: 10.1016/j.nantod.2020.101012. Epub 2020 Oct 23. PMID: 33139972; PMCID: PMC7584425.
24. González-Candelas F, Shaw MA, Phan T, Kulkarni-Kale U, Paraskevis D, Luciani F, et al. One year into the pandemic: short-term evolution of SARS-CoV-2 and emergence of new lineages. Infect Genet Evol. 2021;92:104869. doi: 10.1016/j.meegid.2021.104869. Epub 2021 Apr 26. PMID: 33915216; PMCID: PMC8074502.
25. Fundação Oswaldo Cruz. O que são mutações, linhagens, cepas e variantes? [Internet]. Agência Fiocruz de Notícias. 2021. Disponível em: https://agencia.fiocruz.br/o-que-sao-mutacoes-linhagens-cepas-e-variantes [acesso 28 out. 2021].
26. Organização Mundial de Saúde. SARS-CoV-2 Evolution [Internet]. 2020. Disponível em: https://www.who.int/news-room/q-a-detail/SARS-cov-2-evolution [acesso 28 jul. 2021].
27. Russo M. Variações em torno do vírus da COVID-19 [Internet]. Jornal da USP. 2021. Disponível em: https://jornal.usp.br/artigos/variacoes-em-torno-do-virus-da-COVID-19/ [acesso 28 out. 2021].
28. Liu C, Ginn HM, Dejnirattisai W, Supasa P, Wang B, Tuekprakhon A, et al. Reduced neutralization of SARS-CoV-2 B.1.617 by vaccine and convalescent serum. Cell. 2021:S0092-8674(21)00755-8. doi: 10.1016/j.cell.2021.06.020. Epub ahead of print. PMID: 34242578; PMCID: PMC8218332.
29. Hedman HD, Krawczyk E, Helmy YA, Zhang L, Varga C. Host diversity and potential transmission pathways of SARS-CoV-2 at the human-animal interface. Pathogens. 2021;10(2):180.
30. Samaranayake LP, Fakhruddin KS, Ngo HC, Chang JWW, Panduwawala C. The effectiveness and efficacy of respiratory protective equipment (RPE) in dentistry and other health care settings: a systematic review. Acta Odontol Scand. 2020;78(8):626-39.
31. Tang S, Mao Y, Jones RM, Tan Q, Ji JS, Li N, et al. Aerosol transmission of SARS-CoV-2? Evidence, prevention and control. Environ Int. 2020;144:106039.
32. Fennelly KP. Particle sizes of infectious aerosols: implications for infection control. Lancet Respir Med. 2020;8(9):914-24.
33. Organização Mundial de Saúde. Coronavirus disease (COVID-19): How is it transmitted? [Internet]. 2021. Disponível em: https://www.who.int/news-room/q-a-detail/coronavirus-disease-COVID-19-how-is-it-transmitted [acesso 28 jul. 2021].
34. Kathree BA, Khan SB, Ahmed R, Maart R, Layloo N, Asia-Michaels W. COVID-19 and its impact in the dental setting: a scoping review. PLoS One. 2020;15(12);15(12).
35. Zhang R, Li Y, Zhang AL, Wang Y, Molina MJ. Identifying airborne transmission as the dominant route for the spread of COVID-19. PNAS. 2020;117(26):14857-63.
36. Zuo YY, Uspal WE, Wei T. Airborne transmission of COVID-19: aerosol dispersion, lung deposition, and virus-receptor interactions. ACS Nano. 2020;acsnano.0c08484.
37. Prather KA, Marr LC, Schooley RT, McDiarmid MA, Wilson ME, Milton DK. Airborne transmission of SARS-CoV-2. Science. 2020;370(6514):303-4.
38. Ather A. Coronavirus disease 19 (COVID-19): implications for clinical dental care. J Endod. 2020;46(5).
39. Guo Z-D, Wang Z-Y, Zhang S-F, Li X, Li L, Li C, et al. Aerosol and surface distribution of severe acute respiratory syndrome coronavirus 2 in hospital wards, Wuhan, China, 2020. Emerg Infect Dis 2020;26(7). Disponível em: https://wwwnc.cdc.gov/eid/article/26/7/20-0885_article [acesso 28 jul. 2021].
40. Greenhalgh T, Jimenez JL, Prather KA, Tufekci Z, Fisman D, Schooley R. Ten scientific reasons in support of airborne transmission of SARS-CoV-2. Lancet. 2021;397(10285):1603-5.
41. Mu Y, Shao M, Zhong B, Zhao Y, Leung KMY, Giesy JP, et al. Transmission of SARS-CoV-2 virus and ambient temperature: a critical review. Environ Sci Pollut Res Int. 2021;28(28):37051-9. doi: 10.1007/s11356-021-14625-8. Epub 2021 May 29. PMID: 34053039; PMCID: PMC8164483.
42. Kampf G, Brüggemann Y, Kaba HEJ, Steinmann J, Pfaender S, Scheithauer S, Steinmann E. Potential sources, modes of transmission and effectiveness of prevention measures against SARS-CoV-2. J Hosp Infect. 2020;106(4):678-97. doi: 10.1016/j.jhin.2020.09.022. Epub 2020 Sep 18. PMID: 32956786; PMCID: PMC7500278.
43. Alisson E. Empresa desenvolve papel capaz de inativar o novo coronavírus [Internet]. Agência Fapesp. Disponível em: https://agencia.fapesp.br/empresa-desenvolve-papel-capaz-de-inativar-o-novo-coronavirus/36314/ [acesso 05 ago. 2021].
44. Akira S, Uematsu S, Takeuchi O. Pathogen recognition and innate immunity. Cell. 2006;124(4):783-801.

45. Kumar H, Kawai T, Akira S. Pathogen recognition by the innate immune system. Int Rev Immunol. 2011;30(1):16-34. doi: 10.3109/08830185.2010.529976. PMID: 21235323.
46. Carty M, Guy C, Bowie AG. Detection of viral infections by innate immunity. Biochem Pharmacol. 2021;183:114316. doi: 10.1016/j.bcp.2020.114316. Epub 2020 Nov 3. PMID: 33152343.
47. Sette A, Crotty S. Adaptive immunity to SARS-CoV-2 and COVID-19. Cell. 2021;184(4):861-880. doi: 10.1016/j.cell.2021.01.007. Epub 2021 Jan 12. PMID: 33497610; PMCID: PMC7803150.
48. Lang PA, Crome SQ, Xu HC, Lang KS, Chapatte L, Deenick EK, et al. NK cells regulate CD8+ T cell mediated autoimmunity. Front Cell Infect Microbiol. 2020;10:36. doi: 10.3389/fcimb.2020.00036. PMID: 32117809; PMCID: PMC7031256.
49. Magleby R, Westblade LF, Trzebucki A, Simon MS, Rajan M, Park J, et al. Impact of SARS-CoV-2 Viral load on risk of intubation and mortality among hospitalized patients with coronavirus disease 2019. Clin Infect Dis. 2020:ciaa851. doi: 10.1093/cid/ciaa851. Epub ahead of print. PMID: 32603425; PMCID: PMC7337625.
50. Rydyznski Moderbacher C, Ramirez SI, Dan JM, Grifoni A, Hastie KM, Weiskopf D, et al. Antigen-specific adaptive immunity to SARS-CoV-2 in acute COVID-19 and associations with age and disease severity. Cell. 2020;183(4):996-1012.e19. doi: 10.1016/j.cell.2020.09.038. Epub 2020 Sep 16. PMID: 33010815; PMCID: PMC7494270.
51. dos-Santos D, Salina ACG, Rodrigues TS, Rocha MF, Freitas-Filho EG, Alzamora-Terrel DL, et al. Efferocytosis of SARS-CoV-2-infected dying cells impairs macrophage anti-inflammatory programming and continual clearance of apoptotic cells. medRxiv 2021.02.18.21251504; doi: https://doi.org/10.1101/2021.02.18.21251504.
52. Guan WJ, Ni ZY, Hu Y, Liang WH, Ou CQ, He JX, et al. Clinical characteristics of coronavirus disease 2019 in China. N Engl J Med. 2020; 382(18):1708-20.
53. Kuri-Cervantes L, Pampena MB, Meng W, Rosenfeld AM, Ittner CAG, Weisman AR, et al. Comprehensive mapping of immune perturbations associated with severe COVID-19. Sci Immunol. 2020;5(49):eabd7114. doi: 10.1126/sciimmunol.abd7114. PMID: 32669287; PMCID: PMC7402634.
54. Schurink B, Roos E, Radonic T, Barbe E, Bouman CSC, de Boer HH, et al. Viral presence and immunopathology in patients with lethal COVID-19: a prospective autopsy cohort study. Lancet Microbe. 2020;1(7):e290-e299. doi: 10.1016/S2666-5247(20)30144-0. Epub 2020 Sep 25. PMID: 33015653; PMCID: PMC7518879.
55. Veras FP, Pontelli MC, Silva CM, Toller-Kawahisa JE, de Lima M, Nascimento DC, et al. SARS-CoV-2-triggered neutrophil extracellular traps mediate COVID-19 pathology. J Exp Med. 2020;217(12):e20201129. doi: 10.1084/jem.20201129. PMID: 32926098; PMCID: PMC7488868.
56. Zuo Y, Yalavarthi S, Shi H, Gockman K, Zuo M, Madison JA, et al. Neutrophil extracellular traps in COVID-19. JCI Insight. 2020;5(11):e138999. doi: 10.1172/jci.insight.138999. PMID: 32329756; PMCID: PMC7308057.
57. Ballow M, Haga CL. Why do some people develop serious COVID-19 disease after infection, while others only exhibit mild symptoms? J Allergy Clin Immunol Pract. 2021;9(4):1442-8. doi: 10.1016/j.jaip.2021.01.012. Epub 2021 Jan 21. PMID: 33486141; PMCID: PMC7825847.
58. Wu P, Liu F, Chang Z, Lin Y, Ren M, Zheng C, et al. Assessing asymptomatic, pre-symptomatic and symptomatic transmission risk of SARS-CoV-2. Clin Infect Dis [Internet]. 2021;(ciab271). Disponível em: https://doi.org/10.1093/cid/ciab271 [acesso 28 jul. 2021].
59. Organização Mundial de Saúde. Coronavirus disease (COVID-19) [Internet]. 2021. Disponível em: https://www.who.int/news-room/q-a-detail/coronavirus-disease-COVID-19 [acesso 28 jul. 2021].
60. He X, Lau EHY, Wu P, Deng X, Wang J, Hao X, et al. Temporal dynamics in viral shedding and transmissibility of COVID-19. Nat Med. 2020;26(5):672-5.
61. Johansson MA, Quandelacy TM, Kada S, Prasad PV, Steele M, Brooks JT, et al. SARS-CoV-2 transmission from people without COVID-19 symptoms. JAMA Netw Open. 2021;4(1):e2035057.
62. Siddiqi HK, Mehra MR. COVID-19 illness in native and immunosuppressed states: a clinical-therapeutic staging proposal. J Heart Lung Transplant. 2020;39:405-7. doi: 10.1016/j.healun.2020.03.012
63. Santos A, Magro DO, Evangelista-Poderoso R, Saad MJA. Diabetes, obesity, and insulin resistance in COVID-19: molecular interrelationship and therapeutic implications. Diabetol Metab Syndr. 2021;13:23. doi: 10.1186/s13098-021-00639-2
64. Smadja DM, Mentzer SJ, Fontenay M, Laffan MA, Ackermann M, Helms J, et al. COVID-19 is a systemic vascular hemopathy: insight for mechanistic and clinical aspects. Angiogenesis. 2021:1-34. doi: 10.1007/s10456-021-09805-6. Epub ahead of print. PMID: 34184164; PMCID: PMC8238037.
65. Guilger-Casagrande M, de Barros CT, Antunes VAN, de Araujo DR, Lima R. Perspectives and challenges in the fight against COVID-19: the role of genetic variability. Front Cell Infect Microbiol. 2021;11:598875.
66. Pinto BGG, Oliveira AER, Singh Y, Jimenez L, Gonçalves ANA, Ogava RLT, et al. ACE2 expression is increased in the lungs of patients with comorbidities associated with severe COVID-19. J Infect Dis. 2020;222(4):556-63. doi: 10.1093/infdis/jiaa332. PMID: 32526012; PMCID: PMC7377288.
67. Singer M, Deutschman CS, Seymour CW, Shankar-Hari M, Annane D, Bauer M, et al. The Third International Consensus Definitions for Sepsis and Septic Shock (Sepsis-3). JAMA. 2016;315(8):801-10. doi: 10.1001/jama.2016.0287. PMID: 26903338; PMCID: PMC4968574.
68. Hottz ED, Azevedo-Quintanilha IG, Palhinha L, Teixeira L, Barreto EA, Pão CRR, et al. Platelet activation and platelet-monocyte aggregate formation trigger tissue factor expression in patients with severe COVID-19. Blood. 2020;136(11):1330-41. doi: 10.1182/blood.2020007252. PMID: 32678428; PMCID: PMC7483437.
69. Chen X, Liao B, Cheng L, Peng X, Xu X, Li Y, et al. The microbial coinfection in COVID-19. Appl Microbiol Biotechnol. 2020;104(18):7777-85. doi: 10.1007/s00253-020-10814-6. Epub 2020a Aug 11. PMID: 32780290; PMCID: PMC7417782.
70. Lai CC, Wang CY, Hsueh PR. Co-infections among patients with COVID-19: the need for combination therapy with non-anti-SARS-CoV-2 agents? J Microbiol Immunol Infect. 2020;53(4):505-12. doi: 10.1016/j.jmii.2020.05.013. Epub 2020 May 23. PMID: 32482366; PMCID: PMC7245213.
71. Hoque MN, Akter S, Mishu ID, Islam MR, Rahman MS, Akhter M, et al. Microbial co-infections in COVID-19: Associated microbiota and underlying mechanisms of pathogenesis. Microb Pathog. 2021;156:104941. doi: 10.1016/j.micpath.2021.104941. Epub 2021 May 4. PMID: 33962007; PMCID: PMC8095020.
72. Cabrera Martimbianco AL, Pacheco RL, Bagattini ÂM, Riera R. Frequency, signs and symptoms, and criteria adopted for long COVID-19: a systematic review. Int J Clin Pract. 2021:e14357. doi: 10.1111/ijcp.14357. Epub ahead of print. PMID: 33977626; PMCID: PMC8236920.
73. Dennis A, Wamil M, Kapur S, Alberts J, Badley AD, Decker GA, et al. Multi-organ impairment in low-risk individuals with long COVID. medRxiv. 2020 doi: 10.1101/2020.10.14.20212555
74. Sudre CH, Murray B, Varsavsky T, Graham MS, Penfold RS, Bowyer RCE, et al. Attributes and predictors of long-COVID: analysis of COVID cases and their symptoms collec-

ted by the Covid Symptoms Study App. medRxiv. 2020 doi: 10.1101/2020.10.19.20214494
75. Boutin S, Hildebrand D, Boulant S, Kreuter M, Rüter J, Pallerla SR, et al. Host factors facilitating SARS-CoV-2 virus infection and replication in the lungs. Cell Mol Life Sci. 2021:1-24. doi: 10.1007/s00018-021-03889-5. Epub ahead of print. PMID: 34223911; PMCID: PMC8256233.
76. Brasil. Ministério da Saúde. Secretaria de Vigilância em Saúde. Departamento de Análise em Saúde e Doenças não Transmissíveis. Guia de Vigilância Epidemiológica Emergência de Saúde Pública de Importância Nacional pela Doença pelo Coronavírus 2019 – COVID-19 [Internet]. Brasília: Ministério da Saúde; 2021. Disponível em: http://bvsms.saude.gov.br/bvs/publicacoes/
77. Centers for Disease Control and Prevention (CDC). COVID-19 and your health [Internet]. 2021. Disponível em: https://www.cdc.gov/coronavirus/2019-ncov/symptoms-testing/testing.html [acesso 28 jul. 2021].
78. National Institutes of Health (NHI). SARS-CoV-2 testing [Internet]. COVID-19 treatment guidelines. 2021. Disponível em: https://www.covid19treatmentguidelines.nih.gov/overview/SARS-cov-2-testing/ [acesso 28 jul. 2021].
79. Vandenberg O, Martiny D, Rochas O, van Belkum A, Kozlakidis Z. Considerations for diagnostic COVID-19 tests. Nat Rev Microbiol. 2021;19:171-83.
80. Jacofsky D, Jacofsky EM, Jacofsky M. Understanding antibody testing for COVID-19. J Arthroplasty. 2020;35(7S):S74-S81. doi: 10.1016/j.arth.2020.04.055. Epub 2020 Apr 27. PMID: 32389405; PMCID: PMC7184973.
81. Rocha MA, Fundação Oswaldo Cruz. COVID-19: Pesquisador da Fiocruz tira dúvidas sobre testes de COVID-19 [Internet]. Fiocruz. Disponível em: https://portal.fiocruz.br/noticia/COVID-19-pesquisador-da-fiocruz-tira-duvidas-sobre-testes-de-COVID-19 [acesso 05 ago. 2021].
82. Liu G, Rusling JF. COVID-19 Antibody tests and their limitations. ACS Sens. 2021;6(3):593-612. doi: 10.1021/acssensors.0c02621. Epub 2021 Feb 5. PMID: 33544999; PMCID: PMC7885805.
83. Instituto Butantan. Teste de anticorpos não é eficiente para avaliar proteção contra a COVID-19, diz FDA [Internet]. 2021. Disponível em: https://butantan.gov.br/covid/butantan-tira-duvida/tira-duvida-noticias/teste-de-anticorpos-nao-e-eficiente-para-avaliar-protecao-contra-a-COVID-19-diz-fda [acesso 05 ago. 2021].
84. Renard N, Daniel S, Cayet N, Pecquet M, Raymond F, Pons S, et al. Performance characteristics of the Vidas SARS-CoV-2 IgM and IgG serological assays. J Clin Microbiol. 2021;59(4):e02292-20. doi: 10.1128/JCM.02292-20. PMID: 33419947; PMCID: PMC8092742.
85. Organização Mundial da Saúde. Use of chest imaging in COVID-19: a rapid advice guide [Internet]. World Health Organization; 2020. Disponível em: WHO/2019-nCoV/Clinical/Radiology_imaging/2020.1 [acesso 28 jul. 2021].
86. Fundação Oswaldo Cruz. Como deve ser feito o período de quarentena em casa para quem está com sintomas de COVID-19? [Internet]. Fiocruz. Disponível em: https://portal.fiocruz.br/pergunta/como-deve-ser-feito-o-periodo-de-quarentena-em-casa-para-quem-esta-com-sintomas-de-COVID-19 [acesso 05 ago. 2021].
87. Agência Brasil. COVID-19: saiba a diferença entre quarentena e isolamento [Internet]. Agência Brasil. 2020. Disponível em: https://agenciabrasil.ebc.com.br/saude/noticia/2020-03/COVID-19-saiba-diferenca-entre-quarentena-e-isolamento [acesso 05 ago. 2021].
88. Consórcio COVID-19 NMA [Internet]. Disponível em: https://covid-nma.com/dataviz/ [acesso 28 out. 2021].
89. Chilamakuri R, Agarwal S. COVID-19: Characteristics and therapeutics. Cells. 2021;10(2):206. doi: 10.3390/cells10020206. PMID: 33494237; PMCID: PMC7909801.
90. Organização Mundial da Saúde. The different types of COVID-19 vaccines [Internet]. 2021. Disponível em: https://www.who.int/news-room/feature-stories/detail/the-race-for-a-COVID-19-vaccine-explained [acesso 28 jul. 2021].
91. Organização Mundial da Saúde. How do vaccines work? [Internet]. 2020. Disponível em: https://www.who.int/news-room/feature-stories/detail/how-do-vaccines-work [acesso 28 jul. 2021].
92. Organização Mundial de Saúde. How are vaccines developed? [Internet]. 2020. Disponível em: https://www.who.int/news-room/feature-stories/detail/how-are-vaccines-developed [acesso 28 jul. 2021].
93. 93. Sociedade Brasileira de Imunização. COVID-19 [Internet]. 2021. Disponível em: https://sbim.org.br/COVID-19 [acesso 05 ago. 2021].
94. Nagy A, Alhatlani B. An overview of current COVID-19 vaccine platforms. Comput Struct Biotechnol J. 2021;19:2508-17.
95. Organização Mundial da Saúde. The effects of virus variants on COVID-19 vaccines [Internet]. 2021. Disponível em: https://www.who.int/news-room/feature-stories/detail/the-effects-of-virus-variants-on-COVID-19-vaccines [acesso 28 jul. 2021].
96. Instituto Butantan. Projeto S: imunização em Serrana faz casos de COVID-19 despencarem 80% e mortes, 95% [Internet]. 2021. Disponível em: https://butantan.gov.br/noticias/projeto-s-imunizacao-em-serrana-faz-casos-de-COVID-19-despencarem-80-e-mortes-95 [acesso 05 ago. 2021].
97. Boyton RJ, Altmann DM. Risk of SARS-CoV-2 reinfection after natural infection. Lancet. 2021;397(10280):1161-3. doi: 10.1016/S0140-6736(21)00662-0. Epub 2021 Mar 17. PMID: 33743219; PMCID: PMC7969128.
98. Fintelman-Rodrigues N, da Silva APD, Dos Santos MC, Saraiva FB, Ferreira MA, Gesto J, et al. Genetic evidence and host immune response in persons reinfected with SARS-CoV-2, Brazil. Emerg Infect Dis. 2021;27(5):1446-53. doi: 10.3201/eid2705.204912. Epub 2021 Apr 12. PMID: 33797393; PMCID: PMC8084520.
99. Samaranayake LP, Seneviratne CJ, Fakhruddin KS. Coronavirus disease 2019 (COVID-19) vaccines: a concise review. Oral Dis. 2021:10.1111/odi.13916. doi: 10.1111/odi.13916. Epub ahead of print. PMID: 33991381; PMCID: PMC8242875.
100. University of Oxford. Types of vaccine. Vaccine Knowledge [Internet]. 2021. Disponível em: https://vk.ovg.ox.ac.uk/vk/types-of-vaccine [acesso 28 maio 2021].
101. Organização Mundial de Saúde. Coronavirus disease (COVID-19): Vaccines [Internet]. 2021. Disponível em: https://www.who.int/news-room/q-a-detail/coronavirus-disease-(COVID-19)-vaccines [acesso 28 jul. 2021].
102. Peng HT, Rhind SG, Beckett A. Convalescent plasma for the prevention and treatment of COVID-19: a systematic review and quantitative analysis. JMIR Public Health Surveill. 2021;7(4):e25500. doi: 10.2196/25500. Erratum in: JMIR Public Health Surveill. 2021;7(6):e31554. PMID: 33825689; PMCID: PMC8245055.
103. Instituto Butantan. Soro contra a COVID-19 produzido pelo Butantan está pronto para ser testado em humanos [Internet]. 2021. Disponível em: https://butantan.gov.br/noticias/soro-contra-a-COVID-19-produzido-pelo-butantan-esta-pronto-para-ser-testado-em-humanos [acesso 05 ago. 2021].
104. Instituto Butantan. Soro, plasma e vacina contra COVID-19: entenda a diferença entre cada um e para que servem [Internet]. Disponível em: https://butantan.gov.br/covid/butantan-tira-duvida/tira-duvida-noticias/soro-plasma-e-vacina-contra-COVID-19-entenda-a-diferenca-entre-cada-um-e-para-que-servem [acesso 05 ago. 2021].
105. Agência Nacional de Vigilância Sanitária (Anvisa). Atualizada nota técnica sobre uso de plasma de doador convalescente [Internet]. 2021. Disponível em: https://www.gov.br/anvisa/pt-br/

assuntos/noticias-anvisa/2021/atualizada-nota-tecnica-sobre--uso-de-plasma-de-doador-convalescente [acesso 05 ago. 2021].

106. Wolfel R, Corman VM, Guggemos W, Seilmaier M, Zange S, Muller MA, et al. Virological assessment of hospitalized patients with COVID-2019. Nature. 2020;581:465-69. doi: 10.1038/s41586-020-2196-x
107. Liu L, Wei Q, Alvarez X, Wang H, Du Y, Zhu H. Epithelial cells lining salivary gland ducts are early target cells of severe acute respiratory syndrome coronavirus infection in the upper respiratory tracts of rhesus macaques. J Virol. 2011;85(8):4025-30.
108. Sakaguchi W, Kubota N, Shimizu T, Saruta J, Fuchida S, Kawata A, et al. Existence of SARS-CoV-2 entry molecules in the oral cavity. Int J Mol Sci. 2020;21(17):6000. doi: 10.3390/ijms21176000. PMID: 32825469; PMCID: PMC7503451.
109. Xu J, Li Y, Gan F, Du Y, Yao Y. Salivary glands: potential reservoirs for COVID-19 asymptomatic infection. J Dent Res. 2020;99(8):989. doi: 10.1177/0022034520918518. Epub 2020 Apr 9. PMID: 32271653.
110. Song J, Li Y, Huang X, Chen Z, Li Y, Liu C, et al. Systematic analysis of ACE2 and TMPRSS2 expression in salivary glands reveals underlying transmission mechanism caused by SARS-CoV-2. J Med Virol. 2020;92(11):2556-66. doi: 10.1002/jmv.26045. Epub 2020 Jun 9. PMID: 32441816; PMCID: PMC7280739.
111. To KK, Tsang OT, Leung WS, Tam AR, Wu TK, Lung DC, et al. Temporal profiles of viral load in posterior oropharyngeal saliva samples and serum antibody responses during infection by SARS-CoV-2: an observational cohort study. Lancet Infect Dis. 2020;20(5):565-74.
112. To KK, Tsang OT, Yip CC, Chan KH, Wu TC, Chan JM, et al. Consistent detection of 2019 novel coronavirus in saliva. Clin Infect Dis. 2020;71:841-3.
113. Yoon JG, Yoon J, Song JY, Yoon SY, Lim CS, Seong H, et al. Clinical significance of a high SARS-CoV-2 viral load in the saliva. J Korean Med Sci 2020;35:e195. https://doi.org/10.3346/jkms.2020.35.e195.
114. F, Valette M, Perrier H, Bouscambert-Duchamp M, Dussart C, Tramini P, Bourgeois D. Performance of self-collected saliva testing compared with nasopharyngeal swab testing for the detection of SARS-CoV-2. Viruses. 2021;13(5):895. doi: 10.3390/v13050895. PMID: 34066046; PMCID: PMC8150338.
115. Chen D, Xu W, Lei Z, Huang Z, Liu J, Gao Z, Peng L. Recurrence of positive SARS-CoV-2 RNA in COVID-19: a case report. Int J Infect Dis. 2020;93:297-9.
116. Fernandes Matuck B, Dolhnikoff M, Maia GVA, Isaac Sendyk D, Zarpellon A, Costa Gomes S, et al. Periodontal tissues are targets for SARS-Cov-2: a post-mortem study. J Oral Microbiol. 2020;13(1):1848135. doi: 10.1080/20002297.2020.1848135. PMID: 33391625.
117. Gupta S, Mohindra R, Chauhan PK, Singla V, Goyal K, Sahni V, et al. SARS-CoV-2 detection in gingival crevicular fluid. J Dent Res. 2021;100(2):187-93. doi: 10.1177/0022034520970536. Epub 2020 Nov 2. PMID: 33138663; PMCID: PMC7642823.
118. Gomes SC, Fachin S, da Fonseca JG, Angst PDM, Lamers ML, da Silva ISB, Nunes LN. Dental biofilm of symptomatic COVID-19 patients harbours SARS-CoV-2. J Clin Periodontol. 2021;48(7):880-5. doi: 10.1111/jcpe.13471. Epub 2021 May 4. PMID: 33899251; PMCID: PMC8251434.
119. Meethil AP, Saraswat S, Chaudhary PP, Dabdoub SM, Kumar PS. Sources of SARS-CoV-2 and Other Microorganisms in Dental Aerosols. J Dent Res. 2021 Jul;100(8):817-823. doi: 10.1177/00220345211015948. Epub 2021 May 12. PMID: 33977764; PMCID: PMC8258727.
120. Xu R, Cui B, Duan X, Zhang P, Zhou X, Yuan Q. Saliva: potential diagnostic value and transmission of 2019-nCoV. Int J Oral Sci. 2020;12(1):11. Published 2020 Apr 17. doi:10.1038/s41368-020-0080-z
121. Amorim dos Santos J, Normando AGC, Carvalho da Silva RL, De Paula RM, Cembranel AC, Santos-Silva AR, Guerra ENS. Oral mucosal lesions in a COVID-19 patient: new signs or secondary manifestations? Int J Infect Dis. 2020;97:326-8. doi: 10.1016/j.ijid.2020.06.012. Epub 2020 Jun 9. PMID: 32526392; PMCID: PMC7280113.
122. Chen L, Zhao J, Peng J, Li X, Deng X, Geng Z, et al. Detection of SARS-CoV-2 in saliva and characterization of oral symptoms in COVID-19 patients. Cell Prolif. 2020;53(12):e12923. doi: 10.1111/cpr.12923. Epub 2020 Oct 19. PMID: 33073910; PMCID: PMC7645955.
123. Fisher J, Monette DL, Patel KR, Kelley BP, Kennedy M. COVID-19 associated parotitis: a case report. Am J Emerg Med. 2020. doi: 10.1016/j.ajem.2020.06.059.
124. Chern A, Famuyide AO, Moonis G, Lalwani AK. Sialadenitis: a possible early manifestation of COVID-19. Laryngoscope. 2020;130:2595-7.
125. Iranmanesh B, Khalili M, Amiri R, Zartab H, Aflatoonian M. Oral manifestations of COVID-19 disease: a review article. First published: 25 November 2020 doi: 10.1111/dth.14578Citations: 18.
126. Brandini DA, Takamiya AS, Thakkar P, Schaller S, Rahat R, Naqvi AR. COVID-19 and oral diseases: crosstalk, synergy or association? Rev Med Virol. 2021:10.1002/rmv.2226. doi: 10.1002/rmv.2226. Epub ahead of print. PMID: 33646645; PMCID: PMC8014590.
127. Marui VC, Souto MLS, Rovai ES, Romito GA, Chambrone L, Pannuti CM. Efficacy of preprocedural mouthrinses in the reduction of microorganisms in aerosol – a systematic review. J Am Dent Assoc. 2019:150(12):1015-26. doi: 10.1016/j.adaj.2019.06.024.
128. Hormati A, Ghadir MR, Foroghi Ghomi SY, Afifian M, Khodadust F, Ahmadpour S. Can increasing the number of close contact lead to more mortality in COVID-19 infected patients? Iran J Public Health 2020;49:117e8. https://doi.org/10.18502/ ijph.v49is1.3680.
129. Xu C, Wang A, Hoskin ER, Cugini C, Markowitz K, Chang TL, Fine DH. Differential effects of antiseptic mouth rinses on SARS-CoV-2 infectivity in vitro. Pathogens. 2021;10:272. doi: 10.3390/pathogens10030272.
130. Baqui AA, Kelley JI, Jabra-Rizk MA, Depaola LG, Falkler WA, Meiller TF. In vitro effect of oral antiseptics on human immunodeficiency virus-1 and herpes simplex virus type 1. J Clin Periodontol. 2001;28:610-6. doi: 10.1034/j.1600--051x.2001.028007610.x.
131. Fernandez MDS, Guedes MIF, Langa GPJ, Rösing CK, Cavagni J, Muniz FWMG. Virucidal efficacy of chlorhexidine: a systematic review. Odontology. 2021 Oct 12:1–17. doi: 10.1007/s10266-021-00660-x. Epub ahead of print. PMID: 34637092; PMCID: PMC8505788.
132. Ward JF, Blakely WF, Joner EI. Mammalian cells are not killed by DNA single-strand breaks caused by hydroxyl radicals from hydrogen peroxide. Radiat Res. 1985;103:383-92.
133. Bidra AS, Pelletier JS, Westover JB, Frank S, Brown SM, Tessema B. Comparison of in vitro inactivation of SARS CoV-2 with hydrogen peroxide and povidone-iodine oral antiseptic rinses. J Prosthodont. 2020;29:599e603. doi: 10.1111/jopr.13220.
134. Gottsauner MJ, Michaelides I, Schmidt B, Scholz KJ, Buchalla W, Widbiller M, et al. A prospective clinical pilot study on the effects of a hydrogen peroxide mouthrinse on the intraoral viral load of SARS-CoV-2. Clin Oral Invest. 2020;24:3707e13. doi: 10.1007/s00784-020-03549-1.
135. Eduardo FP, Corrêa L, Heller D, Daep CA, Benitez C, Malheiros Z, Stewart B, Ryan M, Machado CM, Hamerschlak N, Rebello Pinho JR, Bezinelli LM. Salivary SARS-CoV-2 load reduction with mouthwash use: A randomized pilot clinical trial. Heliyon. 2021 Jun;7(6):e07346. doi: 10.1016/j.heliyon.2021.e07346. Epub 2021 Jun 18. PMID: 34189331; PMCID: PMC8222261.

136. Flores IL, Henz SL, Neves M, Parolo CF, Weidlich P, Rados PV. Is there a risk of chemical burn of oral mucosa using hydrogen peroxide mouthwash against SARS-CoV-2? J Oral Diag. 2020;05:e20200010.
137. Sriwilaijaroen N, Hiramatsu H, Takahashi T, Suzuki T, Ito M, Ito Y, et al. Mechanisms of the action of povidone-iodine against human and avian influenza A viruses: its effects on hemagglutination and sialidase activities. Virol J. 2009;6:124.
138. Pelletier JS, Tessema B, Frank S, Westover JB, Brown SM, Capriotti JA. Efficacy of povidone-iodine nasal and oral antiseptic preparations against severe acute respiratory syndrome-coronavirus 2 (SARS-CoV-2). Ear Nose Throat J. 2021;100(2_suppl):192S-196S. doi: 10.1177/0145561320957237. Epub 2020 Sep 21. Erratum in: Ear Nose Throat J. 2020 Dec 8;145561320977784. PMID: 32951446.
139. Martinez-Lamas L, Diz Dios P, Pérez Rodríguez MT, Del Campo P, Cabrera Alvargonzalez JJ, López Domínguez AM, et al. Is povidone-iodine mouthwash effective against SARS-CoV-2? First in vivo tests. Oral Dis 2020;2. doi: 10.1111/odi.13526. 10.1111/odi.13526.
140. Elzein R, Abdel-Sater F, Fakhreddine S, Hanna PA, Feghali R, Hamad H, Ayoub F. In vivo evaluation of the virucidal efficacy of chlorhexidine and povidone-iodine mouthwashes against salivary SARS-CoV-2. A randomized-controlled clinical trial. J Evid Based Dent Pract. 2021 Sep;21(3):101584. doi: 10.1016/j.jebdp.2021.101584. Epub 2021 Apr 28. PMID: 34479668; PMCID: PMC8080510.
141. Mukherjee PK, Esper F, Buchheit K, Arters K, Adkins I, Ghannoum MA, et al. Randomized, double-blind, placebo-controlled clinical trial to assess the safety and effectiveness of a novel dual-action oral topical formulation against upper respiratory infections. BMC Infect Dis. 2017;17:74. doi: 10.1186/s12879-016-2177-8.
142. Meyers C, Robison R, Milici J, Alam S, Quillen D, Goldenberg D, et al. Lowering the transmission and spread of human coronavirus. J Med Virol 2020:1e8. doi: 10.1002/jmv.26514.
143. Meyers C, Robison R, Milici J, Alam S, Quillen D, Goldenberg D, et al. Lowering the transmission and spread of human coronavirus. J Med Virol 2020:1e8. doi: 10.1002/jmv.26514.
144. Mateos-Moreno MV, Mira A, Ausina-Márquez V, Ferrer MD. Oral antiseptics against coronavirus: in-vitro and clinical evidence. J Hosp Infect. 2021;113:30-43. doi: 10.1016/j.jhin.2021.04.004. Epub 2021 Apr 15. PMID: 33865974; PMCID: PMC8046704.
145. Fundação Oswaldo Cruz. Impactos sociais, econômicos, culturais e políticos da pandemia [Internet]. Fiocruz. Disponível em: https://portal.fiocruz.br/impactos-sociais-economicos-culturais-e-politicos-da-pandemia [acesso 05 ago. 2021].
146. Evangelista, AP. Fundação Oswaldo Cruz. Até metade da população poderá sofrer transtornos psicológicos diante da pandemia [Internet]. Disponível em: https://www.epsjv.fiocruz.br/podcast/ate-metade-da-populacao-podera-sofrer-transtornos-psicologicos-diante-da-pandemia [acesso 05 ago. 2021].

CAPÍTULO 23

Biossegurança na prática odontológica em tempos de COVID-19

• Berenice Barbachan e Silva

✔ PONTOS IMPORTANTES

- A biossegurança é um processo importante que visa proteger a equipe de saúde e seus pacientes.
- As medidas de biossegurança promovem a consciência sanitária na comunidade e a importância da proteção do meio ambiente.
- É crucial que o indivíduo não seja infectado no ambiente onde foi buscar a cura para suas doenças.
- A segurança ocupacional deve incluir o uso de equipamento de proteção individual, antissepsia bucal prévia ao procedimento, esterilização do instrumental e desinfecção do equipamento e do ambiente de trabalho.
- A equipe de saúde bucal pode estar exposta a riscos físicos, químicos, biológicos, ergonômicos, mecânicos e os relacionados à falta de higiene e conforto.
- A compreensão dos conceitos acadêmicos de limpeza, assepsia, desinfecção e esterilização é primordial à vivência biossegura nos ambientes de saúde.
- Uma medida primária de biossegurança é o simples ato de lavar as mãos.
- Na Central de Material Esterilizado há locais distintos destinados a lavagem, secagem, embalagem e armazenamento do material limpo. Um fluxo unidirecional de trabalho deve ser implementado imediatamente após o atendimento.
- A responsabilidade para com o gerenciamento de resíduos é tema sensível e cada vez mais valorizado, ainda mais delicado quando trata dos resíduos produzidos nas ações de saúde. Cada vez mais os governantes têm se preparado para o manejo desta questão crucial.
- Uma medida de biossegurança extremamente necessária para a proteção da equipe de saúde bucal é a imunização por meio da cobertura vacinal, um direito assegurado a todo trabalhador de saúde.
- O equipamento de proteção individual em Odontologia compõe-se de: luvas, máscaras cirúrgicas, óculos de proteção, gorro, scrub/jaleco, sapato fechado e específico para uso no ambiente clínico. Com a pandemia da COVID-19, foram acrescentados: protetor facial, máscara N95 ou similar e capote impermeável e descartável.
- A infecção cruzada em Odontologia é a contaminação que pode se dar de paciente para a equipe, da equipe para o paciente, de paciente para paciente, ou quando qualquer um deles for infectado por contato com objetos ou superfícies contaminadas.
- A prevenção dos acidentes de trabalho na área da Saúde é um pilar no estudo da Biossegurança. Um acidente comum na área da Odontologia é o relacionado a instrumentos perfurocortantes. Medidas preventivas e o fluxo que deve ser seguido quando da sua ocorrência, são pontos importantes na rotina de cuidados odontológicos.
- A pandemia do novo coronavírus determinou a necessidade de adaptações nas rotinas odontológicas, envolvendo desde equipamento de proteção individual até interferências em protocolos de procedimentos.

INTRODUÇÃO

O conceito de **biossegurança** – segurança para preservação da vida – diz respeito ao conjunto de esforços direcionados à proteção da integridade dos indivíduos – pacientes e equipe – e do ambiente de trabalho em saúde. Em Odontologia, como em qualquer ciência que trata de saúde, a luta para que os locais e fluxos de trabalho sejam salutares remonta há tempos antigos, sendo relacionada ao desenvolvimento da ciência nesta área. O estudo da Biossegurança envolve a reflexão sobre comportamentos que, especialmente pela emergência da infecção pelo SARS-CoV-2 (pandemia da COVID-19), têm sido muito discutidos. O assunto extrapolou as rodas de conversas, sendo assunto de pessoas que não trabalham na área da saúde. O simples ato de lavar as mãos para a prevenção das doenças teve sua importância renovada nesse momento. Esse hábito corriqueiro está sendo devidamente valorizado como um ato de preservação da vida. Costa tem uma ideia ampla sobre este assunto, definindo um "estado de biossegurança", que para ele significa a harmonia entre o homem, seus processos de trabalho, as instituições e toda a sociedade civil.[1]

A biossegurança é um processo operacional de fundamental importância, pois não só protege a saúde do profissional da saúde e de seus usuários, mas também desperta a consciência sanitária na comunidade, a importância da proteção do meio ambiente, a sensação de pertencimento e de responsabilidade para com a coletividade. De acordo com a Agência Nacional de Vigilância Sanitária (Anvisa), órgão de vigilância do Ministério da Saúde brasileiro, biossegurança é: "a condição de segurança alcançada por um conjunto de ações destinadas a prevenir, controlar, reduzir ou eliminar riscos inerentes às atividades que possam comprometer a saúde humana, animal e o meio ambiente".[2] Esta ciência engloba todos os esforços que proporcionam que o tratamento em saúde seja realizado em um ambiente protegido, com riscos diminuidos, para todos os envolvidos.

As normas de biossegurança envolvem todas as regras de controle de infecção no ambiente de saúde, desde os cuidados protetivos para a equipe de atendimento, para o paciente e todos cuidados de higiene, desinfecção e esterilização dos objetos e ambiente de atendimento, até o descarte correto e responsável de todos os resíduos produzidos. É importante a consideração de que o uso de todas as normas e técnicas de biossegurança tem caráter coletivo e não somente individual e que todos os riscos diminuem quando da efetiva implantação dessas medidas de controle.[3]

Os ambientes de atendimento odontológico são bastante suscetíveis à contaminação por microrganismos (risco ocupacional do tipo **biológico**, conforme descrito a seguir). A equipe de saúde bucal fica permanentemente exposta a materiais orgânicos infectados, seja de forma direta, já que seu espaço de trabalho é a cavidade bucal, seja de forma indireta, através dos aerossóis produzidos no atendimento, do contato com o instrumental, equipamento e mobiliário contaminados. É imprescindível a consciência da equipe de saúde bucal para este fato, proporcionando proteção ao indivíduo atendido e a cada um dos membros da equipe de atendimento. Deve-se também considerar a contaminação levada ao ambiente de trabalho pelo paciente e a contaminação produzida no ato do atendimento, assim como a descontaminação do local e da equipe de trabalho após o atendimento. O foco é na prevenção da infecção cruzada no fluxo de atendimento clínico: paciente *versus* local de atendimento *versus* equipe *versus* próximo paciente a ser atendido.[4] É crucial que o indivíduo não seja infectado no ambiente onde foi buscar a cura para suas doenças. A contaminação pode ser originada da boca do paciente, do sangue ou da saliva, das gotículas geradas durante os procedimentos odontológicos, das mãos do dentista e de sua equipe ou dos instrumentos e equipamentos utilizados.

É de fundamental importância que este assunto seja amplamente abordado e avaliado como parte importante na formação do cirurgião-dentista e de sua equipe. O uso de vias biosseguras é diretamente proporcional ao conhecimento recebido.[4,5] Estas orientações minimizam riscos na vida profissional. O ideal é que este assunto, extremamente abrangente, seja tratado em disciplina específica e reforçado em todos os temas clínicos ao longo dos cursos de formação.[6] Evidências demonstram que a qualidade da formação nesta área é diretamente proporcional à eficácia no trato com esta questão no dia a dia clínico.[4,6-10]

A segurança ocupacional do ato odontológico deve basear-se em conhecimento científico que inclua medidas de prevenção que envolvem o uso, pela equipe e pelo paciente, de equipamento de proteção individual (EPI), da antissepsia bucal prévia ao procedimento, da esterilização do instrumental e da desinfecção do equipamento e do ambiente.

A prevenção de riscos ocupacionais também caracteriza a consciência biossegura. Esses riscos podem afetar a equipe e pacientes em medida variável.[5,11] O dia a dia do atendimento odontológico produz desconfortos na equipe que podem, ao longo do tempo, levar ao desenvolvimento de uma variedade de doenças infeciosas e/ou ocupacionais. O dentista é o indivíduo responsável por garantir a manutenção da saúde do seu paciente, da sua equipe e sua própria saúde. Esta tarefa inclui a responsabilidade penal perante a Justiça caso algum descumprimento de regras seja evidenciado, levando os envolvidos ao desenvolvimento de doenças (as quais podem ou não ocasionar a morte). O cirurgião-dentista de consultório e/ou o responsável técnico por uma clínica odontológica devem oferecer a si e a seus colaboradores a garantia da segurança no trabalho. Deve haver estímulo a um programa de educação continuada, para reforço das políticas de proteção da vida.[6]

O risco ocupacional em Odontologia pode ser de seis tipos:

- **Físico**: relacionado aos ruídos (atribuído, p. ex., ao funcionamento da peça de mão de alta rotação), iluminação excessiva ou deficiente (refletor) e radiações (raios X, equipamento de laser e/ou aparelho fotopolimerizador).

- **Químico:** relacionado ao contato com os materiais de uso odontológico.
- **Ergonômico:** relacionado aos vícios posturais (má postura durante o atendimento clínico).
- **Mecânico:** relacionado aos acidentes ocasionados por espaço de trabalho insuficiente, instrumentais com defeito, instalações hidráulica e elétrica inadequadas.
- **Relacionado à falta de higiene e de conforto:** riscos sanitários e ausência de comodidade para a boa execução das tarefas.
- **Biológico:** compreende a gama de possibilidades de contaminação por microrganismos, como vírus, bactérias e fungos.[12]

CONCEITOS BÁSICOS EM BIOSSEGURANÇA

Para que se tenha o controle total em relação à segurança do serviço prestado aos pacientes, é importante a conceituação de alguns fluxos e processos:

O que é considerado limpeza em biossegurança?

É a remoção da sujidade depositada sobre as superfícies dos instrumentais, equipamentos e mobiliário do ambiente clínico. Este procedimento reduz a quantidade de microrganismos e deve preceder a desinfecção e a esterilização, devendo ser repetido após cada atendimento. A limpeza pode ser realizada com o uso de escovas de cerdas macias, escovas de aço, escovas específicas para lâminas, água corrente e detergente.

O que é assepsia?

É o conjunto de medidas que evitam a contaminação do meio. Envolve processos que têm o objetivo de dificultar a introdução de microrganismos no organismo vivo (cirurgião-dentista, equipe de trabalho e paciente). Como exemplos de medidas de assepsia estão:

- O uso de EPI.
- A lavagem das mãos para o cirurgião-dentista e a equipe de saúde bucal.
- A limpeza específica dos equipamentos que serão utilizados.
- O uso de materiais descartáveis.
- O descarte adequado dos resíduos contaminados.

O que é antissepsia?

É a remoção de microrganismos patogênicos de um tecido vivo. Geralmente é feita com a utilização de substâncias químicas como microbiocidas ou desinfetantes. Estas substâncias promovem morte microbiana ou impedem o crescimento de alguns microrganismos.

O que é desinfecção?

Na desinfecção ocorre a eliminação dos microrganismos patogênicos. Este procedimento pode atingir uma grande quantidade de microrganismos, mas não a sua totalidade.

A desinfecção pode ser dividida em três níveis, de acordo com a capacidade de destruição dos microrganismos:

- De **alto nível:** destrói todas as formas vegetativas de microrganismos, inclusive vírus envelopados e não envelopados, fungos e uma parte dos esporos. Exemplo de desinfetante de alto nível: glutaraldeído 2%.
- De **médio nível:** inativa o bacilo da tuberculose, bactérias na forma vegetativa, a maioria dos vírus e fungos, exceto esporos bacterianos. Exemplo de desinfetante de médio nível: álcool 70%.
- De **baixo nível:** elimina a maioria das bactérias, alguns vírus, como o HIV, os da hepatite B e C e fungos. Não destrói microrganismos resistentes como o bacilo da tuberculose e esporos. Exemplo de desinfetante de baixo nível: quaternário de amônio.[13]

O que é esterilização?

É o processo que elimina a totalidade dos microrganismos, sejam eles esporos, sejam bactérias, fungos ou protozoários. A esterilização pode ser realizada por processos (Tabela 1):

- **Químicos:** a esterilização é promovida pelo uso de substâncias químicas, como glutaraldeído, formaldeído ou **ácido** peracético.
- **Físicos:** a esterilização é promovida pelo vapor saturado em autoclave, calor seco em estufa ou raios gama/cobalto (na indústria).
- **Físico-químicos:** a esterilização é promovida pelo **óxido de etileno**, plasma de peróxido de hidrogênio ou vapor de formaldeído.
- Em Odontologia, os meios físicos de esterilização **são os mais utilizados.**

A IMPORTÂNCIA DA LAVAGEM DE MÃOS (ASSEPSIA DAS MÃOS)

É importante enfatizar, principalmente neste momento de pandemia da COVID-19, o papel fundamental da lavagem de mãos.[14] Deve ser feita uma reflexão especial sobre esse gesto, que parece tão simples, mas que tem um enorme papel, tanto no dia a dia de um serviço de saúde, quanto na rotina de todos nós. A higiene das mãos é uma efetiva medida para reduzir a contaminação de qualquer agente infeccioso no que diz respeito aos cuidados em saúde. A Organização Mundial da Saúde (OMS) recomenda que os trabalhadores da saúde pratiquem cinco momentos fundamentais de limpeza de mãos: 1) antes de tocar o paciente;

Tabela 1 Processos de desinfecção e esterilização

Processo	Parâmetro	Observação
Químico		
Álcool	70% – fricção em 3 etapas, intercaladas pela secagem natural – 10 minutos.	Desinfetante de nível médio. Tuberculicida, bactericida, fungicida e virucida. Não é esporicida. Pode ser inativado por matéria orgânica. É inflamável – pode danificar plásticos e lentes.
Glutaraldeído	2% – imersão por 30 minutos para desinfecção – 10 horas para esterilização.	Desinfetante de alto nível. Bactericida, fungicida e esporicida. Age bem, mesmo na presença de matéria orgânica. Irritante para pele e mucosas. Vida útil diminuída quando diluído (14 a 28 dias). Este químico é o mais indicado na Odontologia. Deve ser manipulado com EPI apropriado, em ambiente ventilado.
Hipoclorito de sódio	1% – imersão por 30 minutos. Na presença de matéria orgânica, aplicar por 2 a 3 minutos e logo em seguida proceder à limpeza.	Desinfetante de nível médio. Bactericida, fungicida, virucida e esporicida. Ação rápida. Indicado para artigos não metálicos. Instável e corrosivo.
Ácido peracético	0,001% a 2%. Imersão por 10 minutos.	Desinfetante de alto nível. Bactericida, fungicida, virucida e esporicida. Efetivo na presença de matéria orgânica, com rápida ação em baixa temperatura.
Vapor de formaldeído	Formulação aquosa: 10%, possui agentes tensoativos, antioxidantes, sequestrantes, dissolvidos em glicerina. Formulação alcoólica: 8%, possui agentes tensoativos, antioxidantes, sequestrantes e etanol a 70%. 6 a 12 horas de imersão em recipiente com tampa: bactericida, virucida, fungicida. 18 horas de imersão em recipiente com tampa: esporicida.	O vapor de formaldeído é bactericida, virucida, fungicida e esporicida. É um gás incolor que surge da aquilação de radicais amino, carboxil, oxidril e sulfidril de proteínas e ácidos nucleicos microbianos, formando pontes metilênicas ou etilênicas, o que impede que esses compostos celulares realizem suas funções. Possui ação lenta. Indicações: esterilização de artigos críticos: cateteres, drenos e tubos de borracha, náilon, teflon, PVC e poliestireno – em ambas as formulações; laparoscópios, artroscópios e ventriloscópios, enxertos de acrílico (apenas na formulação aquosa).
Físico		
Vapor saturado	Autoclave: padrões variam de 121 °C a 127 °C (1 atm de pressão) por 15 a 30 minutos e 132 °C a 134 °C (2 atm de pressão) por 4 a 7 minutos de esterilização.	O material embalado é acomodado na autoclave desligada, não ultrapassando 2/3 de sua capacidade total e sem encostar nas laterais, para livre acesso do vapor. Após a conclusão do ciclo, deve-se abrir o equipamento e aguardar que a temperatura caia a 60 °C para a retirada do material.
Calor seco	Estufa: 170 °C por 120 minutos.	Problemas na utilização da estufa: exige um longo período e alta temperatura para o ciclo completo. O equipamento não é automatizado, não permitindo confiabilidade dos parâmetros de qualidade da esterilização.
Físico-químicos		
Óxido de etileno	Necessita de autoclave específica que garante a umidade necessária para a reação do gás de óxido de etileno. O processo de esterilização dura de 3 a 8 horas.	A esterilização acontece por meio da alquilação proteica que impede o metabolismo microbiano, ocasionando sua morte. Indicado para materiais termossensíveis, como borrachas, plásticos, material elétrico e instrumentos delicados. Vantagens: alto poder de difusibilidade, importante para artigos estreitos, delicados e/ou porosos, e sua eficácia em baixa temperatura, que beneficia os materiais termossensíveis. Desvantagens: substância altamente tóxica, mutagênica, carcinogênica, reativa e inflamável, o que requer extremo cuidado no seu uso.

(continua)

Tabela 1 Processos de desinfecção e esterilização *(continuação)*

Físico		
Plasma de peróxido de hidrogênio	Necessita de câmara específica e é indicado para artigos sensíveis à temperatura e umidade. O processo dura de 28 a 75 minutos.	Esterilização obtida pela oxidação de radicais livres que interagem com substâncias celulares impedindo o metabolismo ou a reprodução celular. O plasma é um estado físico da matéria definido como uma nuvem de íons, elétrons e partículas neutras, as quais são altamente reativas. Indicações: alternativa para artigos sensíveis a altas temperaturas e à umidade. Este processo pode ser aplicado em materiais como alumínio, bronze, látex, cloreto de polivinila (PVC), silicone, aço inoxidável, teflon, borracha, fibras ópticas, materiais elétricos e outros. Importante: as embalagens dos materiais a serem esterilizados não podem conter celulose, uma vez que sua ação acontece em baixas pressões. Existem embalagens específicas para este fim. Vantagens: a reação química é muito rápida e não deixa resíduos no final do processo; os produtos de degradação são oxigênio e água. É considerado um sistema de esterilização atóxico, com processo ambiental saudável.

2) antes de procedimentos de assepsia ou limpeza; 3) após a exposição a fluidos corporais; 4) após tocar no paciente; e 5) após tocar em qualquer superfície ao redor do paciente.[2] Adicionalmente, a OMS recomenda que os trabalhadores de saúde façam a higiene das mãos antes da preparação da comida e antes de comer e após o uso do banheiro.[15]

A todo momento, cada vez que se toca em um objeto ou em outros indivíduos, entra-se em contato com uma quantidade grande de microrganismos. Essa contaminação será repassada a seguir para outros objetos e outros indivíduos e até mesmo para outras partes do nosso corpo, nos toques subsequentes. Ao levarmos a mão contaminada para mucosas, a contaminação é repassada para o organismo todo, através da corrente sanguínea. Somente a lavagem frequente das mãos pode impedir esse processo.

Mesmo com o uso das luvas, existem limitações que sugerem fortemente a possibilidade da manutenção de vias de contaminação. Estas vias podem ser decorrentes da possível fragilidade ou microporosidade do material, de rompimentos imperceptíveis das luvas durante o atendimento ou de falhas do profissional no momento de retirada da luva contaminada, por exemplo.[13] A luva protege da contaminação mais grosseira. Por isso, a lavagem das mãos é fundamental. Deve-se lavar as mãos sempre que houver contato com superfícies contaminadas, após a retirada das luvas, antes de procedimentos, toda vez que se toca no paciente, antes do preparo de materiais que serão utilizados no atendimento, e toda vez que houver dúvidas a respeito da contaminação das mãos. Na dúvida, deve-se lavar novamente as mãos.

Para que a lavagem das mãos seja eficaz, deve-se estabelecer uma sequência. Essa limpeza deve começar pelos locais de maior concentração de sujidades/microrganismos: pontas dos dedos, áreas entre os dedos e, por último, os polegares. Com muita atenção, o profissional deve se posicionar na frente da pia, sem encostar nela, abrir a torneira, passar o sabão na mão (sabão líquido), lembrando da sequência especial já mencionada, dando ênfase à lavagem das unhas. Logo em seguida, enxaguar a mão, enxugar-se com papel toalha e, com a mão protegida com o mesmo papel, fechar a torneira. Na lavagem eficaz, as mãos devem estar livres de anéis e as unhas devem estar curtas, para que não haja retenção de microrganismos nessas áreas (**Figura 1**).

Na impossibilidade da higiene das mãos com água e sabão, e se não houver sujidade visível, pode-se utilizar o álcool 70%, que também reduzirá a contaminação microbiana. A técnica de uso envolve a fricção do produto em todas as áreas da mão, na mesma sequência aplicada na lavagem. Deve-se deixar as mãos secarem naturalmente.

CENTRAL DE MATERIAL ESTERILIZADO

Os consultórios odontológicos ou as clínicas com mais de uma unidade de atendimento devem possuir espaço específico para o processamento do material e instrumental utilizados durante o atendimento clínico. Neste espaço, chamado de Central de Material Esterilizado (CME), deve haver locais distintos e destinados à lavagem, à secagem e embalagem do instrumental limpo, para a autoclave e local específico para o armazenamento do material esterilizado.[17] Esta central deve apresentar um fluxo unidirecional de trabalho (de acordo com as etapas descritas a seguir), que deve se iniciar imediatamente (ou o mais rapidamente possível) após o atendimento, para que não haja ressecamento da sujidade.

Etapas do processamento:

1. Pré-lavagem: esta etapa tem o objetivo de facilitar a remoção da sujidade presente no material. Deve-se imergir o material a ser esterilizado em detergente enzimático por 5 minutos. O material deve ser imerso para que as partículas orgânicas presentes possam ser degradadas. O

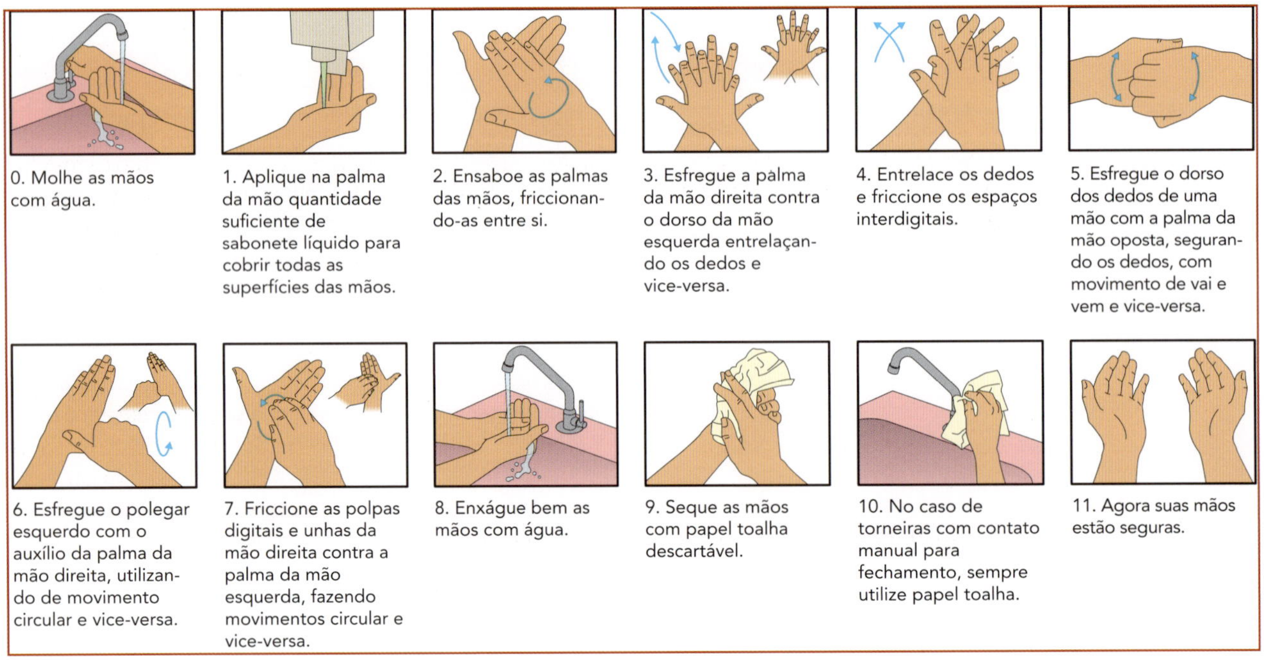

FIGURA 1 Etapas de lavagem de mãos.

Fonte: Adaptada do Manual para higiene das mãos. Portal do Ministério da Saúde - Brasil, 2020.[16]

produto consegue penetrar nas partes do material mais inacessíveis à limpeza comum, permitindo a exposição de microrganismos que podem estar contidos no interior de resíduos orgânicos, como restos de material odontológico, remanescentes de tecidos, sangue e saliva. A não utilização do detergente enzimático pode dificultar o acesso do agente esterilizante aos microrganismos. Os detergentes agem quebrando a tensão superficial da água, fazendo com que esta possa penetrar profundamente removendo as sujeiras solúveis e emulsificando gorduras. As enzimas adicionam qualidade ao processo de limpeza, quebrando estruturas moleculares complexas e transformando-as em estruturas mais simples, o que facilita sua dissolução.

2. Lavagem: esta é a etapa mais importante nos processos de esterilização e desinfecção, já que a permanência de resíduos de matéria orgânica (visíveis ou não) pode abrigar no instrumental clínico e cirúrgico microrganismos potencialmente causadores de infecção. Este processo remove o material orgânico acumulado, que já foi degradado pelo processo enzimático anterior.
3. Secagem/inspeção visual: a secagem do material limpo deve ser feita com a utilização de papel toalha ou de compressa cirúrgica. A inspeção visual deve ser realizada com atenção, logo após a secagem do instrumental, com o objetivo de avaliar a qualidade da limpeza do material. Se houver resíduos de matéria orgânica, o processo de limpeza deve ser repetido.
4. Embalagem: a embalagem é etapa essencial para garantia do sucesso no processo de esterilização. Devem-se utilizar embalagens específicas cujo material possibilite a passagem do vapor produzido pelos métodos de esterilização. O material mais utilizado é o papel grau cirúrgico em forma de envelopes de diversos tamanhos.

   Essas embalagens devem conter indicadores químicos que servem para monitorar a qualidade da esterilização. Existem dois tipos de indicadores químicos, os internos e os externos:

   - Indicadores internos: fitas que reagem quimicamente alterando sua cor e que permitem avaliar os parâmetros de vapor, temperatura e pressão. Essas fitas são colocadas no interior de cada pacote e são conferidas após a abertura desses pacotes.
   - Indicadores externos: fitas adesivas utilizadas apenas para diferenciar os pacotes que já passaram pelo processo de esterilização dos que ainda não foram esterilizados. Essas fitas adesivas mudam de cor em resposta à variação de temperatura. Este indicador não avalia a qualidade da esterilização, apenas define sua passagem pelo processo.

   As embalagens devem ser adequadamente identificadas e datadas (informando o dia no qual a esterilização foi realizada). Os rótulos de identificação devem permanecer afixados e intactos durante todo os processos de esterilização, transporte, armazenamento e distribuição, até o momento do novo uso do material.
5. Esterilização: processo que promove a completa eliminação de todas as formas de microrganismos presentes no material. Em Odontologia, este processo é alcançado

com o uso de autoclaves. As autoclaves são equipamentos que promovem a esterilização através de vapor saturado sob pressão em um ambiente hermeticamente fechado em alta temperatura (esterilização por meio físico). A desnaturação e/ou coagulação das proteínas presentes na estrutura dos microrganismos, em resposta às variações de temperatura e pressão durante o processo de esterilização, promove destruição dos microrganismos. O processo de autoclavagem possui ciclos de compressão e descompressão, facilitando o contato do vapor com o material a ser esterilizado.

6. Estocagem do material esterilizado: esta etapa deve ser executada dentro de parâmetros importantes. O manuseio dos pacotes só é permitido após o seu devido resfriamento. O acesso aos pacotes deve ser facilitado. A manutenção da integridade de cada pacote é fundamental para garantir a esterilidade de seu conteúdo. O local de estocagem dever ser limpo, seco e ventilado e conter o espaço adequado e proporcional ao volume de pacotes necessários à rotina de serviço.

Como rotina, é importante organizar um fluxo de controle de validade da esterilização dos pacotes. Esta avaliação deve levar em conta a integridade da embalagem. A durabilidade da esterilização do pacote pode variar. Dados da vigilância sanitária brasileira preconizam um limite máximo de sete dias de validade a partir da data da esterilização. Após este prazo, o pacote deve ser aberto e totalmente reprocessado.[17]

GERENCIAMENTO DE RESÍDUOS EM ODONTOLOGIA

O gerenciamento de resíduos **é um tema de profunda importância**, que tem sido cada vez mais valorizado pelas pessoas em todo o mundo. A responsabilidade para com todos os resíduos gerados tem sido estimulada desde a primeira infância, fazendo parte da formação de cidadãos conscientes. Este assunto passa a ser ainda mais delicado quando se trata dos resíduos produzidos nas ações de saúde, em especial os gerados no tratamento odontológico, já que são resíduos extremamente infectados. Cada vez mais os governos dos diversos locais, sejam grandes metrópoles ou pequenas cidades, têm se preparado mais intensamente para o manejo desta questão tão crucial. O cuidado com o resíduo gerado passa pela proteção da equipe de saúde bucal e inclui a das equipes de limpeza, dos usuários dos serviços e a do meio ambiente.

O gerenciamento de resíduos tem por finalidade minimizar, ou até mesmo impedir, os efeitos adversos causados pelos resíduos de serviços de saúde, estimulando a responsabilidade do produtor de resíduos, até sua decomposição final, sem prejuízo à saúde da coletividade e ao meio ambiente. Sem dúvidas, os resíduos produzidos no tratamento odontológico podem causar riscos à saúde. Por esta razão, todo estabelecimento que presta atendimento à saúde bucal tem obrigação de produzir um Plano de Gerenciamento de Resíduos de Serviços de Saúde (PGRSS) (RDC/Anvisa n. 0306, de 07 de dezembro de 2004).[18] Nesse documento, os responsáveis pelo serviço devem descrever as ações relativas ao manejo dos resíduos produzidos, segundo suas características e possíveis riscos. Deve ser descrito como os resíduos serão separados, acondicionados, armazenados e coletados. Além disso, deve ser descrito se há necessidade ou não de tratamento desse resíduo, como será seu transporte e destino, bem como quais ações de proteção à saúde publica e ao meio ambiente serão proporcionadas em todo o processo de gerenciamento. Mesmo se as etapas de tratamento, transporte e disposição final forem contratadas e executadas por serviços terceirizados, estas informações devem constar no documento do PGRSS, pois a responsabilidade pelo gerenciamento é sempre de quem produz o resíduo (neste caso, o estabelecimento que presta atendimento à saúde bucal). Uma cópia do PGRSS deve ficar disponível para consulta da autoridade sanitária ou ambiental, da equipe de trabalho local e dos pacientes atendidos, assim como do público em geral. Quando o PGRSS for exigido pelas autoridades locais de saúde e/ou do meio ambiente, este deve ter sua aprovação prévia ao início das atividades do serviço.[2]

Os resíduos gerados nos serviços odontológicos podem ser classificados em comuns, biológicos, químicos e perfurocortantes. Cada local de atendimento odontológico deverá oferecer condições para a disposição de lixeiras para coleta seletiva, possibilitando a separação dos diferentes tipos de resíduos. Existe a recomendação de que cada lixeira seja rotulada, nomeando seu tipo de resíduo e com exemplos dessa categoria:

- **Resíduos comuns – Orgânicos e recicláveis:** são os resíduos semelhantes aos domiciliares, não oferecendo nenhum risco a sua manipulação ou à saúde pública. São separados em orgânicos e recicláveis que serão descartados e recolhidos separadamente, pois seus destinos podem ser aterros ou usinas de reciclagem. O resíduo orgânico deve ser coletado em lixeira com tampa e pedal identificada e com saco plástico preto. Os sacos dessas lixeiras deverão ter seu recolhimento ao final de cada turno ou com 2/3 de sua capacidade preenchida. Restos de alimentos enquadram-se dentro desta categoria de resíduo. O resíduo reciclável é aquele que pode ser reaproveitado como matéria-prima, gerando economia de recursos naturais e financeiros, e empregado nas usinas de reciclagem. Deve ser coletado em lixeira com tampa e pedal e identificada com saco plástico verde. Esses sacos de lixo deverão ter seu recolhimento ao final de cada turno ou com 2/3 de sua capacidade preenchida. Exemplos destes resíduos: plástico, vidro, papel, papelão e metal sem sujidade biológica visível. Os vidros frágeis ou quebrados devem ser protegidos em caixa de papelão antes do descarte no saco plástico.
- **Resíduos biológicos infectantes:** são os resíduos que possuem capacidade de contaminação e são provenientes da atenção em saúde bucal. Por esta razão, devem ser

manejados com muita parcimônia. Dentro deste grupo também estão os resíduos perfurocortantes. Em salas de assistência odontológica, recomenda-se primeiro o uso de porta-resíduos, com capacidade aproximada de 1 (um) litro, sob a mesa clínica para descarte de resíduo produzido durante o atendimento do paciente. Este porta-resíduo deve ser coletado posteriormente em lixeira com tampa e pedal identificada e com saco plástico branco leitoso com espessura mínima de 10 micrômetros. Esses sacos de lixo deverão ser recolhidos ao final de cada turno ou com 2/3 de sua capacidade preenchida. Exemplos destes resíduos: gaze, esparadrapo, luvas usadas, máscaras usadas, gorros usados, papel contaminado, rolo de algodão, campos protetores de superfícies, entre outros. Como já mencionado, resíduos perfurocortantes fazem parte dos resíduos biológicos infectantes. São exemplos agulhas descartáveis, lâminas de bisturi, entre outros. Estes resíduos devem ser acondicionados em caixas de papelão apropriadas (rígidas e impermeáveis), que devem ser lacradas quando atingirem 2/3 da capacidade indicada. Estas caixas devem ser lacradas e acondicionadas nos sacos brancos do lixo infectante já mencionados.

⚠ ATENÇÃO!

Todos os resíduos coletados nos diversos turnos de trabalho devem ser reunidos e depositados em contêineres com tampa. Cada contêiner deve ser identificado e preparado com sacos maiores, com a cor correspondente ao tipo de resíduo. O saco branco, para o resíduo infectado, deverá apresentar o símbolo internacional de risco biológico estampado. Esses contêineres deverão ser dispostos em área protegida de chuva, de acesso restrito somente a profissionais da equipe local e da limpeza urbana.[13]

Existe uma determinação da Anvisa[18] que determina que, na ocorrência de uma doença infecciosa de classe de risco 4 – risco individual elevado, grande probabilidade de disseminação para a coletividade, grande poder de transmissibilidade, causando doenças graves, para as quais não existam meios eficazes de profilaxia ou tratamento –, deve ser feito um destaque no caso de resíduos produzidos no atendimento de paciente com suspeita ou com diagnóstico confirmado da doença em questão. Nesse destaque é preconizado o uso de sacos plásticos vermelhos identificados para acondicionamento desses resíduos. Esses sacos plásticos devem ser submetidos a tratamento utilizando-se processo físico ou outros processos que vierem a ser validados para a obtenção de redução ou eliminação da carga microbiana. Após o tratamento, se não houver descaracterização física das estruturas, devem ser acondicionados em sacos plásticos brancos leitosos (resíduos biológicos infectados); se houver descaracterização física das estruturas após o tratamento, o resíduo pode ser acondicionado como resíduos comuns. Nesta categoria de resíduos, poderiam ser alocados os produzidos no atendimento de pacientes com suspeita ou diagnóstico confirmado de COVID-19.[19,20]

- **Resíduos químicos:** são resíduos químicos (e tóxicos) os medicamentos, resíduos corrosivos, inflamáveis, explosivos, reativos, genotóxicos ou mutagênicos. Exemplos de resíduos farmacêuticos e químicos: produtos odontológicos e medicamentos vencidos, microbicidas fora da validade, solventes, mercúrio líquido, soluções para revelação e fixação de radiografias. Estes resíduos deverão retornar ao seu fabricante ou serem encaminhados para empresa tecnicamente competente para o tratamento necessário à eliminação do risco à saúde pública ou ao meio ambiente antes do descarte.

A **Figura 2** ilustra um esquema de segregação de resíduos descrevendo o tipo e o local de descarte adequado.

IMUNIZAÇÃO

Uma medida de biossegurança extremamente necessária para a proteção da equipe de saúde bucal é a imunização. Essas pessoas estão expostas no seu dia a dia à contaminação por diversos microrganismos. Além disso, o contato próximo ao paciente possibilita contaminação respiratória, assim como o contato com mucosa e secreções durante os procedimentos.[22]

As principais vacinas que devem ser administradas nesses trabalhadores da saúde são:

- **Hepatite B:** esta vacina é aplicada em 3 doses, com intervalo de 1 mês entre a primeira e a segunda dose, e de 6 meses entre a segunda e a terceira. É ideal que se faça um teste "Anti-HBs" entre o 7º e o 13º mês para verificar a imunidade. Os indivíduos que não responderem ao primeiro esquema vacinal deverão ser submetidos à revacinação com as três doses da vacina. Uma dose de reforço é necessária a cada dez anos.
- **Hepatite A:** recomendada para equipes que atendam comunidades carentes, sem acesso a condições de saneamento básico ideal. Aplicada em 2 doses, com intervalo não superior a 6 meses.
- **Gripe (influenza):** realizada em uma dose, deve ser repetida anualmente. Refere-se à imunização para vírus comum que ataca as vias respiratórias, podendo ou não evoluir para formas mais graves.
- **Tétano e difteria (dT adulto ou toxoide tetânico):** administrada em 3 doses. A segunda deve ser aplicada após 1 ou 2 meses e a terceira, após 6 a 12 meses. Deve ser repetida a cada 10 anos.
- **Varicela:** indicada principalmente para a equipe que atende a especialidade de Odontopediatria. Aplicada em 2 doses, com intervalo de 1 a 2 meses.
- **Rubéola, sarampo e caxumba (MMR tríplice viral):** para atingir melhor índice de imunização, recomendam-se duas doses com intervalo de 1 mês.
- **Tríplice bacteriana para adultos (DTP: coqueluche, tétano e difteria):** recomendada para a equipe que atende

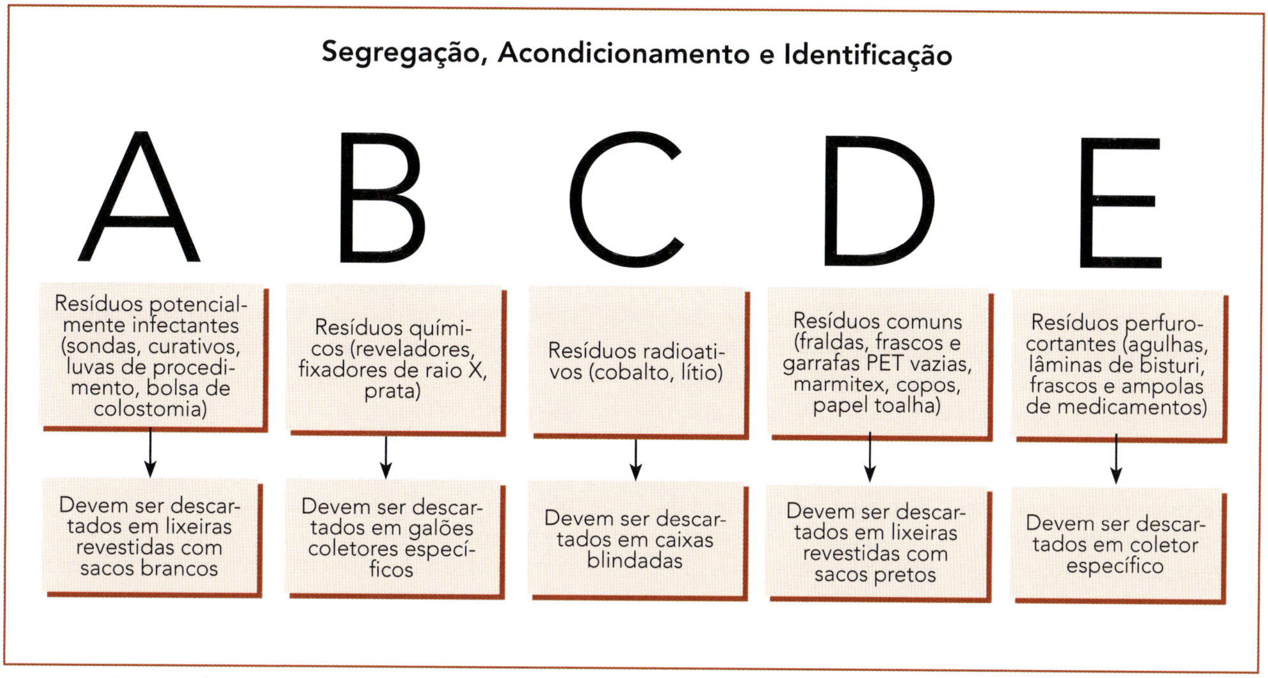

FIGURA 2 Esquema de segregação de resíduos segundo o tipo de resíduo e local próprio para descarte.
Fonte: Resíduo All, 2021.[21]

a especialidade de Odontopediatria e pacientes imunodeprimidos. Aplicada em dose única.

Dependendo da localidade e das condições do atendimento odontológico, outras vacinas podem ser necessárias.

Vacinação – Direito do trabalhador em saúde bucal!
De acordo com determinações do Ministério da Saúde – Norma Regulamentadora nº 32 – Segurança e Saúde no Trabalho em Serviços de Saúde[22] – é direito do trabalhador de saúde ter sua integridade preservada pela cobertura completa de imunizações disponíveis de maneira totalmente gratuita. Todo o empregador deve fornecer informações às suas equipes, sobre as vantagens e os possíveis efeitos colaterais de cada uma das vacinas, e os riscos a que estarão expostos no caso da recusa em aceitar o programa de imunização. Deve-se registrar e documentar este ato para proteção das partes envolvidas.

No atual momento, a este rol de vacinas importantes deve ser adicionada a imunização contra o SARS-CoV-2, o vírus respiratório que abalou o planeta em uma pandemia sem precedentes. Diversas vacinas foram e estão sendo desenvolvidas em todo o planeta no combate a este novo vírus. Sua eficácia tem sido comprovada, principalmente na diminuição da prevalência das formas graves da doença. Como discutido no **Capítulo 22**, este vírus torna o trabalhador em saúde bucal especialmente suscetível, uma vez que a doença pode ser transmitida por gotículas de saliva e pelo aerossol produzido no atendimento odontológico. Dependendo de algumas variáveis, como a presença de comorbidades associadas, essa infeção pode ser letal. A manifestação deste vírus é muito recente e novas informações sobre diagnóstico e prognóstico desta doença estão sendo renovadas muito rapidamente; assim, as medidas de controle devem ser adequadas às novas realidades que se apresentarem. Ao longo deste capítulo serão descritas as medidas adicionais em biossegurança aplicadas a esta nova realidade.

INFECÇÃO CRUZADA EM ODONTOLOGIA

A infecção cruzada em Odontologia é aquela contaminação que ocorre dentro do local do atendimento odontológico.[23] Pode se dar de paciente para equipe, da equipe para paciente, de paciente para paciente, ou quando qualquer um deles for infectado por contato com objetos ou superfícies contaminadas. A contaminação pode ocorrer por contato com partículas de sangue ou saliva, aerossóis ou outras secreções infectadas. Estes veículos podem estar no meio ambiente do atendimento, no ar ou depositados sobre instrumentos e superfícies. As vias de transmissão podem ser inalação, ingestão e inoculação. É muito importante seguir todas as regras de biossegurança que estão sendo apresentadas neste capítulo para reduzir ao mínimo a possibilidade de contágio. O controle sobre as medidas de prevenção da infecção cruzada deve ser ponto fundamental, tanto na formação do cirurgião-dentista, como no dia a dia clínico, colocando sob sua responsabilidade a proteção de seus pacientes como condição para o oferecimento de um atendimento seguro.[4,23,24]

EQUIPAMENTO DE PROTEÇÃO INDIVIDUAL

Em Odontologia, assim como em várias profissões associadas à atenção em saúde, torna-se indispensável a utilização de EPI para aumentar a segurança da equipe no seu dia a dia clínico. O uso de EPI visa a afastar o indivíduo da possibilidade de contaminação durante o atendimento odontológico –, em outras palavras, o EPI provoca o isolamento do indivíduo do(s) agente(s) infectante(s). Cada elemento do EPI tem importante função de proteção de áreas específicas do corpo. Ao longo do tempo, e em especial em tempos de pandemia da COVID-19, foram sendo acrescentados mais itens de segurança ao EPI odontológico. É interessante ressaltar a necessidade de retirada de adereços como anéis, alianças, brincos e colares antes da colocação do EPI.[12]

A seguir, serão descritos os itens que compõem o EPI:

- **Luvas:** o uso de luvas é imprescindível para a proteção do paciente e da equipe, pois durante os procedimentos ocorre o contato com sangue, secreções, mucosas e/ou com áreas de pele não íntegra. Este item deve ajustar-se perfeitamente ao tamanho da mão do operador, permitindo que a sensação tátil não fique prejudicada. As luvas devem ser trocadas a cada paciente, ou a qualquer momento em que sua integridade estiver comprometida. As mãos devem ser lavadas sempre antes do uso de um novo par de luvas. Objetos como maçanetas, telefone ou canetas jamais deverão ser acessados enquanto as mãos estiverem com as luvas de procedimento. Também deve ser evitado o toque no mobiliário ou em quaisquer objetos alheios ao procedimento, para evitar infecção cruzada. As luvas mais comumente usadas são as de látex (**Figura 3**). Estas podem ou não conter em seu interior uma certa quantidade de pó (talco), que tem o objetivo de permitir que a luva seja calçada com mais facilidade. Algumas pessoas apresentam sensibilidade a esse produto, podendo causar irritações na pele. A alternativa é buscar luvas de outro material, sem a adição do pó. As luvas nitrílicas são muito utilizadas por provocarem menos sensibilidade ao uso e atuam como uma forte barreira protetora, sendo também mais resistentes (**Figura 4**). Outro tipo de luva utilizada no expurgo, para oferecer mais segurança e proteção no momento de lavagem do instrumental, é a de borracha espessa. São também úteis as luvas de plástico, que atuam como "sobreluvas", ou seja, são calçadas sobre as luvas de procedimento. Essas luvas plásticas permitem a manipulação de artigos durante o atendimento, evitando assim que haja contaminação de materiais e superfícies.
- **Máscaras e óculos de proteção:** utilizados para a proteção de face, olhos, boca e nariz. As máscaras cirúrgicas descartáveis são as mais comumente utilizadas. São itens do EPI indispensáveis para proteção das mucosas da boca e do nariz contra ingestão ou inalação dos aerossóis infectados provenientes do atendimento

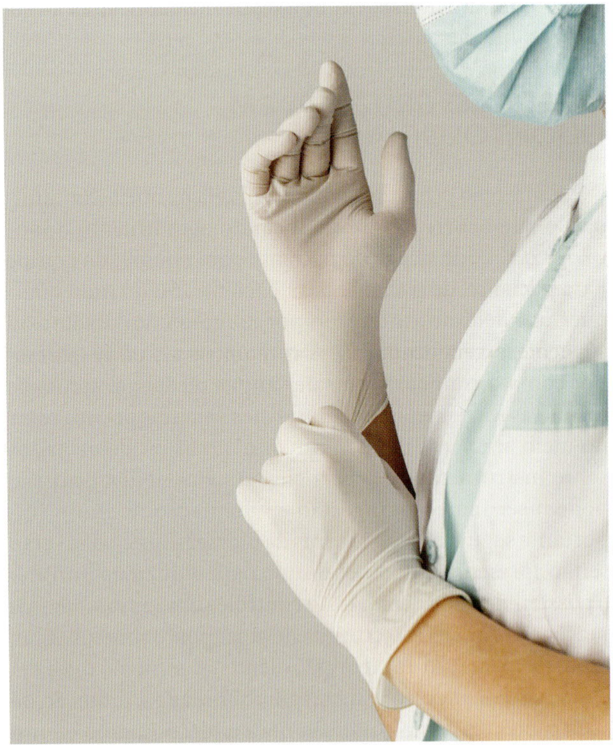

FIGURA 3 Luva de procedimento em látex

Fonte: imagem livre para uso.

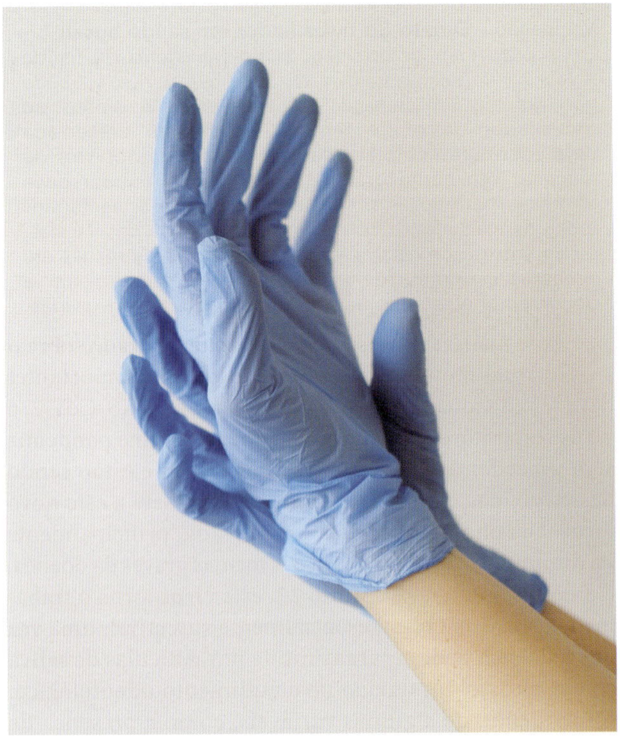

FIGURA 4 Luva nitrílica para procedimento.

Fonte: imagem livre para uso.

odontológico e para evitar a transmissão de microrganismos para o paciente. Devem ser bem ajustadas ao nariz e não devem ser tocadas durante a consulta. Uma vez úmida ou molhada, a máscara deve ser trocada imediatamente. As máscaras podem apresentar tramas duplas ou triplas, sendo capazes de filtrar o ar sem dificultar a respiração.

Os óculos de proteção têm a finalidade de cobrir os olhos, protegendo-os de traumas mecânicos, de substâncias químicas e da contaminação microbiana, devendo ser usados pela equipe de saúde e pelo paciente. Os óculos de proteção são específicos e não podem ser substituídos por óculos comuns. Devem apresentar um tamanho que possibilite boa proteção da estrutura ocular, podendo ser utilizados em conjunto com óculos de prescrição médica (óculos de grau). Os óculos devem passar por desinfecção após cada atendimento.

- **Gorro/touca:** deve ser descartável e a recomendação é que cubra todo o cabelo e orelhas. Previne a contaminação dos cabelos pelos aerossóis contaminados e evita a queda de fios na área de atuação, o que também pode acarretar contaminação para o paciente.
- **Jaleco/*scrub*:** jaleco e calça devem ser utilizados exclusivamente no ambiente de atendimento, evitando o contato com material biológico contaminado em outros locais. Preferencialmente deve ser confeccionado em puro algodão, para que seja mais confortável, proporcione facilidade na limpeza e possibilite esterilização. Deve apresentar manga longa e punho fechado. Sempre precisa ser trocado nos casos de sujidade visível.[12]
- **Sapatos fechados:** devem cobrir todo o pé, inclusive o peito do pé. O material necessita ser impermeável (couro ou sintético), deve ser cômodo e antiderrapante. Não são recomendados os calçados confeccionados com tecidos, que umedecem e retêm sujidades. Os sapatos devem ser de uso exclusivo para o ambiente de atendimento.[13]
- **EPI para setor de expurgo:** usados na limpeza e desinfecção de materiais:
  - Jaleco impermeável: pode ser descartável, fechado, de mangas longas e com punho. É utilizado sobre o *scrub* de procedimento.
  - Luvas grossas de borracha e cano longo: utilizadas durante os processos de limpeza. Seu material impermeável e resistente permite a proteção contra acidentes durante o processo de limpeza de instrumentais afilados.

Mais adiante neste capítulo, serão apresentados os novos itens do EPI que foram adicionados para evitar o risco de contágio pelo SARS-CoV-2, em virtude de suas especificidades de contágio.

ACIDENTES PERFUROCORTANTES

Descuidos, falhas na formação acadêmica ou até mesmo falta de cultura de proteção da vida podem provocar acidentes na área da saúde, visto que muitos são causados por falha humana. A prevenção desses acidentes é um pilar no estudo da Biossegurança. Entre os acidentes possíveis, um que pode desencadear problemas sérios é o resultado de contaminação com instrumentos **perfurocortantes**. A prestação de serviço odontológico requer manuseio e descarte deste tipo de objeto, o que faz com que os profissionais sejam constantemente vítimas de acidentes, sendo uma das principais causas de acidentes de trabalho.[3] Para evitar este problema, devem-se seguir normas de biossegurança que devem fazer parte da rotina de toda a equipe. Estes acidentes podem representar risco não só para a equipe de saúde bucal, que trabalha diretamente com o paciente, mas também para as equipes de limpeza, que podem estar sujeitas a acidentes ao manusear os resíduos perfurocortantes descartados indevidamente. No caso da equipe de atendimento de pacientes, a falta de atenção, a necessidade e cobrança de celeridade nos procedimentos podem ser os fatores responsáveis pelos acidentes.[25] Estudos mostram que a prevalência de acidentes com perfurocortantes pode estar entre 25% a 30% em estudantes de Odontologia.[26, 27] O controle deve ser focado no sentido do cuidado com o manejo dos objetos perfurocortantes durante o atendimento, do não reencape de agulhas e do uso adequado do EPI. Muitos acidentes ocorrem no momento da lavagem do instrumental após o atendimento e, em muitas ocasiões, devem-se ao fato de o profissional não fazer uso da luva de borracha, que é um item de segurança fundamental nesta etapa.

Medidas a serem tomadas após acidente com perfurocortante:

- Quando a ferida produzida provocar exposição cutânea ou percutânea, lavar o local abundantemente com água corrente, sabão e solução antisséptica. Quando ocorrerem exposições em mucosa, lavar abundantemente com água ou solução fisiológica.
- A seguir, deve ser feita uma notificação oficial do acidente, preenchendo um relato completo do acidente que deve acompanhar o indivíduo ao local de saúde que conduzirá o caso.
- Amostras de sangue do profissional e do paciente-fonte devem ser coletadas para a realização de testes sorológicos para HIV e hepatites B e C.
- Caso a amostra de sangue do paciente apresente sorologia positiva, ou não puder ser coletada, a quimioprofilaxia do acidentado deve ser iniciada dentro das primeiras 24 a 48 horas após a exposição.

A Norma Regulamentadora nº 32 do Ministério do Trabalho (NR-32), que trata da segurança e saúde no trabalho, estabelece a obrigatoriedade de comunicação dos acidentes de trabalho. Apesar disto, os profissionais frequentemente não o fazem. A comunicação apenas ocorre quando a doença se desenvolve, o que claramente demonstra uma negligência no componente preventivo.[22] É necessário o estabelecimento de rotinas de prevenção, assim como orientações sobre a quimioprofilaxia em casos de acidentes com material biológico de pacientes soropositivos.

PANDEMIA DO NOVO CORONAVÍRUS: "O VÍRUS QUE PAROU O PLANETA"

A primeira publicação da OMS que descreve a nova infecção respiratória é de 31 de dezembro de 2019. Naquele primeiro momento, foi declarada como uma pneumonia de etiologia desconhecida, que estava ocorrendo na cidade de Wuhan, na China. A partir dessa primeira publicação, houve uma disseminação exponencial em todo o mundo. Finalmente, em 11 de março de 2020 a OMS declarou oficialmente a presença de uma pandemia no planeta, determinada por um novo microrganismo da família dos coronavírus – o SARS-CoV-2 (*severe acute respiratory syndrome coronavirus 2*). A doença ficou conhecida como COVID-19 (do inglês, *coronavirus disease-19*, em referência ao ano de 2019).[19] Uma das diferenças entre o SARS-CoV 1 e o 2 é justamente o que torna seu manejo tão prejudicado. Observa-se, nesta variação da cepa, muitas pessoas infectadas sem sintomas, aumentando a facilidade da transmissão. Uma verdadeira crise de saúde pública foi instaurada, sem precedentes na história.[14,15,19,28-33]

O cenário provocou a urgente necessidade de instauração de medidas para controle de sua disseminação, tornando-se um verdadeiro desafio na área de saúde pública.[34] A pandemia motivou a construção ativa de novos fluxos no atendimento de pacientes, que estão sendo reformulados dia a dia, na medida em que novas evidências vêm sendo publicadas. Uma doença completamente desconhecida, com a possiblidade de ocorrência de quadros graves, mobilizou a comunidade científica mundial no sentido da investigação de sua história, controle de contágio e novos fluxos de segurança.[15]

Em um primeiro momento, a equipe de saúde bucal foi considerada população de risco para essa nova infecção,[14,35] visto que trabalha muito próxima do paciente e está sujeita à exposição de aerossóis (formados durante o uso de peças de alta rotação, ultrassom, polidores, unidades de abrasão a ar e à água, à exposição de saliva, sangue e outros fluidos corporais), fazendo com que o risco de contaminação seja ímpar. Partindo-se deste princípio, medidas adicionais de segurança foram sugeridas.

Sintomas e contágio

Essa infecção é caracterizada pelos sintomas comuns de outras infecções respiratórias: febre, tosse seca e dor no corpo. Além disso, outros sinais e sintomas já foram relatados, como perda de olfato e paladar, sintomas gástricos, insuficiência respiratória e uma informação típica importante, obtida por exames de imagem da área do tórax em pacientes com formas mais graves da doença: áreas opacas no pulmão com aspecto de vidro fosco.[19] O possível quadro de insuficiência respiratória pode determinar a necessidade de internação imediata. Idade avançada e presença de comorbidades foram considerados fatores de risco para mau prognóstico. Os casos evoluem para necessidade de ventilação mecânica e falência renal, podendo levar o indivíduo à morte. Após aproximadamente dois anos de pandemia, já se contabilizam aproximadamente 5 milhões de mortes em todo o mundo. Porém, em 80% dos indivíduos, os sintomas são leves. Existem casos de pessoas com teste positivo para SARS-CoV-2 que permanecem assintomáticos por todo o curso infeccioso, o que torna difícil o controle da disseminação, como já mencionado.[14] O período de incubação pode variar de 0 a 24 dias e a transmissão pode se dar na fase assintomática. A disseminação pode ocorrer através das gotículas liberadas pelo paciente infectado com a tosse, o espirro, a fala (em situação de proximidade entre as pessoas), ou mesmo através do toque manual em uma superfície contaminada. O espirro, a tosse, ou mesmo a própria fala podem lançar gotículas infectadas em uma área com aproximadamente 2 metros de diâmetro contaminando o ar.[14,20,28] Isto determina a necessidade do distanciamento social entre as pessoas.

Especificidades da Odontologia

A contaminação também pode ocorrer diante de alguns procedimentos que geram aerossol. Em consultórios odontológicos, a utilização de *sprays*, como os gerados pelo uso da peça de mão de alta rotação, ou o uso da seringa na função névoa (jato de ar + água), são potenciais geradores de aerossóis.[15,30,34] Os aerossóis são suspensões formadas por um misto de partículas sólidas e líquidas que ficam pairando, contaminando o ar, por um intervalo em um meio gasoso, antes de se depositar em alguma superfície. O tamanho das partículas pode variar de 0,001 μm a 100 μm.[35] Como se sabe que o SARS-CoV-2 pode medir aproximadamente 50 a 200 nm, tanto as gotículas como os aerossóis podem carregar uma carga viral importante.[15,29] Partículas de aerossol medindo 5 a 10 μm têm potencial de penetrar profundamente nas pequenas passagens pulmonares, tendo alto risco de transmissão. Quando são expelidas da cavidade bucal, as partículas contaminadas se comportam com características balísticas e seguem com rapidez aos tecidos mais profundos.[15] Além disso, as células epiteliais das glândulas salivares podem ser infectadas pelo vírus e tornarem-se a principal fonte do vírus na saliva,[28] conforme discutido no **Capítulo 22**.

Medidas a serem tomadas no atendimento odontológico

Na medida em que a pandemia tomou proporções globais, ainda sem perspectiva de controle e tratamento eficazes, foi evidenciado o grande risco de contágio durante o tratamento odontológico. Por essa razão, foi orientado por diversas autoridades nacionais e internacionais que os atendimentos odontológicos ficassem restritos aos atendimentos de urgência e emergência.[29] Todos os tratamentos eletivos deveriam ser postergados. De qualquer maneira, criaram-se normativas para orientar as condutas dos atendimentos odontológicos para que os riscos de contágio fossem minimizados.[28] As adequações dizem respeito à necessidade de distanciamento social[29] e aos cuidados com a contaminação pelo ar (aerossóis).

A seguir, serão descritos todos os cuidados e adaptações necessários para possibilitar o atendimento odontológico no cenário da pandemia da COVID-19.

Contato prévio

É muito importante identificar previamente os pacientes contaminados e suspeitos de estarem contaminados.[14] É prudente o contato telefônico pré-consulta com o paciente para questionamento sobre presença de sintomas, informações sobre o estado de saúde do paciente e de seus familiares, e se houve contato do paciente com pessoas infectadas nos últimos 14 dias. Se houver qualquer suspeita, deve-se orientar o paciente a procurar o serviço de saúde.

Nesse contato pré-consulta, é importante informar ainda que não será permitida a presença de acompanhantes na consulta. As únicas exceções que permitem a presença de um acompanhante ocorrem nos casos de atendimento odontopediátrico, atendimento de paciente com deficiência e no tratamento odontogeriátrico nos casos em que o paciente seja um idoso que necessite de acompanhante.[15]

> ⚠ **ATENÇÃO!**
>
> Em todo o contato com pacientes é importante reforçar, sob forma de educação continuada, medidas de precaução para problemas respiratórios:
> - Uso de máscara.
> - Higiene respiratória – uso de lenços descartáveis.
> - Etiqueta da tosse – levar o antebraço sobre a boca no momento de tossir ou espirrar.
> - Manutenção de distanciamento social apropriado – ao menos a 1,5 metro de distância de outros indivíduos.
> - Demais medidas recomendadas pelas autoridades de saúde pública para reduzir o risco de disseminação da COVID-19.[14]

Na recepção

Ao chegar no local do atendimento, o paciente deve ter sua temperatura mensurada e se estiver acima de 37,8 °C, ele deve ser orientado a procurar o serviço de saúde. Serão feitos os mesmos questionamentos previamente respondidos por telefone. Se houver qualquer resposta positiva, o paciente não deve ser atendido naquela consulta e será orientado a dirigir-se a um serviço de saúde ou, se apenas tiver tido contato com indivíduo contaminado, será orientado a cumprir quarentena por 14 dias.[14]

Adequações na sala de espera

Com o objetivo de distanciamento social, as cadeiras da sala de espera deverão estar dispostas de maneira a oferecerem um distanciamento de pelo menos 1,5 m de distância entre os pacientes.[36] Será necessário adequar a agenda de atendimento, de modo a tornar possível essa distribuição. Inclusive porque, conforme será explicado mais adiante, será necessária uma preparação adequada do ambiente de atendimento clínico entre um paciente e outro. A sala de espera deve ser bem ventilada.[14]

A sala deverá estar livre de adornos, enfeites e revistas, para facilitar a limpeza das superfícies, que deve ser feita, seguidamente, durante todo o período de atendimento. O ambiente deve estar sempre limpo e seco.[37]

Deve ser disponibilizado álcool em gel a 70% e pia para higienização das mãos com água e sabão antes e após o atendimento.

Adequações na sala de atendimento

Considerando a possibilidade de o vírus SARS-CoV-2 manter-se ativo, pairando no ar por tempo significativo, deve-se buscar melhora na qualidade do ar no local de atendimento. A OMS recomenda a utilização de pressão negativa no ambiente clínico.[14,36] Esta pressão força a saída do ar contaminado e provoca a renovação constante do ar, podendo ser obtida pela colocação de exaustores especiais no ambiente clínico. Outra possibilidade de renovação de ar é a oferecida por aparelhos de ar-condicionado central que possuam filtragem por meio dos filtros absolutos Hepa, promovendo renovações de ar repetidas durante todo o dia de trabalho clínico, deixando o ar livre de microrganismos. A climatização com o uso de ar-condicionado do tipo *split* está proibida em tempos de pandemia, uma vez que esse sistema não promove renovações de ar. Se não houver essas condições para a climatização, a recomendação é que o atendimento seja feito com janelas abertas, proporcionando, assim, ventilação natural do local.[36]

Os procedimentos de limpeza e desinfecção das superfícies devem ser intensificados. É recomendada a limpeza tipo terminal, que é aquela que promove a desinfeção total de todas as superfícies do ambiente. Esta limpeza deve ser executada entre um paciente e outro.

Deve ser priorizada a instalação de sugadores de saliva potentes, tipo hemosuctores, para aumentar a qualidade na remoção de saliva contaminada durante os procedimentos. A limpeza das mangueiras que compõem o sistema de sucção e da cuspideira deve ser realizada ao término de cada atendimento, com desinfetante à base de cloro. É importante ter cuidado adicional com os sistemas de sucção e cuspideiras que podem apresentar refluxo,[15] criando respingos potencialmente infectantes.

Adequações no Equipamento de Proteção Individual – itens agregados ao EPI como obrigatórios, em razão da transmissibilidade do SARS-CoV-2

Máscara N95

A máscara N95 (**Figura 5**) possui filtro de ar que bloqueia 95% das partículas presentes no ambiente, fazendo com que a proteção ao vírus seja mais eficaz. Além de filtrar vírus e bactérias, essa máscara também é utilizada para filtrar elementos tóxicos como produtos agrícolas, elementos químicos em geral, poeira e até fumaça. A máscara deve ser adequadamente ajustada à face quando utilizada. Este equipamento pode ser reutilizado, desde que sejam seguidos alguns procedimentos importantes: ao final do seu uso, deve ser feita uma boa avaliação de seu estado de integridade: observar as tiras e a ponte nasal para o perfeito ajuste na área do nariz, a qualidade do ajuste e da vedação. Deve ser verificada a presença de umidade, sujidade, vincos, rompimentos e áreas amassadas que comprometam a segurança de seu uso. Logo após, deve ser guardada em recipiente limpo e seco para possibilitar sua manutenção segura. Em todas as reutilizações, essa avaliação criteriosa deve ser repetida com bastante rigor. Na observação de qualquer irregularidade, a máscara N95 deverá ser descartada. Antes da utilização ou reutilização deste tipo de máscara, deve se proceder ao teste de vedação preconizado pelo fabricante, que garante a qualidade da filtragem. Nunca se deve proceder à limpeza ou desinfecção da máscara N95 com nenhum tipo de produto, sob pena da perda de sua capacidade de filtragem.[15,31]

Com a pandemia do SARS-CoV-2, a máscara cirúrgica simples está indicada para profissionais de saúde e profissionais da equipe odontológica que prestem assistência a pelo menos 1 metro de distância do paciente ou para pacientes com sintomas de infecção respiratória.

Capote impermeável

O capote impermeável descartável com gramatura mínima de 30 g/m^2 deve ser utilizado sobre o scrub de atendimento para garantir maior segurança na prevenção de contaminação cruzada em tempos de pandemia. O capote deve apresentar mangas longas, punhos de malha ou elástico e abertura posterior. O material deve atóxico, hidro e hemorrepelente, hipoalérgico, com baixo desprendimento de partículas e resistente, para que possa funcionar com uma boa performance em filtragem bacteriológica. Deve ser utilizado apenas na área contaminada do ambiente de atendimento, sendo descartado naquele mesmo ambiente imediatamente após o atendimento.[16,36]

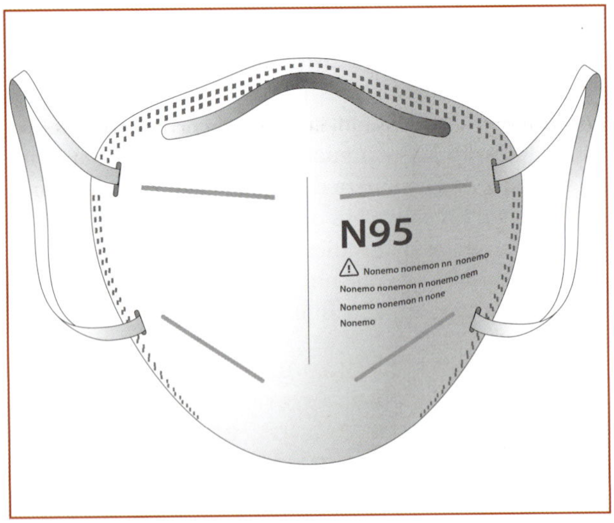

FIGURA 5 Máscara N95.

Fonte: imagem livre para uso.

Face shield

O uso do escudo de proteção para a face é recomendado para toda a equipe de saúde bucal. Tem a função de proteger a região do rosto da contaminação por gotículas infectadas. O *face shield* pode ser confeccionado em acetato, PETG (copolímero formado a partir do polietileno tereftalato de etileno glicol), policarbonato, acrílico, entre outros, e deve cobrir toda a face e as laterais do rosto. A Resolução da Diretoria Colegiada (RDC) da Anvisa nº 356/2020 determina que os protetores faciais devem seguir os parâmetros da norma ABNT NBR ISO 13688:2017, ou seja, devem ser confeccionados em material transparente, livres de saliência, de extremidades pontiagudas ou qualquer característica que possa provocar acidentes ou causar desconforto ao usuário. O apoio do *face shield* localiza-se na região da testa, assim promove um afastamento do rosto, possibilitando maior qualidade na respiração.

Além da proteção já mencionada, o uso desses escudos também ajuda a prevenir o contato das mãos com o rosto, sabendo-se que as mãos são um grande veículo de contaminação para olhos, nariz e boca. Estudos comprovam que, sem perceber, tocamos diversas vezes no rosto em cada hora. Em um estudo de 2008, dez pessoas foram observadas individualmente durante 3 horas. Os autores contabilizaram, em média, 16 toques na região do rosto.[38] Em outro estudo de 2015, no qual os participantes eram estudantes de medicina, o toque aconteceu 23 vezes por hora. Destes toques, 44% envolveram membranas mucosas e, destes, 36% foram na boca, 31% no nariz, 27% nos olhos e 6% aconteceram em uma combinação de regiões.[39] Em outro estudo envolvendo médicos, observou-se que esses indivíduos, conhecedores das bases da biossegurança, tocaram a região do rosto, sem higienização das mãos, em média 19 vezes em um período de 2 horas.[40]

Estes protetores faciais são de uso individual e devem ser limpos e desinfetados após seu uso com solução de álcool a 70%, hipoclorito de sódio ou outro desinfetante. A **Figura 6** apresenta o EPI para atendimento odontológico com geração de aerossóis.

> É importante ressaltar, principalmente neste momento de pandemia, a grande atenção que deve ser dada ao momento de desparamentação. É uma hora crítica, em que podem ocorrer as contaminações. Todos os passos da retirada do EPI devem ser seguidos com extrema cautela. A desparamentação deve ocorrer no ambiente de atendimento ou em área própria para tal, com acesso a solução de álcool 70% e lixeiras com tampa para descarte de resíduo biológico. A remoção do EPI obedece à seguinte sequência, sempre intercalada com higienização das mãos com álcool gel: 1. remoção das luvas; 2. remoção do capote impermeável; 3. remoção do protetor facial; 4. remoção da máscara N95; 5. remoção dos óculos de proteção; 6. remoção do gorro.[14,15]

Durante o atendimento odontológico

Bochecho antes do procedimento

É recomendado o bochecho pré-procedimento para combate ao SARS-Cov-2. A solução de digluconato de clorexidina é eficiente contra alguns vírus infecciosos, como o vírus da imunodeficiência humana (HIV), o vírus do herpes simplex (HSV) e o vírus da hepatite B (HBV).[42] É então recomendada a utilização dessa solução como forma de diminuir a possível carga viral presente na cavidade bucal do paciente. Utilizam-se 15 mL de solução de digluconato de clorexidina a 0,2%, que deve ser bochechada por 30 segundos. Existe também a recomendação do uso de solução de peróxido de hidrogênio a 1% e de iodopovidona 0,2%.[20, 29] A primeira é uma substância que pode ser bastante agressiva às mucosas bucais, portanto não deve ser recomendada.[43]

Atendimento a quatro mãos

Para que haja maior cuidado nas questões de biossegurança, é fortemente recomendado o atendimento realizado com a ajuda de auxiliar, que terá o papel de resguardar todas as questões de segurança que envolvem o atendimento.

Exames radiográficos

Neste momento de pandemia, deve-se evitar a realização de radiografias periapicais e interproximais (também denominadas *bite-wings*), que precisam da película radiográfica em contato com as mucosas, o que pode ocasionar salivação e tosse, podendo causar contaminação no ambiente clínico. Recomendam-se neste período as radiografias extraorais.[14,15,17-19]

Isolamento absoluto

Sempre que possível, é recomendado o uso de dique de borracha, que funcionará como uma barreira protetora, dificultando a contaminação do ambiente e da equipe por aerossóis e gotículas de saliva[15,19] (**Figura 7**).

Instrumentos que devem ser evitados

Por produzir grandes quantidades de aerossol infectado, o uso de peças de alta rotação, ultrassom, polidores, unidades de abrasão a ar e à água deve ser evitado. Quando for essencial o uso da alta rotação, deve-se diminuir a vazão de água ao mínimo possível. Neste momento, os instrumentos manuais, como escavadores de dentina e curetas periodontais, deverão substituir esses equipamentos, na medida do possível. O uso da seringa tríplice na função ar + água, que provoca *spray*, também deve ser evitado.[32]

Cuidados na esterilização

Esterilizar em autoclave todos os instrumentais considerados críticos, inclusive canetas de alta e baixa rotação.[29]

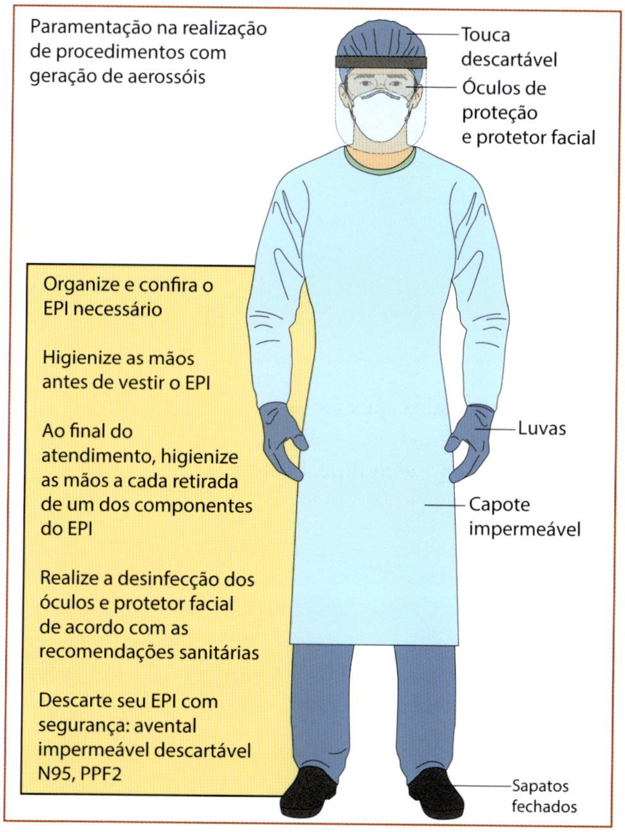

FIGURA 6 EPI para atendimento odontológico com geração de aerossóis.

Fonte: adaptada de França, 2021.[41]

Novos dados epidemiológicos de prevalência de COVID-19 na equipe de saúde bucal

Durante a realização deste capítulo, nos deparamos com novos dados que são positivos, nos levando a incluir esta atualização. As informações oferecidas a seguir não modificam nenhuma orientação oferecida anteriormente.

Conforme já mencionado, em um primeiro momento a equipe de saúde bucal foi considerada em grande risco de contrair a doença, pelas condições específicas características do atendimento odontológico, como a proximidade com os pacientes, contato com fluidos bucais contaminados e a geração de aerossol infectado característica de alguns procedimentos.[44,45] Essa ideia partiu de princípios óbvios, porém, dados coletados recentemente não têm demonstrado isso. Um artigo recente, com dados epidemiológicos

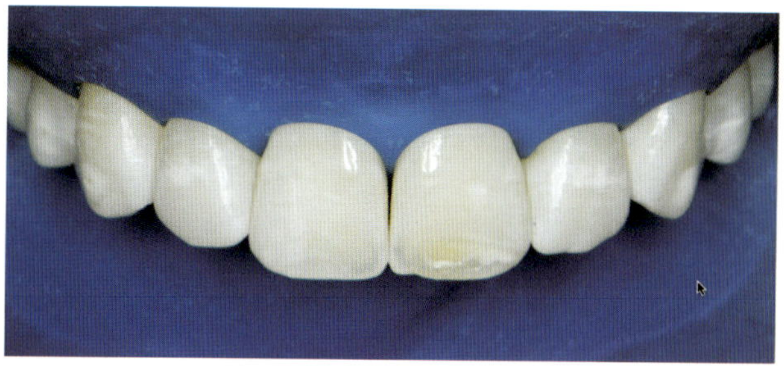

FIGURA 7 Isolamento absoluto.

brasileiros do período de janeiro a outubro de 2020, envolvendo a totalidade dos estados brasileiros, demonstrou que a proporção de profissionais de saúde bucal infectados foi semelhante à encontrada na população em geral.[44] Os autores discutem que esse achado provavelmente se deve às medidas de prevenção de infecções adotadas nos ambientes odontológicos, assim como às medidas de controle adicionais, incluídas em decorrência da pandemia. Em estudos desenvolvidos em outros países, observou-se que a proporção de profissionais de saúde bucal infectados foi menor que a da população em geral,[45-48] o que vem confirmando a hipótese de que estamos trilhando um caminho biosseguro no trato desta nova doença infecciosa.

CONSIDERAÇÕES FINAIS

A Biossegurança em Odontologia é essencial para reduzir o risco de contaminação por microrganismos em qualquer consultório ou clínica. É responsável por promover a segurança da saúde de todas as pessoas envolvidas no ambiente, profissionais e/ou pacientes. Seguir seus procedimentos e regras corretamente, assim como descrito ao longo deste capítulo, previne a transmissão de doenças, reduz o risco ocupacional e de infecção cruzada e ainda diminui os riscos de penalização legal e criminal perante a Justiça. Daí a importância de o responsável técnico pelo local ter conhecimento profundo sobre o assunto. Neste momento crítico no mundo, as leis de Biossegurança assumem um papel ainda mais importante, sendo muitas vezes responsáveis pela manutenção da vida.

RESUMO

O capítulo trata da importância da Biossegurança em Odontologia, dos cuidados necessários para que se promova a proteção da equipe e dos pacientes atendidos. Disserta sobre os cuidados com os processos de esterilização, com o ambiente odontológico e o correto descarte dos resíduos. Além disso, traz informações pertinentes e cuidados adicionais necessários, em vista da pandemia de COVID-19, para que a equipe e os pacientes atendidos permaneçam seguros para o tratamento odontológico adequado a esta nova realidade.

QUESTÕES

1. O que é considerado limpeza em biossegurança? Assinale a alternativa correta.
   a) É a remoção da sujidade depositada sobre as superfícies dos instrumentais.
   b) É a remoção de todos os microrganismos depositados sobre os instrumentais.
   c) É a remoção dos microrganismos patogênicos depositados sobre os instrumentais.
   d) Todas as alternativas estão corretas.
   e) Nenhuma das alternativas está correta.

2. Qual é o objetivo da pré-lavagem do instrumental? Assinale a alternativa correta.
   a) Remover microrganismos, permitindo melhor limpeza do instrumental.
   b) Degradar partículas orgânicas, permitindo melhor limpeza do instrumental.
   c) Emulsificar gorduras, permitindo melhor limpeza do instrumental.
   d) As alternativas a e b estão corretas.
   e) As alternativas b e c estão corretas.

3. Quanto aos resíduos gerados nos serviços odontológicos, assinale a alternativa correta.
   a) O resíduo biológico deve ser coletado em lixeira com tampa e pedal e saco de cor branca.
   b) O resíduo biológico deve ser coletado em lixeira com tampa e pedal e saco de cor azul.
   c) O resíduo biológico deve ser coletado em lixeira com rótulo indicando o tipo de resíduo.
   d) Todas as alternativas estão corretas.
   e) As alternativas a e c estão corretas.

4. Qual(is) alternativa(as) representam acréscimo(s) no equipamento de proteção individual da equipe odontológica em virtude da pandemia do novo coronavírus?
   a) Óculos de proteção.
   b) Capote impermeável.
   c) Máscara N95.
   d) Sapato fechado.
   e) *Face shield.*

Gabarito: 1a; 2e; 3e; 4bce

REFERÊNCIAS

1. Costa MAF. Qualidade e biossegurança: uma necessidade de integração. Revista Biotecnologia Ciência e Desenvolvimento. 1998;4:32-3.
2. Brasil. Agência Nacional de Vigilância Sanitária (Anvisa). Serviços odontológicos. Prevenção e controle de riscos. 206. p. 156p.
3. Silva ADRI, Mastroeni MF. Biossegurança: o conhecimento dos formandos da área da saúde. Revista Baiana de Saúde Pública. 2010;33:476-87.
4. Pinelli C. Biossegurança e Odontologia: crenças e atitudes de graduandos sobre o controle da infecção cruzada. Saúde Soc. 2011;20:448-61.
5. Rocha EO, Marques AM, Moura LKB, Sousa CMM, Alves ELM, Mesquita GV. Risco ocupacional envolvendo estudantes da área da saúde. R Pesq Cuid Fundam Online. 2013;5:20-7.
6. Silva ADRI, Mastroeni MF. Biossegurança: o conhecimento dos formandos da área da saúde. Revista Baiana de Saúde Pública. 2010;33:476-87.
7. Angelo AR, Queiroga AS, Gonçalves LFF, Santos SDd, Sousa CDFSd, Soares MS. Hepatite B: conhecimento e prática dos alunos de Odontologia da UFPB. Pesq Bras Odontoped Clin Integr. 2007;7:211-6.
8. Barahona FMA, Juca CFJ. Conocimientos y prácticas sobre bioseguridad en odontólogos de los centros de salud de Latacunga. Enfermería Investiga: Investigación, Vinculación, Docencia y Gestión. 2017;2:59-63.
9. Melo TRNB, Costa PS, Oliveira VS, Diniz MAG, Oliveira Júnior AG. Avaliação do controle das medidas de biossegurança adotadas por acadêmicos de Odontologia. REAC. 2020;8:1-7.
10. Pires FS, Fontanella V. Consenso Abeno: biossegurança no ensino odontológico pós- pandemia da COVID-19/ABENO. In: Diagramação: Com.tática - Marketing CeDcc, editor. Porto Alegre, RS: Associação Brasileira de Ensino Odontológico; 2020. 86p.
11. Freitas RR. Biossegurança em Odontologia. [Trabalho de conclusão de curso - Especialização em Atenção Básica em Saúde da Família]. Corinto, Minas Gerais: Universidade Federal de Minas Gerais; 2012. p. 1-30.
12. Milfont JAC, Oliveira AHA. Equipamentos de proteção individual em odontologia: revisão integrativa de literatura. Revista Interfaces Saúde, Humanas e Tecnologia. 2015;3(8):01-6.
13. Oppermann CM, Pires LC. Manual de biossegurança para serviços de saúde. Prefeitura
14. Ather A, Patel B, Ruparel NB, Diogenes A, Hargreaves KM. Coronavirus disease 19 (COVID-19): implications for clinical dental care. J Endod. 2020;46(5).
15. Shi AH, Guo, W, Chng CK, Chan BH. Precautions when providing dental care during Coronavirus Disease 2019 (COVID-19) pandemic. Ann Acad Med. Singap. 2020;49:312-9.

16. Brasil. Ministério da Saúde. Manual para higiene das mãos. Portal do Ministério da Saúde. 2020. Disponível em: http://www.blog.saude.gov.br/50941-manual-orienta-profissionais-de-saude-para--a-higiene-das-maos.html
17. Brasil. Ministério da Saúde. Agência Nacional de Vigilância Sanitária (Anvisa). RDC n. 15. Dispõe sobre requisitos de boas práticas para o processamento de produtos para saúde e dá outras providências. 2012. Disponível em: https://bvsms.saude.gov.br/bvs/saudelegis/anvisa/2012/rdc0015_15_03_2012.html [acesso 27 out. 2021].
18. Brasil. Ministério da Saúde. Agência Nacional de Vigilância Sanitária (Anvisa). Resolução RDC n. 306. Dispõe sobre o Regulamento Técnico para o gerenciamento de resíduos de serviços de saúde. 2004.
19. Fini MB. What dentists need to know about COVID-19. Oral Oncol. 2020;105:1-5.
20. Ahmed MS, Barman D, Girish B, Rajkumari ED, Kazi S, Bhure S, et al. Dental considerations in Corona Virus Infections: First review in literature. J Adv Med Dent Sci Res. 2020;8(2):100-3.
21. Resíduo All. Processo de autoclave, você conhece? Disponível em: http://residuoall.com.br/tag/esterilizacao-do-lixo/page/2/ [acesso 28 out. 2021].
22. Brasil. Ministério do Trabalho e Emprego. Portaria n. 485, de 11 de novembro de 2005. Aprova a Norma Regulamentadora n. 32 (Segurança e Saúde no Trabalho em Estabelecimentos de Saúde). Disponível em: https://enit.trabalho.gov.br/portal/images/Arquivos_SST/SST_NR/NR-32.pdf. Municipal de Porto Alegre; 2003. 80p.
23. Macosso TD. Study on the prevention and control of infections in dental practice in health units of Luanda. Biomed Biopharm Res.. 2018;15(2):170-88.
24. Taiwo JO, Aderinokun GA. Assessing cross infection prevention measures at the Dental Clinic, University College Hospital, Ibadan. Afr J Med Med Sci. 2002;31(3).
25. Teixeira CS, Pasternak-Júnior B, Silva-Sousa YTC, Correa-Silva SR. Medidas de prevenção pré e pós-exposição a exposição a acidentes perfurocortantes na prática odontológica. Rev Odonto Ciênc. 2008;23(1):10-4.
26. Orestes-Cardoso SM, Farias ABL, Pereira MRMG, Orestes-Cardoso AJ, Cunha Júnior IF. Needlestick and sharp injuries: prevalence and prophylatic measures among dentistry students. Rev Bras Saúde Ocup. 2009;34(119):6-14.
27. Ribeiro PHV, Moriya TM. Accidents with potentially biologically contaminated material in students from the course of odontology in the interior of the State of Paraná [dissertação]. Ribeirão Preto: Escola de Enfermagem de Ribeirão Preto da Universidade de São Paulo; 2005.
28. Ali A, Alharbi S, Alqaidi S. Guidelines for dental care provision during the COVID-19 pandemic. Saudi Dent J. 2020;32:181-6.
29. Marwaha J, Shah K. Safety & preventive measures for dental health care professionals on COVID-19. Int J Health Sci. 2020;5(2):1-4.
30. Sabino-Silva R, Jardim ACG, Siqueira WL. Coronavirus COVID-19 impacts to dentistry and potential salivary diagnosis. Clin Oral Investig. 2020;24(4):1619-21.
31. Coulthard P. Dentistry and coronavirus (COVID-19) – moral decision-making. Br Dent J. 2020;228(7):503-5.
32. Lee Y-L, Chu D, Chou S-Y, Hu H-Y, Huang S-J, Yen Y-F. Dental care and infection-control procedures during the COVID-19 pandemic: the experience in Taipei City Hospital, Taiwan. J Dent Sci. 2020;15(3):369-72.
33. Izzetti R, Nisi M, Gabriele M, Graziani F. COVID-19 Transmission in dental practice: brief review of preventive measures in Italy. J Dent Re. 2020;99(9):1030-8. doi: org/101177/0022034520920580.
34. Benzian H, Niederman R. A dental response to the COVID-19 pandemic—Safer Aerosol-Free Emergent (SAFER) dentistry. Front Med. 2020;7:520.
35. Singh MK, Kumari P. Covid 19 - A general review for dental care provider and patient. J Dent Med Sci. 2020;19:30-4.
36. Brasil. Ministério da Saúde. Agência Nacional de Vigilância Sanitária (Anvisa). Nota Técnica n. 04/2020. Orientações para serviços de saúde: medidas de prevenção e controle que devem ser adotadas durante a assistência aos casos suspeitos ou confirmados de infecção pelo novo coronavírus (SARS-CoV-2) - atualizada em 25/02/2021. p. 118. Disponível em: https://www.gov.br/anvisa/pt--br/centraisdeconteudo/publicacoes/servicosdesaude/notas-tecnicas/nota-tecnica-gvims_ggtes_anvisa-04_2020-25-02-para-o-site.pdf [acesso 27 out. 2021.
37. Conselho Federal de Odontologia (CFO). Manual de boas práticas de biossegurança para ambientes odontológicos. Brasília: CFO; 2020.
38. Nickas M, Best D. A study quantifying the hand-to-face contact rate and its potential application to predicting respiratory tract infection. J Occup Environ Hyg. 2008;5(6).
39. Kwok YL, Gralton J, McLaws ML. Face touching: a frequent habit that has implications for hand hygiene. Am J Infect Control. 2015;43(2).
40. Elder NC, Sawyer W, Pallerla H, Khaja S, Blacker M. Hand hygiene and face touching in family medicine offices: a Cincinnati Area Research and Improvement Group (CARInG) network study. J Am Board Fam Med. 2014;27(3):339-46.
41. França I. Pandemia muda rotina profissional e aumenta gastos de dentistas. Marco Zero.org. Disponível em: https://marcozero.org/pandemia-muda-rotina-profissional-e-aumenta-gastos-de--dentistas/ [acesso 28 out. 2021].
42. Wood A, Payne D. The action of three antiseptics/disinfectants against enveloped and non-enveloped viruses. J Hosp Infect. 1998;38(4):283-95.
43. Flores IL, Henz SL, Neves M, Parolo CF, Weidlich P, Rados PV. Is there a risk of chemical burn of oral mucosa using hydrogen peroxide mouthwash against SARS-CoV-2? J Oral Diag. 2020;05:1-2.
44. Ferreira RCG, Gomes VE, Rocha NB, Rodrigues LG, Amaral JHL, Senna MIB, Alencar GP. COVID-19 morbidity among oral health professionals in Brazil. Int Dent. 2021;S0020-6539(21)00101-5.
45. Jungo S, Moreau N, Mazevet M, Ejeil A-L, Duplan MB, Salmon B, et al. Prevalence and risk indicators of first-wave COVID-19 among oral health-care workers: a French epidemiological survey. PloS One [Internet]. 2021:[1-19 pp.]. doi: 10.1371/journal.pone.0246586.
46. Estrich CG, Mikkelsen M, Morrissey R, Geisinger ML, Ioannidou E, Vujicic M, et al. Estimating COVID-19 prevalence and infection control practices among US dentists. J Am Dent Assoc. 2020;151(11):815-24.
47. Estrich CG, Gurelian Jr, Battrell A, Bessner S, Lynch A, Mikkelsen M, et al. COVID-19 prevalence and related practices among dental hygienists in the United States. J Dent Hyg. 2021;95(1):6-16.
48. Araujo M, Estrich C, Mikkelsen M, Morissay R, Harrison B, Geisinger ML, et al. COVID-19 among dentists in the United States: A 6-month longitudinal report of accumulative prevalence and incidence. J Am Dent Assoc. 2021;152(6):425-33. doi: 101016/jadaj202103021.

Índice remissivo

L

M

N

O

P

Q

R

S